中华医学百科全书

基础医学

病理学

国家出版基金项目
NATIONAL PUBLICATION FOUNDATION

中国协和医科大学出版社
北　京

图书在版编目 (CIP) 数据

中华医学百科全书·病理学 / 陈杰主编 . —北京：中国协和医科大学出版社，2021.1
ISBN 978-7-5679-1587-9

Ⅰ . ①病… Ⅱ . ①陈… Ⅲ . ①病理学 Ⅳ . ① R36

中国版本图书馆 CIP 数据核字（2021）第 019057 号

中华医学百科全书·病理学

主　　编：陈　杰

编　　审：张之生

责任编辑：孙文欣

出版发行：**中国协和医科大学出版社**
（北京市东城区东单三条 9 号　邮编 100730　电话 010-6526 0431 ）

网　　址：www.pumcp.com

经　　销：新华书店总店北京发行所

印　　刷：北京雅昌艺术印刷有限公司

开　　本：889×1230　1/16

印　　张：48.25

字　　数：1426 千字

版　　次：2021 年 1 月第 1 版

印　　次：2021 年 1 月第 1 次印刷

定　　价：680.00 元

ISBN 978-7-5679-1587-9

《中华医学百科全书》编纂委员会

总顾问　吴阶平　韩启德　桑国卫

总指导　陈　竺

总主编　刘德培　王　辰

副总主编　曹雪涛　李立明　曾益新　吴沛新

编纂委员（以姓氏笔画为序）

丁　洁	丁　樱	丁安伟	于中麟	于布为	于学忠	万经海
马　军	马　进	马　骁	马　静	马　融	马安宁	马建辉
马烈光	马绪臣	王　伟	王　辰	王　政	王　恒	王　铁
王　硕	王　舒	王　键	王一飞	王一镗	王士贞	王卫平
王长振	王文全	王心如	王生田	王立祥	王兰兰	王汉明
王永安	王永炎	王成锋	王延光	王华兰	王旭东	王军志
王声湧	王坚成	王良录	王拥军	王茂斌	王松灵	王明荣
王明贵	王金锐	王宝玺	王诗忠	王建中	王建业	王建军
王建祥	王临虹	王贵强	王美青	王晓民	王晓良	王高华
王鸿利	王维林	王琳芳	王喜军	王晴宇	王道全	王德文
王德群	木塔力甫·艾力阿吉	尤启冬	戈　烽	牛　侨	毛秉智	
毛常学	乌　兰	卞兆祥	文卫平	文历阳	文爱东	方　浩
方以群	尹　佳	孔北华	孔令义	孔维佳	邓文龙	邓家刚
书　亭	毋福海	艾措千	艾儒棣	石　岩	石远凯	石学敏
石建功	布仁达来	占　堆	卢志平	卢祖洵	叶　桦	叶冬青
叶常青	叶章群	申昆玲	申春悌	田家玮	田景振	田嘉禾
史录文	冉茂盛	代　涛	代华平	白春学	白慧良	丛　斌
丛亚丽	包怀恩	包金山	冯卫生	冯希平	冯泽永	冯学山
边旭明	边振甲	匡海学	邢小平	达万明	达庆东	成　军
成翼娟	师英强	吐尔洪·艾买尔	吕时铭	吕爱平	朱　珠	
朱万孚	朱立国	朱华栋	朱宗涵	朱建平	朱晓东	朱祥成
乔延江	伍瑞昌	任　华	任钧国	华　伟	伊河山·伊明	
向　阳	多　杰	邬堂春	庄　辉	庄志雄	刘　平	刘　进
刘　玮	刘　强	刘　蓬	刘大为	刘小林	刘中民	刘玉清
刘尔翔	刘训红	刘永锋	刘吉开	刘芝华	刘伏友	刘华平

刘华生	刘志刚	刘克良	刘更生	刘迎龙	刘建勋	刘胡波
刘树民	刘昭纯	刘俊涛	刘洪涛	刘献祥	刘嘉瀛	刘德培
闫永平	米玛	米光明	安锐	祁建城	许媛	许腊英
那彦群	阮长耿	阮时宝	孙宁	孙光	孙皎	孙锟
孙少宣	孙长颢	孙立忠	孙则禹	孙秀梅	孙建中	孙建方
孙建宁	孙贵范	孙洪强	孙晓波	孙海晨	孙景工	孙颖浩
孙慕义	严世芸	苏川	苏旭	苏荣扎布	杜元灏	杜文东
杜治政	杜惠兰	李飞	李方	李龙	李东	李宁
李刚	李丽	李波	李勇	李桦	李鲁	李磊
李燕	李冀	李大魁	李云庆	李太生	李曰庆	李玉珍
李世荣	李立明	李永哲	李志平	李连达	李灿东	李君文
李劲松	李其忠	李若瑜	李泽坚	李宝馨	李建初	李建勇
李映兰	李思进	李莹辉	李晓明	李凌江	李继承	李森恺
李曙光	杨凯	杨恬	杨勇	杨健	杨硕	杨化新
杨文英	杨世民	杨世林	杨伟文	杨克敌	杨甫德	杨国山
杨宝峰	杨炳友	杨晓明	杨跃进	杨腊虎	杨瑞馥	杨慧霞
励建安	连建伟	肖波	肖南	肖永庆	肖培根	肖鲁伟
吴东	吴江	吴明	吴信	吴令英	吴立玲	吴欣娟
吴勉华	吴爱勤	吴群红	吴德沛	邱建华	邱贵兴	邱海波
邱蔚六	何维	何勤	何方方	何绍衡	何春涤	何裕民
余争平	余新忠	狄文	冷希圣	汪海	汪静	汪受传
沈岩	沈岳	沈敏	沈铿	沈卫峰	沈心亮	沈华浩
沈俊良	宋国维	张泓	张学	张亮	张强	张霆
张澍	张大庆	张为远	张世民	张永学	张华敏	张宇鹏
张志愿	张丽霞	张伯礼	张宏誉	张劲松	张奉春	张宝仁
张建中	张建宁	张承芬	张琴明	张富强	张新庆	张潍平
张德芹	张燕生	陆华	陆林	陆小左	陆付耳	陆伟跃
陆静波	阿不都热依木·卡地尔		陈文	陈杰	陈实	陈洪
陈琪	陈楠	陈薇	陈士林	陈大为	陈文祥	陈代杰
陈尧忠	陈红风	陈志南	陈志强	陈规化	陈国良	陈佩仪
陈家旭	陈智轩	陈锦秀	陈誉华	邵蓉	邵荣光	武志昂
其仁旺其格	范明	范炳华	林三仁	林久祥	林子强	林江涛
林曙光	杭太俊	郁琦	欧阳靖宇	尚红	果德安	
明根巴雅尔	易定华	易著文	罗力	罗毅	罗小平	罗长坤
罗颂平	帕尔哈提·克力木		帕塔尔·买合木提·吐尔根			

图门巴雅尔	岳伟华	岳建民	金　玉	金　奇	金少鸿	金伯泉
金季玲	金征宇	金银龙	金惠铭	周　兵	周永学	周光炎
周灿全	周良辅	周纯武	周学东	周宗灿	周定标	周宜开
周建平	周建新	周春燕	周荣斌	周福成	郑一宁	郑志忠
郑金福	郑法雷	郑建全	郑洪新	郑家伟	郎景和	房　敏
孟　群	孟庆跃	孟静岩	赵　平	赵　群	赵子琴	赵中振
赵文海	赵玉沛	赵正言	赵永强	赵志河	赵彤言	赵明杰
赵明辉	赵耐青	赵临襄	赵继宗	赵铱民	赵靖平	郝　模
郝小江	郝传明	郝晓柯	胡　志	胡大一	胡文东	胡向军
胡国华	胡昌勤	胡晓峰	胡盛寿	胡德瑜	柯　杨	查　干
柏树令	柳长华	钟翠平	钟赣生	香多·李先加		段　涛
段金廒	段俊国	侯一平	侯金林	侯春林	俞光岩	俞梦孙
俞景茂	饶克勤	施慎逊	姜小鹰	姜玉新	姜廷良	姜国华
姜柏生	姜德友	洪　两	洪　震	洪秀华	洪建国	祝庆余
祝陈晨	姚永杰	姚克纯	姚祝军	秦　川	袁文俊	袁永贵
都晓伟	晋红中	栗占国	贾　波	贾建平	贾继东	夏照帆
夏慧敏	柴光军	柴家科	钱传云	钱忠直	钱家鸣	钱焕文
倪　健	倪　鑫	徐　军	徐　晨	徐云根	徐永健	徐志云
徐志凯	徐克前	徐金华	徐建国	徐勇勇	徐桂华	凌文华
高　妍	高　晞	高志贤	高志强	高金明	高学敏	高树中
高健生	高思华	高润霖	郭　岩	郭小朝	郭长江	郭巧生
郭宝林	郭海英	唐　强	唐向东	唐朝枢	唐德才	诸欣平
谈　勇	谈献和	陶广正	陶永华	陶芳标	陶·苏和	陶建生
黄　钢	黄　峻	黄　烽	黄人健	黄叶莉	黄宇光	黄国宁
黄国英	黄跃生	黄璐琦	萧树东	梅　亮	梅长林	曹　佳
曹广文	曹务春	曹建平	曹洪欣	曹济民	曹雪涛	曹德英
龚千锋	龚守良	龚非力	袭著革	常耀明	崔　蒙	崔丽英
庾石山	康　健	康廷国	康宏向	章友康	章锦才	章静波
梁　萍	梁显泉	梁铭会	梁繁荣	谌贻璞	屠鹏飞	隆　云
绳　宇	巢永烈	彭　成	彭　勇	彭明婷	彭晓忠	彭瑞云
彭毅志	斯拉甫·艾白		葛　坚	葛立宏	董方田	蒋力生
蒋建东	蒋建利	蒋澄宇	韩晶岩	韩德民	惠延年	粟晓黎
程　伟	程天民	程仕萍	程训佳	童培建	曾　苏	曾小峰
曾正陪	曾学思	曾益新	谢　宁	谢立信	蒲传强	赖西南
赖新生	詹启敏	詹思延	鲍春德	窦科峰	窦德强	赫　捷

蔡　威　　裴国献　　裴晓方　　裴晓华　　廖品正　　谭仁祥　　谭先杰
翟所迪　　熊大经　　熊鸿燕　　樊飞跃　　樊巧玲　　樊代明　　樊立华
樊明文　　樊瑜波　　黎源倩　　颜　虹　　潘国宗　　潘柏申　　潘桂娟
薛社普　　薛博瑜　　魏光辉　　魏丽惠　　藤光生　　B·吉格木德

盛志勇　　康广盛　　章魁华　　梁文权　　梁德荣　　彭名炜　　董　怡
程天民　　程元荣　　程书钧　　程伯基　　傅民魁　　曾长青　　曾宪英
温　海　　裘雪友　　甄永苏　　褚新奇　　蔡年生　　廖万清　　樊明文
黎介寿　　薛　森　　戴行锷　　戴宝珍　　戴尅戎

《中华医学百科全书》工作委员会

主任委员　吴沛新

副主任委员　李　青

顾问　罗　鸿

编审（以姓氏笔画为序）

司伊康　　张之生　　张立峰　　陈　懿　　陈永生　　呼素华　　郭亦超
傅祚华　　谢　阳

编辑（以姓氏笔画为序）

于　岚　　王　霞　　尹丽品　　孙文欣　　李元君　　李亚楠　　吴翠姣
沈冰冰　　陈　佩

工作委员

蔡洁艳　　谢　阳　　张　凌　　左　谦　　韩　鹏　　张　宇　　吴　江
李志北　　陈　楠

办公室主任　吴翠姣

办公室副主任　孙文欣　　沈冰冰

基础医学

总主编

刘德培　　中国医学科学院　北京协和医学院

本卷编委会

主　编

陈　杰　　中国医学科学院　北京协和医学院　北京协和医院

编　委（以姓氏笔画为序）

王一理　　西安交通大学医学部

王国平　　华中科技大学同济医学院附属同济医院

王恩华　　中国医科大学第一附属医院

卞修武　　陆军军医大学西南医院

文继舫　　中南大学湘雅医学院

卢朝辉　　中国医学科学院　北京协和医学院　北京协和医院

朱明华　　海军军医大学长海医院

朱雄增　　复旦大学附属肿瘤医院

刘东戈　　卫生部北京医院

刘跃华　　中国医学科学院　北京协和医学院　北京协和医院

杜　祥　　复旦大学附属肿瘤医院

李　青　　空军军医大学西京医院

李甘地　　四川大学华西医院

来茂德　　浙江大学医学院

张祥宏　　河北医科大学

陈　杰　　中国医学科学院　北京协和医学院　北京协和医院

范钦和　　南京医科大学第一附属附院

周庚寅　　山东大学齐鲁医院

周晓军　　东部战区总医院

郑　杰　　北京大学医学部

孟　刚　　安徽医科大学第一附属医院

戚基萍　　哈尔滨医科大学附属第一医院

主编助理（以姓氏笔画为序）

于双妮　　中国医学科学院　北京协和医学院　北京协和医院

王文泽　　中国医学科学院　北京协和医学院　北京协和医院

毛歆歆　　中国医学科学院　北京协和医学院　北京协和医院

师晨光　　中国医学科学院　北京协和医学院　北京协和医院

孙　健　　中国医学科学院　北京协和医学院　北京协和医院

李　媛　　中国医学科学院　北京协和医学院　北京协和医院

李　霁　　中国医学科学院　北京协和医学院　北京协和医院

肖　雨　　中国医学科学院　北京协和医学院　北京协和医院

吴　艳　　北京大学肿瘤医院

张　越　　中国医学科学院　北京协和医学院　北京协和医院

邵汇琳　　首都医科大学附属北京友谊医院

周炜洵　　中国医学科学院　北京协和医学院　北京协和医院

赵大春　　中国医学科学院　北京协和医学院　北京协和医院

姜　英　　中国医学科学院　北京协和医学院　北京协和医院

班新超　　中国医学科学院　北京协和医学院　北京协和医院

宴　捷　　中国医学科学院　北京协和医学院　北京协和医院

常晓燕　　中国医学科学院　北京协和医学院　北京协和医院

前　言

《中华医学百科全书》终于和读者朋友们见面了！

古往今来，凡政通人和、国泰民安之时代，国之重器皆为科技、文化领域的鸿篇巨制。唐代《艺文类聚》、宋代《太平御览》、明代《永乐大典》、清代《古今图书集成》等，无不彰显盛世之辉煌。新中国成立后，国家先后组织编纂了《中国大百科全书》第一版、第二版，成为我国科学文化事业繁荣发达的重要标志。医学的发展，从大医学、大卫生、大健康角度，集自然科学、人文社会科学和艺术之大成，是人类社会文明与进步的集中体现。随着经济社会快速发展，医药卫生领域科技日新月异，知识大幅更新。广大读者对医药卫生领域的知识文化需求日益增长，因此，编纂一部医药卫生领域的专业性百科全书，进一步规范医学基本概念，整理医学核心体系，传播精准医学知识，促进医学发展和人类健康的任务迫在眉睫。在党中央、国务院的亲切关怀以及国家各有关部门的大力支持下，《中华医学百科全书》应运而生。

作为当代中华民族"盛世修典"的重要工程之一，《中华医学百科全书》肩负着全面总结国内外医药卫生领域经典理论、先进知识，回顾展现我国卫生事业取得的辉煌成就，弘扬中华文明传统医药璀璨历史文化的使命。《中华医学百科全书》将成为我国科技文化发展水平的重要标志、医药卫生领域知识技术的最高"检阅"、服务千家万户的国家健康数据库和医药卫生各学科领域走向整合的平台。

肩此重任，《中华医学百科全书》的编纂力求做到两个符合。一是符合社会发展趋势：全面贯彻以人为本的科学发展观指导思想，通过普及医学知识，增强人民群众健康意识，提高人民群众健康水平，促进社会主义和谐社会构建。二是符合医学发展趋势：遵循先进的国际医学理念，以"战略前移、重心下移、模式转变、系统整合"的人口与健康科技发展战略为指导。同时，《中华医学百科全书》的编纂力求做到两个体现：一是体现科学思维模式的深刻变革，即学科交叉渗透/知识系统整合；二是体现继承发展与时俱进的精神，准确把握学科现有基础理论、基本知识、基本技能以及经典理论知识与科学思维精髓，深刻领悟学科当前面临的交叉渗透与整合转化，敏锐洞察学科未来的发展趋势与突破方向。

作为未来权威著作的"基准点"和"金标准"，《中华医学百科全书》编纂过程中，制定了严格的主编、编者遴选原则，聘请了一批在学界有相当威望、具有较高学术造诣和较强组织协调能力的专家教授（包括多位两院院士）担任大类主编和学科卷主编，确保全书的科学性与权威性。另外，还借鉴了已有百科全书的编写经验。鉴于《中华医学百科全书》的编纂过程本身带有科学研究性质，还聘请了若干科研院所的科研管理专家作为特约编审，站在科研管理的高度为全书的顺利编纂保驾护航。除了编者、编审队伍外，还制订了详尽的质量保证计划。编纂委员会和工作委员会秉持质量源于设计的理念，共同制订了一系列配套的质量控制规范性文件，建立了一套切实可行、行之有效、效率最优的编纂质量管理方案和各种情况下的处理原则及预案。

《中华医学百科全书》的编纂实行主编负责制，在统一思想下进行系统规划，保证良好的全程质量策划、质量控制、质量保证。在编写过程中，统筹协调学科内各编委、卷内条目以及学科间编委、卷间条目，努力做到科学布局、合理分工、层次分明、逻辑严谨、详略有方。在内容编排上，务求做到"全准精新"。形式"全"：学科"全"，册内条目"全"，全面展现学科面貌；内涵"全"：知识结构"全"，多方位进行条目阐释；联系整合"全"：多角度编制知识网。数据"准"：基于权威文献，引用准确数据，表述权威观点；把握"准"：审慎洞察知识内涵，准确把握取舍详略。内容"精"："一语天然万古新，豪华落尽见真淳。"内容丰富而精练，文字简洁而规范；逻辑"精"："片言可以明百意，坐驰可以役万里。"严密说理，科学分析。知识"新"：以最新的知识积累体现时代气息；见解"新"：体现出学术水平，具有科学性、启发性和先进性。

《中华医学百科全书》之"中华"二字，意在中华之文明、中华之血脉、中华之视角，而不仅限于中华之地域。在文明交织的国际化浪潮下，中华医学汲取人类文明成果，正不断开拓视野，敞开胸怀，海纳百川般融入，润物无声状拓展。《中华医学百科全书》秉承了这样的胸襟怀抱，广泛吸收国内外华裔专家加入，力求以中华文明为纽带，牵系起所有华人专家的力量，展现出现今时代下中华医学文明之全貌。《中华医学百科全书》作为由中国政府主导，参与编纂学者多、分卷学科设置全、未来受益人口广的国家重点出版工程，得到了联合国教科文等组织的高度关注，对于中华医学的全球共享和人类的健康保健，都具有深远意义。

《中华医学百科全书》分基础医学、临床医学、中医药学、公共卫生学、军事与特种医学和药学六大类，共计144卷。由中国医学科学院/北京协和医学院牵头，联合军事医学科学院、中国中医科学院和中国疾病预防控制中心，带动全国知名院校、科研单位和医院，有多位院士和海内外数千位优秀专家参加。国内知名的医学和百科编审汇集中国协和医科大学出版社，并培养了一批热爱百科事业的中青年编辑。

回览编纂历程，犹然历历在目。几年来，《中华医学百科全书》编纂团队呕心沥血，孜孜矻矻。组织协调坚定有力，条目撰写字斟句酌，学术审查一丝不苟，手书长卷撼人心魂……在此，谨向全国医学各学科、各领域、各部门的专家、学者的积极参与以及国家各有关部门、医药卫生领域相关单位的大力支持致以崇高的敬意和衷心的感谢！

《中华医学百科全书》的编纂是一项泽被后世的创举，其牵涉医学科学众多学科及学科间交叉，有着一定的复杂性；需要体现在当前医学整合转型的新形式，有着相当的创新性；作为一项国家出版工程，有着毋庸置疑的严肃性。《中华医学百科全书》开创性和挑战性都非常强。由于编纂工作浩繁，难免存在差错与疏漏，敬请广大读者给予批评指正，以便在今后的编纂工作中不断改进和完善。

刘德培

凡　例

一、《中华医学百科全书》（以下简称《全书》）按基础医学类、临床医学类、中医药学类、公共卫生类、军事与特种医学类、药学类的不同学科分卷出版。一学科辑成一卷或数卷。

二、《全书》基本结构单元为条目，主要供读者查检，亦可系统阅读。条目标题有些是一个词，例如"炎症"；有些是词组，例如"弥散性血管内凝血"。

三、由于学科内容有交叉，会在不同卷设有少量同名条目。例如《肿瘤学》《病理生理学》都设有"肿瘤"条目。其释文会根据不同学科的视角不同各有侧重。

四、条目标题上方加注汉语拼音，条目标题后附相应的外文。例如：

bìnglǐxué
病理学（pathology）

五、本卷条目按学科知识体系顺序排列。为便于读者了解学科概貌，卷首条目分类目录中条目标题按阶梯式排列，例如：

坏死 ……………………………………………………………………………
　凝固性坏死 …………………………………………………………………
　干酪样坏死 …………………………………………………………………
　液化性坏死 …………………………………………………………………
　　脂肪坏死 …………………………………………………………………
　纤维蛋白样坏死 ……………………………………………………………
　渐进性坏死 …………………………………………………………………

六、各学科都有一篇介绍本学科的概观性条目，一般作为本学科卷的首条。介绍学科大类的概观性条目，列在本大类中基础性学科卷的学科概观性条目之前。

七、条目之中设立参见系统，体现相关条目内容的联系。一个条目的内容涉及其他条目，需要其他条目的释文作为补充的，设为"参见"。所参见的本卷条目的标题在本条目释文中出现的，用蓝色楷体字印刷；所参见的本卷条目的标题未在本条目释文中出现的，在括号内用蓝色楷体字印刷该标题，另加"见"字；参见其他卷条目的，注明参见条所属学科卷名，如"参见□□□卷"或"参见□□□卷□□□□"。

八、《全书》医学名词以全国科学技术名词审定委员会审定公布的为标准。同一概念或疾病在不同学科有不同命名的，以主科所定名词为准。字数较多，释文中拟用简称的名词，每个条目中第一次出现时使用全称，并括注简称，例如：甲型病毒性肝炎（简称甲肝）。个别众所周知的名词直接使用简称、缩写，例如：DNA。药物名称参照《中华人民共和国药典》2020 年版和《国家基本药物目录》2018 年版。

九、《全书》量和单位的使用以国家标准 GB 3100—1993《国际单位制及其应用》、GB/T 3101—1993《有关量、单位和符号的一般原则》及 GB/T 3102 系列国家标准为准。援引古籍或外文时维持原有单位不变。必要时括注与法定计量单位的换算。

十、《全书》数字用法以国家标准 GB/T 15835—2011《出版物上数字用法》为准。

十一、正文之后设有内容索引和条目标题索引。内容索引供读者按照汉语拼音字母顺序查检条目和条目之中隐含的知识主题。条目标题索引分为条目标题汉字笔画索引和条目外文标题索引，条目标题汉字笔画索引供读者按照汉字笔画顺序查检条目，条目外文标题索引供读者按照外文字母顺序查检条目。

十二、部分学科卷根据需要设有附录，列载本学科有关的重要文献资料。

病理学卷缩略语表

缩略语	英文全称	中文
	actin	肌动蛋白
AB	Alcian blue	阿辛蓝
ABC	ATP-binding cassette	ATP 结合盒
AC	atypical carcinoid	不典型类癌
ACS	acute coronary syndrome	急性冠状动脉综合征
ACTH	adrenocorticotropic hormone	促肾上腺皮质激素
ACVR1	activin receptor type 1A	活化素受体 1A
ADPLD	autosomal dominant polycystic liver disease	常染色体显性遗传性多囊肝病
AFP	α-fetoprotein	甲胎蛋白
AIDS	acquired immunodeficiency syndrome	获得性免疫缺陷综合征
AILD	angioimmunoblastic lymphadenopathy with dysproteinaemia	血管免疫母细胞性淋巴结病伴异常蛋白血症
AIN	anal intraepithelial neoplasia	肛门鳞状上皮内瘤
AIS	androgen insensitivity syndrome	雄激素不敏感综合征
AH	alcoholic hepatitis	酒精性肝炎
ALK	activin-like kinase	活化素样激酶
ALK	anaplastic lymphoma kinase	间变性淋巴瘤激酶
ALH	atypical lobular hyperplasia	非典型性小叶增生
AMA	anti-mitochondrial antibody	抗线粒体抗体
AMH	anti-Müllerian hormone	抗米勒激素
ANA	antinuclear antibody	抗核抗体
ANCA	antineutrophil cytoplasmic antibody	抗中性粒细胞胞质抗体
APA	antipituitary antibody	抗垂体抗体
AR	androgen receptor	雄激素受体
ASA	arylsulphatase A	芳基硫酸酯酶
ASLO	antistreptolysin O	抗链球菌溶血素 O
ASMA	anti-smooth muscle antibody	抗平滑肌抗体
AST	aspartate aminotransferase	天冬氨酸氨基转移酶
ATS	American Thoracic Society	美国胸科学会
BB	mid-borderline leprosy	中间界线类麻风
BCLu-DLBCL／BL	B-cell lymphoma, unclassifiable, with features intermediate between diffuse large B-cell lymphoma and Burkitt lymphoma	介于弥漫性大 B 细胞性淋巴瘤和伯基特淋巴瘤之间的不能分类的 B 细胞淋巴瘤
BCLu-DLBCL／cHL	B-cell lymphoma, unclassifiable, with features intermediate between diffuse large B-cell lymphoma and classical Hodgkin lymphoma	介于弥漫性大 B 细胞淋巴瘤和经典霍奇金淋巴瘤之间的不能分类的 B 细胞淋巴瘤

缩略语	英文全称	中文
BL	borderline lepromatous leprosy	界线类偏瘤型麻风
BMP	bone morphogenetic protein	骨形态发生蛋白
BOOP	bronchiolitis obliterans with organizing pneumonia	闭塞性细支气管炎伴机化性肺炎
BSEP	bile salt export pump	胆盐输出泵
BT	borderline tuberculoid leprosy	界线类偏结核样型麻风
CAR	Coxsackie-adenovirus receptor	柯萨奇-腺病毒受体
CCK	cholecystokinin	缩胆囊素
CEA	carcinoembryonic antigen	癌胚抗原
CFTR	cystic fibrosis transmembrane conduntance regulator	囊性纤维化跨膜传导调节因子
CgA	chromogranin A	嗜铬粒蛋白A
CGH	comparative genomic hybridization	比较基因组杂交
CHL	Chinese Hypertension League	中国高血压联盟
CK	creatine kinase	肌酸激酶
CK	cytokeratin	细胞角蛋白
CM	chylomicron	乳糜微粒
cMOAT	canalicular multispecific organic anion transporter	小管多种有机阴离子转运体
CMV	cytomegalovirus	巨细胞病毒
CNS	central nervous system	中枢神经系统
CNSDC	chronic non-suppurative destructive cholangitis	慢性非化脓性破坏性胆管炎
CRH	corticotropin releasing hormone	促肾上腺皮质激素释放激素
CSF	cerebrospinal fluid	脑脊液
CT	calcitonin	降钙素
CT	computed tomography	计算机断层扫描
CTPV	cavernous transformation of the portal vein	肝门静脉海绵样变性
CTT	cystic trophoblastic tumor	囊性滋养细胞肿瘤
DIG	desmoplastic infantile ganglioglioma	婴儿促纤维增生性神经节细胞胶质瘤
DLBCL	diffuse large B-cell lymphoma	弥漫性大B细胞淋巴瘤
DLE	discoid lupus erythematosus	盘状红斑狼疮
DNES	diffuse neuroendocrine system	弥散神经内分泌系统
EAML	extramedullary acute myeloid leukaemia	髓外急性髓性白血病
EBV	Epstein Barr virus	EB病毒
ECL	enterochromaffin-like	肠嗜铬样
EGB	eosinphilic granuloma of bone	骨嗜酸性肉芽肿
EGFR	epidermal growth factor	表皮生长因子-受体
EMA	epithelial membrane antigen	上皮膜抗原

缩略语	英文全称	中文
EPP	erythropoietic protoporphyria	红细胞生成性原卟啉症
ER	estrogen receptor	雌激素受体
ERCP	endoscopic retrograde cholangiopancreatography	内镜逆行胰胆管造影
ERS	European Respiratory Society	欧洲呼吸学会
ETT	epithelial trophoblastic tumor	上皮样滋养细胞肿瘤
FAH	fumarylacetoacetate hydrolase	延胡索酰乙酰乙酸水解酶
FAP	familial adenomatous polyposis	家族性腺瘤性息肉病
FCM	flow cytometry	流式细胞术
FGF	fibroblast growth factor	成纤维细胞生长因子
FIC-1	familial intrahepatic cholestasis protein 1	家族性肝内胆汁淤积蛋白-1
FIGO	Federation International of Gynecology and Obstetrics	国际妇产科联合会
FISH	fluorescence in situ hybridization	荧光原位杂交
FNA	fine needle aspiration	细针穿刺
FSH	follicle-stimulating hormone	卵泡刺激素
FT-UMP	follicular tumor of uncertain malignant potential	恶性潜能未定的滤泡性肿瘤
GA	ganglioside	神经节苷脂
GALE	UDP galactose 4 epimerase	尿苷二磷酸-半乳糖-4'-差向异构酶
GALK	galactokinase	半乳糖激酶
GALT	galactose-1-phosphate uridylyltransferase	半乳糖-1-磷酸尿苷酰转移酶
GBE	glycogen branching enzyme	糖原分支酶
GCNIS	germ cell neoplasia in situ	原位生殖细胞肿瘤
GCT	germ cell tumor	生殖细胞肿瘤
GFAP	glial fibrillary acidic protein	胶质纤维酸性蛋白
GH	growth hormone	生长激素
GHRH	growth hormone releasing hormone	生长激素释放激素
GIN	gastric intraepithelial neoplasia	胃上皮内瘤
GLP	glucagon-like peptide	胰高血糖素样肽
GPC	glypican	磷脂酰肌醇蛋白聚糖
GRP	gastrin releasing peptide	胃泌素释放肽
GTS	growing teratoma syndrome	生长性畸胎瘤综合征
HAMN	high-grade appendiceal mucinous neoplasm	高级别阑尾黏液性肿瘤
HAV	hepatitis A virus	甲型肝炎病毒
HBV	hepatitis B virus	乙型肝炎病毒
hCG	human chorionic gonadotropin	人绒毛膜促性腺激素
HCV	hepatitis C virus	丙型肝炎病毒

缩略语	英文全称	中文
HDV	hepatitis D virus	丁型肝炎病毒
HEV	hepatitis E virus	戊型肝炎病毒
HE	haematoxylin-eosin	苏木精-伊红
HGDN	high-grade dysplastic nodule	高级别异型增生结节
HGV	hepatitis G virus	庚型肝炎病毒
HHCS	hereditary hyperferritinemia-cataract syndrome	遗传性高铁蛋白血症-白内障综合征
HHV-8	human herpes virus-8	人类疱疹病毒 8 型
HIV	human immunodeficiency virus	人类免疫缺陷病毒
HLA	human leukocyte antigen	人类白细胞抗原
HNPCC	hereditary non-polyposis colorectal cancer	遗传性非息肉病性结直肠癌
Hp	helicobacter pylori	幽门螺杆菌
HPF	high power field	高倍视野
hPL	human placental lactogen	人胎盘催乳素
HPV	human papilloma virus	人乳头瘤病毒
HSC	hepatic stellate cell	肝星状细胞
HSIL	high-grade squamous intraepithelial lesion	高级别鳞状上皮内病变
HTLV	human T-cell leukemia virus type	人 T 细胞白血病病毒
IASLC	International Association for Study of Lung Cancer	国际肺癌研究学会
IFN	interferon	干扰素
Ig	immunoglobulin	免疫球蛋白
IGCNU	intratubular germ cell neoplasia of the unclassified type	不能分类的精曲小管内生殖细胞肿瘤
IGF2	insulin growth factor 2	胰岛素样生长因子 2
IHD	ischemic heart disease	缺血性心脏病
IL	interleukin	白细胞介素
IPF	idiopathic pulmonary fibrosis	特发性肺纤维化
IRD	infantile Refsum disease	婴儿雷夫叙姆病
ISH	in situ hybridization	原位杂交
KPS	Karnofsky performance score	卡氏功能状态评分
LAMN	low-grade appendiceal mucinous neoplasm	低级别阑尾黏液性肿瘤
LCA	lens culinaris agglutinin	扁豆凝集素
LCIS	lobular carcinoma in situ	小叶原位癌
LDH	lactate dehydrogenase	乳酸脱氢酶
LDL	low density dipoprotein	低密度脂蛋白
LFB	luxol fast blue	劳克坚牢蓝
LGDN	low-grade dysplastic nodule	低级别异型增生结节

缩略语	英文全称	中文
LH	luteinizing hormone	黄体生成素
LL	lepromatous leprosy	瘤型麻风
LPL	lipoprtein lipase	脂蛋白脂肪酶
LSCM	laser scanning confocal microscopy	激光扫描共聚焦显微镜
LSIL	low-grade squamous intraepithelial lesion	低级别鳞状上皮内病变
MAG	myelin associated glycoprotein	髓鞘相关蛋白
MALT	mucosa-associated lymphoid tissue	黏膜相关淋巴组织
MANEC	mixed adenoneuroendocrine carcinoma	混合性腺神经内分泌癌
MAP-2	microtubule associated protein 2	微管相关蛋白2
MDR-3	multidrug-resistance-3	多重耐药蛋白3
MDS	myelodysplastic syndrome	骨髓增生异常综合征
MI	myocardial infarct	心肌梗死
MiNEN	mixed neuroendocrine-non-neuroendocrine neoplasms	混合性神经内分泌-非神经内分泌肿瘤
MMR	mismatch repair	错配修复基因
MPN	myeloproliferative neoplasm	骨髓增殖性肿瘤
MRI	magnetic resonance imaging	磁共振成像
MRP	myogenic regulatory protein	肌源性调节蛋白
MSA	muscle-specific actin	肌特异性肌动蛋白
MSH	melanocyte stimulating hormone	黑色素细胞刺激素
MSI	microsatellite instability	微卫星不稳定
MTP	microsomal triglyceride transfer protein	微粒体甘油三酯转移蛋白
	myogenin	成肌蛋白
NADH	nicotinamide adenine dinucleotide	还原型烟酰胺腺嘌呤二核苷酸（还原型辅酶Ⅰ）
NADPH	nicotinamide adenine dinucleotide phosphate	还原型烟酰胺腺嘌呤二核苷酸磷酸（还原型辅酶Ⅱ）
NALD	neonatal adreno-leukodystrophy	新生儿肾上腺脑白质营养不良
NCAM	neural cell adhesion molecule	神经细胞黏附分子
NCPF	non-cirrhotic portal fibrosis	非肝硬化性门脉纤维化
NEC	neuroendocrine carcinoma	神经内分泌癌
NET	neuroendocrine tumor	神经内分泌肿瘤
NF	neurofilament protein	神经丝蛋白
NGFR	nerve growth factor receptor	神经生长因子受体
NIFTP	non-invasive follicular thyroid neoplasm with papillary-like nuclear feature	具有乳头状核特征的非浸润性甲状腺滤泡性肿瘤

缩略语	英文全称	中文
NLS	nuclear localization signal	核信号定位肽
NSAID	non-steroidal anti-inflammatory drug	非甾体抗炎药
NSCLC	non-small cell lung carcinoma	非小细胞肺癌
NSGCT	nonseminomatous germ cell tumor	非精原细胞瘤性生殖细胞肿瘤
NSE	neuron-specific enolase	神经元特异性烯醇化酶
PAL	pyothorax-associated lymphjoma	脓胸相关性淋巴瘤
PALB	percutaneus aspiration lung biopsy	经皮穿刺肺活检
PAP	prostatic acidic phosphatase	前列腺酸性磷酸酶
PAS	periodic acid Schiff	过碘酸希夫
PCK	pan cytokeratin	广谱细胞角蛋白
PCR	polymerase chain reaction	聚合酶链反应
PCR-SSCP	PCR-single strand conformation polymorphism	聚合酶链反应-单链构象多态性
PCT	porphyria cutanea tarda	迟发性皮肤卟啉症
PD	Parkinson disease	帕金森病
PDGFRA	platelet-derived growth factor receptor alpha	血小板源性生长因子受体 α 多肽
PEC	perivascular epithelioid cell	血管周上皮样细胞
PFIC	progressive familial intrahepatic cholestasis	进行性家族性肝内胆汁淤积
PGGO	pure ground-glass opacity	纯磨玻璃密度
PGP	protein gene product	蛋白基因产物
PID	pelvic inflammatory disease	盆腔炎症性疾病
PLAP	placental alkaline pkosphatase	胎盘碱性磷酸酶
PNET	peripheral primitive neuroectodermal tumor	原始外周神经外胚层肿瘤
PNMT	phenylethanolamine-N-methyltransferase	苯基乙醇胺-N-甲基转移酶
Poma	pancreatic polypeptidioma	胰多肽瘤
PR	progesterone receptor	孕激素受体
PRL	prolactin	催乳素
PSA	prostate specific antigen	前列腺特异性抗原
PSAP	prostatic specific acid phosphatase	前列腺特异性酸性磷酸酶
PSTT	placental site trophoblastic tumor	胎盘部位滋养细胞肿瘤
PTC	percutaneous transhepatic cholangiography	经皮肝胆管造影
PTH	parathyroid hormone	甲状旁腺素
PVNS	pigmented villonodular synouitis	色素性绒毛结节性滑膜炎
PYY	peptide tyrosine tyrosine	黏膜酪酪肽
RF	rheumatoid factor	类风湿因子
R-S cell	Reed-Steinberg cell	里-斯细胞

缩略语	英文全称	中文
RT-PCR	reverse transcription polymerase chain reaction	反转录聚合酶链反应
SANT	sclerosing angiomatoid nodular transformation	硬化性血管瘤样结节状转化
SARS	severe acute respiratory syndrome	严重急性呼吸综合征
SCLE	subacute cutaneous lupus erythematosus	亚急性皮肤型红斑狼疮
SEA	soluble egg antigen	可溶性虫卵抗原
SEM	scanning electron microscopy	扫描电子显微镜
SLE	systemic lupus erythematosus	系统性红斑狼疮
SMA	smooth muscle actin	平滑肌肌动蛋白
SMILE	stratified mucin-producing intraepithelial lesion	产生黏液的复层上皮内病变
SMM	smooth muscle myosin	平滑肌肌球蛋白
SRY	sex-determining region of Y-chromosome	Y 染色体性别决定区
SS	somatostatin	生长抑素
SSX	synovial sarcoma，X breakpoint	滑膜肉瘤 X 断点蛋白
STAS	spread through air spaces	气道播散
Syn	synapsin	突触素
SYP	synaptophysin	突触小泡蛋白
TC	typica carcinoid	典型类癌
TCR	T cell receptor	T 细胞受体
TDLU	terminal duct-lobular unit	终末导管小叶单元
TdT	terminal deoxynucleotidyl transferase	末端脱氧核苷酸转移酶
TEM	transmission electron microscope	透射电子显微镜
Tg	thyroglobulin	甲状腺球蛋白
TGF	transforming growth factor	转化生长因子
Th	helper T cell	辅助性 T 细胞
TH	tyrosine hydroxylase	酪氨酸羟化酶
TMEP	telangiectasia macularis eruptive perstans	持久性发疹性斑状毛细血管扩张
TNF	tumor necrosis factor	肿瘤坏死因子
TRAP	tartrate-resistant acid phosphatase	抗酒石酸酸性磷酸酶
Treg	regulatory T cell	调节性 T 细胞
TS	transferrin saturation	转铁蛋白饱和度
TSH	thyroid stimulating hormone	促甲状腺激素
TT	tuberculoid leprosy	结核样型麻风
TTF-1	thyroid transcrition factor-1	甲状腺转录因子 1
UEA	ulex europaeus agglutinin	荆豆凝集素
VIP	vasoactive intestinal polypeptide	血管活性肠肽

缩略语	英文全称	中文
VIPoma	vasoactive intestinal polypeptide tumor	血管活性肠肽瘤
VLDL	very low density dipoprotein	极低密度脂蛋白
VZV	varicella-zoster virus	水痘-带状疱疹病毒
WHO	World Health Organization	世界卫生组织
WT-UMP	well-differentiated tumor of uncertain malignant potential	恶性潜能未定的高分化肿瘤
5-HT	5-hydroxytryptamine	5-羟色胺

目 录

bìnglǐxué

病理学（pathology）

采用自然科学方法研究疾病形态结构、代谢和功能等方面的改变，从而揭示疾病病因、发病机制和转归的医学桥梁学科。目的是认识和掌握疾病的本质和发生发展的规律，为疾病的诊治和预防提供理论基础。在临床医学实践中，病理学是诊断疾病最重要的方法之一，也属于临床医学，因此是基础医学和临床医学之间的桥梁学科。

病理学传统上称为病理解剖学，侧重从形态上观察和研究疾病，并联系代谢和功能的变化，以形态改变为基础，进一步研究疾病的病因、发病机制以及病变与临床表现的关系。而病理生理学则注重研究患病机体的功能和代谢方面的改变。二者相辅相成，在学科上合称为病理学和病理生理学。

简史　自从人类诞生以来，关于疾病原因和性质的探索就从来没有停止过。在远古时代，由于文化的落后，对疾病的解释往往归结于上天。随着生产力的发展，在中国的战国时代《荀子·天论》就提出了"养备而动时，则天不能病"。大约在周、秦时期《灵枢经·经水》就有"夫八尺之士，皮肉在此，外可度量切循而得之，其死可解剖而视之"的论述。文艺复兴后，自然科学，如物理和化学的发展，激励人们用实验、观察、分析和综合的方法去了解人体和疾病，尸体解剖开始在欧洲开展。1761 年，意大利解剖学家乔瓦尼·巴蒂斯塔·莫尔加尼（Giovanni Battista Morgagni，1682～1771 年）根据 700 多例尸体解剖中的发现出版了五卷本的《论疾病的位置和原因》，认为不同的疾病是由相应器官的形态改变（病变）引起的，创立了器官病理学。1854 年，在改良的光学显微镜的帮助下，德国病理学家鲁道夫·路德维希·卡尔·菲尔绍（Rudolf Ludwig Karl Virchow，1821～1902 年）创立了细胞病理学，指出"疾病是异常的细胞事件"。这一学说不仅为现代病理学，而且为所有的医学基础学科奠定了基础。此后，临床和实验生理学对器官和细胞的功能研究也发现了疾病时的物质交换、运输、发育和生长等代谢和功能的异常。由此，对于疾病的形态和功能的改变逐步统一起来。

20 世纪 60 年代，电子显微镜技术的建立使病理形态学研究进入亚细胞水平（超微结构病理学）。近 50 余年来，免疫学、细胞生物学、分子生物学、细胞遗传学的发展以及免疫组织化学、流式细胞术、图像分析技术和分子生物学等新技术的应用，对传统病理学的发展产生了深刻的影响。学科相互渗透为病理学带来了新的动力和机遇，出现了新的分支学科，如免疫病理学、分子病理学、遗传病理学和定量病理学等。对疾病的研究从器官、组织、细胞和亚细胞水平，深入到分子和基因水平。并使形态学观察从定位、定性走向定量，更具客观性、重复性和可比性。不仅如此，对疾病的观察和研究也从个体向人群和社会发展，并且和环境结合，出现了地理病理学、社会病理学等新的分支。随着人类基因组计划的完成和后基因组计划的开展，病理组学也呼之欲出，相信这些科学的进步会使病理学这门古老的学科得到更快的发展。

中国的现代病理学始建于 20 世纪初，病理学家胡正详、徐诵明、梁伯强、谷镜汧、侯宝璋、林振纲、秦光煜、李佩林、吴在东、杨述祖、杨简、刘永等，从无到有地编著了具有中国特色的病理学教科书和参考书，并不断修订和完善；大力推进尸体剖验、活体组织检查和细胞学检查的发展，加强了病理学和临床医学的密切联系；并结合中国实际，对长期危害人民健康和生命的传染病、地方病（如克山病、大骨节病）、寄生虫病（如血吸虫病、黑热病）、肿瘤（如肝癌、食管癌、鼻咽癌）以及心血管疾病（如动脉粥样硬化、冠心病）等进行了广泛深入的研究；还通过举办多种学习班、进修等形式，培养了一大批病理学工作者，其中不少人成为病理学界骨干和学术带头人，如中国工程院院士刘彤华（1929～2018 年）等，为中国病理学发展做出了巨大贡献。

研究内容　病理学分为人体病理学和实验病理学，前者以患者或从患者体内得到的材料（器官、组织、细胞、体液等）为对象，后者以疾病的动物模型或在体外培养的细胞为对象。

临床研究　组织病理学是诊断疾病最可靠的方法之一，被称为疾病诊断的"金标准"，多种疾病是通过活体组织检查（简称活检）的病理诊断来确定疾病的性质，并在此基础上制定治疗方案；手术中，尤其是肿瘤也需术中的冰冻等快速诊断来决定性质及范围，以调整手术方案；手术后，根据所切除标本得出详细的关于疾病的性质、范围、切缘情况等以决定疾病的分期，进而制定进一步的治疗方案及判断预后。有些器官移植术后，还需定期进行活检以监测疾病进程，以实时调整治疗方案。在治疗领域，也不断有病理学的介入，如分子靶向治疗、个体化医疗等，没有精准的分子病理靶向检测，就没有精准的靶向治疗。细胞学检查在发现早期肿瘤等方面有重要作用，如为防治宫颈癌而开展的宫颈细胞学检查。尸体解剖检查是对病死者所患疾病和死因进行系统全面的大体及组织形态学研究，还可结合免疫组织化学、分子检测、遗传学、电镜等技术，是提高临床诊断、总结临床诊治经验的重要方法。同时，病理学在鉴定新发生疾病方面也具有不可替代的作用，如严重急性呼吸综合征（SARS）、禽流感等。此外，病理诊断和尸体解剖在医疗纠纷和医疗事故鉴定中起十分重要的举证作用。

基础研究　各种有关疾病的科研均需要以正确的病理学诊断为依据。病理检验积累的数据和资料，包括大体标本、石蜡包埋组织和切片等，不仅是疾病科研的材料，也是病理学教学和病理医师训练的重要教学资源。

对医学生来说，病理学是一门极其重要的课程，是医学生成长为临床医师的必修课程。通过学习疾病的基本病变、相应的功能和代谢改变以及临床表现，掌握疾病的规律，为今后临床医学的学习打下坚实的基础。

加拿大著名医学家和医学教育家威廉·奥斯勒爵士（Sir William Osler，1849～1919年）曾写道："As is our pathology, so is our medicine（病理学为医学之本）"。

研究方法　分两类：人体病理学研究方法和实验病理学研究方法。

人体病理学研究方法　包括活体组织检查、尸体解剖检查和特殊检查。

活体组织检查　简称活检，即用局部切取、钳取、细针穿刺、搔刮和切取病变器官等手术方法，从患者体内获取病变组织或病变器官进行病理诊断，不仅可明确疾病的性质、也可对疾病的播散范围，如肿瘤的分期等做出诊断；必要时还可在手术进行中作冷冻切片快速诊断，为手术方案的制定提供决策依据；在疾病治疗过程中，定期活检可了解病变的发展和判断疗效。因此，活检是诊断疾病广为采用的方法，特别是对肿瘤良、恶性的诊断具有十分重要的意义。外科病理学，或称诊断病理学就是在活检的基础上建立起来的病理学分支。

尸体解剖检查　简称尸检，即对死者的遗体进行病理解剖和进行系统的形态学分析。尸检的作用在于：①确定病变，分析各种病变的主次和相互关系，确定诊断，查明死因；总结在诊断和治疗过程中的经验和教训，提高诊治水平，为医疗事故和医疗纠纷的解决提供证据。②及时发现和确诊某些传染病、地方病、流行病和新发疾病，为卫生防疫部门采取防治措施提供依据。③积累中国人的各种疾病的人体病理材料，作为深入研究和防治这些疾病的基础。④收集各种疾病的病理标本，供病理学教学使用。

无论尸检还是活检，肉眼的大体观察和光镜水平的组织学观察，是病理学研究的基本方法。①大体观察：主要采用肉眼或辅以放大镜、量尺和磅秤等工具，对大体标本及其病变性状（形状、大小、重量、色泽、质地、表面及切面形态、与周围组织和器官的关系等）进行细致地解剖、观察、测量、取材和记录，必要时摄影留作资料。大体观察不仅是

病理医师的基本功和正确病理诊断的第一步，也是医学生学习病理学的主要方法之一。②组织学观察：将肉眼确定的病变组织取材后，以福尔马林（甲醛）溶液固定和石蜡包埋制成切片，经不同的方法染色后用光学显微镜观察。通过分析病变特点，做出病理诊断。组织切片最常用苏木精-伊红（HE）染色。如仍不能诊断则可采用特殊染色和新技术辅助诊断。

细胞学检查　通过采集病变处的细胞，涂片染色后进行诊断。细胞的来源可以是直接采集的脱落细胞，也可以是自然分泌物（如痰、乳腺溢液、前列腺液）、体液（如腹水、胸腔积液、心包积液和脑脊液）及排泄物（如尿）中的细胞，以及通过内镜采集或者刷取的细胞或用细针直接穿刺病变部位［即细针穿刺（FNA）］所吸取的细胞。获取的细胞可经常规的HE染色或其他染色，或应用新技术进行诊断。细胞学检查除用于患者外，还用于肿瘤的普查。此法设备简单，操作简便，患者痛苦少而易于接受，但确定恶性后须进一步经活检证实。此外，细胞学检查还可用于对激素水平的测定（如阴道脱落细胞涂片）及为细胞培养和DNA提取等提供标本。

特殊检查　种类较多，主要有以下几项。

电子显微镜技术（简称电镜技术）：利用电镜观察经特殊制备的样本微细结构与形态，是病理学诊断和研究的基本技术之一。分为透射电子显微镜（TEM）和扫描电子显微镜（SEM）。其中，TEM是最早、最广泛应用于生物医学领域的一种电镜。电子显微镜和光学显微镜的基本原理相同，

不同的是光镜的照明源是可见光，而电镜采用电子束照明。电镜的透镜不是玻璃而是轴对称的电场或磁场。电镜可更清晰地看清细胞膜和细胞质内的各种细胞器和细胞核的细微结构及其病理变化，也称超微病理学。

组织化学染色技术：即一般所说的特殊染色，通过应用某些能与组织和细胞化学成分相结合的显色试剂，定位地显示组织和细胞的特殊化学成分（如蛋白质、酶类、核酸、糖类和脂类等），同时又能保存原有的形态改变，从而反映组织形态与生化代谢状态。

免疫组织化学技术：利用抗原-抗体的特异性结合反应原理，以抗原或抗体来检测和定位组织中的待测物质（抗体或抗原），是免疫学和传统的组织化学相结合而形成。该技术不仅有较高的敏感性和特异性，而且能将形态学改变与功能、代谢变化结合起来，直接在组织切片上观测蛋白质或多肽类物质的存在与定位，并可结合电镜技术精确到亚细胞结构，结合计算机图像分析或激光共聚焦显微镜等可对被检物质进行定量分析。

原位杂交技术（ISH）：是核酸分子杂交的一部分，是将组织化学与分子生物学技术相结合来检测和定位核酸的技术。ISH 是用标记了已知序列的核苷酸片段作为探针，通过杂交直接在组织切片、细胞涂片或培养细胞爬片上检测和定位某一特定的靶 DNA 或 RNA。ISH 的生物化学基础是 DNA 变性、复性和碱基互补配对结合。根据所选用的探针和待检靶序列的不同，有 DNA-DNA 杂交、DNA-RNA 杂交和 RNA-RNA 杂交。

原位聚合酶链反应技术：是聚合酶链反应（PCR）的一部分，后者是在体外经酶促反应将某一特定 DNA 序列进行高效、快速扩增，可将单一拷贝或低拷贝的待测核酸以指数的形式扩增而达到常规方法可检测的水平，但不能进行组织学定位。原位 PCR 技术是将 PCR 的高效扩增与原位杂交的细胞及组织学定位相结合，在冷冻或石蜡包埋组织切片、细胞涂片或培养细胞爬片上来检测和定位核酸的技术。

显微切割技术：是 20 世纪 90 年代初发展起来的一门新技术，能够从组织切片、细胞涂片上的任一区域内切割下几百个、几十个同类细胞，或单个细胞甚至目标染色体，再进行有关的分子生物学方面的研究，如 PCR、PCR-单链构象多态性（PCR-SSCP）及比较基因组杂交等。

激光扫描共聚焦显微镜（LSCM）：是采用激光作为光源，在传统光学显微镜基础上采用共轭聚焦原理和装置，并利用计算机对所观测的对象进行数字、图像处理的一套观察、分析和输出系统。

流式细胞术（FCM）：一种可以对细胞或亚细胞结构进行快速测量的新型分析技术与分选技术。

比较基因组杂交（CGH）：1992 年后发展起来的分子细胞遗传学技术，它通过单一的一次杂交可对某一肿瘤整个基因组的染色体拷贝数量的变化进行检查。

生物芯片技术：生物医学高技术系列，包括基因芯片、蛋白质芯片和组织芯片等。

数字化病理：主要是指将计算机、显微镜和网络技术应用于了病理学领域，是现代数字系统与传统光学放大装置有机结合的技术，用于图像采集、储存、传输、阅读、诊断（会诊）等临床和科研目的。它是通过全自动显微镜或光学放大系统扫描采集得到高分辨数字图像，再应用计算机对得到的图像自动进行高精度多视野无缝隙拼接和处理，获得优质的可视化数据以应用于病理学的各个领域。是实现远程病理不可缺少的平台。

实验病理学研究方法　包括动物实验、组织培养和细胞培养。

动物实验　在适宜动物中复制人类疾病的动物模型，通过复制过程可以研究疾病的病因学、发病学、病理改变及疾病的转归。动物实验的优点在于可根据需要，对之进行任何方式的观察研究。例如可在疾病的不同时期活检，以了解疾病不同阶段的病理变化及其发生发展过程；药物或其他因素对疾病的疗效或影响等，并可与人体疾病进行对比。此外，还可进行一些不能在人体做的研究，如致癌剂的致癌作用和癌变过程的研究及某些生物因子的致病作用等。这种方法可弥补人体病理学研究的限制和不足，但应该注意动物和人体之间毕竟存在物种的差异，不能把动物实验结果直接套用于人体，仅可作为研究人体疾病的参考。

组织培养和细胞培养　将某种组织或单细胞用适宜的培养基在体外培养，可研究在各种因子作用下细胞、组织病变的发生和发展。例如在病毒感染和致癌因素的作用下，细胞如何发生恶性转化；在恶性转化的基础上发生哪些分子生物学和细胞遗传学改变；在不同因素作用下能否阻断恶性转化的发生或引起恶性转化的逆转；免疫因子、射线和抗癌药物等对癌细胞生长的影响等。这种研究方法的优点是周期短、见效快、节省开支。体外因素单纯，容易控制，可避免体内复杂因素的干扰。缺点是孤立的体外环境与复杂的体内环境有很大不同，故不能将体外研究结果与体内过程等同看待。

与其他学科的关系 病理学是一个连接很多基础学科和临床学科的桥梁学科，人体解剖学、组织学与胚胎学、生理学、生物化学、细胞生物学、分子生物学、遗传学、微生物学、寄生虫学和免疫学等均为与病理学有密切联系的基础学科，没有这些基础学科的知识，则很难理解病理学的内容；没有对病理的深入理解，也不可能成为一名理论和技能过硬的临床医师。作为病理医师，不了解基础学科的知识，则很难扎实地掌握病理学的理论。对医学生来说，经常遇到的困难是对病理学基本概念的正确理解以及病理与临床的联系，因此提倡形态与功能、局部与整体、病变与临床、机体与环境、理论与实践的结合。此外，病理形态学反映的只是疾病过程中某一特定时间的情况，要注意用动态的观点去分析。

应用和有待解决的问题 随着医学的发展，不断出现的新技术不断改变着传统意义上的病理学内涵，如分子生物学的进步，催生了分子病理学，各种组学在病理学领域的应用，如蛋白质组学，基因组学等的应用，使病理组学内容也日臻丰富。现今的病理学不仅要求在形态诊断上，要提供越来越详细的形态诊断，也要求在分子方面提供越来越多的证据，以适应临床越来越精准的治疗要求，如在恶性肿瘤的靶向治疗方面，没有病理的精准检测，则不可能进行精准的靶向治疗。

数字病理的发展，也要求病理从业人员要不断地改变观念以适应数字病理时代的到来，这预示着从工作习惯到诊断观念的一系列改变。

(陈 杰)

xìbāo fēnhuà

细胞分化（cell differentiation）

同一来源的细胞逐渐产生出形态结构、功能特征各不相同的细胞类群的过程。结果是在空间上细胞产生差异，在时间上同一细胞与其从前的状态有所不同。在发育生物学中指的是一个尚未特化的细胞成为具有特征性结构和功能的细胞的过程。细胞分化是从化学分化到形态、功能分化的过程。分裂不等于分化。从分子水平看，细胞分化意味着各种细胞内合成了不同的专一蛋白质（如水晶体细胞合成晶体蛋白，红细胞合成血红蛋白，肌细胞合成肌动蛋白和肌球蛋白等），而专一蛋白质的合成是通过细胞内一定基因在一定时期选择性表达实现的。因此，基因调控是细胞分化的核心问题。

在肿瘤学中是指肿瘤实质细胞和组织结构与其发源的细胞和组织在形态与功能上的相似程度。相似程度高者为分化好或称高分化，反之亦然。

(王一理)

shìyìng

适应（adaptation）

细胞在持续性的内外刺激作用下出现的可逆性应变。表现在细胞的数量、大小、表型、代谢活性或功能等方面。生理性适应指细胞对激素或内源性化学介质等正常刺激的反应，如怀孕时激素诱导的乳腺和子宫增大。病理性适应则是细胞对损伤性刺激（应激）的反应，通过适应性反应，使得细胞调节

其代谢、结构和功能，以达到新的平衡，避免损伤。基本的适应性反应包括萎缩、肥大、增生和化生。

(王一理)

wěisuō

萎缩（atrophy）

发育正常的器官或组织，由于实质细胞体积变小或数目减少使其体积变小的现象。是正常组织降解和重吸收的普通生理过程，细胞水平上涉及凋亡。虽然萎缩可以是正常身体发育和自身内环境稳定的一部分，但如果萎缩涉及疾病状态或者由于其他疾病而失营养则称为病理性萎缩。病理性萎缩可根据原因的不同，分以下几类：

营养不良性萎缩 这种萎缩可波及全身或只发生于局部。饥饿、慢性结核病、糖尿病和恶性肿瘤等患者由于蛋白质等营养物质摄入不足或消耗过度可引起全身性营养不良性萎缩，称为恶病质。脑动脉粥样硬化时因慢性血供不足可致脑萎缩。

失用性萎缩 是由于长期工作负荷减少所致的萎缩。如骨折后肢体长期固定，可导致肌肉和骨骼体积缩小。宇航员重量减轻，麻痹肢体的骨骼肌体积缩小等也属于此类。失用性萎缩是由于活动减少伴随分解代谢降低，进而对合成代谢产生负反馈调节，使细胞体积缩小。也可能与器官活动停止后神经向心性冲动减少，致使神经调节活动降低有关。

去神经性萎缩 下运动神经元或轴突破坏可引起所支配器官组织的萎缩。例如麻风患者的周围神经受到侵犯时，可导致肢体，尤其是肢体末端部位（包括肌肉、骨骼及皮肤）的明显萎缩。一方面去神经的肌肉不能自由活动导致失用，另一方面至少在最初几

周,肌肉的合成代谢正常而分解代谢加速,并且神经对血管运动的调节丧失而致局部组织器官的营养不良。

压迫性萎缩 器官或组织长期受压亦可发生萎缩。这种萎缩除由于压迫的直接作用外,尚有营养不良和废用两种因素的作用。引起萎缩的压力并不需要过大,关键在于一定的压力持续存在。例如,动脉瘤压迫脊椎引起脊椎萎缩,脑膜瘤引起局部颅骨的萎缩,肾盂积水造成的肾实质萎缩,脑室积水时周围脑组织的萎缩,肝转移性癌结节的周围肝细胞的萎缩等。

内分泌性萎缩 内分泌功能紊乱(主要为功能低下)可引起相应靶器官的萎缩。例如:垂体损害,功能降低,患者的甲状腺、肾上腺和性腺等都萎缩。甲状腺功能低下时皮肤毛囊和皮脂腺等萎缩。但是当甲状腺功能亢进时,由于机体分解代谢加速,患者可呈现全身性消瘦。

褐色萎缩 萎缩细胞胞质内脂褐素增多。心肌、肝及肾上腺皮质网状带的细胞常见。当脂褐素明显增多时,整个器官可呈棕褐色。

(陈 杰 王一理)

féidà

肥大(hypertrophy) 由于细胞的体积增加而导致器官体积增大的现象。纯粹的肥大仅由于细胞内结构蛋白和细胞器增多所致的细胞体积增大,没有新的细胞出现。肥大可分为生理性肥大和病理性肥大。怀孕时子宫的整体性增大是雌激素刺激引起的平滑肌细胞肥大和增生。由于成年人横纹肌细胞分裂增殖能力有限,骨骼肌和心肌等横纹肌细胞负荷增加时仅表现为肥大,如举重运动员大负荷运动引起的生理性骨骼肌肥大;病理性细胞肥大见于高血压或心瓣膜病时的心脏增大。

假性肥大:实质萎缩的同时,往往伴有一定程度的间质纤维组织的增生,以维持原有器官的正常外观,有时甚至体积比正常器官、组织要大,如萎缩的胸腺、萎缩的肌肉等。

(王一理)

zēngshēng

增生(hyperplasia) 细胞数量的增多且伴有组织或器官体积增大的现象。发生在有分裂增殖能力细胞的组织或器官。可分为生理性增生与病理性增生。无论是生理性增生或病理性增生,增生性过程均可控,引起增生的因素消除,增生即可消退,这是病理性增生和肿瘤的区别。但在许多情况下,病理性增生可构成形成肿瘤的因素,如子宫内膜增生增加了发生子宫内膜癌的风险。人乳头瘤病毒感染引起的增生导致癌症。

生理性增生:有两种类型,即激素性增生和代偿性增生,如青春期和妊娠期女性乳腺上皮增生均属于生理性增生,亦即内分泌性增生。代偿性增生,如肝部分切除后,肝细胞增生以恢复正常肝的体积,是代偿性增生的典型。此状态下增生的刺激物为未损伤肝细胞和肝非实质细胞产生的多肽性生长因子。

病理性增生:大多数形式是由过多的激素和生长因子刺激所致。如正常的月经周期表现为由垂体和卵巢激素紧密调控的子宫内膜上皮的增生,但雌、孕激素的平衡失调引起子宫内膜增生。增生也是伤口愈合中结缔组织细胞的重要反应。成纤维细胞、血管和实质细胞的增生是炎症愈合、创伤修复的重要环节。增生也可能与某些病毒感染相关,如人乳头瘤病毒(HPV)感染导致皮肤和/或黏膜上皮细胞增生引起皮肤疣和黏膜病变,此时的生长因子可以是病毒基因所编码或受病毒感染细胞的基因所编码。

(王一理)

huàshēng

化生(metaplasia) 一种分化成熟细胞为另一种分化成熟细胞所替代的过程。并非由一种分化细胞直接转变成另一种分化细胞,而是由较幼稚的细胞(上皮的储备细胞和间叶组织中的原始间叶细胞)通过重新编程改变分化路径而成。因此,化生只出现在具有增殖能力的细胞。这种变化是可逆的。间叶组织的化生常是对病理性因素的反应而不是对应激的适应性反应。化生的生物学意义利弊兼有,如支气管黏膜纤毛柱状上皮化生为鳞状上皮,化生的细胞可耐受周围的恶劣环境,但丧失了重要的黏膜自净功能。此外,化生的上皮可以发生恶变。

上皮细胞的化生:以鳞状上皮化生(鳞化)最为常见。如慢性宫颈炎时子宫颈管的柱状上皮化生为鳞状上皮。长期吸烟者气管和支气管黏膜的假复层纤毛柱状上皮鳞化;涎腺、胰腺导管和胆管结石时的柱状上皮鳞化;肾盂膀胱结石时的移行上皮鳞化等。维生素A缺乏时,在鼻黏膜、支气管、尿道、泪腺和唾液腺上皮都可出现鳞化。鳞化是正常不存在鳞状上皮的器官组织发生鳞状上皮癌的结构基础。鳞状上皮有时也可以化生为腺上皮,如巴雷特(Barrett)食管就是食管的鳞状上皮为柱状上皮所取代,在此基础上可发生食管的腺癌。腺上皮化生,如发生于慢性胃炎时,可见胃黏膜的肠上皮化生（肠化）（图1）。

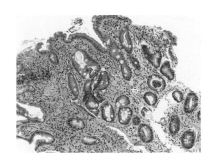

图1 胃黏膜肠化（HE×100）

间叶组织的化生：化生亦可发生于间叶组织。如在正常不形成骨的部位，成纤维细胞可转变成骨母细胞或软骨母细胞，形成骨或软骨。这类化生多见于局部受损伤的软组织（如骨化性肌炎）以及一些肿瘤的间质。

（陈 杰 王一理）

sǔnshāng

损伤（injury） 内外环境中有害因子刺激的强度、持续时间等超出细胞和组织适应性反应的能力，细胞及间质的代谢、结构出现异常变化的现象。分为可逆性损伤和不可逆性损伤。不同的损伤性刺激影响细胞多种代谢通路和细胞器。较轻的细胞损伤是可恢复的，通常称为变性，两个主要的可逆性细胞损伤是细胞肿胀和脂肪变。严重的细胞损伤是不可逆的，最终导致细胞死亡，包括坏死和凋亡。

（王一理）

xìbāo zhǒngzhàng

细胞肿胀（cell swelling） 细胞膜依赖能量的离子泵功能障碍，使细胞不能维持离子和液体的平衡导致细胞内水含量增多的现象。几乎是所有细胞损伤最早的表现形式。大体见，发生细胞肿胀的器官体积增大，包膜紧张，切面

隆起，边缘外翻，色较苍白而无光泽，似沸水烫过。光镜下见，弥漫性细胞胀大，肿胀的细胞胞质内可见细小清亮的空泡。电镜下，可见胞质基质疏松，电子密度降低，线粒体肿胀、嵴变短变少，内质网扩张，核糖体脱失，呈空泡状。常见于心、肝、肾等实质性器官。去除病因后，肿胀的细胞可恢复正常。

（王一理）

zhīfáng biànxìng

脂肪变性（fatty change） 除脂肪细胞外的实质细胞内三酰甘油（中性脂肪）蓄积的现象。常见于参与脂肪代谢的细胞，如肝细胞和心肌细胞。光镜下见，苏木精-伊红（HE）染色细胞内的脂滴被有机溶剂溶解而表现为大小不等，境界清楚的空泡（图1）。于冰冻切片中，蓄积于胞质内的脂肪可用脂溶性苏丹Ⅲ染成红色，用锇酸则染成黑色。由于缺氧、多种毒素或代谢性损伤所致。

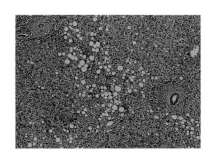

图1 肝脂肪变（HE×100）

（王一理）

diànfěnyàng biànxìng

淀粉样变性（amyloid degeneration） 沉积于细胞外间质，特别是小血管基底膜处的不溶性蛋白质-黏多糖复合物。最初因其遇碘呈赤褐色，再遇稀硫酸变为深蓝色，与淀粉遇碘时的反应相似，误认之为淀粉样物质，一直沿用

至今。光镜下见，苏木精-伊红（HE）染色为均质无结构，粉染至淡红色，刚果红染成红色，甲基紫染成紫红色。电镜下则为纤细的丝状（直径10～15nm），长度不定，相互交织排列形成海绵状的支架结构。由淀粉样物质引发的疾病称为淀粉样物质沉积症。

（王一理）

niányèyàng biàn

黏液样变（mucoid change） 组织间质内有黏多糖（透明质酸等）和蛋白质蓄积的现象。又称黏液变性。大体见，组织肿胀，切面灰白透明，似胶冻状。光镜下见，苏木精-伊红（HE）染色显示间质疏松，有多突起的星芒状纤维细胞散在于灰蓝色黏液样的基质中。常见于间叶组织肿瘤、风湿病、动脉粥样硬化和营养不良时的骨髓和脂肪组织等。

（王一理）

bìnglǐxìng sèsù chénzhuó

病理性色素沉着（pathologic pigmentation） 有色物质（色素）在细胞内和细胞外异常蓄积的现象。内源性色素在体内生成，包括含铁血黄素、脂褐素、胆红素、黑色素等。最常见的外源性色素是随空气吸入肺内的炭末，大量的炭末聚积可引炭末沉着病。色素亦可通过文身进入皮内。

脂褐素：一种与衰老相关的黄褐色颗粒状色素物质。是细胞器碎片未被溶酶体酶完全消化而形成的残余体。常见于神经细胞、心肌细胞、肝细胞等。

含铁血黄素：血红蛋白代谢的衍生物。红细胞或血红蛋白被巨噬细胞吞噬后，通过溶酶体的消化，来自血红蛋白的 Fe^{3+} 与蛋白质形成电镜下可见的铁蛋白颗粒，若干铁蛋白颗粒聚集形成光镜下可见的大小形状不一的金黄

色或棕黄色颗粒，具有折光性。含铁血黄素在细胞内、外异常蓄积为含铁血黄素沉着症。见于铁摄入过多、溶血性贫血、铁利用障碍及反复多次输血的患者。主要发生在脾、肝、骨髓等器官和组织的巨噬细胞内外。一般不损害实质细胞。

（陈　杰）

bìnglǐxìng gàihuà

病理性钙化（pathologic calcification）　在骨和牙齿外的其他软组织内发生固体钙盐（主要是磷酸钙和碳酸钙）沉积的现象。大体见灰白颗粒状或团块状，触之有砂粒感或硬石感。光镜下苏木精-伊红（HE）染色，钙盐呈蓝色不规则的颗粒或片状块。钙化发生在局部变性坏死的组织，不伴有全身钙磷代谢紊乱者称为营养不良性钙化。可见于结核坏死灶、脂肪坏死灶、动脉粥样硬化斑块、陈旧性瘢痕组织和血栓等。由于全身钙磷代谢障碍，钙盐沉积于正常组织内者，称为转移性钙化。如甲状旁腺功能亢进症或恶性肿瘤分泌异位甲状旁腺素样物质所致的肺组织钙化。两种钙化的形态表现基本相同，但发生机制及对机体的影响各异。

（王一理）

xìbāo shuāilǎo

细胞衰老（cell aging；cell senescence）　随着时间的推移，细胞增殖能力和生理功能逐渐下降的变化过程。由于累积的分子和细胞结构损伤（DNA损伤、蛋白质合成障碍，端粒消蚀）使细胞分裂增殖能力减退等所致。这一保守的生物学过程存在于从酵母菌到人类。其他外源性因素如环境、营养等也可促进老化。衰老细胞在形态上发生明显变化，细胞皱缩，质膜通透性和脆性提

高、线粒体数量减少，染色质固缩、断裂等。

（王一理）

huàisǐ

坏死（necrosis）　以酶溶性变化为特点的体内局部组织的细胞死亡。可迅速引起周围组织的炎症反应。发生在尸体内的正常组织自溶，称为死后改变，与前者的区别在于后者为弥漫性（非局部性），且不引起炎症反应。死亡细胞的质膜（细胞膜，细胞器膜）严重损伤，溶酶体酶漏入细胞质致细胞结构自溶，细胞内容物漏入细胞外间隙，引起宿主反应（炎症）。浸润的白细胞也参与其中，释放水解酶。坏死是一种病理性过程，是许多常见损伤形式下最主要的细胞死亡形式，如缺血，毒素，感染或创伤。坏死细胞代谢停止，功能丧失。坏死细胞的特征性病变在细胞核表现为3种形式：①核固缩：染色体致密，体积缩小，嗜碱性增强。②核碎裂：固缩的细胞核发生碎裂，染色质碎片分散在胞质内。③核溶解：非特异性DNA酶和蛋白酶被激活，分解核DNA和核蛋白，染色质嗜碱性减弱，最终核溶解而在细胞质呈嗜酸性增强，主要是变性的胞质蛋白对伊红的结合力增强，核糖核酸的嗜碱性减弱、丢失所致。间质胶原纤维肿胀、崩解、断裂或液化，基质解聚。最后坏死的细胞和崩解的间质融合成一片模糊的颗粒状、无结构的红染物质。依据尸检和/或外科手术肉眼所见，坏死可分为凝固性坏死、液化性坏死、纤维蛋白样坏死3种类型，每型亦有特征性的组织学特点。而干酪样坏死、脂肪坏死、坏疽是坏死的特殊形式，呈特殊的组织学特点。

（王一理）

nínggùxìng huàisǐ

凝固性坏死（coagulative necrosis）　坏死细胞的蛋白质凝固，变为灰白色或黄白色较干燥结实的凝固体的现象。坏死灶与健康组织分界明显，在一定时间内保存原有组织的轮廓。可能是坏死细胞结构蛋白、酶蛋白变性，阻断了坏死细胞蛋白质溶解过程。光镜下见嗜酸性、无核的坏死细胞组织结构的轮廓可维持多时。凝固性坏死常由不可逆的局灶性损伤所致，是心、肾、脾等实质器官缺血性坏死——梗死的特征性病变。新鲜的凝固性坏死肉眼观如水煮肉，苍白、坚实、轻度肿胀。

（王一理）

gànlàoyàng huàisǐ

干酪样坏死（caseous necrosis）　凝固性坏死的特殊类型。常见于结核分枝杆菌感染。由于组织分解较彻底，加上含有较多的脂质（主要来自结核分枝杆菌及中性粒细胞），因而坏死组织略带黄色，质软，状似干酪。而光镜下不见组织轮廓，只见红染无结构颗粒物质（图1）。

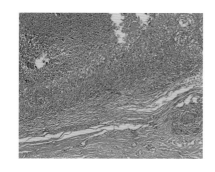

图1　结核的干酪样坏死（HE×40）

（王一理）

yèhuàxìng huàisǐ

液化性坏死（liquefactive necrosis）　坏死组织经历快速局部酶解、软化和液化而变成液态，坏

死区可形成坏死囊腔。常见于含蛋白质少、脂质多的脑和脊髓的缺血性损伤或局部细菌感染所致的化脓性炎症。脑和脊髓的缺血性坏死又称软化。局部细菌感染所致的化脓性炎症，渗出的中性粒细胞能产生大量蛋白水解酶，将坏死组织溶解而发生液化性坏死（脓液），形成脓肿（图 1）。

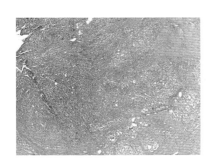

图 1　脓肿（HE×40）

（王一理）

zhīfáng huàisǐ

脂肪坏死（fatty necrosis）　由于酶解或外伤引起的局部脂肪组织破坏。属于液化性坏死，分为酶解性和外伤性两种。前者常见于急性胰腺炎。消化性酶释放至细胞间隙，消化脂肪组织。磷脂酶和蛋白酶破坏脂肪细胞的细胞膜，使三酰甘油漏出，酯酶分解三酰甘油，释放的游离脂肪酸与钙结合形成钙皂沉淀，这些无结构嗜碱性物质沉积于不规则的坏死脂肪细胞周边。大体见，不规则的垩白样斑点或斑块埋于周围正常脂肪组织中。外伤性脂肪坏死大多见于乳房，此时受损伤的脂肪细胞破裂，三酰甘油，酯酶和脂滴外逸，并常在乳房内形成肿块，特别是有钙化形成时，更似肿瘤。光镜下可见其中含有大量吞噬脂滴的巨噬细胞（泡沫细胞）和多核异物巨细胞（图 1）。

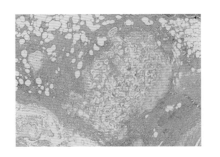

图 1　脂肪坏死（HE×40）

（王一理）

xiānwéidànbáiyàng huàisǐ

纤维蛋白样坏死（fibrinoid necrosis）　发生于纤维结缔组织和血管壁的一种坏死。曾称纤维素样变性。是坏死的特殊形式，光镜下可辨。通常发生在免疫反应累及的血管，免疫复合物和血管渗漏的纤维蛋白一起形成沉淀，苏木精-伊红（HE）染色呈现无结构、强嗜酸性，境界不甚清晰的颗粒状、小条或小块状物质，似纤维蛋白。有时纤维蛋白染色呈阳性，故称纤维蛋白样坏死。常见于急性风湿病、系统性红斑狼疮、肾小球肾炎等自身免疫病。

（王一理）

jiànjìnxìng huàisǐ

渐进性坏死（necrobiosis）　一种胶原纤维的非完全性坏死。坏死灶呈现退变胶原纤维的轮廓，可见残存的正常胶原纤维。轻度渐进性坏死时，病变内尚存具有增生、修复能力的细胞。于渐进性坏死边缘，常见成纤维细胞、组织细胞或上皮样细胞呈栅栏状排列。见于某些肉芽肿性皮肤病，如环状肉芽肿、糖尿病脂性渐进性坏死和黄色瘤病变等。

（陈　杰）

róngjiěxìng huàisǐ

溶解性坏死（lytic necrosis）　细胞死亡时只有细胞坏死而组织支架尚保存的坏死形式。如肝细胞的点灶状坏死。与液化性坏死的区别在于液化性坏死时细胞死亡与组织支架崩塌同时发生。

（陈　杰）

gànxìng huàijū

干性坏疽（dry gangrene）　由多种原因导致动脉阻塞，使肢体远端发生缺血性坏死。由于静脉回流尚可，加上体表水分蒸发，坏死的肢体干燥且呈黑色。多发生于肢体，特别是下肢。

（陈　杰）

shīxìng huàijū

湿性坏疽（wet gangrene）　由于坏死组织的水分多，适宜腐败菌繁殖，故腐败菌感染严重使局部肿胀，呈黑色或暗绿色。多发生在与体表相通的内脏，如肺、肠和子宫等，也可发生于有动脉阻塞又有淤血水肿的肢体。

（陈　杰）

qìxìng huàijū

气性坏疽（gas gangrene）　深在的、开放性的创伤合并产气荚膜杆菌感染，组织坏死并产生大量气体，使病变组织肿胀、呈棕黑色，有奇臭。

（陈　杰）

jīhuà

机化（organization）　坏死组织不能完全溶解或分离排出，则由肉芽组织长入坏死区、代替坏死组织的过程。

（陈　杰）

bāoguǒ

包裹（encapsulation）　如果坏死组织较大，肉芽组织难以向中心部完全长入或吸收，则由周围增生的肉芽组织将其包围的现象。

（陈　杰）

zìshì

自噬（autophagy）　吞噬自身细胞质蛋白或细胞器将其包被

入囊泡，并与溶酶体融合形成自噬溶酶体，降解其所包裹的内容物的过程。即满足细胞本身的代谢需要和实现某些细胞器的更新。

（陈 杰）

diāowáng
凋亡（apoptosis） 由死亡信号诱发的受调节的细胞死亡过程。是细胞生理性死亡的普遍形式。由细胞内基因及其产物调控的主动酶解细胞自身 DNA，核蛋白和胞质蛋白。一般表现为单个细胞的死亡，且不伴有炎症反应。又称程序性死亡（PCD）。在希腊语中，apo 的意思是脱离，ptosis 的意思为落下，两个词组合后用来描述与秋叶落下和花儿凋谢类似的细胞死亡现象。1972 年由澳大利亚病理学家约翰·福克斯顿·罗斯·科尔（John Foxton Ross Kerr，1934~）首次描述并定义。

凋亡可见于生理和病理状态。生理状态下，在胚胎发育、形态发生中调节组织器官成型，维持组织器官不同类型细胞数的稳定，其作用和意义与有丝分裂相反。病理状态下，清除对宿主有害的受感染细胞、基因受损不能修复的细胞，且不引起严重的宿主反应，以维持组织损伤在最小范围。光镜下苏木精-伊红（HE）染色中，凋亡细胞呈圆形，细胞核染色质聚集成团块状，最终裂解。凋亡小体多呈圆形或卵圆形，大小不等，胞质浓缩红染，固缩深染的核碎片可有可无。许多在不同组织有病理意义的凋亡小体，如肝的嗜酸性小体、肠隐窝的核溶解小体、淋巴结生发中心巨噬细胞的易染体，皮肤扁平苔藓的胶样小体。凋亡小体迅速被周围专职或非专职吞噬细胞吞噬，无内容物外溢，因此不引起周围的炎症反应。电镜下，凋亡的细胞皱缩，质膜完整，胞质致密，细胞器密集，不同程度退变；核染色质致密，形成形状不一、大小不等的团块边集于核膜处，进而胞核裂解，胞质多发性芽突；胞质芽突脱落形成凋亡小体。凋亡常与坏死相比较，就其本质而言，坏死在正常组织和发育中并无作用，而凋亡则不同。

（王一理）

xiūfù
修复（repair） 损伤造成机体部分细胞和组织丧失后，机体对所形成缺损进行修补恢复的过程。修复后可完全或部分恢复原组织的结构和功能。一般有两种形式：与受损细胞同类型残留实质细胞增殖，替代缺损细胞，基本恢复原组织的结构和功能，称为再生；如果组织的支撑结构严重受损，受损组织不能够完全重建，通过结缔组织修补充填完成修复，称为纤维性修复，也称瘢痕修复。虽然纤维性瘢痕不同于正常组织结构，但仍能提供足够的结构稳定性，使受损组织发挥功能。一般来说，组织修复（愈合）涉及这两种过程，再生和瘢痕形成的机制也相似，如细胞迁移，增殖和分化以及基质合成。

（王一理）

zàishēng
再生（regeneration） 组织损伤后，由周围同种细胞进行修复的过程。可分为生理性再生和病理性再生。前者是在生理过程中，某些组织、细胞老化、死亡，由新生的同种细胞不断增生分化，予以补充，如子宫内膜的周期性脱落，由基底细胞增生加以恢复。后者是指病理状态下细胞、组织缺损后发生的再生。

（王一理）

ròuyá zǔzhī
肉芽组织（granulation tissue） 组织修复过程中出现的由新生毛细血管、成纤维细胞及炎症细胞组成的一种过渡性特化结构。大体见，新鲜的肉芽组织为鲜红色，颗粒状，柔软湿润，形似鲜嫩的肉芽。光镜下组织学特点为在疏松的黏液样基质中可见增生的成纤维细胞和新生的单层薄壁毛细血管，新生毛细血管的内皮细胞核体积大，呈椭圆形，向腔内突出，周围有许多新生的成纤维细胞并伴有多种类型炎症细胞浸润，以巨噬细胞为主（图1）。随着时间推移，肉芽组织中累积更多成纤维细胞，产生胶原，最终形成瘢痕，完成瘢痕重塑。肉芽组织的作用：抗感染保护创面；填补创口及其他组织缺损；机化或包裹坏死、血栓、炎性渗出物及其他异物。

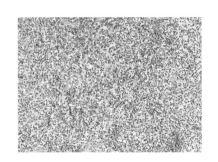

图1 肉芽组织（HE×100）

（王一理）

bānhén
瘢痕（scar） 组织损伤后，肉芽组织经改建成熟形成的纤维结缔组织。大体见，局部呈收缩状态，颜色苍白或灰白半透明，质硬韧并缺乏弹性。光镜下见，组织由大量平行或交错分布的胶原纤维束组成，纤维束呈均质红染即玻璃样变。纤维细胞稀少，胞核细长而深染，组织内血管减少

（图1）。瘢痕组织对机体表现两面性，有利的一面，可填补损伤的创口或其他缺损并连接起来，使组织器官保持完整性。大量胶原纤维，抗拉力强，可使组织器官保持其坚固性。不利的一面，瘢痕收缩、瘢痕性粘连以及瘢痕组织增生过度，均会影响机体的功能或结构。

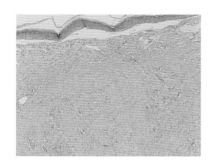

图1　右耳瘢痕（HE×100）

（王一理）

yùhé

愈合（healing）　机体皮肤等组织的伤口经修复而恢复原来状态的过程。根据损伤程度及有无感染，分为两种类型：①一期愈合：组织缺损少、创缘整齐、无感染，经黏合或缝合后创面对合严密的伤口愈合。这种伤口只有少量的血凝块，炎症反应轻微。②二期愈合：组织缺损较大、创缘不整、哆开，无法整齐对合，或伴有感染的伤口愈合。愈合时间较长，形成的瘢痕较大。

（陈　杰）

júbù xuèyè xúnhuán zhàng'ài

局部血液循环障碍（local hemodynamic disorder）　除整个心血管系统功能障碍（心功能不全、休克等）外，个别器官或局部组织的循环异常。表现为局部血量异常（充血、缺血）、血管内容物改变（血栓形成或栓塞）及血管

壁通透性或完整性的改变（出血、水肿）等。

（陈　杰）

chōngxuè

充血（hyperemia）　局部组织、器官的动脉输入血量增多的现象。一般指动脉性充血。常见两种类型：①生理性充血：因生理需要和代谢增强而发生的器官和局部组织的充血，如进食后胃肠道黏膜充血，运动时骨骼肌充血等。②病理性充血：病理状态下的器官或局部组织充血，如较常见的炎症性充血。

（陈　杰）

yūxuè

淤血（congestion）　器官或局部组织静脉血流回流受阻，血液淤积于小静脉和毛细血管内的现象。一般指静脉性充血，如肺淤血、肝淤血。

（陈　杰）

chūxuè

出血（hemorrhage）　血液从心腔或血管内溢出的现象。血液流出体外称外出血，如微小的出血进入皮肤、黏膜、浆膜面形成较小的出血点，为瘀点。血液进入器官、组织或体腔称内出血，可形成局部肿块，称血肿。分为生理性出血和病理性出血。生理性出血如正常月经的子宫内膜出血；病理性出血多由创伤、疾病引起。按血液溢出的机制又分为血细胞渗出和破裂性出血。前者为血细胞从血管中移出到达组织，多见于炎症时；后者由心脏和血管壁破裂所致，一般出血量较多。

（陈　杰）

quēxuè

缺血（ischemia）　组织血液供应减少或缺乏的现象。是机体最主要的病理改变之一。引发的主要原因是组织和器官的血管原发

性病变。

（陈　杰）

xuèshuān xíngchéng

血栓形成（thrombosis）　在活体的心脏和血管内，血液发生凝固或血液中某些有形成分析出、凝集形成固体质块的过程。所形成得固体质块称为血栓。可分为以下4种：①白色血栓：又称血小板血栓，由血小板及少量纤维蛋白构成的固体状物质。位于延续性血栓的头部。②混合血栓：由灰白色的血小板和纤维蛋白及暗红色红细胞层相间而成的固体状物质。多发生于血流缓慢的静脉，常以瓣膜囊或内膜损伤处为起始点，血流经过该处时在其下游形成涡流，引起血小板黏集，构成静脉血栓的头部（白色血栓）。在血小板小梁间血流几乎停滞，血液发生凝固。可见红细胞被包裹于网状纤维蛋白中，大体呈粗糙、干燥的圆柱状，与血管壁黏着，有时可辨认出灰白与褐色相间的条纹状结构。③红色血栓：见于静脉内，混合血栓逐渐增大阻塞管腔，局部血流停止凝固而成的固体状物质。大体呈暗红色。光镜下见，在纤维蛋白网眼内充满如正常血液分布的血细胞。新鲜的红色血栓湿润，有一定的弹性；陈旧的红色血栓由于水分被吸收，变得干燥、易碎、失去弹性，并易于脱落造成栓塞。④纤维蛋白性血栓：又称微血栓、透明血栓。发生于微循环小血管内，只能在显微镜下见到固体状物质，主要由纤维蛋白构成，见于弥散性血管内凝血。

（陈　杰）

mísànxìng xuèguǎn nèi níngxuè

弥散性血管内凝血（disseminated intravascular coagulation, DIC）　隐匿性、突然发作的微循

环内广泛的血栓形成。广泛的血栓形成耗竭血小板和凝血因子，同时纤维蛋白溶解机制被激活，初始的血栓形成性疾病转变为致命的出血性疾病。多见于产科并发症、晚期恶性肿瘤等。

（陈 杰）

zàitōng

再通（recanalization） 在血栓机化过程中，由于水分被吸收，血栓干燥收缩或部分溶解而出现裂隙，周围新生血管内皮细胞长入并被覆于血管内皮细胞表面形成新的血管，并相互吻合沟通，使被阻塞的血管部分重建血流。

（陈 杰）

shuānsài

栓塞（embolism） 循环血液中的异常物质随血流运行至相应大小的血管而不能通过，引起血管腔阻塞的现象。引起栓塞的异常物质为栓子。栓子可以是固体、液体或气体。绝大多数栓子是脱落的血栓。

栓塞有以下几种类型，对机体的影响大致相同。①血栓栓塞：由脱落的血栓引起的栓塞。是栓塞中最常见的一种，约占所有栓塞的99%。②脂肪栓塞：长骨骨折、软组织严重挫伤时，脂肪细胞破裂所释出的脂滴经破裂的小静脉进入血流，形成栓子而引起的栓塞。③空气栓塞：大量空气迅速进入血循环或溶解于血液内的气体迅速游离形成气泡，阻塞血管形成的栓塞。④细胞栓塞：肿瘤细胞、胎盘滋养叶细胞侵蚀血管及骨折时骨髓细胞进入血流引起的栓塞。⑤细菌栓塞：含有细菌的栓子引起的栓塞。可导致栓塞组织的败血性梗死或脓肿形成。⑥寄生虫栓塞：寄生在肝门静脉的血吸虫及虫卵栓塞肝内门静脉小分支，导致管腔的闭塞。

⑦羊水栓塞：羊水成分由子宫静脉进入肺循环，在肺动脉分支及毛细血管内形成栓子而引起的栓塞。是罕见的严重产科并发症。在小动脉和毛细血管内可见羊水成分（角化上皮、胎毛、胎脂、胎粪和黏液）。

（陈 杰）

gěngsǐ

梗死（infarct） 由血管阻塞（动脉供血或静脉回流阻断）引起的局部组织缺血性坏死的现象。根据梗死灶内含血量的多少，将梗死分为以下4种类型：①贫血性梗死：又称白色梗死。发生于组织结构较致密、侧支循环不充分的实质器官，如脾、肾、心和脑组织。当梗死灶形成时，病灶边缘侧支血管内血液进入坏死组织较少，梗死灶呈灰白色。②出血性梗死：又称红色梗死。常见于肺、肠等具有双重血液循环、组织结构疏松的器官且伴有严重淤血情况下出现的梗死。梗死灶内有大量出血，病灶呈暗红色（图1）。③败血性梗死：含有细菌的栓子阻塞血管导致组织的梗死。梗死灶内可见细菌团及大量炎症细胞浸润，若有化脓性细菌感染，可出现脓肿形成。④无菌性梗死：各种原因引起的末梢循环障碍所致的梗死。梗死组织呈灰白色、质脆，周围可见充血。光镜下可见组织坏死，伴纤维组

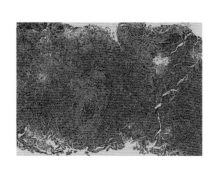

图1 肺出血性梗死（HE×100）

织增生。无炎症细胞浸润。

（陈 杰）

shuǐzhǒng

水肿（edema） 过多的液体积聚在组织间隙，致使组织肿胀的现象。按水肿波及范围分为全身性水肿和局部性水肿。按发病原因分为肾性水肿、心性水肿、肝性水肿、淋巴性水肿等。如果液体积聚在体腔则称为积液或积水，如胸腔积液、心包积液、脑积水等。

（陈 杰）

yánzhèng

炎症（inflammation） 机体组织受损伤时所发生的一系列保护性应答反应。以局部血管为中心。典型特征是红、肿、热、痛和功能障碍，可参与清除异物和修补组织等。根据炎症病变程度分为轻度、中度和重度炎症；根据病变性质分为变质性炎、渗出性炎、增生性炎；根据持续时间分为急性炎和慢性炎。

（陈 杰）

jíxìng yán

急性炎（acute inflammation） 受损害部位对损伤、致病微生物和其他异源物质的快速反应，持续时间短的炎症。以局部病变血管反应为特征，表现为渗出和变质，浸润的细胞以中性粒细胞为主（图1）。局部表现以发红、肿胀、疼痛等为主要症状。

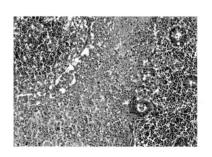

图1 急性炎（HE×100）

（陈 杰）

mànxìng yán

慢性炎 (chronic inflammation)

病程较长，持续数月至数年以上的炎症。可由急性炎症转变而来，也可以慢性炎症起始。基本特征是局部病变以增生为主，而变质和渗出较轻；浸润的炎症细胞以淋巴细胞、巨噬细胞和浆细胞为主。由炎症细胞造成的组织损伤与修复同时存在，表现为炎症局部肉芽组织增生、不同程度的纤维化和瘢痕形成，上皮细胞或腺体实质细胞增生等修复性改变。

(陈 杰)

shènchūxìng yán

渗出性炎 (exudative inflammation)

以渗出为主要病变，炎症灶内有大量渗出物形成为主要特征的炎症。根据渗出物的主要成分和病变特点，可分为浆液性炎、纤维蛋白性炎、化脓性炎、出血性炎等。①浆液性炎：以蛋白含量较低（3%～5%）的多量水样体液、少量细胞和纤维蛋白的浆液渗出为主的炎症。②纤维蛋白性炎：以纤维蛋白原渗出为主的炎症。发生于黏膜时，渗出的纤维蛋白、坏死组织和中性粒细胞在黏膜表面形成一层灰白色膜状物（假膜），又称假膜性炎。③化脓性炎：以中性粒细胞、坏死组织、渗出液组成的脓性渗出物为特征的炎症。多由葡萄球菌、链球菌、脑膜炎球菌、大肠埃希菌等化脓菌引起。细胞、组织在细菌感染和中性粒细胞释放的蛋白溶解酶的作用下发生液化、坏死和液体渗出形成脓液。脓液中变性坏死的中性粒细胞称脓细胞。发生于皮肤、肌肉和阑尾疏松结缔组织的弥漫性化脓性炎症称为蜂窝织炎。④出血性炎：以出血为主要特征的炎症。由于炎症灶内血管壁损伤较重而发生大量出血，使渗出液呈红色。不是一种独立的炎症类型，只是炎症过程中血管壁通透性极度升高，或同时伴有小血管破坏而致大量红细胞混杂于其他炎性渗出物中。

(陈 杰)

ròuyázhǒngxìng yán

肉芽肿性炎 (granulomatous inflammation)

一种特殊的慢性炎症。以活化的巨噬细胞和散在的淋巴细胞聚集，形成境界清楚的结节状病灶（肉芽肿）为特点。肉芽肿的主要细胞成分是源自活化巨噬细胞的上皮样细胞，外围以淋巴细胞，亦常见由上皮样细胞融合形成的多核巨细胞。结核、梅毒、结节病等病变中的多核巨细胞又称朗汉斯巨细胞（Langhans giant cell），其直径可达300μm，胞质丰富，胞质突起常和上皮样细胞的胞质突起相连接，核与上皮样细胞核相似。核的数目由十几个到几十个不等，还有超过百个者。核排列在胞质周围呈花环状、马蹄状或密集于胞体的一端。由吞噬病原体的巨噬细胞形成的上皮样细胞相互融合或一个细胞核分裂胞质不分裂所形成。

(陈 杰)

shìsuānxìng nóngzhǒng

嗜酸性脓肿 (eosinophilic abscess)

由嗜酸性粒细胞聚集所形成的病灶。常见于血吸虫病虫卵结节周围，是由成熟的血吸虫虫卵引起的一种局限性、结节状病灶，大体呈灰黄色，直径为0.5～4mm；光镜下见，结节中心为成熟虫卵，卵壳薄、色淡黄、折光性强，卵内毛蚴呈梨状，虫体前部有头腺，苏木精-伊红（HE）染色呈红色，在成熟虫卵周围可见红染的放射状火焰样物质，即抗原-抗体复合物，在其周围有大量变性、坏死的嗜酸性粒细胞聚集，状似脓肿。其内可见菱形或多面形折光性强的蛋白质结晶，称为夏科-莱登（Charcot-Leyden）结晶，系嗜酸性粒细胞中的嗜酸性颗粒互相融合而成。

(陈 杰)

kuìyáng

溃疡 (ulcer)

皮肤、黏膜发生细胞坏死时，坏死组织脱落后形成界限清楚的较深局部缺损。通常伴有邻近组织的炎症（图1）。

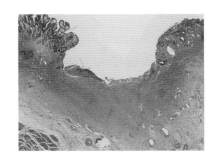

图1 胃慢性溃疡（HE×40）

(陈 杰)

dòudào

窦道 (sinus)

机体组织坏死后形成的只有一个开口的病理性盲管。可因深部脓肿向体腔或表面破溃而形成。

(陈 杰)

lòuguǎn

瘘管 (fistula)

机体组织坏死后形成的连接体外与有腔器官或两个有腔器官之间的有两个以上开口的病理性管道。

(陈 杰)

jūnxuèzhèng

菌血症 (bacteremia)

致病菌由局部侵入血流，但未在血流中繁殖或极少量繁殖的状态。只是一时性或间断性经过血流到机体内适宜的组织器官，引起轻微的症状。主要发生在炎症的早期阶段，肝脾和骨髓的巨噬细胞可组成防线以清除细菌。

（陈 杰）

dúxuèzhèng
毒血症（toxemia） 细菌的毒性产物或毒素被吸收入血的状态。是全身性感染的一种类型。外毒素经血到达易感的组织和细胞，引起特殊的中毒性症状，如白喉、破伤风等。病原菌在侵入的局部组织中生长繁殖后，只有其产生的外毒素进入血循环，病原菌不入血。

（陈 杰）

bàixuèzhèng
败血症（septicemia） 致病菌或机会致病菌侵入人体血循环，并在血中持续存在和繁殖，其组分、毒素及代谢产物等在体内诱生大量炎症介质所致的急性全身性感染。

（陈 杰）

nóngdúxuèzhèng
脓毒血症（pyemia） 有局部化脓性病灶伴毒血症，病原菌尚未进入血液时的病症。通常是短暂的过渡过程，很快演变为典型的脓毒败血症，即化脓菌感染或伴有局部化脓性病灶的败血症。

（陈 杰）

zhǒngliú
肿瘤（tumor） 由一系列基因改变等因素导致的细胞单克隆性增生形成的新生物。可分为良性肿瘤和恶性肿瘤。肿瘤组织分肿瘤实质和间质两部分。肿瘤细胞构成肿瘤实质，是肿瘤的主要成分。由此决定肿瘤的命名、类型和生物学性质。肿瘤间质是肿瘤实质细胞间的结缔组织和血管、淋巴管成分，以及浸润的各类炎症细胞，如淋巴细胞、肿瘤相关巨噬细胞等。

肿瘤的生长方式有以下几种：①膨胀性生长：以向外推挤为主的生长方式。实质器官的良性肿瘤多呈膨胀性生长，其生长速度较慢，随着体积增大，肿瘤推挤但不侵犯周围组织，与周围组织分界清楚，可在肿瘤周围形成完整的纤维性被膜。②外生性生长：体表肿瘤和体腔内或管道器官腔面的肿瘤常突向表面的生长。常呈乳头状、息肉状、蕈状或菜花状。③内生性生长：成片状的肿瘤细胞或相互吻合的细胞条索，以内翻性乳头状或以宽的、推挤式的、球根状方式生长，或呈板状的、内陷的方式生长。具有宽的前缘，与插入性的浸润式生长方式不同。如肺鳞癌突入支气管壁内的生长、肾的乳头状瘤向肾内部分的生长、尿路上皮癌向间质内的推挤式生长等。④侵袭性生长：多见于恶性肿瘤。肿瘤组织长入并破坏周围组织（包括组织间隙、淋巴管或血管），称为浸润。

（陈 杰）

liángxìng zhǒngliú
良性肿瘤（benign tumor） 细胞分化较成熟、生长缓慢、局限于局部、不发生浸润和转移、一般对机体的影响相对小的肿瘤。主要表现为局部压迫和阻塞症状。良性肿瘤的命名一般是在组织或细胞类型的名称后面加一个"瘤"字，如腺上皮的良性肿瘤称为腺瘤，平滑肌的良性肿瘤称为平滑肌瘤。

（陈 杰）

èxìng zhǒngliú
恶性肿瘤（malignant tumor） 细胞分化不成熟、生长较迅速、浸润破坏器官的结构和功能并可发生转移、对机体影响较为严重的肿瘤。除可引起局部压迫和阻塞等症状外，还可因浸润和转移而导致相应的临床表现，有时会出现贫血、发热、体重下降、夜汗、感染、恶病质等全身表现。

恶性肿瘤的命名原则：①上皮组织发生的恶性肿瘤统称为癌，表现为向某种上皮分化的特点。命名方式是在上皮名称后加一个"癌"字，如鳞状上皮的恶性肿瘤称为鳞状细胞癌（简称鳞癌），腺上皮的恶性肿瘤称为腺癌。有些癌具有不止一种上皮分化，如肺腺鳞癌同时具有腺癌和鳞癌成分。②间叶组织的恶性肿瘤统称为肉瘤（图1），表现为向某种间叶组织分化的特点。间叶组织包括纤维组织、脂肪、肌组织、血管、淋巴管、骨和软骨组织等。命名方式是在间叶组织名称后加"肉瘤"二字，如纤维肉瘤、脂肪肉瘤、骨肉瘤。

同时具有癌和肉瘤成分的恶性肿瘤称为癌肉瘤。

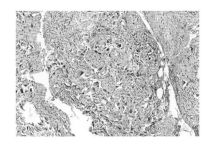

图1 恶性肿瘤（HE×200）

（陈 杰）

jiāojièliú
交界瘤（borderline tumor） 组织学形态和生物学行为介于良性肿瘤和恶性肿瘤之间的肿瘤。如卵巢浆液性交界性乳头状囊腺瘤（图1）。

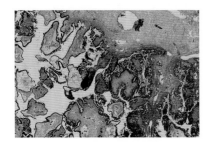

图1　卵巢浆液性交界性囊腺瘤
（HE×100）

（陈　杰）

fù zhǒngliú zōnghézhēng

副肿瘤综合征（paraneoplastic syndrome）

由于肿瘤产生某些异常物质（如异位激素、生长因子和异常蛋白质等），激活异常免疫反应或其他不明原因造成肿瘤宿主出现难以解释的综合征。表现为内分泌、神经、消化、造血、骨关节、肾及皮肤等系统异常。有时在肿瘤发现前就有副肿瘤综合征表现，据此可及时发现肿瘤。

（陈　杰）

hé fēnlièxiàng

核分裂象（mitotic figure）

细胞核有丝分裂的形态。核分裂是一个连续的过程，从细胞核内出现染色体开始，经一系列的变化，最后分裂成两个子核为止。恶性肿瘤时多出现形态异常的核分裂（图1），如不对称核分裂、多极

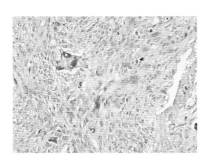

图1　恶性肿瘤的异常核分裂
（HE×200）

注：多个核分裂，部分为单极核分裂，可见多极核分裂。

性核分裂等，即为病理性核分裂。

（陈　杰）

áibiàn

癌变（carcinomatous change）

上皮细胞发生恶性转化生成恶性肿瘤的过程。某些病变本身不是恶性肿瘤，但具有癌变的潜在可能，称癌前病变，如不治愈而长期存在则有可能转变为癌。癌前病变可以是获得性的或遗传性的，可能与某些生活习惯、感染或染色体和基因异常有关，如慢性胃炎时出现上皮的异型增生、家族性腺瘤性息肉病等。

（陈　杰）

yìxíng zēngshēng

异型增生（dysplasia）

增生的上皮细胞含有异型性细胞，并有组织结构的紊乱。与不典型增生在大多数情况下同义，但异型增生特指上皮的肿瘤性增生，而不典型增生有时也包括炎性修复时出现的上皮异型。异型增生分轻、中、重3级。以被覆上皮为例，轻度异型性较小，累及上皮层的下1/3；中度累及上皮层的下2/3；重度异型性较大，累及上皮层2/3以上。轻度可恢复正常，中重度较难逆转。

黏膜或皮肤的异型增生累及上皮全层，但尚未侵破上皮的基底膜而向下浸润的上皮内肿瘤称为原位癌。而原位癌在适当条件下经过较长时间，癌细胞继续发展并穿透基底膜达黏膜下层时称为早期浸润癌。现已用上皮内瘤来描述从异型增生到原位癌这一过程，将轻度异型增生称为上皮内瘤Ⅰ级，中度异型增生称为上皮内瘤Ⅱ级，重度异型增生和原位癌称为上皮内瘤Ⅲ级。在很多器官已采用低级别和高级别二级分类，称为低级别异型增生和高级别异型增生。

（陈　杰）

yìxíngxìng

异型性（atypia）

肿瘤组织与其发源的正常组织在细胞形态和组织结构上的差异。多数情况下反映肿瘤组织的分化成熟程度，异型性越大表明与其发源的组织差异越大，并可见瘤巨细胞（图1），故成熟程度越差。

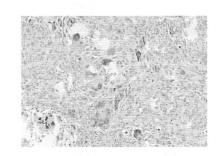

图1　恶性肿瘤细胞的异型性
（HE×200）

（陈　杰）

zhǒngliú zhuǎnyí

肿瘤转移（tumor metastasis）

肿瘤细胞从原发部位侵入淋巴管、血管、体腔，迁移到他处而继续生长，形成与原发瘤同样类型肿瘤的过程。恶性肿瘤的血行转移最常累及肝和肺；发生于胸腹腔内器官的恶性肿瘤侵及器官表面时，瘤细胞可以脱落，像播种一样种植在体腔其他器官的表面，形成多个转移性肿瘤，这种转移方式为肿瘤种植，如胃肠道黏液癌可种植到大网膜、腹膜、盆腔器官等处。

（陈　杰）

cuògòuliú

错构瘤（hamartoma）

器官内正常组织的错误组合与排列所导致的类瘤样畸形。这种器官组织在数量、结构或成熟程度上的错乱改变将随着人体的发育而缓慢生长，极少恶变。多认为错构瘤不是真性肿瘤。其成分复杂，多

数是正常组织不正常发育形成的类瘤样畸形，少数属于间叶性肿瘤。脂肪和钙化是多数错构瘤的特征表现。

（陈 杰）

sǐ hòu biànhuà
死后变化（postmortem change）　个体死亡后，各器官、组织和细胞的功能逐渐消失，尸体受物理、化学及生物学等内外因素的影响所发生的一系列变化。

（陈 杰）

shī lěng
尸冷（algor mortis）　个体死后产热停止，尸体热向周围环境放散，直到与环境温度相同的过程。其进展取决于环境的温度、尸体衣装情况、尸体内热量和死亡原因等。

（陈 杰）

shī bān
尸斑（livor mortis）　由于机体死后血液循环停止，心血管内的血液缺乏动力而沿着血管网坠积于尸体低下部位，尸体低下部位的毛细血管及小静脉内充满血液，透过皮肤呈现出来的暗红色到暗紫红色斑痕。开始是云雾状、条块状，最后逐渐形成片状。

（陈 杰）

shī jiāng
尸僵（rigor mortis）　生物死后躯体逐渐变硬而僵直的过程。一般经过 1~3h，肌肉轻度收缩，关节不能屈曲，开始出现尸僵。经过 12~16 小时，尸僵遍及全身。可因外界温度高低、尸体体质情况、死因不同而出现有早有晚。尸僵出现的顺序，可作为判断死后经过时间长短的一个方面。

（陈 杰）

shī jiǎn
尸检（autopsy）　对遗体进行的病理剖检。尸检可全面观察病死

者各器官的病理变化，找出其主要病症，判断死亡原因，帮助临床检查各项诊断及治疗措施是否正确合理。

（陈 杰）

sūmùjīng-yīhóng rǎnsè
苏木精–伊红染色［hematoxylin and eosin（H-E）staining］由碱性染色剂的苏木精和酸性染色剂的伊红进行的染色。又称 HE 染色。在组织学中最常用，细胞核染成蓝色，细胞质染成红色。

（陈 杰）

miǎnyì zǔzhī huàxué rǎnsè
免疫组织化学染色（immunohistochemical stain）　在细胞和组织上应用免疫学原理和技术进行染色的技术。即标记抗体，如酶标抗体与组织切片中的相关抗原相结合，经显色处理出现阳性染色反应。可准确定位特定的抗原物质，确定肿瘤的组织来源并协助诊断。

（陈 杰）

jīguāng bǔhuò xiǎnwēi qiēgē
激光捕获显微切割（laser capture microdissection，LCM）　通过显微镜选择靶细胞，标出所需要的目的细胞，利用激光沿着所画的轨迹切割并获取细胞的技术。

（陈 杰）

zǔzhī wēizhènliè
组织微阵列（tissue microarray）　根据不同需要，将多个小组织片高密度地、整齐地排列固定在某一固相载体上（载玻片、硅片、聚丙烯或尼龙膜等），制成微缩的组织切片。又称组织芯片。

（陈 杰）

quánqiēpiàn túxiàng
全切片图像（whole slide image）　建立一个组织切片或细胞涂片全区域数字图像，并使用虚

拟显微镜观察该数字图像切片的技术。

（陈 杰）

yuǎnchéng bìnglǐ
远程病理（telepathology）　采用计算机技术及传输影像的远程通信技术，对远距离病理图像进行观察、分析和诊断的一门技术。可完成光学显微镜诊断过程的所有书写报告、质量控制和质量保障环节等，是远程医学的一个重要分支。

（陈 杰）

kǒuqiāng báisè hǎimiánzhuàng zhì
口腔白色海绵状痣（oral white sponge nevus）　常染色体显性遗传黏膜角化异常性疾病。是一种少见的家族遗传性疾病。好发于颊、唇、口底及舌腹部黏膜。病变黏膜呈珍珠白色，质软，触似海绵，可伴有阴唇、阴道、肛门和直肠发病，青春期后可停止发展。光镜下见，鳞状上皮有不全角化，棘细胞层增生，上皮层水肿有水泡形成，钉突增宽并融合。上皮下组织水肿，有少量炎症细胞浸润。

（刘东戈　何磊　崔娣）

kǒuqiāng yánxìng rǔtóuzhuàng zēngshēng
口腔炎性乳头状增生（oral inflammatory papillary hyperplasia）　在口腔黏膜慢性炎基础上，黏膜鳞状上皮呈乳头样增生的现象。病变处黏膜组织可见柔软无蒂的红色乳头状突起。光镜下见，有不全角化或过度角化，鳞状上皮呈乳头状增生，乳头中心为纤维及血管，并可见较多量炎症细胞浸润。鉴别诊断包括鳞状上皮乳头状瘤、尖锐湿疣、人乳头瘤病毒（HPV）感染引起的弥漫性乳头瘤病和疣状黄瘤等。

（刘东戈　何磊　崔娣）

Méi-Luó zōnghézhēng

梅-罗综合征（Melkersson-Rosenthal syndrome）

由肉芽肿性唇炎、面神经麻痹和沟纹舌组成的综合征。主要见于儿童和青年人，无性别差异。三征常不同时出现，其中肉芽肿性唇炎是本病的基本表现，若仅有肉芽肿性唇炎而无其他两征时，称此综合征的不全型。光镜下见，口唇组织淋巴管及血管扩张，可见上皮样组织细胞、淋巴细胞及浆细胞组成的肉芽肿结节。

（刘东戈 何磊 崔娣）

kǒuqiāng Wéishì ròuyázhǒng

口腔韦氏肉芽肿（oral Wegener granulomatosis）

累及口腔的全身系统性免疫相关性疾病。好发于舌、牙龈、腭及口咽部。临床表现为病变部位有长期不愈的溃疡，往往伴有发热、关节酸痛、体重减轻等全身反应。光镜下见坏死性血管炎，血管壁有纤维蛋白样坏死、可有血管腔闭塞并引起周围组织坏死，有大量组织细胞、多核巨细胞、淋巴细胞、浆细胞、中性粒细胞、嗜酸性粒细胞浸润伴肉芽肿形成。当病变内有弥漫或灶状非典型淋巴细胞出现，并侵犯血管壁时，应与淋巴瘤鉴别。韦氏肉芽肿中有多核巨细胞存在，淋巴细胞分化成熟，分布松散，中性粒细胞数量多。

（刘东戈 何磊 崔娣）

Báisài zōnghézhēng

白塞综合征（Behçet syndrome）

以血管炎为主要病理基础的慢性多系统疾病。是一种自身免疫病。也译为贝赫切特综合征。常发生于20～30岁，也可以发生于儿童，临床表现为复发性口腔溃疡、生殖器溃疡及眼色素层炎三联征，还可有皮肤、关节、大血管、肺、脑等受累。肺部受累临床表现为呼吸困难、胸痛和咯血，常伴发热和头痛。

光镜下见病变处小血管炎，血管内皮细胞肿胀，管壁有坏死，管腔内有血栓形成。血管壁及周围有中性粒细胞、组织细胞、淋巴细胞浸润。黏膜表面有溃疡形成。在肺可累及所有不同大小口径的肺动脉、静脉和肺泡间隔毛细血管。肺弹性动脉由于炎症破坏，弹力板可形成动脉瘤。动脉炎可引起血栓、动静脉瘘以及血管外膜周围纤维化等。继发病变有肺出血、肺梗死和肺炎。临床表现为反复发作的长期病程，有严重咯血者可能需手术治疗。外阴病变常表现为红斑基础上界限清楚的溃疡，溃疡严重程度不同。该病可引起外阴深部溃疡，转而引起外阴穿孔和坏疽。光镜下表现为真皮血管炎，溃疡下方大量中性粒细胞浸润，诊断主要依靠临床特征。

（刘东戈 何磊 崔娣）

shìsuānxìng shé kuìyáng

嗜酸性舌溃疡（epsinophilic ulcer of tongue）

大量嗜酸性粒细胞炎症反应增生、浸润形成的舌的肉芽肿。发病原因可能与舌肌损伤有关。临床少见，易误诊为恶性肿瘤。大体见，多为单发孤立性溃疡，直径常小于1.5cm，边缘隆起，质地较硬，界限不清。光镜下显示黏膜表面被覆上皮局部坏死、脱落，伴多种炎症细胞浸润，可见嗜酸性粒细胞形成的肉芽肿。浸润的淋巴细胞较多时需要与淋巴瘤鉴别。若病变中出现非典型组织细胞，需要与朗格汉斯细胞组织细胞增生症鉴别。本病是良性自限性疾病，可自然痊愈，不复发，无需根治性外科治疗。

（刘东戈 何磊 崔娣）

ròuyázhǒngxìng chúnyán

肉芽肿性唇炎（cheilitis granulomatosa）

一种特殊的唇的炎性病变。又称肥大性唇炎。多见于青春期后。临床表现为口唇肿胀增厚呈巨唇，以皮肤潮红、无痛、无瘙痒，压之无凹陷性水肿为特征。病损处初起淡红色，反复发作后形成暗红色，可触及颗粒样结节。光镜下见，上皮样组织细胞、淋巴细胞及浆细胞组成的肉芽肿结节，多位于固有层和黏膜下。慢性炎症细胞浸润至肌层黏膜腺、血管、淋巴管周围，胶原肿胀，基质水肿，血管扩张。

（刘东戈 何磊 崔娣）

kǒuqiāng báibān

口腔白斑（oral leukoplakia）

发生在口腔黏膜上的白色或灰白色角化性病变的斑块状损害。是一种常见的非传染性口腔慢性疾病。发病原因可能与吸烟、饮酒等长期慢性局部刺激有关。男性多于女性。以颊和舌多发。大体病变为灰白色或红白色，边界清楚。光镜下见，病变处黏膜有过度角化或不全角化，鳞状上皮棘细胞层可增生或萎缩，基底膜完整。黏膜下结缔组织有少量炎症细胞浸润。鳞状上皮可伴有轻度、中度和重度异型增生，甚或癌变。应注意鉴别口腔黏膜的其他白色病变，如红色水肿、白色海绵状痣和口腔黏膜下纤维化等。白斑属于癌前病变，但癌变率很低，为3%～5%。

（刘东戈 何磊 崔娣）

kǒuqiāng hóngbān

口腔红斑（oral erythroplakia）

口腔黏膜上出现临床或组织病理学上不能归为任何其他可定义损害、边界清楚、天鹅绒样的火红色斑块。男女发病无差异。好发于舌缘、齿龈、龈颊沟、口底和舌腹。临床上红斑边缘不规则、边界清楚。光镜下见，病变处鳞状上皮多伴有异型增生、原位鳞癌或早期浸润性鳞癌。需与扁平苔藓鉴别，后者基底层细胞液化变性，上皮下裂隙或疱形成，上皮下有淋巴细胞浸润带。

（刘东戈 何磊 崔娣）

kǒuqiāng báisè shuǐzhǒng

口腔白色水肿 （oral leukoederma）

常出现在双颊黏膜咬合线附近的灰白色或乳白色半透明面纱样斑片。局部扪之柔软，无压痛。有时出现皱褶，检查时拉展口腔黏膜，斑片可暂时性消失。发病可能与吸烟有关。临床表现为病变处黏膜为白色边界不清的斑块。光镜下见，病变处鳞状上皮增厚伴有水肿及水疱形成，无鳞状上皮的异型增生及癌变。

（刘东戈 何磊 崔娣）

kǒuqiāng niánmó liángxìng línbā zǔzhī zēngshēngbìng

口腔黏膜良性淋巴组织增生病 （benign lymphadenosis of oral mucosa）

口腔中较为常见的淋巴组织增生疾病。多位于唇、颊黏膜，也可见于腭、舌及齿龈。男性多于女性。20~40岁多发。常表现为单个或多个局限性结节。光镜下见，病变处鳞状上皮增生或萎缩，黏膜下淋巴组织增生，有淋巴滤泡形成。注意与扁平苔藓和盘状红斑狼疮鉴别，后两者均有基底层细胞的液化变性，造成上皮下裂隙或疱形成。

（刘东戈 何磊 崔娣）

fùfāxìng kǒuqiāng kuìyáng

复发性口腔溃疡 （recurrent aphthous ulcer）

口腔黏膜的单发或多发圆形浅溃疡。又称复发性阿弗他溃疡。是口腔黏膜疾病中发病率最高的一种。有自限性，10天左右自愈。发病可能与消化

不良、睡眠不足、精神紧张、肠内寄生虫等因素有关。光镜下见，病变处黏膜表面有纤维蛋白渗出及坏死，黏膜组织有血管扩张、中性粒细胞、淋巴细胞浸润。根据临床表现和复发性及自限性的特点即可诊断。

（刘东戈 何磊 崔娣）

fùfāxìng huàisǐxìng niánmóxiàn zhōuwéiyán

复发性坏死性黏膜腺周围炎 （periadenitis mucosa necrotica recurrens）

口腔黏膜的单发或多发深溃疡。发病可能与消化不良、睡眠不足、精神紧张、肠内寄生虫等因素有关。好发于口唇、颊黏膜，基本损害为2~5mm红色小结节，数日后结节增大、变硬、溃烂成漏斗状溃疡，边缘不齐。光镜下见，病变处黏膜表面有纤维蛋白渗出及坏死，黏膜组织有血管扩张、中性粒细胞、淋巴细胞浸润。溃疡深达黏膜下腺体，腺体被破坏而由淋巴细胞取代，可伴有纤维组织的增生。本病面积大，难愈合。

（刘东戈 何磊 崔娣）

yáyín xiānwéi zēngshēng

牙龈纤维增生 （fibrous hyperplasia of gingiva）

牙龈的慢性炎性增生。光镜下见牙龈纤维组织增生伴有炎症细胞浸润。早期病变轻者，可作洁治术，清除牙石，控制菌斑，保持口腔清洁卫生；增生严重者，应手术切除过长的牙龈。

（刘东戈 何磊 崔娣）

kǒuqiāng niánmó xià xiānwéihuà

口腔黏膜下纤维化 （oral submucosal fibrosis）

以口腔黏膜固有层的纤维组织变性和上皮萎缩为主的慢性疾病。可侵犯口腔的任何部位。由于口腔黏膜固有层的纤维组织变性和上皮萎缩，

从而引起黏膜硬化，形成条索，最终引起牙关紧闭，妨碍口腔各种功能，可成为癌前状态。主要见于印度及巴基斯坦人。发生机制不清楚。光镜下见，黏膜上皮下纤维化、玻璃样变及血管消失，黏膜上皮增生或萎缩，常伴角化过度。

（刘东戈 何磊 崔娣）

kǒuqiāng niányè nángzhǒng

口腔黏液囊肿 （oral mucous cyst）

由于黏液腺管阻塞、黏液潴留所致的囊肿。多位于下唇，其次是颊部、口底、舌及腭部。最大可达1cm。位于表浅者外观呈淡蓝色透明，深在者表面黏膜无色泽改变。光镜下分为两类：外渗性黏液囊肿，为口腔小涎腺导管破裂，黏液外渗到组织中，可见黏液池，周围为炎性渗出及吞噬细胞，并可见肉芽组织形成及纤维组织增生；潴留性囊肿，为涎腺导管阻塞，黏液潴留，压迫周围导管上皮呈扁平状。

在外渗性黏液囊肿形成的早期，可有大量吞噬黏液的巨噬细胞成片聚集，此时应与黏液癌鉴别。吞噬黏液的巨噬细胞胞质透明呈细泡沫状，核小深染位于中央。而黏液癌细胞胞体呈空泡状透明，胞核被压于一侧呈印戒样。

（刘东戈 何磊 崔娣）

huàisǐxìng xiánxiàn huàshēng

坏死性涎腺化生 （necrotizing sialometaplasia）

病因不明、有自愈倾向的涎腺良性病变。是涎腺组织的局部缺血性坏死。最常见于腭部小涎腺，口腔其他小涎腺及大涎腺也可发生。多发于40~60岁。男性多于女性。临床表现为病变处有溃疡，或仅有肿块或肿胀。光镜下见腺泡坏死，残存的导管及腺泡上皮增生并伴有鳞状上皮化生，周围有炎性反应及纤维组织增生。主要与鳞状

细胞癌和黏液表皮样癌鉴别。本病的特点是细胞温和，炎症细胞浸润明显。鳞状细胞癌和黏液表皮样癌常伴有炎症细胞浸润，但不如本病显著。

（刘东戈 何磊 崔娣）

shé diànfěnyàng biànxìng

舌淀粉样变性 （amyloidosis of tongue）

特殊淀粉样蛋白质在舌组织内沉积的现象。可为全身性病变累及舌，也可单发于舌。临床表现为舌体增大变硬呈巨舌。光镜下见，病变处黏膜下乳头层及深层组织中的血管周围、肌肉和间质均可见均质、红染且无定型的淀粉样物质沉积。刚果红染色偏振光显微镜下观察显示苹果绿色双折光。

（刘东戈 何磊 崔娣）

kǒuqiāng biǎnpíng táixiǎn

口腔扁平苔藓 （oral lichen planus）

口腔黏膜的慢性免疫性炎症性疾病。病因不清，少数有家族史。常为对称性分布，临床表现多样，分为6种类型：网状型、丘疹型、斑块型、萎缩型、溃疡型及疱型，但以白色条纹或白色斑块为最主要表现。

光镜下见，有过度角化或不全角化，鳞状上皮增生或萎缩。基底细胞空泡变性及坏死、消失。黏膜上皮下可见呈带状分布的以淋巴细胞为主的炎症细胞浸润。需与以下疾病鉴别：①口腔慢性盘状红斑狼疮：常可见血管周围的类纤维蛋白沉积、管周淋巴细胞浸润及胶原纤维的类纤维蛋白变性。而扁平苔藓有胶样小体及固有层内的淋巴细胞密集的带状浸润。②黏膜白斑：没有基底层细胞液化变性，胶样小体，上皮下慢性炎症细胞浸润多少不一，且不是带状分布。③黏膜良性淋巴组织增生病：无基底层细胞液

化变性，可见淋巴滤泡形成。

（刘东戈 何磊 崔娣）

kǒuqiāng xúnchángxíng tiānpàochuāng

口腔寻常型天疱疮 （oral pemphigus valgaris）

因口腔黏膜上皮内存在自身抗体，损伤上皮细胞之间的联接，导致黏膜上皮细胞松解，空泡形成的自身免疫病。光镜下最主要的病理变化是鳞状上皮棘层松解，形成不规则裂隙或大疱。疱内可见松解的上皮细胞、渗出液及淋巴细胞、少量中性粒细胞及嗜酸性粒细胞。松解的棘层细胞肿胀呈圆形，核深染，常有胞质晕环绕其周围，单个或成团游离存在，称为天疱疮细胞［察克（Tzanck）细胞］。黏膜上皮下可见多少不一的炎症细胞浸润。

（刘东戈 何磊 崔娣）

sāiliè nángzhǒng

腮裂囊肿 （branchial cleft cyst）

胚胎发育过程中鳃弓和鳃裂未能正常融合与闭合不全而形成的囊肿。位于颈上部舌骨水平，囊内为黄绿色清亮液体。光镜下见，囊壁为复层鳞状上皮或假复层柱状上皮，上皮下可见密集的淋巴细胞，有淋巴滤泡形成。

（刘东戈 何磊 崔娣）

sāilòu

鳃瘘 （branchial fistula）

胚胎发育过程中鳃弓和鳃裂未能正常融合与闭合不全而形成的瘘管。位于颈上部舌骨水平。光镜下见，囊壁为复层鳞状上皮或假复层柱状上皮，上皮下可见密集的淋巴细胞，有淋巴滤泡形成。瘘管实际上是窦道，一般分为3型：不完全外瘘：仅有外口在面颈部皮肤上；不完全内瘘：开口于咽部；完全瘘：内外口均有。

（刘东戈 何磊 崔娣）

yóuzhuàng huángliú

疣状黄瘤 （verruciform xanthoma）

一种局部脂质代谢障碍性疾病。可能与局部刺激有关。多位于牙龈或牙槽黏膜。大体见，病变表面发白，呈疣状或发红的溃疡状，直径小于2cm。光镜下见，鳞状上皮黏膜下纤维组织有多量黄瘤细胞，细胞大，胞质丰富且泡沫状透明，细胞界限清楚，细胞核位于中心或偏位。泡沫细胞表达巨噬细胞标志物。肉眼发现可能与乳头状瘤、白斑，甚至癌混淆，但组织学截然不同。

（刘东戈 何磊 崔娣）

kǒuqiāng línbāzǔzhī zēngshēngxìng xīròu

口腔淋巴组织增生性息肉 （oral lymphoproliferative polyp）

口腔内由增生的淋巴组织构成并外生性生长呈息肉样的疾病。又称假性淋巴瘤。多位于颊或唇。光镜下见，分化成熟的淋巴细胞呈结节状增生，其中可有组织细胞掺杂。

（刘东戈 何磊 崔娣）

kǒuqiāng wàizhōuxìng jùxìbāoxìng ròuyázhǒng

口腔外周性巨细胞性肉芽肿 （oral peripheral giant cell granuloma）

发生于牙龈的外突性瘤样增生物。又称巨细胞性牙龈瘤。少见，可发生于任何年龄，女性多于男性。上下颌均可受累，可使牙齿移位并侵蚀颌骨。光镜下见，肿物无包膜，在纤维性间质中可见破骨样多核巨细胞，并可见血管增生及炎症细胞浸润，可有骨化。

（刘东戈 何磊 崔娣）

xiāntiānxìng yáyínliú

先天性牙龈瘤 （congenital epulis）

由于先天牙胚发育异常导致，肉眼为牙龈的局限性包块。

而非真性肿瘤，也可能是来源于肌源性或神经源性肿瘤。极少见，发生于新生儿口腔，多见于上颌切牙区牙槽黏膜，女多于男。大体见，为牙龈的局限性包块，光镜下表现类似颗粒细胞瘤，瘤细胞大，圆形或多边形，细胞质丰富呈红染颗粒状，核圆形可见核仁，呈片状排列。本病为良性，切除后不易复发。

（刘东戈　何磊　崔娣）

kǒuqiāng kēlìxìbāoliú

口腔颗粒细胞瘤（oral granular cell tumor）　可能来源于肌源或神经源性的肿瘤。常见于舌，口腔其他部位也可发生。光镜下见，瘤细胞大，圆形或多边形，细胞质丰富呈红染颗粒状，胞核小，深染，可见核仁，呈片状排列。免疫组化染色显示 S-100 蛋白阳性。本病为良性，切除后不易复发。

（刘东戈　何磊　崔娣）

kǒuqiāng línzhuàngxìbāo'ái

口腔鳞状细胞癌（oral squamous cell carcinoma）　发生在口腔的鳞状上皮源性恶性肿瘤。是口腔黏膜最常见的原发恶性肿瘤。发病年龄多为 50 岁以上的中老年人。男性明显多于女性。与长期吸烟、饮酒有关。口腔鳞癌体积较小时常无症状，仅出现红色、红白相间或白色病损。多数患者就诊时已为局部晚期病损。可有黏膜增生、溃疡、疼痛、颈部淋巴结肿大等症状。

组织病理学同喉、咽部的鳞状细胞癌。光镜下分为高分化、中分化和低分化 3 种类型。高分化鳞癌：角化明显，可见角化珠及细胞间桥；癌细胞核大、深染、多形。癌细胞呈不规则条索状或巢状排列（图 1）。中分化鳞癌：具有独特的核的多形性和核分裂，包括非正常核分裂，角化不常见。低分化鳞癌：无明显角化，癌细胞核大小较一致、核圆形或卵圆形、可见核仁。细胞界限清楚。偶见单个细胞角化。癌细胞呈不规则条索状或巢状排列。

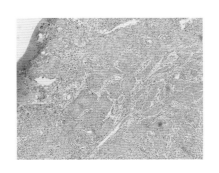

图 1　舌腹高分化鳞癌（HE×40）

（刘东戈　何磊　崔娣）

kǒuqiāng xiǎoxìbāo'ái

口腔小细胞癌（oral small cell carcinoma）　发生于口腔的神经内分泌癌。其形态特点见肺小细胞癌。

（刘东戈　何磊　崔娣）

kǒuqiāng èxìng línbāliú

口腔恶性淋巴瘤（oral malignant lymphoma）　发生于口腔的淋巴组织增生所形成的恶性肿瘤。多见于 50～70 岁。欧洲高发。好发于扁桃体，尤其是腭与舌部扁桃体，也可发生于牙龈、颊黏膜及腭。临床表现为病变部位包块或黏膜溃疡。光镜下见，大多数为 B 细胞淋巴瘤，T 细胞淋巴瘤和间变性大细胞淋巴瘤也可在该部位发生，形态特点与其他部位相关淋巴瘤相同。

（刘东戈　何磊　崔娣）

kǒuqiāng jiāngxìbāoliú

口腔浆细胞瘤（oral plasmocytoma）　由不同分化程度的浆细胞构成的恶性肿瘤。可发生于口腔软组织，但不常见。主要应与口腔浆细胞性肉芽肿相鉴别，后者除了成熟的浆细胞组成外，还混杂有其他类型炎症细胞，免疫组化染色显示为多克隆表达。

（刘东戈　何磊　崔娣）

gēnjiān zhōu ròuyázhǒng

根尖周肉芽肿（periapical granuloma）　由龋齿导致牙髓感染并扩散至根尖部而形成的炎性肉芽组织。一般无症状，直径小于 1.5cm。光镜下见，病变中心有变性、坏死，周围有慢性炎症细胞、组织细胞和多核巨细胞，其外周有增生的纤维组织包绕。常伴有根尖囊肿形成，囊肿被覆增生的鳞状上皮。

（刘东戈　何磊　崔娣）

hégǔ gǔsuǐyán

颌骨骨髓炎（osteomyelitis of jaw）　牙体和牙周感染引起的颌骨骨髓的炎症。常见，年轻人多发，男多于女，下颌多于上颌。急性颌骨骨髓炎疼痛剧烈，张口受限，下唇麻木，全身症状明显，严重时有败血症及颅内感染。光镜下见，骨髓增殖高度充血和炎症水肿，并见大量中性粒细胞浸润，可形成脓肿。慢性颌骨骨髓炎可有死骨和颊部皮肤瘘管形成，光镜下见肉芽组织形成，纤维组织增生及新骨形成。

（刘东戈　何磊　崔娣）

jùxìbāoxìng ròuyázhǒng

巨细胞性肉芽肿（giant cell granuloma）　外伤性骨内出血而引起的增生性修复反应。又称巨细胞修复性肉芽肿。1953 年，贾菲（Jaffe）首次介绍，认为其为一种少见的非肿瘤性良性病变。30 岁以下女性多发，下颌多于上颌 2 倍。光镜下见，巨细胞少，分布不均匀，主要分布于出血灶周围。巨细胞较小，核少。间质为成熟的胶原纤维。周围有骨样组织及新生骨小梁。需与高分化巨细胞瘤鉴别，后者巨细胞多，分布均匀，且巨细胞多呈圆形，胞体宽大，胞核数目多，平均50个以上。间质细胞短梭形，胞质少，核卵圆形，可见核仁。间质细胞间无成熟胶原纤维出现。本病具有局部侵袭性，不穿过骨质，刮除治疗效果良好。穿破骨皮质，浸润生长或转移。

（刘东戈　何磊　崔娣）

jiāzúxìng jùhézhèng

家族性巨颌症（familial cherubism）

常染色体显性遗传性疾病。又称家族性颌骨纤维结构不良。幼儿期发病，病变到青春期发展减慢或停止。临床表现为颌骨对称性增大。病变组织呈红褐色或灰褐色，质软易碎。光镜下见，骨组织被含有多量血管的纤维组织取代，可见多量多核巨细胞多分布于血管周围。

（刘东戈　何磊　崔娣）

hégǔ nángxìng xiānwéixìng gǔyán

颌骨囊性纤维性骨炎（osteitis fibrosa cystica of jaw）

因甲状旁腺功能亢进引起代谢紊乱而致的全身骨骼疾病，常伴全身性纤维性骨炎。又称颌骨棕色瘤。颌骨病变常为全身病变的一部分，因新陈代谢紊乱，骨中钙质转移至血液中，造成广泛骨质疏松。临床上有血钙升高，血磷下降。光镜下见，骨小梁被增生的破骨细胞围绕、吸收，有未钙化的新生骨形成，含有多量血管的纤维组织增生，并可见出血、含铁血黄素沉着及多核巨细胞反应。本病主要应与巨细胞性肉芽肿及颌骨纤维异常增殖症鉴别，后两者无破骨细胞增生及钙磷代谢异常。

（刘东戈　何磊　崔娣）

hégǔ xiānwéi jiégòu bùliáng

颌骨纤维结构不良（fibrous dysplasia of jaw）

正常骨组织被异常的纤维组织取代，在纤维组织中化生出小的、异常排列不成熟的编织骨小梁。分为多骨受累和单骨受累。多骨受累常伴有性早熟和皮肤色素沉积。单骨受累主要好发于颌骨，多发于儿童和青少年，男女无差别。上下颌骨均可受累。

临床表现为颌骨膨隆不对称。大体见，正常骨组织结构消失，代之以灰白粗硬的组织，触之有砂砾感，并可见灶状黏液变及囊性变。光镜下见，正常骨组织被纤维组织取代，在纤维组织中可见散在分布的化生骨小梁，骨小梁形状不规则呈C、O、S形，骨小梁周围无成骨细胞和破骨细胞。本病有自限性，通常不需治疗。当影响美观或局部症状严重时，采用手术治疗。单骨型刮除或局部广泛切除。多骨型一般不手术。

（刘东戈　何磊　崔娣）

hégǔ Pèijítèbìng

颌骨佩吉特病（Paget disease of jaw）

发生在颌骨的骨佩吉特病。因骨的形成和吸收等重塑过程发生异常所致。又称颌骨畸形性骨炎，病因不清楚。亦可发生于其他部位骨。多数发生于50岁以上，男略多于女。临床上早期症状不明显，晚期骨痛和畸形。可发生骨折或恶变为骨肉瘤。光镜下分为溶骨期、混合期、成骨期。溶骨期以破骨细胞增生为主，骨组织溶解、吸收。混合期破骨细胞减少，成骨细胞增多并围绕在新生骨周围，新生骨增多。成骨期新生骨增多，但骨组织结构不规则，排列紊乱，持重不佳。三期并非截然分开而是相互重叠。

（刘东戈　何磊　崔娣）

hégǔ Lǎnggéhànsī xìbāo zǔzhì xìbāo zēngshēngzhèng

颌骨朗格汉斯细胞组织细胞增生症（Langerhans cell histiocytosis of jaw）

发生于颌骨的以朗格汉斯组织细胞肿瘤性增生所致的疾病。多发于儿童和青少年，常为多灶状及系统性受累。累及颌骨时临床表现为牙齿松动，牙龈红肿坏死，颌骨弥漫性吸收和囊性破坏。传统分为3种临床类型即莱特勒-西韦病（Litterer-Siwe disease），汉-许-克病（Hand-Schüller-Christian disease）及骨嗜酸肉芽肿（EGB）。病变主要由增生的朗格汉斯细胞以及浸润的嗜酸性粒细胞和其他炎症细胞组成。病变内还可见数目不等的泡沫细胞和多核巨细胞。朗格汉斯细胞多呈灶状、片状聚集，细胞体积较大，不具备树突状突起，胞质丰富，弱嗜酸性，细胞核呈圆形、椭圆形或不规则的分叶状，具有特征性的核沟和凹陷，核仁明显。免疫组化染色显示，朗格汉斯细胞 S-100 蛋白、CD1a 和波形蛋白（vimentin）均阳性，其中以 CD1a 特异性最强。

（刘东戈　何磊　崔娣）

jùdàxíng yágǔzhìliú

巨大型牙骨质瘤（gigantiform cementoma）

由高度钙化无细胞的牙骨质构成的肿瘤。多有家族史，和常染色体显性遗传有关。中年女性多见，常对称性发生，肿瘤可以很大。光镜下为高度钙化无细胞的牙骨质。

（刘东戈　何磊　崔娣）

yáyuánxìng jiǎohuà nángzhǒng

牙源性角化囊肿（odotogenic keratocyst）

一种与牙发育有关的囊肿。组织病理发生和原因尚未确定，大多认为发生自牙源上皮发育异常的早期阶段——牙板及其残余，因此将其归类于始基囊肿。中年多发，男女无差别。发病部位多位于下颌第三磨牙区。大体见，角化囊肿为单囊或多囊，可以含牙，其内容为白色或黄色的油脂样角化物质。光镜下见，衬覆上皮增殖较活跃，囊壁衬里为薄层鳞状上皮，有角化及不全角化，生物学行为具有侵袭性，较易复发。

（刘东戈 何磊 崔娣）

hányá nángzhǒng

含牙囊肿 （dentigerous cyst） 附着于牙颈部且囊壁包绕于未萌出牙牙冠的囊肿。多为单发。光镜下见，囊壁为复层鳞状上皮，其中可夹有黏液细胞或纤毛柱状上皮细胞化生。鳞状上皮外为纤维组织，其中可见牙源性上皮岛。囊内含有脱落的鳞状上皮及胆固醇性结晶，当有感染时可见炎性渗出。本病手术不易完全切除，可复发。囊壁鳞状上皮及牙源性上皮岛可增生或恶变为鳞癌或成釉细胞瘤。

（刘东戈 何磊 崔娣）

méngchūqī nángzhǒng

萌出期囊肿 （eruption cyst） 位于牙龈黏膜上皮和萌出牙齿之间的囊肿。相当于发生在牙龈软组织的含牙囊肿。可单侧或双侧，单发或多发。光镜下见，囊肿壁被覆薄层无角化的鳞状上皮和含牙源性上皮岛的纤维组织。

（刘东戈 何磊 崔娣）

yīng'ér yáyín nángzhǒng

婴儿牙龈囊肿 （gingival cyst of infant） 见于婴儿牙龈，小的表浅充满角质的囊肿。是来自牙板上皮残余的囊肿。发生于新生儿或出生后 1~2 个月内的婴儿。位于牙槽嵴处的黏膜上。可单发或多发。大体见，为白色或淡黄色如粟粒大小的结节，数目不等。光镜

下见，囊肿壁被覆薄层角化的鳞状上皮，基底细胞呈扁平状。本病生长缓慢，可自行脱落无需治疗。

（刘东戈 何磊 崔娣）

gēn cè yá zhōu nángzhǒng

根侧牙周囊肿 （lateral periodontal cyst） 来自牙板上皮残余的囊肿。为罕见的牙源性发育性囊肿。多发于下颌前磨牙的牙根面或附着于牙龈。光镜下见，囊肿壁被覆薄层鳞状上皮或立方状，由 1~5 层细胞组成。囊壁结缔组织为成熟的胶原纤维，有时可见牙源性上皮条索或上皮岛。

（刘东戈 何磊 崔娣）

chéngrén yáyín nángzhǒng

成人牙龈囊肿 （gingival cyst of adult） 位于牙龈内软组织形态与根侧牙周囊肿相似的囊肿。光镜下见，囊肿壁被覆薄层鳞状上皮。外科手术摘除无复发。

（刘东戈 何磊 崔娣）

xiánxiàn yáyuánxìng nángzhǒng

涎腺牙源性囊肿 （sialo-odentogenic cyst） 发生于颌骨牙齿支撑区的囊肿。又称腺性牙源性囊肿。为罕见的牙源性发育性囊肿。又亦称腺性牙源性囊肿。临床表现为颌骨膨隆。光镜下表现为多囊，囊肿壁被覆鳞状上皮，部分为嗜酸性立方或柱状上皮，混杂有产生黏液的细胞及纤毛上皮细胞。上皮细胞可呈乳头状增生突入囊腔，或下陷到囊壁内形成裂隙状或腺窝状结构。少数可呈侵袭性生长或合并成釉细胞瘤。

（刘东戈 何磊 崔娣）

bí-èguǎn nángzhǒng

鼻腭管囊肿 （nasopalatine duct cyst） 发生于切牙管处的先天性囊肿。可分为以下两型：切牙管囊肿（发生于切牙管内）和腭乳头囊肿（发生于切牙管口的腭乳头部）。是胚胎性上皮残余形

成。光镜下见，囊肿壁被覆鳞状上皮或假复层柱状纤毛上皮，或两种上皮混合。

（刘东戈 何磊 崔娣）

bí-chún nángzhǒng

鼻唇囊肿 （nasolabial cyst） 位于靠近鼻孔的基部，在上颌牙槽突的外侧软组织内的囊肿。又称为鼻牙槽囊肿。光镜下见，囊肿壁被覆鳞状上皮，或假复层柱状纤毛上皮，或两种上皮混合。

（刘东戈 何磊 崔娣）

qiú-shànghé nángzhǒng

球上颌囊肿 （globlo-maxillary cyst） 位于上颌侧切牙和单尖牙之间的囊肿。多见于青少年。初期无自觉症状。若继续生长，骨质逐渐向周围膨胀，则形成面部畸形。X 线表现为倒梨形放射透光区。组织学上不能诊断为其他囊肿，囊肿壁被覆鳞状上皮，或假复层柱状纤毛上皮，或两种上皮混合。

（刘东戈 何磊 崔娣）

gēnjiān nángzhǒng

根尖囊肿 （radicular cyst） 发生于牙根尖的囊肿。多因龋齿诱发的牙髓炎波及根尖引起。最常见的颌骨囊肿，可发生于任何年龄。X 线示根尖部一界限清楚的透影区。光镜下见，囊肿壁内有多量炎症细胞浸润，可见被覆鳞状上皮，由于炎性刺激可引起鳞状上皮增生，也可以破坏鳞状上皮使之消失。囊腔内可见炎性渗出、脱落的上皮及胆固醇性结晶。

（刘东戈 何磊 崔娣）

gǔhuàxìng xiānwéiliú

骨化性纤维瘤 （ossifying fibroma） 来自牙周韧带，正常骨被含有各种骨化成分的纤维组织取代的肿瘤。是真性肿瘤。大体见，肿瘤界限清楚。光镜下见，增生的纤维间质内有呈板状增生的骨

小梁，骨小梁周围有新生的骨样组织和成骨细胞（图1）。本病手术易切除。

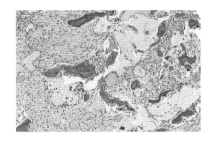

图1 下颌骨骨化性纤维瘤（HE×100）

（刘东戈 何磊 崔娣）

yágǔzhìhuà xiānwéiliú

牙骨质化纤维瘤（cementifying fibroma） 来自牙周韧带，正常骨被含有牙骨质成分的纤维组织取代的肿瘤。与骨化性纤维瘤相似，亦是真性肿瘤。大体见，肿瘤界限清楚。光镜下见，在增生的纤维间质内有散在圆形牙骨质小体，该小体可见环形层状的沉积线。本病手术易切除。

（刘东戈 何磊 崔娣）

chéngyòuxìbāoliú

成釉细胞瘤（ameloblastoma） 颌骨中心性上皮肿瘤。是最常见的牙源性肿瘤，为良性但具有局部侵袭性的多形性肿瘤。其组织来源包括釉质器或牙板上皮、牙源性囊肿的上皮衬里、口腔黏膜上皮基底层。好发于青壮年。男女发病无差异。多发于下颌磨牙和下颌升支区。临床常表现为下颌骨不同程度的肿胀。

光镜下形态多样，可分为：①釉质器样成釉细胞瘤：肿瘤细胞呈索条或树枝状排列，其周为高柱状细胞，中央的细胞呈星状，排列疏松似釉质器的星网状层（图1）。此型分化好，包膜完整。②鳞状细胞样成釉细胞瘤：肿瘤细胞呈团块、索条或网状排列，其周为高柱状细胞，中央似釉质器的星网状层有鳞化，鳞状上皮细胞呈同心圆状排列，有角化珠形成（图2）。此型常有包膜侵犯，易复发。③基底细胞样成釉细胞瘤：肿瘤细胞呈索条或树枝状排列，无周围细胞和中央星网状层之分。肿瘤细胞似基底细胞，核圆形或卵圆形，胞质少。此型分化低，无包膜或包膜不完整。④颗粒细胞样成釉细胞瘤：肿瘤细胞呈团块、索条或网状排列，其周为高柱状细胞，中央似釉质器的星网状层被一些圆形或多边形的大细胞取代，这种细胞核小且深染，胞质含有密集嗜酸性颗粒。此型少见。免疫组化染色显示，瘤细胞角蛋白呈强阳性。

X线表现为类似囊肿的单房或多房透射影，有的可见贝壳状边缘，故不能通过X线确诊。建议行计算机断层扫描（CT）或磁共振成像（MRI）检查。如果切除不彻底，复发率很高，但基本没有转移的倾向。

（刘东戈 何磊 崔娣）

chéngyòuxìbāoxiānwéiliú

成釉细胞纤维瘤（ameloblastic fibroma） 发生于颌骨、由上皮和间叶性肿瘤组织构成的混合性肿瘤。少见，常见于十几岁的年轻人，偶可见中年人。男性稍多于女性。多发生在下颌骨后部，小的肿瘤多无症状，大的肿瘤可表现为颌骨肿胀。影像学上多表现为单囊或多囊的放射透射性病变。光镜下肿瘤为实性，由细胞丰富的与原始牙乳头相似的间叶组织和增生的牙源性上皮构成。牙源性上皮可呈长条索状排列，也可相互吻合（图1）。上皮呈立方或柱状，通常仅两层。间叶成分以较肥胖的星状细胞和卵圆形细胞和疏松的基质为主。

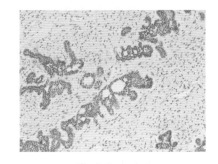

图1 下颌骨成釉细胞纤维瘤（HE×100）

（陈杰）

shíguǎnyán

食管炎（esophagitis） 食管黏膜浅层或深层组织由于受到刺激或损伤，食管黏膜发生的炎症。以胃灼热，吞咽疼痛、吞咽困难及胸骨后疼痛表现居多。按病程分为急性和慢性食管炎。按病因

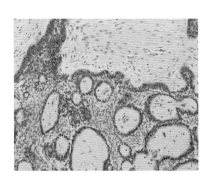

图1 左下颌骨成釉细胞瘤（HE×100）

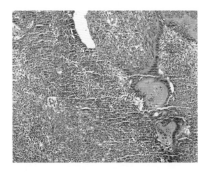

图2 颌骨成釉细胞瘤（HE×100）

分为反流性、感染性、嗜酸性、腐蚀性和放射性、药物相关的食管炎。其中感染性食管炎常见的原因有细菌（包括结核）、病毒（以疱疹病毒、巨细胞病毒为主）、真菌（念珠菌、曲霉菌、组织胞浆菌、毛霉菌和球孢子菌等）。食管炎大体主要表现为黏膜的充血、水肿，不同程度的糜烂或溃疡形成，严重的还可出现狭窄。光镜下，根据不同类型主要表现为黏膜或深层组织中性粒细胞、嗜酸性粒细胞、淋巴细胞、浆细胞等炎症细胞的浸润，黏膜糜烂或溃疡，鳞状上皮增生或退变坏死，黏膜下血管扩张充血，不同程度纤维组织增生。

（张祥宏 李月红）

xìjūnxìng shíguǎnyán

细菌性食管炎（bacterial esophagitis） 细菌感染引起的食管黏膜炎性病变。为感染性食管炎的一种，很少见。常发生于粒细胞减少的患者或由于邻近组织的感染侵犯所致。临床表现为吞咽困难和疼痛、胸痛和上消化道出血等症状。严重的可引起穿孔、食管瘘和脓毒血症等并发症。引起本病常见的细菌有金黄色葡萄球菌、表皮葡萄球菌和链球菌，通常是几种细菌混合感染。病理组织学特征表现为细菌侵犯食管黏膜或更深层组织，引起中性粒细胞浸润、黏膜上皮细胞变性和坏死，不伴有真菌、病毒感染或肿瘤性病变。病变组织中可见到细菌。有食管穿孔、食管瘘和脓毒血症等并发症的预后不良。

（张祥宏 李月红）

bìngdúxìng shíguǎnyán

病毒性食管炎（viral esophagitis） 病毒感染引起的食管黏膜的炎性病变。为感染性食管炎的一种。食管黏膜常有病毒感染，特别是免疫抑制患者。引起病毒性食管炎的常见病毒有单纯疱疹病毒、巨细胞病毒、EB病毒和人乳头瘤病毒等。感染病毒不同，食管黏膜的组织学表现也不同。①单纯疱疹病毒食管炎：食管黏膜出现散在囊泡，逐渐破裂形成糜烂，进展为孤立或融合的溃疡，食管鳞状上皮细胞出现核重叠、多核巨细胞、气球样变性和嗜酸性 Cowdry A 型核内包涵体等。②巨细胞病毒食管炎：以食管中段及远端明显，出现多发性、散在的溃疡。严重者可形成巨大溃疡，乃至引起食管瘘。特征性的细胞病变为溃疡底部食管黏膜下腺腺上皮细胞、肉芽组织内血管内皮细胞、巨噬细胞和成纤维细胞内可见嗜酸性核内包涵体，偶可见嗜碱性颗粒状胞质包涵体，而食管鳞状上皮细胞不出现此类变化。③EB病毒食管炎：在食管中段引起线性的深溃疡。免疫抑制患者发生病毒性食管炎预后较差。

（张祥宏 李月红）

zhēnjūnxìng shíguǎnyán

真菌性食管炎（fungal esophagitis） 真菌感染引起食管黏膜损伤的炎性病变。为感染性食管炎的一种类型。易发生于体质虚弱或免疫抑制人群，如癌症患者、放疗和化疗者以及中性粒细胞减少者。最常见的病原菌是念珠菌属，可引起急性、亚急性和慢性炎症。病变主要累及食管中段和远端，典型者形成纵向排列的白色隆起或斑块，散在或融合分布，或形成膜状物覆盖于出现红斑或溃疡的黏膜上。光镜下，在纤维蛋白样坏死组织中可见由孢子和假菌丝形成的真菌斑块，过碘酸希夫（PAS）或六亚甲基四胺银染色显示更为清晰。因真菌性食管炎多发生在免疫抑制人群，如肿瘤患者、放疗和化疗者以及中性粒细胞减少者，因此真菌感染增加了治疗的难度，部分患者预后不良。

（张祥宏 李月红）

shìsuānxìbāoxìng shíguǎnyán

嗜酸细胞性食管炎（eosinophilic esophagitis） 原因不明的以大量嗜酸性粒细胞浸润为特征的食管炎性病变。是一种变态反应性疾病，发病机制还不清楚，大部分患者有变态反应性疾病家族史，如哮喘、食物过敏或过敏性皮炎等。因此，推测过敏反应可能是导致食管嗜酸性粒细胞浸润的重要因素。常见于儿童，但也可发生于成年人。高发年龄为 20~40 岁，75%以上是男性。临床表现为进行性吞咽困难、拒绝进食、呕吐等。

大体上，食管远端及近端均可受累；可表现为局灶性狭窄，也可呈长段狭窄；内镜下可见黏膜皱褶、多发性食管环、食管蹼、黏膜呈颗粒状、黏膜出现易碎的白色斑点及息肉样病变等。光镜下，可见大量的嗜酸性粒细胞浸润，数量一般为>20/HPF，甚至超过120/HPF。主要集中于食管黏膜腔面浅表部分及乳头周围区域，常形成嗜酸性小脓肿。此外还常伴有基底细胞增生、上皮乳头延长和水肿。

（张祥宏 李月红）

fǔshíxìng shíguǎnyán

腐蚀性食管炎（caustic esophagitis） 强酸、强碱等化学品造成食管严重损伤所致食管炎性病变。一般由于成年人自杀服食或儿童误食强酸或强碱造成。损伤的严重程度取决于摄入物的种类、数量、浓度、物理状态和接触的时间，最严重的损伤一般发生在食管的狭窄部位。按照损伤累及的范围分为3级：①1级为黏膜浅层受累。②2级为黏膜全层受累，伴或不伴有黏膜下受累，没有延伸到食管周围组织。③3级为食管全层损伤，并且累及食管周围组织；纵隔或腹腔内器官受累。根据损伤程度不同，病变食管出现不同程度的肿胀、出血、炎性渗出以及溃疡形成，严重者可出现穿孔。有时食管黏膜完全分离脱落，被称为表层脱落性食管炎。光镜下见，食管壁出现没有炎症的广泛累及黏膜、黏膜下和肌层的液化性或凝固性坏死。随后可继发细菌或真菌感染以及血栓导致的缺血性坏死。

（张祥宏　李月红）

fàngshèxìng shíguǎnyán

放射性食管炎（radiation esophagitis）

放射线引起食管黏膜损伤的炎性病变。肺部、头颈部、食管、纵隔以及脊柱恶性肿瘤接受放射治疗，均可引起放射性食管炎。其可造成食管损伤的范围取决于放射类型、剂量、治疗时间和组织的敏感性。放射剂量超过6Gy，部分患者会出现食管炎。根据组织损伤可分为急性期、亚急性期、慢性期和晚期4个阶段。

急性期时食管出现多发性散在的小溃疡或黏膜呈独特的颗粒状，继而出现较大较深的溃疡，甚至形成食管瘘。慢性期和晚期时食管壁增厚，出现明显的瘢痕狭窄。光镜下，急性期特征表现为基底细胞坏死、黏膜下水肿、毛细血管扩张以及内皮细胞肿胀，最初治疗两周后可出现表浅糜烂和溃疡，表面可见上皮再生，再生上皮可有一定异型性。慢性期和晚期上皮出现非特异改变，棘细胞层增厚，过度角化或角化不全。黏膜下纤维化是其重要的病理变化，可形成明显的纤维瘢痕。

黏膜下腺体萎缩，小动脉血管壁玻璃样变增厚，有时出现泡沫细胞，内皮细胞增大。

（张祥宏　李月红）

fǎnliúxìng shíguǎnyán

反流性食管炎（reflux esophagitis）

胃内容物（有时包括十二指肠内容物）反流到食管引起食管黏膜损伤的炎性病变。易感因素包括吸烟、肥胖、胃排空延迟等。发病率存在人种和地理差异，白种人发病率较其他人种高，达14%~20%。近几十年来，亚洲各国的发病率具有明显升高趋势，中国的发病率为2.95%~6.2%。

反流性食管炎的大体改变特征与病变程度相关。多数在早期可见食管黏膜充血，呈红斑和红色条纹改变，进一步发展出现食管黏膜糜烂和溃疡。病变部位以食管远端为主，近端逐渐消失。少部分病例内镜检查无明显异常，仅有组织病理学证据。

光镜下的典型表现为糜烂性食管炎，可见食管黏膜上皮坏死、炎症细胞浸润、黏膜糜烂及溃疡形成。溃疡表面为炎性渗出物及坏死组织，基底部有纤维蛋白样坏死和肉芽组织，边缘上皮变薄，基底细胞增生显著。溃疡周边可见淋巴细胞以及浆细胞浸润。部分病例表现为非糜烂性食管炎，内镜检查无溃疡性病变。光镜下主要表现：①基底细胞增生，厚度超过鳞状上皮全层的15%。②上皮乳头延长，超过上皮厚度的2/3。③食管鳞状上皮内嗜酸性粒细胞、中性粒细胞和淋巴细胞浸润。④食管鳞状上皮细胞间隙扩张。⑤上皮乳头毛细血管扩张（血管湖）和出血。

反流性食管炎食管黏膜病理变化缺乏特异性，在反流病史明确，除外药物因素和感染的情况

下，如发现食管黏膜坏死、糜烂、溃疡等，应诊断为反流性食管炎的。如果反流病史明确，食管黏膜活检虽然没有糜烂、溃疡，但可见基底细胞增生、上皮乳头延长、鳞状上皮内炎症细胞浸润和上皮细胞间隙扩张病变，应提示临床病变符合反流性食管炎。

反流性食管炎随着炎症加重可形成食管瘘。长期病变还可引起食管狭窄、炎性息肉、巴雷特（Barrett）食管，甚至食管腺癌的发生。

（张祥宏　李月红）

Bāléitè shíguǎn

巴雷特食管（Barrett esophagus）

食管下段黏膜的复层鳞状上皮被单层柱状上皮所替代的一种获得性化生性改变。巴雷特食管的发生与反流性食管炎明显相关，但其发生率明显低于后者。不同地域、不同种族人群的发生率有明显不同。巴雷特食管多见于白种人，黑种人和亚洲人相对较少，男女比为4∶1。

临床表现　巴雷特食管为大部分食管腺癌的癌前病变，症状主要是由胃食管反流及并发症引起。胃食管反流症状为胸骨后烧灼感、胸痛。食管远端存在肠上皮化生者患食管腺癌的危险度约为10%。

内镜检查　可见胃食管交界处近端灰白色食管鳞状上皮处出现橘红色柱状上皮区域，柱状上皮区呈天鹅绒样，表现为环形、岛状以及指状或舌状突起。

镜下形态　可见食管远端黏膜的鳞状上皮被化生的柱状上皮替代，化生的柱状上皮可为胃型上皮也可为伴有杯状细胞的肠型上皮。

分类　巴雷特食管按化生柱状上皮长度分为3类：①长段巴雷特食管：受累黏膜长度≥3cm。

②短段巴雷特食管：受累黏膜为1~3cm。③超短段巴雷特食管：受累黏膜<1cm。按内镜下形态分类，巴雷特食管可分为全周型（锯齿状）、舌型和岛状。

巴雷特食管可出现异型增生，分为腺瘤样异型增生和小凹型异型增生两种主要类型。腺瘤样异型增生的形态学特点与结直肠腺瘤的异型增生一致，增生细胞形成腺管或绒毛状结构，被覆高柱状细胞，细胞核复层、深染，胞质红染。腺腔缘锐利，可见杯状细胞和帕内特（Paneth）细胞；免疫组化具有肠型上皮的特点，MUC-2、CDX-2和绒毛蛋白（villin）多阳性表达。小凹型异型增生的细胞呈立方或柱状，细胞质透明或嗜酸性，细胞核圆形或卵圆形，部分细胞可见核仁；腺体趋向于比腺瘤样异型增生更小，关系更紧密，腺腔缘不太清楚，无杯状细胞和帕内特细胞。免疫组化染色显示，MUC-2、CDX-2和villin均为阴性，MUC-5AC多为阳性。

从病变程度上巴雷特食管异型增生可分为低级别异型增生和高级别异型增生。低级别异型增生以细胞的异型为主，无组织结构的异型性或仅有轻度的结构异型性。高级别异型增生则不仅细胞异型性明显，组织结构的异型性也非常明显。核呈明显的多形性，极向消失。

预后　低级别异型增生进展到高级别异型增生或癌的比率3%~23%，高级别异型增生在5年内进展到癌的比率可高达55%。

（张祥宏　李月红）

shíguǎn qìshì

食管憩室（esophageal diverticulum）　食管壁局部缺陷导致的一层或全层局限性膨出，形成与食管腔相连的被覆鳞状上皮的外翻囊状结构。是一种先天性发育异常，可根据位置、发病机制、真性或假性、先天性还是后天获得性进行分类。森克尔（Zenker）憩室（咽食管憩室）是最常见的食管憩室，其他常见的还有食管中段憩室及膈上憩室。光镜下见，憩室包含所有或部分食管壁，除发生于巴雷特（Barrett）食管区域，所有获得性食管憩室都被覆鳞状上皮，但缺乏完整的固有肌层。先天性食管憩室包含食管壁的所有成分，包括固有肌层，可以内衬柱状上皮、纤毛上皮或鳞状上皮。

（张祥宏　李月红）

shíguǎn xiázhǎi

食管狭窄（esophageal stenosis）　由于先天性及后天性因素引起的食管管腔细小的现象。可引起通过障碍，多继发于食管损伤和食管炎，先天性者罕见。后天性狭窄见于：①食管黏膜上皮因炎症破坏或手术后，瘢痕愈合。②食管肿瘤。③来自食管周围组织的病变从外部压迫食管形成狭窄，如肺及纵隔的肿瘤、动脉瘤等。

（张祥宏　李月红）

shíguǎn bìsuǒ

食管闭锁（esophageal atresia）　食管在发育过程中出现发育停顿或异常引起食管不通的先天性畸形。原因是胚胎发育至第3~6周之间出现发育异常，造成食管隔断，形成盲端。通过食管放置导管并注入碘油行X线检查可确诊。

（张祥宏　李月红）

shíguǎn yìngpíbìng

食管硬皮病（esophageal scleroderma）　系统性硬皮病累及食管的病理表现。表现为食管鳞状上皮下有大量纤维组织增生，鳞状上皮可不同程度萎缩。食管下段最多见，表现最明显。病变后期管壁僵硬，黏膜表面呈结节状并糜烂，质硬易出血。光镜下见，食管的平滑肌逐渐被纤维组织替代，随病变发展还可累及黏膜层，引起食管黏膜胶原纤维蛋白样坏死及炎症细胞浸润。

（张祥宏　李月红）

shíguǎn shīchíhuǎnzhèng

食管失弛缓症（esophageal achalasia）　原因不明的神经性食管蠕动障碍和下食管括约肌松弛障碍，致食管张力减退、蠕动消失及扩张的疾病。可能与遗传、自身免疫、感染等因素有关。较少见，可发生于任何年龄，最常见于20~39岁，男女发病大致相等。临床主要表现为进行性吞咽困难、疼痛、食管反流、胸骨后胀满感和吸入性肺炎等。主要病理改变为食管壁间神经丛的节细胞数量减少甚至消失，可累及整个胸段食管，以食管中下部最明显。肉毒杆菌毒素可缓解症状，故可用其治疗。长期病程的患者中食管癌的发生率增高，可达常人的33倍。

（张祥宏　李月红）

shíguǎn lòuguǎn

食管瘘管（esophageal fistula）　食管与气管异常交通形成的一种病理现象。可为先天性或后天性，并可分为气管-食管瘘和支气管-食管瘘。先天性食管瘘管常在新生儿即可发现，后天性食管瘘管最常见原因为食管癌。

（张祥宏　李月红）

shíguǎn chóngfù

食管重复（esophageal duplication）　胚胎发育异常产生的附着于食管侧壁的一个囊性或局限性管状膨大的空腔结构。约占消化道重复畸形的20%。大体上分为

3种类型：囊肿型、管状型、憩室型。光镜下见，重复食管壁的结构与正常消化道相似，外面有两层平滑肌，外层纵行排列，内层环形排列再向内为黏膜下层及黏膜肌层，含有食管或支气管型腺体。内壁多被覆完整的胃黏膜、纤毛上皮、鳞状上皮或假复层柱状上皮等。

（张祥宏　李月红）

xiāntiānxìng shíguǎn nángzhǒng

先天性食管囊肿（congenital esophageal cyst） 胚胎期的残余组织在食管壁内形成的囊性肿瘤样病变。因其形态类似良性肿瘤，一般将其列入食管良性肿瘤。大体见，囊肿常呈椭圆形，内含黏液或棕色浆液性液体。光镜下见，囊内壁常被覆假复层柱状上皮、胃黏膜上皮和鳞状上皮，偶可见软骨。

（张祥宏　李月红）

shíguǎn xiānwéi xuèguǎnxìng xīròu

食管纤维血管性息肉（esophageal fibrovascular polyp） 食管腔内有蒂、缓慢生长的肿瘤样病变。由鳞状上皮覆盖的纤维血管组织构成，常发生于食管上部括约肌下面，平均长度15cm。光镜下见成熟的纤维组织轴心，偶有黏液样间质，其内有分散的薄壁血管，以及数量不等的脂肪组织，表面被覆非角化的鳞状上皮。

（张祥宏　李月红）

shíguǎn yánxìng xiānwéixìng xīròu

食管炎性纤维性息肉（esophageal inflammatory fibroid polyp） 食管腔内黏膜下孤立性有蒂的良性间叶性肿瘤。非常少见，可发生于食管的任何部位，以食管上段多见，体积可很大。大体见半球状黏膜下隆起，表面可有糜烂或溃疡形成，切面灰白灰褐色，质地中等。光镜下见，由明显增生的梭形细胞、大量的炎症细胞和血管网组成（图1）。梭形细胞类似成纤维细胞，胞质嗜酸性，细胞核呈空泡状，圆形或梭形，无异型性，核分裂罕见。炎症细胞主要是大量的嗜酸性粒细胞、少量的淋巴细胞和浆细胞。免疫组化染色显示，大多数病例CD34和PDGFRA阳性。

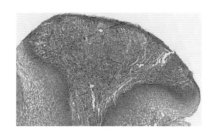

图1　食管炎性纤维性息肉（HE×40）

（张祥宏　李月红）

shíguǎn línzhuàng xìbāo rǔtóuzhuàngliú

食管鳞状细胞乳头状瘤（esophageal squamous cell papilloma） 食管鳞状上皮乳头息肉样外生性良性肿瘤。通常位于食管下段，本病较少见，发生率为0.01%~1%，男女比为24∶9。分为两型：一种为湿疣型，与人乳头瘤病毒（HPV）感染有关，常见的是HPV16型，其次是HPV18型、6b型和11型；另一种为与HPV感染无关的类型，称鳞状上皮乳头状瘤。很少恶变。

大体见，一般为单发，肿瘤呈外生性、分叶状、质地软、粉白色，表面光滑或略粗糙，部分有蒂。肿瘤直径0.2~1cm，一般0.4~0.5cm。

光镜下见，不明显的结缔组织轴心被覆良性增生的复层鳞状上皮，轴心内含有薄壁血管和间质细胞。鳞状细胞从基底层向表层顺序成熟，基底层细胞可比较显著，但无明显细胞异型性。如为湿疣型，鳞状细胞出现HPV感染的特征性细胞学改变，包括巨细胞、多核细胞、浅表层的挖空细胞以及细胞核的大小不等和不规则。表层过度角化、棘细胞层肥厚和角化不良等。此外，食管乳头状瘤还有几种特殊的组织结构类型：①外生性病变：具有光滑、指样、乳头状和尖细结构，纤维血管轴心延伸到乳头表面。②内生性病变：由良性增生的鳞状上皮构成，表面上皮向内呈乳头瘤样增生。③钉齿型：表面具有钉齿样结构，颗粒细胞层较突出，并伴有显著的角化过度。这些组织学结构可单独存在或与其他结构并存。本病预后较好，切除后一般不复发。

（张祥宏　李月红）

shíguǎn-wèi-chángdào jiānzhìliú

食管胃肠道间质瘤（esophageal gastrointestinal stromal tumor） 发生在食管的胃肠道间质肿瘤。非常少见，与发生于胃肠部位的该肿瘤病理形态特征和免疫表型相同。肿瘤表达CD117、dog-1和CD34，平滑肌肌动蛋白（SMA）表达多少不一，但结蛋白（desmin）总为阴性。

（张祥宏　李月红）

shíguǎn pínghuájīliú

食管平滑肌瘤（esophageal leiomyoma） 发生于食管具有平滑肌细胞分化的良性间叶性肿瘤。是食管最常见的间叶性肿瘤，好发于食管下段。一般表现为较轻的吞咽梗阻感或胸骨后钝痛，症状多呈间歇性发作。可伴有上腹部不适、反酸、嗳气及食欲减退等。大体呈球形，体积较大时可呈腊肠形或哑铃状。当向腔内生长时，肿瘤侵犯黏膜表现为无蒂或有蒂的息肉，但与胃的平滑肌瘤不同，表面很少形成溃疡。光镜下具有良性平滑肌瘤的一般特征。细胞为梭形，排列成丛状细胞质嗜伊红（酸性），少量或中等量，核分裂少见，可有灶状细胞核不典型性（图1）。瘤细胞表达结蛋白（desmin）和平滑肌肌动蛋白（SMA），不表达 CD34 和 CD117，可与食管胃肠间质瘤和孤立性纤维性肿瘤相鉴别。手术切除可治愈本病。

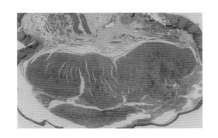

图1　食管平滑肌瘤（HE×40）

（张祥宏　李月红）

shíguǎn kēlìxìbāo zhǒngliú

食管颗粒细胞肿瘤（esopha-geal granular cell tumor）

发生在食管的显示施万（Schwann）细胞分化的软组织良性肿瘤。形态上与发生在皮肤及口腔等部位的肿瘤相似，起源于施万细胞。少见，由边界不清含颗粒的丰满细胞构成，通常与骨骼肌细胞密切相关。该肿瘤体积一般很小，大体呈结节状或无蒂息肉，黄色，主要位于食管远端。光镜下见，肿瘤细胞呈卵圆形或多角形，有小而深染的核，细胞质内可见细小的嗜酸性颗粒。肿瘤侵犯食管黏膜时会引起假癌性鳞状上皮的增生。瘤细胞过碘酸希夫（PAS）染色、S-100 蛋白阳性，结蛋白（desmin）、肌动蛋白（actin）、CD34 和 CD117 阴性。本病为良性，切除后一般不复发。

（张祥宏　李月红）

shíguǎn línzhuàngshàngpí yìxíng zēngshēng

食管鳞状上皮异型增生（eso-phageal squamous dysplasia）

肿瘤性细胞局限于食管黏膜内的一种癌前病变。光镜下，鳞状上皮异型增生表现为：①组织结构异常：正常上皮结构破坏，失去正常的细胞极向。②细胞学异常：细胞不规则，大小不一；细胞核深染，异型；核质比增加，核分裂增多，可为病理性核分裂。

鳞状上皮异型增生按照肿瘤性细胞累及上皮层范围，分为低级别和高级别。低级别异型增生是指异常细胞和组织结构异常只累及上皮层的下半部分，仅有轻度的细胞学的异型性。高级别异性增生是指异常细胞和组织结构异常累及到上皮层的上半部分，甚至累及全层上皮，如果细胞学上有明显的异型性，无论病变是否超过上皮层的 1/2 都属高级别异型增生。高级别异性增生也包括过去称原位癌的病变。随访表明低级别异性增生 13.5 年后有24% 进展为癌，而高级别异性增生进展为癌达 74%。

（张祥宏　李月红）

zǎoqī shíguǎn'ái

早期食管癌（early esophageal carcinoma）

局限于食管黏膜或黏膜下，无肌层浸润，无淋巴结转移的食管癌。大体可呈糜烂型、斑块型、乳头/息肉样型和隐伏型。①糜烂型：表现为病变处黏膜凹陷，边缘不规则，呈地图样，糜烂区有渗出物。此型占早期食管癌的1/3。②斑块型：是最常见的类型，约占一半。病变处黏膜稍隆起，表面粗糙不平，食管黏膜皱襞变粗或中断。③乳头/息肉样型：表现为病变处黏膜呈乳头或息肉样突向食管腔内，表面可

有糜烂，约占 8%。④隐伏型：病变黏膜既不高起，也不凹陷。此型大体固定后不易查到，必须组织学才能确定，此型约占 7%。

光镜下，根据肿瘤侵犯的深度，组织学上早期食管癌分为黏膜内癌和黏膜下癌。黏膜内癌可见癌细胞已经穿破基底膜，侵入黏膜固有膜或黏膜肌内，但未侵入黏膜下层。而黏膜下癌可见癌细胞穿破黏膜肌，侵入黏膜下层，但未累及肌层。早期食管癌，预后较好。

（张祥宏　李月红）

shíguǎn línzhuàng xìbāo'ái

食管鳞状细胞癌（esophageal squamous cell carcinoma）

具有鳞状细胞分化的食管恶性上皮性肿瘤。是进展期食管癌最常见的组织学类型。

进展期食管鳞状细胞癌分为髓质型、蕈伞息肉型、溃疡型和狭窄型。①髓质型：病变处食管壁明显增厚，上下呈坡状隆起，表面可见相对表浅的溃疡。肿瘤切面灰白、致密，易穿透食管壁。此型最多见，约占 60.9%。②蕈伞息肉型：肿瘤呈卵圆形突入食管腔，边缘隆起、外翻，表面多有表浅溃疡，切面多已经穿透食管壁。此型约占 15.4%。③溃疡型：肿瘤呈较深的溃疡，边缘略高，溃疡底部较薄，常有较多炎性渗出物。此型约占 12.6%。④狭窄型：病变处食管明显管状狭窄，局部食管壁缩短，黏膜呈放射状皱缩，表面一般无溃疡形成。肿瘤切面质较硬。此型约占 5.5%。

世界卫生组织（WHO）分类中采用蕈伞型、溃疡型和浸润型 3 种大体分型。蕈伞型是明确的外生性生长；溃疡型是肿瘤在管壁内生长，形成溃疡，溃疡边缘隆起；浸润型最少，表现为管壁内

生长，黏膜缺损很小。

光镜下呈现不同程度的分化，根据肿瘤细胞与成熟的非肿瘤性鳞状细胞的相似程度、细胞核大小和分裂活性，将其分为高分化、中分化和低分化。多数肿瘤为高到中分化。高分化鳞状细胞癌中，大的分化好的角化细胞样鳞状细胞和/或角化珠占肿瘤的大部分，肿瘤细胞巢周边为少部分的基底细胞样细胞（图 1a）。低分化鳞状细胞癌中，肿瘤细胞呈多角形、圆形、梭形或非角化小细胞，基底细胞样细胞丰富，核分裂活性很高。分化程度介于两者之间的为中分化鳞状细胞癌（图 1b）。

鳞状细胞癌有几种特殊的组织亚型：未分化癌、疣状癌、梭形细胞癌、基底细胞样癌（图 1c）和伴有淋巴细胞间质的鳞状细胞癌。

本病预后非常差。影响因素有性别、分期、淋巴结转移、肿瘤长度、肿瘤分级、手术切缘、DNA倍体、增殖指数和表皮生长因子受体（EGFR）及 P53 表达等。

（张祥宏　李月红）

shíguǎn xiàn'ái

食管腺癌（esophageal adeno-carcinoma）　具有腺性分化的食管恶性上皮性肿瘤。主要起源于食管下 1/3 的巴雷特（Barrett）食管黏膜。巴雷特食管、吸烟、肥胖是发病的重要因素，特别是巴雷特食管，已被认定为食管远

端腺癌最重要且是唯一的癌前病变。胃-食管反流作为巴雷特食管发生的关键因素也是食管腺癌的重要危险因素。从 20 世纪 70 年代开始，欧美发达国家，特别是白种老年男性人群，食管腺癌的发生率明显增加，已达到甚至超过当地人群食管鳞状细胞癌的发生率。亚洲和非洲国家食管腺癌少见，但也有发生率增长的报道。

食管腺癌可发生在任何存在柱状上皮化生的黏膜部位，但绝大部分发生于食管下 1/3 处存在巴雷特食管黏膜的近端边缘。另外，也可发生在食管的中上 1/3处，后者常起源于先天异位的柱状黏膜岛。早期多表现为扁平状、凹陷形、隆起状或隐伏型，也可以是小息肉样。进展期主要为扁平型或溃疡型，1/3 为息肉样或蕈伞型，常为轴向生长，可造成食管远端狭窄或紧缩，息肉样生长的肿瘤可有接触性出血。

光镜下呈典型的乳头状或管状结构。有些肿瘤呈弥漫型生长，极少有腺体结构。肿瘤细胞可有内分泌细胞、帕内特（Paneth）细胞和鳞状上皮分化。黏液腺癌也可见到。短段巴雷特食管发生的腺癌易被误认为是贲门腺癌。由于起源于远端食管的腺癌可浸润至胃贲门，而胃贲门癌及贲门下癌也可生长至远端食管，故这些病变常难以辨别。

巴雷特食管多见于男性白种人，与遗传因素有关。巴雷特食管很多分子遗传学变化与化生-异型增生-癌的顺序有关。对病变进行内镜活检随访显示，在病变早期存在 TP53 和 CDKN2A 的改变。

管壁浸润深度以及是否存在淋巴结转移或远处转移是主要预后因素。大体特点及组织学分化并不影响预后。手术后总的 5 年生存率低于 20%。

（张祥宏　李月红）

shíguǎn xiàn-lín'ái

食管腺鳞癌（esophageal ade-nosquamous carcinoma）　发生于食管黏膜下腺体和导管，由腺癌和鳞状细胞癌混合组成的恶性上皮性肿瘤。非常少见。需与黏液表皮样癌鉴别：①腺鳞癌易播散至食管黏膜表面。②腺鳞癌中有明确的鳞状细胞癌病灶。③角化是腺鳞癌的特征，在黏液表皮样癌中极少见。④浸润和转移性腺体结构是腺鳞癌的特征，但不是诊断所必需。⑤重度细胞核的多形性是腺鳞癌的特征。食管腺鳞癌比一般的鳞癌侵袭性更强，预后更差。

（张祥宏　李月红）

shíguǎn niányè biǎopíyàng'ái

食管黏液表皮样癌（esopha-geal mucoepidermoid carcino-ma）　鳞状细胞、黏液分泌细胞和中间型细胞密集混合而成的食

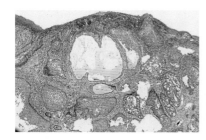
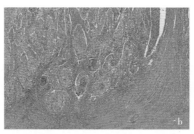
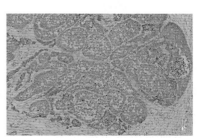

a. 高分化鳞癌（×40）；b. 中分化鳞癌（×40）；c. 基底细胞样鳞癌（×100）。

图 1　食管鳞状细胞癌（HE）

管恶性上皮性肿瘤。是食管癌中不常见的组织学类型，最常发生于食管的中上 2/3。肿瘤由实性鳞状细胞巢、分泌黏液的细胞和组织学特征介于两者之间的细胞构成。上皮巢近似同心圆结构，中心为分泌黏液的细胞，周边围绕多层非角化或极少角化的鳞状上皮。黏液染色可显示细胞巢中心有黏液存在。此外，肿瘤一致性表达癌胚抗原（CEA）。本病需与伴有鳞状化生的腺癌鉴别。

（张祥宏　李月红）

shíguǎn xiànyàng nángxìng'ái

食管腺样囊性癌（esophageal adenoid cystic carcinoma）

发生于食管的由上皮细胞和肌上皮细胞构成的基底样细胞恶性肿瘤。是食管癌少见的组织学类型，类似于涎腺发生的同类肿瘤，但更具侵袭性。多发生在食管中 1/3，上 1/3 极少见，女性多见。光镜下表现与涎腺腺样囊性癌类似，为管状、筛状、实性或基底细胞样，伴微囊腔形成。肿瘤细胞有内衬导管的上皮和肌上皮两种细胞类型。但与涎腺来源的肿瘤相比，肿瘤细胞更具多形性，核分裂指数较高。本病预后较差，1 年生存率仅为 23%。

（张祥宏　李月红）

shíguǎn shénjīng nèifēnmì zhǒngliú

食管神经内分泌肿瘤（esophageal neuroendocrine tumor）

发生于食管具有神经内分泌细胞分化的上皮性肿瘤。仅占消化道内分泌肿瘤的 0.05%，占所有食管癌的 0.02%。多见于老年人（60~70 岁），男性是女性的 3 倍。按照世界卫生组织（WHO）2019 版消化道神经内分泌肿瘤的新分类，分为神经内分泌瘤（NET）、神经内分泌癌（NEC）和混合性神经内分泌-非神经内分泌肿瘤

（MiNEN）。根据细胞增殖比例（细胞核分裂计数和 Ki-67 增殖指数）将 NET 分为 3 级：第一级（Grade 1），核分裂 < 2/10HPF 和/或 Ki-67 ≤ 3%；第二级（Grade 2），核分裂 2~20/10HPF 和/或 Ki-67 为 3%~20%；第三级（Grade 3），核分裂 > 20/10HPF 和/或 Ki-67>20%。NEC 分为大细胞性神经内分泌癌（图 1）和小细胞性神经内分泌癌。MiNEN 则多由分化差的神经内分泌癌和鳞癌或腺癌混合而成。

食管神经内分泌瘤多预后较好，转移很罕见，总体生存时间 1~23 年。神经内分泌癌预后很

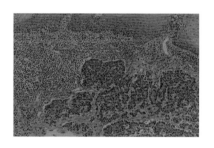

图 1　食管大细胞性神经内分泌癌（HE×100）

差，中位生存时间为 8~15 个月，大部分患者 2 年内死亡。

（张祥宏　李月红）

shíguǎn xiǎoxìbāo'ái

食管小细胞癌（esophageal small cell carcinoma）

发生于食管分化差的神经内分泌肿瘤一种组织学亚型。是高度恶性的食管肿瘤，具有类似肺小细胞癌的形态学特征。大体表现为蕈伞状生长。光镜下见，肿瘤细胞小，核深染，圆形或椭圆形，细胞质极少（图 1a）；也可有少量稍大、有较多胞质的细胞。肿瘤细胞排列成实性片状或巢状，少数情况下可见菊形团形成和灶状黏液分泌。Grimelius 染色可见嗜银颗粒，电镜下常可见到致密核心颗粒。免疫组化染色显示，肿瘤细胞对神经元特异性烯醇化酶（NSE）、突触素（Syn，图 1b）、嗜铬粒蛋白 A（CgA）和 leu7 呈阳性反应。Ki-67 增殖指数高（图 1c，图 1d）。本病预后很差，即使原发肿瘤生长较局限，患者的生存期通常也不超过 6 个月。

（张祥宏　李月红）

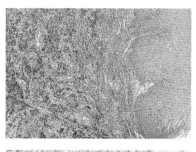
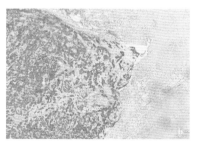
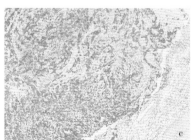
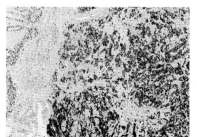

a. HE×40；b. Syn 阳性（×40）；c. CgA 阳性（×40）；d. Ki-67 阳性（×40）。

图 1　食管小细胞癌

shíguǎn shénjīng-nèifēnmìliú

食管神经内分泌瘤 （esopha-geal neuroendocrine tumor, NET）

发生于食管的分化良好神经内分泌肿瘤。曾称类癌。非常罕见。大体多半呈息肉状。光镜下见，肿瘤细胞排列成实性巢状，根据细胞增殖比例（细胞核分裂计数和 Ki-67 增殖指数）将神经内分泌肿瘤分为 3 级：第一级（Grade 1），核分裂 < 2/10HPF 和/或 Ki-67 ≤ 3%；第二级（Grade 2），核分裂 2～20/10HPF 和/或 Ki-67 为 3%～20%；第三级（Grade 3），核分裂 > 20/10HPF 和/或 Ki-67>20%。免疫组化染色显示，瘤细胞嗜铬粒蛋白 A（CgA）、突触素（Syn）、CD56 和神经元特异性烯醇化酶（NSE）阳性。电镜下可见神经内分泌颗粒。本病预后较好。

（张祥宏 李月红）

shíguǎn hùnhéxìng shénjīng-nèifēnmì-fēi shénjīng-nèifēnmì zhǒngliú

食管混合性神经内分泌-非神经内分泌肿瘤 （esophageal mixed neuroendocrine-non-neuroendocrine tumor, MiNEN）

多由分化差的神经内分泌癌和鳞癌或腺癌混合而成，表型上具有形成腺管的上皮细胞和神经内分泌细胞双向分化，且两者都是恶性的神经内分泌肿瘤的一种亚型。一般认为两种成分分别至少占肿瘤成分的 30% 以上，才能诊断为MiNEN。仅在腺癌中发现少量的神经内分泌分化细胞则不足以诊断 MiNEN。预后差。

（张祥宏 李月红）

shíguǎn hēisèsùliú

食管黑色素瘤 （esophageal melanoma）

原发于食管黑色素细胞的恶性肿瘤。好发于食管中段及下段，肿瘤常呈灰色或黑色息肉状肿物突入食管腔内。大体呈息肉样。光镜下组织学形态与发生于皮肤的黑色素瘤相同。免疫组化染色显示，瘤细胞 S-100 蛋白、Melan-A 和 HMB45 阳性。食管转移性的黑色素瘤远多于原发，诊断时应注意鉴别。本病恶性程度高，预后差。

（张祥宏 李月红）

wèi-yíxiàn yìwèi

胃胰腺异位 （gastric ectopic pancreas）

胰腺组织异位于胃的病变。是最常见的胃异位组织，常见于胃窦，其次是幽门、胃大弯和食管胃交界处。约75%胰腺异位于黏膜下层，其余累及固有肌层。大体表现为一个孤立性的黏膜下半球状有脐凹的肿块，直径 0.4～4cm，还可表现为大的黏膜下黏液囊肿。光镜下，胃黏膜下可见胰腺腺泡、导管、胰岛、类似十二指肠腺的腺体以及增生的平滑肌混合组成（图 1）。

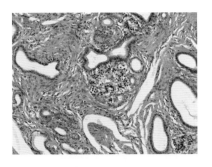

图 1 胃胰腺异位 （HE×100）

（张祥宏 吴文新）

wèi chóngfù

胃重复 （gastric duplication）

在胃壁一侧形成与胃壁有相同形态的球形或管形空腔结构。是胃肠道重复的一种类型。多在新生儿时期发病，成年人罕见。女性较多。多数发生在胃大弯，1/3 发生在胃远端。大体见，为胃壁内圆柱状或囊性肿块，直径 1.3～12cm。重复可能完全或不完全，相互交通或不交通。光镜下见，重复的胃内衬消化道黏膜，可与正常的胃黏膜相似或不同，与胃共壁肌层。手术切除效果好。

（张祥宏 吴文新）

wèi qìshì

胃憩室 （gastric diverticulum）

胃壁的局限性袋状扩张或囊样突出。临床表现为上腹剑突下钝痛、胀痛及烧灼感，或有阵发性加剧，可伴有恶心、呕吐甚至吞咽困难。分为先天性（真性）憩室和后天性（假性）憩室。①先天性憩室：罕见，胃发育异常所致，多发生在胃后壁邻近贲门部。大体表现为孤立性、边界清楚的圆形、卵圆形囊袋，通过一个狭窄或广基的开口与胃相通。光镜下见憩室壁有正常胃壁结构（包括 3 层平滑肌组织）。②后天性憩室：由炎症后纤维化引起组织牵拉、胃黏膜疝入胃壁形成，多见于胃窦，憩室壁肌层很薄、断离或缺如。大多数患者无症状，仅在做胃部钡剂（餐）或做胃镜时发现，手术治疗效果较好。

（张祥宏 吴文新）

yōumén xiázhǎi

幽门狭窄 （pyloric stenosis）

各种原因导致幽门口径缩小、胃内容通过障碍的现象。分为先天性和后天性两种。①先天性幽门狭窄：多见于男婴，生后 3～12 周出现呕吐症状，大体检查可见胃幽门显著狭窄，仅能通过一细探针。幽门长 2cm，质硬如软骨，黏膜光滑，无溃疡等病变。光镜下见，幽门括约肌明显增生肥大。②后天性幽门狭窄：主要是由于胃窦炎和或消化性溃疡，或固有的神经肌肉异常引起的。幽门狭窄导致胆汁反流。

（张祥宏 吴文新）

急性胃炎 (acute gastritis)

jíxìng wèiyán

急性胃炎（acute gastritis） 各种外在和内在因素引起的急性广泛性或局限性的胃黏膜炎性病变。大多病因明确，如过量服用非甾体抗炎药、过量饮酒、吸烟、全身感染、应激反应、强酸强碱刺激、辐射、冻伤、休克等。临床上急性发病，常表现为上腹部疼痛、恶心、呕吐等症状。由于损伤程度和持续时间不同，胃黏膜发生不同程度充血、水肿、中性粒细胞浸润及出血、糜烂，严重发生广泛坏死，甚至穿孔。光镜下见，可胃黏膜固有层中性粒细胞浸润。按照病因和病变可分为急性糜烂性胃炎、急性出血性胃炎等。

（张祥宏　吴文新）

jíxìng mílànxìng wèiyán

急性糜烂性胃炎（acute erosive gastritis） 由于应激性反应、广泛烧伤、严重创伤、服用非甾体抗炎药（如阿司匹林）等引起的胃黏膜表浅炎性病变，多以缺损为主。通常为多发性，胃黏膜充血、出血、水肿，胃黏膜表面上皮坏死脱落，导致黏膜表面缺损。光镜下见，胃黏膜固有层充血、出血、中性粒细胞浸润，黏膜上皮不同程度坏死脱落，形成黏膜糜烂。在去除致病因素后及治疗后多可恢复，较深的病变则需较长时间完全愈合。

（张祥宏　吴文新）

jíxìng chūxuèxìng wèiyán

急性出血性胃炎（acute hemorrhagic gastritis） 以胃黏膜出血为主要特征的急性胃炎。因过量服用非甾体抗炎药、过量饮酒引起，可出现明显的胃黏膜出血、水肿，炎症轻微。在去除致病因素及治疗后多可恢复。

（张祥宏　吴文新）

mànxìng wèiyán

慢性胃炎（chronic gastritis） 由各种因素引起的胃黏膜慢性非特异性炎症。是常见病、多发病，男性多于女性，随年龄增长发病率逐渐增高。临床表现为上腹痛或不适、上腹胀、嗳气、恶心等消化不良症状。主要病因有以下4类：①幽门螺杆菌（Hp）感染：是慢性胃炎最主要病因，慢性胃炎内镜活检标本 Hp 的检出率为63.6%。②长期慢性刺激：如长期饮酒吸烟、滥用水杨酸类药物、喜食热烫或浓碱及刺激性食物，导致急性胃炎反复发作。③十二指肠液反流对胃黏膜屏障的破坏。④自身免疫性损伤。

光镜下见，胃黏膜固有层以淋巴细胞、浆细胞浸润为主（图1）。根据病理类型慢性胃炎可分为慢性浅表性胃炎、慢性萎缩性胃炎、慢性肥厚性胃炎。根据炎症分布的部位，可分为胃窦胃炎、胃体胃炎和全胃炎。Hp 感染首先发生胃窦胃炎，然后逐渐向胃近端扩展为全胃炎；自身免疫性胃炎主要表现为胃体胃炎。去除病因，预防慢性胃炎的发生比治疗更重要。

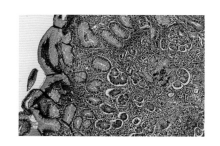

图1　慢性胃炎（HE×100）

（张祥宏　吴文新）

mànxìng qiǎnbiǎoxìng wèiyán

慢性浅表性胃炎（chronic superficial gastritis） 以胃黏膜浅层慢性炎症细胞浸润为主要病变的慢性炎症。是慢性胃炎最常见的类型。病变多发生于胃窦部。胃镜可见胃黏膜充血水肿，表面有灰白色或灰黄色分泌物，可见散在糜烂和点状出血。光镜下见，黏膜浅层淋巴细胞、浆细胞浸润，黏膜固有腺体无明显破坏。活动期可见中性粒细胞浸润。根据炎症细胞的浸润深度可分为3级：轻度仅累及黏膜浅层1/3，中度为累及1/3~2/3，重度达2/3以上。大多经治疗或合理饮食而痊愈。少数转变为慢性萎缩性胃炎。

（张祥宏　吴文新）

mànxìng wěisuōxìng wèiyán

慢性萎缩性胃炎（chronic atrophic gastritis） 以胃黏膜固有层腺体减少、黏膜变薄为主要特征的慢性炎症。多由慢性浅表性胃炎发展而来。病变主要累及胃窦部。胃镜可见黏膜明显变薄，黏膜皱襞变平或消失；黏膜颜色变浅，呈灰白或灰黄色；黏膜下血管清晰可见，有时可见渗出和糜烂。光镜下见：①胃黏膜全层不同程度的淋巴细胞、浆细胞浸润，并常有淋巴滤泡形成。②胃黏膜固有腺体萎缩，腺体变小，数量减少，可有囊状扩张。③胃黏膜上皮出现化生变化，包括肠上皮化生和假幽门腺化生，以肠上皮化生多见。

根据发病原因将慢性萎缩性胃炎分为 A 型和 B 型。A 型胃炎又称自身免疫性胃炎，患者血中抗壁细胞抗体和抗内因子抗体阳性，胃酸分泌明显降低，伴有恶性贫血，病变主要在胃体和胃底。B 型胃炎最常见，主要由幽门螺杆菌感染引起，多见于胃窦部。两型胃黏膜病变基本相同，可为灶性或弥漫性。

本病的治疗以针对病因为主，如以治疗幽门螺杆菌感染可改善患者的病情。少数慢性萎缩胃炎可出现异型增生，并进而发展成为癌。

（张祥宏 吴文新）

zìshēn miǎnyìxìng wèiyán
自身免疫性胃炎（autoimmune gastritis）

由 CD4+ T 细胞介导的自身免疫引起的慢性萎缩性胃炎。患者体内产生针对胃组织不同组分的自身抗体，如抗内因子抗体（致维生素 B_{12} 吸收障碍）、抗胃壁细胞抗体（破坏分泌胃酸的胃壁细胞）、抗胃泌素分泌细胞（致胃泌素分泌障碍）等，造成相应组织破坏或功能障碍。本病是由免疫介导的壁细胞破坏所致，病变局限胃体和胃底，显示特征性胃酸过低，并伴有神经内分泌细胞增生。临床表现恶性贫血和维生素 B_{12} 缺乏。好发于伴 A 型血的白种人。组织学表现同慢性萎缩性胃炎。

部分自身免疫性胃炎可经肠上皮化生、异型增生，进而发展为胃癌，部分可继发小的神经内分泌肿瘤。

（张祥宏 吴文新）

luógǎnjūn wèiyán
螺杆菌胃炎（helicobacter gastritis）

螺杆菌感染引起的胃黏膜炎性病变。幽门螺杆菌（Hp）是微弯曲棒状革兰阴性杆菌，可分泌尿素酶、细胞毒素相关蛋白、细胞空泡毒素等物质而导致胃黏膜损伤。5 岁以下儿童最易感染幽门螺杆菌，发展中国家幽门螺杆菌感染率明显高于发达国家。好发于胃窦，也可发生胃的任何部位，从而引起各种类型的胃炎，如急性胃炎、慢性胃炎、慢性活动性胃炎、滤泡性胃炎、慢性萎缩性胃炎、淋巴细胞性胃炎、肉芽肿性胃炎。光镜下见，螺旋形细菌紧密附着于胃黏膜上皮表面黏液层，附着在胃小凹细胞表面

或位于上皮细胞之间。免疫组化检查可明确诊断螺杆菌感染（图1）。应用三联疗法治疗可完全消除幽门螺杆菌。

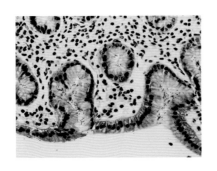

图1 幽门螺杆菌胃炎 Hp 阳性（×200）

（张祥宏 吴文新）

mànxìng féihòuxìng wèiyán
慢性肥厚性胃炎（chronic hypertrophic gastritis）

以胃黏膜腺体增生、伸长引起的胃黏膜增厚为主要特征的慢性炎症。分两种类型：①单纯性肥厚性胃炎：胃镜可见胃黏膜增厚，皱襞加深变宽，呈脑回状。光镜下见，黏膜增厚，腺体伸长，但结构正常，固有膜内淋巴细胞、浆细胞弥漫性浸润。②巨大肥厚性胃炎：又称梅内特里耶病（Menetrier disease）。常发生在胃底及胃体部，一般不在胃窦，多见于中年男性，患者常有胃酸低下及因丢失大量含蛋白质的胃液引起的低蛋白血症。胃镜可见黏膜皱襞粗大加深变宽，呈脑回状；黏膜皱襞上可见横裂，有多数疣状隆起的小结；黏膜隆起的顶端常伴有糜烂。光镜下见，腺体增生肥大，腺管延长，有时可穿过黏膜肌层。黏膜表面黏液分泌细胞增多。黏膜固有层炎性细胞浸润不明显。

巨大肥厚性胃炎部分可自发缓解，尤其某些儿童病例；有些经抗分泌治疗而有所改善；难治

性病例可能需要手术治疗。约 5%可继发癌。

（张祥宏 吴文新）

línbāxìbāoxìng wèiyán
淋巴细胞性胃炎（lymphocytic gastritis）

以胃黏膜表层上皮和胃小凹上皮内大量成熟 T 淋巴细胞浸润为特征的胃黏膜炎性病变。主要发生于中老年男性，最常见于乳糜泻与幽门螺杆菌感染患者。胃镜可见胃黏膜光滑或皱襞增厚，常伴有多发散在黏膜结节、糜烂。光镜下见，上皮内淋巴细胞明显增多，淋巴细胞周围有空晕，浸润表面上皮基底部和胃小凹，呈片块状分布，不累及深部腺体。有乳糜泻的患者应进行相应的饮食治疗，如有幽门螺杆菌感染应进行抗菌治疗。

（张祥宏 吴文新）

fǎnyìngxìng wèibìng
反应性胃病（reactive gastropathy）

由于化学性刺激物质导致胃黏膜损伤的非特异性病变。又称化学性胃病。胆汁胰十二指肠液反流、乙醇（酒精）、非甾体抗炎药及其他化学物质均可引起以胃小凹增生为主且炎症细胞浸润很少为特征的胃黏膜病变。胃镜检查可见胃黏膜充血可伴糜烂。光镜下见，胃黏膜充血、水肿、糜烂及胃小凹上皮增生，胃小凹伸长、扭曲，呈螺旋状，胃小凹黏液减少，个别胃小凹细胞核大深染，仅有轻度慢性炎症而无急性炎症表现。胃大部切除术后引起的残胃炎和吻合口炎是典型的反应性胃病改变。根据病因进行相应的药物治疗，大多数效果很好。

（张祥宏 吴文新）

fǎnliúxìng wèiyán
反流性胃炎（reflux gastritis）

由于各种原因导致胆汁和肠液

逆流至胃，刺激胃黏膜引起的炎性病变。病因为胃大部切除胃空肠吻合术后、幽门功能失常及慢性胆道疾病等。临床较常见。胃镜可见胃黏膜充血、水肿，组织学病变轻微。光镜下见，胃黏膜腺体延长、扭曲，胃小凹细胞增生，炎症细胞稀少。胃腔表面和内腺体可出现胆汁。病程长时可见肠上皮化生和/或胃黏膜萎缩。

（张祥宏 吴文新）

fàngshèxìng wèiyán

放射性胃炎（radiation gastritis） 由于放射治疗或其他放射性原因引起胃组织损伤的炎性病变。胃损伤的严重程度与放射剂量有关。小剂量（<1500rad）照射表现为胃黏膜上皮细胞变性、炎症细胞浸润；中等剂量（1500～4000rad）照射可出现永久性胃底腺体萎缩；大剂量（>4000rad）照射初期表现为胃黏膜上皮糜烂，固有膜毛细血管扩张充血和炎症细胞浸润，后期出现重度萎缩性胃炎、黏膜下闭塞性动脉内膜炎或深在溃疡。

急性期发生接触放射治疗后数天到数月，胃黏膜坏死和表浅溃疡形成，黏膜下血管扩张，内皮肿胀，血管腔变小；接触放射1~2个月后，可出现深在溃疡及穿孔，组织学特征是明显的血管改变和在周围纤维间质中出现放射性成纤维细胞（非典型性深染的成纤维细胞）；接触放射一至数年后可能发生慢性溃疡，组织学为胃窦明显纤维化、出现放射性成纤维细胞伴黏膜下闭塞性动脉内膜炎及重度萎缩性胃炎。

（张祥宏 吴文新）

huàliáoxìng wèiyán

化疗性胃炎（chemotherapy gastritis） 因化疗药物刺激引起的胃黏膜炎性病变。病变轻重与剂量有关。化疗引起的免疫抑制可引起胃黏膜感染。高浓度药物15～45天可引起胃溃疡，大体类似典型的消化性胃溃疡。光镜下见，再生的胃黏膜上皮有明显非典型性，非典型性细胞特征类似放疗后细胞的改变。

（张祥宏 吴文新）

quēxuèxìng wèiyán

缺血性胃炎（ischemic gastritis） 由于腹腔动脉或肠系膜上动脉硬化、血栓形成、栓塞而导致胃的供血不足，甚至梗塞而引起的胃黏膜炎性病变。罕见。多发于老年人，常与其他内脏器官如肾、脾、小肠和结肠的供血不足同时发生。大体表现为胃窦糜烂或溃疡。光镜下的特征性病变为胃黏膜凝固性坏死。预后取决于缺血的严重程度，严重者可出现胃穿孔。

（张祥宏 吴文新）

fǔshíxìng wèiyán

腐蚀性胃炎（caustic gastritis） 多由吞服强酸强碱所引起的胃黏膜炎性病变。表现为胃黏膜坏死、溶解。病变多较严重，可累及深层组织甚至穿孔。

（张祥宏 吴文新）

shìsuānxìbāoxìng wèiyán

嗜酸细胞性胃炎（eosinophilic gastritis） 以胃黏膜大量嗜酸性粒细胞浸润为主要特征的胃黏膜炎性病变。多是嗜酸性胃肠炎的组成部分。好发于胃窦，常致幽门梗阻，伴外周血嗜酸性粒细胞增多和血清 IgE 升高。好发年龄10～50 岁。胃窦黏膜全层多量嗜酸性粒细胞浸润，呈致密而斑片状分布，数量一般为（10～50)/HPF，破坏胃小凹和腺体。大多数激素治疗效果很好，有些需针对病因进行治疗。

（张祥宏 吴文新）

ròuyázhǒngxìng wèiyán

肉芽肿性胃炎（granulomatous gastritis） 一组胃黏膜层或深层的慢性肉芽肿性病变。可以是多种系统性疾病（如克罗恩病、结节病、结核、梅毒、真菌感染等）的胃部表现，或是胃黏膜对异物的反应。胃窦部最多见。胃黏膜炎症、水肿和纤维化可引起黏膜层或胃壁其他各层增厚、胃腔狭窄。

（张祥宏 吴文新）

gūlìxìng tèfāxìng ròuyázhǒngxìng wèiyán

孤立性特发性肉芽肿性胃炎（isolated idiopathic granulomatous gastritis） 没有原因可寻的局限于胃的肉芽肿性炎症。易发生于老年男性白种人。主要除外胃克罗恩病和一些少见的肉芽肿，如结节病、异物肉芽肿。组织学表现与胃结节病相似，非干酪样肉芽肿以胃窦多见，炎症和纤维化一般均在黏膜层。可出现类似消化性溃疡的溃疡。约 1/3 的比率可局部淋巴结受累。

（张祥宏 吴文新）

wèi Kèluóēnbìng

胃克罗恩病（gastric Crohn disease） 发生于胃的慢性炎性肉芽肿性疾病。罕见，是最常见的胃肉芽肿性病变，占 50% 以上。病变胃黏膜颗粒状、鹅卵石样改变，裂隙性溃疡，胃壁增厚变硬，胃腔变小，严重时胃呈皮革胃。组织学形态同回肠克罗恩病。肉芽肿周围常有明显淋巴浆细胞浸润，不同于结节病和孤立性肉芽肿性胃炎。

（张祥宏 吴文新）

wèi jiéjiébìng

胃结节病（gastric sarcoidosis） 以内镜下胃黏膜呈均匀一致隆起性小结节为特征的肉芽肿性疾病。罕见。常发生于年轻黑种人。

只有当胃肉芽肿发生在其他器官有结节病的背景下以及在肉芽肿内缺乏微生物时，才能明确诊断（见淋巴结结节病）。大体形态和胃克罗恩病和胃结核相似，光镜下为非干酪样坏死性肉芽肿，结核分枝杆菌阴性。

（张祥宏　吴文新）

wèi yízhíwù kàng sùzhǔbìng

胃移植物抗宿主病（gastric graft-versus-host disease）　由于同种异体骨髓移植或输血后尤其是免疫受损引起的胃黏膜损伤性病变。临床表现为恶心、呕吐和上腹痛。胃镜无明显病变，严重者出现胃黏膜充血、萎缩。光镜下胃黏膜可见凋亡细胞，胃窦和胃体黏膜腺上皮可见凋亡小体，凋亡小体对胃移植物抗宿主病具有诊断意义。

（张祥宏　吴文新）

wèi chángshàngpí huàshēng

胃肠上皮化生（gastric intestinal metaplasia）　胃黏膜上皮由于长期的慢性炎性刺激而转化为肠黏膜上皮的现象。简称为肠化（图1）。常由幽门螺杆菌（Hp）感染引起，多见于吸烟者。常见于慢性萎缩性胃炎、胃溃疡及胃糜烂后黏膜再生时。肠化分为完全肠化和不完全肠化，肠化生上皮有杯状细胞和吸收上皮细胞者称为完全肠化，只有杯状细胞者为不完全肠化。不完全肠化中又可根据其黏液反应，氧乙酰化唾

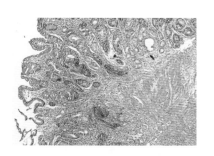

图1　慢性胃炎伴肠化（HE×100）

液酸阳性者为大肠型不完全化生，阴性者则为小肠型不完全化生。不完全性大肠型化生与肠型胃癌发生关系密切。

（张祥宏　吴文新）

wèi yōuménxiàn huàshēng

胃幽门腺化生（gastric pyloric metaplasia）　胃体或胃底部的腺体壁细胞和主细胞消失，由类似幽门腺的黏液分泌细胞所取代的现象。最常见于自身免疫性胃炎。

（张祥宏　吴文新）

wèi xiānmáo huàshēng

胃纤毛化生（gastric ciliated metaplasia）　扩张胃窦腺上皮被纤毛细胞所取代的过程。常与胃黏膜肠上皮化生并存。

（张祥宏　吴文新）

wèi-yíxiàn xiànpào huàshēng

胃胰腺腺泡化生（gastric pancreatic acinar metaplasia）　胃腺中或胃腺基底出现单发或多发性胰腺腺泡细胞或胰腺小叶的现象。无胰岛。常发生于贲门，且与其他类型化生共存。与胰腺异位不同，胰腺化生的导管周围缺乏一层平滑肌细胞。

（张祥宏　吴文新）

jíxìng wèikuìyáng

急性胃溃疡（acute gastric ulcer）　由于严重应激状态（如严重烧伤、休克、腹部外伤、大手术等）引起的胃黏膜面破溃的病理改变。常多发，胃的任何部位均可发生。溃疡一般较表浅，界限清楚，周围黏膜水肿。光镜下见，溃疡底可见急性炎性渗出，无肉芽组织及瘢痕组织。致病因子消除后溃疡很快愈合。

（张祥宏　吴文新）

mànxìng wèikuìyáng

慢性胃溃疡（chronic gastric ulcer）　由于各种原因引起胃黏膜屏障破坏导致胃壁慢性缺损为

特征的疾病。病变以胃黏膜形成慢性溃疡为主。多见于青壮年。临床上以反复发作的周期性、节律性上腹痛为特点，常伴有嗳气、反酸、灼热等感觉，甚至还有恶心、呕吐、呕血、便血。主要与胃液的消化作用、幽门螺杆菌（Hp）感染和神经内分泌失调导致的胃黏膜自身屏障破坏有关。

胃溃疡多位于胃小弯近幽门部，胃底及大弯则十分罕见。溃疡常一个，呈圆形或椭圆形，直径多在2cm以内。溃疡边缘整齐，状如刀切，底部平坦、洁净，通常穿越黏膜下层，深达肌层甚至浆膜层。溃疡的贲门侧较深，其边缘耸直为潜掘状，溃疡的幽门侧较浅，呈阶梯状，溃疡周围的胃黏膜皱襞因受溃疡底瘢痕组织的牵拉而呈放射状。

光镜下，溃疡底部由胃腔面到深层分4层（图1）：①渗出层：是最表层，由少量的炎性渗出物（如中性粒细胞、纤维蛋白等）覆盖。②坏死层：主要由坏死的细胞碎片组成。③肉芽组织层。④瘢痕层：由肉芽组织移行为陈旧瘢痕组织。

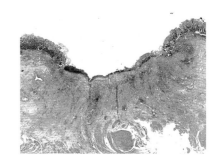

图1　胃溃疡（HE×20）

如果溃疡不再发展，渗出物及坏死组织逐渐被吸收、排除，同时周围黏膜上皮再生覆盖溃疡面而愈合。溃疡不愈合即可出现4种并发症：①出血（占10%～

35%）：因溃疡底部毛细血管破裂，溃疡面有少量出血，此时粪便隐血试验常阳性。若溃疡底部大血管破裂，患者出现呕血及柏油样粪便，严重者出现出血性休克。②穿孔（约占5%）：穿孔后由于胃肠内容物漏入腹腔而引起腹膜炎。③幽门狭窄（约占3%）：由于溃疡瘢痕收缩可引起幽门狭窄，使胃内容通过困难，继发胃扩张，可出现反复呕吐，严重者可致碱中毒。④癌变（≤1%）：多发生于长期胃溃疡患者，癌变来自溃疡边缘的黏膜上皮或腺体，因不断受到破坏及反复再生，在此过程中在某种致癌因素作用下细胞发生癌变。

（张祥宏　吴文新）

wèidòu xuèguǎn kuòzhāng

胃窦血管扩张（antral vascular ectasis）　以胃窦黏膜血管扩张为特征的胃血管病变。又称西瓜胃。多见于女性，常伴胃酸缺乏和萎缩性胃炎、肝硬化以及系统性硬化症。临床表现为隐性胃肠道出血伴慢性缺铁性贫血，也可出现黑便或呕血。胃镜可见胃窦黏膜纵行皱襞的顶部有弯曲的血管和扩张的毛细血管，形成红色条纹，向幽门集中，使胃表面像西瓜纹。光镜下见，黏膜血管增多、扩张伴纤维蛋白血栓形成和肌纤维的肥大。

（张祥宏　吴文新）

fǎnyìngxìng yǐnwō zēngshēng

反应性隐窝增生（reactive foveolar hyperplasia）　由于感染或化学性刺激引起反应性胃小凹上皮增生的现象。光镜下见，胃小凹延长、弯曲，细胞核大，染色质均匀，黏液减少或消失，腺体排列规则，极性正常。胃小凹上皮增生不呈进行性改变，属于非异型增生病变。

（张祥宏　吴文新）

yǐnwō guòdù zēngshēng

隐窝过度增生（foveolar hyperproliferation）　由于各种原因导致胃小凹上皮过度增生的现象。光镜下见，腺体弯曲变长，黏液消失，细胞核大，核仁明显，核分裂常见。腺体结构和细胞的变化从黏膜基底到表面逐渐减轻，属于一种不确定异型增生病变。

（张祥宏　吴文新）

wèi xīròu

胃息肉（gastric polyp）　起源于胃黏膜上皮细胞凸入胃腔内的隆起性病变。早期多无症状，可伴有消化不良。胃息肉可单发或多发，发生于胃的各个部位，有蒂或无蒂。光镜下，以胃黏膜上皮和/或间质成分增生为主要特征。胃息肉的命名较混乱，病理类型包括：胃增生性息肉、胃底腺息肉、错构瘤性胃息肉、胃腺瘤性息肉（即胃腺瘤）、胃炎性纤维性息肉和混合型息肉。同一胃内不同类型的息肉可以共存，在特别小的胃息肉活检时，有时不好明确分型。不同组织类型胃息肉免疫组化表达无特异性。胃息肉与恶性肿瘤的关系尚无定论，有胃息肉与胃癌共存的报道。一般认为胃息肉无恶变倾向，但发现后应及时切除。

（张祥宏　马毓梅）

wèi Bōyīcí-Yēgé xīròu

胃波伊茨-耶格息肉（gastric Peutz-Jeghers polyp）　波伊茨-耶格综合征患者胃部出现的错构瘤性胃息肉（有时伴有腺瘤性成分）。又称胃黑斑息肉病，是常染色体显性遗传病，伴有皮肤黏膜黑色素沉着。常为多发性，大小可从数毫米到5cm。光镜下见，黏膜肌层的肌纤维增生呈分支束状，胃小凹上皮增生、延长、囊性变，较深的腺体成分可见萎缩

（图1）。波伊茨-耶格息肉可发生癌变并转移，同时可合并消化道其他部位癌、卵巢癌和子宫颈癌等，发现此病宜全身检查，综合治疗。

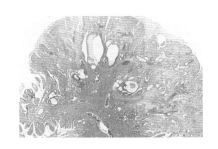

图1　胃错构瘤性息肉（HE×20）

（张祥宏　马毓梅）

wèidǐxiàn xīròu

胃底腺息肉（fundic gland polyp）　胃底胃体黏膜发生的局限隆起性良性病变。为胃息肉较常见的病理类型之一。是西方人最常见的胃息肉。胃镜下常为多发、广基、发生于胃底胃体黏膜的息肉，可多达成百上千个。光镜下见，有壁细胞的胃底腺上皮形成的微囊肿，表面小凹通常变短，腺窝短或缺如（图1）。一般无恶变潜能。

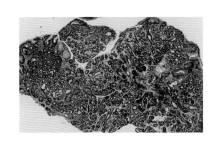

图1　胃底腺息肉（HE×40）

（张祥宏　马毓梅）

wèi huángsèliú

胃黄色瘤（gastric xanthomas）　胃黏膜局限性黄色微隆起的瘤样增生性病变，为假性肿瘤。又

称胃脂质小岛，胃黄斑。临床无特异症状，仅在胃镜检查中发现。胃镜下表现为圆形或椭圆形扁平隆起，一般小于10mm，呈黄或黄白色，边界清楚，表面稍粗糙。组织学特点为吞噬了类脂质的巨噬细胞局灶性聚集的瘤样增生性病变（图1a），免疫组化CD68阳性（图1b）。大部分黄色瘤经活检钳均可一次性去除。但黄色瘤可同时伴发胃炎、息肉、溃疡、胃癌等，应积极治疗伴发病。

（张祥宏　马毓梅）

wèi xiànliúxìng xīròu

胃腺瘤性息肉 （gastric adenomatous polyp）

胃息肉内增生的黏膜上皮呈上皮内瘤变的良性局限性病变。曾称胃腺瘤，为独立诊断，后归入胃息肉的病理亚型，称腺瘤性胃息肉。多发于胃窦部，有蒂或无蒂，息肉表面光滑。组织学特点由管状和/或绒毛状结构组成，增生的黏膜上皮显示上皮内瘤变。本病属癌前病变，如发现宜及时切除并定期复查。

（张祥宏　马毓梅）

wèi yánxìng xiānwéixìng xīròu

胃炎性纤维性息肉 （gastric inflammatory fibroid polyp）

胃黏膜局限性以炎症细胞浸润、纤维组织增生为主要特征的息肉。又称嗜酸细胞肉芽肿性息肉。胃镜下常为广基无蒂肿块。光镜下见，病变集中在黏膜下，以血管和纤维组织增生、形态多样的炎症反应为特征，嗜酸性粒细胞浸润常很突出（图1a）。免疫组化CD34呈阳性（图1b）。临床良性经过，一旦发现应切除。

（张祥宏　马毓梅）

wèi yòuniánxìng xīròu

胃幼年性息肉 （gastric juvenile polyp）

胃息肉的一种。又称胃潴留性息肉。常见于遗传性幼年

性息肉病的患者。多发生于2～10岁，胃窦部多见，单发或多发，多有蒂。光镜下见，息肉由胃腺体和围绕周围的水肿间质构成，间质中常有一定的炎症细胞浸润。间质-上皮的比率远大于正常，宽大的间质与分支状，有时扩张或扭曲的不同大小腺体混杂存在。本病良性，很少发生恶变。

（张祥宏　马毓梅）

wèi zēngshēngxìng xīròu

胃增生性息肉 （gastric hyperplastic polyp）

胃小凹细胞增生形成的局限隆起性良性病变。为胃息肉的主要病理类型之一。约占所有胃息肉的75%。多发于胃窦，通常较小，直径常小于2cm，无蒂或广基。光镜下见，息肉表面胃小凹细胞增生，小凹变长、扭曲变形，延伸范围深至间质。间质为血管纤维平滑肌组织，深部腺体常呈囊性扩张。增生的腺体上皮无不典型性，有些增生性

息肉表面上皮内褶成锯齿状。增生性息肉一般无恶变倾向，少部分病例，息肉的肠上皮化生及异型增生区可发展成癌。增生性息肉与胃其他部位的癌常共存，但发生率很低。

（张祥宏　马毓梅）

wèi-cháng xīròubìng zōnghézhēng

胃肠息肉病综合征 （gastrointestinal polyposis syndrome）

一组以累及结肠为主的多发性息肉病。少见，大部分伴有肠道外表现。按照胃肠道累及的程度、伴随的肠外表现、有无遗传倾向及其不同的遗传方式和息肉的大体与组织学表现，一般分为腺瘤性息肉病综合征和错构瘤性息肉病综合征两大类。根据遗传学特征分为家族性和非家族性，包括家族性腺瘤性息肉病和波伊茨-耶格综合征、加德纳综合征和神经纤维瘤病等。多有恶变危险。

（张祥宏　马毓梅）

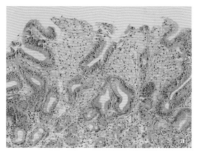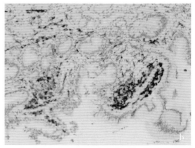

a. HE×100；b. CD68阳性（×100）。
图1　胃黄斑

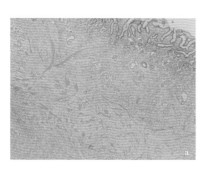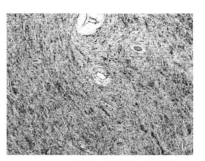

a. HE×20；b. CD34阳性（×40）。
图1　胃炎性纤维性息肉

wèi xīròubìng
胃息肉病（gastric polyposis）

胃肠息肉病综合征的胃部表现，不是一种独立的疾病名称。胃镜下见胃内息肉数目众多、分布广泛者称为胃息肉病。

（张祥宏　马毓梅）

Zuǒlíngé-Āilìsēn zōnghézhēng
佐林格-埃利森综合征（Zollinger-Ellison syndrome，ZES）

以难治性、反复发作的消化性溃疡和高胃酸分泌为特征的临床综合征。多由一种少见的神经内分泌肿瘤（胃泌素瘤）或胃泌素细胞增生所致，由佐林格（Zollinger）和埃利森（Ellison）首先报道。本病少见。大体见胃底、胃体黏膜皱褶肥大，粗颗粒状或细石子路样，较正常胃黏膜要厚1.5~2倍。内镜下可见多发性溃疡。光镜下见，泌酸腺变长，壁细胞明显增生和肥大，占据腺体的大部或全部，甚至深入到胃窦。本病预后取决于导致该病的肿瘤的性质和治疗效果，切除肿瘤应是治疗的首选，有无肝转移对预后影响较大。

（张祥宏　马毓梅）

wèi áiqián bìngbiàn
胃癌前病变（gastric precancerous lesions）

发生于胃内的具有癌变倾向的病变。已公认胃黏膜异型增生是胃癌前病变，与胃上皮内瘤意义相同。胃癌前病变的治疗除对症治疗外，应密切随访观察。

（张祥宏　马毓梅）

wèi shàngpí yìxíng zēngshēng
胃上皮异型增生（gastric epithelial dysplasia）

胃上皮或肠化上皮的肿瘤性病变，无间质浸润。分为低级别异型增生和高级别异型增生。低级别异型增生表现为黏膜结构轻度改变，腺体由增大

的柱状细胞排列而成，没有或仅有较少黏液，细胞核常呈假复层排列，位于异型增生导管浅表部增生区域。高级别异型增生表现为腺体密集，结构扭曲增多，细胞有明显不典型性，腺体形态不规则，细胞核形态多样、深染，常见双嗜性核仁，一般为假复层排列，增殖活性增强见于上皮大部或全层（图1）。

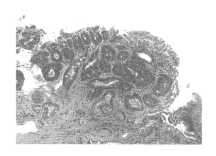

图1　胃黏膜高级别异型增生（HE×100）

本病可经内镜切除，低级别异型增生经12个月的内镜随访，约15%可进展为癌；高级别异型增生进展为浸润性癌的比率为69%，故治疗后宜密切随访。

（张祥宏　马毓梅）

wèi'ái
胃癌（gastric cancer）

起源于胃黏膜上皮的恶性肿瘤。半数以上发生于胃窦部，绝大多数胃癌属于腺癌，早期无明显症状，或出现上腹不适、嗳气等非特异性症状。是一组在生物学和遗传学上具有多样性的肿瘤，特征是具有广泛的形态学异质性，这些异质性包括不同形式的结构和生长方式、细胞分化和组织发生。胃癌很少发生在30岁以下的人群，发病率随着年龄的增长而逐步升高，女性更多见。最常见的部位是胃窦-幽门区。组织学亚型包括腺癌、腺鳞癌、肝样腺癌（图1）、鳞状细胞癌、淋巴上皮瘤样癌（图2）、具有肠母细胞分化的癌（图3）和未分化癌等。

（张祥宏　马毓梅）

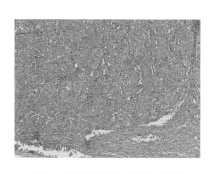

图1　胃肝样腺癌（HE×100）

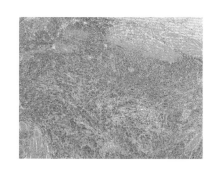

图2　胃淋巴上皮瘤样癌（HE×40）

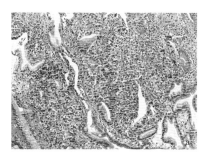
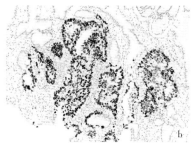

a. HE×100；b. SALL-4阳性（×100）。
图3　胃具有肠母细胞分化的癌

zǎoqī wèi'ái

早期胃癌 （early gastric carcinoma）

癌组织局限于胃黏膜层或黏膜层和黏膜下层，可包括有局部淋巴结转移。早期胃癌临床症状不明显，一般仅部分有轻度消化不良等症状。早期胃癌大体类型可分为隆起型、表浅型和凹陷型。光镜下以各种分化的腺癌为主。预后好，术后 5 年生存率大于 90%。

（张祥宏　马毓梅）

wèi niánmó nèi ái

胃黏膜内癌 （gastric intramucosal carcinoma）

癌细胞已突破腺管基底膜、浸润到胃黏膜固有膜内，但尚未突破黏膜肌层的胃癌。属早期胃癌。光镜下见，黏膜内癌的肿瘤细胞通常是立方形的，核质比高。通常为圆形核，核仁明显，细胞极向消失。核分裂象通常很多，并可见到不典型核分裂。与上皮内瘤变的区别是有明显的结构异常，如明显腺体拥挤、过多的分枝和出芽。腔内常见坏死碎屑。黏膜内癌的诊断提示淋巴道侵袭和淋巴结转移的危险性提高。

（张祥宏　马毓梅）

jìnzhǎnqī wèi'ái

进展期胃癌 （advanced gastric carcinoma）

癌组织浸润深度已超过胃黏膜下层，到达肌层甚至浸润胃壁全层、累及周围软组织的胃癌。又称中晚期胃癌。临床症状不特异，预后差。进展期胃癌大体分为 3 型：息肉型或蕈伞型、溃疡型和浸润型。依据占优势的组织学形态分为乳头状腺癌、管状腺癌、黏液腺癌、印戒细胞癌和未分化癌等。

（张祥宏　马毓梅）

wèi xiàn'ái

胃腺癌 （gastric adenocarcinoma）

呈腺样分化的胃恶性上皮性肿瘤。是胃癌最常见的组织学类型，依分化程度分为高分化、中分化和低分化（图 1a）。还可进一步分为乳头状腺癌、管状腺癌、黏液腺癌、印戒细胞癌和未分化癌等。免疫表型多表达低分子量细胞角蛋白（CK，图 1b）、上皮膜抗原（EMA）和癌胚抗原（CEA），约 70% 表达 CK20，50% 表达 CK7。本病预后与肿瘤分期、组织类型及分子特点有关，pT1 患者 5 年生存率可达 90%，而 pT4b 患者仅为 30%，ⅢC 期患者仅为 20%。

（张祥宏　马毓梅）

wèi yìnjièxìbāo'ái

胃印戒细胞癌 （gastric signet-ring cell carcinoma）

胃腺癌组织学类型之一。肿瘤主要或全部由印戒细胞构成。因癌细胞内大量黏液将细胞核推挤至一侧，形似戒指得名（图 1）。恶性印戒细胞可在黏膜形成花边样的腺体或纤细的微梁状结构，或在胃壁较深部呈现明显的促纤维组织增生。恶性程度高，预后差。

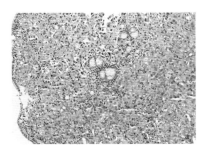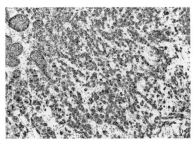

a. HE×100；b. CK 阳性（×100）。

图 1　胃低分化腺癌

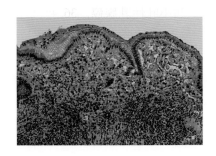

图 1　胃印戒细胞癌 （HE×100）

（张祥宏　马毓梅）

wèi línzhuàngxìbāo'ái

胃鳞状细胞癌 （gastric squamous cell carcinoma）

呈鳞状上皮样分化的胃恶性上皮性肿瘤。简称胃鳞癌。极少见。多在术后或活检经病理检查而确诊。只有肿瘤周围全为胃黏膜的病例才能接受这一诊断。胃鳞状细胞癌的预后比一般胃腺癌更差。

（张祥宏　马毓梅）

wèi xiàn-lín'ái

胃腺鳞癌 （gastric adenosquamous carcinoma）

由不同比例的腺癌和鳞癌共同组成的胃癌。为一种罕见的胃癌组织学类型。胃腺鳞癌的行为主要取决于腺体成分的分化程度。预后比一般胃腺癌更差。

（张祥宏　马毓梅）

wèi wèifēnhuà'ái

胃未分化癌 （gastric undifferentiated carcinoma）

分化差、恶性度更高的胃癌。少见，肿瘤细胞免疫组化染色角蛋白（CK）阳性表达能提示上皮表型外，缺乏任何分化特征，恶性程度高。预后比其他类型的胃癌差。

（张祥宏　马毓梅）

yíchuánxìng mímànxíng wèi'ái

遗传性弥漫型胃癌 （hereditary diffuse gastric carcinoma）

在发生学上与基因突变遗传有关的胃癌。是一种常染色体显性遗传综合征，特征是印戒细胞（弥漫性）

胃癌和小叶性乳腺癌。36.4%具有 *CDH1* 基因的胚系突变。大体见，病变常为多发，常表现为皮革胃，组织学为弥漫性低分化浸润性腺癌，其中偶见印戒细胞。预后差。

（张祥宏 马毓梅）

pígéwèi

皮革胃（linitis plastica）

进展期胃癌的一种类型，因癌组织向黏膜下层、肌层及浆膜层弥漫浸润，使胃黏膜皱襞消失，胃腔缩小，胃壁全层增厚、变硬、坚如皮革，故而得名。又称革袋胃。临床表现隐匿，胃镜检查易漏诊。恶性程度高，预后差。

（张祥宏 马毓梅）

wèi shénjīng-nèifēnmì zhǒngliú

胃神经内分泌肿瘤（gastric neuroendocrine neoplasm，GNEN）

一组起源于胃肠嗜铬样（ECL）细胞、G 细胞或 EC 细胞等神经内分泌细胞的神经内分泌肿瘤。以前认为此类肿瘤可为良性，也可为恶性。世界卫生组织（WHO）2010 年在消化系统肿瘤分类中明确指出此类肿瘤均具有恶性潜能，提出了新的分类分级方法：依据核分裂和 Ki-67 增殖指数等特点，分为神经内分泌瘤（NET）（图 1）和神经内分泌癌（NEC）两大类。NET 属于高分化肿瘤，NEC 是低分化高度恶性肿瘤。WHO 2019 版消化系统肿瘤分类将 NET 分为 G1、G2 和 G3 3 级（见食管神经内分泌肿瘤），神经内分泌癌（NEC）分为小细胞神经内分泌癌和大细胞神经内分泌癌。混合性腺神经内分泌癌则修改为混合性神经内分泌-非神经内分泌肿瘤（MiNEN），由非神经内分泌成分和神经内分泌成分两种成分构成，每种成分至少要占肿瘤的 30%。胃神经内分泌瘤包括分泌组胺的 ECL 细胞肿瘤、分泌 5-羟色胺的 EC 细胞肿瘤、分泌胃泌素的 G 细胞肿瘤和分泌生长抑素的 D 细胞肿瘤，混合性神经内分泌-非神经内分泌肿瘤则多有腺癌和神经内分泌癌所构成的为最常见。胃 NET 预后好，胃 NEC 和 MiNEN 预后差。

（张祥宏 马毓梅）

wèi línbāliú

胃淋巴瘤（gastric lymphoma）

发生于胃的恶性淋巴组织肿瘤。包括原发或继发于其他腹腔内或全身的淋巴瘤。临床表现不特异，常见类型包括黏膜相关淋巴组织淋巴瘤、套细胞淋巴瘤、弥漫大 B 细胞淋巴瘤（图 1）、伯基特（Burkitt）淋巴瘤、T 细胞淋巴瘤、霍奇金淋巴瘤等。胃淋巴瘤中约半数为弥漫性大 B 细胞淋巴瘤。不同类型的淋巴瘤预后不同。

（张祥宏 马毓梅）

wèi niánmó xiāngguān línbāzǔzhī línbāliú

胃黏膜相关淋巴组织淋巴瘤（mucosa-associated lymphoid tissue lymphoma）

由边缘区样细胞、单核样细胞、小淋巴细胞和散在免疫母细胞及中心母细胞构成的淋巴瘤。是边缘区 B 细胞淋巴瘤的一种亚型。多发生于胃肠道、涎腺等部位。胃是常见的部位之一。胃黏膜相关淋巴组织淋巴瘤与幽门螺杆菌（Hp）感染之间有明确关

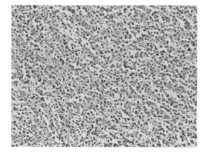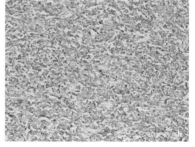

a. HE×100；b. CD20 阳性（×100）。

图 1　胃弥漫大 B 细胞淋巴瘤

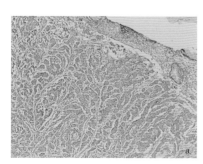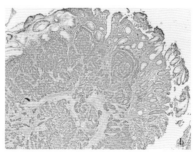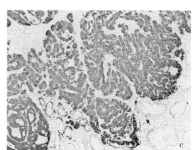

a. HE×40；b. CgA 阳性（×40）；c. Syn 阳性（×100）。

图 1　胃神经内分泌瘤（G1）

系, 临床表现不特异。病变大体可表现为糜烂性溃疡, 早期浅表凹陷性糜烂等。光镜下见, 病变由形态多样的小 B 细胞组成, 肿瘤细胞可向滤泡间区浸润, 与反应性滤泡以一种复杂方式相互作用形成滤泡的植入, 并侵犯上皮形成淋巴上皮病变, 免疫组化染色显示, B 细胞标志物阳性 (图 1)。

本病大部分可以治愈。局限性的胃黏膜相关淋巴组织淋巴瘤首选抗生素治疗, 约 75% 治疗后消退。进展期或抗生素耐药选用放疗、化疗等。合并弥漫性大 B 细胞淋巴瘤者通常应用细胞毒药物治疗。治疗后须行严格的内镜随诊。

(张祥宏　马毓梅)

wèi-chángdào jiānzhì zhǒngliú

胃肠道间质肿瘤 (gastrointestinal stromal tumor, GIST)　胃肠道最常见的间叶源性肿瘤。多有 *c-kit* 或 *PDGFRA* 基因突变, 表型上与卡哈尔 (Cajal) 细胞分化相似。临床可表现为良性或恶性。GIST 占胃肠道恶性肿瘤的 1%~3%, 多发于中老年人, 男女发病率无明显差异。大部分发生于胃肠道, 胃肠道外 (肠系膜、网膜及腹腔后壁等) 也可发生但罕见。

临床表现　症状依赖于肿瘤的大小和位置, 通常无特异性。

大体形态　中等及较小体积的肿瘤一般表现为浆膜、黏膜下或消化道内的结节, 常在腹腔手术或内镜检查时被偶然发现; 较大的肿瘤可突入腔内或突出于浆膜侧。腔内肿瘤常被覆完整的黏膜, 20%~30% 的病例可见溃疡形成。肿瘤可直接浸润到胰腺或肝组织。肿瘤切面质地从稍韧到软, 黄褐色, 常伴灶状出血。可形成复杂的囊性肿块或出现多结节腹膜种植。

镜下形态　主要由梭形细胞和上皮样细胞构成, 两种细胞可同时出现于不同的肿瘤中, 但形态学变化范围大。依据两种细胞的多少可分为梭形细胞型、上皮样细胞型以及梭形和上皮细胞混合型。肿瘤细胞的排列也呈多样化, 以束状和片状排列居多, 分化不等, 可出现核端空泡细胞 (图 1a) 和印戒样细胞。

辅助检查　CD117 (c-kit)、dog-1 (图 1b) 和 CD34 为其重要标志物。免疫组化染色显示, 80%~100% 的 GIST 中 CD117 呈弥漫性表达 (图 1c), 60%~80% 的 GIST 中 CD34 呈弥漫阳性表达, 二者表达与肿瘤位置、生物学行为、细胞分化及预后无明显关系。此外, GIST 也有肌源性或神经源性标志物的表达, 如平滑肌肌动蛋白 (SMA)、结蛋白 (desmin)、S-100 蛋白等, 但阳性率低, 且多为局灶阳性。分子遗传学检测显示, 大多数有 *c-kit* 基因突变 (主要发生在外显子 11, 少数发生在外显子 9 和 13), 无 *c-kit* 基因突变的病例可有 *PDGFRA* 基因突变。

预后　GIST 总体 5 年生存率为 35%, 肿瘤完全切除 5 年生存率 50%~65%, 不能切除者生存期少于 12 个月。影响预后的因素有年龄、部位、肿瘤大小、核分裂象、恶性程度、免疫组化及分子生物学等。现多采用原发 GIST

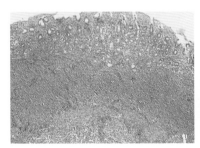
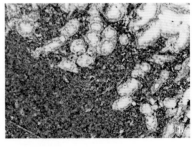

a. HE×40; b. CD20 阳性 (×100)。

图 1　胃黏膜相关淋巴组织淋巴瘤

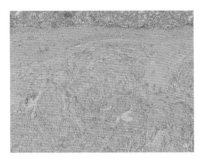
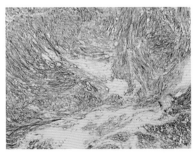
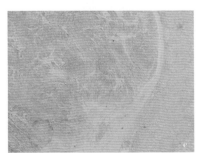

a. HE×40; b. dog-1 阳性 (×100); c. CD117 阳性 (×40)。

图 1　胃肠道间质肿瘤

切除后 GIST 危险度分级进行危险度评估（表 1）。

（张祥宏　马毓梅）

wèi pínghuájīliú

胃平滑肌瘤（gastric leiomyoma）

起源于胃平滑肌组织的良性肿瘤。是间质性良性肿瘤之一。胃壁内平滑肌瘤极少见，多见于老年人。组织学上，肿瘤由高分化平滑肌细胞构成，不伴或仅有极少异型性、核分裂或孤立性坏死。免疫组化染色显示，瘤细胞平滑肌肌动蛋白（SMA）和结蛋白（desmin）阳性，CD117 和 CD34 阴性。直径小于 2cm 的平滑肌瘤可无任何临床症状。临床呈良性过程，预后好。

（张祥宏　马毓梅）

wèi pínghuájī ròuliú

胃平滑肌肉瘤（gastric leiomyosarcoma）

发生于胃部的平滑肌细胞来源的恶性肿瘤（图 1）。肿瘤细胞梭形，核分裂 > 10/10HPF；免疫组化显示平滑肌肌动蛋白（SMA）和结蛋白（desmin）阳性，CD117 和 CD34 阴性。40%~80% 的病例切除后局部复发，转移率为 55%~75%。

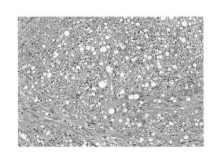

图 1　胃高分化平滑肌肉瘤（HE×100）

（张祥宏　马毓梅）

wèi shénjīngqiàoliú

胃神经鞘瘤（gastric schwannoma）

发生于胃部的良性神经鞘瘤。少见于胃，主要发生于老年人，临床表现及大体特点似胃肠间质肿瘤（GIST）。光镜下见，肿瘤细胞呈梭形，呈多样化排列，常在胶原背景下形成小梁状，常见灶状异型性（图 1a）。免疫组化染色显示，瘤细胞表达 S-100 蛋白（图 1b），不表达平滑肌肌动蛋白（SMA）、结蛋白（desmin）、CD117 和 CD34，可与 GIST 鉴别。本病良性，预后好。

（张祥宏　马毓梅）

wèi xuèguǎnqiúliú

胃血管球瘤（gastric glomus tumor）

发生于胃部的血管球瘤。少见，病变与外周软组织发生的同名肿瘤相似。大体为 2~5cm 的胃壁内肿物，特异性包括在肌层的丛状生长方式以及血管浸润。光镜下表现为瘤组织富于薄壁血管，瘤细胞围绕在血管周围呈实性巢片状，血管外皮瘤样穿插于肌层组织间，瘤细胞大小较一致，圆形或类圆形，胞质红染或透亮（图 1）。免疫组化染色显示，瘤细胞平滑肌肌动蛋白（SMA）和细胞旁层黏连蛋白/Ⅳ型胶原强阳性，而不表达 kit、dog-1、CD34 或结蛋白（desmin）。大多数为良性，预后好。

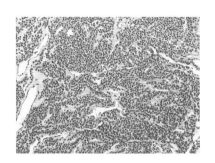

图 1　胃血管球瘤（HE×100）

（张祥宏　马毓梅）

表 1　GIST 危险度分级

分级	核分裂 （计数/5mm²）	肿瘤大小（cm）	胃疾病进展的 百分比（%）	小肠疾病进展的 百分比（%）
1	≤5	≤2	0	0
2	≤5	>2~≤5	1.9	4.3
3a	≤5	>5~≤10	3.6	24
3b	≤5	>10	12	52
4	>5	≤2	0	50
5	>5	>2~≤5	16	73
6a	>5	>5~≤10	55	85
6b	>5	>10	86	90

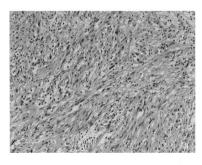
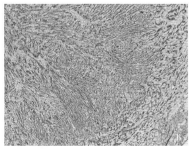

a. HE×100；b. S-100 阳性（×100）。

图 1　胃神经鞘瘤

wèi kēlìxìbāoliú

胃颗粒细胞瘤 （gastric granular cell tumor） 发生于胃部的颗粒细胞瘤。病变与外周软组织发生的同名肿瘤相似，罕见。肿瘤边界不清，瘤细胞胞质嗜酸、颗粒状，呈巢片状、小叶状、条带状排列。免疫组化染色显示，瘤细胞 S-100 蛋白阳性。颗粒细胞瘤大多数为良性，切除后不复发。

（张祥宏　马毓梅）

wèi jìfāxìng zhǒngliú

胃继发性肿瘤 （secondary tumor of stomach） 起源于胃外部的肿瘤，转移至胃或侵及胃，或肿瘤与胃其他部位的原发性肿瘤不相连。肿瘤转移至胃少见。癌可经淋巴管血管播散、直接扩散或经腹膜内种植转移至胃。大部分转移至胃的病变来源于黑色素瘤或乳腺癌、食管癌和肺癌。大体上多为孤立性病变，位于胃的上 2/3，典型表现为隆起型结节，被覆正常的胃黏膜。光镜下见，大部分转移性肿瘤位于黏膜下层或肌层，少量或不浸润黏膜层。转移至为胃的肿瘤多为肿瘤晚期，预后均很差。

（张祥宏　马毓梅）

cháng chóngfù

肠重复 （intestinal duplication） 小肠近系膜侧出现一种圆形或管状的空腔结构。与毗邻小肠有相同的组织结构。是消化道发育异常，可发生在小肠的任何部位，以回肠最为多见。大约 50% 的病例发生于回盲瓣。小肠重复偶尔为多发。大多数患者为男孩。

肠重复可与/不与肠腔相通。小肠重复畸形因解剖部位、病理形态、范围大小、是否与肠道相通、有无并发症等复杂因素，临床症状变异很大。大的球形囊肿压迫肠道而引起肠梗阻；囊腔内积液增多致使囊壁张力增加时出现疼痛及压痛；肠壁肌层内小的球形囊肿常导致肠套叠；有些重复畸形可使附着的肠段发生肠扭转而致肠坏死。畸形肠道内衬胃黏膜时，常产生消化性溃疡，出现呕血或便血，溃疡穿孔时出现腹膜炎症状。

根据解剖部位和大体特点可以分为肠壁内囊肿型、肠外囊肿型和管状型：①肠壁内囊肿型：管腔与正常肠管不相通，由于分泌物蓄积而形成囊腔。其中，肠壁内型肌壁不完整，内环层厚薄不均，外环层与正常肠管共用。②肠外囊肿型：则有完整的肠壁各层结构。③管状型：在系膜侧形成与正常肠管平行的管状结构，畸形肠管的一端、两端或任何部位与正常肠管相通。各型畸形肠管黏膜面大多衬覆小肠黏膜，20%~35% 为异位消化道黏膜或呼吸道黏膜，异位黏膜中以胃黏膜最为多见。

诊断肠重复的 3 个标准是：与胃肠道紧密附着、有平滑肌层和内衬消化道黏膜。其中，只有出现平滑肌层是界定这种病变绝对必需的。大多数重复畸形的肠管与所依附的主肠管相连，享有共同的浆膜、肠系膜和血液供应，因此手术时需切除与之相连的正常肠管。

（郑　杰）

xiǎocháng bìsuǒ

小肠闭锁 （small intestinal atresia） 胚胎发育阶段异常导致的小肠肠腔先天性完全闭塞。可引起新生儿完全性肠梗阻。

最常见于空肠下段及回肠，其次为十二指肠。根据闭锁方式可分为 4 型：①Ⅰ型：又称黏膜闭锁型，肠腔内有隔膜隔断肠腔，隔膜两侧均有黏膜覆盖。②Ⅱ型：闭锁的两端均为盲端，但有纤维条索连接。③Ⅲ型：闭锁的两个盲端完全分离，且肠系膜有缺损。④Ⅳ型：为多发闭锁。闭锁肠管的近端因梗阻而扩张，直径达 3~5cm，肠壁肥厚，可继发缺血、坏死和穿孔。远端肠管细小，直径仅 4~6mm，腔内无气体，可仅有少量黏液及脱落细胞。大多数十二指肠闭锁位于壶腹后部或肝胰壶腹。在妊娠第 15 周时，超声检查通过发现羊水过多、缺乏羊水、闭锁肠管近端扩张、胎粪性腹膜炎以及腹水可以诊断十二指肠闭锁。小肠闭锁出现在新生儿期，呕吐胆汁（除非还出现并存的食管闭锁）通常发生于出生后的最初几个小时。当梗阻位于肝胰壶腹近端时，呕吐物缺乏胆汁染色。

光镜下见，闭锁的两侧内衬正常小肠黏膜。当检查盲段肠管时发现，环状皱襞高度降低和黏膜肌层增厚。在复杂性闭锁，近端肠管表现为扩张和坏疽。环状皱襞因间质水肿而增宽。绒毛可能表现为缩短或仅出现单管状腺体。绒毛和隐窝还常常出现坏死或溃疡形成，仅仅伴有几个残留的肠腺。其结果是黏膜含有肉芽组织、肉芽肿、异物巨细胞、成纤维细胞和吞噬含铁血黄素的巨噬细胞。

X 线检查：发现腹部平片出现双泡也能提示十二指肠闭锁，尤其是当气体出现在扩张的胃和近端十二指肠时。手术为唯一有效的治疗手段。

（郑　杰）

qí-chánglòu

脐肠瘘 （enteroumbilical fistula） 出生后卵黄管管腔全长持续开放的畸形。又称卵黄肠管瘘，属卵黄管未闭畸形。临床表现为脐部与小肠之间有管道相通，肠

内容物可经此管道由脐孔排出至腹外。管道细小者，脐部仅有少许黏液分泌物，管道粗大者，从脐部流出大便样物，刺激脐周围皮肤，引起糜烂。有时可发生回肠外翻。光镜下见，瘘管内衬小肠上皮，也可有异位的胃黏膜上皮或胰腺组织。

（郑 杰）

Méikè'ěr qìshì
梅克尔憩室（Meckel diverticulum） 胚胎发育过程中卵黄管靠近肠管的一端管腔未闭，形成向肠壁外突出的指状或袋状突起。多位于肠系膜对侧，距回盲瓣近端 15~150cm。

本病发病率约 2%，男性多见，约 30% 的患者合并其他发育异常。多数没有症状，约 20% 可因合并症出现各种症状，包括腹痛、出血等。部分可因穿孔、肠扭转、肠梗阻或内翻形成肠套叠而引起急腹症。憩室多为单个，长 1~11cm。短者基底宽，常呈袋状，长者多呈指状。10%~25% 的憩室远端有纤维性索条与脐部相连。光镜下见，憩室有完整的小肠壁各层结构，黏膜层皱襞较平坦，肌层较正常肠管略薄。黏膜层被覆小肠上皮，可见异位的胃黏膜、十二指肠黏膜或胰腺组织。

憩室较少发生肿瘤，其中类癌最多见，其他如腺瘤、腺癌、胃肠间质瘤、平滑肌瘤、黑色素瘤等也可发生。因有并发症的可能，故在手术中偶然发现时应予以切除。

（郑 杰）

shí'èrzhǐcháng qìshì
十二指肠憩室（duodenal diverticulum） 发生在十二指肠的突出于肠壁外之圆形、椭圆形或管形的袋状物。根据成因不同可分为先天性憩室和后天性憩室。

临床多无明显症状，少数伴发炎症、溃疡、出血、穿孔或腹内瘘，位于壶腹部者易诱发胰腺炎或胆囊炎。先天性憩室为胚胎发育异常形成，起源于前肠尾侧或中肠，大小不一，大者可向上经过横膈而进入胸腔，或穿行在胰腺的腹侧和背侧之间。后天性憩室又称假憩室，多发生在十二指肠降部，多因血管、神经进入处的肠壁肌层薄弱，肠腔内压力持续作用导致薄弱处膨出造成，部分为胆囊炎造成胆囊与十二指肠粘连牵拉所致。组织学上，先天性憩室各层结构与正常十二指肠相同，内衬十二指肠黏膜，常见胃黏膜异位，肌层完整。后天性憩室壁较薄，多数仅有黏膜层和浆膜层，肌层不完整或缺如，内衬黏膜与十二指肠黏膜相同，无异位的胃黏膜或胰腺组织。

（郑 杰）

kōngcháng qìshì
空肠憩室（jejunal diverticulum） 发生在空肠的突出于肠壁外之圆形、椭圆形或管形的袋状物。多为后天性憩室，但发病率明显低于十二指肠憩室。老年人多见，男性是女性的 2~3 倍。空肠憩室常多发，位于肠系膜侧，形成多个小囊状薄壁突起，空肠近端多见。组织学结构与十二指肠憩室相同，只是内衬为空肠黏膜。个别空肠憩室为先天性，可见异位胰腺。可继发憩室炎、溃疡、出血、穿孔和结石等并发症。大量的憩室还可能导致吸收功能障碍。

（郑 杰）

shí'èrzhǐcháng-wèiniánmó yìwèi
十二指肠胃黏膜异位（duodenal heterotopic gastric mucosa） 胃黏膜异位于十二指肠的现象。多为先天性发育所致。通常无临床症状，个别体积大者可引

起肠梗阻、肠套叠。最常见于十二指肠球部，为偶然发现的孤立结节或广基息肉，直径一般小于 1.5cm，且常多发。异位的胃黏膜由相似于正常胃底腺、含壁细胞和主细胞的腺体组成（图1）。但由于产生的胃酸很快会被碱性肠液中和，所以很少引起溃疡。本病需与胃黏膜化生鉴别，后者是由长期慢性炎症引起的适应性改变，主要为小凹型上皮化生或幽门腺型化生，不含胃底腺型腺体。

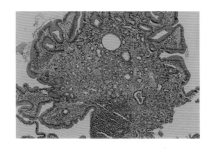

图1 十二指肠降部胃黏膜异位（HE×100）

（郑 杰）

cháng-yíxiàn yìwèi
肠胰腺异位（intestinal pancreatic heterotopia） 胰腺组织异位于肠道的现象。曾被认为是慢性损伤导致的胰腺组织化生。部位较深的病变常因导管阻塞而继发炎症和纤维化反应。此时可引起腹痛、胃内容排除梗阻、肠套叠、肠狭窄或出血等临床症状，个别病例可继发胰腺导管癌、胰腺神经内分泌肿瘤。本病可发生于胃肠道各处，十二指肠处最常见，特别是在壶腹周围，常形成中央凹陷的广基息肉。切面因平滑肌、纤维组织和腺泡、导管含量不同而异，有时看似正常胰腺，有时可形成多个囊腔。光镜下见，病变位于黏膜层或肌层。典型者组织学由腺泡小叶、小导管和平滑肌束等按不同比例混合存在，有

时和正常胰腺难以区分（图1）。1/3的病例可见胰岛。

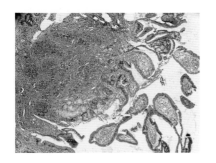

图1 十二指肠胰腺异位（HE×100）

（郑　杰）

xiǎocháng zǐgōng nèimó yìwèizhèng

小肠子宫内膜异位症（endometriosis of small bowel）

肠壁内出现有功能活跃的子宫内膜（腺体和间质）性疾病。可在卵巢激素的作用下发生周期性变化，严重者出现明显临床症状，在月经来潮前最为严重。本病以回肠多见，但总体发生率远低于大肠。病变一般位于浆膜层，异位子宫内膜的反复脱落和出血，引起纤维组织增生，可导致肠段与邻近器官的粘连。病变有时累及肌层，很少破坏黏膜，但肠壁全层累及可导致黏膜溃疡及穿孔。病变部位可见到子宫内膜腺体和间质，周围常伴有含铁血黄素沉积等陈旧性出血反应。光镜下具有与发生于其他部位的子宫内膜异位症相同的组织学特征：存在子宫内膜上皮细胞及间质细胞、慢性出血和炎症等。

当仅以腺体或间质中的一种成分为主时，易与癌或肉瘤混淆，应注意鉴别。极少数情况下，异位的子宫内膜组织可发生恶变。

（郑　杰）

cháng wèixiǎoāo huàshēng

肠胃小凹化生（intestinal gastric foveolar metaplasia）

肠上皮转化为胃小凹上皮的现象。是继发于小肠黏膜损伤的化生性病变。光镜下见，化生的细胞位于十二指肠黏膜表面，由类似胃小凹上皮的细胞组成，细胞高柱状，腔侧胞质空泡状，含浅粉染中性黏液，不含杯状细胞和吸收细胞。邻近的十二指肠黏膜多呈慢性炎症改变，可有十二指肠腺［布伦纳（Brunner）腺］增生、绒毛短缩、上皮修复和炎症细胞增多。本病需与胃黏膜异位鉴别，后者由胃体腺型腺体组成。

（郑　杰）

chángtàodié

肠套叠（intestinal intussusception）

某些原因导致肠管运动功能紊乱，使近段肠管内翻并被套入相连远段肠管内的现象。可导致肠内容物通过障碍。大多数发生在5岁以下儿童，其中半数以上发生于1岁以内，男女比约2∶1。

婴幼儿肠套叠发生的诱因为局部淋巴组织增生，多为病毒感染导致，而成年人多由各种向腔内突出的息肉或肿瘤引起，约2/3为良性肿瘤。被套入的肠管随着肠道蠕动逐渐推进，形成长短不一的套叠肠段。临床出现腹痛、肠梗阻症状。套叠肠段增粗，肉眼呈腊肠状，外层肠管（鞘部）病变多较轻微，内层被套入的肠管因与之相连的肠系膜也被套入，系膜静脉首先因受压、回流受阻而导致内层肠段管壁淤血、水肿及血性液体渗出，进一步加重血液循环障碍，最终导致内层肠段出血、溃疡、坏死，甚至继发坏疽、穿孔和腹膜炎。

光镜下见，组织学改变取决于肠套叠是急性、慢性还是慢性肠套叠急性发作。复发性肠套叠可引起黏膜下血管明显增生，还可见到明显的肌肥大和神经增生。多数肠套叠显示不同程度的缺血。

缺血的组织学特征类似于由其他原因引起的胃肠缺血，反映了损伤持续时间的长短和血管发生损伤的程度。肠套叠早期尚未发生完全性梗阻时，可采用钡剂等灌肠使其复位，否则需手术复位。如果套入的肠段已经发生坏死，则必须切除。

（郑　杰）

shí'èrzhǐcháng xiāohuàxìng kuìyáng

十二指肠消化性溃疡（duodenal peptic ulcer）

胃酸消化自身组织导致的深达黏膜下层或以下的十二指肠黏膜缺损。幽门螺杆菌感染和服用非甾体类抗炎药是本病发生重要的病因。常见于中青年，发病率是胃溃疡的2~3倍，约占消化道溃疡的80%，男性明显高于女性，比例为（3~10）∶1。

临床上通常表现为餐前上腹部不适、嗳气、反酸、消化不良和上腹疼痛，严重者可有呕吐，甚至呕血。腹痛多有规律性，一般空腹时明显，进餐后可缓解。溃疡多为单发，以十二指肠球前壁多见。溃疡直径通常<2cm，圆形，边界清楚。病程较长的溃疡，其周边黏膜皱襞因瘢痕收缩可呈放射状。

光镜下形态与胃溃疡相似。溃疡底部覆盖少量炎性渗出物和坏死物，深部为肉芽组织及瘢痕组织，肌层大多消失。溃疡底及周围中小动脉呈血栓闭锁性内膜炎改变，并可见神经纤维小球状增生。溃疡周边的黏膜呈急性活动性炎症改变，并可见胃幽门腺化生。吉姆萨（Giemsa）染色或沃辛-斯塔里（Warthin-Starry）染色可见幽门螺杆菌。溃疡多发并伴有空肠溃疡者应考虑佐林格-埃利森（Zollinger-Ellison）综合征及I型多发性内分泌肿瘤的可能，此类溃疡大多发生于十二指肠第 3~4 段。十二指肠溃疡同胃溃疡一样，可以继发出血、穿孔、狭窄等，几乎不发生癌变，但穿孔发生率明显高于胃溃疡，约 15% 患者可并发严重的出血（溃疡多位于十二指肠球后壁）。溃疡所致的瘢痕可造成十二指肠狭窄或形成继发性憩室。

（郑 杰）

xiǎocháng kuìyáng
小肠溃疡（small bowel ulcer）

除胃、十二指肠消化性溃疡外，病因不明的小肠溃疡性病变。又称特发性小肠溃疡。少见，主要发生在空肠和回肠。临床主要表现为腹胀、嗳气、恶心、呕吐、肠鸣、脐周阵发性绞痛。多发性溃疡者可继发梗阻、出血、穿孔。溃疡常多发，直径通常小于 1cm。大体呈椭圆形或环形，界限清楚，多位于肠系膜缘对侧的黏膜，偶见环行溃疡。周围黏膜充血、淤血、水肿。光镜表现无特异性，可见黏膜坏死、溃疡、炎性细胞浸润及结缔组织增生，溃疡基底覆盖炎性肉芽组织，病变主要侵犯黏膜和黏膜下层，除穿孔外一般不侵犯肌层。溃疡周围黏膜轻度水肿，可见幽门腺化生。多发性溃疡者，溃疡之间黏膜正常。诊断时应除外发育异常、感染、缺血、肿瘤、药物、放疗反应等引起的溃疡。

（郑 杰）

huícháng Kèluóēnbìng
回肠克罗恩病（ileal Crohn disease）

发生于回肠的一种特发性慢性炎性肠病。又称局限性肠炎。病因和发病机制尚未完全明确，公认观点是克罗恩病是遗传易感宿主的肠道黏膜免疫系统对正常的肠道共生菌群失去耐受，或被致病菌诱发异常持续激活而引起的慢性炎症。本病可发生于各个年龄段，20~30 岁及 60~70 岁是两个发病高峰，男性略高于女性。克罗恩病通常发生于回肠，虽然小肠的任何部分均可受累，亦可累及从食管至肛门的其他部位。此外克罗恩病还可累及消化系统以外的部位，如皮肤（尤其是肠造口术周围的皮肤）、外阴、骨和关节等。累及肠外总的发生率为 25%~40%。

临床表现　以腹痛、腹泻、肠梗阻为主要症状，严重时可出现消化道梗阻、穿孔、腹腔脓肿、肠瘘、出血甚至癌变，进行性消瘦和营养不良的发生率相当高，儿童和青少年患者可出现生长发育迟缓。

大体形态　特点为溃疡形成，肠壁增厚、变硬，肠腔狭窄。病变呈节段性分布是本病的显著特点，在有多处病变存在的情况下，受累的肠段与邻近正常肠段界限清楚，即"跳跃式病变"。病变早期，黏膜溃疡浅小，称为阿弗他样溃疡或鹅口疮溃疡，常发生在黏膜淋巴小结的部位；较大的溃疡，边缘清楚，底部灰白。随着疾病进展，出现匐行溃疡，大小不等，形态不规则，边缘清楚，溃疡不连续，溃疡之间的黏膜正常。另一种为纵行溃疡，位于肠系膜附着侧之黏膜面，沿肠管纵轴发展。还可见窄而深的裂隙样溃疡，可深达肌层甚至穿透肠壁形成窦道。黏膜溃疡、裂隙之间的肠壁黏膜下层高度充血水肿而使黏膜隆起形成内镜下典型的鹅卵石样改变。早期和晚期病变可在一段肠管内同时存在。有些克罗恩病的肠黏膜面可布满大小不等的炎性息肉。由于慢性炎症累及肠壁全层，引起肠壁水肿、炎症浸润、纤维化和肌层肥厚，使受累肠管增厚变硬如同水龙带样。肠腔高度狭窄，狭窄区长短不一。受累节段的浆膜面呈颗粒状，暗灰色，肠系膜脂肪匐匍包绕肠管浆膜面，形成"蔓生脂肪"外观。浆膜炎症和纤维组织增生，常引起肠袢之间和邻近脏器粘连，增厚的肠袢因粘连扭曲而形成包块，特别在回盲部更常见，常被误诊为肿瘤。

镜下形态　低倍镜下特点为不连续的全层炎症，肠壁全层可见结节状聚集或弥漫性淋巴细胞浸润，可伴有淋巴滤泡形成，以黏膜下层及浆膜下的病变最明显。黏膜下及浆膜下高度水肿、纤维化。典型的裂隙样溃疡呈刀切样的纵行裂隙，可深入黏膜下、肌层，甚至周围脂肪组织，这是克罗恩病并发肠瘘的病理基础。非干酪样坏死性肉芽肿（结节病样肉芽肿）形成是克罗恩病最具特征性的病变，但检出率约 60%。肉芽肿可见于肠壁各层，在肠系膜的淋巴结内也可见到肉芽肿。有时仅出现疏松排列的上皮样细胞和多核巨细胞的集聚，而不形成明确的结节，称为微小肉芽肿，这有助于诊断。此外，可见幽门腺化生，肠壁血管炎，溃疡底部可见到末梢神经呈簇状增生。病程较长的病例，溃疡周围黏膜上皮出现异型增生，可继发癌变。

鉴别诊断　①肠结核：结核病时肉芽肿数量较多，大小不一，可互相融合；结节中央有多少不等的干酪样坏死。此外，结核病时肠浆膜面可见粟粒样结节，病变肠管无明确的节段性，黏膜下层及浆膜下的水肿不如克罗恩病明显，亦有助于两者的鉴别。②溃疡性结肠炎：亦属于炎性肠病的一种，但以结肠形成连续性、多发性溃疡性病变为主要特征。

病变分布多始于直肠及远端结肠，仅约10%侵犯回肠。病变连续，缺少克罗恩病的跳跃式病变、裂隙样溃疡及黏膜鹅卵石样外观等特点。溃疡性结肠炎病变多限于黏膜及黏膜下层，以隐窝脓肿为特点，继而黏膜坏死，形成连续成片的不规则性溃疡，无结节病样肉芽肿形成。③结节病：病因不明，通常认为与免疫异常有关，累及全身多器官系统，以肺、纵隔淋巴结、皮肤多见，也可累及消化道。组织学特点为病灶内多个非干酪样坏死性肉芽肿形成，结节中的巨细胞内可见星状小体、舒曼（Schaumann）小体等，结节境界清楚，周围有明显的淋巴细胞反应。但当发生在肠道时，除肉芽肿外，不具备克罗恩病的其他特征。

预后 本病呈慢性进展性，发作和缓解交替，病程迁延，不易治愈。克罗恩病可继发肠梗阻、肠瘘、营养不良等并发症，病程长期持续者可继发恶性肿瘤。①肠梗阻：由于肠管狭窄或肠袢粘连造成，一般为不完全性肠梗阻。②肠瘘：约10%患者可因溃疡慢性穿孔而形成多种内瘘、肠-皮肤瘘和肛门瘘。③吸收不良：因肠黏膜广泛炎症和溃疡，造成营养物质吸收不良。④肿瘤：本病可在黏膜异型增生基础上发生癌变，肠癌的发生率是正常人群的6~20倍。以年轻男性为多，以小肠远端为好发部位，且病灶可为多个，组织学上以黏液腺癌为常见。除肠癌外，克罗恩病还可并发肠道淋巴瘤和神经内分泌肿瘤等。

（郑 杰）

chángqì nángzhǒng

肠气囊肿（intestinal gas cyst） 肠壁内气体聚集形成囊腔。常

发生在其他肠道疾病或损伤的基础上，如炎性肠病、新生儿坏死性肠炎、感染性肠炎、创伤、息肉切除或憩室病等。临床主要为原发疾病的表现。少数不伴其他胃肠疾病者称为原发性肠气囊肿。在疾病某一时期大多出现胃肠道症状，如发作性腹泻持续几日或几周，大便稀且含有很多黏液和气泡，腹痛伴便秘或大便变细、便血。如肠气肿位于小肠且病变广泛，可发生吸收不良综合征、小肠麻痹、肠套叠或肠扭转，囊肿有时会自行破裂引起气腹，而没有腹膜炎表现，偶尔本病可引起腹膜粘连。

光镜下见，肠壁内黏膜下或浆膜下可见空的囊腔，囊壁内衬组织细胞和异物型多核巨细胞。因囊腔压力高，可导致囊壁内衬的组织细胞受压扁平，免疫组化CD68染色有助于证实其为组织细胞本质而非上皮细胞。囊腔周围可有慢性炎症或急性炎症反应。部分病例可形成息肉样病变，X线及内镜下需与肠道其他息肉病变鉴别。

（郑 杰）

zōngsècháng zōnghézhēng

棕色肠综合征（brown-bowel syndrome） 与吸收不良导致维生素E缺乏有关的继发性病变。少见。主要累及小肠，也可累及胃和大肠。特征是肠道浆膜面和切面肉眼呈棕色。光镜下见，黏膜肌层和/或固有肌层的平滑肌细胞内出现浅棕色、颗粒状的脂褐素样色素，有时色素也可见于巨噬细胞、神经纤维和神经节细胞中。电镜下可见这些颗粒状电子致密物质含有髓鞘样结构和异常变形的线粒体。新鲜组织脂肪染色阳性和过碘酸希夫（PAS）染色阳性可鉴定色素的本质，并可

与其他色素区别。本病对机体的影响取决于原发病变，色素本身并不对肠道功能产生影响。

（郑 杰）

xiǎocháng jiéjiébìng

小肠结节病（sarcoidosis of small bowel） 累及小肠的结节病病变。结节病是多器官系统受累的肉芽肿性疾病，几乎全身每个器官均可受累，累及小肠者较少见。本病病因不明，可能与免疫异常有关。内镜可见黏膜溃疡、出血。光镜下可见由上皮样细胞组成的非干酪样坏死性肉芽肿，周围有淋巴细胞围绕，肉芽肿可出现在肠壁各层。患者血清血管紧张素转换酶活性增高。本病需与其他肉芽肿性疾病鉴别，特别克罗恩病和结核病。本病为自限性疾病，大多预后良好，可自然缓解，如无明显症状无需治疗。

（郑 杰）

xiǎocháng xīshōu bùliáng

小肠吸收不良（malabsorption） 由各种原因引起的小肠消化、吸收功能降低，以致营养物质不能正常吸收，引起营养缺乏的临床综合征。又称消化吸收不良综合征。多种原发疾病可以引起小肠吸收不良，可归纳为3类：①肠腔内消化功能障碍：如胃部手术后导致的对食物研磨、混合功能下降，或系统性硬化症肠道肌机械运动障碍，或消化腺分泌消化酶、胆汁不足等。②黏膜吸收功能障碍：如微绒毛包涵体病的小肠黏膜先天吸收功能异常，乳糜泻、自身免疫性肠病导致黏膜吸收面积减少，微生物感染［如惠普尔（Whipple）病］等。③营养物质转运障碍：如先天发育异常（小肠淋巴管扩张症）或腹膜后纤维化、结核病等，继发影响营养物质经淋巴道运输。临

床主要表现为腹泻、脂肪泻、营养不良、体重下降和贫血。内镜下黏膜活检对明确病因有重要参考价值。光镜下组织学表现取决于原发病。

（郑　杰）

zìshēn miǎnyìxìng chángbìng

自身免疫性肠病（autoimmune enteropathy）

由于存在抗结肠上皮细胞自身抗体而导致的以长期水样腹泻、吸收不良为临床表现的自身免疫病。常合并其他自身免疫病，主要见于婴幼儿，仅少数发生在成年人。病变以小肠受累为主，也可累及大肠。光镜下表现为小肠绒毛变平，可有隐窝增生。固有膜浆细胞增多，可见少量中性粒细胞，而上皮内淋巴细胞数量无明显增加，后者有助于与乳糜泻鉴别。半数患者血清中可检出抗肠吸收细胞抗体，部分患者还可检出抗杯状细胞抗体。病变的严重程度与循环中抗体的水平相关。本病病理形态并不特异，单凭病理难以作出确切诊断，需结合临床信息。绝大多数患者需免疫抑制剂治疗才能获得缓解。

（郑　杰）

zhīfángxiè

脂肪泻（steatorrhea）

粪便内排出过多的脂肪，是多种原因造成小肠消化、吸收功能障碍时常见的临床症状。俗称油花样腹泻。其发生与麦胶摄入无关。显微镜下可见，小肠绒毛缩短，而固有膜水肿，有较明显的淋巴细胞及嗜酸性粒细胞浸润（见小肠吸收不良）。

（郑　杰）

rǔmíxiè

乳糜泻（celiac sprue）

以不能耐受麦胶引起小肠黏膜病变为特征的原发性吸收不良综合征。又称麦胶过敏性肠病、非热带口炎性腹泻。患者症状与进食面粉制品有关，停止进食含麦胶的面食（如小麦、大麦、黑麦）则症状缓解。本病在西方人群发病率较高，为 0.3%~1%，中国则少见。发病机制为具有遗传易感性的人暴露于麦胶（醇溶谷蛋白和麦谷蛋白）后，激活了细胞和体液免疫反应的结果。

临床表现　成年人主要表现为慢性腹泻、体重减轻、贫血、腹胀、疲乏和不适。儿童除上述症状外，还可出现出血、发育停滞、体重或身高百分数偏低、身材矮小、低蛋白血症、易激惹和抑郁等。

大体形态　病变多累及近端小肠黏膜，随着向远端小肠延伸病变逐渐减轻。典型者十二指肠绒毛短缩，使黏膜外观扁平，扇贝样。如将活检的黏膜组织块置于固定液中，正常黏膜可见纤细的绒毛漂浮在液体中似海葵的触手，而本病患者的黏膜表面粗糙平坦，缺乏正常绒毛，且绒毛毛细血管不规则扩张。

镜下形态　可见小肠绒毛萎缩，甚至完全消失扁平。隐窝增生，固有膜淋巴浆细胞增多，偶见中性粒细胞浸润或隐窝脓肿形成。上皮内淋巴细胞数量增加超过 25~30 个/100 肠细胞，尤以绒毛顶端更为明显。

辅助检查　免疫组化染色显示，上皮内浸润的淋巴细胞呈 CD3 和 CD8 阳性。血清学检查 IgA 肌内膜抗体（IgA EMA）、IgA 组织转谷氨酰胺酶抗体（IgA tTG）、抗麦胶蛋白 IgA 抗体（IgA AGA）、抗麦胶蛋白 IgG 抗体（IgG AGA），是诊断本病的重要参考指标。

鉴别诊断　本病组织学表现为非特异性，与之类似的疾病包括口炎性腹泻、食物过敏、自身免疫性肠病、联合免疫缺陷病等，必须结合临床表现和辅助检查才能确诊。

预后　对本病的处理是严格的终生无麦胶饮食。严格控制饮食而处于临床静止期时的自然病程尚不清楚。如果未能及时诊断或症状未被良好控制，则发生并发症的风险增加，如恶性淋巴瘤、小肠肿瘤、口咽部肿瘤、大肠腺癌、不明原因性不孕、骨质疏松症、发育障碍、自身免疫病等。如果症状持续存在，小肠绒毛萎缩，且对无麦胶饮食没有反应时，应考虑为顽固性乳糜泻。顽固性乳糜泻发生 T 细胞淋巴瘤的危险性明显增高。

（郑　杰）

xiǎocháng línbāguǎn kuòzhāngzhèng

小肠淋巴管扩张症（small intestinal lymphangiectasia）

由原发或继发原因导致肠道淋巴回流受阻，使淋巴管内压力升高，淋巴液从小肠黏膜或淋巴管渗漏，造成低蛋白血症、乳糜泻、外周淋巴细胞减少的临床综合征。是一种蛋白丢失性肠病。分为原发性和继发性两大类。原发性小肠淋巴管扩张症是少见的先天发育异常性疾病，多见于儿童和青少年。特征为严重的蛋白丢失、水肿、脂肪泻、乳糜渗出和低淋巴细胞血症。继发性小肠淋巴管扩张症多为局部炎症或肿瘤导致，无蛋白丢失。

本病发生的机制为深部淋巴管异常扩张、扭曲，导致肠道内淋巴液淤滞，富含蛋白质的液体经扩张的淋巴管渗入固有膜细胞间隙，并最终进入肠腔。大体见，肠管呈水肿状，浆膜面有时可见囊状扩张的淋巴管。小肠黏膜皱襞弥漫性增宽，黏膜面布满大小不等的白色结节或斑块，质软。活检时可见乳白色的乳糜液从活检缺口处流出。光镜下见，乳糜管囊状扩张，小肠绒毛粗钝，固有膜水肿，无明显炎症细胞浸润。扩张的淋巴管可向下延伸至黏膜深部、黏膜下层、肌层，甚至达浆膜层和肠系膜淋巴结。淋巴管内衬扁平内皮细胞，管腔内含均质红染或泡沫状蛋白性物质及巨噬细胞。

原发性小肠淋巴管扩张症尚无特效疗法，以内科治疗为主，主要是低脂饮食和补充中链脂肪，如病变局限，可考虑手术治疗。

（郑　杰）

xiǎocháng rǔmí nángzhǒng

小肠乳糜囊肿（chylousl cyst of small bowel）

发生在小肠系膜上的淋巴管囊肿。为局部淋巴管与正常淋巴回流系统连接异常造成淋巴液潴留所形成。罕见。多为单发，分叶状。光镜下见不规则扩张、内衬扁平内皮的淋巴管腔，囊液漏出可引起局部囊壁胆固醇结晶形成和异物巨细胞反应。手术切除可治愈。

（郑　杰）

xiǎocháng jiǎdìchóngbìng

小肠贾第虫病（giardiasis of small bowel）

由蓝氏贾第鞭毛虫寄生在人体小肠所引起的原虫病。临床上以慢性腹泻、吸收不良、腹痛及腹胀等为主要表现，并可引起胆囊炎、胆管炎及肝损害。本病除地方性流行外，还可因水源污染导致暴发性流行。感染旅游者也很常见。感染部位的黏膜通常完整。光镜下见轻度的小肠绒毛变钝和固有膜炎症细胞增多。原虫寄生在小肠黏膜上皮细胞表面，因此可以通过细胞刷片诊断。刷片上原虫呈灰色、呈

扁平梨形，双核，中央有纵行伪足轴，并有 4 对鞭毛。部分患者黏膜活检可见黏膜淋巴小结增大、数量增多，需注意与淋巴瘤鉴别。

（郑　杰）

xiǎocháng jiéhé

小肠结核（tuberculosis of small bowel）

结核分枝杆菌感染引起的肠道慢性特异性疾病。主要由人型结核分枝杆菌引起。少数地区有因饮用未经消毒的带菌牛奶或乳制品而发生牛型结核分枝杆菌肠结核。本病一般见于中青年，女性稍多于男性。根据初次或再次感染分为原发性及继发性两类。临床以继发性肠结核为主，中青年为多见。根据肠结核的病理形态，通常可分为溃疡型和增殖型。

临床表现　主要表现为腹痛、腹部肿块，常位于右下腹或脐周，伴有腹胀、肠鸣音亢进、肠型与蠕动波。腹泻主要见于溃疡型肠结核，有时腹泻与便秘交替出现，与病变引起的胃肠功能紊乱有关。增生型肠结核多以便秘为主要表现。除局部症状外，患者还常出现长期发热、盗汗、倦怠、消瘦、贫血等全身症状，随病程发展还可引起营养不良。可同时有肠外结核特别是活动性肺结核。

大体形态　80% 以上的肠结核发生于回肠末段及回盲肠区淋巴组织丰富的肠段，空肠及近端回肠受累十分罕见。大多数为溃疡型。溃疡可单发或多发，溃疡多呈横行，长轴与肠管长轴垂直，可累及肠管全周形成环形溃疡。溃疡边缘不整齐，有不同程度的潜掘状破坏。病程较长者，因反复的炎症和纤维化修复可导致肠管狭窄。溃疡底部对应的浆膜面常可见到纤维蛋白渗出及粟粒大小的灰白色结核结节，也可因炎

症纤维化致浆膜面粗糙，并与周围组织粘连。增殖型肠结核肠壁明显增厚，肠腔狭窄，黏膜皱襞粗大、消失或不规则，有时外观呈鹅卵石样或假息肉病样。黏膜表面没有或仅见浅表溃疡。

镜下形态　溃疡型结核有明显的黏膜缺损和溃疡形成，干酪样坏死明显，溃疡周围可见类上皮细胞和朗汉斯（Langhans）巨细胞聚集。增殖型结核肠壁各层出现多量类上皮细胞构成的结核结节，以及肉芽组织和纤维组织增生，干酪样坏死较少。两型肠结核均可合并区域肠系膜淋巴结结核。临床所见的肠结核有时可兼有上述两型的特点。

辅助检查　抗酸染色可显示结核分枝杆菌，但检出率不高。也可采用聚合酶链反应（PCR）检测结核分枝杆菌 DNA 以协助诊断。

鉴别诊断　见回肠克罗恩病。

预后　急性结核性溃疡易发生穿孔，导致结核扩散入腹腔发生结核性腹膜炎。增殖型肠结核则常因纤维组织增生造成肠狭窄而引起肠梗阻。本病的预后取决于早期诊断和及时治疗，当病变尚在渗出阶段，经治疗后可完全痊愈，预后良好。合理选用抗结核药物，保证充分剂量与足够的疗程，是决定预后的关键因素。

（郑　杰）

Huìpǔěrbìng

惠普尔病（Whipple disease）

由惠普尔养障体（Tropheryma whippelii）感染引起的全身性疾病。小肠是最常受累的部位。本病最初被报道时病因不详，曾称为肠原性脂肪代谢障碍，直至1992 年才证实是由惠普尔养障体感染导致。本病主要见于中年白人男性，临床出现体重减轻、关

节炎、吸收不良、淋巴结肿大等症状，部分患者还可发生神经和精神症状。内镜见黏膜皱襞增厚，伴黄白色斑块，斑块周围黏膜红肿、质脆。光镜下见固有膜内大量泡沫样组织细胞浸润，导致绒毛增宽变钝。过碘酸希夫（PAS）染色可见泡沫样组织细胞内充满粗大的杆菌。此菌抗酸染色阴性，可与鸟型-胞内分枝杆菌感染鉴别，后者亦可感染胃肠道且 PAS 染色阳性。多数抗生素治疗反应良好，但常复发，因此抗生素应持续应用数月至数年。

（郑 杰）

shí'èrzhǐchángxiàn zēngshēng
十二指肠腺增生（duodenal gland hyperplasia）

发生于十二指肠，进入固有膜的十二指肠腺［布伦纳（Brunner）腺］增生，形成体积较大、范围较广，向黏膜面突起的息肉或小结节。正常的十二指肠腺为有分支的小管状腺体，位于十二指肠黏膜下层，部分可穿过黏膜肌层至固有膜。病变多位于十二指肠球，发病无明显性别差异。本病多在进行其他临床检查时偶然发现，通常无明显症状。内镜下多为单发息肉或结节，直径通常小于1cm，偶尔呈多结节状或弥漫性分布。光镜下，表现为十二指肠腺腺体数量增多，体积增大，从黏膜下层延伸至固有层，并有纤细的纤维分隔，偶见腺体或导管扩张。本病有部分病例与十二指肠溃疡、慢性终末期肾病和尿毒症有关。

（郑 杰）

shí'èrzhǐchángxiàn xiànliú
十二指肠腺腺瘤（duodenal gland adenoma）

发生在十二指肠，以十二指肠腺［布伦纳（Brunner）腺］增生为主的良性病变。又称布伦纳腺腺瘤。临床一般无症状，较大的腺瘤可引起肠套叠、肠梗阻、肠出血或梗阻性黄疸。病变多位于十二指肠球，直径通常大于 2cm。光镜下见，病变由围绕扩张导管的纤维平滑肌组织和脂肪组织，以及增生的分化成熟的十二指肠腺小叶混合而成。由于病变由分化成熟的间叶组织和上皮成分共同构成，因此认为十二指肠腺腺瘤并非真正的肿瘤，而属错构瘤。上皮成分可继发胃小凹上皮化生或异型增生，少数情况下发生恶性变。

（郑 杰）

xiǎocháng xiànliú
小肠腺瘤（small intestine adenoma）

发生在小肠的良性或恶性前期上皮性病变，常有肠型、幽门腺或胰胆管分化。分为非壶腹性腺瘤和壶腹性腺瘤。因常呈息肉样，故又称腺瘤性息肉。依上皮的异型增生程度分为低级别腺瘤和高级别腺瘤。非壶腹性腺瘤依形态分为肠型低级别腺瘤和肠型高级别腺瘤；低级别锯齿状腺瘤和高级别锯齿状腺瘤。壶腹性腺瘤分为低级别肠型腺瘤（图1）、高级别肠型腺瘤、伴有低级别异型增生的非浸润性胰胆管乳头状肿瘤和伴有高级别异型增生的非浸润性胰胆管乳头状肿瘤以及壶腹内乳头状-管状肿瘤。其中

的低级别腺瘤为良性病变，而高级别腺瘤则为恶性前病变。

（陈 杰）

xiǎocháng yánxìng jīchéng xiānwéi xìbāoliú
小肠炎性肌成纤维细胞瘤（inflammatory myofibroblastoma of small bowel）

发生在小肠低度恶性肌成纤维细胞起源的肿瘤。曾称小肠炎性假瘤。肿瘤内肌成纤维细胞存在间变性淋巴瘤激酶（ALK）基因重排和表达，证实了本病为真性肿瘤。

本病少见，全身各处均可发生，以肺部更多见，可伴有发热、体重减轻、盗汗及淋巴结肿大等全身症状。大体见，为单发或多发性肿块，以局部浸润性生长为主，可侵犯血管。光镜下见，在炎症背景中有数量不等、增生的梭形成纤维细胞和肌成纤维细胞，其间有散在或灶状浸润的淋巴细胞、浆细胞、嗜酸性粒细胞和组织细胞。间质可为黏液性、纤维血管性或胶原性（图1）。可类似炎症反应性增生，也可出现坏死、细胞异型性，易与肉瘤样癌或梭形细胞肉瘤混淆。免疫组化染色显示，约50%的肿瘤 ALK 阳性，多数 CD117 阴性，可与胃肠道间质瘤鉴别。本病治疗为手术完整切除，绝大部分预后良好，部分

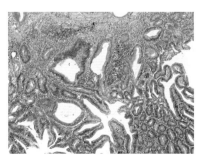

图1 十二指肠绒毛腺管状腺瘤（HE×100）

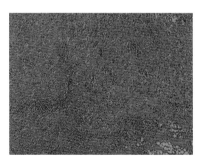

图1 小肠炎性肌成纤维细胞瘤（HE×100）

可局部复发。少数病程进展快，可致死。

（郑 杰）

xiǎocháng yánxìng xiānwéixìng xīròu

小肠炎性纤维性息肉（inflammatory fibroid polyp of small bowel）

由增生的间叶成分混合形成的良性凸起性病变。病变可发生在胃肠道任何部位，但以胃和小肠多见。通常为内镜下偶然发现，个别较大病变可引起梗阻症状。内镜见病灶多较小，为边界清楚的广基隆起，少数呈带蒂息肉状。光镜下见，病变位于黏膜下层，由疏松温和的梭形间叶细胞、薄壁小血管、炎症细胞，以及水肿或黏液样间质组成（图1a）。增生的间叶细胞常围绕小或中等大的血管呈同心圆状排列。免疫组化染色显示，间叶细胞CD34（图1b）及波形蛋白（vimentin）阳性。CD117阴性，可与胃肠道间质瘤鉴别。

（郑 杰）

xiǎocháng shénjīng-jīròu hé xuèguǎn cuògòuliú

小肠神经肌肉和血管错构瘤（neuromuscular and vascular hamartoma of small bowel）

位于小肠黏膜下层，由增生的成熟血管、神经和平滑肌纤维构成的良性病变。少见。可表现为出血、贫血、便秘或肠梗阻。受累小肠

表现为多中心的环状狭窄，狭窄处肌层肥厚，黏膜下层增厚、灰白色，黏膜面可形成溃疡。光镜下见，源自黏膜肌层的束状平滑肌伸入黏膜下层疏松结缔组织中，并伴有增生的血管和无鞘神经纤维，可见散在的神经节细胞及较多的炎症细胞。本病在大体和组织学上与非甾体类抗炎药物（NSAID）引起的隔膜病难以鉴别，因此有学者认为本病实际与隔膜病一样，是一种反应性病变而非先天性错构瘤。

（郑 杰）

kōngcháng-huícháng cuògòuliúxìng xīròu

空肠回肠错构瘤性息肉（jejunoileal harmatomatous polyp）

一组错构瘤性病变。大多数属错构瘤性息肉病综合征相关的息肉。临床最常见的有与波伊茨-耶格综合征（Peutz-Jeghers syndrome，P-J综合征）相关的P-J息肉、幼年性息肉和息肉病，较少见的有与考登综合征（Cowden syndrome）和卡纳达-克朗凯特综合征（Canada-Cronkhite syndrome）相关的息肉，少数为散发性。

波伊茨-耶格综合征 少见的常染色体显性遗传病，表现为皮肤黏膜黑斑合并消化道息肉，又称黑斑息肉综合征。30%~50%患者有明显家族史，而散发病例的

突变率较低，约17%。

临床表现 为胃肠道的错构瘤性息肉，皮肤、唇和颊黏膜、手掌、指/趾及足底的色素沉着斑。色素斑多见于青春前期和青春期，青春期后可变浅或逐渐消退。患者发生胃肠道和子宫、卵巢、泌尿系统等非胃肠道恶性肿瘤的概率是普通人群的10~18倍，并随着年龄的增大，发病率明显增加。绝大多数P-J息肉是P-J综合征的一部分，多见于儿童及青年人。少数错构瘤性息肉为孤立性、散发性，不具有P-J综合征的其他特点。诊断P-J综合征的标准为符合下列4条中的任一条：①具有3个以上组织学确认的P-J息肉。②有P-J综合征家族史者，发生任何数量的P-J息肉。③有P-J综合征家族史者，出现明显的、典型的皮肤黏膜黑斑。④出现任何数量的P-J息肉，以及明显的、典型的皮肤黏膜黑斑。遗传学研究显示P-J综合征患者约半数存在*LKB1/STK11*基因的胚系突变。

大体形态 P-J息肉最好发于小肠（>90%），尤多见于空肠。息肉可单发或多发，大小0.5~5cm，息肉蒂大多短而粗，或广基，表面呈粗大分叶状。

镜下形态 在息肉的纤维结缔组织轴心中可见呈树枝状分支的平滑肌束，息肉表面被覆与该肠段相同的正常黏膜上皮和腺体，细胞分化成熟（图1）。约10%息肉上皮可伸入肠壁肌层（图2），甚至在肌层内形成黏液湖，易被误诊为腺癌。

预后 P-J息肉上皮可出现异型增生，甚至癌变，预后不佳。

幼年性息肉和息肉病 属错构瘤性息肉，在结肠中最常见，少数亦可发生于小肠。如肠内有

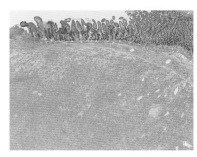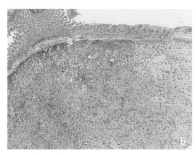

a. HE×40；b. CD34阳性（×40）。

图1 小肠炎性纤维性息肉

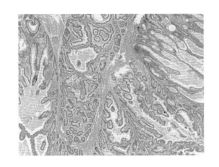

图 1　P-J 息肉（HE×40）

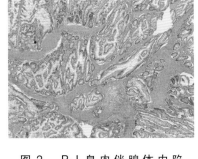

图 2　P-J 息肉伴腺体内陷
（HE×40）

多个与幼年性息肉组织相同的息肉，则称为幼年性息肉病，为常染色体显性遗传病。

　　临床表现　以小儿为多，但成年人也不少见。诊断幼年性息肉病的标准为符合下列 3 条中的任一条：①具有 5 个以上的结直肠幼年性息肉。②胃肠道各部位均发现幼年性息肉。③具有幼年性息肉病家族史者出现任何数量的幼年性息肉。遗传学研究显示，50%～60% 患者存在 SMAD4 或 BMPR1A 基因的胚系突变。

　　大体形态　息肉直径 1～3cm，多有蒂，表面光滑。有时息肉可因蒂扭转而发生自家切除并随粪便排出。切面可见大小不等囊腔，腔内充满黏液。

　　镜下形态　腺体分化成熟，部分腺体扩张呈囊状，内衬上皮受压变扁平或消失，囊内为黏液。间质充血水肿疏松，常伴有大量急、慢性炎症细胞浸润或纤维组织增生，尤以嗜酸性粒细胞浸润较明显。息肉表面常有糜烂，可见肉芽组织生长。

　　预后　部分息肉腺体可发生异型增生甚至癌变。幼年性息肉病发生结直肠癌的危险性为 30%～40%，发生上消化道恶性肿瘤的危险性为 10%～15%。此外，幼年性息肉病发展为胆道和胰腺

肿瘤的危险性也增加。

　　考登综合征　常染色体显性遗传病，表现为多器官错构瘤，又称 PTEN 错构瘤综合征。

　　临床表现　可发生多器官的错构瘤，其中最典型的是毛根鞘瘤。受累家族的成员发生乳腺癌、甲状腺癌的风险高。遗传学研究显示，多数患者存在 PTEN 基因的胚系突变，少数无 PTEN 突变者存在 SDHB 或 SDHD 基因突变。

　　大体形态　息肉类型多样，包括幼年性息肉样、脂肪瘤样、胶质神经瘤样和淋巴组织增生性息肉。

　　镜下形态　胃肠息肉多表现为混合的，其中以增生性息肉、错构瘤性/幼年性息肉、腺瘤和节细胞神经瘤为最常见的结肠息肉。也可见结肠肌壁内脂肪瘤。十二指肠的息肉以错构瘤和节细胞神经瘤和腺瘤为主。胃常有多发的息肉，以增生性息肉和错构瘤性息肉为主。

　　预后　患者患癌的风险增高，因而推荐定期筛查。

　　卡纳达-克朗凯特综合征　临床极为罕见的疾病，又称息肉-色素沉着-脱发-爪甲营养不良综合征。病因尚不清楚，但免疫抑制剂治疗有效，提示可能与自身免疫异常有关。

　　临床表现　以胃肠道多发息肉伴皮肤色素沉着、脱发、指（趾）甲萎缩等为主要特征。

　　大体形态　胃肠道息肉形态类似幼年性息肉，但多小而无蒂，但息肉之间相对平坦黏膜的形态也与息肉相似。

　　镜下形态　胃息肉多为增生性息肉，结肠多为幼年性息肉。

　　其他散发性错构瘤性息肉小肠也可发生与各种综合征无关的散发性错构瘤性息肉，息肉体积可很大，常导致肠梗阻或肠套叠。光镜下，息肉的成分与正常小肠组织无异，表面被覆的小肠腺体可有分支或结构变形，但无细胞异型性，息肉轴心的黏膜下层组织可见疏松的脂肪结缔组织和不规则平滑肌束，血管周围可见不规则增厚的平滑肌。

　　预后　将散发性错构瘤性息肉与错构瘤性息肉病综合征相关性息肉区分开的意义在于后者发生消化系统或其他系统肿瘤的风险更高，应进行相关检查和必要的随访。

（郑　杰）

xiǎocháng jīshàngpí cuògòuliú

小肠肌上皮错构瘤（myoepithelial hamartoma of small bowel）

由胚胎发育期间胰腺始基异位或胰腺化生导致的肿瘤。又称不完全分化型胰腺腺肌、腺肌症或前肠迷芽瘤。最常见于胃，小肠次之。常见引起肠套叠或肠道、胆道梗阻。大体见，类似子宫腺肌瘤，直径 0.6～6cm，灰白色，质韧，多数界限清楚，切面可见小囊腔。光镜下见，不规则排列的平滑肌束呈旋涡状围绕腺管，可伴有神经纤维增生。腺管结构被覆分化成熟的柱状或立方上皮，核均匀一致位于细胞基底部，部分腺管扩张，内含无定形

分泌物，腺管周围偶见胰腺腺泡。本病可继发与胰腺相同的疾病，如胰腺炎或胰腺癌。

（郑　杰）

shí'èrzhǐcháng xiàn'ái
十二指肠腺癌（duodenal carcinoma）　十二指肠发生具有腺样分化的恶性上皮性肿瘤。十二指肠是小肠腺癌最好发的部位，占小肠腺癌的40%～50%，并且发病率呈上升趋势。绝大多数发生在壶腹部，大体多呈息肉状或乳头状，且大部分病例发现含有腺瘤成分，提示系腺瘤癌变所致。组织学多为中分化腺癌（见小肠腺癌）。

（郑　杰）

xiǎocháng xiàn'ái
小肠腺癌（adenocarcinoma of small bowel）　小肠发生的具有腺样分化的恶性上皮性肿瘤。为小肠最常见的恶性肿瘤，占小肠全部恶性肿瘤的30%～50%，但发病率远远低于大肠癌，仅为大肠癌的1/50～1/40。慢性炎症，尤其是多年克罗恩病或乳糜泻是小肠腺癌发生的重要因素。肿瘤可发生于小肠的任何肠段，约半数发生于十二指肠，尤以壶腹部为多见；其次为距屈氏韧带30cm以内的近段空肠。回肠腺癌多位于末段。小肠癌亦可发生在梅克尔（Meckel）憩室。

临床表现　早期通常无症状，可因隐匿性出血导致贫血。随病变发展，可出现体重下降、胃肠道出血、穿孔、腹水，以及肠梗阻症状，如腹部绞痛、腹胀和呕吐。发生在壶腹部者还可引起梗阻性黄疸。

大体形态　分为息肉型、浸润型和缩窄型，并以后两者为常见。位于十二指肠的腺癌以息肉状或乳头状多见，远离壶腹部的肿瘤多呈节段性环状缩窄，并常造成不完全性肠梗阻，导致狭窄近端肠管明显扩张，约20%的肿瘤呈息肉样或蕈伞样。

镜下形态　与结直肠腺癌形态相似，但低分化腺癌较结直肠癌相对多见（图1a）。部分癌细胞呈帕内特（Paneth）细胞分化，部分可伴有神经内分泌细胞分化，尤以回肠段的腺癌为多见，但如神经内分泌分化部分不足肿瘤的30%时，则不宜诊断混合性腺神经内分泌癌。部分小肠腺癌可以呈黏液腺癌、印戒细胞癌或腺鳞癌形态。

辅助检查　结直肠腺癌免疫组化检测通常CK7⁻/CK20⁺，小肠腺癌组织表达CK20的同时，常不同程度表达CK7（图1b），可有P53的阳性表达（图1c）。另外在结直肠癌中高表达的AMACR（P504S）通常在小肠腺癌中不表达，有助于鉴别小肠肿瘤为原发性还是来自结直肠腺癌的转移。

预后　总体预后差，这与肿瘤常不引起明显临床症状，导致诊断时已达晚期有关。发生在壶腹部者则因较早出现临床症状、较早诊断并能及时手术切除而预后相对较好。预后相关因素包括肿瘤大小、浸润深度、有无脉管侵犯、是否侵犯邻近器官，以及能否手术切除。

（郑　杰）

xiǎocháng xiàn-lín'ái
小肠腺鳞癌（adenosquamous carcinoma of small bowel）　小肠原发的、同时具有腺体和鳞状上皮分化特点的恶性上皮性肿瘤。每种成分最少占整个肿瘤的10%。小肠原发腺鳞癌极为罕见，一般认为腺样和鳞状成分均来自隐窝底部的多潜能干细胞。光镜下见含有明确的腺癌及鳞癌两种成分，二者的比例各异，或一种占优势，或二者比例相等。腺癌成分和鳞癌成分均可表现为分化好、中分化和分化差的，但两种成分的分化程度并非一致。两种成分可相互分开而无联系，或相互混杂在一起。免疫组化与鳞癌和腺癌的表达相同。

本病应与鳞癌、腺癌伴有上皮鳞化及高度恶性分化差的黏液表皮样癌鉴别。预后与小肠腺癌

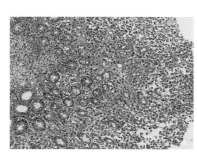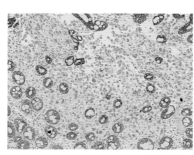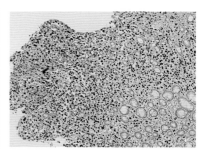

a. HE×100；b. CK 阳性（×100）；c. P53 阳性（×100）。

图1　十二指肠降部低分化腺癌

无明显差别。

(郑 杰)

xiǎocháng jiānbiànxìng'ái

小肠间变性癌（anaplastic carcinoma of small bowel）

小肠原发的由具有明显异型性肿瘤细胞组成的恶性上皮性肿瘤。又称小肠肉瘤样癌（图 1a）、多形性癌、癌肉瘤。极为罕见。平均发病年龄 57 岁，男性略多于女性。小肠的间变性癌主要发生于回肠和空肠，十二指肠少见。

大体见，肿瘤呈息肉样或内生性生长，常见出血和坏死。光镜下表现为单相或双相的形态特征。典型的双相型结构由上皮样和间质样细胞组成。卵圆形或多角形上皮样细胞可以成片状或腺样排列。间质样区域由梭形细胞组成，成片状、束状或杂乱地排列。有时该区域可能表现间变性的特征，出现非常奇异的肿瘤细胞并可见多核细胞，无明显腺样分化。免疫组化染色显示，75%的病例上皮样、间质样区域细胞角蛋白（CK）阳性（图 1b）。两种成分常显示波形蛋白（vimentin）局灶或弥漫阳性。部分病例可见神经内分泌标志物嗜铬粒蛋白 A（CgA）以及突触素（Syn）局灶阳性。

本病应与以下疾病鉴别：①原发或转移性胃肠道间质瘤：CD117 阳性但 CK 阴性。②平滑肌肉瘤：以恶性梭形细胞的成束增生为特征，如果分化不良，则组织学上难与间变性癌区分。平滑肌肉瘤的平滑肌肌动蛋白（SMA）和结蛋白（desmin）阳性，很少出现 CK 和上皮膜抗原（EMA）阳性。

本病恶性度极高，70%的患者在诊断后 2 个月至 3 年内死亡。

(郑 杰)

yízhí hòu xiǎocháng línbā zǔzhī zēngshēngxìng jíbìng

移植后小肠淋巴组织增生性疾病（post-transplant lymphoproliferative disorder of small bowel，PTLD）

实性器官、骨髓或干细胞移植后，受者小肠发生的淋巴细胞或浆细胞增生性病变。大部分的 PTLD 可能是由 EB 病毒（EBV）诱导的多克隆和单克隆 B 细胞增生所致。本病好发部位是淋巴结、移植器官、胃肠道和中枢神经系统，以小肠受累为主。约 30% 的 PTLD 表现为 EBV 阴性，此类 PTLD 在成年人更常见，且发病时间较 EBV 阳性型晚。

光镜下形态与发生于其他部位者一样，淋巴细胞形态具有从多形性到单一形态的发展过程，淋巴细胞群体可以是多克隆或单克隆来源。根据形态特点可分为早期病变（包括浆细胞增生和传染性单核细胞增生症样 PTLD）、多形性 PTLD 和单形性 PTLD，后者又可根据增生细胞类型分为单形性 B 细胞 PTLD、单形性 T 细胞 PTLD 和霍奇金淋巴瘤样 PTLD。90% 以上的 PTLD 为 B 细胞性，少数为 T 细胞性。实体器官移植后发生的 PTLD 中，增生的淋巴细胞绝大多数来自受体，而骨髓移植后发生的 PTLD 中，增生的淋巴细胞几乎均来自供体。约 80% 的病例原位杂交可检测到增生细胞中 EB 病毒编码的 RNA（EBER）。

本病的早期病变和部分多形性 PTLD 在降低免疫抑制剂应用量后可以消退。

(郑 杰)

xiǎocháng línbāliú

小肠淋巴瘤（lymphoma of small bowel）

发生于小肠的淋巴组织恶性肿瘤。以非霍奇金淋巴瘤最常见，其次是组织细胞肉瘤和霍奇金淋巴瘤。原发性小肠淋巴瘤约占胃肠道淋巴瘤的 30%，在小肠恶性肿瘤中居第二位。但在中东地区，小肠淋巴瘤的发病率占小肠恶性肿瘤的首位。在组织学类型上，胃肠道淋巴瘤中大多数为 B 细胞淋巴瘤，其中以弥漫大 B 细胞淋巴瘤和套细胞淋巴瘤（图 1）较为多见，少数为 T 细胞淋巴瘤，而原发性霍奇金淋巴瘤十分罕见。

临床症状随淋巴瘤种类不同而异。惰性淋巴瘤多表现为腹痛、体重下降和肠梗阻。侵袭性淋巴瘤多表现为大的腹部包块或急性肠穿孔。少数特殊类型的淋巴瘤，如免疫增生性小肠病、肠病相关性 T 细胞淋巴瘤可有长期脂肪泻

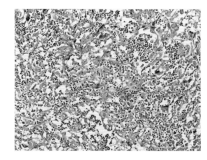

a. HE×100；b. CK8/18 阳性（×100）。

图 1　小肠肉瘤样癌

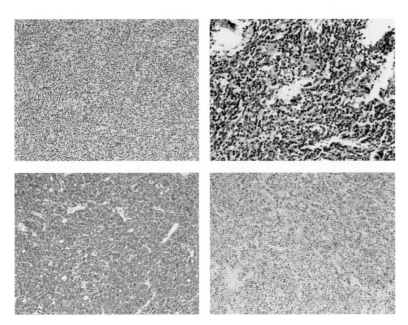

a. 回肠末端、降结肠与直肠部（HE×100）；b. 十二指肠部（HE×100）；c. CD20 阳性（×100）；d. Cyclin D₁ 阳性（×100）。

图1 套细胞淋巴瘤

或乳糜泻病史，约半数患者可有水肿、手足搐搦和杵状指。

大体见，肿瘤可发生于小肠任何一段，以回肠相对多见。内镜表现为黏膜增厚，皱襞粗大，呈脑回样外观，可伴有糜烂或溃疡。部分呈结节状或息肉状突起，有时整个肠管散布着无数息肉样小肿块，称淋巴瘤性息肉病。部分表现为局限性肿块。部分患者在诊断时已有局部肠系膜淋巴结受累、肿大。光镜下见，除少数肠道独特的淋巴瘤类型外，其他各种类型的小肠淋巴瘤的组织学形态和免疫表型与对应的淋巴结内淋巴瘤基本相同。

尽管胃肠道是结外淋巴瘤最常见的部位，但约10%的胃肠道外非霍奇金淋巴瘤在首诊时可累及胃肠道，因此诊断原发性胃肠道淋巴瘤时，需注意鉴别。另外小肠良性淋巴组织增生也可表现为多发小结节或息肉，组织学形态与惰性淋巴瘤有时较难区分，但免疫组化染色或聚合酶链反应

（PCR）可证实良性淋巴组织增生的淋巴细胞为多克隆性。

预后主要取决于淋巴瘤的类型，另外高龄、急性穿孔、多发性病灶也是不良预后因素。

（郑 杰）

xiǎocháng línbā zǔzhī zēngshēng

小肠淋巴组织增生（lymphoid hyperplasia of small bowel）

小肠淋巴组织的反应性增生性病变。表现为小肠淋巴组织的局限性反应性增生或广泛性结节状增生。局限性反应性增生多见于儿童，好发部位为回盲部，是引起儿童肠套叠的常见原因，广泛性结节状增生多见于各种原发性或获得性免疫缺陷综合征（AIDS）患者。本病多与感染或免疫介导的损伤（如炎性肠病）有关。内镜下可见多个小的结节状或息肉状隆起。光镜下见，增生的淋巴组织局限于黏膜层及黏膜下层，有明显的生发中心，淋巴细胞分化成熟，表面的肠绒毛结构可有变形、破坏。免疫组化染色可证实

增生的淋巴细胞为多克隆性。许多曾仅依靠形态学诊断为淋巴组织增生的病例，现已证实为低度恶性淋巴瘤，因此在诊断时应慎重。

（郑 杰）

xiǎocháng zhēnxìng zǔzhī xìbāoxìng línbāliú

小肠真性组织细胞性淋巴瘤（true histiocytic lymphoma of small bowel）

发生于小肠与成熟组织细胞形态和免疫表型相似的高度恶性肿瘤。真性组织细胞性淋巴瘤又称组织细胞肉瘤，约1/3病例发生在淋巴结，1/3发生在皮肤，其余病例可见于淋巴结外各个部位，其中以肠道最常见。多表现为孤立性肿块，常伴有发热、体重下降、皮肤病变、肝脾大和肠梗阻。通常形成溃疡型肿块。光镜下见，增生的细胞形态单一或有多形性，单个瘤细胞圆形、卵圆形，胞质丰富、嗜酸或泡沫状，部分细胞呈梭形。细胞核大，核形状不规则，常见大的多叶核。免疫组化染色显示，瘤细胞表达 CD68、溶菌酶、CD11c、CD14 等组织细胞标志物，不表达 B 细胞或 T 细胞特异性标志物。

（郑 杰）

chángbìng xiāngguānxìng T xìbāo línbāliú

肠病相关性 T 细胞淋巴瘤（enteropathy-associated T-cell lymphoma，EATL）

来源于肠道上皮内 T 淋巴细胞的肠道淋巴瘤。占肠道 T 细胞淋巴瘤的80%~90%，且一半以上的患者有乳糜泻病史，是大多数西方国家肠道 T 细胞淋巴瘤的主要类型。最常发生于空肠，并以近端多见，也有少数发生于胃或大肠。

病变较广泛且多发，呈斑块状分布，常形成溃疡，溃疡可以

单发或多发，但以多发者多见。光镜下见，瘤细胞常侵犯并破坏肠黏膜表面上皮，形成溃疡。溃疡底部散在或成片肿瘤细胞浸润肠壁全层，甚至肠系膜。也可单个或成簇侵入肠腺上皮，形成淋巴上皮病变。溃疡周围可见大量反应性中性粒细胞、嗜酸性粒细胞和组织细胞以及明显的纤维化。瘤细胞形态多样，以多形性中到大细胞最常见。瘤细胞核圆或多角形，空泡状，有明显核仁。部分病例可见明显的多形性间变细胞。肿瘤周围的肠黏膜常显示乳糜泻的特点，如上皮内淋巴细胞增多、绒毛萎缩及隐窝增生。

免疫组化染色显示，瘤细胞表达 CD3、CD7、CD103、T 细胞内抗原（TIA）、粒酶 B、穿孔素，部分表达 CD8、TCRβ，不表达 CD4、CD5 和 CD56。瘤细胞 TCRβ 和 TCRγ 呈克隆性重排。本病预后差。

（郑 杰）

miǎnyì zēngshēngxìng xiǎochángbìng
免疫增生性小肠病（immuno-proliferative small intestinal disease，IPSID）

广泛以小肠黏膜被异常淋巴细胞、浆细胞弥漫性浸润为特征的疾病。黏膜相关淋巴组织淋巴瘤的一个特殊亚型，又称地中海淋巴瘤或中东淋巴瘤。此型淋巴瘤是中东地区最常见的小肠恶性肿瘤，也是该地区小肠淋巴瘤中最常见的类型。

本病主要发生在 20～30 岁的青壮年。因瘤细胞质内及患者的血、尿中可检出单克隆性异常 α 重链免疫球蛋白，并常无轻链合成，故又称 α 重链病（α-HCD）。本病的发生可能与空肠螺旋菌感染有关，因此早期应用抗生素治疗，病变可消退。

病变多始于十二指肠及空肠近端，并向远端扩展。典型的发展过程可分为 3 个阶段：①A 期：内镜检查正常。光镜下表现为绒毛变粗，淋巴细胞、浆细胞弥漫性浸润，但局限于黏膜固有层内，可见反应性淋巴滤泡、淋巴上皮病变和小的滤泡旁透明细胞簇。此阶段病变对抗生素治疗有反应。②B 期：可见黏膜皱襞增厚，镜下肿瘤性 B 细胞呈结节状或带状浸润，并累及黏膜下层，细胞可有轻度异型性。此期应用抗生素治疗病变通常不可逆。③C 期：可见大的肿块，光镜下黏膜及黏膜下层出现大量体积较大的多形性淋巴样细胞和免疫母细胞，即已转化为弥漫性大 B 细胞淋巴瘤，瘤细胞常侵入肌层，致肠壁增厚。此时常伴有肠系膜淋巴结受累。免疫组化染色显示，瘤细胞表达 CD19 和 CD20，但不表达 CD5、CD10 和 CD23。

本病病程较长，很少向腹腔外器官扩散，故存活年限较长。早期应用抗生素能够治愈，晚期出现向高度恶性淋巴瘤转化，则预后较差。

（郑 杰）

jié-zhícháng qìshì
结直肠憩室（colorectal diverticulum）

结肠或直肠肠壁层局部向外膨出形成的袋状突出。分为先天性与后天性两种。①先天性：较少见，为发育异常，多发生于盲肠，常为孤立性。②后天性：较多见，且常为多发性，又称憩室病，好发于左半结肠，尤其是乙状结肠，多发生于 40 岁以上人群。后天性憩室有明显地域性分布倾向，北美、欧洲及澳大利亚常见。

病因可能与饮食因素有关，饮食中纤维摄入少，肠腔内粪便量少，导致肠壁肌肉节段性收缩，局部肠腔暂时性阻塞，并因此造成局部肠腔内压力升高，使黏膜疝入肌层薄弱处所形成的。多数患者无临床症状，常于无意中发现，小部分由于并发了憩室炎而出现临床症状。大体见，憩室大多位于系膜侧或侧壁，似烧瓶样形状，直径通常<1cm，腔内充满粪便或黏液。光镜下见，先天性憩室具有正常肠壁的 4 层结构。后天性憩室只含有黏膜层，外包以薄层外纵肌、浆膜和脂肪组织。组织学改变取决于是否有合并症发生。憩室邻近肠壁无明显异常。钡剂造影可确证。合并症包括出血、肠穿孔、瘘管形成、腹膜炎、肠梗阻和憩室周围脓肿等。憩室病可因反复的结肠周围脓肿、腹膜炎、粪便性腹膜炎、出血或肠梗阻而致死。

（朱茂德）

mángcháng qìshì
盲肠憩室（cecal diverticulum）

盲肠肠壁局部向外膨出形成的袋状突出。分为先天性与后天性两种。①先天性：为单个病灶，通常位于靠近回盲瓣的盲肠壁，多发生于较年轻者，常见于亚洲人，憩室壁具有正常的肠壁 4 层结构。②后天性：常多发，类似于左半结肠的憩室，且二者经常同时存在。

憩室主要并发症有出血、穿孔及憩室炎。无并发症者一般无症状，有的也可有模糊、隐约的腹部症状或下腹反复隐痛。憩室并发的出血一般较轻，偶尔由于其营养血管破裂，可发生大出血而需要手术处理。穿孔可导致肠周脓肿（或弥漫性化脓性或粪性腹膜炎），并进一步引流入邻近器官（膀胱及邻近肠管）形成瘘管，少数瘘管可累及肛周、阴囊、臀部、骶部等处。脓肿也可因机化后形成硬块，易与癌混淆。偶尔憩室内黏液破出可导致结肠旁黏液囊肿样病变。盲肠急性憩室炎可出现右下腹疼痛，类似于阑尾炎，两者难以区分。憩室炎症反复发作，可导致憩室底部及周围纤维化、肠腔狭窄及肠梗阻，X线检查酷似癌的征象。组织学表现同结直肠憩室。有并发症需手术切除病变肠管。

（来茂德）

先天性巨结肠 （congenital megacolon）

结肠或直肠壁内缺乏副交感神经节细胞导致肠管持续痉挛，近侧端肠管被动扩张和肥大的先天性肠道发育异常。又称希尔斯普龙病（Hirschsprung disease）。好发于男性，系由于乙状结肠下段或直肠上段肠壁肌间神经节细胞先天性缺乏或减少，致副交感神经节前纤维在肠内不能与神经节细胞成突触，并形成节后纤维，而由节前纤维进入肠壁，并增生遍布于肠壁各层。神经节细胞的缺如或减少，是由于胚胎发育中神经嵴迁移的失败或是局部神经元坏死所致。后者可因巨细胞病毒感染及恰加斯（Chagas）病引起，作为神经丛获得性异常的结果。

临床表现 常于出生后不久出现便秘、肠梗阻、腹部膨隆、胀气等表现，最重要的并发症是急性肠梗阻和坏死性小肠结肠炎。

大体形态 病变节段上端结肠异常扩张，肌层肥厚，结肠襞消失，肠腔口径比正常大数倍腔内常积有大量气体、粪便或粪石，而病变节段正常或相对狭窄。

镜下形态 病变节段肠壁两种神经丛及神经节细胞缺如或明显减少。局部神经丛被增生的杂乱的无髓神经纤维所取代。其累

及肠管的长度不一，70%～80%属短节段，仅局限于直肠或乙状结肠节段的数厘米肠段，20%～25%的病例有原癌基因 *RET* 的突变。还有少数病例累及的节段更短，称超短节段，以至于活检时易漏诊，称为带状神经节细胞缺失病，神经细胞斑点/片状缺如。部分病例为长节段病例，病变累及大肠的大部分或全部，甚至可扩展至小肠，临床仅表现为肠梗阻，而没有扩张。此外，约5%的病例整个肠段没有神经节细胞，称全肠神经节细胞缺乏病。长段病和全肠神经节细胞缺乏病常有家族聚集倾向，40%的长节段病变有 *RET* 基因的突变。

辅助检查 诊断多采用直肠吸取活检，连续切片，观察黏膜下神经丛中神经节细胞的改变；行乙酰胆碱酯酶染色可发现病变黏膜固有层及黏膜肌层酶活性明显增高；同时采用免疫组化方法，神经元特异性烯醇化酶（NSE）及 S-100 蛋白染色均可显示增生肥大神经纤维，而神经节细胞及其卫星细胞缺如，以及黏膜内分泌细胞数量相应明显减少。

（来茂德）

结直肠子宫内膜异位症 （colorectal endometriosis）

子宫内膜腺体和间质出现在结肠或直肠肠壁内的现象。最多见于乙状结肠和直肠。育龄女性多发，表现为便秘、腹痛及肛门直肠区疼痛、偶伴有腹泻，呈周期性变化。异位内膜最常出现于浆膜表面及固有肌层，并可扩展至黏膜下，少数可波及黏膜层。

大体见，病灶大小不一，大者直径达数厘米，质硬，境界不清。小者仅镜下可见。位于浆膜层者常伴明显纤维化，并可扩展

至系膜；黏膜及黏膜下者可形成息肉样肿块。光镜下见，病灶内可见特征性子宫内膜组织，由腺管及间质构成，伴局部新鲜及陈旧性出血、含铁血黄素沉积以及纤维平滑肌增生。腺管规则，无异型性，可见核下空泡或其他分泌性改变。表面肠上皮显示不同类型的炎症和溃疡性改变。异位的内膜腺体少数情况下可以发生肿瘤性改变，以子宫内膜样腺癌多见，也可以是米勒（Müller）腺肉瘤或子宫内膜间质肉瘤。

本病应与深部囊性结肠炎鉴别，主要区别在于子宫内膜异位具有内膜间质及线样排列的内膜细胞；在缺乏内膜间质时，鉴别较难。此外，肠镜活检时由于组织表浅，仅见隐窝脓肿和隐窝炎症，易误诊为缺血性肠病或克罗恩病和肠易激综合征。

（来茂德）

结直肠胃上皮异位 （colorectal heterotopic gastric epithelium）

结肠或直肠肠壁内出现胃体腺或胃幽门腺黏膜组织的现象。较罕见，发生部位以直肠距肛门 5～8cm 为主。临床以疼痛和便血为表现，内镜下见无蒂的息肉状物。异位的胃黏膜常包含主细胞、壁细胞和胃小凹细胞，胃内分泌细胞常缺如。胃上皮异位可与呼吸道上皮异位并存。可并发出血、溃疡，少数可发生与胃黏膜相同类型的肿瘤如幽门腺腺瘤，甚至是胃腺癌。

（来茂德）

结直肠黑变病 （colorecal melanosis coli）

结肠或直肠固有层内因吞噬黑色素样脂褐素物质巨噬细胞聚集而出现的一种黏膜色素沉着性病变。发病主要与服用

泻药，尤其是蒽醌类泻药有较强相关性，服药前大多有便秘、腹泻、腹痛、腹胀、肛门坠胀等症状。少数情况见于炎性肠炎或炎性肠炎无关的腹泻而未服泻药者。发生机制可能与肠上皮凋亡的增加有关。

病变累及全结肠，由远及近逐渐加深，常以盲肠升结肠明显；也可局限于某一处。病变不侵犯回肠黏膜，回盲瓣黏膜多不受累。直肠齿状线以下的肛管皮肤亦无色素沉着。少数患者可并发息肉甚至结直肠癌。

大体见，轻度病例，肠外观正常；严重病例，黏膜呈弥漫棕褐色，更严重者呈黑色。光镜下见，固有膜内巨噬细胞含有棕黄色色素颗粒，并可见浆细胞、淋巴细胞、嗜酸性粒细胞，少见中性粒细胞浸润。严重病例，这些含色素的巨噬细胞遍布于黏膜层内及黏膜肌下方，甚至在肠系膜淋巴中也可看到含有色素颗粒的巨噬细胞及色素颗粒。少数患者伴轻度腺体萎缩、腺瘤、结直肠腺癌等。由于淋巴滤泡、息肉、腺瘤及癌组织无色素沉着，局部呈灰白色，从而肠黏膜可呈现黑白相间的"星空"现象。这些色素颗粒行黑色素染色丰塔纳（Fontana）银染色阳性，铁反应阴性。

电镜可见黏膜固有层内可见巨噬细胞数量及体积均显著增加，胞质内含大量脂褐素，属于次级溶酶体一类。在其周围的结缔组织中也有大量脂褐素沉积，可能系巨噬细胞崩解所致。肠壁嗜银性神经元数量减少，残留神经元呈皱缩状，其突起也较少，施万细胞增多。

本病应与脂肪泻的棕色肠道综合征（蜡样质沉积）鉴别。脂肪泻是肠道平滑肌细胞核周围的色素沉着，呈棕褐色，肠黏膜固有层内无色素沉着。本病治疗原则去除导致黑变的诱因，恢复正常的排便。长期结肠、直肠黑变病者大肠癌发病率增高。

（朱茂德）

jié-zhíchán diànfěnyàng biànxíng

结直肠淀粉样变性（colorectal amyloidosis）

淀粉样物质沉积于结肠或直肠壁内，是系统性淀粉样变性在肠道的表现。临床表现为肠蠕动不良、溃疡、出血或假瘤形成。结肠镜下见，病变肠道无明显改变；部分可观察到与溃疡性结肠炎类似的表现，即黏膜水肿、糜烂、弥漫性黏膜发红及溃疡；有时还出现息肉样改变；少数严重病例可表现为肠壁增厚，甚至是与癌难以鉴别的隆起性溃疡。

原发性或骨髓瘤相关性淀粉样变性主要沉积在血管壁和固有肌层，继发性的主要沉积在固有膜和血管。根据 α_2 微球蛋白沉积的部位不同亦分为血管型和胃肠型两种类型。①血管型：表现为淀粉样物沉积在血管壁上，在苏木精-伊红（HE）染色下诊断困难，需要刚果红特殊染色协助诊断。②胃肠型：表现为淀粉样物质呈斑块状或弥漫性沉积于黏膜内、黏膜固有层及黏膜下层。严重者可累及肌层及神经丛。两型可同时存在。肠镜活检可获得确诊，但要求活检较深部的组织，组织包含黏膜下的血管。HE染色时，淀粉样物质呈均质粉红色半透明，围绕于细小动脉壁上，或呈斑块状或弥漫性沉积于黏膜层或黏膜下层。淀粉样物质在偏振光显微镜下表现为双折光苹果绿色，电镜下为直径 8～10nm 的排列紊乱的无分支纤维丝结构。

系统性淀粉样变性是持续进展难以治愈的疾病，尚无有效治疗，预后差。

（朱茂德）

jié-zhíchán chángniǔzhuǎn

结直肠肠扭转（colorectal volvulus）

结肠或直肠肠袢以其系膜为固定点沿系膜长轴扭转所致肠腔部分或完全闭塞及血供障碍的现象。肠梗阻常见的病因之一，好发于乙状结肠，并以老年男性居多；其次是盲肠，可发生于任何年龄，20～40 岁发病率较高。乙状结肠因肠管先天性过长，而系膜相对短，形成易扭转因素；盲肠因系膜较长导致活动性盲肠；当发生便秘和肠动力异常等导致结肠内容物急骤增加而诱发肠扭转，其他诱因如巨结肠、肠蛔虫团、肠肿瘤、肠粘连和体位姿势的骤然改变等。

临床表现 肠扭转引起机械性肠梗阻，一般认为 180° 为生理性扭转，多为单纯性肠梗阻；如整个肠段扭转至 360°，则多为绞窄性肠梗阻。盲肠扭转表现右侧腹部急性绞痛，伴呕吐、腹胀、不排气、不排便等典型肠梗阻症状。常在右中腹部或上腹触及压痛性肿块，可有不同程度的腹膜刺激征。横结肠扭转，多为功能性，表现为上腹部急性腹痛，待排气排便后好转。乙状结肠扭转者过去有多次左下腹部疼痛，排气排便后好转或有多年习惯性便秘的病史。急性发作时，左下腹绞痛伴恶心、呕吐，左下腹部可触及膨胀的肠袢，并有轻压痛，可有腹膜刺激征。

大体形态 急性完全性肠扭转造成血管闭塞引起肠梗死，继而发生肠坏疽。病变肠段外观紫绿色，肠管变粗，肠壁变脆。

镜下形态 肠壁全层广泛出

血、水肿和坏死。若肠道血管的非完全性闭塞其肠壁病变较多限于黏膜层，以黏膜出血、溃疡为主要表现。慢性肠扭转者造成慢性肠缺血，肠黏膜有大小不一、深浅不同的溃疡，肠壁出现明显的肉芽组织生长和纤维化。有时肠壁出血及坏死不甚明显，但可以见到含铁血黄素沉积。病变区伴有程度较轻的慢性非特异性炎症反应。

辅助检查　X线片为本病的重要检查手段，盲肠扭转时腹部平片可见右下腹部有充气或含液气平面的巨大肠袢，钡灌肠显示横结肠梗阻；乙状结肠扭转X线片上可见单个胀大的双袢肠曲，自盆腔延至左膈下，占绝大部分或呈鸟嘴形。

鉴别诊断　需与结肠癌鉴别：肠癌可表现低位肠梗阻，但病史都较长，无突然腹痛史，且肿块较坚硬，边界清楚。而结肠扭转为膨胀的肠管，触诊时质地较软，边界不清，较易区别。通过钡剂灌肠可以确诊。此外，肠扭转还需与结肠套叠鉴别：回肠套入盲肠多见，且可延至乙状结肠，发病急，呈低位肠梗阻表现，多发生在5~6个月的婴儿，症状为阵发性哭闹、恶心、呕吐，有果酱样大便，触诊右下腹部空虚，右上腹部腊肠样肿块。钡剂灌肠可见钡剂呈杯口状阴影即可诊断。成年人慢性肠套叠，多为肿瘤引起，较少见。

（来茂德）

jiézhícháng ruǎnbān

结直肠软斑 （colorectal malakoplakia）

结肠或直肠肠壁内出现软斑细胞为特征的慢性炎性病变。软斑为罕见的慢性肉芽肿性疾病，好发于泌尿道，尤其是膀胱；泌尿系统外者以结肠最为常见。临床和影像学常误诊为肿瘤。男女发病率类似，大多发生于成年人，也见于婴幼儿，胃肠道受累是儿童软斑病最常见的表现。

临床成年人表现为腹泻、腹痛；儿童则表现为发热、厌食、血性腹泻和营养不良。病因及发病机制不清，可能是巨噬细胞对革兰阴性细菌的一种异常反应。大体见，病变呈息肉样结节状或斑块状隆起，病变早期肿块质地较软，色灰黄；病变晚期肿块隆起，中央凹陷，边缘不规则，切面呈灰白色。光镜下见，肿块呈局灶或弥漫多结节样，结节由巨噬细胞构成，细胞体积大，胞质丰富呈嗜伊红，称为冯·汉泽曼（von Hansemann）细胞。有时可见具有诊断性特征的米凯利斯-古特曼（Michalis-Gutman）小体，直径2~10μm，核心为糖脂，外层为含铁及钙的矿物质。病灶周围可见其他非特异性炎症细胞浸润。软斑病可作为溃疡性结肠炎的并发症，也可以作为腺瘤性息肉间质的局部改变，或伴腺癌而发生，与结直肠癌的发生有一定联系。

（来茂德）

kuìyángxìng jiéchángyán

溃疡性结肠炎 （ulcerative colitis）

原因不明的结肠慢性非特异性炎性病变。病因涉及环境因子与遗传易感性的相互作用。患者血清中常有自身抗体，有些还伴有免疫病，如类风湿关节炎。病变主要累及直肠者，可有高浓度IgE的浆细胞存在于黏膜固有层，且对抗组胺药物有较好的反应。提示与免疫损伤、超敏反应有关。本病好发于21~30岁，第二年龄高峰为50~70岁。欧美人群发病率约1%。

临床表现　便血、痉挛性腹痛、腹泻、贫血及低钾低蛋白血症等。

大体形态　病变几乎都累及直肠，约1/3可继续向近端结肠扩展并局限于乙状结肠及降结肠，1/2以上累及近端横结肠或甚至累及整个结肠节段。约1/3可累及回肠末端，一般不超过回盲瓣10cm。病变特点依发展的不同阶段而异，①急性期：黏膜弥漫性充血，呈暗红色，常伴有点状或斑块状出血，并可见大小不等的浅溃疡，呈不规则地图状。②较晚期：病变呈现广泛潜掘状溃疡，致使黏膜桥形成。随病变进一步发展，损伤与修复反复进行，可见炎性息肉形成，高出黏膜面，无蒂或短蒂，呈红色结节状，一般较小，多发（图1）。若息肉持续发展可形成指突状外观（丝状息肉）。③炎症消散期或非活动期：黏膜正常或呈扁平颗粒状，黏膜皱裂消失，缺少溃疡，可有少量息肉持续存在，严重病例也可表现为肠管纤维化导致肠腔瘢痕性缩窄，肠管短缩。倘若累及回肠节段，则该段肠腔非但不狭窄，反而显示扩张。

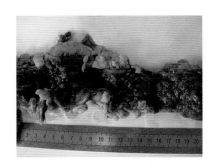

图1　溃疡性结肠炎大体观

镜下形态　本病特点是在同一局部所取的标本组织学改变相似，与克罗恩（Crohn）病不同。早期急性病变为非特异性，炎症局限于黏膜及黏膜下层，表现为血管扩张、充血，黏膜固有层有大量中性粒细胞、淋巴细胞及浆细胞浸润。黏膜表面上皮及腺窝上皮退变伴中性粒细胞浸润，并聚集于腺腔内形成腺窝脓肿（图2）。许多腺窝脓肿可相互融合并向肠腔破溃形成大小不一、形状不规则的浅表溃疡。后期溃疡开始愈合，并可出现炎症性息肉。息肉主要由肉芽组织构成，其内黏膜结构紊乱，腺窝延长、扭曲，呈复杂分支状。继急性期之后炎症开始消退，急性炎症细胞减少，特别是腺窝脓肿减少乃至消失，固有层内慢性炎症细胞持续存在伴血管充血及纤维组织增生，黏膜上皮细胞出现再生现象，表现为胞核拉长、核仁增大、核分裂增多、核质比增大以及胞质黏液丧失、杯状细胞减少，并出现黏膜结构的紊乱，如腺窝分支、不平行排列或腺窝短缩（图3）。腺体基底部与黏膜肌之间有黏膜固有层分隔，并可见淋巴小结及浆细胞浸润。腺窝上皮还可出现帕内特（Paneth）细胞、幽门腺或灶性鳞状上皮化生以及增生的内分泌细胞。此外，黏膜也可出现脂肪组织，腺窝底部固有膜可纤维化（长病程）。反复发作时可见急性期及消退期混合性病变。根据病程及组织学特点分为急性结

肠炎、消退期的慢性非活动性结肠炎以及复发期的慢性活动性结肠炎3种。此外，严重型及暴发型病例，病变可累及肠壁全层，黏膜广泛溃疡，大量炎性渗出物进入肠腔以及肠壁内肌间神经丛受破坏从而导致中毒性肠扩张（中毒性巨结肠）、肠穿孔。黏膜肌肥大，黏膜下动脉呈闭塞性动脉内膜炎，以及浆膜下可有轻度纤维化。

鉴别诊断 本病为非特异性，必须综合临床、X线及形态资料，排除其他炎症性疾病后方可做出确诊。形态学上下列表现有利于本病诊断：①直肠受累，结肠及阑尾也有不同程度受累。②病变呈弥漫性连续性，而非节段性跳跃式或局灶性。③炎症局限于黏膜及黏膜下层。④活动期可见腺窝脓肿形成。⑤腺窝排列紊乱或

呈不规则分支状。⑥黏膜上皮杯状细胞减少。⑦黏膜固有层慢性炎症细胞，特别是浆细胞浸润及淋巴小结形成。

此外必须与下列疾病鉴别：①感染性结肠炎：这类结肠炎为自限性，急性期病变与溃疡性结肠炎早期病变相似，但发病3周后活检则较易鉴别，此时慢性溃疡性结肠炎可出现黏膜腺窝萎缩及分支状改变、帕内特细胞化生、黏膜表面绒毛状改变、固有膜淋巴细胞及浆细胞浸润以及淋巴小结形成；而急性自限性结肠炎则除具有各自形态特点外，无上述改变。②缺血性肠炎：常发生于年龄大者，病变局限，一般不累及直肠，以结肠脾曲最为好发，亦无上述形态学改变，而表现为高度充血及严重出血，黏膜表层坏死，炎症反应较轻。③阿米巴

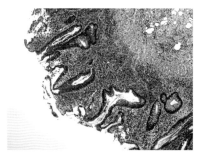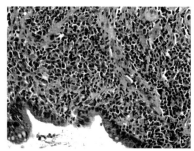

a. 低倍（×40）；b. 高倍（×200）。
图3 溃疡性结肠炎合并癌（HE）

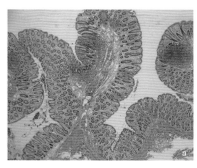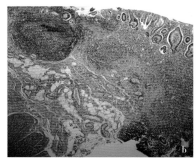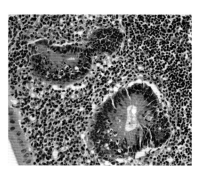

a. 急性期（×40）；b. 缓解期低倍（×40）；c. 缓解期高倍（×200）。
图2 溃疡性结肠炎（HE）

结肠炎：可见有潜掘状溃疡，但溃疡之间为正常黏膜，溃疡较深，底部可找到阿米巴滋养体。④克罗恩病（表1）：肠管分段活检表现为直肠阴性而其他肠道病变干呈节段性、跳跃式分布，或有非干酪性肉芽肿发现则可确诊为克罗恩病，而直肠受累并呈弥漫性结肠炎表现则是溃疡性结肠炎。

并发症和预后　溃疡性结肠炎系全身性疾病，患者可伴随着出现肝胆道病变，表现为肝脂肪变、肝脓肿、肝硬化、硬化性胆管炎、胆管周围炎、偶可伴有胆管癌。此外在消化管外可出现关节炎、眼色素层炎以及局限性韦氏（Wegener）肉芽肿。肠道局部并发症有：①中毒性肠扩张：溃疡性结肠炎急性期的严重事件，由于大量液体进入肠腔，肠壁变薄，最终可导致穿孔、弥漫性腹膜炎及脓肿形成。②肠狭窄：由于肠壁纤维化、炎性息肉形成以及黏膜肌肥大增厚等所致，常发生于病变严重而广泛分布的病例。③继发感染：最常的病菌为沙门菌及难辨梭状芽孢杆菌，应用大剂量皮质类固醇及其他免疫抑制剂可继发单纯疱疹病毒及巨细胞病毒感染。④结肠癌（图3）：本病发生肠癌的机会明显增加，并且与病变波及范围及病程长短有密切关系。

广泛性结肠炎的癌发生率高达15%，局限于左半结肠者癌发生率为5%。在广泛性结肠炎10年后，每增加1年病程癌的发生率增加1%~2%。约90%伴癌的病例有黏膜上皮的异型增生，这种异型增生通常发生于平坦萎缩的黏膜，严重者可有肿块形成。缺乏异型增生并不能确保没有癌存在。异型增生约发生在癌变前7年，可分为轻度、中度和重度异型增生，常表现为绒毛状或结节状生长。但需与再生性修复出现的上皮异型性区别，后者核的改变类似于轻度异型增生，但固有膜有大量中性粒细胞浸润。因此，在炎症活跃的区域出现的细胞轻度异型性，一般不作为异型增生诊断。此外，当黏膜超过通常活动性结肠炎所见的改变，但仍不足于肯定诊断异型增生的，形态上表现为组织结构有明显绒毛状乳头状结构，胞核一致性增生称为不能确定的异型增生。对广泛性溃疡性结肠炎病程在8年以上的，必须作定期结肠镜检查。此外，若活检取自平坦黏膜，无异型增生者，需定期随访；若疑为异型增生或轻度异型增生者必须再做活检；若活检证实为重度异型增生，应考虑作结肠切除术；倘若样本取自肉眼观有病变的区域，对可疑异型增生者应重复活检，而出现轻度或重度异型增生者亦均应考虑结肠切除。

（来茂德）

quán jiéchángyán

全结肠炎（pancolitis）　炎症累及全结肠。最常见于溃疡性结肠炎，少数情况下暴发性克罗恩（Crohn）病和其他类型的结肠炎如病毒性、细菌性、真菌性及缺血性者均可累及全结肠。病理表现除了病变广泛外，炎症程度也较重，常有并发症。

（来茂德）

quēxuèxìng jiéchángyán

缺血性结肠炎（ischemic colitis）　各种原因导致结肠缺血所引起的继发性结肠炎性病变。缺血可由动静脉阻塞、低血压引起的

表1　溃疡性结肠炎与克罗恩病的形态学鉴别

病变	溃疡性结肠炎	克罗恩病
肉眼观		
好发部位	左侧结肠为主	末端回肠及右侧结肠为主
累及直肠	几乎都受累	不一定受累
病变分布	连续性	节段性，跳跃式
溃疡	针尖样或不规则形浅溃疡	口疮样或纵行裂隙样深溃疡
鹅卵石征	少见	多见
假息肉	多见	少见
显微镜下		
血管扩张	明显	不明显
淋巴管扩张	无	常见
黏膜及黏膜下水肿	不明显	很明显
炎症累及深度	黏膜及黏膜下浅层	肠壁全层
淋巴细胞聚集	少见	多见
隐窝脓肿	多见	少见
结节病型肉芽肿	无	多见
裂隙状溃疡	无	多见
上皮黏液分泌	明显减少	不减少
杯状细胞数量	明显减少	不减少
帕内特细胞化生	多见	罕见
上皮不典型增生	可见到	罕见

低灌流、血管炎、胰腺炎、放射损伤、类癌以及滥用可卡因等引起。动脉阻塞主要由动脉粥样硬化，少数由于栓塞引起；静脉阻塞大多为机械性阻塞，也可由于外科手术创伤、局部炎症以及血液凝固性增加等形成的血栓所致；类癌转移至肠系膜淋巴结后可导致动脉内膜和外膜纤维硬化；胰腺炎可导致系膜静脉阻塞，供应横结肠的动脉受损；可卡因大量应用可引起血管痉挛导致致死性或一过性缺血。典型患者多在 60 岁以上。

临床表现 主要表现为腹痛及血性腹泻，在慢性期可发生肠狭窄。

大体形态 早期急性缺血表现为黏膜及黏膜下层高度充血及出血，继而出现梗死及溃疡，也可由于黏膜及黏膜下层局灶性高度水肿而形成息肉样隆起。随缺血加重，固有肌层梗死并可伴穿孔。亚急性缺血者溃疡处渗出物形成假膜。慢性缺血可导致梭形缩窄，其境界清楚并常发生于脾曲（上下肠系膜动脉供血区交界处）。缩窄区黏膜缺损、溃疡形成伴肉芽组织增生。

镜下形态 早期黏膜及黏膜下层高度充血、水肿及出血；继而黏膜呈凝固性坏死。黏膜轮廓仍保存，可见影细胞及影腺窝结构。假膜则由坏死组织、纤维蛋白及血液构成，与假膜性肠炎较难区分。当缺血扩展至固有肌时，肌层可出现凝固性坏死，核固缩直至完全消失，胞质呈嗜酸性改变（图1）。愈合期，再生上皮呈扁平状，以后变为立方直至柱状，核染色质增加，有多个核仁。固有膜及黏膜下层可见含铁血黄素吞噬细胞。间质纤维组织增生，尤其以黏膜下层最为显著，可扩

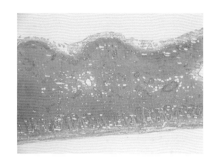

图 1　缺血性结肠炎（HE×40）

展至固有肌层，呈分支状插入。

鉴别诊断 本病与急性暴发性溃疡性结肠炎鉴别点在于缺血性坏死可见影细胞及影腺窝结构，而溃疡性结肠炎则无；与克罗恩病区别较困难，黏膜及黏膜下层出血或含铁血黄素沉积以及假膜形成则有利于缺血性结肠炎诊断；而黏膜下层及其深部以及浆膜下层淋巴小结出现则有利于克罗恩病诊断；缺血性病变见于 60 岁以上个体，而克罗恩病一般发生于 20~40 岁，缺血性病变较少累及回肠末端。与假膜性结肠炎的鉴别是后者假膜呈蘑菇样外观，假膜下腺窝扩张，而缺血性结肠炎假膜呈均匀片状。

（朱茂德）

gěngzǔxìng jiéchángyán

梗阻性结肠炎（obstructive colitis）

发生于梗阻近侧端肠管的结肠非特异性溃疡性病变。是缺血性结肠炎的一种类型。梗阻性病变通常为癌或憩室病，发病机制尚不清楚，可能与肠腔压力增加导致的缺血以及肠内菌丛紊乱有关。患者多为老年女性，常患有高血压、糖尿病。临床表现为肠梗阻。大体见，肠黏膜溃疡或呈小而浅，境界清楚，大者直径可达 2cm，或相互融合形成环形溃疡。有时可出现小的息肉。病变肠管与梗阻病变间有正常结肠

节段相隔。光镜下见，溃疡为非特异性，局部由肉芽组织及炎症细胞构成，溃疡深者可累及黏膜下层、肌层，并可导致穿孔。

（朱茂德）

fēi tèyìxìng xìjūnxìng jiéchángyán

非特异性细菌性结肠炎（non-specific bacterial colitis）

由多种细菌感染引起的急性自限性的结肠炎性病变。又称急性自限性结肠炎、急性感染性结肠炎。由感染因子，特别是空肠弯曲菌、大肠埃希菌、沙门菌及志贺菌属引起。约半数病例可检出这些致病菌。

临床表现 突然起病，出现血便和腹泻。病原体可产生两类毒素：肠毒素和细胞毒素，前者促使腺窝上皮液体分泌增加而导致腹泻，后者则导致细胞损伤与死亡。表现为急性水泻及痢疾（急性或慢性血性腹泻），痢疾则由志贺菌属，也可由大肠埃希菌以及沙门菌属（Salmonella）引起。还可出现里急后重、发热、不适及腹绞痛。

内镜下形态 肠黏膜呈普遍性或斑块状红斑，酷似炎性肠病表现。口疮样溃疡也可见到，广泛溃疡则少见，仅在重度痢疾或肠出血性大肠埃希菌感染时出现。由志贺菌感染引起者，直肠最常受累，其次为乙状结肠，少数可累及整个结肠及末端回肠。病变初期为弥漫性连续性病变，恢复期则呈斑块状，其间有正常黏膜相隔。病变早期黏膜肿胀苍白，血管纹理消失，严重者则使管腔狭小。继而出现溃疡、散在淤点及黏膜脆性增加。溃疡通常较小，呈分散的星状或匐行状，偶尔呈线状或口疮样。约 20% 致死性病例可见假膜形成。由肠出血型大肠埃希菌引起的病变主要累及右

半结肠，内镜显示黏膜红斑、水肿、出血、糜烂、溃疡和假膜形成。切除的标本可见斑块状浅溃疡或表现为重度弥漫性结肠炎改变，有广泛溃疡及假膜，黏膜和黏膜下水肿以及管腔狭窄。

光镜下形态 病变初起肠黏膜充血、水肿、出血，固有膜中性粒细胞、淋巴细胞及嗜酸性粒细胞浸润。炎症细胞可累及腺窝并形成腺窝脓肿。随后病变逐渐局限化，中性粒细胞数量逐渐减少，上皮出现再生现象，发病后10天左右炎症渐消散，黏膜结构逐渐恢复正常。由志贺菌引起者显示黏膜水肿、充血、灶性出血、腺窝增生，杯状细胞减少以及多形核白细胞浸润，微小溃疡形成。有时可见腺窝脓肿及毛细血管血栓形成。由大肠埃希菌引起者显示中性粒细胞浸润，水肿以及类似于缺血性结肠炎及假膜性结肠炎的改变。即缺血性改变包括黏膜上皮丢失或变扁平，固有膜均质化，炎症细胞稀少。

鉴别诊断 本病与慢性溃疡性结肠炎的鉴别在于后者临床上呈慢性经过，腺窝表现为结构异常（分支状、变形及萎缩）以及固有膜底部有明显浆细胞浸润以及病变呈弥漫性分布。与克罗恩（Crohn）病鉴别在于后者临床呈慢性经过，炎症呈局灶或斑块状分布，黏膜炎症病变以下半部为主，伴溃疡及肉芽肿形成。

（来茂德）

guòmǐnxìng jiéchángyán

过敏性结肠炎（allergic colitis）
因摄入外源性蛋白质后由免疫介导反应导致的结肠炎性病变。绝大多数累及婴幼儿，尤其是<6个月龄婴儿，很少发生于成年人。病因可能与食物，特别是对牛奶过敏有关。临床表现有便血及腹

泻、血中嗜酸性粒细胞计数增多（10%～20%）及 IgE 轻度增加。发生在结肠者病变一般较轻，通常无明显异常，偶可见散在斑点及黏膜糜烂。直肠活检镜下显示黏膜水肿，固有层有大量嗜酸性粒细胞浸润，表面上皮及腺窝呈局灶性损伤，细胞变性坏死伴嗜酸性粒细胞浸润。较严重病例，嗜酸性粒细胞可浸润至黏膜肌及黏膜下层浅部。

（来茂德）

jiāoyuánxìng jiéchángyán

胶原性结肠炎（collagenous colitis） 一组以慢性水样泻为临床特征，内镜和 X 线检查正常，组织学显示结肠黏膜固有层淋巴细胞浸润及上皮下胶原厚度明显增厚的临床病理综合征。病因不明，好发于中老年女性，临床表现为长期水泻。1976 年，由林德斯特伦（Lindstrom）首次报道。内镜和影像学检查多正常，大体见，黏膜外观无明显异常，光镜下见，黏膜上皮下基底膜区胶原板明显增厚（>10μm，正常约5μm）（图1），腺窝结构正常，黏膜固有层及上皮层内淋巴细胞数量增加，部分可有上皮变性和脱落，以及帕内特（Paneth）细胞化生。胶原纤维带为Ⅲ型胶原强阳性，而正常的基底膜为Ⅳ型胶原、层粘连蛋白和纤连蛋白阳性。临床经过良好，镜下改变可以消

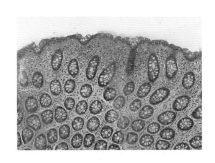

图 1 胶原性结肠炎（HE×100）

退。曾有个例报告伴有结肠癌。

（来茂德）

línbāxìbāoxìng jiéchángyán

淋巴细胞性结肠炎（lymphocytic colitis） 以慢性水样泻为临床特征，内镜和 X 线检查显示正常，仅在光镜下见到黏膜上皮有淋巴细胞浸润的结肠黏膜炎性病变。又称光镜下结肠炎，首先由柏-林（Bo-Linn）等于 1985 年报道。本病和胶原性结肠炎临床表现一样，好发于中老年女性，症状为反复水泻。并可伴有自身免疫现象，如类风湿关节炎和乳糜泻等。病理学上两者亦有相似性：大体无明显改变，光镜下见肠黏膜呈局灶性炎症，黏膜固有层淋巴细胞浸润，上皮层内淋巴细胞明显增加。不同的是淋巴细胞性结肠炎缺少增厚的胶原层。淋巴细胞性结肠炎上皮内淋巴细胞CD3、CD8 阳性。与慢性结肠炎的重要鉴别点是本病腺窝结构正常，无萎缩或分支状等异常，上皮也不出现帕内特（Paneth）细胞化生等改变。

（来茂德）

shìsuānxìbāoxìng jiéchángyán

嗜酸细胞性结肠炎（eosinophilic colitis） 以结肠肠壁弥散性或局限性嗜酸性粒细胞浸润为特征的炎性病变。是嗜酸细胞性胃肠炎累及结肠。约90%患者外周血中嗜酸性粒细胞增多，血 IgE 增高，红细胞沉降率增快，组织学上以肠壁全层疏松水肿，大量嗜酸性粒细胞弥漫性浸润为特征。嗜酸性粒细胞的密度可＞60/10HPF。黏膜上皮出现变性、坏死、增生等损伤和修复性改变。绒毛萎缩程度与嗜酸性粒细胞浸润的多少呈正相关。少数病例嗜酸性粒细胞同时或主要侵及肌层及浆膜层，可致肠壁增厚、僵硬，

肠腔变窄，造成不全肠梗阻（肌层型），也可伴有嗜酸性腹膜炎及腹水（浆膜型）。有的可见到肠壁的血管炎及坏死性肉芽肿等改变。肠系膜淋巴结表现为反应性增生性改变，同时伴有多少不等的嗜酸性粒细胞浸润。需注意，当结肠活检标本中见到大量嗜酸性细胞时，应对其进行寄生虫检查，尤其是类圆线虫。

（来茂德）

jiǎmóxìng jiécháng yán
假膜性结肠炎（pseudomembranous colitis）

难辨梭状芽孢杆菌引起的以渗出的纤维蛋白和坏死物质形成假膜为特征的结肠炎性病变。多数有大量使用林可霉素及克林霉素等抗生素的病史。病变肠呈暗紫色，肠腔扩张，内含血性内容物。大体见，肠黏膜表面多发性、境界清楚的黄色斑块，斑块间为正常黏膜。斑块大小不一，自点状至直径3cm不等。右半结肠病变最严重，乙状结肠及直肠病变通常很轻，终末回肠也很少受累。斑块表面附有多量黏液。

光镜下见，病变局部黏膜表面上皮及腺窝上皮不同程度坏死，溃疡形成，溃疡表面附着有大量纤维蛋白、黏液及中性粒细胞等渗出物所形成的，形似蘑菇云样假膜（图1）。残存腺窝扩张，充满黏液及炎性渗出物。严重病例，假膜下方黏膜可完全坏死。黏膜固有层毛细血管明显扩张充血，中性粒细胞浸润，偶可见毛细血管血栓形成。黏膜下层明显水肿伴淋巴细胞及浆细胞浸润。偶也可见毛细血管血栓、纤维蛋白性渗出物及出血。假膜外黏膜可类似于感染性结肠炎改变，表现为水肿、充血及中性粒细胞浸润。

本病应与缺血性结肠炎、非特异性细菌性结肠炎、黏膜脱垂、阿米巴以及巨细胞病毒感染引起的病变鉴别。由志贺菌及肠出血性大肠埃希菌引起的细菌性结肠炎也可形成类似假膜，但不具有本病所见的假膜特点，周围更常表现为感染性或缺血性结肠炎的改变，大肠埃希菌O157∶H7引起的是血性腹泻，而不像假膜性结肠炎表现为水泻。缺血性结肠炎形成的假膜无明显特征性，通常为弥漫性片状分布并局限于缺血区，并非假膜性结肠炎所见的呈散在多发性斑块。黏膜固有层及黏膜下显示高度充血及出血，而炎症细胞很少。黏膜脱垂或孤立性直肠溃疡综合征可出现表面溃疡及渗出物，类似于假膜，但溃疡及其周围黏膜常伴有腺窝增生、绒毛状改变，固有膜平滑肌插入。

（来茂德）

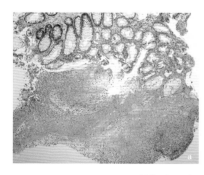 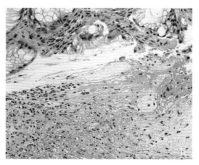

a. 低倍（×40）；b. 高倍（×100）。

图1 假膜性结肠炎（HE）

xīnshēng'ér huàisǐxìng xiǎocháng-jiéchángyán
新生儿坏死性小肠结肠炎（neonatal necrotizing enterocolitis，NEC）

多种原因引起的肠黏膜损伤，使之缺血、缺氧，导致小肠和结肠发生弥散性或局部坏死的疾病。主要见于早产儿，在生后1周内发生，表现为腹胀、肠鸣音消失、排出少量血便。这种病变也可作为先天性巨结肠的一种并发症。少数病例发生在腹主动脉血栓形成之后，缺血是一个重要的危险因素。总病死率20%～30%。病理学改变为缺血性肠炎，最常累及末端回肠和右半结肠，黏膜坏死脱落，且肠壁内出现含气囊肿。可见到各阶段的损伤和修复改变。可并发肠穿孔。腹部X线平片可见肠壁、腹腔和肝门静脉分支中有气泡。当发生肠狭窄时，病变可类似于结肠癌。

（来茂德）

ā'mǐbā jiéchángyán
阿米巴结肠炎（amebic colitis）

溶组织阿米巴原虫寄生于人体结肠壁内所引起的结肠炎性病变。特点为组织溶解形成的烧杯状溃疡。

发病机制 感染途径系通过被包囊污染的食物及饮料经口进入消化道，包囊入小肠后，经肠道消化液作用，囊内四核阿米巴继而脱囊而出，并分裂成4个单核的阿米巴小滋养体，倘若人抵抗力强时，小滋养体停止活动，形成包囊随粪便排出体外成为传染源。当人体抵抗力降低时，小滋养体可侵入肠壁。小滋养体直径3～12μm，侵入肠壁后吞噬红细胞，转变为大滋养体，并分裂繁殖，破坏肠壁导致肠壁病变及溃疡形成。

临床表现 肠阿米巴病主要

侵犯大肠，最常累及盲肠及升结肠，其次为直肠、乙状结肠及阑尾，偶可见于回肠末端，其他部位则更罕见。

大体形态 急性早期，肠黏膜表面形成多数灰黄色隆起性小病灶，中央可见针头大小点状坏死或溃疡，随着病变进展，溃疡逐渐扩大并向纵深发展，可累及肌层甚至浆膜层。相邻溃疡互相融合形成大而不规则形地图状溃疡，溃疡口小底大呈烧瓶状，边缘呈潜掘状。溃疡间还可形成"隧道"相互沟通，其间黏膜桥可因缺血而坏死、腐脱，致溃疡进一步扩大。溃疡间黏膜一般属正常外观。慢性期，病变肠壁明显纤维性增厚，变硬并导致肠腔狭窄，有时由于局限性增厚形成瘤样肿块，称阿米巴肿，临床上可误诊为大肠癌、肠结核等。

镜下形态 病变局部组织呈液化性坏死，坏死区呈无结构淡红色，周围组织炎症反应轻微，仅可见少量淋巴细胞及巨噬细胞浸润，若继发感染则可见多量中性粒细胞浸润。溃疡边缘坏死组织与活组织交界处或活检组织黏膜表面黏液层中常可见零星或成群的阿米巴滋养体，呈圆形或卵圆形，直径 $20 \sim 40 \mu m$，核小而圆，胞质嗜碱性，可含有空泡及被吞噬的红细胞，滋养体胞膜清楚，周围常有环形空晕。慢性期，除溃疡性病变持续存在外，病变肠壁，特别是阿米巴肿处显示活跃肉芽组织增生及纤维瘢痕形成。

诊断与鉴别诊断 诊断主要根据在病灶中找到阿米巴滋养体。巨噬细胞有时与阿米巴难以区别，两者均可吞噬红细胞，均呈过碘酸希夫（PAS）染色阳性。但巨噬细胞淀粉酶消化后 PAS 染色仍呈阳性，而阿米巴则呈阴性。此外，阿米巴胞核较小、胞膜较厚且周围有空晕亦可鉴别。阿米巴滋养体还应与结肠小袋虫（*Balantidium coli*）鉴别，此虫较溶组织阿米巴大得多，有一个大核，染色深而均匀。

并发症和预后 阿米巴滋养体可随静脉血回流至肝，形成单发或多发性阿米巴肝脓肿。脓肿可破入腹腔，或与横膈粘连后破入胸腔和肺，于肺内形成阿米巴肺脓肿。其他还有肛门周围阿米巴性溃疡或肉芽肿、多发性关节炎和长期慢性阿米巴痢疾所引起的肠壁纤维化甚至肠狭窄。

（来茂德）

jùxìbāo bìngdúxìng jiéchángyán
巨细胞病毒性结肠炎（cytomegalovirus colitis）
巨细胞病毒（CMV）感染引起的结肠炎性病变。主要发生于获得性免疫缺陷综合征（艾滋病，AIDS）及免疫功能低下患者。CMV 可侵犯胃肠道任何节段，但最常侵犯小肠与大肠。临床表现严重腹泻、肠出血、肠溃疡及肠穿孔。

大体见，早期感染肠黏膜可无明显异常，以后黏膜出现红斑及水肿。严重病例可伴有溃疡、出血，甚至穿孔。光镜下见，肠黏膜呈非特异性急性或慢性炎，特征性病变为核内包涵体及巨细胞形成，这些出现于柱状上皮及间质细胞（通常为溃疡底部肿胀的血管内皮细胞）内。核内包涵体呈均质嗜酸性团块，以一透明带与核膜分隔开。此外还可见胞质内包涵体，呈多发性、颗粒状嗜碱性。有些病例中典型包涵体缺如，但有一些肿大的细胞，核质境界不清，应用 CMV 免疫组化染色可证实 CMV 抗原存在。有助于同其他病毒感染鉴别。

（来茂德）

Báisài jiéchángyán
白塞结肠炎（Behçet colitis）
白塞综合征表现在结肠的一种炎性病变。白塞综合征为全身性疾病，临床特点为口腔及外生殖器溃疡，虹膜炎及眼色素膜炎、血栓性静脉炎、关节炎等，其中约 1/2 病例伴有胃肠道病变，特别是结肠及回肠末端。临床表现为腹痛、血性腹泻，严重者可发生穿孔及腹膜炎。

病理学病变可累及结肠的任何部分，表现为肠黏膜多发性溃疡，其形状、深浅、大小均不一，小者似口疮样溃疡，大者呈融合性或匐行状溃疡。光镜下见，溃疡形态为非特异性，可深达肌层甚至穿孔。黏膜下可见血管炎，管壁淋巴细胞浸润。该病出现的胃肠道病变，绝大多数是由血管炎所致缺血而引起。临床必须根据出现的特征性的口腔、生殖器和眼的病变提示诊断。其他有助于诊断的临床特征包括眼部受累、关节炎、结节性红斑和复发性生殖器溃疡。

（来茂德）

nángxìng shēnzàixìng jiéchángyán
囊性深在性结肠炎（colitis cystica profunda）
非肿瘤性成熟结肠腺上皮穿过黏膜下层或更深层肠壁所形成的囊性病变。可单发或多发。单发者常发生于孤立性直肠溃疡综合征；多发者可作为慢性溃疡性结肠炎、克罗恩（Crohn）病、放射性结肠炎、结肠血吸虫病等的继发性病变出现。临床表现为直肠出血、黏液血便、腹泻、里急后重和痉挛性腹痛。大体见，病灶大者可呈斑块状、结节状或息肉样改变。光镜下，黏膜下层见囊状扩张的结肠腺体，其上皮无异型、胞质较丰富、核位于基底部、腺腔内充满黏液。

腺体周围炎症反应轻微或缺如。

本病应与腺癌鉴别，腺癌上皮有明显异型性，其周围间质常有明显纤维组织增生。还需与结肠子宫内膜异位症鉴别。结肠子宫内膜异位也可以形成局限的囊肿，并伴有不同程度炎症细胞浸润。但子宫内膜异位性囊肿被覆的上皮不含黏液，并且腺体周围的间质也是致密的子宫内膜间质，不同于肠黏膜较疏松的固有层。

(来茂德)

zhōngdúxìng jùjiécháng
中毒性巨结肠 (toxic megacolon)

以全身中毒症状合并部分或全结肠扩张的一种病变。又称中毒性结肠扩张。炎性肠病合并中毒性巨结肠的发生率为 1.6%~13%，最好发于暴发性或重症的全结肠溃疡性结肠炎患者，也可见于暴发性克罗恩 (Crohn) 病患者。少数亦可继发于细菌性痢疾、阿米巴痢疾、伤寒、霍乱、假膜性结肠炎、缺血性结肠炎和憩室炎等疾病。因结肠病变广泛严重，累及肌层与肠肌神经丛，肠壁张力减退，结肠蠕动消失，肠内容物与气体大量积聚，引起急性结肠扩张，以横结肠最为明显。常因低钾、钡餐灌肠或使用药物等而诱发。

临床表现为病情急剧恶化，严重的中毒症状，腹部明显胀气，压痛明显，肠鸣音消失。大体见，节段性或全结肠扩张，肠壁重度充血，肠腔膨大，肠壁变薄，当溃疡累及肌层甚至浆膜层，常并发急性穿孔。光镜下见，除原有基础病变的特点（如溃疡性结肠炎和克罗恩病等）外，主要表现为重度炎症、深溃疡、肠壁明显变薄，甚至坏疽。X线腹部平片可见结肠扩大，结肠袋形消失。本病经内科治疗，病死率约30%，

未手术穿孔者病死率为80%。

(来茂德)

jiécháng Kèluóēnbìng
结肠克罗恩病 (colonic Crohn disease)

原因不明的慢性、反复发作非特异性透壁性结肠炎性病变。又称节段性肠炎。与溃疡性结肠炎一样属于炎性肠病，最常累及回肠末端，但也可累及消化道任何部位，其中同时累及或单独累及结肠者占 40%~50%。病因及发病机制尚不清楚。其发病可能涉及多因子的联合作用，包括环境因子（如肠道菌丛）、免疫调节紊乱以及遗传易感性。

临床表现 类似于溃疡性结肠炎，表现出急性化脓性腹泻和便血等症状。

大体形态 同小肠病变，呈节段性跳跃式分布，好发于右半结肠，其中约 1/4 病例累及直肠。早期黏膜呈小而浅的溃疡，称口疮样溃疡，直径通常在 1~3mm，呈圆形，底部有黄色碎片。随病变进展，溃疡向纵深发展，形成较长的纵行（与肠管纵轴平行）(图 1a) 或较短的横行裂隙样溃疡，溃疡间黏膜水肿致黏膜面呈鹅卵石样外观，肠壁由于水肿及继发的纤维化致管壁增厚，管腔狭窄 (图 1c)。有时炎性肉芽组织及腺体增生明显可形成假息肉 (图 1b)。偶尔溃疡可穿透肠壁形成瘘管。

镜下形态 病变一般较小肠轻，亦有很大的异质性，即在同一局部组织学上可有不同的表现：正常黏膜、炎性病变以及溃疡性病变常混杂存在。病变节段的肠壁呈全壁炎 (图 2a)。早期口疮样溃疡局限于黏膜及黏膜下层，其周围黏膜为非特异性炎症反应。随着病程加重，溃疡向肠壁纵深发展，形成典型的裂隙状溃疡

(图 2b)。淋巴浆细胞浸润是克罗恩病的特征之一。如淋巴组织增生明显，在腺窝周围、黏膜下层和浆膜形成较多淋巴小结 (图 2a)。黏膜下层淋巴管扩张，水肿明显，继而纤维组织增生，致肠壁各层增厚，特别是黏膜下层最为显著，固有肌层亦有不同程度肥厚。溃疡性结肠炎所引起的黏膜病变在克罗恩病也可见到，如腺窝萎缩呈分枝状，黏膜表面呈绒毛状，固有膜单个核细胞及嗜酸细胞浸润以及帕内特 (Paneth) 细胞化生，但一般呈斑块状分布，其间有正常黏膜分隔。约半数病例可见非干酪性肉芽肿形成，并可分布于肠壁各层，其中 5%~10%病例区域淋巴结也可见肉芽肿。肉芽肿呈境界清楚的结节状，由巨噬细胞及多核巨细胞构成，伴数量不等的淋巴细胞及嗜酸性粒细胞，无坏死，类似于结节病 (图 2c)。有时肉芽肿形态不典型，由小堆巨噬细胞构成，称微小肉芽肿。这些肉芽肿可以出现于肉眼上无明显病变的直肠节段。

鉴别诊断 克罗恩病的确诊必须先排除已知病因所引起的炎症性肠道疾病。①阿米巴病：呈潜掘状溃疡，溃疡与正常组织交界处可见阿米巴滋养体。②缺血性肠病：可伴有斑块状溃疡、缩窄以及炎性假息肉，但溃疡一般较浅，慢性炎症表现较轻，无明显淋巴小结增生，无窦道或瘘管。③憩室病：憩室可并发破裂或憩室周围炎，其病变可呈节段性，伴窦道及脓肿形成，固有肌可肥大。但缺少固有结肠炎表现，无炎性裂隙样溃疡，有异物肉芽肿出现；④慢性溃疡性结肠炎：见溃疡性结肠炎。⑤肠结核：结核肉芽肿体积较大，常融合成团，中央可见干酪样坏死，周围淋巴

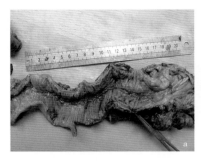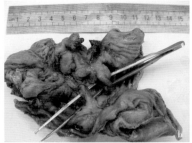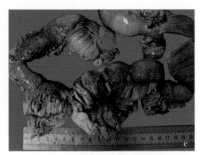

图1　克罗恩病大体观

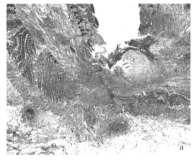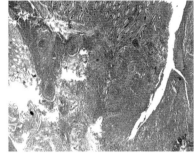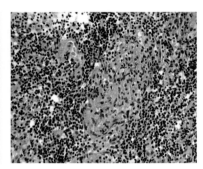

a. 示全壁炎（×40）；b. 示裂隙状溃疡（×40）；c. 示结节病样肉芽肿（×100）。

图2　克罗恩病镜下观（HE）

细胞套明显，易发生玻璃样变；而克罗恩病肉芽肿类似于结节病，肉芽肿体积小、孤立、无融合倾向和无干酪样坏死。

并发症　主要有暴发性结肠炎和中毒性巨结肠，但并不多见。本病长期存在也可并发腺癌，发生率明显低于溃疡性结肠炎者。肠外并发症有眼葡萄膜炎、多动脉炎、关节强直性脊柱炎、硬化性胆管炎、慢性胆管周围炎、皮肤结节性红斑等。肠袢之间或肛周可出现瘘管。

（来茂德）

jié-zhícháng jiéhé

结直肠结核（colorectal tuber-culosis）　结核分枝杆菌引起的结肠或直肠的慢性感染性疾病。大多为继发性，患者多有开放性肺结核史，结核分枝杆菌随食物吞咽进入消化道引起感染。以中青年为多见。80%以上的肠结核发生于回肠末段及回盲肠区淋巴组织丰富的肠段（图1），可能与结核分枝杆菌容易通过淋巴组织侵入肠壁，以及肠内容在该段肠管停留时间较长等诸多因素有关。

病理分型　根据病理形态，通常可分为以下两种类型：

溃疡型　大多数属于此型。当结核分枝杆菌侵入肠壁后，在淋巴组织中形成结核结节，结节逐渐融合并发生干酪样坏死，坏

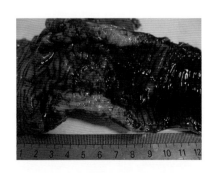

图1　回盲部肠结核大体观

死物脱落形成溃疡。溃疡可单发或多发。因病灶沿环形淋巴管扩散，故溃疡大多呈横行，与肠管长轴垂直，若累及肠管全周，则形成环形溃疡。溃疡边缘大多不整齐，呈不同程度的潜行状。病程较长者，因反复纤维化可致肠管狭窄。溃疡型肠结核病变早期限于黏膜及黏膜下层，然后沿淋巴管逐渐侵及全层。此时，在溃疡底部相对应的浆膜面常可见到纤维蛋白性渗出物及粟粒大小的灰白色结核结节，或因纤维化致浆膜面粗糙，并与周围组织粘连。本型可并发结核性腹膜炎，偶见合并出血或穿孔者。

增殖型　此型较少见，以肠壁各层出现多量上皮样细胞构成的结核结节及结核性肉芽组织增生为特征（图2），干酪样坏死较少。结核性肉芽组织使肠壁增厚，肠腔狭窄，黏膜皱襞变粗、变平或不规则，有时可呈鹅卵石样外

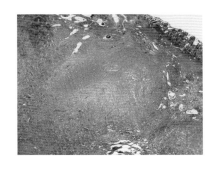

图2 回盲部肠结核镜下观（HE×40）

观或假息肉病样。黏膜表面大多完整，或仅见浅表溃疡。

两型肠结核均可合并区域肠系膜淋巴结结核。临床所见的肠结核有时呈混合型，兼有两型的特点。

鉴别诊断 病灶内找到典型的、伴有多少不等干酪样坏死的结核结节可诊断本病。在少数慢性病例，由于干酪样坏死较少，肠壁明显纤维化，有时仅能见到为数不多的上皮样细胞结节而与克罗恩（Crohn）病、结节病等混淆，此时结合临床病史及其他相关检查、作抗酸染色或原位聚合酶链反应（PCR）检测结核分枝杆菌有助于确诊。

（朱茂德）

jié-zhícháng yízhíwù kàng sùzhǔbìng
结直肠移植物抗宿主病（colorectal graft-versus-host disease） 同种异体器官移植后，由于供体组织中的免疫细胞通过免疫反应而导致的宿主结肠或直肠病变。以骨髓移植后最常见，发病率20%～80%。急性移植物抗宿主病（GVHD）发生于移植后3周至3个月。临床首先出现皮肤损害，继而出现肝及胃肠道症状如恶心、食欲减退以及腹泻等。慢性GVHD发生较晚，多在移植后80～400天发生，占长期存活病例的30%，其中20%～30%患者无急性GVHD史。

临床表现 GVHD的肠道病变多累及回肠和结直肠。急性病例肠镜下见广泛性、连续性的肠黏膜充血、水肿、糜烂、坏死和出血。

镜下形态 与重症溃疡性结肠炎极为相似。

急性GVHD 腺体的增生区细胞是急性GVHD的主要靶组织，表现为局限性的单个或几个腺上皮细胞发生凋亡，凋亡的细胞呈空泡状，内有固缩的核或碎片状核，称为隐窝爆炸细胞，具有诊断意义。上皮细胞内、固有层及黏膜下层可见淋巴细胞浸润，但细胞数量较少而有别于一般的肠炎。淋巴细胞常围绕腺体周围浸润，形成所谓的局灶性腺周浸润，具有一定的特征性。少数腺体可出现隐窝脓肿，腺上皮细胞可部分或全部坏死，以致整个腺体破坏消失，但内分泌细胞仍保存并可能增生。由于腺体的破坏和再生，可出现腺体结构排列紊乱以及腺腔扩张等改变。固有层水肿、纤维化，毛细血管增生，并可见到吞噬黏液的巨噬细胞。

慢性GVHD 较少累及消化道。病理改变主要表现为黏膜层大量浆细胞样淋巴细胞浸润，继而扩展至黏膜下层及浆膜下层。偶尔，肠壁因大量淋巴样细胞浸润导致肠壁增厚，肠腔狭窄。黏膜下及肌间神经丛可出现增生。此类病变有时可见于长期输血或免疫功能缺陷患者。慢性GVHD患者因机体免疫功能降低，常可继发巨细胞病毒、隐孢子虫及念珠菌等感染。

临床通常采用直肠黏膜活检诊断GVHD。但由于GVHD的肠道损伤可不累及直肠，故阴性结果并不能排除GVHD的存在。

鉴别诊断 GVHD的改变缺少特异性，骨髓移植宿主在移植前经过化疗和放疗，亦可产生类似的消化道病变，二者的主要区别在于前者发生于移植3周后，而化疗/放疗引起的病变在移植后20天内大多已恢复。其次，化疗/放疗引起的病变较弥漫，而GVHD的病变较局限。在病理形态上，最具有诊断意义的是急性GVHD的单个或几个细胞凋亡，且凋亡细胞所在的腺管周围常伴有局灶性腺周浸润，此种改变不见于其他肠炎。较严重的慢性GVHD肠道损伤可出现腺体萎缩消失，但同时却伴有黏膜下大量淋巴细胞浸润，这也与其他肠炎不同。

（朱茂德）

jié-zhícháng fàngshèxìngyán
结直肠放射性炎（colorectal radiation colitis） 由于盆腔肿瘤进行放射治疗后所引起的结肠和直肠的炎性病变。个体放疗敏感性差异较大，一般情况下，放疗剂量达45Gy以上才出现严重的放射损伤。

临床表现 放疗损伤可分为急性与慢性病变两类。前者通常在放疗期间或放疗6个月内出现改变，主要表现为恶心、呕吐、腹泻、排出黏液或血样便。累及直肠者伴有里急后重，便秘少见。持久便血可引起缺铁性贫血，偶有低热。急性期的症状迁延不愈或直至放疗结束6个月至数年后始有显著症状者，均提示病变延续，属于慢性病变，终将发展引起纤维化或狭窄。部分患者可在10年甚至30年后才发生，多与肠壁血管炎以及后续病变有关。大便变细和进行性便秘或出现腹痛者提示肠道发生狭窄。

直肠的放射性损害分为4度：①Ⅰ度：可无或仅有轻微症状，

肠黏膜只有轻度水肿，能迅速自愈，一般认为这些属于放射反应性损伤。②Ⅱ度：大便频繁，有血便或黏液便、里急后重，症状可持续数月或数年，肠黏膜有坏死、溃疡或中度狭窄。③Ⅲ度：直肠严重狭窄，需作结肠造口术。④Ⅳ度：已伴有瘘管形成。放射性肠炎分为4型：卡他型、糜烂脱屑型、浸润溃疡型、浸润溃疡伴阴道直肠瘘型。

大体形态　急性损伤表现为黏膜水肿、发红、脆性增加，触之易出血，也可出现浅表溃疡；慢性损伤则表现为黏膜发红、溃疡以及肠腔缩窄。

镜下形态　放射损伤所引起病变为非特异性，与其他原因引起的黏膜损伤有时难以区分。急性损伤表现为黏膜萎缩变薄，重者表面上皮变性（空泡变）坏死脱落，固有膜外露，血管扩张、充血及出血。腺窝有明显嗜酸性粒细胞浸润，并可见个别腺窝细胞核碎裂（凋亡小体），核分裂缺如或减少。恢复期则显示再生性改变，表现为黏液分泌消失、胞核增大、染色质增多、核仁明显以及腺窝扩张。慢性损伤显示黏膜腺管萎缩。黏膜固有层毛细血管扩张充血，炎症细胞数量减少。黏膜下层纤维组织增生，成纤维细胞核大，核仁不规则，血管呈闭塞性脉管炎改变。严重病例则可出现溃疡及固有肌层纤维化，以及溃疡愈合后可伴随发生深在性囊性结肠炎改变。

并发症　①与邻近脏器形成瘘管，如直肠阴道瘘，直肠膀胱瘘和直肠小肠瘘。②因肠穿孔引起腹膜炎，腹腔或盆腔脓肿。③由于肠道的狭窄和肠袢缠绕发生肠梗阻。④结直肠癌。⑤深部囊性结肠炎。⑥孤立性直肠溃疡

（多位于前壁，也有发生在后壁者）等。

（朱茂德）

jié-zhícháng niánmó tuōchuí

结直肠黏膜脱垂（colorectal mucosal prolapse）

直肠黏膜、直肠全层、肛管甚至部分乙状结肠通过肛门括约肌脱出于肛门外的现象。系肛门和盆底肌肉功能异常所致。脱出部分仅为直肠黏膜者称为部分性脱垂，如肠壁全层脱出则称为完全性脱垂。在直肠脱垂的早期肛管多不同时脱出，但在直肠完全性脱垂时，肛管多同时脱出。

临床表现有排便困难、梗阻感、排便痛、大便失禁、黏液便、瘙痒症、直肠出血、排便不尽感、会阴紧张或阴道内压力升高，以及需手指帮助排便。部分性脱垂的大体和组织学特点与脱垂的痔疮组织相似。光镜下见，固有膜纤维肌组织增生、呈片状，腺体增生，表浅静脉曲张，表面呈绒毛状，有时表面可见糜烂。最早期的改变往往只是黏膜糜烂或溃疡，或仅是肠壁的非特异性炎，胶原增生。表面上皮下毛细血管扩张充血提示可能有溃疡形成。溃疡表面覆盖纤维蛋白性渗出物，其从黏膜表面喷出，似火山样外观。后期固有层被由黏膜肌层呈直角上插的平滑肌细胞和成纤维细胞取代。表面上皮再生，黏液减少，腺体分支状和增生。

上述这些组织学特征与孤立性直肠溃疡黏膜改变相似，后者系直肠黏膜内脱垂致黏膜缺血而形成。上述改变统称为黏膜脱垂综合征。深在性囊性直肠炎和发生在肛管的炎性穴肛源性息肉也属于此综合征。

结直肠黏膜脱垂形成溃疡，并且溃疡表面覆盖纤维蛋白性渗

出物时，应与假膜性结肠炎鉴别，后者溃疡不会深达黏膜下层。

（朱茂德）

mángcháng gūlìxìng kuìyáng

盲肠孤立性溃疡（cecal solitary ulcer）

发生于盲肠的原因未明的单个溃疡性病变。又称单纯性非特异性盲肠溃疡。多见于女性，年龄高峰21~40岁。临床主要表现为便秘、黏液血便以及疼痛等。85%左右病灶位于直肠前壁，距肛缘4~18cm处。

大体见，早期表现为单个小而浅的溃疡，直径可达1cm，边界清楚，常伴有红斑，边缘黏膜略为隆起。约1/3病例起病无溃疡，而呈硬结节。多数病例病变进一步发展可形成息肉样肿块，直径3~4cm，无蒂，表面光滑或呈乳头状外廓。光镜下见，早期黏膜坏死局限于黏膜浅层，伴急性炎症及邻近黏膜出血，黏膜固有层，特别是溃疡周边黏膜可见特征性纤维平滑肌自黏膜肌呈放射状增生插入固有膜，腺窝则不同程度延长。后期所形成的息肉由再生腺上皮构成，表现为胞质黏液减少，腺管呈锯齿状，似增生性息肉所见，腺上皮无异型性。与增生性息肉所不同在于固有膜被增生的纤维平滑肌所取代。再生的腺体有时可经黏膜肌缺损处疝入黏膜下，并呈囊状扩张，间质无明显炎症反应或纤维组织增生，即称为局限性深部囊性结肠炎。弥漫的黏膜纤维化是盲肠孤立性溃疡的一个特征性改变，可用马森（Masson）三色染色加以显示，不过纤维化常发生于病变晚期。

（朱茂德）

mángchángyán

盲肠炎（typhlitis）

以盲肠为中心或局限于盲肠的炎性病变。病

因常为细菌或真菌感染。好发于急性白血病患者。

（朱茂德）

kuìyángxìng zhíchángyán
溃疡性直肠炎（ulcerative proctitis）
原因不明的直肠慢性非特异性炎性病变。多为溃疡性结肠炎累及直肠，是直肠炎的常见形式。便秘、左下腹痛和排小量血便是其典型症状，如果病变轻，可仅表现间歇性的直肠小量出血，常被误认为痔疮出血。溃疡性直肠炎不会发生大出血，病程间歇发作，不易治愈，但即使病程很长，也不会发生癌变。光镜下见典型的溃疡性结肠炎的改变。部分病例表现为突出的黏膜淋巴滤泡，故又称滤泡性直肠炎。大多对皮质类固醇有明显反应，预后良好；但约有10%可进展为全结肠炎。

（朱茂德）

zhícháng bèi ròuyázhǒng
直肠钡肉芽肿（rectal barium granulomas）
硫酸钡通过感染、肿瘤、异物或外伤产生的黏膜破口外渗至直肠肠腔外引起的肉芽肿性反应性病变。发生在钡剂灌肠后的直肠和直肠周围组织。临床易误认为肿瘤，钡剂结晶在偏正光下可辨认。

（朱茂德）

jié-zhícháng zhīfángzhuì niǔzhuǎn
结直肠脂肪赘扭转（torsion of epiploic appendage）
结肠脂肪赘可扭转和梗死，导致急腹症。如果不治疗可粘连，形成纤维带或玻璃样变，或脱落形成腹腔游离体。

（陈杰）

jié-zhícháng yánxìng xīròubìng
结直肠炎性息肉病（colorectal inflammatory polyposis）
结肠或直肠黏膜出现多发性炎性息肉为特征的临床病理综合征。又称

结直肠假息肉病。是由于肠黏膜在某些肠炎（如溃疡性结肠炎、克罗恩病和肠结核）时形成溃疡，溃疡边缘黏膜潜行、隆起并突入肠腔而成。炎性息肉病的息肉可以很多。

（陈杰）

jié-zhícháng línbāyàng xīròu
结直肠淋巴样息肉（colorectal lymphoid polyp）
结肠或直肠黏膜下良性淋巴组织的局限性增生。又称结直肠息肉样淋巴样增生。系慢性炎症所致的淋巴组织反应性增生。

息肉通常为小圆形，基底较大。多见于直肠的下1/3。常为单个，多发者称淋巴样息肉病。男性较多见，年龄高峰20~40岁。无症状，常为体检时偶然发现，直径自数毫米至3cm。表面很少破溃。光镜下见，为增生的淋巴组织，有淋巴滤泡形成，其形态像正常淋巴结但无包膜和淋巴窦。表面黏膜随息肉的增大而呈不同程度萎缩（图1）。淋巴样息肉病很少见。

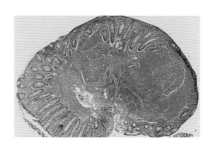

图1　肛门淋巴样息肉（HE×40）

（陈杰）

jié-zhícháng yòuniánxìng xīròu
结直肠幼年性息肉（colorectal juvenile polyp）
一类以炎性间质内黏液腺增生及囊性扩张为特征的结肠或直肠黏膜隆起性病变。又称结直肠潴留性息肉或结直肠错构性息肉。多见于儿童和青少

年。约10%可发生在成年人。直肠多见，临床特点为便血，有时息肉可自行脱落随粪便排出。

大体见，息肉为球形有蒂肿物，表面光滑，切面有多数囊性扩张区。多发者称幼年性息肉病，为常染色体显性遗传性疾病。光镜下见，息肉内腺体呈不同程度囊性扩张，腺上皮分化成熟无增生或异型增生。间质丰富，由大量肉芽组织构成，其中有大量炎症细胞，特别是嗜酸性粒细胞浸润（图1）。息肉表面上皮常坏死脱落而形成溃疡面。幼年性息肉病可癌变，单个息肉不会癌变，息肉的蒂部和周围肠壁均无癌。幼年性息肉可以合并腺瘤，形成混合型。

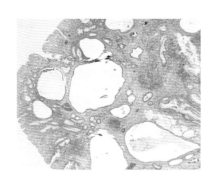

图1　幼年性息肉（HE×20）

（陈杰）

jié-zhícháng sànfāxìng jùchǐzhuàng xīròu
结直肠散发性锯齿状息肉（colorectal sporadic serrated polyp）
以结肠或直肠黏膜出现锯齿性息肉为特征的良性病变。包括增生性息肉、有蒂的锯齿状腺瘤/息肉和传统性锯齿状腺瘤。

（陈杰）

jié-zhícháng zēngshēngxìng xīròu
结直肠增生性息肉（colorectal hyperplastic polyp）
一组以腺体呈锯齿状结构且上皮无异型性的结肠或直肠黏膜隆起性病变。是

最常见的锯齿状息肉类型，约占结直肠锯齿状息肉的75％。多见于远端结肠，如直肠和左半结肠。亦见于大肠的其他部位甚至阑尾，息肉随年龄增长而增多。息肉直径多数＜0.5cm，罕见＞1cm者。有时可自行消退。常为多发，表面与周围黏膜的色泽相同。

光镜下见，息肉的隐窝结构和细胞增生部位正常，隐窝伸长、无分支，基底部尖细。隐窝上部上皮增生、细胞拥挤，呈假复层排列并形成小乳头突入隐窝腔内，使隐窝腔面呈锯齿状（图1）。从形态上又分为3种：①微泡型：上皮细胞胞质丰富，内含丰富小泡的黏液，杯状细胞少，锯齿状更明显，细胞核规则，无异型性，此型最常见。②杯状细胞丰富型：隐窝富于杯状细胞。此型的锯齿状结构可不明显，仅限于近表面的上皮，细胞核也无异型性。③少黏液型：胞质嗜酸，黏液减少，杯状细胞消失，细胞核可出现反应性不典型性，可有明显的锯齿状，此型最少见。

（陈　杰）

jié-zhícháng xiànliú

结直肠腺瘤（colorectal adenoma）

结肠或直肠上皮起源的细胞具有异型增生（上皮内瘤）的良性肿瘤。为结直肠最常见的良性肿瘤。通用的分类为：腺管状腺瘤、绒毛状腺瘤和绒毛腺管状腺瘤。诊断腺瘤的依据是腺瘤上皮应显不同程度的异型增生，以低级别异型增生为主。腺瘤可发生在结直肠的任何部位。大多数无症状，便潜血常见，故可作为筛查的有效手段。大肿瘤可出现出血、腹痛和大便习惯的改变。罕见的情况下，大的绒毛状腺瘤可导致分泌性腹泻和电解质失衡。

（陈　杰）

jié-zhícháng guǎngjī jùchǐzhuàng xiànliú

结直肠广基锯齿状腺瘤（colorectal sessile serrated adenoma，SSA）

结肠或直肠黏膜发生的广基无蒂具有锯齿状结构和细胞增殖异常的隆起性病变。又称结直肠广基锯齿状息肉。好发于右半结肠，常大于0.5cm。内镜下息肉基底较大，表面光滑，常覆黏液。

光镜下见，隐窝结构出现异常，上皮增生区不在隐窝基底，而是在隐窝中上部。增生的细胞堆积于隐窝下部，造成下半隐窝扩张及分支，形成烧瓶状、L形或倒T形（图1）。这种异常的隐窝结构是和增生性息肉鉴别之处。上皮细胞类似于增生性息肉，杯状细胞丰富，胞质内黏液丰富。

出现异型增生时，诊断为结直肠广基锯齿状腺瘤伴异型增生。

异型增生可为传统腺瘤样的异型增生，即细胞核瘦长、拥挤、深染，假复层排列，胞质嗜碱。也可以有类似于传统锯齿状腺瘤的锯齿状异型增生，表现为细胞核卵圆形或略伸长，染色质浅、细，有明显核仁。细胞核复层，胞质嗜酸。伴腺瘤样肠型异型增生者癌变风险增高，类似于腺瘤；伴锯齿状异型增生的癌变风险尚无定论。

（陈　杰）

jié-zhícháng chuántǒng jùchǐzhuàng xiànliú

结直肠传统锯齿状腺瘤（colorectal traditional serrated adenoma，TSA）

发生在结肠或直肠黏膜具有乳头状外观、锯齿状结构，同时具有细胞形态改变的良性肿瘤。少见，较易见于女性和左半结肠，尤其是乙状结肠和直肠。多数为有蒂息肉，较大。

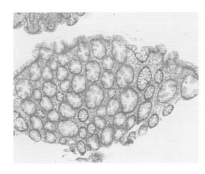
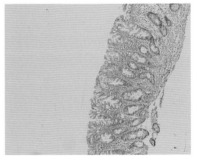

图1　结直肠增生性息肉（HE×40）

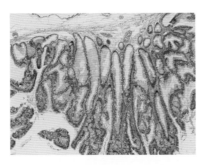
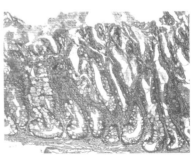

图1　结直肠广基锯齿状腺瘤（HE×40）

发病机制、生物学行为尚不清楚。光镜下见，腺瘤多数有蒂，呈绒毛状生长。上皮明显锯齿状，并有典型的锯齿状异型增生。易见异位隐窝，即小的隐窝，基底距离黏膜肌层较远。有时也会伴有腺瘤样异型增生（图1）。

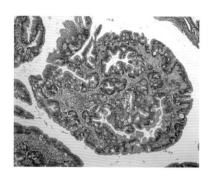

图1　结直肠传统锯齿状腺瘤（HE×40）

（陈　杰）

jié-zhícháng xiànguǎnzhuàng xiànliú

结直肠腺管状腺瘤（colorectal glandular adenoma）

以腺管状结构为主的结直肠良性上皮性肿瘤。初起时为广基圆丘状肿物，以后逐渐长大成球形，有蒂。直径1~3cm，有时可>5cm。表面光滑，略呈分叶状。此型腺瘤最为多见。

光镜下见，腺瘤由排列紧密的腺体构成，腺体背靠背，固有膜很少。腺上皮显异型增生，细胞核增大、深染，出现不同程度的核拥挤和复层，部分极向消失，杯状细胞和吸收细胞减少。绒毛成分应<25%。

（陈　杰）

jié-zhícháng róngmáozhuàng xiànliú

结直肠绒毛状腺瘤（colorectal villous adenoma）

以绒毛状结构为主的良性上皮性肿瘤。多为广基，体积较大，表面粗糙，由无数指状突起构成。光镜下见，

腺瘤由指状突起中心为黏膜固有膜，表面为增生和异型增生的腺上皮构成（图1）。指状突起与黏膜肌垂直，紧贴在黏膜肌层之上。绒毛状结构应>75%。腺瘤边界不如腺管状腺瘤清楚，手术不易切净，易复发。癌变的概率增大。

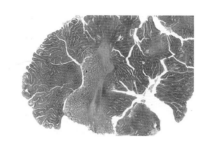

图1　结肠绒毛状腺瘤（HE×20）

（陈　杰）

jié-zhícháng róngmáo xiànguǎnzhuàng xiànliú

结直肠绒毛腺管状腺瘤（colorectal tubulovillous adenoma）

兼有腺管状和绒毛状结构的结直肠良性上皮性肿瘤。为腺管状腺瘤和绒毛状腺瘤的混合类型。光镜下具有腺管状腺瘤和绒毛状腺瘤的结构，二者成分均至少占25%。但绒毛较短而宽。腺瘤体积大、广基、伴高级别异型增生者易癌变（图1）。

（陈　杰）

jié-zhícháng jiǎxìng jìnrùn

结直肠腺瘤假性浸润（pseudoinvasion in colorectal adenoma）

结直肠腺瘤的上皮成分进入息肉的颈部或更深的部位，常伴有细胞外黏液的病变。有时黏膜下层有异型增生的腺体，腺体周围有黏膜固有膜包绕并有含铁血黄素沉着或新鲜出血。这些有固有膜包绕的腺体是由于腺瘤的蒂反复扭转出血后而异位至黏膜下层，故称为假性浸润。假性浸润多见于有长蒂并较大的腺瘤，特别是乙状结肠的腺瘤由于该处肠肌蠕动活跃，最易发生假性浸润。腺瘤中异型增生的腺上皮细胞侵入黏膜下层时为真正的腺瘤癌变。

（陈　杰）

jié-zhícháng jiāzúxìng xiànliúxìng xī-ròubìng

结直肠家族性腺瘤性息肉病（colorectal familial adenomatous polyposis）

APC 基因突变引起的以结直肠多发腺瘤为特征的一种常染色体显性遗传病。本病表现为整个大肠黏膜布满大小不等形态不一的息肉（图1）。数目有150~5000个或更多，多数500~2500个，平均1000个。诊断家族性腺瘤病，以100个为界，超过100个腺瘤为家族性腺瘤病，少于100个者为多发性腺瘤。腺

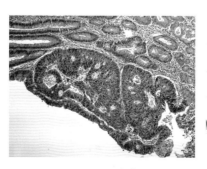
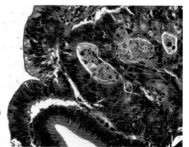

a. 低倍（HE×100）；b. 高倍（HE×200）。

图1　结直肠腺瘤癌变

瘤以直肠为多。不累及小肠，如末段回肠有息肉，则多半是淋巴样息肉而非真性腺瘤。家族性腺瘤病小的腺瘤仅为黏膜粟粒状隆起。光镜下见，仅一群甚至单个腺管的腺瘤样变（图2）。大的腺瘤形成广基或有蒂的各种类型的腺瘤。

本病很易癌变。第1次就诊时常已有2/3的病例合并癌。癌总是从腺瘤发生，而不从腺瘤之间的黏膜发生。从腺瘤发展到癌一般需10年以上。

（陈 杰）

Kǎnàdá-Kèlǎngkǎitè zōnghézhēng

卡纳达-克朗凯特综合征

（Canada-Cronkhite syndrome，CCS） 以胃肠道多发错构瘤性息肉和外胚层病变为特征的非遗传性胃肠息肉综合征。罕见。80%在诊断时超过50岁。所有病例均为散发性。临床上，胃肠息肉病（幼年性息肉病）可伴外胚层改变如秃发、皮肤色素过多、指/趾甲萎缩、腹泻、吸收不良、大量蛋白质由肠道丢失和电解质紊乱。整个胃肠道均可出现息肉，以胃和结肠为最多，其次为十二指肠、回肠和空肠。息肉在结肠以幼年性息肉为主，胃则为增生性息肉为主。可有腺瘤的改变，也可能合并结肠癌。

（陈 杰）

Línqí zōnghézhēng

林奇综合征

（Lynch syndrome） 因错配修复基因（*MMR*）突变导致的常染色体显性遗传病。受累的个体具有结直肠癌及某些其他癌症（如子宫内膜癌、胃癌）明显遗传易感性。发生在结直肠称遗传性非息肉病性结直肠癌（HNPCC）。患者临床易发的肿瘤包括结直肠癌、子宫内膜癌、胃癌、小肠癌、卵巢癌、胆

囊癌、胆管癌、胰腺癌、泌尿道癌以及肾、脑、前列腺及皮脂腺等肿瘤。

（陈 杰）

Jiādénà zōnghézhēng

加德纳综合征

（Gardner syndrome） 除胃肠道的腺瘤病外，还包括扁平骨多发性骨瘤、多发性上皮样囊肿、软组织肿瘤和腹腔内纤维瘤病的临床综合征。纤维瘤病主要见于小肠的系膜和腹壁，骨瘤主要见于下颌骨、颅骨和长骨。牙异常和视网膜色素上皮的先天性肥大也可出现。

（陈 杰）

Bōyīcí-Yēgé zōnghézhēng

波伊茨-耶格综合征

（Peutz-Jeghers syndrome，PJS） 以黏膜皮肤黑色素沉积和胃肠道息肉病为特征的常染色体显性遗传的

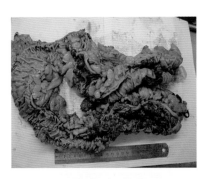

图1 结直肠家族性腺瘤性息肉病大体观

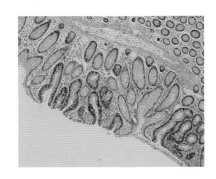

图2 结直肠家族性腺瘤性息肉病镜下观（HE×100）

息肉和癌易感综合征。又称家族性黏膜皮肤色素沉着胃肠道息肉病、黑斑息肉综合征。90%以上患者中可检测到编码丝氨酸/苏氨酸激酶的肿瘤抑制基因*STK11*的种系突变。突变以点突变为主。结直肠息肉具有明显的组织学特征，绒毛状结构的轴心看见明显的平滑肌束（图1）。小肠套叠为此综合征致死的主要原因。应做监测以防止胃肠道合并症及癌。

（陈 杰）

Tèkētè zōnghézhēng

特科特综合征

（Turcot syndrome） 由大肠家族性腺瘤病和中枢神经系统恶性肿瘤构成的临床综合征。中枢神经系统恶性肿瘤常为胶质母细胞瘤和髓母细胞瘤。可为家族性，也可为非家族性。多为常染色体显性遗传，部

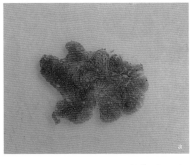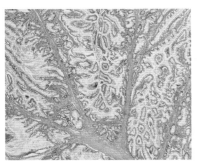

a. 低倍（×20）；b. 高倍（×100）。
图1 结直肠 P-J 息肉（HE）

分病例为常染色体隐性遗传。大部分病例发生于遗传性非息肉病性结直肠癌（HNPCC）或家族性腺瘤性息肉病（FAP）。小部分患者有双等位的 DNA 错配修复基因胚系突变，可增加疾病外显率。该病罕见，1949~2005 年仅报道 170 例。

特科特综合征在神经系统至少有两个临床类型：Ⅰ型（TS1型）含胶质母细胞瘤，无 FAP，但常伴有 HNPCC 及相应的 PMS2、MLH1 和 MLH2 的 DNA 错配修复基因的胚系突变；Ⅱ型（TS2 型）为髓母细胞瘤伴 FAP 及相应的 APC 基因突变，髓母细胞瘤常在 10 岁后发生，胶质母细胞瘤常在 30 岁以前发生。在报道的脑肿瘤中，约 95% 为髓母细胞瘤、胶质母细胞瘤和间变性星形细胞瘤。其中胶质母细胞瘤较散发性患者年轻。一些家族还发生少突胶质细胞瘤和幕上神经外胚层肿瘤。

在消化道主要表现为两种结肠病症亚型：TS1 型有少量大息肉，56% 患者年轻时即患结直肠癌。此外，HNPCC 的其他恶性肿瘤包括来自子宫内膜、胃、小肠、卵巢、胰腺或尿道的肿瘤都可出现，38% 患者伴有咖啡牛奶斑。大部分患者出现 NF1 型临床表现。TS2 型有大量腺瘤性多发性息肉，21% 会发生结直肠癌。20% 患者也会有表皮样囊肿出现。

遗传学研究将特科特综合征分为 3 个亚型：①2 个或 2 个以上同胞有多发性结肠息肉和一种恶性肿瘤，父母和各代均不受累。②受累个体有常染色体显性遗传的结肠息肉，家族几代均有息肉。③孤立的非家族病例。因此有人建议特科特综合征是 FAP 的一个亚型。报道证实无关联的特科特综合征都存在 APC 基因胚系突变。在错配修复相关的特科特综合征中，错配修复最常发生突变的是 PMS2 基因，而在 FAP 相关的特科特综合征中大部分病例有截短型 APC 胚系突变。发生 TS1 型胶质母细胞瘤患者发病轻，但平均存活时间长于散发病例；很多长期存活患者都携带 PMS2 双等位基因胚系突变，有些可存活 10 年以上。2 型患者发生髓母细胞瘤晚于散发者。FAP 家族中，无息肉者年轻时即有髓母细胞瘤，提示预后不良。

（卞修武 陈 杰）

Kǎodēng zōnghézhēng

考登综合征（Cowden syndrome）

以来源于三胚层任何器官的多发性错构瘤为特点的常染色体显性遗传病。包括胃肠道幼年性息肉病、皮肤错构瘤、乳腺和甲状腺增生性病变。胃肠道息肉以多种类型的息肉为多，其中结直肠以增生性息肉、错构性/幼年性息肉、腺瘤和神经节瘤为最常见。在十二指肠，主要为错构瘤，其次为神经节瘤和腺瘤。在胃，则以多发的增生性息肉或错构性息肉为主。由 PTEN 胚系突变（染色体 TEN 上磷酸酶和 TENsin 同源缺失）所致。考登综合征发病率约为 0.004‰。

遗传学研究显示，PETN 胚系突变有 30%~40% 发生在外显子 5，发生在外显子 5、7 或 8 的基因突变约占所有基因突变的 65%。在 85% 的考登综合征患者中发现了外显子 1~9 或启动子的 PETN 胚系突变。皮肤的错构瘤为外毛根鞘瘤，是特征性病理改变。小脑发育不良性神经节细胞瘤也是特征性的病理改变之一。考登综合征患者中乳腺癌、甲状腺非髓样癌和子宫内膜癌发病率增高。因其有多种不同器官的肿瘤，故不同的病例预后也有很大不同。

（卞修武 陈 杰）

jié-zhícháng'ái

结直肠癌（colorectal cancer）

发生在结直肠黏膜的恶性上皮性肿瘤。欧美国家发病率高，仅次于肺癌。北美北欧较南美南欧发病率高，亚洲和非洲国家的发病率相对较低。白种人发病率比黑种人高，城市居民比农村居民高。在美国结直肠癌是男女性第 3 种最常见的癌，已成为因癌死亡的第 2 位。随着生活方式的西方化，中国结直肠癌已占消化道癌的第 2 位。

病因 结直肠癌的发生与遗传和环境因素（饮食和社会经济状况）有关。相关因素包括：食物中含动物蛋白及脂肪量高、肥胖、家族性腺瘤病、腺瘤和溃疡性结肠炎等。中国发布年龄高峰为 30~50 岁，国外 50~60 岁，结肠癌女性较多见，而直肠癌男性较多见。

临床表现 发病部位以直肠最多，向近端逐渐减少，到盲肠又稍增多。约一半的结直肠癌发生在直肠和直肠乙状结肠区。乙状结肠癌占 1/4，其余 1/4 分布在盲肠、升结肠、降结肠和横结肠。2.8%~8% 结直肠癌为多发性。症状为腹痛、腹块、便血、便秘或便秘与腹泻交替，大便次数增多、消瘦、贫血和肠梗阻等。

大体形态 分 3 型：溃疡型、巨块息肉型和浸润型。其中溃疡型最常见。浸润型可使肠管局部狭窄，但很少形成像皮革胃那样的弥漫浸润型癌。

镜下形态 约 80% 为不同分化程度的腺癌（图 1a，图 1b），多数分化较好，10%~15% 为黏液腺癌。印戒细胞癌（图 1c）和未分化癌（图 1d）少见。其他罕见的类型有微乳头状腺癌（图 1e）、梭形细胞癌、腺鳞癌、髓样癌（图 1f）、锯齿状腺癌（图 1g）、鳞癌、筛状粉刺型腺癌（图 1h）、腺瘤样腺癌和伴有肉瘤样成分的癌等。年轻患者黏液腺癌和印戒细胞癌较多见。癌组织偶尔可钙化和骨化。钙化灶有时可呈砂砾体样。癌位于黏膜下层以上不管有无局部淋巴结转移均属早期癌范畴。

辅助检查 免疫组化染色显示，肿瘤细胞 CK20、CDX2 阳性，CK7 阴性，但分化差的大肠癌 CK7 可阳性。大肠癌的黏液为 MUC-1、MUC-3 和 MUC-13 阳性。

分子遗传学显示，大多数结直肠癌由腺瘤发展而来，正常黏膜经 *APC* 基因的失活（5q 丢失）启动隐窝向异型增生改变。加上 *K-ras* 基因突变形成腺瘤，进一步经染色体不稳定性缺陷，包括 18q 丢失和 *p53*（17q 丢失）失活等，最终形成癌。另有约 15% 结肠癌是由于错配修复基因（*MMR*）突变性失活或甲基化失活，导致高度微卫星不稳定（MSI-H）。遗传性 MSI 相关结直肠癌由 *MMR* 胚系突变导致，曾称遗传性非息肉病性结直肠癌（HNPCC），现归为林奇（Lynch）综合征。散发病例常位于右侧，黏液癌或分化差的多见，有时肿瘤中有较多淋巴细胞浸润（为提示 MSI 最好的标志）。癌变过程中累及的癌基因有 *K-ras*、*BraF*、*PIK3* 和 *β-catenin*。约 40% 结肠癌有 *K-ras* 突变，预示对抗表皮生长因子受体（EGFR）治疗无效。癌变过程中累及的抑癌基因有 *p53*、*APC*、*DPC4/SMAD4*、*DCC* 和 *MCC*。

预后 结直肠癌主要为局部浸润、腹腔腹膜种植和淋巴管转移至局部淋巴结。晚期可转移至远处淋巴结如锁骨上淋巴结。晚期癌可经血行转移至肝、肺、骨、脑、卵巢、脾、肾、胰、肾上腺、乳腺、甲状腺和皮肤等处。影响预后的因素很多，包括癌的分化程度、浸润肠壁的深度和淋巴结转移率。手术切除后一般 5 年生存率为 40%~60%。

高分化癌淋巴结转移率低，5 年生存率高；低分化癌如低分化腺癌、印戒细胞癌和未分化癌淋巴结转移率高，5 年生存率低．癌细胞分泌黏液如黏液腺癌和印戒细胞癌预后差。Dukes 根据癌浸润壁的深度和淋巴结有无转移将大肠癌分为 3 期：①A 期；占手术病例的 15%。癌不超过肌层，无淋巴结转移，校正后 5 年生存率 100%。②B 期；占手术病例的

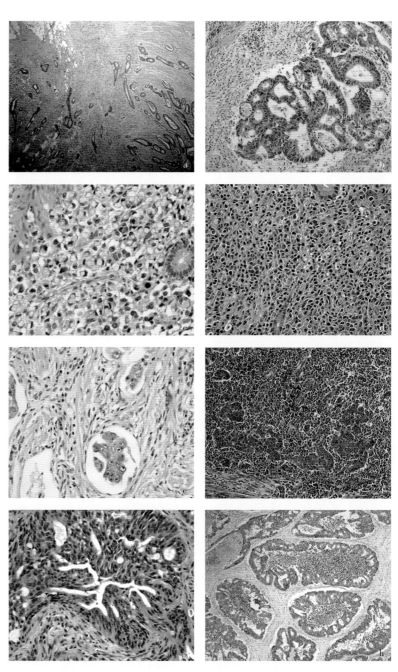

a. 低倍（×40）；b. 高倍（×100）；c. 印戒细胞癌（×200）；d. 未分化癌（×100）；e. 微乳头状腺癌（×200）；f. 髓样癌（×100）；g. 锯齿状腺癌（×100）；h. 筛状粉刺型腺癌（×100）。

图 1 结直肠癌（HE）

25%。癌已侵透肠壁达肠周脂肪组织，但无淋巴结转移，5年生存率为75%。③C期：占手术病例的50%。癌的范围同B期，但已有淋巴结转移，5年生存率仅35%。

（陈　杰）

结直肠神经内分泌肿瘤（colorectal neuroendocrine neoplasm）

一组向神经内分泌分化的结直肠上皮性肿瘤。包括高分化的神经内分泌瘤（NET）、低分化的神经内分泌癌（NEC）和混合性神经内分泌-非神经内分泌肿瘤（MiNEN）。高分化神经内分泌肿瘤曾称类癌。直肠是消化道NET好发部位之一，但很少发生类癌综合征。直肠神经内分泌肿瘤的平均发病年龄为56岁，基层的平均发病年龄为65岁。发病因素可能为家族史、吸烟、酗酒、肥胖。

大体形态有两种：①小而硬的黏膜下结节，直径<1cm，无症状，常肛管内诊时发现。②直径>1cm，可形成溃疡、息肉或蕈样肿物，形如恶性肿瘤。

光镜下见，NET由小的低柱状细胞排列成花带、条索或腺样，有时可形成实心细胞巢。细胞核圆而规则，无或很少核分裂（图1a）。间质含平滑肌纤维。肿瘤浸润黏膜和周围的黏膜下层，很少浸润至肠壁深部，大多数直肠NET亲银和嗜银反应均阴性。免疫组化染色角蛋白不同程度阳性，神经内分泌细胞标志物阳性，Ki-67增殖指数<3%（图1b～图1d）。此外，还有多种肽类激素如生长抑素（SS）、肠高血糖素、P物质、PP、胃泌素、缩胆囊素（CCK）、降钙素（calcitonin）、人绒毛膜促性腺激素（β-hCG）和前列腺特异性酸性磷酸酶（PSAP）等阳性。

NEC恶性度高，多见于中老年人，确诊时已有转移。肿瘤体积较大。光镜下通常表现为器官样结构，或大细胞（大细胞神经内分泌癌），或小细胞（小细胞神经内分泌癌），细胞排列成大条索状、菊形团样或栅栏状，或实性巢状，常有坏死。细胞有明显的异型性，核分裂多见。结直肠MiNEN大多数由神经内分泌癌和腺癌构成。罕见的情况下，神经内分泌成分可为分化好的神经内分泌瘤，非神经内分泌成分偶尔也可为腺瘤。

免疫组化染色显示，神经内分泌癌细胞角蛋白（CK）、上皮膜抗原（EMA）、CD56、嗜铬粒蛋白A（CgA）和突触素（Syn）阳性。电镜下可见直径90～280nm的分泌颗粒。结直肠神经内分泌癌和混合性肿瘤预后较腺癌差，病死率高。

（陈　杰）

结直肠淋巴瘤（colorectal lymphoma）

发生在结肠或直肠的淋巴结以外的淋巴瘤。较小肠淋巴瘤少见。好发部位为盲肠，其次为直肠，因这两处有较丰富的淋巴组织。主要为B细胞淋巴瘤，类型与小肠淋巴瘤相同：一般为弥漫性大B细胞性淋巴瘤、伯基特（Burkitt）淋巴瘤、套细胞淋巴瘤及黏膜相关淋巴组织淋巴瘤（MALToma）。结直肠亦可发生髓外浆细胞瘤及结外NK/T细胞淋巴瘤。

（陈　杰）

结直肠黑色素瘤（colorectal melanoma）

原发于结直肠黏膜，源于黑色素细胞的恶性肿瘤。多数发生在肛管的上部呈息肉状突入直肠下段肠腔，或形成黑色圆形浅溃疡突在肛门口，这时可误诊为血栓栓塞或感染的内痔。半数肿瘤内可找到黑色素（图1）。无黑色素或黑色素少的肿瘤可作免疫组化染色，S-100蛋白和

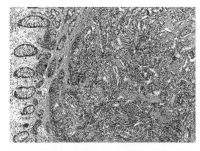
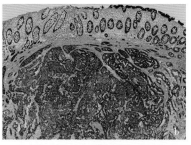
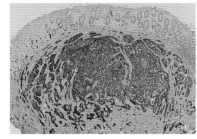
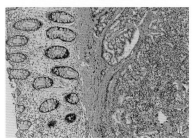

a. 低倍（HE×40）；b. Cam5.2阳性（×40）；c. Syn阳性（×40）；d. Ki-67<3%（×40）。

图1　直肠神经内分泌瘤

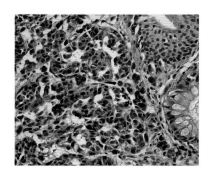

图 1 结直肠黑色素瘤 (HE×100)

HMB45 呈明显阳性反应。

(陈 杰)

gūlìxìng zhícháng kuìyáng

孤立性直肠溃疡（solitary rectal ulcer） 发生在直肠的单一溃疡性病变。多见于年轻人，溃疡位于直肠前壁或前侧壁，是黏膜脱垂及缺血所致。扁平形，界限清楚表浅和不规则形的黏膜溃疡。直径 0.5~5cm。溃疡周围黏膜成纤维细胞和平滑肌纤维增多，淋巴细胞、浆细胞浸润，黏膜肌层增厚，并可增生至固有膜隐窝之间。隐窝上皮增生，呈息肉状，有时呈腺瘤样，在病史不清和取材局限时可误诊为腺瘤。

(陈 杰)

lánwěi chóngfù

阑尾重复（appendiceal duplication） 一种先天性阑尾畸形。罕见。常并发盲肠重复。阑尾重复可呈双筒状包裹在同一肌层内，或形成两个完全分隔的发育好的阑尾，或是一个正常阑尾伴有从盲肠长出的另一个发育不全的阑尾。

(陈 杰)

xiāntiānxìng lánwěi fāyù bùquán

先天性阑尾发育不全（congenital appendiceal dysgenesis） 先天性阑尾发育缺陷所致。少见。阑尾仅 1~2cm，宽度不超过 3mm。常无黏膜亦无管腔。完全

的阑尾缺如则十分罕见。

(陈 杰)

jíxìng lánwěiyán

急性阑尾炎（acute appendicitis） 各种原因导致的阑尾急性炎性病变。常见。任何原因引起阑尾血液循环障碍，阑尾缺血致使阑尾黏膜损伤，这时如继发细菌感染即可造成阑尾炎。引起阑尾血液循环障碍的因素有：①由于蠕动障碍或血管神经失调引起的阑尾肌层痉挛或血管痉挛。②肠腔被粪石、寄生虫（如蛲虫）、异物、肿瘤、肠外纤维带或儿童、青少年的黏膜增生淋巴组织所堵塞。继发感染的细菌可来自粪便、血液或邻近器官的炎性病灶，致病菌有大肠埃希菌、链球菌和产气荚膜梭菌［如魏氏梭菌（*Clostridium Welchii*）］等。临床表现有发热、呕吐、白细胞增多和右下腹痛等。

(陈 杰)

jíxìng dānchúnxìng lánwěiyán

急性单纯性阑尾炎（acute simple appendicitis） 轻型阑尾炎或急性阑尾炎的早期病变。阑尾表面充血，浆膜稍混浊，黏膜糜烂或形成浅溃疡，腔内有中性粒细胞渗出。肠壁各层有中性粒细胞浸润，血管充血（图 1）。如浆膜外有白细胞和纤维蛋白渗出即阑尾周围炎。

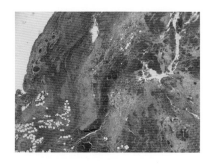

图 1 急性阑尾炎 (HE×20)

(陈 杰)

jíxìng huànóngxìng

急性化脓性阑尾炎（acute suppurative appendicitis） 阑尾的化脓性炎。由于阑尾腔内有粪石梗阻，阑尾内的压力持续增高，导致阑尾肿胀，继发细菌感染，阑尾产生脓液而发病。阑尾表面有灰白色脓性渗出物（图 1a），腔内充满中性粒细胞。各层有大量中性粒细胞浸润及充血水肿（图 1b），肌层可破坏而导致穿孔和局限性或弥漫性腹膜炎。浆膜外有大量纤维蛋白性脓性渗出物。

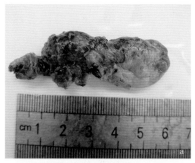

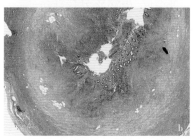

a. 大体观；b. 镜下观（HE×40）。
图 1 急性化脓性阑尾炎

(陈 杰)

mànxìng lánwěiyán

慢性阑尾炎（chronic appendicitis） 多种原因引起的阑尾慢性炎性病变。多由急性或亚急性阑尾炎发展而来，亦可一开始就是慢性炎症。主要病变为阑尾各层不同程度纤维化和淋巴细胞、浆细胞浸润（图 1）。

急性阑尾炎可自然愈合或反复发作成慢性，最后阑尾管腔闭

锁，管壁广泛纤维化使阑尾成一纤维条索。阑尾周围炎愈合时亦可形成纤维带，使周围脏器组织粘连或引起肠梗阻。阑尾近端如发生堵塞，阑尾内容物不能排入盲肠，则可引起阑尾积脓、阑尾积液和黏液囊肿。

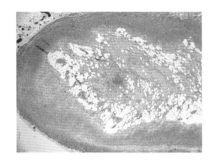

图 1　慢性阑尾炎（HE×20）

（陈　杰）

lánwěi jiéhé

阑尾结核（appendiceal tuberculosis）

由结核分枝杆菌感染所致的阑尾慢性肉芽肿性炎症。可继发于肺结核、腹膜结核或回盲部结核。光镜可见阑尾壁内有干酪样坏死性结核结节。如果没有干酪样坏死，则应找到结核分枝杆菌才能确诊。本病应与下列疾病鉴别：结节病亦能累及阑尾，但罕见，结节病无干酪样坏死；耶尔森［（Yersinia）菌］感染时可形成耶尔森假结核结节，结节中心坏死，形成小脓肿。有少量朗汉斯巨细胞。

（陈　杰）

lánwěi jìshēngchóng gǎnrǎn

阑尾寄生虫感染（appendiceal parasitic infection）

阑尾有蛲虫、血吸虫和粪类圆线虫等感染。许多切除的阑尾腔内常见蛲虫、蛔虫和鞭虫等虫卵。血吸虫感染后阑尾各层有大量血吸虫虫卵沉积伴嗜酸性粒细胞浸润，嗜酸性脓肿和假结核结节形成。粪类圆线虫感染时有大量嗜酸性粒细胞浸润和伴坏死的肉芽肿形成。

（陈　杰）

lánwěi jùchǐzhuàng bìngbiàn

阑尾锯齿状病变（appendiceal serrated lesion）

发生在阑尾的一组陷窝腔呈锯齿状的黏膜上皮病变。包括阑尾增生性息肉、无异型增生的阑尾锯齿状病变和伴有异型增生的阑尾锯齿状病变。大体见，阑尾锯齿状病变可形成散在的息肉或弥漫累及阑尾黏膜。光镜下见，增生性息肉与结肠的增生性息肉相似，隐窝变长，杯状细胞增多，隐窝内腔呈锯齿状。多无细胞的异型性或仅有轻度的异型性，无细胞的异型增生。

无异型增生的阑尾锯齿状病变时，阑尾黏膜显示异常的隐窝增生，隐窝变长并呈锯齿状（图1a），扩张的隐窝蔓延到底部形成L形和倒T形隐窝。可见不同程度的绒毛状结构，可有轻度的细胞不典型性，核分裂比增生性息肉要多，腔缘可有较多黏液。

伴有异型增生的阑尾锯齿状病变时，可显示为常规腺瘤样的异型增生、锯齿状异型增生（图1b）或传统锯齿状腺瘤样的异型增生。异性增生多为低级别，也可为高级别。在一个息肉中有时可见到多种异型增生。异型增生成分与非异型增生区分界清楚。常规腺瘤样的异型增生与结直肠腺瘤相似，为绒毛状结构，核长形、深染、呈假复层排列，核分裂和凋亡小体增多。锯齿状异型增生仍具有隐窝的锯齿状结构，但衬覆隐窝的立方到低柱状上皮核增大、深染，胞质黏液减少，核分裂增多。传统锯齿状腺瘤样的异型增生显示复杂的锯齿状和绒毛状结构，绒毛由高柱状细胞衬覆，核长形，轻度深染，异型性不如常规腺瘤样的异型增生。

（陈　杰）

lánwěi niányèxìng zhǒngliú

阑尾黏液性肿瘤（appendiceal mucinous neoplasm）

阑尾黏膜发生的以黏液性上皮增生伴有细胞外黏液和推挤边缘的肿瘤。分为低级别阑尾黏液性肿瘤（LAMN）和高级别阑尾黏液性肿瘤（HAMN）。可发生在任何年龄，但以50多岁的成年人多见。男女发病大致相等。临床可表现为阑尾炎样症状，有腹膜播散时可出现进行性腹胀、新发的脐疝或腹部包块。CT或B超检查可见阑尾区软组织包块。

大体见，阑尾腔内充满积存的黏液，使阑尾显著增粗（图1a），常可见穿孔及黏液外溢。阑尾壁可萎缩或增厚，部分可见有钙化。

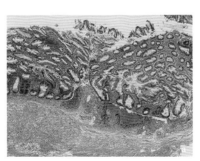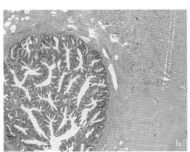

a. 锯齿状息肉；b. 锯齿状腺瘤。
图 1　阑尾锯齿状病变（HE×40）

光镜下见，低级别阑尾黏液性肿瘤可有几种形态学表现。经典型为正常阑尾黏膜由绒毛状黏液上皮增生所取代（图1b），瘤细胞通常具有高柱状含黏液空泡的胞质；有的可见核的假复层排列，黏膜下组织有纤维化；有些病例则主要为变扁的单层黏液上皮。通常为低度异型，与结肠的低级别异性增生相似。通常无淋巴组织。阑尾壁可有不同程度的纤维化、透明变或钙化。黏液可分割阑尾组织，蔓延至腹膜或导致阑尾穿孔。突入阑尾壁内的腺上皮可出现圆钝的推挤性浸润。浆膜表面可有黏液累及。

高级别阑尾黏液性肿瘤罕见，组织结构与低级别阑尾黏液性肿瘤类似，包括上皮下纤维化、宽的推挤边缘、推挤性浸润、破裂和腹膜播散。但其肿瘤上皮具有高级别特征。结构上，肿瘤上皮可出现微乳头、筛状、上皮细胞极向紊乱，但仍多为单层。瘤细胞核增大、深染、多形。核分裂多见，可有不典型核分裂。可见坏死。

腹膜假黏液瘤指腹腔内的肿瘤性黏液细胞持续产生黏液，缓慢增长形成胶样腹水。其多由阑尾低级别黏液肿瘤合并而来，偶尔可由高级别阑尾黏液肿瘤所致。

阑尾黏液肿瘤如限于阑尾肌层，阑尾切除术可完整切除肿瘤，预后良好。一旦出现肿瘤突破肌层，形成腹膜假黏液瘤，则非常容易复发，可能需要反复的减瘤手术或化疗。

（陈 杰）

lánwěi xiàn'ái

阑尾腺癌（appendiceal adenocarcinoma）

发生在阑尾的浸润性腺上皮恶性肿瘤。除盲肠癌累及阑尾外，阑尾原发的腺癌很罕见。症状像阑尾炎或为右髂窝包块。手术时常见阑尾已为癌代替，有些癌已破溃入盲肠。

大体分为息肉型、溃疡型或弥漫浸润型，可伴有阑尾穿孔。阑尾可因肿瘤堵塞阑尾腔而扩张。光镜下见，肿瘤形态与各种类型的大肠腺癌相同（图1），大多数为柱状细胞构成的腺体，伴有不同程度的细胞外黏液。瘤细胞核深染，腺腔内有污秽的坏死。偶尔可有类似胰胆型腺癌的形态，此时瘤细胞核不规则，胞质淡染。黏液腺癌指肿瘤含细胞外黏液超过50%。黏液池中可见漂浮的小团、小条黏液上皮或黏液上皮构成的腺体（图2）。印戒细胞癌则必须超过50%的肿瘤由印戒细胞构成。印戒细胞可在黏液池中，也可浸润阑尾组织。阑尾未分化癌则非常罕见，形态同结直肠的未分化癌相似。

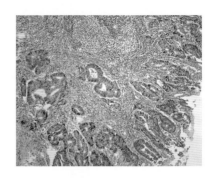

图1 阑尾结肠型腺癌（HE×100）

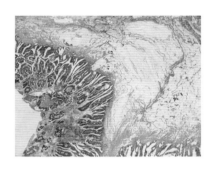

图2 阑尾黏液腺癌（HE×40）

阑尾黏液腺癌应与低级别阑尾黏液性肿瘤鉴别。低级别黏液性肿瘤具有宽的浸润边缘，其下有组织透明变和纤维化。阑尾黏液腺癌通常有黏液池，其间可见小团不典型肿瘤细胞。高级别阑尾黏液性肿瘤与黏液腺癌的浸润方式不同。

阑尾腺癌的5年生存率19%~55%。黏液腺癌预后较好，5年生存率30%~60%，印戒细胞癌则仅为20%~30%。

（陈 杰）

lánwěi bēizhuàng xìbāo xiàn'ái

阑尾杯状细胞腺癌（appendiceal goblet cell adenocarcinoma）

发生在阑尾，由杯状细胞样黏液细胞和不同数量内分泌细胞和帕内特（Paneth）细胞样细胞构成的双相性肿瘤。曾称杯状细胞类癌、阑尾黏液性类癌。常在阑尾的远端。发病年龄30~85

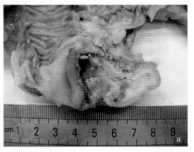
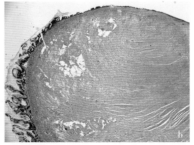

a. 大体观；b. 镜下观（HE×40）。

图1 阑尾黏液性囊腺瘤

岁，平均50～60岁。男女发病率大致相等。临床主要表现为非特异性腹痛，或腹部肿块。也可为其他疾病切除阑尾时偶然所见。

大体见，阑尾可正常或管壁增厚，常易漏诊。大的肿瘤可浸润管壁，使阑尾壁变硬。光镜下见，低级别杯状细胞腺癌呈环形浸润阑尾壁，通常无间质反应。典型的低级别肿瘤呈管状生长，小管由杯状细胞样黏液细胞和不同数量的内分泌细胞和帕内特细胞构成。有些小管可融合。核有轻度不典型，核分裂不常见。常有细胞外黏液，有时细胞外黏液可较多。高级别杯状细胞腺癌可呈单个黏液细胞或非黏液细胞浸润，或呈复杂相互吻合的小管以及筛状或实性片状排列，或杯状细胞或印戒细胞呈大团聚集（图1a，图1b）。有些病例可见结肠腺癌的形态。神经周浸润常见，高级别肿瘤中脉管浸润也很常见。免疫组化染色显示，癌细胞细胞角蛋白（AE1/AE3）、嗜铬粒蛋白A（CgA）或突触素（Syn）阳性（图1c，图1d）。杯状细胞腺癌可分为3级（表1）。

表1　杯状细胞腺癌分级

分级	管状或簇状生长（低级别生长类型）	无管状或簇状生长（任何高级别生长类型的组合）
1	>75%	<25%
2	50%～75%	25%～50%
3	<50%	>50%

大多数低级别阑尾杯状细胞腺癌为Ⅰ期或Ⅱ期，生存期84～204个月；而50%～70%的高级别杯状细胞腺癌为Ⅳ期，生存期仅29～45个月。最常见的转移部位是腹膜、网膜、腹壁和卵巢。

（陈　杰）

lánwěi shénjīng-nèifēnmì zhǒngliú
阑尾神经内分泌肿瘤（appendiceal neuroendocrine neoplasm）

一组向神经内分泌分化的阑尾上皮性肿瘤。包括高分化的神经内分泌瘤（NET）、低分化的神经内分泌癌（NEC）和混合性神经内分泌–非神经内分泌肿瘤（MiNEN）。高分化神经内分泌肿瘤曾称类癌。约80%因阑尾炎切除阑尾时偶然发现。发生类癌综合征者极为罕见。阑尾神经内分泌肿瘤约占阑尾肿瘤的85%。多见于20～30岁，男女发病率无差别。最常见的部位是在阑尾的盲端或其邻近。多数呈局限的结节，70%直径<1cm。

光镜下肠嗜铬细胞（EC细胞）神经内分泌瘤为最常见，其次为L细胞神经内分泌瘤。瘤细胞主要排列成实心细胞巢，少数可呈花带、腺样或菊形团样（图1a）。核分裂不常见或无，坏死不常见。大部分病例可有纤维间质反应。肿瘤可侵入肌层，少数可弥漫浸润阑尾壁达浆膜。罕见的一个亚型为管状神经内分泌瘤，原称管状类癌。以管状结构为主，应同腺癌或杯状细胞腺癌区别。大多数阑尾神经内分泌肿瘤为第一级（G1，86%～91%）和第二级（G2，9%～14%）。阑尾NEC极罕见，形态与结肠的神经内分泌癌相同。也分为小细胞神经内分泌癌和大细胞神经内分泌癌。阑尾混合性神经内分泌–非神经内分泌肿瘤更为罕见。形态与结肠混合性神经内分泌–非神经内分泌肿瘤相同，通常由神经内分泌癌和腺癌混合构成。

免疫组化染色显示，瘤细胞除一般神经内分泌细胞标志物（CgA、Syn）阳性外（图1b，图1c），可显示多种肽类和胺类激素如生长抑素（SS）、P物质、血管活性肠肽（VIP）、促肾上腺皮质激素（ACTH）、生长激素释放激素（GHRH）、肠高血糖素和5-羟色胺（5-HT）等。透射电镜下可找到神经分泌颗粒。

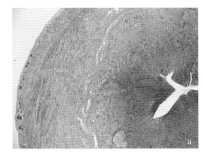
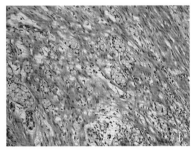
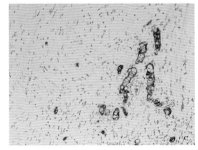
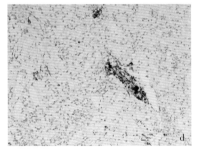

a. 低倍（HE×40）；b. 高倍（HE×100）；c. AE1/AE3阳性（×100）；d. Syn阳性（×100）。

图1　阑尾杯状细胞腺癌

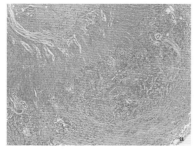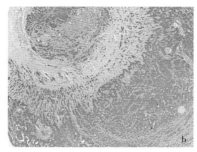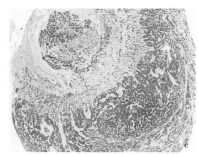

a. HE×40；b. CgA 阳性（×40）；c. Syn 阳性（×40）。

图 1 阑尾神经内分泌瘤（类癌）

阑尾神经内分泌肿瘤很少发生类癌综合征。转移率为 1.4%～8.8%，10 年生存率为 92%。有转移者 5 年生存率为 34%。阑尾神经内分泌癌和混合性神经内分泌-非神经内分泌肿瘤与胃肠道其他部位的相似，预后很差。

（陈 杰）

gāngmén bìsuǒ

肛门闭锁（anal atresia） 消化管末端与外界不通的小儿先天性消化道畸形。较常见。根据肛提肌的位置分为高位型和低位型。①高位型：主要表现为直肠发育不全或直肠闭锁伴有直肠尿道瘘，尿液中可见粪便。②低位型：主要表现为肛门狭窄、肛门膜性闭锁和肛门发育不全，绝大多数伴有瘘管形成。根据不同的类型选择不同的手术方式。

（朱明华 陈 颖）

gāngmén fāyù quēxiàn

肛门发育缺陷（anal embryologic defect） 胚胎发育时内泄殖腔和外泄殖腔的发育与分隔障碍造成的畸形。又称为肛门直肠畸形、无肛症。包括一系列器官异常，既可局限于直肠或肛门，也可表现为直肠、肛门同时受累，如肛门闭锁、狭窄、异位、双肛门、肛门直肠缺如、肛门直肠瘘管、肛门前庭瘘管以及泄殖腔畸形等先天性发育畸形，常合并其他脏器如心脏、食管、肾等畸形或缺如。其中肛门闭锁较常见，肛门狭窄则表现为：①肛管狭窄。②肛管、肛门缺如。③肛门开口存在，但直肠一段出现狭窄而形成上下两个盲袋，上方盲袋与乙状结肠相连，下方盲袋与肛管相连，临床表现为低位肠梗阻症状，常有先天性瘘管形成。

（朱明华 陈 颖）

gāngmén lièxì

肛门裂隙（anal fissure） 齿状线以下的肛管皮肤裂伤后形成的溃疡性病变。简称肛裂。方向常与肛管纵轴平行，长 0.5～1.0cm，属于常见的肛肠疾病，中青年好发。典型的临床表现为疼痛、便秘和出血，尤其为排便后剧烈疼痛。肛管局部缺血是发生肛裂的重要原因，其他危险因素包括便秘、腹泻等导致的肛管损伤。

根据临床病情发展分为 3 期：①Ⅰ期肛裂：又称初发肛裂，即新鲜肛裂或早期肛裂。肛管皮肤表浅损伤，皮下组织见血管扩张充血、急性炎症细胞浸润，损伤深部为肉芽组织，胶原增生不明显。②Ⅱ期肛裂：又称单纯肛裂。肛管表面可见溃疡性裂口，深部肉芽组织和胶原纤维增生，没有肛乳头肥大、哨兵痔及皮下瘘管等其他并发症。③Ⅲ期肛裂：指陈旧性肛裂，表现为明显的溃疡缺损，呈陈旧性溃疡改变，肉芽组织和胶原纤维增生更明显，血管内常见血栓，常合并肛乳头肥大、前哨痔、皮下瘘管及肛隐窝炎症等改变。

（朱明华 陈 颖）

gāngmén kuìyáng

肛门溃疡（anal ulcer） 发生于肛管、肛缘及肛周皮肤的溃疡性疾病。肛裂是最多见原因，其他少见疾病如克罗恩（Crohn）病、溃疡性结肠炎、梅毒、获得性免疫缺陷综合征（AIDS）、结核、白塞（Beh-çet）综合征、肛门部肿瘤以及感染性疾病等亦可累及肛门，出现溃疡。

（朱明华 陈 颖）

gānglòu

肛瘘（anal fistula） 肛管或直肠腔与皮肤之间存在的相互贯通的异常管道。又称肛管-直肠瘘。多由于肛管直肠周围脓肿破裂后于肛门周围皮肤形成肉芽组织性管道，是常见的肛肠疾病之一，高发年龄为 20～40 岁，发病机制与外源性感染、肛周括约肌解剖结构和自体免疫低下等有关。

临床主要表现为肛门硬结、局部反复破溃流脓、疼痛及瘙痒等。肛瘘的内口常位于直肠齿状线附近的隐窝内，外口位于肛周附近的皮肤，此时称为内外瘘，如果肛瘘的两头均开口于直肠肛管壁，皮肤上没有外口，则称为全内瘘。一般肛瘘的瘘管壁由炎性肉芽组织构成，急性感染时可见较多中性粒细胞浸润。由于瘘管与直肠肛管相通，肠道粪便常常通过内口进入瘘管内，加重感染，并可出现异物肉芽肿性改变。如果是结核分枝杆菌感染所致，瘘管壁内可见结核性肉芽肿和干酪样坏死。

（朱明华　陈　颖）

gāngmén fùgǔgōu ròuyázhǒng

肛门腹股沟肉芽肿 （anal granuloma inguinale）

发生于生殖器、肛周和腹股沟的由肉芽肿荚膜杆菌感染所致的感染性疾病。表现为溃疡样丘疹，溃疡基底呈牛肉样外观，边缘为破坏性改变。组织学表现见溃疡处非常致密的炎症细胞浸润，以浆细胞为主，局部可见微脓肿形成，溃疡周边可见假上皮瘤样改变，通过吉姆萨（Giemsa）或沃辛－斯塔里（Warthin-Starry）染色可在组织细胞内发现细菌，胞质呈小囊泡样改变，称为多诺万小体（Donovan body）。原发感染通常不引起周围淋巴结肿大。

（朱明华　陈　颖）

gāngmén xìngbìngxìng línbā ròuyázhǒng

肛门性病性淋巴肉芽肿 （anal lymphogranuloma venereum）

发生于肛门部由沙眼衣原体 L1、L2 和 L3 血清型感染引起的感染性疾病。属于性传播性疾病。临床表现为局部皮肤损伤，可形成溃疡或疱疹，炎症常累及周围腹股沟淋巴结或骨盆淋巴结，出现淋巴结硬结、急性淋巴结炎。光镜下见，溃疡底部为炎性肉芽组织，淋巴结炎表现为中央星状坏死伴中性粒细胞浸润，周围见栅栏状排列的肉芽肿改变。确诊通过组织活检进行病原体培养或淋巴结活检分离出病原体。病程较长者可出现局部肠管狭窄或直肠黏膜上皮鳞状上皮化生，甚至发生鳞状细胞癌。

（朱明华　陈　颖）

gāngmén zǐgōng nèimó yìwèizhèng

肛门子宫内膜异位症 （anal endometriosis）

有活性的子宫内膜细胞种植在子宫内膜以外，如肛门会阴部或肛管位置。多见于育龄期妇女。临床表现为肛周疼痛或肛管黏膜出血，局部可表现为肿块或囊肿形成，囊内含暗红色陈旧血液，疼痛或出血与月经周期关系密切，易被误诊为肛周脓肿、痔甚至直肠癌，镜下见分化成熟的异位子宫内膜腺体和间质成分。

（朱明华　陈　颖）

gāngguǎn bùwèi yìwèi qiánlièxiàn zǔzhī

肛管部位异位前列腺组织 （anal ectopic prostatic tissue）

发生于肛管部位的前列腺组织异位。很少见，患者可出现血尿或直肠出血等临床症状。大体表现为息肉样改变，易被误诊为直肠或肛管肿瘤。光镜下见前列腺组织而明确诊断。

（朱明华　陈　颖）

gāngmén yánxìng xièzhíqiāngyuánxìng xīròu

肛门炎性泄殖腔源性息肉 （anal inflammatory cloacogenic polyp）

发生于肛门部起源于泄殖腔上皮的息肉状病变。临床表现为直肠出血，局部为息肉样改变，多位于肛管前壁。光镜下见腺管样及乳头状结构，表面可见溃疡，间质为慢性炎症改变及纤维组织增生，可累及黏膜下层。该病变属于孤立性直肠溃疡的一种变型，与直肠肛管移行区的黏膜脱垂有关。临床上进行单纯息肉切除即可。

（朱明华　陈　颖）

féidàxìng gāngrǔtóu

肥大性肛乳头 （hypertrophied papillae）

增大呈息肉样突入肛管或肛门外的肛乳头。又称肛乳头肥大。临床可出现便血、便秘、异物感及有明显脱出物等症状，大体和组织学形态类似皮赘或纤维上皮性息肉，表面被覆鳞状上皮，钉突向下延伸，上皮下为纤维结缔组织，内含血管、淋巴管，呈不同程度扩张，并见炎症细胞浸润，偶见轻度不典型的间质细胞。少数表面被覆的鳞状上皮可出现不同程度的异型增生，甚至癌变。

（朱明华　陈　颖）

zhì

痔 （hemorrhoid）

直肠下端和肛管黏膜下的痔静脉丛淤血扩张形成的柔软静脉团。可以独立出现或继发于某些疾病，如门静脉高压症或肿瘤压迫等。根据发生部位可分为内痔、外痔和混合痔3种。①内痔：位于齿状线以上，由于直肠上静脉丛扩张所致，表面被覆柱状上皮。②外痔：位于齿状线以下，是直肠下静脉丛曲张所致，表面被覆鳞状上皮。③混合痔：同时出现内痔和外痔，则为混合痔。大体表现为突起的圆形柔软结节，暗红色或紫蓝色，突出肛门外的痔容易出现溃疡，甚至扭转坏死。光镜下见较多扩张的薄壁静脉，静脉内常见血栓形成。继发感染时有较多中性粒细胞浸润。

（朱明华　陈　颖）

gāngmén jiānruìshīyóu

肛门尖锐湿疣 （anal condyloma acuminatum）

发生于肛门部由人乳头状瘤病毒（HPV）感

染所形成的疣状病变。属于性传播性疾病，其中以HPV6型、11型感染最为多见，占90%以上。肛门周围发生的尖锐湿疣大部分是由外阴部病变蔓延而来，有一部分与同性恋行为有关。

大体表现为外生性的乳头状或丝状赘生物，可多发，巨大尖锐湿疣呈菜花样改变，有内生性生长的倾向，但没有明显浸润现象。光镜下见，表皮增生呈乳头状瘤样改变，表面角化过度或角化不良，棘层明显增厚，细胞分化成熟，可见挖空细胞，偶尔可找到核分裂，表皮层内见中性粒细胞浸润。极少数可出现鳞状上皮异型增生，尤其是高危病毒株HPV16型、18型感染，继发鳞状细胞癌的概率较高。布-勒巨大湿疣被认为是疣状癌。

（朱明华　陈　颖）

gāngmén ruǎnbān
肛门软斑 （anal malacoplakia）

发生于肛门部的皮肤炎性病变。少见。软斑常见于泌尿生殖系统，占60%~70%，也可发生于胰腺、呼吸道、后腹膜、甲状腺、肺等，患者往往存在器官移植（肾移植多见）和自身免疫病。皮损的表现多样，可出现皮肤溃疡、红斑、丘疹、脓肿、皮下结节，甚至局部形成肿块。

光镜下见，皮损区域内成片分布的体积较大的组织细胞，部分吞噬钙化小体，表现为圆形、卵圆形的嗜碱性的层状小体，即米凯利斯-古特曼小体（Michaelis-Gutmann body），这类吞噬细胞也被称为冯·汉泽曼细胞（von Hansemann cell），通过过碘酸希夫（PAS）或普鲁士蓝染色能更清楚的显示钙化小体。此外还可见淋巴细胞、浆细胞和中性粒细胞浸润。若继发细菌感染会加重

病情，通过吉姆萨染色可以发现。本病需与朗格汉斯组织细胞增生症、颗粒细胞瘤、黄色瘤、异物肉芽肿及嗜血综合征等疾病鉴别。软斑的起源不明确，可能与免疫功能缺陷或服用免疫抑制剂后导致免疫功能低下有关。

（朱明华　陈　颖）

gāngmén ruǎnxiānwéiliú
肛门软纤维瘤 （anal soft fibroma）

肛门部的息肉样病变。又称肛门皮赘。外观类似肛乳头肥大，但发生部位较低，位于肛门周围，表面被覆鳞状上皮，轴心为水肿样的纤维血管间质。绝大多数是外痔脱垂导致局部皮肤炎症、水肿及纤维化而形成息肉样的改变。痔疮局部切除术后引起的局部皮肤水肿也可出现。

（朱明华　陈　颖）

gāngmén rǔtóuzhuàng hànxiàn xiànliú
肛门乳头状汗腺腺瘤 （anal hidradenoma papilliferum）

肛门部大汗腺起源的良性上皮性肿瘤。年青女性好发，男性很少，也有老年发病的报道。可见于外阴、会阴或肛周部位。临床表现为单发的暗红色小结节，通常没有自觉症状，表面一般不形成溃疡。切面呈囊实性，囊腔明显时亦可诊断本病。光镜下见，肿瘤主要位于真皮层，境界清楚，可与表皮在多处相连呈乳头状排列，乳头突入囊腔，乳头被覆双层上皮，靠近基底部为肌上皮，内层为高柱状细胞，胞质红染，可见顶浆分泌，核分裂偶见（图1）。免疫组化显示，内层腔上皮表达低分子角蛋白、上皮膜抗原（EMA）、癌胚抗原（CEA）和巨大囊肿病液体蛋白（GCDFP-15），提示顶泌汗腺分化，外层肌上皮细胞表达平滑肌肌动蛋白（SMA）和S-100蛋白。极少数情况下可

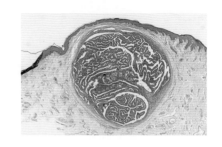

图1　肛门乳头状汗腺瘤 （HE×20）

发生恶变，为顶泌汗腺癌。

（朱明华　陈　颖）

gāngguǎn línzhuàngshàngpí rǔtóuzhuàngliú
肛管鳞状上皮乳头状瘤 （squamous cell papilloma of anal canal）

肛管鳞状上皮增生形成的乳头状肿物。非常少见。表皮可见角化过度或角化不全，细胞无明显异型。诊断前必须行人乳头状瘤病毒（HPV）检测以排除尖锐湿疣。

（朱明华　陈　颖）

gāngmén shàngpí yìxíng zēngshēng
肛门上皮异型增生 （anal epithelial dysplasia）

肛门部鳞状上皮的上皮内肿瘤性病变。肛管多见，其次为肛周皮肤，可发生于正常黏膜或继发于尖锐湿疣等乳头状瘤样病变。芬格（Fenger）提出了肛门鳞状上皮内瘤（AIN）的概念，表现为鳞状上皮不同程度排列，层次和细胞极向消失，核多形性，核分裂增多，甚至基底层细胞消失。表面可出现角化不全或角化过度，如果基于病毒感染还可出现挖空细胞。

根据细胞的异型程度分为低级别（AIN-L）和高级别（AIN-H），取代了原来的高、中、低度异型增生的分级。如果病变累及鳞状上皮全层，可诊断为原位癌或鲍恩（Bowen）病。难以区分

高级别 AIN 与鲍温病时，可笼统采用前者的诊断名词，这两者在临床处理上没有差别。应用 P16 和 Ki-67 增殖指数的免疫标志物能有助于区分 AIN-L 和 AIN-H。

（朱明华　陈　颖）

gāngmén bào'ēnbìng

肛门鲍恩病 （anal Bowen disease）

肛门部鳞状上皮全层异型增生但不伴有间质浸润的病变。又称肛门上皮原位癌。临床表现为肛周病变皮肤隆起性、形态不规则的斑块，表面结痂或鳞屑。相当一部分患者人乳头状瘤病毒（HPV）检测阳性，以 HPV16 型、18 型为主。光镜下见，鳞状上皮全层异型，基底层细胞消失，上皮表层角化不全或角化过度，有时可沿着皮脂腺开口向皮肤附件蔓延，但是仍然局限于基底膜内，没有向真皮层浸润。有时细胞可出现空泡变性，类似佩吉特样（Pagetoid）的透亮细胞，称为佩吉特样鲍恩病，但免疫组化显示透亮细胞低分子角蛋白阴性。虽然可出现局部复发，但继续进展为浸润性鳞状细胞癌少见。

（朱明华　陈　颖）

gāngmén jiǎohuà jípíliú

肛门角化棘皮瘤 （anal keratoacanthoma）

发生于肛门部的鳞状上皮源性的良性肿瘤。通常生长较快，但可自发消退，形态上同高分化鳞癌很难鉴别。角化棘皮瘤主要发生于人体的暴露部位，多见于面部、前臂、手腕和手背，发生于肛门部或肛管很少见。

大体表现为孤立性结节，中央充满角化物或形成角质栓，边缘似火山口样改变。光镜下见，病变双侧对称，同时外生及内生性生长，边缘表皮呈领圈样或唇样包围中央的角化物，鳞状上皮分化良好，核可见轻度异型，或

见核分裂，上皮内常见中性粒细胞浸润形成微脓肿，边缘真皮层内见弹性纤维变性。病变内生性生长的部分很少超过汗腺水平，周围见较多以中性粒细胞和嗜酸性粒细胞为主的炎症细胞浸润，炎症明显时可冲散鳞状上皮呈现"假浸润"，甚至出现包绕神经现象。发生于肛门部或肛管的角化棘皮瘤要与鳞状细胞癌鉴别，两者在形态学上很相似，但角化棘皮瘤的生长一般不超过汗腺水平，核分裂主要集中在基底层，无不良角化或病理性核分裂。

本病一般预后较好，如果出现明显的浸润性生长或细胞核的异型性增加，无法与高分化鳞状细胞癌鉴别时，则建议按鳞状细胞癌的手术方式处理。

（朱明华　陈　颖）

gāngmén línzhuàngxìbāo'ái

肛门鳞状细胞癌 （anal squamous cell carcinoma）

发生于肛管鳞状上皮的恶性肿瘤。简称肛门癌。通常与人乳头状瘤病毒（HPV）感染关系密切，女性发病率高于男性，并且有逐年升高趋势。肛门癌最常发生于齿状线附近，可向上蔓延至直肠或向下蔓延至肛门周围皮肤。临床表现为肛门部瘙痒、局部肿块、出血或大便习惯改变等症状。

以往根据肿瘤细胞的形态和排列方式，将肛门鳞癌分为大细胞角化型（图1）、大细胞非角化型、基底细胞样等不同亚型。世界卫生组织（WHO）2010 版肿瘤分类推荐除外疣状癌，其余统一用"鳞状细胞癌"这一诊断名词，如果存在其他影响预后的特征如肿瘤分化程度、细胞异型性或黏液微囊肿等，可在诊断中加以注明，而不再另外分型。发生于肛周皮肤的鳞癌应同肛管鳞癌鉴别，

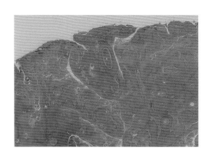

图 1　肛周高分化鳞癌（HE×40）

因为前者的预后较好，但肿物体积较大时区分困难。

（朱明华　陈　颖）

gāngmén yíxíngshàngpí'ái

肛门移行上皮癌 （anal transitional carcinoma）

发生于肛门区鳞状细胞癌的一种亚型。又称为泄殖腔源性癌。起源于肛管-直肠交界区移行上皮，主要位于肛管内。老年人好发。光镜下见，肿瘤细胞呈团块状分布，部分病例瘤巢周围见栅栏样排列，细胞小，核深染，胞质稀少。肛门周围皮肤起源的基底细胞癌累及肛管的病例不属于此种类型。

（朱明华　陈　颖）

gāngmén yóuzhuàng'ái

肛门疣状癌 （anal verrucous carcinoma）

发生于肛门部的高分化鳞状细胞癌。常在发生巨大尖锐湿疣的基础上，呈显著的外生性生长，可见明显溃疡及瘘管形成。光镜下见外生性和内生性两种生长方式。外生性：棘层细胞呈乳头瘤样向外增生，表面大片角化不全和角化过度，细胞分化很好，分层结构清楚。内生性：肿瘤底部见鳞状上皮呈球形或推进式向深层组织浸润，不同于普通型鳞癌的浸润性生长，疣状癌中推进的上皮团周围界限清楚，基底膜消失，浸润深度较深，达皮下脂肪层甚至横纹肌层。上皮

团块周围可见显著的炎症反应。

肛门疣状癌需与尖锐湿疣鉴别，尤其是同时伴随有病毒感染的疣状癌，单凭挖空细胞很难区分，但疣状癌同时存在外生性和内生性两种生长方式，而尖锐湿疣则主要为外生性乳头形成，另外是否存在浸润也是鉴别的关键点。其次需要鉴别的是高分化鳞状细胞癌，后者往往细胞异型性大，呈蟹足样向周围组织浸润。肛门疣状癌复发率高达70%，预后较差，但转移少见。

（朱明华　陈　颖）

gāngmén Pèijítèbìng

肛门佩吉特病 （anal Paget disease）

发生于肛门部鳞状上皮内的原位腺癌。主要起源于表皮内汗腺（顶泌汗腺为主）。肛门是乳腺外佩吉特病的好发部位之一，临床表现为湿疹样、红斑样、溃疡性病变。肛周佩吉特病有超过1/3的患者合并内脏或附件癌，如直肠癌，诊断前需要排除其他部位的腺癌转移或蔓延到表皮的可能。光镜下见，表皮内单个或成簇分布的胞质淡染的大细胞，核大，核仁清楚，可沿皮肤附件蔓延（图1），绝大部分病例中此类大细胞局限于表皮内，属于原位腺癌，极个别病例出现淋巴结转移。免疫组化染色显示，佩吉特细胞 CK7、CAM5.2、上皮膜抗原（EMA）和巨大囊肿病液体蛋

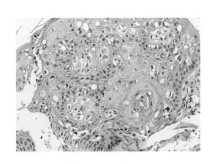

图1　肛周佩吉特病（HE×100）

白（GCDFP-15）阳性。本病需与佩吉特样鲍恩病鉴别，后者高分子角蛋白阳性，而 CK7 和 EMA 等低分子角蛋白阴性。对于一部分不伴有内脏病变的佩吉特病，局部复发率高且有一定侵袭性。

（朱明华　陈　颖）

gāngmén suōxíngxìbāo'ái

肛门梭形细胞癌 （anal spindle cell carcinoma）

发生于肛门部的以梭形细胞成分为主的恶性上皮性肿瘤。又称肛门肉瘤样癌。少见，上皮成分较少难以发现，肿瘤大部分区域表现为肉瘤样改变，如未分化肉瘤、纤维肉瘤、骨肉瘤、横纹肌肉瘤等。免疫组化染色显示，肉瘤样成分表达角蛋白，提示上皮细胞出现肉瘤样化生。

（朱明华　陈　颖）

gāngmén xiàn'ái

肛门腺癌 （anal adenocarcinoma）

起源于肛管表面黏膜、肛门腺以及瘘管内腺体的上皮性恶性肿瘤。临床表现类似肛门鳞状细胞癌，有时可合并肛门佩吉特病，低位直肠癌向下蔓延累及肛管的病例不算在此类中。部分患者并发肛旁窦道、瘘管或克罗恩（Crohn）病，这些病变可能是肛门腺癌的起源，多表现为黏液腺癌。另有极少数起源于肛门腺的腺癌，肿瘤表面可被覆正常黏膜上皮，黏膜下层甚至肌层内可见腺癌成分，主要由不规则的小腺管构成，细胞异型性不显著，黏液分泌很少，容易被误认为是正常的肛门腺，早期诊断预后较好。本病需与直肠腺癌累及肛管、肛瘘内腺癌、前列腺癌转移或子宫内膜异位症相鉴别。预后取决于肿瘤的临床分期，但差于鳞状细胞癌。

（朱明华　陈　颖）

gāngmén niányè xiàn'ái

肛门黏液腺癌 （anal mucinous adenocarcinoma）

发生于肛门部富含黏液的腺癌。又称肛门胶样腺癌。属于肛门腺癌中的一种类型，多见于肛瘘相关的腺癌，与局部长期慢性炎症刺激有关。临床常表现为长期迁延不愈肛瘘或肛周溃疡，局部疼痛、硬结甚至肛管狭窄，脓液内多见胶冻样物质，由于肿瘤生长缓慢，而且又常发生在肛瘘的基础上，因而容易被误诊、漏诊。光镜下见，肿瘤由大小不等的"黏液湖"构成，内衬分化较好的黏液柱状上皮，有时上皮条索可脱落漂浮于黏液湖内。肿瘤的生长方式以局部浸润为主，很少出现淋巴结或远处器官转移。

（朱明华　陈　颖）

gāngmén jīdǐxìbāo'ái

肛门基底细胞癌 （anal basal cell carcinoma）

发生于肛门部由基底样细胞构成的恶性上皮性肿瘤。主要发生于肛门边缘皮肤，有时也会向上蔓延累及齿状线。光镜下形态类似于皮肤的基底细胞癌，主要由实性细胞团或细胞条索构成假腺样结构，因而需与鳞状细胞癌鉴别，尤其是伴有基底细胞分化的鳞状细胞癌。基底细胞癌的细胞团周围栅栏样排列比较明显，癌巢周围可见人工收缩裂隙，细胞形态一致，核分裂比较多。而鳞状细胞癌中总能找到细胞异型显著或出现胞质红染的角质细胞，栅栏样结构不清楚。基底细胞癌局部可出现导管分化，形成原始管腔样结构，免疫组化染色癌胚抗原（CEA）和上皮膜抗原（EMA）可阳性，鳞状细胞癌则为阴性。本病可行肿块周围扩大切除，很少转移。

（朱明华　陈　颖）

gāngmén xiǎoxìbāo'ái

肛门小细胞癌（anal small cell carcinoma）

发生于肛门部的高级别神经内分泌癌。形态学同发生于肺或胃肠道的小细胞癌，主要由实性细胞巢构成，细胞体积小、胞质稀少，核深染，染色质细腻，具有高度侵袭性。免疫表型支持其神经内分泌分化。在诊断原发性小细胞癌之前必须排除转移。

（朱明华　陈　颖）

gāngmén hēisèsùliú

肛门黑色素瘤（anal melanoma）

发生于肛门部的黑色素细胞源性的恶性肿瘤。发病率低，常发生于肛管直肠交界区域。临床表现为直肠出血及肿块形成、大便习惯改变等症状，易被误诊为痔疮或直肠息肉。光镜下形态类似皮肤的黑色素瘤，免疫表型为 HBM45 和 Melanin 等黑色素标志物阳性。在与正常黏膜或皮肤交界区域常可发现非典型痣样改变，支持原发病变而非转移灶。

肛门原发性黑色素瘤诊断之前须排除转移的可能。本病恶性程度高，易通过淋巴途径转移，其 5 年生存率为 10%～30%。

（朱明华　陈　颖）

gāngmén kēlìxìbāoliú

肛门颗粒细胞瘤（anal granular cell tumor）

发生于肛门部由颗粒细胞起源的肿瘤。很少见。患者缺乏典型的临床症状，或仅表现为局部肿块，有一部分可能因为"外痔"出血而就诊，也有少数被误诊为肛周脓肿。光镜下见，肿瘤细胞呈巢团状或条索状排列，细胞体积较大，边界不清，可呈合体样改变，胞质见较粗的嗜酸性颗粒，核小而圆，常位于中央。肿瘤表面的鳞状上皮经常呈假上皮瘤样增生，甚至被误诊

为鳞状细胞癌。提示恶性的指标主要包括：肿瘤体积、生物学行为、坏死、病理性核分裂以及细胞异型性。

（朱明华　陈　颖）

gāngmén pínghuájī ròuliú

肛门平滑肌肉瘤（anal leiomyosarcoma）

发生于肛门部由平滑肌细胞起源的恶性肉瘤。肛门或肛管的平滑肌肉瘤非常少见，可能起源于肛管平滑肌或血管壁平滑肌。临床表现为便秘、大便习惯改变、局部疼痛或便血等症状。肿瘤通常界限比较清楚，但缺乏包膜，光镜下见，肿瘤细胞呈束状排列，细胞胞质嗜酸性，胞核两头钝圆，似雪茄样，可见异型核细胞。与良性平滑肌瘤的鉴别主要包括以下几点：①肿瘤直径超过 5cm。②核分裂多见，超过 5/10HPF。③肿瘤性坏死。④细胞丰富程度。⑤细胞核异型性。

（朱明华　陈　颖）

gāngmén pēitāixìng héngwénjī ròuliú

肛门胚胎性横纹肌肉瘤（anal embryonal rhabdomyosarcoma）

肛门部原发由横纹肌细胞起源的高级别肉瘤。非常少见，主要见于小儿，组织学形态类似其他部位的胚胎性横纹肌肉瘤，诊断肛门或肛周原发性横纹肌肉瘤之前，必须排除转移性。

（朱明华　陈　颖）

gāngménbù línbāliú

肛门部淋巴瘤（anal lymphoma）

肛门部原发的淋巴造血系统恶性肿瘤。较少见，其中大部分患者有免疫功能缺陷或人类免疫缺陷病毒（HIV）阳性，常表现为难治性的肛周脓肿或溃疡。淋巴瘤类型以非霍奇金淋巴瘤为主，如伯基特（Burkitt）淋巴瘤、浆母细胞性淋巴瘤、B 细胞性淋

巴瘤。

（朱明华　陈　颖）

rénlèi miǎnyì quēxiàn bìngdú xiāngguān gāngmén jíbìng

人类免疫缺陷病毒相关肛门疾病（human immunodeficiency virus-related anal disease）

与人类免疫缺陷病毒（HIV）感染相关的肛门部病变。获得性免疫缺陷综合征（AIDS）患者可因 HIV 感染导致 T 细胞免疫功能缺陷而易于感染各种疾病，如无症状继发感染、AIDS 相关淋巴结病、慢性腹泻、发热、体重下降、皮疹等，其中皮肤病变最常见，包括感染性和非感染性皮炎。感染性皮炎是继发细菌、病毒或真菌感染所致，如金黄色葡萄球菌、人乳头状瘤病毒（HPV）、巨细胞病毒、单纯疱疹病毒、白色念珠菌、曲霉菌等病原体，可出现全身或局部化脓性炎、疱疹、疣、真菌病等。

肛门部最常见反复单纯疱疹病毒感染，形成经久不愈的溃疡，其次是股癣累及肛门皮肤，而继发 HPV 感染则与肛门癌的发生关系密切，在肛门上皮内瘤变的基础上发生。非感染性皮炎多表现为丘疹、脂溢性皮炎样皮疹、银屑病等，发生于肛门和外生殖器部位的主要为非特异性黏膜溃疡，十分疼痛，难以治愈。

（朱明华　陈　颖）

gāngmén shēngzhíqì rǔxiànyàng xiàntǐ zhǒngliú

肛门生殖器乳腺样腺体肿瘤（tumor of the anogenital mammary-like gland）

起源于肛门生殖器部位的乳腺样腺体的上皮性肿瘤。该部的乳腺样腺体主要分布于大小阴唇交界处，肛门部也可出现，为顶泌汗腺、小汗腺或乳腺样分化。肛门生殖器乳腺样

腺体发生的病变包括良性和恶性，类型类似乳腺或顶泌汗腺的相关疾病。其中，良性包括硬化性腺病、导管上皮增生性病变、泌乳腺瘤、纤维腺瘤、分叶状肿瘤、乳头状汗腺腺瘤、顶泌汗腺腺瘤等，统称为肛门生殖器乳腺样腺体腺瘤。恶性病变包括乳头状汗腺腺癌、乳腺外佩吉特（Paget）病以及其他类型的腺癌，统称为肛门生殖器乳腺样腺体腺癌。

（朱明华　陈　颖）

gāng zhōu biǎopíyàng nángzhǒng

肛周表皮样囊肿（anal epidermoid cyst）

发生于肛门周围的鳞状上皮起源的良性囊性肿物。肛周囊肿相对于其他部位皮肤较少见，主要有表皮样囊肿、皮样囊肿、腺性囊肿以及骶尾部畸胎瘤。其中以表皮样囊肿最为常见。表皮样囊肿多为单房性，囊壁为表皮样细胞，可见颗粒层，囊内充满角化物，大体上呈豆渣样改变。囊壁局部可破裂，角化物外溢到周围间质引起异物肉芽肿反应。部分病例囊壁可出现外毛根鞘分化，即为混合性囊肿。极少数表皮样囊肿可发生恶变，恶变成分为基底细胞癌或鳞状细胞癌。

（朱明华　陈　颖）

gāng zhōu hēisèsùxìbāozhì

肛周黑色素细胞痣（perianal melanocytic nevus）

发生于肛周皮肤的黑色素细胞源性的良性肿瘤。临床表现和组织学类型均类似其他部位的皮肤黑色素细胞痣，常见类型为交界痣、真皮内痣或混合痣。不同于普通色素痣，发生于肛周或是外生殖器皮肤的痣可出现一定的非典型性，痣细胞团经表皮排出比较常见，甚至在角质层内亦可出现，细胞可呈上皮样，常具有异型性，但不能认为是恶性指征，此种痣细胞团周围可见人工收缩裂隙，并可见受挤压扁的表皮细胞。生殖器黑色素痣很少发生恶变，但也应尽量完全切除。如果痣体积较大可伴有局部疼痛或肛门不适感，甚至可影响排便功能，应尽早手术切除，手术边缘是否有痣细胞残留会影响预后，导致局部复发。

（朱明华　陈　颖）

gāng zhōu nóngzhǒng

肛周脓肿（perianal abscess）

肛管直肠周围软组织或其间隙内发生的化脓性炎症并伴脓肿形成。是肛管直肠周围急性炎症的表现，切开引流后常形成慢性肛瘘。多见于婴幼儿或免疫功能缺陷的成年人，如患有糖尿病、获得性免疫缺陷综合征（AIDS）、白血病等疾病。婴幼儿由于直肠肛门黏膜分泌的 IgA 缺乏，局部免疫功能不成熟，导致直肠黏膜屏障不完善，易发生细菌感染导致肛周脓肿。男婴多见于女婴。因其存在一定的免疫功能缺陷，在进行脊髓灰质炎病毒免疫时尽量不要使用口服减毒活疫苗（OPV），而建议采用完全灭活的病毒，避免引起病毒感染。合并糖尿病、AIDS 或白血病的成年患者因自身的免疫功能缺陷，容易发生经久不愈的肛周脓肿。本病主要采用切开引流和挂线治疗等，可以辅助免疫治疗、仪器治疗和中西医结合的方法。

（朱明华　陈　颖）

xièzhíqiāng jīxíng

泄殖腔畸形（cloacal malformation）

尿道、阴道、直肠开口于同一孔道的先天发育畸形。又称泄殖腔残留。罕见。全部发生于女性。还可并发其他脏器如心脏、食管或生殖道等发育异常。大多数新生儿以先天性无肛门就诊，查体见外阴部仅单一开口，向内可探及尿道、阴道及直肠开口。尽早手术是唯一的治疗手段。

（朱明华　陈　颖）

yìwèi xiánxiàn

异位涎腺（heterotopic salivary gland）

远离正常腺体位置的涎腺腺体。大小涎腺均可发生，颌下腺异位最常见，常异位于下颌角或稍前方、牙槽骨黏膜、扁桃体、中耳及胸锁乳突肌前缘亦可见异位腺体。任何部位的异位腺组织均可发生涎瘘、继发炎症、发生囊肿或肿瘤。异位腺体一般无症状，如无瘘管通出皮肤或黏膜表面，临床不易发现，多在尸检中发现。

涎腺组织的异位分为结内型和结外型两类。①结内型异位涎腺：最多见，婴儿期腮腺内几乎所有淋巴结中均含有涎腺组织，成年人中这一现象发生率不高，但依然常见。涎腺组织位于淋巴结的髓质，有显著的小叶内或小叶间导管，也可见腺泡（主要是浆液性腺泡）及未成熟的小导管。②结外型异位涎腺：根据其在头颈部的部位分为高位和低位两种。高位性异位涎腺：其所在部位包括下颌骨、耳、腭扁桃体、下颌舌骨肌、垂体和脑桥小脑三角；低位性异位涎腺：其与鳃裂关系密切，多与下颈部和甲状腺的囊肿和窦腔相关，最常见部位为右侧胸锁乳突肌前缘，邻近胸锁关节处。异位涎腺可发生囊性变、嗜酸性化生、导管增生和肿瘤。肿瘤中以沃辛（Warthin）瘤最为常见，也可有其他良性及恶性肿瘤。

（杜　祥）

xiánshízhèng

涎石症（sialolithiasis）

发生于颌下腺、舌下腺和腮腺的导管或腺体内的涎腺结石。涎腺结石有时可多发，也可双侧同时发生。

颌下腺较腮腺更多见。确切发病因素和形成机制尚不清楚，有些涎石具有异物或细菌性核。结石呈分层状，由晶状碳酸磷灰石化合物构成。小的涎腺结石症状不明显，大的结石阻塞导管影响唾液排出时，则出现阻塞性症状。如果导管持续梗阻，腺体可发生炎症，并随着腺泡组织破坏而硬结化，触诊时可被误认为肿瘤。

光镜下见，受累腺体导管扩张，可发生上皮鳞状细胞化生，中度至重度的慢性炎症和不同程度的腺泡破坏。免疫组化和超微结构可见腺上皮和肌上皮细胞的退行性改变。

（杜　祥）

jíxìng xiánxiànyán

急性涎腺炎（acute sialadenitis）

涎腺的急性炎症。多发生于腮腺，常一侧发病。出现疼痛、肿胀，腮腺导管口红肿，唾液分泌较少，初为浆液性炎症，继而涎腺组织有散在化脓灶，组织坏死，导管壁及管周组织充血及中性粒细胞浸润，导管内有中性粒细胞聚集。炎症发生于腮腺、颌下腺、舌下腺，小涎腺少见。主要为细菌或病毒感染所致，少数为变态反应引起，涎石、异物等使涎腺导管阻塞也是发病因素之一。病毒性涎腺炎可由副黏液病毒、EB 病毒、柯萨奇病毒、流感病毒 A 和副流感病毒所致。急性化脓性涎腺炎常由金黄色葡萄球菌、链球菌类和革兰阴性菌感染所致。该病变的手术或活检标本较少。

光镜下见涎腺导管扩张，管腔内有大量中性粒细胞聚集，导管周围及腺体内有白细胞浸润，涎腺组织坏死，形成多个化脓灶。急性炎症消退后，可纤维化愈合。

（杜　祥）

mànxìng xiánxiànyán

慢性涎腺炎（chronic sialadenitis）

涎腺的慢性炎症。主要发生于腮腺及颌下腺，小涎腺也可发生。发病侧腮腺局部肿大、微痛、口干，挤压腮腺导管口有少许黏稠、咸味的分泌物流出。以大涎腺的淋巴细胞浸润为特征，较常见。可由结石、异物、瘢痕挛缩等堵塞导管继发感染而致病，也可由急性涎腺炎转为慢性。另一些多见于女性，且与类风湿关节炎相关，可能属于自身免疫病。其中涎石症是最常见病因。

光镜下见涎腺导管扩张，管腔内炎症细胞聚集，导管周围及纤维间质中有淋巴细胞和浆细胞浸润，可形成淋巴滤泡，随着病情发展，腺泡萎缩、消失，继而被增生的纤维组织代替（图 1）。小叶内导管上皮增生，可有鳞状细胞化生。该病变主要是由导管内抗原成分引起的 T 细胞免疫反应，但浸润上皮成分的淋巴细胞主要为 B 细胞，并不表达 Bcl-2。

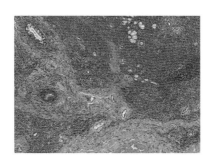

图 1　慢性硬化性涎腺炎（HE×40）

（杜　祥）

yìnghuàxìng duōnángxìng xiánxiànbìng

硬化性多囊性涎腺病（salivary sclerosing polycystic adenosis）

发生在涎腺以多囊及纤维组织增生为特点的病变。较少见，常形成包块，以腮腺多见。光镜

下表现为大量增生胶原纤维的背景中分布不规则增生的导管和腺泡成分，部分导管扩张呈囊性，结构类似于乳腺纤维囊性病，部分导管上皮呈大汗腺样化生，部分导管上皮呈合体细胞样或泡沫细胞样，间质中散在淋巴细胞浸润。导管上皮可显著增生呈筛状，部分病例可见非典型增生，因此炎性病变的性质受到质疑，而应考虑低度恶性肿瘤的可能性。另外一种可能是本病起始于炎症过程，其中部分病例可发展为肿瘤。因本病镜下表现复杂多样，需与真性涎腺肿瘤鉴别。

（杜　祥）

ròuyázhǒngxìng xiánxiànyán

肉芽肿性涎腺炎（granulomatous sialadenitis）

由生物病原体（结核分枝杆菌、真菌等）、结节病、结石或恶性肿瘤等，所致涎腺导管阻塞而引起的炎症。大体见病变处常有肉芽肿形成。恶性肿瘤引起导管破裂而形成肉芽肿，含小的黏液池。光镜下表现与感染性肉芽肿、结节病肉芽肿及异物肉芽肿（导管破裂所致）相似。

（杜　祥）

xiánxiàn liángxìng línbā shàngpí nángzhǒng

涎腺良性淋巴上皮囊肿（benign lymphoepithelial cyst of salivary gland）

主要发生于腮腺，也可见于上颈部淋巴结内或口底。本病常诊断为涎腺良性肿瘤，多为术后病理确诊。光镜下见囊壁由纤维结缔组织构成，内衬腺性或鳞状上皮，上皮中有时可见杯状细胞及皮脂腺，有时上皮表面可见角化，上皮组织周围为大量淋巴样间质，其中有淋巴滤泡形成。囊腔内含浆液性分泌物，其中可见脱离的上皮、淋巴细胞、浆细胞及组织细胞。有时角化的鳞状上皮周围可见异物肉芽肿，囊肿周围组织呈炎症反应。涎腺沃辛（Warthin）瘤很可能是本病的一种嗜酸性细胞变异型。

（杜　祥）

淋巴上皮性涎腺炎

línbā shàngpíxìng xiánxiànyán

淋巴上皮性涎腺炎 （lympho-epithelial sialadenitis） 由增生的淋巴组织和上皮细胞构成的涎腺良性病变。又称良性淋巴上皮病变。通常累及泪腺与涎腺，在泪腺和涎腺组织内有淋巴细胞的弥漫性浸润。通常为双侧对称性受累。如病变只累及泪腺与涎腺，则称米库利奇病；如病变又同时累及全身出现网状细胞增多症、肉样瘤病、白血病、恶性淋巴瘤等病变时，则称为米库利奇综合征；米库利奇病也可以是舍格伦（Sjögren）综合征的一种表现。

本病是一种特发性炎症，与自身免疫有关，病程发展到一定阶段，可出现类风湿关节炎、系统性红斑狼疮、硬皮病、皮肌炎等全身疾病；少数病例的淋巴细胞成分可转化为恶性淋巴瘤，而增生性上皮可恶变为鳞状细胞癌，提示预后不良。光镜下可见淋巴组织浸润和上皮岛。淋巴组织内含大量发育良好的生发中心，由B淋巴细胞和T淋巴细胞、组织细胞和树突状细胞构成。上皮岛呈实性巢状，被淋巴细胞围绕或浸润（图1）。细胞之间可见透明

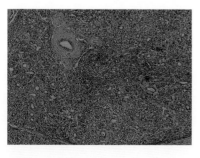

图1　淋巴上皮性涎腺炎（HE×40）

样物质沉积，超微结构显示为含Ⅳ型胶原的基板物质。

（杜　祥）

涎腺炎性假瘤

xiánxiàn yánxìng jiǎliú

涎腺炎性假瘤 （inflammatory pseudotumor of salivary gland） 发生在涎腺的由梭形肌成纤维细胞和炎性浸润构成的软组织病变。又称涎腺浆细胞肉芽肿、涎腺炎性成肌纤维细胞增生等。为见于涎腺特发的非特异性慢性增殖性炎症。部分为真性肿瘤，常形成肿块，临床表现为涎腺肿大。光镜下主要由梭形或星芒状细胞伴随水肿、黏液变或透明间质和炎症细胞浸润的背景组成。约半数病例间变性淋巴瘤激酶（ALK）阳性。大部分病例为良性病程，有细胞异型、P53阳性、出现神经节样细胞和染色体异倍体者可表现更强的侵袭性。

（杜　祥）

涎腺淀粉样变性

xiánxiàn diànfěnyàng biànxìng

涎腺淀粉样变性 （amyloidosis of salivary gland） 涎腺的淀粉样物沉积，或作为全身性疾病的一种局部表现（全身蛋白质代谢障碍），或表现为局限性假瘤性肿块（淀粉样肿瘤）。光镜下表现为涎腺组织中淀粉样物质在细胞外的沉积。

（杜　祥）

涎腺良性多形性腺瘤

xiánxiàn liángxìng duōxíngxìng xiànliú

涎腺良性多形性腺瘤 （benign pleomorphic adenoma of salivary gland） 发生于大涎腺和小涎腺，含有涎腺组织、黏液和软骨样组织的良性肿瘤。又称涎腺混合瘤。是涎腺中最常见的良性肿瘤，可发生于任何年龄，多见于30～40岁，男女发病无明显差别。常发生在腮腺，其次为腭部、颌下腺、舌下腺、颊部、口、唇等处。75%起源于腮腺浅叶，25%起源于腮腺深叶。

大体见，肿瘤呈球状，分叶状或不规则，周围边界清楚，有结缔组织包膜，可见一些小的突起突入周围正常组织。肿瘤质地中等，存在软骨灶时呈半透明黏液样外观。

光镜下，由于上皮和间质混合存在，典型者呈双相性改变。一部分为上皮细胞，细胞形态不一，多数为立方形或多边形，可呈基底细胞样或鳞状上皮。细胞排列成索状或片状，或构成大小不等的囊腔，或为散在腺体。其中部分细胞表现为肌上皮细胞的形态特征，可呈立方状、透明状、浆细胞样、扁平或梭形。肌上皮细胞产生黏液和软骨样的间质，是上皮细胞的变性，而非来自真正的间叶组织，因此肌上皮细胞与黏液软骨样间质之间常相互移行（图1）。根据上皮和间质的比例，多形性腺瘤分为细胞丰富型和间质丰富型。有些细胞成分极为丰富，细胞存在一定异型性，表现为散在大而深染的细胞核，或有DNA多倍体存在，但只要核分裂象较少、缺乏肿瘤性坏死，这类病变的预后并不受影响。

免疫组化染色显示，上皮成分表达角蛋白（CK）、上皮膜抗原（EMA），管腔结构的腔面细胞常表达细胞角蛋白CK19，肌上皮细胞角蛋白、肌动蛋白（actin）、肌球蛋白（myosin）和S-100蛋白阳性染色。某些肿瘤还表达神经胶质纤维酸性蛋白（GFAP）和星形蛋白（astroprotein）等神经胶质标志物。

多形性腺瘤生长缓慢，病程可长达数十年，亦可在短期内增大加快。复发率取决于首次切除的充分与否。如果肿瘤包膜不完整，或有包膜内的肿瘤浸润，单

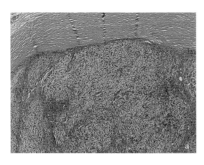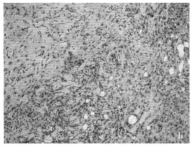

a. 低倍（×20）；b. 高倍（×200）。

图1 腮腺多形性腺瘤（HE）

纯肿瘤切除术后复发率很高。虽然大多数多形性腺瘤在反复复发的过程中保持原有组织学形态，但有部分可发生恶变，因此涎腺多形性腺瘤不同于一般良性肿瘤。

（杜 祥）

xiánxiàn shìsuānxìbāo xiànliú

涎腺嗜酸细胞腺瘤（oncocytoma of salivary gland） 由胞质内含大量特征鲜明的嗜伊红颗粒的上皮细胞构成的涎腺良性肿瘤。大多数发生于腮腺。大体见，肿瘤包膜完整，呈实性，切面多呈褐色。光镜下见，肿瘤由嗜酸性细胞构成，呈实性团片状分布，嗜酸性细胞为较大的导管上皮细胞，含有嗜酸性颗粒状胞质，超微结构观察显示胞质内含有大量形态和大小异常的线粒体，部分线粒体内含有糖原，部分线粒体呈囊性扩张，因此细胞胞质可透亮。细胞核小而圆，无核分裂。间质血管丰富。邻近的正常腺体也可发生局灶性嗜酸细胞聚集。局部切除后可治愈。

（杜 祥）

xiánxiàn jīdǐxìbāo xiànliú

涎腺基底细胞腺瘤（basal cell adenoma of salivary gland） 发生于涎腺由基底细胞样形态的良性肿瘤。缺乏黏液软骨样成分。大多数发生于腮腺，成年人多见，女性稍多于男性。大体呈圆形或卵圆形，表面光滑，界限清楚，包膜完整。切面多呈实性，灰白色，可发生囊性变。

光镜下见，肿瘤由上皮细胞和少量结缔组织构成（图1）。肿瘤细胞呈片状或条索状分布，细胞为圆形、卵圆形或梭形，呈嗜碱性，核圆形、染色深，核仁不明显。一个重要特征是上皮巢的周边细胞呈栅栏状排列。部分肿瘤中上皮巢周围和巢内有大量基板物质沉积，其形态类似于皮肤圆柱瘤，实际上涎腺基底细胞腺瘤常伴发皮肤附属器肿瘤；部分肿瘤的瘤细胞呈双层排列，并由疏松富于血管的间质分隔；部分肿瘤的上皮团块内可出现大小不等的囊腔，囊腔内充满变性的肿瘤细胞。免疫组化染色显示，肿瘤中的基底样细胞可表达波形蛋白（vimentin）、肌动蛋白（actin）和S-100蛋白，提示有肌上皮细胞分化。该肿瘤的临床行为属良性，手术切除可治愈。

（杜 祥）

xiánxiàn Wòxīnliú

涎腺沃辛瘤（Warthin tumor of salivary gland） 发生于涎腺由呈囊性腺样结构形成的肿瘤。有时为乳头状腺样，囊腔衬覆特征性的双层上皮，内层为柱状嗜酸性细胞，外围为较小的基底细胞。间质有不等量的含生发中心的淋巴样组织。几乎只发生于腮腺。主要见于男性，中老年好发。吸烟是高危因素，大部分患者有长期吸烟史。

大体多为界限清楚的圆形和椭圆形分叶状肿块，部分呈多囊性。光镜下见，肿瘤由腺上皮和含有密集淋巴组织的间质构成（图1）。腺上皮分为两层，排列成腺管或囊腔，可形成乳头突入管腔。两层细胞的形态有一定差异，内层上皮细胞高柱状，胞质丰富、嗜酸性，核位于近腔面；外层细胞呈立方或多边形，核淡染，居中。上皮细胞可发生鳞状细胞和黏液细胞化生，当上皮呈梗死和鳞状细胞化生时，有可能被误诊为鳞状细胞癌。间质主要由淋巴细胞组成，可形成淋巴滤泡，还含有肥大细胞和S-100蛋白阳性的树突状细胞。沃辛瘤可发生恶性变，但极罕见，其恶变包括淋巴组织转化为恶性淋巴瘤，上皮成分恶变为腺癌、黏液表皮

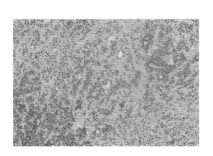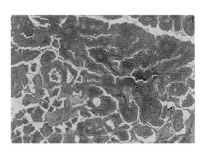

图1 腮腺基底细胞腺瘤（HE×100）　　**图1 腮腺沃辛瘤（HE×40）**

样癌、鳞状细胞癌和嗜酸细胞癌等。治疗一般采用手术切除，局部复发率极低。

（杜 祥）

xiánxiàn pízhīxiàn xiànliú

涎腺皮脂腺腺瘤 （sebaceous adenoma of salivary gland）

发生于涎腺界限清楚的有皮脂腺分化的良性肿瘤。病变由不同形状的实性岛和囊腔构成，实性岛和囊腔均可有皮脂腺分化。罕见，好发于腮腺，老年人多见，一般为无痛性肿块。大体见，肿瘤界限清楚，表面光滑，包膜完整，直径多小于3cm。切面黄色或黄白色，可有囊腔形成，内含黄色皮脂样物。光镜下见，肿瘤由皮脂腺细胞构成，呈巢状或囊状，由纤维结缔组织分隔，肿瘤细胞巢周边部细胞胞质较少，而中央部细胞胞质多呈蜂窝状，偶见嗜酸细胞化生，局部可见灶性组织细胞和/或多核巨细胞。肿瘤中通常无淋巴滤泡，无细胞学的非典型性。手术完整切除后不易复发。

（杜 祥）

xiánxiàn pízhīxiàn línbā xiànliú

涎腺皮脂腺淋巴腺瘤 （sebaceous lymphadenoma of salivary gland）

发生于涎腺由不规则上皮巢和小囊腔或导管样结构组成，每种成分均可有局灶的皮脂腺分化，周边有淋巴样间质的良性肿瘤。没有皮脂腺分化的称为淋巴腺瘤。极为罕见，多发生于腮腺及其周围组织，老年人好发，无性别分布差异。大体见，肿瘤边界清楚，常有完整包膜，可为实性、多囊性和单囊性，囊腔内可见皮脂样物，切面黄色或灰色。光镜下见，由分化好的皮脂腺细胞排列成腺样结构，伴随大小不等的导管，间质为丰富的淋巴细胞，可见淋巴滤泡，偶见坏死

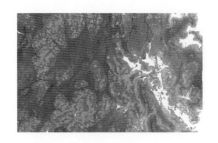

图1 涎腺皮脂腺淋巴腺瘤 （HE×20）

（图1）。本病手术完整切除后，很少复发。

（杜 祥）

xiánxiàn jī-shàngpíliú

涎腺肌上皮瘤 （myoepithelioma of salivary gland）

由肌上皮分化特点的细胞构成的良性涎腺肿瘤。又称涎腺肌上皮腺瘤。发病高峰年龄为20~30岁，无性别分布差异，主要发生在腮腺，其次为小涎腺，尤其是硬腭和软腭，通常为缓慢生长的无痛性肿块。

大体见，肿瘤界限清楚，实性，直径多小于3cm，切面黄褐色，有光泽。光镜下见，肿瘤细胞形态多样，分为5型：梭形细胞型、浆细胞样细胞型、上皮样细胞型、透明细胞型和混合细胞型。肿瘤性肌上皮细胞为一个连续变化的瘤细胞谱，各种形态的瘤细胞可相互转化。梭形细胞型肿瘤呈间质样表现，梭形细胞呈束状或旋涡状排列，胶原间质较少，细胞间可出现假性微囊和胶原性类晶体。浆细胞样细胞型肿瘤的瘤细胞胞质丰富，嗜伊红色（嗜酸性），核偏位，深染，有一定程度的多形性，但核分裂少见或缺失。透明细胞型肿瘤的瘤细胞呈多边形，胞质透明，细胞间界限清楚，核圆形或卵圆形，排列呈实性团或散在于肿瘤周边部。上皮样细胞呈立方状，可构成假

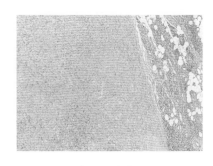

图1 腮腺肌上皮瘤 （HE×20）

腺腔结构。透明细胞和上皮样细胞常混杂于梭形细胞或浆细胞样细胞之间，很少构成肿瘤的主体成分（图1）。

免疫组化染色显示，肿瘤性肌上皮细胞角蛋白（CK）、S-100蛋白阳性表达，部分细胞表达波形蛋白（vimentin）、肌动蛋白（actin）和肌球蛋白（myosin）。肌上皮瘤各型细胞的免疫组化表达存在差异，即使同型肿瘤之间也有差别，梭形细胞肌特异性肌动蛋白（MSA）强阳性表达，上皮样细胞散在表达，而浆细胞样细胞和透明细胞通常不表达。完整的手术切除可降低肌上皮瘤的复发率，肌上皮瘤在多次复发后也可发生恶变。

（杜 祥）

xiánxiàn nèifānxìng dǎoguǎn rǔtóuzhuàngliú

涎腺内翻性导管乳头状瘤 （salivary inverted ductal papilloma）

涎腺导管和口腔表面上皮交界处的导管腔内乳头状增生而形成的良性肿瘤。较罕见，多发生于成年人，年龄在28~77岁，男性多见。几乎都发生在小涎腺，最常见于下唇，其次为颊黏膜及下颌前庭。肿块呈多结节状，无包膜。光镜下见界限清楚的内生性上皮细胞团一般与表面上皮相延续，与间质结缔组织交界面呈

推进式，无浸润生长。宽大的乳头突入管腔，乳头表面衬覆柱状细胞和杯状细胞，深部为基底细胞增生。细胞学为良性表现，很少或无多形性。

（杜　祥）

xiánxiàn dǎoguǎn nèi rǔtóuzhuàngliú
涎腺导管内乳头状瘤（salivary intraductal papilloma）
涎腺导管或排泄管内导管上皮向腔内呈乳头状增生形成的良性肿瘤。可导致导管囊性扩张。较为罕见，小涎腺较大涎腺多见，最常见于唇和颊黏膜。光镜下见肿瘤为界限清楚的囊性结节，肿瘤完全限于单个囊腔内，许多分枝状乳头充填囊腔，乳头含有纤维血管轴心，表面衬覆细胞与囊壁细胞一致，杯状细胞散在于衬覆乳头的上皮中。多数情况下，囊壁有致密的结缔组织包绕，无细胞学的非典型性。

（杜　祥）

rǔtóuzhuàng xiánxiànliú
乳头状涎腺瘤（sialadenoma papilliferum）
黏膜表面和涎腺导管上皮的外生性乳头状增生和内生性增生并存的良性肿瘤。多发生在小涎腺，其中以腭和颊黏膜多发。肿瘤界限清楚，呈乳头状或疣状。光镜下见肿瘤由腺成分和鳞状上皮成构成。鳞状上皮呈乳头状或疣状增生，高出邻近黏膜，乳头中央有纤维血管轴心，乳头的基底部或近基底部鳞状上皮移行至柱状导管上皮。导管成分由小的扩张的导管构成，内衬细胞为立方状细胞，细胞核大，一致，位于细胞中央，可见高柱状细胞。该肿瘤与其他类型导管乳头状瘤不同的是以高复发率为特点，完全切除是本病首选的治疗方法。

（杜　祥）

xiánxiàn èxìng duōxíngxìng xiànliú
涎腺恶性多形性腺瘤（malignant pleomorphic adenoma of salivary gland）
发生在大涎腺和小涎腺，包含多形性腺瘤中发生的癌和癌肉瘤的恶性肿瘤。有的把癌肉瘤看作真正的恶性混合瘤。较常见的是多形性腺瘤中发生的癌，其发生率占多形性腺瘤的 $5\% \sim 10\%$。表现为肿瘤迅速发展，常出现局部疼痛、张口受限及面瘫等症状。

大体见肿瘤向周围组织浸润性生长，边界不清，质硬不活动。判断恶性混合瘤是否来源于多形性腺瘤的癌变，必须有残存的良性肿瘤组织学证据，或在同一肿瘤中良性和恶性成分的共存。肿瘤的恶性成分具有上皮性特点，常表现为某种涎腺癌类型，如黏液表皮样癌或腺样囊性癌等，而肿瘤的恶性程度取决于癌的组织学类型、分级和肿瘤的增殖指数。与腮腺相比颌下腺的多形性腺瘤恶变率较高，老年患者、肿瘤较大以及显微镜下可见显著的玻璃样变性和一定程度的核分裂活性均为易发生多形性腺瘤恶变的指征。

癌肉瘤上皮和间质成分均表现为恶性的特点，上皮成分以导管癌多见，间质多呈软骨肉瘤样改变。虽然癌肉瘤显微镜下组织结构类似于良性多形性腺瘤，但不存在良性肿瘤成分。这类肿瘤较为罕见，但恶性程度高，侵袭性强，致死率高。

（杜　祥）

xiánxiàn shìsuānxìbāo'ái
涎腺嗜酸细胞癌（oxyphilic carcinoma of salivary gland）
发生于涎腺由大嗜酸性细胞构成、具有腺癌组织学和浸润性生长特点，与嗜酸细胞腺瘤相对应的恶性肿瘤。极罕见，可以原发，也可由嗜酸性细胞腺瘤恶变而来。主要发生于腮腺，颌下腺和小涎腺少见。大体见，肿瘤无包膜，呈实性，切面灰色至褐色，单个或多结节状，可见坏死。镜下，可见肿瘤细胞排列成片状或巢状。细胞大，呈圆形或多边形，有颗粒状嗜酸性胞质，圆形泡状细胞核，常有明显的核仁。肿瘤常浸润肌组织和神经组织。该肿瘤高度恶性，具有多灶性和局部复发的特点，是否有远处转移是重要的预后指标。

（杜　祥）

xiánxiàn jīdǐxìbāo xiàn'ái
涎腺基底细胞腺癌（basal cell adenocarcinoma of salivary gland）
发生于涎腺由基底样细胞构成的低度恶性肿瘤。在组织学和细胞学上与基底细胞腺瘤相似，但具有转移潜能和浸润性，常有包膜浸润，又称基底细胞样癌。在组织形态和免疫组化表达上与基底细胞腺瘤相似，但基底细胞腺癌有不同程度的细胞异型性，且有浸润，可沿神经扩散，侵犯血管，甚至发生转移。该病主要发生于腮腺，小涎腺罕见，发病年龄多为 $50 \sim 60$ 岁，无性别差异。患有基底细胞腺癌者可同时患有多发性皮肤附属器肿瘤，这与基底细胞腺瘤相似。

大体见，肿瘤无包膜，部分肿瘤界限清楚，部分肿瘤呈浸润性生长，切面灰白灰褐色，质地均匀，有时可见囊性变。光镜下见，肿瘤细胞呈实性、膜性、管状和小梁状排列。最常见的为实性型，大小不等的肿瘤细胞巢被粗细不等的胶原纤维所分隔。膜性型，肿瘤细胞巢周围沉积大量嗜酸性透明变的基板样物质。管状型者在肿瘤细胞间可见导管腔隙。小梁状的特点是形成互相连接的肿瘤条索。肿瘤细胞为基底样上皮细胞，异型性与核分裂不明显，上皮细胞可出现灶状的鳞状上皮分化，肿瘤细胞巢的周边细胞常排列成栅栏状。肿瘤细胞可浸润周围涎腺腺体、表皮、骨骼肌，部分病例可见血管和周围神经的侵犯。

免疫组化染色显示，肿瘤细胞表达角蛋白（CK）、上皮膜抗原（EMA）和癌胚抗原（CEA），常有 S-100 蛋白、肌动蛋白（actin）和波形蛋白（vimentin）的阳性表达，提示部分肿瘤细胞的肌上皮分化。

多数基底细胞腺癌是原发的，但也有部分来自基底细胞腺瘤的恶变。该肿瘤手术切除后常复发，但少见转移，致死率低。

（杜　祥）

xiánxiàn pízhīxiàn xiàn'ái
涎腺皮脂腺腺癌（sebaceous carcinoma of salivary gland）

发生于涎腺细胞排列成片或巢，有不同程度的细胞多形性、细胞核的异型性及侵袭性，有局灶皮脂腺分化的恶性上皮性肿瘤。罕见，多发生于腮腺，偶尔发生于舌下腺和颌下腺。该肿瘤发病年龄呈双峰分布，20~30 岁和 60~80 岁多发。为疼痛性肿块，伴不同程度的面神经麻痹。

大体见，肿瘤界限清楚，可有部分包膜，边缘呈膨胀性或局部浸润性生长。光镜下见，肿瘤细胞呈片状或巢状排列，细胞核深染，胞质丰富，呈透亮或嗜酸性，细胞多形性和非典型性较皮脂腺瘤明显。肿瘤细胞巢外周可见基底样分化细胞，坏死和纤维化常见，肿瘤常侵犯神经，而血管侵犯不常见。发生于涎腺的皮脂腺腺癌预后比发生在皮肤和眼

睑者要差。

（杜　祥）

xiánxiàn pízhīxiàn línbā xiàn'ái
涎腺皮脂腺淋巴腺癌（sebaceous lymphadenocarcinoma of salivary gland）

发生于涎腺，多为皮脂腺淋巴腺瘤癌变所致。癌的成分可为皮脂腺腺癌或其他类型的涎腺癌。极罕见，常见于腮腺或腮腺淋巴结。病变发生于皮脂腺淋巴腺瘤中，因此患者往往有肿物病史。肿瘤呈灰褐色，局部浸润性生长，其中混杂有皮脂腺淋巴腺瘤灶，该部分细胞无异型性，恶性部分为皮脂腺癌或片状低分化癌，伴有导管分化，也可见腺样囊性癌样区或上皮-肌上皮癌区。肿瘤可侵犯神经，并可见组织细胞聚集和异物巨细胞反应。

（杜　祥）

xiánxiàn jīshàngpí'ái
涎腺肌上皮癌（myoepithelial carcinoma of salivary gland）

全部由肌上皮分化的肿瘤细胞构成的涎腺恶性肿瘤。是良性肌上皮瘤的恶性型，又称恶性肌上皮瘤。特征是浸润性生长和有转移潜能。平均发病年龄为 55 岁，无性别分布差异，多数发生于腮腺，也可发生在颌下腺和小涎腺。

大体见，肿瘤呈结节状，无包膜，切面灰白色，可见肿瘤性坏死和囊性变。光镜下，可见分叶状结构，肿瘤细胞呈实性、片状、梁状或网状排列。细胞类型与肌上皮瘤相对应，即为梭形、浆细胞样、透明细胞和上皮样，但细胞多形性明显，分裂活性高，可发生坏死和明确的浸润性、破坏性生长，这是与肌上皮瘤鉴别的要点。几乎所有的肌上皮癌都侵犯周围正常腺体组织或邻近脂肪、肌组织，浸润范围大小及是否有神经侵犯和预后相关。免疫

组化染色显示细胞角蛋白（CK）、肌动蛋白（actin）、波形蛋白（vimentin）和 S-100 蛋白均呈强阳性表达。

（杜　祥）

xiánxiàn shàngpí-jīshàngpí'ái
涎腺上皮-肌上皮癌（epithelial-myoepithelial carcinoma of salivary gland）

由导管上皮细胞和肌上皮细胞呈不同比例构成的低度恶性涎腺肿瘤。导管上皮细胞通常位于腔缘，四周围以肌上皮细胞。肿瘤具有双相形态学特点。发病年龄多为 50~70 岁，女性多见（男女之比为 1:2），常见于大涎腺，主要为腮腺。

大体见，肿瘤多呈分叶状生长，无真正包膜，管状和实性区域混合存在，部分病例中可见乳头和囊性区。光镜下表现为双层管状结构：内层细胞为单层立方上皮，外层细胞为单层或多层的多边形细胞，细胞边界清楚，胞质透明，细胞核空泡状。管状结构由嗜酸性基底膜样物围绕，实性区内细胞也可被区带状结构分隔。肿瘤的神经和血管侵犯常见，偶见凝固性坏死。免疫组化染色显示，管腔面细胞呈角蛋白（CK）阳性，外周肌上皮细胞表达肌动蛋白（actin）、S-100 蛋白和 P63。不完全的手术切除与复发和转移相关，最常见的转移部位是颈淋巴结、肺、肝和肾。

（杜　祥）

xiánxiàn niányè biǎopíyàng'ái
涎腺黏液表皮样癌（mucoepidermoid carcinoma of salivary gland）

以具有柱状、透明和嗜酸细胞样特点的黏液细胞、中间细胞和表皮样细胞构成的涎腺上皮性恶性肿瘤。是儿童和成年人最常见的原发性涎腺恶性肿瘤，约一半发生在大涎腺，主要是腮

腺，其次为颌下腺和舌下腺，口腔内常见于腭和颊黏膜。

大体见，肿瘤界限清楚或边缘有浸润，呈实性或囊性，切面白色或褐色。光镜下见 3 种细胞类型（图1）：表皮样细胞、产黏液细胞和中间细胞。表皮样细胞呈多边形，但角化罕见。产黏液细胞体积较大，胞质内含黏液，核偏位，一般数量较少。中间细胞在肿瘤中占多数，细胞呈基底样或立方状。不同类型细胞所占的比例和所形成的结构（实性和囊性）在不同病例间或同一个肿瘤内均有不同。但在各型黏液表皮样癌中，显著的核非典型性、核分裂和广泛的坏死均不常见，如出现这些改变应首先考虑低分化腺癌和腺鳞癌。当出现充满黏液的囊腔时，应充分取材检查，并考虑或排除高分化黏液表皮样癌的可能性。可按照囊性成分的多少、神经侵犯情况、核分裂象的多少及是否存在坏死将黏液表皮样癌进行分级，该分级体系可提示预后。免疫组化染色显示，鳞状细胞在肿瘤中较少，高分子量角蛋白有助于鉴定；肿瘤中存在简单黏液型糖类抗原。而产黏液细胞中的唾液黏蛋白可用黏液卡红染色和阿辛蓝（AB）染色证实。

图1　腮腺黏液表皮样癌（HE×200）

（杜　祥）

涎腺腺泡细胞癌（acinic cell carcinoma of salivary gland）

部分细胞有浆液性腺泡细胞分化的涎腺上皮性恶性肿瘤。特征是胞质内有酶原分泌颗粒。大多数肿瘤位于腮腺，小部分位于小涎腺，儿童至老年人均可发病。典型表现是缓慢增大、实性、活动的肿块，有些为多结节状并且固定于皮肤或肌组织。

大体见，肿瘤常为界限清楚的实性结节，但有些边界不清楚和/或呈多结节状，直径一般小于3cm。切面呈分叶状，褐色至红色，质脆，有时可以呈明显的囊性变。

光镜下表现多样，肿瘤细胞的排列方式呈实性、微小囊性、乳头状囊性或滤泡性。①乳头状囊性特点：有明显的囊性腔隙，较微囊者的大，部分囊中有上皮的乳头状增生，此型的血管可以非常丰富并有出血，可见腔面的肿瘤细胞吞噬含铁血黄素。②滤泡性的特点：可见多个上皮围成的囊性腔隙，其内充满嗜酸性蛋白样物质，呈甲状腺滤泡样，肿瘤中偶见砂砾体，有时还很多。③肿瘤细胞的形态也呈多样性：即腺泡样、闰管样、空泡样、透明样和非特异腺样细胞。最典型的瘤细胞是腺泡样细胞（图1），类似于正常涎腺腺泡细胞的胞质特点（微嗜碱性和颗粒状），过碘酸希夫（PAS）染色阳性。闰管样细胞呈立方状，较小，嗜酸性或嗜双色性，细胞核位于细胞中央，围绕成大小不一的腔隙。空泡样细胞 PAS 染色阴性。透明细胞形态类似于腺泡细胞，但不含黏液和脂肪，可含多少不一的糖原。非特异腺样细胞边界不清，呈合胞体样。肿瘤多以腺泡样细胞和

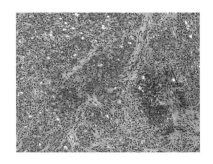

图1　腮腺腺泡细胞癌（HE×200）

闰管样细胞为主，其他类型细胞为主者很少。

腺泡细胞癌的免疫学表型无特异性，肿瘤细胞除角蛋白（CK）阳性外，转铁蛋白、乳铁蛋白、α_1-抗胰蛋白酶（α_1-AT）、α_1-抗胰糜蛋白酶（α_1-ACT）、IgA、癌胚抗原（CEA）、LeuM1抗原、环加氧酶2（COX-2）、血管活性肠肽（VIP）和淀粉酶呈阳性反应。

（杜　祥）

涎腺腺样囊性癌（adenoid cystic carcinoma of salivary gland）

由上皮细胞和肌上皮细胞构成，具有不同的形态学结构包括管状、筛状和实性型的基底细胞恶性肿瘤。在腮腺中，该肿瘤较黏液表皮样癌和腺泡细胞癌少见，但在小涎腺中，是最常见的恶性肿瘤。中老年人多见，无明显性别分布差别。

大体见，肿瘤呈浸润性生长，为实性肿块，切面灰褐色。光镜下见，肿瘤主要由导管细胞和变异肌上皮细胞构成（图1）。肿瘤具有 3 种结构类型：筛状、管状和实性。①筛状：最常见，形态单一的细胞巢或条索环绕腺样腔隙，呈同心圆样排列，腔隙内充满均质嗜酸性过碘酸希夫（PAS）

染色阳性物质，或呈颗粒状嗜碱性。②管状型：其中的导管形成完好，由内层上皮细胞和外层肌上皮细胞构成，中央为管腔。③实性：有些腺样囊性癌以实性细胞巢为主。肿瘤多呈混合性生长方式，可以其中一种类型为主要成分。神经侵犯是腺样囊性癌的显著特点。免疫组化染色显示，导管细胞角蛋白（CK）、乳铁蛋白、癌胚抗原（CEA）和CD117阳性表达；环绕假囊腔的细胞则肌动蛋白（actin）和S-100蛋白染色阳性，提示其肌上皮细胞分化。

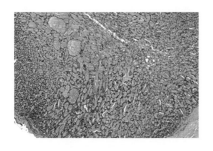

图1　颊部腺样囊性癌（HE×40）

本病的预后很大程度上受生长方式影响，实性型腺样囊性癌的转移率较高。但无论肿瘤镜下分化程度如何，都应选择根治性手术，而复发性肿瘤的治疗极为困难。

（杜　祥）

xiánxiàn dǎoguǎn'ái

涎腺导管癌（salivary duct carcinoma）

由涎腺导管上皮发生的高度恶性侵袭性腺癌。世界卫生组织（WHO）涎腺肿瘤组织学新分类中被列为一类独立的肿瘤。类似于低分化乳腺导管癌，常有粉刺样坏死。本病少见，好发于老年人，男女比为4∶1，以腮腺最常见，颌下腺、舌下腺和小涎腺均有发生。肿瘤生长迅速，患者多数有神经症状。

大体见，肿瘤呈浸润性生长，肿块多为实性，切面灰白灰褐色。光镜下的细胞学和结构类似于乳腺导管癌，呈粉刺样、实性、筛状、乳头状、甚至肉瘤样等多种表现。细胞学上有丰富的嗜酸性或颗粒状胞质，多形性细胞核，核仁明显，染色质粗，核分裂多见。涎腺导管癌对角蛋白（CK）、上皮膜抗原（EMA）和癌胚抗原（CEA）均呈阳性反应，并灶性表达巨大囊肿病液体蛋白（GCDFP-15）和线粒体抗原。该肿瘤侵袭性强，易发生远处转移，是导管癌中预后最差、恶性度较高的肿瘤之一。

（杜　祥）

xiánxiàn duōxíngxìng dījíbié xiàn'ái

涎腺多形性低级别腺癌（polymorphous low-grade adenocarcinoma of salivary gland）

细胞学一致、形态学多样、呈浸润性生长、具有低度转移潜能的涎腺上皮性恶性肿瘤。又称涎腺终末导管癌、涎腺小叶癌。主要发生于小涎腺，其中以腭部最常见，而发生于大涎腺的肿瘤几乎均起源于先存的良性多形性腺瘤。光镜下见肿瘤细胞形态单一、圆形或立方状，细胞核温和，核分裂和坏死不易见到；形态结构却多样，呈小叶状、乳头或囊性乳头状、筛状、梁状或管状（图1a）。肿瘤细胞可形成同心圆的旋涡状或靶环状，围绕血管或神经。免疫组化染色显示，细胞角蛋白（CK）、波形蛋白（vimentin）和S-100蛋白、SOX10（图1b）均阳性表达。本病总体生存率很高，远处转移率和病死率均较低。

（杜　祥）

xiánxiàn rǔtóuzhuàng xiàn'ái

涎腺乳头状腺癌（papillary adenocarcinoma of salivary gland）

涎腺内有大量乳头状结构的腺癌。较少见，常发生于大涎腺，其中腮腺最多，老年人多发，无明显的性别分布差异。肿瘤界限清楚，但无包膜。光镜下最重要的特征是典型的乳头状结构。肿瘤可产生黏液，但不含鳞状细胞或中间细胞成分。如果腺腔扩大形成大小不一的囊状结构，则称乳头状囊腺癌。细胞排列紊乱，形成乳头，突向囊腔。囊腔之间为纤维间质，常有炎症细胞浸润。肿瘤细胞常为立方形或柱状细胞，核较大，形态不一，染色较深，核分裂较多见。肿瘤细胞呈浸润性生长，破坏周围腺体结构和周围结缔组织，根据间质浸润情况，该肿瘤分为高度恶性和低度恶性两型，前者预后较差，而后者预后相对较好。

（杜　祥）

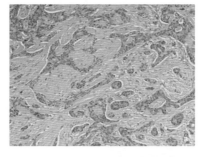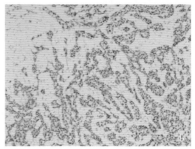

a. 低倍（HE×100）；b. SOX10阳性（×100）。

图1　左舌多形性腺癌

xiánxiàn línzhuàngxìbāo'ái

涎腺鳞状细胞癌 （squamous cell carcinoma of salivary gland）

原发于涎腺导管上皮的鳞状细胞癌。只限于大涎腺，而小涎腺的鳞状细胞癌实际上不能与来自黏膜者区别。但需与皮肤或邻近部位鳞状细胞转移至涎腺进行鉴别。大部分发生于腮腺，其次为颌下腺，舌下腺较少见。涎腺鳞状细胞癌多表现为快速生长的肿瘤，常有疼痛和面神经病变。肿瘤边界不清，切面实性，灰白色，有时伴局部坏死。光镜下的形态类似于头颈部其他部位的鳞状细胞癌，肿瘤浸润涎腺实质，呈不规则巢状和梁状。肿瘤周围可见涎腺导管的鳞状细胞化生和导管增生，周围神经侵犯常见。从组织病理上常不易区分转移性和原发性鳞状细胞癌，需仔细寻找有无原发灶。本病高度恶性，多数在初次诊断时已有颈部淋巴结转移。

（杜 祥）

xiánxiàn xiǎoxìbāo'ái

涎腺小细胞癌 （small cell carcinoma of salivary gland）

完全由核深染、胞质很少的小细胞构成、具有神经内分泌分化的涎腺高度恶性上皮性肿瘤。可累及大涎腺和小涎腺，以腮腺最为多见。肿瘤边界不清，常浸润周围的涎腺实质和邻近结缔组织。有些肿瘤与肺部的小细胞癌几乎无法区别。光镜下见肿瘤细胞呈片状、条索状或巢状。肿瘤细胞大小常为成熟小淋巴细胞的2~3倍，细胞质较少，细胞核圆形或椭圆形，染色深，无核仁或核仁不明显，核分裂多。常见广泛的坏死、血管和周围神经浸润。

免疫组化染色显示，瘤细胞表达神经内分泌标志物，如嗜铬粒蛋白A（CgA）、CD56、突触素（Syn）、神经元特异性烯醇化酶（NSE）等，并表达角蛋白（CK）和上皮膜抗原（EMA）。涎腺小细胞癌恶性程度高，预后差，50%以上的肿瘤可有局部复发和远处转移。肿瘤直径>3cm、CK阴性、神经内分泌标志物染色弱阳性者总生存率降低。

（杜 祥）

xiánxiàn dàxìbāo shénjīng nèifēnmì'ái

涎腺大细胞神经内分泌癌 （large cell neuroendocrine carcinoma of salivary gland）

发生于涎腺具有神经内分泌分化的高度恶性涎腺上皮性肿瘤。罕见，多发生于大涎腺，尤其是腮腺，老年人多发，无明显的性别分布差异。肿瘤界限不清，实性，切面灰白色，常见出血和坏死，呈浸润性生长。光镜下见肿瘤细胞呈片状、梁状生长，有些肿瘤细胞有器官样、玫瑰花环样和外周栅栏样排列的特点。细胞含丰富的嗜酸性胞质，细胞核呈泡状，染色质较粗，有明显的核仁。周围神经和血管侵犯明显。免疫组化染色显示，细胞角蛋白（CK）、嗜铬粒蛋白A（CgA）、突触素（Syn）、CD56或PGP9.5等神经内分泌标志物均呈阳性。大细胞癌为侵袭性肿瘤，有局部复发、淋巴结转移的倾向。

（杜 祥）

xiánxiàn línbā shàngpíliúyàng'ái

涎腺淋巴上皮瘤样癌 （lymphoepithelioma-like carcinoma of salivary gland）

伴有淋巴样间质的特殊类型的涎腺未分化癌。形态与鼻咽部的淋巴上皮瘤样癌相似。多发生于腮腺，其次是颌下腺。该肿瘤好发于因纽特人和中国南方人，有明显的家族倾向。EB病毒（EBV）在肿瘤的发生中起重要作用。该肿瘤与鼻咽和纵隔等处淋巴上皮瘤样癌形态学上不能区别，因此诊断之前应排除鼻咽癌或胸腺癌的转移。

低倍镜下，该肿瘤与米库利奇（Mikulicz）病十分相似，由实性上皮岛和淋巴样组织构成；高倍镜下，上皮表现恶性细胞学特点，肿瘤细胞具有清楚边界，淡染的嗜酸性胞质，细胞核呈泡状，染色质粗，核仁明显，核分裂象多见。有时肿瘤细胞较大，呈梭形，束状排列。肿瘤中有丰富的淋巴细胞和浆细胞浸润，常伴反应性淋巴滤泡。淋巴样成分可显著增生，以至于肿瘤的上皮成分不易识别。肿瘤中坏死可见，可发生神经浸润。免疫组化染色显示上皮成分角蛋白（CK）和上皮膜抗原（EMA）强阳性，淋巴样细胞为B细胞和T细胞的混合。用原位杂交方法可检测到肿瘤细胞含EBV编码的RNA和DNA。

本病多为原发，也可来自淋巴上皮性涎腺炎。临床采用手术和放疗联合治疗，5年生存率为75%~86%。

（杜 祥）

xiánxiàn èxìng línbāliú

涎腺恶性淋巴瘤 （malignant lymphoma of salivary gland）

发生于涎腺的淋巴组织恶性肿瘤。可为原发性或继发性，较少见，多发生于腮腺，其次为颌下腺，小涎腺较为少见，常为单侧无痛性肿块。该肿瘤可能起源于涎腺内的淋巴结或是腺体本身，前一种病变的组织学特点和一般淋巴结内的淋巴瘤一致；原发于涎腺的淋巴瘤多发生于良性淋巴上皮性病变和慢性硬化性涎腺炎的背景中，光镜下见淋巴细胞弥漫浸润，伴整个腺体结构消失，可见残余的腺体和导管及淋巴滤泡的存在。涎腺炎通常与自身免疫病相关，因此无自身免疫病者很少发生该肿瘤。几乎所有涎腺淋巴瘤均为 B 细胞来源，而大多为低级别淋巴瘤，如黏膜相关性淋巴组织（MALT）淋巴瘤、滤泡性淋巴瘤、慢性淋巴细胞/小淋巴细胞白血病等。涎腺 T 细胞淋巴瘤较罕见，多见于亚洲人，有的病例与 EB 病毒有关。

（杜 祥）

xiánxiàn xuèguǎnliú

涎腺血管瘤（hemangioma of salivary gland）

发生于涎腺的良性血管肿瘤。以血管内皮细胞和外皮细胞增生为特征。几乎全发生于腮腺，多在 20 岁以前被诊断，女性较男性多发。光镜下见由生长于涎腺导管和腺泡之间相互交织的大小和形态不同的血管腔隙构成。青少年型血管瘤由密集的小圆形内皮细胞和外皮细胞聚集成片，核分裂较为活跃，常被误诊为恶性肿瘤，而这些病变却并非恶性，可自然消退。成熟病变则一般为经典的毛细血管瘤，由薄壁毛细血管构成，细胞无非典型性，可出现血栓和静脉石。由于部分血管瘤是胚胎发育过程中血管发育异常引起，因此在新生儿和婴儿时期生长迅速，但大多数在 7 岁以前消失，病变无需治疗；若肿块不断生长，则考虑加压治疗或栓塞治疗。

（杜 祥）

xiánxiàn zhīfángliú

涎腺脂肪瘤（lipoma of salivary gland）

发生于涎腺的由成熟脂肪组织构成的良性肿瘤。涎腺较少发生。大体表现为界限清楚，呈圆形或分叶状，质地柔软的肿块。光镜下组织学形态与软组织脂肪瘤相似。本病需与脂肪瘤病鉴别，后者表现为整个腺体的弥漫性非肿瘤性脂肪组织沉积，伴腺体肿大，间质水肿，导管萎缩等表现。手术完整切除肿瘤后可治愈。

（杜 祥）

xiánxiàn shénjīngqiàoliú

涎腺神经鞘瘤（neurilemmoma of salivary gland）

发生于涎腺起源于面神经分支的良性肿瘤。大体为界限清楚，包膜完整的肿块，位于涎腺区。光镜下表现与其他部位的神经鞘瘤相似。手术完整切除后可治愈。

（杜 祥）

xiánxiàn gūlìxìng xiānwéixìng zhǒngliú

涎腺孤立性纤维性肿瘤（solitary fibrous tumor of salivary gland）

发生于涎腺源自纤维结缔组织的间叶组织肿瘤。多数临床表现为良性，也可为恶性。该肿瘤 90% 以上发生于胸膜，涎腺发生极少，但偶可见于腮腺与颌下腺。肿块界限清楚，包膜完整，光镜下形态与发生于其他部位的孤立性纤维瘤相似。本病需与间质丰富、呈束状排列的多形性腺瘤或肌上皮瘤进行鉴别。治疗手段是手术切除，尚未见复发。

（杜 祥）

xiánxiàn máojīzhìliú

涎腺毛基质瘤（pilomatrixoma of salivary gland）

发生于涎腺的皮肤附属器肿瘤。多表现为腮腺内或腮腺周围肿块。又称涎腺钙化上皮瘤。源自涎腺属于迷芽瘤，即在正常情况下不存在于该区域、组织形成的发育异常。临床上可与良性多形性腺瘤混淆。其组织学形态与发生于皮肤的毛发基质瘤相似。

（杜 祥）

xiánxiàn mǔxìbāoliú

涎腺母细胞瘤（sialoblastoma）

细胞丰富呈胚胎性或母细胞瘤样表现、低度恶性的上皮性涎腺肿瘤。曾称涎腺胚胎瘤。十分罕见。发生于新生儿或婴儿，很少发生于 2 岁以后。光镜下见，肿瘤由基底样上皮细胞组成，胞质少，核圆形或卵圆形，染色质细腻，核仁可见。肿瘤形成小管、生芽样结构或实性细胞巢，外周细胞呈栅栏状排列。间质疏松、幼稚（图 1）。当出现坏死、核异型性和核分裂活跃时，常表现为复发；当肿瘤中出现神经血管浸润、坏死和细胞学间变性时，要考虑恶性的可能。多数手术切除可以治愈。

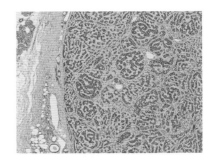

图 1　腮腺涎腺母细胞瘤（HE×40）

（杜 祥）

xiánxiàn ròuliú

涎腺肉瘤（sarcoma of salivary gland）

来源于涎腺间叶组织（包括结缔组织和肌肉）的恶性肿瘤。罕见，仅占涎腺肿瘤的 0.3%。几乎所有肉瘤均可原发于涎腺。最常见的是恶性外周神经鞘膜瘤、纤维肉瘤和未分化肉瘤。在儿童，胚胎性横纹肌肉瘤也可发生于腮腺区，继发性侵犯腺体。肿瘤具有侵袭性，复发率或转移率都较高。

（杜 祥）

xiánxiàn jùxìbāoliú

涎腺巨细胞瘤（giant cell tumor of salivary gland）

发生在涎腺的含有巨细胞的肿瘤。类似于发生在骨或软组织的巨细胞瘤。其多核巨细胞类似于破骨细胞，有时巨细胞成分可伴有癌或癌肉瘤，类似于源自胰腺、甲状腺或乳腺的巨细胞瘤。

（杜 祥）

xiánxiàn jìfāxìng zhǒngliú

涎腺继发性肿瘤（secondary tumor of salivary gland）　来自远隔部位的肿瘤转移至涎腺时的总称。大多数位于腮腺，少数见于颌下腺，主要集中在间质和腺内（腺周）淋巴结内。颌下区最常见的肿瘤是颌下淋巴结的转移性癌，而不是涎腺原发肿瘤。涎腺最常见的继发性肿瘤是鳞状细胞癌，其次是黑色素瘤。绝大多数腮腺继发性肿瘤来自于头颈部，而大多数颌下腺继发性肿瘤则来自于远隔部位如肺、肾和乳腺，以及前列腺和大肠，组织学形态与原发部位肿瘤在某种程度上存在一致性。

（杜 祥）

jíxìng gānyán

急性肝炎（acute hepatitis）　各种原因造成的肝的急性炎症。病毒有嗜肝病毒和非嗜肝病毒。嗜肝病毒有甲型、乙型、丙型、丁型、戊型、己型和庚型 7 种，引起的炎症改变称病毒性肝炎；非嗜肝病毒有巨细胞病毒、腺病毒、EB 病毒等，以感染的病毒类型命名。广义的急性肝炎还包括其他非感染性疾病，如急性酒精性肝炎、急性药物诱发性肝炎、急性药物诱发性淤胆性肝炎等。

（朱明华　陈　颖）

jíxìng bìngdúxìng gānyán

急性病毒性肝炎（acute viral hepatitis）　嗜肝病毒感染导致的肝实质细胞的急性坏死、变质性病变。根据病毒的类型分为甲型、乙型、丙型、丁型、戊型、己型及庚型。临床主要表现为无力、疲倦、低热、恶心、呕吐，偶有黄疸，主要体征为肝大。实验室检查可有肝功能异常。大体见，肝体积增大，包膜紧张，部分可见包膜表面少量渗出。胆汁淤积明显时切面呈墨绿色。出现急性重症肝炎时，肝体积明显变小，包膜皱缩，肝小叶纹理消失，大片坏死及继发出血。不同类型的肝炎病毒引起的急性肝炎的基本病理学改变类似，表现为肝细胞变性（细胞肿胀、嗜酸性变以及脂肪变性）及坏死（点状坏死、嗜酸性坏死、碎片状坏死/界板炎、桥接坏死和大片状坏死）。根据病情的轻重，急性病毒性肝炎又可分为急性轻型肝炎、急性肝炎伴肝界板炎、急性肝炎伴桥接坏死及急性重症肝炎。临床上根据有无黄疸出现，也将其分为黄疸型和无黄疸型肝炎。

急性病毒性肝炎需与慢性肝炎急性发作或自身免疫性肝炎相鉴别，它们在病理学改变以及血清学检验方面均存在区别。急性轻型肝炎预后好，可恢复正常肝形态，乙型和丙型肝炎患者可转为无症状的病毒携带者。急性重症肝炎预后很差，在发病短期内即出现肝性脑病等严重并发症，病死率很高。部分急性肝炎患者转为慢性肝炎或发展为肝硬化，甚至肝细胞癌。

（朱明华　陈　颖）

mànxìng bìngdúxìng gānyán

慢性病毒性肝炎（chronic viral hepatitis）　肝炎病毒导致肝的慢性炎症。病毒性肝炎的临床症状和实验室检查持续半年以上仍未转为阴性，即可诊断为慢性病毒性肝炎。但对部分隐匿起病或临床表现不典型的患者，在发病时间界定上存在困难，现根据肝病变的组织学改变类型进行分类，需经肝穿刺活检证实（图 1）。病理学根据肝细胞坏死程度、汇管区炎症以及间质纤维化程度进行肝炎的分级和分期。中国最常用的是 1995 年中华医学会传染病与寄生虫病学分会拟定、2000 年修改的慢性肝炎的分类及诊断标准方案，简称 GS 分类（表 1）。"G"是指炎症活动程度，包括汇管区及肝小叶内的改变，分为 G0 ~ G4 级；"S"是指纤维化程度，分为 S0 ~ S4 期。根据 GS 的级别，将慢性病毒性肝炎分为轻度、中度、重度 3 个等级。轻度慢性肝炎为 G1 ~ G2，S0 ~ S2；中度慢性肝炎为 G3，S1 ~ S3；重度慢性肝炎为 G4，S2 ~ S4。

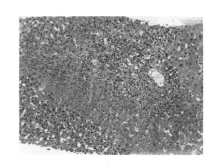

图 1　慢性肝炎（HE×200）

（朱明华　陈　颖）

jiǎxíng bìngdúxìng gānyán

甲型病毒性肝炎（viral hepatitis A）　甲型肝炎病毒（HAV）感染引起的肝炎性病变。HAV 属于微小 RNA 病毒，主要通过粪－口途径传播，在患者的外周血清中可检出病毒抗体。HAV 引起的肝炎多为急性肝炎，以黄疸型为主，多能治愈，一般不产生病毒携带者，极少数发展为慢性肝炎，甚或急性重症肝炎。光镜下见，汇管区炎症、界板性炎及显著浆细胞浸润，肝细胞和小胆管淤胆多见，而肝小叶内肝细胞变

表 1　慢性肝炎的分级分期标准

炎症活动度（G）			纤维化程度（S）	
分级	汇管区及周围	小叶内	分期	纤维化程度
0	无炎症	无炎症	0	无
1	汇管区炎症	变性或少数点、灶状坏死	1	汇管区扩大，纤维化，局限窦周及小叶内纤维化
2	轻度碎片状坏死	变性，点状、灶状坏死或嗜酸性小体	2	汇管区周围纤维化，纤维间隔形成，小叶结构保留
3	中度碎片状坏死	变性、融合坏死或桥接坏死	3	纤维间隔伴小叶结构紊乱，无肝硬化
4	重度碎片状坏死	桥接坏死范围广，累及多个小叶，小叶结构失常（多小叶坏死）	4	早期肝硬化

性坏死的改变不多见，主要为水样变性。极少数引起重症肝炎者可出现肝小叶大块状坏死。

（朱明华　陈　颖）

yǐxíng bìngdúxìng gānyán

乙型病毒性肝炎（viral hepatitis B）

乙型肝炎病毒（HBV）感染引起的肝炎性病变。HBV 为 DNA 病毒，完整的病毒颗粒为球形，具有双层衣壳，表达表面抗原（HBsAg），受感染的肝细胞能表达 HBsAg，激活机体的免疫系统，导致肝细胞坏死或凋亡。HBV 核心部分包括病毒基因组、乙型肝炎核心抗原（HBcAg）和乙型肝炎 e 抗原（HBeAg）。这些病毒抗原均能刺激机体产生相应的抗体，临床通过检测这些标志物（俗称两对半）可了解人群感染 HBV 的状态和疾病的转归，明确是属于病毒活动期、既往感染或是携带者，有助于建立治疗方案。除上述标志物，还有其他新增的标志物包括抗 HBcAg-IgM（急性乙肝标志物）、前 S1 抗原（HBV 复制标志物）、前 S2 抗原及 HBV-DNA。

HBV 通过血液、体液、密切接触或母婴垂直传播，可引起急性和慢性肝炎，急性乙型肝炎的形态学表现为肝细胞变性、坏死，易转归为慢性乙型肝炎，以小叶中央溶解性坏死为特征，汇管区淋巴细胞浸润和小胆管增生，少部分甚至转为重症肝炎。HBsAg 在受感染的肝细胞内大量表达时，肝细胞胞质呈磨玻璃样，又称磨玻璃样肝细胞，见于慢性肝炎和乙肝病毒携带者。HBV 感染与原发性肝细胞癌的发生关系密切，尤其 HBV 基因组中的 X 基因表达的 HBx 蛋白在肝癌的发病机制中发挥重要作用，通过多种途径如细胞周期调控、P53 功能、DNA 损伤修复等方面影响肿瘤的发生。

（朱明华　陈　颖）

bǐngxíng bìngdúxìng gānyán

丙型病毒性肝炎（viral hepatitis C）

丙型肝炎病毒（HCV）感染引起的肝炎性病变。HCV 为单链 RNA 病毒，曾称非甲非乙型肝炎病毒，1989 年正式被命名为丙型肝炎病毒。HCV 表面包裹病毒衣壳蛋白，内部由核心蛋白和 RNA 组成。HCV 主要通过血液、体液途径传播，也可通过母婴垂直传播或密切接触传播。在中国 HCV 是仅次于 HBV 的肝炎致病病毒，其中约 1/3 的患者为输血后感染。部分患者为 HBV 和 HCV 合并感染，传染源为急慢性丙型肝炎患者、无症状的亚临床患者和病毒携带者。

HCV 的基因型变异很大，致病主要通过感染肝细胞，在细胞内复制最终导致肝细胞变性坏死。HCV 继发的细胞免疫反应在其发病机制中也起重要作用，以 CD3[+] 细胞毒性 T 细胞（CTL）为主。丙型肝炎容易慢性化，并发展为肝硬化甚至肝细胞癌。由于 HCV 为 RNA 病毒，基因组不能直接整合到宿主细胞的基因组中，其致癌机制可能与病毒感染导致慢性炎症、肝细胞变性、纤维化及病毒自身合成的蛋白（如核心蛋白、非结构蛋白等）多重因素有关。病毒蛋白可能通过改变肝细胞内信号传导通路、核转录因子、细胞周期等诱导细胞癌变。

（朱明华　陈　颖）

dīngxíng bìngdúxìng gānyán

丁型病毒性肝炎（viral hepatitis D）

丁型肝炎病毒（HDV）感染引起的肝炎性病变。HDV 属于缺陷病毒，1977 年首次发现，又称 δ 因子。HDV 必须在其他嗜肝 DNA 病毒如 HBV 的辅助下才能完成病毒复制和衣壳包装，其核心为 RNA 和 HDV 抗原（HDAg），外壳为 HBV 的表面抗原（HBsAg）。因此 HDV 借助 HBsAg 感染肝细胞，并在宿主细胞内包装、释放及再次感染。HDV 基因组在肝细胞内的复制必须依赖 HDAg 中的核信号定位肽（NLS）进入细胞核而完成。

HDAg 具有高度致病性，能直接破坏肝细胞，诱发急性重型肝炎，慢性丁型肝炎患者中有 10%～15% 发展为肝硬化或肝细胞癌。由于 HDV 只在 HBV 患者中流行，HDV 的重叠感染能加重乙型肝炎患者的病情，对于一部分难治性乙型肝炎患者尤其是血清学检查为 HBV 的病毒 DNA 载量而肝功能不断减弱，需检查是否重复感染了 HDV，因为 HDAg 能抑制 HBV 的复制。HDV 的传播途径类似 HBV，主要通过血液、体液、垂直传播或密切接触传播，HBV 的易感者同时也是 HDV 的易感者。

（朱明华　陈　颖）

wùxíng bìngdúxíng gānyán

戊型病毒性肝炎（viral hepatitis E）

戊型肝炎病毒（HEV）感染引起的肝炎性病变。HEV 为单链 RNA 病毒，流行途径类似甲型肝炎，主要通过粪-口途径传播，多呈水源性暴发流行，也有个别经输血传播的病例报道。秋冬季为发病高峰，成年人感染多于儿童。临床表现为急性肝炎过程，随着发病年龄增加，重症肝炎的发生率也逐渐提高，戊型肝炎没有慢性化病变。

HEV 可感染人和动物，猪是主要的动物宿主和人类戊型肝炎的重要传染源。患者急性期可通过检测 HEV-IgM 加以诊断。HEV 感染可直接导致肝细胞损伤，表现为肝细胞细胞肿胀以及显著的肝细胞内和毛细胆管内胆汁淤积，坏死程度轻，以点状坏死为主，肝血窦内库普弗（Kupffer）细胞增生，汇管区淋巴细胞、浆细胞浸润明显。部分患者可发生 HEV 与 HBV 重叠感染，易导致严重的肝功能障碍，病死率高。

（朱明华　陈　颖）

gēngxíng bìngdúxíng gānyán

庚型病毒性肝炎（viral hepatitis G）

庚型肝炎病毒（HGV）感染引起的肝炎性病变。1995 年，由美国科学家西蒙斯（Simons）发现并分离，1996 年林嫩（Linnen）正式将其命名为庚型肝炎病毒，主要通过血液或母婴垂直传播。HGV 的基因组与 HCV 类似，为单股正链 RNA 病毒。由于 HGV 与 HBV 和 HCV 的传播途径相似，容易出现合并感染，因而在慢性乙型肝炎或丙型肝炎患者中 HGV 的检出率比较高。血清学检测 HGV 抗体或 RNA 可明确感染。HGV 的致病性较强，可引起急性肝炎、慢性肝炎、肝硬化，甚至诱发肝癌。单一 HGV 感染常引起急性肝炎，合并 HBV 或 HCV 的重叠感染则以慢性肝炎或肝硬化为主。

（朱明华　陈　颖）

zhòngzhèng gānyán

重症肝炎（severe hepatitis）

一种临床表现危重、预后很差的病毒性肝炎的临床类型。患者肝功能损伤显著，常诱发肝肾衰竭、肝性脑病等严重并发症。重症肝炎通常是由于乙型肝炎病毒（HBV）、丙型肝炎病毒（HCV）或两种以上的肝炎病毒混合感染［HBV/HCV 合并丁型肝炎病毒（HDV）多见］所致。根据临床起病急缓，可分为急性、亚急性和慢性重症肝炎，这些类型表现为不同的病理学改变。

（朱明华　陈　颖）

jíxìng zhòngzhèng gānyán

急性重症肝炎（acute severe hepatitis，ASH）

起病很急、病情进展迅速，病程短（多为 10 天左右）的重症肝炎。又称暴发性肝炎。2000 年修订的病毒性肝炎防治方案明确了急性重症肝炎的诊断标准："以急性黄疸型肝炎起病，≤2 周出现极度乏力，消化道症状明显，迅速出现 II 度以上肝性脑病，凝血酶原活动度低于 40% 并排除其他原因者，肝浊音界进行性缩小，黄疸急剧加重；或黄疸很浅，甚至尚未出现黄疸，但有上述表现着均应考虑本病。"临床表现为显著的肝功能障碍，尤其表现为肝性脑病。

大体见，肝体积明显缩小，包膜皱缩，切面呈黄褐色或红色（伴明显出血），又称黄色肝萎缩或红色肝萎缩。光镜下见，肝组织内广泛出现肝小叶内大块状坏死，存活的肝细胞少见，部分区域可见增生的小腺管。这些小腺管同时包括了肝细胞和胆管细胞，此外间质中可见较多吞噬细胞和炎症细胞，如淋巴细胞、单核细胞及少数中性粒细胞和嗜酸性粒细胞。肝小叶的网状支架结构尚存在。这可能与病毒过度复制、机体免疫反应过强或强致病病毒重叠感染等因素有关。

除肝炎病毒致病，其他非嗜肝病毒如腺病毒、巨细胞病毒、单纯疱疹病毒等少数情况下也能引起急性重型肝炎，尤其发生于免疫力低下人群如新生儿、器官移植患者、人类免疫缺陷病毒（HIV）感染患者、使用大量免疫抑制剂的患者等。

（朱明华　陈　颖）

yàjíxìng zhòngzhèng gānyán

亚急性重症肝炎（subacute severe hepatitis，SSH）

起病较急性重症肝炎稍慢，病程较长（数周至数月），病情危重程度稍轻于急性重症肝炎的重症肝炎。根据 2000 年修订的病毒性肝炎防治方案，亚急性重症肝炎的诊断标准为："以急性黄疸型肝炎起病，15 天至 24 周出现极度乏力，消化道症状明显，同时凝血酶原时间明显延长，凝血酶原活动度低于 40% 并排除其他原因者，黄疸迅速加深，每天上升 ≥ 17.1μmol/L 或血清总胆红素大于正常值 10 倍，首先出现 II 度以上肝性脑病者，称为脑病型（包括脑水肿、脑疝等）；首先出现腹腔积液及其相关症候（包括胸水等）者，称为腹水型。"多数由急性重症肝炎迁延而来，或一开始病变就较缓和呈亚急性经过。

大体见，肝体积缩小，包膜皱缩，切面可见散在分布的小结节。光镜下见，肝小叶以亚大块状坏死为主，坏死病灶周围可见再生的肝细胞结节和小胆管增生。再生肝细胞体积较大，排列紊乱，可见双核或多核细胞，肝细胞或小胆管内淤胆明显。间质可见炎症细胞浸润和少量纤维组织增生。网状纤维染色显示，亚急性重症肝炎内肝小叶的网状支架结构塌陷。与急性重症肝炎的主要鉴别在于，亚急性重症肝炎内存在新旧病变混杂现象，既存在大块状或亚大块状坏死，同时亦可见肝细胞再生现象。本病的首要致病因素就是乙型肝炎病毒（HBV）感染，其次为丙型肝炎病毒（HCV）或 HBV/HCV 重叠合并感染，其他类型的病毒较少见。

（朱明华　陈颖）

mànxìng zhòngzhèng gānyán

慢性重症肝炎（chronic severe hepatitis，CSH）

在慢性肝炎或肝硬化的基础上出现亚急性重症肝炎的临床表现和实验室改变的重症肝炎。患者常有慢性肝炎肝硬化或有乙型肝炎表面抗原携带史，或影像学、腹腔镜检查或肝穿刺支持有慢性肝炎的病变史。起病较急，类似亚急性重症肝炎，临床表现达到重症肝炎的诊断标准：凝血酶原活动度低于 40%，血清总胆红素大于正常 10 倍。由于病程长，并发症多，病死率也高，达到 45% 以上，甚至达 60%～80%，其中 80% 以上为乙型肝炎病毒（HBV）感染，尤其是处于病毒复制期会显著加重肝损伤。

临床表现易与活动性肝硬化相混淆，光镜下改变易区分，后者主要变现为在肝硬化的背景上出现碎屑性坏死，坏死主要见于汇管区周围及纤维间隔和肝实质的交界处，炎症反应严重。由于这两种疾病治疗方案和预后有明显差别，活动性肝硬化具有一定的可逆性，预后相对较好，而慢性重症肝炎大部分需要肝移植，预后很差，因而当临床检验结果无法区分时，必须行肝穿刺活检以明确诊断。

（朱明华　陈颖）

dānchún pàozhěn bìngdúxìng gānyán

单纯疱疹病毒性肝炎（herpes simplex virus hepatitis）

单纯疱疹病毒（HSV）感染引起的肝损伤。HSV 属于疱疹病毒的一种，为 DNA 病毒，分为 1 型和 2 型。1 型 HSV 主要感染年龄较大的儿童和成年人，2 型主要感染新生儿，免疫力缺陷人群，如器官移植或人类免疫缺陷病毒（HIV）感染者也是易感人群。HSV 可发生全身各器官广泛播散综合征，易出现急性重症肝炎。肝受累时主要表现为肝小叶内不规则状凝固性坏死，炎症浸润不明显。坏死区域周边的肝细胞内可见核内包涵体形成，包涵体周围见空晕，称为考德里（Cowdry）A 型包涵体，类似巨细胞病毒感染。电镜下见肝细胞胞质内充满病毒颗粒。

（朱明华　陈颖）

jùxìbāo bìngdú gǎnrǎnxìng gānyán

巨细胞病毒感染性肝炎（cytomegalovirus infectious hepatitis）

巨细胞病毒（CMV）感染引起的肝损伤。类似传染性单核细胞增多症。CMV 为双链 DNA 病毒，儿童和免疫功能低下的成年人容易感染。临床表现为肝大。光镜下见肝血窦内弥漫性淋巴细胞浸润，亦可见肝细胞灶性坏死或非干酪性肉芽肿形成。具有诊断意义的特征为巨细胞形成，这些巨细胞来源于肝细胞、胆管上皮或内皮细胞，胞质嗜酸性，含有小的嗜酸性包涵体，核内包涵体周围为一层透明空晕，类似枭眼。婴幼儿巨细胞病毒感染性肝炎可见肝细胞变性明显，伴有不同程度的坏死，如点状坏死、桥接坏死甚至大块坏死。

（朱明华　陈颖）

EB bìngdú gǎnrǎnxìng gānyán

EB 病毒感染性肝炎（EB virus infectious hepatitis）

EB 病毒感染引起的肝损伤。EB 病毒又称为人疱疹病毒 4（HHV-4），主要通过呼吸道传播，能引起传染性单核细胞增多症，并与伯基特（Burkitt）淋巴瘤、鼻咽癌等恶性肿瘤的发生关系密切。EB 病毒感染的同时也能引起肝功能损害，感染肝细胞后主要引起细胞内线粒体增大，而不直接破坏肝细胞。传染性单核细胞增多症患者的肝损伤包括肝血窦内弥漫性淋巴细胞浸润及小灶性肝细胞凋亡现象。部分可出现肝细胞脂肪变性，但肝细胞内淤胆少见。偶尔可见非坏死性肉芽肿形成。

（朱明华　陈颖）

xiànbìngdú gǎnrǎnxìng gānyán

腺病毒感染性肝炎（adenovirus infectious hepatitis）

腺病毒感染引起的肝损伤。腺病毒属于无包膜的双链 DNA 病毒，主要累及呼吸道、消化道、眼结膜，儿童好发，部分免疫功能缺陷的成年人［如人类免疫缺陷病毒（HIV）感染或器官移植］也易感染。临床表现为肝功能损伤明显，甚至出现肝衰竭。光镜下见肝细胞变性坏死，肝细胞内可见病毒包涵体，因而又被称为包涵体性肝炎。

（朱明华　陈颖）

fēngzhěnbìngdú gǎnrǎnxìng gānyán

风疹病毒感染性肝炎（rubella virus infectious hepatitis）

风疹病毒感染引起的肝损伤。风疹病毒感染主要见于新生儿和儿童，孕妇感染了风疹病毒会导致流产、胎儿畸形或出生的婴儿表现为先天性风疹综合征，表现为各个器官发育迟缓、肝脾大、心血管畸形、白内障、青光眼、脑损害等，成年人感染比较少见。成年人获得性风疹感染引起肝损伤较轻微，肝穿显示肝组织结构比较完整，炎症反应很轻微。慢性乙型肝炎患者常易合并其他非嗜肝病毒感染，如风疹病毒、巨细胞病毒等，但此种合并感染是否会增加患者肝功能损伤的程度尚不十分明确。

（朱明华　陈颖）

Kēsàqíbìngdú gǎnrǎnxìng gānyán

柯萨奇病毒感染性肝炎（Coxsackie virus infectious hepatitis）

柯萨奇病毒感染引起的肝损伤。柯萨奇病毒为肠道小 RNA 病毒，分为 A 组和 B 组，A 组感染主要引起儿童的手足口病，B 组又分为 1~6 型，主要经消化道、呼吸道及虫媒传播，可累及全身多个脏器，尤其以病毒性心肌炎最多见。柯萨奇 B 组病毒引起肝损伤比较少见，常急性起病，部分可进展为重症肝炎，病情十分凶险。如果合并病毒性肝炎，会加重病情，病死率高。光镜下见，肝细胞明显肿胀变性，中央静脉周围肝细胞胆汁淤积显著，坏死不明显，以点状坏死和细胞凋亡为主，未见病毒包涵体。汇管区见少量炎症细胞浸润，纤维化不明显。免疫组化染色显示，肝细胞膜表达柯萨奇－腺病毒受体（CAR）。临床血清学检查以及患者粪便中检出柯萨奇病毒颗粒能确诊。

（朱明华　陈颖）

Āikèbìngdú gǎnrǎnxìng gānyán

埃克病毒感染性肝炎（Echovirus infectious hepatitis）

埃可病毒感染引起的肝损伤。埃克病毒属于呼吸道肠道病毒，为 RNA 病毒，儿童是主要的感染人群。埃可病毒可侵犯多个器官，如心脏、肝、胰腺、肾，也可在脉络丛中繁殖，并播散至脑脊液引起脑膜炎或脑炎。肝病变主要表现为肝细胞坏死，以肝小叶中央为主，极少数重症患者可出现大块状坏死，但缺乏病毒包涵体。

（朱明华　陈颖）

huángrèbìng

黄热病（yellow fever）

由蚊传播黄热病病毒感染所导致的以发热、黄疸、蛋白尿和出血为特征的感染性疾病。黄热病病毒以节肢动物（以非洲伊蚊属、南美洲嗜血蚊属和煞蚊属）为媒介，在灵长类生物之间传播。感染黄热病的人和猴是本病的主要传染源，尤其是隐匿感染或轻症病例，一旦感染后可获得持久免疫力。黄热病主要流行于非洲、中美洲及南美洲的热带国家，中国尚无流行病例，个别报道也未有过流行区域旅行史。黄热病病毒具有嗜内脏特性，肝是其主要的靶器官。同时也会出现心脏、肾等多器官受累。大体见，肝体积可轻度增大，呈黄色，质地软。光镜下见，肝小叶坏死，以融合性点状坏死为主，并可见肝细胞脂肪变性，重症患者甚至出现大块状坏死，坏死的肝细胞呈嗜酸性改变或形成嗜酸性小体，但是不同于病毒性肝炎，这些嗜酸性小体有外膜包绕。虽然肝细胞坏死明显，却没有明显的炎症细胞浸润和纤维组织增生。

（朱明华　陈颖）

jiéhé fēnzhī gǎnjūn gǎnrǎnxìng gānyán

结核分枝杆菌感染性肝炎（tuberculosis infectious hepatitis）

结核分枝杆菌感染引起的肝损伤。结核分枝杆菌属于抗酸分枝杆菌，根据初次感染和再次感染分为原发性结核病和继发性结核病，全身各器官均可累及，最好发的器官为肺。结核分枝杆菌可侵入血管或淋巴管，引起全身播散性结核。

肝结核较少见，通常继发于全身粟粒型结核病或结核性腹膜炎或肺结核。原发性肝结核罕见，好发于肝移植患者或人类免疫缺陷病毒（HIV）感染者或接受化疗的白血病患者等免疫缺陷人群。部分原发性肝结核临床表现为孤立性或多发性结节，易被误诊为肝癌或肝脓肿。组织学改变类似其他部位的结核，主要变现为结核性肉芽肿形成，粟粒型肝结核内的结核结节主要由上皮样细胞和多核巨细胞［朗汉斯（Langhans）巨细胞］构成，结节中央坏死不明显；形成较大结节的病灶内主要由大量干酪样坏死物构成，坏死周围散在分布变性的上皮样细胞，多核巨细胞不多见。抗酸染色可在坏死物中查见结核分枝杆菌。免疫缺陷人群中发生的肝结核病灶中的巨噬细胞多处于"未活化"状态，细胞胞质透明，多核巨细胞少见，中央为嗜酸性纤维蛋白样坏死物，抗酸染色可见大量结核分枝杆菌。

（朱明华　陈颖）

méidú luóxuántǐ gǎnrǎnxìng gānyán

梅毒螺旋体感染性肝炎（syphilis infectious hepatitis）

梅毒螺旋体感染引起的肝损伤。梅毒螺旋体感染属于性传播疾病，也可通过母婴垂直传播引起先天性梅毒。先天性梅毒没有梅毒Ⅰ期改变，以累及内脏器官为主，肝、脾是常见的靶器官，往往出现肝脾大和严重的肝功能障碍。光镜下见，肝弥漫性纤维化，肝细胞和窦旁组织中可查见大量梅毒螺旋体。成年人Ⅱ期以上梅毒可引起肝损伤（Ⅱ期少见，Ⅲ期多见），组织学表现为梅毒性肉芽肿形成，又称为树胶样肿。此类肉芽肿中心为凝固性坏死，周围见上皮样细胞和多核巨细胞，并可见明显的小血管炎。

(朱明华　陈　颖)

zhēnjūn gǎnrǎnxìng gānyán
真菌感染性肝炎 (fungal infectious hepatitis)

真菌感染引起的肝损伤。多继发于全身播散性真菌病或皮肤真菌病或肺真菌感染，主要引起真菌性肉芽肿病变，在部分病例中可查见特征性的真菌。

(朱明华　陈　颖)

gān niànzhūjūnbìng
肝念珠菌病 (hepatic candidiasis)

念珠菌感染引起的肝损伤。以白色念珠菌感染最多见，主要为机会性感染。新生儿、免疫功能低下［如恶性造血系统肿瘤和人类免疫缺陷病毒（HIV）感染者］、重症肝炎患者、肝移植术后和抗生素使用致菌群失调患者等多见。肝可出现单发或多发性脓肿性改变，脓液培养可得到念珠菌。组织学表现为真菌性肉芽肿性病变，苏木精-伊红（HE）切片和过碘酸希夫（PAS）染色均可见到菌丝和真菌孢子。

(朱明华　陈　颖)

gān fàngxiànjūnbìng
肝放线菌病 (hepatic actinomycosis)

放线菌感染引起的肝损伤。放线菌为革兰阳性厌氧菌，属于人类口腔的正常菌群，常存在于口腔、鼻咽部及消化道等部位。组织局部免疫力低下、形成缺氧环境时可造成放线菌感染，属于机会性感染。根据感染部位，可分为颜面型、胸型和腹型，其中颜面型最多见。肝的放线菌感染常继发于腹型或胸型感染，通过腹腔直接感染或肝门静脉蔓延，后者可同时引起盲肠或阑尾感染。原发性肝放线菌病罕见。肝受累时呈蜂窝样或融合性小脓肿改变，脓肿腔内见绿色脓液，并可见"硫磺颗粒"，为放线菌集落。光镜下见多发性小脓肿形成，其间可见由放线菌菌丝构成的颗粒，颗粒的周围为菌丝末端，呈棒状分布。银染可见呈黑色菌丝。由于属于机会感染，因而放线菌病常合并其他类型的病原体感染，如金黄色葡萄球菌等。

(朱明华　陈　颖)

gān yǐnqiújūnbìng
肝隐球菌病 (hepatic cryptococcosis)

新型隐球菌感染引起的肝损伤。属于机会性感染疾病，好发于免疫功能低下的人群，尤其是细胞免疫缺陷，如造血系统肿瘤和HIV患者。原发性肝隐球菌病少见，常继发于全身隐球菌感染。肝的大体改变为非特异性，可出现多发的小脓肿，有时可累及肝内外胆管，临床上以阻塞性黄疸为主要表现。组织学改变类似其他部位隐球菌感染，有真菌性肉芽肿形成，可见较多多核巨细胞，胞质内能找到隐球菌，过碘酸希夫（PAS）染色为圆形红色小颗粒。

(朱明华　陈　颖)

gān zǔzhībāojiāngjūnbìng
肝组织胞浆菌病 (hepatic histoplasmosis)

组织胞浆菌感染引起的肝损伤。具有致病性的组织胞浆菌主要包括两大类，荚膜组织胞浆菌和杜波依斯组织胞浆菌，前者较常见，在全世界流行，后者主要流行在非洲地区流行。肝组织胞浆菌病常继发于全身播散性组织胞浆菌病，主要表现为肝体积增大，光镜下见肝血窦和汇管区大量巨噬细胞聚集，没有多核巨细胞形成，巨噬细胞胞质内可见真菌孢子，过碘酸希夫（PAS）染色可显示芽孢荚膜。

(朱明华　陈　颖)

gān lìkècìtǐ gǎnrǎn
肝立克次体感染 (hepatic rickettsia infection)

立克次体感染引起的肝损伤。立克次体是一类细胞内寄生菌，主要寄生于节肢动物体内，也可感染人类。立克次体包括斑点热群和斑疹伤寒群，可引起斑疹伤寒、恙虫病、斑点热、Q热等传染病，主要累及人体单核吞噬细胞系统，引起肝脾大、淋巴结炎等器官改变。Q热型肝炎典型的组织学表现为肝小叶内肉芽肿形成，肉芽肿的中心为脂肪空泡，中间为纤维蛋白样物，最外层为巨噬细胞包绕，有时中心可见坏死，需要与结核感染相鉴别。这种形态的肉芽肿也可见于其他疾病，如淋巴瘤、EB病毒感染、巨细胞病毒（CMV）感染等。临床检验血清学、分子检测和分离培养到病原体，才能确诊。

(朱明华　陈　颖)

xìjūnxìng gānnóngzhǒng
细菌性肝脓肿 (pyogenic liver abscess, PLA)

细菌感染引起的肝的化脓性炎症。机体抵抗力低下时容易发生，尤其是糖尿病是形成PLA的重要疾病之一。由于肝为双重血供，同时接受肝动脉及肝门静脉血流，因而肝细菌性脓肿多继发于腹腔感染或肝内外胆道感染、梗阻，其中胆道疾病被认为是引起细菌性肝脓肿的主要原因。PLA 的致病菌以革兰阴性菌为主，其中占首位的为肺炎克雷伯菌，其次为大肠埃希菌，两种以上细菌合并感染较少见。大体表现为境界相对清楚的结节性病灶，周围可见纤维组织包裹，急性期纤维包裹不明显，内为黄白色脓性坏死物，液化明显时可见空腔。光镜下见，坏死区域内大量中性粒细胞聚集，肝细胞坏死，肝小叶结构消失（图1）。急性期可见明显血管充血改变，慢性期见脓肿边缘纤维结缔组织增生。

图 1　肝脓肿（HE×40）

（朱明华　陈　颖）

gān jìshēngchóng gǎnrǎn
肝寄生虫感染（parasites infection of liver）
寄生虫感染引起的肝病。常见的寄生虫有血吸虫、棘球蚴、绦虫、蛔虫等，患者均有相应寄生虫的流行病学特征，如生食牛羊肉、钉螺等水生生物、曾到过疫区等病史。

（朱明华　陈　颖）

āmǐbāxìng gānnóngzhǒng
阿米巴性肝脓肿（hepatic amebic abscesses）
阿米巴原虫感染引起的肝损伤。肝是肠道外阿米巴病中最常见的累及器官，部分病例合并阿米巴性肠痢疾。临床上以肝区或右上腹疼痛、肝大为主要表现，大部分可伴有发热，小部分伴有黄疸。肝阿米巴病是由于阿米巴滋养体侵入肠道小静脉，然后经由肝门静脉入肝并繁殖所致。大体表现为单发性脓肿，脓肿壁呈破絮样改变，脓肿腔内含果酱样浓稠坏死物，因而穿刺不易抽出脓液。光镜下见，脓肿边缘内可查到阿米巴滋养体，圆形，体积较大，周围见空晕，核小，胞质丰富，内可见吞噬红细胞。过碘酸希夫（PAS）染色阳性。体积较大的阿米巴肝脓肿易被误诊为肝癌。

（朱明华　陈　颖）

gān hēirèbìng
肝黑热病（hepatic Kala-azar）
利什曼原虫感染引起的肝损伤。又称内脏利什曼病。属于人畜共患性传染病，其传播媒介为白蛉，在动物之间以及动物与人之间传播。全球流行区域包括亚洲、非洲以及中美洲、南美洲等几十个国家，中国的高发地区主要位于中国西部6省或自治区（新疆、四川、甘肃、内蒙古、山西、陕西）。利什曼原虫主要感染人体的单核吞噬细胞系统，临床表现为长期不规则发热，肝、脾、淋巴结肿大，全血细胞减少以及血清球蛋白显著升高，部分患者可合并慢性肝炎，甚至人类免疫缺陷病毒（HIV）感染。骨髓、脾或淋巴结穿刺物涂片是诊断黑热病的主要标准，在受感染的巨噬细胞胞质内可见病原体。肝组织活检可见肝血窦内巨噬细胞增生或聚集在汇管区呈上皮样肉芽肿改变，部分细胞胞质内可找到原虫颗粒。坏死少见，一般见于急性重症感染患者。

（朱明华　陈　颖）

nuèjí
疟疾（malaria）
经按蚊叮咬或输入带疟原虫者的血液而感染疟原虫所引起的虫媒传染病。肝是疟疾病变所累及的最重要器官。临床可出现肝体积增大、肝区疼痛、肝功能损害、皮肤黄疸等表现。部分患者急性起病，病情发展凶险，并发症多，预后很差。此类以肝胆系统表现为首发症状的患者易被误诊为急性胆囊炎或胆管炎。大体见，肝大，切面暗红色或深棕色。光镜下见，肝血窦内巨噬细胞增生，红细胞数目也明显增多，巨噬细胞和红细胞内均可见"疟色素"沉积，此类色素具有一定的折光性。肝细胞可出现轻度脂肪变性。汇管区见淋巴细胞和浆细胞浸润。凶险型疟疾中肝损伤明显，肝小叶中央见片状凝固性坏死以及淤胆。

（朱明华　陈　颖）

gān xuèxīchóngbìng
肝血吸虫病（hepatic schistosomiasis）
血吸虫经皮肤感染宿主引起的肝损伤。属于人畜共患性传染病，其中间宿主为钉螺，可在动物之间以及动物与人之间传播。全球流行区域包括亚洲、非洲以及拉丁美洲等几十个国家，感染患者超过 2 亿。中国仍有 12 个省市自治区报道有新发病例，全国吸血虫病患者超过 50 万。

血吸虫病主要危害为由虫卵引发的肝病变，多由曼氏血吸虫和日本血吸虫所致。血吸虫尾蚴感染人或动物后，在宿主肠系膜静脉系统中发育为成虫。雌虫所产虫卵大部分沉积于肠壁的小血管，部分随血流进入肝，发育成熟后分泌可溶性虫卵抗原（SEA）引起炎症反应，在门管区形成以虫卵为中心的肉芽肿。虫卵肉芽肿纤维化后可导致纤维组织在肝中的积累，形成干线型肝硬化，阻塞通往肝的血流，形成门静脉高压。虫卵肉芽肿在宿主体内一般经过5个时期：①轻微反应期：虫卵在组织中沉积后，约经11天虫卵成熟，开始分泌SEA，导致虫卵周围逐渐聚集单核细胞、中性粒细胞和嗜酸性粒细胞。②渗出期：嗜酸性粒细胞变性、坏死，形成嗜酸性小脓肿。③渗出增生期：组织细胞和上皮样细胞开始出现在肉芽肿的外围，并逐渐取代白细胞区，成纤维细胞也开始出现在组织细胞和上皮样细胞的外围区域。④增生期：虫卵逐渐被钙化，胶原纤维也开始在虫卵周围沉积，而肉芽肿区域细胞数量却减少。⑤衰退期：肉芽肿体积显著减小，胶原纤维开始玻璃样变，虫卵分解而且可能被钙化。早期临床表现为肝脾大，晚期表现为门静脉高压。粪便镜检虫卵为血吸虫病的唯一金标准，通过CT、超声成像可以发现肝门静脉和食管下静脉丛扩张。

（朱明华　陈颖）

肝棘球蚴病（hepatic hydatid disease）

gān jíqiúyòubìng

由细粒棘球绦虫或多房棘球绦虫虫卵经粪-口途径感染所引起的肝病。又称肝包虫病。属于人畜共患性传染病。狗、狐是肝棘球蚴的终宿主，人、羊、牛为其中间宿主。全球流行区域包括中欧、非洲、南美洲、中东以及地中海等羊养殖地区的几十个国家，患者超过200万。中国的高发地区主要位于新疆、甘肃、内蒙古、西藏、四川等牧区。

棘球蚴病主要病变为器官棘球蚴囊肿，80%发生于肝。虫卵经小肠侵入并寄生与肠系膜-肝门静脉系统，发育为棘球蚴，并形成肝棘球蚴囊肿。根据致病源不同囊肿分为两类：①肝囊型囊肿（图1）：由细粒棘球绦虫感染引起，多为单发，与正常组织界限清晰。

囊肿直径在几厘米到十几厘米之间，色白，囊液为黄色或无色。囊壁两层，外层由宿主纤维组织构成，厚1mm，为层状结构；内层为生发层，厚10~25μm，苏木精-伊红（HE）染色深染，内侧面附着有大量原头蚴和少量钙化囊。成熟的棘球蚴腔内含有大量，由原头蚴脱落形成的仅有生发层的育囊。原头蚴与内膜伸入囊腔，可形成有完整结构的子囊。子囊内亦可形成孙囊。子囊突破母囊的囊壁，可形成外生型子囊。此外，还存在有自由原头蚴、育囊聚集而成的囊纱。②肝泡型囊肿：有多房棘球绦虫形成。与囊型囊肿不同，本型在组织中浸润生长，无外膜，常为巨块形或弥漫性。可经血液、淋巴管向肺等器官转移，预后较差。肝棘球绦虫囊肿临床表现为体重减轻、发热、肝大，可压迫胆道与肝组织，引起胆汁淤积、肝纤维化。棘球蚴囊破溃后，可引发多处继发性感染与棘球蚴囊，囊液进入血液可引起严重过敏性休克，危及生命。

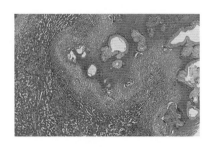

图1　肝棘球蚴病（HE×40）

超声检查是诊断本病的主要方法，血清学检查包括包虫皮内试验、间接血凝试验等，通常禁止穿刺活检。患者白细胞数一般不减少，嗜酸性粒细胞数亦无明显增多。

大剂量阿苯达唑、吡喹酮为

首选药物疗法。棘球蚴囊肿与肝组织界限清晰，手术切除可根治，但严重者需行肝移植。

（朱明华　陈颖）

肝蛔虫病（hepatic ascariasis）

gān huíchóngbìng

肠道寄生的蛔虫通过十二指肠乳头钻入肝内胆道系统所引起的病变。临床表现为急性胆绞痛、急性梗阻性胆管炎、化脓性胆管炎、肝脓肿等。大量虫卵或虫体碎片沉积在肝内会诱发钙盐沉积，形成胆道结石，或引起混合性化脓性肉芽肿性炎。

（朱明华　陈颖）

胆管炎（cholangitis）

dǎnguǎnyán

肝内胆管的炎性病变。根据起病急缓分为急性胆管炎和慢性胆管炎，根据病因分为感染性、自身免疫性和特发性等类型，分别具有不同的形态学特点。

（朱明华　陈颖）

急性化脓性胆管炎（acute suppurative cholangitis）

jíxìng huànóngxìng dǎnguǎnyán

各种胆道结石、寄生虫、肿瘤、胆管良性狭窄、手术并发症等原因导致的胆管急性梗阻，并由进入胆道内的细菌大量繁殖引起的急性胆管炎。又称重症急性胆管炎。

临床表现为右上腹疼痛、发热、黄疸［夏柯（Charcot）三联症］、低血压、精神神经症状［雷诺（Reynolds）五联症］。胆道阻塞后，内压升高，胆管黏膜水肿、充血，导致肝细胞屏障破坏，胆道内脓性物质入血，可发生肝功能损伤、感染性休克、败血症、肝肾综合征，甚至多器官功能衰竭，并易伴发急性胆源性胰腺炎。实验室检查，白细胞计数升高，胆红素、转氨酶升高。大体见，在梗阻位置以上的胆管扩张，管腔内充满脓性胆汁，管壁增厚、管腔外积液。光镜下见，肝局部细胞坏死，门管区有粒细胞浸润。重症型病例，炎症细胞浸润并破坏胆管，可导致胆汁性肝脓肿。

通过外科引流解除梗阻结合抗菌治疗可痊愈。及时治疗则大多预后良好，但也可发展为慢性肝内胆管炎。

（朱明华　陈颖）

jíxìng fēi huànóngxìng dǎnguǎnyán

急性非化脓性胆管炎（acute non-suppurative cholangitis）

继发于胆管阻塞、表现为门管区及门管区小胆管的非化脓性病变。与细菌感染、胆管流体静压升高无关。病变区域胆管高度胆汁淤积，门管区肝细胞气球样变。周边区胆管延长性增生，伴大量淋巴细胞浸润与成纤维细胞增生，并可发生胆管周纤维化。动物实验发现，大剂量胆酸可诱发急性非化脓性胆管炎。可见，胆管损伤性改变与肝内毒性胆酸有关。

（朱明华　陈颖）

zìshēn miǎnyìxìng dǎnguǎnyán

自身免疫性胆管炎（autoimmune cholangitis，AIC）

在临床特点、实验室检查和病理变化具有自身免疫性肝炎和肝内胆管非化脓性破坏特点的胆管炎。是原发性胆汁性肝硬化或原发性硬化性胆管炎的早期表现，发病机制与胆道内过量碳酸酐酶有关。临床多发生于中年女性，表现为瘙痒、黄疸等胆汁淤积症状，可合并干燥综合征（舍格伦综合征）、红斑狼疮、溃疡性结肠炎。光镜下见，肝内胆管损失、缺乏，肉芽肿形成，肝细胞点状坏死，浆细胞浸润。实验室检查可见转氨酶、血清免疫球蛋白升高，血清抗线粒体抗体（AMA）阴性、抗核抗体（ANA）、抗平滑肌抗体

（ASMA）、血清抗碳酸酐酶抗体阳性。

本病通过熊脱氧胆酸结合免疫抑制剂治疗，可获得良好效果，病程 5～7 年。严重者可发生肝衰竭。

（朱明华　陈颖）

mànxìng dǎnguǎnyán

慢性胆管炎（chronic cholangitis）

胆管的慢性炎性病变。常由胆管结石、损伤、肝吸虫、细菌感染引起，也可由急性化脓性胆管炎迁延而成。早期无明显症状，临床表现为黄疸及其伴随症状，重症患者可表现肝硬化症状。并发症包括胆管消化道瘘、继发性胆汁性肝硬化。肝吸虫感染由于虫体繁殖，可引起胆道扩张。病理表现为胆管壁增厚，形成质硬条索状。管内胆汁较少，胆总管常与周围组织简练，胆管周围淋巴结肿大。光镜下见胆管黏膜萎缩、上皮通过肌层膨出以及围绕胆固醇结晶的胆汁肉芽肿，固有层完全有结缔组织取代少量炎症细胞浸润。

（朱明华　陈颖）

xīnshēng'ér gānyán

新生儿肝炎（neonatal hepatitis）

新生儿先天性感染各种病原体引发的肝病变。又称巨细胞性肝炎。病理表现为肝细胞形成合体性多核巨细胞。病因包括弓形虫、梅毒、结核分枝杆菌、嗜肝病毒（甲、乙、丙型等）、非肝炎病毒（巨细胞病毒、腺病毒、疱疹病毒）、肠道病毒以及其他肝外细菌。广义还包括新生儿由于代谢缺失、自身免疫、遗传变异、解剖结构异常以及其他未知原因等引起的肝病。临床表现为黄疸、胆管堵塞、瘙痒、肝功能减退、凝血功能障碍、血清蛋白降低等。肝活检可见肝细胞水肿变性、小

叶内淤胆和肝内结缔组织弥漫性增生。大多数病例肝实质损伤可逐渐减轻，部分可发展为大结节型肝硬化。

（朱明华　陈颖）

yǐnyuánxìng gānyán

隐源性肝炎（cryptogenic hepatitis）

病因和发病机制不明确的一组肝病。又称为特发性肝炎。临床表现为肝功能异常，各型肝炎病毒血清标志物及 DNA 或 RNA 检测均阴性，无输血史，并排除自身免疫性肝炎和酒精性肝炎以后，方可诊断。通过肝穿刺组织的病理学检查往往可以明确病因，可能的病因包括病毒性肝炎、药物中毒性肝病、肝豆状核变性、非酒精性脂肪性肝炎、肝代谢性疾病等，与病毒基因组变异或临床检验手段欠敏感有关。即使进行肝穿，单次穿刺结果可能也无法确诊，不能仅凭一次穿刺未见明确病因就排除肝炎诊断。

（朱明华　陈颖）

zìshēnmiǎnyìxìng gānyán

自身免疫性肝炎（autoimmune hepatitis，AIH）

一种以肝为主要靶器官的自身免疫病。临床表现为肝功能降低、高球蛋白血症以及血清自身抗体阳性。临床诊断需排除病毒感染、酒精性肝病/炎、肝代谢性或遗传性疾病、中毒性肝炎等疾病。AIH 的发病机制仍不明确，可能为易感体质、病毒感染或药物等综合作用下，机体免疫失衡，引起自身 T 细胞对肝细胞的异常免疫攻击，导致肝内炎症、坏死及纤维化。AIH 可分为 3 型：① Ⅰ 型：最常见的类型，占80%以上，以血清抗平滑肌抗体（anti-SMA）和抗核抗体（ANA）阳性为特征。② Ⅱ 型：以血清出现 Ⅰ 型抗肝肾微粒体抗体（anti-LKM1）为特

征。③Ⅲ型：以血清中存在针对可溶性肝抗原或肝-胰抗原的抗体（anti-SLA/LP）为特征。AIH 的病理学改变包括活动期和静止期病变。活动期 AIH 主要表现为广泛界板性炎以及汇管区大量淋巴细胞和浆细胞浸润，同时伴有肝细胞坏死及水样变性，大量的浆细胞包括界板区、汇管区以及小叶内弥漫浸润是 AIH 的特征性改变之一（图 1），能与病毒性肝炎相鉴别。肝小叶内的大块坏死或桥接坏死比较少见，一般见于急性暴发性 AIH 或激素撤退后的复发反应。静止期 AIH 主要指经过激素治疗或自然缓解的患者，以小叶内炎症消退为主，汇管区炎症消退较慢，活动期坏死明显可激发肝纤维化，进而进展为肝硬化。

(朱明华　陈　颖)

rénlèi miǎnyì quēxiàn bìngdú xiāng-guān gānbìng

人类免疫缺陷病毒相关肝病

（human immunodeficiency virus-related hepatic disease）　人类免疫缺陷病毒（HIV）感染相关的肝损伤。通常为继发机会性感染、合并感染、肿瘤或抗 HIV 药物造成的损伤。从 HIV 感染到发展为获得性免疫缺陷综合征（AIDS）的各个阶段均可出现肝损伤。临床表现为乏力、食欲减退、肝区疼痛、黄疸，重症患者还可出现肝衰竭的表现。AIDS 患者中最常见的合并感染为乙型肝炎病毒（HBV）和丙型肝炎病毒（HCV），达半数以上。由于机体免疫力低下造成的机会性感染包括巨细胞病毒、结核分枝杆菌、鸟型细胞内分枝杆菌、真菌、立克次体等多种病原体感染。引起的恶性肿瘤如卡波西（Kaposi）肉瘤和淋巴瘤等。易引起肝毒性的抗 HIV 药物主要为高效抗反转录病毒治疗（HAART）药物，尤其在合并病毒性肝炎的患者中发生率更高。此外，HIV 感染者肝细胞脂肪变性或脂肪肝的发生率日益升高，其中一部分使用了 HAART 药物，引起脂肪代谢障碍，导致脂肪肝发生。

(朱明华　陈　颖)

jiǔjīngxìng gānbìng

酒精性肝病

（alcoholic liver disease，ALD）　长期大量饮酒以肝细胞脂肪变性等为主要改变的一系列肝病。初期表现为肝脂肪变性（脂肪肝），进而发展为酒精性肝炎、肝纤维化和酒精性肝硬化，严重时出现肝衰竭。在中国，酒精性肝病也是常见肝病之一。2010 年修订的《酒精性肝病诊疗指南》中明确了酒精性肝病的临床诊断标准，包括长期大量饮酒病史、食欲减退、乏力、黄疸等临床症状、肝功能血清学检测异常、影像学改变以及排除嗜肝病毒感染、药物中毒和自身免疫病等。临床分型包括轻症酒精性肝病、酒精性脂肪肝、酒精性肝炎和酒精性肝硬化。

病理学改变主要为肝细胞脂肪变性、气球样变、肝细胞胞质内出现酒精性透明小体［马洛里（Mallory）小体］、嗜酸性小体以及淤胆等改变。根据是否伴有炎症反应和纤维化，可分为单纯性脂肪肝、酒精性肝炎、肝纤维化和酒精性肝硬化。病理诊断包括了肝脂肪变性程度（F0～F4）、炎症程度（G0～G4）以及肝纤维化分级（S0～S4）。

(朱明华　陈　颖)

jiǔjīngxìng gānyán

酒精性肝炎

（alcoholic hepatitis）　由酗酒导致的短期内肝细胞坏死引起的一组临床综合征。属酒精性肝病的一种临床分型，伴有或不伴有肝硬化改变。临床表现根据肝细胞坏死程度而异，轻型患者没有明显症状或肝功能轻度异常，重症患者则出现肝功能衰竭，甚至诱发肝性脑病而致死。

组织学表现为肝细胞不同程度的脂肪变性、水样变性，肝细胞坏死并伴有中性粒细胞为主的炎症细胞浸润。肝细胞胞质内有时可见马洛里（Mallory）小体。部分肝细胞由于含有较多巨型线粒体而胞质成嗜酸性颗粒样。病情较轻时仅见灶性肝细胞坏死伴周围少量中性粒细胞浸润，细胞周围纤维化程度也较轻。病情严重时可出现融合性、片状坏死，肝细胞明显气球样变，胞质内可见较多马洛里小体。坏死灶周围仍可见中性粒细胞浸润。其他改变包括脂质肉芽肿形成、细胞凋亡、磨玻璃样肝细胞、嗜酸性肝细胞、库普弗（Kupffer）细胞增

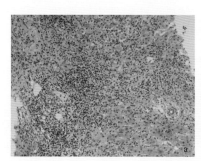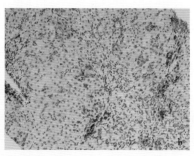

a. HE×100；b. CD38 阳性（×100）。

图 1　自身免疫性肝炎

生等。硬化性透明坏死是酒精性肝炎的一种肝损伤表现,特征为中央静脉附近的区域出现间质较多透明变性的胶原纤维沉着,肝小静脉的终末分支因阻塞而继发门静脉高压。随着病情发展,细胞周围纤维化的程度也会越来越明显。

《酒精性肝病诊疗指南(2018年更新版)》中对酒精性肝炎的炎症程度分为 5 级(G0~G4):G0无炎症;G1 肝腺泡 3 区呈现少数气球样肝细胞,腺泡内散在个别点灶状坏死和中央静脉周围炎;G2 肝腺泡 3 区明显气球样肝细胞,腺泡内点灶状坏死增多,出现马洛里小体,汇管区轻至中度炎症;G3 肝腺泡 3 区广泛的气球样肝细胞,腺泡内点灶状坏死明显,出现马洛里小体和凋亡小体,门管区中度炎症和/或门管区周围炎症;G4 融合性坏死和/或桥接坏死。

(朱明华 陈 颖)

jiǔjīngxìng zhīfánggān

酒精性脂肪肝 (alcoholic steatosis)

由于长期大量饮酒引起肝慢性酒精中毒,导致肝细胞内脂肪蓄积的肝病。是酒精性肝病中最轻的临床类型,表现为肝细胞弥漫性脂肪变性。酒精引起肝细胞损伤,继而影响脂肪代谢和氧化还原过程,令脂质大量贮积在肝细胞内而形成脂肪肝。肥胖和合并病毒性肝炎会加速肝的损伤程度。轻型往往没有自觉症状,或仅表现为乏力、腹胀等。重度脂肪肝患者有肝区隐痛、食欲下降,可伴有脾大,可能与肝细胞肿胀压迫肝窦引起门静脉高压所致。肝功能正常或轻度异常。病理学表现为大泡性或大小泡混合性的肝细胞脂肪变性。肝细胞内的脂滴空泡挤压其他胞质成分

和细胞核到细胞周边,形成类似脂肪细胞样改变。冰冻切片上行苏丹Ⅲ染色,能显示胞质内的脂滴。《酒精性肝病诊疗指南(2018年更新版)》依据肝细胞脂肪变性占所获取肝组织的比例,将酒精性脂肪肝的病变程度分为 4 级(F0:<5%,F1:5%~33%,F2:33%~66%,F3:≥66%)。去除病因和改变不良的生活习惯能停止或逆转酒精性脂肪肝。

(朱明华 陈 颖)

jiǔjīngxìng gānyìnghuà

酒精性肝硬化 (alcoholic cirrhosis)

酒精性肝病发展的晚期阶段。是西方国家最常见的肝硬化类型,中国虽然发病率不高,但也逐年升高,男性明显多于女性,比例约为 17∶1。可能为长期酒精慢性中毒导致肝细胞反复损伤、修复以及再生而引起肝硬化的发生。

临床表现为慢性肝病的症状(如食欲减退、乏力、肝区隐痛、黄疸)和门静脉高压(腹水、脾大、侧支循环形成)。血清生化指标显示肝功能中、重度异常,转氨酶升高,白蛋白降低。有的患者可合并病毒性肝炎。大体见,肝呈小结节性肝硬化改变,结节直径比较均一,通常小于 3mm,纤维间隔较纤细。光镜下见正常肝小叶结构已消失,取而代之的是弥漫分布的假小叶。假小叶内仍可见酒精性肝炎时肝细胞的病理学改变,如脂肪变性、细胞肿胀、马洛里小体(Mallory body)、巨线粒体、局灶性坏死等,主要分布于假小叶的周边区域。这种情况多见于持续饮酒者。纤维间隔中可见中性粒细胞、淋巴细胞、浆细胞和单核细胞浸润。小胆管增生往往分布于汇管区、小叶之间或是邻近小叶周边区域。有的

新生胆管比较幼稚,细胞呈卵圆形,管腔不甚清楚,可通过免疫组化染色方法(CK7 和 CK19)与肝细胞区分。伴有病毒性肝炎时肝组织内还能找到碎片状坏死、界板炎等表现。

早期酒精性肝硬化可通过戒酒、改变生活习惯以及服用抑制肝星状细胞功能的药物控制病情的发展,晚期预后较差,只有采取肝移植手术,其中戒酒仍十分重要。

(朱明华 陈 颖)

gān zhīfáng biànxìng

肝脂肪变性 (hepatic steatosis)

肝细胞受损致胞质内三酰甘油蓄积的现象。多见于酒精性肝病、丙型病毒性肝炎、类固醇类药物、肥胖症、糖尿病等疾病。正常肝组织中可存在少量的脂滴,一般占总重量的 5%;脂肪肝时可占 50%。大体见,肝体积增大,切面色黄,新鲜标本可见油腻感。光镜下见,肝细胞胞质内可见脂滴空泡,其主要成分为三酰甘油,推挤胞质成分到细胞一侧。根据脂滴空泡的大小可分为大泡性、小泡性(微泡性)和大小泡混合性。石蜡包埋的标本由于脂滴已被有机溶剂溶解,只能显示胞质内空泡,而在冰冻切片上可用油红、苏丹Ⅲ或苏丹黑试剂检测到胞质内脂滴。

(朱明华 陈 颖)

gān júzàoxìng zhīfáng biànxìng

肝局灶性脂肪变性 (hepatic focal steatosis)

病灶较为局限而非弥漫性分布的肝细胞脂肪变性(图 1)。病灶可单发或多发,有时从影像学上易与肝转移性癌混淆。肝局灶性脂肪变性可见于肝硬化和局灶性结节状增生,发生机制与局部微环境中肝细胞缺氧损伤有关。需与肝内其他富于脂

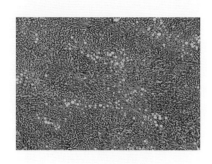

图1　肝局灶性脂肪变性（HE×40）

质的病变如脂肪瘤、血管脂肪瘤、髓脂肪瘤及体腔脂肪异位症相鉴别。

（朱明华　陈　颖）

zhīfángxìng gānyán

脂肪性肝炎（steatohepatitis）

一种同时伴有脂肪变性的肝炎性病变。由于常伴有肝纤维化，因而也被视为肝硬化的先兆病变。临床上除有脂肪肝的影像学改变，还有肝功能异常和一些慢性肝病的表现。根据有无大量长期饮酒，分为酒精性肝炎和非酒精性脂肪性肝炎。

引起脂肪性肝炎的因素较复杂，但均有共同的病理学特点。肝细胞气球样变是重要特征，肝细胞体积增大、变圆，胞质淡染呈细颗粒样，水肿严重时呈现苍白色，细胞核位于细胞中央。有时胞质内可见嗜酸性的马洛里（Mallory）小体，电镜见这些嗜酸性小体主要为细胞骨架（如中间丝）成分。水肿变性的肝细胞会进展为溶解坏死，这一过程比较漫长。细胞凋亡也是肝细胞死亡的方式之一。脂肪性肝炎中肝细胞的坏死通常比较局限，桥接坏死和大片状坏死很少见。肝组织内可见不同程度的淋巴细胞、单核细胞和中性粒细胞混合浸润，取决于坏死的范围。酒精性肝炎

中中性粒细胞的浸润数量要多于非酒精性脂肪性肝炎，但都是围绕在含有马洛里小体的肝细胞周围。纤维化也是较常见的病变，包括肝窦周围纤维化和汇管区纤维化，尤其在酒精性肝炎中纤维化程度更为显著。

（朱明华　陈　颖）

fēi jiǔjīngxìng zhīfángxìng gānbìng

非酒精性脂肪性肝病（non-alcoholic fatty liver disease，NAFLD）

除外酒精和其他明确的致病因素所致、以弥漫性肝细胞大泡性脂肪变性为主要特征的临床病理综合征。包括单纯性脂肪肝、非酒精性脂肪性肝炎和非酒精性肝硬化。发病机制与胰岛素抵抗、肝脂类代谢异常、线粒体功能障碍、氧化应激、遗传变异以及细胞损伤的易感性有关。NAFLD需与酒精性肝病（ALD）鉴别，两者在临床症状和肝功能损伤方面相似，但在病理形态学上仍有区别，NAFLD出现肝细胞坏死的范围和炎症反应的程度都明显轻于ALD，中央静脉周围纤维化或硬化性玻璃样坏死也很少见。而一旦NAFLD发展为肝硬化后，这些鉴别点就不再明显，此时二者很难区分。

（朱明华　陈　颖）

fēi jiǔjīngxìng zhīfángxìng gānyán

非酒精性脂肪性肝炎（non-alcoholic steatohepatitis，NASH）

除外酒精和其他明确的致病因素、以肝细胞脂肪变性和炎症为主要特征的病变。属于非酒精性脂肪性肝病的一种类型，是单纯性脂肪肝发展为肝硬化的必经环节。好发于中年男性，但是女性和儿童也会发生，其中肥胖、高血脂和糖尿病是重要的高危因素。临床特点为转氨酶长期升高，但没有长期摄入较大量酒精史，排除

了病毒性肝炎、自身免疫性肝炎、药物性肝炎等疾病。

组织学改变类似酒精性肝炎，可见肝细胞出现小叶中央为主的大泡状脂肪变性，汇管区周围的肝细胞（肝腺泡1区）较少出现脂肪变性；肝细胞气球样变；局灶性肝细胞坏死或凋亡、混合细胞性炎症反应（通常较轻，中性粒细胞的数目较酒精性肝炎少）、马洛里（Mallory）小体、巨线粒体、脂质肉芽肿、糖原核（儿童NASH可100%出现）等特点。肝组织内的炎症反应不仅存在于小叶内，也可见于汇管区，儿童NASH较成年人更多见。部分患者可伴有肝纤维化，尤其是汇管区周围纤维化，这也是儿童NASH的特征之一，成年人NASH中相对少见。

（朱明华　陈　颖）

dǎnzhīxìng gānyìnghuà

胆汁性肝硬化（biliary cirrhosis）

各种原因引起的胆道梗阻、胆汁淤积而引起的肝硬化。根据病因分为原发性胆汁性肝硬化和继发性胆汁性肝硬化。原发性胆汁性肝硬化是自身免疫病引起的非化脓性破坏性胆管炎。继发性胆汁性肝硬化则是由于多种病因造成肝外胆道梗阻而引起，胆道结石是最常见的原因。

（朱明华　陈　颖）

yuánfāxìng dǎnzhīxìng gānyìnghuà

原发性胆汁性肝硬化（primary biliary cirrhosis，PBC）

以慢性非化脓性破坏性胆管炎（CNS-DC）为特征的一种自身免疫病。最终导致胆汁淤积、肝纤维化、胆汁性肝硬化。多见于女性，40～60岁是高峰年龄。起病比较隐匿，表现为皮肤瘙痒、进行性色素沉着、黄疸。30%患者可出现黄色瘤或黄色斑。有时门静脉

高压症状可早于真性肝硬化发生，可能与肝门静脉炎症有关。随着病情发展，临床症状也会越来越严重，最终发展为肝硬化，甚至肝衰竭而死（<20%）。

抗线粒体抗体为其最特征性的实验室所见，抗体可识别丙酮酸脱氢酶复合体的 E2 成分（PDC-E2），在这些患者中可检测到针对 PDC-E2 的特异性 T 细胞。在患者的胆管上皮细胞有异常的主要组织相容性抗原（MHC）Ⅱ型分子的表达，在胆管周围可见对自身有免疫反应的 T 细胞和其他自身抗体等都支持为自身免疫性损伤。光镜下见，汇管区胆管炎、汇管区炎、肉芽肿形成、小叶间胆管消失，小胆管增生，汇管区周围胆汁性碎片状坏死。小叶内肝细胞出现"玫瑰花环样"排列，胆汁淤积。肝细胞坏死。中晚期出现间质纤维化、肝硬化改变。

朔伊尔（Sheuder）将 PBC 病理学改变分为 4 期：①Ⅰ期：非化脓性破坏性胆管炎期。②Ⅱ期：小胆管增生期，出现胆汁性碎片状坏死。③Ⅲ期：瘢痕形成期，出现肝纤维化。④Ⅳ期：胆汁性肝硬化期。而在路德维格（Ludwig）分期中则加入了慢性肝炎中的评分内容，如汇管区炎、界板性炎、桥接坏死或纤维化、肝硬化等改变。

（朱明华　陈颖）

jìfāxìng dǎnzhīxìng gānyìnghuà
继发性胆汁性肝硬化（secondary biliary cirrhosis，SBC）

继发于肝外或肝门部胆道梗阻、以胆汁淤积为主要表现的肝硬化。最多见的原因是胆管结石，其他原因有肿瘤压迫、先天性胆总管囊肿、先天性肝外胆道闭锁、胆囊切除术后胆道狭窄、硬化性胆管炎等。临床出现黄疸、皮肤瘙痒、陶土样便、门静脉高压等表现，伴发胆管炎时可有发热等感染征象。严重时可诱发肝性脑病或肝肾综合征。

大体见，除外引起 SBC 的基础病变，肝表面光滑或呈结节状，取决于肝硬化发展的程度。肝质地较韧，切面呈墨绿色，肝内胆管扩张。光镜下见，肝纤维化和肝硬化的特点，同时伴有明显的胆汁淤积改变，包括小胆管和毛细胆管内胆栓形成、肝细胞内淤胆。胆栓形成多位于肝小叶中央区域。肝细胞体积变大，胞质呈细颗粒样，有时呈现网格状，也称为羽毛状变性。大片变性区域可出现肝细胞溶解坏死，周围见较多胆汁溢出，导致胆汁性梗死和形成"胆汁湖"。晚期肝小叶间纤维化明显，形成小叶周围纤维化，纤维组织围绕残留的小胆管呈同心圆分布，最终不完全分隔肝小叶，形成分隔不完全的假小叶。炎症细胞浸润以中性粒细胞为主，单核细胞较少。继发细菌感染时，胆管炎、肝门静脉炎比较明显，甚至还会出现小脓肿。

（朱明华　陈颖）

yuánfāxìng yìnghuàxìng dǎnguǎnyán
原发性硬化性胆管炎（primary sclerosing cholangitis，PSC）

以肝内外胆管炎症和闭塞性纤维化为特征的胆管炎。通常累及肝外或肝内胆管，常与溃疡性结肠炎伴发。临床表现和血清学检查类似原发性胆汁性肝硬化，出现乏力、深色尿、白陶土样便、转氨酶和胆红素升高等。患者一般不出现抗线粒体抗体（AMA），抗核抗体（ANCA）可阳性。内镜逆行胰胆管造影（ERCP）和经皮肝胆管造影（PTC）可显示肝内或肝外胆管呈不规则狭窄，有的区域表现为串珠样改变。

光镜下见大、中胆管周围呈洋葱皮样分布的纤维化，胆管上皮萎缩，最终被纤维组织所取代。小叶间胆管数目减少，这是与原发性胆汁性肝硬化（PBC）的鉴别点之一。肝内小胆管受累时，早期汇管区内小胆管周围见淋巴细胞、浆细胞和中性粒细胞浸润。随着病情发展，纤维组织增生更加明显，呈洋葱皮样包饶胆管，最终形成汇管区-汇管区之间的纤维隔而发展为肝硬化，肉芽肿性改变少见。PBC 和 PSC 在临床表现、血清学检查和组织学特点上很相似。PBC 经常伴发其他自身免疫病如干燥综合征［舍格伦（Sjögren）综合征］、风湿病和自身免疫性甲状腺炎等，而 PSC 伴发炎性肠病多见。PSC 患者行胆道造影可见特征性串珠样改变，而 PBC 则没有明显改变。组织学上 PBC 可见肉芽肿性炎、小胆管增生明显；PSC 中少见肉芽肿形成，小叶间胆管消失。

本病还需与 IgG4 相关的硬化性胆管炎以及其他原因导致的继发性胆管炎、硬化性胆管癌等相鉴别。诊断依据如下：①没有胆道手术病史。②没有胆管结石病史。③肝外胆管或肝内胆管弥漫性受累。④除外胆管癌。

（朱明华　陈颖）

dǎnzhī yūjī
胆汁淤积（cholestasis）

各种原因使胆汁的产生、分泌或在胆管系统内流动不畅，未能全部排至小肠内所引起的疾病。简称淤胆。根据发生部位分为肝内性和肝外性。由于肝外性梗阻通常能通过手术加以解除，又称为外科黄疸；肝内淤胆常由于遗传性疾病或自身免疫病造成，无法手术，而被称为内科黄疸。肝外原因造成胆汁淤积通常是由于胆总管结石或肿瘤压迫肝外胆管所致。肝内原因则包括病毒性肝炎、胆红素代谢性疾病或药物、肝内胆管结石、原发性胆汁性肝硬化、原发性硬化性胆管炎、妊娠性肝内胆汁淤积等疾病。

临床表现为黄疸和皮肤瘙痒，长期可出现皮肤黄色瘤或黄色斑。长期胆汁淤积可造成脂肪吸收障碍、脂溶性维生素吸收不良等继发改变。光镜下见，小叶中央区域的肝细胞内胆红素沉着，毛细胆管内胆栓形成，肝窦内可见吞噬胆红素的库普弗（Kupffer）细胞。病程较长时，受累的肝细胞范围可扩大到整个小叶，并可见肝细胞围绕胆汁形成腺样结构（胆汁淤积性菊形团），是肝细胞向胆管分化的改变，可表达胆管上皮的标志物。电镜下见毛细胆管扩张，微绒毛消失，细胞之间的紧密连接仍存在，管腔内充满高电子密度的物质。

(朱明华 陈 颖)

gān nèi dǎnzhī yūjī

肝内胆汁淤积 （intrahepatic cholestasis）

各种病因导致肝细胞或毛细胆管胆汁分泌障碍或引起肝内小胆管弥漫性梗阻的一系列疾病。由于无法通过手术解除病因，又称内科黄疸。其中具有遗传性或明确致病基因的称为原发性肝内胆汁淤积，如先天性；由其他原因如药物、妊娠相关、胆道梗阻、全胃肠外营养、原发性胆汁性肝硬化、原发性硬化性胆管炎等引起的称为继发性肝内胆汁淤积。除外基础病变的特点，不同病因造成肝内胆汁淤积的发生部位不同。小叶中央胆汁淤积为主，可见于肝内外的梗阻性黄疸和良性复发性肝内胆汁淤积；小叶周围胆汁淤积为主，多见于原发性胆汁性肝硬化；同时伴有肝细胞变性坏死，则要考虑淤胆型病毒性肝炎的可能。

(朱明华 陈 颖)

liángxìng fùfāxìng gān nèi dǎnzhī yūjī

良性复发性肝内胆汁淤积 （benign recurrent intrahepatic cholestasis，BRIC）

进行性家族性肝内胆汁淤积（PFIC）中症状比较轻的一种亚型，主要由于编码家族性肝内胆汁淤积蛋白-1（FIC-1）的 *ATP8B1* 基因突变所致。还有一部分患者为 *ABCB11* 基因突变，该基因的编码蛋白为BSEP。类似 PFIC 的分类，将BRIC 也可分为Ⅰ型（*ATP8B1* 突变型）和Ⅱ型（*ABCB11* 突变型）。发作期表现为明显黄疸、皮肤瘙痒、血清转氨酶和胆红素升高，且皮肤瘙痒要早于黄疸出现。发作间隙可出现持续数月或数年的无症状期。症状发作时，小叶中央型胆汁淤积是典型的病理学改变，可见肝细胞内和毛细胆管胆汁淤积，肝窦内库普弗（Kupffer）细胞吞噬胆红素。间歇期上述改变可消失，肝组织基本正常。

(朱明华 陈 颖)

gān xiānwéihuà

肝纤维化 （hepatic fibrosis）

肝内弥漫性细胞外基质沉积而导致的肝间质纤维化。分为先天性肝纤维化和继发性肝纤维化。

(朱明华 陈 颖)

xiāntiānxìng gān xiānwéihuà

先天性肝纤维化 （congenital hepatic fibrosis，CHF）

一种常染色体隐性遗传性疾病。罕见。属于常染色体隐性遗传性多囊肾病（ARPKD）在肝的表现。主要发生于儿童和青少年。可能与 *PKHD1* 基因突变有关。CHF 可同时伴有先天性肝内胆管囊性扩张症［卡罗利（Caroli）病］。临床上以消化道出血、脾大、门静脉高压为主要表现，伴有卡罗利病可出现反复发作的胆管炎，轻型患者无明显症状。肝功能一般正常或轻度异常。有时易被误诊为其他原因造成的继发性肝纤维化或肝硬化。大体见，肝体积肿大，质地较坚硬，切面可见明显的纤维条索。光镜下见，汇管区明显纤维化，小叶间出现宽大致密的纤维间隔包绕肝小叶，部分胶原透明变性，并形成类似肝硬化中的假小叶结构，但中央静脉仍位于小叶中央，提示肝小叶结构没有破坏，这也是与肝硬化中假小叶的鉴别点；纤维间隔内可见增生的小胆管，形态各异，伴卡罗利病时见胆管明显扩张并呈现相互吻合的海绵状结构；炎症反应不明显，但伴发胆管炎时可见急性或慢性炎症细胞浸润。临床遇到年幼患儿出现原因不明门静脉高压伴肝纤维化，应考虑 CHF 可能，同时也应无合并 ARPKD 中的其他器官病变。

(朱明华 陈 颖)

jìfāxìng gān xiānwéihuà

继发性肝纤维化 （secondary hepatic fibrosis）

具有明确致病因素引起的肝间质纤维组织增生，是肝对各种损伤刺激的修复过程。是肝硬化发生的早期阶段。肝星状细胞（HSC）的活化是肝纤维化过程的中心环节。出现肝损伤时，HSC 由静止状态转化为具有增殖性、成纤维性、收缩性的肌成纤维细胞样细胞，分泌各种细胞外基质引起肝纤维化。此外，新生血管形成在肝纤维化过程中也发挥重要作用。在中国引起肝纤维化的最常见原因是病毒性肝炎。抑制 HSC 活化、增殖或诱导其凋亡是抗肝纤维化中新的治疗靶点。

（朱明华　陈　颖）

gāndòu zhōuwéi xiānwéihuà

肝窦周围纤维化（perisinusoidal fibrosis）

肝窦内皮细胞损伤激活星状细胞增生，引起间质纤维化、窦腔狭窄，最终导致门静脉高压和肝硬化的发生。表现为肝窦内皮细胞开窗数减少、吞噬功能减低，通透性降低，基底膜形成，出现了"毛细血管化"。严重时内皮细胞完全从迪塞（Disse）腔脱离。酒精性肝病、药物等均能引起肝窦内皮细胞的损伤，最终导致门静脉高压和肝硬化的发生。

（朱明华　陈　颖）

gānyìnghuà

肝硬化（hepatic cirrhosis）

一种或多种原因引起肝细胞变性坏死、再生及间质纤维化，3 种病变反复进行而形成的慢性进行性肝病。在中国引起肝硬化最常见的病因为肝炎后肝硬化，少部分为酒精性肝硬化和血吸虫性肝硬化。随着近年来对非酒精性肝病（NASH）的研究深入，NASH 的发病率逐年升高，其中约 20% 发展为非酒精性肝硬化。临床表现为门静脉高压和肝功能障碍。

肝硬化的分类十分复杂。根据形态学分为大结节性（结节直径>3mm，部分>1cm）、小结节性（结节直径<3mm）和混合结节性肝硬化。曾经的分隔不完全性肝硬化归为大结节性的一个亚型，以纤细的纤维分隔大结节为特点。根据病因分为肝炎后、酒精性、门脉性、非酒精性、血吸虫性、胆汁淤积性、心源性、代谢性等。早期肝体积变大，后期体积缩小，表面凹凸不平呈颗粒样，切面见大小不等的结节形成。肝硬化典型的镜下表现为小叶结构破坏、

纤维化及假小叶形成（图 1）。由于肝组织内形成了大量随机分布的纤维分隔，造成了肝内血流途径重建，从而形成了窦前型、窦型和窦后型门静脉高压。肝穿刺标本诊断肝硬化有一定的局限性，没有找到假小叶并不能排除肝硬化的可能。

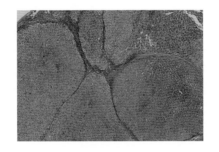

图 1　肝硬化（HE×40）

（朱明华　陈　颖）

ménmàixìng gānyìnghuà

门脉性肝硬化（portal cirrhosis）

以小结节性肝硬化为主要特征的肝硬化。又称拉埃内克（Laënnec）肝硬化。主要病因为重度营养不良和慢性酒精中毒。临床以门静脉高压为主要表现，肝功能损害出现相对较晚。病情发展分 3 个阶段：脂肪肝、肝纤维化、肝硬化。在脂肪肝和肝纤维化阶段，病变是可逆的，而肝硬化阶段则为不可逆过程。

（朱明华　陈　颖）

gānyán hòu gānyìnghuà

肝炎后肝硬化（post hepatitis cirrhosis）

由病毒性肝炎进展而来的肝硬化。主要由慢性活动性肝炎或亚急性重症肝炎发展而来。在中国引起肝炎后肝硬化的病毒主要为乙型肝炎病毒（HBV）和丙型肝炎病毒（HCV）。由肝炎发展为肝硬化所需时间不等，可由数月到几年，甚至几十年。慢性肝炎发展而来的肝硬化通常为大

结节性或大小结节混合性，单纯小结节性肝硬化有可能合并酒精性肝病。结节的颜色可为牛肉红色、绿色（出现胆汁淤积）或黄色（出现脂肪变性），肝包膜表面呈颗粒样改变。

光镜下见间质纤维组织增生，有典型的假小叶形成，纤维隔宽厚不等，间质可见小胆管增生和炎症细胞浸润。假小叶内的肝细胞形状不一，可见胆汁淤积、脂肪变性、水样变性，有时能找到双核或多核的肝细胞，并可见点状坏死或嗜酸性变。肝穿刺组织诊断肝硬化要与先天性肝纤维化、肝结节状再生以及肝包膜下纤维组织增生造成的组织变异相鉴别。大结节性肝硬化转化为肝细胞癌的概率较小结节性肝硬化高。

（朱明华　陈　颖）

xīnyuánxìng gānyìnghuà

心源性肝硬化（cardiac cirrhosis）

由于慢性充血性右心衰竭导致肝血液回流障碍而引发的肝硬化。病因以风湿性心瓣膜病最常见，其次为缩窄性心包炎、先天性心脏病、高血压等。淤血早期，肝体积变大，切面暗红色，质软，肝细胞脂肪变性明显时可见槟榔样花纹。晚期出现肝硬化时，肝体积变小，边缘锐利，切面呈细颗粒状，类似小结节性肝硬化。光镜下见，中央静脉周围的肝血窦扩张明显，肝细胞变性、坏死，汇管区周边肝细胞以脂肪变性为主。随着淤血程度加重，肝细胞坏死范围扩大，出现桥接坏死，并逐渐出现纤维化，形成中央静脉间连接或向汇管区延伸形成中央静脉–肝门静脉间连接，最终形成假小叶。形态学表现与巴德–基亚里综合征难以鉴别。心力衰竭的程度越重，肝硬化病情

也越重。

（朱明华　陈　颖）

yǐnyuánxìng gānyìnghuà

隐源性肝硬化（cryptogenic cirrhosis，CC）

无明确病因的肝硬化。又称特发性肝硬化。血清学检查排除病毒性肝炎、自身免疫性肝炎，无长期大量饮酒史、无特殊药物使用史、无慢性胆道疾患、肝血吸虫病和先天性肝病。由于 CC 人群中肥胖症、高血糖的比例较高，因此一大部分是由非酒精性肝炎/非酒精性肝病（NASH/NAFLD）发展而来。相较于病毒性肝炎性肝硬化（尤其是乙型和丙型肝炎），隐源性肝硬化肝功能损害程度较轻，肝癌的发生率也较低。

（朱明华　陈　颖）

gān ménmài yìnghuà

肝门脉硬化（hepatoportal sclerosis，HPS）

肝门静脉主干或分支非特异性炎症引起血管内径变窄、血流阻塞，临床表现为门静脉高压伴脾大、贫血而无肝硬化、肝外门静脉阻塞的一组综合征。

（朱明华　陈　颖）

fēi gānyìnghuàxìng ménjìngmài gāoyā

非肝硬化性门静脉高压（non-cirrhotic portal hypertension，NCPH）

并非继发于肝硬化的肝门静脉系统压力升高和侧支循环形成的综合征。如特发性门静脉高压（IPH）、胰源性门静脉高压、肝门脉海绵样变性（CTPV）、巴德-基亚里综合征、门脉血栓形成、血色病等。又称非肝硬化性门脉纤维化（NCPF）。

（朱明华　陈　颖）

zǔsèxìng gānménjìngmàibìng

阻塞性肝门静脉病（obliterative portal venopathy，OPV）

各种原因造成肝门静脉阻塞所引起的一系列症状和体征。其中血栓形成和肿瘤栓塞是最常见的原因。病情发展快的患者，尤其是急性的、肝门静脉主干出现血栓，可出现剧烈腹痛、急性肝衰竭。慢性患者则表现为门静脉高压，肝功能损伤较轻。光镜下见，汇管区纤维化明显，肝窦扩张充血，肝细胞萎缩。肝门静脉阻塞很少引起肝小叶坏死，真正的梗死发生于肝门静脉的完全性阻塞。

（朱明华　陈　颖）

tèfāxìng ménjìngmài gāoyā

特发性门静脉高压（idiopathic portal hypertension，IPH）

原因不明的以肝门静脉分支闭塞为特点的窦前性门静脉高压。肝没有肝硬化改变，属于非硬化性门静脉高压（NCPH）的一种。临床有脾大、脾功能亢进、贫血、食管胃底静脉曲张等门静脉高压表现。患者并没有病毒性肝炎病史。绝大多数的 IPH 是肝门静脉血栓造成的。

大体见，肝门部门静脉管壁明显增厚、管腔狭窄，可见血栓形成。光镜下见，汇管区广泛纤维化伴肝门静脉小分支管腔狭窄，甚至闭塞，部分分支扩张嵌入肝小叶内与扩散的肝血窦相通；汇管区伸出细小纤维隔插入周边肝小叶内；中等大小的肝门静脉分支管壁增厚伴平滑肌增生，血管周围纤维化；肝细胞萎缩伴再生结节形成，但是并没有肝硬化的改变；汇管区和肝小叶内炎症很轻或没有。如果合并病毒性肝炎，可见中度慢性炎症改变。

（朱明华　陈　颖）

Bādé-Jīyàlì zōnghézhēng

巴德-基亚利综合征（Budd-Chiari syndrome，BCS）

由于肝静脉流出道阻塞导致以肝血液回流障碍为主要表现的综合征。引起肝静脉阻塞最常见的病因是肝静脉血栓形成（原发性），可由于血液高凝状态、血管炎或凝血机制异常所致，继发因素如血管腔外肿瘤压迫或侵犯。

典型的临床表现为腹痛、腹水和肝大三联征。其他症状包括下肢静脉曲张、上消化道出血、黄疸等。部分患者可发展为结节性肝硬化。重症由于出现大片肝坏死而诱发肝性脑病。急性期肝的组织学改变与急性右心衰竭和缩窄性心包炎引起的肝淤血较难鉴别，均表现为肝血窦和中央静脉扩张、淤血，中央静脉周围的肝细胞不同程度萎缩、变性和坏死，汇管区周围的肝细胞相对保存完整。有时在肝内小静脉内可找到血栓。随着病情发展，肝小静脉管壁内平滑肌萎缩、变性，中央静脉和周围肝血窦纤维化，小静脉最终与周围纤维间质融合在一起，参与分隔肝小叶形成反常小叶（以汇管区为中心的假小叶）。如果同时伴有肝门静脉阻塞，那汇管区和肝门静脉周围也会出现明显纤维化，形成中央静脉为中心的假小叶。此时肝门静脉分支常因埋于纤维间质中而闭塞。

在肝穿刺标本中要确诊 BCS 较困难，需从不同的肝叶多取活检。但对于出现明显肝血窦或血管扩张的肝硬化患者，均要考虑本病的可能。

（朱明华　陈　颖）

gānjìngmài zǔsèzhèng

肝静脉阻塞症（hepatic veno-occlusive disease）

肝内小静脉（直径<1mm）出现纤维性非血栓性阻塞而引起的综合征。不伴有肝静脉梗阻。其发生与药物反应有关。临床表现为服用吡咯双烷类或千里光属等植物类药物后出

现腹痛、腹水，其发生可能与药物损伤肝血窦和小静脉的内皮细胞有关。

光镜下见，肝早期表现为肝血窦和小静脉的内皮细胞下水肿和出血。受累的静脉直径通常小于 0.3mm，一般不见血栓。电镜下，急性期可见纤维蛋白沉积。病变的小静脉管壁周围呈层状分布的纤维组织增生，造成管腔狭窄甚至闭塞。局部血管内皮细胞可见增生。淤血严重时肝小叶可出现明显坏死，仅剩汇管区周围肝细胞少量存活。病变较轻时仅见小叶周边小片状淤血。肝血窦周围见纤维增生。肝细胞变性坏死显著时可见间质纤维化或再生肝细胞结节形成。酒精性或非酒精性肝硬化的肝组织内常见肝小静脉的纤维性阻塞，其中的纤维组织通常分布杂乱。

（朱明华　陈　颖）

jiéjiéxìng duōdòngmàiyán

结节性多动脉炎（polyarteritis nodosa，PAN）

一种以中小肌性动脉的节段性炎症与坏死为特征的非肉芽肿性血管炎。最易发生于动脉分叉处，并向远端扩散。病因不明，可能与病毒感染、药物作用等免疫机制异常有关。组织学改变以血管中层最为明显，急性期见分叶核白细胞浸润血管壁全层及管周组织中，间质水肿，并见管壁坏死、弹性膜断裂溶解。由于管壁弹性变弱，容易形成动脉瘤。慢性期见血管内膜增厚，淋巴细胞和单核细胞渗出为主，变性坏死的平滑肌由纤维组织所取代，管腔狭窄、变形，造成相应供血区域组织的缺血坏死。肝受累时可出现炎症和坏死，或由于小动脉瘤破裂后造成胆道出血。

（朱明华　陈　颖）

jùxìbāoxìng dòngmàiyán

巨细胞性动脉炎（giant cell arteritis，GCA）

以多核巨细胞浸润为特征的动脉炎。又称颞动脉炎或肉芽肿性动脉炎。全身大型和中型动脉均可受累，发病机制不明，可能与免疫功能异常有关。肝动脉也可受累。病变通常呈节段性或跳跃性分布，病变累及动脉管壁全层，可见较多炎症细胞浸润，并见上皮样细胞和多核巨细胞，一些胞质内见吞噬的弹力板碎片，中性粒细胞少见。慢性期时炎症细胞减少，内膜增厚、纤维组织增生。

（朱明华　陈　颖）

yíchuánxìng chūxuèxìng máoxìxuè- guǎn kuòzhāngzhèng

遗传性出血性毛细血管扩张症（hereditary hemorrhagic ta- langiectasia，HHT）

以黏膜或内脏血管扩张并引起口唇、鼻腔、消化道等部位出血为主要表现的常染色体显性遗传病。又称奥斯勒-韦伯-朗迪病（Osler-Weber- Rendu disease）。已发现的致病基因有 *ENG*、*ACVRL1/ALK-1* 和 *MADH4*。

本病累及肝时表现为毛细血管扩张、动-静脉瘘以及动脉瘤形成，可通过血管造影或彩色多普勒超声检测。大体见，肝切面可呈结节状、间质纤维化，近包膜小血管扩张形成蜘蛛样改变。光镜下可见 3 种血管分布形式：①肝血窦扩张，血窦内衬扁平内皮细胞，其下见少量纤维组织增生。②间质中较大的厚壁静脉扭曲迂回，周围见较多小动脉分布。③汇管区血管扩张明显。个别病例可出现肝细胞再生结节和局灶性结节状增生。通过基因检测可明确致病基因。父母为本病患者时，子女的患病率高达 50% 以上，

因此产前基因诊断很有必要。

（朱明华　陈　颖）

fēitèyìxìng fǎnyìngxìng gānyán

非特异性反应性肝炎（non- specific reactive hepatitis）

继发于肝外疾病（如发热病或内脏炎症性疾病等）或发生既往肝炎的残留病变。为全肝弥漫性或局限性改变。曾经肝的炎性病变病因不明时，往往给予非特异性反应性肝炎的诊断。随着对病变认识的深入，其中一部分已经明确致病因素，如丙型病毒性肝炎等。临床表现缺乏特异性，表现为肝功能正常或轻度异常，转氨酶轻度升高。

光镜下见，肝汇管区以淋巴细胞为主的慢性炎症细胞浸润，有时可见吞噬蜡样物质的巨噬细胞。肝血窦内亦可见炎症细胞浸润和库普弗（Kupffer）细胞反应性增生。肝小叶内可见灶性坏死，局部淋巴细胞和巨噬细胞聚集，甚至局部可出现肉芽肿样结构。本病需与其他有明确病因的肝炎或系统性疾病累及肝相鉴别，尤其是丙型病毒性肝炎。两者的形态学上具有相似点，最佳的鉴别手段就是进行 HCV 抗体和 RNA 检测。

（朱明华　陈　颖）

gānjìngmàiyán

肝静脉炎（hepatic vein phlebi- tis）

肝静脉的炎性病变。常继发于急性和慢性肝炎，尤其是病毒性肝炎或自身免疫性肝炎、脂肪性肝炎、结节病和特发性肉芽肿性血管炎等。细菌性肝脓肿周边肝组织内亦可出现静脉炎并导致血管阻塞。

（朱明华　陈　颖）

xiāntiānxìng gānjìngmài biànyì

先天性肝静脉变异（congeni- tal anormalies of hepatic vein）

肝静脉及其分支消失或出现侧支

循环等先天性发育异常。占人群的 10%～14%。有些侧支循环的出现能改善肝静脉阻塞后肝缺血情况，或减轻下腔静脉栓塞后外周组织的水肿。

(朱明华　陈　颖)

gānjìngmài yūxuèxìng bìngbiàn

肝静脉淤血性病变 (congestive hepatic venopathy)

充血性心力衰竭或限制性心包炎导致肝静脉回流障碍而引起的病变。大体见，肝体积增大，切面呈现红黄相间的花纹，称为槟榔肝。光镜下见，肝血窦扩张，肝细胞索间见红细胞渗出，中央静脉周围的肝细胞（肝腺泡 3 区）出现萎缩甚至坏死，靠近汇管区的肝细胞由于缺氧程度相对较轻，以脂肪变性为主。长期严重淤血可导致肝窦周围和肝静脉周围纤维化。偶尔可见肝细胞呈结节状增生形成心源性肝硬化，可能与同时累及肝门静脉小分支有关。

(朱明华　陈　颖)

gān zǐdiànzhèng

肝紫癜症 (peliosis hepatis)

以肝组织内出现大小不等充满红细胞的囊腔为特征的良性病变。亦可发生于脾和淋巴结等器官。少见。病因很多，如激素治疗、结核、营养不良、麻风、血管炎、获得性免疫缺陷综合征（艾滋病，AIDS）、毛细胞白血病等。大体见，肝内弥漫分布大小不等的血斑。光镜下分两型：①实质型肝紫癜症：血腔分布于肝小叶内，除外红细胞，还可见到肝细胞碎片，血腔和中央静脉不相通。此时易与肝窦明显扩张同时伴有局部肝细胞溶解混淆。本病有肝内网状纤维支架结构的破坏，而后者则没有。②静脉扩张型肝紫癜症：血腔位于小叶中央，有内皮细胞被覆，与中央静脉相通，周

围肝细胞索有压迫性萎缩改变。

(朱明华　陈　颖)

gāndòu kuòzhāng

肝窦扩张 (hepatic sinusoidal dilation)

通常继发于肝血窦压力升高而引起的窦隙扩张。常见由于肝静脉流出道梗阻、肝门静脉压力升高或肝动脉高灌注等多种原因造成。还有一部分没有明显的血流动力学改变，如恶性肿瘤、获得性免疫缺陷综合征（艾滋病，AIDS）、结核等患者，也可出现肝窦扩张，可能是由于局部血管阻塞造成。不同原因造成的肝窦扩张的形态学改变类似，均表现为肝细胞索萎缩、肝板内可见外渗的红细胞和肝窦纤维化。如果是由于肝自身的疾病如肝硬化、肝细胞癌等造成，那除外肝窦扩张还可见基础病变的特点。口服避孕药或孕妇亦可出现肝窦扩张，尤其分布于肝腺泡的 1 区和 2 区。在镰状细胞贫血患者的肝血窦内充满了特征性的镰刀状或杆状红细胞和明显的窦周纤维化。

(朱明华　陈　颖)

gān dàixièxìng jíbìng

肝代谢性疾病 (hepatic metabolic disease)

由于代谢途径紊乱而引起的肝病。肝是人体内最大的代谢器官，不仅承担着糖类、蛋白质和脂肪的代谢重任，同时还是重要的胆汁合成、排泄和解毒器官。肝细胞内含有大量代谢过程中需要的酶，其中任何一种酶表达异常，就能引起相应的代谢环节失衡，造成反应前产物聚积，导致相应疾病的发生。如脂质代谢异常，会出现高脂蛋白血症、高胆固醇血症、脂肪肝等；金属代谢异常，出现肝豆状核变性、血色素沉着病等；胆汁代谢异常，出现先天性胆汁淤积等；糖类代谢异常，出现糖原贮积病、

半乳糖血症等；氨基酸代谢异常，出现酪氨酸血症、胱氨酸病、高草酸尿症等疾病。

(朱明华　陈　颖)

gāodǎnhóngsùxuèzhèng

高胆红素血症 (hyperbilirubinemia)

血清胆红素水平升高引起的一系列临床综合征。病因很多，分为溶血性、肝细胞性、胆汁淤积性、药物性和先天性非溶血性（先天性高胆红素血症），其中肝细胞性高胆红素血症是最常见的原因，如病毒性肝炎和肝硬化。临床上是否出现巩膜或皮肤黄疸取决于胆红素浓度。当血清胆红素浓度为 17.1～34.2μmol 时，而肉眼看不出黄疸者称隐性黄疸。如血清胆红素浓度高于 34.2μmol/L 时则为显性黄疸。

(朱明华　陈　颖)

xiāntiānxìng dǎnhóngsù dàixiè yìcháng

先天性胆红素代谢异常 (hereditary defect of bilirubin metabolism)

胆红素代谢过程发生障碍，引起直接胆红素或间接胆红素水平升高而出现黄疸的先天性遗传性疾病。主要包括以下 4 种。

克里格勒-纳贾尔综合征 (Crigler-Najjar syndrome)：常染色体隐性遗传病，UDP 葡萄糖醛酸转移酶缺乏引起间接胆红素（非结合胆红素）升高。其中 I 型为酶完全缺陷，易出现核黄疸而致死。II 型病情较轻，黄疸程度不高，但也有少部分发展为核黄疸。肝表现为肝细胞内淤胆或胆栓形成，其余基本正常。

吉尔伯特综合征 (Gilbert syndrome)：常染色体隐性遗传病，是最常见的胆红素代谢性遗传病，肝组织内 UDP 葡萄糖醛酸转移酶活性较正常人明显降低，只有 25% 左右。肝活检显示基本正常，偶尔在肝细胞胞质内见棕

褐色色素颗粒沉着。

迪宾-约翰逊综合征（Dubin-Johnson syndrome）：常染色体隐性遗传病，因小管多药耐药蛋白2（MRP2）基因突变导致葡萄糖醛酸胆红素分泌障碍，引起直接胆红素（结合胆红素）水平升高。肝大体呈现特征性的黑色，光镜下见肝细胞内存在粗大的棕褐色色素颗粒，以小叶中央为主。这些颗粒兼具脂褐素和黑色素的特点，油红染色和黑色素染色均呈阳性。电镜下见这些颗粒主要为溶酶体，呈现高电子密度。

罗托综合征（Rotor syndrome）：常染色体隐性遗传病，较罕见，临床表现类似迪宾-约翰逊综合征，但肝细胞内没有色素沉着，肝组织形态学基本正常。

（朱明华 陈 颖）

gān dòuzhuànghé biànxìng

肝豆状核变性（hepatolenticular degeneration）

一种常染色体隐性铜代谢障碍性遗传病。又称威尔逊病（Wilson disease）。临床表现为铜聚积在肝以及脑组织所引起的神经系统症状、精神症状以及肝损伤表现。本病是因位于13号染色体长臂上的ATP7B基因突变所致，该基因的编码蛋白为铜转运过程中的P型ATP酶，功能缺失导致铜离子的转运障碍，胆汁性铜排泄明显减少而造成在器官中的聚积。

根据临床表现可分为肝型、脑型、其他类型（表现为肾、骨关节或溶血性贫血等）和混合型，以肝型和脑型最多见。过量的铜亦可沉积于角膜，形成角膜色素环［凯泽-弗莱舍（Kayser-Fleischer）环，K-F环］。血清铜、铜蓝蛋白含量降低，尿铜含量增加。光镜下肝病变表现为肝细胞肿胀，呈不同程度的脂肪变性，早期以肝细胞退行性变、脂肪变性和核空泡样变为主；后期表现为不同程度纤维化。肝小叶内可见不同程度的点状或片状坏死。电镜发现肝豆状核变性中最特征的改变是线粒体形态的改变和脂滴的存在。线粒体呈哑铃状、长杆状及巨线粒体，空泡化、嵴断裂、消失。肝细胞内除了存在大小不一的脂滴外，还可见高电子密度的特殊颗粒。组织化学染色如红氨酸或硫氰酸染色可显示肝细胞内的铜颗粒。

（朱明华 陈 颖）

gān hántiěxuèhuángsù chénzhuóbìng

肝含铁血黄素沉着病（hepatic hemosiderosis）

肝细胞内有可染性的铁质沉积不伴有肝纤维化或肝硬化改变。主要因红细胞被破坏引起血红蛋白降解所致。常见病因如溶血性贫血、输血后或慢性感染引起的贫血等。肝细胞和库普弗（Kupffer）细胞内均可见含铁血黄素沉积。

（朱明华 陈 颖）

yíchuánxìng xuèsèbìng

遗传性血色病（hereditary hemochromatosis，HHC）

一组遗传性铁代谢异常疾病。分类主要依赖临床症状、实验室检查［如血清铁蛋白水平、转铁蛋白饱和度（TS）］和基因分型。患者血清铁蛋白水平升高，而TS可正常或升高。根据基因突变情况，分为4种类型：HH-1型（HFE基因突变）、HH-2型（HJV和HAMP基因突变）、HH-3型（TFR2基因突变）和HH-4型（SCL40A1基因突变）。其中1型、2型和3型为常染色体隐性遗传，4型为常染色体显性遗传。HFE基因是6号染色体上的人类白细胞抗原（HLA）基因，是引起HHC的主要致病基因。由于铁质在肝、心肌、胰腺、脾以及淋巴结等多种器官沉积，患者常合并肝硬化、心肌病、糖尿病、皮肤色素沉着等多器官损伤。疾病早期，肝病变表现为以界板区域为主的肝细胞胞质内出现具有折光性的含铁血黄素颗粒。随着病情发展，由汇管区周围向小叶中央延伸，出现弥漫性肝细胞内含铁血黄素颗粒沉积，而且主要分布于毛细胆管周围。肝小叶的纤维化也由汇管区发展而来，形成类似冬青叶样的短钝的纤维突起，最终形成结节性肝硬化，少部分甚至发展为肝癌。用普鲁士蓝（Perls）染色能显示胞质内的聚集的含铁血黄素颗粒。

（朱明华 陈 颖）

yíchuánxìng gāotiědànbáixuèzhèng

遗传性高铁蛋白血症（hereditary hyperferritinaemia）

一类以血清铁蛋白水平升高为主要特征的铁代谢异常性遗传病。又称遗传性高铁蛋白血症-白内障综合征（HHCS）。是由于铁蛋白L-亚单位中5'非翻译区中的铁效应元件（IRE）突变所致，通常不伴有内脏器官的铁沉积。临床除了血清铁蛋白水平升高，还会出现早发性双侧白内障。

（朱明华 陈 颖）

gān xiànlìtǐbìng

肝线粒体病（hepatic mitochondrial disorder）

由于线粒体氧化磷酸化功能异常而导致的一种多器官、多系统疾病（线粒体病）累及肝的表现。绝大多数线粒体病主要影响神经肌肉系统，很少累及肝，如阿尔珀斯（Alpers）综合征等。典型的临床症状为低血糖症、严重神经症状（如肌张力降低、肌阵挛等）、速进性肝衰竭等。也有部分患儿起病较缓，2~18个月均可发病，首发症状较轻，但肝功能障碍进展比较迅速。线粒体呼吸链异常的患儿发生肝细胞癌的概率较高。而细胞色素 C 氧化酶缺陷则易引起肝脂肪变性。实验室检查发现患儿有乳酸性酸中毒和低血糖。肝组织学改变不具特征性，可出现小泡性肝脂肪变性、肝细胞嗜酸性变以及间质纤维化。电镜下见多种线粒体形态改变，嵴消失、基质呈颗粒样等。

（朱明华 陈颖）

新生儿血色素沉着病（neonatal hemochromatosis，NH）

xīnshēng'ér xuèsèsù chénzhuóbìng

发生于新生儿的因肝及其他器官内沉积了大量铁离子而引起的疾病。又称围生期血色素沉积症。患儿通常由于宫内发育停滞、胎盘水肿、羊水过多或过少而导致早产或死产，出生前或出生后不久即出现肝衰竭。磁共振成像显示肝、胰腺和心脏内较多铁沉积，而脾表现阴性。肝体积缩小，肝硬化改变显著。光镜下见肝明显纤维化、肝细胞的巨细胞性转化明显、胆汁淤积、肝细胞和胆管细胞内可见大量含铁血黄素沉积，但肝单核吞噬细胞系统内却没有。可见新生肝细胞结节。新生儿在出生 10 天之内常会出现生理性铁沉积，主要在肝门静脉周围出现含铁血黄素沉积，这种现象是暂时的，尤其当合并其他类型的代谢疾病如酪氨酸血症、泽尔韦格综合征、戈谢病、线粒体病等会相对延长，此时需与本病鉴别。

（朱明华 陈颖）

先天性胆汁酸合成障碍（congenital bile acid synthesis defect，CBAS）

xiāntiānxìng dǎnzhīsuān héchéng zhàng'ài

由于胆汁酸合成过程中的酶缺陷所致的遗传病。

罕见。临床表现为新生儿淤胆，肝功能检查虽然转氨酶和胆红素均升高，但 γ 谷氨酰胺转肽酶（GGT）水平正常。该病主要存在以下 3 种酶缺陷。

δ-4-3-氧固醇-5β-还原酶：该酶主要表达于肝细胞，在胆固醇分解为胆酸和鹅脱氧胆酸的过程中发挥作用，若缺陷可引起原发性胆汁酸生成障碍。临床表现为黄疸、黑尿、白陶土色粪便伴脂肪泻，并出现肝脾大。血清结合胆红素明显升高。肝的病理学类似新生儿非特异性肝炎，出现肝细胞内胆汁淤积、巨细胞型肝细胞和红细胞生成。小叶间胆管没有明显改变。

3β-羟基 δ5-C$_{27}$ 甾类脱氢酶（3βHSD）：该酶参与 7α-羟基胆固醇转化为原发性胆汁酸过程。血清未酯化 7α-羟基胆固醇浓度升高。患儿出现黄疸、肝脾大和脂肪泻。发病年龄越小（4~6 月），巨细胞型肝细胞的出现率高，年龄较大（36~46 个月）出现肝纤维化或肝硬化的概率高。一般不出现小叶内胆管消失。

氧固醇 7α-羟化酶：新生儿期即出现进行性胆汁淤积，伴肝脾大，不伴瘙痒。血清胆红素、转氨酶升高，GGT 正常，总胆固醇和总胆汁酸正常。肝表现为肝细胞内胆汁淤积、巨细胞性肝细胞、间质纤维化和小胆管增生。

（朱明华 陈颖）

进行性家族性肝内胆汁淤积（progressive familial intrahepatic cholestasis，PFIC）

jìnxíngxìng jiāzúxìng gān nèi dǎnzhī yūjī

以肝细胞内和小胆管胆汁淤积为主要表现的常染色体隐性遗传病。罕见。临床表现为新生儿期或幼儿期即出现渐进性胆汁淤积，最后发展

为肝衰竭或继发于感染、出血而死亡。根据病因，PFIC 分 3 型。

Ⅰ型：由于 *ATP8B1* 基因突变导致家族性肝内胆汁淤积蛋白-1（FIC-1）表达缺陷。FIC-1 主要表达于肝细胞的毛细胆管膜和胆管上皮细胞，通过调节氨基磷脂的转位来维持毛细胆管膜双分子呈内膜高浓度的氨基磷脂，起对抗胆盐保护细胞的作用。但 FIC-1 表达异常导致胆汁淤积的机制仍不明确。患儿常在 6 个月内即出现黄疸、皮肤瘙痒，并逐渐加重。水样腹泻是最常见的肝外表现。此外，还可发生出血倾向、营养不良、脂肪泻、骨发育不良和身材矮小等表现。光镜下见肝细胞间的毛细胆管扩张，形成假腺样结构，汇管区小胆管增生不明显。曾经的良性复发性肝内胆汁淤积（BRIC）即为临床表型很轻的 PFIC-Ⅰ型，其基因改变与Ⅰ型类似。

Ⅱ型：*ABCB11* 基因突变导致胆盐输出泵（BSEP）蛋白表达缺失。婴儿期起病，进展快，可由最初的胆汁淤积性肝炎发展为最终的肝硬化。肝细胞内胆汁淤积明显，肝细胞排列紊乱，可见多核的巨型肝细胞。Ⅱ型可发展为肝细胞癌或胆管细胞癌。可通过抗 BSEP 抗体检测蛋白表达，Ⅱ型患儿的肝组织与正常对照相比出现缺失表达。

Ⅲ型：*ABCB4* 基因突变导致多重耐药蛋白 3（MDR-3）缺失表达。MDR-3 为糖蛋白，主要分布于肝细胞的毛细胆管膜，是磷脂转运蛋白。Ⅲ型患儿胆汁中缺乏磷脂，胆汁酸等成分就无法形成混合颗粒而最终被降解，毛细胆管和胆管上皮持续暴露在疏水的胆汁中，引起胆管炎并发展为肝纤维化和肝硬化。类似Ⅱ型，

Ⅲ型患儿肝中 MDR-3 的表达缺失也可以通过免疫组化的方法得以验证。

（朱明华　陈　颖）

Zé'ěrwéigé zōnghézhēng
泽尔韦格综合征（Zellweger syndrome）

由于过氧化物酶功能降低或缺失导致全身各器官功能异常的临床综合征。又称脑肝肾综合征。以脑、肝和肾损伤为主，属于过氧化物酶生物发生异常性疾病的一种。其他两种类型为新生儿肾上腺脑白质营养不良（NALD）和婴儿雷夫叙姆病（IRD）。这 3 类疾病均为 *PEX* 家族基因突变所致，泽尔韦格综合征是其中最严重的类型，临床表现为特征性面部发育畸形、严重肌张力降低、肝大、肾囊肿、视神经萎缩和严重的神经系统功能缺陷等。光镜下见，肝损伤程度差异较大，可出现汇管区炎症、纤维化、小片状坏死、胆汁淤积以及含铁血黄素沉积等，少数发展为肝硬化。免疫组化检测发现肝细胞内过氧化物酶的含量明显降低甚至缺失。电镜可见部分患者的肝细胞内找到包装不成熟的过氧化物酶颗粒。

（朱明华　陈　颖）

bǔlínzhèng
卟啉症（protoporphyria）

一组由于某些酶缺乏导致卟啉代谢障碍而产生过多的卟啉或卟啉前体，出现皮肤、神经系统甚至内脏器官病变的先天性或获得性代谢性疾病。引起肝改变的卟啉症主要为迟发性皮肤卟啉症（PCT）和红细胞生成性原卟啉症（EPP）。

PCT 累及肝时表现为肝细胞出现过多的尿卟啉聚积，胞质内可见包涵体形成，偏光显微镜下呈双折光性改变，亦可用三价铁氰化物染色显示胞质内卟啉成分。

电镜见这些包涵体表现为不同程度的致密度，中央为尿卟啉结晶，而周围由卟啉原和卟啉结晶包绕。除此以外，肝细胞还能出现脂肪变性、含铁血黄素沉积以及间质纤维化。PCT 与肝细胞癌的发生有一定的关系。

EPP 中的肝病变通常发生于病程发展的较晚阶段，极少数患者最终发展为肝硬化。大体形态受累及的肝呈黑色。光镜下见肝血窦、小叶间胆管、间质以及库普弗（Kupffer）细胞内均可见多灶性深棕色颗粒沉着，偏光显微镜下呈现双折光性。对冰冻切片进行荧光检测发现这些色素能自发荧光。从合并胆结石的 EPP 患者体内取出的结石中发现了原卟啉的存在。电镜显示这些颗粒并没有膜包绕，为放射状排列的细丝状结晶体。EPP 出现肝硬化较少见，继发病毒感染时可出现肝衰竭。

（朱明华　陈　颖）

yíchuánxìng lào'ānsuānxuèzhèng
遗传性酪氨酸血症（hereditary tyrosinaemia）

由于延胡索酰乙酰乙酸水解酶（FAH）缺陷致酪氨酸循环障碍，使过多中间产物在细胞内积聚，所引起的先天性代谢病。酪氨酸循环中的中间代谢产物如琥珀酰丙酮等均能对肝肾造成严重损害。

临床表现变化多样，最常见腹水、肝脾大、外周组织水肿、低血糖等。症状出现的年龄越小，预后越差。肝衰竭常继发于感染，尤其是急性患者。慢性患者易引发肝硬化，甚至肝细胞癌。大体见，肝体积轻至中度增大，切面呈小结节、大结节或混合结节型肝硬化，结节间的颜色不一，可为黄色、灰色或绿色。光镜下见，肝细胞脂肪变性或出现胆汁淤积，

间质纤维化明显，可形成假小叶，小叶间见炎症细胞浸润。坏死明显的区域可出现再生的肝细胞结节，部分细胞有一定异型性。肾的病变包括间质水肿、肾小管扩张伴上皮细胞肿胀、肾小球数目减少且球旁细胞肥大、增生。

（朱明华　陈　颖）

niǎo'ānsuān ānjiǎxiānjī zhuǎnyíméi quēfázhèng
鸟氨酸氨甲酰基转移酶缺乏症（ornithine carbamoyltransferase deficiency，OTCD）

由于鸟氨酸氨甲酰基转移酶（OTC）缺乏所致的尿素循环障碍性疾病。是不完全显性或隐性 X 连锁遗传病。临床表现为由于高血氨所引起的一系列改变，如呕吐、烦躁、精神症状等。OTCD 引起肝病变并不明显，但携带 *OTC* 基因杂合子的女性则可以出现肝脂肪变性、界板性肝炎和中度汇管区纤维化改变。

（朱明华　陈　颖）

guāng'ānsuānbìng
胱氨酸病（cystinosis）

由于溶酶体膜对胱氨酸转运缺陷造成胱氨酸贮积于溶酶体内而引起的代谢性疾病。胱氨酸可沉积于角膜、结膜、视网膜上皮以及肾等全身器官，聚积于细胞内的溶酶体。肾是最主要的并可引起最严重结局的器官，尤其是婴儿型胱氨酸病会导致肾源性胱氨酸沉积症，最终引起肾衰竭，需进行透析治疗或肾移植。肝受累时可出现明显的肝大，但肝功能影响不大。受累的细胞内可见胱氨酸结晶体沉积。光镜下见，肝库普弗（Kupffer）细胞增生明显，常围绕小血管分布，细胞质内可见具有强双折光性的方形或六角形结晶，由于胱氨酸是水溶性物质，因而在冰冻切片或酒精固定的组织里

易检测到。电镜下可见，胱氨酸结晶被溶解后的方形空隙。这些结晶通常不引起肝细胞变性坏死或炎症反应。

（朱明华　陈　颖）

tángyuán zhùjībìng

糖原贮积病（glycogen storage disease，GSD）

一组由于酶缺失引起糖代谢过程异常而导致糖原积聚的先天性疾病。主要贮积在肝、肌肉和心脏。根据缺失的酶的类型分为 0～XI 型 10 种类型，其中 I、II、III、IV 型中肝受累较明显。

I 型糖原贮积病　又称冯·吉尔克病（von Gierke disease），是较为常见的类型。是由于葡萄糖-6-磷酸酶缺陷所致，主要影响肝、肾和小肠，临床表现为低血糖和高乳酸血症。有部分患者可合并局灶节段性肾小球肾炎和肝细胞腺瘤，与肝细胞癌的发生关系密切。光镜可见肝细胞体积增大，胞质淡染呈空泡样改变，细胞核居中，似植物细胞，过碘酸希夫（PAS）染色显示胞质内大量阳性颗粒。部分肝细胞可出现脂肪变性，纤维化不明显。电镜见肝细胞胞质内大量糖原颗粒聚集，细胞核内亦可见细小的 β-糖原颗粒。迪塞（Disse）腔内的肝星状细胞内糖原聚集少见，而脂滴空泡则较为多见。

II 型糖原贮积病　又称蓬佩病（Pompe disease），是由于溶酶体酸性麦芽糖酶（GAA）缺陷所致，心脏受累为其主要特点。GAA 属于酸性 α-葡萄糖苷酶的一种。根据发病年龄、进展速度等分为婴儿型和晚发型。婴儿型患者表现为全身肌张力降低、心脏扩大以及巨舌症。病理学改变主要表现为肌肉病变，肌纤维呈空泡样变，PAS 染色阳性，肝大不明显，光镜下可见，肝细胞轻度肿大，胞质淡染。电镜下肌纤维和肝细胞胞质内均可见较多糖原颗粒沉积。

III 型糖原贮积病　又称福布斯病（Forbes disease）或局限性糖原贮积病，由于糖原支链淀粉酶缺失所致。临床表现和病理学改变类似 I 型 GSD。其中 IIIb 型仅累及肝，而 IIIa 型可同时累及肌肉和肝，肌肉亦表现为空泡变性。成年患者可发展为肝硬化、肝腺瘤，甚至肝细胞癌。

IV 型糖原贮积病　又称安德森病（Anderson disease）或支链淀粉病，为糖原分支酶（GBE）缺陷所致，主要累及肝、脾、心肌和肌肉。肝脾大明显，低血糖表现不明显。婴儿期发病往往病情进展迅速，常死于肝衰竭或胃肠道出血。成年患者病程较长。光镜可见肝细胞内可见边界清楚的大包涵体，PAS 染色阳性，胶体铁染色阳性，电镜显示为分支状细丝样结构或无定性颗粒状物质。

（朱明华　陈　颖）

bànrǔtángxuèzhèng

半乳糖血症（galactosaemia）

由于半乳糖代谢中相关酶缺陷所引起的遗传代谢性疾病。为常染色体隐性遗传病。根据缺陷的酶的类型分为半乳糖-1-磷酸尿苷酰转移酶（GALT）缺乏型、半乳糖激酶（GALK）缺乏型和尿苷二磷酸-半乳糖-4'-差向异构酶（GALE）缺乏型。其中以 GALT 缺乏型最为多见，出生早期即可发病，表现为进食半乳糖后出现厌食、呕吐、腹泻，严重时可出现黄疸、嗜睡、白内障，甚至水肿、腹水形成和出血，长期可致智力发育障碍。光镜下见，早期表现为肝细胞脂肪变性和毛细胆管淤胆、胆栓形成、小胆管扩张，并见中性粒细胞浸润，间质可出现纤维化。进展期肝血窦内可见髓外造血以及含铁血黄素沉积（普鲁士蓝铁染色阳性），纤维化更明显，最终发展为小结节性肝硬化。

（朱明华　陈　颖）

yíchuánxìng guǒtáng bùnàishòuzhèng

遗传性果糖不耐受症（hereditary fructose intolerance，HFI）

由于醛缩酶 B 缺陷导致 1-磷酸果糖转化异常的先天性代谢性疾病。由于果糖代谢途径障碍，未能分解的 1-磷酸果糖贮积在细胞内，尤其是肝细胞内而导致急性肝衰竭或肝硬化，同时外周血中葡萄糖的含量却明显降低，出现低血糖的改变。小儿常因断奶后添加的食物中含有果糖或蔗糖而逐渐发病，主要表现为厌食、呕吐、情绪低落，严重时可出现肝大、黄疸、抽搐、水肿、代谢性酸中毒、腹水形成等症状。

病理学表现为新生儿肝炎（伴有巨细胞转化）、肝脂肪变性、纤维化和肝硬化，与半乳糖血症有部分相似处。而肝硬化的改变主要为早期假小叶形成，轮廓不完全，而不是晚期明确的肝硬化表现。电镜下见肝细胞胞质内出现较多滑面内质网以及类似细胞溶媒体样的膜性小体，可能是细胞内聚积的代谢产物。短期内大量摄入果糖则会引起急性肝衰竭，出现大片肝细胞坏死。

（朱明华　陈　颖）

α₁-kàng yídànbáiméi quēfázhèng

α₁-抗胰蛋白酶缺乏症（α₁-antitrypsin deficiency）

由于 α₁-抗胰蛋白酶（α₁-AT）缺乏所引起的一种常染色体隐性遗传代谢性疾病。α₁-AT 是由肝合成的 394 个氨基酸的血浆糖蛋白，主要发挥抑制中性粒细胞分泌的弹性酶作用，保护组织免受炎症破坏。编码基因位于 14 号染色体，经电泳可至少分别出 75 种变异。现规定以 Pi 代表蛋白酶抑制剂，以两个字母代表等位基因的表型，最常见的表型为 PiMM，约 90% 的个体属此型。而最重要的突变为 PiZ，PiZZ 纯合子的循环 α_1-AT 仅为正常的 10%，这些人发病有高风险。α_1-AT 缺乏症（PiZZ 型）的遗传学表现为该基因的 342 位点发生突变。

临床表现为肺气肿、新生儿肝炎等改变。经典型新生儿患者的肝病变表现多样，可出现脂肪变性、胆汁淤积、慢性肝炎等。光镜下见肝细胞内出现大小不等的嗜伊红小体，过碘酸希夫（PAS）染色阳性，进行抗 α_1-AT 的免疫组化染色，可见胞质内阳性信号。电镜下这些嗜伊红小体表现为中等致密度颗粒。部分肝有胆汁淤积表现时，与新生儿肝炎、肝外胆道闭锁容易混淆，组织学改变比较类似，均能出现胆管扩张、肝细胞胆汁淤积以及不同程度的肝纤维化或肝硬化。在诊断后两者之前需排除 α_1-AT 缺乏症。本病的肝汇管区炎症明显，界板区肝细胞脂肪变性显著，坏死不明显，疾病进展期时可出现桥接坏死或肝硬化改变。巨噬细胞和库普弗（Kupffer）细胞内可见溶酶体空泡。

（朱明华　陈　颖）

xiāntiānxìng gāo'ānxuèzhèng

先天性高氨血症（congenital hyperammonaemia）

一组由于尿素循环障碍而导致血氨升高的遗传代谢性疾病。出生早期即可发病，出现血氨升高性脑病症状，如烦躁、拒食、呕吐、嗜睡，甚至肌张力过低、抽搐、昏迷和呼吸停止等。尿素循环障碍引起肝病变的唯一遗传性缺陷为精氨琥珀酸酶（ASA）缺失。受累肝体积明显增大，血清丙氨酸氨基转移酶（ALT）水平升高，间质明显纤维化。肝细胞胞质内出现大泡状的脂滴空泡。电镜显示细胞内滑面内质网和粗面网均明显扩张，并且可见粗大的线粒体，尤其在发生脂肪变性的肝细胞内。肝功能受损严重的患者最终只能进行肝移植。

（朱明华　陈　颖）

niánduōtáng zhùjīzhèng

黏多糖贮积症（mucopolysaccharidoses，MPS）

一组由于溶酶体酶缺乏所致黏多糖在体内各器官异常沉积的代谢性遗传病。最常见的累及部位有骨和软骨组织、肌腱、角膜、心血管系统、肝、脾、皮肤和结缔组织等。根据沉积的黏多糖种类以及缺乏的酶的种类，分为 I、II、III、IV、VI、VII 和 IX 共 7 种类型，其中 III 型又分为 4 个亚型（III-A、III-B、III-C 和 III-D），IV 型分为 IV-A 型和 IV-B 型。MPS 的肝改变表现为体积增大，质地较韧，切面灰白、灰黄色，部分患者可见肝硬化改变。光镜下见，肝细胞和库普弗（Kupffer）细胞水肿、胞质稀疏，大部分胞质内贮积的水溶性黏多糖成分在甲醛固定时已被溶解。胶体铁染色能显示出黏多糖成分，而且能被透明质酸酶消化。虽然过碘酸希夫（PAS）染色呈弱阳性，但阳性颗粒却不能被淀粉酶消化。间质纤维化明显时可分隔肝小叶形成假小叶结节。

（朱明华　陈　颖）

nángxìng xiānwéihuà

囊性纤维化（cystic fibrosis，CF）

影响液体分泌离子转运异常的常染色体隐性遗传病。白种人最常见，致死率很高。是由于囊性纤维化跨膜传导调节因子（CFTR）基因突变所致。*CFTR* 属于 ATP 结合盒转运蛋白超家族成员，是环腺苷酸（cAMP）依赖的氯离子通道蛋白，主要分布在胰腺导管、小肠上皮和呼吸道上皮等具有外分泌功能的器官。在肝内胆管和胆囊上皮细胞的顶端也可有 CFTR 的表达，而肝细胞内却没有表达。

CF 主要累及消化系统、呼吸系统、外分泌腺，表现为黏液分泌显著增加而造成慢性阻塞性肺疾病、胰腺外分泌部功能不足以及汗液电解质异常改变等。肝的病变并不常见，可能与胆汁淤积有关。形态学表现为肝细胞脂肪变性、间质纤维化及局部呈胆汁性肝硬化改变。大体上，肝切面可见多灶性分布的星状纤维条索。光镜下见，肝内胆管扩张明显，甚至破裂，内容物外溢引起急性炎症反应。增生纤维间质中较多小胆管增生，且管腔内可见嗜伊红的分泌物。电镜下，胆管腔可见细丝状物质，周围散在分布胆汁颗粒。

（朱明华　陈　颖）

Nímàn-Pǐkèbìng

尼曼–匹克病（Niemann-Pick disease）

遗传性糖脂代谢性疾病。又称鞘磷脂沉积病。为神经鞘磷脂酶的编码基因突变令该酶表达缺乏，导致神经鞘磷脂广泛沉积于全身各器官的单核吞噬细胞系统和神经系统内，最常见的受累器官为肝、脾、淋巴结、骨髓、脑等器官，引起肝脾大、淋巴结肿大、消化道症状及皮肤色素沉着等临床表现。结合该病的遗传改变和临床表现，主要分为 A、B、C 型。其中 A 型（急性神经型/婴儿型）和 B 型（慢性非神经型/内脏型）都是由于鞘磷脂磷酸水解酶-1（*SMPD1*）基因突变所致，C 型则是由于 *NPC* 基因突变引起细胞内转运分子功能异常导致胆固醇或糖脂类积聚在胞质内的溶酶体内而致病。尼曼-匹克病患者的肝血窦和汇管区可见较多体积大的泡沫样细胞/库普弗（Kupffer）细胞聚集成堆，细胞核居中，有的细胞质内可见少量脂褐素，形态上类似海蓝组织细胞，油红 O 染色为胞质阳性。肝细胞内也可出现鞘磷脂聚积，胞质淡染，嗜酸性减弱，可见空泡样改变，有时与泡沫样细胞难以区别，过碘酸希夫（PAS）染色可以用于鉴别肝细胞和库普弗细胞，前者胞质内可见阳性颗粒，而后者基本上是淡染的。电镜下可见库普弗细胞内大量呈同心圆排列的致密小体。

（朱明华　陈颖）

Gēxièbìng
戈谢病（Gaucher disease）

脂质代谢异常性遗传病。可累及全身多个系统。由于葡萄糖脑苷脂酶缺乏，导致葡萄糖脑苷脂无法降解，而在细胞（主要为单核细胞）内积聚。最常见的累及部位是脾和肝，可造成肝脾大，导致出血、贫血、全血细胞减少以及肝纤维化、肝功能异常等症状。临床分为 3 种类型：Ⅰ型（慢性非神经病变型/成人型）、Ⅱ型（急性婴儿神经病变型）和Ⅲ型（青年型）。3 种类型的戈谢病在肝的病变基本一致，主要表现为肝血窦内库普弗（Kupffer）细胞和汇管区的巨噬细胞增生，细胞体积大，直径达 $100\mu m$，胞质呈嗜酸性波纹样，核位于细胞中央，过碘酸希夫（PAS）和 Masson 三色染色能清晰地显示出细胞质内波纹，这些体积大的巨噬细胞也

称为戈谢细胞。免疫组化染色显示，戈谢细胞 KP-1 阳性。戈谢细胞增生明显时能阻塞肝血窦、压迫血窦周围肝细胞致萎缩、肝板破坏。迪塞（Disse）腔和汇管区内可见胶原纤维或网状纤维增生，导致间质纤维化，引起肝硬化和门静脉高压。

（朱明华　陈颖）

α-bànrǔtánggānméi A quēfázhèng
α-半乳糖苷酶 A 缺乏症（α-galactosidase A deficiency）

由于编码溶酶体 α-半乳糖苷酶 A（α-GLA）基因突变，引起该酶活性显著降低，致使糖鞘酯类物质聚积的 X 染色体连锁隐性遗传病。又称法布里病（Fabry disease）。基因型为纯合子或半合子的男性，年幼即可发病，症状较严重。而携带杂合子基因型的女性起病较晚，且随着年龄增加而逐渐加重。经典型法布里病（纯合子，α-GLA 完全缺失型）由于 α-GLA 的底物——球形三脂酰基鞘氨醇（GL-3）在血管、心脏、肾、角膜和视网膜、肝、脾等器官聚集，而表现为神经性疼痛、皮肤血管角质瘤、角膜混浊、视力下降、蛋白尿、肾衰竭、心肌炎、心律失常以及脑血管缺血性改变。检测血清 α-GLA 的活性可诊断本病。肾损害以蛋白尿为主，伴镜下血尿或肾病综合征。尿常规可见脂肪颗粒和偏振光下的双折射糖脂类珠（马耳他十字）。

光镜下见，肾小球上皮细胞、内皮细胞和系膜细胞均肿胀和空泡变性，以上皮细胞病变最严重，使肾小球呈蜂窝状。在肝，GL-3主要沉积在库普弗（Kupffer）细胞、巨噬细胞以及血管内皮细胞内。受累的细胞肿胀，胞质淡染，冰冻切片时可见胞质内呈双折光性的结晶体，石蜡切片上这些颗

粒为耐淀粉酶的过碘酸希夫（PAS）染色阳性。电镜下见，这些颗粒为溶酶体内呈同心圆样或洋葱皮样改变的包涵体。皮肤病变表现为多数高出皮面的小血管角皮瘤形成，以腹部、臀部、唇部、外阴和股部多见。本病常于10 岁前起病，20 岁以后出现肾功能损伤，40 岁以后进入终末期，患者常死于肾衰竭、心力衰竭或脑血管意外。

（朱明华　陈颖　周晓军　饶秋）

yìrǎnxìng nǎobáizhì yíngyǎng bùliáng
异染性脑白质营养不良（metachromatic leucodystrophy, MLD）

由于芳基硫酸酯酶（ASA）基因突变，导致表达缺陷进致使溶酶体内的脑硫脂无法水解而沉积在脑和脊髓的白质、周围神经以及肝、胆囊、肾等内脏器官的常染色体隐性遗传病。通过外周神经活检以及尿液中检测到沉积物颗粒可确诊。因为这些细胞内沉积的脑硫脂颗粒经过染色能变为红色的异染性颗粒而得名。临床上可出现运动障碍、语言障碍、智力倒退以及惊厥、癫痫等表现。受累及的胆囊往往体积比较小，间质纤维化，黏膜固有层内可见较多泡沫细胞聚集，过碘酸希夫（PAS）染色可显示胞质内红染颗粒。PAS 染色和马松（Masson）三色染色可显示肝汇管区内巨噬细胞、肝血窦内库普弗（Kupffer）细胞以及肝细胞内的红染颗粒。

（朱明华　陈颖）

shénjīngjiégānzhī zhùjībìng
神经节苷脂贮积病（gangliosidoses）

由于神经节苷脂代谢途径中不同酶缺失而导致代谢产物异常沉积的遗传性疾病。根据缺乏酶的类型可分为 GM_1 型和 GM_2 型。

GM₁型神经节苷脂贮积病是由于溶酶体酸性β半乳糖苷酶缺乏所致，又可分为3种亚型：①婴儿型：出生6个月内即可发病，表现为智力发育障碍、肝脾大、四肢水肿、肌张力降低以及面部发育异常等改变，由于溶酶体酸性β-半乳糖苷酶缺乏导致GM₁神经节苷脂沉积在神经元、肝、脾、组织细胞以及肾上皮细胞等部位。肝细胞、肝血窦库普弗（Kuffer）细胞以及汇管区组织细胞内可见脂质空泡。②青少年型：多1岁后发病，以神经系统症状为主，可出现痉挛、共济失调以及智力发育障碍。此型中GM₁神经节苷脂主要累积在神经元和组织细胞（泡沫细胞），肝细胞仅见少量脂质空泡，电镜下库普弗细胞内可见质膜包涵体。③成人型：此型病变程度要轻于前两型，一般很少发生内脏器官肿大。

GM₂型神经节苷脂贮积病是由于溶酶体β-氨基己糖苷酶（Hex）缺乏所致。Hex有两种同工酶，HexA和HexB，只有前者能水解GM₂神经节苷脂，而且必须依赖GM₂激活蛋白（GM₂A）。HexA由α和β两种亚基构成，分别由基因 *HEXA* 和 *HEXB* 表达。*HEXA*、*HEXB* 和 *GM₂A* 这3种基因突变均能导致GM₂神经节苷脂聚集在细胞内。根据基因的突变类型，又分为：①B型［泰-萨克斯（Tay-Sachs）病］：*HEXA* 基因突变所致。②O型［桑德霍夫（Sandhoff）病］：*HEXB* 基因突变所致。③AB型：*GM₂A* 基因突变所致。GM₂型主要表现为神经系统症状，可出现四肢痉挛、癫痫发作、智力发育异常、眼震、失明、轻度肝脾大等表现，电镜下见肝细胞及库普弗细胞内吞噬脂

质的溶酶体体积和数目增多，过碘酸希夫（PAS）染色阳性。

（朱明华 陈颖）

gāo zhīdànbáixuèzhèng

高脂蛋白血症（hyperlipoproteinemia）

血浆中胆固醇和/或三酰甘油含量升高的一组遗传性疾病。根据空腹血脂水平和血清脂蛋白电泳结果，高脂蛋白血症分6种表型，各自携带不同类型的基因缺陷：①Ⅰ型：主要由两种基因突变所致，脂蛋白脂肪酶（LPL）和载脂蛋白C-Ⅱ（apoC-Ⅱ），后者是前者的激活剂。这两种基因的表达缺失均能引起严重的高三酰甘油血症，临床表现为婴儿期或儿童期即出现反复性胰腺炎和皮肤多发性黄色瘤。②Ⅱa型：是常见的临床类型，表现为低密度脂蛋白（LDL）功能异常，根据有无LDL受体的基因突变，分为多基因高胆固醇血症和家族性高胆固醇血症，前者可能与基因外的环境或饮食因素有关，后者具有明确的LDL受体基因突变。③Ⅱb型：多见于家族性混合性高脂血症，常与Ⅱa型和Ⅳ型合并发生，主要由于肝产生过多的β-载脂蛋白（apoB）而导致LDL颗粒增多，临床表现为极低密度脂蛋白（VLDL）和LDL浓度过高。④Ⅲ型：又称宽β病，为载脂蛋白apoE缺陷导致血清中乳糜微粒（CM）和VLDL颗粒分解不完全，胆固醇和三酰甘油浓度升高。⑤Ⅳ型：为家族性高三酰甘油血症，其遗传缺陷尚不明确，血清三酰甘油浓度升高。⑥Ⅴ型：家族性重症三酰甘油血症，具Ⅰ型和Ⅳ型的特征，血清三酰甘油和胆固醇浓度均很高，此型可继发于糖尿病、酒精中毒和肾病综合征等疾病。高脂蛋白血症患者的肝主要表现为脂肪变性及间质

较多泡沫细胞沉积。

（朱明华 陈颖）

β-zhīdànbái quēfázhèng

β-脂蛋白缺乏症（betalipoproteinemia，ABL）

由于微粒体三酰甘油转移蛋白（MTP）基因突变，致使肝内β-载脂蛋白（apoB）不能正常产生而引起肝脂肪变性的常染色体隐性遗传代谢性疾病。MTP主要分布于肝细胞和肠上皮细胞内，是肝细胞中极低密度脂蛋白（VLDL）和小肠上皮细胞中乳糜微粒（CM）合成和分泌所必需的脂质转移蛋白，能促进细胞膜两侧的三酰甘油、胆固醇酯和磷脂的转运，同时也参与了肝内apoB的组装和分泌过程。ABL患者体内 *MTP* 基因突变导致apoB不能正常产生，血清内胆固醇、VLDL以及CM水平明显降低，从而产生一系列脂质代谢紊乱症状，如脂肪吸收不良、色素性视网膜炎、共济失调性神经病变等。肝则表现为不同程度的脂肪变性，以胞质内形成大泡状脂滴空泡为主要特点，部分区域可见肝细胞破裂形成"脂质湖"。部分可发展为小结节性肝硬化。

（朱明华 陈颖）

jiāzúxìng dī β-zhīdànbáixuèzhèng

家族性低β-脂蛋白血症（familial hypobetalipoproteinemia，FHBL）

由于编码β-载脂蛋白的基因（*APOB*）突变，致使小肠黏膜合成该蛋白不足，影响脂质吸收，引起脂肪泻，血清胆固醇和三酰甘油水平降低的常染色体隐性遗传病。根据基因型分为纯合子型和杂合子型。①纯合子型：由于基因表达完全缺失，因而血清中β-载脂蛋白（apoB）和低密度脂蛋白-胆固醇水平非常低，出现肝脂肪变性、小肠脂肪吸收不良、棘红细胞增多症、色

素性视网膜炎以及神经肌肉症状。②杂合子型：仍存在 *APOB* 的部分表达，因而血清中可检测到 apoB 和低密度脂蛋白，只不过表达水平低于正常人群。肝的病变类似纯合子型，肝细胞表现为大泡状脂肪变性，类似酒精性肝病改变，部分可发展为肝硬化。

(朱明华　陈　颖)

suānxìng zhǐméi quēfázhèng
酸性酯酶缺乏症（acid lipase deficiency）

由于溶酶体酸性脂肪酶基因突变、导致该酶活性丧失，引起胆固醇酯酶和三酰甘油酸性脂酶缺乏，导致胆固醇酯和三酰甘油酸性脂聚积于肝、脾、小肠、骨髓以及肾上腺皮质等部位的疾病。又称沃尔曼病（Wolman disease）。儿童期即可出现症状，临床表现为肝脾大、全身重度营养不良、腹泻以及神经系统发育不良等，病死率较高。光镜可见胆固醇和胆固醇酯结晶主要沉积于库普弗（Kupffer）细胞和汇管区巨噬细胞/泡沫细胞内，这两类细胞增生明显，肝细胞表现为小泡状脂肪变性。

(朱明华　陈　颖)

dǎnggùchúnzhǐ lěijībìng
胆固醇酯累积病（cholesterol ester storage disease，CESD）

属于溶酶体酸性脂肪酶功能缺陷所致的疾病。类似酸性脂酶缺乏症，临床表现较轻，任何年龄均可出现，临床表现为肝脾大和消化不良症状。肝的改变类似酸性脂酶缺乏症，体积变大，切面黄色，质地油腻，光镜下见，库普弗（Kupffer）细胞和汇管区泡沫细胞显著增生，冰冻切片中油红染色见胞质内脂滴。间质呈不同程度纤维化，但发展为肝硬化少见。

(朱明华　陈　颖)

jiāzúxìng gāo dǎnggùchúnxuèzhèng
家族性高胆固醇血症（familial hypercholesterolaemia，FH）

一类胆固醇代谢和转运异常的常染色体显性遗传病。又称家族性高 β-脂蛋白血症。其发病机制是低密度脂蛋白受体基因突变，导致血浆总胆固醇清除障碍，浓度过高并在组织中积聚，如腱鞘、皮肤、动脉等部位，引起黄色瘤、动脉粥样硬化等疾病。肝表现为肝细胞以及肝血窦内的库普弗（Kupffer）细胞胞质内脂质沉积及脂肪变性。电镜下可见肝细胞胞质内较多胆固醇结晶沉积。

(朱明华　陈　颖)

nǎo-jiàn huángsèliúbìng
脑腱黄色瘤病（cerebrotendinous xanthomatosis，CTX）

常染色体 2q33 上的固醇 27-羟化酶基因（*CYP27A1*）突变引起以神经系统为主的全身器官内胆固醇及其代谢产物沉积的常染色体隐性遗传病。由于神经系统沉积的胆固醇及代谢产物具有亲神经性，因而主要引起神经系统的广泛损伤。临床表现为跟腱黄色瘤、白内障、小脑共济失调、锥体束征以及智力低下等 5 大特征。幼儿期常以慢性腹泻为主要症状，青少年期则多表现为青少年白内障，成年人期可表现为黄色瘤、肢体痉挛和共济失调。CTX 累及肝的病理学改变表现为肝细胞内无定形或结晶样色素沉着，这些沉积的色素可能为胆酸合成途径异常所产生的无法代谢的胆固醇颗粒。其余肝细胞轻度脂肪变性、间质纤维化。

(朱明华　陈　颖)

jiāzúxìng gāomìdù zhīdànbái quēfázhèng
家族性高密度脂蛋白缺乏症（familial high density lipoprotein deficiency）

染色体 9q31 区域的 *ABC-1* 基因突变，引起血浆高密度脂蛋白减少甚至消失的常染色体隐性遗传病。又称丹吉尔病（Tangier disease）。*ABC-1* 基因编码的蛋白质为胆固醇流出调节蛋白，负责清除肝细胞内过多的胆固醇。该基因突变会导致脂蛋白介导的胆固醇清除通路障碍，血浆高密度脂蛋白含量明显降低甚至缺失。临床表现为扁桃体显著增大伴橙黄色脱色性改变、淋巴结病、肝脾大以及外周神经病变。肝受累时表现为肝小叶及汇管区成簇的泡沫细胞聚集，胞质内可见菱形、具有双折光性的胆固醇酯结晶。

(朱明华　陈　颖)

gān diànfěnyàng biànxìng
肝淀粉样变性（hepatic amyloidosis）

肝内出现淀粉样物质沉积的疾病。分为原发性和继发性两大类。①原发性淀粉样变性（AL 型）：是由于骨髓瘤、B 细胞淋巴瘤、重链沉积症等疾病而异常产生的淀粉样物质。②继发性淀粉样变性（AA 型）：是由于长期慢性炎症或非淋巴造血系统疾病所产生的淀粉样物质沉积。根据沉积物质的化学组成，淀粉样物质共包括 52 种成分，常见如免疫球蛋白轻链、血清淀粉样蛋白 A、β_2 微球蛋白等。

肝淀粉样变性通常为全身系统性病变的一部分，肝原发性淀粉样变性非常少见。临床上以肝大为主要表现，伴有一定程度的肝功能损伤，继发黄疸相对较少。如果以黄疸为主要症状，提示预后较差。大体见，肝体积明显肿大，切面呈灰白色，质地较韧，如果淀粉样物质沉积较多，则呈蜡样改变。光镜下见，淀粉样物质可沉积于汇管区肝小动脉管壁（血管型）或肝小叶迪塞（Disse）

腔内（肝窦型），均质红染，周边肝细胞呈压迫性萎缩改变（图1），刚果红染色阳性。淀粉样物质分布的血管型或肝窦型无法用于区分原发性或继发性病变。

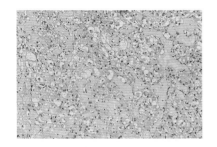

图1　肝淀粉样变性（HE×100）

（朱明华　陈　颖）

gān qīngliàn chénjīzhèng

肝轻链沉积症〔light chain deposition disease（LCDD）of liver〕

由于异常产生的单克隆性免疫球蛋白轻链沉积于肝而导致的疾病。常继发于多发性骨髓瘤、淋巴瘤等淋巴造血系统肿瘤。引起的肝病变主要表现为免疫球蛋白轻链沉积于肝血窦的迪塞（Disse）腔，导致肝血窦扩张甚至引起肝紫癜。继发于骨髓瘤的LCDD也可仅累及肝而没有肾病变，病情进展迅速至急性肝衰竭。沉积于肝的轻链物质刚果红染色阴性，耐淀粉酶的过碘酸希夫（PAS）染色阳性，以此可与肝淀粉样变性相鉴别。通过免疫组化或免疫荧光检测可以明确沉积物的性质。

（朱明华　陈　颖）

rènshēnqī gānbìng

妊娠期肝病（liver disease of pregnancy）

妊娠期间出现的肝病。包括黄疸或肝功能损伤。根据发病原因可分为妊娠期合并肝病和妊娠期特有肝病两种。妊娠期合并肝病是指肝病和妊娠同时发生，但病因与妊娠无关，妊娠环境可加重原有肝病，最常见的病因是病毒性肝炎，尤其是戊型肝炎病毒（HEV）感染容易诱发重症肝炎，病死率很高。妊娠期特有肝病则包括妊娠期肝内胆汁淤积、妊娠期急性脂肪肝、妊娠期毒血症性黄疸以及妊娠引起的剧烈呕吐、巨幼红细胞性贫血、妊娠高血压疾病等。

（朱明华　陈　颖）

rènshēnqī jíxìng zhīfánggān

妊娠期急性脂肪肝（acute fatty liver of pregnancy，AFLP）

主要发生于妊娠晚期的肝急性脂肪变性。又称妊娠期特发性脂肪肝。少见。起病急，病情凶险，母儿死亡率较高。临床表现为无明显诱因的恶心、呕吐、黄疸，之后迅速发展为急性肝衰竭。血清胆红素和转氨酶中度升高，凝血酶原时间延长，血糖降低，免疫球蛋白水平并没有升高（与急性病毒性肝炎相鉴别）。诱发胰腺炎时血清淀粉酶升高。AFLP的发生可能与妊娠引起的高激素水平影响脂肪酸代谢过程，导致游离脂肪酸在肝细胞内堆积损伤肝细胞有关。

大体见，肝体积缩小，切面呈灰黄色。光镜下见肝小叶结构完成，肝细胞肿胀，胞质内见小泡状脂肪变性，细胞核位于中央，肝窦内库普弗（Kupffer）细胞增生，部分区域可见肝细胞和毛细胆管内胆汁淤积。汇管区见少量单核细胞浸润。油红染色可显示出肝细胞内脂滴。电镜下见脂滴并没有膜包围，粗面内质网扩张，线粒体变性。由于AFLP来势凶险，临床需要与急性重症肝炎和妊娠高血压疾病等鉴别。及时终止妊娠能降低病死率。

（朱明华　陈　颖）

rènshēnqī gān nèi dǎnzhī yūjī

妊娠期肝内胆汁淤积（intrahepatic cholestasis of pregnancy，ICP）

孕晚期特有的以肝内胆汁淤积为主要表现的肝损伤。ICP的发生与*ABCB4*和*ABCB*11基因突变有关，而这两个基因为进行性家族性肝内胆汁淤积综合征的致病基因。其他原因如激素水平、环境因素、感染因素等对ICP的发生也有一定关系。临床表现为皮肤瘙痒、黄疸，血清胆红素升高。光镜下见肝细胞和毛细胆管内胆汁淤积，但周围炎症反应很轻。生产后即恢复正常，但下次妊娠时易复发。

（朱明华　陈　颖）

rènshēn dúxuèzhèng

妊娠毒血症（toxaemia of pregnancy）

妊娠20周以后出现的以高血压、蛋白尿、水肿和高尿酸血症为特征的一组临床综合征。又称先兆子痫。如果合并全身内皮细胞功能障碍和微血管病，出现了溶血（H）、肝酶升高（EL）和低血小板计数（LP）时，称为HELLP综合征。先兆子痫出现肝功能异常预示病情较严重。出现黄疸主要为溶血所致，大部分患者肝穿活检并没有异常，或仅表现为轻度非特异性炎症。病情严重时可见汇管区附近的肝窦内纤维蛋白沉积，肝细胞不规则坏死，周围炎症反应较轻。汇管区的小动脉管壁和管腔内均可见渗出的纤维蛋白。这些病变可能与血管内皮细胞损伤和血管内凝血机制活化有关。

（朱明华　陈　颖）

gǎnrǎn xiāngguān de shìxuè zōnghézhèng

感染相关的嗜血综合征（infection-associated hemophagocytic syndrome）

由于非肿瘤性

组织细胞增生并吞噬血细胞所导致的疾病。又称反应性嗜血综合征。EB病毒是常见病因之一，其他如获得性免疫缺陷综合征、系统性红斑狼疮、风湿病等出现巨噬细胞过度活化时亦可发生。临床表现程度不一，轻者仅为感染或尸检时偶然发现，重者可发展为嗜血综合征，出现发热、肝脾大、凝血障碍以及血细胞减少。光镜下见汇管区出现形态正常的组织细胞、淋巴细胞、浆细胞及显著增生的库普弗（Kupffer）细胞浸润，附近的肝细胞轻度脂肪变性。库普弗细胞为过碘酸希夫（PAS）淡染，并有含铁血黄素沉积，有时可见吞噬的红细胞，而坏死灶周围反应性库普弗细胞则为PAS强阳性。免疫组化染色可见 $CD8^+$ 活化淋巴细胞。

（朱明华　陈　颖）

Tángshì zōnghézhēng

唐氏综合征（Down syndrome）

基因型为47, XX 或 XY+2 的染色体异常性遗传性疾病。表现为严重的智力发育障碍、短小面容以及内脏器官发育异常等。可合并严重的肝病，常由于肝衰竭而出现死胎或出生后不久即死亡。光镜下主要表现为大片肝细胞坏死以及弥漫性胆管或残留肝细胞周围纤维化。

（朱明华　陈　颖）

xiāntiānxìng gānyè quērú

先天性肝叶缺如（congenital agenesis of a lobe of liver）

胚胎发育过程某些因素的干扰导致先天性肝左叶或肝右叶消失。由于肝自身的代偿能力很强，能维持其正常功能，患儿多能正常发育，一部分患儿可出现胆管炎、肝功能异常或门静脉高压，部分患儿并没有临床症状，仅为偶然发现。如果出现严重的胚胎发育异常造成肝完全缺失，胚胎则不能成活。

（朱明华　陈　颖）

xiāntiānxìng gān jiěpōu yìcháng

先天性肝解剖异常（congenital anatomical anomaly of liver）

在胚胎发育过程中出现的肝形态或位置的异常。形态异常包括肝叶完全缺失、一侧肝叶缺如、肝叶萎缩以及肝副叶出现等；位置异常如肝左转位、异位肝等。肝细胞的代偿能力很强，缺失部分肝叶仍能维持正常功能。先天性横膈疝或脐疝时部分肝组织可以挤入胸腔或突入脐部。异位的肝组织可以出现在肝表面的韧带、胆囊壁、脾包膜、腹膜后、肾上腺以及大网膜上。肝内也可以出现其他器官异位，如肾上腺、胰腺、脾以及甲状腺等组织。

（朱明华　陈　颖）

xiāntiānxìng qìguǎn-zhīqìguǎn-dǎnguǎnlòu

先天性气管支气管–胆管瘘（congenital tracheobiliary and bronchobiliary fistulas）

先天性发育异常导致气管支气管和胆管相通。非常少见。患者常表现为反复的肺部感染和咳胆汁样痰。有时可合并气管–食管瘘或食管狭窄。主要为右主支气管近端与左侧肝总管之间出现瘘管相通，瘘管靠近支气管侧为纤毛上皮被覆，近胆管侧为柱状上皮或鳞状上皮被覆。

（朱明华　陈　颖）

gān xiānmáoxìng qiáncháng nángzhǒng

肝纤毛性前肠囊肿（hepatic ciliated foregut cyst）

发生于肝的源自胚胎期前肠的囊性病变。最多见于纵隔，为气管–支气管源性或食管源性，很少发生于肝。

男性居多，而且囊肿多位于肝左叶，常为单房性，多房性少见。光镜下见囊壁主要有4层结构：含有黏液细胞的假复层柱状纤毛上皮、黏膜下层、平滑肌束以及纤维包膜。上皮层内可见内分泌细胞或克拉拉（Clara）细胞。本病有一定的恶变倾向，应予积极治疗。

（朱明华　陈　颖）

gān yíchuánxìng xiānwéi duōnángxìng jíbìng

肝遗传性纤维多囊性疾病（hereditary fibropolycystic disease of liver）

一组先天性肝内胆管节段性囊性扩张并伴有纤维化的疾病。可能是胚胎形成过程中胆道发育异常所致。除外肝病变，肾也可出现多囊性改变。该组疾病谱中包括了常染色体隐性遗传性多囊肾病、先天性肝纤维化、卡罗利病、不伴肾囊肿的常染色体显性遗传性多囊肝病（ADPLD）以及常染色体显性遗传性多囊肾病等。除肝囊肿形成，还可出现胆管炎、门静脉高压等继发改变。

（朱明华　陈　颖）

chángrǎnsètǐ xiǎnxìng yíchuánxìng duōnángshènbìng

常染色体显性遗传性多囊肾病（autosomal dominant polycystic kidney disease，ADPKD）

以肾双侧性、多发性、进行性增大的囊肿形成为主要表现的较常见的单基因遗传病之一。最终可导致肾衰竭，常伴有多囊肝。除肾外，肝、胰腺、脾、消化道、心瓣膜以及颅内小血管也可出现病变。致病基因包括 PKD1 和 PKD2，其编码的蛋白产物主要表达于肾小管上皮、胆管、胰管以及肝细胞等上皮细胞，与纤毛的运动机制相关。

ADPKD 从出生即可发生，但通常成年才发病，肝受累时症状出现更晚，常以腹痛为主要表现。肝功能一般正常。黄疸和门静脉高压少见。最常见的并发症是感染，其次为胆管癌。大体见，肝体积明显增大，弥漫性囊肿形成，直径从 1mm 到 10cm 及以上不等，囊肿内含有清亮或淡黄色液体。肝内外胆管可见不同程度扩张。光镜下见，囊壁内衬柱状或立方上皮，较大的囊壁则为扁平上皮，部分塌陷的囊壁类似卵巢内的闭锁卵泡。囊壁内纤维间质成分较少。有时可合并胆管微错构瘤［冯迈恩堡复合体（von Meyenburg complex，VMC）］，其内间质成分较多并呈透明变性。继发感染时可见炎症细胞浸润，甚至出现小脓肿。

（朱明华　陈　颖）

cháng rǎn sè tǐ yǐn xìng yí chuán xìng duō náng shèn bìng

常染色体隐性遗传性多囊肾病（autosomal recessive polycystic kidney disease，ARPKD）

以肾集合管和肝内胆管扩张、肝肾纤维化为特点的遗传性疾病。相较于常染色体显性遗传性多囊肾综合征（ADPKD），多为婴儿期和儿童期发病，成年人较少。

根据发病年龄和肾损伤程度，将 ARPKD 分为 4 型：①围生期型：是最严重的类型，约一半的患儿因双肾巨大占位压迫胸腔引起呼吸抑制而死亡。②新生儿型：病情发展较缓慢，表现为渐进性肾功能不全和高血压。肝汇管区纤维化和胆管囊性扩张并发胆管炎较显著。③婴儿型：有明确的致病基因，为位于 6 号染色体的 *PKHD1* 基因突变所致。*PKHD1* 的编码蛋白是一种跨膜多肽链，主要分布于肾集合管和胆管上皮，

与纤毛运动有关。患儿肾功能损伤比较明显，肝为中度纤维化。④青少年型：以门静脉高压为主要表现，肝呈先天性纤维化改变。先天性肝纤维化即为 ARPKD 的一种变异类型。

光镜下的组织学改变随病变程度而不同。汇管区小胆管增生，管腔不规则并相互吻合形成网状结构，且不规则地插入肝小叶，部分胆管腔可有明显扩张。胆管周围纤维间质较少，胆管上皮为单层立方上皮。青少年型则以肝汇管区显著纤维化为主要特点，粗细不等的纤维间质插到肝小叶内并包裹形成假小叶结构。纤维间质中可见小胆管，部分扩张或管腔内淤胆。合并胆管炎时可见以较多中性粒细胞为主的炎症细胞浸润。

（朱明华　陈　颖）

Kǎ luó lì bìng

卡罗利病（Caroli disease）

以肝内胆管扩张为主要表现的常染色体隐性遗传病。又称先天性肝内胆管扩张。少见。如果合并先天性肝纤维化和门静脉高压则称为卡罗利综合征。多为儿童期和青少年期发病，典型表现为腹痛、黄疸和腹部肿块三联征。如果伴有胆管炎，可出现发热等，甚至出现肝脓肿和败血症。肝功能一般正常，若出现胆管阻塞则表现为梗阻性黄疸的生化特征。卡罗利病通常累及整个肝，也有部分表现为一侧肝叶或肝段病变。肝内胆管呈不同程度囊性扩张，扩张明显者可达 4~5cm，胆管周围明显纤维化，分隔肝组织，有的胆管腔内可见胆红素结石。光镜下见胆管壁增厚，胆管周围慢性炎症显著，甚至可见淋巴滤泡形成；胆管上皮增生，少数可发展为肝内胆管癌。继发感染时可见

较多中性粒细胞浸润。

（朱明华　陈　颖）

gū lì xìng dǎn guǎn náng zhǒng

孤立性胆管囊肿（solitary bile-duct cyst）

发生于胆管的起源不明的单房性囊肿。又称非寄生虫性囊肿，多发生于 40~60 岁中年女性。一般没有自觉症状，当囊肿过大直径超过 10cm 时，可引起腹痛、腹胀、恶心等症状，黄疸少见。出现扭转、出血或破裂时疼痛剧烈。囊肿内壁光滑，含有清亮液体，有时也可为黏液，继发感染可形成脓液。光镜下见囊壁被覆单层立方、低柱状或扁平上皮，上皮外为纤维间质。孤立性胆管囊肿基础上可发生腺癌、鳞状细胞癌、癌肉瘤和类癌。

（朱明华　陈　颖）

Ruì shì zōng hé zhēng

瑞氏综合征（Reye syndrome，RS）

发生于儿童、引起脑水肿和肝脂肪变性而导致肝功能障碍为主要表现的临床综合征。又称脑病合并肝脂肪变性综合征。发病机制不明，可能与病毒感染或水杨酸类药物使用有关。大体见，肝体积轻度增大，切面色黄。光镜下表现为肝细胞弥漫性小泡状脂肪变性。小叶中央的肝细胞内脂滴空泡比小叶周围肝细胞内的要小。肝细胞核呈圆形，位于细胞中央。肝细胞坏死不明显或见小灶坏死。汇管区几乎没有炎症反应。油红染色或苏丹Ⅲ染色阳性。电镜下见肝细胞内大量脂质滴形成，线粒体肿胀，形态不规则。

（朱明华　陈　颖）

Chuān qí bìng

川崎病（Kawasaki disease）

以急性、自限性全身广泛的中小血管炎为特点的自身免疫病。又称皮肤黏膜淋巴结综合征。常见的受累器官为皮肤、黏膜、心脏、

神经系统、消化系统、肺和肾等，其中心脏病变最常见。川崎病已经取代风湿病成为儿童后天性心脏病的最常见病因。除外心血管系统，心脏外器官的病变也不容忽视，尤其是非典型的川崎病，易漏诊。川崎病累及肝时，临床表现为肝脾大、发热、黄疸、胆囊积液、腹水等，生化检查见转氨酶和胆红素升高，白蛋白降低。肝穿活检可见汇管区小胆管炎，较多中性粒细胞为主的炎症细胞浸润，肝血窦内亦可见中性粒细胞和库普弗（Kupffer）细胞增生。间质见小血管炎表现为血管壁纤维蛋白样坏死以及血栓形成。

（朱明华　陈颖）

gān Lǎnggéhànsī xìbāo zǔzhī xìbāo zēngshēngzhèng

肝朗格汉斯细胞组织细胞增生症［Langerhans cell histiocytosis（LCH）of liver］

朗格汉斯组织细胞增生症是以朗格汉斯细胞克隆性、弥漫性增生为特点的疾病。曾称组织细胞增生症X、嗜酸性肉芽肿。可发生于任何年龄，儿童多见，全身多处器官可累及。肝 LCH 属于全身多系统 LCH 病变的一部分，孤立性肝 LCH 十分罕见。大体形态取决于病程的进展，可表现为结节性肝硬化样或肝占位改变。光镜下见肝组织内朗格汉斯细胞、嗜酸性粒细胞和其他炎症细胞浸润或形成瘤样结构。如果累及大胆管时可出现明显囊性扩张甚至破裂。特征性朗格汉斯细胞是 LCH 的诊断要点，细胞体积较大，边界清楚，胞质丰富呈粉红色，细胞核扭曲、凹陷、折叠或分叶状，类似咖啡豆，无明显核仁。免疫组化染色显示，朗格汉斯细胞为 S-100 蛋白、CD1a、langerin/CD207 阳性。可见核分裂象，但病理性核分裂很少见。电镜下朗格汉斯细胞胞质内可见伯贝克（Birbeck）颗粒。

大部分病例可见肝内小胆管炎，周围较多朗格汉斯细胞和非朗格汉斯细胞如嗜酸性粒细胞和中性粒细胞等炎症细胞浸润。有的区域见朗格汉斯细胞包绕小胆管上皮呈袖套样改变。胆管周围纤维组织呈同心圆样增生也是 LCH 的特点之一。病程晚期，汇管区纤维化显著可形成小结节性肝硬化。儿童 LCH 需与原发性硬化性胆管炎以及其他感染性疾病所致淋巴结肿大相鉴别。LCH 的病理诊断依赖于形态学特点和免疫组化表型。LCH 通常预后较好，尤其是单器官病变，全身多系统 LCH 病程会不断进展。肝 LCH 提示不良预后。

（朱明华　陈颖）

gān Luósàyī-Duō'ěrfūmànbìng

肝罗萨伊-多尔夫曼病［Rosai-Dorfman disease（RDD）of liver］

累及肝的发病机制不明的良性非朗格汉斯细胞组织细胞增生性疾病。RDD 又称窦组织细胞增生伴巨大淋巴结病。主要表现为淋巴结增大，淋巴窦内见大量窦组织细胞增生，有时可见吞噬淋巴细胞现象。RDD 分为淋巴结病变和淋巴结外病变两种。结外 RDD 最常累及皮肤、鼻腔、眼眶、脑脊膜、软组织、消化道、肺等器官。肝 RDD 很少见。大部分受累的肝没有明显改变，少数出现肝结节或肝占位。光镜下见，肝血窦和汇管区内较多胞质丰富、多角形的组织细胞聚集，并可见吞噬淋巴细胞或红细胞。免疫组化染色显示，组织细胞表达 S-100 蛋白、CD68 和 CD163，不表达 CD1a 和 CD21。

（朱明华　陈颖）

xīnshēng'ér hóngbānlángchuāng

新生儿红斑狼疮（neonatal lupus erythematosus，NLE）

发生于新生儿的系统性红斑狼疮（SLE）。其母亲也有 SLE 病史，可能为母亲体内的抗 Ro/SSA 或 La/SSB 抗体通过胎盘传输到胎儿体内而致病。临床出现皮肤盘形红斑以及合并心脏传导阻滞和肝脾大等多器官病变。10%的患儿可出现肝病变，表现为新生儿肝炎综合征，少数出现肝外胆道阻塞时病情较严重。肝穿活检见肝细胞内铁聚积，甚至表现为血色病样改变。大部分患儿的肝病变在 6～12 个月时可消失，与体内源自母体的抗体消失有关。NLE 可合并肝或内脏的血管瘤。本病预后较好，具有自限性，但需长期随访。

（朱明华　陈颖）

gān nèi dǎnguǎn zhōuwéi nángzhǒng

肝内胆管周围囊肿（intrahepatic peribiliary cyst）

发生于肝门部或接近肝门静脉主干大分支区域的浆液性囊肿。又称为多发性肝门部囊肿。可能有两种起源：其一为获得性，继发于结节性肝硬化、肝门静脉血栓及特发性门静脉高压；其二可能与常染色体显性遗传性多囊性肾病或孤立性单纯性囊肿有关。囊肿直径不一，不与胆管相通。囊壁内衬单层柱状或立方上皮，周围间质纤维组织较少。囊肿周围可见大小不等扩张的胆管［冯迈恩堡复合体（von Meyenburg complex，VMC）］，部分见淤胆。

（朱明华　陈颖）

duōnáng gānbìng

多囊肝病（polycystic disease of liver，PCLD）

以肝多囊病变为特征的遗传性疾病。分为不伴肾囊肿的常染色体显性遗传性多囊肝病（ADPLD）和伴有肾囊肿的多囊肝。独立型 PCLD 属于肝遗传性纤维多囊性疾病的一种，发病机制主要与编码蛋白激酶 C 亚基之一的 PRKCSH 和 SEC63 基因突变有关，通常没有肾受累。而伴有肾囊肿的多囊肝则为遗传性多囊性肾病的一种器官表现，主要为 PKD 基因突变所致。大体见肝弥漫分布大小不等的囊肿，囊内含清亮液体；光镜下见囊壁内衬立方、柱状或扁平上皮，间质见纤维组织增生和炎症细胞浸润。

（朱明华　陈　颖）

gān jiǎxìng nángzhǒng

肝假性囊肿 （pseudocyst of liver）

肝内由于外伤形成血肿或组织液化坏死后形成的囊腔。没有内衬上皮，又称创伤性囊肿。

（朱明华　陈　颖）

gān yízhí xiāngguān jíbìng

肝移植相关疾病 （liver transplantation-associated disease）

肝移植后由于缺血再灌注损伤、免疫因素及长期使用免疫抑制剂等引起移植肝的急性、慢性并发症。其中最常见的并发症为排斥反应和感染。2008～2009 年由中国肝胆及移植病理协作组编订的《肝移植术后常见病变的病理诊断与分机指南》建议分别在供体肝修整时和植入后关腹前分别取楔形肝组织和肝穿刺，进行组织学观察，为评估移植后患者的恢复状况和肝组织学的变化保留原始的病理学依据。移植前供体肝质量会影响移植的成功率，如出现重度脂肪变性和严重的缺血再灌注损伤，需要对其进行分级。

移植后的病理改变包括急性排斥反应、慢性排斥反应、胆管阻塞/狭窄（吻合口性、非吻合口性）、原发性移植肝功能不全（PGD）、小肝综合征（SFSS）、药物性肝损伤、病毒性肝炎、自身免疫性肝病复发、血管并发症（肝动脉血栓、肝静脉血栓、肝门静脉血栓）、移植后淋巴组织增生性疾病（PTLD）、移植物抗宿主病（GVHD）。

（朱明华　陈　颖）

yìwèi gānzǔzhī

异位肝组织 （ectopic hepatic tissue）

发生于肝外且与肝无联系的解剖区域出现肝组织。非常少见。可出现于胆囊、脾、胰腺、肾上腺、小肠、网膜、脐带，甚至纵隔、胸腔、心脏和肺。异位肝组织的形态学类似本身肝的改变，也可出现脂肪变性、慢性肝炎、肝硬化和肝肿瘤。

（朱明华　陈　颖）

gān nèizàng yìwèi

肝内脏异位 （heterotopia of liver）

肝内出现了其他非肝的异源性组织。如肾上腺、胰腺、甲状腺、脾等。异位的组织也可出现相应器官的良性或恶性病变（图1），可能与胚胎发育异常有关。

（朱明华　陈　颖）

gān cuògòuliú

肝错构瘤 （hepatic hamartoma）

胚胎发育过程中出现的肝瘤样畸形。不是真性肿瘤，较少见。多见于 10 岁以下的幼儿。根据不同的组织来源分为内胚层性、中胚层性、内中外胚层性和混合性错构瘤，其中内胚层性和混合性最多见。内胚层性错构瘤又分为肝细胞为主和胆管细胞为主两种，后者更多见。胆管微错构瘤又称冯迈恩堡复合体（von Meyenburg complex，VMC），表现为紊乱、畸形排列的胆管形成大小不同的囊状结构。混合性错构瘤则主要表现为间叶性错构瘤，由成熟、排列紊乱的血管、平滑肌、脂肪、胶原等间叶成分构成，肝细胞单个散在排列，类似乳腺纤维腺瘤样结构。

（朱明华　陈　颖）

gān jiānyèxìng cuògòuliú

肝间叶性错构瘤 （mesenchymal hamartoma of liver，MHL）

由原始间叶细胞、小胆管、平

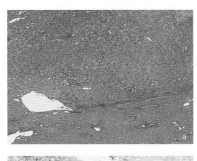
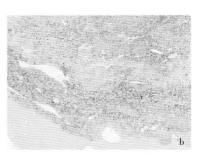
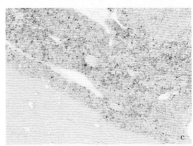
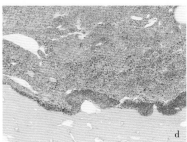

a. HE×100；b. α-inhibin 阳性（×100）；c. Melan-A 阳性（×100）；d. Syn 阳性（×100）。

图 1　肝异位肾上腺伴腺瘤

滑肌和肝细胞构成的肝良性肿瘤。少见。幼儿好发，发生机制不明，可能与胚胎发育异常有关。肿瘤体积大小不等，切面呈多囊性或囊实性，囊内含清亮或胶样液体。实性区域呈白色或黄色。光镜下见杂乱排列的原始间叶细胞、小胆管和肝组织（图1）。原始间叶细胞为梭形，间质呈疏松、黏液水肿样，其中可见胶原纤维束，腺体因周围间质压迫而呈裂隙样，类似乳腺纤维腺瘤。有时可出现囊性变，出现淋巴管瘤样结构。免疫组化染色显示，腺上皮角蛋白阳性，梭形细胞平滑肌肌动蛋白（SMA）阳性，而S-100蛋白、胶质纤维酸性蛋白（GFAP）和结蛋白（desmin）阴性。本病手术切除即可，不易复发。但也有极少数患儿出现恶性变，如胚胎性肉瘤或血管肉瘤。

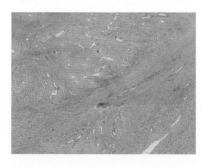

图1　肝间叶性错构瘤（HE×40）

（朱明华　陈　颖）

dǎnguǎn wēi cuògòuliú

胆管微错构瘤（biliary micro-hamartoma）

病因不明的、可能与肝发育过程中胚胎性导管盘残留有关的病变。又称冯迈恩堡复合体（von Meyenberg complex，VMC）。较常见，绝大多数没有自觉症状，因尸检偶然发现。大体表现为多发性，直径0.1～1cm，也可超过10cm。有时合并多发性肝囊肿或多囊肾。也有少数分布弥漫而被误诊为肝转移癌。光镜下见，病灶多靠近汇管区，由大小不等、形态不规则的扩张腺管构成，周围间质纤维化（图1）。有时管腔内可见胆汁淤积或嗜伊红色的蛋白分泌物，腺管由立方上皮构成。孤立性和多发性肝囊肿可能起源于VMC。极少数病例出现胆管腺癌。

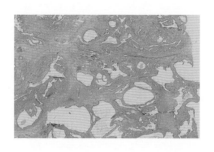

图1　胆管微错构瘤（HE×40）

（朱明华　陈　颖）

gānxìbāo yìxíng zēngshēng

肝细胞异型增生（liver cell dysplasia，LCD）

肝细胞由于一系列基因改变而在分化程度上偏离了正常状态导致的肿瘤性增生。属于向肝细胞癌转化的癌前病变，病变范围通常小于1mm。根据细胞大小分为大细胞型异型增生（LLCD）和小细胞型异型增生（SLCD）。2010版和2019年版世界卫生组织（WHO）消化系统肿瘤分类将LLCD和SLCD分别称为大细胞变和小细胞变。LLCD是指肝细胞体积变大，核大、异型，核仁明显，多出现于肝硬化的再生结节内。大肝细胞的基因组通常为非整倍体，DNA含量增加。LLCD既可为炎症和坏死刺激导致的反应性改变，在慢性乙型肝炎的背景下也可为肿瘤相关性病变。SLCD是指肝细胞胞质减少，嗜碱性增强，核质比增大，常呈现拥挤的细胞排列方式，属于高度增生性病变，主要出现于肝细胞癌周围的肝组织中，与肝癌的发生比LLCD更密切。

（朱明华　陈　颖）

gānxìbāo yìxíng zēngshēng jiéjié

肝细胞异型增生结节（hepatocellular dysplastic nodule，HDN）

发生于肝硬化基础上但形态学上不同于假小叶无恶变证据的结节。单发或多发，直径从几毫米到几厘米，但大部分结节小于1.5cm，也有个别比较巨大的结节。部分也可发生于非肝硬化的肝。HDN结节在颜色和质地上均与肝硬化结节有区别。HDN曾被诊断为腺瘤样增生或巨细胞再生结节。

HDN属于肝细胞癌的癌前病变。根据细胞异型程度可分为低级别和高级别两种类型：①低级别异型增生结节（LGDN）：肝细胞形态类似正常肝细胞，呈肝板样排列或排列紊乱，核异型性程度较轻，核分裂很少见，病灶内可见汇管区结构。LGDN与大的肝细胞再生结节容易混淆，但前者中肝细胞的大细胞异型增生和克隆性增生（肝细胞内出现铁或铜聚集；非脂肪肝的背景上出现局灶性脂肪变性）的现象更为多见。②高级别异型增生结节（HGDN）：可出现较为普遍的小细胞转化现象，肝细胞索通常为2～3层，细胞质嗜碱性，核质比增大，核异型性增加。肝细胞胞质内可见马洛里（Mallory）小体，并可出现结节内结节的改变。HGDN中仍然可见汇管区，并见非配比肝小动脉（不与胆管伴行的小动脉），但是数量较肝细胞癌少。虽然HGDN在部分形态学上具有肝细胞癌的特征，但从整体上来看仍不足以诊断为肝细胞癌。如在 HGDN 的基础上出现明确的肝细胞癌的特征，则可诊为"发生于异型增生结节基础上的肝细胞癌"。

（朱明华　陈　颖）

gān júzàoxìng jiéjiéxìng zēngshēng

肝局灶性结节性增生（hepatic focal nodular hyperplasia）

肝细胞再生而形成的境界清楚的结节。不属于真性肿瘤，是仅次于血管瘤的肝良性病变。好发于 20～40 岁的女性，大部分有口服避孕药物（OCP）史，提示其发生可能与体内雌性激素水平升高有关。

大体表现为单发性结节，大小不一，体积较小者没有明显自觉症状，体积较大时可出现腹痛或周围器官压迫症状。肿块好发于肝包膜下，边界清楚，没有包膜，切面可见内由多个直径 2～3mm 的小结节构成，结节间由纤维组织分隔。部分肿块中央见星形放射状瘢痕形成。光镜下见，肝细胞呈结节状排列，结节之间为含有厚壁血管的纤维分隔，类似假小叶结构，厚壁血管大小不等，间隔中见炎症细胞浸润和小胆管增生（图 1）。结节内的肝细胞呈板状排列，细胞层数一般不超过 2 层，肝细胞形态类似周围正常肝细胞，体积可稍增大。靠近纤维间隔的肝细胞多见慢性胆汁淤积或胆管分化。

本病需与肝细胞腺瘤和高分化肝细胞癌相鉴别，尤其在肝穿刺活检标本上，有时比较困难。手术切除标本相对比较清楚，本病有中央星状瘢痕和纤维分隔，肝细胞的形态基本类似于正常肝细胞，同时纤维间隔内可见较多非伴行的小动脉，肝门静脉分支缺如。

图 1　肝局灶性结节性增生（HE×20）

（朱明华　陈　颖）

gān jiéjiéxìng zàishēngxìng zēngshēng

肝结节性再生性增生（hepatic nodular regenerative hyperplasia）

肝细胞对肝内血流改变而产生的反应性增生。以肝内弥漫分布的、无纤维分割的小再生结节为特点而没有间质明显纤维化，常伴肝门静脉及其分支狭窄、闭塞或解剖异常而引起门静脉高压。形态学上类似结节性肝硬化，但再生结节周围缺乏粗大的纤维分隔，结节轮廓并不清楚，结节周围肝细胞受压萎缩而肝血窦扩张。网状纤维染色时可见结节周围沿萎缩的肝板排列的网状纤维。结节内肝细胞排列比较紊乱，不再以中央静脉为中心放射状排列。肝细胞体积轻度增大，但无明显核异型性。由于结节外肝细胞萎缩，因而形成亮区（结节内）和暗区（结节外）的形态（图 1）。肝细胞坏死不明显。汇管区炎症很轻。

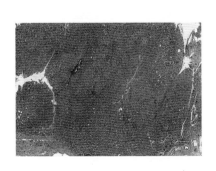

图 1　肝结节性再生性增生（HE×40）

本病需与肝腺瘤样增生结节鉴别。本病结节之间为压迫萎缩的肝组织，而腺瘤样增生结节之间为正常肝组织，或仅在较大结节周围出现压迫性萎缩改变。

（朱明华　陈　颖）

gān bùfēn jiéjiéxìng zhuǎnhuà

肝部分结节性转化（hepatic partial nodular transformation）

主要发生于肝门部的肝组织，表现为非肝硬化的肝内出现的肝细胞再生结节，常伴随肝门静脉血栓引起的门静脉高压，也可能是由于肝组织局部血液供应不均衡所致。为良性病变，少见。光镜下见结节主要由增生的肝细胞构成，周围没有明显的纤维包裹，周边的肝细胞可呈不同程度的压迫性萎缩改变。

（朱明华　陈　颖）

gān gūlìxìng huàisǐ jiéjié

肝孤立性坏死结节（hepatic solitary necrotic nodule）

病因不明的肝内非肿瘤性良性病变。少见。绝大多数患者没有自觉症状，为手术、体检或尸检发现。肝双叶均可发生，肝右叶的发生率更高。影像学没有特殊改变，易被误诊为肝癌或转移癌。发病机制仍不明确。可能起源于血管病变，血管瘤梗死或栓塞。

大体表现为界限清楚的灰白或灰黄色结节。光镜下见，结节由致密的胶原纤维构成的纤维组织包裹，其内为凝固性坏死物，部分区域可见营养不良性钙化。抗酸染色和过碘酸希夫（PAS）染色未查见真菌及结核分枝杆菌。纤维组织包裹内可见淋巴细胞、浆细胞和嗜酸性粒细胞浸润。结节周围肝组织内肝细胞无异型、小胆管无增生。诊断本病时需要广泛取材排除其他原因造成的坏死，如癌性坏死（尤其是胃肠道来源的转移癌）、寄生虫或真菌感染等。

（朱明华　陈　颖）

gānxìbāo xiànliú

肝细胞腺瘤（hepatocellular adenoma，HCA）

一种生育期女性好发的肝细胞起源的良性肿瘤。患者常有口服避孕药（OCP）史。也有发生于儿童、男性或无OCP史的女性。先天性糖原贮积症和常染色体显性家族性糖尿病患者易出现多发性HCA（肝细胞腺瘤病）。临床表现为腹痛、占位和继发出血等症状。大体为非肝硬化背景上出现的境界清楚、无包膜的孤立性结节，腺病瘤患者则为多发性结节，大部分肿瘤直径为5~15cm，少数可达30cm。切面呈黄色至棕色不等，取决于肿瘤内胆汁含量或出血坏死程度。光镜下见肿瘤细胞排列成片状或条索状结构，不见腺泡形成。肿瘤细胞比周围正常肝细胞体积稍大，胞质淡染，甚至可呈透明样，有时可见脂肪变性。细胞核圆形，核质比不大，几乎见不到核分裂（图1）。

根据HCA相关基因的突变情况，将其分为以下4种基因型：①*HNF1α*突变型：肿瘤细胞形态较一致，脂肪变性显著，肝细胞异型不明显，没有炎症反应。②*β-catenin*突变型：男性多见，肝细胞可见异型，呈腺泡样排列，脂肪变性少见，β-catenin的免疫

组化染色呈核阳性。③不带有*HNF1α*和*β-catenin*基因突变的炎症性肝细胞腺瘤（图2）：肿瘤内炎症细胞浸润明显伴有血管或肝窦扩张。曾称血管扩张性局灶性结节状增生，现认为是HCA的一种亚型。④其他类型：不具有以上3种类型的特点的HCA。

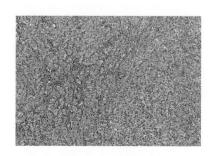

图2　炎症性肝细胞腺瘤（HE×100）

HCA需与肝局灶性结节状增生（FNH）和高分化肝细胞癌鉴别。与FNH相比，虽然HCA局部可见少量间质纤维分隔形成，但没有星状瘢痕、瘢痕中较大动脉分支以及慢性小胆管炎改变。与高分化肝细胞癌的鉴别有时比较困难，尤其是活检标本。后者可见腺管样结构，细胞异型性大，核质比较大。如果患者有OCP史，细胞又有轻度异型，可以诊为非典型性HCA；如果没有OCP史，则更倾向肝细胞癌。

（朱明华　陈　颖）

gānxìbāo'ái

肝细胞癌（hepatocellular carcinoma，HCC）

肝细胞起源的恶性肿瘤。是消化系统恶性程度最高的肿瘤之一。大多数有慢性肝病病史，如慢性病毒性肝炎和肝硬化。在中国，乙型肝炎病毒（HBV）是HCC发生的第一高危因素，而在欧美国家和日本，丙型肝炎病毒（HCV）感染则占首位。其他危险因素包括酒精性肝病、黄曲霉毒素等。HCC发病的分子机制十分复杂，*p53*、*β-catenin*和*CTNNB1*基因是主要的致病基因。此外，染色体异常扩增、缺失或甲基化也与HCC的发生有关。

早期临床表现隐匿，如果出现明显症状如腹痛、消瘦、肝大、黄疸或腹水等，则已为进展期。大体见，肿瘤大小不等，直径可从小于1cm到超过20cm（巨块型），少数为弥散分布型，肿瘤周围可见结节性肝硬化改变，体积较大的肿瘤周边可见卫星癌结节。肿瘤直径是独立的预后因素。在中国认为单个结节直径≤3cm或相邻癌结节直径总和<3cm的为小肝癌。小肝癌的预后要明显好于大肝癌。肝细胞癌分化越成熟，细胞的排列与正常肝组织越相似，出现细梁状、粗梁状、假腺样、腺泡状（图1a）或巢团状，甚至菊形团或紫癜样结构。分化差时，癌细胞呈立方形或多边形，核大，异型明显，癌巨细胞多见。胞质多为嗜酸性，也可见透明细胞（图1b）。有时可见胆汁淤积、脂肪变性或胞质内透明小体形成。大部分HCC间质较少，少数可出现明显的间质纤维化，称为硬化性肝癌（图1c），需与肝内胆管细胞癌和纤维板层癌鉴别。由于肿瘤生长过快，常可见坏死。肝细胞癌因有明显的毛细血管化，

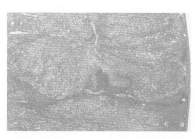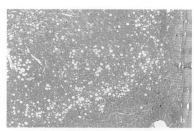

a. 低倍（×40）；b. 高倍（×100）。

图1　肝细胞腺瘤（HE）

故 CD34 弥漫阳性（图 1d）。

HCC 的鉴别诊断主要是与异型增生结节、不典型腺瘤样增生、局灶性结节状增生等肝结节性病变，尤其是继发于这些结节性病变的早期肝细胞癌。HCC 易复发、转移，病死率很高。肝门静脉癌栓也是影响预后的重要因素之一。

（朱明华　陈　颖）

xiǎo gān'ái

小肝癌（small hepatic carcinoma）　单个结节直径≤3cm 或相邻癌结节直径总和<3cm 的肝细胞癌。此为 1982 年中国肝癌病理协作组提出的界定标准。国内外各研究机构对于小肝癌的界定并不统一。从基因型分析来看，小肝癌的 DNA 以二倍体为主，肿瘤细胞分化程度较高，多有包膜形成，临床上手术易切除；而超过 3cm 的肝癌则以异倍体为主，生物学行为更恶性，血管侵犯和癌栓的发生率高，预后要远差于小肝癌。虽然小肝癌整体预后较好，但少数病例早期即可出现癌栓，无论

是手术切除还是介入治疗，均要注意保留安全的癌旁范围，避免癌残留，减少复发率。

（朱明华　陈　颖）

gān xiānwéibǎncéng'ái

肝纤维板层癌［fibrolamellar carcinoma（FLC）of liver］　一种特殊类型的肝细胞癌。较少见，占原发性肝癌的 0.5%~0.9%。同普通型肝细胞癌（HCC）不同，FLC 与慢性肝病没有明确关系。儿童和青年人好发。大体见，肿瘤质地较硬，切面灰黄灰白色，3/4 以上的病例中央可见瘢痕，但与肝局灶性结节状增生（FNH）无关。光镜下见，肿瘤组织被致密的、粗细不一的、透明变性的胶原纤维束分割成条索状或结节状。胶原纤维的排列具有一定的平行性。肿瘤细胞呈多边形或圆形，胞质丰富嗜酸性，部分细胞质内可见透明小体或苍白小体，呈磨玻璃样外观。少数肿瘤细胞可分泌胆汁或黏液，但是不见梁状结构。FLC 的预后优于发生于

肝病基础的 HCC，和不伴有肝病的 HCC 预后相似。

（朱明华　陈　颖）

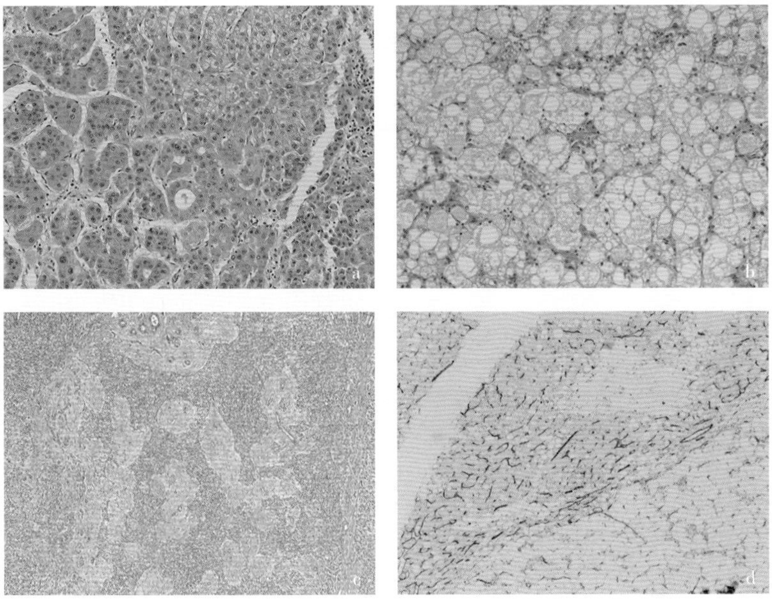

dài dì gānxìbāo'ái

带蒂肝细胞癌（pedunculated hepatocellular carcinoma，P-HCC）　一种特殊类型的肝细胞癌。非常少见。肿瘤多发生于肝左叶与胃之间，沿肝包膜呈外生性生长，带蒂，垂吊于腹腔内，部分蒂较粗，达 4~5cm，肿瘤容易侵犯邻近器官。P-HCC 也可发生于肝副叶内。早期没有临床症状，晚期肿瘤体积过大可出现明显腹痛或瘤体破裂出血引发急腹症。光镜下改变同其他类型的肝细胞癌。

（朱明华　陈　颖）

gān línbāshàngpíyàng'ái

肝淋巴上皮样癌（hepatic lymphoepithelioma-like carcinoma）　一种特殊类型的肝细胞癌。少见。又称淋巴上皮癌样肝细胞癌。组织学表现为癌细胞异型明显，多边形，核仁清楚，胞质丰富，部分细胞呈合体样，间质淋巴细胞丰富，类似头颈部的淋巴上皮样癌。免疫组化染色显示，瘤细胞表达细胞角蛋白（CK8）、甲胎蛋白（AFP），间质淋巴细胞为成熟的 T 细胞和 B 细胞混合。部分病例与 EB 病毒（EBV）感染有关，肿瘤细胞 EBV 阳性。本病需与肝内胆管淋巴上皮样癌相鉴别，前者肝细胞标志物阳性，后者胆管细胞标志物阳性。由于间质含有大量淋巴细胞，要与淋巴瘤相鉴别。本病预后较其他类型的肝细胞癌好，尤其是 EBV 阴性患者。

（朱明华　陈　颖）

gān nèi dǎnguǎn shàngpínèiliú

肝内胆管上皮内瘤（intrahepatic biliary intraepithelial neoplasia）　肝内胆管癌的癌前病变。与长期慢性刺激如肝内胆管结石、

a. 部分呈腺泡状结构（HE×200）；b. 大部分癌细胞胞质空泡状或泡沫状（HE×100）；c. 硬化性肝细胞癌（HE×40）；d. CD34 阳性（×100）。

图 1　肝细胞癌

原发性硬化性胆管炎（PSC）、卡罗利（Caroli）病、先天性肝纤维化等导致胆管上皮细胞异常增生有关。增生的胆管上皮可出现复层排列或微乳头样结构。

胆管上皮内瘤（BilIN）既可发生于近肝门部的大、中型胆管，也可发生于肝内小胆管。根据细胞异型程度分为3级，相对应以前使用的"轻度、中度、重度异型增生"。BilIN-1级（轻度异型）：胆管上皮呈单层排列或形成微乳头结构，局部可见少量假复层排列，细胞立方形，核靠近基底部，核形态较一致，核质比大。肠上皮化生多见。BilIN-2级（中度异型）：病灶呈平坦状、假乳头状或微乳头状排列。部分区域可见细胞极性消失，但不是广泛现象。核排列比较紊乱，常靠近腔面。核形态大小不一，核仁清楚。BilIN-3级（重度异型/原位癌）：假乳头和微乳头结构比较常见，有时小团细胞可突入到腔内。平坦型少见。细胞极向消失，核异型更明显，染色质较粗，核仁大而清楚。核分裂象可见，常分布于肝内胆管癌周围。

（朱明华　陈　颖）

肝内胆管腺瘤（intrahepatic bile duct adenoma）

肝内胆管上皮起源的良性肿瘤。少见。大体境界清楚，单发多见，多结节少见，一般直径较小，小于1cm。光镜下见，主要由大量小胆管构成，部分管腔圆形，部分管腔不规则，细胞立方形无异型，核分裂罕见。胆管周围为纤维结缔组织，可见不同程度的胶原化或炎症反应。免疫表型除胆管上皮标志物阳性外，还可表达黏蛋白（MUC-6、MUC-5AC）和胚胎前肠标志物D10。早期研究认为胆管

腺瘤更倾向于是一种局限的胆管上皮修复性反应，但发现部分胆管腺瘤有高频的*BRAFV600E*突变，故认为是真性肿瘤。本病需与肝转移性腺癌和肝内胆管腺癌相鉴别。

（朱明华　陈　颖）

肝内胆管黏液性囊性肿瘤（mucinous cystic neoplasm of intrahepatic bile duct）

发生于肝内外胆管衬覆黏液上皮的囊性肿瘤。又称肝胆管黏液性囊腺瘤。发病机制仍不明确，可能来自于异位卵巢或胚胎前肠残余。类似胰腺黏液性囊腺瘤，也主要发生于生育期女性，常单发，切面呈多房性，囊内含黏液。光镜下见，囊壁内衬柱状上皮，囊腔较大时可被压迫而呈扁平状，局部可见乳头和腺管形成。细胞形态似胆管上皮或胃小凹上皮（图1），胞质内含黏液，并可见杯状细胞。上皮下间质细胞丰富，呈卵巢样改变。有时囊壁破裂，间质中可见黏液湖，但其中缺乏上皮，不要误认为是浸润癌。上皮细胞可出现不同程度异型增生，甚至发展为原位癌或浸润癌（黏液性囊腺癌）。免疫组化染色显示，胆管上皮角蛋白（CK7和CK19）阳性。

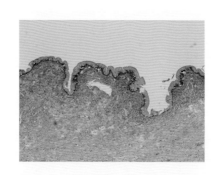

图1　肝内胆管黏液性囊性肿瘤伴低级别异型增生（HE×100）

（朱明华　陈　颖）

肝内胆管囊腺癌（intrahepatic biliary cystadenocarcinoma，IBC）

肝内胆管上皮起源的恶性肿瘤。罕见。大体表现为单房或多房性囊性肿物，囊壁厚薄不均，可见乳头状突起，囊内含黏液。光镜下见，囊壁内衬异型上皮，细胞极向消失，核大深染，核分裂多见。可分为浸润性和非浸润性。IBC主要存在两种起源：①基于黏液性囊腺癌恶变基础上发生，女性多见，可找到原有良性病变的特征，如黏液上皮和卵巢样间质。②直接发生于胆管上皮的癌，男性多见，病情进展迅速，预后较差。

（朱明华　陈　颖）

肝内胆管细胞癌（intrahepatic cholangiocarcinoma，ICC）

发生于肝内二级胆管以下的胆管上皮起源的恶性肿瘤。占原发性肝癌的5%~15%。可能与慢性胆管炎、肝内胆管结石、原发性硬化性胆管炎、囊性纤维化、丙型肝炎病毒（HCV）感染等因素有关。在中国，约半数患者伴有乙型肝炎病毒（HBV）感染。肿瘤侵犯较大胆管可引起梗阻性黄疸，体积较大时可出现肝占位的症状。很少继发门静脉高压。

大体表现为肿块型（MF）、胆管周围浸润型（IP）和胆管内生长型（IG），其中IG型通常是在胆管导管内乳头状肿瘤（IPN）恶变的基础上发生的。形态学上绝大多数ICC为腺癌（图1），不同于肝细胞癌，间质纤维化明显，类似胰腺导管腺癌。癌组织中央常见硬化性的少细胞区。根据分化程度不同，细胞排列成腺管样、条索样、乳头状，细胞核异型，神经浸润常见。除了普通型腺癌，

ICC 还可会出现其他少见类型，如腺鳞癌、鳞状细胞癌、黏液性癌、印戒细胞癌、黏液表皮样癌、淋巴上皮样癌、未分化癌等。免疫组化染色显示，癌细胞 CK7 和 CK19 阳性，CK8、CK20、Hep1 阴性，则能与肝细胞癌和转移性肠癌鉴别。高分化胆管细胞癌需要与肝内胆管其他良性病变相鉴别，前者常具有一定核异型，可见筛状结构。

ICC 预后较差，3 年生存率不足 10%，影响预后的因素与手术方式、是否有肝炎及术前 CA19-9 水平等有关。

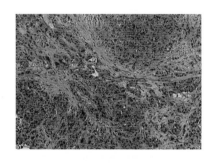

图 1　肝低分化胆管细胞癌
（HE×100）

（朱明华　陈　颖）

gān ménbù dǎnguǎnxìbāo'ái

肝门部胆管细胞癌（hilar cholangiocarcinoma）

原发于胆囊管开口以上的肝总管与左、右二级肝管起始部之间的胆管癌。又称克拉斯金（Klatskin）瘤，归入肝外胆管癌部分。但对于起源于较大肝内胆管且晚期周围组织浸润明显时，与肝门部胆管癌很难区分。本病早期即可出现进行性加重的黄疸伴有肝内胆管扩张，而肝外胆管直径正常。影像学主要表现为肝门部占位。形态学仍以腺癌为主要类型，少见类型如腺鳞癌、鳞状细胞癌、未分化癌等。

（朱明华　陈　颖）

gān nèi dǎnguǎn línzhuàngxìbāo'ái

肝内胆管鳞状细胞癌（squamous carcinoma of intrahepatic bile duct）

由鳞状细胞癌成分构成的肝内胆管癌。可能来自于胆管上皮鳞状上皮化生，分为角化型和非角化型。免疫组化染色显示鳞状细胞癌的特征（34βE12、CK5、CK10 阳性），而胆管腺癌标志物（CK7、CK8 和 CK19 均阴性）。诊断原发性肝内胆管鳞状细胞癌前，必须排除其他部位的鳞癌如鼻咽癌等转移至肝。鳞状细胞癌对化疗的敏感性要差于腺癌，侵袭性更强，预后较差。

（朱明华　陈　颖）

gān nèi dǎnguǎn xiàn-lín'ái

肝内胆管腺鳞癌（adenosquamous carcinoma of intrahepatic bile duct）

肿瘤组织内同时含有腺癌和鳞状细胞癌成分的胆管细胞癌。发生机制类似胆管鳞状细胞癌，可能与慢性刺激引起胆管上皮鳞状上皮化生有关。腺癌区域可见黏液分泌，与鳞癌区域之间有移行形态。由于腺鳞癌中鳞癌的成分侵袭性较强，一旦诊断为腺鳞癌，必须尽早开始放疗或化疗。但由于化疗敏感性较差，总体治疗效果并不理想。

（朱明华　陈　颖）

gān nèi dǎnguǎn niányè'ái

肝内胆管黏液癌（mucinous carcinoma of intrahepatic bile duct）

以产生大量的细胞外黏液并形成黏液池为主要特征的肝内胆管腺癌。又称肝内黏液性胆管癌。形态学类似发生于胰腺导管上皮的胶样癌，属于分化较好的黏液腺癌。大体见肿瘤组织内含较多胶冻样物，光镜下见黏液池内漂浮异型的上皮条索或印戒样细胞。

（朱明华　陈　颖）

gān nèi dǎnguǎn yìnjièxìbāo'ái

肝内胆管印戒细胞癌（signet-ring cell carcinoma of intrahepatic bile duct）

发生在肝内胆管、以细胞内黏液潴留并形成核偏位印戒细胞为特点的低分化肝内胆管腺癌。类似发生于消化道的印戒细胞癌，侵袭能力较强，预后较差。同样，诊断肝内原发性印戒细胞癌时，必须排除其他部位尤其是胃肠道来源的癌转移。

（朱明华　陈　颖）

gān nèi dǎnguǎn ròuliúyàng'ái

肝内胆管肉瘤样癌（sarcomatous intrahepatic cholangiocarcinoma，SICC）

具有肉瘤样分化的肝胆管细胞癌。肉瘤成分可为梭形细胞肉瘤、纤维肉瘤、未分化肉瘤等，甚至出现软骨瘤、骨肉瘤、平滑肌肉瘤或横纹肌肉瘤等异源性间叶肉瘤成分。其中能找到小灶性散在分布的腺癌或鳞癌。上皮成分与肉瘤成分之间可见移行区域，同时肉瘤成分也可表达上皮标志物。对于分化较差的肉瘤，只能通过免疫标志物加以鉴别。

SICC 需与肉瘤样肝细胞癌、原发性或转移性肝肉瘤等相鉴别。肉瘤样肝细胞癌内可见经典型肝细胞癌的区域，肝细胞标志物 HerPar1 阳性，而 SICC 表现为 CK19 阳性。诊断肝原发性肉瘤（如血管肉瘤等）之前必须广泛取材，排除肉瘤样癌的可能。转移性肉瘤则应有相应的临床病史。SICC 预后较普通型胆管细胞癌差，侵袭性强。

（朱明华　陈　颖）

ròuliúyàng gānxìbāo'ái

肉瘤样肝细胞癌（sarcomatoid hepatocellular carcinoma，SHCC）

由明确的癌与肉瘤样双相成分，两者之间有或无过渡，或完全为单一的肉瘤样成分构成的肝癌。又称肝肉瘤样癌。属于肝细胞癌的变异类型。光镜下见，细胞排列杂乱，核异型，表现为肉瘤的形态（图1）。免疫组化染色显示，部分肉瘤区域表达上皮细胞标志物和甲胎蛋白。电镜下梭形细胞也可表现出上皮细胞的超微结构特点，如细胞间桥粒和胞质内张力微丝等。大部分 SHCC 内可找到肝细胞癌成分。反复经肝动脉化疗栓塞也可令普通型肝细胞癌内出现肉瘤样区域。SHCC 的生物学行为类似未分化癌和低分化癌，预后较差。

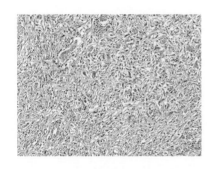

图1 肉瘤样肝细胞癌（HE×100）

（朱明华 陈颖）

gān nèi dǎnguǎn línbāshàngpíyàng'ái
肝内胆管淋巴上皮样癌（intrahepatic lymphoepithelioma-like cholangiocarcinoma，LECC）

一种特殊类型的肝内胆管细胞癌。罕见。肿瘤组织内见大量淋巴细胞浸润并形成淋巴滤泡，肿瘤细胞成片状或巢状分布，类似头颈部的淋巴上皮样癌，但是总能找到腺样分化区域。免疫组化染色显示，瘤细胞呈胆管上皮表型。部分病例与 EB 病毒感染有关，EBER 原位杂交阳性。诊断肝内胆管原发 LECC 需排除其他部位癌转移至肝。

（朱明华 陈颖）

gān nèi dǎnguǎn niányè biǎopíyàng'ái
肝内胆管黏液表皮样癌（mucoepidermoid carcinoma of intrahepatic bile duct）

形态类似涎腺等部位的黏液表皮样癌的胆管癌类型。非常罕见。由黏液细胞、上皮样和中间型细胞构成。免疫组化染色显示，胆管上皮标志物（CK7，CK19）阳性，甲胎蛋白（AFP）和 CK20 阴性。黏液呈过碘酸希夫（PAS）染色阳性。诊断本病须排除其他器官肿瘤侵犯或转移至肝。

（朱明华 陈颖）

hùnhéxìng gānxìbāo-dǎnguǎnxìbāo'ái
混合性肝细胞-胆管细胞癌（combined hepatocellular-cholangiocarcinoma，CHC）

兼有肝细胞癌和胆管细胞癌成分的原发性肝癌。少见。约占肝恶性肿瘤的1%。大体形态与其他类型的肝癌没有区别，胆管癌成分较多时，间质纤维化明显，质地较韧。经典型 CHC 表现为普通型肝细胞癌（HCC）和胆管细胞癌（CHC）成分，具有不同的分化程度（图1）。HCC 区域表达 HerPar1 和甲胎蛋白（AFP）等肝细胞标志物，CHC 区域表达 CK7 和 CK19 等胆管上皮标志物，两种成分之间可见移行区域。部分病例中可出现干细胞样表型，如 CK19、CD117

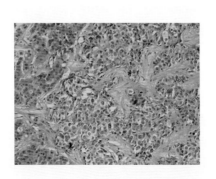

图1 混合性肝细胞-胆管细胞癌（HE×200）

和 CD133 阳性。

混合性肝细胞-胆管细胞癌并不等同于肝内双原发癌（肝细胞癌和胆管癌），后者可表现为两个肿块，或是相邻而形成"碰撞瘤"。CHC 可能起源于肝内的原始干细胞，分别向肝细胞和胆管细胞方向分化。无论是否具有干细胞表型，CHC 的预后比普通型肝癌差。

（朱明华 陈颖）

gānmǔxìbāoliú
肝母细胞瘤（hepatoblastoma）

同时具有向上皮和间叶方向分化的恶性胚胎性肿瘤。少见。主要发生于幼儿，80%～90%发生于5岁以下的幼儿，男性较多，5%患儿伴有遗传性发育异常，成人型非常少见。临床除表现为局部占位以外，还可出现血清甲胎蛋白（AFP）升高，少数 AFP 正常的患者往往侵袭性更强。

大体见，多为单发结节，体积较大，可达20cm以上，切面颜色取决于肿瘤成分，可出现黄色、棕色、绿色，甚至多彩状。

组织学形态根据上皮和间叶成分的含量分为单纯上皮型和上皮-间叶混合型。单纯上皮型肝母细胞瘤最多见，约占一半以上，又可分为胎儿型、胎儿-胚胎混合型（图1a）、巨梁型和小细胞未分化型（图1b）。胎儿型主要由片状或细梁状排列的细胞构成，胞质透明或细颗粒状，类似胎儿肝（图1c），低倍镜下呈"明暗相间"形态。肿瘤组织内可见髓外造血。如果其中出现管状、腺泡样或假菊形团样排列且染色质较深的原始胚胎样细胞（似神经母细胞瘤中的原始神经管样结构），则为胎儿-胚胎混合型肝母细胞瘤。巨梁型主要指肿瘤细胞呈粗梁状排列（图1d），梁宽超

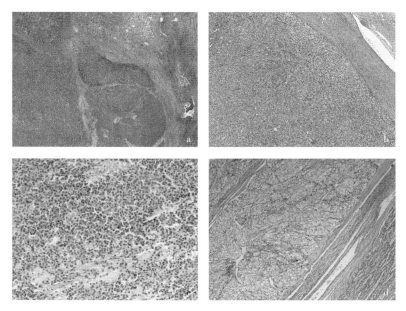

a. 胎儿-胚胎型（×200）；b. 小细胞未分化型（×40）；c. 胎儿型（×100）；d. 巨梁型（×100）。

图1 肝母细胞瘤（HE）

过10层细胞，细胞形态可以是胎儿型或胎儿-胚胎混合型。小细胞未分化型细胞体积小、核深染，核分裂多见，细胞分化更差，曾诊断的未分化肝母细胞瘤则为此种类型。该类型侵袭性很强，预后很差。纯粹的小细胞未分化型肝母细胞瘤很少见，在其他类型中出现小细胞成分，也提示不良预后。

肝母细胞瘤中的间叶成分可为原始间叶或具有一定分化程度的间叶成分，如骨组织或骨样组织、软骨、横纹肌等中胚叶组分，甚至还可出现3个胚层分化，如鳞状上皮、神经、脑组织等，表现为畸胎瘤样区域。据此，世界卫生组织（WHO）2012版肝肿瘤分类将上皮-间叶混合型肝母细胞瘤分为含有畸胎瘤样和不含畸胎瘤样两大类。

肝母细胞瘤主要采取手术切除，预后取决于肿瘤的临床分期，含有小细胞未分化成分则预示不良预后。

（朱明华 陈颖）

guòdùxíng gānxìbāo'ái
过渡型肝细胞癌（transitional liver cell tumor，TLCT）

形态学介于肝细胞癌和肝母细胞瘤（主要为胎儿型）之间的肝细胞癌。主要发生于较大儿童或青少年。肿瘤体积较大，血清甲胎蛋白（AFP）显著升高。光镜下见，细胞呈片状或梁状排列，可见腺管或腺泡结构，但缺乏肝细胞癌那样的血窦样结构，有的区域也可出现肝母细胞瘤样改变（图1）。TLCT可能来自于介于胚胎肝干细胞和成熟肝细胞之间的分化阶段。TLCT的侵袭性很强，对放、化疗

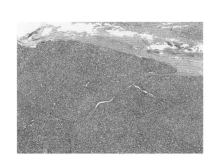

图1 过渡型肝细胞癌（HE×40）

均不敏感，预后很差。

（朱明华 陈颖）

gān gàihuàxìng cháozhuàng jiānzhì--shàngpíxìng zhǒngliú
肝钙化性巢状间质-上皮性肿瘤（calcifying nested stromal-epithelial tumor of liver，CNSET）

起源不明、非肝细胞和胆管细胞起源的低度恶性肝肿瘤。罕见。发病年龄较轻，为2~33岁。大体为境界清楚的肿块，切面呈结节状，局部可见囊性变。光镜下具有特征性的形态学改变，即肿瘤细胞呈巢状分布，细胞大小不等，从小圆细胞到梭形细胞，甚至可见多边形上皮样细胞，部分瘤巢中央见坏死。瘤巢周围纤维结缔组织增生明显且其中含较多成纤维细胞或肌成纤维细胞。间质内另可见钙化、砂砾体及骨化。个别病例内可见血管侵犯。

免疫组化染色显示，瘤细胞AE1/3/LP34（CK6/18）和WT-1阳性，其他上皮标志物如HepPar1阴性，部分病例表达CD117和神经元特异性烯醇化酶（NSE），间质成纤维细胞或肌成纤维细胞表达平滑肌肌动蛋白（SMA）。但嗜铬粒蛋白A（CgA）、突触素（Syn）和CD57均阴性。

本病需与促结缔组织增生性小圆细胞肿瘤（DSRCT）、滑膜肉瘤、转移性胃肠道间质瘤或转移性性索-间质肿瘤鉴别。CNSET与DSRCT从形态学上具有一定的相似点，除了发病年龄和发生部位不同，CNSET虽表达WT1，却不存在t（11；22）*EWS/WT1*易位，也可与DSRCT相鉴别。

（朱明华 陈颖）

gān wèifēnhuà pēitāixìng ròuliú
肝未分化胚胎性肉瘤（hepatic undifferentiated embryonal sarcoma，UES）

由异源性未分化间

叶组织构成的肝恶性肿瘤。罕见。好发于儿童。成年人较少。曾称肝恶性间叶瘤、肝间叶肉瘤。临床表现肿瘤生长迅速，血清甲胎蛋白（AFP）正常或轻度升高。

大体见，肿瘤体积较大，容易出现坏死、囊性变，周边肝组织没有肝硬化改变。光镜下见，肿瘤组织主要由原始间叶细胞构成，呈梭形、星形、多形性，核异型明显，瘤巨细胞多见，部分细胞胞质内含有较多特征性的嗜酸性小体［过碘酸希夫（PAS）染色阳性］。半数病例内可见髓外造血。肿瘤细胞缺乏明确的分化方向。但部分肿瘤组织可出现血管外皮瘤样、未分化肉瘤样、未分化肝母细胞瘤样或横纹肌瘤样区域（图1）。免疫组化染色显示，除波形蛋白（vimentin）常阳性以外，结蛋白（desmin）、角蛋白、平滑肌肌动蛋白（SMA）、AAT、CD10及钙调理蛋白（calponin）等阳性表达率不等。与肝母细胞瘤不同，UES为β联蛋白（β-catenin）核阴性。MyoD1阴性也可与横纹肌肉瘤相鉴别。

肝UES恶性度很高，预后很差，中位生存期不超过1年，手术切除是最佳的治疗方式。

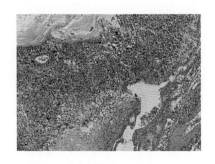

图1　肝胚胎性肉瘤（HE×200）

（朱明华　陈　颖）

gān ái-ròuliú

肝癌肉瘤（hepatic carcinosarcoma）

同时含有上皮性和间叶性恶性成分的肝肿瘤。上皮成分通常为肝细胞癌或胆管细胞癌，间叶成分可为梭形细胞肉瘤、纤维肉瘤、未分化肉瘤、横纹肌肉瘤、平滑肌肉瘤、软骨肉瘤或骨肉瘤等。过去曾将其与肉瘤样癌相区分。如果间叶成分仅为梭形细胞肉瘤，无法辨认明确分化，则诊为肉瘤样癌；如果间叶成分为横纹肌肉瘤、软骨肉瘤等有明确分化方向的肉瘤，则诊为癌肉瘤。肝癌肉瘤中的上皮和间叶成分具有类似的基因和蛋白表型，可能是上皮向间叶化生或逆向分化发生，尤其是肝细胞癌更是如此。对于癌肉瘤，本质仍是癌，因而使用肉瘤样癌的名称比较恰当。

（朱明华　陈　颖）

gān shénjīng-nèifēnmì zhǒngliú

肝神经内分泌肿瘤（hepatic neuroendocrine tumor，HNET）

原发于肝的神经内分泌肿瘤。非常少见，通常都是消化道或其他部位的神经内分泌肿瘤转移至肝（图1）。光镜下见，肿瘤细胞可成片状、梁状、脑回样或腺泡状排列，细胞大小较一致，核可呈不同程度异型，部分病例内可见坏死。病理学分级可以参照世界卫生组织（WHO）2019版消化系统肿瘤中将神经内分泌肿瘤分为分化好的神经内分泌瘤（NET）、低分化的神经内分泌癌（NEC）和混合性神经内分泌-非神经内分泌肿瘤（MiNEN）。NET的分级标准为：①NET-G1：核分裂<2/10HPF，Ki-67增殖指数≤3%。②NET-G2：核分裂（2~20）/10HPF，Ki-67增殖指数3%~20%。③NET-G3：核分裂>20/10HPF，Ki-67增殖指数>20%。NEC分为小细胞神经内分泌癌和大细胞神经内分泌癌。混合性神经内分泌-非神经内分泌肿瘤由神经内分泌成分和腺癌等非神经内分泌成分构成。无论是神经内分泌癌还是混合性神经内分泌-非神经内分泌肿瘤的形态与胃肠胰的同类肿瘤相同。诊断肝原发性神经内分泌肿瘤时，必须排除转移性。

（朱明华　陈　颖）

gān jiānyèxìng zhǒngliú

肝间叶性肿瘤（mesenchymal tumor of liver）

一大类原发于肝间叶组织起源的良性或恶性肿瘤。包括肝血管瘤、肝淋巴管瘤、肝血管平滑肌脂肪瘤、肝血管肉瘤、肝孤立性纤维性肿瘤、肝横纹肌肉瘤、肝平滑肌肉瘤、肝未分化肉瘤、肝滑膜肉瘤等。

（朱明华　陈　颖）

gān xuèguǎn pínghuájī zhīfángliú

肝血管平滑肌脂肪瘤（hepatic angiomyolipoma，HAML）

起源于肝含脂肪组织的良性间叶性肿瘤。曾认为属于错构瘤一类，现在将平滑肌脂肪瘤（AML）归入血管周细胞肿瘤谱系（PEComa）。多发生于中老年人，女性略多。

大体表现为单发结节，体积通常较大，因脂肪或肌性成分的含量不同，切面颜色可呈黄色或灰白色，常伴有出血。光镜下见，经典型HAML由分化成熟的脂肪组织、厚壁血管和平滑肌构成，3种成分的比例各异，有时以某种成分为主时易造成误诊。不同于肾AML，HAML内常可看到髓外造血。AML中的平滑肌细胞形态变化较多，梭形细胞、透明细胞或上皮样细胞均可见到，上皮样细胞胞质丰富，可见胞质内空泡，核染色较深，甚至出现怪异核细胞，易被误诊为肉瘤或肝细胞癌。如果以上皮样细胞为主要成分，未见经典型AML形态时，可诊断为上皮样血管平滑肌脂肪瘤（图1a）。如果间质见较多炎症细胞

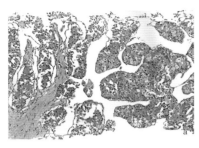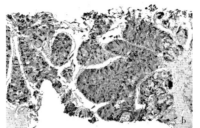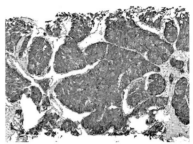

a. HE×200；b. CgA 阳性（×200）；c. Syn 阳性（×200）。

图 1　肝转移性神经内分泌瘤

如淋巴细胞、浆细胞和单核巨噬细胞时，可诊断为炎症型血管平滑肌脂肪瘤。其他少见的 AML 亚型还有紫癜型、嗜酸细胞型、梁状型等。

免疫组化染色显示，AML 特征性表达 HMB45 和 Melan-A（图 1b，图 1c），这也是血管周细胞肿瘤的共性之一。肝、肾的 AML 表达平滑肌肌动蛋白（SMA，图 1d），还可表达 CD117。AML 多为良性肿瘤，但也有少数恶性，尤其是上皮样 AML，核明显异型、大片坏死、增殖活性升高以及侵袭性的生物学行为均提示预后不良。CD117 表达缺失常提示肿瘤恶性转化。

（朱明华　陈　颖）

gān hǎimiánzhuàng xuèguǎnliú

肝海绵状血管瘤（hepatic cavernous hemangioma）

肝原发的由扩张的血管腔隙构成的良性血管源性肿瘤。最为常见。大体形态肿瘤大小不等，从几毫米到几十厘米均可出现，体积较大时可引起腹痛等占位性症状。常单发，多发少见，境界清楚，无包膜。切面呈典型的海绵样改变，可挤出暗红色血液，有时见明显的瘢痕化。光镜下见，主要由大小不等的扩张血窦构成，血窦相互交通吻合，内衬扁平内皮细胞，窦腔内充满红细胞，与周围肝组织界限清楚或相互交错（图 1）。血窦壁内可见不同程度纤维组织增生，尤其到晚期更加明显，但缺乏平滑肌和弹性纤维。有时，窦腔内见血栓形成。本病为良性，但大的肿瘤有破裂形成腹腔出血的风险，需手术治疗。

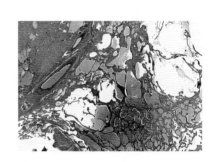

图 1　肝海绵状血管瘤（HE×20）

（朱明华　陈　颖）

gān yīng'érxíng xuèguǎnnèipíliú

肝婴儿型血管内皮瘤（hepatic infantile hemangioendothelioma）

肝少见的良性血管源性肿瘤。又称肝婴儿型血管瘤。常发生于皮肤和黏膜，内脏器官相对罕见。1 岁以内的婴儿多见，成年人很少发生。可单发或多发，肿瘤体积较小时，缺乏临床症状，

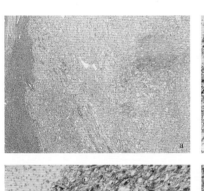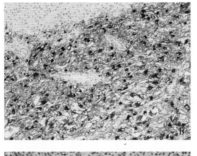
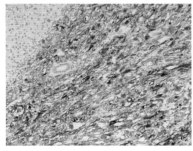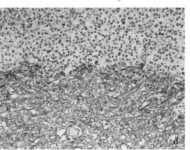

a. HE×40；b. HMB45 阳性（×100）；c. Melan-A 阳性（×100）；d. SMA 阳性（×100）。

图 1　肝上皮样血管平滑肌脂肪瘤

甚至不易发现，体积较大时可出现因肿瘤内部动静脉瘘而引发的淤血性心力衰竭、肝淤血或瘤体破裂出血，危及生命。光镜下见，肿瘤组织由不规则的血管窦隙构成，部分区域可呈毛细血管瘤样，内衬内皮细胞较肥胖，间质纤维组织较少（图1），有时可见肝细胞或胆管上皮散在分布于肿瘤周边区域以及髓外造血。肿瘤组织中央常常出现梗死、出血、纤维化或钙化，提示肿瘤发生了退行性改变。肿瘤细胞表达 CD34 和 FⅧ因子。

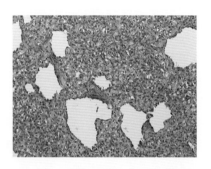

图1 肝婴儿型血管内皮瘤
（HE×100）

（朱明华 陈颖）

gān línbāguǎnliú

肝淋巴管瘤 （hepatic lymphangioma）

由海绵状或囊性扩张淋巴管构成的良性肿瘤。常表现为单发或多发性病灶，少数病例易被误诊为多囊肝。切面多呈海绵状，单房性囊状罕见。单纯性肝淋巴管瘤比较少见，多是系统性淋巴管瘤病的一部分，合并其他脏器如脾淋巴管瘤。光镜下形态类似海绵状血管瘤，局部可见乳头样结构突入腔内，间质可见散在分布的淋巴组织和平滑肌成分。内皮细胞表达 CD31、CD34 和 FⅧ因子。弥漫性淋巴管瘤病由于累及全身多个脏器，预后较差。

（朱明华 陈颖）

gān xuèguǎnròuliú

肝血管肉瘤 （hepatic angiosarcoma）

起源于肝的血管内皮源

gān shàngpíyàng xuèguǎnnèipíliú

肝上皮样血管内皮瘤 （hepatic epithelioid hemangioendothelioma， HEHE）

肝原发血管内皮源性的低度恶性肿瘤。少见，类似血管肉瘤，可能与长期接触氯乙烯或性激素水平升高（如口服避孕药）有关，慢性病毒性肝炎与 HEHE 的发生也有一定的关系。临床可出现腹痛、恶心、黄疸或肝脾大等症状。70%的患者表现为肝多发结节，结节直径不等，切面灰白色，质地较韧，边界不清，结节中央往往可见透明变性的纤维组织。

光镜下见，肿瘤细胞体积较大，似上皮样，胞质丰富轻度嗜酸性，可见胞质内空泡似印戒细胞，并可见腔内红细胞，散在或条索状排列（图1a），有时见管腔形成。细胞外间质富含黏液软骨样基质，病程时间长时可见间质纤维化或钙化，穿刺活检时易被误诊为良性病变。免疫组化染色显示，瘤细胞表达 CD31、CD34（图1b，图1c）和 FⅧ因子，部分细胞表达角蛋白。电镜下可见细胞质内怀布尔－帕拉德（Weibel-Palade）小体。

HEHE 需与肝内低分化腺癌或印戒细胞癌相鉴别，虽然细胞形态类似，但前者可见胞质内空泡形成，而后者的胞质内过碘酸希夫（PAS）染色阳性，表明存在细胞内黏液。部分 HEHE 生长缓慢，主要以手术切除为主，部分则呈明显进展的病程或出现复发和远处转移，尤其是年幼患者出现广泛转移后病死率较高，远处转移率为 20%~30%。

（朱明华 陈颖）

性恶性肿瘤。是肝原发性肉瘤中最常见的类型。其发生与环境致癌因子关系较为密切，如氯乙烯、砷剂、二氧化钍等。老年人多见，高峰年龄为 60~70 岁，儿童和青年很少见。

临床表现主要为肝占位所引起的腹痛等非特异性改变，可伴有黄疸、腹水和脾大。血清甲胎蛋白（AFP）和癌胚抗原（CEA）水平不升高。肝内血管造影可见肿瘤富含血管并见较多扩张的窦隙结构。大体见，肿瘤与周围肝组织界限不清楚，可为单发或多发结节，甚至弥漫整个肝。切面灰白色或暗红色，取决于出血的程度，质地较嫩。光镜下见，肿瘤组织内既可看到血管瘤样的结构，又可见实性区域（图1a）。血管瘤样区域表现为海绵状血管瘤或毛细血管瘤样改变，有时血管腔不明显，呈裂隙样改变，内皮细胞增生明显并向腔内突入形成乳头样结构。内皮细胞异型明显，有的体积较大呈上皮细胞样，胞质内空泡（雏形血管腔）形成（图1b），偶见红细胞分布。髓外造血常见。肿瘤分化较差时，看不到明显的血管腔隙形成，而是以细胞内空泡为主，细胞则成束状或巢状分布，易被误诊为纤维肉瘤或低分化肝细胞癌。肿瘤细胞表达 CD31、CD34 和 FⅧ因子。

本病恶性程度高，预后较差，患者往往死于肿瘤全身播散或大出血。

（朱明华 陈颖）

gān jiǎxìng zhīfángliú

肝假性脂肪瘤 （hepatic pseudolipoma）

发生于肝表面的脂肪瘤样良性病变。非常罕见。临床易被误诊为种植转移瘤。大体表现为肝表面格利森（Glisson）囊下境界清楚的单发结节，最外层

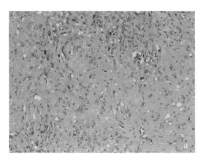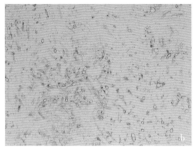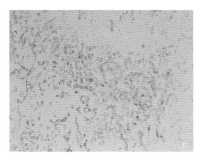

a. HE×100；b. CD31 阳性（×100）；c. CD34 阳性（×100）。

图1　肝上皮样血管内皮瘤

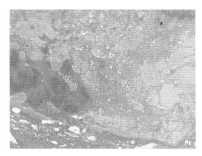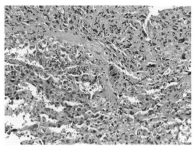

a. 低倍（×40）；b. 高倍（×200）。

图1　肝血管肉瘤（HE）

由较致密的纤维包膜包裹，切面灰白色或黄色，有弹性，并伴有不同程度的钙化。光镜下见，肿瘤主要由分化成熟的脂肪组织构成，并可见钙化、脂肪坏死甚至骨化。假性脂肪瘤的发病机制仍不明确，可能为胚胎发育时期阑尾系膜的脂肪组织迷离至肝格利森囊或结肠系膜的脂肪组织脱落后经纤维包裹并寄居于肝膈面的间隙所致，也可能继发于慢性酒精中毒引起的多发性脂肪瘤。与肝真性脂肪瘤的区别在于，后者发生于肝实质内，无钙化和脂肪坏死。

（朱明华　陈　颖）

gān suǐ-zhīfángliú

肝髓脂肪瘤（hepatic myeloli-poma）　由分化成熟脂肪组织和骨髓造血组织构成的肝良性肿瘤。原发于肝非常少见，最多见于肾上腺。病因不明，可能为异位肾上腺起源（尤其是肝右叶与肾上腺上极紧密相邻）。

（朱明华　陈　颖）

gān-dǎn héngwénjī ròuliú

肝胆横纹肌肉瘤（hepatobili-ary rhabdomyosarcoma）　原发于肝由不同阶段骨骼肌分化的原始肌细胞构成的恶性肿瘤。少见。既可以发生于肝实质内，也可发生于肝内胆管。儿童好发。根据组织学形态可分为胚胎性、腺泡性和多形性横纹肌肉瘤。肝内胆管横纹肌肉瘤多形成息肉样或葡萄串珠样突入腔内，光镜下表现为胚胎性横纹肌肉瘤的特点，梭形、卵圆形的横纹肌母细胞散在分布于黏液样间质中，部分胞质红染，核偏位并异型，可见核分裂。肝内胆管的横纹肌肉瘤在紧靠黏膜下方可见一宽带样细胞密集区域，称为形成层。肿瘤细胞表达MyoD1、成肌蛋白（myogenin）、

结蛋白（desmin）和肌特异性肌动蛋白（MSA）等横纹肌标志物。

（朱明华　陈　颖）

gān gūlìxìng xiānwéixìng zhǒngliú

肝孤立性纤维性肿瘤（hepatic solitary fibrous tumor）　好发于胸腹膜的成纤维细胞、肌成纤维细胞源性肿瘤。浆膜外器官也可发生。肝原发性孤立性纤维性肿瘤（SFT）非常罕见。SFT可能源自表达CD34的树突状成纤维细胞，自世界卫生组织（WHO）2002版肿瘤分类将其纳入成纤维细胞/肌成纤维细胞类肿瘤，2013年WHO软组织肿瘤分类将胸膜外孤立性纤维性肿瘤同样归属于成纤维细胞/肌成纤维细胞类肿瘤。临床早期无明显症状，肿瘤体积较大时可出现腹痛、腹胀等占位性表现。个别肝SFT与Ⅱ型胰岛素样生长因子（IGF-Ⅱ）所致的低血糖症有关。

大体见，肿瘤为单发结节，边界清楚，有纤维包裹，大小从几到十几厘米均可见，切面灰白色，质地较韧，有时可见纵横交错的席纹状纹理，恶性SFT呈鱼肉状，质嫩，出血坏死多见。组织学特点类似胸膜SFT，主要由成纤维细胞样的梭形细胞和间质中的胶原纤维束相互交织构成了细胞密集区和疏松区。可见血管外皮瘤样区域。细胞没有显著异

型，但有时可找到少数多形性细胞和核分裂象。免疫组化染色显示，CD34、STAT6 和波形蛋白（vimentin）阳性。绝大多数 SFT 为良性，极少数为恶性。细胞增殖活性升高、核分裂象多、核异型性显著等特点均提示预后不良，易复发或转移。

（朱明华　陈　颖）

gān Kǎbōxī ròuliú

肝卡波西肉瘤（hepatic Kaposi sarcoma）　发生于肝的卡波西肉瘤。绝大多数与获得性免疫缺陷综合征（AIDS）有关，少数继发于器官移植后的免疫抑制。主要累及肝的汇管区及其周围区域，其中分布束状排列的梭形细胞，细胞之间的裂隙内可见外漏红细胞、含铁血黄素沉积或狭长血管，有时血管扩张可呈血管瘤样。胞质内空泡不明显。大多数病例可见透明小体，过碘酸希夫（PAS）染色阳性。免疫组化染色显示，肿瘤细胞表达 CD31、CD34 和针对 HHV8 的抗体 LNA-1。

（朱明华　陈　颖）

gān èxìng shèn wài héngwénjīyàngliú

肝恶性肾外横纹肌样瘤（hepatic extrarenal malignant rhabdoid tumor）　含横纹肌母细胞样细胞的高度恶性肉瘤。非常少见，小儿多见。临床主要表现为肝占位，血清甲胎蛋白（AFP）没有明显升高，肿瘤内出血坏死多见，容易自发破裂。光镜下见，肿瘤细胞成片分布，细胞间黏附性较差，部分细胞胞质红染，核偏位，似幼稚的横纹肌母细胞，部分细胞核深染、胞质稀少，似淋巴细胞。有时胞质内可见过碘酸希夫（PAS）染色阳性的透明小体。免疫组化染色显示，波形蛋白（vimentin）核周点状阳性，部分瘤细胞表达细胞角蛋白（CK8、CK18）和上皮膜抗原（EMA），而其他角蛋白和肌性标志物则均阴性。本病需与横纹肌肉瘤、黑色素瘤、间变性淋巴瘤及上皮样肉瘤等鉴别。本病侵袭性强，预后差。

（朱明华　陈　颖）

gān yánxìng jiǎliú

肝炎性假瘤（hepatic inflammatory pseudotumor）　肝良性间叶性瘤样病变。炎性假瘤曾称浆细胞肉芽肿、假淋巴瘤、纤维黄色瘤、组织细胞瘤。可能为继发于肝炎性病变的修复性反应。少见。大体为孤立性结节，大小不等，少数表现为多发性结节。光镜下见成纤维细胞和肌成纤维细胞增生，间质可见较多淋巴细胞、浆细胞、嗜酸性粒细胞和巨噬细胞浸润，胶原纤维沉积（图1）。炎性假瘤可分为 3 种类型：致密纤维增生为主的硬化型、淋巴细胞和浆细胞为主型、组织细胞为主型。炎性假瘤与发生于肝的 IgG4 相关的硬化性疾病（硬化性胆管炎等）有一部分交叉，称为 IgG4 相关的炎性假瘤，属于炎性假瘤中的一种亚型。炎症性肌成纤维细胞肿瘤也是炎性假瘤的亚型之一，为真性肿瘤，其表型为 ALK 阳性。越来越多的趋势主张炎性假瘤实为涵盖了由反应性增生到肿瘤性增生的一组病变。

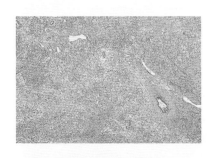

图 1　肝炎性假瘤（HE×40）

（朱明华　陈　颖）

gān yánxìng jīchéngxiānwéixìbāo zhǒngliú

肝炎性肌成纤维细胞肿瘤（hepatic inflammatory myofibroblastic tumor）　原发于肝的良性或具有一定低度恶性潜能的成纤维细胞/肌成纤维细胞性肿瘤。少见，年轻人好发。炎症性肌成纤维细胞肿瘤为炎性假瘤疾病谱中的真性肿瘤类型。光镜下见成纤维细胞或肌成纤维细胞增生，随机呈束状或席纹样排列，夹杂淋巴细胞和浆细胞为主的炎症细胞浸润，有时可见节细胞样或核怪异的大细胞，间质呈不同程度的纤维化（图1）。约一半以上的 IMT 存在 ALK 基因转位，肿瘤性肌成纤维细胞因而表达 ALK。本病易局部复发，很少转移。

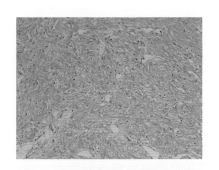

图 1　炎性肌成纤维细胞肿瘤（HE×100）

（朱明华　陈　颖）

yuánfāxìng gān línbāliú

原发性肝淋巴瘤（primary hepatic lymphoma，PHL）　原发于肝的淋巴瘤。发病机制不明，部分合并乙型肝炎病毒（HBV）、丙型肝炎病毒（HCV）或 EB 病毒感染。临床表现为单发或多发结节，易被误诊为肝细胞癌或转移性癌。根据肿瘤细胞的性质，可分为霍奇金淋巴瘤（HL）和非霍奇金淋巴瘤（NHL）。50% HL 患者可见肝受累，而肝原发性 HL

非常罕见。光镜下改变类似其他部位的 HL，肿瘤细胞早期主要浸润汇管区，进而沿肝血窦向肝实质内蔓延，可见里-斯（R-S）细胞或非典型的组织细胞样细胞。背景可见较多炎症细胞浸润。肝、脾和淋巴结同属于单核吞噬细胞系统，因此 NHL 在肝的发生率仅次于淋巴结。NHL 的类型较多，包括 B 细胞淋巴瘤［黏膜相关淋巴瘤、滤泡性淋巴瘤、套细胞淋巴瘤、弥漫大 B 细胞淋巴瘤及伯基特（Burkitt）淋巴瘤等］、T 细胞淋巴瘤（外周 T 细胞淋巴瘤、肝脾 γδT 细胞淋巴瘤等）以及滤泡树突状细胞肿瘤，其中弥漫大 B 细胞淋巴瘤是最常见的类型。PHL 的预后取决于肿瘤的类型。

（朱明华　陈　颖）

gān shēngzhíxìbāo zhǒngliú

肝生殖细胞肿瘤（hepatic germ cell tumor）　原发于肝的生殖细胞肿瘤。生殖细胞肿瘤（GCT）是一大类起源于全能原始胚胎生殖细胞的肿瘤，主要发生于性腺器官（卵巢和睾丸），性腺外生殖细胞肿瘤很少见。肝原发的生殖细胞肿瘤占肝所有肿瘤不到 1%，绝大多数发生于儿童，半数以上为恶性。临床上可出现甲胎蛋白（AFP）或人绒毛膜促性腺激素（β-hCG）水平升高。肝生殖细胞肿瘤包括畸胎瘤、绒毛膜癌、卵黄囊瘤、胚胎性癌或混合性生殖细胞肿瘤，有时可合并肉瘤样癌成分。其形态学特征类似性腺生殖细胞肿瘤，诊断肝原发性生殖细胞肿瘤时必须排除转移性。

（朱明华　陈　颖）

gān jītāiliú

肝畸胎瘤（hepatic teratoma）　原发于肝的生殖细胞源性肿瘤。畸胎瘤最常见于性腺，其次为前

纵隔、骶尾部和腹膜后。肝发生畸胎瘤十分少见，由肝内迷走而残留的生殖细胞起源。大部分为囊性，可见毛发或牙齿等，局部见头结形成。实性区域比较少见。如果肿瘤以实性为主，则应广泛取材，寻找恶性或未成熟的区域。光镜下可见内中外 3 个胚层成分，如鳞状上皮、腺上皮、皮脂腺、毛发、神经组织、骨及软骨等结构。肿瘤边缘推挤正常肝。畸胎瘤大多为良性，未成熟畸胎瘤及畸胎瘤恶变十分少见。如果找到原始神经外胚层成分（神经母细胞瘤样改变），则可诊断为未成熟畸胎瘤。如果出现上皮性癌或肉瘤成分，则诊断为畸胎瘤恶变并注明恶性成分。如果合并胚胎性癌、卵黄囊瘤、绒癌等生殖细胞源性肿瘤，则可诊断为混合性生殖细胞肿瘤。

（朱明华　陈　颖）

gān luǎnhuángnángliú

肝卵黄囊瘤（hepatic yolk sac tumor）　原发于肝的显示向内胚层结构分化的原始生殖细胞肿瘤。儿童好发。卵黄囊瘤最多见于卵巢或睾丸，性腺外器官出现十分少见，如纵隔、膀胱、松果体、肝等。发生在肝非常少见。临床上可出现甲胎蛋白（AFP）升高。肝原发性卵黄囊瘤的形态特征类似性腺内卵黄囊瘤，可见囊状、腺样、迷路样或实性结构，并可见席勒-杜瓦尔（Schiller-Duval）小体。过碘酸希夫（PAS）染色可查见腺腔内透明小体。免疫组化染色显示，α_1-抗胰蛋白酶（α_1-AT）、AFP 和碱性磷酸酶阳性。卵黄囊瘤有时可合并胚胎性癌或畸胎瘤成分，称为混合性生殖细胞肿瘤。肝原发性卵黄囊瘤诊断前必须排除由卵巢或睾丸等器官肿瘤转移而来，其次需与肝

母细胞瘤和肝细胞癌相鉴别。

（朱明华　陈　颖）

gān yuánfāxìng pínghuájī ròuliú

肝原发性平滑肌肉瘤（hepatic primary leiomyosarcoma, HPLMS）　肝原发的平滑肌源性恶性肿瘤。罕见。可能起源于肝内血管、胆管壁或韧带内的平滑肌成分，也有部分与 EB 病毒感染有关。继发于肝静脉的平滑肌肉瘤易引发巴德-基亚里（Budd-Chiari）综合征而恶化病情。组织学特点类似软组织平滑肌肉瘤，由纵横交错的梭形细胞构成，细胞明显异型，部分胞质较红。免疫组化染色显示为平滑肌细胞的特点，结蛋白（desmin）、平滑肌肌动蛋白（SMA）和波形蛋白（vimentin）阳性。诊断肝原发性平滑肌肉瘤必须排除转移性平滑肌肉瘤和胃肠道间质瘤（GIST）。

（朱明华　陈　颖）

mímànxìng pídà

弥漫性脾大（diffuse splenomegaly）　由于生理或病理原因致使脾体积增大。累及白髓的情况主要见于非霍奇金淋巴瘤，特别是一些惰性小 B 细胞肿瘤，脾表面和切面见均匀分布的粟粒状结节；霍奇金淋巴瘤所见斑岩脾是由融合的结节构成。另外，也可见于脾淋巴组织反应性增生。弥漫性脾大累及红髓的情况常见于髓系和淋巴细胞白血病，以及骨髓增殖性肿瘤（MPN）。有大量循环细胞的疾病或肿瘤常有红髓受累。脾脂质贮积病也主要累及红髓。此外，一些非造血组织肿瘤也可类似红髓。因红髓病变致白髓萎缩，切面看表现为牛肉样均质病变。

（陈　杰）

pí pòliè

脾破裂（splenic rapture）　自发性脾破裂多为疾病或肿瘤所致。

一些良性和恶性的淋巴造血组织疾病均可致脾破裂，如传染性单核细胞增多症、脂质贮积病、惰性或高级别非霍奇金淋巴瘤、急性淋巴细胞白血病和骨髓增殖性肿瘤（MPN）等；一些非淋巴造血组织肿瘤或疾病也可致脾破裂，如脾囊肿、脾梗死、脾原发的间叶源性肿瘤，以及转移性肿瘤等。

（陈 杰）

pí zhīzhì zhùjībìng

脾脂质贮积病 （splenic lipoidosis）

脂肪或脂质累积在身体的细胞和组织，致使机体不能产生足够的酶代谢和分解脂质或产生的酶不能正常工作的一组遗传性代谢疾病。其诊断与分类依赖于各种疾病相关的酶缺陷的特征，且常需要特殊的遗传学检查。这类疾病罕见，但在外科病理诊断中，在对脾切除标本检查时，常会遇到 3 种脂质贮积病，以戈谢病、尼曼-皮克病最常见，患者有明显的脾大伴脾功能亢进；还可能遇到海蓝组织细胞增生症。在一些脂质性疾病、感染性疾病、红细胞疾病和骨髓增生性肿瘤患者的脾和/或骨髓中可见到海蓝组织细胞聚集的现象。在赫曼斯基-普德拉克（Hermansky-Pudlak）综合征患者的脾切除标本中也可见到海蓝组织细胞聚集的现象，赫曼斯基-普德拉克综合征是一种罕见的致死性常染色体隐性遗传病，被归入溶酶体相关细胞器来源疾病。

多数受累脾表现为均匀性肿大，重量增加，表面呈灰色，极少数可见纤维化。光镜下脾的结构可辨认，红髓区明显扩大，脾索中见大量组织细胞聚集，白髓有不同程度地萎缩。但无论是戈谢细胞、尼曼-皮克细胞，还是海蓝组织细胞，对上述 3 种贮积病

均不是特异的，各种脂质贮积病的诊断必须依赖相关的生物化学和分子遗传学检测。

（陈 杰）

pí hǎilán zǔzhī xìbāo zēngshēngzhèng

脾海蓝组织细胞增生症 （splenic sea blue histiocytosis）

常染色体隐性遗传性疾病。又称蜡质组织细胞增生症。本病起病隐匿，病程长，浅表淋巴结多无肿大，因血小板减少，皮肤可见紫癜，少数病例有黄疸，呈进行性肝衰竭，可能系磷脂或糖脂在肝内蓄积引起，偶可发生肝硬化。尚有皮肤出现色素，皮疹，眼底斑点区有白色环，少部分病例有肺部浸润。

光镜下见，含蜡质的组织细胞体积小，直径约 20μm，细胞质嗜碱性，空泡状，可见直径 3~4μm 的胞质颗粒。蜡质的主要成分是磷酸酯和鞘糖脂，与脂褐素有类似的理化性质。组织细胞在苏木精-伊红（HE）染色切片上呈黄褐色，而在罗曼诺斯基（Romanowsky）染色切片上则呈蓝绿色，故得名海蓝组织细胞。蜡质呈过碘酸希夫（PAS）染色阳性，且抗淀粉酶消化；脂质染色阳性。蜡质对碱性染料有很强的亲和性，如甲基蓝。电镜下见，蜡质呈分层的膜样包涵体，间隔 4.5~5nm。

（陈 杰）

pínángzhǒng

脾囊肿 （splenic cyst）

脾发生的一类良性囊肿病变。根据其是否与寄生虫感染有关，分为寄生虫囊肿及非寄生虫性囊肿；根据其囊肿是否内衬上皮，又分为真性或原发性囊肿，以及假性或继发性囊肿。

寄生虫性囊肿：由寄生虫感染所致，相对常见的是棘球蚴病性囊肿。

假性囊肿：是脾最常见的囊肿类型，为非肿瘤性病变，多为脾创伤性脾错构瘤后吸收与机化病变。多为单房性，少数可为多房性，囊壁多较光滑，囊腔内有混浊液体。光镜可见囊壁有纤维组织构成，缺乏上皮细胞，灶区可见钙化和胆固醇晶体，多见含铁血黄素沉积。

真性囊肿：也是脾的非肿瘤性囊性病变。约 20% 的脾囊肿为真性囊肿，主要发生于儿童和青年人。多为偶然发现，缺乏临床表现。囊肿大小不等，大者可达 10cm。多为单房性，少数可为多房性，囊内液体可为黄色、绿色或棕色。光镜下见，内衬上皮以鳞状上皮为多见，也有移行上皮，以及间皮，细胞无明显异型性，可通过免疫组化染色进行鉴别。本病主要是真性囊肿与假性囊肿的鉴别，还有囊性畸胎瘤（皮样囊肿），以及脾转移性上皮性肿瘤，后者瘤细胞有异型，结合病史及免疫组化染色等可鉴别。

（陈 杰）

pí cuògòuliú

脾错构瘤 （splenic hamartoma）

脾的瘤样错构，而非真性肿瘤。曾称脾瘤。常在尸体解剖中或因其他原因而切除的脾中意外被发现。大体为境界清楚的孤立性或多发性占位。光镜下见似正常脾的红髓结构。病变区有粗细不一、形态不规则的小血管腔，被覆内皮细胞，血管腔周围有一些淋巴细胞和组织细胞散布，似脾索；一般不见脾小体，也缺乏明显的脾小梁结构。网状纤维染色见病变组织中网状纤维排列紊乱，可见局限性纤维化和玻璃样变。免疫组化染色显示，血管腔内衬细胞表达 FⅧ因子、CD31 和 CD8，而不表达 CD34、CD21

和 CD68 等，易与血管瘤区别。

（陈 杰）

pí yánxìng jiǎliú

脾炎性假瘤（splenic inflammatory pseudotumor，IPT）

发生于脾的反应性或炎性瘤样增生性病变。由炎症细胞和增生的梭形细胞构成。约占脾占位肿瘤或瘤样病变的 3%。患者平均年龄为 53 岁，儿童罕见，女性略多。多为偶然发现脾占位，为孤立性肿物，一般无明显临床表现，偶有腹痛或饱胀感。

大体为孤立性肿物，平均直径 10cm（1.5～22cm），境界清楚，质硬，大的肿物中央常有坏死。肿物与周围脾组织分界清楚。光镜下见，梭形细胞增生，细胞疏密不等，无异型性，难觅核分裂（图 1）。部分病例有黏液变或富于血管，背景中见混合性炎症细胞浸润，有单核细胞、淋巴细胞、浆细胞和嗜酸性瘤细胞等。免疫组化染色显示，肿瘤细胞表达波形蛋白（vimentin）、平滑肌肌动蛋白（SMA），灶性表达 CD68，不表达结蛋白（desmin）、间变性淋巴瘤激酶（ALK）和滤泡树突状细胞（FDC）标志物；偶表达 S-100 蛋白和 F Ⅷ因子。

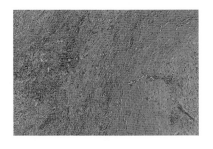

图 1　脾炎性假瘤（HE×40）

需与以下疾病鉴别：炎性假瘤样滤泡树突状细胞肿瘤、炎性肌成纤维细胞肿瘤、脾错构瘤、

其他部位炎性假瘤累及、硬化性血管瘤样结节状转化、窦岸细胞血管瘤、分枝杆菌性梭形细胞假瘤，以及淋巴组织肿瘤等。本病呈良性临床过程，病变切除后不复发。

（陈 杰）

pí yánxìng jiǎliúyàng lǜpào shùtū-zhuàng xìbāo zhǒngliú

脾炎性假瘤样滤泡树突状细胞肿瘤（splenic inflammatory pseudotumor-like follicular dendritic cell tumor，IPT-FDCT）

累及脾的滤泡树突状细胞肉瘤的变型。瘤细胞表达一个或多个滤泡树突状细胞（FDC）标志物，常伴 EB 病毒感染。少见，约占脾肿瘤的 1%。平均发病年龄为 44 岁（19～87 岁）。儿童罕见，女性相对多见。主要表现为脾孤立性占位。约半数患者有发热和体重减轻，左上腹疼痛或不适。部分为偶然发现，无明显不适。少数以肝占位为首发表现。该肿瘤可发生腹腔内播散，少数有腹膜后病变。个别病例发生椎体播散病变。不伴有淋巴结肿大。

大体多为脾或肝实质内境界清楚的单发性肿物，直径 3～22cm，包膜多完整，切面棕色或灰白色，均质，质硬。光镜下见，梭形细胞增生，排列稀疏，胞质丰富，淡染或略嗜酸性，细胞核为卵圆形，核染色质呈空泡状，可见小的嗜碱性核仁，细胞异型性小。背景中见混合炎症细胞浸润，有成熟浆细胞、淋巴细胞和组织细胞等，多数为小淋巴细胞，偶见免疫母细胞。有时可见拉塞尔（Russell）小体。

免疫组化染色显示，瘤细胞表达一个或多个 FDC 标志物（CD21、CD35、CAN.42 和 CD23等）。灶性表达 CD68 和平滑肌肌

动蛋白（SMA）。偶尔表达 S-100 蛋白。表达 EBV-LMP1，不表达 CD15、CD30、CD34、上皮膜抗原（EMA）和细胞角蛋白（CK）；也不表达 HMB45、间变性淋巴瘤激酶（ALK）和人类疱疹病毒 8 型（HHV8）。EBER1/2 原位杂交示肿瘤细胞核阳性。尚未发现该肿瘤的特征性遗传学改变。

本病应与以下疾病鉴别：①脾炎性假瘤（IPT）：为排除诊断。②滤泡树突状细胞肉瘤（FDCS）：梭形细胞呈束状或旋涡样排列，以淋巴组织相间；瘤细胞表达 FDC 标志物，缺乏 EB 病毒感染。③炎性成肌纤维细胞肿瘤（IMT）：瘤细胞表达 SMA 和/或肌特异性肌动蛋白（MSA），绝大多数病例表达 ALK，不表达 FDC 标志物，也缺乏 EB 病毒感染。④脾硬化性血管瘤样结节状转化（SANT）。⑤弥漫大 B 细胞淋巴瘤和经典型霍奇金淋巴瘤。

本病总体预后较好。

（陈 杰）

pí yìnghuàxìng xuèguǎnliúyàng jiéjié-xìng zhuǎnhuà

脾硬化性血管瘤样结节性转化［sclerosing angiomatoid nodular transformation（SANT）of spleen］

发生于脾的原因不明的非肿瘤性血管病变。可能与脾的错构瘤有关，因为其构成有脾红髓的成分；也可能与脾的炎性假瘤有关。临床上多为偶然发现脾占位，为孤立性肿物，多缺乏无明显临床表现，偶有腹痛或饱胀感。

大体见，脾正常大或略有增大，切面可见多个散在或融合的结节，灰白色至红棕色，似炎性假瘤，肿物的直径可达 17cm。光镜下，单一肿物内可见多数小结节，结内见不规则毛细血管网和

类似脾红髓髓窦样结构，梭形细胞散在分布及不同程度硬化改变，动脉血管壁玻璃样变，静脉血栓机化等表现。有的病例可见坏死，以淋巴细胞和浆细胞为主的炎症细胞浸润，而少见组织细胞。免疫组化染色显示，血管内皮细胞可表达 CD34、CD31；而脾窦样区域细胞可表达 CD8，即兼有真性血管内皮和脾窦内衬细胞的表型。梭形细胞表达平滑肌肌动蛋白（SMA）。本病呈良性过程。

（陈　杰）

mímàn hóngsuǐ xiǎo B xìbāo línbāliú
弥漫红髓小 B 细胞淋巴瘤

（diffuse red pulp small B-cell lymphoma） 以单一形态的小 B 淋巴细胞在脾红髓区弥漫性浸润为特征的淋巴瘤。是不能分类的脾 B 细胞淋巴瘤/白血病之一。少见，占所有非霍奇金淋巴瘤的 1% 以下，占经脾切除诊断的 B 细胞淋巴瘤的 10%。以中年患者相对多见，无性别差异，就诊时均为临床Ⅳ期，有脾、骨髓和外周血累及。

临床表现为白血病征象，外周血淋巴细胞增多，但并不十分显著；常有血小板减少和全血细胞减少。脾明显肿大。有皮肤累及者表现为红斑或丘疹性皮损。光镜下见，肿瘤细胞在脾红髓区弥漫性浸润，累及脾窦和脾索。不同于脾 B 细胞性边缘区淋巴瘤的是：没有滤泡替代，双向性细胞学特征及边缘区浸润模式。瘤细胞小或中等大小，形态一致，细胞核为圆形或不规则形，核染色质呈泡状，偶见小核仁。细胞质少，淡染或微嗜酸性，可见浆细胞的特征，但缺乏浆细胞的分化。在骨髓，瘤细胞在骨髓血窦内浸润，不同于其他类型的小 B 细胞淋巴瘤的间质性浸润或结节

性浸润模式。外周血可见有微绒毛的淋巴细胞，形似脾 B 细胞性边缘区淋巴瘤患者外周血中所见的淋巴细胞。

免疫组化染色显示，瘤细胞呈抗酒石酸酸性磷酸酶（TRAP）阴性反应。CD20、DBA44、IgG 阳性，IgD、膜联蛋白（annexin）、CD25、 CD5、 CD10、 CD103、CD123、CD11c、CD23 阴性。大多数病例有相对低水平的 *IGHV* 基因的体细胞超突变。细胞遗传学改变复杂。

诊断应局限于特征性的病例，需满足该肿瘤定义所描述的所有条件，如脾红髓的弥漫性浸润，而不累及脾小体，外周血中存在有微绒毛的淋巴细胞，以及骨髓的窦性浸润等，并应与其他发生于脾或累及脾的各种小 B 细胞淋巴瘤相区别，特别是脾边缘区淋巴瘤。

本病临床表现为惰性生物学行为及不可治性，但对脾切除反应好。

（陈　杰）

bùnéng fēnlèi de máoxìbāo báixuèbìng biànyìxíng pí B xìbāo línbāliú/báixuèbìng
不能分类的毛细胞白血病变异型脾 B 细胞淋巴瘤/白血病

（splenic B-cell lymphoma/leukemia, unclassifiable, hairy cell leukemia-variant, HCL-v） 发生于脾的 B 细胞性慢性淋巴增生性疾病。与毛细胞白血病（HCL）无生物学上的关系，约占所有 HCL 的 10%。患者多为中年人，男性略多。

病变主要累及脾，骨髓和外周血，肝及淋巴结肿大不明显，其他实质器官或组织病变罕见。临床表现与脾大和血细胞减少有关，多有外周血白细胞增多，白

细胞平均计数为 $35 \times 10^9 / L$，半数有血小板减少，1/4 的患者有贫血。外周血中，瘤细胞兼有前淋巴细胞白血病和 HCL 的特征，如核染色质致密有清楚的中位核仁，和/或染色质呈点状分布，核形明显不规则；细胞质的形态同样多变，可见细胞表面的微绒毛；并可见大细胞转化，细胞核扭曲。在骨髓，肿瘤累及轻微或很不明显，免疫组织化学染色可较好地显示瘤细胞浸润的模式及分布；与 HCL 相似，因瘤细胞的弥漫性浸润致脾红髓区扩大。白髓萎缩或几近消失，脾窦内充满瘤细胞。在肝，瘤细胞在肝窦和汇管区浸润。

免疫组化染色显示，瘤细胞呈抗酒石酸酸性磷酸酶（TRAP）弱阳性或阴性。流式细胞术检测，尽管该肿瘤与 HCL 在免疫表型上某些相似之处，但缺乏 HCL 的一些关键标志物，如不表达 CD25、膜联蛋白（annexinA1）、CD123 和 HC2；阳性表达的标志物有：DBA.44、全 B 细胞抗原、CD11c、CD103 和 FMC7 等。本病缺乏特异性的细胞遗传学改变。高通量测序发现，在约半数存在编码 MEK1 蛋白的 *MAP2K1* 基因突变，后者为 *BRAF* 的下游基因；大多数 HCL-v 缺乏 *BRAF V600E* 突变。

本病需与下列疾病鉴别：脾边缘区淋巴瘤；其他组织学类型的小 B 细胞淋巴瘤。本病呈惰性临床过程，尽管对传统的 HCL 治疗抵抗，也有报道对利妥昔单抗（美罗华）、抗 CD22 抗体治疗有效。脾切除对解决血细胞减少有效。

（陈　杰）

pí dà B xìbāo línbāliú
脾大 B 细胞淋巴瘤

（splenic large B-cell lymphoma） 发生于脾，有脾门淋巴结受累及灶性骨

髓病变，有肝受累且表现为微结节或弥漫性病变的淋巴瘤。可伴有脾边缘区淋巴瘤。是脾最常见的淋巴瘤类型，而原发脾的大B细胞淋巴瘤罕见，病理诊断在除外了系统性淋巴瘤的脾累及之后才考虑。临床老年患者相对多见，平均年龄为64岁，无性别差异。主要表现为左上腹不适或疼痛，可有发热、乏力和体重减轻等。脾大和/或腹腔、腹膜后淋巴结肿大。

大体为脾单发或孤立性占位病变，也可为多发性占位，至不同程度脾大及外形的变化。还可侵及周围器官和组织，如膈肌、十二指肠、胰腺和腹膜等。光镜下见，肿瘤细胞增生并替代脾白髓和红髓组织，约1/3的病例主要累及白髓；约20%的病例主要累及红髓或呈弥漫性浸润。常有坏死，但肿瘤结节周围脾组织结构常保存。绝大多数病例具有大B细胞淋巴瘤的共性组织学与免疫表型特征，可伴坏死。较为特殊的组织学类型是弥漫红髓浸润的大B细胞淋巴瘤，常表现为脾的均匀性肿大，缺乏占位性病变，中等偏大或大的肿瘤细胞在脾窦内散在分布。由于瘤细胞数量少，易被忽略而致漏诊。尽管B细胞抗原的免疫组化染色能很好地显示出肿瘤细胞，但形态学观察与发现异型细胞是前提。

鉴别诊断包括经典型霍奇金淋巴瘤、结节性淋巴细胞为主型霍奇金淋巴瘤、髓肉瘤、慢性淋巴细胞白血病/小淋巴细胞淋巴瘤（CLL/SLL）伴里克特（Richter）综合征和炎性假瘤等。

(陈　杰)

pí Huòqíjīn línbāliú

脾霍奇金淋巴瘤（splenic Hodgkin lymphoma）　霍奇金淋巴瘤累及脾。约40%的霍奇金淋巴瘤患者确诊时就有脾累及，但脾原发的霍奇金淋巴瘤罕见。经典型霍奇金淋巴瘤中结节硬化型和混合细胞型最常累及脾，淋巴细胞消减型特征性的存在膈下病变和脾累及，而结节性淋巴细胞为主型霍奇金淋巴瘤则很少有脾累及。

临床常表现为孤立性或多发性肿物，也可表现为粟粒状结节，呈所谓斑岩脾。最小的病变可能只有几毫米，因此，对于霍奇金淋巴瘤患者脾的大体检查应仔细。光镜可见早期病变主要分布于脾动脉鞘周围或边缘区附近，随着病情的进展，病变可累及脾小体和红髓区。常见非干酪样坏死性上皮样细胞肉芽肿。在混合性炎症细胞浸润的背景上，可见里-斯（R-S）细胞及其变异细胞。脾霍奇金淋巴瘤浸润的组织学分型困难，也无必要，结合淋巴结活检的组织学分型即可。

(陈　杰)

pí línbāguǎnliú

脾淋巴管瘤（splenic lymphangioma）　脾淋巴管系的良性病变。可能是一种错构瘤性病变而非真性肿瘤。罕见。表现为脾单发或多发的结节状病变，主要累及脾被膜和脾小梁。当同时有相似病变在身体其他器官存在时则称为淋巴管瘤病。

(陈　杰)

pí dòu'ànxìbāo xuèguǎnliú

脾窦岸细胞血管瘤（splenic littoral cell angioma）　发生于脾的血管良性肿瘤。少见。任何年龄组均可发病，无性别差异。多数患者有脾大，伴或不伴有脾功能亢进。部分患者可能存在内脏器官的恶性肿瘤。临床主要表现为脾占位，为单发或多发的境界清楚的海绵状结节，其中充满血液。光镜下见，相互吻合、或狭窄或扩张的形态不规则的血管腔形成的网状结构；血管腔内衬的细胞呈立方形，细胞核呈圆形或由凹陷，核染色质粗糙，核仁不明显；胞质中等量，淡染或嗜酸性，有时可见过碘酸希夫（PAS）染色阳性的嗜酸性小体。血管腔内衬的细胞脱落至血管腔内，单个、呈簇状或假乳头样排列。不见核分裂。免疫组化染色显示，瘤细胞表达 F Ⅷ 因子、CD31、CD68 和 CD8，不表达 CD34，具有脾窦内皮细胞的表型。

(陈　杰)

pí xuèguǎnliú

脾血管瘤（hemangioma of spleen）　发生于脾的良性血管成分的肿瘤性增生。可为散发，也可伴有先天性性综合征。最常见于老年人，中位发病年龄为63岁。男女发病相当。约20%的患者因脾肿瘤很大而出现腹痛或可触及肿大的脾。大体上，通常为单个病变，也可为多发性肿块，直径0.3~7cm。通常无包膜，红褐色。光镜下见，肿瘤由扁平内皮细胞衬覆的不同大小的血管样腔隙构成。毛细血管型血管瘤则腔隙很小（图1a）。免疫组化染色显示，肿瘤血管相关的标志物，如 CD31（图 1b）、CD34（图 1c）、WT-1、ERG、Fli-1 以及 F Ⅷ因子阳性。本病为良性，大的肿瘤需手术切除。

(陈　杰)

pí xuèguǎn ròuliú

脾血管肉瘤（angiosarcoma of spleen）　发生于脾，源于血管内皮细胞或向血管内皮细胞分化的高度侵袭性恶性肿瘤。脾原发血管肉瘤少见。老年人相对多见，以腹痛或腹部肿块为主要表现，部分病例有肝的广泛累及。大体

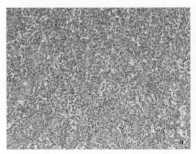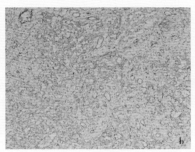

a. HE×100；b. CD31 阳性（×100）；c. CD34 阳性（×100）。

图 1　脾血管瘤

表现为单发或多发而境界不清的结节，或呈弥漫性生长，常伴坏死和出血。光镜下见，肿瘤由互相吻合排列无序的血管腔构成，常见灶性或片状实性增生区或乳头样结构；瘤细胞异形性明显，核分裂易见，有病理性核分裂；可见瘤细胞"出芽"现象和原始血管腔结构。分化良好的区域见海绵状血管瘤或毛细血管瘤的构象。免疫组化染色显示，瘤细胞表达血管内皮标志物，如 FⅧ因子、CD34 和 CD34；部分病例可表达 CD68 和 CD8。本病远处转移者多见，预后差。

（陈　杰）

pí zhuǎnyíxìng zhǒngliú

脾转移性肿瘤（metastatic tumor of spleen）　恶性肿瘤晚期转移至脾。不常见，可能与脾缺乏输入淋巴管有一定关系。脾转移性肿瘤中，较常见的是肺、消化管和乳腺癌的转移，部分病例是在尸体解剖时偶然被发现。少数复发性实体癌是以脾大为首发表现，特别是女性生殖系统癌症。脾转移性肿瘤可表现为多发性占位性病变，也可表现为窦性浸润模式，而不形成明显肿块。根据临床病史线索，结合形态学及免疫组化染色等，诊断并不难。

（陈　杰）

xiāntiānxìng dǎnguǎn bìsuǒ

先天性胆管闭锁（congenital biliary atresia）　胆囊和肝外胆管可完全缺如或只有无管腔的纤维条索。肝可无大的胆管形成。其病因不清，约20%伴有其他畸形。光镜下改变提示肝外胆管系统和肝的损伤可能与病毒感染有关。胆管上皮的损伤，引起炎症，进而管腔闭塞和纤维化。可见肝窦周Ⅳ型胶原的沉积，肝动脉和其分支常有增生性或肥厚性改变。

（陈　杰）

dǎnguǎn nángzhǒng

胆管囊肿（biliary cyst）　胆管的局限性扩张形成的囊性肿物。局限性膨出所形成的囊腔称为胆管憩室。在儿童为梗阻性黄疸的最常见的原因，常伴有新生儿肝炎。女性常见。亦可在成年发病。胆管囊肿可导致其他胆管部分甚至十二指肠的梗阻。临床特征性表现为腹痛、黄疸和腹部肿块。

大体见，胆管管壁增厚、纤维化或钙化。囊内可含有 1～2 升胆汁，远端胆管常狭窄。光镜下依患者年龄不同而异。在婴儿常有完整的胆管上皮，炎症很轻。较大的儿童，炎症则很明显。成年人炎症更为明显，上皮大部分已破坏消失，常合并慢性胆囊炎。

囊壁内偶见有乳头状瘤、腺癌、类癌和胚胎性横纹肌肉瘤。本病需手术治疗。

（陈　杰）

dǎnnáng yìwèi zǔzhī

胆囊异位组织（heterotopic tissues of gallbladder）　胆囊中异位有胃肠黏膜、胰腺、肝、肾上腺、甲状腺等组织。并多伴有胆石症和胆囊炎。临床表现为分界清楚的壁内结节。异位胃黏膜以胆囊颈部及胆囊管附近多见。

（陈　杰）

dǎnshízhèng

胆石症（cholelithiasis）　因胆管系统结石导致的疾病。任何人群均可发生，常见于多产、肥胖的中年女性。结石以胆固醇石和色素石最常见。色素石以胆红素钙为主要成分。结石中80%以多种成分混合构成（混合石），如蛋白质、黏多糖、胆酸、脂肪酸和无机盐等。纯粹的胆固醇石仅占约10%。

胆石的形成一般分为 3 个阶段：胆汁饱和或过饱和；起始核心的形成；逐渐形成结石。起始核心形成最为关键。胆固醇石的形成从胆固醇结晶析出开始，并与胆囊的功能状态关系密切。色素石以无形的色素颗粒沉淀开始，逐渐形成结石。结石可为细砂状，也可很大充填整个胆囊。胆固醇石通常为圆形、桑葚状、黄白色半透明状。促进其形成的因素有回肠疾病、回肠切除、雌激素治疗、肠短路吻合术、Ⅳ型高脂血症、肥胖、妊娠和糖尿病等。色素石多呈多面体、深绿或黑色。促进其形成的因素为镰状红细胞贫血、溶血性贫血、胆管感染和酒精性肝硬化等。

部分胆石症可长期无症状，大多数均伴有慢性胆囊炎，有的胆囊结石可进入胆囊管或胆总管造成梗阻，引起梗阻性黄疸和陶土色便。有时胆囊管内嵌顿的结石导致水肿和肝总管的压迫，此时称为胆管狭窄或阻塞综合征〔米里奇（Mirizzi）综合征〕。胆总管末端结石嵌顿使括约肌舒缩功能障碍，可导致黄疸和急性胰腺炎。有时壶腹乳头的嵌顿可误诊为壶腹癌。结石的局部压迫使局部血循环发生障碍可出现坏死、溃疡、甚至穿孔。胆囊结石堵塞胆囊管可引起胆囊积水或形成黏液性胆囊。胆石与胆囊癌及胆管癌的关系尚未定论。大多数胆囊癌伴有结石，说明结石在胆囊癌发生中具有一定的促进作用。

（陈　杰）

急性胆囊炎（acute cholecystitis）

由胆囊结石、细菌感染、严重外伤、化学因素等导致的胆囊急性炎性病变。90%～95%伴有胆囊结石，无结石者可能与败血症、严重外伤、伤寒病和结节性多动脉炎等有关。人类免疫缺陷病毒（HIV）感染的患者中常见巨细胞病毒感染导致的胆囊炎。另外，化学性胆囊炎可见于心脏手术、骨髓移植及肝动脉化疗后。一般认为，胆石性胆管梗阻可导致胆囊上皮释放磷脂酶及胰液中的胰

蛋白酶均可使卵磷脂水解而释放溶血卵磷脂。溶血卵磷脂对上皮细胞具有很强的毒性作用。浓缩的胆汁中的高胆固醇含量对上皮细胞亦具有毒性作用。而细菌感染则为继发于胆管梗阻的结果。临床上，急性胆囊炎以右上腹痛为主，有的有胆绞痛或轻度黄疸，部分病例可扪及肿大的胆囊。

大体见，胆囊表面充血并有纤维蛋白样物质渗出。黏膜明显充血、水肿，呈紫红色。胆囊壁增厚。有细菌继发感染者可见有胆囊积脓。腔内常有数量不等的结石，有时胆囊内容物中可有大量胆固醇结晶。

光镜下见，胆囊壁因水肿、充血、出血而明显增厚。继发细菌感染者则胆囊壁有大量炎症细胞浸润，胆囊黏膜可出现多灶性糜烂或溃疡（图1）。严重的病例可出现广泛的坏死，称为坏疽性胆囊炎。急性胆囊炎可出现穿孔而导致弥漫性胆汁性腹膜炎，或由网膜包裹而形成胆囊周围脓肿。有时胆囊内容物可侵蚀小肠或大肠而导致胆囊–肠瘘。胆囊上皮可出现明显的反应性增生，应注意不要同异型增生和原位癌混淆。

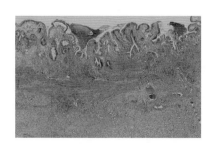

图1　急性胆囊炎（HE×40）

多数急性胆囊炎的炎症消退后，胆囊壁有一定程度的纤维化。黏膜通过再生修复。但胆囊的浓

缩功能均受到一定的损害。胆囊可萎缩，管壁可出现钙化。

（陈　杰）

慢性胆囊炎（chronic cholecystitis）

胆囊的慢性炎性病变。为胆囊最常见的疾病，常与胆结石同时存在，可由急性胆囊炎反复发作演变而来，也可为长期胆结石形成的慢性化学刺激和化学损伤的结果。患者常有非特异的腹痛症状或右肋下疼痛。

大体见，胆囊壁增厚、变硬，浆膜面与周围器官呈纤维性粘连。胆囊腔变小，常含有胆结石，约一半患者有继发细菌感染。黏膜萎缩或见局部溃疡形成。有时胆囊壁可广泛钙化、纤维化而形成葫芦状或花瓶状，称瓷器胆囊。

光镜下见，胆囊上皮可正常或萎缩或增生甚至化生。化生可为肠上皮化生和幽门腺化生（图1a）。前者常有帕内特（Paneth）细胞和内分泌细胞。与胆囊颈的正常腺体不同，化生的腺体含有较多非硫酸化黏液和中性黏液。肠化时CDX2阳性。内分泌细胞可为分泌5–羟色胺（5-HT）、生长抑素、缩胆囊素（CCK）、胃泌素和胰多肽的细胞。胆囊壁明显纤维性增厚，常有淋巴细胞、浆细胞或组织细胞浸润。胆囊黏膜上皮或腺体常穿入胆囊壁肌层内（图1b），形成罗–阿（Rokitansky-Aschoff）窦。有时穿入囊壁的R-A窦可很多，形成所谓的腺性胆囊炎。有时伴有平滑肌的增生和肥大而使胆囊壁局灶性增厚，形成所谓的腺肌瘤（局灶性）或腺肌瘤病（弥漫性）。有时因R-A窦内胆固醇结晶沉积而诱发异物巨细胞反应，严重时可形成黄色肉芽肿性胆囊炎。

（陈　杰）

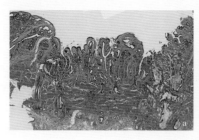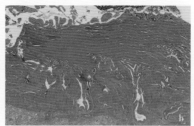

a. 伴幽门腺化生；b. 伴深入腺体。
图1 慢性胆囊炎（HE×40）

huángsè ròuyázhǒngxìng dǎnnángyán
黄色肉芽肿性胆囊炎（xanthogranulomatous cholecystitis, XGC）

慢性胆囊炎的基础上合并黄色肉芽肿的破坏性炎性病变。慢性胆囊炎时，因罗-阿（Rokitansky-Ashoff）窦内胆固醇结晶沉积而诱发异物巨细胞反应，导致大量吞噬脂质的组织细胞积聚，形成由大量慢性炎症细胞、泡沫状组织细胞和增生的成纤维细胞构成的肉芽肿（图1）。胆囊壁可见黄色隆起的条纹或结节。有时可能同恶性间叶性肿瘤尤其是未分化肉瘤混淆。

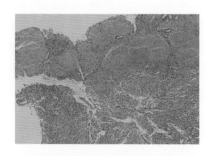

图1 黄色肉芽肿性胆囊炎（HE×40）

（陈 杰）

lǔpàoxìng dǎnnángyán
滤泡性胆囊炎（follicular cholecystitis）

慢性胆囊炎的一种特殊类型。胆囊壁各层均可见散在的淋巴滤泡形成，以黏膜层为主。

（陈 杰）

mímànxìng línbā jiāngxìbāoxìng dǎnnángyán
弥漫性淋巴浆细胞性胆囊炎（diffuse lymphoplasmacytotic cholecystitis）

慢性胆囊炎的一种特殊类型。胆囊壁内有弥漫的淋巴细胞、浆细胞浸润，常伴有原发性硬化性胆管炎和IgG4相关性自身免疫性胰腺炎。

（陈 杰）

shìsuānxìng dǎnnángyán
嗜酸性胆囊炎（eosinophilic cholecystitis）

慢性胆囊炎的一种特殊类型。通常无结石，胆囊壁内有大量成熟的嗜酸性粒细胞浸润。

（陈 杰）

dǎnnáng dǎngùchún zhùjībìng
胆囊胆固醇贮积病（cholesterosis of gallbladder）

慢性胆囊炎的一种特殊类型。是胆囊局部胆固醇代谢失衡的结果，与血胆固醇的含量无直接的关系。多见于中年女性。大体见胆囊黏膜有散在的黄白色条纹或斑块，外形似草莓，故称为草莓胆囊。光镜下见，黏膜皱折增大，充满泡沫细胞，胞核很小，通常因吞噬大量胆固醇等脂质而被挤到周边。胆固醇沉积有时可形成胆固醇息肉（见胆囊息肉）。电镜可见巨噬细胞内吞噬的大量胆固醇空泡。

（陈 杰）

dǎnnáng ruǎnbān
胆囊软斑（malakoplakia of gallbladder）

胆囊组织细胞胞质内可见的肉芽肿性病变。较为罕见。光镜下病变为在黏膜上皮下组织细胞积聚而形成黏膜的多结节状增厚。在组织细胞的胞质中可见钙或铁阳性的米凯利斯-古特曼（Michaelis-Gutmann）小体。米-古小体可能为胞质内细菌降解的结果。

（陈 杰）

dǎnnáng zēngshēngxìng xīròu
胆囊增生性息肉（hyperplastic polyp of gallbladder）

在胆囊黏膜表面呈局灶性颗粒状或绒毛状突起的肿物。是常见的黏膜良性病变。直径一般<0.5cm。常多发，息肉有蒂或无蒂。光镜下多为结节状幽门腺增生或胆囊上皮的乳头状增生，或两者并存。也可伴有肠上皮化生（化生性息肉）和/或异型增生。与胆囊腺瘤不同的是，增生性息肉主要由增生的高柱状黏液上皮构成。周边无明显分界和纤维包膜，乳头状结构不如腺瘤明显。且体积较小，多有蒂。

（陈 杰）

dǎnnáng dǎngùchúnxìng xīròu
胆囊胆固醇性息肉（gallbladder cholesterol polyp, GCP）

向胆囊腔突起的多分叶状带有细蒂的黄色肿物。是胆囊内常见的良性病变。主要见于40~50岁女性。大体见，息肉呈小桑葚状，黄色，有细的蒂部与胆囊相连，可单发或多发，直径常<1cm。尽管体积较小，但在B超和CT上仍可发现。大多数胆固醇息肉伴有弥漫的胆囊胆固醇沉积，但部分病例可见局灶性胆固醇沉积和胆囊结石。光镜下，在完整的胆囊上皮下有吞噬脂质的泡沫细胞积

聚（图1）。息肉蒂部由血管结缔组织构成。息肉可有数量不等的绒毛突起。

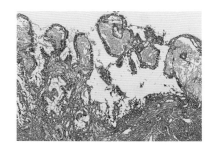

图1 胆囊胆固醇性息肉（HE×100）

（陈 杰）

dǎnnáng ròuyá zǔzhīxìng xīròu

胆囊肉芽组织性息肉（granulomatous polyp of gallbladder）

慢性胆囊炎时，黏膜形成息肉状的突起。又称胆囊炎性息肉。多见于50岁以上女性。大体见，常有宽蒂与胆囊相连。病灶直径很少超过1cm。常与慢性胆囊炎或黄色肉芽肿性胆囊炎及胆囊结石并存。光镜下见，息肉含有丰富的小血管和中性粒细胞、淋巴细胞、嗜酸性粒细胞和浆细胞等炎症细胞。

（陈 杰）

dǎnnáng xiānwéixìng xīròu

胆囊纤维性息肉（fibrous polyp of gallbladder）

见于胆囊有纤维轴心的赘生物。通常比肉芽组织性息肉大，多同时伴有胆囊结石和慢性胆囊炎。亦常见于50岁以上女性。光镜下见，呈分叶状结构，与乳腺的叶状肿瘤或纤维腺瘤相似，由散在的腺体或导管样结构与纤维性间质构成（图1）。表面被覆胆囊上皮。纤维间质常有不同程度的水肿，其间有散在的淋巴细胞等炎症细胞的浸润。

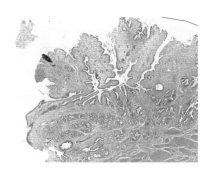

图1 胆囊纤维性息肉（HE×40）

（陈 杰）

dǎnnáng línbāyàng xīròu

胆囊淋巴样息肉（lymphoid polyp of gallbladder）

胆囊黏膜下淋巴样组织增生致使黏膜局限性突起。多见于50岁以上的女性，平均65岁。临床表现以慢性胆囊炎、胆石症为主。可多发或单发，呈突出黏膜的小结节，直径为2~5mm。根部多有蒂，常伴有慢性胆囊炎。光镜下息肉由增生的淋巴组织构成。其间常见淋巴滤泡。生发中心可很大。表面覆盖一层正常的胆囊上皮，又称假性淋巴瘤。

（陈 杰）

dǎnnáng hùnhéxìng xīròu

胆囊混合性息肉（mixed polyp of gallbladder）

胆囊不同类型息肉的混合存在的息肉类型。直径大者可达1.5cm。光镜下见由两种以上成分构成，如增生性息肉合并胆固醇息肉。本病诊断一般不难，主要应注意检查胆囊黏膜上皮有无异型增生性改变。除增生/化生性息肉有约0.2%的癌变率外，其他息肉极少恶变。

（陈 杰）

dǎnnáng xiànliú

胆囊腺瘤（adenoma of gallbladder）

发生在胆囊腺上皮的良性肿瘤。又称为腺瘤性息肉。典型表现呈息肉状、单发、境界

清楚。发病年龄范围很大，多见于成年人，女性比男性多，罕见于儿童。小者可无任何症状，偶可合并波伊茨-耶格综合征和加德纳综合征。根据其生长类型分为管状腺瘤、乳头状腺瘤及管状乳头状腺瘤3型。依细胞特点分为幽门腺型、肠型、胃小凹型和胆管型。在胆囊以幽门腺型的管状腺瘤最常见，在肝外胆管则以肠型管状腺瘤最常见。大体见腺瘤有蒂或无蒂，可见于胆囊、胆管的任何部位。直径0.5~2cm，偶尔可超过5cm，甚至充填大部分胆囊腔。肿瘤呈红褐至灰白色。约1/3为多发性腺瘤。

光镜下见，管状腺瘤与结肠的腺管状腺瘤相似，由类似幽门腺的腺体构成（图1a）。乳头状腺瘤的特征为树枝状结缔组织核心被覆高柱状上皮细胞（图1b）。腺瘤中可含有一定数量的内分泌细胞，尤以5-羟色胺细胞常见，约一半病例雌激素受体（ER）阳性。腺瘤上皮可有一定程度的不典型增生甚至原位癌的改变。腺瘤越大，越可能含有恶变的区域（图1c）。总体来说，胆囊腺瘤并不一定是胆囊癌的重要癌前病变。其常有β联蛋白（*β-catenin*）基因突变而胆囊癌则很少有，胆囊癌中常有*p53*、*K-ras*和*p16*基因的改变，胆囊腺瘤则没有。在家族性结肠息肉病中，肝胰壶腹亦可为结肠外腺瘤的常见部位。74%可见明显的癌前病变。

（陈 杰）

dǎnnáng xiàn-jīliú

胆囊腺肌瘤（adenomyoma of gallbladder）

一种以腺体和肌层增生为主的良性胆囊疾病。又称胆囊腺肌瘤性增生。慢性胆囊炎时胆囊黏膜上皮或腺体常深入胆囊壁肌层内形成罗-阿（Rokitan-

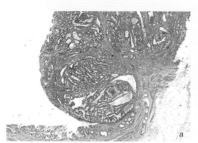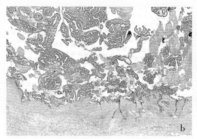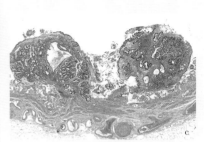

a. 管状腺瘤；b. 乳头状腺瘤；c. 管状腺瘤恶变。

图1 胆囊腺瘤（HE×40）

sky-Ashoff）窦，伴有平滑肌的增生而使胆囊壁局灶性增厚，常发生在胆囊底部。

（陈 杰）

dǎnnáng niányèxìng nángxìng zhǒngliú

胆囊黏液性囊性肿瘤（mucinous cystic neoplasm of gallbladder） 发生在胆囊的被覆黏液柱状上皮性囊状肿瘤。罕见。组织结构与胰腺黏液性囊性肿瘤相似。光镜下见衬覆柱状黏液上皮，并含有特征性的相似卵巢间质的原始间叶组织，亦可见散在的内分泌细胞。

（陈 杰）

dǎnnáng nèi rǔtóuzhuàng zhǒngliú

胆囊内乳头状肿瘤（intracholecystic papillary neoplasm, ICPN） 起源于胆囊黏膜并突入胆囊腔内的非浸润性上皮性肿瘤。以胆囊内乳头状生长为特征，类似于胰腺导管内乳头状黏液性肿瘤。当伴有浸润性癌时称为伴有浸润性癌的胆囊内乳头状肿瘤。男性较为多见。临床上可引起梗阻性黄疸、上腹痛及胆绞痛。大体为突入胆囊或胆管腔内的多发性息肉样肿物，大多有蒂，部分可为广基性肿物。

光镜下见，上皮依异型增生的程度分为低级别胆囊内乳头状肿瘤和高级别胆囊内乳头状肿瘤。

低级别为良性病变，而高级别则为恶性前病变。上皮最多呈现为胆管的形态（胆管型），细胞立方，胞质透明至嗜酸，和增大，核仁明显；免疫组化染色显示，细胞角蛋白（CK7）、上皮膜抗原（EMA）（MUC-1）阳性。胃型表现为高柱状细胞成分的长型腺体，胞质丰富、淡染，核位于周边（胃陷窝型）；胃型病变弥漫 MUC-5AC 阳性，某些也表达 MUC-6。一种由小的管状腺体构成的病变，特征为比较一致的立方细胞，核圆形，胞质中等，可见核仁，称为非黏液幽门腺型，此型 MUC-6 弥漫强阳性。肠型与结肠腺瘤相似，以高柱状细胞，雪茄样假复层排列的核及嗜碱性胞质为特点，表达 CD20、CDX2 和 MUC-2。嗜酸细胞型最少见，特征为繁茂的乳头，衬以多层具有丰富嗜酸颗粒状胞质的细胞，细胞仅 MUC-1 阳性，MUC-6 阴性。

本病约一半伴有浸润性癌，尤其是胆管型病变或广泛高级别病变者，浸润性癌常为管状腺癌，其他类型如黏液癌、腺鳞癌或神经内分泌癌也偶有报告。

（陈 杰）

dǎnguǎn nèi rǔtóuzhuàng zhǒngliú

胆管内乳头状肿瘤（intraductal papillary neoplasm of bile duct） 发生于胆管内的，与胰腺导管内乳头状黏液肿瘤相似的肿瘤。曾称为胆管乳头状瘤病。多见于男性，年龄常多为 50~70 岁。临床上可引起梗阻性黄疸、上腹痛及胆绞痛。大体见，为突入胆管腔内的息肉样肿物，大多有蒂，部分可为广基性，部分可为多发性。

光镜下见，具有纤维血管轴心的乳头主要由胆管型上皮衬覆，可混有管状或腺样结构（图1）。依上皮的异型增生程度可分为低级别胆管内乳头状肿瘤和高级别胆管内乳头状肿瘤。大多数发生在肝外胆管的为高级别。40%～80% 的肿瘤可见微小的间质浸润，浸润的部分通常为管状癌，偶尔为胶样癌。肿瘤可向周边的胆管黏膜呈表浅蔓延。胆管内乳头状肿瘤的上皮表型可为肠型、胃型、胆管型和嗜酸细胞型。约一半胆管内乳头状肿瘤含两种或两种以上上皮类型。一般以占优势的形态进行分类。胃型上皮常表达 MUC-5Ac 和 MUC-6，肠型上皮常表达 MUC-2，而胰胆管上皮则常表达上皮膜抗原（EMA）。类似胰腺的导管内管状乳头状肿瘤，在胆管称胆管的导管内管状乳头状肿瘤（图2）。此时肿瘤以管状腺体为主，黏液比其他导管内肿瘤明显要少。

（陈 杰）

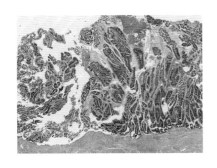

图1 胆管乳头状肿瘤（HE×40）

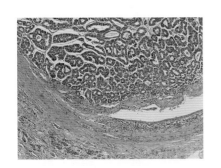

图2 胆总管的导管内管状乳头状肿瘤（HE×100）

dǎnguǎn shàngpínèiliú

胆管上皮内瘤（biliary intraepithelial neoplasia，BilIN） 发生于胆囊或肝外胆管的非浸润性上皮内肿瘤。又称胆管上皮异型增生。可分为乳头型和扁平型，以扁平型多见。

依上皮异型增生的程度分为低级别胆管上皮内瘤和高级别胆管上皮内瘤。低级别的特征为轻度细胞结构异型性，以扁平生长为主，假复层排列的核，高核质比，核深染，核仁明显。高级别常为复杂的乳头或高乳头，极性完全消失，明显的核异型性，核分裂常见（图1）。胆囊的高级别胆管上皮内肿瘤可发生于罗-阿（Rokitansky-Ashoff）窦或累及罗-阿窦，勿认为浸润癌。上皮可分为胆管型、肠型和胃型。是否

伴有浸润性癌与上皮的类型关系不大。约1/3可见杯状细胞，异型增生区同正常上皮分界清楚。有一型原位癌由杯状细胞、柱状细胞、帕内特（Paneth）细胞和内分泌细胞构成。可能是肠型腺癌的原位期。有的原位癌可完全由印戒细胞构成，称原位印戒细胞癌。

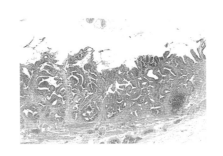

图1 胆管高级别上皮内瘤（HE×100）

免疫组化染色显示，瘤细胞癌胚抗原（CEA）和CA19-9阳性。某些病例P53过表达及染色体5q杂合子缺失。反应性增生与异型增生不同，其细胞成分多样，可见柱状黏液分泌细胞、矮立方细胞、萎缩的上皮和铅笔样细胞，不像异型增生时那样单一，与正常上皮的过渡也是渐进性的，分界不清。

（陈 杰）

dǎnnáng'ái

胆囊癌（carcinoma of gallbladder） 发生于胆囊的上皮性恶性肿瘤。为肝外胆管系统中常见的恶性肿瘤。超过90%为50岁以上中老年人，女性是男性的3~4倍。大多数胆囊癌与胆囊结石及慢性胆囊炎尤其是瓷器胆囊关系密切。其他如胆囊肠瘘、溃疡性结肠炎、结肠多发息肉、加德纳（Gardner）综合征、腺肌瘤病等

亦有一定关系。临床多无特异的症状，大多数表现与胆石症相似，很难早期发现。

大体见，肿瘤可表现为巨大息肉样肿块，充填胆囊腔内或呈结节状、弥漫浸润使胆囊壁明显增厚。偶尔可呈环状浸润使胆囊形成哑铃状。胆囊癌以发生胆囊底部多见，但大多数病例因已累及大部分胆囊而很难辨别其起源部位。组织学上，胆囊癌大多数为腺癌，少见为鳞癌、腺鳞癌、淋巴上皮瘤样癌、髓样癌、肝样癌、肉瘤样癌等。胆囊癌的预后与肿瘤类型和分期有关。如肿瘤仅限于胆囊，则2年生存率可达到45%。

（陈 杰）

dǎnnáng xiàn'ái

胆囊腺癌（adenocarcinoma of gallbladder） 发生于胆囊伴有腺样分化的恶性上皮性肿瘤。通常有胆管、肠和胃陷窝分化。约占胆囊癌的80%左右。光镜下可见腺体可分化很好，形成比较规则的腺腔（图1a），也可仅有腺腔样分化的倾向（图1b）。腺体间可有大量纤维间质。常可见神经周围浸润。黏液多少不等，但多为涎腺型黏液，这与正常胆囊及胆囊炎时不同。免疫组化染色显示，瘤细胞CK7、CK20阳性。其他标志物如上皮膜抗原（EMA）、癌胚抗原（CEA）可阳性。偶可见甲胎蛋白（AFP）阳性，部分可见神经内分泌分化。胆囊腺癌的分子遗传学涉及多个基因改变的积累过程，包括癌基因、肿瘤抑制基因和DNA修复基因等。约50%的病例有 *p53* 突变。*K-ras* 基因突变率2%~59%不等。其他常见的改变包括 *p16* 失活、端粒酶的激活和 *FHIT* 基因的失活。

（陈 杰）

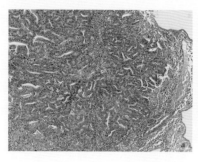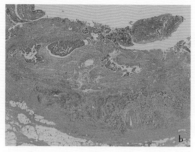

a. 高分化（×100）；b. 低分化（×40）。

图1 胆囊腺癌（HE）

dǎnguǎnxíng xiàn'ái

胆管型腺癌（biliary-type adenocarcinoma） 由立方到高柱状细胞衬覆的管状腺体样结构组成的腺癌。为胆囊腺癌最常见的类型。因与胰腺的导管腺癌在形态和生物学行为上均很相似，又称胰胆管型腺癌。肿瘤大多数为小管状型，某些也可为大腺样型。部分有乳头或筛状排列。分化差的区域可呈单个细胞、小巢状或片状排列，常有明显的多形性和异型核。偶可见到微乳头状癌和泡沫腺体型腺癌。

肠型腺癌 与结肠腺癌相似，由柱状细胞形成管状结构的癌。在胆囊少见。肿瘤以乳头状结构为主。乳头由立方或柱状上皮衬覆，上皮可有多少不等的黏液。可有一定的肠上皮分化，如杯状细胞、帕内特（Paneth）细胞和内分泌细胞。

黏液腺癌 与其他部位的黏液腺癌相同，黏液应至少占肿瘤的50%。分两型，一型为肿瘤性腺管内含有大量黏液；另一型为黏液背景中有小团肿瘤细胞。

透明细胞腺癌 此型少见。肿瘤主要由糖原丰富的瘤细胞构成。瘤细胞界限清楚、核深染。有些细胞则含有嗜酸性胞质。瘤细胞可排列成巢状、条索状、小梁状或乳头状，偶见像皮革胃那样的弥漫性浸润。应注意同转移性肾透明细胞癌鉴别。

腺鳞癌 即肿瘤同时具有鳞癌和腺癌两种成分，鳞状细胞癌成分应大于25%。少见，约占胆囊癌的2%。

鳞癌 占胆囊癌的4%。多为灰白色广泛浸润的肿块。可分为角化型和非角化型。低分化型可见以梭型细胞为主的区域。免疫组化染色角蛋白阳性，可同肉瘤鉴别。一般认为起源于胆囊上皮的鳞状上皮化生。

未分化癌 多见于胆囊，占胆囊癌的5%~20%，分为3型：①梭形细胞型和巨细胞型：此型形态上酷似肉瘤，又称多形性梭形细胞和巨细胞癌或肉瘤样癌。肿瘤主要由数量不等的梭形细胞、巨细胞和多角形细胞构成，偶见分化好的腺癌成分及鳞状分化区。②伴有破骨细胞样巨细胞的未分化癌：此型含单核性肿瘤细胞和大量破骨细胞样巨细胞，形态上酷似骨巨细胞瘤，在胆囊罕见。免疫组化染色瘤细胞角蛋白和上皮膜抗原（EMA）阳性，而破骨细胞样巨细胞则CD68阳性。③小细胞型未分化癌：此型由小圆细胞构成，其核呈空泡状，核仁明显，偶见胞质黏液。这些同小细胞癌不同。本型预后差。

淋巴上皮样癌 可见于胆囊或肝外胆管，形态与发生于鼻咽的淋巴上皮癌相似。有的与EB病毒感染有关，有的则无。

癌肉瘤 此型肿瘤包含癌和肉瘤两种成分（图1a）。癌性上皮成分多为腺癌，偶为鳞癌。肉瘤成分以软骨肉瘤、骨肉瘤和横纹肌肉瘤较多。免疫组化染色，不同成分各有相应的表达。如间叶成分细胞角蛋白（CK）和癌胚抗原（CEA）阴性，而只在上皮性成分中表达（图1b），有助于同肉瘤样癌鉴别。如果仅间叶呈肉瘤成分，而上皮为良性，则称为腺肉瘤。

（陈 杰）

gān wài dǎnguǎn'ái

肝外胆管癌（extrahepatic cholangiocarcinoma，ECC） 发生在肝外胆管包括左右肝管、肝总管、胆囊管和胆总管的恶性上皮性肿瘤。肝外胆管癌的发生率略少于胆囊癌。50%~75%发生于上1/3，包括肝门部，以胆总管和

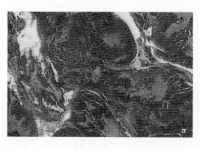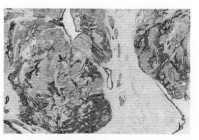

a. HE×100；b. 癌部分CK阳性，肉瘤部分CK阴性（×100）。

图1 胆囊癌肉瘤

肝管、胆囊管汇合处多见；10%～25%发生于中 1/3；10%～20%发生于下 1/3。60 岁以上多见。男女发病相当。在溃疡性结肠炎、硬化性胆管炎、华支睾吸虫感染和一些先天性胆管畸形，如先天性胆管扩张、胆管囊肿、卡罗利（Caroli）病、先天性肝纤维化、多囊肝和异常胰胆管吻合中发病率增高。

临床表现　以梗阻性黄疸、体重下降和腹痛为主，亦常因继发性胆管感染而出现发热。

大体形态　胆管癌可表现为管壁的局部增厚，或呈突入腔内的息肉样肿物，偶尔可引起管腔的环形狭窄或弥漫浸润而导致胆管壁弥漫增厚。偶可呈多中心性或同时有胆囊癌。上 1/3 的胆管癌常直接侵及肝，远端的胆管癌常侵及胰腺。

镜下形态　绝大多数为各种分化程度的腺癌（图 1）。高分化者可与胆管的腺瘤相似，诊断恶性相当困难。此时同一腺体内的细胞异型性、核质比增高、核仁明显、间质或神经周围的浸润、围绕肿瘤腺体的同心圆性的间质反应是诊断恶性的重要特征。除此之外，胆管癌细胞通常有黏液和癌胚抗原（CEA）的表达，在其周围的上皮常有化生或异型增生，如鳞状上皮化生和透明细胞

变或神经内分泌分化，甚至出现小细胞神经内分泌癌的改变。偶见分化非常好的腺癌，类似于胃陷窝上皮构成的腺瘤。

鉴别诊断　胆管硬化性癌［阿尔特迈耶－克拉斯金（Altemeier-Klatskin）瘤］是胆管癌的一种特殊亚型，肿瘤起源于肝管汇合处，可蔓延至很长一段胆管。特征为临床病程长、形态分化好、有明显的纤维化。此型应同硬化性胆管炎鉴别。胆管癌约 94% 有 P53 的过表达，而硬化性胆管炎 P53 阴性。乳头状腺癌可呈息肉样堵塞管腔。肿瘤的坏死脱落可使黄疸波动。与胆囊相似，在胆管中黏液腺癌、印戒细胞癌、透明细胞型腺癌、鳞癌、腺鳞癌、小细胞癌、未分化癌等均有报道。

预后　明显比胆囊癌要好，可能因易引起黄疸而发现早、治疗早之故，但肝门部的胆管癌很难切除，预后差。

（陈　杰）

dǎnnáng hé gān wài dǎnguǎn pútáocùyàng pēitāixìng héngwénjī ròuliú

胆囊和肝外胆管葡萄簇样胚胎性横纹肌肉瘤（botryoid embryonal rhabdomyosarcoma of gallbladder and extrahepatic bile duct）

见于胆囊及肝外胆管系统的表型上具有胚胎性横纹肌细胞特点的原始恶性软组织肿瘤。为

儿童中肝外胆管最常见的恶性肿瘤，成年人中亦有少数报道。临床表现为阻塞性黄疸。大体呈柔软的息肉状，有时可累及胆囊。光镜下，在上皮下可见肿瘤细胞带，肿瘤由小的未分化的梭形细胞构成。表面上皮通常完好。有的瘤细胞可见到横纹。约 40% 病例诊断时已有转移。

（陈　杰）

dǎnnáng hé gān wài dǎnguǎn yuánfāxìng hēisèsùliú

胆囊和肝外胆管原发性黑色素瘤（primary melanoma of gallbladder and extrahepatic bile duct）

原发于胆囊及肝外胆管系统黑色素细胞的恶性肿瘤。有些病例与分化不良痣综合征伴发，大多数病例在诊断时已有转移。形态和免疫组化特征与皮肤的黑色素瘤相同（图 1）。诊断时应首先除外来自皮肤或眼部的黑色素瘤转移。

（陈　杰）

húfù xiànliú

壶腹腺瘤（ampullary adenoma）

发生在肝胰壶腹部的由肿瘤性腺上皮构成的息肉样病变。常有肠型或胰胆管型分化，故可分为肠型腺瘤、胰胆管型腺瘤。临床上通常有胆管阻塞的症状和体征，内镜、超声有助于判断息肉大小，以及是否有浸润。大部分为肠型腺瘤，可发生在壶腹部任何位置，形态类似结直肠的腺管状腺瘤，分为管状腺瘤、绒毛状腺瘤和管状绒毛状腺瘤 3 种，多数上皮为低级别异型增生。胰胆管型乳头状肿瘤，形态类似胆管和胰管内乳头状肿瘤（胰胆管型）（图 1），乳头复杂分支，一般伴高级别异型增生，甚至出现筛状结构，更易在基底部发现浸润性癌。当壶腹部上皮病变没有形

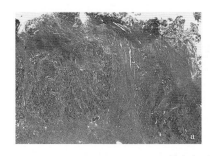
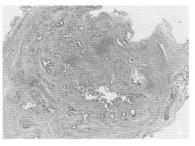

a. 低分化；b. 高分化。
图 1　胆管腺癌（HE×40）

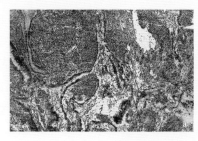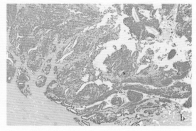

a. HE×100；b. Melan-A 阳性（×100）。
图 1 胆囊黑色素瘤

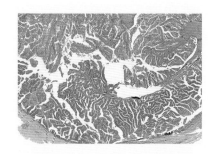

图 1 壶腹腺瘤（HE×40）

成息肉时，称为扁平上皮内肿瘤，该病变几乎都邻近浸润性癌，大多为高级别异型增生。

（陈 杰）

húfù'ái

壶腹癌（ampullary carcinoma）

发生于末段胆总管和主胰管汇合并开口于十二指肠处的恶性肿瘤。由于此处解剖结构复杂，故其来源一直不清，多伴有胆管黏膜上皮的不典型增生。多起源于胆总管，偶尔起源于主胰管，少数起源于壶腹周的十二指肠黏膜。多发生于 60 岁以上中老年人，男性略多。

大体见，壶腹内肿瘤在壶腹部形成圆形隆起（壶腹内型），表面十二指肠黏膜光滑，活检常阴性；亦可表现为壶腹区的隆起，伴有溃疡形成或有菜花状肿物形成（壶腹周型）。有些晚期病例可在胰头-壶腹区形成广泛的浸润，

以至于同胆总管癌和胰头癌很难区别（混合型），又称为胰-胆管-壶腹区癌。

光镜下见，绝大多数为不同分化的腺癌，常为低分化腺癌，部分为乳头状腺癌。很多病例表面为类似绒毛状腺瘤或绒毛腺管状腺瘤的形态，但基底部有浸润癌。其他各种类型的腺癌，如黏液腺癌、肠型腺癌、透明细胞癌等均可见到。偶尔有鳞癌或腺鳞癌、小细胞癌。壶腹癌常因梗阻性黄疸而较早就医。预后比胆囊癌好。

（陈 杰）

dǎnnáng hé gān wài dǎnguǎn shén-jīng-nèifēnmì zhǒngliú

胆囊和肝外胆管神经内分泌肿瘤（neuroendocrine neoplasm of gallbladder and extrahepatic bile duct）

发生在胆囊和肝外胆管的神经内分泌肿瘤。以肝外胆管和壶腹部较多见，有时可同小肠肿瘤伴发。多见于 60 岁以上。

肿瘤分类 肝外胆管、胆囊及壶腹部的神经内分泌肿瘤与胃肠胰的神经内分泌肿瘤相同，也分为功能性和非功能性两类。功能性肿瘤是指因内分泌肿瘤分泌激素过多，引起临床上激素失衡而出现明显的临床表现或综合征的肿瘤。如胃泌素瘤、生长抑素瘤、血管活性肠肽瘤（VIP 瘤）

等。偶见分泌异位促肾上腺皮质激素（ACTH）、甲状旁腺素（PTH）、生长激素释放激素（GHRH）或 5-羟色胺（5-HT）等的神经内分泌肿瘤。依据世界卫生组织（WHO）2019 版分类分为：分化好的神经内分泌肿瘤（NET）、分化差的神经内分泌癌（NEC）和混合性神经内分泌-非神经内分泌肿瘤（MiNEN）。

肿瘤分级 神经内分泌肿瘤分为 3 级：第一级（Grade 1）指肿瘤细胞核分裂 < 2/10HPF，和/或 Ki-67 增殖指数≤3%。第二级（Grade 2）为核分裂（2～20）/10HPF。第三级（Grade 3）为核分裂 20/10HPF，和/或 Ki-67>20%。数核分裂要求至少要数 50 个 HPF，Ki-67 增殖指数要求在增殖活跃区数 500～200 个细胞的基础上，计算 Ki-67 阳性细胞数。G1、G2 及 G3 的肿瘤为神经内分泌瘤（NET），神经内分泌癌（NEC）分成小细胞神经内分泌癌和大细胞神经内分泌癌，核分裂数和 Ki-67 增殖指数的标准与 3 级相同。MiNEN 多由腺癌和神经内分泌肿瘤混合构成，其中每一种成分不少于 30%。其中的腺癌和神经内分泌肿瘤的成分均要进行相应的分级。

大体形态 肿瘤呈灰白色结节，可仅几毫米，也可在胆囊形成较大的肿块侵透胆囊肝床而到达肝。

镜下形态 肿瘤形态与其他部位神经内分泌肿瘤相同，由一致的圆形或小多角细胞构成。瘤细胞可排成巢状、花带状或腺管状，其间有丰富的血窦。印戒细胞型及透明细胞型均有报道。有时与希佩尔-林道（von Hippel-Lindau）病伴发。

辅助检查 免疫组化、电镜

和免疫电镜均已证实多种激素的产生，如 ACTH、生长抑素、5-HT、胃泌素和胰多肽等。偶有类癌综合征的报道。罕见的情况下，类癌腺癌复合癌可见于肝外胆管系统。

（陈 杰）

dǎnnáng hé gān wài dǎnguǎn fùshénjīngjiéliú

胆囊和肝外胆管副神经节瘤

（ paraganglioma of gallbladder and extrahepatic bile duct） 发生在胆囊及肝外胆管的一种神经内分泌肿瘤。由排列成巢状的主细胞和支柱细胞构成，纤细的纤维间隔中有丰富的毛细血管。非常罕见。免疫组化染色显示，主细胞神经元特异性烯醇化酶（NSE）和嗜铬粒蛋白 A（CgA）阳性，支柱细胞 S-100 蛋白阳性。电镜可见神经内分泌颗粒。在胆囊，常为手术中偶然发现，但在肝外胆管可导致胆管梗阻。

（陈 杰）

dǎnnáng hé gān wài dǎnguǎn kēlì xìbāoliú

胆囊和肝外胆管颗粒细胞瘤

（ granular cell tumor of gallbladder and extrahepatic bile duct） 显示神经外胚层分化，由具有颗粒性胞质的大细胞构成的良性肿瘤。又称颗粒性肌母细胞瘤。胆囊和肝外胆管的颗粒细胞瘤少见。以胆总管和胆囊管较为多见。常见于中年女性。以胆绞痛及腹痛为主要临床表现，偶尔有梗阻性黄疸或胆汁性肝硬化的报道。

大体见，肿瘤呈黄白色质韧的结节。通常位于胆管壁内，也可突入腔内或围绕胆管外生长。一般小于 1cm，大者可达 3.5cm。包膜不明显。光镜下见，肿瘤由较大的、一致的卵圆形或多角形细胞构成，在瘤巢的周围可见梭

形细胞。细胞核很小，胞质丰富呈嗜酸性、颗粒状。淀粉酶处理后过碘酸希夫（PAS）染色阳性。电镜可见瘤细胞内有质膜包绕的空泡和髓鞘结构，认为此瘤起源于神经外胚层。

（陈 杰）

yìwèi yíxiàn zǔzhī

异位胰腺组织

（ pancreatic heterotopia） 见于胰腺外的胰腺组织。包括腺泡、导管，甚至胰岛。好发部位为十二指肠、胃、空肠、回肠、胆囊、胆囊管、胆总管、肠系膜、网膜及脾。偶可见于食管及肺。

（陈 杰）

huánzhuàng yíxiàn

环状胰腺（annular pancreas）

呈环形包绕十二指肠第二段的胰腺。为罕见的胰腺胚胎发育异常，常见于婴幼儿、尤其是唐氏（Down）综合征中较为常见。有时可与其他畸形伴发，如结肠转位不足、十二指肠闭锁或狭窄、肛门或食管闭锁等。

（陈 杰）

yíxiàn fēnliè

胰腺分裂（pancreas divisum）

胰腺在发育过程中，腹胰和背胰未完全融合或完全没融合所致的畸形。胰腺被分为部分或完全分隔的两个部分。这种畸形可导致局灶性慢性胰腺炎。

（陈 杰）

yíxiàn nángxìng xiānwéihuà

胰腺囊性纤维化（pancreatic disease related to cystic fibrosis） 一种累及胰腺的常染色体隐性遗传性疾病。又称纤维囊肿病或黏液黏稠症。其基因位于 7 号染色体 q31-32，编码氯离子通道蛋白，基因突变导致蛋白质功能失常，而出现氯离子跨越细胞膜障碍，各外分泌腺导管内的黏

液脱水而变得异常黏稠，堵塞导管，造成导管扩张、腺体萎缩。

（陈 杰）

xuèsèsù chénzhuóbìng

血色素沉着病

（ hemochromatosis） 机体中铁潴留过多的疾病。分原发性和继发性两种，原发性为常染色体隐性遗传性铁代谢障碍，又称血色病；继发性的原因多为酒精性肝硬化、慢性溶血性贫血、口服过量铁剂或长期反复输血所致。过多的铁积聚在组织中可通过自由基导致脂质过氧化、刺激胶原纤维形成并造成 DNA 损伤而导致组织损伤。临床常见表现为色素性肝硬化和糖尿病，胰腺因铁沉积可呈褐色。

（陈 杰）

yíxiànyán

胰腺炎（pancreatitis） 各种原因导致的胰腺炎症。多数情况下为胰腺酶类的异常激活而出现胰腺的自我消化。根据病程分为急性胰腺炎和慢性胰腺炎。

（陈 杰）

jíxìng yíxiànyán

急性胰腺炎（acute pancreatitis） 急性胰腺炎是多种病因导致胰酶在胰腺内被激活后引起胰腺组织自身消化、水肿、出血甚至坏死的炎症反应。主要发病因素为胆管疾病，尤其是胆管结石和酗酒。根据病理形态和病变严重程度分为急性水肿型（或称间质型）胰腺炎和急性出血坏死性胰腺炎。①急性水肿型（间质型）胰腺炎：此型为早期或轻型急性胰腺炎，其特点是间质水肿伴中等量炎症细胞浸润，腺泡和导管基本上正常，间质可有轻度纤维化和轻度脂肪坏死。此型可反复发作。②急性出血坏死性胰腺炎：又称急性胰腺出血坏死。因胰腺

组织广泛的出血坏死及脂肪坏死，胰腺明显肿大、质脆、软、呈暗红或蓝黑色。切面，小叶结构模糊，暗红和黄色相间。胰腺表面、大网膜和肠系膜均有散在灰白色脂肪坏死斑点。光镜下见，胰腺组织中有大片组织坏死和出血，坏死区周围有中性白细胞及单核细胞浸润（图1）。胰腺内外脂肪组织均有脂肪坏死，因脂肪酶血中浓度升高，甚至出现远隔部位，如皮下组织的脂肪坏死。

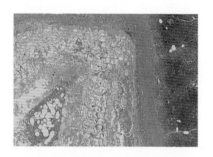

图1　急性坏死性胰腺炎（HE×40）

（陈　杰）

mànxìng yíxiànyán

慢性胰腺炎 （chronic pancreatitis）

由于长期酗酒或胆管疾病等因素导致胰腺实质进行性损害和纤维化的炎症。常伴钙化、假性囊肿及胰岛细胞减少或萎缩。形态上分为阻塞性慢性胰腺炎和非阻塞性慢性胰腺炎两型。阻塞性慢性胰腺炎多为主胰管靠近壶腹2~4cm处的结石或肿瘤阻塞所致。非阻塞性慢性胰腺炎占慢性胰腺炎的95%左右。

大体见，胰腺呈结节状弥漫性变硬变细。灰白色、质硬韧、有时与周围分界不清。病变可局限于胰头，但通常累及全胰。切面分叶不清，大小导管均呈不同程度的扩张，腔内充满嗜酸性物质——蛋白质丰富的分泌物，可有钙化，当钙化较广泛时，又称为慢性钙化性胰腺炎。胰腺周围可有不同程度的纤维化，有时可导致血管、淋巴管、胆管和肠道的狭窄。光镜下见，腺泡组织呈不同程度的萎缩，间质弥漫性纤维组织增生和淋巴细胞、浆细胞浸润。大小导管均呈不同程度的扩张，部分胰管内含嗜酸性物质或白色结石（图1）。胰管的严重阻塞可形成较大的胰管囊肿。胰管上皮可受压变扁，或有增生或鳞化。内分泌胰腺组织早-中期通常不受损害，并常因外分泌胰腺组织的萎缩而呈相对集中的形态，应注意与胰岛增生鉴别。

临床上，内分泌胰腺功能可在相当长的时期无失衡现象，严重病例有胰岛萎缩，出现糖尿病。有时，瘢痕限于胰头和十二指肠之间称为沟部胰腺炎。

（陈杰 孙健）

zìshēn miǎnyìxìng yíxiànyán

自身免疫性胰腺炎 （autoimmune pancreatitis）

胰腺对自身成分产生免疫应答而造成胰腺的炎性病变。又称淋巴浆细胞性硬化性胰腺炎、导管破坏性慢性胰腺炎。是慢性胰腺炎的一种特殊类型。发病高峰为40~60岁，男性稍多于女性。血清学检查显示丙种球蛋白和IgG4升高、出现自身抗体、对类固醇激素治疗有效。可同时合并其他自身免疫病，如干燥综合征、原发性硬化性胆管炎、原发性胆汁性肝硬化等。大部分自身免疫性胰腺炎为一种IgG4相关的系统性疾病，2型辅助性T细胞（Th2）和调节性T细胞（Treg）介导了大部分自身免疫性胰腺炎的免疫反应。

大体见，胰头部受累为最常见，其次为胰体尾部。胰腺局部弥漫肿大，胰腺导管可出现局灶性狭窄或硬化。光镜下分为两种不同的亚型：①Ⅰ型：又称淋巴浆细胞性硬化性胰腺炎，为系统性疾病，常伴有淋巴浆细胞性慢性胆囊炎和胆管炎。受累器官中有丰富的IgG4阳性的浆细胞。组织病理学特点为胰腺显著纤维化和明显的淋巴细胞、浆细胞浸润，常见淋巴细胞性静脉炎，淋巴细胞围绕并浸润中等或较大的胰腺静脉，导致血管闭塞或血管壁结构破坏（图1）。莫瓦特（Movat）染色可以清晰显示普通苏木精-伊红（HE）染色易被忽略的静脉病变。免疫组化染色显示，浸润的炎症细胞中有丰富的IgG4阳性的浆细胞，有助于本病诊断。②Ⅱ型：又称导管中心型自身免疫性胰腺炎，特征表现为中性粒细胞浸润的胰腺导管上皮病变，无系统累及。

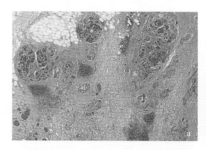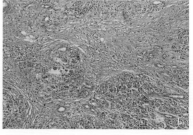

a. 低倍（×40）；b. 高倍（×100）。
图1　慢性胰腺炎（HE）

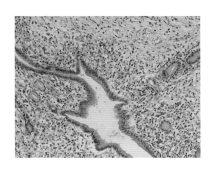

图 1 自身免疫性胰腺炎（HE×100）

（陈杰 孙健）

shìsuānxìbāoxìng yíxiànyán

嗜酸细胞性胰腺炎（eosinophilic pancreatitis）

胰腺实质可见明显嗜酸性粒细胞浸润的胰腺炎。罕见。全身表现有外周血嗜酸性粒细胞升高，血清 IgE 升高及其他器官的嗜酸性粒细胞浸润。

（陈杰 孙健）

mànxìng dàixièxìng yíxiànyán

慢性代谢性胰腺炎（chronic metabolic pancreatitis）

发生在某些综合征时的慢性胰腺炎，如甲状旁腺功能亢进时的高血钙综合征。此时，胰腺常有钙化或胰管结石。

（陈杰 孙健）

mànxìng rèdàixìng yíxiànyán

慢性热带性胰腺炎（chronic tropic pancreatitis）

主要见于热带国家青年中与酗酒无关的慢性胰腺炎。营养不良及食物中氰类毒性、缺乏抗氧化剂及遗传因素等均与其有关。

（陈杰 孙健）

yíchuánxìng yíxiànyán

遗传性胰腺炎（hereditary pancreatitis）

发生于至少两代家族成员中反复发作的胰腺炎。为常染色体显性遗传，典型患者在 10 岁以内发病，临床表现与其他慢性胰腺炎相同。

（陈杰 孙健）

yíxiàn nángzhǒng

胰腺囊肿（pancreatic cyst）

胰腺的囊性病变。广义上包括从良性到恶性的各种胰腺囊性病变，分为真性囊肿、假性囊肿和囊性肿瘤等。此处特指非肿瘤性胰腺囊肿。临床胰腺假性囊肿最常见。

胰腺假性囊肿 系急、慢性胰腺炎和胰腺损伤后，由血液、胰液外渗以及胰腺自身消化导致局部组织坏死，崩解物聚积不能吸收而被纤维组织包裹形成的囊性病变。囊壁由炎性纤维结缔组织构成，囊内无胰腺上皮层衬垫（图1）。囊肿可很大，甚至突出胰腺进入小网膜囊，约15%为多发性。大体见，囊壁厚而不规则，内面粗糙不平，囊内容物浑浊或为血性。光镜下与真性囊肿和囊性肿瘤鉴别的最主要特征是囊壁无被覆上皮。囊液中淀粉酶浓度很高。假性囊肿的合并症为穿孔和出血。出血多来自脾动脉，有时可引起猝死。

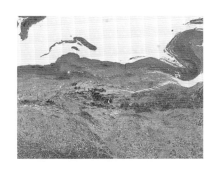

图 1 胰腺假囊肿（HE×40）

胰腺真性囊肿 有以下几种。

胰腺先天性囊肿 先天性胰腺导管发育异常所致。多为多发性，常合并肝和肾的先天性囊肿。先天性囊肿的大小自几毫米到直径3~5cm，内壁光滑，衬覆扁平或低柱状上皮，有时上皮可完全萎缩。囊内含有浆液、黏液或感染出血而形成的混浊液体。胰腺先天性囊肿合并小脑血管母细胞瘤、视网膜血管瘤和胃先天性囊肿时称为希佩尔-林道病，又称胰腺囊性异形增生。

胰腺滞留性囊肿 胰管阻塞导致胰管局部扩张形成的单囊性病变。这种囊肿的衬覆上皮为一般的导管上皮，但由于伴发炎症和出血，有时囊壁可无上皮衬覆，囊内亦可含有多种胰酶，使其同假性囊肿不易区别。滞留性囊肿多位于胰尾部，直径1~20cm，囊壁纤维组织中常有不同程度的炎症反应和出血、甚至钙化。

胰腺淋巴上皮性囊肿 形态上与头颈部的鳃裂囊肿相似，成熟鳞状上皮衬覆的单囊或多囊性囊性病变，壁内有大量非肿瘤性淋巴细胞，并常有生发中心形成。

壶腹旁十二指肠壁囊肿 起源于邻近十二指肠小乳头的炎性囊性病变，常伴有胰腺头沟部的胰腺炎。

胰腺黏液性非肿瘤性囊肿 系由单层黏液上皮衬覆的单囊或多囊性病变，是黏液性囊腺瘤最为良性的表现形式。

（陈杰）

yíxiàn dǎoguǎn shàngpínèiliú

胰腺导管上皮内瘤（pancreatic intraepithelial neoplasia，PanIN）

发生在胰腺小导管的非浸润性上皮性肿瘤。这是显微镜下的诊断，不能在大体标本和影像学中诊断。依细胞学和组织结构的不典型程度，分4级：PanIN 1A、PanIN 1B、PanIN 2 和 PanIN 3。PanIN 1A 为最轻的一种，包含曾称为黏液细胞化生或黏液细胞肥大及单纯性增生，即使早期阶段，部分病例也有 K-ras 基因的突变。②PanIN 1B：乳头状增生，此时上皮可开始有复层。③PanIN 2：

当复层明显，局部出现细胞排列极紊乱，细胞出现异型性时，称为不典型增生。④PanIN 3：上皮排列出现明显的高度不典型增生，排列极性消失。这些病变同原位癌相当。形态上表现为明显的极性消失，乳头失去纤维轴心，核不规则，核分裂增多。PanIN 很常见，在很多情况下均可见到，但当在胰腺标本中见有 PanIN 2 和 PanIN 3 的病变时应注明。2019年的世界卫生组织（WHO）肿瘤分类，把胰腺导管上皮内肿瘤分成低级别和高级别，PanIN 1A、PanIN 1B 和 Pan IN2 归为低级别，为良性病变（图 1）；PanIN 3 归为高级别，为恶性前病变，伴有浸润癌时可为导管腺癌，也可为胶样癌。

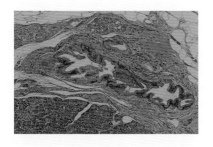

图 1　低级别胰管上皮内瘤
（HE×100）

（陈　杰）

yíxiàn jiāngyèxìng zhǒngliú

胰腺浆液性肿瘤（pancreatic serous neoplasm）

由富于糖原的导管型上皮细胞组成，并产生类似于血清的水样液体的胰腺上皮性肿瘤。多数为微囊状，称浆液性微囊性腺瘤（图 1）。当肿瘤由单个或数个大囊构成时称寡囊型腺瘤或大囊型腺瘤。当肿瘤由同样的细胞构成但排列成实性时称实性浆液性腺瘤，此时，肿瘤由密集的腺体排列而成。绝大多数为良性病变。罕有恶性。肿瘤

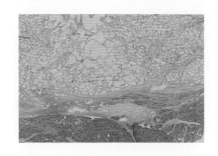

图 1　胰腺微囊型腺瘤（HE×40）

常发生在胰体尾部，老年女性较为多见。

浆液性肿瘤一般无症状，常为偶然发现，部分患者以腹部肿块或腹部不适为主要症状。发生在胰头者偶尔可引起梗阻性黄疸或消化道梗阻。某些患者合并希佩尔－林道（von Hippel-Lindau）病，可检测到 *VHL* 肿瘤抑制基因的等位基因缺失和突变。

大体见，肿瘤分界清楚，直径 1~25cm，平均 10cm。微囊性腺瘤切面呈蜂窝状，由多个 1~2mm 的小囊构成。纤维间隔可形成特征性的中心瘢痕，偶尔有钙化。囊内含有透明液体，很少或无黏液。光镜下见，囊壁由单层立方上皮衬覆，细胞胞质透明、富含糖原（图 2），癌胚抗原（CEA）阴性。某些病例囊内可见

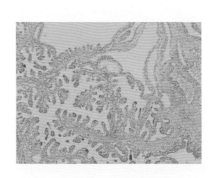

图 2　胰腺浆液性囊腺瘤（HE×100）

乳头、出血或大囊性变性。囊液的 CEA 含量很低。免疫组化染色显示，瘤细胞低分子量细胞角蛋白、上皮膜抗原（EMA）、α－抑制素（α-inhibin）和 MART-1 阳性，HMB45 阴性。MUC-6 通常阳性。无 *K-ras* 和 *p53* 基因的突变。电镜见，瘤细胞与泡心细胞相似，胞质含有大量糖原颗粒，细胞表面一般无微绒毛。

偶尔胰腺的浆液性肿瘤可和神经内分泌肿瘤形成混合性神经内分泌-非神经内分泌肿瘤。本瘤的恶性型称为浆液性腺癌或微囊型腺癌，形态上与微囊型腺瘤相似，但可转移到胃和肝或出现神经周的浸润。

（陈　杰）

yíxiàn niányèxìng nángxìng zhǒngliú

胰腺黏液性囊性肿瘤［mucinous cystic neoplasm（MCN）of pancreas］

由黏液上皮构成的与胰管系统不相通，并具有卵巢型间质的囊性胰腺肿瘤。常见于中年女性，发病年龄高峰为 40~60岁。多见于胰体尾部。

大体常为大的多囊或偶尔单囊的肿物，直径 2~30cm。有厚的纤维包膜，表面光滑，境界清楚，肿瘤周边常伴局灶钙化。囊肿一般与胰腺导管系统不通。在较大囊内壁可有绒状乳头状区，囊壁内也可有实性乳头状结节。囊内容物一般为黏液，但也可能是清亮液、血性液甚至坏死物。

光镜下见，囊壁被覆高柱状黏液上皮，类似于内宫颈上皮，可见散在杯状细胞。免疫组化染色显示，上皮细胞表达细胞角蛋白（CK7、CKS、CK18、CK19）、癌胚抗原（CEA）和 MUC-5AC，只有杯状细胞表达 MUC-2；同时还可见散在神经内分泌细胞，表达嗜铬粒蛋白 A（CgA）和突触

素（Syn）。在囊壁与间隔中可见特征性的卵巢样间质成分，由致密片状、短梭状核、胞质很少的梭形细胞构成。这种类似于卵巢皮质的间质成分是 MCN 的重要特点，也是诊断所必需的。间质细胞表达 α-抑制素（α-inhihin）、钙网膜蛋白（calretinin）和孕激素受体（PR），部分表达雌激素受体（ER）。

与胰腺导管内乳头状黏液肿瘤（IPMN）一样，胰腺黏液性囊性肿瘤也有从良性、恶性前病变，进而进展到癌的谱系（图 1）。根据导管上皮细胞的异型增生程度，胰腺黏液性囊性肿瘤可分为低级别黏液性囊性肿瘤、高级别黏液性囊性肿瘤和伴有浸润性癌的黏液性囊性肿瘤。低级别为良性病变，高级别为恶性前病变。高级别病变检出率随肿瘤体积和结构复杂程度而增加。不到 20% 的胰腺黏液性囊性肿瘤可伴有浸润性癌，浸润区域可能很局限，故仔细检查标本及多取材很重要，大片乳头区域和结节状区域要重点检查。MCN 发生的浸润癌一般为导管腺癌，也可为黏液癌，偶有伴破骨样巨细胞的未分化癌、腺鳞癌、绒癌甚至高级别肉瘤。

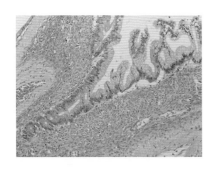

图 1　胰腺黏液性囊性肿瘤伴中度异型增生（HE×100）

（陈　杰）

yíxiàn dǎoguǎn nèi rǔtóuzhuàng niányèxìng zhǒngliú

胰腺导管内乳头状黏液性肿瘤［intraductal papillary mucinous neoplasm（IPMN）of pancreas］

起源于主胰管或其主要分支的一种导管内生长、分泌黏液的乳头状肿瘤。常伴有导管内大量黏液积聚而导致导管的明显扩张，曾称胰腺黏液性导管扩张、黏液过度分泌性肿瘤。因其明显的乳头状生长方式又称胰管的绒毛状腺瘤、胰腺导管内乳头状瘤等。这组肿瘤约占胰腺肿瘤的 5%，通常发生在 60~80 岁的老年人。部分有胰腺炎病史。

临床表现　内镜下从肝胰壶腹处有黏液溢出，影像学上可见明显的胰导管扩张。根据影像学表现，IPMN 可分为主胰管型、分支胰管型及混合型 3 种，主胰管型恶变率高。

大体形态　肿瘤主要位于主胰管（主胰管型）或其主要分支内（分支胰管型）。肿瘤可单个，也可为多中心性。严重者可累及整个胰管系统。常伴有明显的胰管扩张。

镜下形态　IPMN 的衬复上皮为黏液柱状上皮，上皮可分为 3 种类型：即胃型、肠型、和胰胆管型。肠型形态与胃肠道的绒毛状腺瘤相似。通常乳头较长，呈绒毛状，细胞长形，依据异型增生的程度可有不同程度的假复层及细胞内黏液。胃型细胞形态与胃的陷窝上皮相似，核为单层，位于基底。胰胆管型乳头分支更为复杂，常为多分支状乳头、微乳头，甚至出现筛状排列。细胞核多为单层但可有大小不一及不同程度的异型性，甚至出现极性紊乱，细胞核仁明显（图 1）。

辅助检查　免疫组化染色显示，瘤细胞表达细胞角蛋白（CK7、CK8、CK18、CK19）、癌胚抗原（CEA）、CA19-9 和 MUC-5AC，但各型也有所不同，胰胆管型表达乳腺型黏液 MUC-1，而肠型多表达 MUC2 及其他肠型标志物如 CK20 和 CDX2。本瘤常无 DPC4 的改变，*K-ras* 和 *p53* 基因突变亦不像导管腺癌那样高，约 25% 的病例有 Peutz-Jeghers 基因（*CTK11/LKB1*）的失活。

根据导管上皮细胞的异型增生程度，胰腺导管内乳头状黏液肿瘤可分为低级别导管内乳头状黏液肿瘤、高级别导管内乳头状黏液肿瘤和伴有相关浸润性癌的导管内乳头状黏液肿瘤。浸润癌中可为胶样癌，也可为导管腺癌。低级别为良性病变，高级别为恶性前病变。

鉴别诊断　本病主要应与黏液性囊性肿瘤鉴别，后者在胰体尾部，主要发生在女性，与胰管不相通，而 IPMN 主要发生在胰头部，长在胰管内。还应同 PanIN 鉴别，二者均为发生在导管内的病变，但 IPMN 是指临床上或大体上可见的病变，而 PanIN 则指小的（通常直径<0.5cm）、大体见不到的多为显微镜下才能见到的病变。

（陈　杰）

yíxiàn dǎoguǎn nèi shìsuānxìng rǔtóuzhuàng zhǒngliú

胰腺导管内嗜酸性乳头状肿瘤（pancreatic intraductal oncocytic papillary neoplasm）

大体为囊性、由嗜酸性腺上皮细胞构成的胰腺导管内肿瘤。仅占胰腺导管内肿瘤的 4.5%，女性较常见。平均年龄 59 岁。大体见，肿瘤位于扩张的胰管内，红褐色、乳头状，直径平均 5.5cm。光镜下见，肿瘤形成复杂的分支状乳

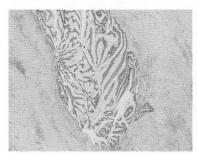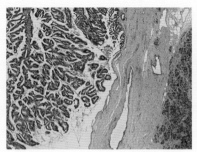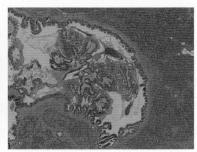

图 1 胰腺导管内乳头状黏液肿瘤 （HE×40）

头，乳头衬覆 2~5 层具有丰富的嗜酸性胞质的立方或柱状细胞，细胞圆形核，核仁明显，上皮细胞多有高度异型增生。本病为恶性前病变，当伴有浸润性癌时称为伴有浸润性癌的胰腺导管内嗜酸性乳头状肿瘤。可见于切除标本的 30%。免疫组化染色显示，瘤细胞 MUC-1 和 MUC-6 阳性，而 MUC-2 和 MUC-5AC 的表达仅限于杯状细胞。

（陈 杰）

yíxiàn dǎoguǎn nèi guǎnzhuàng rǔtóuzhuàng zhǒngliú

胰腺导管内管状乳头状肿瘤

（pancreatic intraductal tubulo-papillary neoplasm） 大体可见、导管内生长以形成管状腺体为主的胰腺导管内肿瘤。常见于老年人。肿瘤位于胰管内，可有蒂或悬于导管内。光镜下见，肿瘤由排列紧密的腺体构成，偶有乳头状结构，黏液很少或无。上皮多为高度异型增生，故为恶性前病变。免疫组化染色显示，瘤细胞 CK19、CK7 阳性，CK20 阴性。有浸润癌时称为伴有浸润性癌的胰腺导管内管状乳头状肿瘤。

（陈 杰）

yíxiàn xiànpào xìbāo zhǒngliú

胰腺腺泡细胞肿瘤 （pancreatic acinar cell tumor） 来源于胰腺腺泡细胞的肿瘤。绝大多数为

恶性的腺泡细胞癌，极少可表现为良性的腺泡细胞腺瘤或腺泡细胞囊腺瘤，腺泡细胞增生则可能为腺泡细胞癌的前驱病变。胰腺腺泡细胞增生较常见，常为偶然发现。低倍镜下，这些增生的结节易与胰岛混淆。腺泡细胞增生可出现不典型增生。此病变可能为腺泡细胞癌的前驱病变。

胰腺腺泡细胞囊腺瘤为单囊或多囊肿物，囊壁衬以分化好的腺泡细胞，囊通常不与胰管相通。此瘤为腺泡细胞囊腺癌的良性型。

胰腺腺泡细胞癌很少见，仅占胰腺癌的 1%～2%。常见于 60 多岁的老年人，以男性较多，偶见于儿童。临床无特异症状，黄疸罕见，部分患者可因脂肪酶的过度分泌而出现皮下脂肪坏死、多关节病或嗜酸细胞增多以及血栓性心内膜炎。

大体见，肿瘤通常较大，平均直径 11cm，实性，分界清楚，包膜完整。常有广泛的坏死和囊性变。因无明显的间质反应，故常质地较软。有时也可长在导管内。光镜下见，癌细胞呈巢状或片状密集排列。间质反应轻微，在很多病例中几乎无间质。癌巢中可见腺泡或小腺腔结构，核位于基底（图 1）。有时可见呈小梁状或实性排列。瘤细胞胞质中等，有时胞质丰富，尖端胞质为嗜酸

性颗粒状。核圆形或卵圆形，异型性不大，但有明显的单个核仁，核分裂多少不等。淀粉酶消化后过碘酸希夫（PAS）阳性染色对确诊很有帮助。免疫组化证实胰蛋白酶、脂肪酶、糜蛋白酶的分泌对诊断有重要价值。抗 Bcl-10 是腺泡细胞及其肿瘤特异且敏感的标志。腺泡细胞癌偶可表达甲胎蛋白（AFP）。电镜下可见酶原颗粒和不规则原纤维颗粒；亦常见到多形性含细丝的膜包绕的包涵体。腺泡细胞癌无导管腺癌中常见的 *K-ras*、*p53*、*p16* 或 *DPC4* 等基因改变。但有较高频率的 *APC/β-catenin* 基因突变和染色体 11P 的等位基因丢失。

本病易早期转移，最常见转移的部位为局部淋巴结和肝，还可出现远处转移。预后不良，生存期少于 5 年。

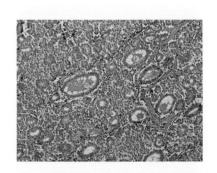

图 1 胰腺腺泡细胞癌 （HE×100）

（陈 杰）

胰腺导管腺癌（pancreatic ductal adenocarcinoma） 具有侵袭性腺样分化的胰腺浸润性恶性上皮性肿瘤。约占所有胰腺恶性肿瘤的85%。发病率在全世界均呈上升趋势。因其诊治困难，预后不良，在西方国家已跃居恶性肿瘤死亡的第4位。东方国家中的发病率亦明显上升。虽可发生于年轻人，但多见于50岁以上的人群，男性略多（男女比为1.6：1）。根据发生部位分为胰头癌、胰体癌、胰尾癌和全胰癌。其中胰头癌占60%~70%，胰体癌占20%~30%，胰尾癌占5%~10%，全胰癌约占5%。约20%为多发灶性。仅约14%的胰腺导管癌可手术切除。

临床表现 胰头癌大多数因累及胆总管而表现为进行性阻塞性黄疸。胰体、胰尾部癌则更为隐蔽，发现时多已有转移。约1/4患者出现外周静脉血栓，是因为肿瘤间质中的巨噬细胞分泌肿瘤坏死因子（TNF）、白细胞介素（IL-1、IL-6）以及癌细胞本身分泌的促凝血物质共同作用的结果。

大体形态 大多数为质地硬韧，与周围组织界限不清的肿块。切面灰白色或黄白色，有时因出血、囊性变和脂肪坏死而杂有红褐色条纹或斑点，原有胰腺的结构消失。胰头癌体积一般较小，仅见胰头轻度或中度肿大，有时外观可很不明显，触之仅感质地较硬韧和不规则结节感。胰头癌常早期浸润胰内胆总管和胰管，使管腔狭窄甚至闭塞，之后远端胰管扩张、胰腺组织萎缩和纤维化。少数胰头癌可穿透十二指肠壁在十二指肠腔内形成菜花样肿物或不规则的溃疡。胰体尾部癌体积较大，呈硬韧而不规则肿块，

常累及肝门静脉、肠系膜血管或腹腔神经丛，很难完整切除。有时肿瘤可累及整个胰体尾部。

镜下形态 分为高分化、中分化和低分化。肿瘤主要由异型细胞形成不规则、有时是不完整的管状或腺样结构构成，伴有丰富的纤维间质（图1）。①高分化导管腺癌：主要由分化好的导管样结构构成。内衬高柱状上皮细胞、有的为黏液样上皮细胞，有的具有丰富的嗜酸性胞质。这种癌性腺管有时与慢性胰腺炎时残留和增生的导管很难鉴别。胰腺癌的腺管常常不规则、分枝状、上皮呈假复层、癌细胞核极向消失。②中分化导管腺癌：由不同分化程度的导管样结构组成，有的与高分化腺癌相似，有的可出现实性癌巢。③低分化导管腺癌：则仅见少许不规则腺腔样结构，大部分为实性癌巢。细胞异形性很大，可从未分化的小细胞到瘤巨细胞，甚至多核瘤巨细胞，有时可见到梭形细胞。在有腺腔样分化的区域，可有少量黏液。肿瘤的间质含有丰富的 I 和 IV 型胶原以及纤连蛋白。90%的胰腺导管腺癌可见有神经周浸润。神经周浸润可从胰腺内沿神经到胰腺外神经丛。但要注意胰腺神经可有良性上皮包涵体。慢性胰腺炎时亦可见神经内胰岛成分，应注意鉴别。约半数病例可有血管

浸润，尤其是静脉。20%~30%的病例，在癌周胰腺中可见有不同程度的胰腺上皮内肿瘤，甚至原位癌。

除典型的导管腺癌外，几种特殊的导管腺癌变异型如下：

泡沫腺体型 为高分化腺癌，由形成很好的浸润性腺体构成。瘤细胞呈柱状，胞质丰富淡染。核极性尚可，但核有皱折。有时易与良性腺体混淆。最具特征性的改变为胞质泡沫状呈细小的比较一致的微囊状。在胞质的顶端形成的薄层类似刷状缘的浓染区。此浓染的尖端区黏液标记阳性，但微囊状的胞质则阴性，而良性黏液性导管病变过碘酸希夫（PAS）染色阳性，P53在这些泡沫腺体的细胞核亦为阳性。以此可与良性黏液性导管病变鉴别。

大导管型 偶尔浸润型导管腺癌可因肿瘤腺体的扩张而形成微囊状，尤其是当侵及十二指肠壁时，瘤细胞可分化非常好，应注意同良性扩张的腺体鉴别。此时，成堆的腺体、导管轮廓不规则、反应性增生的间质、腔内坏死性碎屑等有助于癌的诊断。此型预后虽可稍好于普通的导管腺癌但远比黏液性囊腺癌或导管内肿瘤要差。

空泡型 此型中可见腺体套腺体、肿瘤细胞形成筛状的巢，

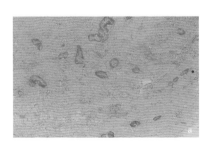
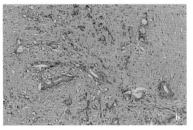

a. 高分化（×40）；b. 低分化（×100）。
图1 胰腺导管腺癌（HE）

其中有多个大的空泡或微囊。囊中含有细胞碎屑和黏液。这些空泡由多发的胞质内腔融合而成。局灶性的空泡细胞很像脂肪细胞或印戒细胞。

实性巢状型 胰腺导管腺癌可以无明显的腺体形成而为实性巢状排列，有些像神经内分泌瘤或鳞状细胞癌。但大多数病例均含有导管癌灶。有些病例瘤细胞含有丰富的嗜酸性胞质和单个清楚的核仁，有些病例癌细胞胞质透明，很像肾细胞癌。

小叶癌样型 偶尔导管腺癌可形成类似乳腺小叶癌的生长类型，癌细胞排列成条索状、靶心状或单个细胞浸润。常可见印戒样细胞，类似胃的弥漫型腺癌。

辅助检查 癌细胞自分泌成纤维细胞生长因子（FGF）及转化生长因子α（TGF-α）促进其血管形成和纤维间质增生。胰腺导管腺癌通常表达 CK7、CK8、CK18、CK19，CK20 约 25%阳性。大多数胰腺导管腺癌 CA19-9、癌胚抗原（CEA）和 B72.3 亦阳性。某些单克隆抗体如 DU-PAN-2、Ypan-1、Span-1、Tu、DF3 或血型抗原 LE 均在胰腺癌诊断中具有一定意义。但尚无胰腺癌高度特异的标志物。约 60%的浸润性导管腺癌 MUC-1、MUC-3、MUC-4 和 MUC-5AC 阳性。这与黏液癌、壶腹癌、结直肠癌不同，这些癌常表达 MUC-2。分子生物学检测胰腺癌中癌基因表达和突变，发现 90%以上的胰腺癌中 *K-ras* 癌基因第 12 密码子有点突变。*HER2* 癌基因的表达多出现在浸润性癌组织中。约一半病例有 *p53* 突变或异常积聚。95%的病例有 *p16* 失活。*DPC4* 的失活率约为 50%。其他基因分析显示癌组织中可有肌成束蛋白（fascin）、间皮素（me-

sothelin）、密封蛋白（claudin-4）、S100AP、S100A6 和 S-100 蛋白的高表达。

胰腺导管腺癌还有以下组织学亚型：①胶样癌：又称黏液性非囊性癌。②髓样癌。③肝样癌。④鳞癌或腺鳞癌。⑤黏液表皮样癌和印戒细胞癌，在胰腺中偶可见到。⑥浸润性微乳头状癌：肿瘤由 50%以上的小巢状癌细胞构成，与乳腺的微乳头状癌形态相似。⑦未分化癌（分化不良性癌）。⑧伴有破骨细胞样巨细胞的未分化癌。

（陈　杰）

yíxiàn yìnjièxìbāo'ái

胰腺印戒细胞癌（signet-ring cell carcinoma of pancreas）

一种至少 80%均由散在的印戒状细胞构成的胰腺低分化腺癌。极为罕见。肿瘤几乎全部由胞质充满黏液的细胞构成，又称低黏着性细胞癌。肿瘤细胞因细胞内黏液将细胞核压向一侧，故呈印戒状而得名。预后极差。在做出该诊断之前必须排除胃原发性肿瘤转移至胰腺。

（陈　杰）

yíxiàn niányèxìng fēi nángxìng'ái

胰腺黏液性非囊性癌（pancreatic mucinous noncystic adenocarcinoma）

以产生大量黏液为特点的胰腺腺癌。又称胶状癌、胶样癌。不常见，占胰腺肿瘤的 1%~3%。肿瘤切面可呈胶冻状，故与结肠的胶样癌相似。间质中可出现黏液池，其中可见散在的恶性上皮细胞（图 1）。这些上皮细胞可呈条索状或筛状排列，亦可形成小管或单个印戒状细胞。本病常伴有导管内乳头状黏液肿瘤或黏液性囊性肿瘤。免疫组化染色与通常的导管腺癌不同，多为肠型表达，如 CK20、MUC-2 和

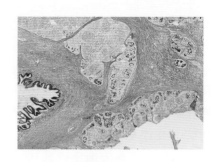

图 1　胰腺黏液癌（HE×100）

CDX2 阳性。*K-ras* 和 *p53* 基因的突变率要低于导管腺癌，亦无 *DPC4* 的缺失。

本病外科手术后 5 年存活率可达到 55%，远高于导管癌的 12%~15%。部分患者死于血栓栓塞性合并症。

（陈　杰）

yíxiàn gānyàng'ái

胰腺肝样癌（pancreatic hepatoid carcinoma）

至少 50%显示肝细胞分化的胰腺恶性上皮性肿瘤。非常罕见。光镜下见，肿瘤由明显肝细胞分化的成分构成，多角形肿瘤细胞排列成实性、巢状或小梁状结构，癌细胞胞质嗜酸性颗粒状，核居中，核仁明显，可见胆色素。肝样癌可以以单一肝样癌的形式出现，也可与导管腺癌、腺泡细胞癌或神经内分泌肿瘤混合存在。

免疫组化染色显示肝细胞分化，如 hepatocyte、paraffin-1、多克隆癌胚抗原（CEA）和 CD10 阳性，甲胎蛋白（AFP）也可阳性。此时应注意同腺泡细胞癌和胰母细胞瘤鉴别，因这两个肿瘤也可表达 AFP。预后不明。

（陈　杰）

yíxiàn suǐyàng'ái

胰腺髓样癌（pancreatic medullary carcinoma）

以合体样生长、推挤边缘等为特点的胰腺恶

性上皮性肿瘤。罕见。与乳腺和大肠一样，胰腺髓样癌的特征也为推开的边界、合体细胞样分化差的细胞、间质反应很少但常伴有较多以淋巴细胞为主的炎症细胞浸润（图1）。与通常的导管腺癌不同的是，部分髓样癌伴有结肠髓样癌中常见的遗传改变，如微卫星不稳定等。但 K-ras 基因突变率非常低。某些病例有结肠癌的家族史，提示有遗传性癌综合征的可能性。本病预后不明，似乎与通常的导管腺癌无大区别。

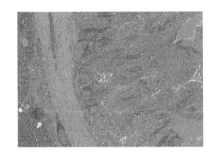

图 1　胰腺髓样癌（HE×40）

（陈　杰）

yíxiàn jìnrùnxìng wēirǔtóuzhuàng'ái

胰腺浸润性微乳头状癌 （invasive micropapillary carcinoma of pancreas）

一种大于 50% 均由悬于间质陷窝的小的实性巢团癌细胞构成的特殊类型腺癌。在胰腺非常罕见，形态与肺和乳腺的为乳头状癌相似。也常伴有明显的胰腺上皮内肿瘤。本病具有较高的侵袭性。

（陈　杰）

yíxiàn wèifēnhuà'ái

胰腺未分化癌 （pancreatic undifferentiated carcinoma）

主要由无明确分化的肿瘤成分构成的胰腺恶性上皮性肿瘤。又称胰腺分化不良性癌。形态上可以巨细胞为主、多形性大细胞为主或呈肉瘤样，故也分别称为巨细胞癌、多形性大细胞癌以及肉瘤样癌。此型一般无明确的腺管分化，多表现为实性巢片状的生长方式。未分化癌中 K-ras 突变率与导管腺癌相似。

形态上，胰腺的未分化癌可分为 3 种：①梭形细胞型（肉瘤样癌）：肿瘤主要由梭形细胞构成（图 1a，图 1b）。②分化不良性巨细胞癌：肿瘤由异型的单核或多核瘤巨细胞构成（图 1c），有时可有绒癌样细胞。瘤细胞排列成实性巢状或呈肉瘤样排列。组织形态易与绒癌、黑色素瘤、脂肪肉瘤、横纹肌肉瘤、未分化肉瘤混淆，但瘤组织作脂肪染色、横纹肌、黑色素等特殊染色均阴性。网织染色显示有上皮巢状结构，细胞角蛋白染色也提示其上皮性质。这种癌经多切片检查常可找到典型的腺癌结构。③癌肉瘤，即上皮及间叶成分均为恶性。本病预后差，平均存活不足 1 年。

（陈　杰）

yíxiàn bàn pògǔxìbāoyàng jùxìbāo de wèifēnhuà'ái

胰腺伴破骨细胞样巨细胞的未分化癌 （undifferentiated carcinoma with osteoclast-like giant cell of pancreas）

一种特殊类型的胰腺未分化癌。罕见。肿瘤由多形性到梭形的细胞以及散在的非肿瘤性破骨细胞样巨细胞构成，破骨细胞样巨细胞通常有 20 个以上均一的小细胞核。在许多病例中，都并存一个相关的原位癌或浸润性腺癌。破骨细胞样巨细胞通常聚集在出血区，并含有含铁血黄素，偶可见被吞噬的单核细胞。也可见骨样基质形成。免疫组化染色显示，部分肿瘤细胞表达细胞角蛋白（CK）、波形蛋白（vimentin）以及 P53。而破骨细胞样巨细胞细胞角蛋白和 P53 阴性，但 vimentin 及 KP1 等巨噬细胞标志物（CD68、溶菌酶等）阳性。本病亦有 K-ras 基因突变。本病预后差，绝大多数患者在 1 年内死亡。

（陈　杰）

yíxiàn xiàn-lín'ái

胰腺腺鳞癌 （pancreatic adenosquamous carcinoma）

具有腺癌和鳞状细胞癌双重特征的胰腺恶性上皮性肿瘤。少见。相对

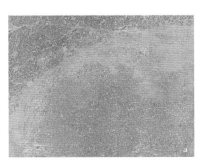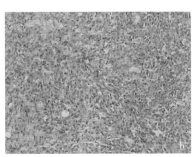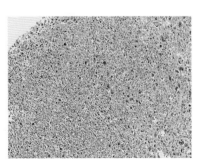

a. 肉瘤样癌低倍（×40）；b. 肉瘤样癌高倍（×100）；c. 分化不良性癌（×100）。

图 1　胰腺未分化癌（HE）

发生频率为3%~4%，以胰尾部较多。其特征为含有多少不等的产黏液的腺体成分以及鳞状细胞癌成分（图1）。鳞状细胞癌成分至少应占肿瘤组织的30%。且可以存在小灶分化不良的细胞和梭形细胞。发生在胰腺的纯鳞癌非常罕见。此型的预后与一般的胰腺导管腺癌相当或更差。

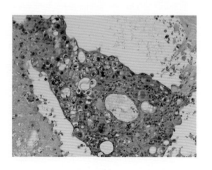

图1 胰腺腺鳞癌（HE×200）

（陈 杰）

yímǔxìbāoliú

胰母细胞瘤（pancreatoblastoma）

主要以腺泡细胞分化并可见鳞状细胞巢的胰腺恶性上皮性肿瘤。主要见于儿童，偶见于成年人。大体见，肿瘤呈分界清楚的肿块，质软。肿瘤一般较大，直径7~12cm，多累及胰头及胰体。来源于胰头腹胰部分的胰母细胞瘤多有包膜，而来源于背胰部分的肿瘤多无包膜。常有出血坏死。

光镜下见，胰母细胞瘤以腺泡分化为主，可有不同程度的内分泌和导管分化，有鳞状小体形成为其特征。肿瘤细胞密集，比较一致，通常形成巢状、条索状、管状或腺泡状结构，腺腔内有少许过碘酸希夫（PAS）阳性物质。瘤细胞巢之间有细胞丰富的间质带，有时可见骨或软骨成分。

免疫组化染色显示腺泡、导管及内分泌分化的迹象。几乎所有的病例均可见到腺泡的分化，无论是免疫组化或电镜均可见到腺泡分化的证据。肿瘤细胞可产生甲胎蛋白（AFP）。鳞状小体是诊断胰母细胞瘤的重要特征。这些小体可由较大梭形细胞松散聚合而成，也可有明显的鳞状上皮分化。鳞状小体的确切性质尚不清楚，其特征性的免疫组化表型为细胞角蛋白（CK8/CK18/CK19）、上皮膜抗原（EMA）阳性，而CK7阴性。因*APC*或*β-catenin*基因突变可出现特征性的*β-catenin*移位。大多数病例可见染色体11P高度印记区的杂合性缺失，这与肾母细胞瘤和肝母细胞瘤相似。内分泌和导管的分化通常只占肿瘤的一小部分。

本病预后取决于是否有转移。在儿童，如果在转移发生之前完全切除肿瘤，则预后较好，术前化疗反应亦较好。有转移者则预后差。在成年人，预后均差。

（陈 杰）

yíxiàn shíxìng-jiǎrǔtóuliú

胰腺实性-假乳头瘤（solid-pseudopapillary tumor of pancreas）

由形态一致的肿瘤细胞形成实性及假乳头状结构的低度恶性胰腺肿瘤。曾称为胰腺乳头状-囊性肿瘤、胰腺乳头状上皮性肿瘤、胰腺囊实性肿瘤。较少见，可发生于任何年龄，但多见于青春期及青年女性（男女比为1:9，平均年龄30岁）。临床上可无症状或仅有上腹不适。

大体多为分界清楚的肿块，直径常达10cm，多有包膜。黄褐色到红褐色，多质脆、较软。有些可有明显的纤维化和囊变区。囊不规则，内含不规则碎屑。极端囊性变者很像假性囊肿。光镜下见，基本结构为细胞丰富的实性巢，其间有丰富的小血管。远离血管的细胞出现退变，而小血管周的细胞围绕小血管形成所谓的假乳头状排列（图1a）。虽胞质空泡可很明显，但无真正的腺腔形成（图1b）。瘤细胞核比较一致，常有纵沟，胞质中等、嗜酸性，典型的瘤细胞质内可见嗜酸性透明小滴。间质常有不同程度的透明变、黏液变或胆固醇沉积及异物巨细胞反应。尽管大体上包膜完整，光镜下常向周围胰腺呈浸润性生长。胰腺实性-假乳头瘤的分化方向不清楚。电镜下，可见类似复杂的次级溶酶体的颗粒。免疫组化证实这些颗粒含α₁-抗胰蛋白酶。肿瘤孕激素受体（PR）常阳性。故大多数肿瘤细胞核免疫组化β-catenin染色阳性（图1c）。约一半病例CD117可阳性，但无*c-kit*突变。分子生物学研究表明有*β-catenin*突变。

本病应与胰腺内分泌肿瘤、胰母细胞瘤、腺泡细胞癌鉴别。免疫组化嗜铬粒蛋白A（CgA）阴性，而波形蛋白（vimentin）弥漫阳性可排除内分泌肿瘤。还应与肾上腺皮质肿瘤鉴别。

本病为低度恶性，10%~15%出现转移。有转移时称实性-假乳头癌。转移部位主要为肝和腹膜。淋巴结转移少见。若就诊时无转移，经完整切除后，预后良好。

（陈 杰）

yíxiàn shénjīng-nèifēnmì zhǒngliú

胰腺神经内分泌肿瘤（pancreatic neuroendocrine tumor）

源于胰腺多能神经内分泌干细胞的一类肿瘤。从临床有无功能可分为功能性和非功能性两类：功能性胰腺神经内分泌肿瘤依据分泌的激素和引起的临床表现分为胰岛素瘤、胃泌素瘤、胰高血糖素瘤、生长抑素瘤、血管活性肠

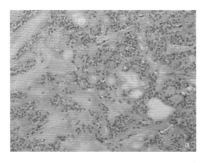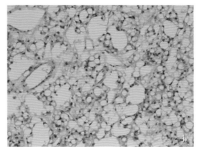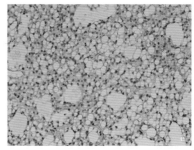

a. HE×100；b. 印戒细胞型（HE×100）；c. 印戒细胞型 β-catenin 阳性（×100）。

图 1　胰腺实性-假乳头瘤

肽瘤（VIP 瘤）和胰多肽瘤（PP瘤）。胰腺偶可见分泌异位促肾上腺皮质激素（ACTH）、甲状旁腺素、生长激素释放激素（GHRH）或 5-羟色胺（5-HT）等的神经内分泌肿瘤。

肿瘤分类与分级　依据世界卫生组织（WHO）2017 版肿瘤分类，胰腺内分泌肿瘤分为分化好的神经内分泌肿瘤（NET），分化差的神经内分泌癌（NEC）和混合性神经内分泌-非神经内分泌肿瘤（MiNEN）。

胰腺神经内分泌瘤可分成 3级，第一级（Grade 1）：指肿瘤细胞的核分裂数<2/10HPF 和/或 Ki-67 增殖指数 ≤ 3%；第二级（Grade 2）：为核分裂数（2 ~20）/10HPF 和/或 Ki-67 3% ~20%；第三级（Grade 3）：为核分裂数 > 20/10HPF 和/或 Ki-67 >20%。核分裂数要求至少要数 50个 HPF，Ki-67 增殖指数要求在增殖活跃区数 > 500 个细胞的基础上，计算 Ki-67 阳性细胞数。G1和 G2 的肿瘤为神经内分泌瘤（NET），而 3 级肿瘤为高增殖性神经内分泌瘤（Pan NET G3）。神经内分泌癌（NEC）分为小细胞性和大细胞性神经内分泌癌。

大体形态　胰腺内分泌肿瘤在形态上很相似，若不结合临床症状和激素测定单纯根据大体或光镜下形态很难确定其功能性类型。这些肿瘤体积一般较小，多数直径为 1 ~ 5cm。包膜完整或不完整，与周围组织界限清楚。切面粉白至暗红色。一般质软，均质，但如间质纤维化、钙化和/或砂砾体形成以及淀粉样变明显则质地韧或硬。

镜下形态　瘤细胞与正常胰岛细胞相似，核常显不同程度的异型性，但核分裂罕见。高柱状或立方形的瘤细胞可排列成花带、小梁或脑回状，有丰富的薄壁血窦分隔；或排列成腺泡样（图1a）、腺样或菊形团样；或呈实性团块排列或弥漫成片。

辅助检查　由于不同功能的胰腺神经内分泌肿瘤在苏木精-伊红（HE）染色切片中的形态相似，通常神经内分泌标志物〔如嗜铬粒蛋白（CgA）、突触素（Syn）、CD56〕阳性（图 1b）。

只有结合临床表现和免疫组化染色才能鉴别出各种不同肿瘤。如胰岛素瘤中抗胰岛素抗体免疫反应阳性，胃泌素瘤则胃泌素免疫组化阳性。电镜在鉴别诊断上有局限性，只有瘤细胞含类似正常细胞那样典型的分泌颗粒时电镜才能起到鉴别的作用。然而大多数功能性胰腺内分泌肿瘤特别是神经内分泌癌常只含不典型的分泌颗粒。

鉴别诊断　胰腺神经内分泌肿瘤的特点与鉴别。

胰岛素瘤　为最常见的功能性神经内分泌肿瘤，占胰腺神经内分泌肿瘤的 70% ~ 75%。任何年龄都能发生，无性别差异。临床特点为：①高胰岛素血症和低血糖。②患者发作时出现恍惚、意识障碍甚至昏迷，进食或注射葡萄糖可缓解。③空腹血糖一般低于 2.2mmol/L。胰岛素瘤多为

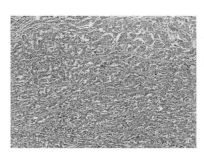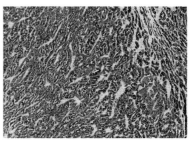

a. HE×100；b. Syn 阳性（×100）。

图 1　胰腺神经内分泌瘤（G2）

单发，多发者不足 10%，约 80% 肿瘤的最大径 1~2cm。切面像淋巴结。电镜见部分肿瘤细胞含典型的 B 细胞分泌颗粒，即颗粒含电子密度高的晶体状核心和很宽的空晕。另有些胰岛素瘤只含不典型的分泌颗粒。免疫组化染色显示，瘤细胞胰岛素阳性，但阳性瘤细胞的量和分布不均匀，且瘤细胞的免疫反应性比邻近正常胰岛中的 B 细胞弱得多。本病大部分手术后预后良好，肿瘤直径 < 2cm 者 10 年的生存率接近 100%，而 > 2cm 者常有转移，10 年生存率仅为 30%。

胃泌素瘤 由分泌胃泌素的细胞构成的临床表现为佐林格-埃利森（Zollinger-Ellison）综合征的胰腺功能性神经内分泌肿瘤，是第二常见的功能性胰腺神经内分泌肿瘤，占胰腺神经内分泌肿瘤的 20%~25%。男性稍多见。临床上主要表现为佐林格-埃利森综合征，即严重的上消化道溃疡、明显的胃酸分泌过多，胰内或上消化道有 G 细胞肿瘤。胃泌素瘤可为多发性内分泌肿瘤（MEN）的一部分。虽然正常成年人胰腺内没有 G 细胞，但 60%~90% 的胃泌素瘤发生在胰腺内，其次为十二指肠。其他少见部位有空肠、胃、肝门、脾门、卵巢、甲状旁腺和淋巴结等。40%~60% 为多发，肿瘤直径一般 < 2cm。此瘤转移率较高（50% 左右）。免疫组化染色显示瘤细胞胃泌素阳性。电镜见部分瘤细胞含典型的胃窦 G 细胞颗粒（G17），直径 300nm。核心絮状；部分肿瘤细胞则含小肠 G 细胞颗粒（G34），直径 175nm，核心电子密度高，空晕窄。多数胃泌素瘤的分泌颗粒不典型，单靠电镜不能鉴别胃泌素瘤与其他神经内分泌肿瘤。本病

预后与肺功能性胰腺神经内分泌肿瘤相同。

高血糖素瘤 由产生高血糖素的细胞构成的导致高血糖素瘤综合征的功能性胰腺神经内分泌肿瘤。较少见，仅占胰腺神经内分泌肿瘤的 1%。多见于中年人，女性较多见。临床特点为坏死性游走性红斑、血中高血糖素水平高、葡萄糖耐量试验异常、消瘦、贫血、舌炎、口炎和易患静脉血栓等。部分分泌高血糖素的肿瘤临床无症状，只是在免疫组化染色和电镜下瘤细胞可见含 A 细胞样分泌颗粒，此时不应该诊为高血糖素瘤，而可能是无功能性神经内分泌肿瘤，但有部分高血糖素的分泌。肿瘤大多数位于胰尾部，一般为单个。但转移率较高。免疫组化染色显示，高血糖素呈不同程度阳性（图 2）。由前高血糖素衍生来的多肽如肠高血糖素（glicentin）和胰高血糖素样肽（GLP-1、GLP-2）阳性。电镜下见瘤细胞的分泌颗粒形态变异大，直径 150~300nm。大多数高血糖素瘤诊断是为局部晚期，70%~90% 有转移。5 年生存率约为 70%。

生长抑素瘤 由产生生长抑素的细胞构成、临床出现生长抑素瘤综合征的胰腺功能性神经内分泌肿瘤。少见，不足胰腺功能性神经内分泌肿瘤的 1%。多见于中老年女性。临床特点为糖尿病、低胃酸或无胃酸、胆石症、腹泻、脂肪泻、血内生长抑素水平增高等。胰内好发部位为胰头，胰腺外好发于十二指肠和肝胰壶腹，十二指肠生长抑素瘤常含不等量的砂砾体。约 80% 的肿瘤在发现时已有转移。免疫组化染色显示，除生长抑素阳性外其他胰腺的肽类激素亦可阳性。电镜可见分泌颗粒形态与 D 细胞的颗粒相似。部分肿瘤可分泌其他激素如降钙素、ACTH 和胃泌素释放肽（GRP）等。肿瘤局限于胰腺者 5 年生存率为 60%~100%，有转移者仅为 15%~60%。肿瘤 > 3cm 和有淋巴结、肝转移者预后较差。

血管活性肠肽瘤（VIP 瘤） 由产生血管活性肠肽及其他类似激素样物质的细胞构成的功能性胰腺神经内分泌肿瘤。又称致腹泻性肿瘤。罕见，占胰腺神经内分泌肿瘤的 3%~4%。临床表现为 严重和顽固性的水样泻、低钾、低胃酸或无胃酸，胰内有非 B 细胞肿瘤，称为弗纳-莫里森（Verner-Morrison）综合征。多数由胰内 VIP 瘤引起，但神经节瘤、神经节神经母细胞瘤以及分泌 VIP 的嗜铬细胞瘤亦能引起。多

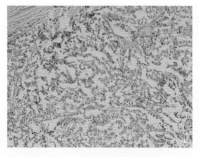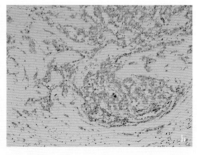

a. HE×100；b. 高血糖素阳性（×100）。

图 2 高血糖素瘤

数 VIP 瘤用放射免疫测定和免疫组化可测出 VIP，且患者血清 VIP 水平也升高。虽然正常成年人胰腺内无 VIP 细胞，但大多数 VIP 瘤发生于胰腺。肿瘤体积一般较大，直径 2～7cm。多数发现时已有转移。免疫组化染色显示，显示 VIP 和胰多肽（PP）阳性。电镜见瘤细胞含圆形或不规则形分泌颗粒，直径约 150nm，核心电子密度高，空晕极窄。多数肿瘤含不典型分泌颗粒，因此很难根据电镜下结构进行鉴别诊断。本病预后取决于有无转移，约 90% 有肝或淋巴结的转移，5 年生存率 60%～95%。

产生 5-HT 的胰腺神经内分泌肿瘤　由产生 5-HT 的细胞构成的高分化神经内分泌肿瘤，某些病例在出现肝转移后，可出现类癌综合征。肿瘤大小平均 5.2 cm，偶有肿瘤压迫胰管而导致胰管扩张者。光镜下以 G1 和 G2 为主，常排列成小梁状，实性巢状少见。常见神经周、血管周和邻近器官的浸润。免疫组化染色显示，肿瘤细胞 5-HT、VMAT2、SSTR2A 阳性。而不表达 P 物质、成纤维细胞生长因子（FGF）、VMAT1 和 CDX2。本病预后与无功能性神经内分泌肿瘤相同，有类癌综合征表现者预后更差。

产生 ACTH 的胰腺神经内分泌肿瘤　产生 ACTH 的功能性高分化神经内分泌肿瘤，临床上出现库欣（Cushing）综合征。罕见，女性为男性的两倍，以中青年女为多见。大体见，肿瘤界限清楚，无包膜，大小平均 4.8cm，切面灰粉色。光镜下见，肿瘤由比较一致的立方细胞构成。多排列成巢状、梁状、假腺样或实性片状。肿瘤以 G2 为多见。免疫组化染色显示，肿瘤细胞除嗜铬粒

蛋白 A（CgA）、突触素（Syn）阳性外，ACTH 和/或 ACTH 相关肽类激素，如 POMC、黑色素细胞刺激素（MSH）、β-内啡肽等阳性。伴有佐林格-埃利森综合征的病例可胃泌素阳性，伴有胰岛素瘤综合征的病例可胰岛素和/或胰岛素相关肽阳性。产生 ACTH 的胰腺神经内分泌肿瘤 CD117 和肠高血糖素-3（gelactin-3）阳性，意义尚不清楚。SSTR2A 可弱阳性。有时仅复发的或转移的肿瘤表达 ACTH，而原发肿瘤 ACTH 阴性。本病具侵袭性，可早期发生转移，预后较差。

胰多肽瘤（PP 瘤）　分泌胰腺多肽的功能性神经内分泌肿瘤。少见。不仅电镜和免疫组化染色可证实瘤细胞主要为 PP 细胞，而且从患者血内及瘤组织的提取物中可测出高浓度 PP，手术后血内 PP 水平下降。胰腺多肽瘤所引起的临床症状不特异，有的与 VIP 瘤症状相似。另有一些胰多肽瘤临床功能不明显。

无功能性胰腺神经内分泌肿瘤　为高分化胰腺神经内分泌肿瘤，直径≥0.5cm，无临床特殊的激素失衡所导致的临床表现。肿瘤分为 1、2、3 级，标准同其他胰腺神经内分泌肿瘤，占胰腺内分泌肿瘤的 15%～20%。由于无症状，所以肿瘤体积较大，平均直径可达 10cm。多有完整的包膜。切面常显出血、坏死及囊性变。光镜下形态与功能性肿瘤无区别。由嗜酸性细胞构成的称为嗜酸性无功能性胰腺神经内分泌肿瘤，瘤细胞含大量线粒体。细胞核常较大，核仁清楚。多形性无功能性胰腺神经内分泌肿瘤的瘤细胞核出现明显的多形性，但并不意味着差的预后。透明细胞无功能性胰腺神经内分泌肿瘤则

瘤细胞胞质中可见大量脂质空泡，将核压向一侧。此型常见于希佩尔-林道（von Hippel-Lindau）病患者。免疫组化染色显示，瘤细胞突触素（Syn）、嗜铬粒蛋白 A（CgA）阳性，也表达神经元特异性烯醇化酶（NSE）、CD56、CD57。约 40% 可见多种激素的表达。约 45% 有 DAXX 和 ATRX 表达缺失。本病有 55%～75% 胰腺外播散、转移或复发，5 年生存率 65%～86%。

（陈　杰）

yíxiàn shénjīng-nèifēnmìǎi

胰腺神经内分泌癌（pancreatic neuroendocrine carcinoma）

由高度异型的小细胞或大到中等大小的向神经内分泌分化的细胞构成的低分化高级别胰腺神经内分泌肿瘤。无腺泡、导管或腺样分化的迹象。分为大细胞神经内分泌癌和小细胞神经内分泌癌。发病率不足胰腺肿瘤的 1%，占胰腺神经内分泌肿瘤的 2%～3%。胰头较常见。临床多无激素失衡的表现，以背痛、黄疸和非特异性腹部症状为主，少数可有激素过多分泌的临床表现。

大体见，肿瘤一般较大，直径平均 4cm。实性，常呈结节状，常有出血及坏死。光镜下见，大细胞神经内分泌癌约占 60%，特征为器官样巢状排列或实性片状排列。细胞圆形或多角形，比较一致。细胞核大，核仁明显。小细胞神经内分泌癌的生长更为弥漫，细胞胞质少，核呈圆形或长形，染色质细颗粒状，核仁不明显，核拥挤呈镶嵌状。核分裂象多，定义为 >20/10HPF，常 >（40～50）/10HPF。Ki-67 增殖指数 >20%，常 >50%。本病高度恶性，预后差。

（陈　杰）

yíxiàn hùnhéxìng shénjīng-nèifēnmì--fēi shénjīng-nèifēnmì zhǒngliú

胰腺混合性神经内分泌-非神经内分泌肿瘤 （mixed neuroendocrine-non-neuroendocrine neoplasms of pancreas）

胰腺神经内分泌肿瘤的一类。曾称混合性类癌-腺癌、黏液性类癌肿瘤、混合性腺-神经内分泌癌。特征是在原发肿瘤及其转移灶中可见外分泌肿瘤成分，如导管腺癌、腺泡细胞癌和神经内分泌肿瘤混合存在（图1）。根据定义，神经内分泌成分必须占肿瘤组织至少1/3。神经内分泌成分既可以是分化好的神经内分泌瘤，也可以是分化差的神经内分泌癌。外分泌部分，如导管腺癌则可见多少不等的黏液并且导管类标志物如癌胚抗原（CEA）阳性。神经内分泌成分则神经内分泌标志物阳性和/或有激素产物的标志物阳性。

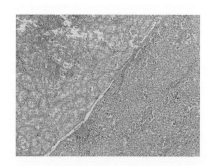

图 1　胰腺混合性腺泡-神经内分泌癌（HE×100）

（陈　杰）

yíxiàn línbāliú

胰腺淋巴瘤 （lymphoma of pancreas）

起源于胰腺并局限在胰腺的巨大的结外淋巴瘤。可有邻近淋巴结受累及远处播散，但临床原发灶必须是胰腺。

（陈　杰）

yíxiàn jiānyèxìng zhǒngliú

胰腺间叶性肿瘤 （mesenchymal tumor of pancreas）

发生在胰腺的间叶源性肿瘤。胰腺原发间叶性肿瘤相当罕见，其中平滑肌肉瘤及恶性胃肠间质瘤相对常见。偶尔可见类似于发生在胸膜或腹膜表面的孤立性纤维性肿瘤。

（陈　杰）

fùmóyán

腹膜炎 （peritonitis）

由细菌感染、化学刺激或损伤所引起的腹膜的炎症。是外科常见的严重疾病。根据发病机制不同，可分为原发性腹膜炎和继发性腹膜炎。继发性腹膜炎是临床上最常见的腹膜炎，常继发于腹腔内的脏器穿孔、脏器的损伤破裂、炎症或手术污染。原发性腹膜炎较少见，是腹腔内无原发病灶，病原菌经血液、淋巴或女性生殖道等感染腹腔引起的腹膜炎，多见于体质衰弱者。

腹膜受到刺激后发生充血水肿，失去固有光泽，产生大量浆液性渗出液。渗出液一方面可以稀释腹腔内毒素及消化液以减轻对腹膜的刺激，另一方面也可导致严重脱水、蛋白质丢失和电解质紊乱。渗出液中逐渐出现大量中性粒细胞、吞噬细胞、坏死组织、细菌和凝固的纤维蛋白，使渗出液变混浊，继而成为脓液。腹膜炎形成后根据患者抗菌能力、感染的严重程度及治疗效果决定转归。一般年轻体壮者，在治疗适当的情况下，炎症消散，腹膜病变自行修复而痊愈。年老体弱者，若治疗不适当，则易发生感染迅速扩散而形成弥漫性腹膜炎的情况，此时腹膜严重充血水肿，炎性渗出不断增加，可形成麻痹性肠梗阻，以致发生中毒性休克，这些都是化脓性腹膜炎的主要致死原因。

（杜　祥）

fùmó xiānwéihuà

腹膜纤维化 （peritoneal fibrosis）

在损伤因子作用下致腹膜纤维组织增生的现象。受损的间皮细胞直接产生细胞外基质，调节胶原纤维形成，最终导致腹膜纤维化。是腹膜透析患者常见的并发症。在以腹膜透析作为肾替代治疗的主要手段之前，弥漫性腹膜纤维化见于少数的几种特殊情况：在伴有类癌综合征、系统性红斑狼疮、黄素化卵泡膜细胞瘤和相关的卵巢增生性间质病变的女性患者。间皮细胞在调节腹膜纤维增生中起重要作用。腹膜透析患者的腹膜结构随时间呈进行性改变，表现为间皮细胞表面微绒毛减少、消失，间皮从基底膜脱落至完全消失，最后只剩下裸露的纤维结缔组织。

（杜　祥）

fùmóqiāng gūlìxìng nángzhǒng

腹膜腔孤立性囊肿 （solitary cyst of peritoneal cavity）

附于腹壁或游离于盆腔下部的囊肿。可在腹膜腔内偶然发现，与慢性炎症有关。囊肿直径为 1～6cm，囊壁呈半透明状，被覆单层或多层间皮细胞，腔内是水样液体。

（杜　祥）

fùmó nángxìng liángxìng jiānpíliú

腹膜囊性良性间皮瘤 （cystic benign mesothelioma of peritoneum）

腹膜反应性增生而形成的多发性腹膜包涵囊肿。常发生于成年女性的盆腔，平均年龄35岁。既往曾有盆腔手术、子宫内膜异位症或盆腔炎性疾病病史。临床表现为局部包块，也可在剖腹手术中偶然发现，可出现盆腔疼痛症状。大体表现为多发囊肿，好发于腹膜脏层，附于或包围盆腔器官。光镜下为被覆扁平或立方形间皮细胞的囊肿，当呈扁平形态时与内皮细胞很相似。免疫组化染色显示，细胞角蛋白（CK）和钙网膜蛋白（calretinin）阳性，FⅧ因子相关抗原和内皮细胞标志物阴性。该肿瘤可局部复发。需与囊性淋巴管瘤进行鉴别诊断。

（杜　祥）

Mǐlèyuánxìng nángzhǒng

米勒源性囊肿（cyst of Müllerian origin）

发生于膀胱和直肠之间的盆腔中，来源于残留的中肾旁管［米勒管（Müllerian duct）］的囊肿。常被覆输卵管型上皮。少数可发生恶变。

（杜　祥）

wǎngmó fùjiàn

网膜附件（appendix epiploica）

网膜扭转致使大块脂肪坏死而形成硬化或钙化的结节。结节既可附着于原来的部位，也可游离于腹腔中。光镜下见脂肪坏死及其周围的炎症反应。

（杜　祥）

fùmó pízhírù

腹膜脾植入（peritoneal splenosis）

通常为外伤或手术后脾组织种植于腹膜并获得血液供应的病变。一般表现为腹膜上较小、多发、有蒂的突起。结节中可显示完整的红髓和白髓成分，类似于副脾。

（杜　祥）

fùmó shūluǎnguǎn nèimó yìwèizhèng

腹膜输卵管内膜异位症（peritoneal endosalpingiosisis）

输卵管上皮出现在腹膜面，或出现在网膜或盆腔粘连病灶内的疾病。发病机制可能源于体腔上皮的化生，因腹膜和中肾旁管［米勒管（Müllerian duct）］上皮在胚胎时期同属于体腔上皮，具有和米勒管上皮一样的分化潜能，即所谓的第二米勒系统，在受到性激素

刺激时会发生输卵管上皮化生；或由于输卵管和盆腔的炎性粘连，造成输卵管上皮的异位种植和生长。光镜下见，原为单层扁平的腹膜间皮细胞变为高柱状纤毛细胞和分泌细胞，酷似输卵管内膜上皮，细胞核无异型性，无间质浸润。可能是腹膜原发性浆液性肿瘤的前期病变，应加强随访。

（杜　祥）

fùmó zǐgōng nèimó yìwèizhèng

腹膜子宫内膜异位症（peritoneal endometriosis）

腹膜中出现子宫内膜组织的疾病。好发于几乎全部的生育年龄女性，通常表现为继发性痛经、性交痛、盆腔疼痛。子宫内膜异位症的发病机制可能为子宫内膜碎片移植入腹膜，或是多潜能体腔腹膜的化生。

大体见，外观呈多种多样，色泽不一。腹腔镜下子宫内膜异位病灶可呈蓝黑色、棕黄色、白色或红色。蓝黑色或棕黄色病变为异位腺体内有坏死出血组织；白色放射状病变系瘢痕性改变，含异位腺体或间质较少；红色病变为较早期病灶。光镜下见，子宫内膜异位由子宫内膜腺体围以子宫内膜间质组成。低倍镜下，上皮薄，染色深，与其下面染色较淡的间质明显区分。细胞通常呈高柱状伴有雪茄形增长的核，胞质嗜酸性，可见纤毛。间质由小棱形细胞组成，胞质不明显。子宫内膜异位可引起不孕症，少数可发生恶变。

（杜　祥）

fùmó yìwèi tuìmó fǎnyìng

腹膜异位蜕膜反应（peritoneal ectopic decidua reaction）

腹膜中出现蜕膜组织样组织形态的反应性病变。好发于妊娠妇女，常见于盆腔及大网膜。典型病变多为显微镜检查偶然发现，但显

著的病变可在剖宫产或产后输卵管结扎时肉眼发现。大体见，病变呈多发性、灰白色结节，腹膜表面可见针状斑块，有时可伴有灶性出血，较大者可于剖宫分娩及产褥期出现大量出血，甚至为致死性腹腔出血。光镜下见，与妊娠时的蜕膜组织极为相似，大多数细胞无异型性，无核分裂象。强烈的异位蜕膜反应可形成假瘤性病变，组织学表现为丰富的蜕膜样反应，细胞多形性，可呈现奇异而深染的核及坏死，易与转移性鳞状细胞癌混淆，是一种退行性变化。

（杜　祥）

fùmó bōsànxìng pínghuájīliúbìng

腹膜播散性平滑肌瘤病（leiomyomatosis peritonealis disseminata）

发生于腹膜的非肿瘤性多中心平滑肌增生性良性病变。较少见，呈多发性结节状生长，并突出于腹膜表面。好发于育龄妇女。因缺乏特殊的临床症状和体征，易被误诊为播散性恶性肿瘤。光镜下见，结节由平滑肌束组成，编织状，与典型的子宫平滑肌瘤相似；细胞无异型，无核分裂；结节周围由纤维结缔组织包绕，结节表面被覆单层扁平间皮（图1）。偶可伴有子宫内膜异位、输卵管内膜异位或蜕膜变。极少数可发生恶变，恶变后显微镜下可见肿瘤更富于细胞，细胞异型性

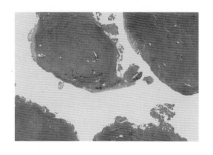

图1　腹膜平滑肌瘤病（HE×20）

明显，核分裂易见，偶见坏死。

（杜 祥）

fùmó jiānpí zēngshēng

腹膜间皮增生（peritoneal mesothelial hyperplasia）

腹膜表面的间皮细胞在受到刺激时发生反应性增多的现象。弥漫性的腹膜间皮增生见于肝硬化、系统性红斑狼疮和病毒感染。光镜下见，间皮增生可表现为乳头状突起、实性巢状或腺管结构，可向表面突起或向下生长与间质构成类似于浸润的图像，在乳头状结构的间质中可出现砂砾体，细胞呈空泡状或完全透明。反应性间皮增生和间皮瘤的鉴别诊断较困难，当出现大体可见的结节或乳头，细胞核呈明显的异型性，核质比增加，以及纤维组织增生部位内出现坏死，均支持恶性诊断。

（杜 祥）

fùmó jiānpí huàshēng

腹膜间皮化生（peritoneal mesothelial metaplasia）

腹膜间皮细胞出现化生性改变的现象。最主要的是鳞状上皮化生和米勒源性化生。米勒源性化生几乎全部发生于女性，表现为子宫内膜异位症、输卵管内膜异位症和异位蜕膜反应。间皮下的间叶成分也可发生化生，如软骨化生，其起源是间皮下的间叶成分，而不是间皮本身。

（杜 祥）

fùmó liángxìng jiānpíliú

腹膜良性间皮瘤（peritoneal benign mesothelioma）

腹膜孤立性间皮增生而形成的良性肿瘤。大体及显微镜下，形态均与脉络丛的表现相似，主要呈实性生长方式。多数是腹膜的反应性病变。大多数病例为剖腹手术中偶然发现，少数有蒂并可以发生扭转。

（杜 祥）

fùmó xiànliúyàngliú

腹膜腺瘤样瘤（peritoneal adenomatoid tumor）

发生于腹膜，孤立的组织学特征类似其他部位发生的腺瘤样瘤。属于良性间皮瘤，罕见。大体表现为孤立性、界限清楚的结节状病变。光镜下见，肿瘤细胞呈扁平至立方状，常为嗜酸性；呈腺体和小管状结构，常伴有明显的胞质空泡形成。

（杜 祥）

fùmó èxìng jiānpíliú

腹膜恶性间皮瘤（peritoneal malignant mesothelioma）

发生于腹膜间皮细胞的恶性肿瘤。多发生于40岁以上，男性多于女性。约半数病例有石棉接触史，临床常表现为反复发生的腹水。大体表现为脏层和壁层腹膜的散在多发性斑块和结节，即腹膜弥漫性恶性间皮瘤；在罕见的情况下，肿瘤表现为孤立性肿块，肿瘤可附在脏层或壁层腹膜上，即腹膜局限性恶性间皮瘤。光镜下形态极其多样，分为上皮样间皮瘤、肉瘤样间皮瘤、双相型间皮瘤（混合型）。最常见的是被覆非典型性间皮细胞的乳头状或管状结构，还可见间皮样细胞与肉瘤样梭形细胞混合存在，肿瘤细胞呈双向分化。肿瘤细胞通常相当一致，胞质嗜酸性或空泡状，核大呈空泡状或深染（图1）。

免疫组化染色显示，细胞角蛋白阳性（图2a、图2b），间皮瘤标志物钙网膜蛋白（calretinin，图2c）和WT1阳性。恶性间皮瘤应与反应性间皮增生、原发或转移性腺癌鉴别，鉴别主要依靠形态学特征，对于有疑问的病例，电子显微镜检查具有决定性作用。腹膜间皮瘤以局部播散为特征，最终导致腹腔完全消失。本病预后很差，大多数患者在诊断2年内死亡。

（杜 祥）

fùmó gāofēnhuà rǔtóuzhuàng jiānpíliú

腹膜高分化乳头状间皮瘤（peritoneal well-differentiated papillary mesothelioma）

发生于腹膜的恶性间皮瘤。罕见，常为多灶性，主要发生在女性。光镜下呈乳头状结构，主要被覆单层轻微扁平至立方状的间皮细胞，可见纤维血管轴心。细胞学特征温和，核仁不明显，无核分裂。该肿瘤生长缓慢，患者生存时间长，但病变具进展性，应将其视为恶性肿瘤。

（杜 祥）

fùqiāng nèi cù jiédìzǔzhī zēngshēngxìng xiǎoxìbāo zhǒngliú

腹腔内促结缔组织增生性小细胞肿瘤（intra-abdominal desmoplastic small cell tumor）

腹腔内高度恶性的小细胞肿瘤。

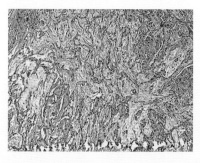
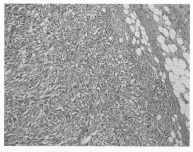

图1　腹膜恶性间皮瘤（HE×100）

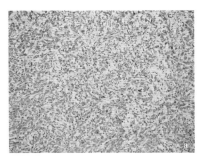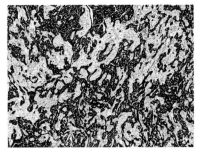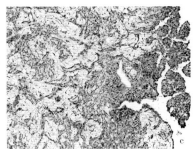

a. AE1/AE3 阳性（×100）；b. CK7 阳性（×100）；c. calretinin 阳性（×100）。

图2 腹膜恶性间皮瘤免疫组化

常伴有纤维组织增生，以年轻人腹腔内出现单个肿块或多发结节为特征，常见于男性。肿瘤多局限于盆腔，有时可扩展到整个腹腔、阴囊和/或腹膜后。

大体见，肿瘤结节实性质硬，大小不一，呈斑块状或球形。光镜下见，肿瘤细胞被富于细胞的间质分割成界限清楚的细胞巢。肿瘤细胞形态单一，呈小圆形，核深染，核分裂象活跃，胞质稀少。间质主要由成纤维细胞和肌成纤维细胞组成。免疫组化染色显示，瘤细胞表达角蛋白（keratin）、上皮膜抗原（EMA）、结蛋白（desmin）及神经元特异性烯醇化酶（NSE）。角蛋白呈弥漫性胞质染色，结蛋白则呈局灶性点状分布。本病有独特的核型异常，表现为 t（11；22）（p13；q12）相互易位，涉及 EWS 和 WT1 基因，该特征对与其他小圆细胞肿瘤的鉴别诊断有实际意义。本病预后差，多数在最初诊断 2 年内死亡。

（杜 祥）

fùmó jiāngyèxìng jiāojièxìng zhǒngliú

腹膜浆液性交界性肿瘤（peritoneal serous borderline tumor）

原发于腹膜的病变，类似于卵巢浆液性交界性（非典型增殖性）肿瘤。曾称非典型输卵管内膜异

位症、原发性乳头状腹膜肿瘤和低度恶性浆液性腹膜乳头状肿瘤。少见，肿瘤多发生于 40 岁以下的女性。主要临床表现是腹痛，慢性盆腔炎，甚至有肠粘连或闭经现象。

大体见，肿瘤分布于盆腔腹膜、盆腔外腹膜或网膜表面，呈细颗粒状，散布于腹膜表面。光镜下见，可见细小或宽乳头，表面被覆单层（复层柱状/多角形）上皮，核有异型性，常有砂砾体。呈腺样乳头状或实性细胞团的浆液性上皮细胞成分均包埋在纤维组织中，上皮细胞成分因受致密纤维间质压迫而变形、扭曲，间质内有炎症细胞浸润。卵巢浆液性交界性肿瘤伴腹膜种植者占总病例的 30%～50%，因此在诊断本病前，必须首先除外卵巢肿瘤的腹膜种植。本病预后较好。

（杜 祥）

fùmó zǐgōng nèimó jiānzhì ròuliú

腹膜子宫内膜间质肉瘤（endometrial stromal sarcoma of peritoneum）

发生于腹膜的向子宫内膜间质分化的肉瘤。绝大多数来源于子宫，也可来源于异位的子宫内膜。按照肿瘤的分化程度，可分为低级别子宫内膜间质肉瘤和高级别子宫内膜间质肉瘤。

形态上低级别子宫内膜间质肉瘤，保留子宫内膜间质细胞分化和特征性的小血管；高级别子宫肉瘤不具有内膜间质的特点，细胞异型性突出。前者病程缓和，对孕激素治疗敏感，后者侵袭性强，对激素治疗无反应。

（杜 祥）

fùmó Mǐlèguǎn xiàn-ròuliú

腹膜米勒管腺肉瘤（Müllerian adenosarcoma of peritoneum）

原发于腹膜的起源于腹膜间皮及其下间叶组织的米勒管腺肉瘤。即第二米勒系统，与发生在卵巢、子宫的米勒管腺肉瘤相似。肿瘤由良性或不典型上皮成分和低度恶性的间质成分构成。腺体成分为良性，而间质细胞密集，且有异型性，腺体周围的间质呈袖套状或形成有叶状图像的腺腔内间质乳头。

（杜 祥）

fùmó èxìng hùnhéxìng zhōngpēiyè zhǒngliú

腹膜恶性混合性中胚叶肿瘤（peritoneal malignant mixed mesodermal tumor）

原发于腹膜的具有癌和肉瘤双重特征的恶性肿瘤。起源于腹膜的间皮及其下的间叶组织，即第二米勒系统，与发生于卵巢、子宫的同类病变相似。肿瘤由混合分布的恶性上皮

和间叶成分组成。癌性成分多为子宫内膜样或浆液性分化；肉瘤成分多为梭形细胞，异源性分化包括横纹肌肉瘤、软骨肉瘤、骨肉瘤或脂肪肉瘤。免疫组化染色显示，肿瘤的上皮和间叶成分均有细胞角蛋白（CK）和波形蛋白（vimentin）表达，证实了两者为同克隆来源。

(杜 祥)

fùmó shàngpíyàng xuèguǎn nèipíliú

腹膜上皮样血管内皮瘤 （peritoneal epithelioid hemangioendothelioma）

发生于腹膜具有转移潜能的低度恶性血管源性肿瘤。较少见。其生长方式类似于恶性间皮瘤，表现为在腹膜腔内弥漫性生长。肿瘤由短梭状和巢状排列的上皮样内皮细胞组成，基质呈黏液透明样，有时可见灶性的钙化或骨化。

(杜 祥)

fùmó xuèguǎn ròuliú

腹膜血管肉瘤 （peritoneal angiosarcoma）

原发于腹膜的一种瘤细胞在不同程度上重演正常脉管内皮细胞形态和功能特点的恶性肿瘤。较少见。临床常表现为增大的肿块，多伴有疼痛和血性腹水。与恶性间皮瘤的生长方式相似，光镜下多见上皮样的瘤细胞，排列成巢状或簇状，或衬覆于乳头表面和裂隙样血管的腔面。本病高度恶性，预后差。

(杜 祥)

fùmóqiāng huámó ròuliú

腹膜腔滑膜肉瘤 （synovial sarcoma of peritoneal cavity）

发生于腹膜具有间叶和上皮双相性分化的恶性肿瘤。组织发生与滑膜无关，可原发于无滑膜的腹膜。按照组织形态可分为双相型、单相纤维型、单相上皮型和差分化型。发生于腹膜的滑膜肉瘤易被误诊为其他肿瘤，滑膜肉瘤可表达某些间皮性标志物，如钙网膜蛋白（calretinin），双相型、单相纤维型和差分化型易与恶性间皮瘤相混淆，因此两者的鉴别有时需使用分子生物学技术。

(杜 祥)

fùmóqiāng lǜpào shùtūzhuàng xìbāo zhōngliú

腹膜腔滤泡树突状细胞肿瘤 （dendritic follicular cell tumor of peritoneal cavity）

发生于腹膜的显示滤泡树突状细胞形态特征和免疫表型的梭形或卵圆形细胞肿瘤。位于腹腔等深部体腔者体积较大，常伴有出血和坏死。光镜下为特征性的双相型细胞形态，由梭形至卵圆形的瘤细胞和混杂的大量小淋巴细胞组成。高倍镜下，瘤细胞边界不清，常呈合体细胞样，核卵圆形、圆形或梭形，核膜清楚。瘤细胞多呈片状或交织的条束状排列，有时可见席纹状结构，一些肿瘤内可见凝固性坏死，可为灶性、片状或地图状。发生于腹腔内者，最主要应与胃肠道间质瘤相鉴别。该病具有较高的局部复发率和转移率，属于中度恶性肿瘤，发生于腹腔的滤泡树突状细胞肿瘤比其他部位发生的在生物学行为上更具进展性。

(杜 祥)

fùmóqiāng shàngpíyàng xuèguǎn pínghuájī zhīfángliú

腹膜腔上皮样血管平滑肌脂肪瘤 （epithelioid angiomyolipoma of peritoneal cavity）

发生于腹腔的来源于血管周上皮样细胞的肿瘤。大多数发生在盆腔，常与其他器官无解剖学关系。肿块界限清楚，肿瘤内含有丰富、纤细的血管网，瘤细胞呈放射状分布在血管周围，瘤细胞多呈上皮样，细胞核较为一致，呈圆形或卵圆形，部分病例中可见细胞内的色素。免疫组化染色显示，瘤细胞 HMB45 阳性是诊断的关键特征。形态上需与转移性肾透明细胞癌、肾上腺皮质腺癌、副神经节瘤等进行鉴别。多数病例预后较好，但当肿瘤体积较大（直径>8cm），呈浸润性生长，瘤细胞密度增加，核增大，核分裂增多，及出现凝固性坏死时，应视为恶性。

(杜 祥)

fùmóqiāng gūlìxìng xiānwéixìng zhōngliú

腹膜腔孤立性纤维性肿瘤 （solitary fibrous tumor of peritoneal cavity）

发生于腹腔的成纤维细胞性/肌成纤维细胞性肿瘤。较少见，多发生于成年人，表现为生长缓慢的无痛性肿块。随着病变进展，周围脏器因肿块体积增大而产生压迫性症状，并可以伴有低血糖。

大体见，肿块呈圆形或卵圆形，部分有纤维性假包膜，切面呈灰白色，质韧而富有弹性。光镜下见，瘤细胞呈短梭形或卵圆形，细胞无异型性，核分裂不多见，多呈无结构性或无模式性生长。瘤细胞间含有粗细不等、形状不一的胶原纤维。肿瘤内血管丰富，少数病例间质可发生明显的黏液样变性。当细胞密度增加，核异型性明显，核分裂易见，并可见坏死时，也称为非典型性或恶性孤立性纤维性肿瘤。免疫组化染色显示，瘤细胞表达波形蛋白（vimentin）、CD34、BCL-2 和 CD99。本病多数呈良性经过，极少数可复发，非典型性及恶性孤立性纤维性肿瘤具有明显的侵袭性行为，局部复发率或远处转移率高。

(杜 祥)

dījíbié niányèxìng zhǒngliú bàn fùmó jiǎniányèliú

低级别黏液性肿瘤伴腹膜假黏液瘤（low-grade mucinous neoplasm associated with pseudomyxoma peritonei）

发生在腹膜壁层、大网膜及肠壁浆膜面的低度恶性黏液性肿瘤。表现为腹腔充有大量胶样黏蛋白形成假性腹水。少见，发病率女性高于男性，大多为中年或老年人。治疗后易复发。与阑尾黏液囊肿和卵巢黏液性囊腺瘤或卵巢黏液性囊腺癌有关，是肿瘤种植于腹腔的一种特殊形式，表现为腹腔内含有大量的黏液物质，现也称为低级别黏液性肿瘤。原发病变通常是阑尾、卵巢或胰腺的黏液性交界性或恶性肿瘤。

光镜下见，黏液湖上可见漂浮成片的高分化的生成黏液的腺上皮细胞，这些细胞通常为良性的形态，没有浸润，而胃肠道的浸润性黏液腺癌转移至腹膜，其细胞具有明显的异型性（图1）。免疫组织化学上，假黏液瘤细胞表达MUC-2（分泌型黏蛋白）。腹膜假黏液瘤具有低度恶性肿瘤的特性，临床过程缓慢但持续，通常致死。治疗方法是尽可能手术切除。

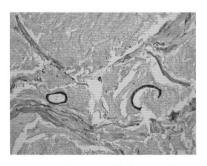

图1 低级别腹膜黏液性肿瘤（HE×200）

注：黏液湖中可见漂浮的高分化的腺上皮细胞，该病例的原发瘤是阑尾黏液性肿瘤。

（杜 祥）

fùmó shénjīng jiāozhìliúbìng

腹膜神经胶质瘤病（gliomatosis peritonei）

卵巢畸胎瘤合并成熟神经胶质组织于腹膜表面的结节状种植现象。无论是成熟性畸胎瘤或不成熟性畸胎瘤都可以发生。腹膜种植的肿瘤呈多发性灰白色结节。光镜下见，结节由完全成熟的神经胶质组织构成，因种植肿瘤分化成熟，部分肿瘤能自行消失。该病与未成熟性畸胎瘤（成熟性畸胎瘤）恶变伴腹膜转移的区别，在于腹膜种植灶中无幼稚或恶性成分。畸胎瘤伴发腹膜神经胶质瘤病的预后取决于原发瘤的组织学分级，而腹膜种植成熟的神经胶质提示未成熟畸胎瘤可能有分化成熟的趋势，其治疗主要根据未成熟性畸胎瘤分期与分级，选择适当的手术治疗和联合化疗，预后较好。

（杜 祥）

yuánfāxìng fùmó'ái

原发性腹膜癌（primary peritoneal carcinoma）

原发于腹膜与卵巢恶性上皮-间质肿瘤类似的上皮性恶性肿瘤。多发于中老年人。组织学和免疫组织化学几乎不能与卵巢癌相鉴别，因此诊断时必须满足以下条件：双侧卵巢大小正常；卵巢外病变比任何一侧卵巢表面的病灶体积大；局限于卵巢表面而无间质浸润。浆液性腺癌是最常见的类型，也可发生透明细胞癌、黏液性腺癌、移行细胞癌和鳞状细胞癌。原发性腹膜癌的分期、治疗及预后与卵巢上皮性肿瘤相似。

（杜 祥）

wǎngmó chūxuèxìng gěngsǐ

网膜出血性梗死（omental hemorrhagic infarct）

发生于网膜的出血性梗死。又称网膜原发性节段性梗死。较为罕见，梗死

可由疝囊扭转或狭窄引起。大网膜原发性特发性节段性梗死是原因不明的急性腹部损害，临床上常被误诊为急性阑尾炎或急性胆囊炎。梗死部位通常是右侧网膜的游离缘，并与盲肠、升结肠及腹膜前壁粘连。光镜下可见网膜动静脉血栓形成及多核细胞浸润。

（杜 祥）

wǎngmó nángxìng línbāguǎnliú

网膜囊性淋巴管瘤（omental cystic lymphangioma）

由于淋巴管先天性发育畸形或炎症、寄生虫等原因引起发病部位淋巴液流出受阻，淋巴管扩张而形成的囊性肿物。常发生于儿童，大多数在出生时即出现或发生于1岁以内，常伴有特纳（Turner）综合征，是儿童最常见的网膜肿瘤。大体见，呈单房或多房性肿物，囊壁薄，囊内充满清亮的液体。光镜下见，腔内壁衬以单层的扁平内皮细胞，腔内充满淋巴液。腔隙之间的间质由胶原纤维组成，可见灶性的淋巴细胞浸润。

（杜 祥）

wǎngmó niányèyàng huò duōzhōngxīnxìng cuògòuliú

网膜黏液样或多中心性错构瘤（omental myxoid or multicentric hamartoma）

以网膜和肠系膜上形成多发结节为特征的良性肿瘤。结节由血管丰富的黏液样基质及肥胖的间质细胞构成。本病好发于儿童。光镜下，在明显的黏液样或炎症改变的背景上可见丛状肥胖的间叶细胞。

（杜 祥）

wǎngmó zhuǎnyíxìng'ái

网膜转移性癌（omental metastatic carcinoma）

转移至网膜的上皮源性恶性肿瘤。是成年人网膜最常见的恶性肿瘤。肿瘤多由卵巢、胃肠道和胰腺的恶性肿

瘤转移而来（图1），腹膜的恶性间皮瘤也可播散到网膜。

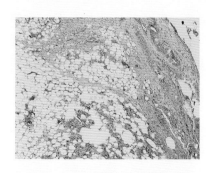

图1 网膜转移性黏液腺癌
（HE×200）

（杜 祥）

chángxìmó zhīmóyán

肠系膜脂膜炎（mesenteric panniculitis） 发生于肠系膜的由非特异性炎症所引起的肠系膜脂肪坏死、广泛增厚，继而纤维化的病变。又称肠系膜孤立性脂肪营养不良、挛缩性肠系膜炎和硬化性肠系膜炎。形态与皮下的脂膜炎相同。多发生于中年人，临床表现以发热、腹痛、腹部肿块为特征，可引起肠袢挛缩和扭转，以及形成肠袢之间的粘连。大体见，小肠和/或大肠肠系膜弥漫性、局灶性或多结节状增厚、硬化及挛缩。光镜下见，肠系膜脂肪组织变性、坏死、炎症及纤维化，并可见泡沫状巨噬细胞，可能是对脂肪坏死的反应。少数可最终发展为淋巴瘤。

（杜 祥）

yìwèi chángxìmó gǔhuà

异位肠系膜骨化（heterotopic mesenteric ossification） 肠系膜中出现成熟的骨样组织而形成的假瘤样病变。多数发生在一次（多次）腹腔手术后不久，临床多表现为肠梗阻。大体见，肠管纤维性粘连，肠系膜见僵硬斑块。

光镜下形态与软组织的骨化性肌炎相似，主要由活跃增生的肌成纤维细胞组成，间质内伴有出血、胶原化和慢性炎症细胞浸润，可见大量的骨和骨样组织。部分病例可见类似于骨化性肌炎的区带现象：中心为筋膜炎样区域，毗邻为软骨样区域，外围为编织骨。如果手术完整切除，极少复发，若切除不净，则可继续生长。

（杜 祥）

chángxìmó nángzhǒng

肠系膜囊肿（mesenteric cyst） 发生于肠系膜，内衬淋巴管内皮细胞的囊肿。多因先天性畸形（淋巴管壁发育不良使淋巴管呈瘤样改变）或异位的淋巴管组织发展而来。又称肠系膜乳糜囊肿。也可因腹部外伤、炎症、手术等因素致淋巴管粘连、阻塞、淋巴液流动不畅而形成囊肿。最常见的症状和体征是腹部包块与腹痛。大体见，囊肿呈圆形，表面光滑，囊壁薄，内含类似血浆的液体或乳白色液体，当囊肿体积较大，呈多房性和/或囊壁上有平滑肌组织时，更倾向于诊断囊性淋巴管瘤，应与淋巴管肌瘤进行鉴别。手术切除是治疗肠系膜囊肿的有效手段。

（杜 祥）

chángchóngfù nángzhǒng

肠重复囊肿（bowel duplication） 肠系膜面出现的圆形或管状异常结构的先天性疾病。罕见，可出现在消化道的任何部分或邻近脏器。以小儿多见，多数在出生后6个月内确诊。主要临床表现为食欲减退、上腹部不适及呕吐。光镜下见，囊壁被覆肠黏膜并有一层平滑肌组织，与肠壁的平滑肌和血供系统在解剖学上有联系。手术是主要治疗方法。

（杜 祥）

chángxìmó liángxìng nángxìng/duō-
nángxìng jiānpíliú

肠系膜良性囊性/多囊性间皮瘤（mesenteric benign cystic or multicystic mesothelioma） 内衬间皮细胞的肠系膜囊肿。与发生于腹膜的良性囊性（多囊性）间皮瘤相似。光镜下见，囊肿被覆扁平或立方形间皮细胞。免疫组化染色显示，细胞角蛋白（CK）和钙网膜蛋白（calretinin）阳性。

（杜 祥）

chángxìmó nángzhǒng-luǎncháo
zhòngzhí zōnghézhēng

肠系膜囊肿-卵巢种植综合征（mesenteric cystic-ovarian implant syndrome） 被覆中肾旁管［米勒管（Müllerian duct）］上皮细胞的肠系膜囊肿。又称卵巢残余综合征。见于有盆腔手术史的女性患者。光镜下见，肠系膜囊肿被覆黄素化细胞，囊壁内可见卵巢间质。本病的发病机制是子宫内膜起源的病变，亦或是先天性畸形，尚存在争议。

（杜 祥）

chángxìmó nángxìng línbāguǎnliú

肠系膜囊性淋巴管瘤（mesenteric cystic lymphangioma） 由于先天性淋巴系统发育障碍引起淋巴回流受阻、淋巴管扩张而在肠系膜形成的囊肿。较少见，主要发生于儿童及青少年。因此，在儿童及青少年出现腹部囊性占位时，均应该考虑囊性淋巴管瘤的鉴别诊断（见网膜囊性淋巴管瘤）。

（杜 祥）

chángxìmó Kǎsīěrmànbìng

肠系膜卡斯尔曼病（mesenteric Castleman disease） 发生于肠系膜淋巴结，以原因不明的淋巴结血管滤泡特殊性增生为特点的良性病变。组织学分为透明血管型、浆细胞型及多中心型。光镜下的特征性表现为：增生滤泡较均匀地散布于整个淋巴结，淋巴滤泡有小血管长入，生发中心血管内皮细胞增生呈胸腺小体样改变，套区淋巴细胞增宽可呈葱皮样排列。浆细胞型和多中心型的预后较差，可继发淋巴瘤。

（杜　祥）

chángxìmó nángxìng niányèxìng zhǒngliú

肠系膜囊性黏液性肿瘤（mesenteric cystic mucinous tumor）

发生于肠系膜的黏液性囊性肿瘤。主要见于女性。分为良性、交界性和恶性，与卵巢的同名肿瘤相似。组织学来源尚不清楚，可能来自异位或副卵巢组织、中肾或副中肾组织，或由胚腔上皮化生而来。诊断肠系膜原发的囊性黏液性肿瘤时，首先要排除转移的可能性。

（杜　祥）

chángxìmó pínghuájīliú

肠系膜平滑肌瘤（mesenteric leiomyoma）　发生于肠系膜的平滑肌源性良性肿瘤。较少见，主要见于女性，特别是绝经期后妇女。肿瘤体积较大，切面呈灰白色或灰红色。光镜下形态与子宫平滑肌瘤相似，由束状或交织状排列的平滑肌束组成，细胞无异型性，核分裂罕见。在一些体积较大的肿瘤中，间质常伴有纤维化、玻璃样变性、钙化或黏液样变性。免疫组化染色显示，瘤细胞除表达平滑肌肌动蛋白（SMA）、结蛋白（desmin）和钙调蛋白结合蛋白（h-caldesmon）外，还常表达雌激素受体（ER）和孕激素受体（PR）。肿瘤完整切除后，极少数发生局部复发。

（杜　祥）

chángxìmó xiānwéiliúbìng

肠系膜纤维瘤病（mesenteric fibromatosis）　由肠系膜内分化良好的成纤维细胞克隆性增生形成的良性肿瘤。是韧带样纤维瘤病的一个类型。可发生于任何年龄，男性略多。常伴有家族性结肠息肉病［加德纳（Gardner）综合征］，或先前施行过腹部手术。肿瘤无明确界限，常浸润至邻近软组织。光镜下见，瘤细胞呈梭形，形态单一，无异型性，核分裂罕见。瘤细胞呈束状排列，期间可见较宽的胶原纤维束。少数病例间质内可出现黏液样变性，类似结节性筋膜炎。当胶原纤维成分较多时，可呈瘢痕疙瘩样。免疫组化染色显示，瘤细胞表达波形蛋白（vimentin），不同程度表达平滑肌肌动蛋白（SMA）、肌特异性肌动蛋白（MSA）和结蛋白（desmin），大部分细胞核表达β联蛋白（β-catenin）。若手术切除不净极易复发，对于手术切除不净或多次复发后难以再次手术的患者，可以采用放疗。

（杜　祥）

chángxìmó pínghuájī ròuliú

肠系膜平滑肌肉瘤（mesenteric leiomyosarcoma）　发生于肠系膜的平滑肌源性恶性肿瘤。较腹膜后平滑肌肉瘤少见，多发生于中老年人。大体见，多数肿瘤切面灰白色，鱼肉状，伴有灶性出血、坏死和囊性变。光镜下见，肿瘤细胞为中等分化，由细长或轻度肥胖细胞组成，局部区域可见散在核深染形状不规则的瘤巨细胞，在分化差的平滑肌肉瘤中，瘤细胞可显示明显的多形性和异型性。坏死、出血与核分裂在平滑肌肉瘤中常见。免疫组化染色显示，瘤细胞表达平滑肌肌动蛋白（SMA）、肌特异性肌动

蛋白（MSA）、钙调蛋白结合蛋白（h-caldesmon）和钙调理蛋白（calponin），与发生于肠系膜的平滑肌瘤不同，该肿瘤多不表达雌激素受体（ER）和孕激素受体（PR）。肿瘤常累及周围组织，多难以完整切除，不仅可局部复发，还可导致远处转移，多转移至肝和肺，预后较差。

（杜　祥）

chángxìmó wèi-chángdào jiānzhìliú

肠系膜胃肠道间质瘤（mesenteric gastrointestinal stromal tumor）　发生于肠系膜的胃肠间质肿瘤。属胃肠道外间质瘤，形态与胃肠间质肿瘤相同。肿瘤体积较大，多数直径>10cm。胃肠道外的间质瘤组织学形态多种多样，但一般以梭形细胞或上皮样细胞为主（图1）。组织学形态和免疫组化表型同胃肠道间质肿瘤。诊断前，需排除胃肠道间质肿瘤的胃肠道外转移。可根据肿瘤的大小和核分裂计数结合肿瘤的发生部位，来评估肿瘤发生进展的危险性，当肿瘤直径>10cm，或肿瘤直径>5cm，而核分裂>5/50HPF时，肿瘤的侵袭性危险度较高。对于原发性肿瘤，手术完整切除是首选的治疗方法，出现转移时，可采用特异性的靶向药物——甲磺酸伊马替尼（格列卫）进行治疗。

（杜　祥）

chángxìmó yánxìng jīchéngxiānwéi xìbāo zhǒngliú

肠系膜炎性肌成纤维细胞肿瘤（mesenteric inflammatory myofibroblastic tumor）　发生于肠系膜由分化的成纤维细胞/肌成纤维细胞组成，间质内伴大量的淋巴细胞和浆细胞浸润的肿瘤。好发于儿童和青少年，平均年龄为10岁。临床表现为腹痛、腹部

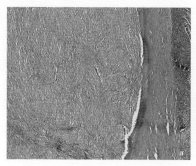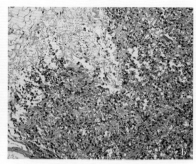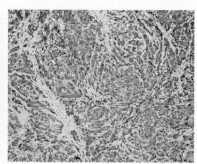

a. 梭形细胞为主型（HE×20）；b. 上皮样细胞为主型（HE×200）；c. 上皮样细胞为主型 CD117 阳性（×200）。

图 1　肠系膜胃肠道间质肿瘤

包块。大体见，肿块呈结节状，切面灰白色或灰黄色，质地坚韧。光镜下见，由增生的成纤维细胞/肌成纤维细胞组成，呈束状或旋涡状排列，间质内伴有大量慢性炎症细胞浸润，可见生发中心形成。病变内除梭形细胞外，部分病例中可见一些不规则、多边形或奇异形细胞，类似于节细胞或里－斯（R-S）细胞。免疫组化染色显示，瘤细胞均弥漫强阳性表达波形蛋白（vimentin），多数表达平滑肌肌动蛋白（SMA）、肌特异性肌动蛋白（MSA）或结蛋白（desmin），P53 多为阴性，但肿瘤复发和向恶性转化时可呈阳性。本病具恶性潜能，有局部复发倾向，少数病例经多次复发后可转化为肉瘤。

（杜　祥）

chángxìmó wèifēnhuà ròuliú

肠系膜未分化肉瘤（mesenteric undifferentiated sarcoma）

发生于肠系膜的未分化肉瘤。未分化肉瘤曾称恶性纤维组织细胞瘤。常呈多形性，好发于中老年人。瘤细胞异型性大，梭形细胞排列呈席纹状，存在多核巨细胞。炎症型未分化肉瘤好发于腹膜后，曾称为腹膜后黄色肉芽肿。也可见于肠系膜。光镜下见，肿瘤内含有成片的良性黄色瘤细胞，偶见核大异型胞质呈泡沫状的黄

色瘤样细胞及核深染、形态不规则的异型细胞。

（杜　祥）

chángxìmó shàngpíyàng xuèguǎn-nèipíliú

肠系膜上皮样血管内皮瘤（mesenteric epithelioid hemangioendothelioma）

发生于肠系膜的上皮样血管内皮瘤。较少见。可发生于任何年龄，但以成年人为多。肿瘤起源与较小的静脉相关，是具有转移潜能的恶性肿瘤。

（杜　祥）

chángxìmó xuèguǎn ròuliú

肠系膜血管肉瘤（mesenteric angiosarcoma）

起源于肠系膜血管内皮细胞或向血管内皮细胞方向分化的高度恶性的肿瘤。较少见，可发生于任何年龄段，以男性略多。光镜下见，各病例之间甚至同一病例不同部位的形态差异较大，从类似良性的毛细血管瘤、海绵状血管瘤到分化较差的类似于梭形细胞肉瘤或梭形细胞癌，多数呈上皮样血管肉瘤形态。肿瘤体积大，组织学上分化较差以及增殖指数较高均提示预后不佳。

（杜　祥）

chángxìmó zhuǎnyíxìng'ái

肠系膜转移性癌（mesenteric metastatic carcinoma）

转移至肠系膜的上皮源性恶性肿瘤（图 1）。肿瘤原发灶多位于腹腔内，如卵巢、胃肠道和胰腺等，是最常见的肠系膜实性肿瘤。

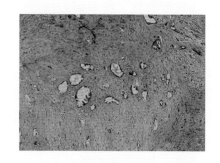

图 1　小肠系膜转移性腺癌（HE×100）

（杜　祥）

bí xīròu

鼻息肉（nasal polyp）

发生于鼻腔向腔内生长的赘生物。常见，为非肿瘤性，发病年龄多为 30 岁以上，常多发，且多累及双侧鼻窦，也可充满整个鼻腔，或延伸至颅腔或眼眶。易复发。

光镜下分为：①炎性息肉：大小不等的柔软、半透明的水肿样组织块。表面被覆纤毛柱状上皮，上皮下有水肿，腺体导管有囊性扩张，有潴留性囊肿形成，伴有数量不等的炎症细胞浸润。②血管扩张性鼻息肉：特征是黏膜上皮下有扩张的薄壁血管。③后鼻孔息肉：起源于鼻窦，并

延伸至鼻腔、鼻咽，形成带蒂的息肉。常发生在儿童，90%为单发，以上颌窦的后鼻孔息肉最多见。鼻阻塞是主要症状。光镜下类似炎性息肉。④囊性纤维化鼻息肉：特征是黏膜上皮下腺体有囊性扩张，间质纤维化。⑤间质非典型性鼻息肉：黏膜下有水肿，在囊性扩张的腺体及血管周围有不典型增生的间质细胞，有些息肉内含有较多的多形或明显异型的间质细胞，但很少见核分裂。

许多肿瘤可以在鼻腔、鼻窦以息肉形式表现出来，如乳头状瘤病、癌、血管瘤、肌源性肿瘤、纤维组织肿瘤、淋巴瘤、浆细胞瘤，应仔细鉴别。

（刘东戈 何磊 崔娣）

yánxìng xīròu

炎性息肉 （inflammatroy polyp） 黏膜组织过度增生及肉芽组织增生向黏膜表面突出形成带蒂的肿物。为黏膜组织的慢性炎症，是鼻息肉最常见的类型，常伴有慢性鼻炎、哮喘。病因不明确。发病年龄多为30岁以上，男女无性别差异。常多发，累及鼻腔及鼻窦。易复发。现已将慢性鼻窦炎及鼻息肉作为一个疾病单元，认为前者是后者的早期阶段，鼻息肉是鼻窦炎反复发作的结果。

大体见，息肉呈大小不等的柔软、半透明的水肿样组织块。光镜下见，息肉表面被覆纤毛柱状上皮，上皮下有水肿，腺体导管囊性扩张，有潴留性囊肿形成，伴有数量不等的炎症细胞浸润（图1）。根据其主要组织形态学特点可分为5型，即水肿型、纤维增生型、淋巴血管瘤型、腺体增生型及间质异型核细胞型。结合病史及临床表现可以诊断。应注意间质异型核细胞型勿诊断为

肉瘤；当腺体导管出现明显的鳞化及伴有不典型增生时，注意与鳞状细胞癌鉴别，尤其在老龄患者。鼻窦其他病变，如内翻性乳头状瘤、横纹肌肉瘤及嗅神经母细胞瘤时，可伴有鼻窦黏膜的息肉样改变，此时应注意避免遗漏原发肿瘤。

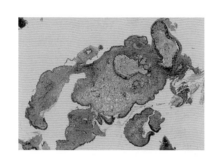

图1 鼻息肉（HE×20）

（刘东戈 何磊 崔娣）

mànxìng bídòuyán

慢性鼻窦炎 （chronic sinusitis） 鼻窦的慢性化脓性炎症。是鼻窦常见的非特异性感染。临床表现为鼻塞、大量脓涕或黏液涕，病史延长则可发生嗅觉障碍、头晕头痛。常伴有患侧面部压痛、黏膜水肿等特征。一般认为症状和体征持续时间在3个月以上者称为慢性鼻窦炎。光镜下，被覆纤毛柱状上皮的黏膜固有层内可见数量不等的中性粒细胞、嗜酸性粒细胞、淋巴细胞、组织细胞及浆细胞浸润，表面纤毛柱状上皮可见增生、鳞化、不典型增生或溃疡形成。结合病史及临床表现诊断并不困难。鉴别诊断见炎性息肉。

（刘东戈 何磊 崔娣）

bí niányè nángzhǒng

鼻黏液囊肿 （mucocele of nose） 发生在鼻腔、鼻窦的非肿瘤性病变。常在慢性炎症的基

础上，黏液分泌导管开口阻塞，黏液潴留至黏液腺囊性扩张，囊肿形成。大体呈囊性，囊腔内含黏液。光镜下见，囊肿壁被覆黏液腺上皮，囊腔内为黏液、细胞碎片及炎性渗出物。当黏液潴留至黏液腺囊性扩张、破裂时，黏液潴留在鼻窦内并渐进性压迫鼻窦骨，骨壁因受压而变薄，引起囊肿形成，这时显微镜下显示囊肿壁为受压萎缩的骨组织，囊腔内为黏液、细胞碎片及炎性渗出物等。

（刘东戈 何磊 崔娣）

bí máoméijūnbìng

鼻毛霉菌病 （mucormycosis of nose） 在人体免疫力低下时，由真菌毛霉菌属引起的鼻部感染性疾病。毛霉菌易侵犯血管，导致血管内血栓形成而引起相应的组织缺血坏死。本病易从鼻腔扩展到邻近的眼眶、颅内，同时合并眼眶蜂窝组织炎及脑膜脑炎。光镜下见，病变组织大片坏死，常可见血管内血栓形成；典型的毛霉菌菌丝较粗，宽6~50μm，长100~200μm，有分支，无分隔，过碘酸希夫（PAS）及银染阳性。

（刘东戈 何磊 崔娣）

bí qǔjūnbìng

鼻曲菌病 （aspergillosis of nose） 在人体免疫力低下时，由真菌曲霉菌属引起的鼻部感染性疾病。曲菌为生长在腐败蔬菜中的真菌，可从空气中被吸入而见于鼻腔、鼻窦的黏膜表面，正常情况下不致病。光镜下见，病变组织有曲菌菌丝及孢子，典型的曲菌菌丝粗细较一致，直径3~6μm，有分支及分隔。孢子直径30μm。过碘酸希夫（PAS）及银染阳性。可有多核巨细胞反应及肉芽肿形成，也可见中性粒细

胞、淋巴细胞、浆细胞浸润及纤维组织增生。

（刘东戈 何磊 崔娣）

鼻孢子菌病（rhinosporidiosis）

在人体免疫力低下时，孢子菌侵入鼻腔、鼻窦黏膜引起的感染，可见鼻腔内有多发性息肉。在正常情况下，孢子菌存在于自然环境中，在人体免疫力低下时才致病。大体见，鼻腔内多发息肉状病变，易出血，广基，可堵塞气道，偶见于鼻咽部。经损伤上皮可感染眼、耳及皮肤。光镜下见，病变组织在慢性炎症的背景下有大量孢子，孢子较大，直径 $100\sim400\mu m$、壁厚、双层、内含有类似红细胞大小的内生孢子。过碘酸希夫（PAS）及银染阳性。可见多量淋巴细胞、浆细胞浸润及多核巨细胞反应，肉芽肿形成。也可见中性粒细胞浸润及小脓肿形成。

（刘东戈 何磊 崔娣）

鼻硬结病（rhinoscleroma）

鼻部的慢性进行性肉芽肿病变。主要见于鼻腔及鼻咽部黏膜的革兰阴性细菌的感染。临床上见鼻腔及鼻咽部黏膜结节状或息肉样突起，可引起气道狭窄。光镜下见，病变组织有淋巴细胞、浆细胞、组织细胞浸润（图1），主要的病

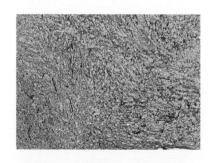

图1 鼻硬结病（HE×100）

理特点是胞质丰富、泡沫状的组织细胞胞质内可见革兰染色阴性细菌。晚期，固有膜内可见肉芽肿形成。病原体可用过碘酸希夫（PAS）染色或革兰染色证实。由于有泡沫样组织细胞出现，故应与麻风鉴别。有时还需要与黏膜黄色瘤鉴别。黏膜黄色瘤时没有大量浆细胞浸润，也无细菌。

（刘东戈 何磊 崔娣）

韦氏肉芽肿病（Wegener granulomatosis）

累及鼻腔、鼻窦、肺和肾，常有血管炎和组织坏死的变态反应性疾病。也可累及其他器官。当病变早期累及鼻腔时，表现为鼻塞，仅为弥漫性水肿而无坏死，继而发生坏死、结痂，有恶臭，常见鼻中隔穿孔。光镜下主要特征一是可见大量坏死，有组织细胞及多核巨细胞增生形成的肉芽肿；二是有以血管壁全层炎症细胞浸润及纤维蛋白样坏死为主的血管炎。病变组织中还可见中性粒细胞、嗜酸性粒细胞、淋巴细胞、浆细胞浸润。当坏死广泛和炎症明显时血管炎病变不好判断，此时行弹性纤维染色有助于识别，以明确有无血管炎的存在。注意鉴别一般炎症中的血管周炎症细胞反应与韦氏肉芽肿中的真性血管炎。真性血管炎为血管壁全层的炎症细胞浸润，弹性纤维破坏，可以是整个管壁中小灶性的弹性纤维破坏。

（刘东戈 何磊 崔娣）

鼻异物肉芽肿（foreign body granuloma of nose）

由于鼻黏膜注射药物等，外来的异物进入鼻黏膜内引起的肉芽肿。光镜下见异物及周围呈栅栏状排列的组织细胞、含有异物的多核巨细胞。

（刘东戈 何磊 崔娣）

鼻胶质瘤（nasal glioma）

异位于鼻内和鼻周的神经胶质性肿块。又称异位中枢神经系统组织。是一种先天性脑膨出畸形，与脑膜相连。婴儿多发，也可见成年人。常见于鼻腔上部，也可见鼻窦及鼻咽部。60%的病例病变位于鼻梁外上部或附近称为鼻外型；30%为鼻内型，堵塞鼻腔；两个部位同时都有的占10%，混合型。

临床表现为鼻腔息肉状肿块，鼻塞，鼻出血。大体见，鼻外型表面有皮肤被覆，位于鼻基部，中等硬度，表面光滑。鼻内型被覆鼻腔黏膜，表现为息肉样，光滑，质软，灰褐色，似脑组织样的不透明肿块。大小常为 $1\sim3cm$。光镜下见，由大小不一的神经胶质岛和相互交错的血管纤维组织带组成。神经胶质岛包括灰质、白质，可见肥胖的星形胶质细胞，很少见到神经元。间质为血管丰富的结缔组织。

星形胶质细胞和星形胶质细胞样分化的细胞对胶质纤维酸性蛋白（GFAP）、S-100蛋白、波形蛋白（vimentin）呈阳性反应。鉴别诊断主要有：①鼻腔脑膨出或脑膜脑膨出：是脑膜内脑疝，由中枢神经系统组织组成，其内易见神经元。②畸胎瘤：包括3个胚层的组织。③长期存在的异位中枢神经系统组织需鉴别纤维性息肉，后者缺乏胶质组织分化，GFAP有助于鉴别。

（刘东戈 何磊 崔娣）

鼻黏膜萎缩（mucous membrane atrophy of nose）

在各种原因的作用下，如严重的慢性炎症、干燥综合征等，引起鼻腔、鼻窦黏膜萎缩变薄的疾病。临床表现为鼻干。光镜下见鼻黏膜内

腺泡萎缩、减少甚或消失，腺体导管有增生，黏膜内有数量不等的淋巴细胞、浆细胞浸润。

（刘东戈 何磊 崔娣）

bí-yān xuèguǎn xiānwéiliú

鼻咽血管纤维瘤（nasopharyngeal angiofibroma）

发生于鼻咽部的富含细胞和血管的局部侵袭性间叶性肿瘤。较常见。主要见于儿童及年轻男性，个别为老年及女性。可能与男性激素有关。

大体呈息肉状，易出血，可占据整个鼻腔。光镜下表现为杂乱的血管和纤维性间质混合组成（图1）。血管大小不一，可从毛细血管到较大的静脉。间质疏松、水肿，可见星状成纤维细胞、肥大细胞，也可见致密无细胞的胶原区。免疫组化染色显示，肿瘤的间质细胞CD117、β联蛋白（β-catenin）（核阳性）。当间质细胞很丰富时需要鉴别纤维肉瘤，但血管纤维瘤的间质细胞异型性不明显，核分裂象少见。当血管纤维瘤中血管小，受间质细胞明显挤压时可类似血管外皮细胞瘤，但真正的血管外皮细胞瘤的血管呈裂隙状。

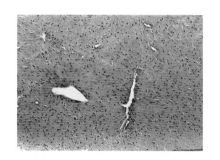

图1 鼻血管纤维瘤（HE×100）

（刘东戈 何磊 崔娣）

bí rǔtóuzhuàngliú

鼻乳头状瘤（sinonasal papilloma）

鼻腔、鼻窦呼吸道上皮发生，与人乳头瘤病毒（HPV）6型、11型感染有关的良性肿瘤。多发生于30～50岁的成年人。男性多于女性。

大体呈息肉状，可单发或多发。光镜下，分为外翻性乳头状瘤、内翻性乳头状瘤与柱状细胞型或嗜酸性细胞型乳头状瘤。外翻性乳头状瘤呈外生疣状生长，增生的上皮包括纤毛柱状上皮、类似泌尿道的移行上皮及鳞状上皮。内翻性乳头状瘤向上皮下的结缔组织中生长，可见界限清楚的增生的上皮细胞，增生的上皮包括纤毛柱状上皮、类似泌尿道的移行上皮及鳞状上皮（图1）。嗜酸细胞型乳头状瘤最少见，增生的上皮细胞具有嗜酸性胞质，细胞多层，呈乳头状及叶状增生，夹杂黏液细胞。

内翻性乳头状瘤常复发，约10%发生恶变，大多恶变为鳞状细胞癌（图2）。外生性和嗜酸性细胞型乳头状瘤可复发，但恶变罕见。

（刘东戈 何磊 崔娣）

xiùshénjīng mǔxìbāoliú

嗅神经母细胞瘤（olfactory neuroblastoma）

来自嗅基板神经外胚层成分或嗅膜神经上皮成分的恶性肿瘤。又称嗅神经上皮瘤。是神经母细胞瘤的一种特殊类型。发病年龄3～79岁，中位年龄50岁。

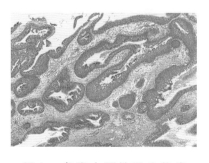

图1 鼻窦内翻性乳头状瘤（HE×40）

临床表现 多发于鼻顶部，个别位于鼻咽部、鼻窦。主要症状是持续数月、数年的单侧鼻塞、鼻出血，还可以出现鼻塞、头痛、鼻痛、溢泪、鼻出血、嗅觉缺失及视觉的改变。

大体形态 呈粉红色、息肉状，质地较软，脆，触之易出血。

镜下形态 细胞形态学上兼具有神经上皮瘤和神经母细胞瘤的特征，混合存在且彼此之间可呈移行分布。多数肿瘤细胞为大小一致的小圆形，胞质少，肿瘤细胞排列为霍默-赖特（Homer-Wright）菊形团结构，被明显的纤维血管性间质分隔。肿瘤细胞也可以较大，胞质丰富，肿瘤细胞呈实性巢状排列（图1）。分化好的肿瘤嗅丝多而明显。

辅助检查 免疫组化染色显示，瘤细胞神经元特异性烯醇化酶（NSE）、突触素（Syn）（图2）、嗜铬粒蛋白A（CgA）和S-100蛋白阳性。NSE阳性是本瘤的主要特征，阳性率可达100%，虽特异性不强，但可作为嗅神经母细胞瘤诊断的必备条件之一。Syn、S-100蛋白和CgA等具有支持诊断价值，阳性率普遍较低，但阴性结果不能排除诊断。细胞角蛋白（CK、AE1/AE3）通常呈阴性，当有鳞状上皮分化时部分细胞呈散在灶状阳性表达。

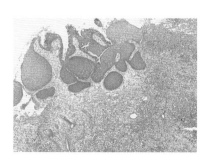

图2 鼻窦内翻性乳头状瘤癌变（HE×40）

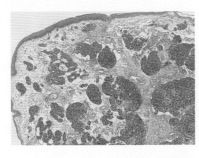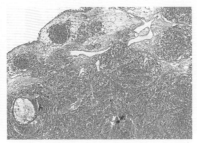

图1 鼻腔嗅神经母细胞瘤（HE×40）

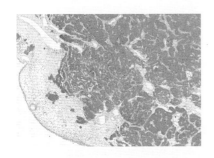

图2 鼻腔嗅神经母细胞瘤 Syn 阳性（×40）

鉴别诊断 需与以下发生在鼻腔、鼻窦的各种小圆细胞肿瘤鉴别：

横纹肌肉瘤 主要发生于20岁以下年轻人，可见横纹肌母细胞，免疫组化染色显示，波形蛋白（vimentin）及横纹肌细胞标志物［MyoD1、肌红蛋白（myoglobin）］阳性，神经内分泌标志物阴性，CD99可以阳性。

未分化癌 多见于老年人，肿瘤细胞呈巢状分布，常见坏死灶。免疫组化染色CK弥漫性强阳性，CK5/6及vimentin阴性，神经内分泌标志物阳性率不等。

尤因肉瘤/原始神经外胚层肿瘤 多见于青壮年，肿瘤细胞弥漫分布，可见坏死和菊形团结构。免疫组化染色vimentin、CD99强阳性，部分病例可表达神经内分泌标志物，约1/5病例表达CK。

腺样囊性癌 鼻腔、鼻窦小涎腺发生的腺样囊性癌有时细胞较小，呈巢样分叶状结构，巢内可见小腺腔结构，似真菊形团。但是癌细胞巢周围的细胞呈栅栏样排列，常见神经浸润，间质薄壁血管不如嗅神经母细胞瘤明显。免疫组化染色CK弥漫阳性，P63瘤细胞巢周围肌上皮阳性，瘤细胞神经内分泌标志物阴性。

NK/T细胞淋巴瘤 多见于青壮年，肿瘤细胞弥漫分布，可伴明显坏死背景，免疫组化染色显示，CD45RO强阳性，CD56、胞质型CD3阳性，粒酶B、T细胞内抗原（TIA-1）、perforin阳性，B细胞标志物阴性。原位杂交EBER瘤细胞核通常阳性。

B细胞淋巴瘤 主要是弥漫性大B细胞淋巴瘤，肿瘤细胞弥漫生长，体积相对较大，B细胞标志物阳性。

黑色素瘤 多见于中老年人，肿瘤细胞可呈圆形、梭形、上皮样等多种形态，核仁大而红染，可见色素。免疫组化染色显示，S-100蛋白、HMB45、Melan-A及vimentin阳性。

鼻窦异位垂体腺瘤 肿瘤细胞大小较一致，分化好，无坏死，免疫组化染色垂体激素标志物阳性，CK可阳性。

预后 经颅切除术联合放射治疗是治疗嗅神经母细胞瘤的金标准。常见复发和转移。约30%在两年内复发，且以局部复发多见。肿瘤可通过血液、淋巴液或脑脊液转移，最常见颈部淋巴结转移。

（刘东戈 何磊 崔娣）

bí línzhuàngxìbāo'ái

鼻鳞状细胞癌（squamous cell carcinoma of nose）

发生于鼻腔、鼻窦复层鳞状上皮的恶性肿瘤。是鼻腔、鼻窦的常见恶性肿瘤。发病年龄多为50岁以上的中老年人。男性明显多于女性。与吸烟有关。

光镜下分为4种类型：①角化型鳞癌：角化明显，可见角化珠及细胞间桥。癌细胞核大、深染、多形。癌细胞呈不规则条索状或巢状排列。②非角化型鳞癌：无明显角化，癌细胞核大小较一致、核圆形或卵圆形、可见核仁。细胞界限清楚。偶见单个细胞角化。癌细胞呈不规则条索状或巢状排列（图1a）。③疣状鳞癌：分化良好，可见明显角化，缺乏异型性。癌细胞呈外生疣状生长，并可见呈球形膨大的上皮细胞巢向上皮下结缔组织"推进式"生长。④乳头状鳞癌：有明显的异型性，向表面呈外生性乳头状生长。免疫组化染色显示，癌组织CK7阳性（图1b），CK20、CDX2、MUC-2阴性。角化型鳞癌需与假上皮瘤样增生、坏死性涎腺炎和乳头状瘤鉴别。

（刘东戈 何磊 崔娣）

bí xiàn'ái

鼻腺癌（adenocarcinoma of nose）

发生于鼻腔、鼻窦黏膜上皮或黏膜固有膜腺体的呈腺样分化的恶性肿瘤。较少见。多位于中鼻甲或筛窦。

组织学分为浆液黏液性腺癌和肠型腺癌两种。前者发病年龄

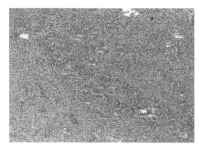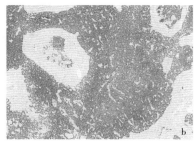

a. HE×100；b. CK 阳性（×100）。

图 1　鼻非角化型鳞癌

9~75 岁。男女发病无差异。癌细胞呈柱状，可见杯状细胞，大小较一致。排列呈背靠背的腺状、管状或乳头状（图 1）。免疫组化染色显示 CK7 阳性，CK20、CDX2、MUC-2 均阴性。后者以男性多发。癌细胞类似于结肠或小肠上皮细胞，有一定的异型性。排列呈腺样、乳头状或实性片状排列。免疫组化染色 CK7 阴性，CK20、CDX2、MUC-2 均阳性。

浆液黏液性腺癌虽可以局部侵袭、复发，但无转移。肠型腺癌可局部复发，8% 淋巴结转移，13% 可远处转移。

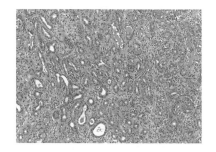

图 1　鼻腔非肠型腺癌（HE× 100）

（刘东戈　何磊　崔娣）

bí xiàn-lín'ái

鼻腺鳞癌（adenosquamous carcinoma of nose）　发生于鼻腔、鼻窦具有腺癌和鳞癌双重组织学特征的恶性肿瘤。鳞癌和腺癌每种成分所占的比例均大于

10%。罕见。腺鳞癌的预后比鳞癌稍差，比腺癌稍好些。如果尚未扩散，预后相对较好。

（刘东戈　何磊　崔娣）

bí xiànyàng nángxìng'ái

鼻腺样囊性癌（adenoid cystic carcinoma of nose）　发生于鼻腔、鼻窦由向上皮和肌上皮分化的肿瘤细胞构成的涎腺型恶性肿瘤。以管状、筛状或实性排列为主。是鼻腔、鼻窦常见的恶性肿瘤。以上颌窦最多见。症状包括鼻塞、鼻出血、疼痛、副肿瘤综合征和感觉缺失。腭部和面部肿胀，牙齿松动也很常见。光镜下见，癌细胞呈腺管状、筛状及实性巢状排列，常侵犯神经。X 线平片不易发现肿瘤，在平片提示骨破坏之前，肿瘤已经广泛侵犯骨。预后很差，10 年生存率仅7%，多死于局部扩散。

（刘东戈　何磊　崔娣）

bí niányè biǎopíyàng'ái

鼻黏液表皮样癌（mucoepidermoid carcinoma of nose）　发生于鼻腔、鼻窦由表皮细胞、中间细胞及黏液细胞构成的涎腺型癌。以上颌窦为多，其次是鼻腔。光镜下病理形态同涎腺同类型肿瘤。由于黏液表皮样癌在这个部位很少见，因注意与鳞状细胞癌变型尤其是腺鳞癌鉴别。

（刘东戈　何磊　崔娣）

bí xiànpào xìbāo'ái

鼻腺泡细胞癌（acinic cell carcinoma of nose）　发生于鼻腔的低度恶性肿瘤。罕见。多见于中年以上女性。症状无特异性，但常见鼻塞和溢泪。光镜下见，癌细胞圆形或多边形，胞质丰富含有嗜碱性颗粒，核为小圆形、深染，癌细胞呈腺泡状排列。本病低度恶性，预后良好。

（刘东戈　何磊　崔娣）

bí èxìng duōxíngxìng xiànliú

鼻恶性多形性腺瘤（malignant pleomorphic adenoma of nose）　发生于鼻腔、鼻窦的一种皮肤附属器癌。罕见。生物学行为具有高度侵袭性，易发生转移。尽管本病的组织学诊断主要是根据肿瘤的双相性特点，而非肿瘤是否由残存的良性多形性腺瘤与癌混合组成，恶性多形性腺瘤仍被视为良性混合瘤所对应的恶性型。光镜表现与大唾液腺的相应肿瘤相似。

（刘东戈　何磊　崔娣）

bí-yān'ái

鼻咽癌（nasopharyngeal carcinoma）　发生在鼻咽部，鳞状上皮起源或纤毛柱状上皮化生成鳞状上皮起源的上皮源性恶性肿瘤。由于位置比较隐蔽，早期常无症状，当就诊时已转移到鼻咽以外的部位。鼻咽癌最常见的转移部位是颈上部淋巴结。好发部位是穹隆部，其次是隐窝侧壁。东南亚、中国南部为本病的高发区。发病年龄有两个高峰，15~25 岁与 60~69 岁。发病因素与遗传、环境及 EB 病毒感染有关。

大体见，肿瘤较平滑地突出于黏膜表面，呈散在的结节状，表面有或无溃疡，或有一个明显浸润的真菌状肿物。有时肉眼病变并不明显。光镜下分为 3 类：

①角化型鳞状细胞癌：仅占少数，有明显的鳞癌分化，可见细胞间桥及角化，根据分化程度分为高分化、中分化和低分化 3 类。②非角化型鳞状细胞癌：肿瘤细胞排列为不规则岛状、片状或梁状，癌巢与不同数量的淋巴细胞和浆细胞混合。进一步将其分为分化型和未分化型。未分化型更常见，肿瘤细胞呈大的合体样，细胞界限不清，核圆形或卵圆形泡状，可见大核仁；分化型细胞呈复层和铺路石状，似膀胱的移行细胞癌。细胞界限清楚，偶见角化细胞。③基底样鳞状细胞癌：较少见，形态与其他部位的此类肿瘤完全相同。免疫组化染色显示，AE1/AE3、CK5/6 强阳性、CK8、CK19 阳性。原位杂交显示癌组织 EB 病毒常阳性。

未分化非角化型鳞状细胞癌，尤其是泡状核细胞癌要与淋巴瘤，特别是免疫母细胞淋巴瘤鉴别。泡状核细胞癌中 CK 和上皮膜抗原（EMA）阳性，扁豆凝集素（LCA）阴性。

鼻咽癌比鼻咽部的鳞癌预后好，对放疗敏感。角化型鳞癌对放疗不敏感，预后比非角化型差。

（刘东戈 何磊 崔娣）

bí xiǎoxìbāo'ái

鼻小细胞癌（small cell carcinoma of nose）

发生在鼻部，具有神经内分泌分化的恶性上皮性肿瘤。为低分化神经内分泌癌的一种。少见。鼻窦多于鼻腔。男性多于女性。可见老年及年轻人，平均 51 岁。可直接侵犯到邻近组织，如鼻窦、眼眶及颅内。易转移到颈部淋巴结。最常见的症状是鼻出血和鼻塞，随后可出现面部疼痛、面部肿块和突眼。肿物常表现为黏膜下溃疡性病变。

光镜下见癌细胞形态单一，中等大小，圆形或多角形，核染色质呈弥漫性，核仁不明显，核分裂多见，胞质稀少，细胞界限清楚。癌细胞呈弥漫分布或片状排列。可见广泛坏死。容易侵犯血管、淋巴管。免疫组化染色显示，角蛋白（AE1/AE3）、神经元特异性烯醇化酶（NSE）、嗜铬粒蛋白 A（CgA）、突触素（Syn）均阳性，Ki-67 增殖指数高。注意与类癌、非典型类癌、基底样鳞状细胞癌、恶性淋巴瘤、肺小细胞癌转移等鉴别。本病为侵袭性肿瘤，早期即有局部和远处转移。2 年及 5 年生存率分别为 16% 和 5%。

（刘东戈 何磊 崔娣）

bí lèi'ái

鼻类癌（nasal carcinoid）

发生于鼻腔、鼻窦分化好的低度恶性神经内分泌肿瘤。少见，仅偶见报道。临床表现有鼻塞、鼻出血和面部疼痛。光镜下表现与其他部位的相应肿瘤相似，肿瘤细胞大小均一，核圆形或卵圆形，核仁不明显，胞质嗜酸性。瘤细胞排列成多种形态，可呈小梁状、管状、实性巢状。具有神经内分泌的免疫组化特点，细胞角蛋白（CK）和神经内分泌标志物阳性。肿瘤具有局部侵袭性。

（刘东戈 何磊 崔娣）

bí bùdiǎnxíng lèi'ái

鼻不典型类癌（atypical carcinoid of nose）

发生于鼻部介于类癌和低分化神经内分泌癌之间的神经内分泌肿瘤。光镜下见，癌细胞为多角形或梭形，核分裂多见，胞质稀少，细胞界限清楚。分裂活性高（5～10/10HPF）。癌细胞呈弥漫分布或片状排列，可见巢状、条索状、腺泡状排列，并可见器官样结构或菊形团样结构。可见小灶状坏死。免疫组化染色显示，角蛋白（AE1/AE3）、神经元特异性烯醇化酶（NSE）、嗜铬粒蛋白 A（CgA）、突触素（Syn）均阳性，Ki-67 增殖指数高。依据大细胞的出现，明显的核仁、核分裂、坏死、多形性和血管淋巴管浸润可与类癌鉴别。

（刘东戈 何磊 崔娣）

bí dàxìbāo shénjīng-nèifēnmì'ái

鼻大细胞神经内分泌癌（large cell neuroendocrine carcinoma of nose）

发生在鼻部的一种低分化神经内分泌癌。光镜下见，癌细胞大，为多边形或梭形，异型明显，核分裂多见。癌细胞呈弥漫片状排列，可见巢状、片块状排列、无器官样结构或菊形团样结构。可见大量坏死。具有神经内分泌的免疫组化特点，角蛋白（AE1/AE3）、神经元特异性烯醇化酶（NSE）、嗜铬粒蛋白 A（CgA）、突触素（Syn）均阳性，Ki-67 增殖指数高。

（刘东戈 何磊 崔娣）

hóu nángzhǒng

喉囊肿（laryngocele）

喉室附属部分的含气囊性扩张，有一窄蒂与喉室相通。内突性喉囊肿可引起声音嘶哑，呼吸困难等症状；外突性喉囊肿表现为颈部软组织包块。两种类型可混合存在。本病可继发感染，囊肿内积脓。

（刘东戈 何磊 崔娣）

hóu dàizhuàng nángzhǒng

喉袋状囊肿（saccular cyst of throat）

由喉囊的囊性扩张而形成的囊肿。常见于喉室。光镜下见，囊内含黏液，囊壁为假复层纤毛柱状上皮或鳞状上皮。

（刘东戈 何磊 崔娣）

hóu dǎoguǎn nángzhǒng

喉导管囊肿（ductal cyst of larynx）

由于黏液腺导管扩张所形成的囊肿。多见于真声带或会厌。

光镜下见，囊内含黏液，囊壁为假复层纤毛柱状上皮或鳞状上皮。

（刘东戈 何磊 崔娣）

hóu shìsuānxìbāo nángzhǒng

喉嗜酸细胞囊肿（oncocytic cyst of larynx）

喉导管囊肿的一个亚型，由囊壁部分或全部被覆嗜酸细胞而得名。有时弥漫分布整个喉部。易复发。光镜下见，囊内含黏液，囊壁为嗜酸细胞。

（刘东戈 何磊 崔娣）

hóu-biǎntáotǐ nángzhǒng

喉扁桃体囊肿（tonsillar cyst of larynx）

发生在于腭扁桃体周围腺体内的由化脓性炎症引起的囊性改变。光镜下见，囊壁被覆鳞状上皮，富于淋巴细胞。

（刘东戈 何磊 崔娣）

jíxìng hóuyán

急性喉炎（acute laryngitis）

喉黏膜及声带的急性非特异性炎症。儿童多见，也可见于成年人。病因以细菌及 B 型流感病毒感染为常见。大体见喉黏膜充血、肿胀，表面粗糙、颗粒状。光镜下见，黏膜水肿，有坏死及大量中性粒细胞浸润。由于有声门水肿，可引起急性呼吸道阻塞，有潜在的致死性。

（刘东戈 何磊 崔娣）

mànxìng hóuyán

慢性喉炎（chronic laryngitis）

多种原因可引起的喉部慢性炎症。包括感染、发声过度、化学或物理性损伤、烟酒刺激等。临床有异物感。光镜下见，鳞状上皮黏膜可见多量淋巴细胞、浆细胞及组织细胞浸润，黏膜上皮可伴有增生。

（刘东戈 何磊 崔娣）

hóu jiéhé

喉结核（tuberculosis of larynx）

发生于喉的结核。由开放性肺结核经气道播散而来，具有结核的病理学特征。常开始于杓后间隙，然后扩展至会厌、声带。光镜下见，类上皮细胞和多核巨细胞组成的典型结核性肉芽肿，干酪样坏死可有可无。

（刘东戈 何磊 崔娣）

zhēnjūnxìng hóuyán

真菌性喉炎（mucotic laryngitis）

发生在喉的真菌性炎症。以组织胞浆菌和芽生菌为多见，其次是曲菌。多位于声带和会厌。光镜下见，真菌菌丝或孢子及组织细胞增生形成的肉芽肿结节。

（刘东戈 何磊 崔娣）

jiēchùxìng kuìyáng

接触性溃疡（contact ulcer）

发生于后联合处，杓状软骨的声突部的溃疡。又称后联合溃疡、肉芽肿性溃疡。光镜下见明显增生的肉芽组织、增生的纤维组织，表面常有多量中性粒细胞构成的炎性渗出物。切除后易复发，很难愈合。

（刘东戈 何磊 崔娣）

hóu línzhuàngxìbāo'ái

喉鳞状细胞癌（squamous cell carcinoma of larynx）

由鳞状上皮或化生鳞状上皮起源的恶性肿瘤。发病与吸烟、饮酒等因素关系密切。按肿瘤的发生部位，喉鳞癌分为声门上型、声门型、声门下型和跨声门型。声门型最多，其次是声门上型、跨声门型及声门下型。

临床特点与鳞癌的发生部位有关。声门癌早期常见声音嘶哑。声门上型表现为吞咽困难、声音质量改变、喉咙异物感、咯血、颈部肿块。声门下型常见呼吸困难和喘鸣。大体见，灰白色肿物，直径 1~4cm，常有溃疡形成。组织学形态与其他部位的鳞癌一致。光镜下，高分化鳞癌可见角化及细胞间桥（图 1a）。低分化鳞癌细胞小，核分裂多见，无角化及细胞间桥（图 1b）。介于两者之间的为中分化鳞癌。免疫组化染色显示，细胞角蛋白（CK5/6）、上皮膜抗原（EMA）、癌胚抗原（CEA）等阳性。

需与假上皮瘤样增生和坏死性涎腺化生鉴别。假上皮瘤样增生上皮细胞排列规则，无细胞异型性，核质比不高，非指状浸润，无周围纤维性间质反应。坏死性涎腺化生保留原小叶结构，细胞异型性不明显。

（刘东戈 何磊 崔娣）

hóu xiàn'ái

喉腺癌（adenocarcinoma of larynx）

发生于喉的呈腺样分化的恶性肿瘤。很少见。主要见于老年男性。位于假声带前下联合处，来源于此处的浆液黏液混合性腺体。

（刘东戈 何磊 崔娣）

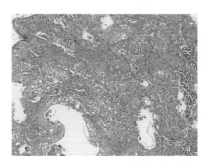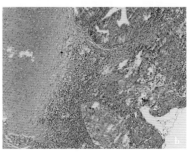

a. 高分化（×200）；b. 低分化（×200）。

图 1 喉鳞状细胞癌（HE）

hóu shénjīng-nèifēnmì'ái

喉神经内分泌癌 （neuroendocrine carcinoma of larynx）

具有神经内分泌分化的一组肿瘤的总称。分类及形态特点与其他部位神经内分泌癌相同。

（刘东戈 何磊 崔娣）

zhīqìguǎn-fèi gélízhèng

支气管肺隔离症 （bronchopulmonary sequestration）

肺大叶的一部分完全（部分）与其他部分隔离，即与支气管树无联系的一种先天性畸形。隔离肺组织与正常肺组织由胸膜分隔，并接受体循环动脉血液供应，包括叶内型和叶外型两种。多发生于胚胎发育早期，可伴有其他先天性畸形，如支气管食管憩室、膈疝和骨骼异常等。

叶内型：较常见，约占75%，多位于左肺下叶后基底段脊柱旁，其次为右肺下叶基底段，上叶较少发生。隔离肺组织呈单一囊性、多囊性区域或实性肿块，与周围正常气管支气管树缺少交通。光镜下为慢性炎症和纤维化。隔离肺组织血管通常为发育良好的弹性动脉，血管扭曲管壁增厚，肺动脉、肺静脉和体循环血管可形成毛细血管前吻合。

叶外型：较少见，隔离肺组织表面有胸膜被覆，呈现为一个肺外的结节，可见于任何部位，从胸腔的入口处到横膈，甚至可位于腹腔。约90%发生于左侧，20%的患者伴有其他先天性畸形，特别是横膈疝。隔离肺组织由胸膜包裹而与正常肺组织完全分离，切面呈褐色海绵状。光镜下见肺组织发育不全甚至呈囊肿状。隔离肺组织的支气管与正常支气管无交通，故肺组织炎症少见。支气管多有不同程度扭曲和扩张，隔离肺组织的血液供应主要来源于主动脉或其分支，静脉回流至奇静脉系统。

本病经外科切除后预后良好。

（王恩华）

zhīqìguǎnyuánxìng nángzhǒng

支气管源性囊肿 （bronchogenic cyst）

胚胎发育过程中，呼吸道上皮从支气管发育部位移行至其他部位而致的囊性病变。又称支气管囊肿。囊肿衬以呼吸道上皮，囊壁可含平滑肌，个别可见软骨。胸腔内支气管源性囊肿沿中线分布，婴幼儿多见，囊肿邻近气管、隆突或偏离支气管主支。可分为纵隔囊肿、食管壁内囊肿和支气管囊肿。大体见，囊肿为平滑或不规则形囊性肿块，直径1~4cm，极少与气管支气管树相连通。切面呈单房或多房，薄壁，内含清亮浆液，继发感染时可含混浊、黏液性或血性液体。光镜下见，囊肿内衬纤毛柱状上皮或假复层柱状上皮，囊壁可含黏液腺、软骨、弹性组织和平滑肌。需与肠源性囊肿、食管囊肿、囊性畸胎瘤和肺脓肿相鉴别。本病经外科切除后预后良好。

（王恩华）

xiāntiānxìng zhīqìguǎn kuòzhāng

先天性支气管扩张 （congenital bronchiectasis）

在小气道由于缺乏软骨环或软骨环发育不成熟所致支气管松弛的疾病。病变支气管壁薄，呈囊性扩张。真正的先天性支气管扩张又称气管支气管软化，属于支气管发育不全。光镜下见，在小气道特别是末梢气道，细支气管呈囊性扩张，管壁被覆纤毛柱状上皮，围绕平滑肌，缺少软骨。常可继发感染。本病预后较差，严重者可能需要做肺移植。

（王恩华）

xiāntiānxìng nángxìng xiànliúyàng jīxíng

先天性囊性腺瘤样畸形 （congenital cystic adenomatoid malformation）

因肺胚胎发育异常，终末细支气管过度生长而形成多囊性包块的先天性畸形。肺内囊肿和腺瘤样改变混合存在，又称先天性肺气道畸形。通常见于新生儿，表现为新生儿呼吸窘迫，也可见于儿童和成年人。病变绝大多数为单侧，累及一个肺叶，多为下叶受累。根据囊肿的大小和病变范围分为5型：①0型：病变主要累及中心气管支气管树，少见，囊大小约0.5cm。②1型：最常见，病变占一叶肺的局部，为单个或多个相沟通的囊，囊大，直径3~10cm。病变周边为小的被压扁的囊。③2型：发病仅次于1型，病变占一叶肺的局部，由多数直径小于2cm的囊腔组成，常伴有其他畸形。④3型：病变占肺叶的大部分，偶尔可累及整个肺叶，呈海绵状，囊小于0.5cm。⑤4型：畸形位于肺周边远侧肺泡，极少见，囊直径约7cm。显微镜下，0型为支气管样结构内衬呼吸上皮和壁内含平滑肌、腺体和软骨成分。

光镜下：①1型：大囊内被覆假复层纤毛柱状上皮，有乳头状突起，壁内含平滑肌及弹性组织，有散在的孤立软骨板。囊背靠背，常被纤维肌性壁分隔。大囊周围的小囊被覆纤毛柱状上皮，可见黏液细胞。②2型：由扩张的支气管样结构组成，囊壁被覆立方或柱状纤毛上皮，囊中间可见少量肺泡管结构，在间隔和邻近囊壁可见横纹肌。③3型：实性，由弯曲的管状或微囊组成，呈腺瘤样不规则细支气管样结构，囊壁被覆立方或柱状上皮，类似晚期胎儿肺上皮，薄层纤维层位于上皮下，无黏液细胞、软骨及复层肌纤维。④4 型：囊壁内衬扁平肺泡上皮细胞。临床应与叶外型肺隔离症鉴别。治疗采取肺叶切除。

（王恩华）

qìguǎn-shíguǎnlòu
气管食管瘘（tracheoesopha-geal fistula）

气道和食管之间由瘘管相连通的病理现象。可为先天性或后天性。①先天性气管食管瘘：属于先天发育异常，常见于婴幼儿，常与食管闭锁并存。大部分病例有长期喂奶呛咳史或咳嗽史，常咳出食物颗粒，偶尔合并支气管扩张。先天性异常在新生儿即可发现，但病情轻者往往成年后才出现症状。最常见的气管食管瘘是在远端食管部位。②后天性气管食管瘘：引起后天性气管食管瘘的最常见原因是食管癌，某些病例可在放疗后发生；也可由气管导管气囊压迫气管、外科手术创伤、钝性损伤和异物引起。预后因原因不同而不同，严重的呛咳可导致窒息而死亡。

（王恩华）

lǔpàoxìng xìzhīqìguǎnyán
滤泡性细支气管炎（follicular bronchiolitis）

局限性细支气管淋巴组织增生性疾病。是原发性细支气管疾病的一种类型，特征为淋巴滤泡增生并沿细支气管分布，可伴有胶原血管疾病，如类风湿关节炎、干燥综合征以及先天性或获得性免疫缺陷性病。光镜下见，围绕细支气管壁局部淋巴组织增生，具有生发中心的淋巴滤泡形成，气腔可以受压狭窄，病变细支气管周围邻近的间质也可见淋巴组织增生。淋巴细胞浸润明显的病例，尤其当有明显的淋巴上皮病变时，要考虑黏膜相关淋巴组织淋巴瘤。淋巴细胞性间质性肺炎，为弥漫性淋巴增生性病变，应与之鉴别。本病的病因较复杂，预后不一，但激素治疗均有一定疗效。

（王恩华）

fùyú xìbāoxìng xìzhīqìguǎnyán
富于细胞性细支气管炎（cellular bronchiolitis）

炎症病变位于细支气管，伴（不伴）有其他改变的炎性疾病。是一种细支气管炎的描述性病理学名称。细支气管的急性和慢性炎症是其最常见表现，也可伴有闭塞性细支气管炎。①急性细支气管炎：由感染（细菌、病毒）有毒气体吸入、急性吸入异物等引起。②混合性（急性和慢性）细支气管炎：发生于感染（细菌、病毒、支原体）、末梢细支气管扩张、过敏反应、炎性肠病相关的疾病、胶原血管疾病、病因不明等。③慢性细支气管炎：发生于末梢细支气管扩张、胶原血管疾病、炎性肠病、哮喘、移植、淋巴增生性疾病、慢性吸入异物和原因不明。

光镜下：①急性细支气管炎病变为急性炎症。②混合性细支气管炎：可见细支气管管腔和壁层急性炎症，伴有细支气管慢性炎症细胞浸润；伴有或不伴有上皮坏死，修复性细支气管炎或缩窄性细支气管炎改变；可伴有末梢机化性肺炎。③慢性细支气管肺炎：细支气管管内和壁层呈慢性炎性病变，伴/不伴有淋巴滤泡形成。鉴别诊断：本病仅以细支气管炎症病变为主要表现，而无其他原因或病变，视为特发性。与弥漫性泛细支气管炎鉴别，在支气管周围及邻近肺间质无泡沫细胞聚集。

本病的病因很多，预后不一。

（王恩华）

mímànxìng fàn xìzhīqìguǎnyán
弥漫性泛细支气管炎（diffuse panbronchiolits）

弥漫分布于两肺呼吸性细支气管的气道慢性炎性疾病。受累部位主要是呼吸性细支气管以远的终末气道。突出的临床表现是咳嗽、咳痰和活动后气促。严重者可导致呼吸功能障碍。特征性病变为慢性细支气管炎，伴明显的间质细支气管壁、肺泡壁、肺泡间隔见成堆的泡沫细胞聚集。本病常隐匿缓慢发病。胸部 CT 表现为弥漫性小圆结节状和线状阴影，支气管壁增厚，小支气管和细支气管扩张。

大体可见肺有多个小的灰白-黄色结节，弥漫分布。光镜下见，以细支气管、呼吸性细支气管为中心的炎性病变，以及细支气管周围炎。细支气管管壁增厚，以淋巴细胞、浆细胞和组织细胞为主的炎症细胞浸润，细支气管内有黏液和中性粒细胞。因病变累及细支气管全层，也称为泛细支气管炎。病变附近的肺泡间隔可见成堆的吞噬脂质的泡沫细胞。弥漫性泛细支气管炎应与各种可能伴有中心小叶间质的泡沫细胞聚集的肺病相鉴别。本病对红霉素治疗有效，由于有慢性气道感染，常引起呼吸衰竭，多数预后不良。

（王恩华）

hūxīxìng xìzhīqìguǎnyán
呼吸性细支气管炎（respiratory bronchiolitis）

多见于吸烟者累及小气道的炎性疾病。特征为呼吸性细支气管轻度炎、与其直接相邻的周围肺组织轻度纤维化等炎性改变。又称吸烟者细支气管炎。光镜下的特征性病变是除呼吸性细支气管炎外，在远端细支气管和邻近肺泡管和肺泡腔内有巨噬细胞聚集，细胞质内含有黄色颗粒，普鲁士蓝（Prussian blue）染色阳性。本病大多数预后较好。

（王恩华）

suōzhǎi bìsèxìng xìzhīqìguǎnyán

缩窄闭塞性细支气管炎（constrictive obliterans bronchiolitis）

因炎症或纤维化致细支气管狭窄或阻塞的炎性疾病。是闭塞性细支气管炎的一个罕见类型。不同于闭塞性细支气管炎的细支气管管腔为由成纤维细胞构成的息肉样组织阻塞。多用于描述慢性肺移植排斥反应所致的气道损伤。临床表现为快速进行性呼吸困难伴咳嗽，肺功能显示气道阻塞。显微镜下，典型病变是细支气管管腔内有偏心纤维化的组织围绕，管腔狭窄。弹性纤维染色显示细支气管管腔残余的弹性纤维围绕在纤维化病变周围。病变仅累及细支气管，并延伸到肺泡管和肺泡腔，细支气管周围间质无间质性肺炎改变。本病预后差，激素治疗效果差。

（王恩华）

mànxìng zhīqìguǎnyán

慢性支气管炎（chronic bronchitis）

气管、支气管黏膜及其周围组织的慢性非特异性炎症。临床上以反复发作的咳嗽、咳痰或伴有喘鸣音为特征，上述症状每年持续3个月，连续发生2年以上。慢性支气管炎的发病是多种因素长期综合作用的结果，呼吸道感染、大气污染、气候变化、过敏因素等为常见的外源性因素；机体抵抗力下降，尤其是呼吸系统局部防御功能受损是重要的内在因素。病变常起始于较大的支气管，各级支气管均可受累。主要病变为黏膜上皮损伤与修复性改变，支气管黏膜腺体肥大、增生、黏液腺化生以及支气管壁其他组织的慢性炎性损伤。本病为反复发作性慢性疾病，严重者可合并肺心病等并发症。

（王恩华）

zhīqìguǎn kuòzhāng

支气管扩张（bronchiectasis）

支气管管腔持续性扩张的状态，常伴有支气管管壁破坏和周围肺实质的炎症。临床上常出现咳嗽、咳大量脓痰，反复咯血等症状。分为两种：①阻塞性支气管扩张：原因包括肿瘤、异物、支气管壁的局灶性炎症、黏稠的黏液分泌（肺囊性纤维化）、外来压迫（肿大的淋巴结）等。②非阻塞性（炎症后性）支气管扩张：主要为肺炎反复发作的结果。另两种疾病与支气管扩张相伴随，一种为纤毛不动综合征［卡塔格内（Kartagener）综合征］，表现为慢性鼻窦炎、支气管扩张和内脏异位（右位心）；另一种为［杨氏（Young）综合征］，表现为无精子或少精子引起的不育，但电镜下无纤毛异常。

大体见，病变的支气管可呈囊性、囊状和圆柱状。病变多累及二级支气管，可为节段性或弥漫性。扩张的支气管数目多少不等，多者肺切面可呈蜂窝状。支气管壁不规则增厚，支气管黏膜可因萎缩而变平滑，或因增生肥厚而呈颗粒状。肺间质有不同程度的炎症和纤维化。光镜下见，支气管壁呈慢性炎症改变伴有不同程度的破坏。常见溃疡性形成，可发生鳞状上皮化生。支气管壁平滑肌、弹性纤维及软骨萎缩变性，甚至完全消失，管壁被炎性肉芽组织所取代，可见淋巴细胞、浆细胞、中性粒细胞浸润，常有淋巴滤泡形成。扩张的支气管周围纤维组织增生，逐渐发生纤维化。在囊性支气管扩张可见多发

性、结节状神经内分泌细胞增生形成的小实变灶，在组织发生上与类癌有关。

多数患者均有反复发作的支气管感染，严重者可出现明显肺气肿、慢性呼吸衰竭及肺心病，咯血严重者可危及生命。

（王恩华）

zhīqìguǎn jiéshízhèng

支气管结石症（broncholithiasis）

钙化的淋巴结侵蚀、阻塞或导致气管-支气管树严重扭曲的疾病。包括任何与支气管紧密接触或使支气管变形的钙化物或游离于支气管腔内的钙化组织块。本病是食物吸入、支气管扩张症、肉芽肿性疾病，特别是结核和组织胞浆菌的合并症。多数患者取石后预后良好。

（王恩华）

zhīqìguǎn línzhuàngshàngpí rǔtóuzhuàngliú

支气管鳞状上皮乳头状瘤（bronchial squamous cell papilloma）

在支气管黏膜表面上皮发生鳞化的基础上形成的乳头状增生性良性肿瘤。较罕见。成年人多见，亦可见于儿童和年轻人。多见于支气管主干开口处，有的亦可在肺叶及段支气管。多是由于人乳头瘤病毒（HPV）感染所致，分为孤立性和多发性两种，孤立性为多，多发性称为乳头状瘤病。

大体见，孤立性乳头状瘤在支气管腔内呈乳头状生长，通常有广基的蒂与支气管壁相连。多发性乳头状瘤，在气管、支气管黏膜散在或成簇分布，疣状或菜花状赘生物突入腔内。也可累及肺，在内壁光滑的囊腔内有无数小乳头状赘生物或形成小的实性结节。光镜下见，瘤组织主要由鳞状上皮组织构成，呈大小不等

的乳头状结构,其轴心为富含血管的疏松纤维性间质。乳头表面被覆以分化好的非角化鳞状上皮,可见细胞间桥;部分肿瘤中鳞状细胞可显示核周透亮,即凹空细胞变。核分裂不常见,但偶见角化不良的不典型细胞或核分裂。

支气管鳞状上皮乳头状瘤主要与腔内乳头状型早期鳞癌鉴别,后者支气管黏膜上皮常呈原位癌表现,且癌组织常侵及管壁,并向管腔内呈乳头状生长,其细胞分化不成熟,极向紊乱,核分裂易见。

孤立性支气管鳞状上皮乳头状瘤手术切除后可治愈,但约20%复发,恶变为鳞癌者不足2%。

(陈 杰)

zhīqìguǎn xiànxìng rǔtóuzhuàngliú
支气管腺性乳头状瘤 (bronchial glandular papilloma)

由增生的大支气管黏膜表面的纤毛或无纤毛柱状上皮细胞构成的支气管良性肿瘤。瘤内亦可混有多少不等的杯状细胞。此瘤较鳞状上皮乳头状瘤少见,一般为单发,突入支气管腔内,亦可多发,或扩展至肺实质。光镜下见,瘤组织呈乳头状或绒毛状,大多数表面被覆分化好的单层或假复层柱状上皮或立方上皮,有时亦可被覆黏液细胞及柱状上皮细胞或纤毛上皮细胞,其轴心为含有血管的少量纤维组织。本病手术切除可治愈,切除不完全者有复发的可能。

(陈 杰)

zhīqìguǎn hùnhéxìng línzhuàng xìbāo hé xiànxìng rǔtóuzhuàngliú
支气管混合性鳞状细胞和腺性乳头状瘤 (bronchial mixed squamous cell and glandular papilloma)

由鳞状上皮和腺上皮两种成分混合构成的支气管良性肿瘤。通常单发,亦可多发。

其鳞状上皮成分易有不典型增生,可发展为鳞状细胞癌。腺上皮成分至少占1/3以上。本病手术切除可治愈,偶有在此混合性肿瘤的基础上继发鳞癌。

(陈 杰)

zhīqìguǎn niányèxìng xiànliú
支气管黏液性腺瘤 (bronchial mucinous adenoma)

呈外生性生长、起源于气管-支气管腺体和导管的良性肿瘤。较少见,常见于儿童或青年人,多发生在大支气管,可引起气管阻塞症状。肿瘤通常为中央型单个限局性包块,呈息肉状突入支气管腔内,极少数也可发生于周围肺组织内。光镜下见,瘤体表面通常被覆支气管柱状上皮,上皮下瘤组织境界清楚,由大小不等、形状不一、分化成熟的黏液性腺体构成。腺上皮细胞呈柱状或立方状,胞质透亮,核大小一致,位于基底部,腺腔内常充满黏液,间质为少量纤维组织。有的腺体可明显扩张呈囊状,腔内充满黏液。本病临床为良性过程,局部切除为首选治疗方式。

(陈 杰)

zhīqìguǎn jiāngyèxìng xiànliú
支气管浆液性腺瘤 (bronchial serous adenoma)

由大小不等、分化好的浆液性腺体构成的支气管良性肿瘤。腺体上皮细胞呈立方或柱状,胞质淡嗜酸性,核圆形,大小一致,位于细胞中央,腺腔内可充有蛋白性分泌物。有的腺体上皮细胞可见嗜酸性细胞变。间质为少量纤维组织。本病临床为良性过程,局部切除后预后好。

(陈 杰)

fèiqìzhǒng
肺气肿 (emphysema)

终末细支气管远端(呼吸细支气管、肺泡管、肺泡囊和肺泡)的气道弹性减退、过度膨胀、充气和肺容积增大或同时伴有气道壁破坏的病理状态。

肺泡性肺气肿又分为腺泡中央型、全腺泡型和腺泡周围型。此外,还有瘢痕旁肺气肿、老年性肺气肿,代偿性肺气肿等。大体见,肺明显膨胀,边缘变钝,表面可见肋骨压痕,肺组织柔软而缺乏弹性,色灰白,切面肺组织呈蜂窝状。光镜下见,肺泡明显扩张,间隔变窄断裂,扩张的肺泡融合形成较大的含气囊腔,肺泡壁毛细血管受压且数量减少。肺小动脉内膜纤维性增厚,小气道可见慢性炎症。腺泡中央型肺气肿的气囊壁上有呼吸上皮、平滑肌束残迹及炭末沉积。全腺泡型肺气肿的囊泡壁上偶见残留的平滑肌束片断,在较大的融合性气肿囊腔内有时可见肺小血管的悬梁。

长期严重的肺气肿可导致以下并发症:①肺源性心脏病及右心衰竭。②自发性气胸和皮下气肿。③急性肺感染。预后较差。

(王恩华)

fēngwōfèi
蜂窝肺 (honeycomb lung)

多种纤维化性肺疾病晚期形成的以蜂窝样为特征的肺部改变。病变常累及中下肺野,形成大小不等(直径0.1~1cm),成簇排列的囊泡,外观宛如蜂窝或蜂巢。常为肺慢性间质性疾病进展的终末期表现,如间质性肉芽肿性疾病(感染性肉芽肿、结节病);肺尘埃沉着病(硅沉着病、石棉沉着病、肺铍沉积症及重金属肺尘埃沉着病);弥漫性肺泡损伤及放射性肺炎;特发性间质性肺炎(普通型间质性肺炎、非特异性间质性肺炎、脱屑性间质性肺炎、急性间质性肺炎等)。

大体见，肺体积缩小，表面有大小不等的囊性突起，切面背景为致密的纤维瘢痕组织，其间有单一类型的囊，大小从几毫米到厘米或更大，有厚的纤维性囊壁。光镜下见，早期蜂窝肺扩张的气腔常围绕在纤维化的周围，囊壁有不同程度的炎症细胞浸润，间质有不等量的胶原沉积。由于细支气管周围组织的牵拉，可见细支气管扩张。肺组织重新构建而呈蜂窝状。本病预后不良。

（王恩华）

fèishuǐzhǒng

肺水肿 （pulmonary edema）

由于各种原因引起的肺泡腔内含水量增加的现象。常发生于充血性心力衰竭时。如心脏瓣膜病变时左心衰竭导致肺充血、水肿，或由于肺泡间隔血管直接损伤所致。此外，肺水肿可发生于各种感染因素、吸入有害气体、药物、休克等引起的弥漫性肺泡损伤的早期和全身性疾病如尿毒症等。光镜下见，肺泡腔内含不等量的水肿液、少量纤维蛋白、红细胞等。一般伴有肺泡间隔毛细血管充血。预后因病因不同而有很大差别。

（王恩华）

fèi chūxuè-shènyán zōnghézhèng

肺出血-肾炎综合征 （pulmonary-renal syndrome）

由于循环血中存在抗肾小球基膜抗体而引起反复弥漫性肺出血及肾小球肾炎的综合征。又称古德帕斯丘综合征 （Goodpasture syndrome）。系病毒感染和/或吸入某些化学性物质引起原发性肺损害。由于肺泡壁毛细血管基膜和肾小球基膜存在交叉反应抗原，故出现肺和肾的损伤。肺部症状主要为咯血、发热、胸痛、咳嗽、气短、全身不适，严重者出现呼吸衰竭。肾

表现为急性肾小球肾炎。大体见肺体积增大，表面有弥漫性出血，切面可见水肿及新旧出血区。

光镜下见，肺广泛性肺泡出血，肺泡腔内见新鲜血液和含铁血黄素聚集。含铁血黄素通常在肺泡巨噬细胞内，也可以在细胞外聚集，肺泡间隔增厚，肺泡上皮细胞增生。免疫荧光见肺泡间隔毛细血管基膜免疫球蛋白IgG和补体C3线状沉积。肾病理改变类似急进性肾小球肾炎。此外，早期肾小球毛细血管呈局灶和节段性坏死，后期肾小球周围常有淋巴细胞浸润为特点。血浆透析法及免疫抑制治疗可有一定疗效，晚期病例则需进行肾移植。

（王恩华）

tèfāxìng fèi hántiěxuèhuángsù chénjīzhèng

特发性肺含铁血黄素沉积症 （idiopathic pulmonary hemosiderosis）

以广泛的肺毛细血管出血，肺泡中有大量含铁血黄素沉着，并伴有缺铁性贫血的铁代谢异常疾病。较少见。临床主要表现为反复发作的咯血、气促和贫血。多发生在儿童。大体上，肺重量、体积增加，褐色实变。表面及切面见出血斑及弥漫性棕褐色色素沉着。慢性期肺间质纤维化明显。镜下，可见大量吞噬含铁血黄素的巨噬细胞在肺泡腔内聚集，伴肺泡上皮细胞增生。无坏死性血管炎、肉芽肿和淋巴滤泡形成，肺泡基底膜无免疫球蛋白IgG沉积。通常需与古德帕斯丘综合征、急性狼疮性肺炎等鉴别。肺泡基底膜无IgG沉积是与古德帕斯丘综合征最重要的鉴别点。本病生存期为3~5年，约1/4的病例可因严重肺出血而迅速致死。

（王恩华）

fèipào dànbái chénjīzhèng

肺泡蛋白沉积症 （pulmonary alveolar proteinosis）

肺泡内有不可溶性磷脂蛋白沉积的肺疾病。原因未明，较少见。临床主要表现为气短、咳嗽和咳痰。胸部X线呈双肺弥漫性肺部浸润阴影。该病由脂蛋白（主要为磷脂）肺泡表面活性物质聚集引起，可能由于Ⅱ型肺泡细胞分泌增多或肺泡巨噬细胞异常摄取和加工所致。大体见，病变肺呈灰白或灰红色实变区。光镜下见，肺泡腔内有粉染颗粒或云絮状物质，其间有针状裂隙，同时伴有Ⅱ型肺泡上皮细胞增生和脱屑，间质内淋巴细胞聚集和一定程度的纤维化。特征性表现为淀粉酶消化后过碘酸希夫 （PAS） 染色阳性。阿辛蓝 （AB） 染色弱阳性，磷钨酸苏木素染色阴性。本病需与肺孢子菌性肺炎鉴别。20%~25%成年患者在5年内死亡。

（王恩华）

fèibāozǐjūn fèiyán

肺孢子菌肺炎 （pneumocystis pneumonia）

由卡氏肺孢子菌引起的肺部感染性疾病。是获得性免疫缺陷综合征 （AIDS） 最常见的机会性感染，约占因机会性感染死亡者的一半，也见于营养不良的婴幼儿或免疫功能抑制者。肺孢子菌是真菌，大体无诊断性特征，可类似细菌性肺炎或弥漫性肺泡损伤。光镜下特征性病变是肺泡腔内充满大量泡沫状、嗜酸性渗出物，后者由大量免疫球蛋白及菌体构成，肺泡间隔及肺泡腔内可见大量巨噬细胞、淋巴细胞、浆细胞浸润，部分区域可见肉芽肿性病变。银染可显示出泡沫样渗出物或巨噬细胞胞质中的肺孢子菌的菌壁。约50%病例通过肺灌洗液的病原体检查确诊。

鉴别诊断主要为在组织学上寻找孢子菌体及与组织胞浆菌和念珠菌鉴别。本病预后较好，经适当治疗，50%～90%可存活。

（王恩华）

dàyèxìng fèiyán

大叶性肺炎（lobar pneumonia）

由肺炎双球菌等感染引起的呈大叶性分布的肺部急性炎症。病变累及肺段及肺段以上肺组织。青壮年男性多见。如今因抗生素的早期应用，大叶性肺炎典型经过在临床已不多见，病变范围往往也较局限，表现为肺段性肺炎。大体可以分为：充血水肿期、红色肝变期、灰色肝变期和溶解消散期。光镜下为肺泡内的纤维蛋白性渗出性炎症。并发症有肺脓肿、脓胸或脓气胸；败血症或脓毒败血症；感染性休克；纤维蛋白性胸膜炎和胸膜粘连。少数可出现肺肉质变（机化性肺炎），由于肺泡腔内渗出的中性粒细胞计数较少或功能缺陷，释放的蛋白溶解酶不足以使渗出的纤维蛋白完全溶解清除，而由肉芽组织取代并机化，使病变肺组织呈褐色肉样纤维组织。大多数病例经治疗痊愈，预后良好。

（王恩华）

xiǎoyèxìng fèiyán

小叶性肺炎（lobular pneumonia）

以肺小叶为单位的灶状急性化脓性炎症。又称支气管肺炎。病灶多以细支气管为中心，起始于支气管，并向其周围所属肺泡蔓延。由多种细菌混合感染所致。通常为口腔及上呼吸道内致病力较弱的常驻寄生菌，如肺炎链球菌、葡萄球菌、铜绿假单胞菌、大肠埃希菌、流感嗜血杆菌等。某些诱因如急性传染病、营养不良、受寒等。坠积性肺炎、吸入性肺炎亦属于小叶性肺炎。多见于小儿和年老体弱者。

大体见，双肺散在分布的多发性实变病灶，大小不等，直径在 0.5～1cm（相当于肺小叶范围），以两肺下叶及背侧较多。形状不规则，色暗红或灰黄色，质实，多数病灶中央可见受累的细支气管，挤压可见淡黄色脓性渗出物溢出。光镜下表现为以肺小叶为单位的灶状急性化脓性炎症。病变不一致，早期主要表现为炎性充血水肿，浆液性渗出；有些病灶表现为细支气管炎及细支气管周围炎；有些则呈化脓性病变，部分支气管及肺泡壁破坏。并发症有心力衰竭、呼吸衰竭、肺脓肿、脓胸、脓气胸、脓毒败血症，支气管扩张。大多数病例经治疗痊愈，预后良好。

（王恩华）

jūntuánjūnxìng fèiyán

军团菌性肺炎（legionella pneumonia）

革兰阴性嗜肺军团菌引起的以肺炎为主要表现并涉及全身多系统的疾病。军团菌为条件致病菌。肺外症状为本病特征之一，常有腹痛、腹泻、意识障碍、行走困难及关节炎等症状。X线检查与普通细菌性肺炎相似。光镜下表现为小叶性或融合性小叶性肺炎。急性期病变主要为急性纤维蛋白性化脓性肺炎（约占95%）和急性弥漫性肺泡损伤。前者主要改变为大量纤维蛋白和炎症细胞渗出，主要为单核巨噬细胞和中性粒细胞，以及细胞崩解和碎片形成；急性弥漫性肺泡损伤，表现为肺泡上皮增生、脱屑及透明膜形成。后期肺病变渗出物和透明膜机化及间质纤维化。肺外病变见多器官脓肿形成、间质性肾炎、肾小球肾炎及化脓性纤维蛋白性心包膜炎等。本病抗生素治疗有效，但10%的患者可发生急性肾衰竭，散发病例病死率约19%。

（王恩华）

yánzhòng jíxìng hūxī zōnghézhēng

严重急性呼吸综合征（severe acute respiratory syndrome, SARS）

由变异的冠状病毒引起的具有明显传染性，可累及多个器官系统的特殊性肺炎。曾称传染性非典型肺炎（简称非典）。包括其急性期和机化期病理改变。病理改变为急性期（渗出期）肺间质和肺泡内水肿伴不等量的红细胞渗出和纤维蛋白沉积，透明膜出现。肺间质内可见淋巴细胞、浆细胞和巨噬细胞浸润。肺毛细血管和肺小动脉内可见纤维蛋白性血栓。增生期在肺泡间隔内有成纤维细胞和炎症细胞浸润，肺泡Ⅱ型细胞增生明显。最终导致肺间质纤维化和支气管周围纤维化，严重者可广泛破坏肺间质而形成蜂窝肺。由于是病毒感染，所以在肺泡上皮细胞或单核细胞内可见病毒包涵体样物，电镜下可见冠状病毒样颗粒。此外，SARS引起全身多器官损害，肺部及免疫系统是病毒主要作用的靶器官。免疫器官损伤主要表现在脾和淋巴结。肝、肾、脑、肾上腺等实质性器官均可见小血管急性炎症及不同程度的细胞变性、坏死。SARS传染性强，病死率高，尚无特异性药物治疗。

（王恩华）

shìsuānxìbāoxìng fèiyán

嗜酸细胞性肺炎（eosinophilic pneumonia）

嗜酸性粒细胞浸润伴/不伴末梢血嗜酸性粒细胞增多的肺炎性病变。但不包括朗汉斯细胞肉芽肿。大体见，肺切面有不整形灰白色斑块、稍硬。光镜下见，肺泡腔内渗出物中含大量嗜酸性粒细胞，肺泡间隔增宽，间质内嗜酸性粒细胞、浆细胞、淋巴细胞浸润，轻度间质性肺炎。Ⅱ型肺泡上皮细胞增生。其他少见的病变有轻度血管炎、含巨细胞的肉芽肿形成、机化现象、黏液栓和坏死性细支气管炎。

根据临床特征分为特发性嗜酸性肺炎和继发性嗜酸性肺炎，前者包括单纯性嗜酸性肺炎、热带嗜酸性肺炎、慢性嗜酸性肺炎和急性嗜酸性肺炎。单纯性嗜酸性肺炎一般症状轻微。X线肺部浸润性改变，病灶短暂而且没有固定部位，痰检可见大量嗜酸性粒细胞，血及骨髓中嗜酸性粒细胞增多。热带嗜酸性肺炎多与丝虫感染有关。慢性嗜酸性肺炎，见于长期哮喘者。女性多见。X线病变是快速进行性发展。病因可能与药物中毒（氨苄西林、博莱霉素、青霉素、链霉素、呋喃妥因等），以及曲霉菌、丝虫、蛔虫、类圆线虫感染有关。急性嗜酸性肺炎表现为急性发热、弥漫性双肺浸润性病变，很快发展为呼吸衰竭。

本病需与过敏性血管炎和嗜酸性肉芽肿鉴别。继发性嗜酸性肺炎可继发于感染、药物，以及免疫病或系统性疾病。大多数单纯性嗜酸性肺炎病例可自愈，慢性嗜酸性肺炎经激素治疗亦反应较好，但部分病例可复发。

（王恩华）

zhīxìng fèiyán
脂性肺炎 （lipoid pneumonia）

由外源或内源性因素引起肺泡内含脂质（胆固醇）巨噬细胞聚集的肺炎性病变。①外源性脂性肺炎：罕见，脂类物质来自鼻腔喷雾剂或其他来源，通过气管支气管树抵达肺部。②内源性脂性肺炎：又称胆固醇性肺炎。是肺癌、支气管扩张、放射治疗和继发于硬皮病（肺尘埃沉着病）纤维化等的并发症，也可发生于脂肪栓塞、肺泡蛋白沉着症和脂质累积症等。大体见，病变境界清楚而坚实、切面可见灰色或黄色的外观。光镜下，外源性脂性肺炎可见肺泡内和间质含有充满脂质的巨噬细胞，伴有间质慢性炎症。在肺淋巴管和肺门淋巴结中可见小油滴。内源性脂性肺炎在肺泡可见含大量胆固醇的巨噬细胞。肺泡腔内可见胆固醇裂隙及多核巨细胞，并有不同程度的小叶间纤维化。苏丹Ⅲ或油红O染色阳性。本病原因不同预后也很大的差异。如伴发于肺癌等则预后较差。

（王恩华）

wàiyuánxìng biànyīngxìng fèipàoyán
外源性变应性肺泡炎 （extrinsic allergic alveolitis）

各种致敏物引发的弥漫间质性肉芽肿性肺疾病。又称过敏性肺炎。病理学特点包括细支气管炎、间质淋巴细胞浸润和间质内境界模糊的、小的、非坏死性肉芽肿。病变主要分布在以细支气管为中心的区域，早期是围绕呼吸性细支气管分布，远离的间质区域并不受累，晚期病变弥漫并累及更多的肺组织。浸润的炎症细胞主要为淋巴细胞及少量浆细胞。嗜酸性粒细胞和中性粒细胞不明显，纤维化很轻微。在细支气管周围的间质局部可见小的非坏死性肉芽肿，主要由上皮样组织细胞、多核巨细胞和淋巴细胞组成，界限不清。

具有诊断意义的特征有：①病变呈斑片状分布，时相单一的慢性间质性炎，病变在细支气管周围。②细支气管周间质有非坏死性肉芽肿形成。③闭塞性细支气管炎病变。

高度可疑过敏性肺炎：①病变呈斑片状在细支气管周围分布，慢性间质性炎。②有非坏死性肉芽肿或上皮样组织细胞，但无闭塞性细支气管炎。

可能为过敏性肺炎：①病变呈斑片状分布与细支气管周。②非特异性间质性炎伴闭塞性细支气管炎，或病变主要分布于细支气管周围，应与特发性肺纤维化鉴别。

部分患者经去除抗原及激素治疗后可恢复正常肺功能，部分可呈长达几年的慢性病程。

（王恩华）

mímànxìng fèipào sǔnshāng
弥漫性肺泡损伤 （diffuse alveolar damage，DAD）

一种急性肺损伤。为病理描述性名称。临床主要表现有急性呼吸困难和X线片呈弥漫性肺浸润病变。最常见于急性呼吸窘迫综合征及其他相关的综合征，包括休克肺、非心源性肺水肿、创伤性湿肺、成年人透明膜疾病、呼吸器肺等急性呼吸衰竭，而患者原来心肺功能正常。

大体见，两肺膨隆，体积增大，重量增加，整个肺叶实变，质韧，呈灰红或灰黑色，含气少。光镜下分为急性期（渗出期）和增生期（机化期）。①急性期：渗出性改变，在肺损伤12~24小时，表现为肺间质和肺泡内水肿伴不等量的红细胞渗出和纤维蛋白沉积。透明膜发生于疾病开始的1天至数天，为一层紧贴肺泡壁的红染均质透明膜样物。肺间质有炎症细胞浸润，主要为淋巴细胞、浆细胞和巨噬细胞。Ⅰ型肺泡上皮细胞肿胀、变性、脱落，Ⅱ型肺泡上皮细胞增生。②增生期：开始于发病后的1周或更长时间，特点是肺泡间隔内有成纤维细胞增生和炎症细胞浸润，Ⅱ型肺泡上皮细胞增生明显。最终导致肺纤维化和支气管周围纤维化。严重时可广泛破坏肺实质而形成蜂窝肺。

本病需与急性间质性肺炎，普通型间质性肺炎，放射性肺炎，严重急性呼吸综合征（SARS），系统性疾病累及肺等鉴别。本病预后差，急性呼吸窘迫综合征的病死率可达50%。

（王恩华）

tèfāxìng jiānzhìxìng fèiyán
特发性间质性肺炎（idiopathic interstitial pneumonia，ⅡP）
一组原因不明、以肺间质纤维化伴蜂窝状改变为特征的疾病。病理过程一般为进展缓慢的弥漫性肺泡炎和/或肺泡结构紊乱，最终导致肺泡结构破坏，形成肺泡腔内完全型纤维化和囊泡状的蜂窝肺。又称特发性肺间质纤维化。主要包括：普通型间质性肺炎、非特异性间质性肺炎、闭塞性细支气管炎伴机化性肺炎、急性间质性肺炎、呼吸性细支气管炎-间质性肺病、脱屑性间质性肺炎、淋巴细胞性间质性肺炎。对间质性肺疾病的诊断需临床、病理、影像学多学科协作完成。预后各型不尽相同。

（王恩华）

jīhuàxìng fèiyán
机化性肺炎（organizing pneumonia）
呼吸性细支气管以下小气道和肺泡腔的非特异性炎症。病因很多，包括感染、药物、结缔组织病、吸入等为继发性，而找不到病因者为特发性。主要病理特点为肺泡、远端小气道内疏松纤维组织息肉样增生并伴有不同程度的间质和肺泡单核细胞、泡沫细胞浸润。大体见，病变境界清楚，实性，但肺结构存在。切面灰红至浅黄，病变可扩展到胸膜。光镜下，肺泡腔内可见由成纤维细胞构成的疏松纤维息肉样组织，可通过细胞间孔到相邻肺泡腔，甚至进入细支气管（图1）。间质慢性炎症背景轻微。继发性激活型肺炎因原因不同而有很大差异，如继发于红斑狼疮者则预后很差，而继发一般感染者则预后较好。

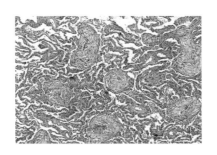

图1　机化性肺炎（HE×100）

（王恩华）

yǐnyuánxìng jīhuàxìng fèiyán
隐源性机化性肺炎（cryptogenic organizing pneumonia）
病理上表现为息肉状成纤维细胞增生并深入到肺泡腔内为特点的间质性肺炎类型。以闭塞性细支气管炎、机化性肺炎和间质性肺炎与纤维化为主，其细支气管病变不像单纯经典的闭塞性细支气管炎那样广泛，机化性肺炎所占比重较大，区别于感染性肺炎后的机化性病变，而间质性病变则主要为肺泡壁炎症，虽然也有轻至中度纤维化，但不出现蜂窝肺，对类固醇激素治疗反应甚佳，故与特发性肺纤维化（IPF）有明显不同。本病可并发于某些疾病，如胃肠道疾病、肺感染、自身免疫病（胶原血管病）、器官移植、吸入毒性气体、血液恶性肿瘤、放射治疗、药物治疗（如使用胺碘酮治疗心律失常）、人类免疫缺陷病毒（HIV）感染和肺孢子菌感染。

低倍镜下，病变呈斑片状分布，在呼吸性细支气管、肺泡管、细支气管周围肺泡腔内有成纤维细胞组成的息肉样物。病变附近的肺泡间隔常增厚，间质单核细胞浸润，肺泡Ⅱ型上皮细胞增生。其他部分的肺实质病理改变不明显，接近正常。高倍镜下，见纤维性息肉样组织由平行的成纤维细胞及基质构成（不成熟的胶原和无细胞的、淡染的嗜碱性基质），不等量的淋巴细胞、浆细胞、巨噬细胞、中性粒细胞浸润。纤维性息肉样组织表面被覆细支气管或肺泡上皮细胞。弹性纤维染色证实纤维性病变在气腔局部，细支气管壁和肺泡管弹性组织以外。本病要与弥漫性肺泡损伤的机化期、普通型间质性肺炎、急性间质性肺炎相鉴别。激素治疗是临床最常用的手段，大部分病例可恢复，约1/3为持续性疾病，部分可反复复发。

（王恩华）

pǔtōngxíng jiānzhìxìng fèiyán
普通型间质性肺炎（usual interstitial pneumonia，UIP）
特发性间质性肺炎中最常见的类型。大体见，肺体积减小，切面见双肺下叶为主的多发灰白、坚实的肺实质纤维化，特征地分布于胸膜下和小叶内间隔，呈蜂窝状。光镜下见，病变主要累及胸膜下肺组织，为不均匀且分布多变的间质炎症、纤维化及蜂窝样改变，与正常肺组织呈交替分布。间质炎症通常呈斑片状，可见淋巴细胞和浆细胞的浸润，并伴有Ⅱ型肺泡上皮细胞的增生。纤维带主要由致密的胶原和散在的成纤维细胞灶组成。蜂窝样改变区域是由囊性纤维气腔组成，充满了黏蛋白。在纤维化和蜂窝样改变区域内可见平滑肌增生，疾病加重期可显示 UIP 和弥漫性肺泡损伤的混合性改变。炎症浸润的程度和纤维化在各部位差别较大，新老病灶并存是区别 UIP 与其他间质性肺炎的最重要特点。

UIP 病变的多样性体现在空间多样性和时相多样性，前者表现为胸膜下蜂窝肺、间质肺炎和正常肺组织混杂；后者表现为在急性期主要有成纤维细胞灶存在，亚急性期表现为肺炎，晚期病变肺组织呈瘢痕组织。UIP 病变中不具有肉芽肿形成、石棉小体、透明膜和明显的慢性炎症，可与胶原血管病、药物中毒、石棉肺、慢性超敏性肺炎、家族性特发性肺纤维化、赫曼斯基-普德拉克（Hermansky-Pudlak）综合征的肺纤维化相鉴别。与其他有增生成纤维细胞灶的疾病如急性间质性肺炎（AIP），隐源性机化性肺炎等鉴别。UIP 部分区域肺泡腔内有吞噬细胞，需与脱屑性间质性肺炎（DIP）鉴别。

UIP 对激素治疗不敏感，预后差，近似肺小细胞癌，只有行肺移植才可存活。

（王恩华）

fēi tèyìxìng jiānzhìxìng fèiyán
非特异性间质性肺炎（non-specific interstitial pneumonia, NSIP）
特发性间质性肺炎中病理表现不能诊断为其他已确定类型的间质性肺炎。临床表现与特发性间质性肺炎相似。组织学特征包括不同程度的间质炎症和纤维化，具有一致性的外观。富细胞型 NSIP 显示轻度到中度的间质慢性炎症细胞浸润，基本没有纤维化；纤维化型 NSIP 显示间质增厚，为新旧一致的纤维化，肺泡结构完整，伴不同程度的炎症细胞浸润。本病病因有胶原血管疾病（如红斑狼疮、多发性肌炎、皮肌炎、硬皮病、干燥综合征、类风湿关节炎）；药物反应（呋喃妥因、胺碘酮）；有机粉尘吸入等。原因不明的非特异性间质性肺炎，称特发性非特异性间质性肺炎。

临床表现 类与其他慢性间质性肺炎相似。亚急性起病，数月或数年发展为呼吸困难，发病年龄较普通型间质性肺炎年轻。

镜下形态 病变为弥漫分布的慢性炎症改变，时相一致。肺泡间隔增宽，胸膜下、间质内、细支气管及血管周围淋巴细胞弥漫性浸润，有时肺泡间隔内可见到生发中心。伴有轻度纤维化。很少有单纯性纤维化区，在同一病理标本上，缺乏普通型间质性肺炎（UIP）新老病灶并存特征。明显的 II 型肺泡上皮细胞增生，灶性或片状肺泡腔内巨噬细胞聚集，常含有多量泡沫细胞。保持肺泡结构，无蜂窝肺及灶性纤维化，缺少急性肺损伤的小血管纤维蛋白性血栓、肺泡腔内透明膜、上皮化生和不典型增生。本病分两种亚型：①富细胞型：肺呈轻中度间质慢性炎症，淋巴细胞浸润，肺泡腔内灶性巨噬细胞聚集，II 型肺泡上皮细胞增生。无病毒性包涵体或细菌、真菌感染，无致密间质纤维化，无蜂窝状纤维化，无弥漫性严重肺泡间隔炎性肉芽肿，嗜酸性粒细胞浸润不明显或缺如。②纤维化型：肺间质纤维化，病变时相一致，缺乏 UIP 新老病变并存和斑片状分布特征，保留肺泡结构。无成纤维细胞灶，嗜酸性粒细胞不明显或不存在，无病毒性包涵体或细菌、真菌感染。

鉴别诊断 需与过敏性肺炎、胶原血管病累及肺、低度恶性淋巴瘤以及感染性肺炎等鉴别。纤维化型需与普通型间质性肺炎相鉴别。

预后 本病如不治疗则进展很快，经激素治疗，达 75% 的患者可控制病情或有不同程度恢复。

（王恩华）

jíxìng jiānzhìxìng fèiyán
急性间质性肺炎（acute interstitial pneumonia, AIP）
发生于既往健康人群，起病急剧的病因不明的暴发性特发性间质性肺炎。又称为阿曼-里奇综合征（Hamman-Rich syndrome）。是间质性肺炎的一种独特的组织学类型。临床为暴发起病的急性疾病过程，咳嗽、进行性呼吸困难，迅速发展为呼吸衰竭。X 线显示双肺进行性间质纤维化。

大体见，两肺呈暗红色，外观饱满，实变，重量增加。肺切面暗红色间灰白，实性，含气量较正常肺少。早期组织学表现为急性和机化性弥漫性肺泡损伤，肺泡间隔水肿，透明膜形成；机化期表现为肺泡间隔成纤维细胞增生，肺泡 II 型上皮细胞增生。光镜下见，病变弥漫分布，与弥漫性肺泡损伤机化期改变相同，病变时相较一致。低倍镜下肺泡间隔增宽，内有卵圆到梭形成纤维细胞即机化性纤维化，淋巴细胞和浆细胞浸润，肺泡 II 型上皮细胞增生；细支气管上皮可有鳞状上皮化生。透明膜不明显。无坏死、无肉芽肿及脓肿形成。病变中找不到感染病原体，缺少明显的嗜酸性粒细胞、中性粒细胞浸润。本病需要与普通型间质性肺炎（UIP）、阻塞性细支气管肺炎鉴别。本病进展快，病死率高。

（王恩华）

呼吸性细支气管炎-间质性肺疾病 (respiratory bronchiolitis-associated interstitial lung disease，RBAILD)

hūxīxìng xìzhīqìguǎnyán-jiānzhìxìng fèijíbìng

一种与吸烟相关的肺间质病。患者有呼吸性细支气管炎，同时伴有间质性肺疾病。临床表现有呼吸困难、咳嗽，X线可见双肺有间质不透明影，肺功能检查有轻度限制性肺功能不全。光镜下见，病变呈斑片状分布。以细支气管为中心，末梢和呼吸性细支气管壁有慢性炎症细胞浸润，肺泡间隔轻度增宽，肺泡腔内巨噬细胞聚集。缺乏纤维化和蜂窝状纤维化。伴间质性肺疾病的呼吸性细支气管炎在组织学上要与脱屑性间质性肺炎（DIP）、呼吸性细支气管炎和非特异性间质性肺炎鉴别。大多数预后较好。

（王恩华）

脱屑性间质性肺炎 (desquamative interstitial pneumonia，DIP)

tuōxièxìng jiānzhìxìng fèiyán

肺泡腔内有大量巨噬细胞聚集，肺泡间隔轻-中度增宽，两肺均匀分布的一种间质性肺炎。较少见。多发生于重度吸烟者，年龄40~50岁为主。临床表现类似普通型间质性肺炎（UIP），为缓慢渐进性呼吸困难，限制性或混合性呼吸功能障碍。患者停止吸烟后病变有所改善，对类固醇治疗反应良好，预后好。X线上双侧肺底边缘可见磨玻璃样的不透光区。CT示双肺弥漫性病变，中央和下部更明显，因肺泡充填而呈磨玻璃样不透光区，下叶条纹状纤维化。

光镜下见，两肺病变分布均匀，时相一致。病变以细支气管为中心，肺泡腔内充满大量巨噬细胞。间质变化较轻，轻度慢性炎症。严重部位可见到弥漫薄层状纤维化。组织学特征分为主要特征、次要特征和有关阴性表现：①主要特征：肺间质单一类型浸润，明显肺泡巨噬细胞聚集，肺泡间隔轻-中度纤维性增厚，间质轻度慢性炎症。②次要特征：Ⅱ型肺泡上皮呈立方形增生，淋巴细胞聚集，血管中膜和内膜增厚，细支气管纤维化和轻度炎症。③阴性表现：缺乏肺结构重建，致密广泛纤维化不明显或缺如，无蜂窝样纤维化，成纤维细胞灶和机化性肺炎不明显或缺如，嗜酸性粒细胞不明显或仅为灶性。

脱屑性间质性肺炎肺泡腔内巨噬细胞聚集是均匀一致的，而普通型间质性肺炎的巨噬细胞聚集为局灶性的。临床发病年龄，对激素治疗的反应，以及病理学表现均与UIP不同。此外，非特异性间质性肺炎（NSIP）、肺朗格汉斯细胞组织细胞增生症、重度吸烟者、肺恶性肿瘤周围肺组织，均可见到局限性肺泡腔内巨噬细胞聚集。DIP病变弥漫，对于来自经支气管肺活检的小标本，很难确诊，开胸肺活检或胸腔镜下肺活检为较好的选择。戒烟是治疗的前提，大多数可自发好转，有严重症状或换气障碍的患者激素治疗也有一定的疗效，总体预后比其他特发性间质性肺炎好。

（王恩华）

淋巴细胞性间质性肺炎 (lymphocytic interstitial pneumonia，LIP)

línbāxìbāoxìng jiānzhìxìng fèiyán

支气管相关弥漫性肺淋巴组织增生所致的间质性肺炎。具有独特的病理学特点以区别于其他类型间质性肺炎，表现在肺间质有成熟淋巴细胞、浆细胞、单核细胞和组织细胞浸润。常伴有其他系统性或自身免疫病，如类风湿关节炎、干燥综合征、桥本甲状腺炎、恶性贫血、系统性红斑狼疮、自身免疫性溶血性贫血、重症肌无力、低丙种球蛋白血症和严重人类免疫缺陷病毒（HIV）感染。诊断为特发性间质性肺炎的LIP，临床及实验室检查应排除与其可能伴发的诸多疾病后，方可称为特发性淋巴细胞性间质性肺炎。为弥漫性病变，双肺受累。临床表现为渐进性慢性咳嗽和气喘。

光镜下见，肺泡间隔增宽，有成熟的小淋巴细胞浸润，常混有浆细胞和组织细胞，同时这些细胞也围绕小气道和血管分布。常有淋巴小结和/或生发中心，沿小叶间隔接近肺静脉分布，一般肺泡间隔较淋巴瘤窄而不融合，有时可见上皮样组织细胞和多核巨细胞混杂在增生的淋巴细胞和浆细胞中，Ⅱ型肺泡上皮细胞增生，肺泡腔内有嗜酸蛋白性渗出及小淋巴细胞和组织细胞。

非HIV感染的淋巴细胞性间质性肺炎通常用激素治疗，反应参差不一，部分有改善，部分难以评估。约1/3患者5年内死亡，约5%可伴发恶性淋巴瘤。

（王恩华）

肺尘埃沉着病 (pneumoconiosis)

fèi chén'āi chénzhuóbìng

因长期吸入有害粉尘并沉积于肺，引起以肺广泛纤维化为主要病变的肺疾病。简称尘肺，为一组疾病的总称。发病与长期暴露在富粉尘的环境及相关职业有关。按粉尘对肺所引起的病理改变的类型，将粉尘分为非致纤维生成粉尘和致纤维生成粉尘两种。前者引起的尘肺，肺泡结构完整，间质胶原沉积及纤维化轻微，病变分布沿淋巴通路走行；

后者引起病灶纤维组织增生，改变非组织结构呈弥漫间质纤维化和结节性纤维化，若吸入混合性粉尘，则具有以上两种混合病变，称为混合性粉尘肺尘埃沉着病。

（王恩华）

tànmò chénzhuóbìng

炭末沉着病 （anthracosis）

无症状的因煤尘在肺内沉积所致的肺尘埃沉着病。主要病变是煤尘、炭末被巨噬细胞吞噬，初期为局灶性，集中沉积在二级呼吸性细支气管及邻近的肺泡壁，平滑肌可萎缩，形成网状纤维化，进一步导致其管腔扩张，发展为局灶性肺气肿。严重病例可发展为大块纤维化。

（王恩华）

guī chénzhuóbìng

硅沉着病 （silicosis）

因长期吸入含大量游离二氧化硅粉尘微粒而引起的以硅结节形成和肺广泛纤维化为病变特征的肺尘埃沉着病。俗称矽肺。基本病变是肺及肺门淋巴结内硅结节形成和肺间质弥漫性纤维化。硅结节为境界清晰的圆形、椭圆形结节，直径 2~5mm，灰白色，质坚实，触之有砂粒感。随着病变进展，硅结节逐渐增大或相互融合成团块状，中心常因缺血缺氧而发生坏死液化，形成硅肺性空洞。

光镜下见，硅结节的形成和发展过程大致分为：①细胞性结节：为早期硅结节，由吞噬硅尘的巨噬细胞聚集在局部形成。②纤维性结节：由成纤维细胞、纤维细胞和胶原纤维组成，纤维组织呈同心圆状排列。③玻璃样结节：纤维性结节从中心开始发生玻璃样变，最终形成典型的硅结节，由呈同心圆状或旋涡状排列的、已发生玻璃样变的胶原纤维构成。结节中央往往可见内膜

增厚的血管。肺内尚有不同程度的间质弥漫性纤维化，血管、支气管周围及肺泡间隔纤维组织增生，为致密的有玻璃样变的胶原纤维。此外，胸膜也因纤维组织弥漫增生而增厚，可达 1~2cm。并发症有肺结核病、肺源性心脏病、肺感染，以及肺气肿和自发性气胸。

大部分患者可无症状，也对寿命无大的影响，小部分可进展为呼吸功能不全。本病尚无有效的治疗。合并结核和类风湿则预后较差。

（王恩华）

shímián chénzhuóbìng

石棉沉着病 （asbestosis）

因长期吸入石棉粉尘而引起的以肺间质纤维化为主要病变的职业性肺尘埃沉着病。又称石棉肺。病变特点是肺间质弥漫性纤维化，石棉小体形成及脏层胸膜肥厚，壁层胸膜形成胸膜斑。肺部病变以双肺下叶为著。

大体见，病变早期，由于细支气管周围、肺泡壁、小叶间隔内纤维组织增生，使双肺下叶呈明显的纤维网状结构。晚期，由于肺间质广泛纤维化，使肺体积缩小，质地变硬。常因伴明显的肺气肿和支气管扩张，肺组织呈蜂窝状改变。胸膜明显增厚并有纤维性粘连，甚至形成胸膜斑。胸膜斑是发生于壁层胸膜上的局限性纤维瘢痕斑块，境界清楚，凸出于胸膜，质地坚硬，呈灰白色，半透明。常位于两侧中、下胸壁。

光镜下见，早期病变是由于石棉纤维刺激引起的脱屑性间质性肺炎（DIP），肺泡腔内见大量脱落的 Ⅱ 型肺泡上皮细胞和巨噬细胞，肺间质内可见大量淋巴细胞、单核细胞浸润。小动脉受累

呈现闭塞性动脉内膜炎。细支气管周围、肺泡间隔、小叶间隔内纤维组织增生，并发展成肺组织弥漫性纤维化。在增生的纤维组织中可见多数石棉小体，为表面有铁蛋白沉积的石棉纤维。石棉小体大小不等，黄褐色，分节状，两端膨大，中央为棒状，呈哑铃形。其旁有时可见异物巨细胞，普鲁士蓝（Prussian blue）染色时小体常呈阳性铁反应。检出石棉小体是病理诊断石棉肺的重要依据。并发症有恶性肿瘤，如恶性胸膜间皮瘤、肺癌、胃癌、喉癌。此外还可并发肺结核及肺心病。

本病合并肺结核病者约 10%，低于硅沉着病，且病情较轻。尚无有效的治疗，临床呈缓慢进展的病程，约 1/5 死于本病。

（王恩华）

fèi tiěmò chénzhuóbìng

肺铁末沉着病 （pulmonary siderosis）

长期吸入金属铁尘或氧化铁粉而引起的铁粉尘沉积和纤维组织增生的肺疾病。又称铁尘肺。大体见，肺膜有暗黑色或铁锈色病灶，切面尘灶散在分布，大小约 1mm，质软。病灶常位于扩张的小支气管旁，胸膜下病变更明显，呈条索状或楔状紧贴胸膜，并与小叶间隔相连。光镜下见，细支气管、肺泡管、肺泡内大量铁尘和含尘巨噬细胞聚集。末梢支气管变形，管壁和肺泡以及伴随的小血管周有铁尘沉着形成尘斑（或结节），尘斑形态不规则，由嗜尘巨噬细胞组成，胶原纤维少或缺乏。病灶周围有气肿。尘结节较尘斑大，呈星芒状。灶中心可有胶原纤维，肺间质呈轻度弥漫性纤维组织增生。支气管淋巴结大量铁尘沉着，淋巴结结构破坏，纤维组织增生。本病尚无有效的治疗，脱离接触可部分

改善病情。

（王恩华）

肺铍沉积症（pulmonary berylliosis）

fèi pí chénjīzhèng

吸入铍尘埃所致弥散性结节为特征的肺尘埃沉着病。又称铍病。分急性和慢性两种。①急性铍病：以急性非特异性肺损伤为主，严重时可出现弥漫性肺泡损伤，慢性铍病与结节病相似。②慢性铍病：形成铍肉芽肿，组织形态与结节病相似。肺内可见散在非坏死性上皮样细胞肉芽肿结节，晚期形成弥漫性间质纤维化。全身性铍病表现为铍肉芽肿，发生于上呼吸道、肝、肾、脾等部位。应与结节病鉴别，依靠铍接触史及实验室检查尿铍升高。临床以对症治疗为主，急性铍病及时处理预后较好，慢性欠佳。

（王恩华）

肺结核（pulmonary tuberculosis）

fèijiéhé

由结核分枝杆菌引起的以肺部病变为主要表现的慢性传染病。结核病可累及许多器官，以肺结核最常见，分为原发性肺结核和继发性肺结核。机体第一次感染结核分枝杆菌引起的肺结核称为原发性肺结核病，多发生于儿童，故又称儿童型肺结核病。也可偶见于未感染过结核菌的青少年或成年人。

结核分枝杆菌被吸入肺泡后，最先引起的病变称为原发灶，或称贡氏灶（Ghon focus）。原发灶以右肺多见，常位于通气较好的上叶下部或下叶上部靠近胸膜处，形成直径 1～1.5cm 的灰白色圆形炎性实变病灶，原发灶的细菌游离或被巨噬细胞吞噬，侵入淋巴管，循淋巴液引流到所属肺门淋巴结，引起相应结核性淋巴管炎和淋巴结炎。肺的原发灶、淋巴

管炎和肺门淋巴结结核三者合称为原发综合征，又称贡氏综合征（Ghon complex）。继发性肺结核是指再次感染结核分枝杆菌引起的肺结核，多见于成年人，故又称成人型肺结核。

结核病的基本病变分为：①在炎症的早期或机体免疫力低下，菌量多、毒力强或变态反应较强时的以渗出为主的病变。主要表现为浆液性或浆液纤维蛋白性炎。②在菌量较少，毒力较低或机体免疫反应较强时的以增生为主的病变，形成具有诊断价值的结核结节，又称结核性肉芽肿。③在菌量多、毒力强，机体抵抗力低或超敏反应强烈时的以坏死为主的病变，表现为干酪样坏死。光镜下为红染无结构的颗粒状物（图1）。干酪样坏死对结核病的病理诊断具有一定的意义。外科病理一般遇到的是结核球或孤立性肉芽肿，患者一般无症状。光镜下，表现为坏死性肉芽肿性炎。典型病变是上皮样细胞结节融合形成肉芽肿，中央为干酪样坏死，外周有慢性炎症细胞浸润及纤维结缔组织，病变周边可见称为朗汉斯（Langhans）巨细胞的多核巨细胞。应用抗酸染色在病变区找到结核分枝杆菌可证明是结核性病变。

肺结核经治疗，吸收消散而治愈；或形成纤维化、纤维包裹

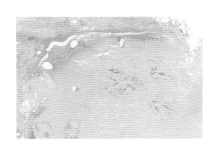

图1 肺干酪样结核（HE×40）

及钙化；也可向病灶周围浸润或干酪样坏死物溶解液化后，可经体内的自然管道（如支气管、输尿管等）排出，致局部形成空洞。结核菌还可循淋巴道蔓延到淋巴结，经血行播散至全身，引起血源性结核病。

（王恩华）

肺非结核性分枝杆菌感染（nontuberculous mycobacterial infection of lung）

fèi fēi jiéhéxìng fēnzhīgǎnjūn gǎnrǎn

非结核分枝杆菌感染所导致的肺病变。非结核分枝杆菌是指分枝杆菌属内除结核分枝杆菌复合群（结核分枝杆菌、牛分枝杆菌、非洲分枝杆菌、田鼠分枝杆菌）和麻风分枝杆菌以外的分枝杆菌，其中部分为致病菌或条件致病菌。肺为常见的感染部位。光镜下见，类似结核分枝杆菌感染的病理变化。常为坏死性肉芽肿性炎，由上皮细胞组成的坏死性肉芽肿。其次，在免疫缺陷患者可见非特异性炎症反应，包括组织细胞浸润、急性及慢性炎症、纤维化和机化性肺炎。非结核分枝杆菌较结核分枝杆菌大，具有特征性弯曲或呈 S 形。确诊需要细菌培养，聚合酶链反应（PCR）有助于细菌分型和分类。结核分枝杆菌和非结核分枝杆菌感染均表现为上皮样细胞肉芽肿，常伴有干酪样坏死，二者可采用抗酸染色或金胺罗达明荧光染色鉴别。阴性说明细菌较少，可用 PCR 检测。阳性则进一步应用特定的非结核分枝杆菌/结核分枝杆菌 DNA 鉴别或细菌培养。

（王恩华）

肺组织胞浆菌病（pulmonary histoplasmosis）

fèi zǔzhībāojiāngjūnbìng

组织胞浆菌感染肺所导致的真菌病。病理表现可分为急性肉芽肿性肺炎、局灶

性纤维干酪样肉芽肿、慢性纤维化性肺炎和播散性组织胞浆菌病。组织胞浆菌菌体常在细胞内，菌体小，圆形或卵圆形芽生细胞，大小单一（图1）。常规HE切片细胞内可以查见菌体，单细胞核，核周有透明区，黏液卡红染色阴性，过碘酸希夫（PAS）染色和六胺银染色更清楚。

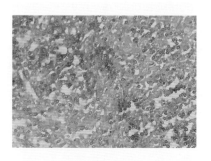

图1 肺组织胞浆菌病（黏液卡红染色×200）

急性感染可见黄白色实性肿块，伴或不伴有干酪样坏死；局灶性纤维干酪性肉芽肿表现为实性较硬的结节；慢性组织胞浆菌病显示融合病变和纤维化、钙化、干酪样坏死和空洞形成。播散性组织胞浆菌病病变弥漫，仅有极少数显示微小粟粒状结节。患者免疫状态不同，显微镜下改变不同，急性组织胞浆菌性肺炎常为坏死性肉芽肿伴上皮样肉芽肿和多核巨细胞反应，类似肺结核。慢性组织胞浆菌病肺组织病变中心有干酪样坏死伴钙化，周围有纤维化，菌体通常在细胞内。播散性组织胞浆菌病通常发生于免疫缺陷患者，一般不形成肉芽肿和组织细胞聚集。还可累及肝、脾、骨髓、淋巴结、肾上腺等，很少累及神经系统。

组织胞浆菌病应与念珠菌病和肺孢子菌肺炎鉴别，主要是鉴别病原菌。念珠菌通常累及小血管，而不损伤较大血管。炎症灶内混有 $2\sim6\mu m$，圆形或卵圆形，以及有出芽、长形菌丝结构。卡氏肺孢子菌，六胺银染色为棕到黑色，囊形，$4\sim6\mu m$，呈新月形、足球形等多样形态，囊壁厚，囊内可见 $1\sim2\mu m$ 滋养体，吉姆萨（Giemsa）染色易见。

（王恩华）

fèi yǐnqiújūnbìng

肺隐球菌病（pulmonary cryptococcosis）

由孢子菌属酵母菌样真菌（新型隐球菌）或格特型隐球菌引起的肺感染性疾病。常发生于 $30\sim50$ 岁。临床表现为慢性咳嗽、低热、胸痛、咳黏液痰。胸部X线表现为肺和间质浸润性改变，为单个或多个结节，类似肿瘤。大体见，受累肺切面见灰黄-棕黄色实变区，单发或多发，可有黏液样或胶样改变。光镜下表现为肉芽肿性炎症反应，形成边界清楚的坏死性肉芽肿，由大量组织细胞、多核巨细胞和上皮样细胞聚集，慢性纤维化为背景（图1）。隐球菌为圆形，大小不一，常见菌体分裂。苏木精-伊红（HE）常规染色隐球菌淡染，薄壁菌体外有透明区。黏液卡红染色对隐球菌具有诊断意义，含黏多糖的菌体外膜被染成红色。主要从病变中寻找和鉴别真菌菌体，芽生菌较单一，不像隐球菌有大

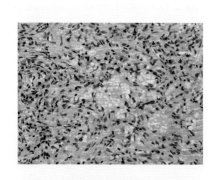

图1 肺隐球菌肉芽肿（HE×200）

小不一的真菌分裂，菌体较隐球菌大。组织胞浆菌菌体小，常在细胞内。

（王恩华）

fèi yáshēngjūnbìng

肺芽生菌病（pulmonary blastomycosis）

因吸入芽生菌所致的肺部感染性疾病。以化脓性炎为主，可有脓肿形成，进而形成肉芽肿性炎。病变处可检测到芽生菌。临床表现为高热、寒战、咳嗽，伴有胸部斑片状浸润病变。一般青壮年发病。影像学变化多样，可表现为块状致密结节或肺实变间质影、粟粒样影。大体见，肺部病变为棕黄色团块、实性，似肿瘤。播散性肺芽生菌大体表现为细小的 $1\sim3mm$ 棕黄色结节。光镜下见，病变初期为急性炎症细胞浸润及组织细胞反应，继之以坏死性肉芽肿，中心为大量中性粒细胞的化脓性坏死，周围绕以上皮样组织细胞。常规HE染色，在肉芽肿中心和组织细胞内可见真菌。芽生菌较单一，直径 $8\sim15\mu m$，壁厚、淡棕色，内含原浆及多个核。菌体过碘酸希夫（PAS）染色为红色，六铵银染色为黑色。应与隐球菌鉴别。隐球菌菌体无原浆及多个小核，芽生菌无含黏多糖的被膜，故黏液卡红染色阴性，而隐球菌为阳性。

（王恩华）

fèi qiúbāozǐjūnbìng

肺球孢子菌病（pulmonary coccidioidomycosis）

球孢子菌所致的肺部感染性疾病。球孢子菌属于腐物寄生性真菌，感染肺可分为原发性肺球孢子菌病、持续性原发球孢子菌病、播散性球孢子菌病。原发性肺球孢子菌病通常为自限性疾病。持续性原发球孢子菌病表现为持续性球孢子菌性肺炎和慢性进行性肺炎。播

散性球孢子菌病少见，可累及机体任何器官。

大体见，病变常位于胸膜下，多局限于上叶肺，结节状，直径 0.5~3.5cm，实性，可形成空洞。光镜下见，病变为坏死性肉芽肿性炎症，中心部为脓肿区，其中可见球孢子及内生孢子。球孢子大、圆形，大小 30~60μm，包绕一层厚壁，壁呈棕色稍有折光性。球孢子破裂，内生孢子可在坏死区找到。六铵银染色易见到内生孢子。肉芽肿外肺间质可见嗜酸性粒细胞浸润。本病也可见到过敏性支气管肺炎症反应，包括嗜酸性肺炎改变、黏液阻塞支气管和支气管中心肉芽肿改变。应根据真菌形态，与芽生菌、隐球菌、组织胞浆菌鉴别。

（王恩华）

fèi qǔjūnbìng

肺曲菌病（pulmonary aspergillosis）

曲菌所致的肺部感染性疾病。可继发于肺脓肿或其他空洞形成性疾病。按生长方式可分为非侵袭型和侵袭型。①非侵袭型肺曲菌病：包括过敏性支气管肺曲菌病，组织学形态包括渗出性细支气管炎、支气管黏液嵌塞和支气管中心性肉芽肿及肺曲霉菌球。②侵袭型肺曲菌病：病变主要为化脓、组织坏死液化，形成急性脓肿，脓肿壁可见多核巨细胞，病灶可见真菌菌丝及孢子。曲菌菌丝粗细均匀，有横隔，分枝状，常呈45°分支，过碘酸希夫（PAS）或银染法显示更为清晰。

（王恩华）

fèi máoméijūnbìng

肺毛霉菌病（pulmonary mucormycosis）

毛霉菌目致病菌所致的肺部感染性疾病。病变常呈侵袭性，尤其常有血管的侵犯，出现血栓形成和梗死，有时可见

到肉芽肿性血管炎。本病不常见，可发生于机体免疫防御机制降低时。毛霉菌菌丝粗大，不分隔。分支较少而不规则，常呈钝角或直角分支（图1）。银染色毛霉菌菌丝染成黑色。光镜下见，基本病变为出血、凝固性坏死及以中性粒细胞为主的炎症反应。侵犯血管可引起血栓或真菌栓形成，导致肺梗死。此外，还可以引起毛霉菌性支气管肺炎；肺实变坏死，空洞形成；气道阻塞以及肺外播散。少数病例有慢性炎症特征，肉芽肿形成。

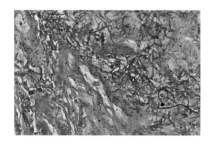

图1　肺毛霉菌病（PAS 染色×200）

（王恩华）

fèi jiéjiébìng

肺结节病（pulmonary sarcoidosis）

发生于肺的肉芽肿性疾病。基本病变为非干酪样坏死性上皮样肉芽肿。结节病为侵犯全身多系统的慢性疾病，女性多见，20~40岁高发。本病一般无症状或有轻度呼吸道症状。多经影像学检查发现，X线典型表现为弥漫性网状或结节状。以肺、肺门淋巴结最常受累（超过90%），也有纵隔淋巴结肿大，有或无肺浸润灶。可伴有肺外结节病症状，如颈部、腋下淋巴结肿大，眼（葡萄膜炎、虹膜睫状体炎）、皮肤、肝、脾、中枢神经系统等。绝大多数患者不经治疗可自行缓解。

光镜下，主要特征是非干酪性坏死性肉芽肿，形态与结核性肉芽肿相似，但有以下特点（图1）：①肉芽肿大小较一致，境界清楚，少有融合。②结节中心无干酪样坏死，多核巨细胞可为朗汉斯（Langhans）型，也可为异物型，结节周围浸润的淋巴细胞较少。纤维化常从周围开始并逐渐发展为洋葱皮样改变。巨细胞质中可见到星状体和绍曼（Schaumann）小体。星状体为胞质内透明区中含有的强嗜酸性放射状小体；绍曼小体是球形同心层状结构，其成分为含铁和钙的蛋白质。抗酸染色阴性。鉴别诊断应结合临床资料，除外结核病及其他肉芽肿性病变。

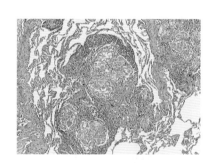

图1　肺结节病（HE×100）

（王恩华）

fèi jiéjiébìngyàng fǎnyìng

肺结节病样反应（pulmonary sarcoid reaction）

肺内或肺门淋巴结的非坏死性上皮样细胞肉芽肿。又称肺类肉瘤样病变。少见。在一些恶性肿瘤附近或引流淋巴结内可见结节病样形态改变；或在一些肿瘤如肺癌，邻近肺实质内可见结节病样病变，但临床无结节病表现。

（王恩华）

fèi Wéishì ròuyázhǒng

肺韦氏肉芽肿（pulmonary Wegener granulomatosis）

累及肺的非化脓性坏死性自身免疫病。

韦氏肉芽肿是全身系统性疾病，肺是最常累及部位。当坏死性肉芽肿性血管炎、累及上呼吸道和肺出现非化脓性坏死并伴有灶性肾小球肾炎时，称为三联征。本病临床表现常有发热、体重减轻、咳嗽、胸痛、咯血等。X线可见肺内多个结节致密影，常伴空洞，也可见局限性实变区。血清学特征为抗中性粒细胞胞质抗体（ANCA）阳性。大体见，双肺多发结节状肿物，边界不清。切面淡棕色、实性，中央可有灰红、灰黄坏死区，可有空洞形成。光镜下见，病变主要累及小动脉、小静脉和毛细血管。特征性病变是坏死性血管炎和肉芽肿形成。液化性和/或凝固性坏死，中性粒细胞，少量淋巴细胞和浆细胞，以及多核巨细胞，一般不形成境界清楚的肉芽肿。可破坏肺组织，形成空洞。

鉴别诊断时应在肉芽肿病变中仔细寻找特殊的感染源；在韦氏肉芽肿的血管炎应仔细寻找纤维蛋白样坏死灶。应与感染性肉芽肿、显微镜下多血管炎、许尔-施特劳斯（Churg-Strauss）综合征、淋巴瘤样肉芽肿病、坏死性结节病样肉芽肿、过敏性血管炎性肉芽肿、结节性多动脉炎等相鉴别。

本病如不治疗，则多达90%患者会在2年内死于呼吸衰竭或肾衰竭。可使85%～90%的患者采用环磷酰胺和激素治疗有效，约75%可达到完全缓解。

（王恩华）

fèi shìsuānxìng ròuyázhǒngxìng duō-xuèguǎnyán

肺嗜酸性肉芽肿性多血管炎

（pulmonary eosinophilic granulomatosis with polyangiitis） 累及肺的血管炎和肉芽肿病。少见。

又称肺变应性肉芽肿病、肺变应性肉芽肿性血管炎。主要特点是患者有系统性血管炎，伴有慢性哮喘和外周血嗜酸性粒细胞计数增多。肺外受累表现为皮肤病变、周围神经病变或心衰。光镜下见，中等大小动脉和静脉的坏死性血管炎、组织嗜酸性粒细胞浸润和血管外肉芽肿。在肺表现为哮喘性支气管炎、嗜酸性肺炎、血管外肉芽肿及血管炎。血管外肉芽肿由栅栏状组织细胞、多核巨细胞构成，中心为嗜酸性脓肿。中等大小的肌性动脉和静脉有血管炎、急慢性炎症细胞、嗜酸性粒细胞、上皮样细胞和多核巨细胞，可见纤维蛋白样坏死。本病应与韦氏肉芽肿、嗜酸性肺炎、真菌和寄生虫感染、坏死性结节病样肉芽肿病和支气管中心性肉芽肿病相鉴别。

（王恩华）

fèi huàisǐxìng jiéjiébìngyàng ròuyá-zhǒngbìng

肺坏死性结节病样肉芽肿病

（pulmonary necrotizing sarcoid granulomatosis） 病理学显示融合的结节病样或上皮样肉芽肿，伴血管炎和大片坏死的原发性肺肉芽肿性疾病。少见，女性多见，有两个发病高峰，分别是30岁和70岁。临床表现为咳嗽、发热、胸痛。大体见，病变肺呈多个结节，但结节与坏死均不如韦氏肉芽肿病广泛。

光镜下见，肉芽肿性肺组织炎由成堆的上皮样组织细胞、多核巨细胞和淋巴细胞组成。肉芽肿病变类似于结节病，常沿胸膜、支气管血管束及小叶间隔分布。也常累及支气管、细支气管黏膜下组织。病变可互相融合、界限不清，有玻璃样变性。肉芽肿中央可见凝固性坏死灶，或较大地

图样梗死样坏死区。此外，病变有肌性动脉和静脉血管炎，表现为血管壁内有非坏死性上皮样肉芽肿。较大的动脉有巨细胞、淋巴细胞巨噬细胞等单核细胞在血管壁内浸润，形成巨细胞血管炎。肺门和支气管周围淋巴结有非坏死性结节病样肉芽肿改变。诊断首先要排除感染性肉芽肿，如真菌或分枝杆菌感染。此外，还应与韦氏肉芽肿及其他血管炎肉芽肿病相鉴别。

（王恩华）

zhīqìguǎn zhōngxīnxìng ròuyázhǒng-bìng

支气管中心性肉芽肿病

（bronchocentric granulomato-sis） 侵犯支气管和细支气管的肉芽肿性疾病。原因分为感染性、过敏性和非感染性3类。感染性因素包括分枝杆菌感染、真菌感染和寄生虫感染；过敏性因素主要为过敏性支气管肺真菌病；非感染性因素以韦氏肉芽肿和类风湿关节炎为主。病变开始以支气管和细支气管为中心，形成坏死性肉芽肿性炎，波及支气管周围肺组织。临床表现为发热、慢性咳嗽、哮喘、外周血嗜酸性粒细胞计数增多、呼吸困难和胸痛等。

光镜下，病变主要部位为支气管和细支气管。早期病变在支气管黏膜内，上皮样细胞呈栅栏状围绕支气管腔排列，形成上皮样肉芽肿性炎伴多核巨细胞。病变进一步发展，支气管和细支气管壁和黏膜呈局灶性坏死，坏死区银染可见真菌菌丝，周围有嗜酸性粒细胞浸润伴浆细胞、组织细胞和多核巨细胞。血管炎不明显。本病应与感染性肉芽肿性疾病、韦氏肉芽肿、坏死性结节病样肉芽肿病相鉴别。治疗以激素

为主，药物治疗效果不明显者可手术切除。

（王恩华）

fèi Lǎnggéhànsī xìbāo zǔzhī xìbāo zēngshēngzhèng

肺朗格汉斯细胞组织细胞增生症 （pulmonary Langerhans cell histiocytosis）

由朗格汉斯（Langerhans）细胞增生及其相关肺间质病变形成的肺疾病。有些病例有 *BRAF* 基因的突变。临床表现为咳嗽、呼吸困难、胸痛、发热、咯血及消瘦等。病变可为孤立性或弥漫性，与吸烟相关。大体见，外周肺组织有卵圆形或不规则形灰白色结节，直径通常小于 1cm。晚期可呈特征性的蜂窝肺。光镜下，病变分为早期病变（富细胞病变）、增生病变和纤维化病变（图 1a）。①早期病变：肺间质呈结节性病变，散在分布于肺组织间，为朗格汉斯细胞、多数嗜酸性粒细胞、淋巴细胞、浆细胞和少量中性粒细胞组成的肉芽肿性病变。②增生病变：病变部位间质和肺泡内纤维化，伴有慢性炎症细胞浸润，肺泡上皮增生，朗格汉斯细胞数量减少，最后在胸膜表面有修复性瘢痕结节形成。③纤维化病变：肉芽肿病变消失，朗格汉斯细胞结节消失，由肺间质纤维化替代。其周围可有肺气肿、肺大疱、蜂窝肺形成。

免疫组化染色显示，瘤细胞 S-100 蛋白、CD1a（图 1b）、细胞特异性凝集素（langerin）阳性。本病与普通的组织细胞增生不同，普通的组织细胞无明显核沟，且 CD68 阳性、S-100 蛋白阴性、CD1a 阴性；埃德海姆－切斯特（Erdheim-Chester）病则组织细胞通常为泡沫样，常可见到图顿巨细胞；罗萨伊－多尔夫曼（Rosai-Dorfman）病增生的组织细胞有吞噬淋巴细胞的现象，且 S-100 蛋白阳性。遗传学上，本病有部分可有 *BRAF V600* 的突变。

本病约 15% 为进展性，进展可能缓慢，以慢性阻塞性肺疾病的症状为特点，可历经数十年。中位生存时间 12 年，5 年和 10 年的生存率分别为 70% 和 60%，最终可能致死或不得不进行肺移植，但移植后的复发率约 20%。

（陈 杰 王恩华）

fèi dòng-jìngmàilòu

肺动静脉瘘 （pulmonary arteri-ovenous fistula）

肺动脉与肺静脉之间存在的异常通道。肺动脉血液不经过肺泡直接流入肺静脉，肺动脉与静脉直接相通形成短路。为先天性肺血管畸形。大体见，病变由与动静脉相通的大血管腔构成，血管迂曲、扩张，或形成海绵状血管瘤。病变分布于一侧肺或双侧肺，单个或多个，大小可在 1mm 或累及全肺，常见右侧下叶的胸膜下区及右肺中叶。光镜下见，互相连通的多个大小不等的血管腔，血管壁薄厚不均，在同一个血管腔的壁层可见静脉血管壁到动脉血管的移行。血管常表现为平滑肌缺乏或过量，缺乏弹性纤维。本病有家族性，与遗传因素有关，如遗传性出血性毛细血管扩张症［奥斯勒－韦伯－朗迪（Osler-Weber-Rendu）病］。临床可表现有病变区闻及杂音、青紫和红细胞增多症、动脉血低氧血症。

（王恩华）

yuánfāxìng fèidòngmàigāoyā

原发性肺动脉高压 （primary pulmonary hypertension）

肺小动脉壁增生所致的闭塞性肺动脉高压。病因有多方面，先天性的肺小动脉病变是其中之一。大体见，肺动脉中膜肥厚、内膜细胞增生、内膜向心性层状纤维化、管腔扩张丛状病变等。希思（Heath）和爱德华（Edward）将肺动脉高压分为 6 级：①Ⅰ级：小动脉中层肥大和小动脉机化。②Ⅱ级：小动脉内膜增生。③Ⅲ级：肌性动脉内膜有同心层状纤维化，小动脉内膜增厚，胶原沉积，内弹性膜纤维组织增生。④Ⅳ级：广泛肺小动脉扩张，发生丛状病变。丛状病变指肺动脉血管壁内有许多增生小血管，即小的充满血细胞的薄壁血管腔。⑤Ⅴ级：丛状血管改变较Ⅳ级更为明显，同时有血管瘤样病变。肺泡腔内吞噬细胞内含有较多含铁血黄素。⑥Ⅵ级：除具有以上各级的血管改变外，在肌性动脉可见纤维蛋白样坏死和坏死性动脉炎。

（王恩华）

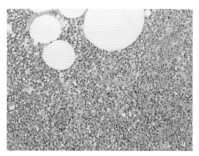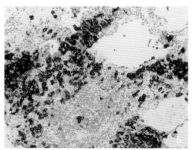

a. HE×100；b. CD1a 阳性（×100）。

图 1 肺朗格汉斯细胞组织细胞增生症

大动脉炎 (Takayasu arteritis)

dàdòngmàiyán

主动脉及其主要分支的慢性进行性非特异性炎症。累及肺动脉者占大动脉炎患者的12%~86%。病变导致节段性动脉管腔狭窄以致闭塞，并可继发血栓形成，常引起无脉，又称无脉症。光镜下见，病变主要累及大的弹性肺动脉，表现为全层动脉炎，常呈节段性分布。早期受累的动脉壁全层均有炎症反应，伴大量淋巴细胞、巨细胞浸润，以外膜最重，中层次之。晚期动脉壁病变以纤维化为主，呈广泛不规则性增厚和僵硬，纤维组织收缩造成不同程度的动脉狭窄，内膜广泛增厚，继发动脉硬化和动脉壁钙化伴血栓形成进一步引起管腔闭塞。偶有动脉壁因弹性纤维和平滑肌破坏，中层组织坏死，不足以承受血流冲击，导致动脉壁膨胀形成动脉瘤。

(王恩华)

肺巨细胞动脉炎 (pulmonary giant cell arteritis)

fèi jùxìbāo dòngmàiyán

原因不明的伴有巨细胞的血管炎性病变。主要累及颞动脉，偶尔可累及肺的中小动脉，累及肺动脉主干则非常罕见。血管炎症部位可形成肉芽肿，含数量不等的巨细胞。常与颞动脉炎并发，临床多见于60岁以上老年女性，表现有头痛、颞动脉区压痛、眼痛、眩晕等。常伴有贫血、红细胞沉降率升高。小剂量激素有效。另一种极少见的情况是巨细胞动脉炎仅累及肺动脉，称为特发性孤立性肺巨细胞动脉炎。光镜下见，受累动脉病变呈节段性跳跃分布。血管壁增厚、狭窄，血管中膜和外膜炎症明显，组织细胞、淋巴细胞浸润伴有巨细胞，血管弹性膜中弹性纤维断裂，中膜可见局灶性纤维蛋白样坏死。

(王恩华)

肺淀粉样变性 (pulmonary amyloidosis)

fèi diànfěnyàng biànxìng

肺组织细胞外淀粉样物质沉积所致的病变。可分为原发性淀粉样变（病因不明）和继发性淀粉样变（常伴发于慢性疾病如结核、结缔组织病、肿瘤和浆细胞骨髓瘤等）。或分为系统性淀粉样变（多器官系统受累）和局限性淀粉样变（单个器官受累）。肺淀粉样变可分为气管支气管淀粉样变和实质性淀粉样变，它们又各自分为局灶性（结节性）和弥漫性（间质性）。肺淀粉样物质可以在肺泡间隔、血管壁、气管支气管黏膜沉积，甚至在肺内形成孤立结节。光镜下见，致密无定形的嗜酸性物质聚集，周围有浆细胞和淋巴细胞或异物巨细胞围绕，可见钙化、骨化和软骨化。应用刚果红染色，淀粉样物质在偏光显微镜下具有双折光性。电镜下，淀粉样物质由长的管状无分枝的中空纤维缠结成团块。

气管支气管淀粉样变性为淀粉样物质局限于气管支气管树。临床表现为咳嗽、喘鸣、呼吸困难，以及反复发作性肺炎和支气管扩张等由于气道狭窄引起的病变。病变特点为淀粉样物沉积于黏膜下，严重时可累及器官或支气管壁全层形成不规则团块。结节性肺淀粉样变性又称为淀粉样瘤，在肺内呈瘤样肿块。弥漫性（间质性）淀粉样变性指淀粉样物质沉积于肺间质、肺泡间隔或血管。多继发于全身性疾病如多发性骨髓瘤累及肺。

局灶性肺淀粉样变可手术切除，而弥漫性淀粉样变则预后不良，大部分患者在2年内出现呼吸衰竭。

(王恩华)

肺透明变性肉芽肿 (pulmonary hyalinizing granuloma)

fèi tòumíngbiànxìng ròuyázhǒng

以肺部单发（多发）的镜下呈涡轮状或席纹状的纤维化结节为特征的病变。罕见，病因未明。常双侧多发。临床表现为咳嗽、气短、胸痛、咯血、发热，若病灶融合扩大可导致呼吸衰竭。胸部X线检查特征是双肺多发结节。光镜下见，结节性病变中心为玻璃样变胶原纤维，涡轮状或席纹状方式排列，周围有不等量的淋巴细胞和浆细胞浸润。类似结节型淀粉样变，但淀粉样物质特殊染色阴性。本病坏死区和非坏死性上皮样肉芽肿罕见。尚无有效的治疗，但预后相对较好。

(王恩华)

肺泡微结石病 (pulmonary alveolar microlithiasis)

fèipào wēijiéshíbìng

肺泡内广泛的钙盐沉着，伴有或不伴有肺实质纤维化的肺疾病。少见。病变为双侧弥漫性，病程奇长。大体见，肺硬呈实体状，重量增加。从胸腔取出时肺不萎陷，放入水中则下沉。切开肺，有沙砾摩擦感，露出弥漫分布的细沙砾结石。沙粒结石以双肺底部较多，严重时80%肺泡内都有这样的结石。光镜下见，微结石的直径为0.02~3mm。30%~80%的肺泡内含有洋葱皮样物体，大部分呈致密性钙化。单个结石呈圆形同心板状结构，主要成分是磷酸钙盐和小量的碳酸钙盐。结石之间有纤维索条状组织间隔，结石周围可见巨噬细胞浸润。早期一般无炎症反应，晚期则可见不同程度的白细胞浸润，部分可看到不同程度的肺间质纤维化。大多数临床病程比较稳定，部分患者出现呼吸衰竭，已有进行肺移植成功的病例。

（王恩华）

肺子宫内膜异位症（pulmonary endometriosis）

子宫内膜异位于肺支气管、胸膜和膈的病变。多数病灶位于胸膜下。表现为反复经期咯血，或为无症状的肺内结节而在常规胸部 X 线检查中发现。多位于右侧，常伴有广泛的腹腔内子宫内膜异位症。光镜下见囊性病变，囊内含分泌物，囊壁内衬子宫内膜上皮，厚壁处可见子宫内膜腺体，腺体内有子宫内膜间质，可见局灶性出血。实性结节为子宫内膜间质细胞，内有子宫内膜腺体。孤立性肺子宫内膜异位结节可手术切除。

（王恩华）

肺良性平滑肌病变（pulmonary native benign smooth muscle lesion）

发生于肺的平滑肌增生性病变。位于肺周边部，可能为反应性病变。光镜下，间质内见各种不同大小、增生的良性平滑肌束。肺小叶中心细支气管平滑肌反应性增生。此外，在肺瘢痕区可伴有融合的平滑肌增生。

（王恩华）

肺泡腺瘤（alveolar adenoma）

由肺泡 II 型上皮形成的良性肿瘤。罕见，仅有少数病例报道。多见于老年女性，无症状。肺泡腺瘤通常为肺外周部的孤立结节，境界清楚，直径多为 1～2cm，呈灰白色或褐色。光镜下为境界清楚的多囊性包块，由厚度不等的纤维性间隔将扩张的腔隙分隔，中心部的囊腔较大，囊内含嗜酸

性颗粒状物质，过碘酸希夫（PAS）染色阳性，有时伴有泡沫状巨噬细胞。囊腔表面衬以钉突状或立方细胞，有时被覆扁平细胞，类似扩张的淋巴管而常误为淋巴管瘤。间质为含梭形细胞的黏液样基质。

免疫组化染色显示，腺瘤囊腔内衬的立方上皮细胞角蛋白（CK）、表面活性物蛋白（SP-A/B）、甲状腺转录因子 1（TTF-1）阳性，癌胚抗原（CEA）局灶阳性，而间质细胞平滑肌肌动蛋白（SMA）和肌特异性肌动蛋白（MSA）呈局灶性阳性。电镜见肺泡腺瘤细胞表面有微绒毛，并有细胞间黏合带连接，胞质内含有板层小体，表明其具有 II 型肺泡细胞的特点。本病临床为良性过程，手术切除可治愈，预后好。

（陈 杰）

肺乳头状腺瘤（pulmonary papillary adenoma）

发生于肺境界清楚的乳头状良性肿瘤。罕见，近年文献始有少数报道。患者一般无症状，生长缓慢，多在常规 X 线胸片检查时发现，为孤立的钱币样病变。

大体见，肿瘤常位于肺外周部实质内，亦可位于中央部，为孤立结节，境界清楚，直径大多为 1.0～2.5cm。切面灰白色，呈海绵状或颗粒状。光镜下见，肿瘤在肺实质内境界清楚，瘤组织由分支的乳头状结构组成，其轴心为富含血管的纤维组织。乳头表面被覆分化好的单层立方至柱状的上皮细胞，大小一致，胞核圆形或卵圆形，偶见核内嗜酸性包涵体，未见核分裂、坏死及细胞内黏液。免疫组化染色显示，多数瘤细胞角蛋白（CK）、表面活性物蛋白（SP-A/B）及克拉拉

（Clara）细胞抗原阳性。

肺乳头状腺瘤主要是与乳头状腺癌鉴别。后者无论在组织学还是细胞学上，均具有恶性特征，瘤细胞及其核有一定的异型性，瘤组织常零散地侵入邻近的肺泡腔内，而无清楚分界，可见侵及胸膜或在肺实质的浸润现象。本病临床大部分为良性过程，切除后可治愈。部分呈浸润性生长，可认为具有低度恶性潜能，但无转移及切除后复发。

（陈 杰）

肺黏液性囊腺瘤（pulmonary mucinous cystadenoma）

发生于肺，由分化好的柱状黏液上皮被覆纤维型囊壁包绕的囊性良性肿瘤。极为少见。多见于 51～70 岁，大多为吸烟者，在 X 线胸片上显示为肺的孤立性结节。

肿瘤常位于胸膜下，为充满黏液的单房性囊肿，直径<2cm，与支气管不相通，囊壁薄。光镜下见，典型的囊肿壁由纤维组织构成，内衬高柱状到立方黏液上皮，核深染，位于基底部。有的上皮可有轻度异型性，局部上皮呈假复层，但无侵及周围肺组织现象。有的囊壁可出现明显慢性炎症或纤维化，导致上皮变扁平或消失，以及对黏液的异物肉芽肿反应。个别病例可呈交界性黏液性囊腺瘤表现。

黏液性囊腺瘤主要应同交界恶性黏液性囊性肿瘤鉴别。后者可为多囊性，其被覆上皮细胞有异型性，表现为胞核呈复层、多形性及深染，柱状上皮细胞核仁明显，并侵及囊壁及周围肺组织呈实性生长，但预后仍良好。还需与转移性黏液性囊腺癌相鉴别。结合临床如卵巢等有黏液性囊腺癌病史，则不难鉴别。本病临床

为良性过程，手术切除可治愈。

(陈 杰)

fèi xiānwéi xiànliú

肺纤维腺瘤 （pulmonary fibro-adenoma）

发生于肺、由增生性上皮和间叶两种成分构成的良性双相性肿瘤。又称肺腺纤维瘤。极罕见，国内外文献仅有个例报道。肿物位于肺实质，呈卵圆形，约核桃大，质中等，境界清楚。未见胸腔积液及区域淋巴结肿大。

大体见，肿瘤位于肺实质，灰白色、卵圆形，直径3cm左右，质实，与周围肺组织分界清楚。光镜下见，瘤组织由立方状上皮细胞形成的腺管状结构及其间的纤维性梭形细胞构成，形态与乳腺纤维腺瘤十分相似。上皮细胞及间质细胞均分化良好，未见核分裂。免疫组化证实，大小不等的腺管上皮细胞为Ⅱ型肺泡上皮，间质的纤维性梭形细胞为成纤维细胞及肌成纤维细胞。部分腺管的上皮细胞增生。

免疫组化染色显示，腺管上皮细胞角蛋白L（CK-L）、上皮膜抗原（EMA）、甲状腺转录因子1（TTF-1）、雌激素受体（ER）、孕激素受体（PR）阳性；间质梭形细胞波形蛋白（vimentin）阳性，S-100蛋白、平滑肌肌动蛋白（SMA）、结蛋白（desmin）、CD34阴性。本病临床为良性过程，手术切除可治愈。

(陈 杰)

fèi duōxíngxìng xiànliú

肺多形性腺瘤 （pulmonary pleomorphic adenoma）

由上皮细胞和变异的肌上皮细胞组成的肺良性肿瘤。罕见。可见于气管及大支气管，亦可发生在肺外周部。多见于35~74岁人群。一般无症状，在X线胸透时偶然发现，或有支气管阻塞的症状。生长缓慢，但有侵袭生长倾向，可局部复发。

大体见，肿瘤多发生在大支气管，在支气管内呈息肉状，或略呈结节状，将其管腔堵塞，直径1.5~16cm。约1/3见于肺外周部而不明显累及支气管，肿瘤境界清楚，偶尔也可占据一个肺叶。肿瘤呈灰白色，质地软而有弹性，切面呈黏液样。光镜下见，组织形态与涎腺发生的多形性腺瘤相同，具有双向组织学特征，即在黏液样及黏液软骨样基质或透明变性间质中，见有上皮细胞构成的小腺管、相互吻合的条索、小梁或小岛，其间混杂有多少不一的肌上皮细胞，呈梭形及星芒状（图1）。

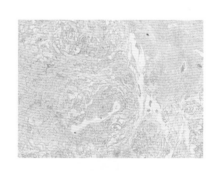

图1 肺多形性腺瘤（HE×40）

免疫组化染色显示，上皮细胞角蛋白（CK）阳性，肌上皮细胞波形蛋白（vimentin）、肌动蛋白（actin）、S-100蛋白及胶质纤维酸性蛋白（GFAP）阳性。

肺多形性腺瘤需与肺转移性多形性腺瘤鉴别，除患者既往病史外，CT等影像学检查有很大帮助，肺原发肿瘤通常为单发且多为中央型，肺转移性肿瘤多为多发且常位于肺周围区域。本病临床为良性过程，有浸润性边界的肿瘤可复发或转移，但通常表现为低度恶性。可靠的预后指标为肿瘤的大小、局部浸润和核分裂。

(陈 杰)

fèi shìsuānxìbāo xiànliú

肺嗜酸细胞腺瘤 （pulmonary oncocytic adenoma）

由胞质内含大量嗜伊红颗粒的上皮细胞构成的肺良性肿瘤。罕见，多见于男性吸烟者。有意义的是支气管腺体的嗜酸性细胞化生较常见于老年人。肿瘤多位于大支气管腔内，呈境界清楚的孤立结节，直径1.0~3.5cm，可导致气管管腔堵塞。光镜下见，肿瘤由具有嗜酸性颗粒状胞质特征的瘤细胞构成，多围绕血管聚集，由纤维性间质分隔成巢状、片状、带状或腺样结构。瘤细胞胞质丰富，核圆形均一、居中，核仁明显，核分裂及坏死罕见或无。

本病应与嗜酸细胞类癌鉴别。免疫组化染色和电镜有助于鉴别。后者神经元特异性烯醇化酶（NSE）、突触素（Syn）、嗜铬粒蛋白A（CgA）阳性，电镜下除见瘤细胞胞质内有大量线粒体外，尚可见神经分泌颗粒。而嗜酸细胞腺瘤NSE及CgA阴性，电镜下瘤细胞胞质内仅含有大量线粒体，而无神经分泌颗粒。本病临床为良性过程，手术切除可治愈。

(陈 杰)

fèi jīshàngpíliú

肺肌上皮瘤 （pulmonary myo-epithelioma）

由肌上皮细胞构成而无导管上皮成分的肺良性肿瘤。罕见。可见于成年人。影像学或大体上为肺实质内境界清楚的结节，生长缓慢。光镜下见，肿瘤由梭形及卵圆形细胞形成的片块、结节或相互交织的细胞束构成，未见上皮成分。瘤细胞分化好，可含有糖原而无黏液，有些区域可见黏液样或软骨样基质，其中含有星芒状细胞。如肿瘤成分出现坏死、核异型及核分裂增多等恶性指征，则应诊断为肌上皮癌。

免疫组化染色显示，肌上皮瘤细胞 S-100 蛋白、P63、胶质纤维酸性蛋白（GFAP）及平滑肌肌动蛋白（SMA）阳性，角蛋白亦可阳性，而腺上皮 CK 阳性。本病应与梭形细胞癌及平滑肌肿瘤相鉴别。免疫组化染色，角蛋白阴性及弥漫性 S-100 蛋白阳性可与上述两种肿瘤鉴别。本病临床为良性过程，手术切除可治愈。

（陈　杰）

fèi xiàn-jīshàngpíliú

肺腺肌上皮瘤（pulmonary ad-enomyoepithelioma）

由腺上皮和肌上皮两种细胞构成的肺良性肿瘤。极罕见。女性为多，年龄 52~63 岁。肿瘤是从支气管腺体发生，形成限局性单个或多个结节，直径 0.8~2.6cm。光镜下见，瘤组织由良性腺上皮及肌上皮两种成分组成，呈实性巢状、腺样及乳头状结构。腺体内层上皮呈立方状，免疫组化染色显示，癌胚抗原（CEA）、上皮膜抗原（EMA）阳性，外层梭形肌上皮 S-100 蛋白阳性。有些腺体腔内充有胶质样分泌物。有的还可见由单层上皮构成的腺体，其上皮细胞标志物呈阳性外，甲状腺转录因子 1（TTF-1）亦阳性，提示具有肺细胞分化表型，被称为肺细胞性腺肌上皮瘤。腺样结构内层立方上皮广谱细胞角蛋白（CK-pan）、EMA、TTF-1 阳性，外层梭形肌上皮人高分子量细胞角蛋白（CK-HMW）、S-100 蛋白、平滑肌肌动蛋白（SMA）、钙调理蛋白（cal-ponin）及 P63 阳性。本病临床为良性过程，手术切除可治愈。

（陈　杰）

yìnghuàxìng fèixìbāoliú

硬化性肺细胞瘤（sclerosing pneumocytoma）

来源于原始呼吸上皮细胞的肺良性肿瘤。曾称肺硬化性血管瘤。自 1956 年利博（Liebow）首次报道以来，对该肿瘤的组织来源以及命名经历了较长时间的争论，世界卫生组织（WHO）2015 版肺肿瘤分类中将其归于腺瘤并正式称为硬化性肺细胞瘤。多见于中青年女性，年龄 15~75 岁，平均 55 岁，男女比为 1∶6.3。

临床表现　通常无症状，部分表现为咳嗽，多数是在体检或其他疾病检查时偶然发现。肿瘤绝大多数表现为孤立结节，少数表现为双侧肺多发肿瘤。CT 影像表现为圆形或类圆形阴影，边缘光滑无分叶状改变。

大体形态　肿瘤多数位于肺外周部，与周围肺组织境界清楚，直径 0.3~8cm，大多<3cm。肿瘤切面色泽质地不等，多呈实性或海绵状，灰黄或灰白色，伴出血时呈灰褐色或暗红色。如发生在段支气管周围，可长入支气管腔内呈息肉状。

镜下形态　硬化性肺细胞瘤由两种瘤细胞构成，即表面立方细胞及间质圆形细胞。通常有乳头状增生区、实性细胞区、肺泡出血区及硬化区（图 1）。表面立方细胞显示细支气管上皮和活化的 II 型肺泡上皮细胞的形态，可为多核，或呈透亮、空泡状、泡

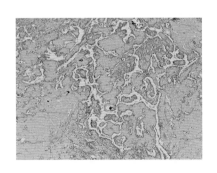

图 1　硬化性肺细胞瘤（HE×100）

沫状胞质或核内包涵体。间质圆形细胞体积相对小，有明显的边界，位于中央的细胞核圆形或卵圆形，染色质细而分散，缺乏清楚核仁，胞质嗜酸，可呈泡沫状或印戒样。两种细胞都可见从轻度到明显的核异型性。

乳头状增生区　表面被覆肺泡上皮呈立方状或低柱状，在其间质中可见卵圆形瘤细胞。免疫组化及电镜证实乳头表面上皮为 II 型肺泡上皮。

实性细胞区　瘤细胞弥漫成片，主要是大小一致的上皮样瘤细胞，胞质丰富，淡染或呈嗜酸性，有的胞质透明，核圆形或卵圆形，呈泡状，有的可见核仁。瘤细胞多镶嵌排列或呈小巢状，其间常见多少不等的肥大细胞。

肺泡出血区　有些区可见大的"血液湖"，即在扩大的腔隙内充满红细胞，犹如海绵状血管瘤。免疫组化证实为肺泡上皮而非内皮细胞。血液湖之间的间质中，亦可见上述瘤细胞存在。

硬化区　肿瘤内可见多少不等的透明变性的胶原灶，瘤内可见小血管局灶性增生，血管壁常硬化。

大多数病例均可见以上 4 种区域混合存在，但也可以某种形态为主。瘤组织内尚可见其他相伴随或继发的变化，包括局灶性淋巴细胞浸润、局灶性黄色瘤细胞聚积、含铁血黄素及胆固醇结晶沉着、多核巨细胞或局灶性纤维化。个别病例间质中见少量脂肪组织，亦可有肉芽肿形成。

辅助检查　免疫组化染色显示，表面上皮细胞：AE1/AE3、CK-L、癌胚抗原（CEA）阳性，上皮膜抗原（EMA）、Napsin-A、SP-A/B、Clara 抗原、甲状腺转录因子 1（TTF-1）阳性，波形蛋白

（vimentin）阴性。间质圆形细胞：EMA、TTF-1 阳性，vimentin 阳性，而 AE1/AE3、CK-L、SP-A/B、Clara 抗原阴性，Napsin-A 可有弱表达；部分病例圆形瘤细胞可分别表达神经内分泌标志物嗜铬粒蛋白 A（CgA）、突触素（Syn）、神经元特异性烯醇化酶（NSE）及生长激素（GH）、降钙素（CTN）、胃泌素（GT）等。

鉴别诊断　需与乳头状腺瘤、乳头状腺癌和类癌相鉴别，乳头状腺瘤、乳头状腺癌和类癌均无两种肿瘤细胞，乳头状腺瘤和乳头状腺癌间质为血管纤维轴心，均无卵圆形瘤细胞；类癌又无乳头状的肺泡上皮。

预后　少数可发生转移，转移率不足 1%。手术切除后预后良好，即使发生了局部淋巴结转移，预后仍良好。

（陈　杰）

fèi'ái

肺癌（lung cancer）　肺恶性上皮性肿瘤的总称。是世界上最常见的恶性肿瘤，每年新增肺癌患者 135 万例，发病率和病死率以东欧和北美最高，在亚洲中国和日本的发病率最高。相比中国其他地区，北京、上海、天津及江苏、辽宁等发病率在呈明显上升趋势，这主要与中国快速工业化发展造成的空气污染及庞大的烟草销售关系密切。

大体类型　有以下几种。

影像学分类　依据肿瘤发生部位将肺癌分为中心型及周围型两大类，凡是肿瘤发生于总支气管及叶支气管或段支气管开口以上支气管的，定为中心型。发生于段支气管开口以下支气管的肺癌，定为周围型。中心型肺癌较易获得阳性细胞学结果，病理巨检多属管内型和管壁浸润型，常因肿瘤阻塞支气管而合并肺不张、肺气肿及阻塞性肺炎；由于部位特征，此型支气管镜检查更为适用。周围型肺癌由于部位分布上的解剖特点，早期阶段往往无明显症状，因而明确诊断更多的有赖于影像学引导下的经皮穿刺肺活检（PALB）。晚期肿瘤较易侵犯胸膜，合并胸腔积液，此时胸腔积液的细胞学检查可作为诊断措施之一。

根据发生部位分类　根据肿瘤在支气管中发生的部位分为：①中心型：肿瘤侵犯总支气管或叶支气管。②中间型：肿瘤侵犯段支气管。③周围型：肿瘤侵犯小的周围支气管，通常肿瘤靠近胸膜。④多发型：来自上述任何一级的多发性肿瘤。

中国分类　将肺癌分为 5 个基本类型：①管内型：肿瘤限于支气管腔内，可以有管壁侵犯，但大体检查管壁外的肺组织仍无肿瘤存在。可表现为息肉样或菜花样突入腔内，并可有粗细长短不一的蒂。②管壁浸润型：肿瘤组织明显破坏支气管并侵入周围肺组织，但在肿瘤切面上仍能清楚地辨认支气管，特别是残留的支气管软骨，显示出支气管的位置在肿瘤中心。③球型：肿瘤呈球型与周围组织分界清楚，与支气管的关系不明确，边缘可呈小分叶状。肿瘤体积一般较小，但少数也有较大的，若最大直径超过 4cm，边缘比较平滑，但分界必须清楚才作为球型。④块型：肿块大的较多，形状不规则，与周围肺组织分界有时不清楚，可呈大分叶状，与支气管关系不明确。⑤弥漫浸润型：肿瘤组织弥漫浸润，并波及肺叶或肺叶的大部分，与大叶性肺炎或融合性支气管肺炎所见到的形态相似。

以上大体分型是针对晚期肺癌，而不适用于早期肺癌特别是早期肺腺癌。

组织学类型　世界各国广泛应用的世界卫生组织（WHO）肺肿瘤分类于 1967 年首次发布，以往将肺上皮性恶性肿瘤分为鳞状细胞癌、小细胞癌、腺癌、大细胞癌和其他类型 5 大类。由于小细胞肺癌（SCLC）更易早期播散到其他器官，手术治疗效果差，对放射治疗和化学治疗的最初反应率高，而鳞状细胞癌、腺癌、大细胞癌等非小细胞肺癌（NSCLC）对化疗的疗效基本不受组织学类型的影响，故曾在很长一段时间内，强调区分 SCLC 和 NSCLC 两类。随着对肺癌研究日益深入，这种区分很难满足临床实践的需要，尤其 NSCLC 包含了各种组织学类型和亚型，而且由于肺癌的组织学有明显异质性，还常存在混合性组织学类型，其临床特点、治疗和预后都不相同，因此，必须了解各种不同类型肺癌的病理特点及其与临床相关性。

2015 年初发布的 WHO 肺肿瘤分类，与 2004 版相比，最主要的变化首先是在强调了免疫组化技术在诊断中的作用，同时重视遗传学研究，尤其是和进展期肺癌的个体化治疗相关的分子检测；其次是提出对于小活检和细胞学的诊断与手术切除标本诊断策略完全不同。2015 版另一个重要改变是采纳了 2011 年国际肺癌研究学会（IASLC）、美国胸科学会（ATS）和欧洲呼吸学会（ERS）公布的肺腺癌的国际多学科分类，提出一个与 2004 版有很大不同的肺腺癌分类方法，同时还将小细胞癌、大细胞肺神经内分泌癌、不典型类癌及类癌统一归为肺神经内分泌肿瘤，并对鳞癌、大细胞癌及肉瘤样癌的分类做了变更（表1）。

（陈 杰）

fèi línzhuàngshàngpí yìxíng zēngshēng

肺鳞状上皮异型增生（pulmonary squamous dysplasia） 发生于支气管上皮鳞状细胞癌的前驱病变。是大气道的一种可以识别的、连续的组织学病变。临床上通常无症状，纤维支气管镜和大体检查所见类似黏膜白斑，大多浅表或扁平，黏膜稍增厚，少数表现为结节或息肉状。

光镜下见，支气管黏膜鳞化的上皮呈不同程度的细胞层次增多、排列紊乱、极向消失、大小不等、核增大、深染，可见核分裂等，是进一步发展为肺鳞癌最常见的病理组织学基础。根据其异型性的大小，可分为轻度、中度和重度3级。轻度，仅基底层细胞增生，占上皮全层的下1/3，核分裂无或极少；中度，基底层细胞增生更明显，占上皮全层的下2/3，细胞核质比增大，核垂直排列，核仁不明显，下1/3可见核分裂；重度，细胞层次增加明显，细胞大小不等及多形性明显，基底带细胞扩展至上1/3，核质比增大，核形带角或有皱襞，染色质粗且分布不均，核仁明显，在下2/3可见核分裂。当鳞状上皮全层均被显著异型细胞取代，但尚未穿破基底膜，称为原位癌。

鳞状上皮异型增生和原位癌可单发或呈多灶性。如单独出现支气管上皮杯状细胞增生、基底细胞（储备细胞）增生、不成熟鳞状上皮化生和鳞状化生，不应视为癌前病变。

（陈 杰）

fèi línzhuàngxìbāo'ái

肺鳞状细胞癌（pulmonary squamous cell carcinoma） 起源于支气管上皮，显示角化和/或细胞间桥等鳞状上皮分化特点的恶性上皮性肿瘤。简称肺鳞癌。好发于50~70岁男性，男女比为（6.6~15）：1，90%以上患者有长期吸烟史。肿瘤大多位于中央，起自主支气管、叶或段支气管，约1/3肿瘤位于周围。鳞状细胞癌易局部侵犯，通过直接浸润累及邻近结构。对于中央型鳞状细胞癌，与隆突的距离是决定治疗方式的关键因素，但这个距离的计算需依据肺切除术后的病理检查并结合支气管镜、手术所见和/或影像学数据。

临床表现 中央型肿瘤形成支气管腔内的息肉状肿块和/或浸润支气管壁累及周围组织，完全阻塞或部分阻塞支气管腔而导致分泌物潴留、肺不张、支气管扩张、阻塞性肺炎和感染性支气管肺炎。周围型肿瘤可长得很大，1/3病例因中央坏死形成空洞。

分类 世界卫生组织（WHO）2015版肺肿瘤分类将肺鳞状细胞癌分为角化性鳞状细胞癌、非角化性鳞状细胞癌、基底样鳞状细胞癌3个亚型。

角化性鳞状细胞癌 显示角化、角化珠形成和/或细胞间桥，肿瘤细胞胞质丰富，染成红色，有折光性；核深染，看不见核仁。

非角化性鳞状细胞癌 肿瘤细胞胞质少、核呈空泡状，核仁

表1　WHO（2015）肺上皮性肿瘤病理组织学分类

腺癌	神经内分泌肿瘤
附壁样腺癌	小细胞癌
腺泡样腺癌	复合性小细胞癌
乳头状腺癌	大细胞神经内分泌癌
微乳头状腺癌	复合性大细胞神经内分泌癌
实体型腺癌	类癌肿瘤
浸润性黏液腺癌	典型类癌
浸润性黏液及非黏液混合型腺癌	不典型类癌
胶样腺癌	浸润前病变
胎儿型腺癌	弥漫性特发性神经内分泌细胞增生
肠型腺癌	大细胞癌
微浸润性腺癌	腺鳞癌
非黏液型	多形性癌
黏液型	梭形细胞癌
浸润前病变	巨细胞癌
不典型腺瘤样增生	癌肉瘤
原位腺癌	肺母细胞瘤
非黏液型	涎腺型肿瘤
黏液型	黏液表皮样癌
鳞状细胞癌	腺样囊性癌
角化型鳞状细胞癌	上皮-肌上皮癌
非角化型鳞状细胞癌	多形性腺瘤
基底细胞样鳞状细胞癌	其他及未分类癌
浸润前病变	淋巴上皮瘤样癌
原位鳞状细胞癌	NUT癌

明显，通常缺乏角化（图1）或仅局灶性区域中可见细胞间桥和个别有明显嗜酸性胞质的角化细胞，由于组织形态上与低分化腺癌细胞有重叠，常需要免疫组化以协助鉴别。

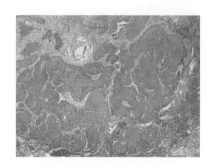

图1 肺鳞癌（HE×40）

基底样鳞状细胞癌 属于分化差的鳞癌，肿瘤细胞胞质少但界限清楚，核深染、核质比高、核仁不明显、核分裂易见，肿瘤细胞呈实性、结节状或小梁状，外周细胞排列成栅栏状（图2），缺乏鳞状细胞分化，但局部偶尔可见角化珠，常见粉刺样坏死。约1/3可见菊形团样结构。大多有间质的透明变性或黏液样变性，肿瘤可以包含角化性鳞状细胞癌或非角化性鳞状细胞癌成分，但基底样成分大于50%。基底样鳞状细胞和大细胞神经内分泌癌，均可见栅栏样和菊形团样结构，

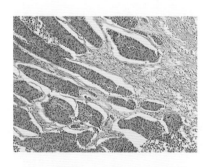

图2 肺基底细胞样鳞癌（HE×100）

但基底样鳞状细胞癌细胞更小，缺乏核仁且神经内分泌标志物CD56、嗜铬粒蛋白A（CgA）、突触素（Syn）通常阴性，仅不足10%可局灶阳性。

辅助检查 免疫组化染色显示，癌细胞表达P40、P63和细胞角蛋白（CK5/6），其中P40对鳞状细胞癌较为特异，通常呈弥漫阳性，甲状腺转录因子1（TTF-1）阴性。

分型 肺鳞癌还可有以下变异型：①小细胞鳞癌：为一种分化差的变异型，癌细胞较小，核质比增大，胞质较少，但仍保持非小细胞癌的形态特征，核染色质呈粗颗粒状或泡状，有的癌细胞可见明显核仁。与小细胞癌的不同点是，癌细胞巢与其周围发育成熟的纤维性间质分界清楚，癌巢中心可见鳞状细胞分化灶，坏死不常见。在诊断为小细胞鳞癌之前，应排除复合性小细胞癌/鳞癌的可能，这是鳞癌与真正的小细胞癌的混合。小细胞鳞癌缺乏小细胞癌核的特征性，具有粗颗粒状或泡状染色质及较明显的核仁，多取材或切片可找见角化。癌细胞表达P40、P63，不表达神经内分泌标志。②梭形细胞鳞癌：癌组织完全由梭形鳞状细胞构成，或由介于鳞状细胞和梭形细胞之间的过渡形细胞构成，或无明确鳞癌分化特征，或可见不明显的角化细胞及细胞间桥，但癌组织与间质分界尚清楚。梭形细胞表达CK、P40及上皮膜抗原（EMA），不表达波形蛋白（vimentin）、肌动蛋白（actin）、结蛋白（desmin）。③肺泡充填型鳞癌：这种类型鳞癌十分少见，发生自肺外周的细小支气管，甚至位于胸膜下。癌组织在肺实质内呈结节状。其组织特征不同于中央型鳞癌。癌组

织在肺细支气管和肺泡腔内呈充填式浸润生长，通常不破坏肺泡网的组织结构，故在癌细胞巢中或其间常见残存的肺泡。

预后 取决于肿瘤的分期和类型等多种因素，分期越高则预后越差。

（陈 杰）

fèi bùdiǎnxíng xiànliúyàng zēngshēng

肺不典型腺瘤样增生（pulmonary atypical adenomatous hyperplasia） 肺腺癌的浸润前病变。是一种轻到中度不典型细胞的局限性增生。最早是在原发性肺癌，尤其肺腺癌周围肺组织中偶尔发现。常见到是因CT检查的普及使肺内微小病灶检出率增高所至。CT上改变通常是密度很淡的单纯磨玻璃影。

大体见，病灶直径通常≤0.5cm，但偶尔可达1cm以上，常界限不清，灰白灰黄色，单发或多发。光镜下见，Ⅱ型肺泡上皮细胞或克拉拉（Clara）细胞沿固有的肺泡壁增生，细胞形态为圆形、立方形或低柱状，核圆形或卵圆形，有轻至中等异型，细胞在肺泡壁上常是不连续排列的。肺不典型腺瘤样增生与周围正常肺泡是渐续性的转换。

本病的诊断需结合CT影像、组织结构和细胞学特征等进行综合分析。不典型腺瘤样增生与肺原位腺癌同属浸润前病变，两者鉴别存在一定困难，原位腺癌通常更大（直径>0.5cm），瘤细胞更加丰富、异型性更大，而且肿瘤性肺泡形态与周围正常肺泡转换更加突然。

（陈 杰）

fèi xiàn'ái

肺腺癌（pulmonary adenocarcinoma） 具有腺样分化或有黏液产生的肺恶性上皮性肿瘤。腺

癌发病逐年增多，已取代鳞癌成为肺癌发病最高的类型。据某些医院手术切除肺癌标本病理统计，肺腺癌已占全部肺癌手术标本的65%。与其他类型肺癌相比，腺癌以周围型多见，中央型较少见。患者可有吸烟史，但多数可无吸烟史，尤其是女性。

国际肺癌研究学会（IASLC）、美国胸科学会（ATS）和欧洲呼吸学会（ERS）于2011年2月在《胸部肿瘤学杂志》（*Journal of Thoracic Oncology*）上发表了肺腺癌的国际多学科分类，这由肿瘤科、胸外科、放射影像科、分子生物学、病理学等多个学会和学组推荐的专家共同制定，目的是制定对患者治疗及预后更有意义的肺腺癌病理分型。世界卫生组织（WHO）2015版肺肿瘤腺癌分类基本采纳了2011年多学科肺腺癌分类，将其分为原位腺癌、微浸润性腺癌、浸润性腺癌3大类型。

（陈　杰）

fèi yuánwèi xiàn'ái

肺原位腺癌 （pulmonary adenocarcinoma in situ） 尚未突破基底膜的肺腺癌。分为非黏液型和黏液型。

肺非黏液型原位腺癌　影像学上，原位腺癌的典型表现为纯磨玻璃影，在薄层CT上密度比不典型腺瘤样增生（AAH）稍高，有时病变为部分实性结节。大体见，病灶直径通常在1cm左右，很少超过2cm，但极少数还是可达到3cm。

光镜下见，肿瘤细胞显示向Ⅱ型肺泡上皮细胞或克拉拉（Clara）细胞分化，沿肺泡壁生长（附壁样生长），无肺间质、血管、胸膜的侵犯，无论在肿瘤内还是在肿瘤周围的正常肺组织中

均无肺泡内肿瘤细胞聚集，也无瘤细胞形成的真正乳头或微乳头生长方式，也无腺泡及实性生长的肿瘤成分。肺泡间隔可增宽伴硬化，这是由于硬化性或弹性纤维增生所至。有些原位腺癌的局部区域肿瘤细胞可明显增殖活跃，表现为瘤细胞核增大、深染、突向肺泡腔，但不见核仁，常可见核内包涵体。有时由于切面或制片的关系，可见少量的假乳头，不是真正具有二级和三级分支的乳头状结构，不能误诊断为微浸润腺癌。在原位腺癌的发展过程中，肿瘤的不同区域常不同步，在同一肿瘤的某些区域瘤细胞处于缓慢生长或静止甚至退缩状态，肿瘤细胞由于自身的凋亡，细胞数量减少，肺泡张力减低，难以维持肿瘤性肺泡结构，伴随而来的肺间隔纤维组织增生，导致部分原位腺癌的肺泡内陷，可形成貌似浸润的假象而非真正的浸润，而同一肿瘤的有些区域可表现出生长活跃的状态，构成了原位腺癌组织形态改变的多态性，造成病理诊断的困难和诊断者之间的差异。

原位腺癌与AAH的鉴别主要有：①AAH的最大径通常小于0.5cm，很少大于0.8cm。②AAH的瘤细胞则呈不连续排列，而原位腺癌的瘤细胞在肺泡壁上呈连续排列。③AAH的影像学表现为纯磨玻璃密度（pGGO）。其实AAH与原位腺癌是一个连续进程，在同一病灶中常可同时存在，如遇到这类情况通常选择诊断原位腺癌。

肺黏液型原位腺癌　十分少见，通常是肺内孤立性结节（直径≤3cm）；在CT上常表现为实性结节。组织学上肿瘤细胞沿肺泡壁生长，瘤细胞呈高柱状，胞

质含有丰富黏液，偶可见杯状细胞，胞核位于基底部，无核不典型性或有轻微核不典型性。

肺原位腺癌如果完全切除，则无病存活率可达到100%。

（陈　杰）

fèi wēijìnrùnxìng xiàn'ái

肺微浸润性腺癌 （pulmonary minimally invasive adenocarcinoma） 在原位腺癌的基础上发生了微小的浸润性病变，肿瘤细胞明显沿肺泡壁生长的单发直径≤3cm的小腺癌。这类浸润性病变的范围被限定在≤0.5cm。分为非黏液性和黏液性两种类型。绝大多数为非黏液性，黏液性很少见。CT影像学上，表现不一，非黏液性通常表现为以磨玻璃样成分为主的部分实性结节，实性成分直径通常≤0.5cm。黏液性多数表现为实性结节。

大体见，肿瘤直径通常≤3cm。光镜下见：①非黏液性肺微浸润性腺癌：大部分瘤细胞类似原位腺癌沿肺泡壁生长，病变内含有微小浸润腺癌病灶，但最大范围≤0.5cm。如伴多个≤0.5cm浸润灶，可采用浸润性病灶的百分比之和乘以肿瘤的最大径，如数值≤0.5cm仍可诊断为微浸润性腺癌。浸润性部分是指腺泡型、乳头型、实体型和微乳头型的腺癌成分，如有血管淋巴管、胸膜、肺泡内肿瘤细胞，坏死和气道播散等，则不能诊断微浸润性腺癌，应诊断为浸润性腺癌。②黏液性肺微浸润性腺癌：在黏液性原位腺癌基础上见局灶性浸润性腺癌成分，以腺泡样腺癌最多见，也可为浸润性黏液腺癌。

同原位腺癌一样，肺微浸润性腺癌病灶的界限清楚，特别是黏液型微浸润性腺癌，要注意邻近的肺实质内一定没有粟粒状播

散结节。世界卫生组织（WHO）2015 版肺肿瘤分类中强调气道播散（STAS）概念，提出无论在肿瘤内还是在肿瘤周围的正常肺组织中都不存在肺泡内肿瘤细胞，如果发现存在 STAS 现象，应直接诊断为浸润性腺癌。实际上黏液型原位腺癌和微浸润性腺癌十分少见，更多见的是黏液型浸润性腺癌。对于肿瘤直径>3cm 的肺微浸润性腺癌，如形态完全符合肺微浸润性腺癌的诊断标准，可以做出倾向肺微浸润性腺癌的诊断。

本病需与原位腺癌鉴别。经典的原位腺癌组织学病理学诊断并不困难。在诊断有复杂组织构象的病例时则会很困难。大部分肺微浸润性腺癌如果完全切除，则无病存活率可达 100%，但对浸润灶中有低分化成分的病例，如实性或微乳头浸润性腺癌的病例，是否能达到 100% 的无病存活尚无定论。

（陈 杰）

fèi jìnrùnxìng xiàn'ái

肺浸润性腺癌（pulmonary invasive adenocarcinoma）

癌细胞侵入间质组织的肺腺癌。为肺腺癌最常见的类型，占全部病例的 86%。男女比为 1∶1.32；年龄 17~84 岁，平均 59 岁，女性发病年龄低于男性。肿瘤直径为 0.3~12cm，平均 2.6cm。肿瘤发生在右肺多于左肺；上叶多于下叶。大多发生在肺外周部，亦可为中央型，或甚至偶尔可位于支气管内。外周型肺腺癌常累及脏层胸膜并可伴有广泛转移。

大体形态 为境界清楚的包块，肿瘤大小悬殊，可从小至 1cm 到大至占据整个一个肺叶。切面呈灰白色，肿瘤大者可有坏死或出血。如癌组织有大量黏液分泌，则质软呈黏液样。

镜下形态 根据腺癌的细胞、组织结构特征，可分为以下 5 种亚型。

附壁生长型腺癌 约占浸润性腺癌 3.9%，由肺泡 II 型细胞和/或克拉拉（Clara）细胞组成，肿瘤细胞沿肺泡壁表面生长（图 1a），形态学相似于肺原位腺癌和肺微浸润性腺癌，但浸润灶范围大于 0.5cm（包括有多个≤0.5cm 浸润灶时，浸润性病灶的百分比之和乘以肿瘤最大径的数值大于 0.5cm）。浸润性腺癌除了附壁状生长方式外，还有腺泡状、乳头状、微乳头状和/或实性生长方式以及肿瘤细胞浸润肌成纤维细胞间质。如有淋巴管、血管和胸膜侵犯以及肿瘤性坏死，也应诊断为附壁生长型腺癌，而不是微浸润性腺癌（MIA）。与 MIA 不同，附壁生长型腺癌多指以附壁状生长为主的非黏液性腺癌。与其他类型的浸润性腺癌相比，附壁生长型腺癌很少发生淋巴结转移，较少发生胸膜侵犯，几乎全是临床肿瘤分期（TNM）I 期，预后较好，手术后 5 年生存率大于 90%。

腺泡型腺癌 最常见的一种类型（占 37%），肿瘤由立方形或柱状细胞组成腺泡和腺管为特征（图 1b），腺腔内和肿瘤细胞内可有黏液。部分腺泡型腺癌局部区域可见筛孔样结构，提示预后较差。腺泡型腺癌易发生胸膜侵犯，淋巴结转移率及 TNM 分期也相对较高。

乳头型腺癌 较常见（占 29%）。癌细胞衬覆于有纤维血管轴芯的间质表面，可形成的二级和三级分支的乳头状结构，可有或无黏液分泌产物，肿瘤细胞呈立方形或柱状，细胞排列拥挤并有明显异型，细胞核呈空泡状，常可见核仁。乳头型腺癌诊断标准是带有纤维轴芯的乳头状结构（图 1c）。

微乳头型腺癌 少见（仅占 1.9%）。肿瘤细胞小，立方形，

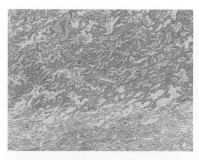
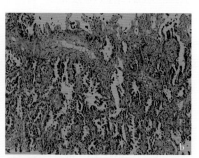
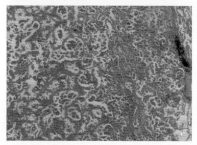
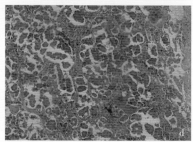

a. 以贴壁生长为主（×40）；b. 以腺泡生长为主（×100）；c. 乳头型腺癌（×100）；d. 微乳头型腺癌（×100）。

图 1 肺腺癌（HE）

以缺乏纤维血管轴心的乳头簇方式生长，这些微乳头可附着于肺泡壁上或脱落到肺泡腔内（图1d）。常有血管和间质侵犯，有时可见到砂砾体。该亚型在世界卫生组织（WHO）2015版肺肿瘤分类中被列为独立的亚型。微乳头型腺癌更易发生胸膜侵犯和淋巴结转移，侵袭性强，预后很差。

伴黏液分泌实体型腺癌 肿瘤由排列成团或成巢的多边形细胞所组成，无腺泡、腺管和乳头结构。如为实巢状，应注意与鳞癌和大细胞癌鉴别，因两者均可有少量肿瘤细胞含有细胞内黏液。实体型腺癌黏液染色，如淀粉酶消化后过碘酸希夫（PAS）染色或奥辛蓝染色，显示含有细胞内黏液的肿瘤细胞比例≥5/2HPF。实体型腺癌分化差，同微乳头型腺癌一样恶性程度较高。由于腺癌多为混合亚型，因此当肿瘤组织中含有微乳头成分和实体型成分，尽管比例很少，也应在病理报告中标明此类型的存在及所占比例，提示临床医师及时采取治疗并密切随访。

辅助检查 免疫组化依腺癌的亚型和分化程度而异，绝大多数肺腺癌表达上皮性标志物AE1/3、CAM5.2、上皮膜抗原（EMA）、癌胚抗原（CEA）和细胞角蛋白（CK7），部分表达CK20。最常用的免疫组化标志物是甲状腺转录因子1（TTF-1）和Napsin-A，TTF-1在75%的肺腺癌表达，也在肺小细胞癌、大细胞神经内分泌癌、类癌、甲状腺癌及少数结直肠癌等肿瘤中有表达。Napsin-A在肺腺癌表达的敏感性与TTF-1近似，但也在其他肿瘤如肾细胞癌有表达。

鉴别诊断 应与转移性腺癌鉴别，详细询问病史非常重要。应使用TTF-1和Napsin-A联合检测，二者对肺原发性腺癌有近80%的敏感性且有一定互补性，有助于同转移性腺癌鉴别。此外转移性腺癌可表达器官特异性标志物，如甲状腺球蛋白（Tg）、前列腺特异性抗原（PSA）、前列腺酸性磷酸酶（PAP）及绒毛蛋白（villin），可与前列腺癌及胃肠道腺癌鉴别。雌激素受体（ER）、孕激素受体（PR）几乎仅在乳腺中，阳性表达，故亦可用于鉴别。

预后 与肿瘤大小、类型、分期等多种因素有关。肿瘤≥2.5cm、实性或微乳头亚型则预后较差，Ⅰ期的附壁生长的腺癌则预后好。*EGFR*、*ALK*及*K-ras*基因状态对治疗和预后也有一定的影响。

（陈 杰）

fèi jìnrùnxìng niányè xiàn'ái
肺浸润性黏液腺癌（pulmonary invasive mucinous adenocarcinoma）
肺浸润性腺癌的变异型之一。大体可见，肿瘤多见肺外周部，呈分叶状结节，切面呈胶样，黄白色。光镜下见，肿瘤细胞由柱状细胞和胞质内含大量黏液的杯状细胞组成。肿瘤周围的肺泡内常充满黏液。分化好的柱状黏液性上皮衬覆在增厚的纤维性肺泡壁（图1），低分化区域可见印戒样癌细胞团。黏液细胞也可形成大小、形状不等的腺样结构，腺管上皮细胞呈柱状，胞质较透亮，核位于基底部，有的含有黏液。如果肿瘤中混有附壁生长型、腺泡型、乳头型和微乳头型癌等非黏液腺癌成分，当这些非黏液腺癌成分≥10%时，则诊断为黏液型和非黏液型混合性浸润性腺癌，并要注明非黏液腺癌成分组织类型。

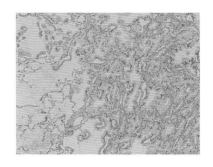

图1 肺黏液腺癌（HE×40）

免疫组化染色显示，瘤细胞表达细胞角蛋白（CK7、CK20）、CDX-2、MUC-2、HNF4α，而甲状腺转录因子1（TTF-1）、Napsin-A常阴性。浸润性黏液型腺癌*K-ras*基因突变可达90%，还有*NRG1*融合基因突变。

首先要与黏液型原位腺癌和微浸润性腺癌鉴别，原位腺癌无浸润，微浸润性腺癌则浸润灶≤0.5cm。其次，要与伴有黏液成分的非黏液型浸润性腺癌鉴别，各类非黏液浸润性腺癌可产生黏液，但缺少富有黏液的杯状细胞和柱状细胞；还要注意与来自胰腺、卵巢、结肠等转移性黏液腺癌鉴别，胰腺黏液腺癌表达CK20和MUC-2，结肠黏液腺癌表达CK20和CDX2，很少表达CK7，但在极少情况可表达TTF-1。

（陈 杰）

fèi jiāoyàng'ái
肺胶样癌（pulmonary colloid adenocarcinoma）
腺癌的一种。大体上肿瘤位于肺外周部，肿瘤质软，肿瘤境界清楚，有部分纤维性包膜，切面呈胶样可有囊性变并含大量黏液。光镜下见，肿瘤组织内见大量细胞外黏液并形成黏液池；肿瘤由杯状细胞和柱状细胞组成，细胞常无明显异型，可附壁样生长，也可漂浮在黏液池中。免疫组化染色显示，肿瘤细胞表达 CK20、MUC-2 和 CDX2，可弱表达或局灶表达甲状腺转录因子 1（TTF-1）、CK7 和 Napsin-A。要注意与消化道、胰腺、卵巢和乳腺转移来的黏液腺癌区别。

(陈 杰)

fèi tāi'érxíng xiàn'ái
肺胎儿型腺癌 （pulmonary fetal adenocarcinoma）

肿瘤组织排列及细胞形态类似胎儿肺的腺癌。多见于 40 岁以下人群，女性多发。

大体见，肿瘤多位于肺外周部，通常境界清楚，切面呈灰白色，肿瘤大者可坏死或出血。光镜下见，胎儿型腺癌分为低级别和高级别两种亚型：①低级别胎儿腺癌：为分枝状腺管结构并被覆假复层柱状上皮，瘤细胞呈柱状，细胞核小、相对均匀一致，核可有轻度异型，细胞胞质透亮或轻微嗜酸性，富于糖原，类似于假腺管期胎儿肺被覆上皮，细胞的核下和核上胞质内含糖原空泡，腺体基部常可见鳞状细胞样细胞形成的桑葚体，似子宫内膜样腺癌。②高级别胎儿型腺癌：瘤细胞核明显异型，可见坏死，缺少桑葚样结构，并常混合有其他类型的浸润性腺癌成分。

免疫组化染色显示，低级别瘤细胞表达甲状腺转录因子 1（TTF-1）、嗜铬粒蛋白 A/突触素（CgA/Syn，90%），同时可出现 β 联蛋白（β-catenin）和 ERβ 异常的核质表达。低级别有 CTNNB1 基因突变，β-catenin 表达与 Wnt 信号通路相关联。高级别瘤细胞表达 CgA/Syn（50%）、甲胎蛋白（AFP）、glypican3 和 SALL4。

本病首先应与肺母细胞瘤鉴别，肺母细胞瘤是双向型肿瘤，包括胚胎性腺癌（典型性低级别）和原始的间叶源性间质及局灶的特殊的间叶性分化，如骨肉瘤、软骨肉瘤、横纹肌肉瘤等。肺胎儿型腺癌缺乏原始的间叶源性母细胞成分。还应与转移的子宫内膜癌鉴别，肺胎儿型腺癌常表达 TTF-1，子宫内膜癌表达 PAX8、ER、PR（肿瘤细胞和间质细胞均表达）。

(陈 杰)

fèi chángxíng xiàn'ái
肺肠型腺癌 （pulmonary enteric adenocarcinoma）

由具有结直肠腺癌某些形态学和免疫表型特点的成分组成的肺腺癌。肿瘤位于肺外周部，肿瘤境界清楚，切面呈灰白色、质硬，常可见坏死。光镜下见，高柱状肿瘤细胞呈管状或管状绒毛状排列，常可见管腔内坏死。诊断肺肠型腺癌时，肠分化癌成分应占肿瘤的50% 以上。肠型腺癌可有其他肺腺癌组织学亚型成分如沿附壁生长型腺癌等。

免疫组化染色显示，表达结直肠癌的标志物，如 CDX2、CK20 或 MUC-2，但部分肠型腺癌仅组织学形态有肠型腺癌的特征，没有结肠癌的免疫表型。有半数肺肠型腺癌病例可表达 CK7 和甲状腺转录因子 1（TTF-1），有助与转移性结直肠癌鉴别。

肺肠型腺癌的组织学和免疫表型有时与结肠腺癌无法完全区别，故多认为只能在临床和影像学等各类检查排除结肠腺癌后，才能做出肺肠型腺癌病理诊断。二代测序技术研究发现，在已确定的肺肠型腺癌和已明确为肺转移性结直肠癌，其基因突变有明显差异，肠原发癌和肠癌肺转移中能检测到 APC 基因和错配修复基因（MMR）突变，而已确诊的肺肠型腺癌中检测到 EGFR 基因突变、ALK 融合基因、ERBB2 基因突变等。因此，检测基因突变类型将极有助于肺肠型腺癌与转移性结直肠癌的鉴别。

(陈 杰)

fèi xiǎoxìbāo'ái
肺小细胞癌 （small cell lung carcinoma，SCLC）

由小细胞组成的肺恶性上皮性肿瘤。曾称燕麦细胞癌、小细胞间变性癌、未分化小细胞癌等。占肺癌的10%～20%，患者多为中老年，80%以上为男性，85%以上为吸烟者。肿瘤常可产生异位激素，常广泛累及胸膜、纵隔并且常常导致上腔静脉综合征。肿瘤大多位于中央、肺门或肺门旁，少数位于周围。

大体见，肿瘤多位于肺门部或支气管周围，肿瘤境界清楚，切面呈灰白色质硬，常可坏死。低倍镜下，瘤细胞的形态较均一，较小，不大于静止状态淋巴细胞的 3 倍，多呈淋巴细胞样或燕麦细胞形，核位于中央，胞质少，细胞边界不清。瘤细胞排列成小巢状或小梁状，周边呈栅状，胞核之间可互相嵌合成铸模形（图1）。高倍镜下，核常带棱角，染色质细而弥散呈粉尘状，核仁不清，核分裂多见，肿瘤内常有广泛坏死，小血管壁可见来自坏死癌细胞的嗜碱性物质沉积［阿佐帕尔迪（Azzopardi）现象］。因肿

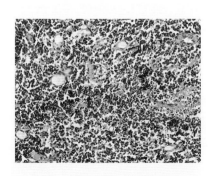

图 1 肺小细胞癌 （HE×100）

瘤生长迅速,并早期转移,预后差,有转移者 2 年生存率仅 10%,无转移者 5 年生存率为 25%。

（陈　杰）

肺复合性小细胞癌（pulmonary combined small cell carcinoma）

肺小细胞癌与任何其他非小细胞癌成分复合组成的癌。复合成分可以是鳞状细胞癌、腺癌和大细胞癌,也可为梭形细胞癌或巨细胞癌,其中非小细胞癌成分应超过 10%,病理报告中应注明非小细胞癌的组织学类型。

免疫组化染色显示,癌细胞表达广谱细胞角蛋白（AE1/AE3）,常在核旁呈逗点样或胞质内弥漫表达。还表达神经内分泌标志物［突触素（Syn）、嗜铬粒蛋白 A（CgA）、CD56 和神经元特异性烯醇化酶（NSE）］,Syn 和 CD56 一般为弥漫强阳性,而 CgA 常为灶性或弱阳性,其中 CD56 最敏感。约有 10% 肺小细胞癌不表达神经内分泌标志物。此外,肺小细胞癌表达甲状腺转录因子 1（TTF-1,～90%）和 CD117（～80%）。肺小细胞癌的 Ki-67 增殖指数较高,通常>50%,平均≥80%。电镜见约 2/3 病例中存在直径 100～200nm 的有界膜分泌颗粒。本病预后与小细胞癌相似。

（陈　杰）

肺大细胞神经内分泌癌（pulmonary large cell neuroendocrine carcinoma,LCNEC）

具有神经内分泌形态特征（菊形团与周围栅栏状结构）,并表达神经内分泌免疫组化标志物的非小细胞肺癌。可发生在肺中央或外周。

大体见,肿瘤直径平均 3cm（1.3～10cm）,通常为境界清楚的结节状肿块,偶可见多结节者。切面呈黄白色或褐色,常有广泛坏死及出血。光镜下见,瘤细胞大,胞质丰富,核大而空淡,核仁明显,核分裂多。瘤细胞呈器官样巢状、小梁状、菊心团状和栅栏状排列,常有大片坏死。

免疫组化染色显示,癌细胞表达 CD56、嗜铬粒蛋白 A（CgA）和突触素（Syn）,CD56 的灵敏性最高,但 CgA、Syn 的特异性更高。P40 常阴性,但 P63 可阳性。瘤细胞表达广谱 CK（AE1/AE3）,部分表达甲状腺转录因子 1（TTF-1,50%）,约 70% 的病例表达 CD117,Ki-67 增殖指数为 40%～80%。电镜见瘤细胞胞质内含神经内分泌颗粒。

LCNEC 需与分化差的鳞癌及大细胞癌相鉴别,免疫组化及电镜有助于鉴别。如肿瘤形态像不典型类癌,但核分裂>10/2mm^2,仍需诊断肺大细胞神经内分泌癌。10%～20% 肺鳞癌、腺癌、大细胞癌在光镜下无神经内分泌形态,但有神经内分泌免疫表型和/或电镜下的神经内分泌颗粒,建议诊断为非小细胞癌伴神经内分泌分化。这类肿瘤的预后和对化疗的反应尚不清楚。大细胞癌伴有神经内分泌形态,但神经内分泌指标阴性,建议诊断大细胞癌伴神经内分泌形态,仍归入大细胞癌。

复合性大细胞神经内分泌癌是指肺大细胞神经内分泌癌伴有腺癌、鳞状细胞癌、巨细胞癌和/或梭形细胞癌成分。

大细胞神经内分泌癌切除后易复发,预后差,Ⅰ 期 5 年生存率仅为 32%～33%。

（陈　杰）

肺类癌（pulmonary carcinoid tumor）

来源于支气管黏膜上皮及黏膜下腺体的神经内分泌肿瘤。约占全部手术切除肺癌的 0.67%。男女比为 2.2∶1；依据核分裂数和有无坏死可将类癌分为两型：①典型类癌（TC）：平均发病年龄 43 岁；核分裂数<2/2mm^2（相当于 10 个高倍视野）,无坏死；平均直径 2.9cm。②不典型类癌（AC）：平均发病年龄 45 岁；核分裂数（2～10）/2mm^2 和/或灶性坏死；平均直径 3.3cm。

大体见,肿瘤可以是中央型,亦可位于肺外周部,境界清楚,切面呈灰白灰黄,质软或中等,通常不见坏死。

光镜下见,瘤细胞中等大小,形态一致,并多呈器官样结构。胞核圆形或卵圆形,位于中央,染色质细而分布均匀,核仁不明显,胞质少至中等量,嗜伊红色,亦可透明。瘤细胞排列成器官样、小梁状、岛屿状、栅状、假腺样或菊形团样,少数病例瘤细胞可呈梭形或透明样细胞和印戒样细胞。间质为富于血管的纤维组织。瘤细胞核通常较规则,但有时可有轻度非典型或多形性,核分裂少见（图 1a,图 1b）。瘤细胞核的非典型或多形性不是区别典型类癌与不典型类癌的可靠标准。当核分裂数≥11/2mm^2 和出现大片坏死,应诊断为小细胞癌或大细胞癌。还应注意的是必须在肿瘤生长最活跃的区域计数核分裂,如果核分裂较少,则须扫描整张切片。发生在肺周边部的微小类癌（直径<5mm）,形态学与典型类癌相同,称为肺微小瘤。由于病变微小,常在肺活检或尸检时偶尔发现,因肺内小结节手术切除率增高,也常在肺小结节切除标本中见到此类病变。与支气管扩张或炎性病变导致肺组织瘢痕形成有关。

免疫组化染色显示,癌细胞

大多表达细胞角蛋白（CK），但约20%病例CK阴性。CD56、嗜铬粒蛋白A（CgA）、突触素（Syn）可不同程度阳性（图1c）。典型类癌Ki-67增殖指数较低，不典型类癌的Ki-67增殖指数偏高。电镜见，瘤细胞胞质内含有直径100~400nm的电子致密核心有界膜的分泌颗粒。

临床上绝大多数为Ⅰ期患者。肺典型类癌的5年生存率为90%，而不典型类癌的5年生存率为60%。

（陈 杰）

mímànxìng tèfāxìng fèi shénjīng-nèi-fēnmì xìbāo zēngshēng

弥漫性特发性肺神经内分泌细胞增生（diffuse idiopathic pulmonary neuroendocrine cell hyperplasia，DIPNECH）

支气管和细支气管上皮中散在的神经内分泌细胞呈线性排列或呈小结节样弥漫性增多的病变。好发于40~60岁成年人，女性稍多。病变常见于气道或肺间质纤维化或支气管扩张等患者。光镜下见，病变局限在细支气管黏膜上皮内，表现为神经内分泌细胞数量增多，可单个散在或呈线样，或在细支气管上皮基底部形成小巢，更有甚者细支气管上皮由增生的神经内分泌细胞完全取代，可致其管腔狭窄，但不穿透基底膜。神经

内分泌细胞较小，排列不整，核形不一、深染。

本病需与细支气管上皮的基底细胞不典型增生及肺间隔平滑肌增生相鉴别，细支气管上皮的基底细胞不典型增生基底细胞数量增多，排列较规律，大小、形状较一致，免疫组化神经内分泌标志物阴性。肺间隔平滑肌增生神经内分泌标志物阴性，但平滑肌肌动蛋白（SMA）等肌源性标志物阳性。

本病临床呈慢性缓慢进展的过程，通常用类固醇激素治疗，有的可进展为类癌。

（陈 杰）

fèi dàxìbāo'ái

肺大细胞癌（pulmonary large cell carcinoma，LCC）

发生在肺的一种具有大核、胞质丰富、境界清楚的大细胞构成的癌。在细胞学和组织结构及免疫表型等方面不具小细胞癌、腺癌及鳞状细胞癌的特征，且必须是手术切除标本才能做出大细胞癌的诊断。本病好发于老年男性，中位年龄约60岁。

影像学上大细胞癌可为中央型或外周型。大体见，肿瘤通常较大，直径一般>3cm，坏死广泛且常见。可侵及胸膜及其邻近的组织。光镜下见，常呈紧密分布的实性团或片块，或弥漫分布呈

大片状，无腺、鳞分化特征。癌细胞较大，胞质中等或丰富、淡染，或呈颗粒状，或略透亮；核圆形或卵圆形、空泡状、核仁明显，核分裂易见。组织坏死常见且较广泛，而间质较少（图1）。有的大细胞癌可能见少数黏液阳性的细胞。如经黏液染色并淀粉酶消化后，见有丰富的产生黏液的细胞，则应诊断为实性腺癌伴黏液形成。

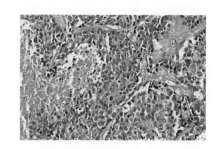

图1 肺大细胞癌（HE×200）

世界卫生组织（WHO）2015版肺肿瘤分类将旧版的大细胞癌的几个亚型做了较大幅度改变，首先将基底样大细胞癌归为鳞癌一个亚型；将大细胞神经内分泌癌归入神经内分泌癌；将淋巴上皮瘤样癌归入其他和未分类癌的范畴；取消透明细胞大细胞癌和横纹肌样大细胞癌亚型。

诊断大细胞癌先决条件是肺腺癌免疫标志物〔甲状腺转录因

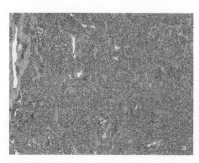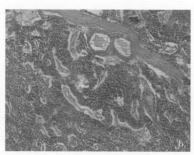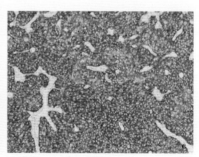

a. HE×40；b. 不典型类癌（HE×100）；c. 肺类癌Syn阳性（×100）。

图1 肺类癌

子 1（TTF-1）、Napsin-A〕和鳞癌标志（P40、P63、CK5/6）及黏液染色均为阴性。本病预后与大细胞神经内分泌癌相似，具有横纹肌样细胞形态的预后更差。

（陈 杰）

fèi xiàn-lín'ái

肺腺鳞癌（pulmonary adenosquamous carcinoma）

同一个肿瘤内有明确的腺癌和鳞癌两种成分并存，其中每种成分至少占整个肿瘤的 10%。大多数患者有吸烟史。

大体见，腺鳞癌可以是中央型，亦可位于肺外周部。光镜下见有明确的腺癌及鳞癌成分，二者比例各异，或一种占优势，或二者比例相等，但每种成分至少占整个肿瘤的 10%，故腺鳞癌的诊断应建立在对手术切除标本进行全面检查的基础上，活检和细胞学标本仅能做出提示性诊断。其组织形态特征如鳞癌及腺癌，二者均可表现为分化好的、中分化的和分化差的，但两种成分的分化程度并非一致，多数是两种成分相互分开而无联系，少数是相互混杂。

免疫组化染色显示，癌细胞表达不同分子量角蛋白（AE1/3、CAM5.2 和 CK7 等），但不表达 CK20，鳞癌和腺癌分别表达 P40 和甲状腺转录因子 1（TTF-1）。

本病侵袭性较强，预后比其他肺非小细胞癌要差，切除后 5 年生存率为 40%。

（陈 杰）

fèi ròuliúyàng'ái

肺肉瘤样癌（pulmonary sarcomatoid carcinoma）

一组分化差、含有肉瘤或肉瘤样成分（梭形或巨细胞）分化的非小细胞肺癌。较少见，约占全部手术切除肺癌的 1.64%。好发于老年男性，平均年龄 60 岁，男女之比约为 4:1。肿瘤可位于肺的中央或周边，以周围型居多。

分类 有以下几种。

多形性癌 肿瘤可以是中央型，亦可位于肺外周部，肿瘤切面呈灰白色质硬，常可见灶状出血及坏死。光镜下见，肿瘤可以完全由恶性梭形细胞和巨细胞共同组成，亦可以是低分化非小细胞癌，即腺癌、鳞癌、大细胞癌或未分化非小细胞癌中含有 10% 以上的梭形和/或巨细胞成分。间质可为纤维性、黏液样或很少有间质，中性粒细胞吞入现象，坏死，出血，血管侵犯常见（图 1）。病理诊断时，报告中应注明腺癌或鳞癌成分。

非小细胞癌成分表达细胞角蛋白（CK）和上皮膜抗原（EMA），梭形细胞和巨细胞成分表达波形蛋白（vimentin），偶可局灶性表达 CK、EMA 和平滑肌肌动蛋白（α-SMA）。

梭形细胞癌 肿瘤常位于肺外周部，境界清楚，切面呈灰白色质软或中等。光镜下见，肿瘤几乎全部由上皮性的梭形细胞构成，无明确腺癌、鳞癌、大细胞癌或巨细胞癌成分。梭形细胞排列成束状和巢状，肿瘤内可有散在的淋巴细胞和浆细胞浸润，当炎症细胞浸润显著时，需与炎性肌成纤维细胞瘤鉴别。梭形细胞常可同时表达 CK、CEA、vimentin 和甲状腺转录因子 1（TTF-1）。

巨细胞癌 肿瘤常位于肺外周部，肿瘤切面呈灰白色质地中等，常可坏死。光镜下见几乎全部由肿瘤性的巨细胞（包括多核巨细胞）构成，无分化性癌的成分。癌细胞相互松散排列，常有大量炎症细胞，尤其中性粒细胞浸润，癌细胞胞质内常可含有炎症细胞。巨细胞可同时表达 CK、vimentin 和 TTF-1。

癌肉瘤 是一种混合性的恶性肿瘤，既包括非小细胞癌（典型的为鳞癌或腺癌），又包括伴有异源性分化的肉瘤（如横纹肌肉瘤、软骨肉瘤、骨肉瘤等）。肿瘤境界比较清楚，切面呈灰白色质地中等，可见局灶性坏死。光镜下见非小细胞癌成分中最常见的是鳞癌，其次是腺癌和大细胞癌等；肉瘤样成分，按降序排列，依次为横纹肌肉瘤、软骨肉瘤、骨肉瘤或上述的混合。分化差的区域可由梭形细胞排列成纤维样、席纹（storiform）样、血管周细胞瘤样的结构。

非小细胞癌成分表达 CK 和 EMA，软骨肉瘤成分表达 S-100 蛋白，横纹肌肉瘤成分表达结蛋白（desmin）、myoD1 和成肌蛋白（myogenin）。

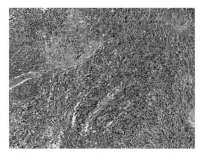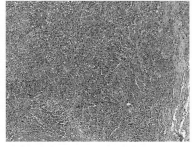

图 1　肺肉瘤样癌（HE×100）

预后 临床上，肉瘤样癌中有较高比例的 *MET* 基因第 14 号外显子跳跃突变，而且有突变患者对克唑替尼（crizotinib）的疗效显著。肿瘤进展迅速，常广泛转移，化疗和放疗的疗效差，预后不良。

（陈 杰）

fèi mǔxìbāoliú

肺母细胞瘤（pulmonary blastoma）

含有类似分化好的胎儿性腺癌原始上皮成分和原始间叶成分的双向分化性肺恶性肿瘤。可视为一种特殊类型癌肉瘤。

肿瘤多位于肺外周部，肿瘤切面常呈灰白色或灰红相兼，质地中等。光镜下见，上皮成分为低级别的胚胎性腺癌，分支管状腺体；衬覆假复层的柱状细胞；圆形核；透亮或淡嗜伊红的细胞质；柱状细胞富于糖原，像胚胎肺的假腺样期的气道上皮，部分病例局灶可出现多形性，像高级别的胚胎性腺癌或传统的腺癌。43%～60%病例中可见桑葚样小体。间叶成分为紧密排列的原始的卵圆形细胞，核质比高，在黏液样或纤维性背景中有分化成熟的成纤维细胞样细胞的趋势。少数病例可见局灶的特殊的间叶性分化成分，如骨肉瘤、软骨肉瘤、横纹肌肉瘤等。可有罕见成分，如卵黄囊瘤、畸胎瘤、精原细胞瘤、胚胎性癌和黑色素瘤等。

免疫组化染色显示，上皮成分弥漫表达角蛋白 CK7、AE1/AE3、34βE12、癌胚抗原（CEA）、上皮膜抗原（EMA）、甲状腺转录因子 1（TTF-1）等，局灶表达嗜铬粒蛋白 A（CgA）、突触素（Syn）、波形蛋白（vimentin）、降钙素（calcitonin）、ACTH、血清素（serotonin）等激素多肽。间叶源性的母细胞成分弥漫表达 vimentin、肌特异性肌动蛋白（MSA），局灶表达 AE1/AE3。腺样成分和母细胞成分 β 联蛋白（β-catinin）核/质阳性；罕见的生殖细胞肿瘤成分表达甲胎蛋白（AFP）、胎盘碱性磷酸酶（PLAP）等。

本病需与肺胎儿型腺癌、滑膜肉瘤和胸膜肺母细胞瘤鉴别。肺胎儿型腺癌缺乏母细胞成分；滑膜肉瘤其上皮样成分为非胎儿型腺癌形态，并常有 *SS18-SSX* 易位。胸膜肺母细胞瘤分为 3 个亚型：①Ⅰ 型：发病年龄<2 岁（中位年龄 10 个月），多囊结构，镜下见囊内衬呼吸型上皮，其下为小的原始的恶性细胞形成连续或不连续的形成层样区域，而母细胞成分难以看见。②Ⅱ 型：发病中位年龄 35 个月，常呈囊实性，镜下除可见的 Ⅰ 型区域外，其实性区域可见原始性小细胞在肿瘤间隔内成片增生，有时可见梭形细胞肉瘤束。③Ⅲ 型：发病中位年龄 41 个月，为实性肿瘤，镜下见成片的母细胞和肉瘤样区域（软骨肉瘤样、纤维肉瘤样、横纹肌肉瘤样、间变）的混合；可出现多少不等的出血、坏死、纤维化；该型无肿瘤性上皮成分是与肺母细胞瘤鉴别的要点。

本病预后较差，期别越高预后越差。

（陈 杰）

fèi xiànyàng nángxìng'ái

肺腺样囊性癌（pulmonary adenoid cystic carcinoma）

发生于下呼吸道与唾液腺相应肿瘤组织学一致恶性上皮肿瘤。仅发生在气管及大支气管，尤以气管为多。中年人多发，平均年龄 45 岁男女发病率相同。在 X 线胸片上因其位于支气管内且在中央不易定位，而纤维支气管镜活检易获阳性结果。

大体见，肿瘤常突入支气管腔内呈息肉状生长，最大直径可达数厘米，或呈环形弥漫浸润性结节，直径 0.9～4.0cm，质软，呈灰白色、粉红色或浅褐色，癌组织也可穿过软骨壁扩展至周围肺实质。少数可侵至胸膜或纵隔，形成巨块。光镜下见，癌组织在支气管壁内呈浸润性生长，表面的支气管上皮可发生溃疡或鳞化，组织形态与唾液腺者完全相同。癌细胞较小，核深染，排列呈圆柱状、小梁状、实性条索、由导管上皮及肌上皮双层细胞构成的腺体或小管，以及常见具有特征性的大小不等的筛状结构片块，其中可见扩张的假囊肿，囊内含有黏液或嗜酸性基底膜样物质（图 1）。肿瘤间质可有黏液样变性，有时透明变性显著，则压迫上皮性条索呈窄带状。实性巢外周细胞偶呈栅栏状，如基底样构型。瘤组织坏死及核分裂不常见，可侵及周围肺实质及局部淋巴结，38%的病例见有侵袭神经周围现象，并常可沿气管或支气管发生跳跃性转移。

免疫组化染色显示，瘤细胞对低分子量角蛋白、波形蛋白（vimentin）、肌动蛋白（actin）呈强阳性反应，S-100 蛋白呈局灶性

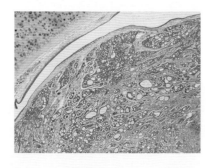

图 1 气管腺样囊性癌（HE×40）

阳性，肿瘤细胞还可表达 CD117。腺样囊性癌常以局部复发为主，有的复发可出现在手术后 10～15 年。晚期病例可出现远处转移。

（陈 杰）

肺黏液表皮样癌（pulmonary mucoepidermoid carcinoma）

以出现鳞状细胞、产生黏液的细胞和中间型细胞为特点的恶性上皮性肿瘤。较少见。多见于 4～78 岁，近半数发生在 30 岁以下。

大体见，多数肿瘤位于大支气管（主支气管、叶支气管和段支气管），呈息肉状突入支气管腔内，引起支气管刺激和阻塞症状。肿瘤直径为 0.5～6cm（平均 2.2cm），质软或中等。光镜下见，特征性成分是黏液细胞、表皮样细胞及中间型细胞（图 1）。依据各种癌细胞的比例和异型程度可将该肿瘤分为低级别和高级别。低级别黏液表皮样癌以黏液细胞形成含黏液的小腺腔和囊肿为主，混有非角化鳞状细胞和介于上述两种细胞之间的中间型细胞。癌细胞的异型性小，核分裂很少，通常无坏死。肿瘤局部侵袭，很少发生转移，手术完全切除后预后良好。高级别黏液表皮样癌主要由中间型细胞和鳞状细胞组成，混有少量黏液细胞和黏液，癌细

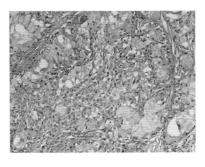

图 1 肺黏液表皮样癌（HE×100）

胞异型性较大，核深染，核质比高，核分裂多，常伴有明显坏死，有些病例亦可见分化好的低度恶性肿瘤区。肿瘤常侵犯肺实质和转移到肺门淋巴结，手术很难将肿瘤完全切除，预后不良。

免疫组化染色显示，癌细胞不表达甲状腺转录因子 1（TTF-1）和 Napsin-A，有助于与肺腺癌的鉴别。还可检测到 MAML2 基因重排。

低级别黏液表皮样癌因其含有明确的表皮样成分及黏液细胞，不易与其他癌相混淆，而分化差的高级别恶性黏液表皮样癌，则需与腺鳞癌鉴别。前者通常位于大支气管内呈息肉样，缺少细胞角化和角化珠形成，同时常可找见低度恶性黏液表皮样癌成分；而后者多位于肺外周部，鳞癌成分可显示角化现象。

低级别黏液表皮样癌预后较好，而高级别黏液表皮样癌与其他非小细胞癌相似，预示预后差的因素有手术切缘阳性和淋巴结转移。

（陈 杰）

肺上皮-肌上皮癌（pulmonary epithelial-myoepithelial carcinoma）

发生在肺的由具有上皮和肌上皮双向分化特点的癌。罕见，几乎均位于大支气管内，故有气道阻塞症状。

大体见，肿瘤位于支气管腔内，也可侵至周围肺实质，切面呈实性灰白色，有的呈胶冻状。光镜下表现为由内侧的上皮细胞和周边的肌上皮两种细胞构成管状或实性结构，腺管状上皮细胞所占比例不一，其周围的肌上皮细胞，呈梭形或圆形，其胞质呈嗜酸性或透明，核分裂少见，间质可透明变性。

免疫组化染色显示，上皮细胞表达细胞角蛋白（CK），通常波形蛋白（vimentin）和 S-100 蛋白阴性；肌上皮细胞 CK、CD117 及胶质纤维酸性蛋白（GFAP）弱阳性，S-100 蛋白、肌动蛋白（actin）强阳性，癌胚抗原（CEA）、HMB45 阴性。

本病手术切除通常可治愈，但有的也可复发或转移。

（陈 杰）

肺腺泡细胞癌（pulmonary acinic cell carcinoma）

肿瘤细胞形成较均一腺泡状结构，且胞质富含浆液性酶原颗粒的浸润性肺腺癌。罕见，大多为成年人，可发生在大支气管内引起支气管刺激或阻塞症状，或位于肺实质而无症状。

大体见，位于支气管内者呈息肉状，在肺实质内者境界清楚，无包膜，呈橘黄色。光镜下见，瘤细胞大小、形状均一，呈圆形、多角形，胞质丰富呈嗜酸性或嗜碱性颗粒状，核居中，通常为小圆形或卵圆形，有时可见泡状核，含有明显核仁。瘤细胞可排列成片块、巢、腺泡、小腺体或管状乳头状，被厚薄不等的纤维组织分隔，有时有丰富的淋巴细胞或淋巴、浆细胞浸润。过碘酸希夫（PAS）染色阳性。

诊断腺泡细胞癌首先要除外转移性唾液腺腺泡细胞癌，如肿瘤为邻近支气管的孤立结节，考虑为原发的。此外，要与嗜酸细胞类癌、支气管颗粒细胞瘤相鉴别。免疫组化可把类癌区别开来，电镜观察亦有助于鉴别诊断，类癌见神经分泌颗粒，颗粒细胞瘤有丰富的自噬性溶酶体，而腺泡细胞癌无。

（陈 杰）

fèi shìsuānxìbāo xiàn'ái
肺嗜酸细胞腺癌（pulmonary oncocytic adenocarcinoma）

由胞质内含大量嗜伊红颗粒的上皮细胞构成的肺恶性肿瘤。极罕见。大体见，左肺上叶支气管腔内肿物，大小 5.8cm×4.6cm×1.8cm，完全堵塞管腔，呈灰白色，向周围肺组织生长，境界不清。光镜下见，瘤组织呈梁索状、腺样或实性片块，间质稀少；瘤细胞较大，境界清楚，呈圆形或多边形，胞质丰富，呈嗜酸性颗粒状，并见散在的巨核及多核巨细胞，核染色质细颗粒状，核分裂多见。瘤组织侵犯支气管软骨、黏液腺及血管，并在肺实质呈浸润性生长，伴大片状坏死。

免疫组化染色显示，瘤组织细胞角蛋白（CK）阳性，上皮膜抗原（EMA）、嗜铬粒蛋白（CgA）、突触素（Syn）、S-100 蛋白均阴性。

（陈 杰）

fèi línbā shàngpíliúyàng'ái
肺淋巴上皮瘤样癌（pulmonary lymphoepithelioma-like carcinoma）

发生在肺的以分化差的细胞形态和明显淋巴细胞浸润为特征的特殊类型的癌。此癌在很多方面均与发生在鼻咽部的淋巴上皮癌相同，多见于远东地区，在西方国家少见。

大体多为肺外周部孤立性肿块，肿瘤切面常呈灰白色，质地中等、有弹性。光镜下见，癌的组织形态与鼻咽部淋巴上皮癌完全相同。肿瘤呈弥漫浸润方式伴有大量淋巴细胞浸润，癌细胞呈合体细胞样生长，细胞核空泡状，有明显的嗜酸性核仁，核分裂易见，平均为 $10/2mm^2$。癌细胞无腺、鳞分化特征，被有多量淋巴细胞、浆细胞浸润的纤维性间质

包绕，癌巢内亦有淋巴细胞浸润。

免疫组化染色显示，肿瘤细胞角蛋白（AE1/AE3、CK5/6）、P40、P63 阳性，提示鳞状细胞来源。同时伴有混合 CD3[+]T 细胞和 CD20[+]B 细胞浸润，少数细胞神经元特异性烯醇化酶（NSE）、嗜铬粒蛋白（CgA）、突触素（Syn）阳性。原位杂交法检测 EBER1 常为阳性。肺淋巴上皮瘤样癌很少有 K-ras 和 EGFR 突变。

诊断需注意与非霍奇金淋巴瘤及转移性鼻咽癌区别。本病预后较好，2 年和 5 年生存率分别为 88% 和 62%。

（陈 杰）

NUT ái
NUT 癌（NUT carcinoma）

一种侵袭性强的低分化癌，因肿瘤细胞有 NUT 基因重排而被命名。全世界报道不足 100 例，此癌可发生于任何年龄，但更多见于年轻人和儿童，男女发病比例相当。NUT 癌发现时已多为进展期，故手术切除标本例数较少。

大体见肿块较大，切面黄褐-白色，常见坏死。光镜下见，肿瘤由小到中等大小的未分化肿瘤细胞组成，片状或巢状的排列，核不规则，染色质颗粒状或粗糙，常有骤然角化现象。

免疫组化染色显示，超过 50%NUT 癌 NUT 抗体（C52B1）阳性，呈斑点状核阳性，多数病例细胞角蛋白（CK）阳性，大部分病例有 P63、P40 核阳性，提示鳞状细胞来源。嗜铬粒蛋白（CgA）、突触素（Syn）和甲状腺转录因子 1（TTF-1）偶有表达。NUT 癌还可表达 CD34。NUT 癌细胞伴有染色体易位，15q14 上的 NUT 基因（NUTM1）可与 19p13.1 上的 BRD4（70%病例）或 9q34.2 上的 BRD3（6%病例）及其他未知

基因（24%病例）发生易位。

NUT 癌易误诊为鳞状细胞癌、未分化肿瘤、小细胞癌、腺鳞癌、尤因肉瘤、转移性生殖细胞肿瘤、急性淋巴瘤等。诊断 NUT 癌需要免疫组化证明 NUT 蛋白表达或有 NUT 基因重排。本病具高侵袭性，尚未有特别有效的化疗药物，平均生存期仅 7 个月。

（陈 杰）

fèi gūlìxìng xiānwéixìng zhǒngliú
肺孤立性纤维性肿瘤（pulmonary solitary fibrous tumor）

好发于脏层胸膜的成纤维细胞源性肿瘤。瘤细胞有时像周细胞那样围绕纤细的脉管系统排列，呈血管外皮瘤样，间质常有玻璃样变。以前所谓的胸膜"良性纤维性间皮瘤"及肺的"间皮下纤维瘤"均是此类肿瘤的同义词。大多数孤立性纤维性肿瘤发生于脏层胸膜，3%~38%的胸膜孤立性纤维性肿瘤可累及肺，但也可发生于肺实质和纵隔。肺内孤立性纤维性肿瘤和胸膜肿瘤在年龄、性别和临床症状方面几乎无区别。大多数是胸部 X 线片偶然发现的钱币样病变。

大体见，肿瘤通常位于肺内胸膜下，多为孤立的，也可为多个结节。直径一般小于 8cm，圆形或卵圆形，切面较硬，界限清楚，呈旋涡状和纤维样外观。偶有支气管孤立性纤维瘤的个例报道，在支气管内形成息肉状肿物。光镜下见，由细胞密集区与细胞稀疏区相间组成，瘤细胞呈梭形，核卵圆形，弥漫而细的染色质，胞质少，瘤细胞内可含有糖原。瘤细胞多排列成短束状或杂乱的形式，但也可有局部车辐状或血管周细胞样排列。细胞之间可有不等量的胶原。无细胞不典型性及坏死。核分裂<4/10HPF。

免疫组化染色显示，瘤细胞保留肌成纤维细胞或成纤维细胞的表型，波形蛋白（vimentin）强阳性，CD34、BCL-2、CD99 常为阳性，角蛋白一般阴性。孤立性纤维性肿瘤切除后的复发率为 10%，转移率为 5%～10%。核分裂>4/2mm^2 为预测侵袭行为的可靠指标，而肿瘤大小、细胞异型性和坏死虽有一定意义，但作用有限。个别病例形态良性但可发生转移。

（陈　杰）

fèi zhīfángliú

肺脂肪瘤（pulmonary lipoma）

由分化成熟的脂肪组织构成的肺良性肿瘤。少见。男性患者多见。发生于周围肺的脂肪瘤更为少见。肿瘤发生在大支气管，呈息肉状突入腔内，引起阻塞的症状和体征。

大体见，支气管内病变常累及近端叶和段支气管，肿瘤可能界限不清而与邻近支气管黏膜混为一体。可能出现纤维化、炎症、淋巴组织、软骨和其他间叶成分。光镜下见，肿瘤表面被覆正常支气管上皮，其下为分化成熟的脂肪组织，其中有时可见残留的支气管腺体。无包膜，但与周围肺组织分界清楚。免疫组化与其他部位的脂肪瘤相同，可显示 S-100 蛋白阳性。本病需与以下疾病鉴别：①错构瘤：除分叶状脂肪组织外，尚有衬覆上皮的裂隙、软骨、黏液样基质。②脏层胸膜的脂肪化生：常见于纤维化的间质性肺疾病，不应与胸膜下脂肪瘤混淆。预后良好。

（陈　杰）

fèi pínghuájīliú

肺平滑肌瘤（pulmonary leiomyoma）
由具有平滑肌分化细胞组成的肺良性肿瘤。少见。

5～67 岁均可发病，平均年龄 40 岁，多见于中年妇女，男女比为 1.5∶1。支气管内生长者有阻塞相关的症状，而肺实质的肿块多无症状。大体见，发生在主支气管者占 45%，向腔内突出；亦可见于肺外周实质内（占 55%），呈孤立性结节，一般直径约 1.5cm，与周围肺组织分界清楚。也可发生于胸膜。光镜下与其他部位的平滑肌瘤相同，位于主支气管者，由成束的平滑肌细胞相互交织构成，其表面被覆假复层纤毛柱状上皮。肺实质内者，瘤组织富含薄壁血管，考虑是从血管平滑肌发生的。免疫组化染色显示，与其他部位的平滑肌瘤相同，表达波形蛋白（vimentin）、肌动蛋白（actin）、结蛋白（desmin）和平滑肌肌球蛋白（SMM）。本病为良性肿瘤，切除后预后良好。

（陈　杰）

fèi pínghuájīliúbìng

肺平滑肌瘤病（pulmonary leiomyomatosis）
由分化好的平滑肌组成的多发结节。患者几乎均为女性，多有子宫平滑肌瘤的病史。平均年龄 47 岁（范围 30～74 岁）。1/3 的患者有咳嗽或呼吸困难等症状。有人认为是因对雌激素反应而导致的多发性平滑肌原位增生，为良性病变；也有人认为是分化好的子宫平滑肌肉瘤的肺转移，其预后依据组织学分级和个体对激素的反应程度而不同，一些肿瘤进展缓慢，对肺功能影响较小；而另一些随着肿瘤的不断增大可引起呼吸功能不全。

大体见，双肺弥漫受累，单侧肺受累者占 30%。肿瘤结节的大小从粟粒大到 10cm 不等，大者可出现囊性变。光镜下见，肺实

质内有多数由平滑肌组织形成的瘤结节，呈圆形，大小不等，境界清楚，但无包膜。平滑肌细胞分化良好，未见核分裂，亦无坏死。在瘤结内尚可见少数残留的肺泡结构，内衬肺泡上皮，清楚可见，有的腔内还含有尘细胞。有的细胞成分多，偶见核分裂，但少于 5/50HPF。也有核分裂大于 5/50HPF 者，有可能是转移性分化好的平滑肌肉瘤。免疫组化染色显示，波形蛋白（vimentin）、肌动蛋白（actin）、结蛋白（desmin）和平滑肌肌球蛋白（SMM）阳性。

（陈　杰）

fèi ruǎngǔliú

肺软骨瘤（pulmonary chondroma）
发生在肺的由透明软骨或黏液样透明软骨构成的良性间叶源性肿瘤。非常少见。大多数发生于卡尼（Carney）三联症患者。肿瘤可发生于大支气管壁的软骨组织，也可位于肺实质。发生在支气管内者有阻塞症状，发生在肺实质者常无症状。卡尼三联症者的肺内软骨瘤可为单个或多发，且多为年轻女性；而一些孤立的软骨瘤发生在 50 岁以上者。

大体为孤立的、偶尔是多发性的结节。常与支气管软骨环相连，直径为 1～2cm，略呈分叶状，质较硬，呈灰白色半透明状，可伴有钙化或囊性变。光镜下见，肿瘤呈分叶状，由单一的分化成熟的软骨组织构成，可为透明或黏液样透明软骨、纤维软骨或弹性软骨，亦可各种软骨混合存在。有时瘤组织可发生钙化和骨化。肿瘤中细胞密度中等，偶可见双核细胞，但无分裂，小叶周边常为成熟软骨和骨。免疫组化染色显示瘤细胞 S-100 蛋白阳性。

肺软骨瘤与错构瘤不同，肺

软骨瘤缺乏软骨样错构瘤中所见到的被覆上皮的裂隙和混合性间叶成分。与转移性软骨肉瘤也不同，软骨肉瘤细胞有异型、核分裂易见及其他部位的软骨肉瘤病史有助于鉴别。本病为良性肿瘤，手术切除后预后良好。

（陈　杰）

fèi cuògòuliú

肺错构瘤（pulmonary hamartoma）

由至少两种间叶成分构成的肺良性间叶源性肿瘤。曾认为是肺的正常成分的异常混合，现认为是一种真性良性间叶性肿瘤。较常见，最常见的是由纤维、软骨及脂肪组织构成，故称为纤维软骨脂肪瘤。一般发生在成年人，儿童少见，高峰年龄在60岁。男性为女性的4倍。支气管内生长者可产生阻塞性肺炎或肺不张。

大体见，肿瘤多位于肺外周胸膜下实质内，常呈孤立的球形或不规则分叶状，境界十分清楚，直径1~7cm（平均2cm），大多小于4cm。中央支气管也可累及，占10%~20%，常呈广基的分叶状结节突入腔内。光镜下见，瘤组织由多种间叶成分构成，包括疏松黏液样成分及分化好的富于细胞的结缔组织、脂肪组织、不同成熟阶段的软骨及骨、平滑肌杂乱地混合在一起，但软骨占主要成分。在病变的周边尚可见由纤毛上皮、细支气管肺泡上皮或产生黏液的上皮衬覆的不规则裂隙。亦可见软骨的钙化、骨化。偶尔软骨完全缺如，主要成分为脂肪、原始纤维黏液样间质或平滑肌。支气管内生长者，脂肪可能更丰富，肿瘤表面可有浆液腺，有时软骨可显示细胞和核染色质增多。

免疫组化染色显示，不同组织成分显示不同的免疫组化表型。

肺错构瘤在t（3；12）（q27-28；q14-15）位点有高频率的易位，导致高移动组蛋白基因*HMGA2*和*LPP*基因融合。肺错构瘤与软骨瘤不同，软骨瘤缺乏由纤毛上皮、细支气管上皮或产生黏液的上皮内衬的不规则裂隙和其他间叶性成分。本病生长缓慢，手术切除后预后良好。

（陈　杰）

fèi xuèguǎn zhōu shàngpíyàng xìbāo zhǒngliú

肺血管周上皮样细胞肿瘤（pulmonary PEComa）

起源于血管周上皮样细胞（PEC）的肿瘤，属血管周上皮样细胞肿瘤家族。在肺主要包含两类不同形态的肿瘤，即淋巴管平滑肌瘤病及透明细胞糖瘤。

肺淋巴管平滑肌瘤病　由于TSC（结节硬化症）基因突变使血管周细胞异常增殖，进而导致肺组织多发囊腔形成的低度恶性肿瘤性疾病。罕见，绝大多数为女性。多为散发性或发生于有结节性硬化症患者，病变累及肺和中线的胸部、腹部和腹膜后的淋巴管及淋巴结。软组织的淋巴管肌瘤和肾的血管平滑肌脂肪瘤也与此病相关。发病女性绝大多数在生殖年龄，偶可见于绝经后。

临床上常有进行性呼吸困难、复发性气胸和乳糜胸。大体可见早期显示肺气肿，进展期显示类似蜂窝状的弥漫囊性改变，病变可弥漫累及双肺。光镜下可见病变位于胸膜下或沿支气管、血管束分布，表现为肺间质中不成熟样的平滑肌细胞的多灶性增生（图1），常有囊腔。部分瘤细胞类似上皮细胞、组织细胞或蜕膜细胞，胞质丰富呈嗜酸性，部分瘤细胞呈小的梭形细胞或卵圆形细胞；有的瘤组织中可见淋巴细

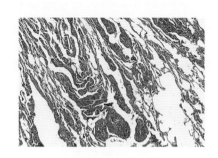

图1　肺淋巴管平滑肌瘤病
（HE×40）

胞聚集，累及淋巴结的显示淋巴结实质被平滑肌取代，淋巴结附近的淋巴管显示同样的变化。

免疫组化染色显示，肿瘤细胞具有同时表达HMB45或Melan-A和平滑肌肌动蛋白（SMA）的特点，瘤组织中异常增生的平滑肌细胞雌、孕激素受体（图2）可呈阳性表达，还可表达β联蛋白（β-catenin）。

需与良性转移性平滑肌瘤鉴别，本病与囊性间隙有关，囊壁内伴有平滑肌束，无大体结节形成，而良性转移性平滑肌瘤却是肺实质内无囊性间隙的结节，但结节内可发生囊性变。其他还需鉴别的有小叶中心型肺气肿、肺朗格汉斯（Langerhans）细胞组织细胞增生症、肺间质纤维化、肺平滑肌瘤。本病预后较差，病死率为10%~20%。西罗莫司（Sirolimus）治疗有助于改善患者生活质量。有的患者需肺移植。

肺透明细胞糖瘤　又称糖瘤。少见，男女发病率无差别，发病年龄8~73岁。临床常无症状，多偶然发现。大体见，肿瘤通常位于肺外周部，为境界清楚的孤立性结节，无包膜，直径1~6.5cm，较大者中心部可发生坏死。光镜下见，肿瘤由胞质透亮的大细胞构成，大小较一致，呈

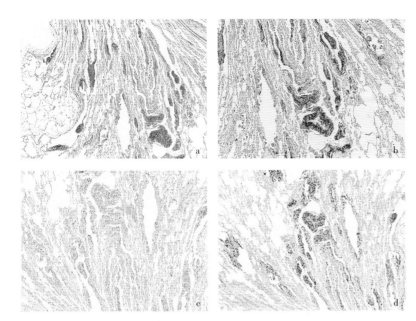

a. HMB45 阳性（×40）；b. SMA 阳性（×40）；c. ER 阳性（×40）；d. PR 阳性（×40）。

图 2　肺淋巴管平滑肌瘤病免疫组化

多角形、圆形或梭形，胞界清楚，胞质有的呈嗜酸性颗粒状。因其胞质内含有糖原，过碘酸希夫（PAS）染色呈强阳性，对淀粉酶消化敏感。胞核圆形或卵圆形，居中，深染，罕见或无核分裂。瘤细胞多围绕薄壁血管呈片状分布，血管周围间质可有透明变性或钙化灶。

　　免疫组化染色显示，大多数表达 HMB45、Melan-A、小眼畸形相关转录因子（MiTF），S-100 蛋白多为阴性或呈局灶阳性，不表达细胞角蛋白（CK）、上皮膜抗原（EMA）。

　　本病需与转移性肾透明细胞癌鉴别，转移性肾透明细胞癌有肾肿瘤病史，瘤细胞表达上皮标志物，不表达 HMB45 和 Melan-A。本病与黑色素瘤免疫组化标志物相似，但本病的肿瘤细胞无异型性，核分裂罕见，S-100 蛋白阴性或仅局灶阳性。糖瘤手术切除后预后好。

（陈　杰）

mímànxìng fèi línbāguǎnliúbìng

弥漫性肺淋巴管瘤病（diffuse pulmonary lymphangiomatosis）

　　伴随肺、胸膜和纵隔的正常淋巴管分布的淋巴管腔隙和平滑肌的弥漫性增生。伴或不伴有平滑肌成分，影响肺胸膜、肺泡间隔、支气管血管束的淋巴通道。男女均可患病，受累一般是患有间质性肺疾病的儿童，也可发生于 40 岁成年人。

　　临床表现为呼吸困难或肺功能不全，咯血为常见症状，可有胸膜腔积液及纵隔受累。胸部放射线检查患者肺内无肺气肿样囊肿。大体见，由于相互吻合的淋巴管增生而致支气管血管束增厚而明显。光镜下见，主要病变是发育良好的淋巴管在肺及胸膜内呈弥漫性增生，尤以肺间隔及支气管、血管周围间质为著。扩张的淋巴间隙可透过支气管壁或围绕大的肺静脉。病变之间有正常肺组织。瘤组织中可有少量或无平滑肌成分，不见淋巴滤泡。一些管腔内可含有红细胞，邻近的间质内可见含铁血黄素。

　　免疫组化染色显示，淋巴管瘤内衬上皮表达 D2-40、CD31、FⅧ因子和 UEA-1，如有平滑肌存在，则波形蛋白（vimentin）、结蛋白（desmin）、肌动蛋白（actin）、孕激素受体（PR）阳性，但雌激素受体（ER）、HMB45 为阴性。本病大多数为进展性疾病，预后不良。

（陈　杰）

fèi máoxìxuèguǎnliúbìng

肺毛细血管瘤病（pulmonary capillary hemangiomatosis）

　　一种特发性肺血管性疾病。罕见，多见于年轻人，以双肺弥漫性毛细血管增生，导致肺动脉高压为特征，可出现呼吸困难，并进行性发展，预后不良。

　　光镜下见，双肺弥漫性毛细血管增生，见于肺泡壁及大血管和气道周围间质；毛细血管的内皮细胞显著增生，层次增多，称为不典型内皮细胞增生病。间质平滑肌增生及轻度淋巴细胞浸润，并可见出血及肺泡腔内吞噬含铁血黄素的巨噬细胞聚集。有的伴有静脉内膜纤维化，导致继发性静脉闭塞。

（陈　杰）

fèi yánxìng jīchéngxiānwéixìbāoliú

肺炎性肌成纤维细胞瘤（pulmonary inflammatory myofibroblastic tumor）

　　由肌成纤维细胞性和成纤维细胞性构成，并常伴有浆细胞、淋巴细胞及嗜酸性粒细胞浸润的肺肿瘤。曾被认为是肺的炎性假瘤中的一个亚群，大多数发生在年轻人。因有的瘤组织中常有明显的浆细胞、淋巴细胞浸润，而成为肿瘤的主要成分，故曾称浆细胞肉芽肿。现认为是儿童最常见的支气管内叶性良性肿瘤。

光镜下见，瘤组织中成纤维细胞或肌成纤维细胞排列成束，或呈席纹状结构，梭形细胞胞核卵圆形、细染色质、核仁不明显、核分裂不常见。其间有淋巴细胞、浆细胞和组织细胞［包括图顿（Touton）巨细胞］浸润，有的浆细胞可能成为肿瘤的主要成分，将梭形瘤细胞掩盖。组织学特征，包括局部浸润、血管侵犯、细胞成分增加，有奇异巨细胞并出现核分裂（>3/50HPF）和坏死等，可能与预后差有关。

免疫组化染色显示，瘤组织表达平滑肌肌动蛋白（SMA）、肌特异性肌动蛋白（MSA）、结蛋白（desmin），>30%的病例表达细胞角蛋白（CK），约50%的病例表达 ALK1。

儿童和青少年病例常会出现位于 2p23 上的 ALK 基因重排，导致 ALK 与其他基因融合，常见 TPM3、TPM4、CLTC 和 RANBP2 等基因，可通过荧光原位杂交（FISH）探针检测，同样的基因融合也会出现在一些间变性大细胞淋巴瘤中，但在年长病例中则罕见此改变。在 ALK 基因无融合的年长病例中可存在 ROS1 和 PDGFRβ 的融合。

本病多数可完全切除，预后良好。少数未能完全切除者，可能有肺外侵袭、复发或转移。

（陈　杰）

fèi kēlìxìbāoliú

肺颗粒细胞瘤（pulmonary granular cell tumor）

发生于支气管，由胞质呈嗜酸性细颗粒状的圆形或多边形细胞组成的良性肿瘤。罕见。多见于中年人，可出现支气管局部阻塞症状。大体见肿瘤突入气管或支气管腔内，呈息肉样，亦可多发。阻塞可致远端肺萎陷。光镜下见瘤细胞较大，呈多角形或梭形，胞质丰富呈嗜酸性颗粒状或泡沫状，胞核小圆形或卵圆形，或轻度多形性。免疫组化染色显示，过碘酸希夫（PAS）染色阳性。S-100 蛋白、组织蛋白酶 B、髓鞘相关糖蛋白（MAG）和神经元特异性烯醇化酶（NSE）阳性。本病预后良好，如切除不完全可复发。

（陈　杰）

fèi fùshénjīngjiéliú

肺副神经节瘤（pulmonary paraganglioma）

起源于副神经节的神经内分泌肿瘤。又称化学感受器瘤（化感瘤）。少见，发生在肺则更为罕见。在临床上一般无症状。大体见，肿瘤常位于肺外周部，为实性孤立结节，直径 1~4cm，形态与外周型类癌类似；亦可发生于支气管。但如肿瘤与动脉壁关系密切，则提示此瘤为副神经节瘤。光镜下见，肿瘤的组织结构及细胞形态与其他部位的副神经节瘤如颈动脉体瘤相似，瘤组织呈巢，其间富于血窦；瘤细胞可见胞质空泡及细胞在细胞内的包围现象。在细胞巢周边部可有 S-100 蛋白阳性的支持细胞存在。

免疫组化染色显示，角蛋白阴性（与类癌不同），神经内分泌标志物［神经元特异性烯醇化酶（NSE）、嗜铬粒蛋白 A（CgA）、突触素（Syn）、降钙素、血管活性肠肽（VIP）］及 S-100 蛋白、胶质纤维酸性蛋白（GFAP）呈阳性。

肺副神经节瘤主要与外周型类癌鉴别。光镜下形态特点并辅以细胞角蛋白（CK）染色可鉴别。类癌可有小梁状、腺样、菊形团结构，免疫组化 CK 呈阳性反应；而副神经节瘤 CK 阴性，细胞巢周边有 S-100 蛋白阳性的支持细胞存在，而类癌则无。副神经节瘤如其他神经内分泌瘤一样，大部分生长缓慢，完整切除后预后良好。部分可发生转移。

（陈　杰）

fèi nǎomóliú

肺脑膜瘤（pulmonary meningioma）

原发于肺的脑膜瘤。罕见。仅有少数病例报道，为成年人或老人，一般表现为无症状的孤立性结节，也有双肺多发性脑膜瘤的报道。大体见，肿瘤位于肺外周部实质内，为境界清楚的结节，直径 2~3cm，呈灰褐色、实性。与支气管、血管及胸膜均无明显联系。光镜下见，瘤组织由梭形及卵圆形细胞混杂排列，有的梭形细胞排列成束，并可见富于细胞的上皮样细胞巢及旋涡状结构，有的伴有砂砾体，其间有少量胶原纤维。免疫组化染色显示，肿瘤成分细胞角蛋白（CK）、上皮膜抗原（EMA）、波形蛋白（vimentin）阳性，雌激素受体（ER）阴性、孕激素受体（PR，58.3%）阳性。本病手术切除后预后良好。

（陈　杰）

fèi nèi xiōngxiànliú

肺内胸腺瘤（intrapulmonary thymoma）

起源于肺内异位的胸腺巢的胸腺瘤。罕见。必须除外原发性纵隔胸腺瘤转移的可能性后方可诊断。发病年龄为 25~77 岁，影像学检查及手术时，纵隔均无肿物。肺内胸腺瘤可分为肺门型和外周型两类。肺门型多见于左肺，外周型多见于右肺。多为单发孤立的结节，直径 1.7~12cm（平均3cm），有包膜，亦可多发。肿瘤切面常为分叶状，可局部呈囊性。光镜下见，瘤组织由具有特征性的胸腺瘤细胞构成，即由不同比例的上皮细胞和淋巴细胞混合构成，肿瘤由纤维组织带分隔成小叶状。

免疫组化染色显示，与纵隔的胸腺瘤相同，肿瘤的上皮细胞角蛋白、P63、CK19 阳性，神经内分泌标志物阴性，淋巴细胞大多末端脱氧核苷酸转移酶（TdT）、CD1a 阳性。肿瘤生长缓慢，当局限于肺内时，手术切除效果良好，未见复发。侵袭性肺内胸腺瘤，除手术外尚需附加放射治疗，以防复发或转移。

（陈 杰）

fèi xiānwéi ròuliú

肺纤维肉瘤（pulmonary fibrosarcoma）

发生于肺的与软组织纤维肉瘤形态相似的恶性肿瘤。罕见，多见于 23～69 岁成年人，平均 49 岁。可发生在支气管内或肺实质内。发生在支气管内者可致咳嗽、呼吸困难及咯血，发生在肺实质者大多无症状。

发生在支气管内者多在叶支气管或主干支气管内，一般较小，直径 1～3cm，呈灰白色或橘红色息肉状或带蒂肿物，增大时也可累及肺实质。位于肺实质者，大小不一，直径 2～23cm，境界清楚但无包膜，切面质硬呈灰白色或黄色，可有出血，有时可见大囊腔。光镜下见，肿瘤富于细胞，由梭形细胞构成，瘤细胞排列成"人"字形或呈宽的束，细胞境界不清，核呈长尖状，可见核分裂及坏死，细胞之间有多少不一的胶原化间质。如分化较差，则更富于细胞，核分裂易见，多者可达（8～40）/10HPF，胶原纤维稀少。网织纤维丰富，围绕在各个细胞之间。

有的病例在纤维肉瘤的背景上，可见较多的浆细胞及淋巴细胞浸润，既往称为炎性纤维肉瘤，与炎性肌成纤维细胞瘤在形态学上有重叠，现在认为属于同一谱系。免疫组化染色显示，瘤细胞波形蛋白（vimentin）阳性，平滑肌肌动蛋白（SMA）及 S-100 蛋白均为阴性。

在确定肺纤维肉瘤的诊断前，需除外其他部位原发性肉瘤转移的可能性，特别是转移性纤维肉瘤、单相性滑膜肉瘤。单相性滑膜肉瘤的组织学表现与纤维肉瘤相似，如免疫组化细胞角蛋白（CK）弥漫强阳性。

（陈 杰）

fèi pínghuájī ròuliú

肺平滑肌肉瘤（pulmonary leomyosarcoma）

发生于肺的与软组织平滑肌肉瘤形态相似的恶性肿瘤。少见。由出生至 83 岁均可发病，男女比 2.5∶1。多数患者有疼痛、咳嗽、咯血、呼吸困难症状。肿瘤多位于肺实质内，呈结节状，直径 2.5～15cm；也可发生在大支气管，肿瘤可突入腔内呈息肉样，可有囊性变，较大者常伴有出血、坏死，并可侵至肺实质。

光镜下的组织形态与发生在其他部位的平滑肌肉瘤相同，瘤细胞多呈梭形，胞质红染，核呈卵圆形或长梭形，可见核分裂。有的肿瘤可发生自血管平滑肌组织，可见瘤细胞主要环绕薄壁血管分布的特征，称为血管平滑肌肉瘤。如平滑肌肉瘤的瘤细胞呈多形性，可称为多形性平滑肌肉瘤。如肿瘤直径大于 5cm，又富于细胞，核分裂可达（2～5）/10HPF，并伴有出血、坏死，对判断为恶性有重要意义。免疫组化染色显示，与其他部位的平滑肌肉瘤相同，瘤细胞波形蛋白（vimentin）、肌动蛋白（actin）、平滑肌肌动蛋白（SMA）、结蛋白（desmin）和平滑肌肌球蛋白（SMM）阳性。

如原发性平滑肌肉瘤的患者为女性，则应首先排除来自生殖道平滑肌肉瘤转移的可能性。手术切除后 5 年生存率为 50%，而 1/4 患者发病时已不能切除。

（陈 杰）

fèi shàngpíyàng xuèguǎnnèipíliú

肺上皮样血管内皮瘤（pulmonary epithelioid hemangioendothelioma）

发生于肺的一种低到中度恶性的血管恶性肿瘤。曾称血管内细支气管肺泡肿瘤。后经免疫组化及电镜观察，显示其为低-中级别的恶性血管源性肿瘤。多见于年轻人，大多为女性为多。临床表现多为胸痛、轻度咳嗽、呼吸困难、胸水及肺出血。>60% 的病例影像学表现为多发性结节，并可累及多个部位如肝、肺、软组织等，易被误诊为转移性癌或慢性肉芽肿性炎。

肺内的典型表现是具有软骨样外观的多发结节，10%～19% 表现为孤立结节，多数直径<1cm。切面为实性、灰白色似软骨的透明样结节，有的可伴有钙化。光镜下见界限清楚的嗜酸性结节，中心可见类似淀粉样变或软骨瘤的透明变性或凝固性坏死。结节周围细胞成分较多，排列成短索状或巢状，位于黏液软骨样基质中的细胞团可伸入肺泡腔、细支气管、血管和淋巴管。瘤细胞具有突出的上皮样特征，类似上皮细胞、组织细胞或蜕膜细胞，胞质丰富呈嗜酸性或明显的胞质内空泡。细胞核圆形，偶见单个胞质小泡等血管腔分化的现象。有时可见钙化。有些肿瘤显示中度细胞不典型性、坏死，可见核分裂，这时需要与血管肉瘤及分化差的癌鉴别。

免疫组化染色显示，肿瘤细胞 CD34、CD31、Fli-1、FⅧ因子和波形蛋白（vimentin）阳性，而细胞角蛋白（CK）或上皮膜抗原（EMA）在 25%~30% 的病例中局灶表达。上皮样血管内皮瘤存在特征性的染色体易位，即 t（1；3）（p36.3；q25），导致 WWTR1-CAMTA1 融合基因的形成，可以通过荧光原位杂交（FISH）探针检测。

本病有一定的转移潜能，5 年生存率约 60%。中度恶性的肿瘤预后比低度恶性的要差，5 年生存率低 20%。有广泛肺内或胸膜播散、消瘦、贫血和血性胸腔积液等预后差。

（陈 杰）

fèi èxìng gūlìxìng xiānwéixìng zhǒngliú

肺恶性孤立性纤维性肿瘤

（pulmonary malignant solitary fibrous tumor） 孤立性纤维性肿瘤中出现不典型区域，形态类似纤维肉瘤或未分化肉瘤。组织学上，肿瘤细胞密度增高，核异型性明显，核分裂 ≥4/10HPF，出现坏死，称为恶性孤立性纤维性肿瘤。孤立性纤维性肿瘤中常有明显的血管外皮瘤样结构，即出现丰富的血管网和围绕其周边紧密排列的卵圆形或短梭形肿瘤细胞，血管呈树枝状、鹿角状或裂隙样。以前诊断的血管外皮瘤与孤立性纤维性肿瘤，已归为一类，放入成纤维细胞/肌成纤维细胞性肿瘤中。

此瘤发生在肺亦较罕见，多见于 50~69 岁人群，男女均等。常见症状是咯血及胸痛，近半数无症状，常规胸片检查时发现。大体见，在肺实质内大多为孤立性包块，一般直径 2cm 左右，最大者可达 16cm，可见出血及坏死。有的也可为多数结节。光镜

下主要特征是肿瘤内薄壁血管丰富，卵圆形或短梭形瘤细胞围绕血管分布，呈旋涡状或车辐状排列，细胞丰富，异型性明显，偶可见多形性瘤细胞，核分裂 ≥4/10HPF，出现灶性出血和坏死。网织纤维染色显示，瘤细胞间网织纤维丰富，且以血管为中心呈放射状分布，有助于诊断。

免疫组化染色显示，肿瘤细胞表达波形蛋白（vimentin）、CD34、BCL-2 和 CD99，但肌动蛋白（actin）和结蛋白（desmin）阳性者少见，且只呈局部阳性。

（陈 杰）

fèi wèifēnhuà ròuliú

肺未分化肉瘤 （pulmonary malignant fibrous histiocytoma）

发生在肺的与软组织未分化肉瘤形态相似的恶性肿瘤。罕见。老年人最常见，发病年龄范围 41~75 岁，以 60~70 岁为最常见，男女比例大致相等。2/3 的患者有咳嗽、胸痛、气短、咯血和体重减轻。60%~70% 的患者有复发或转移。

大体见，肿块一般在肺实质内或胸膜下，为孤立性肿块，直径为 2~10cm，常见黄色坏死灶，少数情况下可出现空洞。光镜下见，肿瘤呈分叶状向周围肺组织生长。其组织形态与发生在身体软组织的肿瘤相似，组织形态多样，呈车辐状、束状、多形性，排列不一。细胞成分有成纤维细胞样的卵圆形和梭形细胞，有不典型性的组织细胞样细胞、不规则形的黄瘤细胞，以及多形性的单核和多核巨细胞。肿瘤中还可见散在的淋巴细胞和浆细胞，坏死周围可见中性粒细胞。偶尔可见明显的黏液样基质或多量弥漫的中性粒细胞，称为炎症亚型。核分裂易见（可多至 48/

10HPF），包括不典型核分裂，广泛坏死常见。

免疫组化染色显示，肿瘤细胞波形蛋白（vimentin）、α_1-抗胰蛋白酶（α_1-AT）和 α_1-抗胰糜蛋白酶（α_1-ACT）阳性，而角蛋白（keratin）、上皮膜抗原（EMA）、癌胚抗原（CEA）、S-100 蛋白、结蛋白（desmin）、肌红蛋白（myoglobin）阴性。

原发于软组织转移至肺的未分化肉瘤明显多于肺的原发性未分化肉瘤，故在诊断时应结合临床病史及相关检查，排除转移瘤的可能。本病为高度恶性肿瘤，预后差。

（陈 杰）

fèi ruǎngǔ ròuliú

肺软骨肉瘤 （pulmonary chondrosarcoma）

发生在肺的向软骨分化的恶性软组织肿瘤。罕见。男女发病无差异，平均年龄 55 岁。肿瘤位于主支气管和肺实质者几乎相等。多数患者有非特异性症状，咳嗽、胸痛及呼吸困难。位于支气管者较早可出现阻塞症状。肺原发性软骨肉瘤与发生在其他部位者相似，肉眼观察难以区分其良、恶性。在肺实质者较支气管者为大。光镜下的组织形态与发生在其他部位者相同，也可见黏液样软骨肉瘤结构。

在确定诊断前应除外转移性软骨肉瘤、软骨瘤、上皮样血管内皮细胞瘤、胸膜肺母细胞瘤伴有软骨肉瘤灶、原发性肺癌肉瘤具有软骨肉瘤成分。本病生长缓慢，切除后可局部复发，胸外转移不常见。

（陈 杰）

fèi huámó ròuliú

肺滑膜肉瘤 （pulmonary synovial sarcoma）

发生于肺的具有不同程度上皮分化的恶性间叶性

梭形细胞肿瘤。罕见。通常发生在青年到中年成人，无性别差异。常见表现是咳嗽，可伴有咯血，其次是胸痛。低度发热和体重减轻少见。

大体见，为外周型实性肿块，界限清楚，无被膜。直径 0.6～17cm（平均 5.6cm）；少数病例可累及气管支气管树，在支气管内形成肿块。偶尔肿瘤弥漫浸润至胸壁或纵隔。肿瘤切面可显示囊性变和坏死。光镜下见，与发生在软组织的滑膜肉瘤相同，分为双向型和单向型。单向型由卵圆形、梭形细胞构成，相互交织、密集成束，可伴以黏液样区，并显示明显的血管周细胞瘤的结构，以及局灶性少量致密透明变的纤维化区。双向型由上皮和梭形细胞组成。上皮区含有裂隙样的腺样间隙，伴有散在的管状-乳头状分化。细胞呈立方形，胞质中等呈嗜酸性，核圆形，染色质呈颗粒状，偶见核仁，核分裂多见，为（5～25）/10HPF。瘤组织大多有局灶性坏死，也可见钙化及肥大细胞浸润。

免疫组化染色显示，大多数双相型滑膜肉瘤表达细胞角蛋白（CK）、上皮膜抗原（EMA），但 EMA 表达比 CK 更常见、更广，上皮细胞比梭形细胞染色强度更显著。在单向型病变中的梭形细胞，可表达 CK7 和 CK19，而在其他类型梭形细胞肉瘤一般为阴性，利于鉴别诊断。波形蛋白（vimentin）通常在梭形细胞表达，30%以上的肿瘤亦表达 S-100 蛋白（核及胞质），有的可灶性表达钙网膜蛋白（calretinin）及平滑肌肌动蛋白（SMA）。另外，Bcl-2 及 CD99 通常为阳性，CD34、结蛋白（desmin）阴性。

滑膜肉瘤具特征性的 t（X；18）（p11.2；q11.2）染色体易位，通常导致 18 号染色体上的 SYT 基因与 X 染色体上的 SSX1 基因或者 SSX2 基因融合。90%以上的滑膜肉瘤都有此易位。

诊断本病首先需除外软组织的滑膜肉瘤转移，其次需与肉瘤样癌、恶性胸膜间皮瘤、胸膜肺母细胞瘤、恶性神经鞘膜瘤、原始神经外胚层瘤等肿瘤鉴别，结合临床病史、形态学、免疫组化及基因学检测综合判断。

本病预后比软组织滑膜肉瘤要差，5 年生存率为 30%，术后 2 年的局部复发率 27%～75%。肿瘤直径大于 5cm、核分裂数 ≥ $10/2mm^2$、高组织学级别和分化差的形态均提示预后差。

（陈 杰）

fèi dòngmài ròuliú

肺动脉肉瘤（pulmonary artery sarcoma）

起源于肺动脉内膜未分化或有异源性分化的肉瘤。少见。发病率不清。诊断时平均年龄 49.3 岁（13～81 岁），性别无差异。最常见的症状是气短，其次为胸背痛、咳嗽、咯血、体重降低、不适、晕厥、发热和罕见的猝死。这些临床表现与慢性血栓疾病不能区别。

肺动脉肉瘤最常见于右肺动脉、左肺动脉、肺瓣膜，最少见的是右心室流道，但也可双侧肺动脉受累。肿瘤表现为在血管腔内随血管分支呈分支状的黏液样或胶样凝块，一般呈肉褐色，阻塞受累的肺静脉，肿瘤直径一般为 3～20cm。可侵犯静脉壁而累及其周肺实质。在组织形态上，肺动脉肉瘤可分为内膜肉瘤和管壁肉瘤。内膜肉瘤在腔内呈息肉状生长，表现为在黏液样背景上梭形细胞增生与细胞少的胶原化间质相交替，梭形细胞显示成纤维细胞性或肌成纤维细胞性分化；管壁肉瘤则显示较分化的肉瘤灶，可有骨肉瘤、软骨肉瘤或横纹肌肉瘤。

免疫组化染色显示，肺动脉肉瘤波形蛋白（vimentin）呈强阳性，也可表达平滑肌肌动蛋白（SMA）。当显示平滑肌或血管分化时，也可表达结蛋白（desmin）或内皮细胞标志物。

本病手术切除后 3 年生存率为 70%。不完全切除者的平均生存期不足 1 年，而完整切除者的平均生存期为 3 年。

（陈 杰）

fèi niányèyàng ròuliú

肺黏液样肉瘤（pulmonary myxoid sarcoma）

原发于呼吸道的具有黏液样基质的恶性软组织肿瘤。罕见。1999 年始有第 1 例文献报道，年青女性多发。该肿瘤常发生于支气管内，但也会播散到周围肺实质内。

光镜下见，肿瘤呈分叶状结构，梭形、星形或多边形瘤细胞排列成丝带状和条索状，含有丰富的黏液样基质，伴有慢性炎症细胞浸润，肿瘤细胞呈轻到中度异型性，大部分区域核分裂<5/10HFP，偶可见局灶瘤细胞异型性明显，核分裂增多。50%的病例可见局灶坏死。阿辛蓝（AB）黏液染色显示黏液样基质阳性，但不耐透明质酸酶处理。

免疫组化染色显示，肿瘤细胞表达波形蛋白（vimentin），大部分上皮膜抗原（EMA）局灶弱阳性，细胞角蛋白（CK）、S-100 蛋白、平滑肌肌动蛋白（SMA）、结蛋白（desmin）、CD34 及神经内分泌标志物均阴性。采用实时反转录聚合酶链反应（RT-PCR）可以检测到特征性的 EWSR1-CREB1 基因融合。该融合也存在于血管瘤样纤维组织瘤和透明细胞肉瘤中，但不同的病理形态学特点可以鉴别。

如肿瘤局限于肺内，大多数切除后预后较好，如已有转移，则预后较差。

（陈 杰）

xiōngmó fèimǔxìbāoliú

胸膜肺母细胞瘤（pleuropulmonary blastoma，PPB）

发生于婴幼儿的肺实质内或胸膜的胚胎性恶性肿瘤。又称儿童型肺母细胞瘤。罕见。位于胸膜及肺内，呈囊性和/或实性，囊性成分衬覆幼稚上皮，上皮可以有纤毛。

临床分为3型：Ⅰ型（多囊型），发病年龄<2岁（中位年龄10个月）；Ⅱ型（多囊伴实体型），发病年龄35个月；Ⅲ型（实体型），发病年龄41个月，男女发病无明显差别。40%病例有遗传学基础，如同时有PPB家族肿瘤（形成不良综合征）或DICER1综合征。Ⅰ型临床症状可出现呼吸窘迫，伴有或不伴有气胸，少数无症状；Ⅱ、Ⅲ型有呼吸困难、发热、胸痛、咳嗽症状及胸腔积液。

此瘤从大体及镜下看，为一连续的谱系，一端为薄壁肺内囊肿，上皮下为胚胎性间充质，另一端为胚胎性恶性间充质形成的实性包块，可累及胸膜、纵隔及肺。囊性者与肺的良性囊肿性疾病或错构瘤性病变类似。

光镜下形态与成年人的肺母细胞瘤不同，由恶性胚胎性间充质构成，可伴有陷入的非肿瘤性上皮（图1）。因此，本质上是一种胚胎性肉瘤而非双相性肿瘤。Ⅰ型：多囊结构，内衬呼吸型上皮或良性肺泡上皮，其下为小的原始间叶性小细胞，如同葡萄簇肉瘤的形成层样细胞，其中可见

局灶性横纹肌母细胞，可见不成熟的软骨，有些病例母细胞缺乏，有时只能在间隔内看见透明间质，形态学上类似肺先天性囊性腺瘤样畸形。Ⅱ型：出现结节状实性区，未分化的卵圆形及星芒状细胞成分成片生长，可见局灶胚胎性横纹肌肉瘤分化的区域或梭形细胞肉瘤束，与显微镜下的Ⅰ型区域并存。Ⅲ型：成片的母细胞和肉瘤样区域，如软骨肉瘤样、纤维肉瘤样、横纹肌肉瘤样等分化不良成分的混合，可出现多少不等的出血、坏死、纤维化；核分裂常见，恶性脂肪成分罕见。

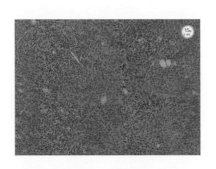

图1　胸膜肺母细胞瘤（HE×100）

免疫组化染色显示，多数瘤细胞表达波形蛋白（vimentin），横纹肌肉瘤分化区表达结蛋白（desmin），软骨肉瘤分化区表达S-100蛋白，囊壁内衬或陷入的非肿瘤性上皮细胞可表达细胞角蛋白（CK）和甲状腺转录因子1（TTF-1）。

Ⅰ型的5年生存率为80%～90%，约40%有复发。Ⅱ型和Ⅲ型的5年无瘤生存率低于50%。

（陈 杰）

fèi hēisèsùliú

肺黑色素瘤（pulmonary melanoma）

发生在肺的、起源于黑色素细胞的恶性肿瘤。肺的原发性黑色素瘤极罕见，国外曾报道

患者均为白种人，无性别差异。故在诊断肺原发性黑色素瘤时要特别慎重，应密切联系临床，首先要排除潜在的皮肤黑色素瘤转移至肺的可能性。肺的黑色素瘤常发生在支气管黏膜，以大支气管（中央型）为多，也可发生在外周小支气管（外周型），与近端大支气管没有联系。可来自胚胎期支气管黏膜上皮间迷离的黑色素母细胞。

光镜下无论中央型还是外周型，均在肺实质形成肿块，与支气管紧密相连。瘤组织在支气管黏膜上皮下浸润生长，并侵至肺实质，充满肺泡腔内。其瘤细胞形态结构与身体常见部位者相同，瘤细胞含黑色素者较少。故应仔细观察，寻找含黑色素的瘤细胞，以便确诊。也可借助免疫组化明确诊断。免疫组化染色显示，瘤组织HMB45、Melan-A、波形蛋白（vimentin）等阳性。

（陈 杰）

fèi jié wài biānyuánqū niánmó xiāngguān línbā zǔzhī línbāliú

肺结外边缘区黏膜相关淋巴组织淋巴瘤（pulmonary extranodal marginal zone lymphoma of mucosa-associated lymphoid tissue）

发生于支气管相关淋巴组织的一种结外低度恶性淋巴瘤。为原发性肺淋巴瘤中最常见的一种，占70%～90%，但只占所有原发性肺肿瘤的0.5%以下。发病年龄广，但主要见于中老年人，女性稍多。

临床表现　胸部影像示多位于肺外周部的单个或多个肺实质肿块，大小不等，有的可致一叶肺实变。通常无症状，或仅有轻微的呼吸道症状。

大体形态　肿块位于肺实质内，单发或多发，结节状，边界

尚清。

镜下形态　淋巴样细胞在肺实质弥漫性浸润，或呈结节状。淋巴样细胞或为小淋巴细胞样细胞、中心细胞样细胞或为单核样 B 细胞，也可伴有少数散在的中心母细胞和免疫母细胞等转化大细胞，并常伴有浆细胞分化，并可有达彻小体（Dutcher body，核内嗜酸性包涵体）。淋巴细胞常侵至支气管、细支气管和肺泡上皮细胞之间，形成特征性的淋巴上皮病变。淋巴上皮病变不特异，也可见于非肿瘤性的肺淋巴细胞增生性病变。坏死非常少见，间质可有淀粉样物质沉着。如瘤组织出现片块状转化的大细胞，应诊断为弥漫性大 B 细胞淋巴瘤。

辅助检查　免疫组化染色显示，瘤细胞表达 B 细胞标志物，CD20、CD79a 阳性，其背景有多少不等的反应性 T 细胞。免疫球蛋白（Ig）大都有轻链限制性，以 λ 链者为多。Ki-67 增殖指数阳性率很低，通常<10%，而残留的滤泡显示大量的阳性细胞。遗传学上，可检出 Ig 基因的克隆性重排，用聚合酶链反应（PCR）对石蜡切片进行 IgH 基因的扩增，60%可检测到单克隆性。t（11；18）（q21；q21）易位是本病最常见的基因异常（50%~60%的病例）。这些均有助于与其他反应性淋巴组织增生相鉴别。

鉴别诊断　应与下列几种疾病鉴别。

滤泡性细支气管炎　指淋巴组织增生局限于细支气管壁内，常见有反应性的生发中心，导致管腔受压而狭窄，被认为是反应性淋巴增生的局限性形式。

反应性淋巴增生　与滤泡性细支气管炎的组织特征一致，只是淋巴增生除见于细支气管壁外，

尚广泛见于肺间质。通常是沿淋巴道，特别是沿小叶间隔的淋巴道分布。

淋巴细胞间质性肺炎　淋巴细胞也沿支气管周和小叶间隔在肺泡壁浸润，也有反应性滤泡形成，但不及淋巴瘤显著，亦不破坏肺泡结构。免疫组化检测，有助于鉴别诊断。

结节性淋巴细胞增生　无论在临床上还是肉眼所见，二者均非常类似，鉴别主要依赖于镜下观察。局部肺组织结构被破坏，代之以境界清楚的结节性淋巴组织增生。但病变由肺间质发生，在其中心可见残留的肺泡腔，腔面衬附着增生的肺泡上皮；由于属炎症或感染愈复性残余改变，故炎症和瘢痕是诊断的必需条件。炎症细胞成分较杂，主要是成熟的小淋巴细胞，有丰富的反应性生发中心和滤泡间不等量的多克隆浆细胞浸润，可见拉塞尔（Russell）小体，但无达彻小体，常伴有滤泡间不同程度的纤维化；有时见上皮样组织细胞，亦可见到中性粒细胞和嗜酸性粒细胞。免疫组化有助于鉴别，显示反应性 B 细胞和 T 细胞，滤泡生发中心 CD20 阳性，但滤泡 BCL-1 和 BCL-2 呈阴性，滤泡间区淋巴胞 CD3、CD5、CD43 阳性，Ig 轻链显示浆细胞为多克隆性。

小 B 细胞淋巴瘤　特别是小的活检标本。CD5 和 Cyclin D_1 阴性，有助于排除套细胞淋巴瘤，CD10 和 BCL-6 阴性，有助于排除滤泡性淋巴瘤。CD5 和 CD23 阳性，提示小淋巴细胞淋巴瘤/慢淋。

预后　较其他类型淋巴瘤好，5 年生存率84%~94%，死于淋巴瘤者少于 10%；少数可发展为高度恶性淋巴瘤。

（陈　杰）

fèi línbāliúyàng ròuyázhǒngbìng

肺淋巴瘤样肉芽肿病（pulmonary lymphomatoid granulomatosis）

发生于肺以血管为中心的血管破坏性及 EB 病毒（EBV）相关的 B 淋巴细胞增生性病变。包括 EBV 阳性不典型的大 B 细胞和反应性 T 细胞的增生以及血管炎和坏死，其中 EBV 阳性的 B 细胞的数量和异型程度决定了病变的分级和预后。

临床表现　最常见于肺，亦可累及其他器官，如皮肤、肾及中枢和外周神经系统。好发于有先天性或后天性免疫缺陷者。中年人多见，儿童罕见。男性为女性的两倍。X 线胸片上，通常显示双肺的结节或肿块，主要累及下叶。

大体形态　肺实质内的结节大小、性状不等，小者直径数毫米，大者形成巨块，可达 10cm 或更大。70%为双侧性，结节常为圆形，但靠近胸膜者呈楔形。较大结节的中心可有坏死和空洞形成。

镜下形态　突出的特点是以血管为中心的多形性淋巴样细胞的浸润，并可见数量不等和异型程度不同的 EBV 阳性的 B 细胞：①肺实质内弥漫性多形性的单核细胞浸润，以小淋巴细胞为主，还有浆细胞、浆细胞样细胞及多少不等的不典型的大单核淋巴样细胞。大细胞胞质淡染，核呈泡状，有明显核仁，类似免疫母细胞，亦可呈灶性聚集，核分裂易见。②显著的血管炎，在肌型动脉及静脉的血管壁有上述不典型细胞浸润，使血管壁增厚，管腔狭窄或闭锁，但管壁无坏死。③在淋巴细胞浸润的背景上可有少数由上皮样组织细胞和多核巨细胞构成的肉芽肿。④可伴有片

状缺血性坏死。主要根据本病中 EBV 阳性的 B 细胞的数量和异型程度将其分为 3 级。

辅助检查　免疫组化染色显示为富于 T 细胞的 B 细胞淋巴增生性病变。不典型的大的淋巴样细胞 CD20、CD79a 阳性，EBV 检测可阳性，CD30 也可不同程度阳性，但 CD15 阴性。反应性的细胞主要为 CD3 阳性的 T 细胞，且 CD4>CD8。

鉴别诊断　主要应与下列疾病鉴别。

韦氏（Wegener）肉芽肿　本病表现为坏死性肉芽肿伴坏死性血管炎，但缺乏淋巴瘤样肉芽肿病所具有的大异型 CD20 阳性的细胞。

霍奇金淋巴瘤　反应性的背景中见异型的大细胞 CD15 和/或 CD30 阳性，而 CD20 阴性；但淋巴瘤样肉芽肿病中的异型大细胞 CD20 阳性。

富于 T 细胞/组织细胞的大 B 细胞淋巴瘤　同淋巴瘤样肉芽肿病类似的是前者中反应性的小淋巴细胞 CD3 阳性，异型大细胞 CD20 阳性，并且前者 EBER 阴性，且组织细胞丰富。

外周 T 细胞淋巴瘤　CD3 阳性的表达同时存在于小淋巴细胞和异型大细胞，EBER 阴性；而淋巴瘤样肉芽肿病中小淋巴细胞 CD3 阳性，异型大细胞 CD20、CD79a、CD30 和 EBER 阳性。

弥漫大 B 细胞淋巴瘤　血管中心性的分布方式不常见，一般 EBV 阴性，且一般反应性 T 细胞较少。

间变性大细胞淋巴瘤　CD3 阳性的表达同时存在于小淋巴细胞和异型大细胞，且异型大细胞 CD30 阳性，EBER 阴性；而淋巴瘤样肉芽肿病中小淋巴细胞 CD3

阳性，异型大细胞 CD20、CD79a 阳性，CD30 和 EBER 阳性。

结外 NK/T 细胞淋巴瘤　血管中心性伴坏死和 EBV 阳性，但异型大细胞 CD3 阳性，且 CD56、T 细胞内抗原（TIA）、Grazyme B 阳性（淋巴瘤样肉芽肿病的异型大细胞 CD3、CD56、TIA、Grazyme B 阴性），且坏死可见核碎片（淋巴瘤样肉芽肿病的坏死是嗜酸性凝固性坏死）。

移植后淋巴增生性疾病　移植后表现为血管中心性的淋巴组织增生性病变，而非淋巴瘤样肉芽肿病。

其他　接受过甲氨蝶呤治疗可出现类似淋巴瘤样肉芽肿病的淋巴组织增生性病变。

预后　不同分级预后各不相同。可自行消退，也可进展至淋巴瘤。

（陈　杰）

fèi yuánfāxìng mímàn dà B xìbāo línbāliú

肺原发性弥漫大 B 细胞淋巴瘤（primary pulmonary diffuse large B-cell lymphoma）

肺原发的肿瘤性大 B 淋巴样细胞的弥漫性增生。占原发性肺淋巴瘤的 5%~20%。多见于年龄 50~70 岁的中老年人，无性别差异。临床表现以咳嗽、咯血和呼吸困难为主。影像学显示肺外周部实性肿块，常为多发性。

光镜下见，在形态学上与其他部位的弥漫性大 B 细胞淋巴瘤（DLBCL）相似，肿瘤由弥漫成片大的、母细胞性淋巴样细胞组成，大小为正常淋巴细胞的 2~4 倍，浸润和破坏肺实质。血管浸润和胸膜受累常见，但淋巴上皮病变很少见，坏死常见。免疫组化染色显示，大 B 细胞 CD20、CD79a 阳性，背景上有数量不等的反应

性 T 细胞。

本病主要应与下列疾病鉴别：①低分化癌：免疫组化染色显示一般细胞角蛋白（CK）阳性，CD45 和 CD20 阴性。②生殖细胞肿瘤：SALL4 和 OCT3/4 阳性，而 CD45 和 CD20 阴性。③黑色素瘤：Melan-A 和 HMB45 阳性，CD45 和 CD20 阴性。④其他淋巴瘤：如淋巴瘤样肉芽肿病是以血管为中心的多形性淋巴样细胞的浸润，并可见数量不等和异型程度不同的 EB 病毒（EBV）阳性的 B 细胞；纵隔大 B 细胞淋巴瘤多为年轻女性，肿瘤累及肺，而非老年男性，单发的周围型肺肿块，且一般 CD30 和 CD20 均阳性；霍奇金淋巴瘤 CD15 和/或 CD30 阳性，而 CD20 阴性；间变性大细胞淋巴瘤 CD30、上皮膜抗原（EMA）和 ALK 阳性等。

本病预后比淋巴结的同类肿瘤要差。

（陈　杰）

fèi jiānbiànxìng dàxìbāo línbāliú

肺间变性大细胞淋巴瘤 [anaplastic large cell lymphoma（ALCL）of the lung]

肺的间变性大细胞淋巴瘤。极罕见。患者年龄 27~58 岁，无性别差异。

大体见，多为肺实质单个结节，亦可是双侧多数结节，结节直径为 1.1~5.0cm，有的在支气管内形成息肉状包块。光镜下见，大淋巴样瘤细胞在肺实质呈浸润性生长，肺泡壁增宽，瘤细胞可在肺泡腔内播散，呈"肿瘤性肺炎"样，亦可侵犯血管，但无肉芽肿形成。瘤细胞大，间变明显，细胞界限清楚，胞质嗜酸性或嗜碱性，似上皮细胞，核呈圆形或肾形，核仁明显，亦可见双核及多核瘤细胞。其间可混杂有多少不等的小淋巴细胞、浆细胞、组

织细胞、嗜酸性粒细胞和中性粒细胞。无肉芽肿及血管炎。有的可伴有急性支气管肺炎。免疫组化染色显示，瘤细胞大多 LCA 阳性，CD3 大多为阳性，CD30 强阳性（细胞膜及高尔基区），ALK 阳性，CD20 及 CD15 阴性，细胞角蛋白（CK）阴性，上皮膜抗原（EMA）阳性（细胞膜及高尔基区）。采用聚合酶链反应（PCR）可检测到 *IgH* 及 *TCR-β*、*TCR-γ* 基因重排。

本病需与以下病变鉴别：①肺的原发性和转移性癌，特别是原发性多形性癌，CK 呈阳性表达，CD30 阴性。②黑色素瘤，瘤细胞 HBM45 和 Melan-A 阳性。③霍奇金淋巴瘤特别是结节硬化型，可出现成片的瘤细胞，借助免疫组化 CD15 阳性、EMA 和 ALK 阴性、T 细胞标志物阳性，不难鉴别。④弥漫大 B 细胞淋巴瘤，CD20 阳性。⑤淋巴瘤样肉芽肿病，为富于 T 细胞的 B 细胞增生性疾病，异型大细胞 CD20 和 EBER 阳性。

（陈 杰）

fèi Huòqíjīn línbāliú

肺霍奇金淋巴瘤（pulmonary Hodgkin lymphoma）

发生于肺，起源于 B 淋巴细胞的恶性肿瘤。极少见。以老年女性为多，也可见于青年人。影像学上表现不一，或为肺实质的结节状病灶，或为境界不清的实变样片块，或为均质的浸润性斑块；也可发生于支气管，呈息肉状包块。

光镜下，与发生在淋巴结者组织形态相同，可见里-斯（R-S）细胞，具有诊断意义。肺实质结构破坏明显，可有坏死，在病变边缘部分，可见残留的肺泡。免疫组化染色显示，异型大细胞一般 CD15 和 CD30 阳性，CD20

阴性。

本病中位生存期大约 2 年。如为结节硬化型，生存期可延长。

（陈 杰）

fèi xuèguǎn nèi mímàn dà B xìbāo línbāliú

肺血管内弥漫大 B 细胞淋巴瘤（pulmonary intravascular large B-cell lymphoma）

以淋巴瘤细胞在小血管内生长为特征的一种罕见类型结外大 B 细胞淋巴瘤。又称血管内淋巴瘤病。患者多为老年，年龄介于 36～79 岁，平均 59 岁，男性为多。通常因皮肤、中枢神经系统受累而有相应表现。常累及肺，但呼吸道症状并不常见，可有呼吸困难、咳嗽、发热等。胸部影像显示弥漫性条索状影和/或多发结节影。经支气管肺穿刺活检或开胸活检有助于明确诊断。光镜下见，在毛细血管、小动脉、小静脉等小血管腔内有小团淋巴瘤细胞。瘤细胞大多为 B 细胞标记阳性，如 CD20、CD79a，CD56 常阳性。本病预后较差。

（陈 杰）

fèi yízhí hòu línbā zēngshēngxìng bìngbiàn

肺移植后淋巴增生性病变（pulmonary post-transplant lymphoproliferative disorder）

器官移植的严重并发症。不常见，发病率 10%，心肺联合移植者危险性加大。可以是患者自体肺和移植肺均受累，亦可是其中一种肺受累及。光镜下见，病变在组织学上无法与淋巴瘤样肉芽肿病鉴别。早期文献中报道的发生于肾移植患者的淋巴瘤样肉芽肿病，近年均被重新认识为移植后淋巴增生性病变；故在诊断时，了解器官移植史很重要。

（陈 杰）

fèi jiāngxìbāoliú

肺浆细胞瘤（pulmonary plasmacytoma）

发生于肺的以浆细胞分化为特征的恶性淋巴系统疾病。肺的真性浆细胞瘤极罕见，因以往有些病例报道实际上是浆细胞肉芽肿，有的是骨髓浆细胞瘤累及肺部的表现。多发生于大支气管，肺实质者罕见。患者多为成年人。

大体见，发生于支气管内者可堵塞管腔，发生于肺实质者从直径 3cm 到大至占据一个肺叶或更大，可有局灶性出血。光镜下见，肿瘤几乎全由成熟的和不成熟的浆细胞组成。分化差者，以浆母细胞为主，核呈圆形，可见核仁，并见双核及奇异性浆母细胞混杂其间。发生在支气管者，瘤细胞可侵及破坏支气管软骨。瘤组织中有的可见结节状的 M 蛋白沉积，呈均一的嗜伊红色。免疫组化染色显示，本病常呈单克隆性，免疫球蛋白的重链和轻链呈单克隆性阳性反应，对确定诊断有意义。肿瘤细胞 CD38、CD138、CD79a、MUM-1 阳性，CD56 和上皮膜抗原（EMA）不同程度阳性，CD19、CD20、CD45、PAX5 阴性。

本病需与以下疾病鉴别：①小淋巴细胞淋巴瘤、黏膜相关淋巴组织淋巴瘤（MALT）及淋巴浆细胞淋巴瘤等均可伴浆样分化，但这 3 种肿瘤均为克隆性增生，除各自的形态学特点外，其瘤细胞 CD20、PAX5、CD45 均阳性，而浆细胞瘤 3 种抗体均阴性。②IgG$_4^+$硬化性疾病，有 3 个特点：IgG$_4^+$的浆细胞的增多，席纹状背景的硬化及血栓性静脉炎，且浆细胞为反应性的。③浆细胞性炎性假瘤，特点为片状的成熟浆细胞增生和富于细胞的炎性成纤维细胞性的间质，且浆细胞为反应性的。

本病预后较多发性骨髓瘤好，对治疗的反应良好。甚至已有播散时也比多发性骨髓瘤的预后好。

(陈 杰)

肺埃德海姆-切斯特病（Erdheim-Chester disease of lung）

黄色肉芽肿性的肺组织细胞增生症。富于脂质的组织细胞增生并浸润骨骼肌和内脏，发生在肺内时病变分布在淋巴管周围，导致肺间质纤维化。临床上病变累及肺时表现的症状为咳嗽和呼吸困难，也可无症状。

光镜下见，组织细胞的浸润和纤维化沿肺的淋巴管（包括脏层胸膜、支气管血管束和小叶间隔）分布。细胞通常为泡沫样，常可见到图顿（Touton）巨细胞，伴有不同密度的纤维化、淋巴细胞、浆细胞和嗜酸粒细胞的浸润。免疫组化显示，病变细胞 FⅩⅢa 因子、溶酶体（lysosome）、CD68（kp-1）、MAC387 等阳性，S-100 蛋白不同程度阳性，CD1a 阴性。

本病需与以下疾病鉴别：①癌性淋巴管炎，此时细胞角蛋白（CK）阳性。②间皮瘤，间皮细胞标志物阳性。③间质性肺疾病，此类缺乏富于脂质的组织细胞的增生。④朗格汉斯细胞组织细胞增生症，以支气管为中心，形成结节、囊和星状瘢痕。朗格汉斯细胞胞质丰富，呈浅嗜酸性颗粒状，核大，常有纵行核沟和明显小核仁。S-100 蛋白、CD1a 和凝集素（langerin）阳性。

本病为慢性致死性疾病，预后较差。多数 3 年内死于肺并发症或其他脏器的并发症。

(陈 杰)

肺转移性肿瘤（metastatic tumor of lung）

其他部位肿瘤累及肺。肺是转移性肿瘤最常见的部位，20%～50% 的患者死于肺外实体肿瘤肺转移，有些肿瘤，如黑色素瘤、某些肉瘤（尤因肉瘤、骨肉瘤、横纹肌肉瘤）、肾细胞癌、睾丸肿瘤（生殖细胞瘤）、子宫绒毛膜癌、乳腺癌、前列腺癌和甲状腺癌有肺转移的特殊倾向性，因此在肺部发现的恶性肿瘤原则上都要排除转移后再考虑是否原发，肺原发与转移肿瘤鉴别诊断的关键是掌握既往肿瘤病史同时借助于免疫组织化学和分子病理学检测。

大体形态 多数转移性肿瘤位于肺外周部，有多发性结节、孤立性结节、胸膜转移、支气管腔内转移，其中以多发性结节最为常见。

镜下形态 多数肺的转移性肿瘤与其来源的原发肿瘤形态相似。转移性腺癌较常见者有结直肠腺癌、甲状腺癌、乳腺癌、前列腺癌、胃腺癌、胰腺腺癌、涎腺腺样囊性癌、子宫内膜腺癌等，均分别具有与原发性腺癌基本相同的组织形态特点。肺外的鳞癌，食管、宫颈等鳞癌转移至肺者较少见，远比腺癌少。转移性肿瘤的主要生长方式是间质内播散，4% 可伴有囊性变；也可沿着肺泡腔表面生长扩散，貌似细支气管肺泡癌结构。还可见血管癌栓，或广泛累及肺淋巴管，即所谓的淋巴管癌病。

鉴别诊断 肺转移性肿瘤的组织形态有时与肺原发肿瘤相似，需要认真鉴别。

具有鳞癌组织结构的转移癌 常位于肺外周部，呈单个或多个结节。光镜下癌组织形态与原发癌基本相同，有的较原发性鳞癌有较明显的角化，而支气管黏膜上皮无不典型增生或原位癌表现。

具有腺癌组织结构的转移癌 患者须有肺外器官的腺癌史。此外，在原发性肺腺癌组织中常有炭末沉着，有助于与转移性腺癌相鉴别。甲状腺转录因子 1（TTF-1）和 Napsin-A 是肺原发腺癌的重要标志物，但二者在许多其他器官发生的腺癌也有一定表达，故应联合使用同时配合检测其他器官腺癌的特异性抗体能提高鉴别诊断准确性。如肺转移性甲状腺乳头状腺癌虽表达 TTF-1，但几乎不表达 Napsin-A，而表达甲状腺球蛋白（Tg）。肺转移性乳腺癌尽管少有 TTF-1 表达，但由于一部分肺实性腺癌及大细胞癌缺少 TTF-1 表达，故也常需要区别，鉴别要点是前者常表达巨大囊肿病液体蛋白（GCDFP-15）、Gata-3 和 HER2 等乳腺癌特征性标志物，后者则很少有。

具有透明细胞结构的转移癌 首先要考虑肾透明细胞癌，因为 2% 的肾癌在未发现原发癌之前即可有孤立的肺转移。此外，还应考虑甲状腺透明细胞癌、透明细胞肝癌及恶性透明细胞肌上皮瘤的转移。

原发癌的组织成分常不单纯，或多或少伴有鳞癌或腺癌成分。转移癌则各有不同的组织形态，较单纯，借助免疫组化可以鉴别。肝细胞癌经血行可转移至肺，较多见，约占肝外器官转移的 90%，多表现为肺内小血管的癌栓；如为转移性结节，可弥漫分布于各叶肺，直径小于 1cm。光镜下形态与原发癌类似，具有肝细胞癌的特征。

肉瘤 较常见的肺转移性软组织肉瘤有滑膜肉瘤、平滑肌肉瘤、横纹肌肉瘤、脂肪肉瘤、纤维肉瘤、腺泡状肉瘤等。这些转移性肉瘤的组织形态特点与原发部位肉瘤基本相同，结合临床病史诊断不难。但要注意与肺的原发性肉瘤相鉴别，因上述这些肉瘤均可原发于肺，只有排除了转移性肉瘤的可能，始可诊断为原发性肉瘤。骨肉瘤常可早期转移至肺，但也有术后十多年始发生肺转移者。软骨肉瘤、骨巨细胞瘤均可转移至肺。

其他转移性肿瘤　主要有绒毛膜癌、黑色素瘤、胸腺瘤等，组织形态特点与原发部位的肿瘤相同，结合临床病史诊断不难。

（陈　杰）

jíxìng zònggéyán

急性纵隔炎（acute mediastinitis）

由创伤性食管穿孔或颈部感染引起的纵隔结缔组织急性化脓性炎症性。起始病变可能为牙齿脓肿、路德维希（Ludwig）咽峡炎、坏死性筋膜炎或梨状窦瘘引起的颈部脓肿。也可由胸壁感染扩散和心外科手术后发生巨细胞病毒等感染引起。

（王国平　李娜萍）

mànxìng zònggéyán

慢性纵隔炎（chronic mediastinitis）

多种病因引起的纵隔结缔组织慢性炎症。多发生于前纵隔、气管分前部。病程长者可引起腔静脉压迫症状，类似于恶性病程。光镜下表现为肉芽肿性炎或纤维化。肉芽肿性炎由组织胞浆菌感染或分枝杆菌感染引起。

（王国平　李娜萍）

xiānwéixìng zònggéyán

纤维性纵隔炎（fibroid mediastinitis）

广泛富于细胞的纤维组织增生，常伴较多浆细胞、嗜酸性粒细胞等浸润和小静脉炎的一种特殊类型慢性纵隔炎。又称特发性纵隔纤维化或纵隔特发性炎性纤维化。此型不能发现特异性病原。本病与腹膜后纤维化、硬化性胆管炎、里德尔（Riedel）甲状腺肿等疾病一样，属于特发性纤维化/硬化炎性疾病组的一种。治疗可采取手术切除和类固醇治疗。

（王国平　李娜萍）

zònggé nángzhǒng

纵隔囊肿（mediastinal cyst）

纵隔内较常见的一类囊肿性疾病，多为先天性发育异常所致。按其起源组织，有来源于气管/支气管芽的气管、支气管囊肿；来源于前肠芽的食管囊肿、胃肠囊肿；来源于中胚层的心包囊肿、囊性淋巴管瘤。此外，纵隔囊肿尚包括胸腺囊肿、寄生虫性囊肿、血肿囊性变、胰腺假性囊肿及胸内脊髓膜膨出等囊性病变。其中，以支气管囊肿和心包囊肿为常见。

（王国平　李娜萍）

qìguǎn-zhīqìguǎn nángzhǒng

气管支气管囊肿（tracheo-bronchogenous cyst）

与气管支气管相通（或不相通），囊壁衬覆同正常气管支气管相似上皮的囊肿。为纵隔内最常见的囊肿，常见的部位是气管旁、气管隆突、肺门和食管旁，以气管分叉附近的中、后纵隔多见。大体见，囊肿为圆形或卵圆形单房薄壁囊肿，囊内含水样清亮液体或浓稠黏液样物。发生在食管旁的支气管源性囊肿可与食管相通。光镜下见，囊壁结构同正常气管支气管，内衬假复层纤毛柱状上皮，壁内含纤维组织、平滑肌和软骨等成分，或可见黏液腺体。一般无临床症状，偶尔因压迫邻近组织或因并发感染而引起胸痛、咳嗽、呼吸困难、发热、脓痰等。

（王国平　李娜萍）

qìguǎn-shíguǎn nángzhǒng

气管食管囊肿（tracheoesophageal cyst）

既含气管成分又含食管成分的混合性囊肿。囊肿单房性，内含黏液样物。光镜下见，似气管囊肿处囊壁含软骨、黏液腺体等，内衬假复层纤毛柱状上皮；似食管囊肿处囊壁内含两层较厚的平滑肌，内衬鳞状上皮。

（王国平　李娜萍）

shíguǎn nángzhǒng

食管囊肿（esophageal cyst）

囊壁由平滑肌和横纹肌混合构成，内衬非角化鳞状上皮的纵隔内囊肿。又称食管源性重复囊肿。一般见于后上纵隔，通常不与食管相通，常伴食管闭锁畸形。光镜下见，囊壁由平滑肌和横纹肌混合构成，内衬非角化鳞状上皮，有时可见食管腺。

（王国平　李娜萍）

wèi-chángyuánxìng nángzhǒng

胃肠源性囊肿（gastroenterogenous cyst）

发生在后纵隔近肺门处的囊肿。以婴儿及儿童多见，囊肿附近常伴有颈椎和/或胸椎异常并与之紧密粘连。早期可出现临床症状。光镜下见，囊壁与胃或小肠壁相似，覆以胃型或肠型黏膜上皮，囊壁内含结构与胃肠壁相似的平滑肌层并可见神经丛。

（王国平　李娜萍）

xīnbāo tǐqiāng nángzhǒng

心包体腔囊肿（pericardial celomic cyst）

前纵隔胸膜膈肌角处，可与心包及前胸壁或膈肌相连，内衬单层扁平细胞的纵隔内囊肿。囊肿较大时可因压迫周围组织而引起咳嗽、胸痛和呼吸困难。大体见囊肿壁薄，内含清亮浆液。光镜下见，囊壁由纤维结缔组织构成，内衬单层扁平细胞。

（王国平　李娜萍）

xiōngxiàn nángzhǒng

胸腺囊肿 (thymogenous cyst)

胸腺的先天性发育异常性囊肿。可发生于从颈部到前纵隔胸腺下降线的任何处。颈部以左侧多见，纵隔内则多见于前纵隔。大体见，囊肿多房或单房，常有蒂与胸腺相连，囊内含清亮液体或为含发亮的胆固醇结晶的黄色液体，或绿色浓稠液，或褐色凝块样物。光镜下见，囊壁内衬鳞状上皮，囊壁致密结缔组织内常有淋巴细胞浸润，含有正常或萎缩状的胸腺组织，常继发胆固醇肉芽肿形成。除先天性胸腺囊肿外，胸腺内尚可出现炎性囊肿和胸腺肿瘤内继发性囊肿。如胸腺瘤内出血坏死后形成的假囊肿，在此假囊肿的纤维性壁内可见参与的肿瘤组织。

(王国平　李娜萍)

xiōngqiāng nèi jǐsuǐmó péngchū

胸腔内脊髓膜膨出 (intrathoracic meningocele)

由胚胎时期中胚层发育障碍，硬膜囊由增大的椎间孔突入胸腔内形成的囊状物。多伴有脊柱发育畸形和Ⅰ型神经纤维瘤病。囊肿多位于后纵隔脊柱旁沟，单侧或双侧，囊内含脑脊液。光镜下见，囊壁内衬扁平上皮。

(王国平　李娜萍)

zònggé nángxìng línbāguǎnliú

纵隔囊性淋巴管瘤 (mediastinal cystic lymphangioma)

由原始淋巴管发育增生形成的先天性良性肿瘤。又称纵隔囊状水瘤。罕见。绝大多数囊性淋巴管瘤见于颈部、腋窝，仅1%见于纵隔。可能来源于颈部淋巴管原基，于心包下降时被带入胸内所致，可见于纵隔各处。大体见，囊肿大小不一，常较巨大，多房性，切面呈蜂窝状，囊内含水样物。光

镜下见，囊壁内衬内皮细胞，囊壁内可含有淋巴样组织、平滑肌纤维、血管、神经和脂肪组织。

(王国平　李娜萍)

xiōngxiàn fāyù bùliáng

胸腺发育不良 (thymic dysplasia)

胸腺的先天性免疫缺陷病。胸腺小叶皮质与髓质分界消失，胸腺小体缺如，几乎不见淋巴细胞。患者常伴细胞免疫功能低下。又称迪格奥尔格综合征 (DiGeorge syndrome)，第三、四咽囊综合征。由于胚胎早期 (6~8周)、第三、四咽囊衍化而来的上皮性胚基发育障碍，导致胸腺及邻近的甲状旁腺缺损或发育不全。临床上，患者出现胸腺依赖的T细胞减少或缺乏。因细胞免疫功能低下，易感染病毒、真菌，常患呼吸道感染、肺炎、肠炎、消化不良等疾病。对各种减毒活疫苗均不能耐受，接种后可导致严重感染，甚至死亡。大体见，胸腺完全缺如或仅遗留很小的纤维化组织。光镜下见，胸腺小叶皮质、髓质分界消失，胸腺上皮细胞呈原始状，可见小管和玫瑰花环，胸腺小体缺如，几乎不见淋巴细胞。患者淋巴结皮质旁胸腺依赖区及脾细动脉鞘周围淋巴细胞极少或缺如。应注意与应激或感染引起的急性胸腺退化相鉴别。

(王国平　李娜萍)

xiōngxiàn lǔpào zēngshēng

胸腺滤泡增生 (thymic follicular hyperplasia)

成年人胸腺中出现淋巴滤泡的病变。成年人中，不论胸腺体积大小，当胸腺中出现淋巴滤泡则为淋巴滤泡性增生。常见于甲状腺功能亢进、红斑狼疮等免疫相关性疾病。临床常出现重症肌无力症状。大体见，胸腺可正常大小或体积增大。光镜下见，胸腺髓质内出现由B淋巴

细胞为主形成的滤泡，伴有生发中心形成。

(王国平　李娜萍)

zhēnxìng xiōngxiàn zēngshēng

真性胸腺增生 (true thymic hyperplasia)

胸腺增大超过相应年龄正常值上限的状态。较少见。常发生于急性疾病、应用肾上腺糖皮质激素、胸腺放疗及化疗后，为一种胸腺萎缩后反跳性增生。大体见，胸腺体积增大，可超过正常的50%，重量增加。光镜下见，胸腺组织学结构正常，小叶结构通常保留，皮质和髓质分界清楚，髓质内可见胸腺小体。

(王国平　李娜萍)

jíxìng xiōngxiàn tuìhuà

急性胸腺退化 (acute thymic involution)

胸腺组织内淋巴细胞急性衰减的状态。常见于应激和感染。光镜下，胸腺内尚能见到残留的胸腺小叶和胸腺小体，皮质与髓质分界区消失，淋巴细胞显著消减，脉管相对于胸腺小叶体积较大，伴程度不等的浆细胞浸润和纤维化。

(王国平　李娜萍)

yìwèi xiōngxiàn

异位胸腺 (heterotopic thymus)

胸腺以外部位出现的胸腺组织。常见于颈部或胸膜表面，可表现为肿块。单侧性或双侧性。颈部异位胸腺常紧邻甲状腺，与甲状旁腺在一起。光镜可见完全正常的胸腺组织。

(王国平　李娜萍)

xiōngxiàn zhǒngliú

胸腺肿瘤 (tumor of thymus)

由胸腺各种细胞成分发生或分化而成肿瘤的总称。包括胸腺上皮性肿瘤 (胸腺瘤、胸腺癌、神经内分泌肿瘤)、生殖细胞肿瘤、淋巴和造血系统肿瘤、间叶性肿瘤。胸腺肿瘤病因学不十分清楚，生

物学行为复杂。临床常伴有重症肌无力等自身免疫病。一般的临床表现除包括发热、体重减轻等全身症状外，还可出现胸痛、上腔静脉综合征、呼吸困难等局部症状。患者常可出现许多自身免疫病的表现。这些疾病可以在胸腺肿瘤切除前或切除后出现，包括神经肌肉、造血系统、皮肤、风湿/脉管炎性、肝和肾的疾病，其中重症肌无力是最常见的表现，尤其与 AB 型、B2 型和 B3 型胸腺瘤显著相关。其他自身免疫病如低丙种球蛋白血症［古德（Good）综合征］是 A 型胸腺瘤的典型性表现。胸腺癌则与重症肌无力或低丙种球蛋白血症没有关联，但偶伴随其他自身免疫病。血细胞减少症或低丙种球蛋白血症可引起严重的细菌感染和机会性感染，出现淋巴细胞和血小板增多。

（王国平　李娜萍）

xiōngxiànliú

胸腺瘤（thymoma）　一组来源于不同类型的胸腺上皮细胞或向胸腺上皮细胞分化的肿瘤。具有独特的临床病理特点，并常伴有多种副肿瘤症状，是最常见的纵隔肿瘤。发病少见，每年的发病率为（10～50）/10 万。可发生于任何年龄（7～89 岁），发病高峰在 55～56 岁。儿童和青少年极其罕见，性别差异不明显。各种类型的胸腺上皮性肿瘤的患者中第二种癌的发生率均增加。胸腺瘤的病因尚不十分清楚。在亚洲和西方国家中，EB 病毒在淋巴上皮瘤样癌、低分化鳞癌和未分化癌亚群发病中起着一定作用。

组织起源　均由内胚层的胸腺上皮干细胞分化而来，但有部分胸腺瘤起源于分化较好的具有胸腺髓质、皮质或其他表型的

"定向干细胞"。这类肿瘤缺乏恶性潜能，病死率低。胸腺癌是恶性上皮性肿瘤，细胞具有明显的非典型性，多数呈浸润性生长并缺乏"器官样"（胸腺样）特征。间变性胸腺瘤是形态特征介于胸腺瘤和胸腺癌之间较为少见的建议性诊断术语。

分类　胸腺瘤分类原则：①根据肿瘤性上皮细胞和胞核形态特征：分为 A 型和 B 型。细胞和胞核梭形或卵圆形，形态均一，无明显异型性的为 A 型胸腺瘤，肿瘤细胞圆形或多边形为主时为 B 型胸腺瘤。②B 型胸腺瘤中根据非肿瘤性淋巴细胞的多少以及肿瘤上皮细胞非典型性的程度分 3 个亚型：B1（富于淋巴细胞）、B2 和 B3（富于上皮细胞）型。③伴有 B1 样型或 B2 样型（罕见）特征的混合性 A 型胸腺瘤归为 AB 型胸腺瘤。④胸腺癌是根据其肿瘤细胞的分化进行命名分类的，如鳞状细胞癌、腺癌、神经内分泌癌等。⑤混合性胸腺瘤按照世界卫生组织（WHO）组织学形态和每种成分近似百分比进行界定。⑥传统意义上的恶性胸腺瘤包括：晚期胸腺瘤，即胸腺瘤伴局部浸润、胸膜和心包种植或转移而与肿瘤组织类型无关；有显著异型性的胸腺上皮性肿瘤（胸腺癌）而不管何种肿瘤分期。勿将局部浸润性胸腺瘤视为恶性胸腺瘤，因为晚期 A 型和 AB 型胸腺瘤仍具有良好的预后。

亚型分布　胸腺瘤最常见的

组织学亚型是 B2 型和 AB 型胸腺瘤（占所有胸腺瘤的 20%～35%），而 B1 型和 A 型胸腺瘤属罕见类型（占 5%～10%）。胸腺癌为 10%～25%。未分化并 EB 病毒阳性的淋巴上皮瘤样胸腺癌/具有形态学异质性和罕见的伴有 t（15；19）易位的胸腺癌多发生于儿童和青壮年。此外，A 型、B1 型和 B2 型胸腺瘤在儿童中也有报道。

遗传学特点　仅在 A 型、AB 型、B3 型胸腺瘤和胸腺鳞癌发现了重复出现的遗传学改变（表 1）。

预后　胸腺瘤最相关的预后因素是肿瘤分期、世界卫生组织（WHO）组织学分型和是否能手术彻底切除。I 期和 II 期 A 型和 AB 型胸腺瘤的病程进展缓慢，预后良好，即使分期较高通常也不致命，属低度恶性潜能肿瘤。B1 型胸腺瘤恶性潜能非常低，局部复发或晚期转移罕见。B2 型、B3 型胸腺瘤和胸腺癌是明确的恶性肿瘤。B2 和 B3 型胸腺瘤、高分化鳞癌、基底细胞样癌、黏液表皮样癌较低分化鳞癌和其他类型胸腺癌预后好。混合型胸腺瘤的预后取决于肿瘤中恶性度最高的成分。

（王国平　李娜萍）

A xíng xiōngxiànliú

A 型胸腺瘤（type A thymoma）　由起源于胸腺髓质上皮细胞，异型性不大的梭形细胞或卵圆形细胞组成的胸腺上皮性肿瘤。又称梭形细胞性胸腺瘤、髓质性胸腺瘤。肿瘤组织内很少或没有淋

表 1　胸腺瘤遗传学特点

WHO 组织学类型	染色体获得	染色体缺失
A 型	无	-6p
AB 型	无	-5q21-22，-6q，-12p，-16q
B3 型	+1q	-6，-13q
胸腺鳞癌	+1q，+17q，+18	-3p，-6，-13q，-16q，-17p

巴细胞。是相对少见的胸腺瘤类型，占所有胸腺瘤的 4%~19%。发病年龄较其他类型胸腺瘤高，平均为 61 岁。

临床上约 24% 的 A 型胸腺瘤伴有重症肌无力，部分可伴发纯红细胞发育不全。大体见，肿瘤包膜完整，切面缺乏明显的小叶间白色纤维带，小叶结构不清，可见囊性变或包膜钙化。光镜下见肿瘤细胞呈梭形或卵圆形，核形规则，染色质均匀分布，核仁不明显，核分裂象罕见；缺乏纤维分隔带而没有明显的小叶结构；很少或没有淋巴细胞（图 1）。瘤细胞可形成多种组织学结构，除常见的实体片块状或车辐状排列外，尚可形成大小不一的囊肿、腺样、乳头或假乳头状、突入囊腔的肾小球样、伴或不伴中央管腔的菊形团，背景血管有时呈血管瘤样改变或形成血管外皮瘤样的鹿角状血管。瘤细胞周围有网状纤维包绕。

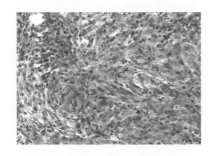

图 1　A 型胸腺瘤（HE×200）

免疫组化染色显示，胸腺瘤上皮细胞 AE1 强阳性而 AE3 阴性，尤其囊性和腺样结构 CK 强阳性，上皮膜抗原（EMA）阴性或局灶性表达，多数病例瘤细胞灶性表达 CD20，可表达金属硫蛋白和 PE-35，CD5 和 CK20 阴性，P53 蛋白和 Ki-67 增殖指数较低或不表达。如果有淋巴细胞，则多

数为 CD3$^+$T 细胞和 CD5$^+$T 细胞，可出现少数 CD1α、CD99 和末端脱氧核苷酸转移酶（TdT）阳性的不成熟 T 细胞。一般缺乏 CD20 阳性的 B 细胞。在组织起源上，A 型胸腺瘤起源于胸腺髓质上皮细胞。

A 型胸腺瘤可浸润至脂肪组织，但很少侵袭和破坏邻近器官。80% 为 Masaoka Ⅰ 期，17% 为 Ⅱ 期。极少发生复发和转移，几近 100% 患者可长期存活。

（王国平　李娜萍）

AB 型胸腺瘤（type AB thymoma）

由淋巴细胞较少的 A 型胸腺瘤成分和富于淋巴细胞的 B 型胸腺瘤样成分混合组成的胸腺瘤。又称混合型胸腺瘤、小多角细胞胸腺瘤。是最常见（或次常见）的胸腺瘤，占所有胸腺瘤的 15%~43%，平均发病年龄 55 岁。约 14% 的患者伴有重症肌无力。

大体见，肿瘤常有完整包膜，切面呈白色纤维带分隔的黄褐色、大小不等的结节状。光镜下见，肿瘤由淋巴细胞较少的 A 型胸腺瘤成分和富于淋巴细胞的 B 型胸腺瘤样成分混合构成，两种成分可以形成相互不连续的分隔结节或相互混合（图 1）。在 A 型胸腺瘤成分区可见到 A 型胸腺瘤所具有的各种组织学特征；在混合区，A 型胸腺瘤细胞可似成纤维细胞，形成极长的梭形细胞束；在 B 型胸腺瘤区，瘤细胞主要有小多角形的上皮细胞组成，细胞核温和似 A 型胸腺瘤，呈小圆形、卵圆形或梭形，染色质分散，核仁不明显。含有多少不等的淋巴细胞，罕见髓质分化，缺乏胸腺小体。两种成分的比例有很大变化，尤其是 A 型胸腺瘤区可极其缺乏。网状纤维染色显示 B 型区网状纤

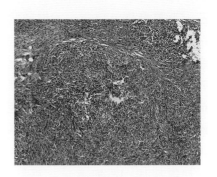

图 1　AB 型胸腺瘤（HE×100）

维包绕在结节周围，而不像 A 型胸腺瘤区包绕单个瘤细胞。

免疫组化染色显示，上皮细胞细胞角蛋白（CK）阳性，上皮膜抗原（EMA）阴性或局灶性表达，多数病例瘤细胞灶性表达 CD20，CD5 阴性；B 型胸腺瘤区上皮细胞常常 CK14 阳性；成纤维细胞样的 A 型细胞波形蛋白（vimentin）、EMA 强阳性而 CK 弱阳性；P53 蛋白和 Ki-67 增殖指数较低或不表达。淋巴细胞为 CD3$^+$T 细胞和 CD5$^+$T 细胞，可出现不同比例的 CD1α、CD99 和末端脱氧核苷酸转移酶（TdT）阳性的不成熟 T 细胞；髓质分化灶中的淋巴细胞常为特殊的 CD5$^+$T 细胞；一般缺乏 CD20 阳性的 B 细胞。

组织起源上，A 型细胞来源于胸腺髓质上皮细胞或瘤细胞向胸腺髓质上皮分化。B 型细胞的对应正常细胞尚未确定，超微结构上类似皮髓质交界处的上皮细胞，但表达 CK14 类似于胸腺被膜下的上皮细胞。

AB 型胸腺瘤，70% 以上为 Masaoka Ⅰ 期，21.6% 为 Ⅱ 期，Ⅲ 期少见（5.6%），根治性手术常能治愈，罕见复发和转移，长期生存率为 90%。

（王国平　李娜萍）

B1 xíng xiōngxiànliú

B1 型胸腺瘤 （type B1 thymoma）

由类似胸腺皮质上皮细胞组成和富于未成熟淋巴细胞并可伴胸腺髓质（髓质小体）分化的胸腺瘤。又称富于淋巴细胞胸腺瘤、器官样胸腺瘤。较罕见，占所有胸腺瘤的 6%～7%，平均发病年龄 41～47 岁。

临床上，18%～56% 的患者伴有重症肌无力，出现咳嗽、胸痛、呼吸困难等局部症状。大体为界限清楚、包膜完整的肿块，切面可有囊性变、出血和坏死，常可见厚层纤维包膜和间隔。光镜下见，由明显扩大的浓染的皮质区和散布于其内的淡染的小髓质岛组成，形成不规则的分叶状结构（图 1a）。皮质区与正常胸腺内皮质区极其相似，在密集的小淋巴细胞中散在分布少许卵圆形上皮细胞，核淡染，圆形，可见小核仁，并可见散在的着色体巨噬细胞，呈星空样。髓质样区淋巴细胞较松散，胸腺小体较正常髓质数量少，可表现为发育不良的上皮团，或为伴明显角化中心的大片状结构。肿瘤常有厚的纤维包膜和小叶间不规则的纤维分隔。

免疫组化染色显示，肿瘤上皮细胞角蛋白表达类似于正常胸腺皮质上皮细胞，CK19 染色可显示皮质区纤细的上皮细胞网（图 1b），CK7、CH14、CK18 局灶阳性，上皮膜抗原（EMA）、CK20、CD5、CD20、CD70 均阴性，Ki-67 增殖指数低。皮质区内的淋巴细胞为 CD1a、CD4、CD8、CD5、CD99、末端脱氧核苷酸转移酶（TdT）阳性的未成熟 T 细胞，增殖指数高。髓质岛内的淋巴细胞多数为 CD3 和 CD5 阳性，CD1a、CD99 和 TdT 阴性的成熟 T 细胞。组织起源上，肿瘤可能起源于既能向皮质分化又能向髓质分化的胸腺上皮细胞。

B1 型胸腺瘤较 A 型和 AB 型胸腺瘤的侵袭性强，但多数属于 Masaoka Ⅰ 期（约 55%）和 Ⅱ 期（约 25%），侵犯纵隔脂肪组织，少见侵犯胸膜、心包、大血管和邻近器官。超过 90% 的病例可彻底手术切除，复发病例低于 10%，近 90% 的患者可长期存活。

（王国平　李娜萍）

B2 xíng xiōngxiànliú

B2 型胸腺瘤 （type B2 thymoma）

上皮细胞较 B1 型胸腺瘤明显增多、可成小片状、背景由大量未成熟 T 淋巴细胞组成的胸腺瘤。又称皮质型胸腺瘤、淋巴细胞和上皮细胞混合型胸腺瘤。占所有胸腺瘤的 18%～42%，平均发病年龄 47～50 岁。

临床表现　可出现重症肌无力、纯红细胞发育不全和低丙种球蛋白血症。

大体形态　肿瘤包膜完整或界限不清，可侵犯纵隔脂肪组织或邻近器官。切面呈由白色纤维分隔的黄褐色结节状，可出现囊性变、出血和纤维化。

镜下形态　肿瘤常形成有纤细分隔的粗大小叶，类似正常胸腺皮质。肿瘤性上皮细胞为淡染的大多角形细胞，核较大、空泡状伴有明显中位核仁。肿瘤性上皮细胞单个散在分布于淋巴细胞背景中，或形成小的细胞簇，缺乏大而成片的细胞团，在血管周间隙或纤维间隔旁，瘤细胞可排列呈栅栏状。25% 的病例中，可能出现小灶性表皮样细胞，类似发育不全的胸腺小体，偶见典型胸腺小体，但一般无明显髓质岛。部分病例间隔内或血管周间隙出现淋巴滤泡，并可形成生发中心，临床常合并重症肌无力。当瘤组织中出现任何一种 B3 型胸腺瘤成分时，应归为混合性 B2/B3 胸腺瘤。

辅助检查　免疫组化染色显示，肿瘤上皮细胞 100% 表达 CK19、广谱细胞角蛋白（PCK）和 CD57 也几乎总为阳性，大多数表达 CK5/6（90%）和 CK7（80%）；上皮膜抗原（EMA）、CK20、CD5、CD20、CD70 均阴性。肿瘤性上皮细胞间的淋巴细胞为 CD1a、CD4、CD8、CD5、CD99、末端脱氧核苷酸转移酶（TdT）阳性的未成熟 T 细胞，Ki-67 增殖指数高达 70%～90%。若出现髓质岛，则其内淋巴细胞多数为 CD3 和 CD5 阳性，CD1a、CD99 和 TdT 阴性的成熟 T 细胞，增殖指数低。组织起源上，肿瘤可能起源于向皮质型上皮细胞分

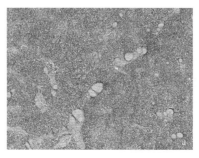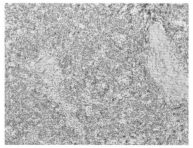

a. 低倍（HE×40）；b. CK19 阳性（×100）。

图 1　B1 型胸腺瘤

化的胸腺上皮细胞。

预后 B2 型胸腺瘤中度恶性，较 B1 型胸腺瘤的侵袭性强，5%~15%的病例尚不能手术切除，即使完整切除，5%~9%可于术后 1~7 年复发，但带瘤仍可长期生存（>10 年）。约 11%病例可出现转移。最重要的预后因素是肿瘤的分期及能否手术切除。

（王国平 李娜萍）

B3 xíng xiōngxiànliú

B3 型胸腺瘤（type B3 thymoma） 由大片状生长、具有轻到中度异型的上皮细胞和少量淋巴细胞组成的胸腺瘤。又称不典型性胸腺瘤，曾称高分化胸腺瘤。占所有胸腺瘤的 7%~25%，发病年龄 45～50 岁。临床上，30%~77%的患者伴有重症肌无力，常有胸痛、咳嗽、呼吸困难等症状，罕见出现上腔静脉综合征、纯红细胞发育不全、低丙种球蛋白血症。

大体见，肿瘤通常无包膜，可侵犯纵隔脂肪或邻近器官。切面呈灰白色结节状，质硬、可见白色纤维间隔。可出现淡黄色或红色、囊性变、钙化区域，常提示退行性变。

光镜下见，肿瘤性上皮细胞形成大的实性片状，由厚的纤维间隔分隔，淋巴细胞稀少。瘤细胞通常多角形、中等大小、胞质淡然或透明；或呈鳞状上皮样，但一般不见细胞间桥；少见的情况下可出现梭形细胞区域（图 1）。细胞核圆形或不规则，常见核沟，核及核仁均较 B2 型胸腺瘤的要小。细胞可具轻到中度异型，可见核分裂，一般<2/10HPF，偶尔局部达（4～10）/10HPF。常见显著的血管周间隙，瘤细胞围绕血管周间隙或纤维间隔呈明显的栅栏状排列；缺乏髓质岛，但可

见酷似胸腺小体的角化灶。部分病例表现为 B2 和 B3 区域混合的混合性胸腺瘤构象。伴有重症肌无力的病例，也可于肿瘤间隔内或血管周间隙出现明显的淋巴滤泡。少数 B3 型胸腺瘤可发生间变，细胞出现高度非典型性，但仍保留胸腺瘤特有的器官样结构。

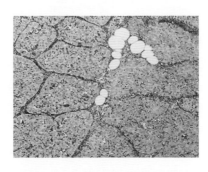

图 1 B3 型胸腺瘤 （HE×200）

免疫组化染色显示，肿瘤上皮细胞 AE1/AE3、CK19、CK5/6、CK7、CK8、CD57 阳性，上皮膜抗原（EMA）可局灶阳性，少数病例（<10%）可表达 CD117；CK20、CD5、CD20、CD70 均阴性。上皮内淋巴细胞大多为 CD1a、CD4、CD8、CD5、CD99、末端脱氧核苷酸转移酶（TdT）阳性的未成熟 T 细胞。组织起源上，可能起源于较 B2 型胸腺瘤向皮质上皮细胞分化潜能稍低的胸腺上皮细胞。

B3 型胸腺瘤中度恶性，多数具有侵袭性，17%~47%的病例发现时已不能手术切除。大多数为 Masaoka Ⅲ 期（38%~66%）和 Ⅱ 期（15%～38%），Ⅳ 期为 6%~26%，Ⅰ 期罕见。约 16%的病例术后 1~6 年后复发，转移率高达 20%，但多局限在胸膜，远处转移率约为 7%。决定预后的主要因素为肿瘤分期及是否能手术切除。

（王国平 李娜萍）

bànyǒu línbāyàng jiānzhì de wēijiéjié-xíng xiōngxiànliú

伴有淋巴样间质的微结节型胸腺瘤（with lymphoid mesenchymal micronodular thymoma） 以丰富成熟的淋巴样间质背景中散在多数上皮性结节为特征的胸腺上皮性肿瘤。又称伴有 B 淋巴细胞增生的微结节型胸腺瘤。罕见，占所有胸腺瘤的 1%~5%，平均发病年龄为 58 岁。

多无临床症状，一般不伴有其他胸腺瘤中常见的重症肌无力或其他自身免疫病。大体见，肿瘤多有完整包膜，少数（10%）伴微小浸润，切面呈囊性或部分囊性。光镜下见，肿瘤性上皮细胞形成多数散在的小结节，其周围绕以丰富的淋巴细胞样间质。上皮性结节由无明显异型性的梭形或卵圆形细胞组成，核卵圆形，核仁不明显，似 A1 型胸腺瘤；核分裂少或无；有时上皮细胞形成菊形团；上皮性结节内淋巴细胞稀少。淋巴样间质内常见伴有明显生发中心的滤泡，并可见数量不等的成熟浆细胞。缺乏胸腺小体和血管周间隙，没有致密的纤维间隔和厚的包膜，包膜下常见明显的微囊肿或大囊肿。

免疫组化染色显示，微结节内上皮细胞 CK5/6 和 CK19 阳性，60%CD57 阳性，CD 阴性；囊肿部分 CK5/6、CK7、CK8、CK19、上皮膜抗原（EMA）阳性；淋巴样间质区多数为 CD20 阳性的 B 细胞，可有局灶性 CD3、CD5 阳性为主的成熟 T 细胞区，可见 CD1a、CD99、末端脱氧核苷酸转移酶（TdT）阳性的未成熟 T 细胞散在或分布在围绕上皮性结节的狭带区。组织起源上，可能起源于胸腺髓质上皮细胞。

肿瘤局部切除可治愈，尚未

见复发、转移和相关死亡的报道。

（王国平 李娜萍）

huàshēngxíng xiōngxiànliú

化生型胸腺瘤（metaplastic thymoma）

一种由上皮细胞和细长梭形细胞交互组成的胸腺肿瘤。又称多角形和梭形细胞混合性双向型胸腺瘤、低度恶性化生型胸腺瘤、肉瘤样间质型胸腺瘤。罕见，发病年龄53岁，男性占优。

临床一般无明显症状，也不伴有重症肌无力或其他围肿瘤期综合征，少数可出现咳嗽症状。大体见，肿瘤境界清楚，有完整包膜，偶可呈出牙状浸润。切面灰白、均质、有弹性。光镜下见，肿瘤呈典型的双向结构，由上皮细胞与梭形细胞相互交织组成，两种成分在肿瘤不同区域、或不同病例中差别很大。上皮细胞可呈岛状、梁状、索状或旋涡状，伴有鳞状细胞特征但缺乏细胞间桥和角化珠。细胞多角形、卵圆形或胖梭形，核空泡状、有小而明显的核仁。有时也可出现大的空泡状或浓染的核、核内包涵体，但核分裂罕见。上皮细胞岛内或周围可出现细分支状的透明或硬化性物质。梭形细胞呈束状或车辐状排列，细胞大小一致，核染色质细腻、核分裂罕见，在罕见的复发病例中，梭形细胞可出现核异型和活跃的核分裂。上皮岛与梭形细胞束可分界清楚或两者逐渐融合。通常肿瘤中淋巴细胞稀少，但有些病例可伴少量淋巴细胞和浆细胞浸润。肿瘤内缺乏厚的纤维间隔，肿瘤边缘常可见被包入的残余胸腺组织。

免疫组化染色显示，上皮细胞 AE1/AE3 阳性，上皮膜抗原（EMA）阳性不稳定，CD5 胞膜阴性，CD20 阴性；梭形细胞 AE1/AE3、EMA 阴性或灶性弱阳性，波形蛋白（vimentin）阳性，肌动蛋白（actin）灶性阳性，CD20 阴性；Ki-67 增殖指数<5%；肿瘤内淋巴细胞为成熟 T 细胞表型。组织起源上，属一种胸腺上皮性肿瘤，梭形细胞被认为是一种化生现象。

本病多数属于 Masaoka Ⅰ 期（75%）和 Ⅱ 期（17%），预后较好，偶可复发和引起死亡。

（王国平 李娜萍）

xiǎnwēijìng xià xiōngxiànliú

显微镜下胸腺瘤（microscopic thymoma）

胸腺内多灶性上皮增生，增生灶直径<1cm 的肿瘤。主要发生在伴有重症肌无力的胸腺内。大体常见不到明确的肿块。光镜下见，微小胸腺瘤可以发生在胸腺皮质或髓质。肿瘤细胞有明显的异质性，细胞大小一致或具明显多形性，多角形、卵圆形或胖梭形；上皮内常缺乏成熟 T 淋巴细胞。

（王国平 李娜萍）

yìnghuàxìng xiōngxiànliú

硬化性胸腺瘤（sclerosing thymoma）

间质中含有丰富胶原的胸腺瘤。极罕见。肿瘤的上皮细胞形态和淋巴细胞含量可类似各种经典类型的胸腺瘤。大体见，肿瘤呈浅棕色、实性，不伴出血和坏死。光镜下见，广泛玻璃样变性的胶原成分可占据肿瘤的85%～90%，所有肿瘤都可见到灶性的经典胸腺瘤区域。这种间质是由肿瘤上皮细胞释放的成纤维因子刺激引起的。肿瘤完全切除后无并发症发生。

（王国平 李娜萍）

xiōngxiàn zhīfángliú

胸腺脂肪瘤（thymolipoma）

由脂肪和胸腺组织构成生长缓慢的良性胸腺肿瘤。罕见。多位于前纵隔心旁区，可发生于任何年龄，但常见于青少年，无明显性别差异。一般无症状，少数因肿瘤巨大而有胸痛、咳嗽、呼吸困难等，少数可能出现重症肌无力或伴发再生障碍性贫血和甲状腺功能亢进。大体见，肿瘤呈分叶状，界限清楚。切面上，在黄色的脂肪组织内夹杂有不规则的深色胸腺组织。光镜下见，肿瘤由丰富的成熟脂肪组织构成，其内夹杂残存的胸腺组织，可呈萎缩的带状胸腺上皮或含有大量钙化胸腺小体的片状区域，可出现肌样细胞（图 1）。罕见病例中，胸腺瘤可能生长于胸腺脂肪瘤内。该瘤生长缓慢，局部切除可治愈。

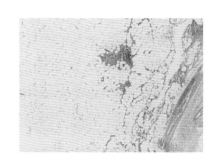

图 1　胸腺脂肪瘤（HE×40）

（王国平 李娜萍）

xiōngxiàn zhīfáng xiānwéi xiànliú

胸腺脂肪纤维腺瘤（thymic lipofibroadenoma）

发生在胸腺，由成熟脂肪组织和增生的纤维组织构成的肿瘤。见于伴纯红细胞发育不全患者。光镜下见瘤组织内纤维组织呈宽带状和实性片状，不均匀地穿插在脂肪组织中，部分纤维胶原化、透明变性。纤维和脂肪组织内散在较多梁索状和团巢状的上皮成分，上皮细胞呈卵圆形或多角形，胞质中等量，核卵圆形，大小一致，可见核仁。纤维和脂肪组织内可见同心圆样上皮细胞团和微囊结构，间质散在少量淋巴细胞。

(王国平 李娜萍)

胸腺神经内分泌肿瘤 (thymic neuroendocrine tumor)

xiōngxiàn shénjīng-nèifēnmì zhǒngliú

由神经内分泌细胞组成的胸腺上皮性肿瘤。主要（或完全）由神经内分泌细胞组成的胸腺上皮性肿瘤，被列为胸腺神经内分泌癌（NEC）。具有 NEC 和胸腺瘤或胸腺癌混合特点的肿瘤，被归入混合性胸腺上皮性肿瘤。胸腺上皮性神经内分泌肿瘤分为高分化神经内分泌癌和低分化神经内分泌癌，前者包括典型类癌和非典型类癌，后者包括小细胞神经内分泌癌和大细胞神经内分泌癌。①典型类癌：缺乏坏死区域，核分裂少（<2/10HPF），表现出各种器官样特点，肿瘤细胞形态一致，多角形，胞核相对较小，染色质细颗粒状，胞质嗜酸性颗粒样。常见淋巴管侵犯。②非典型类癌：表现为坏死区和非坏死区的核分裂达 10/10HPF；缺乏坏死区，但核分裂（2~10)/10HPF。非典型类癌更常表现出某种程度的核多形性，多达 30% 的病例中出现钙化。③大细胞神经内分泌癌：核分裂 >10/10HPF，坏死几乎始终存在，且更广泛。④小细胞神经内分泌癌：肿瘤细胞小，核分裂也 >10/10HPF。

免疫组化染色显示，瘤细胞 AE1/AE3、突触素（Syn）、嗜铬粒蛋白 A（CgA）、CD56 及神经元特异性烯醇化酶（NSE）阳性，大多数类癌至少应表达两种上述神经内分泌标志物；大多数胸腺神经内分泌肿瘤中有部分瘤细胞可检测到激素，如促肾上腺皮质激素（ACTH）、人绒毛膜促性腺激素（β-hCG）、生长抑素、降钙素等，但检测到的激素与临床症状之间并没有密切关系；甲状腺转录因子 1（TTF-1）阴性。

胸腺神经内分泌肿瘤可浸润纵隔脂肪组织、邻近器官、胸膜或心包膜；早期或晚期（1~10 年）局部或全身的复发常见；30%~50% 可发生纵隔、颈部和锁骨上淋巴结转移及全身性转移。肿瘤分期为最重要的预后因素，非典型类癌 5 年生存率 50%~82%；胸腺低分化神经内分泌癌（包括小细胞型和大细胞型）及伴有类癌和鳞状细胞癌混合特点的神经内分泌癌均具高侵袭性，患者多在 1~4 年内死亡。由于胸腺 NEC 对放化疗不敏感，故手术切除原发瘤是最重要的治疗手段。

(王国平 李娜萍)

胸腺典型类癌 (thymic typical carcinoid)

xiōngxiàn diǎnxíng lèi'ái

由含颗粒状胞质、多角型细胞组成的胸腺高分化神经内分泌肿瘤。瘤细胞排列呈实性巢状、带状、扇形、菊形团样及腺体样结构，核分裂率低，缺乏坏死。光镜下见，瘤细胞呈较一致的多角形，核较小且大小一致，染色质细颗粒状，50% 以上的病例可见小梁状和菊形团状结构，具有丰富的血管间质；核分裂 <2/10HPF，无坏死（图 1）。

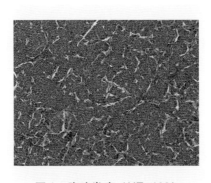

图 1 胸腺类癌 (HE×100)

(王国平 李娜萍)

胸腺不典型类癌 (thymic atypical carcinoid)

xiōngxiàn bùdiǎnxíng lèi'ái

具有典型类癌结构特点但核分裂增多和/或伴有坏死灶（包括粉刺样坏死）的胸腺高分化神经内分泌肿瘤。与典型类癌比较，非典型类癌的瘤细胞表现出一定的核多形性，罕见出现"间变"细胞；核分裂活性增高，可达（2~10)/10HPF；瘤细胞可表现出灶性的弥漫性生长方式，约 30% 的病例可见钙化。

胸腺非典型类癌还可有以下变异类型：①梭形细胞类癌：是最常见的胸腺类癌亚型，瘤细胞梭形，排列成束状。②色素性类癌：部分肿瘤细胞胞质内出现黑色素颗粒，也可混有吞噬了黑色素颗粒的噬黑色素细胞。③伴有淀粉样物质的类癌：间质内有淀粉样物质沉积，经刚果红染色可明确，瘤细胞常为梭形，表达降钙素。与甲状腺髓样癌无法区分。④嗜酸细胞类癌：罕见，肿瘤由大多角形细胞组成，胞质明显嗜酸性。⑤黏液性类癌：罕见，肿瘤体积常较大，直径 >8cm，伴有明显的阿辛蓝（AB）染色阳性的黏液样基质，类似转移性黏液癌，但可见局灶性典型类癌成分。⑥血管瘤样类癌：罕见，肿瘤内见多量充满血液的大腔隙，似血管瘤，但腔隙内衬覆肿瘤细胞而非内皮细胞。⑦类癌伴肉瘤变：表现为高分化类癌成分中出现肉瘤样梭形细胞成分，可为纤维肉瘤样，或伴肌样、骨样、软骨样分化。临床表现为高度侵袭性。⑧作为其他混合性肿瘤成分之一的类癌：类癌与胸腺小细胞癌、胸腺瘤、胸腺癌尤其是鳞状细胞癌、腺鳞癌、未分化癌混合，也可作为胸腺成熟囊性畸胎瘤成分出现。

(王国平 李娜萍)

胸腺大细胞神经内分泌癌

xiōngxiàn dàxìbāo shénjīng-nèifēnmìʾái

（thymic large cell neuroendocrine carcinoma） 由具有神经内分泌形态学特点的大细胞组成的胸腺高级别神经内分泌肿瘤。光镜下见，坏死通常广泛，核分裂>10/10HPF，肿瘤细胞分化差，异型性明显，可出现明显的瘤巨细胞。仅凭形态学常无法与肺大细胞神经内分泌癌区别。胸腺大细胞神经内分泌癌5年生存率为30%~66%。

（王国平　李娜萍）

胸腺小细胞癌

xiōngxiàn xiǎoxìbāoʾái

（thymic small cell carcinoma） 由小神经内分泌细胞构成的胸腺高级别神经内分泌肿瘤。光镜下见，肿瘤细胞境界不清，呈小的圆形、卵圆形或梭形，胞质少；核大小形态一致，染色质细颗粒状，核仁不明显，核分裂指数高，瘤细胞凋亡现象明显。形态学特点与肺小细胞癌无法区分。可出现混合性小细胞癌亚型，即含有非小细胞癌成分（如鳞状细胞癌或腺癌）的小细胞癌。本病预后较差，中位生存期为13.75个月。5年生存率为0%。

（王国平　李娜萍）

胸腺鳞状细胞癌

xiōngxiàn línzhuàngxìbāoʾái

（thymic squamous cell carcinoma） 发生于胸腺的具有鳞状细胞分化的恶性上皮性肿瘤。与其他器官的鳞状细胞癌有同样的组织学特征，伴（或不伴）有明显的角化。鳞状细胞癌是最常见的胸腺癌亚型。肿瘤发生在前纵隔，常侵犯邻近的肺组织。临床常有胸痛、咳嗽、上腔静脉综合征等，无重症肌无力、纯红细胞发育不全，但围肿瘤期可发生多发性肌炎。

大体形态肿瘤常无包膜，切面，肿瘤坚实，易伴坏死、出血，缺乏胸腺瘤常见的纤维分隔和囊性变。光镜下表现同其他器官的同名肿瘤。癌细胞由大的多角形细胞组成，排列成不规则的细胞巢，胞质嗜伊红（图1），胞核空泡状，核仁明显。纤维间质常广泛透明变，可见小叶状结构和一些血管周间隙，间质内浸润的淋巴细胞成熟而缺乏不成熟T细胞，常混合有浆细胞。

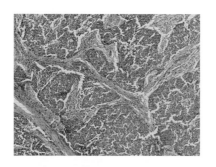

图1　胸腺鳞癌（HE×100）

免疫组化染色显示，癌细胞CD5（图2a）、CD70、CD117阳性（图2b）；胸腺瘤中除部分B3型胸腺瘤外，其他胸腺瘤CD5均阴性；其他器官的鳞癌CD5、CD70均阴性，据此可判断前纵隔鳞状细胞癌的来源；鼻咽癌和霍奇金淋巴瘤CD70可阳性；2/3的胸腺鳞癌表达突触素（Syn）、嗜铬粒蛋白A（CgA）、CD56等神经内分泌标志物的一项或多项，呈灶性或广泛分布。组织起源上，胸腺鳞癌可能起源于胸腺上皮干细胞。因部分混合性胸腺上皮性肿瘤含有鳞癌或经典的胸腺瘤（常见B3）成分，故某些胸腺鳞癌起源于已存在的胸腺瘤。

胸腺鳞癌常侵犯肺、心包和大血管，多数病例手术时已属于Masaoka Ⅲ期和Ⅳ期。其预后主要取决于肿瘤分期与分级。

（王国平　李娜萍）

胸腺基底细胞样癌

xiōngxiàn jīdǐxìbāoyàngʾái

（thymic basaloid carcinoma） 一种基底细胞样瘤细胞呈致密小叶状结构的胸腺癌。又称胸腺基底细胞样鳞状细胞癌。极罕见，仅占胸腺癌的5%。临床可表现纵隔包块相关的症状，如胸痛或呼吸困难。围肿瘤期不伴重症肌无力等自身免疫病。

大体见，肿瘤直径5~20cm，多数界限清楚，灰白灰褐色，周围包绕薄层纤维膜，可伴局部出血、囊性变。光镜下见，基底细胞癌由单一的小到中等大小细胞组成（图1a），细胞柱状、圆形或卵圆形，细胞质少、核质比高、胞质边界不清；核圆形或卵圆形、浓染、核仁不明显，核分裂易见；细胞杂乱地排列呈小梁状、索状、岛状和巢状，偶尔可见瘤细胞巢

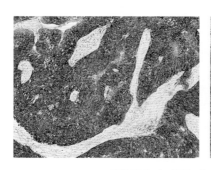

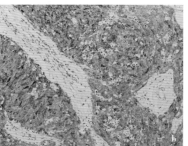

a. CD5阳性（×100）；b. CD117阳性（×100）。

图2　胸腺鳞癌免疫组化

中央角化，伴有淡染化生性鳞状上皮构成的向心性旋涡状结构，与基底样细胞相连续；巢周瘤细胞伸长，显示明显的栅栏状结构，似皮肤基底细胞癌的形态。可见明显血管周围间隙；部分病例可显示小球状嗜伊红基底膜样物质沉积；肿瘤内可见许多形成不良的腺样囊性间隙，内衬基底样细胞，间隙中含过碘酸希夫（PAS）染色阳性或黏液卡红阴性基质黏蛋白。伴有基底细胞样癌的多房性胸腺囊肿囊壁内衬良性形态的鳞状上皮，鳞状上皮可与基底样肿瘤细胞发生随机混合。

免疫组化染色显示，基底细胞样癌表达 P40（图 1b）、P63、CD117、角蛋白和上皮膜抗原（EMA）。与其他胸腺癌一样，也表达 CD5；S-100 蛋白、神经元特异性烯醇化酶（NSE）、嗜铬粒蛋白 A（CgA）、突触素（Syn）为阴性。本病 30% 的病例有肺和肝转移。

（王国平　李娜萍）

xiōngxiàn niányè biǎopíyàng'ái

胸腺黏液表皮样癌（thymic mucoepidermoid carcinoma）

胸腺原发由鳞状细胞、黏液产生细胞和中间型细胞组成的一种胸腺癌亚型。罕见。与其他器官的黏液表皮样癌极其相似。约占胸腺癌的 2%。多见于老年人。临床不伴有重症肌无力。大体见，肿瘤切面呈结节状，有纤维带和黏液样外观。光镜下见，鳞状细胞分化区域呈实性或形成部分囊肿的内衬，细胞轻到中度异型，核分裂罕见；黏液产生细胞为多角形、柱状或杯状，形成实性团块或内衬囊肿，过碘酸希夫（PAS）染色强阳性；中间型细胞多角形或梭形，胞质中等、呈嗜伊红色，核圆形、卵圆形，染色质细。本病为低度恶性，预后较好。

（王国平　李娜萍）

xiōngxiàn línbāshàngpíliúyàng'ái

胸腺淋巴上皮瘤样癌（thymic lymphoepithelioma-like carcinoma）

原发于胸腺，伴有淋巴细胞、浆细胞浸润的未分化癌。又称胸腺淋巴上皮样癌。类似鼻咽部未分化癌。与 EB 病毒（EBV）感染可能有（或没有）关联。对于那些伴有致密纤维间质、无显著淋巴细胞样浸润但 EBV 阳性的未分化癌，暂时归入此类肿瘤。本病罕见，较多见于男性，发病中位年龄 41 岁，发病双峰年龄分别为 14 岁和 48 岁。临床常有胸痛、咳嗽、呼吸困难等症状，多数晚期患者有上腔静脉综合征，可伴多肌炎，在儿童有肥大性肺骨关节病和肾病综合征。通常不伴重症肌无力。

大体见，肿瘤实性，包膜不完整，切面黄白色，伴有坏死。光镜下见，肿瘤细胞大，合体状排列，细胞界限不清；核大、空泡状、含有 1 个或多个明显的嗜酸性核仁；核拥挤，可出现核重叠，核分裂易见；伴有淋巴浆细胞间质，淋巴细胞不仅出现在间质，也混杂在癌细胞之间。常可见肿瘤坏死灶。的组织学表现可以与伴有淋巴浆细胞间质的低分化鳞状细胞癌有重叠。本病的诊断被限定为类似鼻咽部未分化癌典型组织学表现的肿瘤。

免疫组化染色显示，肿瘤细胞 AE1 强阳性，AE3 阴性；CK7 和 CK20 也阴性；CD5 可局部表达或完全不表达；癌细胞表达 BCL-2。多数淋巴样细胞 CD3、CD5 阳性，CD1a、CD99、末端脱氧核苷酸转移酶（TdT）阴性。间质和癌细胞之间有少量 CD20 阳性的 B 细胞；浆细胞为多克隆性。组织起源上，可能起源于胸腺上皮细胞。

本病高度恶性，预后差。88% 患者平均生存期 16 个月。EBV 存在与否无预后意义。

（王国平　李娜萍）

xiōngxiàn ròuliúyàng'ái

胸腺肉瘤样癌（thymic sarcomatoid carcinoma）

部分（或全部）肿瘤在形态学上类似软组织肉瘤的胸腺癌。又称癌肉瘤、梭形细胞胸腺癌。少见，仅占所有胸腺癌的 7%。好发年龄 40~90 岁。临床表现为咳嗽、呼吸困难、吞咽困难、胸痛、体重减轻或上腔静脉综合征。影像学常提示前纵隔巨大包块。

大体见，肿瘤无包膜，常伴有浸润性边界，切面灰白色，鱼肉样，伴有不同程度的坏死、出血及微囊形成。光镜下表现为肉瘤样和癌性成分的紧密混合，有

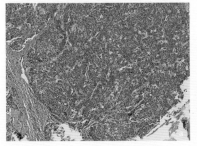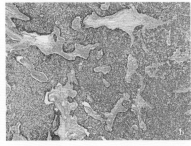

a. HE×100；b. P40 阳性（×40）。

图 1　胸腺基底细胞样癌

时癌性成分可能不易察觉，仅能借助免疫组化染色或电镜才能证实。癌性成分通常由黏合性簇状或片状低分化上皮细胞组成，核异型性明显，有时可表现出明显的鳞状分化。肉瘤样成分细胞呈梭形，排列成束状或车辐状，核具多形性、染色质粗、核仁明显，核分裂常见。肿瘤中可出现异质性成分，以横纹肌肉瘤样成分最常见，偶见骨肉瘤样成分。在横纹肌肉瘤样区域，可见伴有横纹的梭形细胞以及伴有丰富嗜酸性原纤维胞质的大细胞。在骨肉瘤样成分中，可见肿瘤细胞产生的骨样组织。

免疫组化染色显示，癌性成分表达细胞角蛋白（CK）和上皮膜抗原（EMA）；在肉瘤样区域，CK 阳性的肿瘤细胞可丰富、缺乏或缺失；在横纹肌肉瘤样成分中，可见结蛋白（desmin）、肌动蛋白（actin）、成肌蛋白（myogenin）、myoD1、肌红蛋白（myoglobin）的不同表达，CD5 阴性。组织起源上，肉瘤样成分可能源于癌性成分的化生，其中肿瘤细胞逐渐丧失其上皮特点，同时获得间叶或间叶样特点。也可能源于多向分化的原始细胞。

本病为侵袭性肿瘤，常侵犯邻近胸膜、肺及心包，并侵蚀纵隔中的主要血管。常转移至纵隔淋巴结和实质器官（特别是肺）。多数患者均在确诊后 3 年内死亡。

（王国平　李娜萍）

xiōngxiàn tòumíngxìbāo'ái
胸腺透明细胞癌（thymic clear cell carcinoma）

主要或完全由胞质透明的细胞组成的胸腺癌。又称伴透明细胞特征的胸腺癌。罕见，透明细胞癌仅占胸腺癌的 3%。发病年龄范围在 33~84 岁，男性略多。临床无症状或表现出与纵隔包块相关的症状，如胸痛、呼吸困难。未见肿瘤相关的自身免疫病。

大体见，包膜完整、无浸润性，或广泛浸润周围组织。切面实性或囊性，伴或不伴出血和局灶性坏死。光镜下表现与其临床侵袭性不符、不活跃的细胞学特点。肿瘤细胞呈较一致的多角形、胞界清晰、胞质丰富透明状（因糖原聚集）或颗粒状，有时可轻微嗜酸性，轻度细胞多形性；胞核圆形或卵圆形、泡状、中度异型、核仁小而清晰；癌细胞被致密纤维间质包绕成巢状、分叶状、片状，缺乏肾透明细胞癌转移灶的血窦状脉管结构特点（图 1）。偶见肿瘤内少数散在的淋巴细胞、微灶性鳞状分化或局灶性坏死。

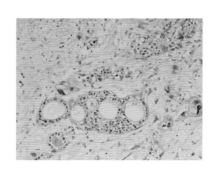

图 1　胸腺透明细胞癌（HE×200）

免疫组化染色显示，癌细胞角蛋白（CK）阳性，但 CK7 表达可能缺失，20% 病例表达上皮膜抗原（EMA）；与其他类型胸腺癌类似，部分表达 CD5；胎盘碱性磷酸酶（PLAP）、波形蛋白（vimentin）、癌胚抗原（CEA）和 S-100 蛋白阴性，不含 CD1a、CD99、末端脱氧核苷酸转移酶（TdT）阳性的未成熟 T 淋巴细胞。

本病高度恶性、侵袭性强，常见局部复发和转移。

（王国平　李娜萍）

xiōngxiàn rǔtóuzhuàng xiàn'ái
胸腺乳头状腺癌（thymic papillary adenocarcinoma）

一类以显著的乳头样生长为特征的原发性胸腺癌。罕见。发生年龄29~70 岁，男女发病率相当。临床表现为增大的前纵隔包块，肿瘤可为囊性。尚未见重症肌无力或纯红细胞发育不全等副肿瘤综合征表现。

大体见，肿瘤包膜不完整，切面呈不规则分叶状，色白，质硬，可见含浆液性-血性液体的明显囊性结构。多数病例中可见与邻近肺、胸膜、心包膜的粘连或直接侵犯。光镜下见，肿瘤呈乳头或小管-乳头状生长方式，小管及乳头表面被覆均一的单层立方状或圆柱状细胞，偶尔可见肾小球样排列；肿瘤细胞质嗜酸性或透明，核圆形或卵圆形，染色质粗、浓染，可见小而明显的核仁，核分裂（1~7）/10HPF；可出现沙砾体，有散在的凝固性坏死；肿瘤侵犯邻近胸腺外组织，伴有致密胶原间质，或广泛地侵入淋巴管（如胸膜下或肺内血管周淋巴管）。在大多数病例中，A 型胸腺瘤可为肿瘤内的一种成分。

免疫组化染色显示，癌细胞不同程度表达 LeuM1 和 BerEP4，癌胚抗原（CEA）及 CD5 也可为阳性，但 CD20、甲状腺球蛋白（Tg）、甲状腺转录因子 1（TTF-1）和钙网膜蛋白（calretinin）阴性。肿瘤内无 CD99 阳性的淋巴细胞，但在共存的胸腺瘤部分可出现。组织起源上，因可见到共存的 A 型胸腺瘤成分，推测乳头状腺癌源于 A 型胸腺瘤的恶性转化。

本病有较高的术后复发率和局部播散。

（王国平　李娜萍）

xiōngxiàn fēi rǔtóuzhuàng xiàn'ái

胸腺非乳头状腺癌（thymic non-papillary adenocarcinoma）

缺乏乳头状结构的胸腺癌。罕见。包括起源于胸腺囊肿的管状腺癌，腺样囊性癌样肿瘤以及胸腺黏液（胶样）癌。管状腺癌由不同分化的腺管状结构构成。腺样囊性癌样肿瘤与涎腺的腺样囊性癌相似，由基底样细胞巢及不同数量的充以均质或颗粒状嗜碱性基底膜样物质的假囊构成。可见筛状结构。黏液癌与胃肠道的黏液癌相似，细胞胞质含丰富的黏液，类似杯状细胞或印戒样细胞。大量细胞外黏液可形成黏液池或使腺体扩张。黏液池中可见小团肿瘤细胞漂浮。

（王国平 李娜萍）

xiōngxiàn bàn t（15；19）yìwèi de ái

胸腺伴 t（15；19）易位的癌［thymic carcinoma with t（15；19）translocation］

发生于纵隔和其他中线器官，具有侵袭性和致死性行为的胸腺癌。又称侵袭性 t（15；19）-阳性癌，中线致死性癌。罕见。组织起源和病因学不明。发病年龄 3~35 岁，中位年龄 15 岁，均发生于儿童和青年人。t（15；19）-阳性癌发生于膈肌上中线器官，纵隔内胸腺附近，其他原发部位包括会厌部、鼻窦区、肺以及膀胱。胸内肿瘤病例常出现胸腔积液和上腔静脉综合征。

光镜下以瘤细胞未分化、中等大小、核分裂旺盛为特点。常见由条片状未分化细胞与上皮内淋巴细胞形成的复合结构，此结构类型与淋巴上皮瘤样癌无法区分。常见局灶性鳞状分化，而腺样分化（黏液表皮样癌）罕见。免疫组化染色显示，肿瘤细胞广谱细胞角蛋白（PCK）阳性；波形蛋白（vimentin）、上皮膜抗原（EMA）以及癌胚抗原（CEA）阳性表达不一致，通常为局灶阳性；CD30、CD45、胎盘碱性磷酸酶（PLAP）、HMB45、S-100 蛋白和神经内分泌标志物阴性。

本病预后极差，临床过程极具侵袭性，转移常见，尤以骨转移多见，也可累及淋巴结、肺、皮肤和皮下软组织。生存期范围 6~67 周，平均 18 周。

（王国平 李娜萍）

hùnhéxìng xiōngxiàn shàngpíxìng zhǒngliú

混合性胸腺上皮性肿瘤（combined thymic epithelial neoplasm）

包含至少两种不同成分的胸腺上皮性肿瘤。每一种成分都对应一种组织学上的胸腺瘤和/或胸腺癌类型（包括神经内分泌癌）。又称混合性胸腺瘤、混合性胸腺瘤-胸腺癌、混合性神经内分泌癌-胸腺瘤。

B 型胸腺瘤各亚型的不同混合性肿瘤较常见，占 10%~15%，其中混合性 B2/B3 亚型最常见；混合性 B3 胸腺瘤-胸腺鳞状细胞癌略常见；而由 A 型或 AB 型胸腺瘤与 B 型胸腺瘤亚型或胸腺癌结合的混合性肿瘤以及混合性神经内分泌癌-胸腺瘤、混合性神经内分泌-非神经内分泌胸腺癌均十分少见。

本病病因不明，可能源自胸腺瘤/胸腺癌的去分化或一种多潜能胸腺上皮前体细胞的双向分化。混合性胸腺瘤与单个成分的胸腺瘤并无差异，重症肌无力是最常见的围肿瘤期临床表现。在混合性神经内分泌胸腺癌-胸腺瘤的重症肌无力患者中，亦可见纯红细胞发育不全和类癌综合征。

大体见，混合性肿瘤与非混合性肿瘤无差异。光镜下见，在胸腺瘤和胸腺癌中，80%以上混合性肿瘤含有典型 B2 和 B3 分化区域。其他如 B1 和 B2 亚型混合（10%）、B3 和非神经内分泌胸腺癌混合（5%~7%），罕见类型有 AB 型与 B2 型胸腺瘤混合，A 型胸腺瘤与胸腺癌混合。大多数混合性肿瘤中的癌成分为鳞状细胞癌，其他如淋巴上皮样癌、类癌、肉瘤样/间变性癌或未分化癌不常见。在神经内分泌癌中，肿瘤可为类癌成分（常为非典型类癌）、小细胞癌或大细胞神经内分泌癌成分组成。在混合性肿瘤中，各种肿瘤成分均应占到一定比例，在苏木精-伊红（HE）染色下易识别。少许散在的神经内分泌标志物阳性上皮细胞可以在罕见的常规胸腺瘤和许多胸腺癌中观察到，不属于混合性肿瘤。诊断时应注明每种成分的大致百分比。

肿瘤中最具侵袭性的成分决定预后。多数混合性胸腺上皮性肿瘤为 Masaoka Ⅱ期（45%）和Ⅲ期（29%），Ⅰ期较少（6%）；常伴有胸膜、肺、淋巴结的胸腔内转移。

（王国平 李娜萍）

xiōngxiàn wèifēnhuà'ái

胸腺未分化癌（thymic undifferentiated carcinoma）

以实性、未分化模式生长但缺乏肉瘤样（梭形细胞、多型性、化生性）特点的胸腺癌。罕见。确定其上皮性质通常需要免疫组化技术，诊断采用排除法。在儿童和青壮年，伴 t（15；19）易位的癌应通过细胞遗传学或反转录聚合酶链反应（RT-PCR）排除。在成年人，应与侵入或转移到纵隔的肺大细胞癌鉴别。不伴有可辨别（免疫组化）分化的小细胞癌传统上归入胸腺神经内分泌癌。

（王国平 李娜萍）

zònggé suǐ wài zàoxuè

纵隔髓外造血 (mediastinal extramedullary hemopoiesis)

发生于纵隔的骨髓外造血组织良性增生。见于慢性贫血性疾病或骨髓造血功能障碍者。纵隔髓外造血极少见。临床上多无明显症状。大体形态病变组织呈暗红或深红色。光镜下见，病灶呈结节状，由成熟的脂肪组织和其内聚集的各阶段幼红细胞、幼粒细胞及散在分布的巨核细胞组成，似活跃造血期的骨髓组织。

(王国平　李娜萍)

zònggé zhīfángliú

纵隔脂肪瘤 (mediastinal lipoma)

发生在纵隔，向脂肪组织分化的良性间叶肿瘤。常位于心缘旁及心膈角处。肿瘤由成熟脂肪组织构成，不含胸腺实质成分。由成熟脂肪细胞和良性梭形平滑肌细胞混合组成的肿瘤称平滑肌脂肪瘤，其他罕见的良性脂肪瘤样肿瘤包括脂肪母细胞瘤/脂肪母细胞瘤病、冬眠瘤和血管脂肪瘤。

(王国平　李娜萍)

zònggé xiānwéiliú

纵隔纤维瘤 (mediastinal fibroma)

纵隔间质或胸腺间质组织原发的良性成纤维细胞性肿瘤。少见，可发生于纵隔的任何部位，可以是纵隔间质原发或源于胸腺间质组织。临床上，部分患者可伴发胸腔积液。大体见，肿瘤常为局部包块，境界清楚。光镜下组织学表现同其他部位纤维瘤。

(李娜萍)

zònggé niányèliú

纵隔黏液瘤 (mediastinal myxoma)

由星状肿瘤细胞与富于黏液的间质背景组成的纵隔内良性肿瘤。少见，常缓慢生长形成巨大肿块。大体见，肿瘤包膜完整，切面灰白胶冻状，可见较致密纤维束穿行于内。光镜下见，星状肿瘤细胞位于富于黏液的间质背景中是其特点。

(王国平　李娜萍)

zònggé huángsè ròuyázhǒng

纵隔黄色肉芽肿 (mediastinal xanthogranuloma)

发生在纵隔的以泡沫样细胞为主构成的肉芽肿病变。又称纵隔黄色纤维瘤。有良性和恶性之分。恶性者又称黄色纤维肉瘤，常见于后纵隔。大体见，肿瘤较大，直径达15cm以上。质地坚实，切面黄褐色。光镜下见，束状的梭形成纤维细胞排列成典型的车辐状，其间夹杂数量不等的泡沫样细胞（黄色瘤细胞）和炎症细胞。本病应与黄色瘤样神经鞘瘤相鉴别。恶性者，细胞出现异型、可形成瘤巨细胞，核分裂增多。

(王国平　李娜萍)

zònggé tánxìng xiānwéi zhīfángliú

纵隔弹性纤维脂肪瘤 (mediastinal elastofibrolipoma)

由弹性组织与脂肪组织增生形成的纵隔内良性肿瘤。罕见。影像学显示为前纵隔内的单个肿块，边界清晰。光镜下见，肿瘤由弹性纤维瘤和脂肪瘤成分混合形成，纤维组织内杂乱分布一些线状或球样嗜酸性沉积物，经弹性纤维染色或电镜证实为弹性组织。

(王国平　李娜萍)

zònggé màiguǎnliú

纵隔脉管瘤 (mediastinal vascular tumor)

纵隔内血管或淋巴管源性肿瘤。罕见，占纵隔肿瘤的0.5%~1.5%，其中10%~30%属恶性。可发生于纵隔的任何部位，以前上纵隔居多。在儿童，纵隔淋巴管瘤是常见的纵隔肿瘤，海绵状血管瘤以及毛细血管瘤均较少见，可并发卡萨巴赫-梅里特(Kasabach-Merritt)综合征。血管

外皮细胞瘤、上皮样血管外皮细胞瘤和血管肉瘤（后者通常发生自胸腺生殖细胞肿瘤）也有少数报道。

(王国平　李娜萍)

zònggé xuèguǎnliú

纵隔血管瘤 (mediastinal hemangioma)

发生在纵隔，由血管增生形成的良性肿瘤。与身体其他部位发生的血管瘤一样，分为毛细血管性、海绵状和静脉性3种。海绵状血管瘤在纵隔更常见，多见于成年人。儿童的血管瘤内皮细胞增生较明显（良性血管内皮瘤）。纵隔血管瘤体积常较大，边界呈浸润性，偶可见核分裂象。光镜下表现与其他部位软组织同名肿瘤一致。免疫组化染色显示，瘤细胞表达CD31、CD34、FⅧ因子相关蛋白和Fli-1。

(王国平　李娜萍)

zònggé línbāguǎnliú

纵隔淋巴管瘤 (mediastinal lymphangioma)

发生在纵隔淋巴管的真性肿瘤或错构瘤。前上纵隔多见。在小儿，纵隔淋巴管瘤常为颈部囊状水瘤延伸而来。大体见，肿瘤囊状、海绵状。光镜下见，增生的淋巴管内衬扁平内皮细胞，腔内含淡红染淋巴液而非血液。免疫组化染色显示，瘤细胞表达D2-40、VEGFR-3，不表达FⅧ因子相关蛋白。

(王国平　李娜萍)

zònggé línbāguǎn wàipíliú

纵隔淋巴管外皮瘤 (mediastinal lymphangiopericytoma)

由排列成相互连缀索状的圆形或梭形瘤细胞与蜿行状的淋巴管腔隙组成的肿瘤。大体见，肿瘤可能与胸导管紧密相连，切面常呈海绵状，可含有乳糜样物。光镜下见，肿瘤细胞圆形或梭形，排列成相互连缀的索状，索与索之间

为匍行的微小腔隙，内衬扁平内皮细胞，腔内不含红细胞。瘤细胞与腔隙结构之间可有多少不等的纤维结缔组织，可夹杂成熟脂肪组织和淋巴细胞。瘤细胞少有奇异性核和核分裂象。免疫组化染色显示，瘤细胞表达波形蛋白（vimentin）、CD34 和 CD99。本病的生物学行为不能从其组织学形态来判断。

（王国平　李娜萍）

纵隔淋巴管肌瘤（mediastinal lymphangiomtoma）

zònggé línbāguǎn jīliú

发生在纵隔的由淋巴管及其周围增生的淋巴管肌细胞组成的良性肿瘤。大体呈囊状或海绵状。是一种由淋巴管及其周围增生的淋巴管肌细胞组成的肿瘤。病变局灶者为淋巴管肌瘤，弥漫者为淋巴管肌瘤病，可伴或不伴有肺实质累及。大体常见胸导管和纵隔淋巴结为灰红色肿块取代，肿块大时切面常呈多囊状，内含乳糜液。光镜下见，肿瘤由条索状、梁状或乳头状增生的淋巴管肌细胞和网状、窦样腔隙构成。淋巴管肌细胞胖梭形，核无异型，核分裂象罕见，多围绕腔隙和血管排列，腔隙内衬扁平内皮细胞，腔内空虚或含少量淋巴细胞。肿瘤内有时可见灶性淋巴细胞聚集。免疫组化染色显示，淋巴管肌细胞表达平滑肌肌动蛋白（SMA）、肌特异性肌动蛋白（MSA）、HMB45、Melan-A、雌激素受体（ER）和孕激素受体（PR），少数细胞可表达结蛋白（desmin）。

（王国平　李娜萍）

纵隔平滑肌瘤（mediastinal leiomyoma）

zònggé pínghuájīliú

发生于纵隔，源自食管平滑肌层或后纵隔血管主干的良性平滑肌肿瘤。少见，多位于后纵隔。临床出现吞咽困难、咳嗽和呼吸困难等症状。大体见，肿瘤呈结节状，常与周围食管、气管、血管粘连。光镜下组织学不学与身体其他部位平滑肌瘤相同，有时酷似神经鞘瘤。免疫组化染色显示，瘤细胞平滑肌肌动蛋白（SMA）、肌特异性肌动蛋白（MSA）及钙调蛋白结合蛋白（caldesmon）均阳性。

（王国平　李娜萍）

纵隔横纹肌瘤（mediastinal rhabdomyoma）

zònggé héngwénjīliú

纵隔内向骨骼肌分化的良性肿瘤。部分与胸腺有关，见于良性胸腺瘤中，为肿瘤细胞向骨骼肌分化。部分肿瘤与胸腺无关。光镜下见，瘤细胞含有丰富的嗜酸性胞质，免疫组化染色肌红蛋白（myoglobin）强阳性。

（王国平　李娜萍）

纵隔软骨瘤（mediastinal chondroma）

zònggé ruǎngǔliú

起源于纵隔的肋骨、胸骨的良性软骨细胞源性肿瘤。纵隔的软骨瘤主要来自肋软骨，故多位于前纵隔。大体及组织学病变与身体其他部位同类肿瘤相同。

（王国平　李娜萍）

纵隔骨软骨瘤（mediastinal osteochondroma）

zònggé gǔ-ruǎngǔliú

起源于纵隔的肋骨或椎骨的良性软骨细胞源性肿瘤。常源于脊椎而多见于后纵隔。大体及组织学病变与身体其他部位同类肿瘤相同。

（王国平　李娜萍）

纵隔孤立性纤维性肿瘤（mediastinal solitary fibrous tumor）

zònggé gūlìxìng xiānwéixìng zhǒngliú

发生于纵隔内（胸膜、胸腺或其他纵隔间质）具有局部侵袭能力的肿瘤。在所有孤立性纤维性肿瘤（SFT）中，纵隔 SFT 平均占 15%，成年人多见。纵隔 SFT 可能为胸膜 SFT 的延伸，也可发生于胸腺或其他纵隔间质。大体见，肿瘤体积较大，直径可达 16cm。光镜下见，组织学结构与细胞形态类似于胸膜孤立性纤维性肿瘤，肿瘤的梭形细胞与硬化性成分不同比率混合并组合成不均一的组织学形态。与胸膜孤立性纤维性肿瘤不同的是，超过 50% 的纵隔 SFT 具有更明显的肉瘤样转化倾向，如核分裂增多（1～4）/10HPF、出现细胞异型和凝固性坏死。

免疫组化染色显示，瘤细胞表达 CD34、CD99 和 BCL-2，不表达细胞角蛋白（CK）。与其他胸腺和纵隔梭形细胞肿瘤的免疫表型有不同（表1）。

纵隔原发性 SFT 较胸膜 SFT 侵袭性更强，局部复发率可高达 50% 并可晚期复发，但很少发生胸廓内转移，约 25% 患者可死于

表 1　孤立性纤维性肿瘤与其他胸腺及纵隔梭形细胞肿瘤免疫表型的比较

肿瘤类型	CD34	BCL-2	CD99	CK	S-100	结蛋白
孤立性纤维性肿瘤	+++	+++	+++	-	-	-/+
A 型胸腺瘤	-	-	-	+++	-	-
梭形细胞脂肪肉瘤	+++	+	+/-	-	+	-
滑膜肉瘤	-	+++	+/-	+/++	-	-
纤维瘤病	-	-	-	-	-	-
平滑肌瘤	-	-	-/+	-	-	+++
神经鞘瘤	-	+++>-	-	-	+++	-

该肿瘤。

（王国平　李娜萍）

纵隔卡斯尔曼病（mediastinal Castleman disease）

zònggé Kǎsī'ěrmànbìng

发生于纵隔，原因未明的特殊淋巴组织增生性疾病。又称血管滤泡性巨大淋巴结增殖症、巨大淋巴结增生。本病少见。各年龄均可发生，以成年人多见。临床表现为局限性或全身性的淋巴结肿大。局限性者以纵隔最常见，常形成肺门处境界清楚的圆形结节，多无临床症状。全身性者可伴发热、乏力、体重减轻、红细胞沉降率加快及多克隆性高丙种球蛋白血症。

病理特征为淋巴滤泡、毛细血管及浆细胞不同程度的增生。光镜下见：①玻璃样血管型：淋巴结内淋巴窦消失，淋巴滤泡增生、增大，滤泡内无生发中心但常可见一条或数条壁厚且玻璃样变的小血管，滤泡周边部分的小淋巴细胞围绕中央部呈同心层状排列，形似葱皮。滤泡间高内皮细胞小静脉增生明显，血管周围可见免疫母细胞、浆细胞、有时可见嗜酸性粒细胞。部分病例滤泡间可见密集成片或束状的梭形、圆形细胞增生，其免疫表型具平滑肌和血管周细胞特性，或具滤泡树突状细胞特性。②浆细胞型：滤泡间区大量浆细胞浸润，小血管增生，滤泡增生，生发中心扩大，有时可见无定形嗜酸性物质沉积。

局限性者，肿块生长缓慢，切除即愈。伴滤泡树突状细胞者属肿瘤性增生，预后不佳。全身性者可于发病数月或数年后出现严重的肾、肺合并症，或发展为免疫母细胞淋巴瘤或继发卡波西（Kaposi）肉瘤而预后不佳。

（王国平　李娜萍）

原发性纵隔大B细胞淋巴瘤（primary mediastinal large B-cell lymphoma，PMLBCL）

yuánfāxìng zònggé dà B xìbāo línbāliú

原发于纵隔，胸腺髓质血管周围间隙特化B细胞起源的弥漫性大B细胞淋巴瘤。又称原发性纵隔B细胞型透明细胞淋巴瘤、伴硬化的纵隔B细胞型大细胞淋巴瘤。与其他部位弥漫性大B细胞淋巴瘤发病年龄70～79岁且男性好发不同，本病主要发生于青壮年，女性略多。与EB病毒及其他已知肿瘤病毒无相关性。

临床表现　与其他纵隔包块相似，可出现上腔静脉综合征（最常见）、气管阻塞、胸膜和/或心包渗出，可出现B症状。

大体形态　肿瘤位于前上纵隔，不伴表浅淋巴结肿大或肝脾大。典型者肿瘤发生于胸腺，但常累及纵隔淋巴结。肿块体积巨大，直径>10cm，切面呈鱼肉样外观，常见坏死区，可见胸腺囊肿。在小的活检组织（如穿刺活检）中可能仅得到坏死或硬化组织，造成诊断困难。

镜下形态　肿瘤细胞呈弥漫性生长。瘤细胞可形态单一或形态变化较大，细胞体积从中等到大（2~5倍于小淋巴细胞），胞质丰富，常透明，细胞核不规则圆形或卵圆形，偶呈分叶状，核仁通常较小。部分病例瘤细胞核明显多形，胞质丰富、双染，类似霍奇金淋巴瘤或非淋巴细胞肿瘤。肿瘤外围可出现数量不等的反应细胞，如淋巴细胞、巨噬细胞和粒细胞。此瘤经常可见的另一特点是明显纤维化，不规则的胶原带将瘤组织分隔成大小不同的细胞区域。因组织结构和细胞形态的混合多样，在与胸腺瘤、精原细胞瘤和霍奇金淋巴瘤鉴别诊断时可能出现困难。

辅助检查　免疫组化染色显示，瘤细胞表达B细胞谱系特异性表面分子CD19、CD20、PAX5、CD22；还表达MUM-1、CD38、PC-1；50%～60%的病例表达BCL-6，约20%的病例表达CD10；不表达CD15、CD21，提示肿瘤处于生发中心后成熟阶段。表达免疫球蛋白相关分子CD79α、Oct2、BoB.1，但免疫球蛋白（Ig）表达缺失，为该肿瘤的特点。还可见CD30表达，但常很弱且呈灶性，与经典型霍奇金淋巴瘤（HL）和间变型弥漫性大B细胞淋巴瘤的高表达不同。

分子遗传学研究显示，瘤细胞存在Ig重链和轻链基因重排及多重突变，此与其他弥漫性大B细胞淋巴瘤类似；高达75%的病例可检测到染色体臂9p的获得（9p+），这在25%的经典型霍奇金淋巴瘤也可见到，但在其他结内、结外淋巴瘤中均十分罕见，因而为本病的特征性染色体标记。此外，高达87%的病例可检测到X染色体长臂的畸变。

鉴别诊断　诊断和进行分期时须排除系统性弥漫性大B细胞淋巴瘤引起的继发性纵隔受累，胸外淋巴结或骨髓受累可支持该诊断。

预后　本病在诊断时多已广泛浸润，累及肺、胸膜、胸壁、心包膜和锁骨上区域，常不能做根治性手术或巨大肿块切除。可有局部淋巴结转移，进展期可血行转移至肺及胸外器官肝、肾和肾上腺，亦可累及胃肠道、卵巢、中枢神经系统和胰腺。骨髓受累极其罕见。

（王国平　李娜萍）

xiōngxiàn jié wài biānyuánqū niánmó xiāngguān B xìbāo línbāliú

胸腺结外边缘区黏膜相关 B 细胞淋巴瘤（thymic extranodal marginal zone B-cell lymphoma of mucosa-associated lymphoid tissue）

胸腺原发的由中心细胞样或单核细胞样形态的小B细胞组成的淋巴瘤。细胞包绕反应性滤泡并浸润胸腺上皮产生淋巴上皮病变。该型淋巴瘤源自生发中心后边缘区 B 细胞。

本病十分罕见，多发生于50~69 岁，女性较多。常伴发自身免疫病，特别是舍格伦综合征（Sjögren syndrome，干燥综合征），自身免疫病发作与发现淋巴瘤时间间隔 2~25 年。与 EB 病毒无相关性。

临床表现　通常无症状，少数有胸痛，呼吸短促，咯血或后背痛。在伴发自身免疫病的患者，常有单克隆丙种球蛋白病。

大体形态　肿瘤位于前纵隔，区域性淋巴结和其他结外部位（如胃、唾液腺、肺）可同时受累。肿瘤常包膜完整，切面实性、灰白色鱼肉样，常夹杂数量不等、大小不一的囊腔，有时可侵犯邻近的心包和胸膜。

镜下形态　正常胸腺小叶结构被破坏，由密集的小淋巴细胞和中心细胞样细胞增生、浸润，这些细胞围绕在反应性滤泡周围及滤泡之间。中心细胞样细胞含有小到中等大小的不规则核，核仁模糊，胞质中等量、淡染。可见这些细胞浸润残存的胸腺小体或囊腔的内衬胸腺上皮，形成淋巴上皮病变。在上皮结构内或近周的淋巴细胞胞质常丰富透明，似单核样 B 细胞。常见散在的中心母细胞样细胞或免疫母细胞及浆细胞样肿瘤细胞聚集。

辅助检查　免疫组化染色显示，肿瘤细胞表达 B 细胞特异标志物，如 CD20 和 CD79a；通常还表达 BCL-2，75% 以上病例表达 IgA。不表达 CD3、CD5、CD10、CD23、CD43 和 CyclinD$_1$。

鉴别诊断　需与胸腺反应性淋巴组织增生鉴别，反应性淋巴组织增生常伴发重症肌无力，可见胸腺小叶结构，没有带状或片状中心细胞样细胞和单核样细胞增生。

预后　良好，75% 以上病例发病时处于较早期（Ⅰ／Ⅱ期），20% 病例在唾液腺、胃、肺等其他黏膜相关组织（MALT）部位可发生结外边缘区 B 细胞淋巴瘤，可能与结外边缘区 B 细胞淋巴瘤的归巢特性有关。肿瘤的高分期或其他 MALT 部位累及不一定代表预后不良。部分病例，化疗和放疗也可致完全缓解。

（王国平　李娜萍）

zònggé qiántǐ T línbāmǔxìbāo línbāliú/báixuèbìng

纵隔前体 T 淋巴母细胞淋巴瘤/白血病（mediastinal precursor T-lymphoblastic lymphoma/leukaemia）

向 T 细胞谱系分化的前体淋巴母细胞肿瘤。以累及骨髓、外周血为主者称前体 T 细胞急性淋巴母细胞白血病，以胸腺和/或淋巴结累及为主而骨髓、外周血不明显者称前体 T 淋巴母细胞性淋巴瘤。本病最常见于大龄儿童、青少年和青壮年，在儿童非霍奇金淋巴瘤中占 25%~30%，男性好发。本病可侵犯骨髓并经常演变为白血病，但 85% 的前体 T 细胞淋巴瘤未累及骨髓和外周血。本病与病毒或免疫状况无关。

临床表现　起病急，表现出巨大纵隔包块相关症状，常伴胸腔或心包积液及气道受损。

大体形态　肿瘤累及胸腺和纵隔软组织和邻近的淋巴结，膈肌上淋巴结也可受累。

镜下形态　胸腺正常结构被破坏，小叶间隔消失（图 1a）。肿瘤细胞小到中等大小，胞质少，核圆形、卵圆形或扭曲状，染色质细，核仁小或模糊。偶尔可见巨细胞。在淋巴结中，肿瘤呈弥漫浸润性生长，被膜下窦和生发中心常可部分保留。可出现"满天星现象"，但不如伯基特（Burkitt）淋巴瘤明显。胸腔积液和心包积液涂片中，可见胞质少、染色质深染、核仁模糊的小淋巴细胞及胞质中等、染色质分散、多核仁的大细胞，可见嗜天青颗粒。纵隔前体 T 淋巴母细胞淋巴瘤可伴组织及骨髓的嗜酸性粒细胞增生。

辅助检查　免疫组化染色显

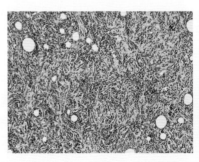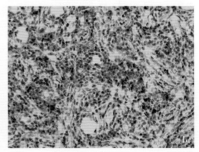

a. HE×100；b. TdT 阳性（×100）。
图 1　纵隔前体 T 淋巴母细胞瘤

示，几乎所有肿瘤细胞均为末端脱氧核苷酸转移酶（TdT）阳性（图 1b）；CD2、CD7、表面或胞质 CD3、CD5、CD1a、CD4 和/或 CD8 的表达可不同。sCD3 被认为具有谱系特异性。不同的抗原组合提示肿瘤细胞的分化阶段：早期或原 T 表达 CD2、CD7、胞质 CD3；普通胸腺细胞表达 CD1a、sCD3、CD4、CD8；晚期胸腺细胞表达 CD4 或 CD8。少数纵隔淋巴母细胞淋巴瘤具有未成熟 NK 细胞的免疫表型。典型者发展为伴粒细胞抗原表达的急性白血病，这些病例骨髓和淋巴细胞中可见 t (8；13) 易位，提示真性双表型恶性肿瘤。

预后　经治疗后，预后与前体 B 淋巴母细胞淋巴瘤类似，且不受免疫表型和基因畸变的影响。

（王国平　李娜萍）

zònggé chéngshú T xìbāo línbāliú

纵隔成熟 T 细胞淋巴瘤（mediastinal mature T-cell lymphoma）

发生在纵隔的由成熟 T 淋巴细胞构成的肿瘤。十分罕见。纵隔活检仅能诊断 0.2% 的外周 T 细胞淋巴瘤。光镜下见，瘤细胞胞质淡染，核膜薄，染色质细尘状，核仁不明显；核形态多样，可呈脑回状、麻花状和分叶状等；有丰富的高内皮细胞小静脉，瘤细胞常沿血管分布及侵犯血管；常伴反应性细胞且成分多样化，如组织细胞、上皮样组织细胞、指突状网织细胞及嗜酸性粒细胞等。

（王国平　李娜萍）

zònggé Huòqíjīn línbāliú

纵隔霍奇金淋巴瘤（Hodgkin lymphoma of the mediastinum, HL）

源自胸腺或纵隔淋巴结的霍奇金淋巴瘤。以散在于反应性炎性背景中的瘤巨细胞为特征，包含两种免疫表型和临床表现不同的亚型，即结节性淋巴细胞为主型霍奇金淋巴瘤（NLPHL）和经典型霍奇金淋巴瘤（cHL）。诊断时应按世界卫生组织（WHO）淋巴组织肿瘤分类。在纵隔，除结节硬化型经典型霍奇金淋巴瘤（NSCHL）外，非结节硬化型 HL 非常罕见。可能起源于生发中心后活化的 B 细胞。NSCHL 发病高峰年龄为 30 ~ 39 岁，多见于女性。有传染性单核细胞增生症病史的患者 HL 发病率轻微增高。有家族和地域性聚集。

临床表现　主要为巨大前纵隔包块引起的症状，如胸部不适或呼吸困难，部分可同时累及锁骨上或下颈部淋巴结。部分患者可出现全身症状，可并发重症肌无力。

大体形态　肿瘤常位于前纵隔，源自胸腺或纵隔淋巴结，或二者均受累。呈多个质硬灰白色结节，伴有或不伴有明显的纤维带，胸腺通常显示散在的囊腔。

镜下形态　胸腺或淋巴结的正常结构被破坏，由增生的肿瘤组织取代。肿瘤组织由丰富的炎性背景及数量不等的霍奇金细胞/里-斯细胞（H/R-S 细胞）组成。典型 R-S 细胞体积大、双核或多核，含丰富的嗜酸性或双染胞质；核常为圆形，核膜厚，至少 2 个明显的嗜酸性核仁，核仁周围透明。含浓缩胞质和固缩核的肿瘤细胞称为木乃伊细胞，陷窝型 R-S 细胞则胞核相对较小、分叶状，小核仁，丰富的淡染胞质，在甲醛固定的组织中可见细胞皱缩似陷入一空盒内。炎症性背景细胞主要由成熟小淋巴细胞和嗜酸性粒细胞组成，T 淋巴细胞可围绕单个瘤细胞形成菊形团样结构。纵隔 HL 主要为 NSCHL，肿瘤内均可见硬化，将肿瘤分隔成大小不等的结节，常可见"陷窝细胞"。至少存在一条分隔肿瘤组织的纤维带是诊断结节硬化型经典型霍奇金淋巴瘤的最低标准。在胸腺，由于瘤组织的侵袭，经常导致囊性变，囊肿内常衬以非角化鳞状上皮，也可见含纤毛或黏液细胞的柱状上皮，类似的囊性变也可以发生在未被淋巴瘤侵袭的胸腺组织内。

在小标本活检中，必须见到经典多核 R-S 细胞或显示代表性免疫表型的陷窝细胞才能初诊经典型霍奇金淋巴瘤，若纤维带无法确定，则归入经典型霍奇金淋巴瘤而不进行更深一步的分类。罕见情况下，经典型霍奇金淋巴瘤和弥漫性大 B 细胞淋巴瘤相互浸润形成复合淋巴瘤。

辅助检查　免疫组化染色显示，经典型霍奇金淋巴瘤肿瘤细胞 CD30 均匀强阳性，>85% 病例 CD15 阳性，约 20% 经典型霍奇金淋巴瘤可表达 CD20，但染色通常较弱，且染色强度不均，CD79a 多阴性。约 20% 结节硬化型经典型霍奇金淋巴瘤表达 EBV，并可通过其潜在膜抗原免疫组化或 EB 病毒编码的小 RNA（EBER）探针做原位杂交检测证实。波形蛋白（vimentin）和肌动蛋白结合蛋白（fascin）通常阳性，但在大 B 细胞淋巴瘤中罕见。

预后　霍奇金淋巴瘤典型的扩散方式为邻近区域淋巴结累及，局限于纵隔（Ⅰ期），向邻近肺组织蔓延［ⅠE 期（E＝蔓延）］，累及颈部或其他淋巴结（Ⅱ期），罕见脾受累（Ⅲ期），骨髓或肝等非淋巴组织受累（Ⅳ期）。通常进行化疗或同时进行放疗。分期是最重要的单一预后因素，经典型霍奇金淋巴瘤不同亚型在预后上并无差异，都可经治疗明显改善。

（王国平　李娜萍）

纵隔浆细胞瘤 zònggé jiāngxìbāoliú

纵隔浆细胞瘤（mediastinal plasmacytoma）　发生在纵隔淋巴结或肺、胸膜及胸腺区域的浆细胞肿瘤。罕见。光镜下见，肿瘤由密集的肿瘤性增生的浆细胞构成，细胞圆或卵圆，胞质嗜碱性染色，核圆形、偏位、染色质呈块状沿核膜排列，状似车轮，核周常可见空晕。免疫组化染色显示，肿瘤细胞单克隆性表达免疫球蛋白（Ig），此外，CD38、CD138、MUM-1 和上皮膜抗原（EMA）阳性。

（王国平　李娜萍）

纵隔间变性大细胞淋巴瘤 zònggé jiānbiànxìng dàxìbāo línbāliú

纵隔间变性大细胞淋巴瘤（mediastinal anaplastic large cell lymphoma，ALCL）　源自成熟或胸腺后 T 细胞的肿瘤，以 CD30 阳性的大的多形、异型肿瘤细胞为特征的纵隔淋巴瘤。好发于儿童和青壮年，表现为胸腺和/或纵隔包块，伴有或不伴有淋巴结肿大。累及胸腺的 ALCL 可伴胸腺囊肿形成。光镜下见，细胞大，胞质丰富，核圆形或有切迹，呈肾形、胚胎状或马蹄状，多个大小不一的核仁。所谓"标志细胞"具有核切迹，伴有核周嗜酸性区，相当于高尔基复合体区。少数病例可见大量反应性的组织细胞或中性粒细胞，嗜酸性粒细胞少见。免疫组化染色显示，瘤细胞表达 CD30、CD2、CD3、CD4；常表达粒酶 B（grazyme B）和 T 细胞内抗原（TIA-1）；也表达 CD45R0、上皮膜抗原（EMA）；40%～70% 病例表达间变性淋巴瘤激酶（ALK），核和胞质阳性，或仅胞质阳性；但 CD5 和 CD7 通常为阴性。在小儿病例中 ALK 表达更为常见，并与良好预后相关。分子遗传学研究显示，肿瘤细胞显示 T 细胞受体（TCR）基因重排，大多数病例伴有特征性的染色体 t（2；5），产生融合蛋白 ALK1。在与癌、纵隔大 B 细胞淋巴瘤或霍奇金淋巴瘤鉴别时，CD15、CD30、pan-B 和 pan-T 抗原、细胞毒性蛋白、EMA 和 ALK 蛋白的免疫表型分析可作为精确诊断的基础。

（王国平　李娜萍）

纵隔朗格汉斯细胞组织细胞增生症 zònggé Lǎnggéhànsī xìbāo zǔzhī xìbāo zēngshēngzhèng

纵隔朗格汉斯细胞组织细胞增生症（mediastinal Langerhans cell histiocytosis）　发生在纵隔的朗格汉斯细胞的肿瘤性增生。朗格汉斯细胞组织细胞增生症曾称组织细胞增生症 X。属低度恶性或交界性肿瘤。罕见。在儿童，胸腺常明显增大并被朗格汉斯细胞广泛浸润，可累及胸腺周围结构。在成年人，胸腺病变通常隐蔽，偶尔发现于因其他指征切除的胸腺中。

光镜可见肿瘤性增生的朗格汉斯细胞呈非黏着性的弥漫性浸润，胞质嗜酸性，胞核淡染，具有核沟或明显扭曲，核膜薄，染色质纤细。瘤组织中常混有嗜酸性粒细胞和多核巨细胞，可出现坏死。胸腺可弥漫性或灶性受累，受累区胸腺正常结构被破坏，瘤细胞可浸润小叶间结缔组织，可出现散在的钙化小体。成年人常局部胸腺受累，增生的朗格汉斯细胞聚集成散在的小结节，淋巴细胞可反应性增生及形成多房性胸腺囊肿。

免疫组化染色显示，朗格汉斯细胞表达 S-100 蛋白、CD1a、Langerin，还表达波形蛋白（vimentin）、HLA-DR、胎盘碱性磷酸酶（PLAP）。CD45、CD68 和溶菌酶阴性或弱阳性，B 和 T 细胞系标志物及 CD30、CD15、CD21、CD35、CD34、MPO 和上皮膜抗原（EMA）均阴性。Ki-67 增殖指数平均约 10%。朗格汉斯细胞肉瘤免疫表型与 LCH 相似，但 CD1α 常为灶性阳性，常可表达 CD45、CD68 和溶菌酶，Ki-67 增殖指数平均约 22%。此外，LCS 常 CD56 阳性，而 LCH 不表达 CD56。

电镜下胞质内可见数量不等的网球拍样朗格汉斯细胞颗粒［伯贝克（Birbeck）颗粒了。

纵隔朗格汉斯细胞组织细胞增生症预后较好，5 年生存率约为 87%。

（王国平　李娜萍）

纵隔朗格汉斯细胞组织细胞肉瘤 zònggé Lǎnggéhànsī xìbāo zǔzhī xìbāo ròuliú

纵隔朗格汉斯细胞组织细胞肉瘤（mediastinal Langerhans cell histiocytosarcoma）　发生在纵隔的由朗格汉斯细胞组织细胞构成的恶性肿瘤。非常罕见。具有与朗格汉斯细胞组织细胞增生症相同的细胞形态和免疫组化表型，但具有明显的恶性细胞学特征，包括细胞明显的异型性，核分裂增多，坏死更为明显。朗格汉斯细胞组织细胞肉瘤可以原发或从朗格汉斯细胞组织细胞增生症转变而来。本病明显恶性，因非常罕见，预后资料很少。

（王国平　李娜萍）

纵隔组织细胞肉瘤 zònggé zǔzhī xìbāo ròuliú

纵隔组织细胞肉瘤（mediastinal histiocytosarcoma）　发生在纵隔的具有类似成熟组织细胞的形态学和免疫表型的组织细胞性恶性增生。组织细胞肉瘤曾称恶性组织细胞增生症，通常伴肝、脾和骨髓累及。累及纵隔非常罕见。光镜下见中到大的肿瘤细胞弥漫性浸润，瘤细胞胞质丰富、嗜酸性或含有细小空泡。核圆或不规则，泡状染色质，核仁小，异型性明显。

免疫组化染色显示，肿瘤细胞表达一种或多种组织细胞标志物，如 CD68、溶菌酶、CD163、CD11c、CD14；CD45、HLA-DR 和 CD45RO 通常阳性；S-100 蛋白弱阳性或局灶阳性。不表达髓细胞标志物（MPO、CD33、CD34）和 B 细胞、T 细胞系特异标志物；CD1α、CD30、CD21、CD35 和上皮膜抗原（EMA）均阴性。Ki-67 增殖指数约 20%。

（王国平　李娜萍）

zònggé lǜpào shùtūzhuàng xìbāo róuliú

纵隔滤泡树突状细胞肉瘤

（mediastinal follicullar dendritic cell sarcoma）　发生在纵隔的显示滤泡树突状细胞形态学和免疫表型特点的梭形或卵圆形细胞恶性肿瘤。肿瘤原发于胸腺或纵隔淋巴结罕见。本病可与卡斯尔曼（Castleman）病伴随发生并伴有肌无力症状。多见于成年男性，可无症状，或表现为咳嗽、咯血或胸部不适。

光镜下，瘤组织常较大，可排列成旋涡状、车辐状、束状、结节状、小梁状或弥漫性。瘤细胞梭形或卵圆形，胞质轻微嗜酸染色，细胞界限常不清。胞核伸长或卵圆，核膜薄，染色质空泡样或颗粒状，核仁小。常表现出瘤细胞核的不规则群集，偶见多核瘤巨细胞，小淋巴细胞散在于肿瘤内。部分病例细胞核明显异型、核分裂多见及发生凝固性坏死。电镜下可见数量众多的细长胞质突起和成熟的细胞

桥粒。

免疫组化染色显示，滤泡性树突状细胞 CD21 和 CD35 阳性，CD23 有时阳性。D2-40 和 CX-CL13 常常阳性。CD68 和 S100 可弱阳性，但 CD1a 和 CD30 阴性。该瘤的局部复发率为 28%，远处转移率为 27%，以肺转移多见。早期病例、局部晚期病例和有远处转移病例的 2 年生存率分别为 82%、80% 和 42%。

（王国平　李娜萍）

zònggé zhǐzhuàng shùtūzhuàng xìbāo róuliú

纵隔指状树突状细胞肉瘤

（mediastinal interdigitating dendritic cell sarcoma）　发生在纵隔的具有指状树突状细胞的免疫表型特点的梭形或卵圆形细胞恶性肿瘤。极为罕见。有的为全身扩散性疾病而累及纵隔淋巴结。光镜下见，梭形或卵圆形肿瘤细胞呈束状、旋涡状、车辐状或弥漫性生长，瘤细胞边界不清，胞质丰富、嗜酸性，核染色质分散，核仁明显。可表现出细胞学异型。电镜下，可见瘤细胞复杂的指状突起，缺乏形态良好的斑点黏附型桥粒。免疫组化染色显示，瘤细胞 S-100 蛋白强阳性；CD68、溶菌酶、CD4 和 CD45 常为不稳定的弱染色；CD21，CD35，MPO、T 和 B 细胞特异性标志物及 CD30、CD1a、SOX10 均为阴性。本病预后很差，平均生存期为 30～35 个月。

（王国平　李娜萍）

zònggé suǐyàng róuliú

纵隔髓样肉瘤（mediastinal myeloid sarcoma）　不成熟髓系细胞在骨髓外（纵隔）的肿瘤性增生形成的包块。髓样肉瘤又称髓外髓样肿瘤、粒细胞肉瘤、绿色瘤。它可能与急性淋巴细胞白

血病（AML）、骨髓增生性疾病及骨髓增生异常综合征先后或同时发生，但也可能是经过治疗的白血病患者复发的第一表现。不伴有结节性肿块的不成熟髓样细胞间质浸润称为髓外急性髓性白血病（EAML）。临床上，大多数纵隔病例与急性淋巴细胞白血病同时发生或在急性淋巴细胞白血病后短期内发生。原发性纵隔粒细胞肉瘤的患者，最终都复发为明显的白血病。粒细胞肉瘤为最常见的纵隔原发髓样肉瘤类型。

光镜下见，瘤细胞由原粒细胞和早幼粒细胞组成，不同病例中，瘤细胞成熟程度不同。母细胞亚型完全由原粒细胞组成；分化程度较高的亚型中可出现早幼粒细胞。罕见的病例肿瘤由单核母细胞组成，称为成单核细胞瘤。伴发隐匿性骨髓增生性疾病急性转化时，会表现出伴有三谱系灶性母细胞增生的髓外造血。免疫组化染色显示，瘤细胞表达粒细胞相关标志物，如溶菌酶、MPO、CD43、CD117、CD68 和 CD61。氯代醋酸酯酶组化染色在鉴别早幼粒细胞和分化程度更高的粒细胞成分时有帮助。

主要与非霍奇金淋巴瘤、淋巴母细胞淋巴瘤和弥漫大细胞淋巴瘤鉴别；伴有明显硬化的粒细胞肉瘤需与硬化型纵隔（胸腺）大 B 细胞淋巴瘤相鉴别。

纵隔髓样肉瘤是侵袭性疾病。表现为"原发性"纵隔髓样肉瘤的患者和在发展为急性淋巴细胞白血病之前仅接受局部放疗的患者，最终都复发为白血病并很快死亡。而首先考虑为急性淋巴细胞白血病并提前进行前沿性系统化疗的患者则可得到较好的结果，其预后与白血病相同。

（王国平　李娜萍）

zònggé zhīfáng ròuliú

纵隔脂肪肉瘤（mediastinal liposarcoma） 发生在纵隔，向脂肪组织分化的恶性间叶肿瘤。是前纵隔最常见的肉瘤，多发生于成年人。可同时累及身体其他部位，如腹膜后。组织学类型包括高分化脂肪肉瘤、黏液样脂肪肉瘤、多形性脂肪肉瘤等。其中高分化脂肪肉瘤占纵隔脂肪肉瘤的60%，光镜下见脂肪瘤样、炎性、梭形细胞型、平滑肌瘤样型和去分化亚型。部分病例手术切除后可治愈，部分术后复发，黏液样脂肪肉瘤较高分化脂肪肉瘤预后差。

（王国平 李娜萍）

zònggé xiānwéi ròuliú

纵隔纤维肉瘤（mediastinal fibrosarcoma） 纵隔间质或胸腺间质组织原发的恶性成纤维细胞性肿瘤。罕见。多位于后纵隔椎旁沟内，肿瘤生长似可多年保持不动，而后有突然生长变快的倾向。临床有咳嗽、胸痛、呼吸困难及吞咽困难等症状，可并发胸腔积液。一些大的肿瘤可分泌胰岛素样因子，引起低血糖。肿瘤多为圆形或椭圆形，体积较大，常有较广泛周围组织浸润。光镜下见由梭形的成纤维细胞组成，并含有网状纤维及胶原纤维，部分区域显示黏液样变，可见核分裂，细胞呈现不同程度的异形性。肿瘤主要采取手术切除，对放疗和化疗的效果不确定。预后差，多数在发现肿瘤后数年内死于胸腔内扩散。

（王国平 李娜萍）

zònggé xuèguǎnliúyàng xiānwéi zǔzhī xìbāoliú

纵隔血管瘤样纤维组织细胞瘤（mediastinal angiomatoid fibrous histiocytoma） 发生于纵隔，由成片组织细胞样细胞和囊状扩张的出血性假血管性腔隙组成的分化未定、具有低度恶性潜能的肿瘤。极少见。光镜下见，梭形肌样或呈上皮样的瘤细胞排列成结节状；常见由瘤细胞被覆且充以血液的假血管瘤样腔隙；肿瘤周围可见厚的纤维性假包膜，伴淋巴细胞、浆细胞浸润。免疫组化染色显示，CD99、CD68和上皮膜抗原（EMA）常组合表达，部分病例表达结蛋白（desmin），并具有特征性 t（12；16）（q13；p11）所产生的 *FUS/ATF1* 融合转录子。其他如 CD21、CD35、S-100 蛋白、HMB45、CK、CD34、CD31 和 FⅧ因子均阴性。

（王国平 李娜萍）

zònggé wèifēnhuà ròuliú

纵隔未分化肉瘤（mediastinal malignant fibrous histiocytoma） 发生在纵隔内由席纹状或交织束状排列的多形性梭形细胞、瘤巨细胞组成的恶性软组织肿瘤。未分化肉瘤曾称恶性纤维组织细胞瘤。仅极少数原发于纵隔，以后纵隔多见，其次为中纵隔。大体见，肿瘤常较大，呈结节状，较大肿瘤常伴出血坏死和囊性变，纤维成分多时肿瘤质地较硬，黏液成分多时则呈半透明黏液样。光镜下见，肿瘤具有细胞成分复杂、形态多形及组织结构多样的特点。肿瘤由成纤维细胞、组织细胞、数量不等的单核（多核）巨细胞、泡沫细胞、未分化的原始间叶细胞以及各种炎症细胞组成，其间还可有各种不同形态的过渡细胞。成纤维细胞呈细长或肥胖的梭形，多排列成特殊的席纹状结构。本病恶性程度较高，局部复发率达 40%～55%，转移率 14%～55%，最多见肺转移。5 年生存率 36%。

（王国平 李娜萍）

zònggé shàngpíyàng xuèguǎn nèipíliú

纵隔上皮样血管内皮瘤（mediastinal epithelioid hemangioendothelioma） 具有转移潜能的血管源性低度恶性血管肿瘤。主要见于前纵隔。大体见，肿块灰白、灰红，质地坚实，起自大血管者表现为腔内梭形肿块，似血栓或静脉石，常向周围组织浸润生长。光镜下见，肿瘤细胞圆形、多边形或略带梭形，丰富的胞质内常见管腔或空泡，其内有时可见单个或多个红细胞，瘤细胞排列成短束状或小巢状，核分裂象少见或无。肿瘤间支撑黏液透明样。与其他部位不同的是，纵隔上皮样血管内皮瘤中有时可见破骨样多核巨细胞。

（王国平 李娜萍）

zònggé xiōngmó wài gūlìxìng xiānwéixìng zhǒngliú

纵隔胸膜外孤立性纤维性肿瘤（mediastinal extrapleural solitary fibous tumor） 显示明显血管外皮瘤样分支状结构的成纤维细胞性间叶性肿瘤。多数病例曾诊断为血管外皮细胞瘤。肿瘤可见于前纵隔、后纵隔，有良性、恶性之分，以恶性为多见。良性者肿块局限，有包膜而易于切除干净。恶性者患者年龄偏小，肿瘤体积较大，常引起胸痛、呼吸困难等症状。大体见肿瘤呈浸润性生长。光镜下见，肿瘤的病理改变与他处发生的同类肿瘤相同。免疫组化染色显示，瘤细胞表达波形蛋白（vimentin）、CD34 和 CD99，一般不表达平滑肌肌动蛋白（SMA）和结蛋白（desmin）。因肿瘤的恶性程度与组织学构象常不平行，因此，临床特点对诊断良恶性十分重要。

（王国平 李娜萍）

zònggé xuèguǎn ròuliú

纵隔血管肉瘤（mediastinal angiosarcoma）

发生在纵隔，向内皮细胞分化的恶性血管源性肿瘤。主要见于前纵隔，后纵隔也可发生。临床常有咳嗽、胸痛症状。大体见，肿瘤呈弥漫的浸润性生长，肿块红褐色，切面常见出血坏死区。光镜下见，肿瘤由大小不等的相互沟通的迷路样血管腔构成，管腔内衬细胞梭形或多边形，大小不等，有明显异型，核分裂象可见。有时肿瘤细胞排列成实体巢状或呈腺样似腺癌。免疫组化染色显示，瘤细胞表达 CD31、CD34、FⅧ因子相关蛋白和 Fli-1。

（王国平　李娜萍）

zònggé pínghuájī ròuliú

纵隔平滑肌肉瘤（mediastinal leiomyosarcoma）

源于胚胎发育期移位、异向发育的平滑肌、纵隔软组织内小血管的恶性平滑肌肿瘤。罕见。组织学形态与恶性神经鞘瘤、未分化肉瘤、单向型梭形细胞滑膜肉瘤及孤立性纤维性肿瘤较相似。免疫组化染色显示，瘤细胞表达平滑肌肌动蛋白（SMA）、肌球蛋白（myosin）、钙调蛋白结合蛋白（caldesmon）、波形蛋白（vimentin）。本病预后较差，即使完全切除肿瘤，5 年生存率也仅为 15%~20%。

（王国平　李娜萍）

zònggé héngwénjī ròuliú

纵隔横纹肌肉瘤（mediastinal rhabdomyosarcoma）

纵隔内向骨骼肌分化的恶性肿瘤。最常发生于胸腺生殖细胞肿瘤中，或作为肉瘤样胸腺癌的一种成分出现，偶尔也可原发。肿瘤可发生于成年人和儿童，临床经过极具侵袭性。有胚胎性、多形性和腺泡样胸腺横纹肌肉瘤类型。应与含有肌样细胞的横纹肌瘤样胸腺瘤鉴别。

（王国平　李娜萍）

zònggé huámó ròuliú

纵隔滑膜肉瘤（mediastinal synovial sarcoma）

纵隔原发的具有间叶和上皮双向分化的恶性肿瘤。多发生于前纵隔。肿瘤常见于成年人，儿童少见。表现为疼痛、呼吸困难或上腔静脉综合征，偶可出现高钙血症。肿瘤呈侵袭性的临床过程。光镜下见，瘤细胞呈梭形细胞和圆形上皮样细胞双向分化，或由单向性梭形细胞或单向性上皮样细胞组成。免疫组化染色显示，瘤细胞常表达 CD99、Bcl-2，双相表达波形蛋白（vimentin）、广谱细胞角蛋白（PCK）、上皮膜抗原（EMA）。分子遗传学研究显示，该肿瘤伴有 t（x；18）染色体易位而引起 SYT-SSX 融合基因出现，通过检测融合基因 RNA 转录子，有助于鉴别本病与间皮瘤、胸腺或其他部位的肉瘤样癌、伴腺样分化的恶性外周神经鞘瘤、生殖细胞肿瘤、相关肉瘤或转移癌。

（王国平　李娜萍）

zònggé ruǎngǔ ròuliú

纵隔软骨肉瘤（mediastinal chondrosarcoma）

纵隔原发的成软骨性恶性肿瘤。多起源于肋骨、胸骨或椎骨，罕见。组织学上可为不同分化的软骨肉瘤及更少见的间叶性软骨肉瘤。大体及光镜下所见与发生在骨组织的同名肿瘤相同。

（李娜萍）

zònggé shēngzhí xìbāo zhǒngliú

纵隔生殖细胞肿瘤（mediastinal germ cell tumor）

纵隔原始生殖细胞发生的肿瘤。组织学类型与性腺的生殖细胞肿瘤类似。纵隔是生殖细胞肿瘤（GCT）最常受累的部位之一，仅次于性腺。组织学类型与性腺生殖细胞肿瘤类似，分为精原细胞瘤、恶性非精原细胞瘤性生殖细胞肿瘤（包括胚胎性癌、卵黄囊瘤、绒毛膜癌、混合性生殖细胞肿瘤）和畸胎瘤。混合性生殖细胞肿瘤发生率较性腺要低，约占所有纵隔生殖细胞肿瘤的 34%。伴有血液恶性肿瘤的生殖细胞肿瘤是纵隔生殖细胞肿瘤所特有的，而在性腺中常见的皮样囊性畸胎瘤在纵隔中则无。

流行病学　纵隔生殖细胞肿瘤罕见，在所有恶性肿瘤中占比少于 1%。可发生于各种年龄（0~79 岁），但有一个双峰状年龄分布，分为青春前期生殖细胞肿瘤和青春后期生殖细胞肿瘤，并伴随相应的遗传学异常、性别差异和临床预后。组织学类型中，成熟性畸胎瘤是最常见的单一类型，而精原细胞瘤是恶性纵隔生殖细胞肿瘤中最常见的。成年人成熟性畸胎瘤和恶性纵隔生殖细胞肿瘤均限于男性患者，罕见。在儿童和青少年中，纵隔生殖细胞肿瘤发病率仅次于骶尾骨和中枢神经系统生殖细胞肿瘤，占第 3 位。在 8 岁以下儿童，尤其是婴儿期和幼儿期，畸胎瘤和卵黄囊瘤最常见，而其他恶性肿瘤组织学亚型几乎不存在。在青春期前的患者，畸胎瘤没有性别差异，但卵黄囊瘤在幼儿中女性好发。

病因与发病机制　不明。克兰费尔特（Klinefelter）综合征是纵隔非精原细胞瘤性生殖细胞肿瘤（NSGCT）发生的唯一确定危险因素。生殖细胞肿瘤发生与 47, XXY 基因型相关。

临床表现　大多数原发纵隔生殖细胞肿瘤发生在前纵隔中线附近，胸腺或其邻近区域，但畸胎瘤和卵黄囊瘤也可出现在后纵隔、心包内，有时甚至在心肌内。常见的局部症状包括胸痛、呼吸痛、咳嗽、声音嘶哑、呼吸受限以及上腔静脉综合征；伴随生殖细胞肿瘤发生的炎症反应可引起发热和多房性胸腺囊肿，在精原细胞瘤中最明显。纵隔非精原细胞瘤性生殖细胞肿瘤或混合生殖细胞肿瘤、克兰费尔特综合征患儿因人绒毛膜促性腺激素（β-hCG）水平增高可发生青春期早熟；纵隔 NSGCT 特有的并发症是急性白血病、未分化肉瘤或良性组织细胞增生症、骨髓增生异常综合征（MDS）或骨髓增生性疾病、嗜血细胞综合征；少见的情况下，患者可发生异时性睾丸癌，以精原细胞瘤多见；有时会出现明显的骨、肝、脑、心脏转移为主的临床表现。围肿瘤期不出现重症肌无力等自身免疫病。

辅助检查 免疫组化染色显示，较广谱的生殖细胞免疫表型有胎盘碱性磷酸酶（PLAP）、OCT3/4，不同的生殖细胞肿瘤有不同的标志物，如精原细胞瘤表达 CD117；胚胎性癌表达 CD30；卵黄囊瘤表达 AFP；绒毛膜癌表达 β-hCG 等。还有一些敏感而特异的标志物，如 SALL4、NANOG、SOX2、UTF1 和 TLC1。成熟畸胎瘤的患者血清中肿瘤标志物常阴性；80%~90%恶性生殖细胞肿瘤患者的甲胎蛋白（AFP）和/或β-hCG 水平升高，血清 AFP 阳性更为常见。

预后 在纵隔非精原细胞瘤性生殖细胞肿瘤患者表现出临床症状时，85%~95%出现至少一个部位的转移，其中血行转移是最主要的扩散形式。而精原细胞瘤中淋巴结转移常见。血行转移主要累及肺（38%）、骨、肝、脑、腹膜后和心脏。

纵隔非精原细胞瘤性生殖细胞肿瘤比其他性腺外或性腺起源的肿瘤预后差。精原细胞瘤预后良好，与其他部位精原细胞瘤预后无差别。精原细胞瘤不利的预后因素包括肝转移或多重其他部位转移。化疗早期阶段 AFP 和/或 β-hCG 水平降低不理想提示预后不良。

生殖细胞肿瘤患者在化疗期间或化疗结束后可能有不同表现：①肿瘤标志物水平恢复正常，肿瘤团块消失（10%）。②肿瘤标志物仍保持在较高水平，肿瘤团块继续存在（10%）。③肿瘤标志物恢复正常，但肿瘤团块残存并可能增大（80%）。这与肿瘤内出现体细胞型恶性肿瘤或生长性畸胎瘤综合征（GTS）有关。GTS 是罕见的未成熟畸胎瘤和混合性生殖细胞肿瘤化疗中或化疗后出现的特殊并发症，定义为化疗中或化疗后肿瘤体积增大并转移；肿瘤标志物恢复正常；肿瘤组织学上仅含有成熟畸胎瘤成分。晚期生殖细胞肿瘤并发症包括生殖细胞肿瘤相关肉瘤、癌或白血病及恶性非精原细胞瘤性生殖细胞肿瘤的局部扩散或远处转移。

（王国平 李娜萍）

zònggé jīngyuánxìbāoliú
纵隔精原细胞瘤 （mediastinal seminoma）

与原始生殖细胞相似细胞构成的纵隔原发性恶性肿瘤。与性腺精原细胞瘤形态学上无法区分。占原发性纵隔生殖细胞肿瘤的 9%~39%，仅次于畸胎瘤。几乎所有纵隔精原细胞瘤均发生于男性，常见发病年龄 30~49 岁。临床上，部分病例可伴有血清人绒毛膜促性腺激素（β-hCG）水平增高。

大体见，肿瘤境界清楚，切面苍白或灰褐，均质鱼肉状。肿瘤几乎均位于前纵隔，常侵犯纵隔其他结构和肺。光镜下见，瘤细胞大小均匀、圆形或多角形，胞质富含糖原呈透明状，胞膜清晰，胞核居中，含一个或多个大核仁。瘤细胞成团片状、略成巢，纤细的纤维间隔及瘤细胞间常有明显淋巴细胞为主的炎症细胞浸润，并可形成含朗格汉斯巨细胞的肉芽肿。部分病例中，瘤组织内可见散在的合体滋养层巨细胞。少数病例，肿瘤中或其边缘可见残留的胸腺组织，并可发生多房性胸腺囊肿病变。精母细胞性精原细胞瘤在纵隔尚未见。

免疫组化染色显示，瘤细胞胎盘碱性磷酸酶（PLAP）、波形蛋白（vimentin）、CD117 阳性；广谱细胞角蛋白（PCK）多呈灶性弱阳性；合体滋养层细胞 β-hCG 阳性；癌胚抗原（CEA）、上皮膜抗原（EMA）和甲胎蛋白（AFP）为阴性。

与纵隔非精原细胞瘤性生殖细胞肿瘤相比，纵隔精原细胞瘤预后较好，顺铂联合化疗为首选治疗方案，可使生存率达到 90%。肺以外的其他内脏转移者预后则不良。

（王国平 李娜萍）

zònggé pēitāixìng'ái
纵隔胚胎性癌 （mediastinal embryonal carcinoma）

原发于纵隔、具有上皮细胞形态，由类似胚胎生殖盘的原始大细胞组成的生殖细胞肿瘤。好发于青年男性，单独或作为混合性生殖细胞肿瘤的成分之一出现。胚胎性癌常与畸胎瘤、绒毛膜癌、精原细胞瘤混合，与卵黄囊瘤并发主要见于青少年。临床可出现胸痛、呼吸困难、咳嗽、上腔静脉综合征等局部症状。几乎所有患者均有血清甲胎蛋白（AFP）水平增高，伴有绒毛膜癌时可有血清人绒毛膜促性腺激素（β-hCG）水平增高。

大体为侵犯周围组织和器官的巨大肿瘤，切面常见大片坏死、出血，活组织灰白或粉褐色、质软、鱼肉状。光镜下见，瘤细胞体积大，多角形，胞界不清晰；细胞核大、空泡状、核仁明显，核常拥挤重叠，核分裂活性高，易见不典型核分裂；单纯的胚胎性癌呈实性生长，瘤细胞排列成片状、管状或模糊的乳头状结构；肿瘤中有时可见散在单个或小群合体滋养层细胞；淋巴细胞浸润及肉芽肿反应少见。混合性肿瘤中，胚胎性癌可与畸胎瘤、绒毛膜癌、精原细胞瘤、卵黄囊瘤混合，但罕见与体细胞型恶性肿瘤混合。

免疫组化染色显示，癌细胞CD30阳性，膜更明显，低分子量细胞角蛋白阳性强而均匀；部分病例可出现散在或小灶性AFP和胎盘碱性磷酸酶（PLAP）阳性反应；伴有合体滋养层细胞时可表达β-hCG；上皮膜抗原（EMA）、癌胚抗原（CEA）和波形蛋白（vimentin）阴性。

25%胚胎性癌患者出现临床症状时已有肺转移，血行转移率较高（约50%），淋巴转移少见，其长期生存率与纵隔其他非精原细胞瘤性生殖细胞肿瘤接近。

（王国平　李娜萍）

zònggé luǎnhuángnángliú

纵隔卵黄囊瘤（mediastinal yolk sac tumor）

原发于纵隔的包括卵黄囊、尿囊及外胚间充质等多种组织特点的生殖细胞恶性肿瘤。又称内胚窦瘤。可发生于两个不同的年龄群，是婴幼儿时期仅有的恶性生殖细胞肿瘤组织学亚型。好发于女性，多数在3岁前发病，除偶有畸胎瘤样成分外，多为卵黄囊瘤成分。青春期后则几乎仅发生于男性，少数仅由卵黄囊瘤成分组成，多作为混合性生殖细胞肿瘤的一种成分出现。本病较睾丸卵黄囊瘤发病率更高。临床可出现胸痛、呼吸困难、发热、上腔静脉综合征等局部症状，90%的患者血清甲胎蛋白（AFP）水平增高，可伴有嗜血细胞综合征。

大体为实性肿瘤，切面呈灰白色凝胶状或黏液样，巨大肿瘤常伴坏死、出血。光镜下见，瘤细胞较小，少量淡染胞质，伴有圆形、卵圆形细胞核和小的核仁，细胞多形性常不明显。瘤细胞和间质可以组合成多种不同的组织学结构，如微囊型（网状）、巨囊、内胚窦样结构［席勒-杜瓦尔（Schiller-Duval）小体］、腺样-腺泡样、黏液瘤样、肝样、实体型、多囊卵黄囊型、肠型或子宫内膜样型等，以微囊型结构最常见。肿瘤内常见嗜酸性的透明小滴或基底膜样物质，过碘酸希夫（PAS）染色阳性。免疫组化染色显示，瘤细胞AFP和低分子量角蛋白强阳性，少数病例可灶性表达波形蛋白（vimentin）。

青春期前经肿瘤切除及顺铂化疗后，总生存率高于90%；青春期后则预后较差，多数病例在发现时肿瘤已伴有转移。

（王国平　李娜萍）

zònggé róngmáomóái

纵隔绒毛膜癌（mediastinal choriocarcinoma）

发生于纵隔，由合体滋养层细胞、细胞滋养层细胞及中间型滋养层细胞构成的恶性肿瘤。与子宫及性腺绒毛膜癌在形态学上一致。极为罕见，不发生于儿童。发病年龄17~63岁（好发于30~39岁）。几乎所有报告病例均为男性。影像学上多数表现为前纵隔巨大肿物（平均直径10cm）。

临床表现　出现胸痛、呼吸困难、咳嗽、上腔静脉综合征等症状；因血液中人绒毛膜促性腺激素（β-hCG）水平升高，患者可出现男子乳腺发育。

大体形态　肿块质软、常伴广泛出血和坏死。

镜下形态　肿瘤由合体滋养细胞、细胞滋养细胞和中间滋养细胞组成。合体滋养细胞体积大，核浓染、多核，胞质丰富、强嗜酸性。细胞滋养细胞形态一致，多角形，胞核圆形，核仁明显，胞质丰富透明，细胞异型和病理性核分裂常见。合体滋养细胞和细胞滋养细胞可形成双层丛状结构或混合成杂乱的片状结构，偶尔可见散在的合体滋养细胞簇被覆于细胞滋养细胞结节表面。中间型滋养细胞单核，形态介于合体滋养层与细胞滋养层细胞之间，排列成片条状。瘤组织内常伴发大范围出血和坏死。除绒毛膜癌以外的其他滋养细胞肿瘤，如单相型绒毛膜癌和胎盘部位滋养细胞肿瘤在纵隔均未见报道。

辅助检查　免疫组化染色显示，3种类型的肿瘤细胞均可表达全角蛋白标志物和CAM5.2，而对胎盘碱性磷酸酶（PLAP）、甲胎蛋白（AFP）、上皮膜抗原（CEA）、CD30和波形蛋白（vimentin）反应阴性。此外，合体滋养层还表达β-hCG、α-抑制素（α-inhibin），而中间型滋养层细胞人胎盘催乳素（hPL）、P63阳性。

鉴别诊断　需与转移性纵隔绒毛膜癌、纵隔混合性生殖细胞肿瘤（可见额外的生殖细胞肿瘤成分）、畸胎瘤中的肉瘤样成分、伴绒毛膜癌样特征/去分化癌的纵隔转移鉴别。

预后 本病具有高度侵袭，早期即可有血行扩散，以肺、肝、肾、脾常见，患者诊断后常短期内死于肿瘤转移，平均生存期1~2个月。顺铂化疗可改善预后。

（王国平 李娜萍）

zònggé jītāiliú

纵隔畸胎瘤

（mediastinal teratoma） 发生于纵隔，由两个或3个胚层起源的多种成熟或不成熟体细胞组织构成的生殖细胞肿瘤。占纵隔生殖细胞肿瘤50%~70%，分为成熟畸胎瘤和未成熟畸胎瘤。发生在成年人较儿童更多见，男女发病率均等，但未成熟畸胎瘤几乎仅见于男性。成年患者平均年龄28岁，儿童患者中，1岁以前的纵隔肿瘤主要为畸胎瘤，且1岁前未成熟畸胎瘤的发病率较高（>40%）。成熟畸胎瘤可伴有经典型克兰费尔特（Klinefilter）综合征（47, XXY），偶可伴嵌和型克兰费尔特综合征。

分类 成熟畸胎瘤由成熟的成人型组织构成，皮样囊肿为呈囊性的成熟畸胎瘤亚型，囊壁内衬角化鳞状上皮，囊壁内含有明显的皮肤附件。未成熟畸胎瘤仅由未成熟胚胎型组织构成，或由成熟组织与数量不等的未成熟胚胎型组织构成。

畸胎瘤样成分是指精原细胞瘤、卵黄囊瘤、胚胎性癌或绒毛膜癌中伴有成熟畸胎瘤的分化体细胞组织，而混合性生殖细胞肿瘤中的畸胎瘤成分通常未成熟。伴体细胞型恶性肿瘤的畸胎瘤是指含有一种或多种典型体细胞恶性成分的畸胎瘤。恶性体细胞成分可以为癌或肉瘤，畸胎瘤成分可成熟或未成熟。

临床表现 无症状或出现胸、背、肩部疼痛、呼吸困难、罕见上腔静脉综合征、血管和支气管糜烂、霍纳（Horner）综合征或气胸。因瘤组织内含有胰腺外分泌组织，较其他部位畸胎瘤更易破裂。而含有的胰腺内分泌成分则可引起胰岛素分泌过多而低血糖。先天性心包内畸胎瘤和心包外畸胎瘤可并发胎儿性水肿。影像学上成熟畸胎瘤多表现为多房囊性肿物，其内密度不均，常见钙化或骨骼、牙齿。未成熟畸胎瘤则含有较多的实性区域。

大体形态 绝大多数成熟畸胎瘤发生在前纵隔，其次为后纵隔，中纵隔少见，部分可同时累及多个纵隔区域，可局部延伸入胸腔而引起肺萎陷。成熟畸胎瘤通常包膜完整，平均直径10cm。切面囊性，含皮脂、毛发。可与周围肺组织和大血管粘连。未成熟畸胎瘤通常体积巨大，直径可>40cm，切面实性区明显，质软鱼肉样，可伴出血坏死。

镜下形态 成熟畸胎瘤由来自两个或3个胚层的成熟器官样组织随机混合构成，囊壁由皮肤及皮肤附属器内衬，囊壁及头节内常含脂肪组织、平滑肌、支气管、胃肠道及神经组织，骨骼肌、骨及软骨相对少见，无甲状腺组织。纵隔畸胎瘤中约60%含胰腺组织是其特点，其他部位的畸胎瘤中罕见或无。囊壁破裂时可伴发肉芽肿性炎，多数畸胎瘤包膜外可见残留的胸腺组织。

未成熟畸胎瘤的特点是瘤组织发育不成熟，似胚胎或胎儿组织，如幼稚的软骨或骨组织、横纹肌母细胞、发育不成熟的腺体，最具诊断价值的是未成熟神经上皮排列成原始神经管、菊形团或视网膜原基结构。在病例报告中

应注明未成熟成分所占的百分比。畸胎瘤不成熟程度越高，发生卵黄囊瘤的风险越大。

辅助检查 免疫组化染色显示，单纯畸胎瘤胎盘碱性磷酸酶（PLAP）、CD30、人绒毛膜促性腺激素（β-hCG）及甲胎蛋白（AFP）阴性，但瘤组织中的肝细胞和未成熟神经上皮可以表达AFP。另外，免疫组化染色可明确未分化成分，如神经成分［神经元特异性烯醇化酶（NSE）、S-100蛋白］、横纹肌母细胞［成肌蛋白（myogenin）、myoD1、结蛋白（desmin）］、未成熟软骨细胞［S-100蛋白、胶质纤维酸性蛋白（GFAP）］。

预后 成熟畸胎瘤为良性肿瘤，单纯未成熟畸胎瘤的预后与年龄相关。儿童单纯性畸胎瘤缺乏复发和转移风险因而预后良好，冈萨雷斯-格吕西（Gonzalez-Grussi）分级在儿童畸胎瘤中没有预后意义。若混有恶性生殖细胞肿瘤成分（最常见为卵黄囊瘤）则可复发，经顺铂治疗后预后较好。成年人的单纯未分化畸胎瘤的预后缺乏资料，仅在有生殖细胞或体细胞性恶性成分时才出现转移。

（王国平 李娜萍）

zònggé hùnhéxìng shēngzhíxìbāo zhǒngliú

纵隔混合性生殖细胞肿瘤

（mediastinal mixed germ cell tumor） 发生在纵隔，由两种或两种以上生殖细胞肿瘤（GCT）成分构成的肿瘤。多胚瘤为混合性生殖细胞肿瘤亚型，特点是具有明显的类胚状体样结构，还常可见胚胎性癌、卵黄囊瘤、合体滋养层细胞和畸胎瘤样成分。本病占成年人纵隔生殖细胞肿瘤的13%~25%，仅次于畸胎瘤，与精

原细胞瘤发病率相近，所有患者均为男性。儿童纵隔生殖细胞肿瘤中，混合性生殖细胞肿瘤占20%，以卵黄囊瘤伴发成熟或未成熟畸胎瘤最具代表性。8岁以下儿童混合性生殖细胞肿瘤中，女性发病率较高，而8岁以上的青少年患者几乎均为男性。

临床表现 大多数表现全身和局部症状，如胸痛、咳嗽、呼吸困难、声音嘶哑、上腔静脉综合征和心脏压塞。少见出现青春期早熟和男子乳腺发育以及由人绒毛膜促性腺激素（β-hCG）产物引起的内分泌症状。大多数病例血清肿瘤标志物水平升高，甲胎蛋白（AFP）升高与卵黄囊瘤成分的存在密切相关，此外畸胎瘤性肝样细胞和畸胎瘤样神经上皮也可以产生少量的AFP。伴有绒毛膜癌成分或合体滋养层细胞的混合性生殖细胞肿瘤中，β-hCG水平可升高。

大体形态 肿瘤直径3～20cm，多界限不清、呈浸润性生长。切面不均一，囊腔通常提示存在畸胎瘤样成分，可见实性区域、坏死及出血。并发生长性畸胎瘤综合征（GTS）时肿瘤直径可>28cm。

镜下形态 不同类型的生殖细胞肿瘤可以任意形式组合出现在纵隔混合性生殖细胞肿瘤中，形态学与单纯性生殖细胞肿瘤类似。在成年人，最常见的两种成分是畸胎瘤和胚胎性癌，其次是卵黄囊瘤、精原细胞瘤和绒毛膜癌。畸胎瘤的成分以未成熟畸胎瘤更常见。在儿童，>90%的混合性生殖细胞肿瘤含有卵黄囊成分，其次是畸胎瘤，与成年人相反，成熟畸胎瘤成分比未成熟成分更常见。在青少年，还可见精原细胞瘤、绒毛膜癌、胚胎性癌成分。

多胚瘤显示类似胚状体的独特生长方式，此型生殖细胞肿瘤由胚胎性癌、卵黄囊瘤、合体滋养细胞和畸胎瘤组成，成年人纵隔混合性生殖细胞肿瘤经常伴发非生殖细胞恶性肿瘤如肉瘤，癌和/或白血病。

辅助检查 免疫组化染色用以明确混合性生殖细胞肿瘤中不同生殖细胞肿瘤成分。由于卵黄囊瘤成分十分常见，故几乎所有混合生殖细胞肿瘤均表达AFP，至少是局灶性的。

预后 多数有纵隔和邻近组织的广泛浸润，可转移到肺、胸膜、淋巴结、肝、骨组织和脑。转移瘤通常表现出原发生殖细胞肿瘤或其中一种成分的组织学特点，但其他生殖细胞肿瘤组织类型和体细胞型恶性肿瘤也可出现，尤其在化疗后。

在成年人，混合性生殖细胞肿瘤的长期生存率可达40%～45%，混合性和非精原细胞瘤性生殖细胞肿瘤（NSGCT）之间没有明显差别。在儿童，混合性生殖细胞肿瘤仅为卵黄囊瘤和畸胎瘤样成分，预后与单纯卵黄囊瘤相同。在幼儿，畸胎瘤成分中含有微小非精原细胞瘤性生殖细胞肿瘤病灶的混合性生殖细胞肿瘤在完整切除和化疗之后预后良好。混合性生殖细胞肿瘤中大量的精原细胞瘤成分对预后有益，而绒毛膜癌成分则提示其临床过程更具侵袭性。

在肿瘤标志物水平正常但仍残存肿瘤组织的成年人和儿童中，是否完整切除肿瘤是最重要的预后因素。化疗后若完全缺乏成活的肿瘤细胞则无病生存率可以达到90%，但若存有成活畸胎瘤成分，包括生长性畸胎瘤综合征，则生存率降至60%。若存在成活

的非畸胎瘤型生殖细胞肿瘤或体细胞型恶性细胞，则生存率分别降至30%和低于10%。肿瘤标志物持续升高患者较标志物正常者预后差。

（王国平 李娜萍）

zònggé bànyǒu tǐxìbāoxíng èxìngchéngfèn de shēngzhíxìbāo zhǒngliú

纵隔伴有体细胞型恶性成分的生殖细胞肿瘤（mediastinal germ cell tumor with somatic-type malignancy）

发生于纵隔伴有体细胞型恶性成分的生殖细胞肿瘤。又称畸胎瘤恶变、伴有非生殖细胞恶性肿瘤的恶性畸胎瘤、伴有非生殖细胞恶性成分的畸胎瘤。这种恶性成分可能是癌、肉瘤或二者兼有。白血病或淋巴瘤也属于可伴发纵隔生殖细胞肿瘤（GCT）的体细胞型肿瘤。体细胞型恶性成分，既可见于混合性生殖细胞肿瘤和畸胎瘤中，也可出现在纯卵黄囊瘤和精原细胞瘤中。因此，本病诊断时需对相应成分加以说明，建议诊断标准是体细胞型恶性成分至少达1个低倍光镜视野大小。

本病罕见，主要见于成年男性，儿童中几乎不存在。25%～30%病例发生在纵隔。体细胞型恶性肿瘤成分，可能原发于纵隔或仅为转移灶，更常见于化疗后和晚期复发性肿瘤。

临床表现 较单纯畸胎瘤出现局部症状的比例高，由转移而引发的症状可与局部症状同时或随后出现。大多数患者血清甲胎蛋白（AFP）和/或人绒毛膜促性腺激素（β-hCG）水平升高，癌胚抗原（CEA）或神经元特异性烯醇化酶（NSE）与存在的恶性成分相对应，也可升高。体细胞型肿瘤和GCT成分均表现等臂染色体i（12p）基因型。

大体形态 肿瘤直径为 6～30cm，切面囊实性，质地和颜色不均一，伴有灶性坏死、出血，常与周围组织粘连。

镜下形态 生殖细胞瘤成分可为成熟或未成熟畸胎瘤、混合性生殖细胞肿瘤、精原细胞瘤和卵黄囊瘤。体细胞型恶性成分可为肉瘤（63%）、癌（37%）或两者的混合。胚胎性横纹肌肉瘤是最常见的单一体细胞型恶性成分，血管肉瘤、平滑肌肉瘤、神经母细胞瘤也较常见。癌的成分可为腺癌（常为结肠型）、腺鳞癌、鳞状细胞癌。此外，原始神经外胚层肿瘤（PNET）、黑色素瘤及任何其他形式的肉瘤或混合性肿瘤都可能发生。体细胞型恶性成分可以与 GCT 成分交织存在，也可呈结节样生长。

辅助检查 免疫组化染色显示，生殖细胞肿瘤中的不同成分可分别表达胎盘碱性磷酸酶（PLAP）、AFP、CD30、β-hCG；体细胞型恶性成分的免疫表型同其他部位发生的同类肿瘤，通常不表达生殖细胞免疫表型，但胚胎性横纹肌肉瘤、平滑肌肉瘤可表达 PLAP，肝样癌可表达 AFP。

预后 肉瘤和癌成分可侵犯纵隔和肺组织，大多数病例可发生转移，体细胞型肿瘤和生殖细胞肿瘤的恶性成分可单一或同时转移。

（王国平　李娜萍）

zònggé bànyǒu zàoxuè èxìngzhǒngliú de shēngzhíxìbāo zhǒngliú

纵隔伴有造血恶性肿瘤的生殖细胞肿瘤（mediastinal germ cell tumor with associated hematologic malignant tumor）

纵隔生殖细胞肿瘤所特有的体细胞型恶性肿瘤的亚型，是生殖细胞肿瘤（GCT）伴发造血组织恶性肿瘤。两者在发生上可能来源于同一克隆，故具有克隆性相关。由化疗引起的造血组织恶性肿瘤不属于此类。2%～6%的纵隔恶性非精原细胞瘤性生殖细胞肿瘤可以发生造血恶性肿瘤，其他部位的生殖细胞肿瘤未见。患者多为青少年或青壮年（9～48 岁），均为男性。

临床表现 最常见全血细胞减少、肝脾大、血小板减少，发生率均为 20%～35%。急性白血病也是常见表现。其他如白血病性皮肤病变、面部潮红和嗜血细胞综合征也可出现。血液系统并发症可以同时、随后或先于局部症状出现。在生殖细胞肿瘤确诊的第一年内最常出现白血病，10%～20%的患者伴发克兰费尔特（Klinefelter）综合征。纵隔生殖细胞肿瘤中的粒细胞肉瘤可能"局部"起源自生殖细胞肿瘤内的造血前体细胞。

大体形态 与恶性非精原胞瘤性生殖细胞肿瘤相似。

镜下形态 典型伴发造血恶性肿瘤的生殖细胞肿瘤，以卵黄囊瘤或伴有卵黄囊瘤成分的混合性生殖细胞肿瘤最常见。造血组织恶性肿瘤类型包括：急性白血病、恶性组织细胞增生症（良性罕见）、骨髓增生不良综合征、骨髓增生性疾病和肥大细胞增生症。在急性白血病中，约 50%为急性巨核母细胞白血病（AML M7）和弥漫性增殖细胞肉瘤。骨髓增生异常综合征（MDS）包括伴母细胞危象的顽固性贫血或巨核细胞增生。基本型血小板增多症和慢性特发性骨髓纤维化是骨髓增殖失调的典型表现，可伴发于纵隔生殖细胞肿瘤。在纵隔生殖细胞肿瘤中，白血病细胞可为弥漫性或局灶性浸润，也可形成瘤样病变，如粒细胞性肉瘤。

辅助检查 免疫组化染色包括 MPO、溶菌酶、CD13、CD33、CD10、CD20、CD34、CD68、CD61、CD117、末端脱氧核苷酸转移酶（TdT）和血型糖蛋白。

预后 本病发生克隆性相关急性白血病为最不利的预后因素，在白血病发作后的生存期均少于 2 年，平均生存时间 6 个月。且这种白血病对大剂量诱导化疗和异体骨髓移植等治疗方案均没有反应。骨髓及髓外增殖性疾病患者临床生存期较长。

（王国平　李娜萍）

zònggé jǐsuǒliú

纵隔脊索瘤（mediastinal chordoma）

发生在纵隔，由液滴状细胞和黏液样、软骨样基质组成的低度恶性肿瘤。极少见，可能来源于胸椎的脊索残留物，故多位于后纵隔。大体见，肿瘤呈浸润性生长，破坏周围组织，质软。切面常呈胶冻状，可有内含黏液的囊样结构形成。光镜下见，典型的瘤细胞体积大，胞质因含糖原呈空泡状，称液滴细胞。瘤细胞排列成条索或片团状。间质疏松、富含黏液，有时似软骨样。免疫组化染色显示，瘤细胞表达广谱细胞角蛋白（PCK）、上皮膜抗原（EMA）、S-100 蛋白、波形蛋白（vimentin）、细胞角蛋白（CK19）、癌胚抗原（CEA）。

（王国平　李娜萍）

zònggé shénjīngqiàoliú

纵隔神经鞘瘤（mediastinal neurilemmoma）

纵隔内来源于神经鞘细胞的良性神经源性肿瘤。较常见。大体见，肿瘤单发，圆形或卵圆形结节状，有完整包膜。切面实性，灰白或淡黄，可伴有黏液变性、出血、囊性变。光镜下见，典型肿瘤由束状（Antoni

A）区和网状（Antoni B）区组成。Antoni A 区瘤细胞丰富，梭形瘤细胞排列成束状、栅栏状、旋涡状、洋葱皮样，或形成贝罗凯（Verocay）小体；Antoni B 区瘤细胞较少，间质疏松呈黏液样或伴有囊性变。肿瘤中可伴有成片的泡沫细胞（黄色瘤样细胞）和淋巴细胞浸润，常见管壁增厚、玻璃样变的不规则血管，并可伴血栓形成。免疫组化染色显示，瘤细胞胞核或胞质表达 S-100 蛋白、波形蛋白（vimentin）、Leu 7 和 PGP9.5；部分病例可表达胶质纤维酸性蛋白（GFAP）。此肿瘤临床经过良好，几乎无恶性变。

（王国平　李娜萍）

zònggé shénjīng xiānwéiliú

纵隔神经纤维瘤（mediastinal neurofibroma）

发生于纵隔，由神经鞘细胞、神经内衣、神经束衣的成纤维细胞共同构成的良性神经源性肿瘤。较神经鞘瘤少见，包括单发的孤立性神经纤维瘤和多发性的神经纤维瘤病。孤立性神经纤维瘤常与纵隔交感神经干或肋间神经紧密相连，在神经内生长形成长形、两端变细的孤立性结节。大体见，肿瘤较大时可形成纤维包膜，切面编织状或旋涡状，灰白有光泽，无囊性变等变性变化。光镜下见，瘤细胞细长，排列成交织的细胞束或旋涡状结构。通常无神经鞘瘤的栅状结构、囊性变及畸形血管变化。免疫组化染色显示，波形蛋白（vimentin）阳性，同程度的 S-100 蛋白阳性。孤立性神经纤维瘤经手术治疗预后良好。

神经纤维瘤病为常染色体显性遗传性疾病，纵隔内此瘤多呈丛状累及迷走神经和交感链。临床上，患者常有全身皮肤的咖啡斑。光镜下组织学特点和免疫组化染色显示标志物同孤立性神经纤维瘤。此瘤常合并其他神经性肿瘤，可发生恶变。

（王国平　李娜萍）

zònggé èxìng shénjīngqiàoliú

纵隔恶性神经鞘瘤（mediastinal malignant neurilemmoma）

纵隔内发生的恶性外周神经源性肿瘤。可以原发或由多发性神经纤维瘤病恶变而来，以后纵隔多见。大体见，肿瘤常为多发的大小不等的肿块，表面光滑，质地较硬。切面灰白旋涡状，常伴有片状坏死、出血灶。光镜下见，分化较好时，束状梭形瘤细胞交织排列或成旋涡状，但瘤细胞明显丰富，核有异型并出现较多核分裂象。分化差时，瘤细胞明显异型、核奇异状，可见较多瘤巨细胞，坏死、出血明显。有时肿瘤出现区域性腺样分化或横纹肌样分化（蝾螈瘤）。肿瘤被发现时常已较大，并浸润胸内器官或胸壁，预后较差，合并多发性神经纤维瘤病者预后更差。

（王国平　李娜萍）

zònggé jiéxìbāo shénjīngliú

纵隔节细胞神经瘤（mediastinal ganglioneuroma）

由成熟的交感神经节细胞和神经纤维组成的良性肿瘤。在交感神经源性肿瘤中最常见。常发生于较大的儿童和成年人，位于后纵隔。除始发即为本瘤外，亦可从神经母细胞瘤经分化成熟而来。大体见，肿瘤光滑，包膜完整，质较软，切面灰白或灰黄。光镜下见，肿瘤内可见散在或成团、簇状的成熟神经节细胞，单核、双核或多核，核仁明显；节细胞之间为增生的梭形神经鞘细胞及神经纤维束，除开神经节细胞后，肿瘤的形态类似于神经纤维瘤；瘤内还常见灶性淋巴细胞聚集。免疫组

化染色显示，神经节细胞表达突触素（Syn），梭形细胞表达 S-100 蛋白。少数节细胞神经瘤可发生恶性转化，以转化为恶性神经鞘瘤常见。

（王国平　李娜萍）

zònggé jiéxìbāo shénjīngmǔxìbāoliú

纵隔节细胞神经母细胞瘤（mediastinal ganglioneuroblastoma）

发生在纵隔的局部区域细胞向节细胞分化的神经母细胞瘤。组织学上表现为混合型和结节型神经节母细胞瘤两种类型。混合型光镜下表现为在节细胞神经瘤的背景中，分化的神经母细胞和成熟的神经节细胞呈灶状或小巢状不规则地分布，分化的节细胞>50%（图 1a）。结节型大体及光镜下均形成神经母细胞性结节，与节细胞神经瘤成分界限清晰。免疫组化染色显示，神经节细胞表达突触素（Syn）（图 1b），梭形细胞表达 S-100 蛋白（图 1c）。肿瘤的预后取决于节细胞分化程度及其数量，介于神经母细胞瘤与节细胞神经瘤之间。

（王国平　李娜萍）

zònggé shénjīngmǔxìbāoliú

纵隔神经母细胞瘤（mediastinal neuroblastoma）

起源于后纵隔交感神经节多潜能交感干细胞的一种胚胎性恶性肿瘤。多发生于婴幼儿，多数在 5 岁以下。大体见，肿瘤呈圆形或不规则分叶状团块，质软鱼肉状，切面灰黄或暗红，可见坏死出血及钙化。光镜下见，瘤细胞小圆形似淋巴细胞，也可为短梭形，胞质稀少，核浓染，可见核分裂。瘤细胞常见排列成菊形团或假菊形团（图 1）。分化较好区的瘤细胞伴有节细胞分化，并可形成片状神经胶质样纤维网。免疫组化染色显示，瘤细胞表达神经元特异性烯

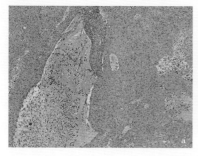
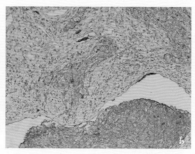
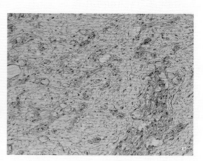

a. HE×100；b. Syn 阳性（×100）；c. S-100 蛋白阳性（×100）。

图1　右后纵隔节细胞神经母细胞瘤

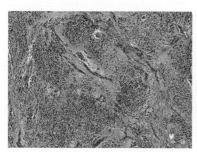
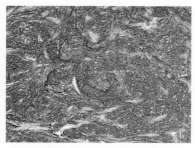

a. HE×100；b. Syn 阳性（×100）。

图1　纵隔神经母细胞瘤

醇化酶（NSE）、神经丝蛋白（NF）、Leu-7、促胰液素、神经节苷脂 D2、PGP9.5、嗜铬粒蛋白 A（CgA）、突触素（Syn）血管活性肠肽（VIP）和突触小泡蛋白（Syp）。

（王国平　李娜萍）

zònggé fùshénjīngjiéliú

纵隔副神经节瘤（mediastinal paraganglioma）

起自与肺动脉、主动脉弓相连或与交感神经链有关的副神经节一类神经内分泌肿瘤。罕见。前者见于前纵隔，后者位于后纵隔，较前纵隔副神经节瘤少见，发病年龄较轻。患者无症状或出现咳嗽、胸痛及压迫症状，罕有库欣（Cushing）综合征。约半数病例由于肿瘤释放儿茶酚胺而有高血压或其他症状。有的病例是作为卡尼（Carney）综合征的一部分，即连同肺错构瘤、胃肠道恶性间质瘤一起发生。

大体见，肿瘤直径多＜2cm，无完整包膜，质软，切面灰黄色或灰红，出血坏死常见。光镜下见，肿瘤具有内分泌腺肿瘤的构象，上皮样瘤细胞排列成腺泡状巢，通常不形成带状或菊形团样结构；瘤细胞巢由丰富而扩张的血窦状纤维血管性间质所分隔，巢的周边部可有支持细胞；瘤细胞具有丰富嗜酸性胞质，胞核可出现异型（不能凭此而诊断为恶性），核分裂象少见或无。免疫组化染色显示，肿瘤细胞表达突触素（Syn），巢周见 S-100 蛋白阳性的支持细胞，约半数病例表达亮氨酸脑啡肽（Leu-enkephalin）及神经丝蛋白（NF），细胞角蛋白（CK）、上皮膜抗原（EMA）常阴性。局部复发或转移分别为 55% 和 26%。

（王国平　李娜萍）

zònggé shìguǎnmóliú

纵隔室管膜瘤（mediastinal ependymoma）

后纵隔内原发性中枢神经系统相关的肿瘤。罕见。典型表现为病程长且隐匿。形态与中枢神经系统的室管膜瘤相同。免疫组化染色显示，肿瘤细胞表达 S-100 蛋白、胶质纤维酸性蛋白（GFAP）、CD99。

（王国平　李娜萍）

zònggé nǎomóliú

纵隔脑膜瘤（mediastinal meningioma）

后纵隔原发性中枢神经系统相关的肿瘤。罕见。可能来源于星状神经节，与外周神经鞘瘤密切相关。有纵隔原发性异位恶性脑膜瘤的个案报道。

（王国平　李娜萍）

zònggé jiǎzhuàngxiànzhǒng

纵隔甲状腺肿（mediastinal goiter）

见于纵隔的甲状腺增生肿块。可发生在前上纵隔和后纵隔，以前上纵隔多见。多呈结节状，常为颈部甲状腺肿的结节增大降至前上纵隔血管前部，少数可降至气管后部，通常可见肿物通过一个细蒂保留其颈部的血液供应。由异位甲状腺发生的甲状腺肿少见。光镜下见，组织学改变与颈部正位甲状腺肿相同。纵隔异位甲状腺肿发生癌变者极少。

（王国平　李娜萍）

纵隔异位甲状腺肿瘤（mediastinal heterotopic thyroid tumor）

发生在颈部正常甲状腺部位以外的甲状腺肿瘤。通常为颈部甲状腺肿瘤延伸至纵隔，纵隔原发而与颈部正位甲状腺无关的异位甲状腺肿瘤十分罕见。异位肿瘤的命名法和诊断标准参照世界卫生组织（WHO）2017版内分泌起源肿瘤的分类，以滤泡性腺瘤和乳头状癌最常见。当不能确定肿瘤是否为甲状腺起源时，免疫组化甲状腺素阳性可明确诊断。纵隔异位甲状腺肿瘤的预后可能类似于颈部正位甲状腺的同类型及相同分期肿瘤。

（王国平　李娜萍）

纵隔异位甲状旁腺肿瘤（mediastinal heterotopic parathyroid tumor）

发生在颈部正常甲状旁腺位置以外的甲状旁腺肿瘤。最常见于前上纵隔胸腺内或其附近区域。10%~20%的甲状旁腺腺瘤起源于纵隔内异位的甲状旁腺组织，最常见于前上纵隔的胸腺内或其附近区域。肿瘤的命名和分类参照世界卫生组织（WHO）2017版内分泌起源肿瘤的病理分类。临床上，患者常出现甲状旁腺功能亢进症状，如高钙血症、肾结石、骨质疏松等。大体见，肿瘤圆形或分叶状，有薄的包膜。光镜下见，肿瘤由主细胞、透明细胞及嗜酸性细胞组成，排列成片状、索状或腺泡样，与原位甲状旁腺腺瘤相同。核分裂象缺乏或罕见，可见局灶性细胞增大。部分肿瘤内含有丰富、散在的脂肪细胞，称为脂肪腺瘤。免疫组化染色显示，瘤细胞表达甲状旁腺激素。纵隔异位甲状旁腺癌十

分罕见，癌细胞常侵及包膜或血管，可见核分裂象或硬化带。临床上可为功能性或无功能的。

（王国平　李娜萍）

纵隔异位甲状旁腺囊肿（mediastinal heterotopic parathyroid cyst）

发生在颈部正常甲状旁腺位置以外的甲状旁腺囊肿。最常见于前上纵隔胸腺内或其附近区域。纵隔异位甲状旁腺囊肿通常位于前上纵隔，临床上常具有功能性。

（王国平　李娜萍）

纵隔髓脂肪瘤（mediastinal myelolipoma）

纵隔内异位骨髓发生的由骨髓样成分和成熟脂肪组织成分以不同比例构成的肿瘤。髓脂肪瘤常见于肾上腺，发生在纵隔很少。大体见，肿块多呈圆形结节状，有包膜。切面呈细颗粒状，质实，黄色或深红色。光镜下见，由成熟脂肪组织和骨髓样成分构成，两种成分的比例可不同。

（王国平　李娜萍）

胸腺和纵隔转移癌（metastasis tumor of the thymus and the mediatinum）

自远处原发灶向胸腺或纵隔转移与从邻近器官或组织直接蔓延至胸腺和纵隔的恶性肿瘤。最常见的原发性肿瘤包

括肺、甲状腺、乳腺、前列腺等部位的癌（表1），而黑色素瘤和各种肉瘤（脂肪肉瘤、骨肉瘤、横纹肌肉瘤、卡波西（Kaposi）肉瘤、未分化肉瘤等）转移至胸腺和纵隔很罕见。

（王国平　李娜萍）

垂体不发育（pituitary agenesis）

因药物、毒物、放射或头部损伤等，导致垂体在宫内（或出生后）全部（或部分）停止生长的状态。又称垂体发育不良。罕见。分为垂体前叶不发育和垂体后叶不发育。磁共振成像（MRI）检查表现为垂体低矮、垂体柄阻断或双垂体。临床表现为垂体功能低下，垂体激素释放不足或缺乏，如生长激素，促性腺激素等，常伴有严重的先天性畸形如独眼、无脑畸形等。前叶不发育可导致肾上腺、甲状腺甚至睾丸不发育或发育不良。有些儿童存活10年或更长，显示生长阻滞、侏儒、智力低下、黏液水肿、低血糖抽搐和外生殖器不发育。

（文继舫　郑长黎）

异位腺垂体（ectopia adenohypophysis）

腺垂体的细胞异位到蛛网膜下隙或神经垂体等区域。胚胎发育过程中垂体是由原始口腔管顶部中线向外突起的拉特克（Rathke）囊与第三脑室底部向下

表 1　原发性胸腺癌与前纵隔转移癌（原发于肺部、头颈部）的鉴别诊断

肿瘤	原发性胸腺癌	肺、头颈部原发癌
鳞癌、基底细胞样癌、淋巴上皮瘤样癌	70%具有分叶状生长模式	分叶状生长模式罕见
	50%可见血管周间隙	血管周间隙十分罕见
	CD5 阳性表达率 50%	CD5 不表达
	CD70 阳性表达 50%	CD70 不表达
	CD117 阳性表达率 40%~100%	CD117 不表达
神经内分泌肿瘤	不表达 TTF-1	常表达 TTF-1

伸展的漏斗融合而成，拉特克囊分化形成腺垂体。在拉特克囊向上移行过程中，沿途可有垂体前叶组织异位，蝶窦是最常见的部位，其次是鞍上区，颅咽管瘤内偶尔亦可见异位垂体。

（文继舫　郑长黎）

kōngpào dié'ān
空泡蝶鞍（empty sella turcica）

因蝶鞍隔异常导致的鞍内蛛网膜囊肿形成或由于垂体损伤等原因，使鞍内空虚的病变。正常情况下蝶鞍（位于大脑底部的骨性结构）上面有一层厚的硬脑膜覆盖成为蝶鞍顶（蝶鞍膈），顶的中央有一孔，可容纳垂体柄通过。如果孔过大或蝶鞍膈不完整，蛛网膜下隙可疝入蝶鞍内，脑脊液压力长期压迫垂体，亦可由于垂体梗死、放射性坏死或手术切除垂体等均可导致空泡蝶鞍。原因不明的称为原发性空泡蝶鞍。空泡蝶鞍以蝶鞍扩大为特征，垂体大小可正常或缩小，其确诊依赖于影像学检查如磁共振成像（MRI）等。所引起的临床表现称为空泡蝶鞍综合征，在肥胖或患高血压的妇女中常见。一般不影响垂体功能，约5%可能有高催乳素血症，可能是继发于垂体柄的扭曲，偶亦可由于催乳素腺瘤所引起。

（文继舫　郑长黎）

Xī'ēn zōnghézhēng
希恩综合征（Sheehan syndrome）

因产后出血或休克造成的低血压导致腺垂体坏死而出现的临床综合征。坏死可呈局灶性，或累及腺垂体的大部分而仅剩留周边一圈存活存的组织，导致各种促激素和靶腺激素分泌减少。如果坏死不是很广泛，临床可以无症状，或仅表现为功能不足，如促性腺激素缺乏伴以产褥期不能哺乳，促甲状腺素（TSH）和促肾上腺皮质激素（ACTH）缺乏可出现甲状腺功能减退症（简称甲减）和肾上腺皮质功能减退症。垂体功能丢失可在垂体坏死后数年才出现，这可能是周边存活的前叶细胞逐渐被瘢痕包裹而最终失去功能。坏死的腺垂体质软、苍白、缺血或出血。坏死区逐渐被瘢痕取代，纤维化的腺垂体可形成一纤维性穗，附着于空虚的蝶鞍壁，重量小于0.1g。

（文继舫　郑长黎）

chuítǐ cùzhōng
垂体卒中（pituitary apoplexy）

垂体内突然出血或梗死而引起的临床综合征。绝大多数是蝶鞍内肿瘤（通常是垂体大腺瘤）发生急性出血性梗死引起的，少数也可为正常的垂体出血、坏死。组织因出血坏死快速膨胀而导致颅内压增高，出现头痛、呕吐、急性视力障碍、神经麻痹、下丘脑功能障碍，严重的可致患者急性死亡。

（文继舫　郑长黎）

línbāxìbāoxìng chuítǐyán
淋巴细胞性垂体炎（lymphocytic hypophysitis）

由于自身免疫反应或药物引起的垂体部位的炎症。又称自身免疫性垂体炎。常发生于妊娠或产后妇女，男性少见，男女比为1∶8.5。血清检查腺垂体自身抗体（APA）常阳性，伴有垂体功能低下，偶有头痛和视力障碍等症状。光镜下见，垂体组织中有大量淋巴细胞、浆细胞及少量中性粒细胞、嗜酸性粒细胞、组织细胞浸润，可有淋巴滤泡形成，无肉芽肿和多核巨细胞。残存的腺垂体细胞可呈嗜酸细胞变，病程长的可出现纤维化。淋巴细胞表达B细胞和T细胞标志物。

（文继舫　郑长黎）

chuítǐ jùxìbāoxìng ròuyázhǒng
垂体巨细胞性肉芽肿（giant cell granuloma）

发生于垂体，原因不明的肉芽肿。罕见。见于成年人。垂体增大，临床表现类似于垂体腺瘤。光镜下为非干酪样坏死性肉芽肿，由上皮样巨噬细胞和多核巨细胞构成，可伴有星形细胞增生，淋巴细胞、浆细胞浸润，晚期可有广泛的纤维化（图1）。微生物学检查则找不到病原体。

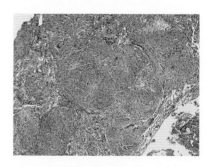

图1　肉芽肿性垂体炎（HE×40）

（文继舫　郑长黎）

huángsèliúyàng chuítǐyán
黄色瘤样垂体炎（xanthomatous hypophysitis）

腺垂体内见多量泡沫状组织细胞和散在淋巴细胞（浆细胞）浸润形成的炎症。常见于年轻女性，易误诊为垂体腺瘤。1998年，由福尔克斯（Folkerth）首先描述。临床症状包括头痛、恶心、月经不规则和尿崩症，多数手术前疑为垂体腺瘤。光镜下见，腺垂体内有多量泡沫状组织细胞和散在淋巴细胞、浆细胞浸润。组织细胞CD68阳性，S-100蛋白和CD1α阴性。

（文继舫　郑长黎）

jìfāxìng chuítǐyán
继发性垂体炎（secondary hypophysitis）

身体其他部位炎症或全身炎症累及垂体导致的垂体

炎症。是全身炎症的一部分，许多病原体如真菌、分枝杆菌、布氏杆菌和梅毒螺旋体等均可侵及垂体，造成垂体急性或慢性炎症，偶尔可有脓肿形成。继发性垂体炎还可见于结节病、血管炎如大动脉炎和韦氏（Wegener）肉芽肿、克罗恩（Crohn）病、惠普尔病、拉特克囊肿，坏死的垂体腺瘤和脑膜炎等。

（文继舫　郑长黎）

拉特克囊肿（Rathke cleft cyst）

Lātèkè nángzhǒng

鞍内或鞍上的衬覆纤毛柱状上皮的囊肿。又称颅颊裂囊肿。多见于成年人。拉特克囊在胚胎发育过程中形成腺垂体、垂体结节部和垂体中叶，垂体中叶一般在出生后即萎缩。颅颊裂为拉特克囊的中空部分，如残留，此裂分隔腺垂体和中叶，在垂体中叶处形成许多直径<5mm 的小囊，偶可增大形成囊肿。向鞍上部扩展，压迫周围组织而出现垂体功能减退或尿崩症等症状。

大体见，囊肿大小不一，表面光滑，壁薄，囊内含清亮或黄褐色液体。光镜下见，囊肿主要由纤毛柱状上皮，很少的杯状细胞被覆，也可看到鳞状分化的细胞灶。免疫组化染色显示，被覆细胞低分子量角蛋白强阳性和S-100蛋白局灶阳性，少数细胞胶质纤维酸性蛋白（GFAP）和波形蛋白（vimentin）阳性。部分拉特克囊肿由于边缘钙化易与颅咽管瘤混淆，磁共振成像（MRI）对诊断有较高的敏感性。本病治疗采用外科引流和切除，复发不常见。

（文继舫　李翔）

软脑膜囊肿（arachnoid cyst）

ruǎnnǎomó nángzhǒng

由鞍区或鞍旁软脑膜形成先天性（或后天获得性）的囊肿。为良性脑囊肿，多见于儿童，男性较多，左侧较右侧多见。大体见，囊肿位于脑表面，与蛛网膜下隙关系密切，但不侵入脑内。多为单发，少数多发，常位于脑裂及脑池部。体积大的囊肿向鞍上扩张和压迫可出现垂体功能减退和/或尿崩症。囊肿内含清亮液体。光镜下见，囊肿由层状软脑膜结缔组织构成，被覆单层扁平上皮。临床上有症状者应手术清除囊液及切除囊壁表面，切开内壁使与蛛网膜下隙相通，可获得良好效果。

（文继舫　李翔）

颅内表皮样囊肿（intracranial epidermoid cyst）

lú nèi biǎopíyàng nángzhǒng

发生在颅内由异位（或创伤后种植）上皮细胞发生的囊肿。又称皮样囊肿。好发于青壮年，可见于鞍区、鞍上及颅内，特别是脑桥小脑三角处。大体见，囊肿境界较清楚，内含豆渣样物质。光镜下见，囊肿具有复层鳞状上皮构成的囊壁衬里，囊内由上皮碎屑、角蛋白和胆固醇组成，囊壁缺乏皮肤附属器。临床表现与肿瘤部位有关，生长较缓慢，全部切除后不复发。

（文继舫　李翔）

腺垂体增生（adenohypophysis of hyperplasia）

xiànchuítǐ zēngshēng

腺垂体细胞的绝对增多状态。腺垂体各种促激素细胞都可增生而出现相应的临床表现。影像学检查显示蝶鞍弥漫性扩大，当增生的腺体向鞍上扩张时可出现肿块效应，如头痛、恶心、呕吐、视野缺损和脑神经麻痹等临床表现。光镜下见，增生呈局灶性或弥漫性。网状纤维染色可区分增生和腺瘤，增生时腺垂体腺泡扩大而网状纤维支架完整，而腺瘤则网状纤维支架遭到破坏。增生病灶中除了主要的增生细胞外，还混杂有其他促激素细胞。增生也可伴有腺瘤。

（文继舫　李景和）

垂体腺瘤（pituitary adenoma）

chuítǐ xiànliú

来源于腺垂体上皮细胞的良性肿瘤。最常见于蝶鞍区，占颅内肿瘤的 10%～20%，成年人多见，无明显的性别差异。

临床表现为：①分泌某种过多的激素，出现相应的功能亢进。②肿瘤浸润、破坏、压迫垂体，使其激素分泌障碍，表现为功能减退。③肿瘤压迫视神经，出现视野损失、视力下降或失明等。垂体腺瘤可分为激素分泌性垂体腺瘤（约占 65%）和无功能腺瘤，前者根据分泌激素的不同分为：①催乳素（PRL）分泌型垂体腺瘤。②生长激素（GH）分泌型垂体腺瘤。③促肾上腺皮质激素（ACTH）分泌型垂体腺瘤（图1）。④促甲状腺激素（TSH）分泌型垂体腺瘤。⑤其他：卵泡刺激素（FSH）分泌型垂体腺瘤和黄体生成素（LH）分泌型垂体腺瘤等。

大体见，肿瘤大小不一，直径可由数毫米至 10cm，直径 ≤1cm 者为小腺瘤，1～10cm 者为中等大腺瘤，>10cm 者为大腺瘤。功能性腺瘤一般较小，无功能性腺瘤一般较大。肿瘤境界清楚，约30%的腺瘤无包膜，肿瘤质软，色灰白、粉红或黄褐，可有灶性出血、坏死、囊性变、纤维化和钙化。当肿瘤侵犯周围硬脑膜及骨组织时称为侵袭性垂体腺瘤。光镜下见，肿瘤失去正常的组织结构特点，瘤细胞类似于正常的腺垂体细胞，核圆形或卵圆形，有小的核仁。多数腺瘤由单一细胞构成，少数可由几种瘤细胞构

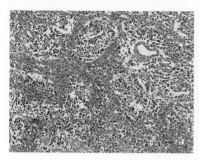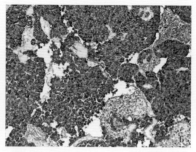

a. HE×200；b. ACTH 阳性（×200）。

图1　ACTH 分泌型垂体腺瘤

成，瘤细胞排列成片块状、条索状、巢状、腺样或乳头状，有的瘤细胞可有异型性或核分裂，瘤细胞巢之间为血管丰富的纤细间质（图2）。

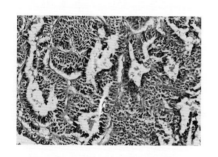

图2　垂体腺瘤（HE×200）

（文继舫　李景和）

bù diǎnxíng chuítǐ xiànliú

不典型垂体腺瘤（atypical pituitary adenoma）　垂体腺瘤细胞出现一定的异型性，但尚未够成诊断为垂体腺癌的标准（图1）。核分裂增多，>2/10HPF，Ki-67

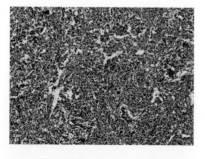

图1　不典型垂体腺瘤（HE×100）

增殖指数>3%。约15%的不典型垂体腺瘤表达 P53。该肿瘤具有侵袭性或潜在的复发性，可侵犯垂体实质、瘤周硬脑膜或邻近骨和软组织，但不是诊断依据（良性腺瘤亦具有侵袭性）。

（文继舫　李景和）

chuítǐ xiàn'ái

垂体腺癌（pituitary adenocarcinoma）　发生于腺垂体细胞的恶性肿瘤。其显示有脑脊髓或系统性转移。有的垂体腺癌可由垂体腺瘤转变而来，可导致多种激素异常或临床上无功能，只有出现转移或侵犯脑组织才能确诊为癌。其浸润转移部位有蛛网膜下隙、脑实质、颈部淋巴结、骨、肝和肺等。光镜下见，细胞密集、出血、坏死、核分裂象增多、核异型性明显。Ki-67 增殖指数增高，可达12%。免疫组化染色显示，神经元特异性烯醇化酶（NSE）、突触素（Syn）、嗜铬粒蛋白 A（CgA）阳性，各种垂体激素亦可表达。

（文继舫　李景和）

chuítǐ jiéxìbāoliú

垂体节细胞瘤（gangliocytoma of pituitary）　下丘脑和/或鞍内由成熟的神经节细胞构成的肿瘤。又称垂体神经节细胞瘤。罕见。临床主要表现为下丘脑调节异常、垂体功能减退和高催乳素血症。

由于肿瘤能合成下丘脑肽类激素，所以有时可伴有其他激素症状如肢端肥大症、性早熟或库欣（Cushing）综合征。大体见，肿瘤大小不等。光镜下见，由成熟的神经节细胞构成，双核或多核细胞常见。瘤细胞分布在不等量的神经胶质－纤维组织构成的间质内，小血管增生。免疫组化染色显示突触素（Syn）和神经丝蛋白（NF）阳性。电镜可见瘤细胞有丰富的内质网、线粒体和神经微丝，分泌颗粒集中在细胞胞突内。

（文继舫　李景和）

chuítǐ nǎomóliú

垂体脑膜瘤（pituitary meningioma）　贴近硬脑膜生长的肿瘤，由肿瘤性蛛网膜细胞构成。脑膜瘤占鞍区肿瘤的5%，是成年人蝶鞍上方第二位常见的肿瘤，女性多见。临床表现包括视力障碍、头痛、垂体功能减退等。完全限于鞍内的脑膜瘤罕见，其病理学形态特点与发生于其他部位的脑膜瘤相同。

大体见，肿瘤实性、质硬，旋涡状或分叶状，可伴砂砾体成分。光镜下最常见的组织学亚型是脑膜皮型、纤维型和过渡型。大多数类型可以看到宽阔的上皮样细胞伴脑膜皮样的旋涡形成。非典型脑膜瘤的特征是核分裂增加（≥4/10HPF）或有如下特征中的任意3个：细胞数量增加、排列特征丢失、片状生长、小细胞型伴核质比增加、核仁显著和坏死灶的出现。间变型脑膜瘤与脑膜肉瘤不同。尽管间变型脑膜瘤细胞具有高级别核、细胞异型性增加，核分裂增加（≥20/10HPF）及广泛坏死，但仍保留脑膜瘤的组织学特点。免疫组化染色显示，多数脑膜瘤呈波形蛋白（vimentin）和上皮膜抗原

（EMA）阳性，S-100 蛋白不同程度的阳性，雌激素受体（ER）很少表达，而孕激素受体（PR）大多数脑膜瘤表达。SSTR2A 在大多数脑膜瘤强阳性表达，包括间变型脑膜瘤。

预后取决于临床因素、组织学类型和级别。世界卫生组织（WHO）级别是肿瘤复发的预测因素。

（文继舫　李景和）

chuítǐ kēlìxìbāoliú

垂体颗粒细胞瘤（pituitary granular cell tumor）　由垂体细胞、漏斗部的变异神经胶质细胞和神经垂体细胞构成的肿瘤。多见于神经垂体及垂体柄，大多数肿瘤体积较小，往往为尸检时偶然发现。其病理形态与身体其他部位的颗粒细胞瘤相同，肿瘤无包膜，但境界清楚。免疫组化染色显示，颗粒细胞呈 CD68 阳性，而胶质纤维酸性蛋白（GFAP）和 S-100 蛋白阴性。

（文继舫　李景和）

chuítǐ jǐsuǒliú

垂体脊索瘤（pituitary chordoma）　显示脊索分化的侵袭性肿瘤。起源于胚胎残留的脊索组织，可发生于脊柱中轴的任何部位，以颅底和骶尾部最常见，颅内病例半数位于蝶鞍部，鞍内垂体脊索瘤少见。属低到中度恶性，多见于中、老年人，生长缓慢，平均病程在 3 年以上，头痛为最常见的症状。鞍部脊索瘤表现为垂体功能减退、视神经受压产生原发性视神经萎缩，视力减退以及双颞偏盲等。

大体见，肿瘤呈分叶状或结节状，早期常有一定的界限或有纤维包膜，晚期界限不清，并浸润破坏颅底骨质及其邻近的脑神经和脑实质。质地柔软，灰红色，

有丰富黏液呈白色半透明胶冻状，可有出血、坏死和囊性变。光镜下见，肿瘤被纤维性条带分隔成分叶状结构，瘤细胞散在或排列成条索或小巢，漂浮于丰富的黏液中。一种为液滴状细胞，体积大，胞质中有大小不等的空泡，胞核呈泡状；另一种为星形细胞，体积小呈星芒状，胞质内无空泡。细胞轻到中度异型，核分裂不常见。可伴出血、钙化、软骨化和骨化，可见软骨肉瘤样区域。免疫组化染色显示，S-100 蛋白、细胞角蛋白（CK）、上皮膜抗原（EMA）和波形蛋白（vimentin）阳性，Brachyury 是脊索瘤高度特异的标志物，有助于脊索瘤与软骨肉瘤和软骨样脑膜瘤的鉴别。

（文继舫　金　鸥）

lúyànguǎnliú

颅咽管瘤（craniopharyngioma）　起源于拉特克囊（Rathke pouch）上皮或垂体腺细胞的鳞状上皮化生的低级别肿瘤。儿童高峰年龄 5 ~ 14 岁，成年人高峰年龄 50 ~ 60 岁。最好发的部位是鞍上，部分位于鞍内。主要临床特点有下丘脑-垂体功能紊乱、颅内压增高、视力及视野障碍、尿崩症。成年男性有性功能障碍，女性有月经不调。

大体见，肿瘤实性或囊性，大小不一，界限清楚，可有薄的纤维包膜，呈不规则小叶状或小结节状分叶状。常发生钙化，并可骨化呈蛋壳样，囊壁富含胆固醇、棕黄色"机油样"液体和少许碎屑。光镜下可分为牙釉质型和鳞状细胞乳头型：①牙釉质型：多见，由基底栅栏状排列上皮细胞构成，湿角化物和鬼影细胞是牙釉质型颅咽管瘤的典型特点，可出现黄色肉芽肿特征，β 联蛋白（β-catenin）核阳性是本型的

可靠标志物。②鳞状细胞乳头型：常由片状鳞状上皮构成，无栅栏状排列核、湿角化物、钙化和胆固醇沉淀，可伸出乳头状突起进入邻近脑组织，使肿瘤与这些脑组织紧密相连。手术范围和病变直径与颅咽管瘤复发相关。

（文继舫　金　鸥）

chuítǐ shénjīngqiàoliú

垂体神经鞘瘤（pituitary neurilemmoma）　发生于鞍区由施万（Schwann）细胞构成的良性肿瘤（WHO Ⅰ 级）。罕见。大部分起源于脑神经和脊神经根处的神经鞘膜，垂体部位少见。大体见，大部分肿瘤圆形或椭圆形，一般包膜完整。切面灰白以至灰黄色，可有黏液变性、囊性变和出血，无坏死。光镜下见有两种组织构象：①束状（Antoni A）区，瘤细胞核密集，核排列与细胞长轴垂直的栅栏状结构，称为维罗凯（Verocay）小体。②网状（Antoni B）区，疏松网状背景，细胞成分少，核小，卵圆形，可见黄色瘤细胞。可见巨异形核细胞，偶尔可见核分裂象，但不要以此误诊为恶性肿瘤。本瘤分为细胞性神经鞘瘤、黑色素性神经鞘瘤、丛状神经鞘瘤 3 个亚型。肿瘤细胞一致性表达 S-100 蛋白和 SOX10，Leu-7 常呈阳性反应，灶性胶质纤维酸性蛋白（GFAP）阳性。

（文继舫　金　鸥）

ānqū shēngzhíxìbāo zhǒngliú

鞍区生殖细胞肿瘤（germ cell tumor of sellar region）　由原始生殖细胞或多能胚细胞转型而形成，发生于垂体和鞍区的与性腺生殖细胞肿瘤相似的肿瘤。蝶鞍和蝶鞍上区是中枢神经系统生殖细胞肿瘤第二常见部位。本瘤占成年人颅内肿瘤的<1%，占儿童颅内肿瘤的6.5%，最常见部位为

松果体，其次为鞍上。

临床表现包括尿崩症、垂体功能减退、生长发育迟缓、视力减退和颅内压增高等。大体见，多数肿瘤是质软、疏松的肿块，伴不同程度的坏死和出血。光镜下形态依赖不同的组织类型，生物学特性不相同：①生殖细胞瘤：由均一的大多边形细胞构成，胞质透明、泡状核、内含一到多个明显的核仁。②卵黄囊瘤：特点是假腺样或真乳头状结构，伴有席勒-杜瓦尔（Schiller-Duval）小体和过碘酸希夫（PAS）染色阳性的小球。③胚胎性癌：巢状、片状的大多边形细胞构成，细胞核泡状，核仁突出，核分裂和坏死常见。④绒毛膜癌：合体滋养层细胞和细胞滋养层细胞排列成双层结构。⑤混合性生殖细胞的肿瘤：包括两种或者多种恶性、原始的生殖细胞成分。⑥畸胎瘤：成熟型畸胎瘤少见，未成熟型畸胎瘤中常见原始神经上皮成分，畸胎瘤恶变不常见。

组织学类型是最重要的预后因素。生殖细胞瘤比其他类型的生殖细胞肿瘤生存时间更长，且复发率更低。

（文继舫　金鸥）

chuítǐ Lǎnggéhànsī xìbāo zǔzhī xìbāo zēngshēngzhèng

垂体朗格汉斯细胞组织细胞增生症（Langerhans cell histocytosis of pituitary）

一种原因未明的克隆性组织细胞肿瘤型增生。好发于儿童，无性别倾向。颅内神经组织受累的方式常是通过邻近病变的侵袭，颅内原发罕见。光镜下见，病变由朗格汉斯组织细胞、巨噬细胞、淋巴细胞、浆细胞和嗜酸性粒细胞构成。瘤细胞核长形或不规则形，伴有明显的核沟。瘤细胞表达 CD1a、S-

100 蛋白。电镜下可见胞质内的伯贝克（Birbeck）颗粒。大多数预后较好，约 10% 单发的和约 25% 多发性病例可复发，偶有发生播散而导致死亡者，通常见于 2 岁以内患儿。

（文继舫　金鸥）

jiǎzhuàngxiàn bùfāyù

甲状腺不发育（thyroid gland agenesis）

有甲状腺组织存在，但处在甲状腺原基实体细胞团阶段，无滤泡形成的状态。胚胎第 4 周，原始咽底正中处内胚层细胞增生，此为甲状腺原基，之后左右芽突的细胞增生，形成两个细胞团，演变成甲状腺的两个侧叶。至胚胎第 14 周，细胞团或细胞索发育分化为基本成熟的滤泡，并能合成甲状腺素。甲状腺不发育，是罕见的先天性畸形。出生后即为克汀病，主要表现为身材矮小，智力低下。可能与遗传、抗甲状腺自身抗体或妊娠期服用抗甲状腺药物等因素有关。

（文继舫　尹红玲）

jiǎzhuàngshéguǎn fāyù jīxíng

甲状舌管发育畸形（thyroglossal duct anomalies）

由于某种原因致甲状舌管退化不全，在甲状腺下降途径的任何部位出现畸形。多表现为甲状舌管囊肿，囊肿可形成窦道或瘘，偶尔可发生癌，多数为乳头状癌。多见于儿童，半数在 10 岁以内，亦可见于成年，多位于颈部中线舌骨下区（约 65%）和舌骨周围（其中舌骨上 20%，舌骨水平 15%），少数在中线旁。吞咽时肿块向上移动。

大体见，肿物囊性，多为圆形，直径数毫米至数厘米，多为 2～3cm，也可达 8cm 以上，无并发症的囊肿壁较薄，有感染的囊壁纤维性增厚。囊内一般为澄清

的、黏液样液体。光镜下见，囊壁被覆单层柱状上皮，常有纤毛。也可为立方上皮、移行上皮、鳞状上皮或混合性上皮和小肠上皮。囊壁常继发炎症，慢性炎症可使上皮脱落消失，伴纤维组织增生，囊壁可有胆固醇结晶存在，部分病例的囊壁内可见正常甲状腺组织。囊壁一般无大量淋巴细胞和淋巴滤泡，这有助于和颈部的鳃裂囊肿鉴别。

（文继舫　尹红玲）

yìwèi jiǎzhuàngxiàn zǔzhī

异位甲状腺组织（hererotopic thyroid gland tissue）

甲状腺原基沿甲状舌骨下降不完全形成的胚胎发育异常。可作为甲状舌管囊肿的一种成分。一般女性占 90%，年龄 30～50 岁多见。常发生于颈前正中部位，上起自舌、舌骨上、舌骨下、喉前、气管内、喉内、食管内、主动脉、心包或心内、肾上腺内、颅底等部位，亦可异位于阴道、阴囊、肝门、卵巢、骶骨和其他部位。90% 的异位甲状腺组织位于舌底，常引起吞咽困难和呼吸困难。约 2/3 的患者正常位置无甲状腺。

光镜下见，异位甲状腺组织结构与正常甲状腺无明显差别，可为胎儿性甲状腺组织或成熟甲状腺组织，或两者共同存在。异位甲状腺组织也可发生腺瘤、结节性甲状腺肿、淋巴细胞性甲状腺炎，也可发生癌。颈部淋巴结可有异位甲状腺腺体，异位与转移性甲状腺癌的鉴别较难，可参考以下几点：①滤泡群较小，多由 10～20 个滤泡组成，位于被膜下或被膜内；滤泡形态正常，大小形状规则，内含胶质，由单层立方上皮被覆，排列规则，细胞无异型性，无乳头和砂粒体。甲状腺内无明确肿瘤，则异位甲状

腺的可能性大。②淋巴结内的甲状腺组织形态具备乳头状癌细胞核的特点和结构，可诊断为转移癌。③如果淋巴结的 1/3 以上被甲状腺组织占据，应首先考虑转移癌。④同一个淋巴结内的甲状腺组织图像不一致，应考虑为转移癌。

（文继舫　尹红玲）

迷走甲状腺（lateral aberrant thyroid）

mízǒu jiǎzhuàngxiàn

甲状腺始基沿甲状舌管下降过程中发生的发育异常。其中，完全异位于甲状舌管下降沿线上，颈部正常部位无甲状腺组织者称为迷走甲状腺；颈部正常部位同时存在甲状腺组织者则称为副甲状腺。颈侧迷走甲状腺已被证实绝大部分为淋巴结转移性乳头状癌，原发灶多为甲状腺隐性癌。在胚胎发育过程中，甲状腺原基与附近的横纹肌有密切的关系，故偶尔可见横纹肌在甲状腺包膜内，或小巢甲状腺组织在甲状腺外的肌内，不要误诊为癌的浸润。另外，手术种植、结节性甲状腺肿、桥本甲状腺炎、甲状腺功能亢进的结节异位均可导致颈侧骨骼肌内出现良性的甲状腺组织。

（文继舫　尹红玲）

急性甲状腺炎（acute thyroiditis）

jíxìng jiǎzhuàngxiànyán

由细菌或真菌引起的感染性甲状腺炎症。较少见。常见的病原菌为金黄葡萄球菌、溶血性链球菌、肺炎链球菌、革兰阴性菌等。细菌可经血行、淋巴、邻近组织器官感染蔓延或穿刺操作进入甲状腺。大多数继发于上呼吸道、口腔或颈部软组织化脓性感染的直接扩散，少数继发于败血症或颈部开放性创伤。营养不良的婴儿、糖尿病患者、身体虚弱的老人或免疫缺陷者易发。梨状窝瘘是引起儿童急性甲状腺炎的主要原因。急性炎时甲状腺肿胀、压痛，但功能影响不大。光镜下改变主要是中性粒细胞浸润和组织坏死。

（文继舫　周海燕）

亚急性肉芽肿性甲状腺炎（subacute granulomatous thyroiditis）

yàjíxìng ròuyázhǒngxìng jiǎzhuàngxiànyán

含有肉芽肿的甲状腺炎症。又称巨细胞性甲状腺炎。病因不明，可能与病毒感染有关。甲状腺通常呈不对称性增大，质硬，通常没有与周围组织粘连，切面可见灰白色坏死和纤维化病灶。光镜下见分布不规则的滤泡坏死破裂病灶，周围有急性、亚急性炎症，之后形成类似结核结节的肉芽肿（图1），肉芽肿无干酪样坏死，肉芽肿中心为不规则的胶质碎块伴有异物巨细胞反应，周围有巨噬细胞和淋巴细胞。病灶最后纤维化愈合，晚期可出现甲状腺功能减退。

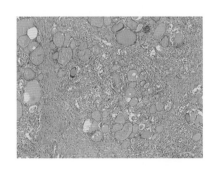

图 1　亚急性肉芽肿性甲状腺炎
（HE×100）

（文继舫　周海燕）

自身免疫性甲状腺炎（autoimmune thyroiditis）

zìshēn miǎnyìxìng jiǎzhuàngxiànyán

发生在甲状腺、器官特异性免疫介导的炎症性疾病。主要特征是能够产生改变甲状腺功能的自身抗体，包括桥本甲状腺炎和淋巴细胞性甲状腺炎。发病机制具有体液性和细胞性双重性质。循环血液中存在抗甲状腺球蛋白和其他滤泡细胞抗原的自身抗体，尤其是针对促甲状腺激素（TSH）受体的抗体。导致自身免疫性甲状腺炎的启动因子，是器官特异性抑制性 T 淋巴细胞缺陷。自身免疫性甲状腺炎的病因复杂，有家族聚集现象，甲状腺自身抗体的产生与常染色体显性遗传有关。本病的形态学特征是腺体广泛的淋巴细胞浸润伴生发中心形成。当滤泡弥漫性增生时为格雷夫斯（Graves）病，当滤泡相对正常时为淋巴细胞性甲状腺炎，而当滤泡细胞显示广泛嗜酸性变时为桥本甲状腺炎。

（文继舫　周海燕）

桥本甲状腺炎（Hashimoto thyroiditis）

Qiáoběn jiǎzhuàngxiànyán

自身免疫性甲状腺疾病的一种。又称桥本病。多见于中年妇女，甲状腺无痛性肿大，伴功能减退，少数可出现功能亢进。典型表现为甲状腺弥漫性增大。表面光滑或结节状，质韧，很少与周围组织粘连，切面灰白或灰黄色，分叶明显，无出血变性或坏死。光镜下见，组织内有大量淋巴细胞、浆细胞和巨噬细胞浸润，形成许多有生发中心的淋巴滤泡。滤泡上皮转化为嗜酸性细胞或许特莱（Hürthle）细胞，这种细胞有丰富的嗜酸性颗粒状胞质，核异型性明显，但无核分裂。

（文继舫　周海燕）

淋巴细胞性甲状腺炎（lymphocytic thyroiditis）

línbāxìbāoxìng jiǎzhuàngxiànyán

自身免疫性甲状腺疾病的一种。常见于儿童，又称为幼年型自身免疫性甲状腺炎，临床常表现为无症状甲状腺肿，持续时间较短。大体见，甲状腺弥漫性增大，稍呈结节状，质较韧，被膜轻度增厚，但与周围组织无粘连，切面呈分叶状，色灰白灰黄。光镜下见，甲状腺滤泡无明显特殊，有时显示萎缩，间质大量淋巴细胞浸润，散在含生发中心的淋巴小结（图1）。

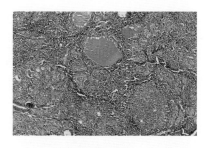

图1 淋巴细胞性甲状腺炎
（HE×100）

（文继舫 周海燕）

mùyàng jiǎzhuàngxiànyán

木样甲状腺炎（Riedel thyroid-itis）

以甲状腺纤维硬化性病变为主要特征的甲状腺炎。又称慢性纤维性甲状腺炎。病因不明，罕见。主要发生在成年及老年患者，女性发病比例略高。临床上表现为甲状腺肿大、境界不清、常伴有重度呼吸困难。肿大的甲状腺异常坚硬，临床上常认为是癌。晚期甲状腺功能减退，增生的纤维瘢痕组织压迫可产生声音嘶哑、呼吸及吞咽困难等。大体见，病变多从一侧开始，表面略呈结节状，甲状腺似木样，与周围明显粘连，切面灰白。光镜下见，甲状腺滤泡明显萎缩，小叶结构消失，纤维组织明显增生和玻璃样变，有少量淋巴细胞和浆细胞浸润，一个重要的诊断特征是中等大小的静脉管壁内炎症。

（文继舫 周海燕）

jiǎzhuàngxiàn fúshèxìng gǎibiàn

甲状腺辐射性改变（thyroid change after radioaction）

甲状腺长期接触低剂量电离辐射引起的改变。甲状腺是对电离辐射中度敏感性的组织，电离辐射易引起甲状腺功能变化，甲状腺组织本身也呈现一系列病理改变，如较早时可见滤泡排列密集、无胶质上皮细胞团形成、上皮细胞低柱状变化、间质炎症细胞浸润等，这种病理改变可能是甲状腺组织对电离辐射的一种适应性抗损伤反应，是机体抗御损害的自我保护表现。电离辐射可导致甲状腺纤维化、嗜酸性细胞化生和淋巴细胞浸润，甚至核异型性。而1周时的病理所见如小叶变小、滤泡数量减少、滤泡空虚、胶质吸收、上皮细胞呈扁平状、间质明显增多等则是甲状腺滤泡细胞受损、功能降低的损伤性表现。

（文继舫 周海燕）

fēidúxìng jiǎzhuàngxiànzhǒng

非毒性甲状腺肿（nontoxic goiter）

不伴甲状腺功能亢进症的甲状腺肿大。俗称大脖子病。是由于缺碘使甲状腺素分泌不足，促甲状腺激素（TSH）分泌增多，甲状腺滤泡上皮增生，滤泡内胶质堆积而使甲状腺肿大。主要表现为甲状腺增大，一般无临床症状，部分患者后期可因甲状腺肿大导致压迫、窒息、吞咽和呼吸困难。常呈地方性分布，又称地方性甲状腺肿，也可散发。

病变的发生发展分为3个时期：①增生期：甲状腺呈弥漫性肿大，表面光滑。镜下可见滤泡上皮增生肥大，呈立方形和柱状，保持小滤泡新生，胶质含量少，间质充血。②胶质贮存期：甲状腺显著增大，对称，切面呈胶样。

光镜下见滤泡大小不等，腔内充满胶质，滤泡上皮萎缩，立方或扁平状，但仍可见一些小滤泡内含增生的上皮乳头。③结节期：即结节性甲状腺肿，长时期交替发生的增生和退缩过程，使甲状腺内纤维组织增生，从而形成结节，表面和切面均呈明显的结节状，多数结节包膜不完整，有的结节有厚的包膜。结节内出血、坏死、囊性变和钙化常见。结节内滤泡大小不等，含不等量胶质。滤泡上皮呈扁平、立方或柱状。

（文继舫 李波）

jiéjiéxìng jiǎzhuàngxiànzhǒng

结节性甲状腺肿（nodular goiter）

非毒性甲状腺肿发展到晚期，由于甲状腺滤泡上皮局灶性增生、复旧或萎缩不一致，使甲状腺不对称结节状增大所致。结节性甲状腺肿是一种常见甲状腺良性疾病，多见于中年女性。虽有单个结节的甲状腺肿，但典型的是多发结节不对称分布在甲状腺内。体积可很大，重者超过2000g，表面切面均呈明显的结节状，有的结节包膜不完整，有的结节有厚的包膜。结节内出血、坏死、囊性变常见。部分纤维瘢痕和坏死灶内可有不同程度的钙化。结节内滤泡大小不等，含不等量胶质。滤泡上皮扁平、立方或柱状。一些囊性变的被覆上皮可形成乳头状结构。

（文继舫 李波）

jīsù héchéng zhàng'àixìng jiǎzhuàngxiànzhǒng

激素合成障碍性甲状腺肿（dyshormonogenetic goiter）

由于甲状腺先天性代谢缺陷，导致甲状腺激素生物合成酶缺乏，甲状腺激素分泌不足，反馈性引起促甲状腺激素（TSH）增加，刺激甲状腺增生而致的甲状腺肿。又称家族性甲状腺肿。多为常染色体隐性遗传。光镜下形态类似于结节性甲状腺肿，但结节内细胞丰富，排列成小梁或小滤泡样，也可形成乳头。胶质少或无，滤泡上皮异型性显著，核增大、深染、异型，可见多核细胞，结节之间有宽的纤维带分隔。由于富于细胞，核异型性明显，易误诊为癌。

（文继舫 李波）

甲状腺功能亢进症（hyperthyroidism）

jiǎzhuàngxiàn gōngnéng kàngjìnzhèng

由于血中甲状腺素过多，作用于全身各组织引起一系列临床综合征。简称甲亢。是一种自身免疫病，包括：弥漫性甲状腺肿大，基础代谢率和神经兴奋性升高，血清 T_3、T_4 增高，突眼征，皮损和甲状腺杵状指。本病多见于 20～40 岁女性。大体见，甲状腺弥漫性对称性增大，为正常的 2～4 倍。包膜光滑。切面红棕色肌肉样，质实，无结节。光镜下弥漫一致性增生，滤泡上皮细胞为高柱状，核位于基底，可有核分裂，但无不典型性，高柱状上皮形成很多无分支的乳头突入滤泡腔内。滤泡内胶质明显减少，稀薄色浅。胶质周围有许多吸收空泡。间质血管充血，有多量淋巴细胞浸润和具有生发中心的淋巴滤泡形成。

（文继舫 李波）

甲状腺腺瘤（thyroid adenoma）

jiǎzhuàngxiàn xiànliú

甲状腺滤泡上皮发生的良性肿瘤。多数无自觉症状，颈前区肿块，可随吞咽移动。B 超扫描发现肿块通常为冷结节，多数患者血中甲状腺球蛋白（TG）升高，肿瘤增长缓慢，如肿瘤内出血，体积可突然增大，且伴有疼痛和压痛。少数肿瘤可引起气管受压、移位，导致呼吸不畅。胸骨后的甲状腺腺瘤压迫气管和大血管后可能引起呼吸困难和上腔静脉压迫症。多数甲状腺腺瘤不影响甲状腺功能，很少数情况下会引甲亢症状。

大体见，肿瘤单个，有完整包膜，直径一般 4cm 以下，灰色或浅棕色，质软、肉样。可伴有出血、坏死、囊性变、纤维化和钙化。光镜下见，绝大多数为滤泡性腺瘤，少数为嗜酸性细胞腺瘤、透明变梁状肿瘤、印戒细胞小滤泡腺瘤、伴异型核的腺瘤、不典型腺瘤等类型。组织学诊断标准：完整包膜，腺瘤内滤泡大小较一致，与周围甲状腺实质不同，并压迫周围甲状腺组织。需与结节性甲状腺肿鉴别。手术切除后即可治愈，预后良好。

（文继舫 何琼琼）

许特莱细胞腺瘤（Hürthle cell adenoma）

Xǔtèlái xìbāo xiànliú

以嗜酸性瘤细胞构成的非浸润性良性甲状腺肿瘤。是甲状腺腺瘤的一种亚型。又称嗜酸性细胞腺瘤。通常表现为无痛肿块。大体见，肿瘤红褐色、单发，境界清楚，包膜完整。光镜下见，肿瘤由大的嗜酸性细胞构成，核大，核仁明显。瘤细胞排列成小梁状、滤泡状、实体状，局部可见乳头状结构，内含少量浓染胶质。与嗜酸性滤泡癌的鉴别点是有无包膜和血管侵犯；与嗜酸性乳头状癌的鉴别点是，后者为复杂乳头，有包膜侵犯，具有乳头状癌核的特征，即磨玻璃样增大、卵圆、长和重叠核。免疫组化染色显示，甲状腺转录因子 1（TTF-1）和甲状腺球蛋白（TG）阳性。

（文继舫 何琼琼）

甲状腺腺脂肪瘤（thyroid adenolipoma）

jiǎzhuàngxiàn xiànzhīfángliú

一种由成熟脂肪组织和甲状腺腺瘤组织混合构成的良性甲状腺肿瘤。又称甲状腺脂肪腺瘤。本病罕见。大者直径可达 4.5cm。光镜下见，甲状腺腺瘤中含成熟脂肪组织，并散布在整个肿瘤中。

（文继舫 何琼琼）

不典型甲状腺腺瘤（atypical thyroid adenoma）

bùdiǎnxíng jiǎzhuàngxiàn xiànliú

一类介于甲状腺腺瘤和甲状腺滤泡癌或乳头状癌之间的甲状腺上皮性肿瘤。包括 3 类：①甲状腺恶性潜能未定的滤泡性肿瘤（FT-UMP）：分界清楚或有包膜的甲状腺肿瘤，由分化好的滤泡细胞构成。有可疑的包膜或血管浸润。②甲状腺恶性潜能未定的高分化肿瘤（WT-UMP）：分界清楚或有包膜的甲状腺肿瘤，由分化好的滤泡细胞构成，具有或部分具有乳头状癌核特点，有可疑的包膜或血管浸润。③具有乳头状核特征的非浸润性甲状腺滤泡性肿瘤（NIFTP）：无包膜或血管浸润，但肿瘤细胞有乳头状癌核特征的甲状腺滤泡性肿瘤。免疫组化染色显示，甲状腺腺瘤甲状腺转录因子 1（TTF-1）和甲状腺球蛋白（TG）阳性。不典型甲状腺腺瘤与甲状腺髓样癌不同，甲状腺髓样癌降钙素（CT）阳性。

（文继舫 何琼琼）

甲状腺乳头状癌（papillary carcinoma of thyroid）

jiǎzhuàngxiàn rǔtóuzhuàng'ái

表现有滤泡细胞分化、具有典型的乳头（滤泡结构）及特征性核改变的甲状腺恶性上皮性肿瘤。是甲状腺癌的最常见类型，占 60%～70%，多见于 20～50 岁，女性较多见。

多数在儿童期有颈部放疗史。肿瘤生长缓慢。肿瘤大小变异很大，直径<1cm 称为微小乳头状癌。

大体见，肿瘤直径 2～3cm、质地较硬、颜色灰白、无包膜、可有囊腔形成，伴有出血、坏死、纤维化和钙化。光镜下见，肿瘤呈复杂分支乳头状结构，乳头中心有纤维血管间质，表面被覆单层上皮（图 1a）。多数乳头上皮细胞核呈透明或磨玻璃状，有核沟、核内假包涵体，核可相互重叠（图 1b）。常可见同心圆状的钙化小体（砂砾体），具有诊断意义，有事有钙化及骨化（图 2a）。乳头状癌的亚型有：滤泡型（图 2b）、弥漫硬化型、柱状细胞癌、高细胞癌、嗜酸性细胞型、透明细胞型、实体型、筛状型等，可伴有灶性岛样分化、鳞状细胞癌、黏液表皮样癌、梭形细胞癌、巨细胞癌、髓样癌等分化。免疫组

化染色显示，甲状腺球蛋白（TG）、甲状腺转录因子 1（TTF-1）、CK19（图 1c）、RET、HMBE-1、半乳凝素-3（Galectin-3）阳性。最常见的遗传学改变是 RET/PTC 重排，30%～80% 的甲状腺乳头状癌存在 BRAF 的激活突变。本病的生物学行为呈惰性，5 年生存率 96%，10 年生存率 93%。微小乳头状癌预后较好，远处转移少见，但颈部淋巴结转移较常见（图 2c）。

（文继舫 胡永斌）

jiǎzhuàngxiàn lǜpào'ái
甲状腺滤泡癌（folicullar carcinoma of thyroid）

甲状腺具有滤泡分化，但缺乏乳头状癌诊断特征的恶性上皮性肿瘤。发病率仅次于甲状腺乳头状癌，多发于 40 岁以上女性。恶性程度较乳头状癌高。

大体见，肿瘤呈结节状，质地较软，颜色灰白，包膜不完整，境界较清楚。可有出血、坏死、囊性变、纤维化和钙化。光镜下见不同分化程度的滤泡，滤泡内可含少量胶质（图 1a）。分化好的滤泡癌与腺瘤有时很难区别，注意是否有包膜浸润和血管侵犯加以鉴别；分化差的滤泡癌呈实性巢片状，瘤细胞异型性明显，滤泡少而不完整。免疫组化染色显示，甲状腺球蛋白（TG）、甲状腺转录因子 1（TTF-1，图 1b）和 PAX8 阳性，Cyclin D₁ 也可阳性（图 1c）。25%～50% 发生 $PPAR\gamma$ 基因重排，20% 发现 $TERT$ 启动子的突变，该突变与滤泡癌更为侵袭性的临床行为有关。

滤泡癌的亚型有：①许特莱（Hürthle）细胞癌：显示独特的红褐色外观，可见包膜、血管、邻近甲状腺实质浸润或形成卫星结节。镜下形态与许特莱细胞腺瘤

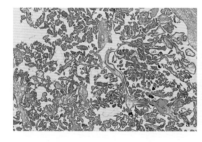
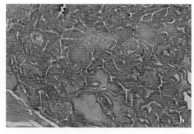
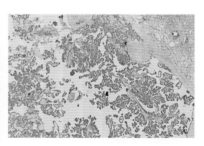

a. 低倍（×40）；b. 高倍（×200）；c. CK19 阳性（×40）。
图 1 甲状腺经典型乳头状癌（HE）

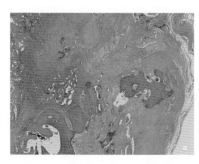
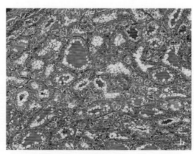
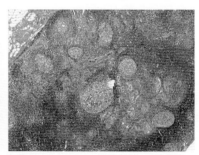

a. 低倍，可见钙化及骨化（×40）；b. 高倍（×200）；c. 淋巴结转移（×40）。
图 2 甲状腺滤泡型乳头状癌（HE）

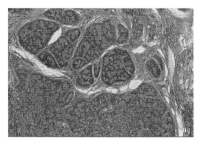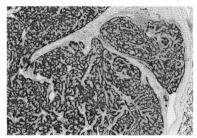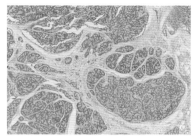

a. 低倍（HE×40）；b. TTF-1 阳性（×40）；c. Cyclin D₁ 阳性（×40）。

图 1 甲状腺滤泡癌

相似，癌细胞体积大、胞质嗜酸性红染。预后较差，5 年存活率 20%～40%。②透明细胞癌：罕见。主要由透明细胞组成，胞质内含糖原、脂质、黏液或肿胀的线粒体。诊断本型，必须先排除转移性肾透明细胞癌和甲状旁腺腺癌，免疫组化染色可加以鉴别，甲状腺透明细胞癌 TG 和 TTF-1 阳性，而后二者阴性。

本病血行转移率高，淋巴结转移少。10 年及 20 年生存率在 30% 以下。

（文继舫　胡永斌）

jiǎzhuàngxiàn suǐyàng'ái

甲状腺髓样癌（medullary carcinoma of thyroid） 来源于分泌降钙素的甲状腺滤泡旁细胞（又称 C 细胞）的恶性肿瘤。属神经内分泌系统，又称 C 细胞癌、滤泡旁细胞癌。少见，在所有甲状腺恶性病变中占比 2%～3%。40～60 岁为高发期，性别差别不大，90% 的肿瘤分泌降钙素，产生严重腹泻和低血钙症。80%～90% 的髓样癌为散发性，10%～20% 为家族性。

大体见，肿瘤单发或多发，直径 1～11cm，可有假包膜，质实而软，灰白或黄褐色。光镜下见，癌细胞圆形、多角或梭形，核圆形或卵圆形，核仁不明显。癌细胞呈实性片巢状或乳头状、滤泡状排列，间质内常有淀粉样物质

沉积（图 1a）。电镜观察：胞质内有神经内分泌颗粒。免疫组化染色显示，降钙素（CT）阳性（图 1b），甲状腺球蛋白（TG）和甲状腺转录因子 1（TTF-1）阴性。散发性髓样癌常有染色体的杂合子丢失（LOH）以及 *RET* 基因突变。本病 5 年生存率 65%～90%，10 年生存率 45%～85%。

（文继舫　胡永斌）

jiǎzhuàngxiàn dǎozhuàng'ái

甲状腺岛状癌（insular carcinoma） 属低分化的甲状腺癌。其恶性程度介于分化好的甲状腺癌（乳头状癌和滤泡癌）与未分化癌之间。多见于老年人。

大体见，肿瘤直径常 >3cm，质地实，灰白色，常有坏死灶，可见卫星结节。光镜下见，癌细胞小且一致，排列成实性岛状，周围围有薄层纤维血管间隔（图 1），可夹杂小滤泡或乳头。有不

等量的核分裂和凝固性坏死。岛状癌有时易误诊为髓样癌，免疫组化染色可加以鉴别：岛状癌降钙素（CT）阴性，甲状腺球蛋白（TG）和甲状腺转录因子 1（TTF-1）阳性；而髓样癌与之相反。岛状癌淋巴和血行转移率高，平均 5 年生存率 50%。

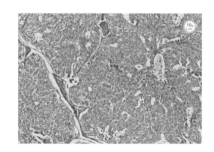

图 1 甲状腺低分化癌（HE×200）

（文继舫　胡永斌）

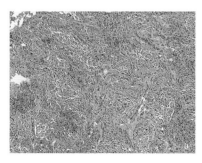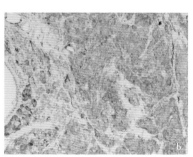

a. HE×100；b. calcitonin 阳性阳性（×100）。

图 1 甲状腺髓样癌

甲状腺鳞状细胞癌（squamous cell carcinoma of thyroid）

发生于甲状腺由鳞状细胞分化的恶性上皮性肿瘤。占甲状腺癌的1%以下，40~60岁为高发期，常有长期的甲状腺炎史或甲状腺肿史。大体见，肿瘤体积大，常见卫星结节，质地硬、灰白色，并伴坏死。光镜下见，完全由鳞状细胞分化的癌细胞构成，可见到广泛的甲状腺周围软组织侵犯，血管侵犯和神经侵犯（图1）。免疫组化染色显示，细胞角蛋白（CK19）强阳性，BCL-2阳性，CK1、CK10/13、CK4和CK20阴性。本病恶性程度高，预后差，生长快，可压迫气管或食管，早期发生浸润和转移。

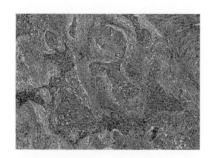

图1 甲状腺鳞状细胞癌（HE×200）

（文继舫 胡永斌）

甲状腺未分化癌（undifferentiated carcinoma of thyroid）

由甲状腺上皮发生、分化最差的恶性上皮性肿瘤。又称甲状腺分化不良性癌。较少见，占甲状腺癌的5%~10%，多发于50岁以上女性。肿瘤生长快，广泛浸润和破坏周围器官组织，引起呼吸困难和声音嘶哑。

大体见，肿块较大、形状不规则、颜色灰白、无包膜、常有出血和坏死。光镜下见，癌细胞大小、形态、染色深浅不一，核分裂象多。组织学上分为小细胞型、梭形细胞型（图1）、巨细胞型和混合细胞型。无论哪种类型都能找到分化好的甲状腺癌成分，一般认为未分化癌是从已存在的分化好的甲状腺癌转化而来。免疫组化染色显示，甲状腺球蛋白（TG）和甲状腺转录因子1（TTF-1）阳性，证实来源于甲状腺。本病恶性程度高，预后极差，早期发生浸润和转移，一般均在诊断后1年内死亡。

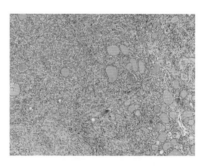

图1 甲状腺分化不良性癌（HE×100）

（文继舫 胡永斌）

原发性甲状旁腺功能亢进（primary hyperparathyroidism）

因甲状旁腺本身病变产生过量甲状旁腺素（PTH）引起的综合征。简称甲旁亢。75%~80%为甲状旁腺腺瘤，15%为甲状旁腺增生，1%~2%为甲状旁腺癌。女性多见，各年龄组均可发生，40~50岁多见。钙磷代谢失调是本病突出特征，表现为三高一低，血钙、尿钙、尿磷均高，血磷低。骨改变为全身性纤维囊性骨炎，颌骨为好发部位。主要显示异常的破骨细胞性骨吸收，并有新骨形成，常有囊形成，伴新、旧出血和多量含铁血黄素沉积，形成境界清楚的病变，即棕色瘤，易与巨细胞瘤混淆。高功能甲状旁腺切除后骨病变可以很快恢复。可有不同程度的肾损害，主要是钙盐沉积形成肾结石。迁移性钙化，肾和血管是最多见部位，也可在肺、胃、心、眼和其他组织发现。

（文继舫 彭劲武 冯德云）

继发性甲状旁腺功能亢进（secondary hyperparathyroidism）

任何导致低血钙疾病引起甲状旁腺激素代偿性分泌过多的一种状态。见于慢性肾衰竭、骨软化、维生素D缺失、小肠吸收不良综合征、骨肿瘤、血液透析和肾移植。本病最严重的并发症是软组织钙化，累及心、肾、动脉及关节周围软组织等。病理形态与原发性甲状旁腺功能亢进主细胞增生相似，增生细胞常弥漫一致，也可呈结节状增生。继发性增生的程度、肾钙化程度及骨病变程度较原发性轻，肾结石较少见，有助于鉴别。

（文继舫 彭劲武 冯德云）

三发性甲状旁腺功能亢进（tertiary hyperparathyroidism）

在继发性甲状旁腺功能亢进的基础上，由于甲状旁腺受到持久性刺激，过度增的生甲状旁腺或腺瘤又发生了自主性甲状旁腺功能亢进。甲状旁腺病变可以是增生、腺瘤或癌。从形态学上很难区分原发性、继发性、三发性甲旁亢。

（文继舫 彭劲武 冯德云）

异位性甲状旁腺功能亢进

yìwèixìng jiǎzhuàngpángxiàn gōng-néng kàngjìn

（ectopic hyperparathyroidism）
非甲状旁腺发生的肿瘤引起的高血钙、低血磷和血甲状旁腺素（PTH）增高，甲状旁腺本身无明显病变的一种状态。又称假性甲状旁腺功能亢进。多见于肺鳞癌、肾或卵巢透明细胞癌、腮腺未分化癌、肾上腺癌、脾淋巴瘤等。临床表现常不能区别于原发性甲状旁腺功能亢进。检查发现骨有骨质吸收增加，但没有典型的纤维囊性骨炎改变，甲状旁腺大多正常，少数轻度增生。肿瘤切除后高血钙减轻。诊断时要排除其他恶性肿瘤与甲状旁腺增生或肿瘤的合并可能。

（文继舫 彭劲松 冯德云）

jiǎzhuàngpángxiàn nángzhǒng

甲状旁腺囊肿

（parathyroid cyst） 发生于甲状旁腺内的囊性肿物。少见，多属无功能性。囊肿直径1~9cm。可见于正常或不正常的甲状旁腺。囊壁为纤维组织，其中常可见到甲状旁腺组织，这是重要的诊断依据。光镜下见，囊肿通常孤立，单房性，囊内衬单层立方或柱状上皮，囊腔内为清亮或乳白液体。囊肿可自颈部咽突胚胎残余发生，也可由于腺体与咽囊分离时，咽囊残留的上皮性小管所致。少数囊肿合并甲状旁腺功能亢进。

（文继舫 彭劲松）

jiǎzhuàngpángxiàn yuánfāxìng zēng-shēng

甲状旁腺原发性增生

（primary hyperplasia of parathyroid gland） 不明原因的所有甲状旁腺增生和功能亢进。一个腺体超过60mg应视为异常。可分为主细胞增生和透明细胞增生，后者比前者罕见。原发性增生特征：①4个甲状旁腺都增大，程度不一，重量超过正常范围。②腺体弥漫性增大。③增生可由主细胞或透明细胞组成，多以一种细胞为主，常为主细胞。④如系成年人，腺体中脂肪组织明显减少。

（文继舫 彭劲松）

jiǎzhuàngpángxiàn xiànliú

甲状旁腺腺瘤

（parathyroid adenoma） 由主细胞、嗜酸性细胞、过渡型嗜酸性细胞或这些细胞类型混合构成的良性肿瘤。是原发性甲状旁腺功能亢进的主要病因（占80%~90%），大多数腺瘤累及甲状旁腺单个腺体，罕见两个腺瘤；也可发生在甲状腺内、食管后和纵隔，罕见在心包内、迷走神经或下颌角附近软组织中的异位。

大体见，腺瘤为卵圆形或圆形，大小不等，小者仅数毫米，大者可达鸡蛋大。腺瘤有菲薄而完整的纤维包膜，表面光滑，与周围无粘连，质软有弹性。切面灰棕或红棕色，实心性，偶可见许多小囊，囊内含淡黄色清夜，有时可见新旧出血灶，有时可见纤维条索、钙化及骨化。光镜下见，正常腺体的各种细胞都可形成腺瘤，一般是以一种细胞为主，杂以其他类型的细胞。瘤细胞排列成巢、索或片，也有形成腺泡或假腺样结构，间质血管丰富（图1）。甲状旁腺腺瘤分为主细胞腺瘤、混合性腺瘤和嗜酸性细胞腺瘤3种，以主细胞腺瘤为最多见。嗜酸性细胞腺瘤极少见，且多数是非功能性的。免疫组化染色显示，主细胞甲状旁腺素（PTH）和嗜铬粒蛋白A（CgA）阳性染色，甲状腺转录因子1（TTF-）1阴性，Ki-67增殖指数较低。

图1 甲状旁腺腺瘤（HE×100）

（文继舫 彭劲松）

jiǎzhuàngpángxiàn bùdiǎnxíng xiànliú

甲状旁腺不典型腺瘤

（atypical parathyroid adenoma） 有癌的形态，但没有明确的浸润性生长的甲状旁腺腺瘤。所谓"癌的形态"包括与周围组织粘连、有核分裂、纤维化、小梁状生长方式和包膜内有瘤细胞，但无明确的包膜、血管或神经浸润（图1），这种属恶性潜能不明确的肿瘤。这类肿瘤没有明确的包膜或血管侵犯的证据，但其他特征与甲状旁腺癌相似，如伴或不伴有含铁血黄素沉积的宽的纤维带，核分裂和厚纤维包膜中的肿瘤细胞巢。肿瘤可与邻近组织粘连，被考虑为恶性潜能未定，局部切除肿瘤后，大多数预后良好。

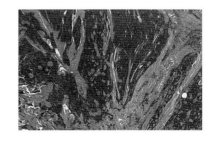

图1 甲状旁腺不典型腺瘤（HE×40）

（文继舫 彭劲松）

jiǎzhuàngpángxiàn zhīfáng xiànliú

甲状旁腺脂肪腺瘤（parathyroid lipoadenoma）

由大量脂肪细胞、黏液性变的间质和片块状排列的主细胞或嗜酸性细胞构成的腺瘤。又称甲状旁腺错构瘤。罕见，可有纤维包膜，质软，常为分叶状，棕黄色，体积可相当大。光镜下见，腺体成分伴有大量的成熟脂肪组织，少数包膜外有正常甲状旁腺组织。细胞排列成巢状或条索状，但主细胞中脂肪含量较少。少数间质黏液瘤样，或有其他间叶成分，包括化生性骨区。可有或无功能，多数为功能性腺瘤。

（文继舫 彭劲武）

wúgōngnéngxìng jiǎzhuàngpángxiàn xiànliú

无功能性甲状旁腺腺瘤（nonfunctional parathyroid adenoma）

不伴有甲状旁腺功能亢进的甲状旁腺腺瘤。少见。甲状旁腺腺瘤中嗜酸性细胞腺瘤常为无功能性，少数甲状旁腺脂肪腺瘤亦为无功能性腺瘤。

（文继舫 彭劲武）

jiǎzhuàngpángxiàn'ái

甲状旁腺癌（parathyroid carcinoma）

来源于甲状旁腺组织实质细胞的恶性肿瘤。罕见。临床表现主要是由过多的甲状旁腺素分泌引起。肿瘤体积大并与周围组织粘连，颜色灰白，伴灶性坏死。光镜下明确诊断应见到血管侵犯、周围神经侵犯、穿透包膜并在邻近组织中生长和或转移。带状纤维化是甲状旁腺癌常见但不恒定并且非特征性的特殊形态。肿瘤生长方式呈实体性弥漫性片状或密集巢状（图1a），滤泡样和腺泡样排列不常见，罕见菊形团样结构。散在灶性凝固性坏死、大核仁和核分裂象（5/50HPF）构成三组合，提示恶性行为，Ki-67增殖指数>5%，则增加恶性变和复发的风险。免疫组化染色显示，瘤细胞表达神经内分泌标志物，如嗜铬粒蛋白（CgA，图1b）、突触素（Syn）等。

（文继舫 彭劲武）

yìwèi shènshàngxiàn

异位肾上腺（ectopic adrenal gland）

肾上腺组织出现在肾上腺以外的其他部位。最常见于腹膜后间隙、尿生殖脊线路，偶尔肾下极被膜下，卵巢及睾丸门部及沿精索走行分布。多数异位肾上腺只含有皮质成分，少数病例，尤其是腹腔神经节的异位肾上腺也可含髓质。异位肾上腺可因促肾上腺皮质激素（ACTH）水平升高而发生反应性增生，也可成为肾上腺皮质肿瘤的发源地。

（文继舫 刘保安）

fù shènshàngxiàn

副肾上腺（accessory suprarenal gland）

位于主肾上腺附近（如肾区、肝包膜、胆囊壁、脾、腹膜后和生殖器等），多数仅有皮质而无髓质的团状结构。其由肾上腺皮质原基分裂出来。

（文继舫 刘保安）

shènshàngxiàn pízhì gōngnéng kàngjìn

肾上腺皮质功能亢进（hyperadrenocorticism）

一种或一种以上的肾上腺皮质激素（盐皮质激素、糖皮质激素、雄激素或雌激素）分泌过多产生的不同临床综合征。

库欣综合征（Cushing syndrome）：①垂体性：产生促肾上腺皮质激素（ACTH）的垂体肿瘤或下丘脑通过促肾上腺皮质激素释放激素（CRH）刺激垂体ACTH细胞所致，双侧肾上腺弥漫中度肥大，可达20g（正常约8g），皮质厚度可超过2mm，镜下主要为网状带和束状带细胞增生。②肾上腺性：肾上腺功能性肿瘤或增生分泌过量皮质醇所致。③异位性：为异位分泌的ACTH引起，常见的为小细胞肺癌，其他如恶性胸腺瘤、胰岛细胞瘤等。④医源性：长期使用糖皮质激素。

康恩综合征（Conn syndrome）：分为原发性醛固酮增多症和继发性醛固酮增多症两种。原发性多由功能性肾上腺肿瘤引起，少数为皮质增生所致。光镜下见，主要是球状带细胞增生，也可夹杂束状带细胞增生。继发性由各种疾病引起肾素-血管紧张素分泌过多，刺激球状带细胞增生所致。

肾上腺生殖器综合征：由性激素分泌过多引起。

（文继舫 刘保安）

shènshàngxiàn pízhì gōngnéng jiǎntuì

肾上腺皮质功能减退（hypoadrenocorticism）

肾上腺皮质激素分泌不足的状态。分为急性和

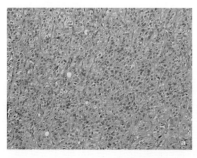
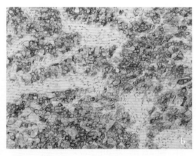

a. HE×100；b. CgA阳性（×100）。

图1 甲状旁腺癌

慢性两类。

急性肾上腺皮质功能减退：由于肾上腺皮质激素急剧减退而出现血压下降、休克、昏迷等症状，严重时可致死亡。原因主要有：①皮质大片出血或静脉血栓形成。②重症感染、外伤引起的应激反应。③长期使用皮质激素治疗后突然停药。

慢性肾上腺皮质功能减退：又称艾迪生病（Addison disease），主要病因为特发性肾上腺萎缩和双肾结核，偶见于淀粉样物质沉积和转移癌和其他原因。双肾上腺严重破坏，表现为皮肤、黏膜及瘢痕处黑色素沉着增多、低血糖、低血压、食欲缺乏、肌力低下和体重减轻等。特发性肾上腺萎缩又称为自身免疫性肾上腺炎，为一种自身免疫病，多见于青年女性。患者血中常有抗肾上腺皮质细胞线粒体和微粒体抗体，常和其他自身免疫病并存。双肾上腺高度萎缩，重量可至 2.5g 以下，皮质菲薄，内有大量淋巴细胞和浆细胞浸润，但髓质不受影响。

（文继舫 刘保安）

shènshàngxiàn pízhì zēngshēng

肾上腺皮质增生（adrenal cortical hyperplasia）

由于垂体或各种垂体外来源的促肾上腺皮质激素（ACTH）刺激皮质造成的皮质增大。可伴有各种临床综合征，如库欣（Cushing）综合征、康恩（Conn）综合征。

大体见，增生皮质可为弥漫性或结节状，以两者混合常见。肾上腺的重量可能仅轻度增加，成年人一侧肾上腺重量超过 6g 即可认为是增生；较晚期者的一般重量 12～24g。肾上腺失去正常形态，呈圆形。切面上皮质内层较宽，呈淡棕色或褐色。光镜下见，网状带和束状带增厚，其相对比

例在不同病例之间不同。束状带细胞排列紧密，脂质减少（图1）。偶尔在增生的结节中可见有些细胞的核大而深染。电镜可见增生细胞含丰富的滑面内质网及相互交织的长微绒毛。

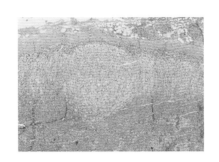

图 1　肾上腺皮质结节性增生（HE×40）

（文继舫 刘保安）

wúgōngnéngxìng shènshàngxiàn pízhì zēngshēng

无功能性肾上腺皮质增生（nonfunctional adrenal cortical hyperplasia）

不产生大量糖皮质激素、盐皮质激素和性激素的肾上腺皮质增生。多为结节性增生，弥漫性增生少见。与肾上腺皮质腺瘤的区别以 1cm 为界，≥1cm 者为腺瘤，<1cm 者为增生性结节。结节常为多发性和双侧性，多见于高血压患者，其皮质结节的检出率高于正常人群的 2～4 倍。增生细胞的形态与正常皮质细胞类似，主要由透明细胞构成。

（文继舫 刘保安）

shènshàngxiàn pízhì xiànliú

肾上腺皮质腺瘤（adrenocortical adenoma）

肾上腺皮质细胞的良性上皮性肿瘤。大多数为单侧性，但通常不能明确定位于球状带、束状带或网状带。按有无相应内分泌紊乱的临床症状和体征，分为功能性肿瘤和无（非）功能性肿瘤。临床表现取决于肿

瘤的激素分泌状态，可分为产生皮质醇的、产生醛固酮的或分泌雄激素和雌激素的腺瘤。

大体见，大多数肾上腺皮质腺瘤界限清楚，重量通常<100g；伴醛固酮增多症的腺瘤外观鲜黄色、界限清楚但无包膜；伴库欣（Cushing）综合征的腺瘤外观棕黄色、包膜完整。少数有功能的腺瘤外观呈暗棕色或黑色，称为黑色腺瘤。光镜下见，通常由胞质内含丰富脂滴的亮细胞和含脂质稀少胞质嗜酸性的暗细胞以不同比例构成，也可见到中间型细胞。这些细胞形成索和/或巢，并伴有相当丰富的血管和窦隙样结构（图1）。腺瘤中可见脂褐素。肾上腺皮质腺瘤可呈脂肪瘤样或髓脂肪瘤样化生，但没有临床意义。免疫组化染色显示，瘤细胞对许多蛋白呈阳性反应，包括 SF1、α-抑制素（α-inhibin）、突触素（Syn）和 Melan-A，而嗜铬粒蛋白 A（CgA）阴性。电镜观察肿瘤含发育良好的滑面内质网和丰富的、嵴发育良好的线粒体。

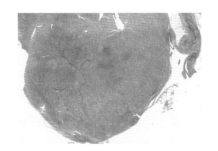

图 1　肾上腺皮质腺瘤（HE×20）

（文继舫 刘保安）

shènshàngxiànpízhǐ'ái

肾上腺皮质癌（adrenocortical carcinoma）

肾上腺皮质细胞的恶性上皮性肿瘤。临床表现与肿瘤过量分泌糖皮质激素和雄激素有关，如库欣（Cushing）综合

征，女性男性化等。肾上腺皮质癌的组织细胞形态与正常肾上腺皮质相像。最常见的结构是细胞呈片状排列（图1a），由纤细的窦隙网状结构分隔，其他的排列方式有宽梁状（图1b）、大巢状等。常可见大片坏死。常见肿瘤侵犯包膜、窦隙或大静脉。细胞形态上，常由嗜酸性或泡状透明胞质的癌细胞构成。核异型从没有到高度多形性，核分裂变化亦很大，从罕见到一个高倍视野有几个，非典型核分裂易见。免疫组化染色显示，对α-抑制素（α-inhibin）、Melan-A反应敏感但非特异；对细胞角蛋白（CK）反应阴性或弱阳性；对上皮膜抗原（EMA）、癌胚抗原（CEA）、糖蛋白HMFG-2以及嗜铬粒蛋白A（CgA）反应阴性，这些有助于与肾细胞癌、肝细胞癌，肾上腺髓质肿瘤和肾上腺转移性肿瘤鉴别。

本病需与肾上腺皮质腺瘤鉴别。由韦斯（Weiss）提出，经奥伯特（Aubert）改良的肾上腺皮质良、恶性肿瘤的组织学鉴别标准，以下项目中具有3项或3项以上病变考虑恶性：①高度核异型［富尔曼（Fuhrman）分级标准］。②核分裂>5/50HPF。③病理性核分裂。④透明细胞占全部肿瘤细胞<25%。⑤弥漫性结构（>33%的肿瘤组织）。⑥坏死。

⑦静脉侵犯（壁内有平滑肌）。
⑧窦隙侵犯（壁内无平滑肌）。
⑨包膜侵犯。

肾上腺皮质癌相关的5年总生存率37%～47%。

（文继舫　刘保安）

wúgōngnéngxìng shènshàngxiàn pízhì zhǒngliú

无功能性肾上腺皮质肿瘤

（nonfunctional adrenal cortical tumor）　不产生大量糖皮质激素、盐皮质激素和性激素的肾上腺皮质肿瘤。包括腺瘤和癌；临床无皮质功能亢进的症状和体征，仅表现为肿瘤本身引起的症状。无功能性肿瘤占肾上腺皮质肿瘤的20%～30%，因无功能，早期不易发现，往往要待病变增大足以压迫邻近组织、器官和肿瘤组织坏死出现症状时才就诊，肿瘤直径超过10cm的并不少见。这些皮质腺瘤、腺瘤可产生孕烯醇酮，但酶系不完备，缺乏17α-羟化酶或5-3β-羟类固醇脱氢酶，不能继续转变为皮质激素，所以无激素功能。皮质醇、17羟、17酮类固醇测定也在正常范围内。

（文继舫　刘保安）

wúgōngnéngxìng shènshàngxiàn pízhì xiànliú

无功能性肾上腺皮质腺瘤

（nonfunctional adrenal cortical adenoma）　不产生大量糖皮质激素、盐皮质激素和性激素的肾上腺皮质良性肿瘤。临床上无皮质功能亢进的症状和体征，仅表现为肿瘤本身引起的症状，实验室检查指标也无特殊改变。与肾上腺增生性结节的区别以1cm为界，≥1cm者为腺瘤，<1cm者为增生性结节。腺瘤的大小1～5cm。包膜完整或不完整。有纤维间隔将腺瘤分隔成小叶。大腺瘤常有出血、玻璃样变和黏液性变。光镜下主要由透明细胞构成（见肾上腺皮质腺瘤）。

（文继舫　刘保安）

wúgōngnéngxìng shènshàngxiànpízhì'ái

无功能性肾上腺皮质癌

（nonfunctional adrenal cortical carcinoma）　不产生大量糖皮质激素、盐皮质激素和性激素的肾上腺皮质恶性肿瘤。临床无皮质功能亢进的症状和体征，仅表现为肿瘤本身引起的症状，实验室检查指标也无特殊改变。较少见，多数发生于成年人。患者常因腹部肿块、发热和疼痛而就诊。晚期常出现乏力、消瘦、食欲减退等。肿瘤体积大者可>20cm，重量>1000g，常有出血坏死。光镜下形态与有功能的肾上腺皮质癌类似，两者形态学上不能区别。易发生局部浸润和转移，手术后5年生存率约30%（见肾上腺皮质癌）。

（文继舫　刘保安）

shènshàngxiàn suǐzhì zēngshēngzhèng

肾上腺髓质增生症

（adrenal medullary hyperplasia）　肾上腺的尾部和翼部出现髓质，或头和体部髓质明显增多。是一种自主性儿茶酚胺分泌过多的独立病症，最主要的症状是阵发性高血压。分为原发性增生和继发增生两种类型。以女性为多见。发病年龄多为青壮年，平均年龄39岁。髓

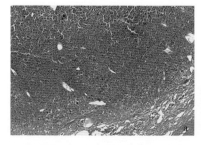
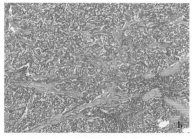

a. 瘤细胞呈实性片状排列（HE×100）；b. 瘤细胞呈条索状排列（HE×100）。

图1　肾上腺皮质癌

质呈弥漫性，或小于 1cm 的结节状增生（大于 1cm 应诊断嗜铬细胞瘤），可单侧或双侧。病变特征有：①肾上腺髓质重量增加，可达 2 倍以上，髓质与皮质的比值增大。②肾上腺外形增大，变厚增宽，边界变直，钝圆，表面隆起，失去肾上腺的正常扁平状态。③肾上腺尾部及两翼可见到髓质增生（只要肾上腺尾部看到髓质即可诊断为髓质增生）。④肾上腺髓质细胞增殖，髓质伸展入皮质，将皮质细胞分割成岛状；增生的髓质细胞体积大，胞质丰富，且有很多细胞内有空泡，可见巨核及双核细胞，表示功能活跃。本病需手术切除。

（文继舫　王宽松）

shìgèxìbāoliú

嗜铬细胞瘤（pheochromocytoma）

起源于肾上腺髓质嗜铬细胞的肿瘤。90% 发生于肾上腺髓质，10% 发生于肾上腺外嗜铬组织，如交感神经链。绝大多数为散发性，少数为家族性。发病年龄多在 20～50 岁。临床表现多变，主要表现为儿茶酚胺分泌过多引起的症状和体征，特别是阵发性高血压。

大体见，常为单侧单发，右侧多于左侧，肿瘤大小不一，直径一般 3～5cm，重 70～150g，可有完整包膜，切面灰白或粉红色，经森克尔（Zenker）或赫利（Helly）固定液（含重铬酸盐）固定后显棕黄或棕黑色，常有出血、坏死、钙化及囊性变。光镜下见，瘤细胞大多为多角形细胞，少数为梭形或柱状细胞，并有一定程度的多形性，可出现瘤巨细胞，胞质内可见大量嗜铬颗粒。瘤细胞可排列成腺泡状、小梁状或实性团块，多数情况下这些生长方式混合存在，间质为血窦

（图 1a）。瘤细胞核为圆形或卵圆形，染色质团块状，核仁单个明显。电镜见胞质含神经内分泌颗粒。良、恶性嗜铬细胞瘤在细胞形态学上很难鉴别，甚至包膜浸润或侵入血管亦不能诊断恶性，只有广泛浸润邻近脏器、组织或发生转移才能确诊为恶性。免疫组化染色显示，主要是嗜铬粒蛋白 A（CgA）强阳性，肾上腺素、突触素（Syn，图 1b）、神经元特异性烯醇化酶（NSE）、Leu7 也呈阳性，S-100 蛋白对支持细胞呈阳性。肿瘤外科切除是首选和主要的治疗手段，可结合应用 α 和 β 受体阻滞剂。

（文继舫　王宽松）

shènshàngxiàn shénjīngmǔxìbāoliú

肾上腺神经母细胞瘤（adrenal neuroblastoma）

来源于发育期间神经嵴的交感肾上腺谱系的肿瘤之一。绝大多数发生在肾上腺，肿瘤完全由神经母细胞构成。是者一类肿瘤中最不成熟和恶性度最高的肿瘤。本病好发于婴幼儿，80% 在 5 岁以下，也可发生于成年人，可有家族倾向性。大体见，肿瘤呈分叶状，质软、灰色，界限清楚有完整或不完整的包膜。出血、坏死及钙化常见，可以囊性变。光镜下见，瘤体呈结节状增生，瘤细胞小而规则，

核圆形、深染，略大于淋巴细胞，细胞质少，胞质边界不清。部分病例可见到霍默-赖特（Homer-Wright）菊形团。

本病治疗包括外科切除、化疗和骨髓移植。下述几个因素提示预后较好：①淋巴细胞浸润。②年龄在 2 岁以下。③肾上腺外的神经母细胞瘤。

（文继舫　王宽松）

shènshàngxiàn jiéxìbāo shénjīngmǔxìbāoliú

肾上腺节细胞神经母细胞瘤（adrenal ganglioneuroblastoma）

发生于肾上腺，分化程度介于神经母细胞瘤与节细胞神经瘤之间，来源于交感神经母细胞的肿瘤。多见于较大的儿童和成年人。约 2/3 的肿瘤位于后腹膜、纵隔或其他部位。

大体表现各异，与神经母细胞瘤相比，外观更均质，质地较硬，钙化很常见。光镜下见，肿瘤中含有各个阶段分化的神经元，包括分化好的神经节细胞及分化差的神经母细胞。细胞间可见纤细的原纤维（由肿瘤细胞伸出的轴突组成），这是节细胞神经母细胞瘤重要的诊断特征（图 1）。部分肿瘤富于神经鞘间质，本质上是非肿瘤性的。本病预后介于神经母细胞瘤和节细胞神经瘤之间。

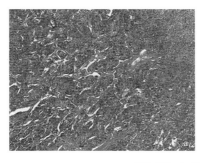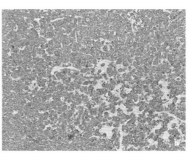

a. HE×100；b. Syn 阳性（×100）。

图 1　肾上腺嗜铬细胞瘤

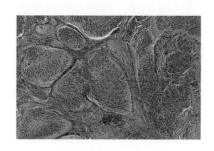

图1 腹膜后节细胞神经母细胞瘤（HE×100）

（文继舫 王宽松）

shènshàngxiàn jiéxìbāo shénjīngliú

肾上腺节细胞神经瘤 （adrenal ganglioneuroma）

发生于肾上腺，来源于神经节细胞的一种良性肿瘤。是成年人交感神经系统最常见的良性肿瘤，较少见于肾上腺，最常见于后纵隔和后腹膜。大体见，肿物较大，质硬有包膜。切面均质，实性，呈灰色。光镜下见，在无髓鞘的神经纤维背景中，有成片或散在分布的分化成熟的神经节细胞（图1）。

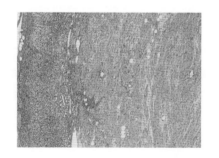

图1 肾上腺节细胞神经瘤（HE×40）

（文继舫 王宽松）

zǔhéxìng shìgèxìbāoliú

组合性嗜铬细胞瘤 （composite pheochromocytoma）

嗜铬细胞瘤与节细胞神经瘤、节细胞神经母细胞瘤、神经母细胞瘤或外周神经鞘瘤组合而成的肿瘤。罕见，常见于成年人，平均年龄50岁（14～74岁），无性别差异。发生在肾上腺外的称为组合性副神经节瘤。

大体呈补丁状、灰白色、质硬的区域，或有囊性变、坏死、出血的区域。光镜下见，典型的嗜铬细胞瘤或副神经节瘤可以含散在神经元样细胞。肿瘤可由施万（Schwann）细胞束穿插，也可是由支持细胞构成的补丁样区域，间质可发生透明变性。组合性肿瘤每种成分的免疫组化染色与其正常对应部分或同一类型的肿瘤相似，包括嗜铬粒蛋白 A（CgA）、突触素（Syn）、儿茶酚胺生物合成酶酪氨酸羟化酶（TH）和苯基乙醇胺-N-甲基转移酶（PNMT）。此外，S-100蛋白染色阳性证实施万细胞和支持细胞。神经丝蛋白（NF）染色有助于轴突样突起的鉴定。

伴节细胞神经母细胞瘤的组合性肿瘤可发生转移。但嗜铬细胞瘤和副神经节瘤成分与节细胞神经母细胞瘤一起转移很罕见。

（文继舫 金中元）

fùshénjīngjiéliú

副神经节瘤 （paragangliomas）

发生在副神经节的神经内分泌肿瘤。副神经节按功能可分为交感神经肾上腺系统和副交感神经系统两大类，肾上腺髓质为最大的交感神经副神经节，其他统称肾上腺外副交感神经节。

副神经节分布 交感神经副神经节广泛分布于沿后颈部到盆底的交感神经链，包括膀胱。副交感神经副神经节则主要分布在头颈部和主动脉、肺。头颈部副神经节包括颈动脉体、主动脉肺动脉体、颈静脉鼓室、迷走神经体、喉、甲状腺等部位的副神经节。另外，还有散在于身体其他部位的副神经节。这些副神经节多沿中线对称分布并与副交感神经系统有密切关系，对血氧和二氧化碳张力的变异起反应，因此参与调节呼吸功能。颈动脉体位于颈总动脉分叉处的颈内动脉远端，通常为界限清楚的卵圆形结节，有时可含2～4个分散的部分。主动脉肺动脉体的界限不清，可位于动脉导管与主动脉弓之间、沿肺动脉主干、位于无名动脉根部或位于主动脉弓降部的前侧面。颈静脉鼓室分散在颈静脉球圆顶的外膜内，由数个小球组成。迷走神经体位于迷走神经的外膜内。喉副神经节散在分布于喉附近。各处副神经节的组织形态相似，以颈动脉体为例，包膜不完整，从包膜发现纤维条索（小梁）将颈动脉体分隔成小叶和细胞巢。细胞为圆形或卵圆形或上皮样。胞质丰富，核圆，染色深，位于细胞中央，纤维小梁中除血管外有丰富的神经纤维。

分类与命名 副神经节瘤分为肾上腺外交感神经副神经节瘤和肾上腺外副交感神经副神经节瘤。一般以解剖部位命名如颈动脉体副神经节瘤、颈静脉鼓室副神经节瘤、主动脉-肺动脉体副神经节瘤、迷走神经内副神经节瘤、喉副神经节瘤等。

肾上腺外交感神经副神经节瘤最常见的部位为沿后颈部到盆底的交感神经链，主要是腹膜后和后纵隔，30%～50%发生于楚克尔坎德（Zuckerkandl）器（位于从主动脉分叉到下肠系膜动脉根部之间的腹主动脉腹侧面的副神经节），10%来自膀胱，其他部位有肝门、肾门、下腔静脉背侧、肛门、阴道、睾丸和骶尾部等。

临床表现 可发生在任何年龄，多数20～50岁，男性稍多，交感神经副神经节瘤25%～86%

的患者可出现儿茶酚胺分泌过多的症状和体征，有些无症状者可为尸检时偶然发现。依据肿瘤的部位和大小，可出现腹痛、季肋部痛。其他少见的临床表现包括输尿管阻塞而出现的肾盂积水、侵犯肾门而导致的肉眼血尿，压迫总胆管出现的阻塞性黄疸和急性腹膜后出血。偶尔可见压迫一侧肾动脉出现的肾血管性高血压、转移所造成的溶骨性病变或库欣（Cushing）综合征。

大体形态 肿瘤通常为单个，5%～21%的病例有两个或以上结节。具有多发肿瘤的副神经节瘤病也偶有报道，此时肿瘤可沿交感链连续分布或从颈部到盆腔分布。肿瘤直径为 4～24 cm，平均10cm。肿瘤的大体特征与嗜铬细胞瘤相似，有些肿瘤可有明显的囊性变，当出血明显时，可与血管瘤相似。

镜下形态 光镜下最具特征的组织形态是肿瘤细胞排列成巢状（细胞球）、索状或腺泡状。瘤细胞卵圆或多角形，较正常大。胞质细颗粒状、嗜酸性，细胞核圆或卵圆，比较一致，但可有异型性和核深染，有时可见核假包涵体，核分裂罕见。瘤细胞巢索之间有丰富的血窦，间质可硬化或血窦显著扩张而出血（图1a）。大的肿瘤细胞巢中心偶可有变性或坏死。有时肿瘤细胞可呈梭形或假肉瘤样。支柱细胞仅占肿瘤细胞的 1%～5%，通常在主细胞巢的周边，常规染色很难鉴别。有些肿瘤可见到胞质内透明小球，但较嗜铬细胞瘤少见，仅约为其1/3。有时丰富的具有肥大内皮细胞的血管网可误认为血管性肿瘤，偶尔在肿瘤中或紧邻肿瘤处可见到神经纤维束。罕见情况下，肿瘤细胞可含有大量的色素，使肿

瘤呈黑色，电镜下见其为神经分泌颗粒、类似神经黑色素的高电子密度物质和儿茶酚胺降解产物（脂褐素），但未见黑色素小体。

辅助检查 免疫组化染色同嗜铬细胞瘤相同，主细胞嗜铬粒蛋白 A（CgA）、突触素（Syn）阳性（图 1b），支柱细胞 S-100 蛋白阳性。

鉴别诊断 组织形态和细胞学层面鉴别肾上腺来源的还是肾上腺外原发的肿瘤很困难，如见到残存的肾上腺组织可有助于鉴别，有些副神经节瘤发生在肾上腺周或肾上腺旁，而未累及到肾上腺。术前的定位检查和术中所见可帮助鉴别。

预后 副神经节瘤的转移率14%～50%，5 年生存率约36%。均有一定的恶性潜能，属恶性范畴，原来良性和恶性副神经节瘤的概念已不再使用。

（陈 杰）

shènshàngxiàn suǐzhīfángliú
肾上腺髓脂肪瘤（adrenal myelolipoma）
由成熟的脂肪组织和造血组织构成的肾上腺良性肿瘤。少见。大部分为无功能性，近年来有少数功能性髓脂肪瘤的报道。症状有气短、腹痛、血尿、性激素分泌过多综合征或库欣（Cushing）综合征等。肿瘤大小

差别很大，直径 20cm 或更大。肿瘤呈圆形，质软，常无包膜，但与残留的肾上腺组织界限清楚。切面红黄相间，红色区为造血组织，黄色区为脂肪组织。大肿瘤常有出血、钙化或骨化。光镜下见，由成熟的脂肪组织和造血组织混合构成（图1）。

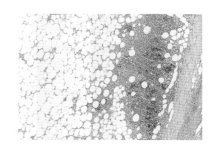

图 1 肾上腺髓脂肪瘤（HE×40）

（文继舫 金中元）

shènshàngxiàn nángzhǒng
肾上腺囊肿（adrenal gland cyst）
肾上腺组织内出现的囊性肿块。体积小，多数为尸检时或手术时偶然发现，偶尔有直径达数厘米引起症状而手术者。组织学分类有：出血性假囊（囊壁内有含铁血黄素沉着、钙化和肾上腺组织结节）、淋巴管瘤样囊肿、寄生虫性囊肿和上皮性囊肿，后者最少见。

（文继舫 金中元）

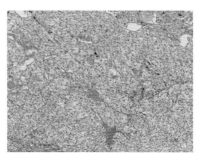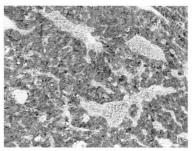

a. HE×100；b. Syn 阳性（×100）。
图 1 腹膜后副神经节瘤

shènshàngxiàn jiānyèzǔzhī zhǒngliú

肾上腺间叶组织肿瘤 (mesenchymal tissue tumor of adrenal gland)

发生于肾上腺的间叶组织来源的肿瘤。包括血管瘤（图1）和血管肉瘤、淋巴管瘤、神经纤维瘤、神经鞘瘤、脂肪瘤、平滑肌瘤和平滑肌肉瘤等。其形态特点同其他部位软组织肿瘤。

（文继舫　金中元）

duōfāxìng nèifēnmì zhǒngliú

多发性内分泌肿瘤 (multiple endocrine neoplasia, MEN)

累及数个内分泌器官伴有常染色体显性遗传的肿瘤综合征。分为MEN1型和MEN2型。MEN 1 型是由 *MEN1* 基因（11q13）种系突变所致，主要病变为甲状旁腺增生或腺瘤、胰腺内分泌肿瘤和垂体腺瘤。MEN 2 型分为 2A 和 2B，是由 *RET* 基因（10q11.2）种系突变所致。MEN 2A 型主要病变为甲状腺髓样癌、嗜铬细胞瘤和甲状旁腺腺瘤或增生。MEN 2B 型主要病变为甲状腺髓样癌、嗜铬细胞瘤、黏膜神经瘤和胃肠道神经节瘤，马方样（Marfanoid）体型和/或有髓角膜神经纤维。

（文继舫　周建华）

mímànxìng shénjīng-nèifēnmì zhǒngliú

弥漫性神经内分泌肿瘤 (diffuse neuroendocrine system tumor)

由弥漫神经内分泌细胞发生的肿瘤。散在于全身器官和组织中具有神经分泌颗粒和合成并分泌肽和胺类物质的细胞构成了弥散神经内分泌系统（DNES），所发生的肿瘤称为弥漫神经内分泌肿瘤，现统称为神经内分泌肿瘤，包括胃肠道、胰腺、肝、胆道、胆囊、肺、纵隔、女性生殖系统、女性生殖系统等，其中高分化者称为神经内分泌瘤，低分化者称为神经内分泌癌。光镜下见，神经内分泌瘤瘤细胞排列成巢、索、小梁、花带、腺泡、菊形团或弥漫成片。细胞巢/索或其他结构之间有薄壁血窦或血管丰富的纤维组织分隔。间质常有玻璃样变或淀粉样物质沉着。瘤细胞为胞质着色浅的透明细胞，核有不同程度异型性，但核分裂很少或无。依其核分裂数的多少和 Ki-67 增殖指数分为 3 级：G1、G2、G3。神经内分泌癌分为小细胞和大细胞两种类型，瘤细胞核质比高，核分裂多见、可不同程度的坏死。电镜观察瘤细胞胞质内有神经内分泌颗粒。免疫组化染色显示，瘤细胞嗜铬粒蛋白 A（CgA）、突触素（Syn）、神经元特异性烯醇化酶（NSE）、CD56、神经丝蛋白（NF）阳性。G1、G2 患者预后较好，G3 则较差。神经内分泌癌则预后差。

（文继舫　周建华　陈　杰）

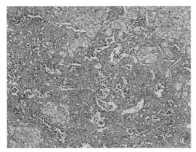 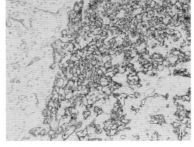

a. HE×100；b. CD31 阳性（×100）。

图1　肾上腺血管瘤

yuánfāxìng shènxiǎoqiú shènyán

原发性肾小球肾炎 (primary glomerulonephritis)

病损局限于肾小球或主要为肾小球损害的一组肾病。大多为特发性（即发病原因不明），少部分由细菌感染或药物诱发。炎性病变不明显。是原发于肾的独立性疾病，肾是唯一或主要受累器官。主要由 III 型超敏反应（或称免疫复合物型超敏反应）导致肾小球损伤，并引起一系列病变，包括毛细血管内增生性肾小球肾炎、微小病变性肾小球病、弥漫性系膜增生性肾小球肾炎、局灶性节段性肾小球硬化症、膜性肾小球肾炎、膜增生性肾小球肾炎、新月体性肾小球肾炎等。

（周晓军　饶　秋）

máoxìxuèguǎn nèi zēngshēngxìng shènxiǎoqiú shènyán

毛细血管内增生性肾小球肾炎 (endocapillary proliferative glomerulonephritis)

以弥漫性毛细血管内皮细胞和系膜细胞增生，伴中性粒细胞和巨噬细胞浸润为特征的原发性肾小球肾炎。又称急性弥漫增生性肾小球肾炎。临床表现为急性肾炎综合征。主要由感染引起，最常见的是 A 族乙型溶血性链球菌。多见于 5~14 岁的儿童，成年人亦有发生，但很少累及 40 岁以后的中老年人。大部分病例与致肾炎性溶血性链球菌感染相关，包括病毒在内的多种感染因素均可导致本病。此型肾炎预后较好，多数在半年内恢复正常，少数迁延为系膜增生性肾小球肾炎。

（周晓军　饶　秋）

wēixiǎobìngbiànxìng shènxiǎoqiúbìng

微小病变性肾小球病 (minimal change glomerulopathy)

以电镜下肾小球脏层上皮细胞足

突弥漫性融合为特征的原发性肾小球肾炎。又称肾小球微小病变。是引起儿童肾病综合征最常见的类型。光镜下见，肾小球基本正常，肾小管上皮细胞内有脂质沉积，故又称脂性肾病。主要临床表现是肾病综合征。对激素治疗敏感，预后好。

（周晓军　饶　秋）

mímànxìng xìmó zēngshēngxìng shènxiǎoqiú shènyán

弥漫性系膜增生性肾小球肾炎（diffuse mesangioproliferative glomerulonephritis）

以弥漫性系膜细胞增生和系膜基质增多为特征的原发性肾小球肾炎。又称系膜增生性肾小球病。本病在中国和亚太地区常见，在欧美较少见。临床表现多样。根据系膜增生的严重程度，可分为轻、中、重 3 度。轻度一般不引起肾小管和肾间质的继发性病变，而中度和重度则可继发肾小管萎缩，肾间质灶状淋巴细胞和单核细胞浸润，乃至纤维化。尽管采用免疫抑制剂治疗，但多数患者在 10 ~ 20 年内仍可发展成终末期肾病。

（周晓军　饶　秋）

júzàoxìng jiéduànxìng shènxiǎoqiú yìnghuàzhèng

局灶性节段性肾小球硬化症（focal segmental glomerulosclerosis，FSGS）

以部分肾小球发生节段性硬化为特征的原发性肾小球肾炎。电镜下显示弥漫性足突细胞消失，部分上皮细胞脱落，分为原发性和继发性。临床主要表现为肾病综合征，少数仅表现为大量蛋白尿。有 7% ~ 15% 的儿童和 15% ~ 20% 的成人肾病综合征属于本病，对激素治疗不敏感，常缓慢进展为终末性固缩肾。

（周晓军　饶　秋）

móxìng shènxiǎoqiú shènyán

膜性肾小球肾炎（membranous glomerulonephritis）

肾小球毛细血管基底膜弥漫性增厚，抗原-抗体免疫复合物沉积于肾小球基底膜脏层上皮细胞内侧为特点的原发性肾小球肾炎。又称膜性肾病，是引起成年人肾病综合征的最常见原因。在西方国家占成年人原发肾病综合征的 30% ~ 50%，在中国占 10% ~ 30%，尤以 40 岁以后的中老年人多见。由于长期大量蛋白尿，导致肾小管上皮细胞呈现严重的脂肪变性和空泡变性，使肾肿大而苍白，表现为大白肾。虽有部分病例可自发缓解，但多数预后较差。

（周晓军　饶　秋）

mó zēngshēngxìng shènxiǎoqiú shènyán

膜增生性肾小球肾炎（membranoproliferative glomerulonephritis，MPGN）

以系膜细胞明显增生，系膜细胞及系膜基质向四周扩张至邻近的毛细血管壁内，导致毛细血管壁增厚呈双轨状的原发性肾小球肾炎。又称系膜毛细血管性肾小球肾炎。病变特点是肾小球基膜增厚、肾小球细胞增生和系膜基质增多，伴系膜插入、基膜增厚，呈双轨状。分为两型。Ⅰ型为免疫复合物沉积，Ⅱ型为致密沉积物病。本病多发生于儿童和青年，多数表现为肾病综合征，也可引起血尿和蛋白尿。常为慢性进展性，预后较差。

（周晓军　饶　秋）

xīnyuètǐxìng shènxiǎoqiú shènyán

新月体性肾小球肾炎（crescentic glomerulonephritis）

以肾小球毛细血管壁严重破坏，肾小球壁层上皮细胞增生、新月体形成为特点的原发性肾小球肾炎。又称急进性肾小球肾炎。光镜下

最突出的特点是大多数肾小球毛细血管壁严重损伤和断裂，肾小囊出现细胞或其他有形成分充填，形成新月体。临床表现为急进性肾炎综合征，由蛋白尿、血尿等症状迅速发展为少尿和无尿。如不能及时治疗，患者常在数周至数月内死于急性肾衰竭。

（周晓军　饶　秋）

IgA shènbìng

IgA 肾病（IgA nephropathy）

以肾小球系膜细胞增生、基质增多，伴 IgA 为主的免疫复合物在系膜区沉积为特征的原发性肾小球肾炎。又称贝格尔病（Berger disease）。病变特点是免疫荧光显示系膜区有 IgA 沉积，伴或不伴 C3 沉积。临床以血尿和蛋白尿为主，有时则表现为肾病综合征、慢性肾炎乃至肾功能衰竭。任何年龄均可发病，以男性多见，在中国的男女比为 3 : 1。本病可为原发，也可继发于过敏性紫癜、肝和肠道疾病。光镜下病变类型很多，包括轻微病变型、轻度系膜增生型、弥漫中重度系膜增生型、局灶增生型、局灶增生硬化型、毛细血管内增生型、膜增生型型、新月体型、硬化型等，其中以系膜增生型最多见。IgA 肾病和过敏性紫癜肾炎的病理变化与预后有关。严重的弥漫性系膜增生、毛细血管裥纤维蛋白样坏死、肾小球内微血栓形成、肾小球硬化、毛细血管壁的 IgA 沉积、系膜区大块高密度电子致密物的出现、肾小管萎缩及肾间质纤维化等是预后较差的病理学指征。

（周晓军　饶　秋）

yìnghuàxìng shènxiǎoqiú shènyán

硬化性肾小球肾炎（sclerosing glomerulonephritis）

大量肾小球硬化，肾小管萎缩、消失，间质纤维化为特征的肾小球肾炎。

又称慢性肾小球肾炎。由各型肾小球肾炎经久不愈，持续进展到终末阶段所致。病变特点是弥漫肾小球玻璃样变性和硬化伴肾小管萎缩、消失及间质纤维化。临床表现为慢性肾衰竭。大体呈现颗粒性萎缩肾，又称终末肾。光镜下见，大量肾小球发生玻璃样变和硬化。此型为多型肾炎的终末阶段，预后差，常需做肾移植。

（周晓军　饶　秋）

jìfāxìng shènxiǎoqiú jíbìng

继发性肾小球疾病（secondary glomerulopathy）

病因明确，继发于全身其他疾病（如系统性红斑狼疮、高血压和结节性多动脉炎等血管性疾病和糖尿病等代谢性疾病）的肾小球病变。肾小球病变是全身系统性疾病的一个组成部分。

（周晓军　饶　秋）

guòmǐnxìngzǐdiànxìng shènyán

过敏性紫癜性肾炎（hypersensitive purpura nephritis）

以坏死性小血管炎为主要病理改变的全身性疾病引起的肾病变。过敏性紫癜是系统性小血管炎，常见于儿童，男孩多于女孩，特征是臀部、下肢紫斑或大片皮下出血。20%～100%的过敏性紫癜会累及肾，累及肾时主要表现为血尿，有时可伴发蛋白尿甚至肾病综合征。临床上以支持治疗为主，严重病例可采用类固醇激素和/或细胞毒药物治疗。本病常在第1年出现临床恶化或缓解，随后进入长期缓解期。预后一般较好，不足10%的患者发生慢性肾功衰竭和持续性高血压。

（周晓军　饶　秋）

shèn diànfěnyàng biànxìng

肾淀粉样变性（renal amyloidosis）

肿瘤、感染等原因引起代谢异常所致刚果红染色阳性的特殊蛋白质沉积于肾的继发性肾小球疾病。又称淀粉样变性肾病。病理按病因不同分为 AA 型和 AL 型。临床以大量蛋白尿、肾病综合征和肾功能损伤为主要症状。多见于 30～60 岁的男性。大体见，淀粉样物质沉积于肾使肾肿大而苍白，主要累及肾血管和肾小球。光镜下见，肾小球系膜和基底膜因淀粉样蛋白沉积而呈无细胞性增宽和增厚，过碘酸希夫（PAS）和马森（Masson）染色呈红色。肾小动脉壁也有淀粉样蛋白沉积，严重者沉积于肾小管基底膜和肾间质。最终导致肾小球、小动脉和肾间质硬化，肾小管萎缩。

大部分肾免疫球蛋白轻链淀粉样变性患者在 2～5 年内发展为终末期肾病。患者多死于肾外合并症，特别是心血管疾病。

（周晓军　饶　秋）

tángniàobìng shènbìng

糖尿病肾病（diabetic nephropathy）

继发于糖尿病的肾损害，长期高血糖导致的肾单位及肾血管病变。是糖尿病最重要的合并症之一，病理表现为肾小球基底膜均质性增厚，细胞外基质增生，肾小球基-威结节（Kimmelstiel-wilson，K-W 结节）形成，肾血管玻璃样变，最终导致肾小球硬化。临床表现为大量蛋白尿或肾病综合征，后期可出现肾衰竭。在中国已成为终末期肾病的第二位原因，仅次于各类型肾小球肾炎。光镜下表现有两型：①弥漫性糖尿病肾小球硬化症：肾小球系膜基质弥漫性增多，毛细血管基底膜弥漫性增厚。②结节性糖尿病肾小球硬化症：该型具有病理诊断意义，肾小球系膜基质明显团块状增多并呈卵圆形膨胀，过碘酸希夫（PAS）染色阳性，马森（Masson）染色呈绿色，称为 K-W 结节，毛细血管基底膜弥漫性增厚。糖尿病肾病的预后因症状复杂故较差，包括高血压、动脉硬化等复杂的因素使糖尿病在肾透析的患者中的病死率最高。

（周晓军　饶　秋）

lángchuāngxìng shènyán

狼疮性肾炎（lupus nephritis，LN）

系统性红斑狼疮合并明显肾损害临床表现的一种免疫病。是系统性红斑狼疮主要的合并症和主要的死亡原因，表现为不同病理类型的免疫性肾小球肾炎。其发病与免疫复合物形成、免疫细胞、细胞因子和补体激活等免疫异常有关。除了系统性红斑狼疮的全身表现外，临床主要表现为血尿、蛋白尿、肾功能不全等。分为 6 型：Ⅰ 型，轻系膜性狼疮性肾炎；Ⅱ 型，系膜增生性狼疮性肾炎；Ⅲ 型，局灶性狼疮性肾炎；Ⅳ 型，弥漫性狼疮性肾炎；Ⅴ 型，膜性狼疮性肾炎；Ⅵ 型，晚期硬化性狼疮性肾炎。本病多见于青壮年，女性多见，男女比为 1：9。可有隐匿性肾炎、急性肾炎、急进性肾炎、慢性肾炎、肾病综合征乃至肾衰竭等多种临床表现。

肾小球病变特点有：可见免疫复合物沉着，系膜细胞、内皮细胞及上皮细胞肿胀、增生，多核及单核细胞浸润，以及节段性毛细血管袢坏死。重要的是肾小球内免疫复合物沉着是本病的基本病变，可沉积于上皮下、内皮下、基底膜内及系膜区，免疫病理 IgG 呈强染色，常伴 IgM 及 IgA，补体 C3、C1q 及 C4 也多强阳性。

狼疮性肾炎随着病程的迁延，肾小球病变类型可相互转化，病情恶化，局灶型病变可转化为弥漫性病变，轻微病变可转化为坏死和增生性病变，活动性病变增多。疗效显著而病情好转时，严重病变则可逆转为轻型病变，活动性病变消失。膜性狼疮性肾炎的自发缓解率可达50%，可有50%～90%的5年肾存活率。约20%的进展性狼疮性肾炎发展至终末期肾病，需肾移植。

（周晓军　饶秋）

shèn qīngliàn chénjīzhèng

肾轻链沉积症（light chain deposiiton disease of kidney）

由异常的非淀粉样单克隆免疫球蛋白轻链（通常为κ链）过度产生并沉积于肾组织而导致的肾病。又称轻链肾病。是肾小球沉积病的一种，多数由淋巴细胞、浆细胞增生性疾病引起。是系统性轻链沉积病的肾损害。由于其不产生淀粉样纤维，刚果红染色阴性。可引起大量蛋白尿及肾病综合征，进而导致肾衰竭。又称轻链沉积病。80%的轻链肾病为κ轻链蛋白引起。中老年男性多见，男女比约为4∶1。60%的患者伴有多发性骨髓瘤或淋巴浆细胞增生性疾病。

临床表现以重度蛋白尿、肾病综合征和肾功能不全最多见。光镜下，可见因轻链蛋白的沉积，使系膜区呈无细胞性结节状增宽，毛细血管壁增厚，过碘酸希夫（PAS）染色强阳性，最终导致肾小球硬化。多数有多发性骨髓瘤的轻链肾病预后差，常很快发展成终末期肾病。

（周晓军　饶秋）

zhònglián chénjībìng

重链沉积病（heavy chain deposition disease）

因缩短的单克隆免疫球蛋白重链沉积于组织器官而导致的疾病。极罕见，其发生主要是由于单克隆浆细胞或淋巴细胞分泌 CH1 缺失的重链，这些恒定区异常的重链仅部分与轻链结合，大多则游离于血液中，经过血液循环不断沉积于受累组织器官，如皮肤、肾、血管等，累及不同的器官出现相应的症状。通常伴有异常的血浆游离κ/λ比及 C3 沉积和低补体血症。临床、病理表现均与轻链沉积病相似，诊断依赖于肾组织免疫荧光。免疫荧光下见单克隆重链（多数为γ重链，少数为α重链）在肾小管、肾小球、血管等基底膜呈线性沉积，无单克隆κ或λ轻链沉积。光镜下可表现为肾小球系膜结节样硬化。重链沉积病与轻链沉积病相似，预后很差，常发展成终末期肾病。

（周晓军　饶秋）

yíchuánxìng shènxiǎoqiú jíbìng

遗传性肾小球疾病（hereditary glomerular disease）

一组具有基因突变背景，主要累及肾小球的疾病。除累及肾外，常伴身体其他器官受累。狭义的是指奥尔波特综合征。广义的还包括法布里病、先天性肾病综合征、薄基底膜肾小球病等遗传性肾小球疾病。尚无有效治疗方法，预后均较差，经缓慢发展，最终出现肾衰竭。

（周晓军　饶秋）

Ào'ěrbōtè zōnghézhèng

奥尔波特综合征（Alport syndrome）

主要表现为血尿、肾功能进行性减退、感音神经性耳聋和眼部异常的遗传性肾小球基底膜疾病。由于编码肾小球基底膜的主要胶原成分——Ⅳ型胶原基因突变而产生。男性较女性多见，一般在儿童和青年期发病，肾损伤多在10岁以前出现，以镜下或肉眼血尿为首发症状，逐渐出现蛋白尿，缓慢持续发展为肾衰竭。

有两个主要临床类型：①少年型：病程发展恒定，31岁以前进入终末肾。②成年型：病程变异较大，进入终末肾较晚。光镜下，早期无明显病变，仅见肾小球轻微节段性系膜细胞增生，毛细血管壁轻度节段性增厚。随着病程进展，可出现节段性和球性肾小球硬化。肾小管和肾间质病变相对较早出现，除灶状萎缩和硬化外，肾间质的泡沫细胞形成和浸润可提示本病的可能，但无特殊的诊断价值。男性患者易于发展成终末期肾病，可采用透析或肾移植治疗。

（周晓军　饶秋）

bó jīdǐmó shènxiǎoqiúbìng

薄基底膜肾小球病（thin glomerular basement membrane disease）

组织学表现为肾小球基底膜变薄，临床以肾小球性血尿为特征，但遗传学无基因突变的一类疾病。又称薄基底膜疾病、良性家族性血尿。根据有无进行性肾功能损害，分为良性和进行性；又根据有无家族史分为家族性和散发性。光镜下除偶见肾小囊或肾小管内有红细胞外，无其他异常。电镜检查是确诊的唯一方法，可见肾小球毛细血管基底膜弥漫性变得菲薄，与正常同龄人相比，基底膜厚度仅为其 1/2～1/3。诊断时要考虑年龄因素，因不同年龄的肾小球毛细血管基底膜的厚度不同。临床表现为持续性镜下血尿，偶有肉眼血尿，症状可出现于任何年龄，无性别差异，不影响肾功能，预后良好。

（周晓军　饶秋）

yuánfāxìng gāocǎosuānniàozhèng

原发性高草酸尿症（primary hyperoxaluria，PH）

由于酶缺陷以致产生过多内源性草酸而引

起全身器官病变的先天性代谢性疾病。根据缺陷酶的类型分为：PH1（乙醛酸氨基转移酶缺陷，*AGT*）、PH2（乙醛酸还原酶/羟基丙酮还原酶，*GRHPR*）和 PH3（*DHDPSL* 突变型）。临床主要表现为肾结石、肾钙盐沉着症，甚至出现肾衰竭。肾外器官亦可出现草酸沉积，如心肌、骨骼、脾和肝等。肝细胞胞质内可见具有折光性的草酸盐结晶。

（陈 杰）

shènxiǎoguǎn jiānzhìxìng shènyán
肾小管间质性肾炎 （tubulointerstitial nephritis）

由各种原因引起的肾小管及肾间质急性或慢性损害的临床病理综合征。为慢性肾小管-间质性病变，可为肾小球病变、血管性病变、多囊肾和代谢性疾病进展的结果。

（周晓军 饶秋）

jíxìng shènxiǎoguǎn huàisǐ
急性肾小管坏死 （acute tubular necrosis）

肾组织缺血和/或中毒性损害导致肾小管上皮细胞损伤/坏死，继而肾小球滤过率急剧降低而出现的临床综合征。是急性肾衰竭最常见的一种类型。一般表现为进行性氮质血症、水-电解质与酸碱平衡失调，常合并一种（多种）并发症，需及时积极治疗和抢救。急性肾小管坏死的发生无年龄和性别的差异。临床表现主要为急性肾衰竭，可表现为少尿期、多尿期和恢复期，一些中毒性急性肾小管坏死可表现为非少尿型肾功能不全。急性肾小管坏死使双肾肿胀，皮质苍白，髓质淤血。光镜下可见各段肾小管上皮细胞出现严重的空泡和颗粒变性，部分细胞崩解坏死，管腔内有细胞碎片充塞，下肾单位可见细胞碎片管型，肾小管基底膜可有节段性断裂，肾间质水肿，可伴有少数炎症细胞浸润，肾小球病变不明显，仅见淤血，偶见毛细血管萎陷。患者可出现急性肾衰竭。

（周晓军 饶秋）

jíxìng shènyú shènyán
急性肾盂肾炎 （acute pyelonephritis）

肾盂、肾间质和肾小管的化脓性炎症。组织学特征为灶状间质性化脓性炎或脓肿形成、肾小管腔内分泌物和肾小管坏死。致病菌主要是大肠埃希菌，另外还有变形杆菌、葡萄球菌、粪链球菌及铜绿假单胞菌等，偶可由多瘤病毒等引起。从发病机制上可分为上行性肾盂肾炎和血源性肾盂肾炎两种。临床上除有全身的急性感染症状外，还可见白细胞尿、血尿，以及尿频、尿急、尿痛等尿路刺激症状。急性上行性肾盂肾炎的炎性病变分布不均匀，可以仅发生于一侧肾，或双侧发生，但一轻一重，对肾内病变而言，接近肾盂部位的肾髓质，病变严重，肾皮质病变较轻，甚至无病变。急性血源性肾盂肾炎常由身体其他部位的化脓性病灶通过血行播散而成。病原菌常见葡萄球菌、链球菌、铜绿假单胞菌等。病变呈双肾弥漫性分布，可见多数以肾小球为中心的小脓肿，并向肾间质和肾髓质蔓延播散。除了有肾乳头坏死、脓肿形成、尿路梗阻外，急性肾盂肾炎通常在治疗后 48～72 小时有明显效果，其他症状可经治疗后消失，但细菌尿或排尿困难可持续较长时间。

（周晓军 饶秋）

mànxìng shènyú shènyán
慢性肾盂肾炎 （chronic pyelonephritis）

肾盂、肾间质引起的慢性炎性病变。多由急性肾盂肾炎迁延发展而来。病变特点是慢性间质性炎症、纤维化和瘢痕形成，常伴有肾盂和肾盏的纤维化和变形。是慢性肾衰竭的常见原因之一。病变肾质地坚韧，与肾被膜紧密粘连，表面可见凹陷的大瘢痕。光镜下，可见局灶性淋巴细胞、浆细胞、单核巨噬细胞和一些中性粒细胞浸润，肉芽组织和纤维组织增生，厚壁脓肿形成。后期可出现部分肾小球的玻璃样变和纤维化。部分进展为终末期肾病需肾移植。

（周晓军 饶秋）

jíxìng guòmǐnxìng shènxiǎoguǎn jiānzhìxìng shènyán
急性过敏性肾小管间质性肾炎 （acute allergic tubulointerstitial nephritis）

药物如抗生素、利尿剂与非甾体抗炎药等引起的免疫介导的急性肾病。又称药物性急性小管间质性肾炎。多数为 IV 型超敏反应，β 内酰胺类抗生素、非甾体抗炎药常为致敏原，一些利尿剂和其他药物乃至中药也可导致过敏性间质肾炎。主要临床表现为发热、皮疹、嗜酸性粒细胞增多、血尿和肾功能损伤。光镜下，可见肾间质弥漫性水肿，淋巴细胞、单核细胞和多少不等的嗜酸性粒细胞浸润，偶见肉芽肿样病变形成。肾小管上皮细胞变性乃至崩解脱落。慢性期可见肾间质弥漫性纤维化，肾小管弥漫性萎缩乃至消失。严重者可出现肾衰竭。

（周晓军 饶秋）

zhèntòngyàoxìng shènyán
镇痛药性肾炎 （analgesic nephritis）

长期过量服用镇痛药引起的慢性肾病。又称镇痛药性肾病。起病隐匿而缓慢。病变特点是慢性肾小管-间质性炎症，可伴有肾乳头坏死。起病之始，患者逐渐出现尿多，夜尿及频渴等症状，表明肾浓缩功能已发生减退。早期出现无菌性脓尿是该病的临床特点之一，发生率高达 50% 以上。这是由于变性坏死的肾乳头脱落而造成。肾乳头坏死后易合并急性尿路感染（如急性肾盂肾炎），出现发热、畏寒、腰痛及尿急、尿痛、尿频等膀胱刺激症状，并且可引起败血症，诱发感染中毒性休克。脱落坏死的肾乳头还能引起肾或输尿管绞痛和血尿现象，一些患者血压轻度增高或并发性高血压或急性心力衰竭。

（周晓军 饶秋）

重金属中毒性肾病（heavy metal nephropathy）　由于长期接触重金属（如铅、镉等）而引起的急慢性肾损伤。因大多数重金属均有肾毒性，可通过直接或间接机制导致肾小管间质伴或不伴肾小球损伤，常见的有汞、铅、镉和铬中毒性肾损伤。病理表现为肾小管上皮刷状缘脱落、细胞扁平、肾小管坏死，间质性肾炎及肾小球病变。在临床上，急性大剂量接触表现为急性肾衰竭，而长期小剂量接触主要表现为单纯小管功能障碍或慢性小管间质肾病。出现急性肾衰竭者预后较差。

（周晓军 饶秋）

shènjiéshí

肾结石（nephrolithiasis）　发生于肾盏、肾盂及肾盂与输尿管连接部，可在尿液中沉积的矿物质结晶。结石有时会堵塞输尿管，造成尿液排出受阻，引起剧烈腰痛和血尿，也常合并腹痛、恶心、尿频尿急、排尿困难，为泌尿系统常见病。多发生于青壮年，男性多于女性，左右侧发病率无明显差异。临床主要表现为腹部绞痛、血尿、肾积水、发热。临床

上通常把结石分为 4 大类：含钙结石、感染性结石、尿酸结石和胱氨酸结石。

（周晓军 饶秋）

shèn nángzhǒngxìng jíbìng

肾囊肿性疾病（renal cystic disease）　肾内出现与外界不相通的囊性病变的总称。肾囊肿是从肾小囊至集合管的囊性扩张，直径达数毫米时，即与原来的肾小管脱离，形成独立的、充满液体的囊肿。光镜下见，囊肿通常衬覆单层立方上皮。大多数肾囊肿临床无症状，大的囊肿可表现为局部胀痛，需对症治疗。预后良好。

（周晓军 饶秋）

duōnángxìng shèn fāyù bùliáng

多囊性肾发育不良（multicystic renal dysplasia）　肾实质未分化发育而为若干大小不等的囊肿，肾动脉呈细线状或根本不发育的现象。是常见的完全性肾发育不良。多为单侧病变，14%～20% 为双侧，患肾失去正常形态和功能，被囊肿所代替，肾功能丧失并常伴有输尿管梗阻。是婴幼儿最常见的肾囊肿性疾病。双侧病变的婴儿不能存活，存活者多为单侧病变。发育不良的一侧肾布满囊肿，无泌尿功能，对侧肾无囊肿，常代偿性肥大或因输尿管梗阻而出现肾盂积水。

（周晓军 饶秋）

chéngrénxíng chángrǎnsètǐ xiǎnxìng yíchuán duōnáng shènbìng

成人型常染色体显性遗传多囊肾病（autosomal dominant polycystic kidney disease of adult type）　以肾多发囊变为特征的人类单基因遗传性疾病。发病率约为 1/1000，多数由 PKD1 基因（位于 16p13.3）缺陷导致，少部分为 PKD2 基因（4q13-23），

其外显率近乎完全，这使得所有活到 80 岁以上的携带者均显示出本病的某些征象，5%～10% 终末期肾衰竭是由本病导致。病理特点为囊肿破坏肾正常结构，如肾盂、肾盏异形，肾乳头及肾椎体完整结构破坏，最终囊肿压迫引起肾缺血导致肾小球硬化，肾小管萎缩、间质纤维化等。本病具有家族聚集性，男女均可发病，两性受累机会相等，连续几代均可出现。大体见双侧肾肿大，皮质、髓质有多个液性囊肿形成并不断增大，使病肾表面呈多数半球状突起，可合并出血、感染。光镜下见，肾实质被大小不等的囊肿取代，囊壁被覆立方或扁平上皮，并可有灶状乳头状增生，囊内充以原尿。囊肿可发生于各段肾小管乃至肾小球的肾小囊，囊肿间残存压迫萎缩的肾实质。继发肾功能损害，最终导致肾衰竭。

（周晓军 饶秋）

yīng'érxíng chángrǎnsètǐ yǐnxìng yíchuán duōnáng shènbìng

婴儿型常染色体隐性遗传多囊肾病（autosomal recessive polycystic kidney disease of infantile type）　由位于 6p12 的 PKHD1 基因突变引起的以肾多发囊变为特征的单基因遗传性疾病。又称婴儿型多囊肾或儿童型多囊肾。常包括肾和尿道畸形。较罕见。累及双肾和肝，常导致儿童肾衰竭。其发病占新生儿的 1/6 000～1/14 000。通常发病年龄较小者主要表现出与肾相关的症状，而青春期发病者主要表现与肝有关的症状。

大体见，患儿肾极度增大，但仍保持肾外形，切面可见密布的囊肿，呈圆柱状或裂隙状，自髓质向表面呈放射状，主要为扩

张的充满液体的集合管，有的可延续到远端肾小管和髓袢。常见钙化。光镜下见，密集的扩张的管状结构被覆着立方或扁平上皮，部分可见乳头状增生，扩张的管状结构之间有未受累肾单位。肝的主要病变是先天性肝纤维化和不同程度的胆道系统发育不良，偶见肝囊肿，可出现门静脉高压和巨脾症。肝肾以外的器官基本不受累及。大多数可直接导致死胎或早期新生儿死亡，部分可至20岁时发展成终末期肾病。

（周晓军　饶　秋）

huòdéxìng shènnángzhǒngbìng

获得性肾囊肿病（acquired renal cystic disease）

非肾囊肿性疾病导致肾衰竭的患者肾发生的囊肿性疾病。病理上指40%以上的肾实质被多发囊肿替代，影像学上发现4个以上囊肿。可以继发感染甚至肿瘤。发生于透析10年以上者中几乎达90%，也可见于未透析肾衰竭患者。本病发病机制不明，通常无症状，无需特殊处理。但有癌变可能，需密切随访，如出现或不除外肾恶性肿瘤时应切除患肾。

（周晓军　饶　秋）

dānchúnxìng gūlìxìng shènnángzhǒng

单纯性孤立性肾囊肿（simple solitary renal cyst）

起源于肾小管，表现为与肾集合系统不相通的一个或数个大小不等的圆形囊性病变。是一种常见的良性肾囊肿性病变。多见于50岁以上的老年人，慢性肾功能不全患者尤为常见。大体见单个或多个囊肿，常累及单侧肾，也可双肾受累，多无症状，可能与肾内梗阻有关。囊肿位于肾实质，直径多为2cm左右，也可达10cm，囊壁光滑，典型囊肿壁薄而透明，有一定张力，感染后可增厚、纤维化、钙化。光镜下见，囊壁为单层扁平上皮细胞，常呈非连续排列，充以清亮液体。周围肾实质压迫性萎缩。一般不伴肾功能减退。预后好。

（周晓军　饶　秋）

shèn yízhí páichì fǎnyìng

肾移植排斥反应（renal transplant rejection）

同种异体肾移植后，发生的移植肾受到体内以淋巴细胞为主的免疫活性细胞攻击而产生的免疫反应。根据移植术后排斥反应出现的时间分为超急性排斥反应、急性排斥反应和慢性排斥反应。超急性排斥反应发生于移植肾血管接通后数分钟或数小时，是由于受者血循环中存在抗供者的HLA抗体，通过抗体介导、补体激活如趋化物质及炎性介质与供肾的血管内皮细胞的抗原作用造成的。

大体见移植肾由红润迅速变为暗红或青紫，遍布暗紫色出血点。光镜下见，毛细血管内大量纤维蛋白和血小板沉积形成的微血栓。急性排斥反应常发生于肾移植后的数月内，肾充血水肿，体积增大，质脆，常有点状出血。根据发病机制和病理改变又分为血管型和肾间质型两种，前者主要表现为小血管炎和血栓形成，后者表现为间质淋巴细胞和多种炎症细胞浸润。慢性排斥反应见于肾移植后的数月或数年，无特殊的发病机制，可以是反复发作的急性排斥反应的终末现象，也可独立发生。肾苍白硬韧，体积缩小，皮质变薄。可能需要重新做肾移植。

（周晓军　饶　秋）

fàngshèxìng shènbìng

放射性肾病（radiation nephropathy）

大量接受放射性照射之后发生的微肾血管病性损伤。引起发病的照射量常在2500 rad（25 Gy）以上，但可以低至4~5Gy。临床表现为肾功能不全、蛋白尿和高血压等。肾活检示肾小球、肾小管、肾血管细胞出现典型的血栓性微血管病变。属于非炎症性缓慢进行的肾病。急性放射性肾病患者在放射后6~12个月内出现水肿、高血压、贫血及肾功能减退。

主要病理改变为肾小球和肾间质充血，肾间质水肿，毛细血管和小血管内皮细胞肿胀变性、微血栓形成，肾小球毛细血管、入球小动脉乃至小叶间动脉纤维蛋白样坏死。慢性放射性肾病可由急性放射性肾病迁延而来，也可在放射损伤后数年至十数年发生，主要表现为肾功能减退和高血压。主要病理改变为肾小球系膜细胞和基质增生，系膜插入，基底膜增厚和双层化，进而出现节段性或球性肾小球硬化，小动脉内膜增厚，肾小管萎缩，肾间质纤维化。严重者可能需肾移植。

（周晓军　饶　秋）

rènshēnxìng shènbìng

妊娠性肾病（renal disease of pregnancy）

由于妊娠而诱发的肾病。如肾盂肾炎、妊娠期急性肾衰、产后特发性急性肾衰以及妊娠期高血压综合征所致肾病。妊娠和分娩期间，产妇发生了各种病理生理方面的变化，导致妊娠高血压、血液凝固机制改变、免疫功能改变、羊水栓塞等。主要为子痫前期，表现为妊娠20周后新发的高血压、蛋白尿和水肿，有时出现凝血和肝功能异常。病理改变主要为肾小球肿胀等损害，可表现为肾血管病、肾小管坏死、肾皮质坏死以及肾小球病变。其他原有的肾脏疾病妊娠时也可加重。严重者可出现肾衰竭。

（周晓军 饶秋）

肾细胞癌（renal cell carcinoma）

起源于肾小管上皮的恶性肿瘤。多发生于 40 岁以后，是成年人肾最常见的恶性肿瘤，又称肾腺癌、肾癌。常见类型包括透明细胞性肾细胞癌、乳头状肾细胞癌、肾嫌色细胞癌等。

（周晓军 饶秋）

透明细胞性肾细胞癌（clear cell renal cell carcinoma）

由透明细胞或嗜酸性细胞构成的具有复杂纤细血管网的肾细胞癌组织学亚型。是来源于肾近端肾小管上皮细胞的最常见的恶性肿瘤，占肾细胞癌的 70%～80%。与染色体 3p 的缺失相关。多发生于 55～60 岁的中老年人，男女比为 2：1。常见的临床表现是血尿、腰痛和腹部肿块。

大体见位于肾皮质的球形肿瘤，边界清楚，有纤维性假包膜，一般体积较大，直径甚至可达 30cm，切面实性，橙黄色，容易出血、坏死、钙化和囊性变，使之呈多彩状。光镜下见，肿瘤细胞体积较大，圆形或多边形，胞质丰富，透明或颗粒状，间质具有丰富的毛细血管和血窦（图 1）。根据瘤细胞核的异型程度可分为 1 至 3 级，约 5% 可有肉瘤样成分。免疫组化染色显示，瘤细胞低分子量角蛋白（CK）以及 CD10、上皮膜抗原（EMA）、波形蛋白（vimentin）阳性。电镜下，可见癌细胞胞质内有丰富的糖原和多少不等的脂类物质，细胞器较少，细胞表面有多数微绒毛，细胞连接发育较好。核分级低的肿瘤切除后，一般预后较好，核级高的或有肉瘤样成分的肿瘤预后较差。

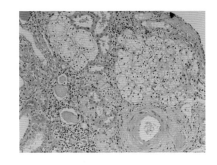

图 1　透明细胞性肾细胞癌（HE×100）

（周晓军 饶秋）

乳头状肾细胞癌（papillary renal cell carcinoma，PRCC）

拥有显著乳头状结构或小管乳头状结构并具有特征性遗传学改变的肾细胞癌。是来源于近端肾小管上皮细胞的低度恶性肿瘤，占肾细胞癌的 10%～15%。与 7、16 和 17 号染色体的三倍体，Y 染色体丢失和 1 号染色体 PRCC 基因相关。临床表现与透明细胞性肾细胞癌相似，发病年龄在 52～66 岁，男女比为 3.8：1。预后略好于透明细胞癌。

大体见位于肾皮质的球形肿瘤，有纤维性假包膜，切面易见出血、坏死、囊性变及钙化。双肾及多灶状发生较透明细胞性肾细胞癌多见。光镜下见，癌细胞呈立方状或柱状，细胞核染色质

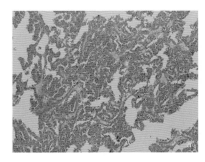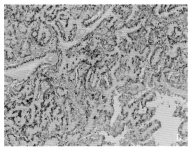

a. HE×100；b. 肾细胞癌抗体（RCC）阳性（×100）。
图 1　乳头状肾细胞癌

细腻，有时呈泡状，核仁明显，胞质略嗜碱性，可混有透明的癌细胞，细胞形态较一致，异型性不明显；癌细胞排列成乳头状，乳头中央常见泡沫细胞形成（图 1）。根据癌细胞的特点和预后，乳头状肾细胞癌有两个亚型，Ⅱ型较Ⅰ型预后差。

（周晓军 饶秋）

肾嫌色细胞癌（chromophobe renal cell carcinoma）

由较大的淡染的或嗜酸性细胞构成、具有明显细胞边界、不规则的核以及核周空晕的肾细胞癌。是来源于肾远端肾小管上皮细胞的低度恶性肿瘤，约占肾细胞癌的 5%。细胞遗传学常显示多个染色体的缺失和亚二倍体。大体见位于肾髓质的边界清楚的球形肿物，直径 2～20cm，新鲜标本切面呈棕色或褐色，固定后呈浅黄色，偶见斑状出血坏死。光镜下见，癌细胞呈圆形或多边形，胞质丰富而浅淡，具有网状或云絮状的特点，核周可见较透明的核周晕，胞膜清楚，有如植物细胞，细胞核位于中央，染色质细腻，有小核仁，核分裂不多，排列成实性巢索状，偶见腺管状排列（图 1）。可被黑尔（Hale）胶状铁染色。少数可有肉瘤样成分。免疫组化染色显示，癌细胞高分子量角蛋白（CK7）

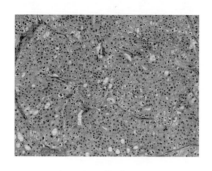

图1 肾嫌色细胞癌（HE×200）

和 CD117 阳性，波形蛋白（vimentin）阴性。本病大部分预后较好，有肉瘤样成分的肿瘤预后较差。

（周晓军 饶秋）

Xp11.2 yìwèi/TFE3 jīyīn rónghé xiāngguānxìng shèn'ái

Xp11.2 易位/TFE3 基因融合相关性肾癌（renal cell carcinoma associated with Xp11.2 translocation/TFE3 gene fusion）

以涉及位于染色体 Xp11.2 的 TFE3 基因易位为特征的一种肾细胞癌亚型。Xp11.2 易位并产生 TFE3 基因融合。主要发生于儿童和青少年。由于发病率不高，恶性程度尚不明确。肾内瘤块较大，无包膜，切面黄褐色，常有出血和坏死。光镜下见，胞质透明的癌细胞呈乳头状或巢索状排列，常伴有数量不等的嗜酸性胞质癌细胞，易见砂砾体（图1a）。免疫组化染色显示，癌细胞表达 PAX8

和 TFE3（图1b）。有 t（6；11）易位的肾细胞癌表达 Melan-A、HMB 45（图1c）。此型肾癌的预后与透明细胞癌相似。

（周晓军 饶秋）

shèn niányèxiǎoguǎnzhuàng hé suō-xíngxìbāo'ái

肾黏液小管状和梭形细胞癌（renal mucinous tubular and spindle cell carcinoma）

以小管状结构、梭形细胞及细胞外黏液构成的低级别肾上皮性肿瘤。可能为来源于集合管的低度恶性的肾细胞癌。发病平均年龄为 53 岁，女性多见（男女比为 1∶4），症状不明显，多为健康体检时偶然发现。大体为肾髓质的边界清楚的灰褐色富于黏液的肿瘤，具有假包膜。光镜下见，肿瘤由小圆和立方状细胞组成，分化较好，排列成小管状或梭形索条状，甚至呈梭形细胞肿瘤样，间质为淡染的酸性黏液样物质。电镜下可见癌细胞具有上皮细胞的特点。此型肾癌预后较好。

（周晓军 饶秋）

shèn jíhéguǎn'ái

肾集合管癌（carcinoma of collecting duct of Bellini）

来源于贝利尼（Bellini）集合管上皮细胞的高度侵袭性恶性肾肿瘤。占肾上皮性肿瘤的 1%～2%，发病年龄平均 55 岁，男性多于女性（男女比为 2∶1）。该肿瘤生长较

快，恶性程度较高，1/3 的初诊病例已有转移。大体见肾髓质的边界不清的球形肿瘤结节，直径 2.5～11cm，常见卫星瘤结节，有的可长入肾盂，切面灰白质韧，常有出血坏死。光镜下见，癌细胞可呈鞋钉样，异型性较明显，易见核分裂，排列成腺管状或乳头状，乳头较粗，轴心不明显，有的呈实性条索状排列。纤维性间质较多，而且常混有多少不等的各种炎症细胞浸润。肿瘤周围的集合管上皮常见非典型增生，乃至形成原位癌。本病预后差，多数病例发现时已有转移，约 2/3 的患者在诊断后 2 年内死亡。

（周晓军 饶秋）

shènsuǐzhì'ái

肾髓质癌（renal medullary carcinoma）

来源于终末集合管具高度侵袭性的肾细胞癌。罕见，多发生于 25 岁以下的年轻人，非洲裔人多见。几乎都伴有镰状细胞血红蛋白病。发病年龄在 10～40 岁，平均 22 岁，男性多于女性，常与镰状红细胞血液病并存。主要表现有血尿、腹痛和包块。早期即可发生转移。

大体见，肿瘤位于肾髓质，边界不清，直径 4～12cm，平均 7cm，伴出血坏死。光镜下见，癌细胞胞核细腻，核仁明显，胞质嗜酸性，易见核分裂。癌细胞呈多种排列形式：网状、腺样、巢索

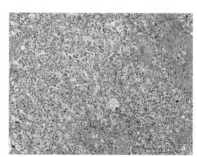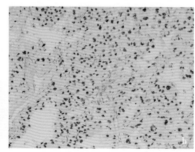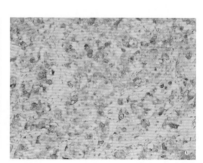

a. HE×200；b. TFE3 阳性（×200）；c. HMB45 阳性（×200）。

图1 黑色素性 Xp11 易位性肾癌

状、实性片状等，并可见鳞状细胞样、横纹肌样细胞，其中常混有中性粒细胞，肿瘤边缘可见淋巴细胞浸润（图1）。本病预后差，手术后的平均生存时间为15周。

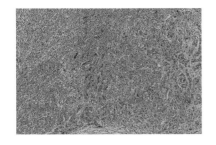

图1 肾髓质癌（HE×100）

（周晓军 饶 秋）

shènmǔxìbāoliú

肾母细胞瘤（nephroblastoma）

起源于后肾胚基细胞的恶性胚胎性肿瘤。又称维尔姆斯瘤（Wilms tumor）。肿瘤可表现出肾发育的不同阶段及不同的分化程度，是最常见的儿童期肾恶性肿瘤。多见于婴幼儿，偶见于成年人。首发症状多为腹内包块，多为单发，球形，边界清楚，质地柔软，切面湿润灰白，呈鱼肉状，可有出血、坏死及囊性变，有的肾母细胞瘤呈囊性或多囊性结构。肾母细胞瘤的组织学具有肾不同发育阶段的特征，细胞成分包括间叶组织细胞、上皮细胞和幼稚细胞3种。大多数肾母细胞瘤为分期低和符合好的组织学类型，即使含小灶间变的区域也预后较好，分期高和有较多间变的区域的肾母细胞瘤预后较差。

（周晓军 饶 秋）

xiāntiānxìng zhōngpēicéng xìbāo shènliú

先天性中胚层细胞肾瘤（congenital mesoblastic nephroma）

起源于肾胚组织的婴幼儿肾和肾窦的低度恶性的成纤维细

胞性肿瘤。占儿童肾肿瘤的2%，是常见的先天性肾肿瘤，90%的患者小于1岁，主要症状是腹部包块。大体可见肾内的实性肿块，与周围分界明显。有的可向肾实质甚至向肾周脂肪组织穿插生长。切面灰白色或红褐色，有旋涡状排列的纤维束。光镜下分为经典型和细胞型两个亚型。经典型约占中胚层细胞肾瘤的24%，主要由梭形细胞组成，分化较成熟，具有成纤维细胞、肌成纤维细胞以及平滑肌的特点，束状排列的肿瘤细胞间常见残留的肾小球和肾小管（图1）。细胞型又称非典型性中胚层母细胞肾瘤，约占中胚层细胞肾瘤的66%，细胞密集，核分裂易见，可见出血坏死，易侵犯肾盂或肾周组织。混合型占10%，形态上具有经典型和细胞型的特点。肿瘤完全切除后预后较好，5%的患者肿瘤会复发，与肿瘤切除不净有关。

（周晓军 饶 秋）

shèn yuánshǐ shénjīng wàipēicéng zhǒngliú

肾原始神经外胚层肿瘤（primitive neuroectodermal tumor of kidney）

不同分化程度的神经外胚层来源的小而一致的圆形细胞构成的恶性肿瘤，有EWS基因和ETS相关癌基因家族的易位。是

高度恶性肿瘤，在肾较罕见，好发于年轻人，平均发病年龄27岁，男性多发。大体见肿瘤常占据整个肾，直径>10cm。光镜下见，肿瘤细胞为形态相对较单一的小多角形细胞。细胞核圆、浓染，染色质细腻。可有大量核分裂象。免疫组化染色显示，瘤细胞波形蛋白（vimentin）、CD99、突触素（Syn）和Fli-1阳性。本病比发生在其他部位的侵袭能力更强，20%~50%发生远处转移。

（周晓军 饶 秋）

shèn tòumíngxìbāo ròuliú

肾透明细胞肉瘤（clear cell sarcoma of kidney）

发生在肾的高度恶性间叶肿瘤。是第二位常见的儿童肾恶性肿瘤。易发生骨转移。又称骨转移性儿童肾肿瘤。该肿瘤是儿童期的肾恶性肿瘤，与软组织透明细胞肉瘤无关。组织来源尚不清楚，占儿童肾肿瘤的4%，多数于2岁左右发病，男女比为2:1。首发症状为腹部包块，常有血尿，易发生骨转移。大体为较大的实体性肿瘤，平均直径11cm，边界清楚但无包膜。多数位于肾髓质或肾中央，质柔韧，切面棕黄均质性，富有黏液感，易囊性变。光镜下见，肿瘤细胞体积较小，圆形细胞核，核仁不明显，染色质细腻，核分裂

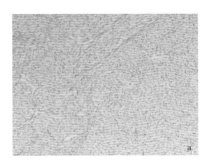 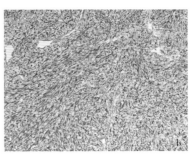

a. HE×200；b. vimentin 阳性（×200）。

图1 中胚层肾瘤

象可见，细胞质浅淡或呈空泡状，细胞膜不清楚。瘤细胞呈巢状、索状、梁状、栅栏状或腺泡状多种排列。本病预后因治疗中加入多柔比星已有较大改善，生存率从 20% 上升至 70%。骨转移是其最常见的复发方式。

（周晓军　饶秋）

shèn héngwénjīyàngliú

肾横纹肌样瘤（rhabdoid tumor of kidney）

发生在肾具有类似横纹肌母细胞的具高度侵袭性和致命性的肿瘤。好发于 1~3 岁的婴幼儿，平均为 18 个月，恶性度高。首发症状是腹部包块、血尿。肿瘤细胞有囊泡状染色质，核仁突出，细胞质内有玻璃样变的包含体，类似横纹肌母细胞，但不具有真性骨骼肌分化。组织来源不清。光镜下见，呈单一形态的细胞弥漫浸润于肾实质，瘤细胞中等大小，圆形或卵圆形，偶呈梭形，细胞核小而深染，可见小核仁，有较多的嗜酸性胞质，并可见玻璃样小体，将细胞核挤向一侧，与浆细胞相似。瘤细胞多呈弥漫性分布，偶见腺泡状或梁状分布。肿瘤的分子病理特点是存在 INI1 基因的缺失。本病预后差。

（周晓军　饶秋）

hòushèn xiànliú

后肾腺瘤（metanephric adenoma）

由小的形态一致的类似胚胎细胞构成的肾良性上皮性肿瘤。少见，多见于女性。以 50~60 岁多见，男女比为 1∶2，一般单侧受累。光镜下见，瘤细胞体积较小，形态一致，细胞丰富，肿瘤细胞呈胚胎样，体积小且大小一致，重现了早期胚胎后肾小管分化。胞核染色质细腻，核仁不明显，伴有少量浅淡的胞质，排列成精致的小管状结构，间质较少并呈疏松水肿状。有时伴有小乳头，似不成熟的肾小球，间质可出现玻璃样变的瘢痕，甚至骨化，常见砂砾体。90% 患者有 BRAF V600 突变。本病为良性，偶可累及局部淋巴结。

（周晓军　饶秋）

hòushèn xiànxiānwéiliú

后肾腺纤维瘤（metanephric adenofibroma）

由后肾腺瘤的上皮成分和梭形细胞间质成分混合构成的肾良性肿瘤。罕见。患者年龄 13 个月至 36 岁，平均 7 岁。光镜下见，肿瘤的间质由成片成熟的梭形细胞构成，上皮成分与后肾腺瘤的细胞形态一致。免疫组化染色显示，间质成分 CD34 常阳性，腺瘤成分标志物与后肾腺瘤相似。本病良性，预后好。

（周晓军　饶秋）

shèn rǔtóuzhuàng xiànliú

肾乳头状腺瘤（papillary adenoma of kidney）

位于肾皮质来源于肾小管上皮细胞的良性上皮性肿瘤。具有乳头状或小管状结构，细胞核分级低（1 级或 2 级），肿瘤直径不超过 15mm。由于体积小，不引起临床症状，所以不易诊断。大体解剖材料证实，发生率为 7%~23%，其发生率与年龄呈正相关，颗粒性萎缩肾和透析肾发生率更高。光镜下见，分化良好的圆形或卵圆形细胞，细胞核染色质细腻，无核仁或仅有小核仁，中等的嗜酸性胞质，排列成腺管状、巢状或乳头状。本病临床过程良性，预后好。

（周晓军　饶秋）

dīdù èxìng qiánnéng de duōnángxìng shènzhǒngliú

低度恶性潜能的多囊性肾肿瘤（mutilocular cystic renal neoplasm of low malignant potential）

没有实性或膨胀性结节，完全由囊状结构构成，间隔中含有单个或小团透明细胞的肾肿瘤。较少见。发生于成年人，男性多见，男女比为 3∶1，生长缓慢，一般无明显症状。大体为边界清楚的多囊性肿瘤，囊内充以透明或血性液体，间隔可有钙化。光镜下见，囊壁内侧衬以单层透明的细胞，偶见呈复层或矮乳头状，癌细胞呈 I 级良好分化，囊腔间隔为纤维组织，可见少量灶状的透明细胞。预后较好。在肿瘤完整切除情况下几乎不会出现复发或转移。

（周晓军　饶秋）

shèn shìsuānxìbāo xiànliú

肾嗜酸细胞腺瘤（renal onco-cytoma）

具有丰富嗜酸性胞质的细胞构成的良性肾上皮性肿瘤。约占肾小管上皮肿瘤的 5%。好发于中老年人，发病高峰 70 岁左右，男女比为 2∶1。多数患者无症状，部分有腰痛、腹部包块、血尿。大体为边界清楚的球性肿块，但无包膜，直径多为 3~5cm，偶见超过 10cm，切面黄褐色，无出血坏死，中心部位可见星芒状瘢痕，这点可作为影像学诊断的依据。多发者称为肾嗜酸细胞瘤病。光镜下见，由单一形态的细胞组成，瘤细胞呈圆形或卵圆形，细胞核小圆形，染色质细腻，偶见小核仁，最大特点是有丰富的嗜酸性胞质，富含嗜酸性颗粒，瘤细胞多数呈实性巢索状排列，偶见腺泡状或管状排列，核分裂很少，但可出现一些怪异细胞核的瘤细胞。免疫组化染色显示，角蛋白（CK）、CD117 阳性，波形蛋白（vimentin）、CK7 阴性。电镜下可见瘤细胞质内大量密集的线粒体，而其他细胞器极少，故有线粒体瘤之称。本病临床过程良性，预后好。

（周晓军　饶秋）

肾神经内分泌肿瘤（renal neuroendocrine tumor） 起源不明具有神经内分泌分化的肾原发性肿瘤。较罕见。见于成年人。包括神经内分泌瘤（类癌）和神经内分泌癌。腹痛和肉眼血尿是最常见的临床症状。肿瘤细胞呈片状、巢状或小梁状排列，细胞核染色质细腻，核仁不明显，细胞质稀少。神经内分泌瘤（类癌）呈高分化，预后好，神经内分泌癌分化差，预后不良。

（周晓军 饶秋）

shèn xuèguǎn pínghuájī zhīfángliú

肾血管平滑肌脂肪瘤（angiomyolipoma of kidney） 由成熟的脂肪细胞、梭形平滑肌细胞和上皮样细胞以不同的比例混合构成的肾良性肿瘤。又称血管周上皮样细胞肿瘤。来源于血管周上皮样细胞，为血管周细胞瘤家族的一员。约 1/3 的患者与累及脑和皮肤的结节性硬化症合并发生。伴有结节性硬化的患者，无性别差异，发病年龄为 25～35 岁；不伴结节性硬化的患者，女性较多，男女比为 1：4，发病年龄为 45～55 岁。临床常有腰痛和腹部包块的症状，有时出现腹膜后出血。光镜下见，肿瘤由 3 部分组成：缺乏弹性膜的厚壁扭曲的血管、以血管为中心的杂乱排列的平滑肌和分化良好的脂肪组织（图 1a）。有的病例肿瘤细胞以上皮样细胞为主，称为上皮样肾血管平滑肌脂肪瘤。上皮样肿瘤细胞在血管周围称套袖状分布。免疫组化染色显示，HMB45 或 Melan-A 阳性（图 1b）。经典型肾血管平滑肌脂肪瘤为良性，极少数因并发症死亡。上皮样肾血管平滑肌脂肪瘤则有一定恶性潜能，约 1/3 有淋巴结、肝、肺或脊柱转移。

（周晓军 饶秋）

shèn qiúpángxìbāoliú

肾球旁细胞瘤（renal juxtaglomerular cell tumor） 起源于肾小球球旁器的良性肿瘤。又称肾素瘤。因其分泌肾素，临床表现以血浆肾素水平、高醛固酮血症、低钾血症和血压升高为主。多见于年轻人，女性是男性的 2 倍。肿瘤位于肾皮质部，体积较小，多数直径小于 3cm，边界清楚，切面黄白色，质韧。光镜下见均一的小圆形细胞，胞核染色质细腻，无异型性，伴有少量淡染的胞质，排列呈巢索状，毛细血管丰富，有时呈血管周细胞瘤样结构。细胞质内的肾素颗粒可通过免疫组化方法显示。肿瘤切除后高血压和低血钾症消失。

（周晓军 饶秋）

shèn suǐzhì jiānzhì xìbāo zhǒngliú

肾髓质间质细胞肿瘤（renomedullary interstitial cell tumor） 起源于特异化的肾髓质间质细胞的间叶肿瘤。在成年人尸检中发现率为 40%～50%。肾髓质间质细胞是一种特殊的间叶细胞，可分泌前列腺素，调节肾内血压，起源于该细胞的肿瘤也具有这种特性。患者多无临床症状。多数为尸体解剖或因其他疾病而肾切除的标本中发现。大体表现为位于肾髓质的边界清楚的小型肿瘤，直径 1～5mm，切面灰白。光镜下见，肿瘤由成纤维细胞样的梭形瘤细胞组成，富含疏松的间质，无异型性。本病良性，预后好。

（周晓军 饶秋）

shènyú-shūniàoguǎn yóuzhuàng'ái

肾盂－输尿管疣状癌（verrucous carcinoma） 发生于肾盂和输尿管处呈乳头状生长的上皮性恶性肿瘤。为鳞状细胞癌的一种特殊类型。光镜下见，癌细胞分化较好，角化亢进，有如皮肤的皮角。浸润能力差，多呈圆钝的推压式向下生长。肿瘤切除后预后较好。

（周晓军 饶秋）

shènyú línbāshàngpíyáng'ái

肾盂淋巴上皮样癌（lymphoepithelioma-like carcinoma） 发生在肾盂或肾盏上皮组织的与鼻咽部的淋巴上皮样癌相似的恶性上皮肿瘤。为尿路上皮癌的一种特殊亚型，组织病理学特点是巢状、索状或片状的异型性癌细胞，分布于大量淋巴样细胞的背景上，包括 T 淋巴细胞和 B 淋巴细胞、浆细胞、组织细胞和多少不等的粒细胞。有时淋巴上皮样癌可与其他类型的尿路上皮癌混合存在。

（周晓军 饶秋）

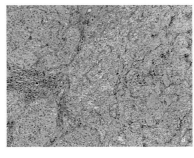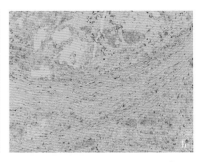

a. HE×100；b. HMB45 阳性（×100）。

图 1 上皮样肾血管平滑肌脂肪瘤

niàolù ròuliúyàng'ái

尿路肉瘤样癌 （urinal sarcomatoid carcinoma）

发生在肾盂-输尿管呈肉瘤样形态的高度恶性上皮性肿瘤。老年男性多见。大体表现为呈息肉状生长的巨大瘤块。光镜下见分化较差的梭形细胞肉瘤样结构，或呈多种形态的肉瘤样结构，有时肉瘤样成分中混有灶状恶性尿路上皮、腺上皮或鳞状上皮成分，免疫组化染色显示，肉瘤样细胞角蛋白（CK）阳性，电镜见肉瘤样细胞具有上皮的特点。本病预后较差。

（周晓军　饶秋）

niàolù xiǎoxìbāo shénjīng-nèifēnmìái

尿路小细胞神经内分泌癌 （urinal small cell neuroendocrine carcinoma）

发生于肾盂和输尿管，与肺小细胞癌形态和结构相似的有内分泌功能的肿瘤。光镜下呈实性巢索状排列，并可见菊形团状结构，免疫组化染色显示，神经元特异性烯醇化酶（NSE）、突触素（Syn）可以阳性，电镜可见少数内分泌颗粒，有时出现高钙血症，或异位产生促肾上腺皮质激素（ACTH）。本病生物学特性凶险，播散和转移较快，预后差。

（周晓军　饶秋）

niàolù shàngpí huàshēng

尿路上皮化生 （urothelial metaplasia）

被覆于肾盂、输尿管和膀胱的尿路上皮出现其他上皮类型（如黏液上皮）的现象。尤多见于慢性炎症和结石、导尿管等刺激的状态下。化生可有多种类型，各种化生病变常连带发生和同时混合存在，可将其视为一种特殊的炎症状态和癌前病变。

（周晓军　饶秋）

niàolù shàngpí zēngshēng

尿路上皮增生 （urothelial hyperplasia）

尿路上皮细胞层次增多，细胞的排列和形态均保持正常的现象。是良性尿路上皮病变。分子病理学证明，与尿路上皮乳头状肿瘤有相同的克隆表现。多数在增生病变区域内有乳头状病变乃至乳头状瘤。

（周晓军　饶秋）

niàolù shàngpí fǎnyìngxìng bùdiǎnxíng zēngshēng

尿路上皮反应性不典型增生 （urothelial reactive atypical hyperplasia）

尿路上皮不同程度的不典型改变。是良性尿路上皮病变。常继发于尿路上皮的刺激、反应性和退变性改变等。光镜下见，增生的尿路上皮细胞排列轻度紊乱，细胞核染色质增多，核仁可见，核分裂多少不等。见于癌前病变、慢性膀胱炎或其他刺激因素存在的情况下。

（周晓军　饶秋）

Bùlǔ'ēncháo

布鲁恩巢 （Brunn nest）

尿路上皮底层细胞增生、下陷所形成的尿路上皮非肿瘤性改变。慢性炎症或其他慢性刺激可使尿路上皮底层细胞增生，进而向黏膜下呈花蕾状下陷，形成实性细胞巢，并被结缔组织包绕或分隔，与尿路上皮分离而形成。布鲁恩巢由分化好的尿路上皮细胞组成，细胞与周围的基底膜样结构垂直排列，表层细胞位于中央，底层细胞位于边缘。布鲁恩巢可发生囊性变，囊腔仍为表层尿路上皮被覆，称囊性化生。若被覆上皮具有柱状的肠上皮特点时，称腺性化生。免疫组化和电镜检查可见布鲁恩巢内有内分泌细胞。以囊性化生为特点的膀胱病变称囊性膀胱炎，以腺性化生为特点的膀胱病变称腺性膀胱炎，大宗病例分析发现，布鲁恩巢的形成和增生，与尿路上皮内翻性乳头状瘤有关，腺性化生与尿路的腺癌有关。本病临床过程为良性，预后好。

（周晓军　饶秋）

niàolù nèifānxìng rǔtóuzhuàngliú

尿路内翻性乳头状瘤 （urinal inverted papilloma）

内生性良性尿路上皮肿瘤。肿瘤细胞形态类似正常尿路上皮或具有轻度异型性。老年男性多发，该肿瘤的形成可能与布鲁恩（Brunn）巢增生、囊性膀胱炎或腺性膀胱炎有关。光镜下见，肿瘤细胞呈内生性圆钝的花蕾状生长，病灶仅限于固有膜，不侵及肌层。肿瘤表面有一层正常的尿路上皮被覆，肿瘤实质为布鲁恩巢样的上皮细胞团和细胞索，巢索中心为表层的尿路上皮细胞，外周为梭形的底层细胞。细胞团索中，可有囊腔，即所谓的梁状和管状亚型。瘤细胞巢间为疏松的结缔组织。内翻性乳头状瘤属良性病变，复发率不足1%，进展为癌者极为罕见。

（周晓军　饶秋）

shènyuánxìng xiànliú

肾源性腺瘤 （nephrogenic adenoma）

尿路上皮和固有层的良性肿瘤。是一种尿路上皮化生。多发生在膀胱，偶见于尿道、输尿管及肾盂。好发于年轻人，男性为主。与慢性炎症和结石常并发，半数病例见于泌尿生殖道手术后。某些情况下（肾移植）可来自肾小管上皮细胞脱落后种植于泌尿道黏膜并增生形成。光镜下典型的组织学结构是类似于肾小管的小管，还可见乳头状结构，小管内衬靴钉样细胞，管内常常可见淡嗜酸性分泌物（图1）。免疫

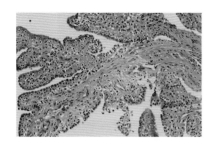

图 1 肾源性腺瘤（HE×100）

组化染色显示，小管内衬细胞角蛋白（CK7）、PAX2 和 PAX8 阳性。本病为良性，预后好。

（周晓军 饶 秋）

pángguāng wàifān

膀胱外翻（exstrophy of bladder）

因发育异常所致的膀胱先天性畸形。罕见。发病率为 2.0/10 万 ~ 3.3/10 万。典型表现是腹壁部分缺损，膀胱后壁前凸，黏膜外露，输尿管口直接暴露于体表并间断有尿液排出，耻骨联合分离，多数患者还伴有尿道上裂。主要由于尿生殖窦与外胚层之间没有间充质长入，膀胱前壁和腹壁之间无肌组织发生，致使膀胱前壁和腹壁变薄破裂，膀胱黏膜外露。本病易导致膀胱炎、上皮性肿瘤和慢性肾功能不全，只有手术治疗才能改善。

（周晓军 饶 秋）

pángguāng qìshìbìng

膀胱憩室病（diverticulosis of bladder）

由于膀胱平滑肌发育缺陷，在膀胱腔压力作用下，形成膀胱局部向外膨出的疾病。当有尿道或膀胱颈梗阻时，更易形成憩室。膀胱三角区的上后壁输尿管开口部位或膀胱上部脐尿管开口部位是薄弱区，也是憩室的好发部位。膀胱憩室易合并炎症、结石及上皮性肿瘤。若无并发症，膀胱憩室常无特殊症状，如有梗阻、感染，可出现排尿困难、尿频、尿急，尿路感染症状。

（周晓军 饶 秋）

pángguāng jiéshí

膀胱结石（lithiasis of bladder）

在膀胱内形成的结石。多发于男性，分为原发性膀胱结石和继发性膀胱结石。前者是指在膀胱内形成的结石，多由于营养不良引起，多发于儿童，现已呈下降趋势。后者则是指来源于上尿路或继发于下尿路梗阻、感染、膀胱异物或神经源性膀胱等因素而形成的。症状主要是尿痛、排尿障碍和血尿。

（周晓军 饶 秋）

mànxìng pángguāngyán

慢性膀胱炎（chronic cystitis）

发生于膀胱的慢性炎性病变。最常见的原因为感染性疾病，有特异性和非特异性细菌感染。占

尿路感染总数的 50% ~ 70%。因细菌感染而引起的，致病菌多数为大肠埃希菌。多发生于女性。膀胱炎最典型的症状是即尿频、尿急、尿痛甚至有急迫性尿失禁，可以有血尿和脓尿。症状可持续数周或间歇性发作，使患者乏力、消瘦，出现腰腹部及膀胱会阴区不舒适或隐痛。病理特点与其他部位的慢性炎症相似，浸润的炎症细胞以淋巴细胞、浆细胞和单核细胞为主，肉芽组织和纤维组织增生，血管壁增厚，尿路上皮出现化生现象等，当有明显的组织细胞聚集时称黄色肉芽肿型膀胱炎（图 1a），当有明显淋巴滤泡形成时称滤泡型膀胱炎（图 1b）；当有明显的息肉形成时称息肉性膀胱炎（图 1c）。

（周晓军 饶 秋）

pángguāng yánxìng jiǎliú

膀胱炎性假瘤（inflammatory pseudotumor of bladder）

特发性、非创伤相关性、非特异性的慢性膀胱增殖性炎症。是膀胱组织在慢性炎症的作用下，以局部组织成肌纤维细胞的反应性增生引起的良性瘤样病变，部分病例检测出间变性淋巴瘤激酶（ALK）基因重排。膀胱炎性假瘤实际包括一组杂类病变，如炎性肌成纤维细胞瘤和良性的增生性病变及各种炎性病变等。其中，炎性肌

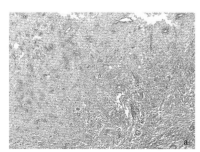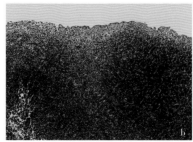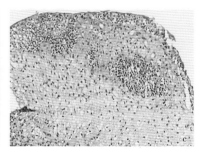

a. 黄色肉芽肿型膀胱炎（×40）；b. 滤泡型膀胱炎（×100）；c. 息肉性膀胱炎（×100）。

图 1 慢性膀胱炎（HE）

成纤维细胞瘤是真性肿瘤。光镜下见，在黏液样和炎症细胞浸润的背景上，有梭形细胞增生，常见纤维性硬化区。免疫组化染色显示，梭形细胞波形蛋白（vimentin）和平滑肌肌动蛋白（SMA）阳性，ALK、细胞角蛋白（CK）、肌动蛋白（actin）和结蛋白（desmin）也可阳性。分子病理学的特点为部分肿瘤存在ALK融合基因，表达ALK蛋白。本病切除后约25%可复发，但转移则非常罕见。

（周晓军 饶秋）

pángguāng niàolù shàngpí rǔtóu-
zhuàngliú

膀胱尿路上皮乳头状瘤（uro-thelial papilloma of bladder）

膀胱黏膜表面纤细的乳头状尿路上皮肿瘤。病理学特征是肿瘤组织中稀疏的乳头状叶片，该肿瘤少见，仅占膀胱肿瘤的1%～4%，多见于青年和儿童，男性多见。临床表现以偶发性血尿为主。大体为膀胱黏膜表面纤细的乳头状肿瘤，有如漂浮于水中的水草。多见于输尿管口附近的膀胱后壁、侧壁及尿道。光镜下见，乳头结构偶有分支，无融合。乳头中轴有少量纤维结缔组织和毛细血管，表面被覆近乎正常尿路上皮，细胞大小和排列均很整齐，约7层，基底层呈柱状，与乳头长径垂直排列，即只有组织的结构异常，而无细胞异型性。本病预后好，切除后复发率约8%。

（周晓军 饶秋）

pángguāng nèifānxìng rǔtóuzhuàngliú

膀胱内翻性乳头状瘤（invert-ed papilloma of bladder）

由正常-轻微细胞不典型的肿瘤细胞组成，以内生性方式生长的良性膀胱肿瘤。较少见，约为尿路上皮肿瘤的1%，60～70岁高发，男女比为4∶1。膀胱三角区、膀胱颈及后尿道是好发部位。大体呈蘑菇状隆起，表面平滑，多数直径小于3cm。光镜下见，肿瘤细胞呈内生性圆钝的花蕾状生长，病灶仅限于固有膜，不侵及肌层。肿瘤表面有一层正常的尿路上皮被覆，肿瘤实质为布鲁恩（Brunn）巢样的上皮细胞团和细胞索，巢索中心为表层的尿路上皮细胞，外周为梭形的底层细胞。细胞团索中，可有囊腔，即所谓梁状和管状亚型。瘤细胞巢间为疏松的结缔组织（图1）。本病为良性肿瘤，复发率不足1%。

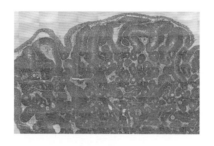

图1 膀胱内翻性乳头状瘤
（HE×40）

（周晓军 饶秋）

pángguāng dīdù èxìng qiánnéng de
niàolù shàngpí rǔtóuzhuàngliú

膀胱低度恶性潜能的尿路上皮乳头状瘤（papillary urotheli-al neoplasm of low malignant po-tential of bladder）

细胞增生显著，超过正常尿路上皮厚度的类似于外生性尿路上皮乳头状瘤的尿路上皮乳头状肿瘤。生物学行为介于尿路上皮乳头状瘤和低级别尿路上皮癌之间。发病率较高，每年约为3/10万，发病年龄29～94岁，平均64.6岁，男性多见。大体与尿路上皮乳头状瘤相似。光镜下见，细胞增生显著，超过了正常的上皮厚度。由不相融合的纤细乳头组成，细胞从正常到轻度异型，多层排列，细胞密度明显增加。与尿路上皮乳头状瘤组织形态相似，区别是上皮增厚，乳头粗大或细胞核普遍增大。伞细胞多保存完好。本病预后好，复发率为25%～47%，少数可进展为癌。

（周晓军 饶秋）

pángguāng línzhuàngshàngpí rǔtóu-
zhuàngliú

膀胱鳞状上皮乳头状瘤（squamous cell papilloma of bladder）

鳞状上皮构成的膀胱乳头状肿瘤。非常罕见，多见于老年人，平均年龄为65岁，男女比为1.5∶1。临床上常无症状，但可有血尿。多认为与人乳头瘤病毒（HPV）感染无关。组织学上，肿瘤呈乳头状生长，乳头表面由分化良好的角化鳞状上皮被覆。预后好。

（周晓军 饶秋）

pángguāng róngmáozhuàng xiànliú

膀胱绒毛状腺瘤（villous ade-noma of bladder）

膀胱尿路上皮经柱状上皮化生而演变成的良性肿瘤。与大肠绒毛状腺瘤相似。光镜下见，肿瘤呈乳头-绒毛状结构，有疏松结缔组织和血管组成的轴心，被覆假复层柱状上皮。常与囊性和腺性膀胱炎合并发生。应与累及膀胱的高分化大肠腺癌相鉴别。免疫组化染色显示，细胞角蛋白（CK20、CK7）、癌胚抗原（CEA）阳性。预后好，进展为腺癌少见。

（周晓军 饶秋）

fēijìnrùnxìng pángguāng dījíbié niàolù
shàngpí rǔtóuzhuàng'ái

非浸润性膀胱低级别尿路上皮乳头状癌（non-invasive low-grade papillary urothelial carcino-ma of bladder）

细胞增生显著，超过正常尿路上皮厚度的，无浸润的外生性膀胱的尿路上皮乳头状肿瘤。组织学结构和细胞学均出现轻度异型性，但未出现浸润。较常见，年发病率约为 5/10 万，发病年龄 28～90 岁，平均 69.2 岁，男性约为女性的 3 倍。光镜下见，乳头的被覆上皮层次增多，排列极向轻度紊乱，细胞核大小和形状出现轻度多样性，染色质增多、增粗，可见核分裂（图 1）。上述变化多数限于底层上皮，也可波及上皮中层。本病预后一般较好，部分病例（＜5%）可发展为浸润性癌。

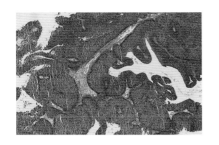

图 1　膀胱低级别尿路上皮乳头状癌（HE×40）

（周晓军　饶秋）

fēijìnrùnxìng pángguāng gāojíbié niàolù shàngpí rǔtóuzhuàng'ái
非浸润性膀胱高级别尿路上皮乳头状癌（non-invasive high-grade papillary urothelial carcinoma of bladder）
细胞形态和组织结构均有明显异型的，但尚无浸润的尿路上皮乳头状肿瘤。常见于膀胱。肿瘤由排列无序的具有中度-高度在组织结构和细胞层面上均出现明显异型性的乳头状叶状肿瘤组织构成，进展至浸润性肿瘤的频率增高。发病情况、发病年龄及临床表现均与低级别相似。大体呈乳头状、无蒂的结节状、实体状多种表现，可为单发或多发。光镜下见，细胞核浓染，部分细胞异型性明显，核分裂较多，可有病理性核分裂。细

胞排列紊乱，极性消失。非浸润性高级别尿路上皮乳头状癌易进展为浸润性癌。

（周晓军　饶秋）

pángguāng jìnrùnxìng niàolùshàngpí'ái
膀胱浸润性尿路上皮癌（infiltrating urothelial carcinoma of bladder）
侵及上皮基底膜以下的组织的膀胱尿路上皮恶性肿瘤。是膀胱最常见的恶性肿瘤，占 90% 以上。好发于 50 岁以上男性。男女比为 3.5∶1。无痛性肉眼血尿是常见症状，有时可尿出血块，镜下血尿则是必然出现的症状。当肿瘤体积过大、侵犯范围较广时，可出现尿频、尿急和尿痛的尿路刺激征。膀胱尿路上皮癌可发生于膀胱的任何部位，侧壁占 37%，后壁占 18%，三角区占 12%，膀胱颈占 11%，输尿管开口部占 10%，膀胱顶部占 8%，前壁占 4%。

大体见，肿瘤呈乳头状、菜花状、蘑菇状以及弥漫浸润的斑块状，可见溃疡形成。低分化的尿路上皮癌常多点发生，有时肾盂、输尿管和膀胱同时或先后发生尿路上皮癌。可能是由于癌细胞的腔内种植性转移或其本身多点发生造成的。光镜下见排列极向紊乱或消失的分化程度不等的癌细胞，呈乳头状、实性巢索状

多种排列形式，并常见灶状的鳞状或腺性化生病灶以及各种变异的组织学类型（图 1a）。包括巢状型（图 1b）、微囊型、微乳头型、淋巴瘤样和浆细胞样型、肉瘤样型、透明细胞型、类脂细胞型等变异型以及伴有巨细胞和滋养细胞分化等形态类型。预后取决于肿瘤的期别、生长方式和类型，T1 期的复发率、进展率和 10 年生存率分别为 80%、60% 和 35%。推挤性生长者比蟹足样生长者预后要好。

（周晓军　饶秋）

pángguāng línzhuàngxìbāo'ái
膀胱鳞状细胞癌（squamous cell carcinoma of bladder）
起源于膀胱黏膜鳞状上皮的恶性肿瘤。占膀胱恶性肿瘤的 1.3%～5%。多见于中老年男性，尿路刺激征和肉眼血尿是常见的症状。大体为较大的瘤块，常伴有坏死和溃疡。光镜下见，癌细胞为单一的鳞状细胞癌表型，具有鳞状上皮分化的癌巢和癌索，与其他部位的鳞状细胞癌相似，只是多数分化较低，易有深层浸润。免疫组化与其他器官的鳞状细胞癌相同。本病预后较差，5 年生存率为 37%，有膀胱周围浸润者，5 年生存率仅为 13%。

（周晓军　饶秋）

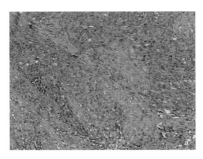 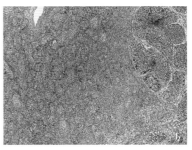

a. 高级别尿路上皮癌；b. 巢状型尿路上皮癌。
图 1　膀胱浸润性尿路上皮癌（HE×100）

pángguāng xiàn'ái

膀胱腺癌 （adenocarcinoma of bladder）

起源于膀胱黏膜腺上皮的恶性肿瘤。占膀胱恶性肿瘤的2%，多数来源于有肠上皮化生的腺性或囊性膀胱炎，多见于男性，男女比为2.6∶1，血尿是常见症状，偶见排尿困难。大体见，为大块的蘑菇状，表面覆有黏液，常有溃疡。光镜下见，癌细胞为单一的腺癌表型，癌细胞呈圆形或立方形，腺管状排列（图1a），称非特殊型膀胱腺癌。有的癌细胞呈高柱状（图1b），类似于结肠腺癌，称肠型膀胱腺癌。有的产生黏液，称黏液腺癌。有的可见大量印戒细胞，称印戒细胞型膀胱腺癌。透明细胞型膀胱腺癌或称中肾管型膀胱腺癌较罕见，类似于卵巢的透明细胞癌。膀胱腺癌发展快，深部浸润力强，预后差，5年生存率仅为18%。

（周晓军　饶秋）

pángguāng qíniàoguǎn'ái

膀胱脐尿管癌 （urachal carcinoma of bladder）

发生于脐尿管残余的恶性上皮性肿瘤。多数为腺癌，也可以发生尿路上皮癌、鳞状细胞癌或其他类型的癌。多数位于膀胱顶部，形成巨大瘤块，可浸润于膀胱壁、膀胱和耻骨间隙，并可累及腹壁和脐部。光镜下见主要为腺癌，与膀胱腺癌相似，可呈非特殊型腺癌、肠型腺癌、黏液型腺癌、印戒细胞型腺癌和混合型腺癌。有的也可表现为尿路上皮癌和鳞状细胞癌。治疗采取手术切除，5年生存率为25%~61%。

（周晓军　饶秋）

pángguāng xiǎoxìbāo'ái

膀胱小细胞癌 （small cell carcinoma of bladder）

起源于膀胱黏膜的恶性神经内分泌肿瘤。与肺小细胞癌的形态和结构相似，呈实性巢索状排列，并可见菊形团样结构（图1）。电镜下可见胞质内内分泌颗粒，有时出现高钙血症，或异位产生促肾上腺皮质激素（ACTH）。生物学特性凶险，播散和转移较快，预后差。

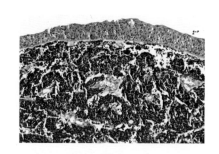

图1　膀胱小细胞癌（HE×100）

（周晓军　饶秋）

jíxìng xìjūnxìng qiánlièxiànyán

急性细菌性前列腺炎 （acute bacterial prostatitis）

由细菌感染引起的急性前列腺炎性病变。以弥漫性中性粒细胞为主的炎症细胞浸润的蜂窝织炎起始，从局部蔓延至整个前列腺或形成脓肿。本病少见，多继发于尿道炎、附睾炎、膀胱炎，也可继发于败血症和脓毒血症。

（李青）

qiánlièxiàn nóngzhǒng

前列腺脓肿 （prostatic abscess）

多由大肠埃希菌感染所致的前列腺局限性化脓性炎症。过去常由淋病引起，临床症状有尿潴留、会阴和耻骨上疼痛。光镜下见，前列腺组织内可见局限性以中性粒细胞为主的炎症细胞浸润。

（李青）

mànxìng qiánlièxiànyán

慢性前列腺炎 （chronic prostatitis）

由病原体和/或非感染因素引起的前列腺的慢性炎性病变。多由急性炎症迁延所致，或初起即为前列腺的慢性炎症。包括慢性细菌性前列腺炎和非细菌性前列腺炎。较常见，临床表现多样化，且症状和炎症的轻重不成正比。可出现排尿不适、放射痛，常伴有血清前列腺特异性抗原（PSA）的水平升高。大体见，前列腺轻度肿大、变硬，切面可见灰白色条索状或结节状病灶。光镜下见，前列腺局部腺腔扩张，充满混有炎症细胞的分泌物，间质可见单核细胞、淋巴细胞、浆细胞和组织细胞浸润（图1）。抗生素治疗有效。

（李青）

qiánlièxiàn jiéhé hé kǎjièmiáo yǐnqǐ de ròuyázhǒng

前列腺结核和卡介苗引起的肉芽肿 （prostatic granuloma caused by tuberculosis and Bacillus Calmette-Guérin）

结核分枝杆菌感染或应用卡介苗治

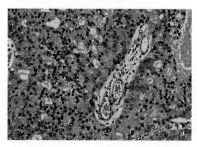

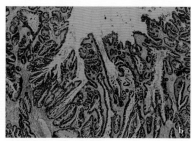

a. HE×200；b. 高分化乳头状腺癌（HE×100）。

图1　膀胱腺癌

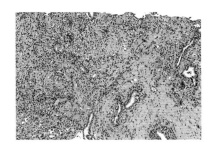

图 1 慢性前列腺炎（HE×100）

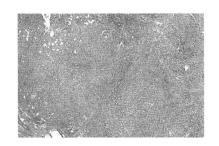

图 1 肉芽肿性前列腺炎（HE×40）

疗膀胱癌时，在前列腺发生的慢性肉芽肿性炎。肉芽肿为上皮样细胞肉芽肿，既可由肺部血行播散而来，也可经尿道直接感染前列腺所致。病变位于尿道周围或移行带或弥漫累及前列腺。大体见，病变通常是双侧性，可见融合的干酪样坏死和空腔形成，最终导致前列腺成为一个具有多个空腔的包块。结核病灶可以穿孔到尿道并扩展到膀胱和邻近器官。在病变的后期，前列腺缩小、纤维化且变硬，触诊时类似癌。光镜下见，早期病变位于间质，接着很快播散至腺泡，然后出现融合的干酪样坏死灶，并有完全的纤维包裹，而典型的结核结节少见。

（李 青）

ròuyázhǒngxìng qiánlièxiànyán

肉芽肿性前列腺炎（granulomatous prostatitis）

以炎性肉芽肿改变为特征的前列腺炎性病变。部分发生于 50 岁以上具有前列腺增生症患者的前列腺组织内。大体见，前列腺增大，质硬如石，切面显示有黄色颗粒状结节形成。术前常误诊为癌症。光镜下特征为炎症细胞围绕含有分泌物的扩张导管（图 1）。肉芽肿由组织细胞、上皮样细胞、淋巴细胞和浆细胞聚集而成，常有成团的中性粒细胞，无干酪性坏死，病原体

染色阴性。

（李 青）

bànyǒu shìsuānxìng xìbāo de qián-lièxiànyán

伴有嗜酸性细胞的前列腺炎（prostatitis with eosinophillic cell）

伴有嗜酸性粒细胞浸润的前列腺炎性病变。包括以下 4 类：①非特异性肉芽肿性前列腺炎：与前列腺液外溢到间质有关。大体见，前列腺肿大、变硬。光镜下见，由淋巴细胞、浆细胞、类上皮细胞、多核巨细胞构成的肉芽肿，中央见较多的泡沫细胞，无干酪样坏死。残存的小导管和腺泡扩张、上皮脱落，间质内淋巴细胞、浆细胞和嗜酸性粒细胞浸润。②嗜酸性粒细胞性前列腺炎：又称过敏性前列腺炎，多数有过敏史，外周血嗜酸性粒细胞增多。前列腺组织呈现多发性圆形、卵圆形小坏死灶，其外有多量嗜酸性粒细胞和少量中性粒细胞浸润。③前列腺医源性肉芽肿：发生于前列腺外科处理后 1 个月至数年，可能是对外科操作引起的胶原变化或对来自仪器中金属沉积的反应，前列腺组织内可见含酸性粒细胞和变性胶原纤维的肉芽肿。④前列腺寄生虫感染：大量嗜酸性粒细胞浸润，可找到寄生虫病原体。

（李 青）

qiánlièxiàn jiéjiézhuàng zēngshēng

前列腺结节状增生（prostatic nodular hyperplasia）

因性激素平衡失调，前列腺上皮和间质细胞增多致前列腺内形成大小不一的结节和前列腺体积增大。又称前列腺增生症。多见于老年男性。发病率随患者年龄递增，60~69 岁为高峰期。80 岁的男性约 75% 可发生不同程度的前列腺增生。临床上主要表现为排尿困难。

大体见，前列腺明显增大，重量超过正常前列腺 2~4 倍，增生的前列腺在 50~100g，严重者可达 200g 以上。增大的前列腺呈结节状、质硬韧如橡皮。增生区多位于移行区，以中叶为主，其次为两个侧叶。偶见于前叶，后叶极少见。切面上依据腺体和间质增生的比例而异。若以腺体增生为主，则可见大小不等的结节；有些结节界限清楚，并被纤维结缔组织包绕；有些结节则呈蜂窝状结构。若以纤维肌组织增生为主，则呈灰白色，表面光滑，均质状。感染时，增生的前列腺充血、水肿，有脓性渗出。梗死可为出血性或贫血性。癌变则为灰白色边界不清的小结节。

光镜下见，前列腺的腺体、纤维组织和平滑肌均可增生，按成分不同分为：①纤维肌腺瘤样型：最常见，腺体、平滑肌和纤维组织同时增生（图 1）。②纤维肌型：以纤维组织和平滑肌增生为主。③腺肌瘤样型：以腺体增生为主，周围有少量的平滑肌和纤维组织包绕，形成腺肌瘤样结节。④纤维血管型：主要为纤维组织和小血管增生。⑤肌型：以平滑肌增生为主，可不见腺体，易被误诊为平滑肌瘤。以上各型在同一病例中可混合存在。最早期的改变是围绕尿道周围小的窦隙

状间质增生，而导管周围和小叶内的增生则不明显，随后腺体成分增加。因此，在一个充分发展的病变中，结节是由不同比例的平滑肌和腺体两种成分组成。根据上皮成分和间质成分增生，可出现一些类似于乳腺的病变，包括硬化性腺病、纤维腺瘤样和叶状肿瘤样增生、平滑肌瘤样增生。

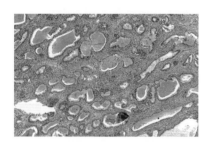

图1　前列腺增生（HE×100）

手术切除是常规治疗方法，术后可复发，术后多年的残存前列腺也可发生腺癌。有时可合并感染和梗死。

（李　青）

qiánlièxiàn shǒushù hòu suōxíng xìbāo jiéjié

前列腺手术后梭形细胞结节

（post-operation spindle nodule in prostate）　发生于前列腺经尿道刮切术后数周至数月的富于间质的增生性结节。大体见，前列腺区出现质脆略呈红色的结节。光镜下见，表浅的区域类似肉芽组织，深部的区域富含梭形细胞，多为成纤维细胞性，且有活跃的核分裂象。免疫组化染色显示，增生的细胞表达角蛋白（CK）和肌动蛋白（actin），上皮膜抗原（EMA）阴性。由于交错的梭形细胞束之间可以看到外渗的红细胞，很像卡波西（Kaposi）肉瘤。本病有前列腺经尿道刮切术史，完整的病史对诊断很重要。

（李　青）

qiánlièxiàn yánxìng jiǎliú

前列腺炎性假瘤

（prostatic inflammatory pseudotumor）　发生于前列腺的慢性非特异性增殖性炎症。又称假肉瘤性肌成纤维细胞增生。病因未明。光镜下，黏液背景中可见增生的肌成纤维细胞样的梭形细胞，富于血管和炎症细胞。本病性质是反应性的还是低度恶性的肿瘤尚无定论。

（李　青）

qiánlièxiàn ruǎnbān

前列腺软斑

（prostatic malakoplakia）　发生于前列腺，由细菌感染引起的组织细胞增生而形成的小结节病灶。组织细胞胞质有软斑小体［米凯利斯-古特曼小体（Michaelis-Gutmann body）］。软斑小体呈层状，含钙，过碘酸希夫（PAS）染色强阳性。电镜下，可见软斑小体呈特殊的晶状结构，中央为高密度核心，中心为一光晕，周围为薄层状的环，在巨噬细胞内可见吞噬的细菌和巨大的吞噬溶酶体。本病由细菌感染引起，常与膀胱病变伴发。

（李　青）

jiéjiéxìng zǔzhī xìbāoxìng qiánlièxiànyán

结节性组织细胞性前列腺炎

（nodular histiocytic prostatitis）　发生于前列腺，由组织细胞增生而形成的小结节病灶。与前列腺软斑不同之处在于，组织细胞的胞质内无米凯利斯-古特曼小体（Michaelis-Gutmann body）。

（李　青）

qiánlièxiàn niàodào xīròu

前列腺尿道息肉

（urethral polyp in prostate）　发生于前列腺部尿道，由前列腺来源的高柱状细胞形成的赘生物。出现绒毛状结构时可诊断为绒毛状息肉，是成年人血尿的常见原因之一。病变有来源于前列腺尿道部的异位前列腺组织，免疫组化染色显示，前列腺酸性磷酸酶（PAP）和前列腺特异性抗原（PSA）阳性。大多数经尿道电灼而治愈，但也可复发。

（李　青）

xiāntiānxìng qiánlièxiàn nángzhǒng

先天性前列腺囊肿

（congenital prostatic cyst）　发生于前列腺，因中肾旁管［米勒（Müllerian）管］残留而形成的囊肿。位于前列腺背侧，常与膀胱壁、精索、附睾的米勒管囊肿同时多灶性发生，或伴脐尿管未闭或脊柱裂畸形。光镜下见，囊壁被覆扁平或低柱状上皮，上皮下有胶原纤维，囊内充满清亮或巧克力色液体。

（李　青）

hòutiānxìng qiánlièxiàn nángzhǒng

后天性前列腺囊肿

（acquired prostatic cyst）　前列腺的潴留性囊肿。位于前列腺内，可多发，体积小。囊肿被覆立方形前列腺上皮细胞，囊内为黏液样物。

（李　青）

qiánlièxiàn lánzhì

前列腺蓝痣

（prostatic blue nevus）　前列腺内界限不清的小灶性黑色病灶。与皮肤蓝痣相同，间质中可见黑色素沉积的梭形细胞。光镜下见，梭形的纤维肌性间质中含有黑色素，形态类似皮肤蓝痣。

（李　青）

qiánlièxiàn hēisèsù chénzhuóbìng

前列腺黑色素沉着病

（prostatic melanosis）　前列腺间质细胞和腺上皮细胞胞质内含有黑色素的病变。又称前列腺黑变病。免疫组化染色显示，含色素的梭形细胞 S-100 蛋白阳性，而前列腺上皮含的脂褐素颗粒则呈阴性。

（李　青）

前列腺不典型腺瘤样增生

qiánlièxiàn bùdiǎnxíng xiànliúyàng zēngshēng

（prostatic atypical adenomatous hyperplasia） 发生于前列腺移行带的假瘤性病变。与分化较好的前列腺腺癌很难区分，由增生的拥挤的腺体形成结节，但不具有明显细胞异型性，无浸润性生长，腺体周围至少部分存在基底细胞。属癌前病变，常伴发前列腺癌，因此需多做切片检测并密切随访。镜下见复杂而紊乱的腺体，境界清楚，无浸润，细胞无明显核仁。免疫组化染色显示，增生腺体周围有 34βE12 和 P63 阳性基底细胞，以此与高分化前列腺癌鉴别。

（李 青）

前列腺基底细胞增生

qiánlièxiàn jīdǐxìbāo zēngshēng

（prostatic basal cell hyperplasia） 前列腺基底细胞增多呈结节状的良性病变。较少见，好发于 60~80 岁。腺腔内增生的基底细胞呈筛状结构。当增生的基底细胞核仁较明显，核分裂易见时则诊断为非典型性基底细胞增生，因无浸润性生长，可与癌鉴别。免疫组化染色显示 34βE12 和 P63 阳性。该病可与前列腺良性增生伴发，病理上易误诊为前列腺癌。

（李 青）

前列腺透明细胞筛状增生

qiánlièxiàn tòumíngxìbāo shāizhuàng zēngshēng

（prostatic clear cell cribriform hyperplasia） 前列腺呈结节性增生，增生的腺上皮细胞排列成乳头状-筛状结构的良性瘤样病变。罕见，好发于 60 岁以上。尿路梗阻可与前列腺良性增生伴发。光镜下见，前列腺呈结节性增生，结节内密集的腺泡较大，立方至高柱状上皮细胞形成乳头状-筛状结构。增生的腺上皮细胞胞质丰富、透明，细胞核无异型，大小一致，核仁不明显，无核分裂。免疫组化染色显示，前列腺特异性抗原（PSA）、α-甲酰基辅酶 A 消旋酶（P504s）和前列腺酸性磷酸酶（PAP）阳性。

（李 青）

前列腺硬化性腺病

qiánlièxiàn yìnghuàxíng xiànbìng

（prostatic sclerosing adenosis） 在反应性增生的纤维-平滑肌细胞间质中，前列腺小腺泡单灶（多灶）性增生的良性病变。较常见，呈前列腺良性增生的症状。病变起源于前列腺移行区，光镜下，在反应性增生的纤维-平滑肌间质中，可见单灶性或多灶性小腺泡增生，形成 1 个或多个直径小于 2mm、边界清楚或浸润性的小结节。增生的腺体间质受压，被覆扁平或立方上皮腺细胞，细胞无异型性，核分裂罕见，腺体的基底细胞存在但不明显。病理学上易误诊为前列腺小腺泡性腺癌。免疫组化 34βE12 染色可显示不完整的基底细胞。本病类似于乳腺腺病，无潜在恶性。

（李 青）

前列腺萎缩

qiánlièxiàn wěisuō

（prostatic atrophy） 前列腺腺泡显著减少，腺上皮胞质显著减少，间质显著增生的现象。发生于前列腺的外周区和移行区，可与前列腺增生症伴发。根据组织学形态分为两型：①单纯性小叶萎缩：前列腺小叶结构存在，大导管周围有萎缩的腺泡，呈现假性浸润。萎缩腺泡呈树枝样分布，被覆扁平的腺上皮细胞和基底细胞双层细胞，有些腺泡扩张呈囊性。②硬化性萎缩：腺泡显著减少、缩小、扭曲，仍具有双层细胞；间质显著增生。前列腺萎缩性腺泡易与前列腺癌混淆，鉴别的要点是萎缩的腺泡仍为双层，细胞无异型性。

（李 青）

前列腺鳞状上皮细胞化生

qiánlièxiàn línzhuàng shàngpí xìbāo huàshēng

（prostatic squamous cell metaplasia） 前列腺腺上皮转变成鳞状上皮细胞的现象。在常规切除和经尿道切除的前列腺标本中，常发现鳞状上皮细胞化生，在前列腺梗死灶周围也可出现鳞状上皮细胞化生，化生的鳞状细胞可有明显的核仁。

（李 青）

前列腺上皮内瘤

qiánlièxiàn shàngpínèiliú

（prostatic intraepithelial neoplasia，PIN） 前列腺导管及腺泡内的腺上皮细胞发生肿瘤性增生，出现明显的结构和细胞异型性的肿瘤。病变局限于上皮层。其发病率随年龄增长而上升，是前列腺癌的癌前病变，常在同一前列腺内与前列腺癌并存，高级别前列腺上皮内肿瘤越广泛，前列腺癌的发现率越高。

光镜下，根据组织结构和细胞特征将前列腺上皮内肿瘤分为低级别上皮内肿瘤和高级别上皮内肿瘤。低级别主要表现为分泌型上皮细胞的增生和堆积，使腺腔不规则，细胞核仁通常较小。高级别表现为腺泡和导管被覆恶性细胞，组织结构和类型多样，核质比增高，核仁明显。分为 4 种结构类型：①平坦型：核具有不典型性，组织结构无明显改变。②簇状型：核堆积明显，使细胞排列呈波浪状。③微乳头型：不典型上皮细胞呈柱状排列，缺乏纤维血管轴。④筛状型：瘤细胞排列成筛孔状。

穿刺活检组织中诊断出高级别上皮内肿瘤，在随后的 2 次活检中前列腺癌的检出率约 30%，是检出前列腺癌的危险因素。因此，建议有孤立性高级别上皮内肿瘤的患者不论其血清前列腺特异性抗原（PSA）水平是否增高，均应在 0~6 个月内再次活检。再次活检时，至少应对整个前列腺进行系统性 6 点活检。通常对于穿刺活检诊断为高级别上皮内肿瘤者不进行治疗。

（李 青）

qiánlièxiàn xiàn'ái

前列腺腺癌（prostatic adeno-carcinoma）

由前列腺分泌性上皮细胞异常无序生长而形成的侵袭性恶性上皮性肿瘤。又称前列腺腺泡腺癌。占男性癌症的 9.7%，发病的危险系数随年龄增长显著升高，约 3/4 发生在 65 岁以上的男性，但也见于青年人。前列腺腺癌的发生与雄激素和过多地摄入动物制品如红肉有关。

大体形态 大多数起源于周围带，包括后叶、侧叶或前叶。很少累及尿道周围区。切面呈实性、坚硬，可为灰白色到橙黄的各种颜色，橙黄色者表明其胞质内脂质含量高。肿瘤很少有肉眼可见的出血和坏死。

镜下形态 腺体拥挤（图 1a），可融合形成筛孔状、实性片状、条索状（图 1b）或呈孤立的单个细胞浸润在间质中。瘤细胞核增大、核仁明显。腺腔内可见前列腺类结晶体或浓染、粉色的分泌物或蓝染黏液性分泌物。诊断前列腺腺癌的 3 种独立指征为：①瘤细胞侵犯神经周围。②黏液样纤维组织形成或产生胶原性小结。③筛状增生的腺体呈肾小球样结构。前列腺腺癌还有如下组织学变异型：①萎缩型。②假增生型。③微囊型。④泡沫腺体型。⑤黏液型。⑥印戒细胞型（图 1c）。⑦多形巨细胞型。⑧肉瘤样型。

免疫组化染色以前列腺特异性抗原（PSA，图 2a）、α-甲酰基辅酶 A 消旋酶（P504，图 2b）和前列腺酸性磷酸酶（PAP）为重要标志物，这几个抗体的联合应用，有助于对转移性前列腺癌的诊断。前列腺腺癌无基底细胞，因此基底细胞标志物 34βE12 和 P63 均阴性。

格利森（Gleason）分级 根据腺体的分化程度分为 Gleason 1~5 级，评分相应为 1~5 分，随着分级的增高，分化程度递减。前列腺腺癌的形态学不均一，同一肿瘤中可见一种以上的组织结构，Gleason 评分将肿瘤的主要组织结构和次要组织结构相加，如

Gleason 评分 3+4＝7，表示这个肿瘤组织主要结构为 Gleason 3 级，而次要成分为 Gleason 4 级。Gleason 总分对于所有前列腺腺癌都是重要的预后指标，包括预测前列腺腺癌的自然病程、放疗后评价复发的风险。Gleason 总分为 2~4 者的生物学行为相似，归为高分化组；Gleason 总分为 5~6 分者应为归为中分化组；Gleason 总分为 8~10 分者归为低分化组；Gleason 总分为 7 分者单独归为一组，其预后介于 Gleason 总分 5~6 分及 8~10 分之间。Gleason 总分越低其预后相对越好。

预后 前列腺腺癌常较早发生转移，但侵犯邻近组织则较晚，直肠、尿道很少受侵犯，膀胱顶部和精囊易被累及，肿瘤可直接侵入椎体。淋巴道转移可达髂部、骶部、股部和主动脉旁淋巴结。血行转移很常见，可至骨、肺、肾上腺等处。骨转移为本病的特征，以髂骨和骶骨多见，其次为腰椎、股骨、胸椎和肋骨。前列腺腺癌的预后因素包括术前血清 PSA 水平、组织学分级（Gleason 评分）、TMN 分期及手术切缘情况。PSA 水平越高和肿瘤体积越大，预后越差，因此，在治疗后血清 PSA 水平是检测复发的重要指标。

（李 青）

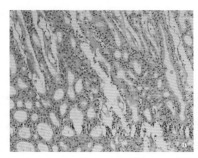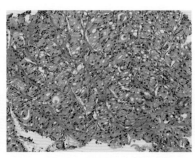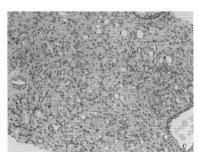

a. 低倍（×100）；b. 高倍（×200）；c. 印戒细胞样癌（×100）。

图 1 前列腺腺癌（HE）

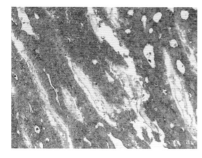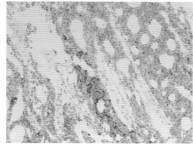

a. PSA 阳性（×100）；b. P504 阳性（×100）。

图2 前列腺腺癌免疫组化

qiánlièxiàn dǎoguǎn xiàn'ái

前列腺导管腺癌（prostatic ductal adenocarcinoma）

发生于前列腺，由较大、被覆假复层高柱状异型上皮细胞的腺体构成的侵袭性恶性肿瘤。是前列腺癌的一个亚型，常与前列腺腺癌混合存在，单纯型少见，占所有前列腺癌的0.2%~0.8%。位于中心区或尿道周围的导管腺癌可引起血尿、泌尿系急症并最终导致尿潴留。发生在前列腺外周区的导管腺癌可导致前列腺增大或形成前列腺硬结。直肠指检可无异常。血清前列腺特异性抗原（PSA）水平变化不一。

大体见，位于中心区的导管腺癌表现为精阜周围突向尿道的息肉状或乳头状肿物。外周区导管腺癌灰白、质硬，与前列腺腺癌相似。光镜下见，肿瘤细胞呈高柱状，呈单层或假复层排列。细胞异型性可非常明显，亦可仅有轻度非典型性。组织结构类型包括：①乳头状型：见于中心区及外周区的导管腺癌，中心区的肿瘤更常见，瘤细胞排列成乳头状（图1）。②筛状型：较常见于外周区的导管腺癌，由大的背靠背的腺体构成，腺腔内有拱桥状结构，使腺腔呈裂隙状。③单个腺体型：以单个腺体为特点。④实性型：仅与其他类型的导管腺癌并存时

才能确诊，实性的肿瘤细胞巢之间可见不完整的纤维血管轴心。虽然导管腺癌不适于典型的格利森（Gleason）分级标准，但大部分等同于Gleason 4级前列腺癌。

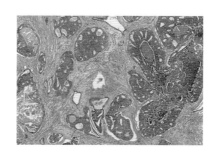

图1 前列腺导管腺癌（HE×100）

免疫组化以PSA、P504s和前列腺酸性磷酸酶（PAP）为重要标志物，34βE12阴性。

前列腺导管腺癌侵袭性较高，25%~40%在诊断时已发生转移，5年生存率为15%~43%。导管腺癌沿尿道扩散或进入前列腺导管，伴或不伴有间质浸润。其他的扩散方式与前列腺腺泡细胞癌相似，可侵犯前列腺外组织、转移至骨盆淋巴结或远隔器官，但导管腺癌倾向转移至肺和阴茎。与腺泡细胞癌相比，本病激素反应性较低，雄激素撤退疗法可缓解症状。

（李　青）

qiánlièxiàn niàolùshàngpí'ái

前列腺尿路上皮癌（prostatic urothelial carcinoma）

累及前列腺的尿路上皮恶性肿瘤。占成年人前列腺肿瘤的0.7%~2.8%，大多数患者年龄较大，与膀胱尿路上皮癌的发病年龄相似。可出现尿路梗阻和血尿。大多数在直肠指诊时有异常表现，但不明显。血清前列腺特异性抗原（PSA）水平可增高。

光镜下组织类型和分级与膀胱尿路上皮癌相同。绝大多数为高级别肿瘤伴有原位癌，单个细胞可呈佩吉特病样扩散或肿瘤细胞在前列腺的基底细胞和分泌细胞之间生长。当肿瘤累及范围广泛时，可见尿路上皮癌细胞充满前列腺导管，并使导管扩张，且肿瘤中心常发生坏死。肿瘤侵犯间质时常伴有显著的纤维结缔组织增生性反应，瘤细胞排列成不规则的小巢状、条索状或呈单个细胞浸润。在侵犯间质的尿路上皮癌中可有鳞状上皮分化和腺管分化。免疫组化染色显示，肿瘤细胞不表达PSA及前列腺酸性磷酸酶（PAP），在大多数病例，肿瘤细胞表达细胞角蛋白（CK7和CK20）。约50%的病例，肿瘤细胞表达34βE12或P63。

前列腺尿路上皮癌可转移至局部淋巴结及骨组织。最重要的预后指标为肿瘤是否侵犯前列腺间质。有间质侵犯和肿瘤侵犯到前列腺外者预后差。膀胱内灌注疗法无效。

（李　青）

qiánlièxiàn línzhuàngxìbāo zhǒngliú

前列腺鳞状细胞肿瘤（prostatic squamous cell neoplasm）

累及前列腺的具有鳞状细胞分化的肿瘤。包括腺鳞癌和鳞状细胞癌（鳞癌）。前列腺鳞癌占所有前

列腺癌不到0.6%，前列腺原发性鳞癌与血吸虫感染有关。约50%腺鳞癌发生于激素治疗或放疗后。大多数单纯性鳞癌有明显的临床症状，如尿路梗阻、骨痛和血尿。多数患者在就诊时已发生转移。腺鳞癌可表现为血清前列腺特异性抗原（PSA）水平升高。鳞癌可来源于尿道周围腺体或可能来源于前列腺腺泡周围基底细胞的鳞状细胞化生。腺鳞癌可能大多位于前列腺移行区。

光镜下见，单纯性的鳞癌不应包括腺性成分，前列腺鳞癌的组织特征与其他部位的鳞癌相同。前列腺原发性鳞癌的诊断标准为：①恶性肿瘤细胞浸润性生长，细胞间变和浸润的特征明显。②有明显角化，角化珠形成，细胞间桥等典型鳞状细胞特点。③缺乏腺体和腺泡结构。④无明显放疗及雌激素治疗病史。⑤无其他部位原发性鳞癌。前列腺原发性鳞癌，必须与膀胱和尿道鳞癌累及前列腺相鉴别。

腺鳞癌常由前列腺一般性腺癌放疗或激素治疗数年后发生，是指既有腺癌又有鳞癌的成分，其中腺性成分通常表达PSA和前列腺酸性磷酸酶（PAP），鳞状细胞癌成分通常表达34βE12。前列腺鳞癌是高度侵袭性肿瘤，前列腺鳞癌和腺鳞癌均很快转移，骨转移最常见，激素治疗和化疗通常无效。

（李 青）

qiánlièxiàn jīdǐxìbāo'ái

前列腺基底细胞癌 （prostatic basal cell carcinoma）

来源于前列腺基底细胞的上皮性恶性肿瘤。患者年龄通常较大。光镜下见，肿瘤性基底细胞排列成巢状，癌巢周围细胞呈栅栏状排列，巢中心有粉刺样坏死。部分病例类似

基底细胞增生，与基底细胞增生不同的是肿瘤有浸润性生长、侵犯至前列腺外、神经周围侵犯、坏死和间质的促纤维增生性反应。免疫组化染色显示，癌细胞34βE12阳性，表明与前列腺基底细胞有关。约50%的肿瘤细胞S-100蛋白弱阳性，提示有肌上皮细胞分化的可能性。此外，BCL-2强阳性，Ki-67增殖指数高可与基底细胞增生鉴别。由于病例数少且随访时间短，尚未明确基底细胞癌的生物学行为。

（李 青）

qiánlièxiàn tòumíngxìbāo xiàn'ái

前列腺透明细胞腺癌 （prostatic clear cell adenocarcinoma）

发生于前列腺，由被覆立方或鞋钉状细胞的腺管（囊状）或乳头状结构形成的上皮性恶性肿瘤。细胞胞质透亮或呈嗜酸性。患者血清CA125水平升高，免疫组化染色显示，瘤细胞CA125阳性，前列腺特异性抗原（PSA）及前列腺酸性磷酸酶（PAP）阴性。

（李 青）

qiánlièxiàn xiàn'ái zhōng júzàoxìng shénjīng-nèifēnmì fēnhuà

前列腺腺癌中局灶性神经内分泌分化 （focal neuroendocrine differentiation in prostatic adenocarcinoma）

前列腺癌中具有大量的单个或丛状排列的神经内分泌细胞形成的区域。该病占前列腺癌的5%~10%，免疫组化染色显示前列腺癌中部分区域神经内分泌标志物如嗜铬粒蛋白A（CgA）阳性，另外5-羟色胺（5-HT）、神经元特异性烯醇化酶（NSE）、突触素（Syn）、胃泌素释放肽及其他神经内分泌肽也可阳性。关于前列腺腺癌中局灶性神经内分泌分化的意义尚不清楚，在进展期的前列腺癌，尤

其是雄激素非依赖性者，局灶性神经内分泌分化可能提示预后不良。

（李 青）

qiánlièxiàn lèi'ái

前列腺类癌 （prostatic carcinoid tumor）

发生于前列腺组织中的低度恶性神经内分泌肿瘤。十分罕见。光镜下见，肿瘤具有典型类癌的细胞学特征，并有广泛的神经内分泌分化。免疫组化染色显示，瘤细胞嗜铬粒蛋白A（CgA）和突触素（Syn）阳性，但前列腺特异性抗原（PSA）阴性。预后不明。

（李 青）

qiánlièxiàn xiǎoxìbāo'ái

前列腺小细胞癌 （prostatic small cell carcinoma）

发生于前列腺上皮的高度恶性的小细胞神经内分泌肿瘤。少见，大多数发病年龄在50岁以上。少数伴有副肿瘤综合征，多有前列腺腺癌的激素治疗史。当小细胞癌成分占优势时，血清前列腺特异性抗原（PSA）水平下降或可能低到无法测出。光镜下见，瘤细胞核质比高，圆形、卵圆形或梭形，核染色质呈细颗粒状，核仁不明显，坏死广泛，核分裂指数高。约50%为小细胞癌与前列腺腺癌的混合性肿瘤。免疫组化染色显示，PSA和前列腺酸性磷酸酶（PAP）均阴性。预后极差，患者平均存活期不到1年。前列腺混合性小细胞癌的预后与单纯性小细胞癌的预后相同。在前列腺癌的进展过程中出现小细胞癌成分时，表明疾病已进展至终末期。前列腺小细胞癌有早期盆腔淋巴结转移、肺和肝转移，传统的激素治疗无效，但有少数对化疗反应敏感。

（李 青）

qiánlièxiàn náng-xiànliú

前列腺囊腺瘤（prostatic cystic adenoma） 由前列腺上皮被覆的腺体和多房性囊腔以及间质组成的良性肿瘤。罕见。光镜下，纤维间质内可见增生的前列腺上皮，排列成腺样结构和囊腔。肿瘤可延伸至腹膜后并通过细小的蒂与前列腺相连。

（李 青）

èxìng qiánnéng wèidìng de qiánlièxiàn jiānzhì zēngshēng

恶性潜能未定的前列腺间质增生（prostatic stromal proliferations of uncertain malignant potential） 弥漫浸润前列腺腺体的前列腺间质增生。常复发。少数病例可发展成为间质肉瘤。组织学有几种不同的表现形式：类似于良性叶状肿瘤者、间质细胞增多伴有散在的非典型性的细胞者、间质结节等。免疫组化染色显示，恶性潜能未定的前列腺间质细胞增生表达 CD34 和孕激素受体（PR），可用于前列腺的其他间质肿瘤鉴别。

（李 青）

qiánlièxiàn jiānzhì ròuliú

前列腺间质肉瘤（prostatic stromal sarcoma） 发生于前列腺特异性间质的恶性肿瘤。包括前列腺叶状肿瘤。组织学类似乳腺叶状肿瘤，间质细胞增生并有明显的异型性，可有坏死。免疫组化染色显示，瘤细胞表达 CD34 和孕激素受体（PR），可用于前列腺的其他间质肿瘤鉴别。间质肉瘤可发生远处转移，生物学行为尚未完全阐明。

（李 青）

jīngnáng náng-xiànliú

精囊囊腺瘤（cystadenoma of seminal vesicle） 由大小不等的分支状腺性结构及有梭形间质的囊性结构组成的精囊良性肿瘤。少见。发病年龄在 37～66 岁。临床可无症状或表现为尿路梗阻。光镜下见，肿瘤界限清楚，由大小不等的分支状腺性结构及有梭形间质的囊性结构组成。肿瘤细胞无明显的非典型性、核分裂及坏死。肿瘤若切除不完全可复发。

（李 青）

yuánfāxìng jīngnáng xiàn'ái

原发性精囊腺癌（primary adenocarcinoma of seminal vesicle） 发生于精囊的腺癌。罕见，只有在除外前列腺癌、膀胱癌及直肠癌转移后才能诊断。精囊发生的继发性肿瘤比原发性腺癌常见得多，大多为老年患者。常见症状为直肠周围无触痛性包块引起的尿路梗阻，偶有血尿和血精。肿瘤体积较大，且常侵犯膀胱、输尿管或直肠。光镜下见，肿瘤由不同分化程度的乳头状、小梁状及腺性结构混合组成。瘤细胞质透亮，呈鞋钉状。免疫组化染色前列腺特异性抗原（PSA）、前列腺酸性磷酸酶（PAP）和 CK20 阴性，癌胚抗原（CEA）、CA125 和 CK7 阳性。预后差，大多数在诊断时已发生转移，95% 患者生存期不到 3 年。

（李 青）

dāngāozhèng

单睾症（monorchism） 仅有单侧睾丸的先天性畸形。双侧均无睾丸者称无睾症。通常在隐睾患者外科探查手术取组织病理检查时没有发现睾丸组织而确诊，约占此种探查手术的 3%。约在妊娠 16 周时，在中肾管［沃尔夫管（Wolffian duct）］系统诱导下性腺和外生殖器形成后由于多种原因，如内源性性腺紊乱、生前雄激素产生过量、感染、创伤或扭转等使性腺退化消失。如退化发生在生精小管和间质细胞形成之前，会出现中肾管系统缺失，而中肾旁管［米勒（Müllerian）管］系统不退化。

大体见，结节状不整形软组织，其内可见或不见输精管、附睾。光镜下见，纤维结缔组织、神经纤维和平滑肌，灶性增生的纤维组织中，可见含铁血黄素沉着、钙化灶或间质细胞，提示组织取自睾丸退化部位。部分病例可见结构完整或不完整的输精管及附睾。送检组织中不见睾丸时不能除外腹腔内有分离的睾丸，应彻底检查。

（陈 杰）

duōgāozhèng

多睾症（polyorchidism） 一侧有两个或两个以上睾丸的先天性畸形。是一种罕见的发育异常，常在超声检查中偶然发现。多余的睾丸可定位于阴囊内、腹股沟管或腹腔内。每一睾丸可有附睾、输精管，其远端融合；或两个睾丸有一个附睾、一条输精管。偶可见多睾症伴发肿瘤者。

（陈 杰）

gāowán-pí rónghé

睾丸-脾融合（gonadal splenic fusion） 睾丸/阴囊内可见脾组织的发育异常。罕见，仅发生在左侧睾丸。发病年龄从婴儿到 69 岁，多数是儿童或十几岁的少年。该病常伴有先天性小下颌或四肢发育畸形，部分伴有隐睾。本病分两型：①连续型：一条索状组织连接着腹腔内的脾和阴囊内异位脾组织，此条索可为纯粹多结节状脾组织、纤维组织或二者兼有。②不连续型：腹腔内脾和阴囊内异位脾组织之间无条索性连接。异位的脾组织几乎总是和睾丸的上极或睾丸的头部融合。异位的脾组织在大体和组织学上均为正常脾组织。睾丸可有萎缩、纤维化，靠近脾组织的生精小管局部生殖细胞不发育或增殖低下。

(陈 杰)

yǐngāozhèng

隐睾症 (cryptorchidism)

睾丸未下降至阴囊而停留于下降途中某一部位（如腹腔和腹股沟处）的先天性畸形。约10%的男孩出生时睾丸未下到阴囊内而停留在腹股沟部或腹腔内，生后1岁时大多数睾丸下降到阴囊内。约1%的男子有一个睾丸永久位于阴囊外。80%为单侧。如2~3岁睾丸还未自行进入阴囊应行睾丸固定术。5岁以前行睾丸固定术者50%病例具有生育能力。未下降的睾丸中，发生生殖细胞肿瘤的发病率是下降睾丸的5.2~7.2倍。腹腔内睾丸肿瘤发生率高于腹股沟部睾丸。其中精原细胞瘤最为常见，只有精母细胞性肿瘤在未下降的睾丸中未见报道。5岁后，特别是成年后再做睾丸固定术预防睾丸肿瘤发生的意义不明显。青春中期后隐睾，特别是高位隐睾，通常主张手术切除。睾丸下降不良的原因尚未有定论，可能与精索或精索动脉过短、腹股沟或阴囊发育不良、腹股沟管外环未发育以及下丘脑-垂体-睾丸内分泌轴异常等有关。

大体见，青春期前隐睾与同龄儿童的睾丸形态学无明显差异。青春期后隐睾比正常睾丸小，质稍硬，切面呈棕色。光镜下见，生精小管萎缩，基底膜明显增厚，玻璃样变，间质纤维组织增生，间质细胞明显。支持细胞增生，常呈结节状，似支持细胞瘤。支持细胞也可嗜酸性变、空泡变及有吞噬现象。生精小管内精原细胞不发育，没有生殖细胞或非常少。2%~8%隐睾中见管内生殖细胞肿瘤，异型增生的生殖细胞免疫组化染色显示胎盘碱性磷酸酶（PLAP）阳性。

对切除的未下降睾丸应仔细检查生精小管内或小管外有无肿瘤，有无瘢痕和梗死灶，它们有可能是肿瘤的退变部位。未下降的睾丸生精能力低下，睾丸固定术仅能改善病变轻微者的生育机会，病变严重者将发展为青春后期精子发生低下、成熟阻滞和生殖细胞不发育。下降不全的睾丸也易发生扭转和梗死。

(陈 杰)

gāowán fāyù bùquán

睾丸发育不全 (testicular hypoplasia)

睾丸不发育或不能发育成正常睾丸的状态。主要有以下几种因素：

家族性或遗传性无睾症[劳-穆-巴-毕综合征（Laurence-Moon-Bardet-Biedl syndrome）]：常为染色体隐性遗传，由于视丘下部或垂体的变性萎缩引起继发性睾丸萎缩、肥胖、色素性视网膜炎、智力障碍、多指/趾畸形等。由于垂体促性腺激素分泌减少而使睾丸不发育。光镜下见，生精小管基底膜增厚、玻璃样变，间质细胞、支持细胞[塞托利（Sertoli）细胞]数量减少。

核型异常：最多的核型异常是克兰费尔特综合征（Klinefelter syndrome），表现为47,XXY核型，部分患者表现为无睾症体形，体毛和阴毛减少，40%~80%病例有男性乳腺发育，血清卵泡刺激素（FSH）增高，部分病例血清黄体生成素（LH）增高。生后睾丸结构可正常，但生精小管内生殖细胞减少。部分病例青春期前生精小管仅含有支持细胞。青春期后睾丸结构明显改变：生精小管基底膜增厚、硬化，间质细胞结节状增生，部分病例完全无精子发生或精子发生低下，精液中见少量精子不影响克兰费尔特综合征的诊断。本病的乳腺癌发生率增高，少数病例发生睾丸生殖细胞肿瘤及颅内生殖细胞瘤。

青春期前促性腺激素缺乏：睾丸的发育依赖下丘脑-垂体-睾丸轴的完整性和促性腺激素、FSH和LH的释放。青春期前当某些原因使上述激素分泌不足或缺乏时，会引起睾丸发育不全。劳-穆-巴-毕综合征、普拉德-威利（Prader-Willi）综合征和卡尔曼（Kallmann）综合征患者常有肥胖、智力低下、多指/趾畸形、腭裂及唇裂等多种先天性畸形，常有因促性腺激素缺乏而引起的睾丸发育不良。睾丸结构与青春期前睾丸不同，生精小管细小，一般无管腔，支持细胞成团聚集，其内可见散在精原细胞，间质结缔组织疏松，见不到睾丸间质细胞。

(陈 杰)

gāowán nángxìng fāyù bùquán

睾丸囊性发育不全 (testicular cystic dysplasia)

睾丸未能正常分化发育的先天性畸形。罕见。光镜下见睾丸纵隔内形成许多不规则形状的衬以扁平上皮细胞囊性腔隙。

(陈 杰)

nánxìng bùyù

男性不育 (masculine sterility)

育龄夫妇同居1年，未采取任何避孕措施，因男方原因造成不育者。原因有多种，大致可归为3类：①睾丸前原因：为性腺外内分泌紊乱，通常来源于垂体或肾上腺。②睾丸原因：为原发疾病，尚无法治疗。③睾丸后原因：主要是先天性、炎症或创伤（包括手术）引起睾丸输出管的梗阻。对男性不育患者的评估包括精液分析、精液中白细胞的定量、检测抗精子的抗体、超声波检查、静脉造影及睾丸活检等。组织学检查，睾丸活检的正确结论必须依据一定的定量标准，其中一种方法是至少计算 30 个生精小管横切面并确定生殖细胞与支持细胞的比率，健康青年的比率约为 13：1。每一小管横切面上平均有 12 个支持细胞则认为是正常，约一半左右的生殖细胞成分应处于精子细胞阶段。

(陈 杰)

jīngzǐ fāshēng dīxià

精子发生低下 （hypospermatogenesis）

生精小管内生殖细胞数量减少，细胞层次变薄的状态。根据小管受累数量判断精子发生低下的程度。小管固有膜增厚，部分小管内只有支持细胞聚集，生殖细胞完全缺乏。部分患者睾丸活检见生精小管和间质广泛纤维化。活检组织较大时判断间质（Leydig）细胞减少或缺如才较准确。上述改变不能提示病变的原因。接触毒物、精索静脉曲张及甲状腺功能减退症等均可引起精子发生低下。

(陈 杰)

jīngzǐ chéngshú zǔzhì

精子成熟阻滞 （maturation arrest of sperm）

生精小管内生殖细胞成熟到某一阶段时不再向成熟方向发展的状态。此时小管内精母细胞相对多，核分裂多，部分细胞核致密，可能是变性的精母细胞，或为精细胞。根据有无精细胞、精子，分为完全性和不完全性成熟阻滞。前者精子计数为零，后者为精子量少，小管内见少量精细胞和精子。小管直径一般都变小，管壁通常不增厚。

间质细胞一般无异常。组织学改变不能提示成熟阻滞的病因。引起精子发生低下的原因也可导致成熟阻滞。另外青春期后促性腺激素不足或缺乏、烷化剂治疗和放疗的损伤等可引起成熟阻滞。

(陈 杰)

shēngzhí xìbāo bùfāyù

生殖细胞不发育 （germinal cell aplasia）

又称只有支持细胞综合征。患者为表型正常的男性，青春期后第二性征正常，睾丸小且软。光镜下见，生精小管直径变小，仅被覆支持细胞，而无生殖细胞。个别小管中见少量散在精原细胞，表明生殖细胞增生低下。间质细胞数量和形态正常。

(陈 杰)

shēngzhí xìbāo bùfāyù bàn júzàoxìng jīngzǐ fāshēng

生殖细胞不发育伴局灶性精子发生 （germinal cell aplasia and focal spermatogenesia）

睾丸中部分小管无生殖细胞，部分小管有生殖细胞的状态。睾丸活检呈现两种生精小管：较小者只被覆支持细胞，无生殖细胞，较大的小管中有生殖细胞并有精子发生，通常呈生精能力低下状态，即为生殖细胞不发育伴局灶性精子发生。如患者双侧睾丸活检，一侧呈生殖细胞不发育，而另一侧可能呈生殖细胞不发育伴局灶性精子发生。

(陈 杰)

gāowán xiǎoguǎn yìnghuà hé jiānzhì xiānwéihuà

睾丸小管硬化和间质纤维化 （testicular tubular sclerosis and interstitial fibrosis）

见于隐睾、核型异常、继发于获得性促性腺激素缺乏以及慢性睾丸炎和睾丸缺血等患者。儿童期病例生精小管内生殖细胞减少，青春期后的

病例则显示小管硬化、间质纤维化及间质细胞缺失、完全没有精子发生或显示一定程度精子发生，但明显低下。

(陈 杰)

gāowán shūchūguǎn zǔsè

睾丸输出管阻塞 （excurrent duct obstruction）

睾丸输出管、附睾管和输精管的阻塞。可以是先天性的，也可是获得性的，后者包括感染、精子肉芽肿、腹股沟修补术或精索静脉结扎术中损伤输精管及绝育术结扎输精管等。睾丸活检呈现精子发生活跃，而精液精子计数无精子或明显减少，提示输出管阻塞。活检示生精小管横切面积增加、基底膜增厚、间质轻度纤维化及血管壁增厚等。

(陈 杰)

gāowán wěisuō

睾丸萎缩 （testicular atrophy）

睾丸精曲小管变小、基底膜增厚，无生殖细胞或生殖细胞减少，间质不同程度的纤维化，间质细胞增生的现象。可由各种原因引起，如隐睾症、发生于青春期或青春期后的流行性腮腺炎性睾丸炎、肝硬化、接触放射线、肿瘤化疗等。晚期睾丸萎缩均表现为精曲小管变小、基底膜增厚，无生殖细胞或生殖细胞减少，间质不同程度地纤维化，间质细胞增生。此外，睾丸退化综合征以附睾和精索发育不全以及无明确的睾丸组织为特征，可导致重度睾丸萎缩。

(陈 杰)

gāowán niǔzhuǎn

睾丸扭转 （testicular torsion）

支配睾丸的精索发生扭转所致。分鞘膜内扭转和鞘膜外扭转，以前者为多见，这是由于鞘膜在精索上包裹过高，睾丸不能附着在

阴囊后壁上。精索扭转多发于青少年。可引起睾丸供血不足、淤血、出血和梗死。病变程度取决于扭转程度和出血的时间长短。一般认为扭转小于 6 小时不会发生梗死，持续 24 小时以上者几乎均发生睾丸凝固性坏死或出血性梗死伴中性粒细胞浸润。扭转持续 6 小时以内者睾丸组织有静脉淤血和间质出血。扭转持续 9.5 小时，有弥漫性重度间质出血，毛细血管壁有中性白细胞浸润，但组织无明显梗死。扭转持续 10 小时以上并行睾丸固定术，4 年后有 50% 患者睾丸体积减小。

（陈 杰）

fēitèyìxìng ròuyázhǒngxìng gāowányán
非特异性肉芽肿性睾丸炎（nonspecific granulomatous orchitis）

以肉芽肿形成为特点的睾丸慢性炎症。病因尚不完全清楚，可能与感染有关，部分病例有睾丸损伤病史。发病年龄 40~80 岁，以中年男性多见，有疼痛及下坠感，单侧睾丸内有一质硬、有触痛的肿块。少数病例为双侧。大体见，睾丸肿大，大小不一，切面见弥漫性或局限性灰白色或浅褐色浸润破坏性病变，质硬，睾丸结构不清楚。光镜下见，大量淋巴细胞、浆细胞围绕生精小管或管内浸润，组织细胞、上皮样细胞及多核巨细胞增生，形成肉芽肿病变。生精小管壁增厚，生殖细胞、支持细胞破坏，或支持细胞增生。晚期病变纤维化，局部仍能见到肉芽肿病变。睾丸白膜纤维性增厚。部分病例病变累及附睾及鞘膜。

（陈 杰）

gāowán ruǎnbān
睾丸软斑（testicular malakoplakia）

睾丸因特殊细菌感染发生慢性肉芽肿软化斑性炎症。少见。部分病例临床表现、大体以及组织学表现与非特异性肉芽肿性睾丸炎相似。软斑多发生于泌尿道，也可见于睾丸、附睾、前列腺、胃肠道、淋巴结等处。大体见，睾丸肿大，切面呈黄色、棕褐色，有时见脓肿。光镜下见，睾丸间质内有成片的嗜酸性组织细胞及数量不等的淋巴细胞、浆细胞浸润。巨噬细胞胞质内可见层状钙化小体［米凯利斯-古特曼（Michaelis-Gutmann）小体］，即软斑小体，呈圆形或卵圆形，直径 2~5μm，大的可达 40~50μm。边界清楚，折光，嗜碱性，均质状物，过碘酸希夫（PAS）染色阳性。其本质为巨噬细胞内包裹的细菌并有磷酸钙和含铁血黄素沉积而成。脓肿中可见革兰阴性杆菌。电镜下组织细胞的溶酶体内可见细菌。

本病主要应与睾丸结核鉴别，单独的睾丸结核很少见，常为附睾结核同时累及睾丸。睾丸软斑病虽然可呈肉芽肿样改变，但无明显干酪样坏死。

（陈 杰）

jīngzǐ nángzhǒng
精子囊肿（spermatic cyst）

发生于附睾的含有精子的囊肿。病因多为急性或慢性附睾炎、输精管切除术及外伤所致输精管阻塞。发病年龄 18~74 岁，半数以上在 30 岁以下。大体见，病变多发于附睾头部，呈单房或多房性，囊腔大小不等。光镜下表现为睾丸网、输出小管或附睾头部附睾管囊肿样扩张，腔内见精子、吞噬精子及棕色色素的组织细胞。囊壁由纤维肌性组织构成，内衬以扁平、立方或假复层上皮，部分区域可无被覆上皮。本病应与附睾囊肿鉴别，后者常较大，直径达数厘米，壁薄如纸，内含清亮液体，不见精子。

（陈 杰）

jīngzǐ ròuyázhǒng
精子肉芽肿（spermatic granuloma）

附睾管破裂，精子进入间质内所致的肉芽肿性病变。初期引起以中性粒细胞为主的炎症反应，继而单核细胞浸润，吞噬精子及棕色色素的组织细胞增生。也可见上皮样细胞、多核巨细胞、毛细血管、成纤维细胞增生，形成精子肉芽肿。精子肉芽肿为境界不清的硬结，直径 3mm~3cm，灰白色或棕黄色。光镜下见，病灶中央可见坏死组织碎屑和退变精子。陈旧性病变为纤维化病灶伴玻璃样变性及钙化。病灶外周可见扩张的附睾管，内充以精子。精子肉芽肿中不见外溢精子时应与附睾结核鉴别。后者病灶多位于附睾尾部，上皮样细胞呈结节状分布，中央见粉染颗粒状干酪样坏死物。必要时做抗酸染色，寻找结核分枝杆菌。

（陈 杰）

fùgāo jiéhé
附睾结核（epididymal tuberculosis）

累及附睾尾部，由前列腺或精囊结核蔓延所致，也可由血源感染引起。睾丸结核则大部分由附睾结核直接蔓延而来。可发生在任何年龄，以 20~40 岁多见，患者常有肺结核、泌尿生殖道结核史。临床表现为阴部肿胀、疼痛，检查附睾部有硬结。部分病例病变可累及阴囊形成窦道。大体见附睾、睾丸肿大，切面病灶中心部可见干酪样坏死。如果输精管受累，输精管增粗，呈串珠状结节。光镜下形态同其他部位的结核病变，上皮样细胞和朗汉斯（Langhans）巨细胞构成的结核结节，也可见不同程度的干酪样坏死（图 1）。

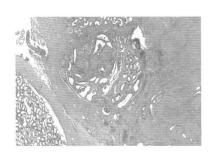

图1 附睾结核（HE×40）

（陈 杰）

àizībìng de gāowán bìngbiàn

艾滋病的睾丸病变（testicular lesion in acquired immunodeficiency syndrome）

艾滋病死亡病例尸解中发现睾丸表现为生殖细胞不发育，成熟阻滞，精子明显减少。生精小管壁纤维性增厚、玻璃样变。间质细胞减少，间质水肿、纤维化等。上述改变是体质性改变还是病毒引起的改变尚无定论。艾滋病患者免疫力低下，可有睾丸弓形虫、结核分枝杆菌、鸟型分枝杆菌、念珠菌和巨细胞病毒等机会性感染。睾丸和附睾很少有卡波西（Kaposi）肉瘤。应用聚合酶链反应（PCR）原位杂交方法，发现生殖细胞和支持细胞中有人类免疫缺陷病毒（HIV）DNA，表明艾滋病患者生殖细胞是 HIV 播散源之一。

（陈 杰）

liúxíngxìng sāixiànyánxìng gāowányán

流行性腮腺炎性睾丸炎（mumps orchitis）

儿童患流行性腮腺炎时所并发的睾丸炎症。儿童流行性腮腺炎一般不并发睾丸炎，但约20%的青春期后患者伴发睾丸炎。其中部分病例有小管萎缩，但仅有不足2%的患者不育。急性期白膜和间质水肿、充血，有淋巴细胞、中性粒细胞和少量组织细胞浸润，生精小管壁和腔内也有炎症细胞浸润。生殖细胞呈不同程度坏死，病变严重

处只有支持细胞残留。痊愈后见睾丸灶性小管硬化，生殖细胞减少和残存的支持细胞，无炎症细胞浸润。仅少数病例睾丸弥漫性纤维化，体积缩小。

（陈 杰）

gāowán méidú

睾丸梅毒（syphilis of testis）

发生在睾丸的梅毒。分为先天性和后天性两个类型。先天性睾丸梅毒可使睾丸发育不成熟、隐睾或出生后两侧睾丸肿大。光镜下见弥漫性淋巴细胞和浆细胞浸润，继而出现灶性或弥漫性纤维化。

后天性梅毒在第Ⅲ期时可累及睾丸，病变有树胶样肿和纤维瘤型两个类型，两种病变可同时见于同一睾丸中。①树胶样肿：睾丸呈进行性无痛性肿大，病灶直径1～3cm，切面为黄色或灰黄色不规则坏死灶，周围包以厚层纤维组织。光镜下主要为凝固性坏死，可见到原有组织结构的轮廓，周围纤维组织中有较多的淋巴细胞和浆细胞浸润及少量多核巨细胞，可见闭塞性动脉内膜炎。经斯坦纳（Steiner）染色可发现梅毒螺旋体。②纤维瘤型：初期睾丸明显肿大，无疼痛，切面灰白色，睾丸结构不清楚。光镜下见，生精小管周围大量淋巴细胞、浆细胞浸润，小管变小，生殖细胞数量减少，后期小管周围纤维组织增生，瘢痕形成。此型通常检查不到螺旋体。

（陈 杰）

wèichéngshú shēngjīngxiǎoguǎn jiéjié

未成熟生精小管结节（nodule of immature tubule）

由被覆不成熟支持细胞密集生精小管构成的肿瘤样病变。多见于隐睾中，也可见于20%的睾丸肿瘤非肿瘤区，解剖材料阴囊内睾丸也可见此种病变，随着年龄的增长发病

率降低。小管内偶见精母细胞，小管基底膜常增厚。增生结节无包膜，周边部常与生精小管相移行，与支持细胞瘤不同。

（陈 杰）

shènshàngxiàn shēngzhíxiàn zōnghézhēng de gāowán bìngbiàn

肾上腺生殖腺综合征的睾丸病变（testicular lesion of adrenogenital syndrome）

肾上腺生殖腺综合征是肾上腺类固醇生物合成中一系列常染色体隐性酶缺陷引起的病变。又称先天性肾上腺增生综合征。临床上常表现发育异常、盐消耗、高血压或急性肾上腺功能不全等。部分患者睾丸中异位的肾上腺皮质细胞或对促肾上腺皮质激素（ACTH）敏感的间质细胞受 ACTH 刺激而增生。该综合征时的睾丸瘤样病变在成年人可触及睾丸肿物，儿童病变通常较小，为偶然发现，常双侧睾丸受累。

大体见，肿物常位于睾丸门部，大小不等，最大者直径可达10cm，实性，分叶状，境界清楚，呈暗褐色。光镜下见，增生细胞较大，弥漫或结节状排列，纤维性间质较宽广。增生的睾丸间质细胞胞质宽广，嗜酸性，内含脂褐素，不见赖因克（Reinke）结晶。细胞核圆形，中央位，核仁明显。灶性细胞核异型性，可见核分裂，双核细胞易见。这种病变是肾上腺综合征的一部分，可实验性皮质激素治疗，肿块会消失，从而避免睾丸切除。

（陈 杰）

xióngjīsù bùmǐngǎn zōnghézhēng de gāowán bìngbiàn

雄激素不敏感综合征的睾丸病变（testicular lesion in androgen insensitivity syndrome）

雄激素不敏感综合征（AIS）分为完全性和不完全性两类。①完全性

雄激素不敏感综合征：又称睾丸女性化，是男性假两性畸形的最常见原因。典型患者呈女性表型，体高大，乳房发育完好，阴毛和腋毛稀少或无。因没有中肾旁管［米勒管（Müllerian duct）］发育参与而阴道短。患者有双侧隐睾，睾丸位于腹腔内，腹股沟或大阴唇处，常没有中肾管［沃尔夫管（Wolffian duct）］和中肾旁管的分化组织。睾丸切面实质呈棕褐色，多个大小不等的结节（直径几毫米至24cm）。睾丸旁可有中肾管（或中肾旁管）源性囊肿。光镜下见生精小管细小，被覆不成熟的支持细胞，呈支持细胞腺瘤样结构。精原细胞稀少，也可见到精母细胞。睾丸间质细胞明显增生。多数病例见到卵巢型间质。完全性AIS隐睾可发生肿瘤，最常见的是生殖细胞肿瘤，以精原细胞瘤最常见。发生率随年龄增加而增加，到50岁恶性肿瘤的发生率可达30%。也可发生双侧间质细胞瘤。②不完全性雄激素不敏感综合征：又称赖芬斯坦综合征（Reifenstein syndrome）。患者表现为生殖器发育不全，少数为正常男性表型，但有不育症。患者有不同程度的中肾管发育，睾丸可以是隐睾。大体和光镜下所见基本同完全性AIS。部分生精小管内见成熟的生殖细胞。恶性生殖细胞肿瘤发生率无增多的证据。

（陈　杰）

xiānwéiliúyàng gāowán zhōuwéiyán

纤维瘤样睾丸周围炎（fibromatous periorchitis）　发生在睾丸鞘膜或周围组织的纤维瘤样包块。又称睾丸周围结节性和弥漫性纤维组织增生、慢性增生性睾丸鞘膜炎。发病年龄较广，以20~30岁多见。部分患者有创伤和感染史。多数以阴囊肿物就诊。

大体见，睾丸周围组织弥漫性、多结节性或孤立性纤维组织增生结节，质韧，灰白色，境界不清。常合并鞘膜积液或积血。光镜下见，纤维组织增生，成纤维细胞弥漫分布，炎症细胞浸润。病变早期细胞成分较丰富，部分细胞具肌成纤维细胞特点。病变晚期增生的纤维组织明显胶原化，玻璃样变性、黏液变性及灶性钙化。本病单纯切除即可治愈。

（陈　杰）

gāowán tāifènxìng qiàomóyán cányú

睾丸胎粪性鞘膜炎残余（residue of meconium peritonitis）　因胎儿在子宫内小肠穿孔，胎粪经鞘膜进入阴囊而导致睾丸鞘膜的炎症或包块。发生于睾丸周围时又称为胎粪性睾丸周围炎或胎粪性鞘膜炎。多数在婴儿早期以阴囊肿物就诊。由胎儿期胎粪性腹膜炎引起。肠穿孔，胎粪漏入腹腔，并通过未闭的鞘突进入阴囊，黏附在睾丸膜上或鞘膜上。大体为黏附在白膜或鞘膜上的黄绿色肿物，境界不清。光镜下病变呈异物性肉芽肿改变，其内含较多吞噬色素的巨噬细胞，可见鳞状细胞碎屑和胎毛，黏液样间质，增生纤维组织，可有钙化。

（陈　杰）

gāowán shènshàngxiàn pízhì cányú

睾丸肾上腺皮质残余（adrenal cortical rests）　睾丸、睾丸周围、附睾内和精索内有肾上腺皮质残余。发生在4%~15%的男性。大体见，肾上腺皮质残余为小的圆形黄色组织灶，可单发，也可多发。光镜下见，为肾上腺皮质组织，不见肾上腺髓质组织。细胞质透明或嗜酸性，组织学与睾丸间质细胞肿瘤相似，但细胞质内不见赖因克（Reinke）结晶。

（陈　杰）

jīngsuǒ nángzhǒng

精索囊肿（cyst of spermatic cord）　鞘膜突残余与腹膜腔及睾丸鞘膜囊不通，形成的囊状的良性包块。又称精索鞘膜积液。囊肿位于精索旁或腹股沟管内，呈圆形，卵圆形。纤维性囊壁，内含清亮液体。有时可伴发阴囊鞘膜积液。

（陈　杰）

fùgāo nángzhǒng

附睾囊肿（paratesticular cyst）　位于附睾前上端，有蒂的囊状良性肿物。又称附睾附件。表面为光滑的浆膜。光镜下见囊壁由纤维和平滑肌组织构成，内衬纤毛柱状上皮。此为中肾管［沃尔夫管（Wolffian duct）］管残余。

（陈　杰）

gāowán zhǒngliú

睾丸肿瘤（tumor of testis）　发生在睾丸的肿瘤总称。睾丸实质主要由生精小管构成，生精小管内含各级生殖细胞和支持细胞；间质含睾丸间质细胞、血管、淋巴管、纤维细胞、平滑肌细胞、淋巴细胞和浆细胞等。睾丸门部主要由精直小管和睾丸网及间质构成。睾丸白膜由纤维组织和间皮细胞构成。睾丸的组织学结构决定了睾丸肿瘤绝大多数是生殖细胞性肿瘤，占睾丸肿瘤的95%以上。其次是性索/性腺间质肿瘤，占成年人睾丸肿瘤的4%~6%，占婴儿和儿童睾丸肿瘤的30%。睾丸杂类肿瘤，如类癌、类似卵巢上皮型肿瘤、集合管和睾丸网肿瘤及淋巴造血组织肿瘤等，约占睾丸肿瘤的1%。睾丸肿瘤发病率（常以生殖细胞肿瘤的发病率为代表）在世界范围内有明显差别，发病率高者为（8~10）/10万世界标准人口，低者约2/10万。中国属于发病率低的地区。

绝大多数睾丸原发肿瘤为生殖细胞源性，其中半数以上肿瘤含有一种以上的组织类型。睾丸的两类主要生殖细胞肿瘤——精原细胞瘤、胚胎性癌均由原位生殖细胞肿瘤演化而成。原位生殖细胞肿瘤是除精母细胞性肿瘤、儿童型卵黄囊瘤和儿童型畸胎瘤以外大多数生殖细胞肿瘤共同的前身病变。原位生殖细胞肿瘤经生精小管内精原细胞瘤或生精小管内非精原细胞瘤阶段，继而发生浸润后形成精原细胞瘤或其他类型生殖细胞肿瘤。世界卫生组织（WHO）2016 版泌尿系统及男性生殖器官肿瘤分类中，睾丸肿瘤组织学分类如下（表1）。

（陈　杰）

gāowán shēngzhí xìbāo zhǒngliú

睾丸生殖细胞肿瘤（germ cell tumor of testis）

睾丸生殖细胞肿瘤的总称。占睾丸肿瘤的绝大多数，其发病率为 1.5/10 万，从非洲和亚洲的 0.5/10 万至挪威和瑞士的 12/10 万不等。儿童期是高峰发病期，但 15～50 岁最常见。性腺发育不全、隐睾、雄激素不敏感综合征、精子减少性不育症患者发病率增高。约 10% 患者有已矫正的隐睾史或正患隐睾，睾丸下降不全者是正常位置睾丸肿瘤发病率的 5.2～7.5 倍。睾丸生殖细胞肿瘤切除后，2%～5% 患者对侧睾丸发生肿瘤。本病有家族发生的倾向，并且有 8%～14% 的患者双侧睾丸发生肿瘤。肿瘤组织学类型与年龄有明确关系，儿童精原细胞瘤罕见，而畸胎瘤、卵黄囊瘤常见。

（陈　杰）

yuánwèi shēngzhí xìbāo zhǒngliú

原位生殖细胞肿瘤（germ cell neoplasia in situ，GCNIS）

生精小管内尚未侵破基底膜的生殖

表1　WHO（2016）睾丸肿瘤病理组织学分类

起源于原位生殖细胞的生殖细胞肿瘤	幼年型颗粒细胞瘤
非浸润性生殖细胞肿瘤	卵泡膜瘤/纤维瘤类肿瘤
原位生殖细胞肿瘤（GCNIS）	混合的和未分类的性索/性腺间质肿瘤
特殊类型小管内生殖细胞肿瘤	混合的性索/性腺间质肿瘤
生精小管内精原细胞瘤	未分类的性索/性腺间质肿瘤
生精小管内非精原细胞瘤	含有生殖细胞和性索/性腺间质成分肿瘤
单一组织类型的肿瘤（单一形式）	性腺母细胞瘤
精原细胞瘤	睾丸杂类肿瘤
伴有合体滋养层细胞的精原细胞瘤	卵巢上皮型肿瘤
非精原细胞性生殖细胞肿瘤	浆液性囊腺瘤
胚胎性癌	交界性浆液性囊腺瘤
卵黄囊瘤	浆液性囊腺癌
滋养层细胞肿瘤	黏液性囊腺瘤
绒毛膜上皮癌	交界性黏液性囊腺瘤
非绒癌性滋养细胞肿瘤	黏液性囊腺癌
胎盘部位滋养细胞肿瘤	子宫内膜样腺癌
上皮样滋养细胞肿瘤	透明细胞腺癌
囊性滋养细胞肿瘤	布伦纳肿瘤
畸胎瘤，青春期后型	幼年性黄色肉芽肿
伴有体细胞恶性成分的畸胎瘤	血管瘤
一种组织类型以上的非精原细胞性生殖细胞肿瘤	淋巴造血组织肿瘤
混合性生殖细胞肿瘤	弥漫大 B 细胞淋巴瘤
未知类型的生殖细胞肿瘤	滤泡性淋巴瘤，非特指
退化性生殖细胞肿瘤	结外 NK/T 细胞淋巴瘤，鼻型
与原位生殖细胞肿瘤无关的生殖细胞肿瘤	浆细胞瘤
精母细胞瘤	髓样肉瘤
畸胎瘤，青春期前型	罗萨伊-多夫曼病
皮样囊肿	集合管和睾丸网肿瘤
表皮样囊肿	腺瘤
高分化神经内内分泌肿瘤（单胚层畸胎瘤）	腺癌
混合性畸胎瘤和卵黄囊瘤	睾丸附件组织肿瘤
青春期前型	腺瘤样瘤
卵黄囊瘤，青春期前型	间皮瘤
性索/性腺间质肿瘤	分化好的乳头状间皮瘤
单一型	附睾肿瘤
间质细胞瘤	附睾囊腺瘤
恶性间质细胞瘤	附睾乳头状囊腺瘤
支持细胞瘤	附睾腺癌
恶性支持细胞瘤	鳞状细胞癌
大细胞钙化型支持细胞瘤	色素性神经外胚叶肿瘤
管内大细胞透明变型支持细胞肿瘤	肾母细胞瘤
颗粒细胞瘤	副神经节瘤
成人型颗粒细胞瘤	精索和睾丸附件的间叶肿瘤
	继发性睾丸肿瘤

细胞肿瘤。常见于生殖细胞肿瘤，包括精原细胞瘤或胚胎性癌和内胚窦瘤等非精原细胞瘤性肿瘤旁的睾丸实质，在单侧睾丸生殖细胞肿瘤患者的对侧睾丸，2%~6%可发现有此病变。约一半性腺外生殖细胞肿瘤的患者，其睾丸内可见原位生殖细胞肿瘤，其中在腹膜后肿瘤中的频率比纵隔肿瘤要高。性发育疾病的患者中其发生原位生殖细胞肿瘤的风险最高，睾丸发育不良综合征，包括隐睾、尿道下裂和某些类型的不孕患者中可高达70%。

病理学表现　在成年人睾丸，原位生殖细胞肿瘤位于生精小管的内面，最初位于生精细胞龛的基底膜和支持细胞之间。在幼儿的睾丸中，某些原位生殖细胞瘤的细胞可从基底膜脱落下来。在成年人，原位生殖细胞肿瘤倾向于呈小片状分布于整个睾丸，受累的生精小管可从数个到100%，其典型分布为位于生精细胞龛内，呈单层排列，大多无生精现象。在低倍镜下，肿瘤细胞穿插于比较一致的呈线状排列支持细胞之间，因其核较大，而支持细胞核较小，故呈串珠状。其后，瘤细胞可堆成几层，出现在管腔中（图1）。随精子发生，瘤细胞沿基底膜在生精小管内呈佩吉特病样蔓延，其间可见正常精子。佩吉特病样蔓延可至睾丸网，瘤细胞可从远端生精小管脱落，释放到精液中。邻近原位生殖细胞肿瘤的睾丸实质形态上可正常，但通常表现为睾丸发育不良的形态，包括有未分化支持细胞的发育很差的生精小管簇、仅有支持细胞、生精小管内微石和分支状生精小管。在邻近精原细胞瘤的睾丸实质，有原位生殖细胞肿瘤的萎缩的生精小管可有淋巴细胞

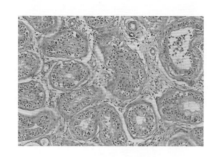

图1　睾丸生精小管内原位精原细胞瘤（HE×100）

围绕，在这些小管中，多达20%可见有滋养细胞性巨细胞，这些几乎均同伴有滋养细胞巨细胞的精原细胞瘤一起出现。

辅助检查　免疫组化染色显示大部分同胚胎性生殖细胞肿瘤或精原细胞瘤相似，常为胎盘碱性磷酸酶（PLAP）、OCT3/4、Nanog、LIN28和平足蛋白（podoplanin）阳性。

鉴别诊断　在青春期前性发育疾病患者的睾丸中，本病应同成熟迟缓的生殖母细胞区别，原位生殖细胞肿瘤为位于小管基底侧、并呈斑片状分布，而成熟迟缓的生殖母细胞则更为弥漫、位于小管中央。某些原位生殖细胞肿瘤细胞核增大、染色质粗块状。

预后　约50%的原位生殖细胞肿瘤在5年内转变成浸润性生殖细胞肿瘤，至少70%在7年内转变成浸润性肿瘤。

（陈　杰）

shēngjīngxiǎoguǎn nèi jīngyuánxìbāoliú

生精小管内精原细胞瘤（intratubular seminoma）

发生于生精小管内的精原细胞瘤。又称生精小管内恶性生殖细胞、生精小管内浸润前肿瘤、睾丸上皮内瘤、生精小管内不典型生殖细胞。

光镜下见，肿瘤细胞完全取代各级生精细胞和支持细胞，充满管腔。受累的生精小管内或周围可有淋巴细胞。在约30%精原细胞瘤旁或15%的非精原细胞瘤旁可见生精小管内精原细胞瘤病变。过碘酸希夫（PAS）染色多数肿瘤细胞胞质阳性。免疫组化染色显示，瘤细胞胎盘碱性磷酸酶（PLAP）阳性。CD117、43-9F、细胞角蛋白（CK）、M2A、甲胎蛋白（AFP）和人绒毛膜促性腺激素（β-hCG）等其他标志物有不同程度表达。

（陈　杰）

shēngjīngxiǎoguǎn nèi fēi jīngyuánxìbāoliú

生精小管内非精原细胞瘤（intratubular non-seminoma）

发生于生精小管内的非精原细胞的肿瘤。仅见于非精原细胞瘤的周边，发生率约为15%，通常见于小肿瘤的附近，提示大肿瘤可能破坏了小管内的病变，而很难发现。生精小管内非精原细胞瘤主要为胚胎性癌。胚胎性癌为来源于生精小管微环境下原位生殖细胞肿瘤再编程所演变的结果。多数显示生精小管的扭曲、扩大，其内的肿瘤细胞常有坏死和钙化，这种高级别的浸润前病变与乳腺的导管原位癌相似。肿瘤细胞比原位生殖细胞肿瘤的细胞更为多形，像在浸润性胚胎性癌所见到一样，拥挤、重叠。

当生精小管内非精原细胞瘤发生浸润时，通常向非精原细胞的方向分化。免疫组化染色显示，OCT3/4阳性，不像原位生殖细胞肿瘤，此时CD30阳性，CD117阴性。需注意，CD30对诊断胚胎性癌虽有价值，但不特异，不成熟的支持细胞也阳性。在精原细胞瘤相关的生精小管中，偶尔可见合体滋养细胞性巨细胞和原位生殖细胞肿瘤，尤其在浸润性肿瘤

中也含有合体滋养细胞性巨细胞。这些细胞人绒毛膜促性腺激素（β-hCG）阳性。生精小管内卵黄囊瘤和畸胎瘤均极为罕见。

（陈　杰）

jīngyuánxìbāoliú

精原细胞瘤（seminoma）

发生于睾丸原始生殖细胞的恶性肿瘤。是睾丸最常见的肿瘤，占睾丸生殖细胞肿瘤的50%，其中80%~90%为经典型精原细胞瘤，其余为伴有合体细胞滋养细胞的精原细胞瘤。多数发生于30~49岁。平均年龄约40岁，比其他生殖细胞肿瘤晚5~10年。超过50岁者和儿童少见。隐睾和免疫缺陷者发病率高。

临床表现　绝大多数表现为睾丸肿大，少数伴睾丸疼痛。约3%患者首发症状是转移所致，最初转移至腹膜后腹主动脉旁淋巴结，之后转移至纵隔和锁骨上淋巴结，可出现下背部痛。晚期出现肝和肺转移。有转移者通常睾丸肿瘤较小，而转移瘤较大。精原细胞瘤虽以淋巴转移为主，但在睾丸生殖细胞肿瘤中是最常发生骨转移的肿瘤。部分患者可出现副肿瘤综合征，如高钙血症、红细胞增多症、自身免疫性贫血、突眼、脑干脑病和膜性肾小球肾炎。约10%的Ⅰ期精原细胞瘤患者和25%的已发生转移者血清人绒毛膜促性腺激素（β-hCG）增高，但一般不超过1000mIU/ml，这与肿瘤中含有滋养层细胞有关。晚期患者约80%血清乳酸脱氢酶升高。

大体形态　受累睾丸多数增大，鞘膜腔可有少量积液，部分睾丸可为正常大小或比正常还小。肿瘤切面常为实性，境界清楚，均质，常呈分叶状，灰白色或粉红色，局灶可见不规则黄色坏死区。囊性变和出血不常见。有的大体肿瘤不明显，仅见瘢痕样区域。

镜下形态　瘤细胞较大，大小一致。核大圆形，中央位，核膜清楚，核内含有1或2个核仁，核分裂常见。胞质丰富，多数透明，部分可嗜酸性或双嗜性。肿瘤细胞呈片状、巢状及条索状排列，也可见局灶腺管状结构或微囊状排列，甚至出现印戒细胞样改变。间质中有数量不等的淋巴细胞（主要是T细胞）浸润（图1）。肿瘤间质不同区域多少不一，肿瘤退变、坏死区-燃尽区可形成大的瘢痕组织灶，常伴钙化。部分病例可见伴或不伴朗汉斯（Langhans）巨细胞的肉芽肿性间质。肿瘤边缘有时可见到生精小管内精原细胞瘤，在残余的生精小管，85%~90%可见原位生殖细胞肿瘤。

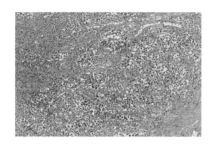

图1　睾丸精原细胞瘤（HE×100）

辅助检查　免疫组化染色显示，86%~95%瘤细胞胎盘碱性磷酸酶（PLAP）弥漫膜着色或核周点状着色，OCT3/4（100%）核阳性，SALL4（100%）核阳性，SOX7（95%）核阳性，平足蛋白（podoplanin，100%）胞质和胞膜阳性，CD117（90%~100%）胞质和胞膜阳性，波形蛋白（vimentin）阳性。甲胎蛋白（AFP）阴性，广谱细胞角蛋白（CAM5.2和AE1/AE3）和CD30多数肿瘤细胞阴性，仅灶性少数细胞阳性，这些与胚胎性癌不同。

鉴别诊断　应与以下疾病鉴别：①胚胎性癌：当精原细胞瘤出现腺样、巢样和条索状排列时易误诊为胚胎性癌，胚胎性癌细胞异型性更明显，免疫组化染色精原细胞瘤PLAP、podoplanin、SOX17和CD117阳性，胚胎性癌CD30阳性。②卵黄囊瘤：实性区域卵黄囊瘤可能同精原细胞瘤混淆，卵黄囊瘤总能看到其他分化的特征，淋巴细胞间质也很少，无纤维间隔，OCT3/4阴性，而AFP和Glypican-3（GPC-3）阳性，AE1/AE3强阳性，这些均与精原细胞瘤不同。③绒毛膜癌：在某些精原细胞瘤中，合体滋养细胞较多，易被误诊为绒癌，此时无单核的滋养细胞。④有些肿瘤可能被误诊为经典型精原细胞瘤，如精母细胞型精原细胞瘤、间质细胞瘤、支持细胞瘤、转移性黑色素瘤及恶性淋巴瘤等，这些肿瘤无原位生殖细胞肿瘤和精原细胞瘤的免疫表型。

预后　较好，原发瘤的大小、坏死、血管和被膜浸润等是肿瘤临床分期的重要指标，预后与临床分期关系最密切。精原细胞瘤对放疗和化疗很敏感。临床Ⅰ期患者睾丸切除后，行同侧腹股沟、髂淋巴结、及腹主动脉旁淋巴结区放疗，可获得95%~98%的5年生存率。对切除睾丸时已发生腹膜后转移，但转移灶较小者行放疗，治愈率达90%~96%。

（陈　杰）

bàn dàliàng héfēnliè de jīngyuán xì-bāoliú

伴大量核分裂的精原细胞瘤（seminoma with high mitotic rate）

临床和大体表现同经典型精原细胞瘤。又称间变型精原细胞瘤，占精原细胞瘤的 5% ~ 15%。光镜下瘤细胞异型性明显，核分裂增多，每个高倍视野 3 个或更多。有研究指出：核分裂 S 期比例高，肿瘤体积大于精原细胞瘤平均体积和异倍体者预后差，转移率高。

(陈 杰)

bàn hétǐ zīyǎngxìbāo de jīngyuán xìbāoliú

伴合体滋养细胞的精原细胞瘤（seminoma with syncytiotrophoblastic cell）

经典的精原细胞瘤中出现散在或小灶类似胎盘合体滋养细胞的肿瘤。为精原细胞瘤的一种，占经典型精原细胞瘤的 10% ~ 20%。合体滋养细胞为多核，核聚集呈桑葚样，胞质丰富淡嗜碱性，胞质内可见陷窝。这些细胞多散在分布于精原细胞瘤细胞之间或聚集成簇，常位于毛细血管周围或与出血灶密切相关，但无细胞滋养细胞，不能将其误诊为生殖细胞肿瘤中绒毛膜上皮癌的成分。这些细胞免疫组化染色显示人绒毛膜促性腺激素（β-hCG）阳性，血清中 β-hCG 也升高。精原细胞瘤中见到合体滋养细胞或血清中 β-hCG 升高没有预后差的意义。

(陈 杰)

jīngmǔxìbāoxìng zhǒngliú

精母细胞性肿瘤（spermatocytic tumor）

来源于青春期后型生殖细胞的睾丸生殖细胞肿瘤。少见，约占睾丸生殖细胞肿瘤的 1%。发病年龄 19 ~ 92 岁，好发于 50 岁以上，中位发病年龄为 52 ~ 59 岁。9% 患者双侧睾丸受累，一般是两侧先后受累。不伴隐睾。精母细胞性肿瘤不伴原位生殖细胞肿瘤，也不与其他生殖细胞肿瘤混合存在。

临床表现 长期生长缓慢的睾丸肿块，突然近期生长迅速。肿瘤转移最初到腹膜后淋巴结，继而可到肺。有肉瘤成分的肿瘤则以血行转移为主，最常见转移至肺。

大体形态 肿瘤直径为 3 ~ 15cm，境界清楚，通常呈多结节状，质软，切面灰白色、棕黄色、胶冻样。可有出血、坏死和囊性变，可侵及附睾，睾丸外浸润较少见。

镜下形态 瘤细胞弥漫排列或呈结节状，间以水肿区域，有时在瘤巢中心由于液体积聚可形成假腺样结构。囊性变常见。肿瘤由 3 种大小不同的细胞构成：大细胞或称巨细胞（直径 50 ~ 100μm）为单核或多核，核圆形，核仁明显，可见丝球状染色质，胞质丰富，嗜酸性；中等大小细胞（直径 10 ~ 20μm）量最多，核圆形，染色质细颗粒状，并见丝状或丝球状染色质，似精母细胞核染色质，部分细胞核仁明显，胞质较丰富，淡染至嗜酸性，含糖原量少；小淋巴样肿瘤细胞（直径 6 ~ 8μm）核圆形深染，胞质窄，嗜酸性。核分裂多见，有不典型核分裂。可见大量凋亡的肿瘤细胞。可见生精小管内生长，但不同于原位生殖细胞肿瘤，间质少，常呈水肿或黏液样。缺乏明显纤维血管性间质和肉芽肿性间质，间质中淋巴细胞浸润也少。一些病例由相对单一中等大小的肿瘤细胞构成。核仁明显，核分裂多，多处取材可发现特征性精母细胞性肿瘤区域。肿瘤浸润血管、被膜及附睾。该肿瘤不与其他生殖细胞肿瘤成分混合存在，但部分肿瘤含高恶性的肉瘤成分。

辅助检查 免疫组化染色显示，瘤细胞 OCT3/4、胎盘碱性磷酸酶（PLAP）、甲胎蛋白（AFP）、人绒毛膜促性腺激素（β-hCG）、CD30 和 AP-2y 均阴性，但精原细胞表达的蛋白质阳性，如 MAGEA4、CD117、滑膜肉瘤 X 断点蛋白（SSX）、SAGE1、DMRT1、SALL4、和 OCT2 阳性。

遗传学上，精母细胞性肿瘤可为二倍体、多倍体或异倍体。比较基因组杂交显示常有染色体 9 增多，其次为染色体 1 和 20 的增多及染色体 22 的部分缺失。染色体 9 的增多与 DMRT1 基因的额外拷贝相关。在少数患者中可见 FGFR3 和 H-ras 基因的激活突变。另外不同程度的 DNA 甲基化也很常见。

鉴别诊断 主要应与经典型精原细胞瘤鉴别，后者肿瘤细胞大小较一致，有纤维性间质和肉芽肿性间质，淋巴细胞浸润明显，过碘酸希夫（PAS）染色阳性，PLAP 阳性，可见原位生殖细胞肿瘤成分。

预后 本病进展较慢，很少转移，预后较好。伴有肉瘤者则预后差，转移率很高，至少 50%。

(陈 杰)

bàn ròuliú chéngfèn de jīngmǔ xìbāoxìng zhǒngliú

伴肉瘤成分的精母细胞性肿瘤（spermatocytic tumor with sarcoma）

可见分化或未分化肉瘤成分的精母细胞性肿瘤。罕见。发病年龄 34 ~ 68 岁。临床表现常为缓慢生长的睾丸肿瘤，近期迅速增大，50% 的患者在诊断时已有转移。大体见，瘤体较大，切面斑驳状，旋涡状，常见出血、坏死和灶性黏液变区。光镜下见，肉瘤成分与精母细胞性肿瘤成分或有分界或混杂分布。肉瘤成分常表现为横纹肌肉瘤或未分化的梭形细胞或多形性肉瘤，常有坏死和很多核分裂。本病主要与睾丸肉瘤样变的生殖细胞肿瘤鉴别，没有畸胎瘤和精母细胞性肿瘤成分可除外此种可能性。另外需与睾丸原发性肉瘤、睾丸周围肉瘤累及睾丸及睾丸转移性肉瘤和肉瘤样癌相鉴别，这些情况肿瘤中不含确切的精母细胞性肿瘤成分。

本病的肉瘤成分可广泛转移，多数患者死于转移，平均生存期为 1 年。

（陈　杰）

gāowán pēitāixìng'ái
睾丸胚胎性癌（testicular embryonal carcinoma）

由未分化的类似胚胎干细胞上皮细胞组成的睾丸恶性肿瘤。是除精原细胞瘤外最常见的睾丸生殖细胞肿瘤。作为混合性生殖细胞肿瘤的一部分，可占所有生殖细胞肿瘤的40%，占非精原细胞肿瘤的87%。作为睾丸单一组织类型的肿瘤，仅占睾丸生殖细胞肿瘤 2%～16%。常见于 20～30 岁，婴儿和儿童不发生，50 岁以上极罕见。

临床表现　睾丸无痛性肿大，多为单侧。约 10% 胚胎性癌或胚胎性癌为主要成分的患者初次就诊时已有主动脉旁淋巴结、肺或肝转移。

大体形态　瘤体大小不一，平均直径 4cm，是睾丸生殖细胞肿瘤平均体积最小者。切面示肿瘤与睾丸组织境界不清，肿瘤质软，颗粒状，灰白、灰粉或灰褐色，常有出血、坏死灶，偶尔有纤维间隔，界限不清的囊腔或裂隙。肿瘤可侵及睾丸网及附睾，约 20% 的病例肿瘤扩展到睾丸外。

镜下形态　肿瘤细胞大，呈多角形或柱状，胞核大，不规则，染色质颗粒状，分布不均匀，多数细胞核淡染呈空泡状，部分核深染，有一个或多个不规则的大核仁，核膜清楚。胞质丰富，细颗粒状，嗜碱、双嗜性或嗜酸性，部分细胞胞质透明，胞质境界不清楚，细胞拥挤，胞核常互相重叠。可见较多凋亡小体。核分裂多见，可见异常核分裂。肿瘤细胞排列结构多样，主要呈实性巢片状，含或不含纤维血管性间质的乳头结构和裂隙或腺样结构，也可呈微乳头状、假乳头状、筛状和胚泡样结构。胚泡样结构由含有嗜酸性液体的囊泡样腔隙围以一层受压的胚胎性癌细胞构成。以上几种形态常混合出现，多数为两种以上（图 1）。

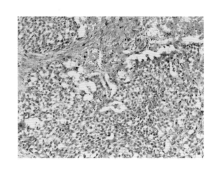

图 1　睾丸胚胎性癌（HE×200）

可有多胚瘤样或弥漫胚瘤样结构，这些多出现在伴有卵黄囊瘤成分的混合性生殖细胞肿瘤。实性区常有明显的坏死。胚胎性癌形成的腺样结构为圆形或长圆形，大多由立方、多形细胞构成，约20%的腺样胚胎性癌可见柱状细胞，并可有核下胞质空泡，很像内膜样癌。乳头状胚胎性癌为癌细胞围绕纤维血管轴心排列，乳头的横切可出现假内胚窦的形态。偶尔合体滋养层细胞单个或呈簇状分布于肿瘤细胞中。肿瘤中有多少不均匀的纤维间质，或多或少的淋巴细胞浸润。肉芽肿性间质罕见。近肿瘤睾丸组织中可见生精小管内胚胎性癌，常伴坏死和钙化。肿瘤常浸润血管和淋巴管，脉管腔内肿瘤细胞排列紧密，细胞团外形与管腔形状一致，或通过血栓样物质与管壁黏附。

上皮成分以外原始不分化的肿瘤性间充质少量出现时不影响胚胎性癌诊断。如不分化的间充质成分较多，并有向软骨或肌方向分化，应将这类肿瘤归入混合性生殖细胞肿瘤，如胚胎性癌和未成熟性畸胎瘤的混合性肿瘤。

辅助检查　区别胚胎性癌和其他生殖细胞肿瘤的免疫组化染色为 CD30、OCT3/4 和 SOX2，其中 CD30 最有价值，胚胎性癌一般均阳性，但在化疗后可为阴性。SALL4 和 AE1/AE3 通常阳性。SOX17、磷脂酰肌醇蛋白聚糖 3（GPC-3）、CD117、上皮膜抗原（EMA）、癌胚抗原（CEA）、平足蛋白（podoplanin）和波形蛋白（vimentin）阴性。约 50% P53 强阳性。人绒毛膜促性腺激素（β-hCG）合体滋养层细胞阳性表达，而胚胎性癌细胞不表达。睾丸外转移性胚胎性癌与非生殖细胞性未分化癌的鉴别是困难的，PLAP、CD30 阳性，而 EMA 阴性支持胚胎性癌的诊断。在大多数胚胎性癌中，可见等臂染色体 12p 和 12p 拷贝数增多，可鉴别胚胎性癌和其他非生殖细胞性分化差的恶性肿瘤。

鉴别诊断　主要应与以下疾病鉴别：①精原细胞瘤：纤维性间质多处瘤细胞可呈索状、巢状排列，易与胚胎性癌相混淆，但精原细胞瘤形态单一，细胞体积较大，包膜清楚，免疫组化仅个别类型角蛋白，如 CK8、CK18 局灶性阳性，而胚胎性癌广谱 CK 普遍阳性，CD30 阳性。②卵黄囊瘤：二者典型者鉴别不困难。卵黄囊瘤组织学结构更加多样性，特别是蜂窝状、网状和内胚窦样结构、细胞间质基底膜样物质和细胞内外嗜酸性小体很有特征性。免疫组化染色 AFP 弥漫性阳性，胚胎性癌仅局灶阳性。

预后 与临床分期密切相关，单纯性胚胎性癌或胚胎性癌为主，不伴有畸胎瘤，伴血管和或淋巴管浸润者，以及浸润睾丸网和睾丸外者预后差。通常肿瘤经淋巴管首先转移到腹膜后淋巴结，再到纵隔淋巴结。可经血行转移至肺或其他部位。睾丸切除后一般需进行化疗或化疗加腹膜后淋巴结清扫。

(陈 杰)

gāowán qīngchūnqīhòuxíng luǎnhuángnángliú

睾丸青春期后型卵黄囊瘤

（testicular yolk sac tumor, postpubertal-type） 向卵黄囊、尿囊和胚外中胚层分化的与原位生殖细胞肿瘤相关的睾丸生殖细胞肿瘤。又称内胚窦瘤。此型卵黄囊瘤为混合性生殖细胞肿瘤最常见的一种。在这个年龄组，44%的非精原细胞性混合性肿瘤中可见卵黄囊瘤。相反，纯卵黄囊瘤在这个年龄组仅占睾丸生殖细胞肿瘤的约0.6%。多见于15~40岁，罕见于年长者，文献中年龄最大86岁。

临床表现 为睾丸无痛性肿块，约40%就诊时为Ⅰ期，少数有出血或急性疼痛史，少数以转移肿瘤有关症状或男性乳腺发育就医。肿瘤可通过淋巴道扩散至腹膜后，更倾向于血行转移。血清甲胎蛋白（AFP）与卵黄囊瘤成分有密切关系，98%以上患者血清 AFP 水平增高。

大体形态 睾丸肿瘤实性到部分囊性，肿瘤切面灰白、灰黄或棕褐色。肿瘤直径2~6cm，常见微囊区、黏液样区、出血、坏死常见。

镜下形态 肿瘤组织多有几种不同的结构混合存在，有时可能以某种结构形式为主。主要组织学类型如下。

微囊或网状结构 鞋钉样细胞构成蜂窝状、网眼状结构（图1a），细胞小，核小，核分裂多见。胞质嗜酸性，或空泡状分泌物推移胞核，透明小体常见。

实性结构 细胞中等大小，多角形，胞质透明，核圆形，核分裂多见，有的细胞多形性明显，细胞呈实性片状分布，周围常伴微囊结构。

腺管－腺泡结构 不规则腺泡、腺管状结构，被覆扁平、立方或多角形细胞，有时与黏液瘤样组织相混杂。

内胚窦结构 含薄壁血管的结缔组织轴心，被覆单层立方、柱状上皮细胞，胞质透明，核明显，核分裂常见，此结构以腔隙围绕，称为席勒－杜瓦尔（Schiller-Duval）小体或"肾小球结构"。

乳头状结构 大量纤细的乳头，含有纤维血管轴心，轴心常疏松，水肿状，乳头被覆上皮，核大。有者乳头中心有宽广实性红染基底膜样物质沉着。

黏液瘤样结构 黏液瘤样组织中含细条索状排列的细胞，核分裂多，有时此型可演变呈肉瘤样或梭形细胞结构。

多囊泡卵黄囊样结构 大小不等的囊泡，由水肿状或致密结缔组织包绕，囊泡被覆柱状、扁平细胞。

肝样结构 细胞呈多角形，胞质嗜酸性，核圆形，空泡状，核仁明显。肝样细胞呈片状、小梁状或巢状排列。约20%的卵黄囊瘤中可见灶性分布的肝样细胞分化，多见于青春期后的患者，

肝样细胞区域免疫组化染色 AFP 呈强阳性，有时见大量透明小体。

肠型结构 不成熟腺体单个或簇状分布，被覆柱状上皮似原始小肠上皮、胚胎尿囊被覆上皮或子宫内膜腺上皮。可见多量透明小体。

壁层（基底膜）样结构 肿瘤细胞间常见明显的基底膜样结构，呈囊状或带状分布的嗜酸性均质物质，其形态似于卵黄囊的壁层赖歇尔（Reicher）膜（基底膜），此结构见于绝大多卵黄囊瘤网状、实性和内胚窦等多种结构中。卵黄囊瘤常见到透明小体，此小体呈均质红染，大小不一，直径 1~50μm，过碘酸希夫（PAS）染色阳性，多见于肿瘤细胞外，也可见于瘤细胞胞质内。

辅助检查 免疫组化染色显示，约80%的瘤细胞胞质 AFP 阳性（图1b），阳性细胞弥漫分布，但亦可为灶性分布。磷脂酰肌醇蛋白聚糖3（GPC-3）更为敏感，几乎所有病例均阳性，CD117 至少60%局灶阳性（图1c），SALL4 与广谱细胞角蛋白通常阳性，OCT3/4 和 CD30 阴性。上皮膜抗原（EMA）和 CK7 通常阴性或仅为局灶阳性（图1d）。

鉴别诊断 主要应同以下疾病鉴别：①精原细胞瘤：实性型卵黄囊瘤需与精原细胞瘤鉴别，如发现微囊结构、透明小体和细胞间基底膜样物质等有助于诊断卵黄囊瘤。免疫组化染色卵黄囊瘤 CK 和 AFP 通常弥漫阳性，而精原细胞瘤为阴性。②胚胎性癌：胚胎性癌细胞异型性明显，细胞核大，核膜厚，缺乏卵黄囊瘤特征性结构。如确定胚胎性癌和卵黄囊瘤并存，应诊断为混合性生殖细胞肿瘤。③与幼年性型颗粒细胞瘤：二者均可呈实性或囊性

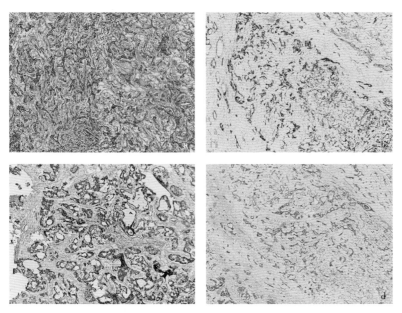

a. HE×100；b. AFP 阳性（×100）；c. CD117 阳性（×100）；d. CK 阳性（×100）。

图 1　睾丸卵黄囊瘤

结构，细胞异型性较明显时二者需要鉴别。幼年性颗粒细胞瘤组织结构较单一，免疫组化染色 AFP 阴性，波形蛋白（vimentin）瘤细胞阳性，而卵黄囊瘤 AFP 弥漫阳性，vimentin 间质阳性。

预后　临床分期和 AFP 水平有预后意义。成年患者在转移瘤中如含有卵黄囊瘤成分预后较差。成年人单纯性卵黄囊瘤很少见，其生物学行为尚不清楚。

（陈　杰）

gāowán qīngchūnqīqiánxíng luǎn-huángnángliú

睾丸青春期前型卵黄囊瘤（testicular yolk sac tumor，pre-pubertal-type）　向相似于卵黄囊、尿囊和胚外中胚层分化的与原位生殖细胞肿瘤无关的睾丸生殖细胞肿瘤。与青春期后型卵黄囊瘤不同，此型与原位生殖细胞肿瘤和与隐睾无关。罕见，约每百万 6 岁以下儿童 2~3 例/年。多发生于 3 个月至 8 岁的儿童，中位年龄为 16~20 个月，6 岁以上

则比较罕见。95% 以上的病例血清 AFP 增高，约 80% 在就诊时为 I 期，此型常以纯卵黄囊瘤的形式出现，占儿童睾丸卵黄囊瘤的 48%~62%。其血行转移的倾向高于青春后型。

大体见，肿瘤以实性为主，比较均质，黄至褐色，结节状，可有囊性变，出血坏死不常见。光镜下的组织学表现同青春期后型相似，但此型周边的睾丸组织中无原位生殖细胞肿瘤和退行性改变。罕见的情况下，肿瘤可同畸胎瘤混合。

本病应与幼年性颗粒细胞瘤鉴别。幼年性颗粒细胞瘤通常发病更年轻（通常在 6 个月以下），常为先天性。肿瘤不产生甲胎蛋白（AFP），但应注意新生儿血清 AFP 可升高，故有时单凭血清 AFP 很难鉴别。幼年性颗粒细胞瘤通常为囊性，呈结节状生长，可见含有液体的滤泡样结构，滤泡样结构由几层多角性瘤细胞衬覆。小叶间可见多少不等的纤维

肌性间质。免疫组化染色显示，AFP 阴性，α-抑制素（α-inhibin）阳性。

遗传学上，本病属于 I 型生殖细胞肿瘤，染色体异常，包括 1 号、4 号染色体短臂和 6 号染色体长臂的缺失，1 号、20 号染色体长臂和 22 号整个染色体的获得。没有青春期后型卵黄囊瘤所出现的染色体 12p 的获得。

有效的化疗，可使本病的存活达到 100%。与转移有关的指标为：肿瘤直径>4.5cm、睾丸网或附睾的浸润和坏死。>2 岁的患者倾向于在就诊时期别较晚。所有患者均应行睾丸切除，临床 I 期的睾丸根治术后密切观察，不进行化疗、放疗，5 年生存率可达 91%。复发和转移者化疗效果也很好。

（陈　杰）

gāowán róngmáomó'ái

睾丸绒毛膜癌（testicular cho-riocarcinoma）　发生在睾丸的向类似于胚外绒毛，包括细胞滋养细胞、中间型滋养细胞及合体滋养细胞分化的恶性生殖细胞肿瘤。罕见，仅占睾丸生殖细胞肿瘤的 0.3%，6.4%~17.8% 的混合性生殖细胞肿瘤中绒癌为其成分之一。上述两种情况在睾丸癌高发国家的发病率仅为 0.8/10 万男性。本病好发于 25~30 岁年轻人。

临床表现　最常见症状是转移部位出血，如咯血、呕血、黑便，还可有中枢神经系统异常、低血压、呼吸困难和贫血等症状。罕见情况下以皮下结节为首发症状。血中人绒毛膜促性腺激素（β-hCG）可很高，常>50 000IU/L。约 10% 的患者有男性乳腺发育和甲状腺功能亢进，某些患者可发生绒癌综合征，表现为快速进展的多器官出血性转移伴有高水

平的血 β-HCG。个别患者已发生广泛转移，而睾丸没发现肿块，因为原发肿瘤很小，甚至完全退化。

大体形态 睾丸大小正常或略小，切面见结节状肿瘤灶伴中心部出血和坏死，结节周边部呈灰白色或褐色，一些病例肿瘤组织明显退变，为灰白色的瘢痕组织代替。

镜下形态 肿瘤由合体滋养层、细胞滋养层和中间型滋养层细胞构成，在广泛出血和坏死的背景中这些细胞形成不同的排列结构，细胞滋养层细胞排列成巢，合体滋养层细胞似"帽"带围绕巢的周围，大多数情况下各种肿瘤细胞混杂存在于中心出血和坏死灶的周围（图 1）。有时细胞滋养层细胞和中间型滋养层细胞增生为主，合体滋养层细胞不明显。合体滋养层细胞有数个大而不规则、深染、境界不清的核。胞质嗜酸性或嗜碱性，其内常见陷窝，含粉色分泌物或红细胞。在肿瘤的边缘，合体滋养细胞可为梭形或长形。细胞滋养层细胞胞质淡染或透明，胞膜清楚，核圆形，常不规则，有 1~2 个核仁。中间型滋养层细胞与细胞滋养层细胞相似，但胞体比较大。如没有免疫组化染色二者难以辨别。瘤灶中心出血、坏死常见，血管浸润常见，因高水平人绒毛膜促性腺激素

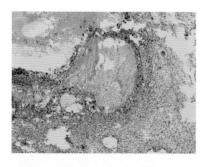

图 1　睾丸绒毛膜癌（HE×100）

（β-hCG），故常有间质细胞增生。

辅助检查 免疫组化染色显示，几乎所有病例 β-hCG 阳性，主要是合体滋养层细胞阳性，其 α-抑制素（α-inhibin）和磷脂酰肌醇蛋白聚糖 3（GPC-3）也阳性，细胞滋养层表达 SALL4、GDF3、P63 和 GATA3。中间型滋养层细胞表达人胎盘催乳素（hPL），约 50% 病例胎盘碱性磷酸酶（PLAP）阳性，所有种类细胞 CK7、CK8、CK18 和 CK19 阳性，约半数病例上皮膜抗原（EMA）阳性，主要是合体滋养层细胞。

鉴别诊断 应与以下疾病鉴别：①含有合体滋养层细胞的其他生殖细胞肿瘤：后者合体滋养层细胞分散分布，缺乏细胞滋养层细胞，出血坏死不显著或没有。②睾丸出血性坏死：常由睾丸扭转、创伤和凝血障碍引起，睾丸痛性肿大，光镜下为睾丸组织凝固性坏死，可见睾丸组织影像；而睾丸绒癌病灶较小，睾丸常不肿大，无疼痛，镜下出血坏死病灶中不见睾丸组织影像，如能发现原位生殖细胞肿瘤和 β-hCG 免疫组化染色阳性细胞有助于绒癌的诊断。

预后 该肿瘤有浸润血管的倾向，因此诊断时肿瘤常已扩散，预后差。血清 β-hCG 滴度较高者（>50 000IU/L）和混合性生殖细胞肿瘤中直接观察到绒毛膜上皮癌或滋养层细胞成分者预后较差。最常转移的部位是肺、肝、胃肠道、脑、脾和肾上腺。联合化疗 3 年生存率仅约为 21%。

（陈　杰）

fēi róngmáomó'áixìng zīyǎngxìbāo zhǒngliú

非绒毛膜癌性滋养细胞肿瘤
（non-choriocarcinomatous troph-oblastic tumor） 除绒毛膜癌或含合体滋养细胞的非滋养细胞肿

瘤外的向滋养细胞分化的生殖细胞肿瘤。包括胎盘部位滋养细胞肿瘤（PSTT）、上皮样滋养细胞肿瘤（ETT）和囊性滋养细胞肿瘤（CTT）。均极为罕见，世界卫生组织（WHO）2016 版男性生殖器官肿瘤分类称 PSTT 仅有 4 例报道，年龄从 16 个月到 39 岁，2 例在睾丸，2 例在混合型生殖细胞肿瘤的成年人化疗后的转移部位。ETT 仅见到 5 例报道（WHO，2016），2 例作为睾丸混合性生殖细胞肿瘤的成分，3 例为接受化疗的睾丸生殖细胞肿瘤。CTT 更常见于化疗后腹膜后淋巴结的残余病变，也可见于未治疗的睾丸肿瘤。PSTT 和上 ETT 可有血清人绒毛膜促性腺激素（β-hCG）的增高，但远不如绒癌高，CTT 时血 β-hCG 仅有轻度升高。转移灶中的 PSTT、ETT 和 CTT，睾丸的相应原发肿瘤可为绒癌。

大体见，肿瘤多为混合性生殖细胞肿瘤的一小部分，故其大体形态尚无明确描述。光镜下见，PSTT 由浸润性单个或松散黏附的植入型中间型滋养细胞构成。细胞胞质丰富、嗜酸性或局灶空泡状，核不规则。肿瘤常侵及有纤维蛋白样坏死的肌性血管壁。ETT 由鳞状上皮样绒毛型中间型滋养细胞构成，瘤细胞胞质嗜酸、或透明，细胞界限清楚，伴有透明变的基质。血管浸润则不常见。常见到含有嗜碱性凋亡的核碎片的细胞外和细胞内嗜酸性小体。CTT 瘤灶由小囊组成，衬覆不同厚度的看似退变的单核滋养层细胞，核染色质模糊，胞质丰富嗜酸性，常见到胞质内陷窝。核分裂不多见。

免疫组化染色显示，通常滋养细胞标志物阳性，包括 3-B-羟类固醇、α-抑制素（α-inhibin）、

GATA3 和 CK18。PSTT 人胎盘催乳素（hPL）阳性，p63 阴性；而 ETT 的 hPL 阴性或仅局灶阳性，P63 和 Cyclin E 阳性。CTT 仅少数细胞 β-hCG 阳性。

预后资料非常有限。CTT 化疗后，未见有明显的疾病进展。

（陈 杰）

gāowán jītāiliú

睾丸畸胎瘤（testicular teratoma）

由内中外 3 种不同胚层组织组成的睾丸肿瘤。可为分化成熟的组织或胎儿样未成熟组织。根据世界卫生组织（WHO）2016 版睾丸肿瘤组织学分类，畸胎瘤主要分为：青春期后型、青春期前型和混合性青春期前型卵黄囊瘤和畸胎瘤的混合性肿瘤。青春期前型包括皮样囊肿、表皮样囊肿、单胚层畸胎瘤（如高分化神经内分泌瘤）或伴有其他畸胎瘤成分的肿瘤。

（陈 杰）

gāowán qīngchūnqīhòuxíng jītāiliú

睾丸青春期后型畸胎瘤（testicular teratoma, postpubertal-type）

由一层以上胚层（内胚层、中胚层和外胚层）组织构成的睾丸畸胎瘤。可以完全由分化好的成熟组织构成，或由不成熟的、胚胎型组织构成，可含有合体滋养细胞性巨细胞。大多数见于年轻的成年人，纯畸胎瘤仅占睾丸生殖细胞肿瘤的 2%～7%，但作为混合性生殖细胞肿瘤的一部分则见于 47%～50% 的病例。

临床表现 大多数为睾丸不规则肿块，常伴有转移。影像学上，通常为界限清楚的肿块，有囊性区则表明有畸胎瘤的成分。这些肿瘤转移时其播散途径与睾丸其他生殖细胞肿瘤相似，故其 TNM 分期与睾丸生殖细胞肿瘤相同。

大体形态 肿瘤呈结节状，质硬。切面肿瘤界限清楚，呈囊性或实性，囊内充满胶样或黏液样物质。可见软骨、骨和黑色素沉着区域。

镜下形态 任何上皮或间叶组织和神经组织均可见到。器官样排列的皮肤、呼吸道、胃肠道和泌尿生殖道等结构也可见到，但不如青春期前型畸胎瘤那样常见。上皮成分出现不同程度的异型性则不少见，如成熟的腺体可出现高级别异型增生或原位癌，软骨也可与软骨肉瘤相似。在此型畸胎瘤中常见到原始的细胞、丰富的核分裂、很多的间质围绕腺体。可见不成熟胚胎样组织，包括外胚层、内胚层和/或间叶组织，与早期胚胎神经组织相似的不成熟神经外胚层结构尤其常见。与青春期前型畸胎瘤中的表皮样囊肿和皮样囊肿不同，青春期后型常含有由腺上皮或鳞状上皮衬覆的多个小囊、神经外胚层组织、非囊性腺体、脂肪组织和软骨等间叶组织。畸胎瘤可浸润睾丸附属组织和睾丸内或睾丸外的血管。与其他恶性生殖细胞肿瘤相似，典型的青春期后型畸胎瘤周围的睾丸组织有睾丸萎缩和生精障碍。未累及的睾丸也可含有微石，在约 90% 病例，可见到原位生殖细胞肿瘤的病变。在混合型生殖细胞肿瘤中，畸胎瘤常与卵黄囊瘤或胚胎性癌混合出现。在睾丸原发瘤含有畸胎瘤成分的病例，化疗后淋巴结转移灶中也常有畸胎瘤。在睾丸原发瘤和在化疗后淋巴结转移标本中，与畸胎瘤邻近的间质细胞常有与畸胎瘤一致的遗传学改变，表明间质也来源于生殖细胞，而不仅是反应性的纤维化。

辅助检查 免疫组化染色显示，分化成熟的上皮，间充质成分表达各自的特异性抗体，肠上皮和肝细胞分化区域部分甲胎蛋白（AFP）阳性，合体滋养层细胞人绒毛膜促性腺激素（β-hCG）阳性。腺样结构也可胎盘碱性磷酸酶（PLAP）阳性。胚胎样神经组织神经胶质纤维酸性蛋白（GFAP）、神经元特异性烯醇化酶（NSE）及 S-100 蛋白阳性。遗传学上，青春期后型畸胎瘤为低三倍体。

预后 本病无论何种组织学形式，有 22%～37% 的病例可发生转移，成年人畸胎瘤经睾丸切除和腹膜后淋巴结清扫术 5 年生存率为 100%。通常转移瘤和原发瘤组织形态一致，但有些病例前驱细胞浸润脉管并在转移区进一步分化，转移瘤的成分和原发瘤不同。

（陈 杰）

gāowán bàn tǐxìbāo èxìng chéngfèn de jītāiliú

睾丸伴体细胞恶性成分的畸胎瘤（testicular teratoma with somatic-type malignancies）

睾丸畸胎瘤含有一种典型的发生于其他组织和器官的恶性成分，如肉瘤或癌。少见，约占睾丸生殖细胞肿瘤的 3%～6%。此种情况可见于睾丸，但更常见于铂类治疗后的转移灶内，腹膜后淋巴结为最常见的部位。从诊断生殖细胞肿瘤到发现转移灶内的伴有体细胞恶性成分的畸胎瘤的间隔长短不同，有的可达 30 年，伴有癌的平均间隔为 108 个月，而伴有肉瘤的则仅为 20 个月。病变仅见于青春期后，年龄 15～68 岁。大多数有畸胎瘤型生殖细胞肿瘤，偶尔，伴有体细胞恶性成分的畸胎瘤可发生在非畸胎瘤型生殖细胞肿瘤的基础上，如卵黄囊瘤或精原母细胞性肿瘤。

光镜下见，体细胞恶性成分表现浸润性生长，肿瘤细胞高度异型性，应有一明确肿瘤结节，结节大小应充满一个 4 倍视野。最常见的恶性成分是肉瘤，约50%是横纹肌肉瘤，其次为平滑肌肉瘤、血管肉瘤或其他肉瘤。最常见的癌为腺癌，鳞癌、神经内分泌癌和低分化癌也可见到。恶性成分也可以是原始神经外胚层肿瘤（PNET），相似于神经母细胞瘤、髓上皮瘤、外周神经上皮瘤或室管膜母细胞瘤等。应注意不要把化疗引起的细胞异型性改变误认为体细胞恶性成分，如某些化疗后的肉瘤样肿瘤可能为肉瘤样卵黄囊瘤。也不应将畸胎瘤弥漫的、散在的多个小结节性未成熟成分误认为体细胞恶性成分。偶尔，畸胎瘤中也可见到肾母细胞瘤。

体细胞恶性成分的免疫组化特点与发生在其他器官的相同。通常胎盘碱性磷酸酶（PLAP）、OCT3/4 和甲胎蛋白（AFP）表达阴性，可能还有不同程度 SALL4 的表达。

本病采取手术切除。限于睾丸内不影响预后，而转移肿瘤伴体细胞恶性成分者预后差。

(陈　杰)

睾丸青春期前型畸胎瘤（testicular teratoma, prepubertal-type）　通常见于青春期前儿童睾丸的畸胎瘤，由相似于一个以上胚层（内胚层、中胚层和外胚层）衍生的组织构成。最常发生在 6 岁以内，也可见于其他年龄，最长者为 59 岁。有人认为发生在成年人的青春期前型畸胎瘤在儿童期既已存在，只不过在成人时才被发现。尚无种族、地域或特殊物质暴露与其发生有关的报道。

临床上，大多数由其父母或患者自己发现或经影像学检查发现睾丸肿物。在超声检查中，大多数为囊性病变，但可为实性。世界卫生组织（WHO）2016 版睾丸肿瘤组织学分类中把皮样囊肿、表皮样囊肿、高分化神经内分泌肿瘤（单胚层畸胎瘤）、单纯型或伴有其他畸胎瘤成分均包括在内。

大体见，肿瘤可为实性或有不同程度的囊性成分，其中充满角化性或黏液样物质，可有钙化或软骨、骨形成。在皮样囊肿时，可见毛发。这在青春期后型畸胎瘤中是见不到的。

光镜下见，3 个胚层组织呈混杂分布，包括角化或非角化鳞状上皮，消化道和呼吸上皮、脑膜上皮、骨、软骨、肌肉组织等。器官样结构，如皮肤、呼吸道、胃肠道和泌尿生殖道等结也可见到，相似于涎腺或胰腺的分叶状腺体簇也可见到。所有成分通常均无明显的异型性。与青春期后型畸胎瘤不同的是，本型不伴有原位生殖细胞肿瘤，故应仔细检查肿瘤的实质，以除外有原位生殖细胞肿瘤衍生而来的畸胎瘤或已退变的青春期后型畸胎瘤。故无生精小管的萎缩、睾丸实质的瘢痕、生精小管内微石、坏死或精子发生的障碍。在困难病例，应做染色体 12p 获得的分子检测帮助鉴别。

(陈　杰)

睾丸皮样囊肿（testicular dermoid cyst）　青春期前型畸胎瘤的特殊亚型，主要由类似皮肤的结构构成，与卵巢的类似病变相似。囊壁被覆角化复层鳞状上皮，囊壁纤维组织中见皮脂腺、毛囊等皮肤附属器，囊内充满毛发和角化物。囊壁中可见脂质性异物肉芽肿形成。像其他青春期前型畸胎瘤一样，无原位生殖细胞肿瘤、实质瘢痕或退化性生精小管的病变。这类睾丸畸胎瘤罕见，多发生于年轻男性或儿童。该肿瘤为良性，无转移，睾丸切除可治愈。睾丸皮样囊肿在世界卫生组织（WHO）2016 版睾丸肿瘤组织学分类中作为独立类型分出来，在病理诊断中不应将其笼统地称为成熟性畸胎瘤。

(陈　杰)

睾丸表皮样囊肿（testicular epidermoid cyst）　腔内充满角化物并内衬成熟鳞状上皮细胞的睾丸囊肿。发生机制不明，部分可能是畸胎瘤。常为单囊的、含有黄白色角化物的囊肿，角化物常呈同心圆样平行排列。光镜下为鳞状上皮衬覆的囊肿，但无皮肤附属器或其他成分。在其周围的睾丸实质中，无原位生殖细胞肿瘤。本病良性，完全切除可治愈。

(陈　杰)

睾丸高分化神经内分泌肿瘤（testicular well-differentiated neuroendocrine tumor）　发生在睾丸分化好的神经内分泌肿瘤（类癌）。非常罕见，可发生在儿童和成年人，约占所有睾丸肿瘤的不足 1%。有几种表现形式：单纯的原发性类癌、原发类癌伴畸胎瘤、原发类癌伴表皮样囊肿或皮样囊肿、来源于睾丸外（最常见来源于回肠）类癌的睾丸转移性类癌。

临床上，大多数原发性睾丸类癌表现为无痛性睾丸占位或肿胀，约不足 10%患者有特殊的症状。65%～78%在组织学上为纯的类癌，通常为实性褐色或黄色结节，如有畸胎瘤的成分，则可有囊肿。形态学与中肠的类癌相似，瘤细胞排列成实性巢和腺泡状（图1a），胞质颗粒状嗜酸至淡染，核圆形，染色质呈椒盐状，细胞巢之间有明显纤维性间质。瘤周无原位生殖细胞肿瘤。免疫组化染色显示，瘤细胞表达神经内分泌标志物（图1b，图1c）。约16%可出现转移，转移的病例多为不典型类癌，即有坏死和/或核分裂（2～10）/10HPF。在睾丸类癌中仅有轻度的细胞异型性不足以诊断为不典型类癌。大多数报道的睾丸类癌伴畸胎瘤的病例均为青春期后的男性。

睾丸类癌为低度恶性肿瘤，转移率约为15%，转移者可能多为不典型类癌。

（陈 杰）

qīngchūnqīqiánxíng hùnhéxìng jītāiliú hé luǎnhuángnángliú

青春期前型混合性畸胎瘤和卵黄囊瘤（mixed teratoma and york sac tumor, prepubertal-type）

由青春期前型畸胎瘤和青春期前型卵黄囊瘤混合而成的生殖细胞肿瘤。不伴有原位生殖细胞肿瘤，也无12p染色体扩增。通常见于青春期前的睾丸。本病少见，估计不足青春期前型卵黄囊瘤的1/10，比青春期前型畸胎瘤少见，0～5岁儿童发病率为0.02‰～0.03‰。临床特征与青春期前型畸胎瘤和青春期前型卵黄囊瘤相似，即使仅见到显微镜下的卵黄囊瘤灶，也应诊断为混合性青春期前型生殖细胞肿瘤，临床应按卵黄囊瘤处理。组织学诊断为青春期前型畸胎瘤，但甲胎蛋白（AFP）明显高于该年龄的正常值，临床应考虑混合性青春期前型生殖细胞肿瘤，因小灶卵黄囊瘤很可能漏检。

大体见，因卵黄囊瘤成分通常较少，多数病例大体同青春期前型畸胎瘤。光镜下见，肿瘤具有青春期前型畸胎瘤和青春期前型卵黄囊瘤的组织学特征。与不成熟畸胎瘤形态相近的形态不易看出卵黄囊瘤的成分，如怀疑有卵黄囊瘤成分，应做AFP染色。

混合性青春期前型生殖细胞肿瘤同青春期前型卵黄囊瘤一样，如果卵黄囊瘤成分能准确诊断和处理，存活率可达到100%。

（陈 杰）

hùnhéxìng shēngzhíxìbāo zhǒngliú

混合性生殖细胞肿瘤（mixed germ cell tumor）

肿瘤由两种或更多类型的生殖细胞肿瘤组成。又称一种组织类型以上的非精原细胞性生殖细胞肿瘤。不管有无精原细胞瘤的成分，临床上均称为非精原细胞瘤性肿瘤。单一型生殖细胞肿瘤，如精原细胞瘤、胚胎性癌等含有合体滋养层细胞成分及含肉瘤结构的精母细胞性肿瘤不应看做混合性生殖细胞瘤。曾用畸胎癌这一术语诊断胚胎性癌伴畸胎瘤，卵黄囊瘤伴畸胎瘤，胚胎性癌和卵黄囊瘤伴畸胎瘤，胚胎性癌和精原细胞瘤伴畸胎瘤等，现已将上述多种肿瘤成分的肿瘤均归入混合性生殖细胞肿瘤。

该类肿瘤占睾丸非精原细胞瘤性生殖细胞肿瘤的69%。最常见的组合为胚胎性癌和畸胎瘤、精原细胞瘤或卵黄囊瘤。常以两种以上成分同时出现。发病年龄为20～40岁男性，如肿瘤中有精原细胞瘤成分，其发病年龄介于精原细胞瘤和单纯非精原细胞瘤之间；如无精原细胞瘤成分，发病年龄与单纯非精原细胞瘤相同，以胚胎性癌为主要成分的肿瘤患者年龄稍低些（平均28岁），该类肿瘤在青春期前的儿童极罕见。血清标志物的升高常可反映某些特定成分的存在，如甲胎蛋白（AFP）和人绒毛膜促性腺激素（β-hCG）的升高分别表明肿瘤有卵黄囊瘤成分和滋养细胞成分。

大体形态 瘤体常较大，界限不清，常完全取代睾丸组织。肿瘤因含有不同的成分而有不同

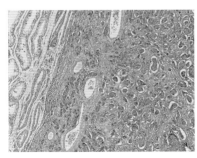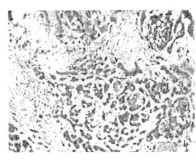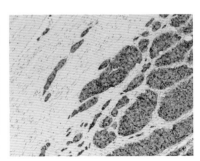

a. HE×100；b. CD56阳性（×100）；c. CgA阳性（×100）。

图1 睾丸类癌

的质地、颜色，灰白色实性常代表精原细胞瘤成分，而非精原细胞瘤成分的区域常有出血、坏死和囊性变。

镜下形态 低倍镜下即可见不同类型生殖细胞肿瘤组织混杂分布。最常见的混合性成分是胚胎性癌和卵黄囊瘤（图1a）。区别绒癌和含有合体滋养细胞的精原细胞瘤很重要，因二者治疗和预后均不同，免疫组化 OCT3/4 可用于鉴别诊断（图1b），CD30 可鉴别胚胎性癌成分。其他较常见的混合形式是：胚胎性癌和畸胎瘤，畸胎瘤和精原细胞瘤，绒毛膜上皮癌和畸胎瘤、胚胎性癌等。据统计47%的患者含有胚胎性癌和畸胎瘤，41%有卵黄囊瘤，40%有合体细胞滋养层细胞。转移瘤中成分约88%与原发瘤相同。在混合性生殖细胞肿瘤中，还有两种比较特殊的形态：多胚瘤和弥漫性胚瘤。

辅助检查 免疫组化染色显示，混合性生殖细胞肿瘤中精原细胞瘤、胚胎性癌、畸胎瘤等相应抗原阳性表达。多数卵黄囊瘤成分，畸胎瘤中的腺上皮和肝样细胞表达 AFP，合体滋养层细胞或绒毛膜上皮癌 β-hCG、妊娠特异性 β1 糖蛋白、人胎盘催乳素（hPL）和胎盘碱性磷酸酶（PLAP）阳性。

鉴别诊断 混合性生殖细胞肿瘤诊断并不困难。当精原细胞瘤和畸胎瘤占绝大部分时，胚胎性癌、卵黄囊瘤和绒癌成分少时不要漏诊，这些成分恶性度较高。必要时可作 AFP、β-hCG、CD30 和细胞角蛋白（CK）等免疫组化染色。

预后 首先取决于手术时肿瘤是否扩展至精索，是否浸润血管以及腹膜后淋巴结有无肿瘤转移，即与肿瘤所处的临床期别有关。其次与肿瘤中非精原细胞瘤成分有关，恶性度比较高的成分有绒癌、胚胎性癌和卵黄囊瘤等。含有胚胎性癌和畸胎瘤者比单纯性胚胎性癌预后好，含有卵黄囊瘤成分的混合性生殖细胞肿瘤的预后也较好。

（陈 杰）

gāowán duōpēiliú

睾丸多胚瘤（testicular polyembryoma）

混合性生殖细胞肿瘤中，由胚胎性癌和卵黄囊瘤构成的特殊类型。在单一型生殖细胞瘤中不常见，在混合型生殖细胞瘤中却较常见。瘤细胞排列成相似于体节前胚胎的结构。光镜下见散在较多所谓的胚胎样小体，小体由3部分结构组成：①立方到柱状胚胎性癌细胞形成的中心胚盘。②由扁平上皮衬覆的背侧羊膜样腔。③和由网状黏液瘤型

卵黄囊瘤细胞构成的腹侧卵黄囊样腔。这些小体周围由黏液样、胚胎型间质围绕。多胚瘤灶仅为混合性肿瘤的一部分，尚无纯的多胚瘤。如果诊断多胚瘤，所相伴的混合性生殖细胞肿瘤也应注明，并应列出所见的成分。

（陈 杰）

gāowán mímànxìng pēiliú

睾丸弥漫性胚瘤（testicular diffuse embryoma）

混合性生殖细胞肿瘤中，以大约等量的有序排列的胚胎性癌和卵黄囊瘤成分混合而成的特殊类型。也可见到少量其他生殖细胞成分，如滋养细胞和畸胎瘤的成分。卵黄囊瘤成分通常以一层扁平的上皮形式与胚胎性癌细胞平行排列，如花环一样内衬或包绕呈环状排列的胚胎性癌细胞，这种排列被形容为项链状。免疫组化染色显示，扁平细胞层通常磷脂酰肌醇蛋白聚糖3（GPC-3）和甲胎蛋白（AFP）阳性，表明其为卵黄囊瘤细胞。如果诊断弥漫性胚瘤，所相伴的混合性生殖细胞肿瘤也应注明，并应列出所见的成分。

（陈 杰）

gāowán tuìhuàxìng shēngzhí xìbāo zhǒngliú

睾丸退化性生殖细胞肿瘤（testicular regressed germ cell tumor）

经部分或完全退化，仅在睾丸中留下分界清楚的结节性或纤维化瘢痕的睾丸生殖细胞肿瘤。占睾丸生殖细胞肿瘤不足5%。生殖细胞肿瘤的自发性退化常首先表现为转移，最常见的症状为腹膜后占位引起的背痛，其次的临床表现依次为睾丸肿大、血清标志物升高和睾丸疼痛。很多退化性生殖细胞肿瘤有腹膜后转移，曾认为是原发性生殖细胞肿瘤，但后续研究发现大多数病

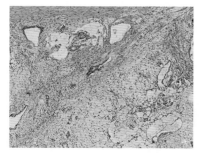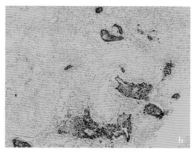

a. HE×100；b. OCT3/4 阳性（×100）。

图1 混合性生殖细胞肿瘤

例均在睾丸发现有退变的肿瘤。

光镜下见，睾丸原发肿瘤完全退变和坏死，尤其是绒毛膜癌，仅见增生的纤维组织构成的瘢痕组织，内见苏木精小体、钙化灶、吞噬含铁血黄素的巨噬细胞及慢性炎症细胞。瘢痕中可见残留的生精小管，腔内钙化，也可见不能分类的精曲小管内生殖细胞肿瘤（IGCNU），残留少量肿瘤组织，如畸胎瘤组织。睾丸原发肿瘤组织几乎不存在，也称"燃尽"的生殖细胞肿瘤。转移肿瘤的组织成分常与睾丸残留的肿瘤不同。

（陈 杰）

gāowán xìngsuǒ-jiānzhì zhǒngliú

睾丸性索-间质肿瘤（testicular sex cord-stromal tumor）

一组包含单纯性索的肿瘤、单纯间质的肿瘤或两者混合的睾丸肿瘤。是睾丸第二大类肿瘤，但仅占成年人睾丸肿瘤的 2%～5%，约占婴儿和儿童睾丸肿瘤的 25%。包括间质细胞瘤、支持细胞瘤、大细胞钙化型支持细胞瘤、小管内大细胞透明变支持细胞瘤、成年人型颗粒细胞瘤、幼年型颗粒细胞瘤、卵泡膜瘤、纤维瘤、混合性和未分类的性索/性腺间质肿瘤及新近出现的肌样性腺间质肿瘤等。多为无功能性，少数患者可伴有女性化或同性性早熟。绝大多数临床呈良性经过，约 5% 为恶性。

（陈 杰）

gāowán jiānzhìxìbāoliú

睾丸间质细胞瘤（testicular Leydig cell tumor）

由正常发育和演化的间质细胞成分构成的睾丸肿瘤。是睾丸最常见的性索间质肿瘤，占睾丸肿瘤的 1%～2%，在婴儿和儿童约占 3%，个别病例可伴有克兰费尔特（Klinefelter）综合征，偶尔可伴有因胚系 FH 突变而发生的遗传性平滑肌瘤病

和肾细胞癌。5%～10% 的患者有隐睾病史。20～50 岁最常见，5～10 岁也有较小的发病高峰。

临床表现 最常见的症状是睾丸无痛性增大，15% 的患者有男性乳腺发育，性欲和性功能可能受损。在儿童、青春期性早熟也常见。常有血清中睾酮、雄烷二酮、脱氢表雄酮升高，雌激素和雌二醇也可升高。约 3% 患者肿瘤累及双侧睾丸。约 5% 成年患者呈恶性临床经过，出现转移，儿童未见恶性病例报道。

大体形态 肿瘤呈实性结节，直径 0.5～10cm，多数为 2～5cm，切面肿瘤界限清楚，质地软而均一，呈黄色、棕色、灰白色，可见纤维性条索，约 25% 的病例见出血坏死灶，10%～15% 的病例肿瘤侵至睾丸外。

镜下形态 瘤细胞多数呈中等至大的多角形，胞质丰富嗜酸性，胞界清楚。胞质含多少不等的脂质，至使细胞透明、空泡状或泡沫状，30%～40% 的病例见赖因克（Reinke）结晶，多位于胞质内，也见于核内和间质中，嗜酸性，纵切呈棒状，横切呈圆形。约 15% 的病例瘤细胞胞质内见脂褐素。部分瘤细胞呈梭形，胞质窄，如梭形细胞占肿瘤的大部分区域，有人将其称为未分类间质肿瘤。有些病例中见灶性或弥漫性脂肪细胞，与肿瘤细胞相移行，此为脂肪化生。细胞核圆形、椭圆形，大小较一致，核仁明显，可见双核及多核细胞，一些核有轻度异型性。核分裂罕见。瘤细胞以弥散片状分布为主，也有小巢状、缎带状和条索状结构。肿瘤间质少，多为毛细血管网、血窦和纤细的纤维组织。偶尔间质水肿，可见砂砾体。

辅助检查 免疫组化染色显

示，肿瘤细胞钙网膜蛋白（calretinin）、SF1、CD99、Melan-A、α-抑制素（α-inhibin）阳性，嗜铬粒蛋白 A（CgA）、突触素（Syn）和细胞角蛋白（CK）有不同程度表达，不足 10% 的病例 S-100 蛋白阳性。少部分细胞胎盘碱性磷酸酶（PLAP）阳性。

鉴别诊断 主要应与以下疾病鉴别：①结节状间质细胞增生：在隐睾或其他情况，如克兰费尔特综合征（睾丸小、体毛、阴毛少，47, XXY 核型，生精小管纤维化等），睾丸内见间质细胞结节状增生，常是多灶性，病变较小，不破坏生精小管，而间质细胞瘤常为单一性瘤结节，直径超过 0.5cm。②肾上腺生殖器综合征的睾丸病变：由于 21-羟化酶缺失，所以又称失盐性肾上腺生殖器综合征。患者睾丸内见肾上腺皮质细胞样细胞弥散性或结节状增生，常为双侧，位于睾丸局部，形成瘤样结节。增生细胞胞质丰富，嗜酸性，含有大量脂褐素，致使病灶大体上呈绿色或黑绿色。常伴有透明变性的纤维性间质，增生的间质细胞中不见赖因克（Reinke）结晶。

预后 行睾丸切除后预后良好。约 5% 的病例呈恶性经过，但在无转移的证据时，组织病理判断恶性的标准不完全可靠，因此，需对术后患者定期观察。青春期前儿童恶性间质细胞瘤未见报道。

（陈 杰）

gāowán èxìng jiānzhìxìbāoliú

睾丸恶性间质细胞瘤（testicular malignant Leydig cell tumor）

起源于睾丸间质细胞的恶性肿瘤。约 5% 的睾丸间质细胞瘤为恶性，特点包括：瘤体常较大（直径>5cm），细胞异型性明显，核

分裂多（>3/10HFP），有坏死，肿瘤边缘呈浸润性生长和浸润血管。诊断恶性间质细胞瘤应满足以上两项以上指标。恶性间质细胞的 DNA 为异倍体，MIB-1 增生活性增强，而良性者 DNA 为整倍体，MIB-1 增生活性低。治疗通常行睾丸根治术和腹膜后淋巴结切除。此肿瘤对放疗、化疗不敏感，患者生存期短，多数死于肿瘤转移。

（陈 杰）

gāowán pǔtōngxíng zhīchíxìbāoliú

睾丸普通型支持细胞瘤（Sertoli cell tumor, not otherwise specified）

一种由显示局灶管状分化的性索细胞构成的睾丸肿瘤。非常少见，约占所有睾丸肿瘤的 1%，发病年龄 15~80 岁，平均年龄 45 岁。多数以睾丸肿大就诊。多数为单侧，也可双侧受累。少数肿瘤产生雌激素，患者有男性乳腺发育和阳痿，多数为散发，少数与遗传综合征有关，如雄激素不敏感综合征，卡尼（Carney）综合征和波伊茨－耶格（Peutz-Jeghers）综合征。

大体见，肿瘤呈实性结节状或分叶状，大多数直径 2~5cm，平均 3.5cm。有明显硬化的肿瘤一般较小，平均 1.7cm。切面多数肿瘤界限清楚，质地均匀，较硬，灰褐、灰黄或灰白色，极少数呈囊性，出血坏死不常见。

光镜下见，瘤细胞圆形或柱形，核圆、椭圆或长形，可见核沟和核内胞质包涵体，核仁中等大小。胞质内含脂质大空泡或多个小空泡，有时胞质明显嗜酸性。核分裂不常见，多数病例 <5/10HPF，15% 左右的病例 >5/10HPF。肿瘤细胞呈管状排列，中心实性或有腔，也可呈条索状、网状排列（图 1a），管状周和条

索旁见基底膜样物质。一些肿瘤主要呈实性片状和结节状，但仍可见分化好的小管结构。肿瘤间质中等量，为无细胞纤维或透明变性组织，可见扩张的血管和水肿状间质，约 10% 的病例见钙化。

免疫组化染色显示，90% 病例波形蛋白（vimentin）阳性，80% 细胞角蛋白（CK）阳性，50% α-抑制素（α-inhibin）阳性（图 1b），60%~70% β 联蛋白（β-catenin）核阳性，钙网膜蛋白（calretinin）、SF1、CD99、Melan-A 和 WT-1 也阳性，AE1/AE3、嗜铬粒蛋白 A（CgA）、突触素（Syn）也常阳性，上皮膜抗原（EMA）阳性程度不一，但在一组恶性支持细胞瘤中为阳性。肿瘤也表达 vimentin 和 S-100 蛋白。在大多数病例中，SOX9 核阳性。电镜下典型表现为发育好的高尔基复合体、脂滴和晚期桥粒。

本病主要与以下疾病鉴别：①间质细胞瘤：瘤细胞主要呈弥漫分布，可见赖因克（Reinke）结晶和脂褐素，不见钙化。②支持细胞结节：后者常较小，由被覆不成熟支持细胞小管聚集而成，有明显基底膜结构。

大多数支持细胞瘤为良性，约 5% 可发生转移（见睾丸恶性支持细胞瘤）。

（陈 杰）

gāowán dàxìbāo gàihuàxíng zhīchí xìbāoliú

睾丸大细胞钙化型支持细胞瘤（large cell calcifying Sertoli cell tumor of testis）

由具有丰富的嗜酸性胞质和局灶或弥漫钙化的支持细胞构成的特殊睾丸肿瘤。很少见。多发生于年轻人，最小 2 岁，平均年龄 16 岁。约 60% 为散发，约 40% 伴遗传性综合征，如卡尼综（Carney）合征、波伊茨－耶格（Peutz-Jeghers）综合征和内分泌异常，如性早熟和男性乳腺发育。大多数为良性，20% 为恶性，其发病年龄较大，平均年龄 39 岁。40% 的患者双侧发生，而且常为多灶性。

大体见，肿瘤直径 1~15cm，良性肿瘤平均为 1.4cm，恶性肿瘤为 5.4 cm。与卡尼综合征有关者通常为散在的小肿瘤和双侧。肿瘤常为分叶状，境界清楚，大部分或全部为实性，黄褐色。恶性者可见有坏死和出血。光镜下见，瘤细胞大，多角形，立方，柱状，胞质丰富，嗜酸性，部分细胞内含小脂滴或大的脂质空泡。细胞核大，圆形，空泡状，核仁明显，核分裂罕见。瘤细呈实性巢、条索或腺管状排列。间质为疏松黏液样或胶原纤维组织，间质中常伴大量中性粒细胞和大小不等的钙化灶，呈波纹状、层状、

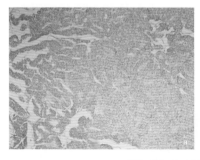
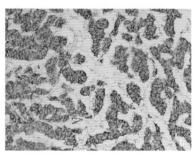

a. HE×100；b. inhibin 阳性（×100）。

图 1 睾丸支持细胞瘤

砂砾体样或斑片状。部分病例缺乏钙化。约40%的病例可见生精小管内肿瘤。电镜下可见由纤维丝组成的沙尔科-伯切尔（Charcot-Böttcher）结晶。

免疫组化染色显示，α-抑制素（α-inhibin）、S-100蛋白和SF1阳性。与很多支持细胞瘤不同，β联蛋白（β-catenin）细胞核阴性。

本病需与睾丸间质细胞瘤鉴别：间质细胞瘤常一侧睾丸发生，无间质钙化灶，无生精小管内扩散，瘤细胞胞质内见赖因克（Reinke）结晶和脂褐素。

本病恶性行为不常见。如有以下两项以上可视为恶性：肿瘤>4cm、核分裂>3/10HPF、明显的异型性、淋巴管-血管浸润和睾丸外生长。

（陈 杰）

gāowán xiǎoguǎn nèi dàxìbāo tòumíngbiànxìng zhīchíxìbāoliú

睾丸小管内大细胞透明变性支持细胞瘤（testicular intratubular large cell hyalinizing Sertoli cell neoplasia）

发生在波伊茨-耶格（Peutz-Jeghers）综合征患者中生精小管内大的支持细胞肿瘤性增殖伴有明显的基底膜沉积。组织学上同大细胞钙化型支持细胞瘤有重叠，但在临床表现、基因改变和小管内生长均有不同。导致波伊茨-耶格综合征的STK11基因胚系突变在其发生上其重要作用。临床上，通常为青春期前男性出现乳腺发育，这是因为肿瘤产生芳香酶，可将雄激素转换成雌激素。体检或影像学检查可发现睾丸病变，通常较小（1~3mm）。组织学上，睾丸内可见散在扩张的生精小管内充满大的淡染或嗜酸性胞质的支持细胞，细胞核圆形或卵圆形，染色质细，可见小核仁。核分裂不明显，小管周围有明显增厚的基底膜围绕，基底膜可突入管腔形成球状嗜酸性沉淀。在此基础上可有钙化。少见情况下，肿瘤可侵及间质。免疫组化染色显示，瘤细胞α-抑制素（α-inhibin）、芳香酶和AE1/AE3阳性。本病均为良性，推荐用芳香酶抑制剂进行保守治疗。

（陈 杰）

gāowán yìnghuàxìng zhīchíxìbāoliú

睾丸硬化性支持细胞瘤（testicular sclerosing Sertoli cell tumor）

一种具有明显间质硬化的支持细胞瘤亚型。罕见。发生于成年人，平均年龄35岁。患者多因睾丸无痛性肿大就医。多数瘤体相对较小，直径0.4~1.5cm。切面肿瘤呈灰白、棕黄色至黄色，境界清楚，质硬。光镜下见，瘤细胞呈立方形或柱状，细胞核小而深染，部分核大呈空泡状。胞质淡染，部分细胞质含脂质空泡。多数细胞异型性不明显，少数病例细胞异型性明显，核分裂易见。瘤细胞呈实性包巢、小管状和条索状排列。间质为致密硬化性纤维组织。肿瘤中见内陷的非肿瘤性生精小管，也是结构的特征。

（陈 杰）

gāowán èxìng zhīchíxìbāoliú

睾丸恶性支持细胞瘤（testicular malignant Sertoli cell tumor）

睾丸中具有明显核异型性、核分裂增多和/或明显出血坏死等恶性征象的支持细胞瘤。在普通型（非特殊类型）支持细胞瘤中恶性者罕见，至今报告的病例不到50例。发病年龄与良性者相同，从儿童到老人，临床上多为睾丸无痛性肿大，部分以腹股沟、腹膜后和或锁骨上淋巴结转移为首发症状，约1/3病例有男性乳腺发育，但这不是恶性者特殊的症状。

大体见，肿瘤常比良性支持细胞瘤大，直径常大于5cm，肿瘤切面常境界不清，出血和坏死灶常见。光镜下见，瘤细胞形态和生长方式亦与良性型相似，形态结构更加多样化，瘤细胞实性片状排列最突出。细胞核多形性，可见一个或多个核仁，核分裂多，常>5/10HPF。可见出血和坏死灶，可见浸润血管和淋巴管。纤维性间质，透明变性和黏液样间质不常见。

免疫组化染色显示，肿瘤细胞细胞角蛋白（CK）、波形蛋白（vimentin）和上皮膜抗原（EMA）阳性，α-抑制素（α-inhibin）和S-100蛋白弱阳性，胎盘碱性磷酸酶（PLAP）和癌胚抗原（CEA）阴性。免疫组化有助于确定支持细胞瘤，但对鉴别良恶性无帮助。

本病主要应与普通型支持细胞瘤鉴别：细胞核异型性明显，核分裂多，出血和坏死灶及脉管浸润等是恶性型诊断的重要指标，同时具有上述指标中的3项诊断恶性更可靠。其次与精母细胞型精原细胞瘤鉴别：后者常见生精小管内生长，肿瘤由3种不同大小细胞构成。

（陈 杰）

gāowán kēlìxìbāoliú

睾丸颗粒细胞瘤（testicular granulosa cell tumor）

发生在睾丸的与卵巢颗粒细胞瘤类似的肿瘤。罕见。有两种组织亚型：成人型颗粒细胞瘤和幼年型颗粒细胞瘤两种组织学类型。≥20%肿瘤可发生转移。

（陈 杰）

gāowán chéngrénxíng kēlìxìbāoliú

睾丸成人型颗粒细胞瘤（adult type granulosa cell tumor of testis）

与卵巢囊状卵泡的颗粒

细胞类似的性索细胞构成的睾丸肿瘤。发病年龄 16~76 岁，平均 44 岁。约半数病例有男性乳腺发育。血清 α-抑制素（α-inhibin）和抗米勒激素（AMH）升高。

大体见，肿瘤直径 1~13cm，切面肿瘤境界清楚，有者有包膜，质硬，呈淡黄色或黄色，实性，可见小囊腔。光镜下见，肿瘤细胞小，圆形，多边形，胞质少。细胞核相对较大，圆形或椭圆形，部分可见核沟（咖啡豆样核），1~2 个偏位的大核仁。异型细胞和核分裂不常见，细胞呈小滤泡、大滤泡、岛状、小梁状、环状、实性片状和假肉瘤样结构。小滤泡结构最常见，细胞围绕着嗜酸性物质栅栏状排列［考尔-埃克斯纳（Call-Exner）小体］。局部细胞梭形，呈卵泡膜细胞分化，肿瘤细胞与生精小管混合分布，或浸润到白膜。罕见情况下，瘤细胞可黄素化，可见坏死和出血。

免疫组化染色显示，瘤细胞波形蛋白（vimentin）、α-inhibin、钙网膜蛋白（calretinin）和 CD99 阳性，Melan-A、FOXL2、平滑肌肌动蛋白（SMA）、S-100 蛋白也可阳性，低分子细胞角蛋白（CK）可呈不同程度的阳性（通常为核旁，呈点状），上皮膜抗原（EMA）阴性，缺乏 β 联蛋白（β-catenin）核阳性。若瘤体较大（直径>4cm），有出血、坏死或浸润脉管，应考虑恶性。20%以上可发生转移。

（陈 杰）

gāowán yòuniánxíng kēlìxìbāoliú

睾丸幼年型颗粒细胞瘤 （juvenile type granulosa cell tumor of testis）

发生在睾丸的通常显示实性和滤泡性生长的颗粒细胞瘤。多发生在 1 岁以内婴儿，1 岁以上罕见，约 30%发生于腹腔内

隐睾，20%有外生殖器两型畸形，患者核型异常，呈 45, X/46, XY 嵌合体或 Y 染色体结构异常。临床上多为阴囊或腹腔内的无痛性包块，多发生在左侧。

大体见，肿瘤常为囊性，伴实性区，肿瘤直径 0.8~5cm，囊壁薄，囊内含有黏稠液体，实性区呈灰白或灰黄色。光镜下见，囊壁衬以不同层次的卵巢颗粒样细胞，肿瘤细胞圆形，多角形，胞质少，空泡状或嗜酸性，部分细胞呈短梭形似卵泡膜细胞。细胞核圆形，淡染，核仁不清楚，核分裂少见。肿瘤实性区内可见结节状或片状分布的肿瘤细胞，间质为增生的纤维组织伴明显的玻璃样变性。偶见考尔-埃克斯纳（Call-Exner）小体。囊腔内含粉染的液体及黏液。免疫组化染色显示，瘤细胞波形蛋白（vimentin）、SOX9、α-抑制素（α-inhibin）、钙网膜蛋白（calretinin）和 CD99 阳性 vimentin、细胞角蛋白（CK）和平滑肌肌动蛋白（SMA）也可阳性。

本病主要应与卵黄囊瘤鉴别，后者一般发生于年龄稍大的幼儿，平均年龄 16~17 个月，组织学结构复杂，微囊，网状及内胚窦样结构常见，免疫组化染色甲胎蛋白（AFP）阳性，而幼年型颗粒细胞瘤阴性。睾丸幼年型颗粒细胞瘤多为良性。

（陈 杰）

gāowán luǎnpàomóliú xiānwéiliú

睾丸卵泡膜瘤纤维瘤 （tumor of thecoma-fibroma group of testis）

发生在睾丸，类似于卵巢卵泡膜纤维瘤、由梭形细胞和不同含量胶原成分构成的良性肿瘤。多数为性腺间质来源的纤维瘤。罕见。发病年龄从青春期儿童到老年，平均 45 岁。表现为睾丸无

痛性肿物，绝大多数为单侧。不伴内分泌症状，无复发和转移。

大体见，肿瘤结节质硬，境界清楚，无包膜，直径 0.5~8cm，黄白色或白色，无出血和坏死。可位于睾丸中心，但常邻近白膜或睾丸网。光镜下见，梭形细胞呈束状或旋涡状排列，细胞密度和胶原纤维数量可以有变化，细胞异型性不明显，核分裂少见，个别病例核分裂可多至 5/10HPF。间质中含较多小血管，生精小管可陷于肿瘤中。肿瘤中不含支持细胞和颗粒细胞。

免疫组化染色显示，肿瘤细胞波形蛋白（vimentin）和平滑肌肌动蛋白（SMA）阳性，少数细胞结蛋白（desmin）、S-100 蛋白和细胞角蛋白（CK）阳性，α-抑制素（α-inhibin）、钙网膜蛋白（calretinin）、CD34、Bcl-2 也可不同程度阳性。电镜见肿瘤细胞显示成纤维细胞和肌成纤维细胞的特点。

本病需与平滑肌瘤鉴别：睾丸平滑肌瘤非常罕见，肿瘤细胞明显平滑肌分化，相应免疫组化染色有助于鉴别。与纤维肉瘤鉴别：后者罕见于睾丸，细胞异型性明显。

（陈 杰）

gāowán hùnhéxíng hé wèifēnlèixíng xìngsuǒ-jiānzhì zhǒngliú

睾丸混合型和未分类型性索-间质肿瘤 （mixed and unclassified sex cord-stromal tumor of testis）

由分化良好的性索成分和性腺间质细胞混合构成睾丸肿瘤。性索成分常见的为支持细胞、间质细胞和颗粒细胞。多见于中老年男性，常见症状是睾丸肿大。

大体见，肿瘤大小变化较大，大者可取代整个睾丸。肿瘤境界

清楚，灰白或淡黄色。光镜下见，未分类型肿瘤由性索型上皮细胞的不同成分构成，但很难分到支持细胞瘤或颗粒细胞瘤中。常有明显的纤维间质。细胞的异型性和核分裂多少不一。混合型肿瘤由分化好的性索-间质不同形式、不同比例的组合，具有卵巢支持-间质细胞瘤组织学特征的肿瘤在卵巢常见，而在睾丸罕见，支持细胞呈空心或实性小管状排列，其间见片状增生的睾丸间质（Leydig）细胞。有些肿瘤中可见颗粒细胞和卵泡膜细胞分化。该肿瘤绝大多数为良性，但每种成分可出现恶性，恶性报道不多。分化好的不同成分表达相应抗原，未分化的成分 S-100 蛋白、平滑肌肌动蛋白（SMA）、结蛋白（desmin）和细胞角蛋白（CK）阳性。

（陈　杰）

gāowán jīyàng xìngxiàn jiānzhì zhǒngliú

睾丸肌样性腺间质肿瘤（testicular myoid gonadal stromal tumor）

由具有平滑肌和性腺间质特征的梭形细胞构成的睾丸肿瘤。非常罕见。年龄 4～59 岁，以中年男性为主，中位年龄为 41 岁。患者无激素失衡的症状，多表现为睾丸肿块。

大体见，肿瘤直径为 1.2～3.5cm，多邻近睾丸网。界限清楚，但无包膜。光镜下见较一致的梭形细胞交织密集短束状排列，之间可见明显的胶原沉积。细胞核呈圆锥形，染色质细，核仁不明显或仅有小核仁。偶见核分裂。胞质少，常为淡染或弱嗜酸性。偶可见扩张的血管。免疫组化染色显示，瘤细胞同时表达 SMA 和 S-100 蛋白，FOXL2 和 SF1 也可阳性，但 SOX9、钙调蛋白结合蛋白（h-caldesmon）和钙网膜蛋白（calretinin）阴性，α-抑制素（α-inhibin）常呈弱及局灶阳性。

本病需与以下疾病鉴别：①纤维瘤：主要根据免疫组化，纤维瘤 S-100 蛋白阴性，通常 SOX9、α-抑制素和钙结合蛋白阳性。②平滑肌瘤：胞质更嗜酸，核较圆钝，S-100 蛋白阴性。③未分类的性索-间质肿瘤：有性索成分，网织纤维染色可显示围绕性索细胞团，间质细胞则有网状纤维分别包绕。

（陈　杰）

gāowán xìngxiàn mǔxìbāoliú

睾丸性腺母细胞瘤（testicular gonadoblastoma）

由生殖细胞和类似于不成熟颗粒细胞的性索细胞构成的睾丸肿瘤。罕见，约 50% 见于某种类型的性腺发育不全个体，有时有遗传性。这些性发育疾病是由男性发育（46, XY）途径所必需的基因突变或缺失所致，自 Y 染色体性别决定区（SRY）始，然后为 SOX9/WT1、SF1 等，导致性腺发育不良。常多个基因受累。性腺组织中一定含有 Y 染色体的 GBY 区段，包括编码睾丸特异性 Y 蛋白的候选基因。这条通路表达紊乱导致相似于颗粒细胞而非支持细胞的不成熟性索细胞的出现。在低男性化的情况下，胚胎生殖细胞的成熟延迟提供了一个胚胎基因和早期分化基因（尤其是编码 OCT3/4 的 *POU5F1* 和 *TSPY*）共表达的窗口，加之 KIT/KIT 配体信号的增强，促进了生殖细胞向原位生殖细胞肿瘤样细胞的肿瘤性转化。

临床表现　70% 患者因模棱两可的外生殖器而就诊于新生儿期。45, X/46, XY 嵌合体的患者可有特纳（Tuner）综合征的特点。外表为女性的患者，表现为无月经。罕见情况下，性腺母细胞瘤可见于胎儿睾丸。性腺母细胞瘤可发生在位于腹腔、腹股沟或阴囊的发育不良的睾丸内。如为条索状性腺，则在腹腔内。约 40% 为双侧。

染色体组型和 Y 染色体物质患者的性腺母细胞瘤发生率为 15%～25%。80% 的患者表型为女性，20% 为男性，无论性别表型如何，几乎都有 1 条 Y 染色体。罕见于基因型和表型均为男性者。多数小于 20 岁，约 40% 患者累及双侧睾丸。多数性腺母细胞瘤是良性，10%～15% 病例伴有浸润性生殖细胞肿瘤，以精原细胞瘤多见，也可以为胚胎性癌、卵黄囊瘤、绒癌和畸胎瘤等。

大体形态　肿瘤大小不一，微小至 8cm 不等。切面实性，灰黄色或灰白色结节，伴沙砾样钙化。约 20% 伴有发育不良的睾丸，20% 伴有条索状性腺，其余整个性腺被性腺母细胞瘤或浸润性生殖细胞肿瘤所取代。

镜下形态　肿瘤由胞质丰富的大圆形生殖细胞样细胞（似精原细胞瘤细胞）和小的性索细胞两种细胞构成。肿瘤常见 3 种生长方式：①肿瘤细胞组成圆形或不规则的细胞巢，巢中性索细胞包绕圆形透明变性的基底膜样结节，结节可钙化，可融合成大的钙化灶，性索细胞胞质透明。②性索细胞围绕着大的生殖细胞。③生殖细胞位于细胞巢的中心，性索细胞在外周呈规则的环状排列。增生的颗粒样细胞巢中可见考尔-埃克斯纳（Call-Exner）小体。与间质（Leydig）细胞相似的肿瘤细胞呈多角形，胞质丰富，嗜酸性，但不见赖因克（Reinke）结晶。约 50% 的性腺母细胞瘤中有生殖细胞瘤，主要是精原细胞瘤，8%的病例有其他类型生殖细胞肿瘤。可见生精小管内原位生殖细胞肿瘤。

辅助检查 免疫组化染色显示，肿瘤细胞 VASA 蛋白、睾丸特异性蛋白 Y（TSPY）和 P53 阳性；间质细胞样细胞 α-抑制素（α-inhibin）、钙网膜蛋白（cal-retinin）和 FOXL2 阳性；支持细胞则 SOX9 阳性，FOXL2 阴性。生精小管内恶性细胞 PLAP 和 c-Kit 阳性。遗传学检查：性腺母细胞瘤中的生殖细胞是异倍体。荧光原位杂交（FISH）检测该肿瘤含 Y 染色体物质。

鉴别诊断 本病应与支持细胞瘤、间质细胞瘤和颗粒细胞瘤鉴别，这些肿瘤不含生殖细胞样大细胞。也应与含生殖细胞的支持细胞增生结节相鉴别，性腺母细胞瘤很少发生于正常男性，这类肿瘤中可见生精小管内原位生殖细胞肿瘤。

预后 单一型性腺母细胞瘤预后较好。含有精原细胞瘤样细胞预后尚可。含有其他恶性生殖细胞成分预后差，睾丸切除后需要进一步放疗或化疗，性腺母细胞瘤发生于不能生育的患者，双侧睾丸受累概率较高，对侧睾丸异常或为隐睾时也应切除。

（陈　杰）

gāowán luǎncháo shàngpíxíng zhǒngliú

睾丸卵巢上皮型肿瘤（testicular tumor of ovarian epithelial type）

原发于睾丸和邻近组织形态类似于卵巢表面上皮肿瘤的肿瘤。睾丸同卵巢一样表面被覆间皮细胞（生发上皮），但睾丸良性。交界性和恶性浆液性、黏液性肿瘤、布伦纳（Brenner）肿瘤、子宫内膜样癌和透明细胞癌罕见，而卵巢生发上皮型肿瘤是第一大组肿瘤，这可能与睾丸不像卵巢那样在生育年龄期经常排卵，卵巢表面破损，生发上皮下陷有关。睾丸该肿瘤的发生可能是在间皮细胞米勒源性上皮化生基础上发展而来，也可能起源于睾丸实质中胚胎性间皮包涵囊肿。多发生于年轻男性，发病年龄14~68 岁。主要症状是阴囊增大。

大体见，肿瘤大体表现因肿瘤类型的不同而不同，囊性病变多为交界性浆液性肿瘤，也可能是黏液性肿瘤，实性病变多为癌。光镜下见，肿瘤多数为交界性（低度恶性）浆液性囊腺瘤，组织学结构与卵巢相应肿瘤相同，分枝乳头结构，被覆多层浆液型上皮，上皮细胞芽状突起，乳头轴心为纤维血管组织。浆液性腺癌呈明显间质浸润性生长，并见纤维组织增生和砂砾体。少数病例为子宫内膜样癌，良性、交界和恶性黏液性肿瘤，组织学结构同相应的卵巢肿瘤。

睾丸和睾丸周围区布伦纳肿瘤，平均年龄57.7 岁。大体呈实性或囊性。光镜下见，囊腔被覆移行上皮，实性区见移行上皮细胞巢和丰富的梭形细胞间质。多数为良性。交界性浆液性肿瘤应与间皮瘤鉴别，前者乳头粗大，上皮细胞芽状突起和复层化明显，并见较多砂砾体。免疫组化染色有助于鉴别，乳头状浆液性肿瘤细胞角蛋白（如 CAM5.2、AE1/AE3）、上皮膜抗原（EMA）、WT-1、PAX8 和 CA125 阳性，而间皮瘤标志物阴性。

（陈　杰）

gāowán línbāliú

睾丸淋巴瘤（testicular lymphoma）

原发于睾丸或由其他部位播散而来的淋巴瘤。原发淋巴瘤占睾丸肿瘤的2%，占所有睾丸淋巴瘤的40%~60%。主要见于老年人，平均发病年龄为60 岁，淋巴瘤占60 岁以上老年睾丸肿瘤病例的一半。常见症状是睾丸无痛性肿大，可伴发热，体重下降等，约20%的病例双侧睾丸先后受累。

大体见，睾丸及其周围弥漫性增大，切面肿瘤界限不清楚，呈灰白色或灰褐色，质地细腻呈鱼肉状，有出血和坏死。肿瘤常扩散至睾丸外，累及附睾或精索。光镜下见，瘤细胞在睾丸间质中弥漫性浸润性生长，生精小管仍存在，中心部生精小管被破坏。肿瘤细胞常侵入脉管、白膜及扩散至附睾、精索和睾丸旁组织。90%睾丸淋巴瘤是 B 细胞型，且大多数是弥漫大 B 细胞淋巴瘤（图1）。原发性黏膜相关淋巴瘤、滤泡型淋巴瘤、T 细胞淋巴瘤、Ki-1 阳性间变型大细胞淋巴瘤及鼻型 NKT 淋巴瘤和粒细胞肉瘤等均少见。儿童睾丸的淋巴瘤主要继发于伯基特（Burkitt）淋巴瘤、弥漫大 B 细胞淋巴瘤和淋巴母细胞淋巴瘤。青春期前的儿童睾丸原发的滤泡型淋巴瘤，由于典型的 Ⅲ 级滤泡型淋巴瘤的形态特征（弥漫大 B 细胞区域），免疫组化染色不同的 CD10 阳性和 Bcl-6 阳性；遗传学特点是不表现 t（14；18）易位，Bcl-2 重排和 p53 异常，表明儿童睾丸原发的滤泡性淋巴瘤可能是一种特有疾病类型。

（陈　杰）

gāowán jiāngxìbāoliú

睾丸浆细胞瘤（testicular plasmacytoma）

多发性骨髓瘤累及睾丸。比淋巴瘤少见，原发性浆细胞瘤罕见。平均年龄为55 岁。常先后双侧睾丸受累。异型的浆细胞结节状分布于生精小管间，浸润和破坏生精小管，也可侵及

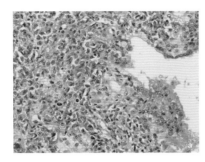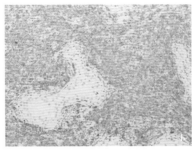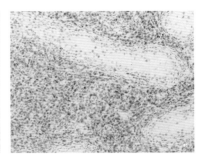

a. HE×200；b. CD20 阳性（×200）；c. MUM-1 阳性（×200）。

图 1　睾丸弥漫大 B 细胞淋巴瘤

血管和白膜。行单克隆抗体免疫组化染色，若免疫球蛋白 κ 或 λ 轻链限制性阳性，可确诊。

（陈　杰）

jíhéguǎn hé gāowánwǎng xiànliú

集合管和睾丸网腺瘤（adenoma of collecting duct and rete）

发生在集合管和睾丸网的良性腺瘤。罕见。发病年龄 30～74 岁。位于睾丸门部，呈囊实性。光镜下见，由小管构成的息肉状结节突入睾丸网扩张的腔内，小管被覆立方或柱状上皮细胞，似支持细胞，细胞无异型性。在切除的睾丸标本中可偶然发现睾丸网上皮反应性增生，似腺瘤。

（陈　杰）

jíhéguǎn hé gāowánwǎng xiàn'ái

集合管和睾丸网腺癌（adenocarcinoma of collecting duct and rete）

发生在集合管和睾丸网的恶性上皮性肿瘤。发病年龄 31～79 岁，多见于 60 岁以上男性。常见症状为阴囊肿物，伴疼痛或触痛，也可表现鞘膜积液、附睾炎等症状。

大体见，肿物位于睾丸门部，无包膜，质硬韧，界限不清，灰白色，肿瘤最大直径 1～10cm。部分病例肿瘤结节状肿物镶嵌于鞘膜和精索内。有时在鞘膜上见孤立性结节。光镜下见，癌细胞在睾丸网扩张的腔隙之间浸润性生长，呈筛状、实性片状排列，在扩张的睾丸网腔内癌细胞呈乳头状结构。腺癌浸润睾丸实质，在生精小管之间生长，生精小管萎缩。癌组织也可直接侵至附睾和睾丸周围组织。

本病诊断标准是：无组织学上相似的阴囊外原发性肿瘤；肿瘤中心位于睾丸门部，没有传统的生殖细胞或非生殖细胞肿瘤，即可除外上述肿瘤累及睾丸网；光镜下肿瘤细胞与睾丸网正常上皮细胞相移行。

本病主要应与以下疾病鉴别：①恶性间皮瘤：间皮瘤细胞呈立方形，顶部呈圆顶状，少数细胞呈柱状，而腺癌主要呈柱状；高分化上皮性间皮瘤在细胞表面可见一圆圈形"刷状缘"，电镜下为丰富的微绒毛，免疫组化染色 HBME-1 细胞表面"刷状缘"阳性。而腺癌细胞很少有"刷状缘"，因此也没有相应电镜和免疫组化特征。100% 的间皮瘤钙网膜蛋白（calretinin）、CK56、间皮蛋白（mesothelin）阳性，而肺腺癌 100% 的 MOC-31、Ber-Ep4、上皮膜抗原（EMA）阳性。在睾丸网腺癌和恶性间皮瘤相鉴别时可采用此免疫组化染色。②转移性腺癌：全面查体，详细了解病史在鉴别中有重要意义；镜下观察如发现睾丸网正常上皮、增生上皮与腺癌细胞有移行现象，则支持原发性腺癌的诊断。

本病预后差，可转移到主动脉、髂骨旁和其他处淋巴结，也可扩散到各个内脏和骨。切除睾丸并做腹膜后淋巴结清扫可一定程度上改善预后。

（陈　杰）

gāowán xiànliúyàngliú

睾丸腺瘤样瘤（testicular adenomatoid tumor）

睾丸原发的良性间皮性肿瘤。由具有间皮特点的细胞构成腺腔、小管和细胞索。最常发生于附睾，还见于精索、白膜及睾丸实质。发病年龄范围较广，为 19～79 岁，平均 36 岁。多数患者症状为阴囊内无痛性小肿物，肿瘤多年不长大。

大体见，肿瘤呈实性结节状，直径≤2cm，圆形或椭圆形，界限清楚，灰白至棕黄色。光镜下见，瘤细胞呈立方或扁平状，胞质丰富，嗜酸性，部分细胞胞质中见空泡，一些细胞呈印戒状。细胞核呈圆形、椭圆形、空泡状，可见小核仁。瘤细胞呈扩张的小管、实性小巢及条索状排列。纤维性间质，也可有多量平滑肌成分（图 1a）。电镜表现和免疫表型支持瘤细胞间皮来源，细胞角蛋白（CK、AE1/AE3）、上皮膜抗原（EMA）、钙网膜蛋白（calretinin，图 1b）、MC 阳性（图 1c），而

F Ⅷ因子、CD34 和荆豆凝集素-1（UEA-1）阴性。

本病主要应同以下疾病鉴别：①上皮样血管瘤：主要为毛细血管，管腔被覆上皮样内皮细胞，呈墓碑状突向管腔。毛细血管常呈小叶状结构。间质常有黏液变性及各类炎症细胞浸润。血管瘤内皮细胞 F Ⅷ因子抗原和 CD34 阳性，而不具有腺瘤样瘤间皮细胞免疫组化特点。②腺癌：腺瘤样瘤呈腺样结构，而且没有包膜，需与腺癌鉴别，腺癌细胞的异型性明显，常有坏死和浸润脉管。

本病为良性，完全切除后可以治愈。

（陈　杰）

fùgāo rǔtóuzhuàng nángxiànliú

附睾乳头状囊腺瘤（papillary cystadenoma of epididymis）

附睾管上皮发生的良性乳头状上皮性肿瘤。不常见。发病年龄 16~81 岁，平均 36 岁。约 17% 的男性希佩尔-林道（von Hippel-Lindau）病患者发生附睾乳头状囊腺瘤。30%~40% 病例是双侧性，常为附睾头部无症状性结节，多年不增大。

大体见，肿瘤直径为 1.6~6.0cm，实性或囊性，包膜完整，切面多为囊性，腔内含胶样液，灰白、灰黄色。光镜下见，睾丸输出管扩张，微囊形成，内衬立方或柱状上皮，胞质透明或空泡状，可形成分支乳头，乳头轴心为纤维血管组织，有的乳头充满囊腔，上皮细胞无异型性（图 1）。免疫组化染色显示，上皮细胞角蛋白（CAM5.2、AE1/AE3）和上皮膜抗原（EMA）阳性。定位在染色体 3p25-26 区 VHL 基因突变在附睾乳头状囊腺瘤散发病例和希佩尔-林道综合征患者中可检测到。

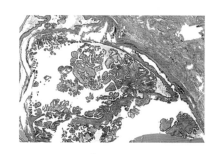

图 1　附睾乳头状囊腺瘤（HE×40）

（陈　杰）

gāowán liángxìng jiānpíliú

睾丸良性间皮瘤（testicular benign mesothelioma）

发生于睾丸鞘膜或白膜的间皮源性良性肿瘤。分为囊性间皮瘤和高分化乳头状间皮瘤，与腹膜良性间皮瘤相似。大多数发生在 11~29 岁的年轻男性，主要症状是阴囊肿胀。高分化乳头状间皮瘤可见在鞘膜积液囊腔表面单个或多个结节，呈细颗粒状，光镜下见扁平或立方形间皮细胞单层被覆于有纤维血管轴心的乳头表面。囊性间皮瘤囊腔衬以扁平或立方形间皮细胞，细胞无异型性。免疫组化染色被覆细胞均成间皮细胞特征。有些病变有浸润间皮细胞下浅层组织的生长方式，但细胞异型性不明显，被认为是交界性病变。本病呈良性经过。

（陈　杰）

gāowán èxìng jiānpíliú

睾丸恶性间皮瘤（testicular malignant mesothelioma）

发生于睾丸鞘膜或白膜的间皮源性恶性肿瘤。罕见。发病年龄 6~91 岁，最常发生于 55~75 岁。主要症状阴囊内局部肿胀或疼痛，也有行疝修补术和鞘膜积水手术时偶尔发现。23%~50% 患者有石棉接触史。

大体见，睾丸鞘膜增厚，表面见多个毛刺状或乳头状结节，肿瘤结节也可位于白膜，肿瘤组织质硬、脆、灰白色。鞘膜腔内见透明或血性积液。肿瘤可浸润至睾丸门部、睾丸周围、附睾或精索。光镜下见，75% 的病例为单纯上皮型，其他病例肿瘤双向分化，肉瘤成分多少不等。上皮型肿瘤细胞多为圆形、立方形，也可呈矮柱状或扁平状，胞质嗜

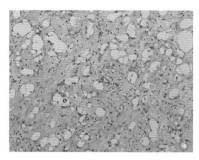 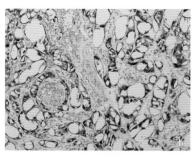 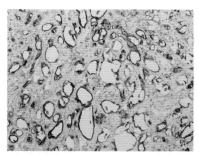

a. HE×100；b. calretinin 阳性（×100）；c. MC 阳性（×100）。

图 1　睾丸腺瘤样瘤

酸性，宽窄不等。细胞核卵圆形，空泡状，核异型性明显，核仁明显，上皮型细胞呈乳头状、小管乳头状及实性巢状排列。肉瘤样梭形细胞多形性明显，可见奇异形细胞，呈簇状、编织状排列，有的似未分化肉瘤。

免疫组化染色显示，瘤细胞钙网膜蛋白（calretinin）、角蛋白（CK56）和间皮蛋白（mesothelin）阳性，上皮膜抗原（CEA）、B72.3、Leum₁ 和 Ber-Ep4 阴性。

本病应与以下疾病鉴别：①腺癌：见集合管和睾丸网腺癌。②良性间皮瘤及疝囊的间皮结节性增生：恶性间皮瘤细胞非典型性更明显，常有坏死及深部浸润。

恶性间皮瘤的复发多发生在术后两年内，如在手术瘢痕和邻近的皮肤、精囊、附睾和精索肿瘤累及可发生腹股沟、腹膜后淋巴结、腹膜、肺、纵隔、骨和脑转移。胸膜、腹膜和鞘膜可同时发生间皮瘤，也有阴囊内间皮瘤早于其他部位间皮瘤。

（陈 杰）

gāowán jiéjiéxìng jiānpí zēngshēng

睾丸结节性间皮增生（testicular nodular mesothelial hyperplasia） 疝囊内面间皮细胞的结节状增生。800~1000 个疝囊中显微镜下发现 1 例结节性间皮增生。70%患者年龄小于 10 岁。因为腹股疝主要发生在男性儿童，其发生原因是疝囊嵌顿和炎症时间皮细胞反应性增生。单个或多个结节附着于疝囊表面，增生的间皮细胞呈多角形、立方形，构成腺样或乳头结构，脱落的间皮细胞漂浮在疝囊腔内。增生的间皮细胞无异型性或中等异型性。疝囊壁可见纤维蛋白附着和炎症细胞浸润。

（陈 杰）

fùgāo xiàn'ái

附睾腺癌（adenocarcinoma of epididymis） 来源于附睾管上皮的恶性肿瘤。罕见。发病年龄 27~82 岁，平均 67 岁。常见症状是可触及阴囊内肿块；睾丸疼痛及鞘膜积液。肿瘤位于附睾，直径 1~7cm，切面呈灰白色或灰褐色，可见出血坏死灶。光镜下见，癌细胞呈柱状或立方形。呈小管状、管乳头状或囊腺状结构。有的为透明细胞腺癌（图 1）。免疫组化染色显示，癌细胞角蛋白（AE1/AE3）和上皮膜抗原（EMA）阳性。诊断中首先应除外转移癌和睾丸网腺癌累及附睾。少数病例显示恶性度高，病程短，可转移至腹膜后淋巴结和肺，确诊后 1 年内死亡。

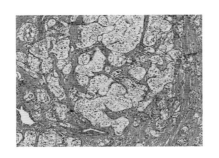

图 1 附睾透明细胞腺癌（HE×100）

（陈 杰）

gāowán hēisèsùxìng shénjīng wàipēicéng zhǒngliú

睾丸黑色素性神经外胚层肿瘤（testicular melanotic neuroectodermal tumor） 发生在附睾的视网膜原基性肿瘤。又称视网膜原基瘤、黑色素性错构瘤、黑色素性突变瘤。典型病例累及面部和颅骨，发生在附睾和睾丸者罕见。发病年龄 3 个月~8 岁，平均 7 个月，主要症状是阴囊肿大、睾丸疼痛并常见鞘膜积液。

大体见，肿瘤中心位于附睾，肿瘤直径<4cm，切面灰白色，局部呈黑色，肿瘤界限清楚，呈圆形或椭圆形，质硬。光镜下见，肿瘤由大小两种细胞构成，较大的上皮样细胞立方形或柱状，细胞核大，空泡状，有小核仁，胞质丰富，嗜酸性，其内含黑色素颗粒。细胞呈巢状、条索和腺样排列。另一种小细胞似神经母细胞，细胞小，核圆形，卵圆形，胞质极少，可见核分裂。两种细胞以不同比例混杂分布，纤维性间质，可伴玻璃样变性。

免疫组化染色显示，上皮样大细胞的细胞角蛋白（CK）、HMB45 阳性，神经元特异性烯醇化酶（NSE）、突触素（Syn）、胶质纤维酸性蛋白（GFAP）和结蛋白（desmin）也可阳性，大小细胞 S-100 蛋白均阳性，电镜可见小的神经母细胞有胞质突起和微管，偶见致密核心颗粒，大细胞胞质内见前黑色素小体和成熟的黑色素小体，细胞间有桥粒连接。本病具有恶性潜能，多数病例完整切除肿瘤后预后良好，但可局部复发，少数出现腹股沟或腹膜后淋巴结转移。

（陈 杰）

gāowán cùxiānwéixìng xiǎoyuánxìbāo zhǒngliú

睾丸促纤维性小圆细胞肿瘤（testicular desmoplastic small round cell tumor） 发生于睾丸浆膜相关的恶性小圆细胞肿瘤。最常见于盆腔和腹腔，其次是睾丸周围。发病年龄为 5~37 岁。主要症状是伴或不伴鞘膜积液的阴囊肿块。

大体见，肿瘤一般直径 3~4cm，可见多个大小不等的结节，质硬，切面灰白色至棕黄色。光镜下见，肿瘤由小圆形细胞巢。相吻合的细胞索和明显增生的纤维组织构成。小圆形细胞核圆形，椭圆或长形，细而分散的染色质，有者见核沟，1~2个核仁。胞质少，弱嗜酸性，可含糖原，细胞界境清楚，核分裂常见。偶见鳞化，腺样或小管状结构，常见单个细胞坏死和粉刺样坏死。

免疫组化染色显示，小圆形细胞双向分化，细胞角蛋白（CK）和结蛋白（desmin）阳性，神经元特异性烯醇化酶（NSE）、上皮膜抗原（EMA）和波形蛋白（vimentin）也阳性。遗传学显示，该肿瘤有特异性染色体t（11，22）、（p13；q12）异常，这种易位导致22q12上的尤因（Ewing）肉瘤基因（EWS）和11p13上的Wilms瘤基因（WT1）发生融合。EWS-WT1基因融合和嵌合转录子可作为本病特异的标志物检测。在诊断和鉴别诊断中有重要意义。

本病应与胚胎性横纹肌肉瘤和淋巴瘤鉴别：后者不表现有促纤维间质增生和小圆形细胞巢结构，免疫组化染色有助于鉴别。大多数患者2年内病变发展到腹膜和腹膜后，可转移到肝和肺，在3~4年内死亡。

（陈 杰）

yīnnáng xuèguǎn jiǎozhìliú

阴囊血管角质瘤（scrotal angiokeratoma）

残余胚胎血管向阴囊邻近组织侵入而形成的血管瘤。又称福代斯（Fordyce）血管角质瘤、真皮浅层毛细血管瘤，伴表皮角化亢进，血管似突入表皮内，增生表皮环抱增生扩张的血管。

（陈 杰）

nánxìng xuèguǎn jīchéngxiānwéi xìbāoliúyàng zhǒngliú

男性血管肌成纤维细胞瘤样肿瘤（male angiomyofibroblastoma-like tumor）

老年男性阴囊或腹股沟部位良性肿瘤。境界清楚，分叶状，质软或韧的肿块。

光镜下见较大血管，周围有纤维蛋白沉积和透明变性，血管间或稀疏或密集的梭形细胞（肌成纤维细胞），局部细胞核栅栏状排列，并见脂肪成分。免疫组化染色显示，瘤细胞结蛋白（desmin）、肌动蛋白（actin）、CD34、雌激素受体（ER）和孕激素受体（PR）阳性。

（陈 杰）

yīnnáng zhīfáng ròuliú

阴囊脂肪肉瘤（scrotal liposarcoma）

发生在阴囊内和精索旁的脂肪源性恶性肿瘤。好发于老年，诊断时75%为50~80岁。多数肿瘤分化较好，由脂肪瘤样和硬化型混合组成，核异型性具有决定性诊断意义（图1），多泡状脂母细胞可见，但不是诊断的必须条件。去分化"纤维肉瘤样"或多形性"未分化肉瘤样"在睾丸周围部分脂肪肉瘤中可见到。

肿瘤中去分化成分可发生转移。

（陈 杰）

gāowán héngwénjī ròuliú

睾丸横纹肌肉瘤（testicular rhabdomyosarcoma）

发生在精索和睾丸旁源于横纹肌细胞或向横纹肌细胞分化的恶性肿瘤。发病年龄高峰在9岁左右，也可见于年长者。肿瘤直径4~6cm，切面质地细腻鱼肉状，呈灰白色至粉红色。光镜下多数为胚胎性横纹肌肉瘤（图1a），细胞小，核深染，胞质稀少，少量分化的横纹肌母细胞，胞质嗜酸性，有的细胞略长，拖着胞质"尾巴"，少数肿瘤主要由梭形细胞构成，呈束状排列，似平滑肌肉瘤，是罕见的胚胎性横纹肌肉瘤的变异型。腺泡型横纹肌肉瘤较少见。在梭形和横纹肌母细胞型肿瘤细胞胞质中见纵横交错分布的条纹，通常不将其作为横纹肌肉瘤诊断的

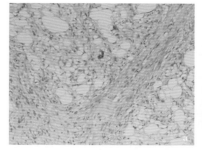
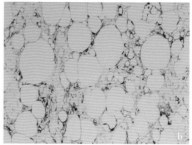

a. HE×100；b. S-100 蛋白阳性（×100）。

图1 精索脂肪肉瘤

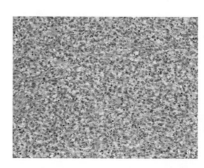
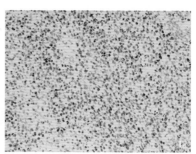

a. HE×200；b. MyoD1 阳性（×200）。

图1 附睾胚胎性横纹肌肉瘤

依据，确诊需免疫组化染色，结蛋白（desmin）和 HHF35 阳性，多数病例肌源性调节蛋白（MyoD1）阳性（图 1b）。

（陈　杰）

gāowán jìfāxìng zhǒngliú

睾丸继发性肿瘤（secondary tumor of testis）

睾丸以外的肿瘤转移至睾丸，除外邻近阴囊区肿瘤直接扩展到睾丸的肿瘤。占睾丸肿瘤的 2.4%～3.6%。多数患者年龄 >50 岁，一般在 55～57 岁，但约 13% 年龄 <40 岁。绝大多数转移瘤在原发肿瘤发现之后出现。前列腺癌和肺癌占睾丸转移瘤的一半以上，其他有黑色素瘤（9%）、结肠癌（9%）、肾癌（7%）。转移性前列腺癌多与前列腺癌治疗性切除睾丸有关。

15%～20% 的病例双侧睾丸受累。大体多呈多结节性，也可单结节性或弥漫浸润。光镜下见，睾丸间质内转移瘤弥漫性浸润，生精小管被破坏，可见残存的小管，常伴广泛淋巴管、血管浸润，个别病例表现为转移性肿瘤生精小管内浸润性生长。转移瘤有相应原发肿瘤腺癌、黏液腺癌、鳞状细胞癌和肾细胞癌等特殊分化。少数病例原发肿瘤不明。

转移瘤需与睾丸原发性生殖细胞肿瘤鉴别，转移瘤不伴不能分类的精曲小管内生殖细胞肿瘤（IGCNU），生殖细胞肿瘤免疫组化胎盘碱性磷酸酶（PLAP）阳性，上皮膜抗原（EMA）阴性，而转移瘤则相反。为确诊转移瘤的来源，可行所怀疑的原发肿瘤较特异性抗原检测，如怀疑前列腺癌可做免疫组化检测前列腺特异性抗原（PSA），肾细胞癌可做低分子量细胞角蛋白（CK）和波形蛋白（vimentin）检测。

（陈　杰）

yīnjīng jiānruìshīyóu

阴茎尖锐湿疣（penile condyloma acuminatum）

由人乳头瘤病毒（HPV）引起的阴茎鳞状上皮乳头状增生。在阴茎的好发部位，依次是龟头、包皮、尿道口及阴茎体。早期的病变呈小斑状，典型者为乳头状或菜花状赘物（图 1a）。光镜下形态与女性生殖道的湿疣相同，表现为角化亢进及角化不全，乳头状瘤病，成簇的挖空细胞、双核细胞及炎症细胞浸润（图 1b）。有一种巨大的尖锐湿疣，称布-勒巨大湿疣，见于年龄较大的患者，病变存在较久，病灶一般大于 5cm，光镜下所见除与一般尖锐湿疣相似外，上皮增生性乳头状瘤改变特别严重，且对上皮下间质的球状扩张也特别明显。免疫组化、原位杂交及 PCR 检测，大多数病例可检测到 HPV 6 型和 11 型。

（陈　杰）

yīnjīng méidú

阴茎梅毒（penile syphilis）

由梅毒螺旋体感染导致的阴茎病变。阴茎是梅毒初期感染灶即硬下疳的常见部位，可位于龟头、包皮或冠状沟处，偶可发生于尿道内或阴茎体上；第二期梅毒疹也可见于阴茎，第三期的梅毒的树校样肿发生于阴茎者极少见。大体见，硬下疳为单个、圆形、无痛性溃疡，边缘整齐，与周围黏膜或皮肤境界清楚，基底硬韧。光镜下病变以渗出和增殖为主。渗出的成分中以浆细胞为主，还散在一些淋巴细胞和单核细胞。增殖性病变主要表现为小血管内皮肿胀，纤维细胞增生，致使管壁增厚，管腔狭窄，呈闭塞性血管炎改变。以溃疡渗出物作涂片，用沃辛-斯塔里（Warthin-Starry）银染法可发现多量梅毒螺旋体。以浆细胞浸润为主的炎症及闭塞性血管炎，结合患者冶游史或渗出物中找见梅毒螺旋体，可作硬下疳的诊断。

（陈　杰）

gānzàoxìng bìsèxìng guītóuyán

干燥性闭塞性龟头炎（balanitis xerotica obliterans）

发生在阴茎的表皮硬化性病变。这种病变又称硬化萎缩性苔藓。主要累及包皮或龟头，相当于女阴的硬化萎缩性苔藓，可引起包皮退缩困难，伴包皮开口或尿道口狭窄。大体见，包皮或龟头，特别在尿道口周围有灰白色、不规则的萎缩灶，病变严重者，包皮的黏膜皱襞消失。因该处的弹性纤维被纤维组织所代替。光镜下见，表皮明显萎缩伴角化亢进，基底细胞空泡变。其特征性的改变是固有层的广泛纤维化，致密的胶原纤维嗜酸性变，伴有非特异性淋

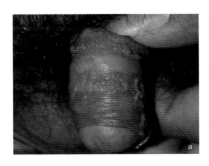
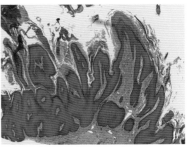

a. 大体观；b. 镜下观（HE×40）。

图 1　阴茎尖锐湿疣

巴细胞浸润。病变位置较浅，不超过 4mm，常不累及肉膜及阴茎海绵体。

(陈 杰)

yīnjīng xiānwéixìng hǎimiántiyán

阴茎纤维性海绵体炎 （penile fibrous cavernitis）

阴茎海绵体的纤维增生性病变。又称佩罗尼病（Peyronie disease）或阴茎纤维性硬结症。多见于 20 岁以上成年人，平均年龄 53 岁。阴茎勃起时疼痛或向背侧弯曲。阴茎松软时，病变可不明显，但勃起时在阴茎背侧有直径为 2~4cm 的硬性斑片区，可疑似肿瘤，实为阴茎白膜的纤维瘤病。光镜下见，初期病变累及白膜下，继而深入海绵体中隔，形成局灶性致密的纤维增生性结节，与身体其他部位的浅部纤维瘤病相似，但含细胞成分更少，硬化程度更明显。早期时血管周围可伴淋巴细胞浸润。偶尔见钙化及骨化。

(陈 杰)

tèfāxìng yīnjīng huàisǐ

特发性阴茎坏死 （idiopathic penile necrosis）

以男性生殖区为中心的坏死性筋膜炎，可扩延及邻近皮肤及前腹壁。又称富尼耶（Fournier）坏疽及科巴斯病（Corbus disease）。病因不明，或伴发于多种虚弱的病况或人类免疫缺陷病毒（HIV）感染。病变最常累及阴囊，但也可累及阴茎，呈现坏疽性或坏死性龟头炎，后者又称科巴斯病。光镜下可见龟头完全坏死，并累及尿道。并见巴克（Buck）筋膜出血，符合坏死过程由筋膜扩散的形态改变。

(陈 杰)

yīnjīng shàngpínèiliú

阴茎上皮内瘤 （penile intraepithelial neoplasia，PeIN）

以阴茎鳞状上皮的肿瘤性增生但基底膜完整为特征的上皮病变。属阴茎鳞状上皮癌前病变，与女性生殖道的外阴、宫颈的同名病变相似。

分类 分为非人乳头瘤病毒（HPV）相关性阴茎上皮内瘤（分化型）、HPV 相关性阴茎上皮内瘤（包括基底样、湿疣状和湿疣-基底样阴茎上皮内瘤）以及其他罕见类型（多形性、梭形、透明细胞型和佩吉特样型阴茎上皮内瘤）。分化型阴茎上皮内瘤倾向于发生在年龄较大者的包皮，而湿疣-基底样型阴茎上皮内肿瘤则倾向于发生在较年轻者的龟头。病变从几毫米到几厘米不等，通常单个，多发者少见。分化型阴茎上皮内瘤常见于硬化性苔藓的背景上，通常在普通型高分化角化型鳞状细胞癌和其他非 HPV 相关类型鳞癌的周边。

大体形态 病变为孤立的疹或为斑片状病损，直径为 0.5~1cm；若病变弥漫，境界不整齐，可为多灶性。若病变较轻时，临床上病变可不明显，或为白斑。

镜下形态 特点为上皮增厚，通常可见上皮脚延长及相互吻合，出现明显的异常成熟现象（具有丰富嗜酸性胞质的增大的角化细胞），在上皮脚的深部出现角化珠，可见明显的细胞间桥（棘层松化或棘层溶解）和不典型基底层细胞（核增大、深染、核仁明显），常见角化过度。低倍镜下似乎非典型性细胞局限于上皮层的下层，但在高倍镜下，异常成熟可见于整个上皮层。

基底样型阴茎上皮内瘤 鳞状上皮全层均由不成熟的、小的非典型基底样细胞所取代，表面仅有一薄层过度角化。基底部上皮脚向下增生，与见于女阴者相似，60%伴浸润性基底细胞样鳞癌。通常 HPV16 型阳性。

疣状型阴茎上皮内瘤 表面常呈角化不全或角化亢进，伴明显的细胞多形性、可见异常核分裂、不典型的挖空细胞，表面常呈乳头状，病变基底部常示上皮脚增宽。HPV 通常阳性。

疣状-基底样型阴茎上皮内瘤 此型为疣状和基底样型细胞不同程度的混合。这些混合性病变倾向于具有拗口细胞的乳头状表层，而靠近基底侧的一半上皮则以小的基底样细胞为主。大多数湿疣状及基底样型相当于高级别范畴，如果上皮全层均为不典型细胞所占据，则为原位癌。

其他罕见的类型：包括梭形细胞型、多形性型、透明细胞型和佩吉特样型。均很罕见。在同一例中，可同时出现不同的组织学类型。

辅助检查 免疫组化染色显示，鳞状上皮增生 P16 和 P53 阴性；分化型 P16 阴性，Ki-67 阳性；湿疣状型则 P16 和 Ki-67 均阳性。P53 可不同程度阳性。

(陈 杰)

yīnjīng línzhuàngxìbāo'ái

阴茎鳞状细胞癌 （penile squamous carcinoma）

发生在阴茎的向鳞状上皮分化的恶性肿瘤。占阴茎恶性肿瘤的绝大多数。病因可能与阴茎慢性炎，人乳头瘤病毒（HPV）感染等因素有关。发生部位依次为：阴茎龟头（80%）、包皮黏膜（15%）及冠状沟黏膜（5%）的鳞状上皮。发生于包皮及阴茎体皮肤者罕见。发生于包皮黏膜者，预后最好，在形态上恶性度较低，且侵犯阴茎浅部结构。发生于冠状沟者最易发生转移，因为早期侵犯纤维血管组成的巴克（Buck）筋膜。

鳞状细胞癌有不同的生长方式：表浅播散型约占 1/3，瘤灶扁平，沿水平扩展，侵犯阴茎浅层结构，常为高、中分化的癌。垂直生长型约占20%，肿瘤向深部作垂直方向生长，常为分化差的癌，淋巴结转移率高。疣状型占25%，表面呈疣状，包括疣状癌、湿疣性癌及乳头状癌，均为高分化的癌，淋巴结转移率低。其余为混合型占10%~15%，为上述3型见于同一瘤灶。

组织学类型分为普通型（约占阴茎鳞癌的70%）、基底样（约占阴茎鳞癌的10%）、疣状癌、湿疣性癌、乳头状鳞癌及混合性鳞癌。

阴茎鳞状细胞癌可循淋巴或血行扩散而发生转移。淋巴结转移最初局限于腹股沟后内象限的浅表腹股沟淋巴结，为其前哨淋巴结，然后转移到深部腹股沟和骨盆淋巴结，最后到达腹膜后淋巴结。血行转移发生较晚，常累及肝、胸部、肺和骨。影响转移的因素有：肿瘤大小、原发灶的部位、生长方式、组织学分级和侵袭深度等。疣状癌预后最好。浅表生长者预后中等。垂直侵袭性生长者预后差。

（陈 杰）

yīnjīng pǔtōngxíng línzhuàngxìbāo'ái

阴茎普通型鳞状细胞癌（penile squamous carcinoma, usual type）

发生在阴茎的具有不同程度鳞状分化的浸润性上皮性肿瘤。大多数属高、中分化。高分化者约占2/3，中分化者约占1/3，仅个别实性的非角化型病例属低分化。有的癌细胞因富含糖原而胞质透亮，癌旁常见异型增生及原位癌。早期浸润癌时，癌细胞从异型增生的上皮层向固有层呈出芽性生长，常伴有慢性炎症细胞浸润的间质。不规则的角化或非角化的癌巢向周围深部呈不规则

浸润，基底细胞层不明显（图1）。有的癌巢出现假腺样结构，即癌巢中央出现腔隙，宛似腺腔。腔隙中或空虚或为角化物或炎症细胞或坏死碎屑，腔隙周围被覆扁平状的鳞状细胞。肿瘤浸润固有层或尿道海绵体，可以是单个细胞、小的细胞巢或大片侵入，侵及阴茎海绵体者少见。浅部的浸润常是高分化成分，深部浸润常呈低分化。

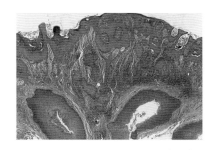

图1 阴茎高分化鳞癌（HE×40）

本型癌最需与阴茎假上皮瘤性增生相鉴别，后者增生的棘细胞层形成细长的上皮脚，互相融合，搭连成桥，在切面上宛似上皮巢的间质浸润，但这种上皮巢排列规则，形态良性，巢周围细胞常具栅栏状排列，而周围间质缺乏增殖性间质反应及炎症细胞浸润。

（陈 杰）

yīnjīng jīdǐyàng línzhuàngxìbāo'ái

阴茎基底样鳞状细胞癌（penile basaloid squamous carcinoma）

实性、侵袭性、人乳头瘤病毒（HPV）感染相关性肿瘤。占阴茎癌的5%~10%，瘤体大，多见于龟头，继而扩及冠状沟、包皮，偶尔累及阴茎体的皮肤。光镜下见，癌组织呈实性巢状或片状，由排列致密的未分化基底细胞样小细胞组成，有的癌巢中央有坏死，像粉刺癌，癌巢与周

围间质间常出现人工收缩的空白带，巢周围细胞排列不明显，巢中常见角化。常向深部作垂直生长，侵犯阴茎及尿道海绵体。常见神经周围浸润及血管受侵。

基底样鳞癌不同于基底细胞癌，基底细胞癌发生于阴茎体部而非龟头部，癌巢周围细胞常呈栅栏状排列。与尿路上皮癌的区别，在于尿路上皮癌的瘤细胞有纵形核沟，瘤细胞异型性更明显，且在尿道常有乳头状结构或原位癌。基底样鳞癌为侵袭性肿瘤，约2/3患者在就诊时就有腹股沟淋巴结转移，病死率21%~67%，预后较差。

（陈 杰）

yīnjīng shīyóuxìng'ái

阴茎湿疣性癌（penile warty carcinoma）

与人乳头瘤病毒（HPV）感染相关呈乳头状生长，具癌的细胞学及结构特点的低度恶性的阴茎肿瘤。约占阴茎癌的6%，疣状肿瘤的20%~35%，生长较慢，最常见于龟头，常多发，腹股沟淋巴结转移少见。

大体见，肿瘤呈菜花状外生性肿物，瘤体大，切面常呈乳头状生长，其底部境界虽清楚，但参差不齐。常累及阴茎海绵体，但少累及尿道海绵状。光镜下为具纤维血管轴心的乳头状肿物，兼有外生性生长及内生性生长，向阴茎固有层及海绵体浸润。乳头尖部伴有与湿疣相似的病变，表现为明显的角化亢进及角化不全，最特殊者为出现挖空细胞及其核的多形性，核增大、皱缩、染色质过多，双核或多核以及核周空晕。此种改变不见于其他呈疣状生长的癌，但也见于深部浸润灶，此种细胞的形态改变与HPV感染所致的非典型性挖空细胞一致，并可检测到HPV16型或

HPV6 型的存在。

本型癌应与疣状癌和乳头状癌鉴别，其要点是后两者无 HPV 感染相关性病变。

（陈 杰）

yīnjīng yóuzhuàng'ái

阴茎疣状癌 （penile verrucous carcinoma）

发生于阴茎分化很高的角化性外生性乳头状肿瘤。一般瘤体直径＞3cm，常见于龟头，也可累及包皮及冠状沟。常为单灶性，生长缓慢。光镜下见，肿瘤呈明显乳头状瘤性增生，棘细胞层肥厚及角化亢进均很明显，乳头内几无或仅含纤细的纤维血管轴心（图1）。表层可见空泡细胞，此细胞不同于湿疣癌的挖空细胞，瘤细胞分化好，可见明显的细胞间桥，无明显的非典型性，基底部也罕见核分裂，肿瘤基底较宽，向固有层作推挤式生长，其前缘呈球形，与固有层的界面整齐，在分界面可有致密的炎症细胞浸润。

疣状癌应与湿疣癌及乳头状癌鉴别，疣状癌无湿疣癌那样的非典型挖空细胞及无参差不齐的浸润性生长前沿；与乳头状癌的区别在于后者有明显的浸润性生长，而非推挤式整齐的前缘。疣状癌分化较好，一般很少发生局部引流淋巴结转移或远处转移，但约1/3 可局部复发。

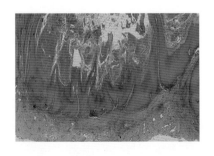

图1 阴茎疣状癌 （HE×40）

（陈 杰）

yīnjīng rǔtóuzhuàng línzhuàngxìbāo'ái

阴茎乳头状鳞状细胞癌 （penile papillary squamous carcinoma）

发生于阴茎乳头状生长的低级别外生性角化性鳞状细胞癌。又称非特殊型乳头状癌，是阴茎最常见的呈乳头状生长的癌。好发于 60 岁左右，与人乳头瘤病毒（HPV）感染无关，常伴有硬化性苔藓。

大体见，肿瘤通常较大，呈菜花状，好发于龟头和包皮，偶尔单独发生于冠状沟。切面，肿瘤基底部不整齐，可见侵入肉膜、阴茎海绵体，偶尔侵入尿道海绵体及包皮，侵入尿道者罕见。光镜下见，多为高分化或中分化的鳞癌，伴棘层肥厚及角化亢进，呈乳头状。乳头可长可短，其顶端可尖可钝，常有纤维血管轴心。在相邻乳头间常见广泛角化（角化湖）。肿瘤基底部不整齐，肿瘤侵入其下的间质。乳头的基底呈球状出芽生长时，细胞巢境界清楚，周边部细胞栅栏状排列，巢中央常有角化，而无间质反应，侵袭性癌巢则轮廓不整齐，细胞学具非典型性，且有间质反应。

乳头状鳞癌应与湿疣癌及疣状癌鉴别，湿疣性癌有明显的 HPV 感染的细胞学改变，疣状癌细胞分化好，基底部向间质呈推挤式生长，与乳头状癌不同，乳头状鳞癌与间质交界面参差不齐。乳头状鳞癌可局部复发，淋巴结及远处转移率很低，5 年生存率近 90%。

（陈 杰）

yīnjīng ròuliúyàng línzhuàngxìbāo'ái

阴茎肉瘤样鳞状细胞癌 （sarcomatoid squamous cell carcinoma of penis）

发生于阴茎的由梭形细胞构成的常伴有至少间质鳞状分化的侵袭性肿瘤。其中梭形细胞成分至少应占30%。少见，仅占阴茎癌的 1%～4%。好发于龟头部。光镜下多为高级别鳞癌，常伴有未分化的非典型的梭形细胞，形似纤维肉瘤或平滑肌肉瘤，梭形细胞成分中可有异源性分化，个别可出现骨肉瘤的区域。免疫组化染色显示，肿瘤细胞细胞角蛋白（CK）、P63 阳性，对与肉瘤和梭形细胞黑色素瘤鉴别有帮助。肉瘤样癌常伴深部浸润及淋巴结转移，以及远处血行转移，预后差。

（陈 杰）

yīnjīng hùnhéxìng línzhuàngxìbāo'ái

阴茎混合性鳞状细胞癌 （penile mixed squamous cell carcinoma）

发生于阴茎，在同一标本中由两种或两种以上类型的鳞癌混合构成的肿瘤。约占阴茎癌的 1/4。如在典型的疣状癌见中-高分化的鳞癌（即混合性疣状癌），此癌将具转移潜能。疣状-基底样细胞癌中，腹股沟淋巴结转移率高。其他已知的混合性癌有：基底样鳞癌及鳞癌、鳞癌和神经内分泌癌等。约 75% 的混合性鳞癌以低级别的癌为主，故预后一般较好。约 1/4 病例可出现血管或神经周的浸润。约 20% 可局部复发。约9% 的病例有局部淋巴结转移。仅 3% 死亡。

（陈 杰）

yīnjīngtóuguān rǔtóuzhuàngliúbìng

阴茎头冠乳头状瘤病 （papillomatosis of corona）

阴茎鳞状上皮增生的少见形式，为一种瘤样病变。在成年男性中不少见，可能与性活动活跃有关。常为多发性，无症状，珍珠色丘疹样小结节病变，位于阴茎头冠背侧，排列呈 2～3 排，偶尔也覆盖龟头大部分。光镜下见，鳞状上皮呈低乳头状生长，棘层肥厚，角化亢进，细胞无非典型性，也无挖空细胞。乳头具纤维血管轴心，基底部间质无炎性反应。本病应与人乳头瘤病毒（HPV）感染性病变鉴别，根据临床特点：病变大小均匀，成排分布于阴茎头冠背侧，也无 HPV 感染的细胞学变化可以鉴别。

（陈 杰）

子宫内膜炎 （endometritis）
zǐgōng nèimóyán

发生于子宫内膜的炎症。分为急性子宫内膜炎和慢性子宫内膜炎。①急性子宫内膜炎：一般为化脓性炎症，可有出血。导致急性子宫内膜炎的主要原因是流产、产褥感染、子宫腔内安放避孕器、子宫颈扩张和诊断刮宫。这种诊断需要大量的多形核白细胞聚集（微脓肿）以及浸润和破坏腺上皮。②慢性子宫内膜炎：常见于自然流产、吸宫后感染或胎盘组织残留、慢性盆腔炎、子宫内膜息肉、黏膜下肌瘤和宫内避孕器等异物的刺激。在一般的炎症细胞中，仅有浆细胞不出现于正常子宫内膜，故浆细胞的出现是诊断慢性子宫内膜炎的必备条件。

（戚基萍 姜 杰）

子宫内膜结核 （endometrial tuberculosis）
zǐgōng nèimó jiéhé

由结核分枝杆菌引起的子宫内膜特殊性炎症。继发于输卵管结核或血行播散所致，常导致月经失调或不孕。大体见，子宫体可稍增大，内膜肥厚。光镜下见，病变位于内膜的功能层，可见结核结节和干酪样坏死，较少钙化。结核性病变抑制内膜对激素的反应，腺体分泌欠佳呈花瓣状，腺上皮可轻度异型。腺腔内有较多中性粒细胞渗出时，对内膜结核有提示意义。

（戚基萍 姜 杰）

子宫内膜异位症 （endometriosis）
zǐgōng nèimó yìwèizhèng

具有生长功能的子宫内膜组织出现在子宫以外其他部位的疾病。异位的内膜在组织学上不仅有内膜的腺体，而且有内膜间质围绕，功能上随月经周期而变化。子宫内膜异位症内膜可侵犯子宫以外的组织或器官，并可累及多个器官或组织。卵巢为子宫内膜异位症最常发生的部位，其次为子宫直肠窝之腹膜，包括子宫骶韧带，子宫直肠窝前壁，子宫颈后壁。

子宫体子宫内膜异位症内膜由基底部向肌层生长，局限于子宫，又称子宫腺肌病。异位的子宫内膜常弥散于整个子宫肌壁，由于内膜侵入引起纤维组织及肌纤维的反应性增生，使子宫一致或局限性胀大，切面可见增生的肌组织亦似肌瘤呈旋涡样结构。病灶中间有软化区，可见到散在的含有少量陈旧积血的小空腔。光镜可见的内膜腺体与子宫内膜腺体相同，其周围由内膜间质所包绕（图1）。子宫体外子宫内膜异位症也可侵入直肠阴道隔而在阴道后穹隆黏膜上形成散在的黑紫色小点，甚至菜花样突起，经活检才能证实为子宫内膜异位症。

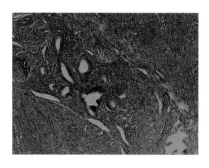

图1 子宫腺肌病 （HE×100）

（戚基萍 姜 杰）

子宫内膜增生 （endometrial hyperplasia）
zǐgōng nèimó zēngshēng

子宫内膜的过度增生状态。根据子宫内膜组织结构和细胞学异常情况，世界卫生组织（WHO）2014 版女性生殖器官肿瘤分类将其分为无不典型增生的子宫内膜增生和子宫内膜不典型增生，后者是癌前病变。

无不典型增生的子宫内膜增生：病变的子宫稍大，内膜明显增厚，有时呈弥漫息肉状。光镜下见，病变呈弥漫性，累及内膜的功能层与基底层，由于间质与腺体同时增生而不表现出腺体拥挤。腺体大小不一，轮廓较平滑。腺上皮细胞的形态与正常的晚增殖期相似。有的病灶呈局灶性，与组织中激素受体的分布有关。有的病变为腺体成分的局灶性增生而不累及间质。刮宫物的量可多可少，混有正常、萎缩或其他类型增生的子宫内膜。病变区腺体拥挤，可以"背靠背"，间质明显减少。腺体的轮廓不规则，或弯曲呈锯齿状，或形成腺腔内乳头，但无腺上皮细胞的异型性。

子宫内膜不典型增生：部分病例可以缓慢发展为癌。此型增生限于子宫内膜腺体，腺上皮细胞的异型性是诊断的关键。病变呈局灶性或多灶性分布，可见正常、萎缩或其他类型增生的腺体。病变区腺体增多，间质减少。增生的腺体不但轮廓不规则，同时具有腺上皮细胞的异型性，细胞排列的极向紊乱或消失，细胞核增大变圆、不规则，核仁明显，胞质丰富嗜酸性（图1）。

子宫内膜不典型增生与分化好的子宫内膜样癌有时很难鉴别，尤其是在刮宫物诊断时前两者的鉴别主要依据腺上皮有无极向和/或细胞核的改变。鉴别则主要

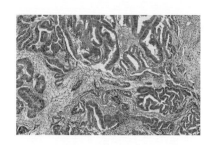

图 1 子宫内膜增生伴不典型增生 （HE×100）

看腺体形态上腺体结构的复杂性和有无间质反应，其中间质有无间质浸润为重要的依据。

（戚基萍 姜 杰）

zǐgōng nèimó xīròu

子宫内膜息肉 （endometrial polyp）

局灶性子宫内膜基底层的过度生长，呈结节状突向宫腔的病变。绝大多数并非真正的肿瘤，可能是由于间质成分激素受体表达下降引起的子宫内膜增生形成的界限清楚的病灶。大体见，息肉突向宫腔，大小不等，有蒂或无蒂，灰红色，质软，顶部常有糜烂，出血，可经子宫颈外口长入阴道内。光镜下见，息肉由表面上皮包被，间质致密，有不同程度的纤维化，内含有厚壁血管（小动脉），腺体迂曲扩张。一般无周期变化，或表现增生改变，偶尔呈现分泌和化生。子宫内膜息肉恶性变罕见。在息肉中出现非典型复杂性增生或癌时，即使病变仅局限于息肉内，应考虑子宫切除，特别在绝经后女性。

（戚基萍 姜 杰）

zǐgōng nèimó fēidiǎnxíng xīròuyàng xiàn-jīliú

子宫内膜非典型息肉样腺肌瘤 （endometrial atypical polypoid adenomyoma）

由具有不典型性腺上皮和复杂结构肌纤维性间质构成的息肉样子宫内膜病变。大体见，肿瘤呈息肉样，与子宫肌层界限明显，切面坚韧，色棕黄或灰白。光镜下见，子宫内膜型的腺体分布于平滑肌和较少纤维组织构成的间质内，间质成分中核分裂少见，偶尔间质内平滑肌表现出轻、中度核不典型改变及局部的核分裂，但这种核分裂<2/10HPF。腺上皮增大、复层，胞核圆、染色质空泡样、核仁明显，腺体成分的结构和细胞形态具有不同程度的非典型性，核分裂常见。在刮宫标本中，由于组织块中有较多肌纤维成分，易误诊为肌层浸润性癌。鉴别的要点是：与子宫壁细长的平滑肌束不同，本病的肌成纤维细胞为短梭形，排列紊乱无序，细胞核较活跃，胞质较少且嗜酸性不如正常平滑肌明显。

约10%的病例发展为子宫内膜癌，远高于普通息肉（<1%），对希望保留生育能力的妇女可用非手术（保守）治疗和随诊观察。

（戚基萍 姜 杰）

zǐgōng nèimóyàng xiàn'ái

子宫内膜样腺癌 （endometrioid adenocarcinoma）

发生于子宫内膜的一组无浆液性癌核特征的腺上皮恶性肿瘤。为子宫内膜腺癌的最常见类型，占子宫体恶性肿瘤的70%~80%，诊断时平均年龄约63岁，90%伴有阴道异常排液症状。肿瘤具有腺泡状、乳头状或实性结构等腺性特征，缺乏浆液性癌的细胞核特征。大体形态形成基底较宽的息肉样肿物，或在子宫平滑肌层中弥漫浸润。光镜下至少要出现一些腺体或绒毛腺型结构（图1）。腺体由单层或假复层柱状细胞被覆，长轴垂直排列于基底膜上，肿瘤细胞核轻度增大并具有一定的极向。间质通常有纤维结缔组织增生，可有大量泡沫细胞聚集，是肿瘤坏死的结

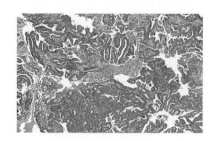

图 1 子宫内膜样癌 （HE×100）

果。免疫组化染色通常雌激素受体（ER）和孕激素受体（PR）阳性，P53阴性。预后同分期、年龄及组织学分级等密切相关。

（戚基萍 姜 杰）

zǐgōng nèimó niányèxìng xiàn'ái

子宫内膜黏液性腺癌 （endometrial mucinous adenocarcinoma）

发生于子宫内膜的一组主要由黏液细胞构成的腺上皮性恶性肿瘤。为原发性子宫内膜腺癌的一种特殊类型。占子宫内膜癌的1%~9%。常伴有阴道异常出血。通常与雌激素不相关，常伴K-ras基因突变。>50%的肿瘤细胞含有明显的细胞内黏液。黏液成分在苏木精-伊红（HE）切片上容易辨认，可经黏液卡红或其他黏液染色证实。一些黏液腺癌具有微腺体结构，少数情况下子宫内膜黏液腺癌呈肠化，含有多量杯状细胞。

应注意与原发宫颈内膜的腺癌区分，因二者的手术范围不同。诊刮时采用分段刮宫的方法，注意观察肿瘤周围的正常组织和分化方向，是否混合有更典型的内膜分化图像等常可提示发病部位。此外，免疫组化染色显示，癌胚抗原（CEA）、细胞角蛋白（CK）、波形蛋白（vimentin）、雌激素受体（ER）、孕激素受体（PR）等标志物和组织化学阿辛蓝（AB）、过碘酸希夫（PAS）

染色也能有所帮助。还需与黏液化生鉴别，特别是刮宫物的诊断。虽然前者分化较好，但腺体结构和细胞核仍具有恶性特点；黏液化生不具有复杂的腺体结构。

本病诊断时通常为Ⅰ期，绝大部分为高分化，预后较好。

（戚基萍　姜　杰）

zǐgōng nèimó jiāngyèxìng xiàn'ái

子宫内膜浆液性腺癌（endometrial serous adenocarcinoma）

发生于子宫内膜的一组具有明显核多形性的腺上皮性恶性肿瘤。常具有复杂乳头及腺样结构。为原发性子宫内膜腺癌的一种特殊类型。80%~90%伴有 p53 基因突变。大体见，子宫有时外观正常或仅呈息肉状，甚至萎缩，内膜并不增厚，瘤组织的肌层浸润和子宫外播散亦不明显。光镜下见，以形成宽纤维血管轴心的 2 级甚至 3 级乳头为特征，也可见到明显脱落的细胞簇。肿瘤细胞核一般为圆形而不是柱状，缺少与基底膜垂直的极向，核分化差，常位于顶部而不是基底，通常见大的嗜酸性巨型核仁（图 1）。30%的病例可见砂砾体，数量可能很大。当肿瘤呈腺型生长时腺体结构一般复杂并呈迷宫样。浆液性腺癌是高级别癌，因此不再分级。免疫组化染色通常雌激素受体（ER）和孕激素受体（PR）阴性，P53 表达通常弥漫强阳或完全缺失。

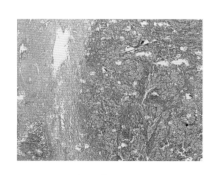

图 1　子宫内膜低分化浆液性癌
（HE×40）

浆液性腺癌在形态上应与绒毛腺管状子宫内膜样腺癌区别。前者与卵巢的浆液性乳头状癌相似，乳头短粗，上皮异型性显著，细胞核大而圆，常有嗜酸性核仁。后者与结肠的绒毛腺管状腺瘤相似，乳头细长平滑，呈绒毛状，表面被覆复层柱状上皮，分化较好。刮宫标本中，还需要鉴别良性的合体细胞乳头状化生，后者一般发生在子宫内膜表面上皮或开口于表面上皮的上皮下腺体，成簇的细胞性乳头常伴有炎症细胞的浸润和不同程度的退行性变，不具有恶性细胞的特征。

本病易发生肌层和淋巴管侵犯，疾病早期可累及盆腔和腹腔的腹膜表面。也能转移至肝、脑和皮肤。局限于子宫内膜者预后良好。子宫外播散几乎总伴随复发和因瘤致死。

（戚基萍　姜　杰）

zǐgōng nèimó tòumíngxìbāo'ái

子宫内膜透明细胞癌（endometrial clear cell carcinoma）

原发于子宫内膜、胞质透明或嗜酸性的多角形或鞋钉样细胞构成的恶性腺上皮肿瘤。为子宫内膜腺癌的一种特殊类型。少见，约占 2%。绝经后阴道出血是最常见症状。大体形态无特异性。光镜下见，主要由透明细胞或鞋钉细胞组成，肿瘤细胞排列呈实性、管囊状、乳头状或这些组织形态共同存在。胞质透明、富于糖原、单个凸向腔内的鞋钉细胞以及乳头组成了透明细胞癌的典型特征（图 1）。子宫内膜透明细胞癌不分级。近 2/3 病例内可见过碘酸希夫（PAS）染色阳性且耐淀粉酶消化的细胞内和细胞间透明小体。与子宫内膜炎样癌和浆液性癌一样，透明细胞癌常表达广谱细胞

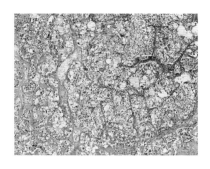

图 1　子宫内膜透明细胞癌（HE
×100）

角蛋白、上皮膜抗原（EMA）、CA125、BerEP4、B72.3、CK7 和波形蛋白（vimentin），而 CK20 和 WT1 常为阴性。

与富于糖原的分泌型子宫内膜样腺癌不同，透明细胞癌的核大、明显异型，形成奇异形核和多核。肿瘤组织结构可以呈管状、乳头状、管囊状或实性，由两种或两种以上组织结构混合组成十分常见。砂砾体见于 1/3 的浆液性腺癌的病例，却很少见于透明细胞腺癌，偶尔肿瘤细胞胞质呈嗜酸性而不是特征性的透明胞质，使透明细胞腺癌诊断困难。透明细胞癌倾向于高级别、深部浸润和晚期。与浆液性癌相似，透明细胞癌常有深部肌层浸润、高级别核、淋巴血管浸润和盆腔淋巴结转移。

（戚基萍　姜　杰）

zǐgōng nèimó hùnhéxíng xiàn'ái

子宫内膜混合型腺癌（endometrial mixed adenocarcinoma）

由两种或两种以上不同组织学类型子宫内膜癌组成的混合型腺癌。由Ⅰ型（子宫内膜样腺癌，包括其各种亚型或黏液腺癌）和Ⅱ型癌（浆液性或透明细胞性腺癌）组成。其中少的成分至少要占整个肿瘤成分的 10%，肿瘤成分所占的百分数应该写在病理报

告中。生物学行为与最高级别的成分相关，一般认为Ⅱ型肿瘤成分≥25%时提示预后差。

（咸基萍 姜 杰）

子宫内膜鳞状细胞癌

zǐgōng nèimó línzhuàngxìbāo'ái

子宫内膜鳞状细胞癌（endometrial squamous cell carcinoma） 由各种分化程度、具有鳞状细胞特点细胞组成的原发性子宫内膜癌。一般发生在绝经后妇女，常伴有子宫颈狭窄和子宫积脓。组织学表现同宫颈鳞状细胞癌和罕见的疣状癌。须除外常见的宫颈鳞状细胞癌扩散到子宫内膜。诊断原发性子宫内膜鳞状细胞癌前也必须除外具有明显鳞状上皮分化的子宫内膜样腺癌。世界卫生组织（WHO）2014 版女性生殖器官肿瘤分类中，取消了子宫内膜的鳞状细胞癌，认为是子宫内膜样腺癌伴鳞状分化。通常伴有鳞化的子宫内膜样腺癌，预后好于普通的子宫内膜样腺癌。

（咸基萍 姜 杰）

子宫内膜小细胞癌

zǐgōng nèimó xiǎoxìbāo'ái

子宫内膜小细胞癌（endometrial small cell carcinoma） 形态相似于肺小细胞癌的原发性子宫内膜癌。罕见。占所有子宫内膜癌的 1% 以下。组织形态类似于其他器官的小细胞癌。免疫组化染色显示，癌细胞角蛋白（CK）阳性，神经内分泌标志物强阳性，1/2 病例波形蛋白（vimentin）阳性。本病与女性生殖道其他部位的小细胞癌比较，其临床Ⅰ期的预后好，5 年生存率约 60%。

（咸基萍 姜 杰）

子宫内膜未分化癌

zǐgōng nèimó wèifēnhuà'ái

子宫内膜未分化癌（endometrial undifferentiated carcinoma） 缺少任何特征性分化的原发于子宫内膜的恶性上皮性肿瘤。很少见（约占子宫内膜癌的 2% 以

下），多见于老年女性。光镜下见，肿瘤细胞由黏附性差的相对一致的异型肿瘤细胞构成，常弥漫成片，核分裂多见，可见广泛性坏死。免疫组化染色显示有上皮标志物表达。本病具有高度侵袭性，预后较差。

（咸基萍 姜 杰）

经典型子宫平滑肌瘤

jīngdiǎnxíng zǐgōng pínghuájīliú

经典型子宫平滑肌瘤（classical leiomyoma of uterus） 由具有平滑肌分化的细胞组成的良性间叶性肿瘤。是最常见的子宫体肿瘤，具有数种不同形态学亚型。主要发生于育龄期，总发病率为 4%~11%。50 岁以上女性发病率接近 40%。可致患者不孕或妨碍妊娠。大体见，肿瘤位于浆膜下、肌壁内或黏膜下，症状的出现与肿瘤的大小和部位有关。肿瘤边界清楚，白色，切面呈旋涡样小梁状改变。光镜下见，肿瘤由错综排列的平滑肌束组成，被或多或少的血管丰富的结缔组织分割。瘤细胞分化良好，形似正常的平滑肌细胞，长梭形，胞核杆状两端钝圆，呈束状、多向走行，形成编织状排列，间质可以含有散在的淋巴细胞（图 1）。电镜可见不同分化程度的平滑肌细胞的特点。本病恶变非常少见。大多数无症状的平滑肌瘤不必切除，有症状可通过切除子宫进行治疗，或对

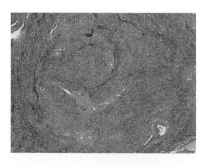

图 1 子宫平滑肌瘤（HE×40）

于有生育要求的采取肌瘤剔除术。

（咸基萍 姜 杰）

子宫富于细胞性平滑肌瘤

zǐgōng fùyú xìbāoxìng pínghuájīliú

子宫富于细胞性平滑肌瘤（highly cellular leiomyoma of uterus） 细胞密度高于普通平滑肌瘤的子宫肿瘤。相对周围子宫肌层，该肿瘤的细胞密度明显升高。当高度富于细胞时，可类似子宫内膜间质。厚壁血管和裂隙样间隙常见。肿瘤边界不规则，常与周围肌层融合。细胞成分增加，没有凝固性坏死、非典型性或过多数量的核分裂。瘤细胞丰富、密集、较肥大，形状大小较一致，胞核较大但无明显异型性，束状排列不明显，自然病程与普通的平滑肌瘤一样。本病应与平滑肌肉瘤鉴别，需在肿瘤的不同部位多取材，制备切片进行观察，计数核分裂。在细胞遗传学水平，发现富于细胞性平滑肌瘤伴有 1 号染色体短臂消失。

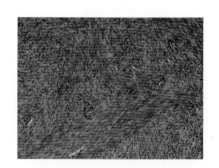

图 1 子宫富于细胞性平滑肌瘤（HE×100）

（咸基萍 姜 杰）

子宫核分裂活跃的平滑肌瘤

zǐgōng héfēnliè huóyuè de pínghuájīliú

子宫核分裂活跃的平滑肌瘤（mitotically active leiomyoma of uterus） 每 10 个高倍视野（HPF）含有 10 个以上核分裂，没有细胞异型性和肿瘤性坏死的子宫平滑肌瘤。常见于生育年龄女性，有时伴发于激素治疗后。这种诊断不能用于显

示中到重度核异型性的肿瘤，也不能用于含有病理核分裂或有肿瘤细胞坏死区域的肿瘤。核分裂活性增加见于以炎症而不是凝固性坏死为特征的黏膜下肌瘤，以及曾经接受孕激素治疗或妊娠的平滑肌肿瘤。考虑诊断本病时，确定肿瘤是取材充分的普通平滑肌瘤，伴有不超过轻度的非典型性并且没有凝固性坏死。

（戚基萍 姜 杰）

zǐgōng shàngpíyàng pínghuájīliú

子宫上皮样平滑肌瘤（epithelioid leiomyoma of uterus）

由圆形或多角形、具有上皮样形态细胞构成的良性子宫平滑肌瘤。曾称子宫良性平滑肌母细胞瘤（胞质丰富嗜酸性，类似胎儿子宫平滑肌细胞）、子宫透明细胞平滑肌瘤（胞质透明）。罕见。光镜下见，主要由上皮样细胞组成，同时具有典型平滑肌瘤的形态。部分或完全由圆形/多角形细胞组成，表现类似于常见于胃肠道的相应肿瘤，与后者不同的是其 CD117 阴性。肿瘤中上皮样细胞、透明细胞以及丛状结构常混合存在，提示是同一疾病的变异，有时可以见到向经典型平滑肌瘤的过渡。形态学类似的肿瘤可发生在圆韧带。诊断本病时要慎重，通常推荐的指标为无肿瘤性坏死，无或轻度的不典型性，核分裂少于 3/10HPF。由于该肿瘤罕见，缺乏足够数据，很难预测其生物学行为。

（戚基萍 姜 杰）

zǐgōng zhīfáng pínghuájīliú

子宫脂肪平滑肌瘤（lipoleiomyoma of uterus）

平滑肌细胞中混有不同比例、成熟脂肪细胞的子宫平滑肌瘤。少见。发生于绝经后女性。当脂肪成分较多时，大体形态呈黄色。光镜下见，肿瘤由成熟脂肪细胞和平滑肌细胞混合组成，核分裂不活跃。脂肪平滑肌瘤包括了一系列含有脂肪成分的病变，范围从平滑肌瘤中有少量脂肪成分到完全由成熟脂肪细胞组成的肿瘤。部分病例有类似脂肪瘤的 *HMGA2* 基因重排。本病为良性病变，在少数情况下，静脉内平滑肌瘤可以含有脂肪成分。

（戚基萍 姜 杰）

zǐgōng shénjīngqiàoliúyàng pínghuájīliú

子宫神经鞘瘤样平滑肌瘤（neurilemmoma-like leiomyoma of uterus）

形态类似良性神经鞘瘤，由梭形细胞组成的子宫平滑肌瘤。少见，有显示神经鞘样的栅栏状结构，酷似神经鞘瘤。免疫组化染色和电镜观察均显示瘤细胞具有平滑肌特点，但并未显示神经鞘分化。

（戚基萍 姜 杰）

zǐgōng wài liángxìng zhuǎnyíxìng pínghuájīliú

子宫外良性转移性平滑肌瘤（extrauterine benign metastasizing leiomyoma）

具有典型良性形态学特点但发生转移的平滑肌肿瘤。非常少见，临床上以子宫肌瘤术后数年发现肺内多发小结节为特征，也可累及淋巴结、后腹膜、软组织或骨。平滑肌瘤细胞核分裂不多、异型性不大、无坏死，在非常少见的情况下，可发生子宫外类似良性平滑肌瘤（通常在淋巴结或肺），并除外其他非子宫区域（胃肠道、腹膜后等）的原发性平滑肌恶性肿瘤。这种现象是来自子宫平滑肌瘤、组织学良性的平滑肌播散到远隔部位。

（戚基萍 姜 杰）

zǐgōng mímànxìng pínghuájīliúbìng

子宫弥漫性平滑肌瘤病（diffuse leiomyomatosis of uterus）

子宫弥漫性均匀性增大，肌层增厚，肌壁间弥漫布满细小瘤样结节。罕见。子宫弥漫性增大，几乎整个子宫肌层都布满无数境界不清、富于细胞的平滑肌瘤结节。多数仅为光镜下所见，由形态学良性的平滑肌细胞组成，细胞无不典型性。通过克隆性分析，证实这些微小平滑肌瘤均为独立的肿瘤。本病要与原发性子宫肌层肥大或子宫肌层增生相鉴别，后者是在缺乏任何子宫肌层肿块样病变的情况下子宫重量超过 120g。

（戚基萍 姜 杰）

zǐgōng jìngmài nèi pínghuájīliúbìng

子宫静脉内平滑肌瘤病（intravenous leiomyomatosis of uterus）

肿瘤性增生的平滑肌累及平滑肌瘤主体范围之外静脉管腔，可漂浮于管腔内或附着于静脉壁的病变。非常少见。有时肿瘤主体来源不清，或发生于子宫肌瘤切除术后。临床和大体特征类似于子宫内膜间质肉瘤，大体见静脉受累比较明显。光镜下见，肿瘤由细长的平滑肌细胞组成，异型性不明显，核分裂罕见，常富于血管，也可出现平滑肌瘤的各种形态。肿瘤沿血管生长延伸到阔韧带和子宫的血管以及髂静脉，由此肿瘤可以沿着下腔静脉生长甚至到达右心房。而子宫内膜间质肉瘤则是由圆形或者椭圆形的子宫内膜间质细胞组成，核分裂罕见或缺乏。本病远处转移非常少见，长期预后好。

（戚基萍 姜 杰）

zǐgōng pínghuájī ròuliú

子宫平滑肌肉瘤（leiomyosarcoma of uterus）

向平滑肌分化的子宫恶性间叶性肿瘤。是子宫最常见的恶性间叶性肿瘤，以侵袭性生长，局部复发和远处转移为主要特点。发病中位年龄为 54

岁。平滑肌肉瘤可发生于子宫肌层的任何部位，多单发，常较大。切面质软，鱼肉样，伴有坏死或出血区域。光镜下见，典型的平滑肌肉瘤细胞非常丰富，伴有核的非典型性和多形性（图 1），核分裂活跃（某些为非典型性核分裂），常伴有坏死区域。但某些平滑肌肉瘤仅显示以上的一种或几种改变。特殊类型包括上皮样平滑肌肉瘤（图 2a）和黏液样平滑肌肉瘤（图 2b）。免疫组化染色显示，瘤细胞平滑肌肌动蛋白（SMA）、结蛋白（desmin，图 2c）、钙调蛋白结合蛋白（h-caldesmon）和波形蛋白（vimentin）阳性，瘤细胞也表达雌激素受体（ER）和孕激素受体（PR），但表达强度不如平滑肌瘤。平滑肌肉瘤伴有细胞黏附因子 CD44 的缺失，而 CD44 见于正常子宫肌层和平滑肌瘤中。分子遗传学显示，常

出现 P53 的过表达。本病为高度恶性，分期是最重要的预后因素，整体 5 年生存率 15%～25%。

（戚基萍　姜　杰）

zǐgōng nèimó jiānzhì jiéjié
子宫内膜间质结节（endometrial stromal nodule）

发生于子宫的良性内膜间质肿瘤。界限清楚，无浸润，由子宫内膜间质细胞增生构成球形肿块。可出现指状突起或少于 3 个与肿瘤主体紧密相连的瘤细胞巢（直径＜3mm）。当出现脉管浸润时则不应使用该诊断名词。多数患者为绝经前女性，平均年龄 47 岁。

间质结节呈膨胀性生长，一般直径 4～5cm，可以完全镶嵌在子宫内膜中，较大的结节通常累及子宫肌层，呈息肉或界限清楚的结节状；切面棕黄色，实性。光镜下见，结节膨胀性生长，细胞似增殖期子宫内膜间质，有丰

富的小动脉成分，可伴性索样或少量（＜30%）平滑肌分化。核分裂不易见，但可多达 10/10HPF。免疫组化染色显示，几乎所有间质结节表达 CD10。大多数结节的细胞核表达 WT-1，并且雌激素受体（ER）和孕激素受体（PR）阳性，有些病例还表达雄激素受体（AR）。

本病需与高度富于细胞性平滑肌瘤鉴别，二者镜下非常相似。富于细胞性平滑肌瘤由胞质稀少的圆形或卵圆形小细胞组成，肿瘤界限清楚，其细胞体积比间质结节中的细胞更大，可有一圈嗜酸性胞质；平滑肌瘤中缺乏间质结节所见的大量小动脉，但常有明显的厚壁大血管。间质结节对平滑肌肌动蛋白（SMA）的表达为局灶弱阳性，大多数病例不表达结蛋白（desmin）和钙调蛋白结合蛋白（caldesmon）；平滑肌肿瘤对所有常用的平滑肌标志物均阳性，如 SMA、平滑肌肌球蛋白（SMM）、desmin 和 caldesmon。间质结节通常表达 CD10，有些平滑肌肿瘤可表达 CD10，但通常呈局灶弱阳性。间质结节与低度恶性子宫内膜间质肉瘤的鉴别主要靠有无肌层浸润或血管侵犯，确立诊断需要切除子宫，在肿瘤与肌层交界处充分取材证实。在子宫内膜样本很难将二者区分开来，

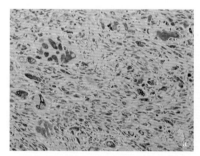
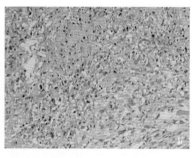

a. 低倍（×100）；b. 高倍（×200）。
图 1　子宫平滑肌肉瘤（HE）

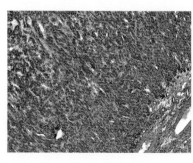

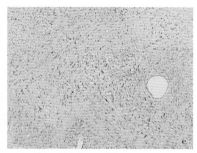

a. 上皮样平滑肌肉瘤（HE×100）；b. 黏液样平滑肌肉瘤（HE×100）；c. 黏液样肉瘤 desmin 阳性（×100）。
图 2　特殊类型子宫平滑肌肉瘤

除非是发现了具有血管或肌层侵犯的碎片，或是结节完全局限于子宫内膜内。

子宫内膜间质结节均为良性，治疗通常是切除子宫，并充分评估肿瘤周围情况。

（戚基萍 姜 杰）

子宫内膜间质肉瘤（endometrial stromal sarcoma）

一种细胞形态类似增殖期子宫内膜间质细胞的恶性肿瘤。发生率占子宫肉瘤的 20%。发病年龄早于其他类型的子宫恶性肿瘤，平均为 42~53 岁，50% 以上发生于绝经前，罕见于年轻女性和女孩。

临床表现 阴道出血，少数患者有肿物从宫颈口脱出，极少数就诊时已有腹腔或肺转移。

大体形态 呈浸润性生长，主要有 3 种方式：①肌层弥漫增厚，没有明确的瘤块。②棕-橘黄色、质软的瘤结节。③多数融合成团、界限不清的条索和小结节，是最常见的；分化较差时呈柔软细腻的息肉状突入并充满宫腔，常有出血坏死。

分类 世界卫生组织（WHO）2014 版女性生殖器官肿瘤分类中将子宫内膜间质肉瘤分为低级别和高级别两种类型。

低级别子宫内膜间质肉瘤 占子宫恶性肿瘤不足 1%，是第二常见的子宫恶性间质肿瘤。平均发病年龄 52 岁。大体为腔内的息肉样肿物或附壁肿物，境界不清，浸润性生长。肿瘤一般呈黄色或褐色，偶尔可见出血或坏死。光镜下见，不规则大小和形状的肿瘤细胞岛"舌状"浸润子宫肌层，不伴间质反应，淋巴血管浸润可很明显（图 1a）。肿瘤细胞片状生长，胞质稀少，胞核卵圆形至纺锤形。细胞异型性较小或没有，核分裂较少（<5/10HPF）。

免疫组化染色显示，梭形细胞 CD10、ER、PR 均为阳性，细胞周期蛋白（Cyclin D_1）显示不同程度和比例的阳性。

高级别子宫内膜间质肉瘤 是子宫内膜间质来源的恶性肿瘤，具有高级别的圆形细胞的形态，有时伴随低级别梭形细胞组分，后者常呈纤维黏液样。非常少见，具体发病率尚不清楚。发病年龄 28~67 岁，大多表现为阴道出血、子宫增大或盆腔肿块。大体形态与低级别子宫内膜间质肉瘤相似，平均直径 7.5cm，诊断时常可见子宫外侵犯。切面黄至褐色，可有出血或坏死。低倍镜下，肿瘤出现典型的浸润性生长和血管侵犯，呈现破坏性生长。肿瘤由高级别圆形细胞（通常为主要成分）和低级别梭形细胞以不同比例混合构成。圆形细胞区域细胞丰富（图 1b），排列成巢状，具有中等量的嗜伊红或颗粒状胞质，细胞核不规则，空泡状染色质。偶尔圆形细胞黏附性差，呈现假乳头/腺样形态或局灶具有横纹肌样形态。少见情况，呈现原始神经外胚叶分化。核分裂一般 >10/10HPF，坏死常见。梭形细胞成分具有纤维黏液样特征。淋巴血管侵犯通常可见。

免疫组化染色显示，高级别子宫内膜间质肉瘤 CD10、雌激素受体（ER）、孕激素受体（PR）阴性，但 Cyclin D_1 弥漫强阳性，c-Kit 阳性，dog-1 阴性。

预后 分期是低级别最重要预后因素，Ⅰ期和Ⅱ期 5 年生存率约 90%，Ⅲ期和Ⅳ期约 50%。高级别相较于低级别，更易复发和死亡。

（戚基萍 姜 杰）

未分化子宫肉瘤（undifferentiated uterine sarcoma）

起源于子宫内膜或子宫肌层的高度恶性肉瘤，肿瘤细胞高度异型，缺乏特异性分化且不具有子宫内膜间质的形态。大体形态为一个或多个息肉样、肉质感、灰色到黄色的子宫内膜肿块。光镜下，肿瘤由多形性、未分化、圆形至梭形细胞组成，核分裂指数高，有明显的细胞异型性。所有未分化子宫肉瘤，包括巨细胞型都属于这一范畴。未分化子宫肉瘤易诊断，高度恶性，多数在子宫切除后 3 年内死于肿瘤的扩散。

（戚基萍 姜 杰）

子宫腺纤维瘤（adenofibroma of uterus）

发生在子宫的由中肾旁管［米勒管（Müllerian duct）］上皮和间质混合构成的良性肿瘤。罕见。又称米勒管腺纤维瘤、乳

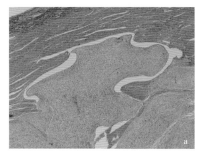
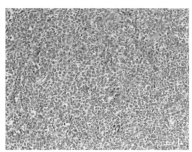

a. 低级别（×40）；b. 高级别（×200）。

图 1 子宫内膜间质肉瘤（HE）

头状腺纤维瘤。肿瘤由良性的中肾旁管上皮及间质两种成分混合构成，间质来源于子宫内膜间质，常为成纤维细胞样。腺纤维瘤的大体和组织学特征似卵巢腺纤维瘤。肿瘤主要位于内膜，呈息肉样突入宫腔，有时累及宫颈或肌层，乳头状，多数无蒂，以间质成分为主。组织学显著特点是细胞学良性的表面上皮或形成腺体，其下为核分裂不活跃、细胞稀少的玻璃样变的纤维性子宫内膜间质，常形成乳头状结构。衬覆上皮可以是黏液性、浆液性或子宫内膜样，也可以是立方至柱状上皮，可以有鳞状化生。采用局部切除或子宫单纯切除治疗，一般可治愈，但切除不充分时可复发。

(戚基萍 姜 杰)

zǐgōng xiàn-ròuliú

子宫腺肉瘤 （adenosarcoma of uterus）

发生在子宫的由良性或不典型上皮和低度恶性间质成分构成的混合性上皮间质肿瘤。上皮成分为良性，可伴不典型性，间叶成分为低级别肉瘤。≥25%的肿瘤由高级别肉瘤成分构成时，归类为腺肉瘤伴肉瘤过度生长。

大体见，肿瘤呈息肉状、无蒂、表面光滑或结节状，也可以呈乳头状。光镜下见，由上皮和间质成分混合组成，上皮（腺体）成分表现为良性，有时类似于乳腺的叶状肿瘤（图1）。腺纤维瘤与腺肉瘤的鉴别以核分裂2/10HPF为界，但也有的临床恶性肿瘤仅有细胞异型性而核分裂并不明显。由于腺肉瘤的典型肉瘤区域可仅呈灶状分布，诊断腺纤维瘤必须充分取材才能除外肉瘤。

子宫腺肉瘤需与以下疾病鉴别：①子宫内膜样息肉：良性的息肉有时可见间质细胞较丰富或有异型性；但任何子宫息肉，若

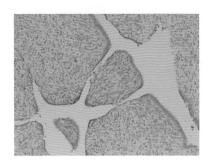

图1 子宫腺肉瘤（HE×100）

有密集的间质伴核分裂、腺体周围的间质"袖套"，或形成有叶状图像的腺腔内间质乳头，则应诊断为腺肉瘤。②子宫癌肉瘤：癌肉瘤的上皮成分细胞和结构的异型性均很明显，弥漫分布，常伴鳞化，而腺肉瘤的腺体为良性或仅有灶性异型性；癌肉瘤的间质成分通常分化更差。③子宫内膜间质肉瘤和子宫肉瘤：此二者浸润内膜时，少量残留的腺体很像子宫癌肉瘤，但腺体仅在肿瘤的周边分布，腺管周围也没有密集的肿瘤细胞套。

本病一般采取子宫单纯切除，深部浸润性肿瘤可考虑根治切除。肿瘤进展较缓慢，约1/4患者在肿瘤切除手术5年以后死亡，临床应长期随诊。约30%的子宫腺肉瘤发生局部复发，发生复发转移的高危因素包括深肌层浸润、子宫外扩散和肉瘤成分过度生长。肿瘤的血管内癌栓并不多见，若其存在常提示预后不良。

(戚基萍 姜 杰)

zǐgōng ái-ròuliú

子宫癌肉瘤 （carcinosarcoma of uterus）

由高级别癌和肉瘤成分构成的子宫双向性肿瘤。又称恶性米勒混合瘤。不足子宫恶性肿瘤的5%。大多发生于绝经后女性，伴有阴道出血。大体形态为鱼肉样、坏死性、出血性息肉样

肿物，经常充满子宫腔。光镜下见，恶性上皮成分多为子宫内膜样腺癌或浆液性癌，也可为其他米勒类型的癌。肉瘤性成分多为高级别非特异的肉瘤，可有异源性分化包括横纹肌肉瘤（图1a）、软骨肉瘤、骨肉瘤或脂肪肉瘤。免疫组化染色显示，上皮成分细胞角蛋白（CK，图1b）、上皮膜抗原（EMA）弥漫强阳性和程度不等的波形蛋白（vimentin）阳性。间叶成分vimentin弥漫阳性，有时伴肌特异性肌动蛋白（MSA）、平滑肌肌动蛋白（SMA）、结蛋白（desmin）阳性（图1c）和灶性CK、EMA阳性。

癌肉瘤为高度恶性肿瘤，预后差，播散方式类似高级别子宫内膜癌。一般采取子宫切除术，术后放疗和/或化疗。

(戚基萍 姜 杰)

shūluǎnguǎnyán

输卵管炎 （salpingitis）

各种致炎因子导致的输卵管炎性病变。分为急性输卵管炎和慢性输卵管炎，临床归为盆腔炎症性疾病（PID）。输卵管的细菌感染是一种常见疾病，发病率逐年上升。炎症可以导致输卵管皱襞的融合和开口消失。伞端可有阻塞，壁内段和峡部的阻塞较少见，均可导致不孕。

输卵管炎的组织病理学变化与疾病的自然发展过程一致，从急性输卵管炎到慢性输卵管炎，最终发生输卵管粘连。在疾病过程的早期，黏膜和固有层一般有急性炎症渗出物。输卵管腔内充满脓液，称为输卵管积脓。输卵管伞端部分或完全粘连，输卵管积脓吸收而被清亮液体取代，称为输卵管积水。组织学表现为不同程度的黏膜皱襞丧失，黏膜表面光滑平坦没有皱褶，连续的形

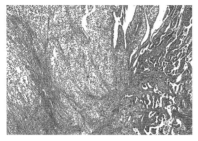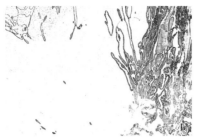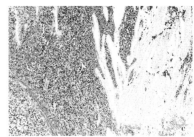

a. HE×100；b. 癌成分 CK 阳性（×100）；c. 肉瘤成分 desmin 阳性（×100）。

图 1　子宫癌肉瘤

态学变化发生于固有层。当感染进展到慢性期时，淋巴细胞/浆细胞成为浸润的主要成分，黏膜皱襞融合变得更加明显，形成滤泡样网状结构，这种输卵管炎称为滤泡性输卵管炎。及时诊断和治疗对减少后遗症十分必要。

（咸基萍　姜　杰）

ròuyázhǒngxìng shūluǎnguǎnyán

肉芽肿性输卵管炎（granulomatous salpingitis）　发生于输卵管以肉芽肿为特点的慢性炎性病变。分为感染性和非感染性。①感染性因素包括结核分枝杆菌、放线菌、蛲虫、血吸虫。②非感染性原因包括结节病、克罗恩病和异物反应。病变常为双侧性，输卵管炎症性破坏、变形、粘连及闭塞等。黄色肉芽肿性输卵管炎表现为输卵管皱襞膨胀，可见泡沫细胞浸润。肉芽肿性输卵管炎中输卵管结核最常见，病变常为双侧性。病变特点包括慢性非特异性炎症，干酪性坏死，或干酪性结核性肉芽肿形成，有时干酪性坏死不明显，但可见结核性肉芽肿，黏膜上皮常伴发腺瘤样增生。

（咸基萍　姜　杰）

shūluǎnguǎn gūlìxìng xuèguǎnyán

输卵管孤立性血管炎（isolated vasculitis of fallopian tube）　全身系统性血管炎的一部分，也可以是输卵管孤立性病变。较少见。血管病变显示为坏死性血管炎、巨细胞性动脉炎或增生闭塞性血管炎，除了血管炎病变外，有非特异性急性或慢性炎。

（咸基萍　姜　杰）

jiéjiéxìng xiábù shūluǎnguǎnyán

结节性峡部输卵管炎（salpingitis isthmica nodosa）　特殊的慢性输卵管炎。峡部输卵管上皮向外膨出或形成憩室，并伴有上皮周围平滑肌组织的结节状增生。通常是双侧输卵管病变，大体形态为输卵管峡部境界清楚的结节状增大。光镜下见，囊性扩张的腺样结构被肥大的平滑肌包绕。放射影像和立体结构重建研究显示，这些囊性结构和输卵管的管腔相通。要注意与子宫角中肾管残件增生鉴别，后者与输卵管无关，无明显肌纤维组织增生，腺体无明显小囊状扩张。本病可致近一半的患者不孕，也可导致异位妊娠。

（咸基萍　姜　杰）

shūluǎnguǎn Wǎ'ěrtǎdé xìbāocháo

输卵管瓦尔塔德细胞巢（Walthard cell nest of fallopian tube）　常偶然发现的化生性病变。由聚集的较小、圆形、扁平或立方形细胞构成，形态类似移行上皮，位于输卵管浆膜面，有时伴有囊状改变。一般无角化及明显细胞间桥分化。有时上皮巢中有柱状上皮被覆腺腔样结构，类似布伦纳（Brenner）上皮巢。

（咸基萍　姜　杰）

shūluǎnguǎn rènshēn

输卵管妊娠（pregnancy of fallopian tube）　受精卵种植于输卵管并发育的异常妊娠。由于输卵管壁较薄，难以承受胚胎发育至成熟，常在 2 个月末发生输卵管破裂流产。是最常见的异位妊娠，诊断依靠在输卵管壁见到胎盘绒毛或滋养细胞浸润。

输卵管妊娠的发生率明显上升，是慢性输卵管炎的后果。输卵管妊娠时，胚囊完全由输卵管组织构成，而无卵巢或韧带组织。受精卵种植于输卵管上皮后，绒毛和绒毛外滋养细胞主要在管腔内生长或插入输卵管壁深层，如同发生在子宫的受精卵一样。可以发生水肿和滋养叶细胞增生，不应过诊为水泡状胎块。输卵管上皮可有透明细胞增生。输卵管妊娠结局通常为流产。由于滋养叶细胞对输卵管壁的破坏，可以发生输卵管破裂（接近第 2 个月末），导致严重的腹腔内出血。破裂可以导致活跃的反应性间皮增生，伴有乳头或砂砾体形成。坏死的滋养叶细胞可存在很长时间，表现为玻璃样变的绒毛残影。异位妊娠时，子宫内膜中看不到扩张的玻璃样变的螺旋动脉和纤维蛋白样物质。

（戚基萍　姜　杰）

shūluǎnguǎn jiéjiéxìng tuìmó fǎnyìng
输卵管结节性蜕膜反应（nodular decidual reaction of fallopian tube）

由异位蜕膜形成的结节状病变。常在其他原因摘除输卵管时偶然发现，可见于卵管黏膜或浆膜。这种蜕膜结节可由于妊娠异位反应或药物引起。

（戚基萍　姜　杰）

shūluǎnguǎn xiànliúyàngliú
输卵管腺瘤样瘤（adenomatoid tumor of fallopian tube）

输卵管最常见的间皮来源的良性肿瘤。形态与子宫腺瘤样瘤相似。极少引起症状。大体形态为小而境界清楚的结节，通常位于浆膜面，切面呈灰白色。这些病变大小不同，光镜下见输卵管壁和输卵管系膜内散在的肿块，肿瘤由小而不规则的假腺样腔隙组成，内衬单层细胞（图1）。常伴有平滑肌或透明变性的间质插入。但没有核分裂象或多形性细胞，不要误诊为癌。电镜下可见微绒毛，免疫组化染色显示，钙网蛋白（calreticulin）和细胞角蛋白（CK）阳性，而FⅧ因子阴性。本病很少引起症状，少数可发生梗死。

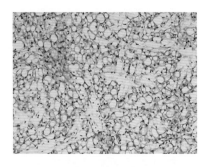

图1　输卵管腺瘤样瘤（HE×100）

shūluǎnguǎn huàshēngxìng rǔtóuzhuàng zhǒngliú
输卵管化生性乳头状肿瘤（metaplastic papillary tumor of fallopian tube）

输卵管黏膜内肿瘤占据部分管周，由大小不等的乳头构成的肿瘤。少见，一般于分娩后行输卵管部分切除或绝育术时偶然发现，只有少数患者最近无妊娠史。光镜下见，乳头表面被覆非典型上皮细胞，类似浆液性交界性肿瘤。上皮有出芽，大多数细胞有丰富的嗜酸性胞质，某些细胞可含有细胞内黏液，可见大量细胞外黏液，核分裂罕见。

（戚基萍　姜　杰）

shūluǎnguǎn rǔtóuzhuàngliú
输卵管乳头状瘤（papilloma of fallopian tube）

发生在输卵管以乳头状生长为主的良性上皮性肿瘤。多见于产后的妇女。罕见。光镜下见管腔内乳头状肿物，形态与浆液性交界性乳头状肿瘤相似，由具有丰富嗜酸性胞质的不典型细胞构成。

（戚基萍　姜　杰）

shūluǎnguǎn nángxiànliú
输卵管囊腺瘤（cystadenoma of fallopian tube）

发生于输卵管以形成囊腔为特点的良性上皮性肿瘤。少见。常为浆液性囊腺瘤。可引起输卵管梗阻。囊腺瘤的上皮特点与乳头状瘤相似，但无乳头状结构。

（戚基萍　姜　杰）

shūluǎnguǎn xiàn-xiānwéiliú
输卵管腺纤维瘤（adenofibroma of fallopian tube）

由良性上皮及间质成分组成的双向分化的输卵管良性肿瘤。当出现明显囊性时称为囊性腺纤维瘤。囊性腺纤维瘤大体呈囊性，发生率远较卵巢少。罕见。患者年龄 20～80 岁，平均 49 岁。大多数无症状，在妇科手术时偶然发现。肿物多为圆形、孤立性，一般直径 0.5～3cm，可位于输卵管内，连于伞端或浆膜面，表面光滑或乳头状。光镜下见，肿瘤由间质和上皮两种成分构成，间质为结缔组织，上皮组织形成表面乳头或腺体。大多数上皮为浆液性，偶尔为子宫内膜样。

（戚基萍　姜　杰）

shūluǎnguǎn'ái
输卵管癌（carcinoma of fallopian tube）

来源于输卵管的恶性上皮性肿瘤。大多数为腺癌。诊断标准包括：具有起源于输卵管黏膜的证据；缺乏具有相似组织学表现的子宫内膜腺癌共存的证据；卵巢实质受累不如输卵管明显，如卵巢受累，主要局限于表面。原发性输卵管癌罕见，占生殖系统恶性病变的 0.3%～1.1%。大多数见于绝经后。输卵管癌引起的典型症状是绞痛和水样便，随后疼痛缓解，典型症状并不常见，仅发生于不到10%的患者。也可表现为阴道分泌物增多或流血及盆腔可触性包块。

大体见，输卵管异常扩张或结节状增粗，类似积水或积血，局部有明显肿物。位于输卵管远端的肿瘤可穿透伞端。切面观察，腺癌一般质软或质脆、灰红色、绒毛状或息肉状。光镜下见，发生于卵巢的常见肿瘤均可发生在输卵管。大约 2/3 的原发性输卵管癌是浆液性癌，形态学表现与其他部位相似，分化好的肿瘤较少，分化差的乳头状结构伴有裂隙形成的管腔和分级高的细胞核，是这些肿瘤的典型表现。黏膜内肿瘤经常可见，在少数病例中可能是肿瘤的唯一表现。

（戚基萍　姜　杰）

tāipán zhānlián

胎盘粘连 （placenta accrete）

胎盘绒毛与其下方的子宫肌层表面相粘连的状态。病变处蜕膜层缺失。这种病变的形态学亚型称植入性胎盘，绒毛侵入子宫肌层时（嵌入性胎盘），绒毛穿透肌层时（穿透性胎盘）。多见于前置胎盘或有刮宫、剖宫产者。大体见，胎盘母体面不完整，有缺损。光镜下见，绒毛粘连附着于子宫肌层，或侵入、穿透子宫肌层。植入或粘连可较局限，也可较广泛。穿透性胎盘产妇和胎儿的死亡率均较高。

（戚基萍 姜 杰）

tāipán gǎnrǎn

胎盘感染 （placental infection）

胎盘组织发生的细菌性感染。不仅指胎盘实质，也包括脐带和胎膜。最常见的原因是微生物从母体阴道上行性感染，也可通过母体血源性感染。单纯的胎盘急性炎症主因上行性感染所致，多继发于感染性流产、滞产等。病变常由近子宫颈口处的蜕膜炎开始，进而引起绒膜羊膜炎，严重者发展为绒毛炎。光镜下见，蜕膜、羊膜、绒毛膜、绒毛、绒毛间隙等处有大量中性粒细胞浸润，形成脓肿和灶性坏死。

（戚基萍 姜 杰）

tāipán gěngsǐ

胎盘梗死 （placental infarction）

继发于母体子宫胎盘循环局部阻塞的绒毛坏死。包括胎儿面梗死和母体面梗死。是较常见的病变，大体见，新鲜梗死的病灶呈暗红色或黑白质硬的三角形或半球形。光镜下表现为绒毛密集，绒毛间隙消失，绒毛血管明显充血。陈旧的梗死可见"鬼影"绒毛。妊娠晚期常见一些微小梗死，可不做诊断。

（戚基萍 姜 杰）

zīyǎngxìbāo zhǒngliú

滋养细胞肿瘤 （gestational trophoblastic tumor）

一组由妊娠滋养细胞发生的肿瘤。包括妊娠绒毛膜癌、胎盘部位滋养细胞肿瘤和上皮样滋养细胞肿瘤。

（戚基萍 姜 杰）

rènshēn róngmáomó'ái

妊娠绒毛膜癌 （pregnancy choriocarcinoma）

滋养细胞发生的恶性肿瘤。简称绒癌。发病高峰年龄在 35～40 岁，约一半的患者有水泡状胎块（葡萄胎）的病史。大体见，肿瘤变异很大，常见于子宫的不同部位，偶见于胎盘内，有明显出血坏死的结节，无包膜，结节的大小与转移情况及恶性度无关。光镜下见，肿瘤由合体滋养细胞、中间型滋养细胞及细胞滋养细胞混合构成，有明显的出血坏死与血管浸润，血管内癌栓较常见。肿瘤细胞一般聚集成团或呈条索状排列，细胞混杂，无绒毛结构。细胞团之间充满血块或被浸润的组织，无肿瘤间质（图 1a）。有时肿瘤几乎全部为出血坏死，肿瘤细胞仅存在于边缘部。血清人绒毛膜促性腺激素（β-hCG）水平是妊娠绒癌临床诊断的一项主要依据。免疫组化染色显示，合体滋养细胞 β-hCG 强阳性（图 1b），人胎盘催乳素（hPL）弱阳性，中间型滋养细胞则反之。

刮宫标本诊断绒癌较困难，诊断必须根据以下几点综合判断：①临床资料显示血或尿中 hCG 水平较高。②肺等有转移瘤结节。③肿瘤明显出血坏死及血管浸润。④肿瘤细胞为具有明显异型性的两种以上滋养细胞。⑤无绒毛结构。⑥肿瘤无明显血管及结缔组织间质。

绒癌需要与早期妊娠滋养细胞增生鉴别。妊娠早期的刮宫组织中有时可见片状增生的滋养细胞，但呈小灶状，细胞较小，无明显异型性及出血坏死以及 β-hCG 水平较低。水泡状胎块有水肿的绒毛结构而无明显出血坏死可与绒癌鉴别。治疗以化疗为主，生存率较高。

（戚基萍 姜 杰）

tāipán bùwèi zīyǎngxìbāo zhǒngliú

胎盘部位滋养细胞肿瘤 （placenta site trophoblastic tumor, PSTT）

来源于胎盘种植部位的特殊类型的中间型滋养细胞肿瘤。罕见。肿瘤由较为单一的细胞型和中间型滋养细胞构成，缺乏合体型滋养细胞。瘤细胞的分布似早期妊娠胎盘床的滋养细胞样浸润子宫肌壁，没有上皮样的生长图像（图 1）。有时瘤细胞可以浸润

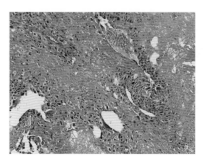
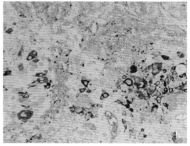

a. HE×100；b. β-hCG 阳性（×200）。

图 1 宫腔绒癌

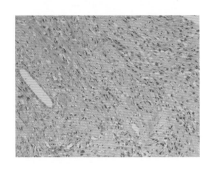

图1 子宫胎盘部位滋养细胞肿瘤（HE×100）

血管壁，肿瘤的出血坏死不如妊娠绒癌明显。本病的生物学行为很难预测，核分裂较少（<2/10HPF）、病变限于子宫内的病例通常可以通过手术治愈；核分裂较多（>5/HPF）、出血坏死多的病例一般预后较差。

（戚基萍 姜 杰）

shàngpí yàngzīyǎngxìbāo zhǒngliú

上皮样滋养细胞肿瘤 （epithelioid trophoblastic tumor, ETT）

由中间型滋养细胞组成的单相性肿瘤。是一种不同于胎盘部位滋养细胞肿瘤和绒毛膜癌而类似癌的滋养细胞肿瘤。罕见。肿瘤细胞形态相对一致，呈巢状或片状分布，浸润性生长，常有较为广泛的出血坏死，形态上与鳞状细胞癌比较相似。免疫组化染色显示，胎盘碱性磷酸酶（PLAP）和人胎盘催乳素（hPL）灶状阳性，E-钙黏着蛋白（E-cadherin）和表皮生长因子受体（EGFR）强阳性。生物学行为难以预测。

（戚基萍 姜 杰）

shuǐpàozhuàng tāikuài

水 泡 状 胎 块 （hydatidiform mole）

因妊娠后胎盘绒毛滋养细胞增生、间质水肿，而形成大小不一的水泡。水泡间借蒂相连成串，形如葡萄，俗称葡萄胎。按绒毛水肿和滋养细胞增生的程度及浸润的不同程度分为完全性水泡状胎块、部分性水泡状胎块、侵蚀性水泡状胎块、转移性水泡状胎块 4 种类型。

（戚基萍 姜 杰）

wánquánxìng shuǐpàozhuàng tāikuài

完全性水泡状胎块 （complete hydatidiform mole）

胎盘绒毛全部受累，整个宫腔充满水泡，弥漫性滋养细胞增生，无胎儿及胚胎组织的水泡状胎块。大多数为父系二倍体核型。大体见，水泡状物形如葡萄，直径由数毫米到数厘米不等，由纤细的纤维相连，常混有血块蜕膜碎片。水泡状物占据整个宫腔，宫腔内无胎儿及其附属物。光镜下见，绒毛水肿，中央池形成，滋养细胞弥漫性增生，不见胚胎成分（图1）。核型通常为 46,XX 和 46,XY，二倍体核型。这些典型形态见于妊娠中期（14 周左右），早期妊娠（8～12 周），形态常不典型，绒毛间质细胞较丰富，呈黏液样，通常不形成很好的中央池，绒毛的轮廓呈趾状和球样突起，滋养细胞有异型。2%～3%可发展为绒毛膜癌。

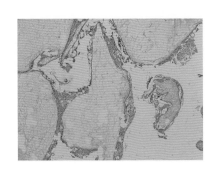

图1 子宫葡萄胎（HE×40）

（戚基萍 姜 杰）

bùfēnxìng shuǐpàozhuàng tāikuài

部分性水泡状胎块 （partial hydatidiform mole）

部分胎盘绒毛肿胀变性，局部滋养细胞增生的水泡状胎块。大多数为两个父系和一个母系的三倍体核型，可合并胚胎或胎儿组织，胎儿多已死亡。发生率占水泡状胎块的 15%～35%。由不同比例的正常绒毛和水肿绒毛构成，水肿的绒毛呈显著的扇贝样轮廓，间质内可见明显的内陷的滋养细胞，局限性滋养细胞增生。胚胎成分的证据为胎囊、胚胎组织及绒毛间质的有核红细胞。核型通常为 69,XXX 和 69,XXY，三倍体核型。0.5%～5%可发展成侵蚀性水泡状胎块。

（戚基萍 姜 杰）

qīnshíxìng shuǐpàozhuàng tāikuài

侵蚀性水泡状胎块 （invasive hydatidiform mole）

侵入子宫肌层或转移至子宫以外的水泡状胎块。为恶性滋养细胞肿瘤。几乎皆继发于葡萄胎之后，部分完全性水泡状胎块患者可发展为侵蚀性。大体形态为出血、坏死性结节。绒毛呈侵蚀性生长，常侵入子宫肌壁，可以穿破子宫壁进而侵及宫旁组织，肿瘤可侵入血管，其中肺转移最多见。光镜下见，葡萄状绒毛位于肌层或血管腔内，伴局部组织出血、坏死，滋养细胞增生，并有一定的异型性。当侵蚀病灶接近子宫浆膜层时，子宫表面可见紫蓝色结节。本病如能及时手术或化疗，预后较好，仅少数病例复发。

（戚基萍 姜 杰）

zhuǎnyíxìng shuǐpàozhuàng tāikuài

转移性水泡状胎块 （metastatic hydatidiform mole）

位于子宫以外的血管或组织内的水泡状胎块。通常见于肺、阴道、肝、脑。其中以肺转移最多见。转移瘤形态与子宫的水泡状胎块相同。依转移的部位可出现相应的临床表现，如转移至肺，可出现咳嗽等症状。

（戚基萍 姜 杰）

jíxìng luǎncháoyán

急性卵巢炎（acute oophoritis）

发生于卵巢的急性炎症。多由急性输卵管炎蔓延而来，也可因阑尾炎或结肠憩室炎等的直接扩散，极少数由血行感染所致。大体见，卵巢肿大，表面充血，有纤维蛋白性或脓性渗出物附着。光镜下见，卵巢表面被覆纤维蛋白性渗出物，表浅部血管充血、白细胞浸润。卵巢全部受累及时，形成大小不等的脓肿。卵巢脓肿可与输卵管相通，形成输卵管卵巢脓肿。

（戚基萍 姜 杰）

mànxìng luǎncháoyán

慢性卵巢炎（chronic oophoritis）

发生于卵巢的慢性炎症。多由急性卵巢炎迁延所致，病变多累及卵巢表浅部分及卵巢周围组织。大体见，卵巢表面粗糙，与周围组织形成纤维性粘连。光镜下见，卵巢周围结缔组织增生，卵巢表面生发上皮可变为立方或柱状，并常下陷至卵巢皮质内形成不规则裂隙或小囊（腺样体），常误诊为子宫内膜异位症，但腺样体周围无子宫内膜间质。卵巢组织内有淋巴细胞、浆细胞浸润。

（戚基萍 姜 杰）

luǎncháo jiéhé

卵巢结核（ovarian tuberculosis）

发生于卵巢由结核分枝杆菌感染所致的特殊性炎症。多由输卵管结核病蔓延所致，由血源性播散引起者较少。大体见，卵巢表面和切面均可见散在灰白色小结节或干酪样坏死，卵巢周围因纤维组织增生而与邻近器官粘连。光镜下见，卵巢组织内见结核结节和干酪样坏死。

（戚基萍 姜 杰）

luǎncháo lǜpào nángzhǒng

卵巢滤泡囊肿（ovarian follicular cyst）

卵泡过度生长而不排卵、卵泡内潴留液体使卵泡增大（直径>2.5cm）的现象。成熟卵泡的直径通常<1.5cm。当卵泡过度生长而不排卵、卵泡内潴留的液体使卵泡直径达1.5～2.5cm时，称为囊性卵泡。大体见，卵巢大小正常或稍增大，表面有囊泡突起。囊性卵泡常为多发，大小不等，囊壁薄，内含清亮液体。滤泡囊肿多为单发，直径2.5～5cm。光镜下见，囊壁由颗粒层细胞和卵泡膜细胞构成。前者呈多层排列，可见考尔－埃克斯纳（Call-Exner）小体。卵泡膜细胞围绕在颗粒层细胞外，常有不同程度的黄素化。如囊内压力升高，则颗粒层细胞受挤压而呈立方或扁平状单层排列。

（戚基萍 姜 杰）

luǎncháo huángtǐ nángzhǒng

卵巢黄体囊肿（ovarian corpus luteum cyst）

黄体形成时，可因进入黄体内的卵泡膜血管破裂而形成的直径>2.5cm的血肿。出血量多时，黄体因有较多液体潴留而呈囊性，囊的直径介于1.5～2.5cm时称为囊性黄体。大体见，黄体囊肿多为单发，直径为2.5～10cm，多数不超过4cm。囊肿可向卵巢表面突起。切面囊壁呈黄色，外缘呈花环状，囊内含有黄色或褐色液体。光镜下见，囊壁内由黄体细胞组成。细胞呈多边形，胞质丰富、含脂质。后期，黄体细胞退变并被纤维组织代替。

（戚基萍 姜 杰）

rènshēn huángtǐliú

妊娠黄体瘤（luteoma of pregnancy）

某些正常妊娠时，黄体细胞可增生形成单个或多个的结节状肿物。这是对绒毛膜促性腺激素（β-hCG）刺激的反应性增生，并非真性肿瘤。常发生于妊娠后3个月。大体见，肿物为单个或多个，直径多>6cm。切面实性、浅黄色。光镜下见，主要由卵泡膜黄体细胞构成。

（戚基萍 姜 杰）

luǎncháo zǐgōng nèimó yìwèizhèng

卵巢子宫内膜异位症（endometriosis of ovary）

子宫内膜在卵巢内种植所导致的疾病。又称巧克力囊肿。大体为囊性，表面紫褐色，单发或多发。囊内含暗红色或巧克力色黏稠液体。囊肿常与周围组织粘连。光镜下见，典型的囊肿壁可见子宫内膜上皮及其间质，并有出血（图1）。部分囊肿因反复出血、上皮脱落而不见子宫内膜上皮和间质，仅见纤维囊壁及肉芽组织，并有大量含铁血黄素沉着和巨噬细胞。

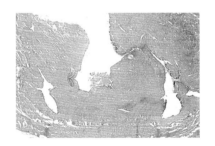

图1　卵巢子宫内膜异位囊肿（HE×40）

（戚基萍 姜 杰）

duōnángxìng luǎncháo

多囊性卵巢（polycystic ovary）

卵巢含有多发性滤泡囊肿或囊性卵泡的状态。是一种特发性疾病，对患者的生育能力、代谢、心血管系统和肿瘤发生等方面具有严重影响。常见于青年妇女，部分有家族史。临床表现月经稀少，继发闭经、肥胖、多毛、不孕。大体见，双侧卵巢对称性肿大，为正常卵巢的 2~5 倍。表面光滑，灰白色，不见排卵后形成的瘢痕。切面：白膜明显增厚，皮质部见多个直径 1~1.5cm 的小囊泡沿白膜下分布，囊内含透明液体。不见或罕见黄体。可见白体。光镜下见，白膜明显增厚，为正常的 3~4 倍。白膜下见多个不同发育阶段的卵泡或闭锁卵泡。卵泡壁的卵泡膜细胞常增生并有黄素化。卵泡间质纤维化，间质细胞也可发生黄素化。

（咸基萍 姜杰）

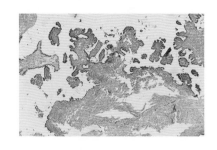

图 1 卵巢浆液性囊腺纤维瘤（HE×40）

luǎncháo hùnhé shàngpíxìng zhǒngliú

卵巢混合上皮性肿瘤（ovarian mixed epithelial tumor）

由至少两种类型的上皮细胞混合组成的卵巢上皮性肿瘤。包括浆液性、黏液性、子宫内膜样、透明细胞、布伦纳（Brenner）瘤，每种成分所占比例大于 10%。在组织学上可分为良性、交界性及恶性，分化最低的成分决定着肿瘤的分级。主要类型的细胞决定其预后。

（咸基萍 姜杰）

luǎncháo jiāngyèxìng náng-xiànliú

卵巢浆液性囊腺瘤（ovarian serous cystadenoma）

卵巢良性浆液性上皮肿瘤。肿瘤的腺体中因有分泌物潴留而呈囊状扩张。大体见，多为单房薄壁囊肿，内含清亮液体，偶尔为稀薄的黏液样物质。表面多光滑，囊内壁常有乳头，称为浆液性乳头状囊腺瘤。当伴有明显间质成分时称卵巢浆液性腺纤维瘤。光镜下见，浆液上皮呈矮柱状或立方形，类似于卵管上皮，也可似于增生的间皮。乳头结构较宽，上皮为单层，细胞可有轻度异型性（图1）。部分病例内可见砂砾体。

（咸基萍 姜杰）

luǎncháo biǎomiàn rǔtóuzhuàngliú

卵巢表面乳头状瘤（ovarian surface papilloma）

卵巢良性浆液性肿瘤的一种特殊亚型。一般为双侧，卵巢表面有灶性乳头状生长，显著者，大体形态全部卵巢表面乳头状生长。

（咸基萍 姜杰）

luǎncháo jiāngyèxìng jiāojièxìng zhǒngliú

卵巢浆液性交界性肿瘤（ovarian serous borderline tumor）

卵巢潜在低度恶性的浆液性肿瘤。大体形态介于良恶性肿瘤之间，无间质浸润。肿瘤大多呈囊实性，内含不同程度的赘生物，与癌相比，出血坏死少见。浆液性交界性肿瘤主要形态学表现为增生的上皮，形成乳头或微乳头，核轻到中度非典型性，无间质浸润（图1a）。微乳头型占浆液性交界性肿瘤的 5%~10%。比较少见的生长方式为被覆乳头表面的筛网状结构（图1b）、非浸润性实性细胞巢。部分浆液性交界性肿瘤发生在卵巢外表面，部分可发生腹膜种植。腹膜种植分为非浸润性和浸润性，非浸润性种植临床呈良性过程，而浸润性种植预后较差，大网膜是浸润性种植最常见的部位。

（咸基萍 姜杰）

luǎncháo jiāngyèxìng xiàn'ái

卵巢浆液性腺癌（ovarian serous adenocarcinoma）

卵巢恶性浸润上皮性肿瘤。分低级别和高级别两种类型，高级别浆液性腺癌更常见。平均发病年龄为 57~63 岁。发病时患者均处于进展期，伴有腹腔和盆腔的广泛播散。由于伴有腹水或较大的腹腔肿瘤，最常见的症状为腹痛和腹胀。其他症状还包括尿频、排尿困难和阴道流血。2/3 进展期病例累及双侧卵巢。几乎所有的进展期卵巢均侵及腹膜表面。

浆液性腺癌大小从仅光镜下可见到最大径 20cm 左右。大体见，典型切面呈多房、囊实性，囊腔充满质脆的乳头，有时完全呈实性。囊内容物为浆液、混浊的或血性液体。肿瘤外表面光滑或凸凹不平，且乳头结构常见。切面实性区域呈粉色至灰色，根据间质含量的多少肿瘤质地可呈

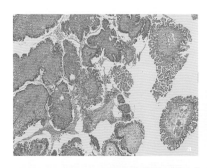
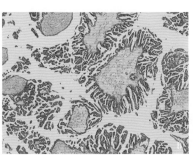

a. 低倍（×40）；b. 微乳头型（×40）。

图 1 卵巢浆液性交界性囊腺瘤（HE）

柔软或坚硬。出血和坏死常见。光镜下见，高级别浆液性腺癌有复杂的乳头、实性区和显著的细胞异型性（图1a）。常见缎带样或迷宫样结构，表现为乳头广泛搭桥和融合，形成裂隙样腔隙。实性、腺样或筛状结构常见。几乎所有病例中都可见具有恶性特征的大而多形的细胞核，常见多核瘤巨细胞。核分裂，包括异常核分裂多见，坏死较显著。局灶乳头或腺管结构提示为浆液性腺癌，而不是未分化癌。25%病例可见砂砾体。罕见情况下，肿瘤完全呈实性，而缺乏腺管、乳头或其他可识别的结构，可能是高级别浆液性癌的一种亚型，但命名为未分化癌。低级别和高级别浆液性腺癌的鉴别如下：低级别的特征是细胞一致，细胞核轻-中度异型，而高级别癌细胞呈多形性，核显著异型（核大小和形状的差异为3∶1）。低级别核分裂计数＜12/10HPF，通常更低（＜5/10HPF），而高级别核分裂计数常大于12/10HPF。免疫组化染色显示，大多数高级别浆液性癌WT-1核阳性和P53核阳性（图1b）。高级别和低级别浆液性腺癌预后显著不同，国际妇产科联盟（FIGO）分期Ⅲ期的5年生存率分别为35%和75%。

（戚基萍　姜　杰）

卵巢黏液性囊腺瘤（ovarian micinous cystadenoma）

衬覆黏液上皮的良性卵巢囊性肿瘤。占卵巢良性上皮性肿瘤的13%，其中肠型超过80%。患者平均年龄约50岁。大体见，肿瘤体积较大，单侧发生。可为单房或多房，表面多光滑。囊内为稠厚的胶液样。光镜下见，囊壁内衬单层柱状黏液上皮，类似于胃小凹型上皮或含杯状细胞的肠道上皮，宫颈内膜型黏液上皮很少见，细胞核位于基底部，可有轻度异型性（图1）。当上皮增生类似于非典型增生性黏液性肿瘤时，其范围必须小于肿瘤的10%才能诊断为黏液性囊腺瘤伴局灶增生，或黏液性囊腺瘤伴局灶非典型。部分卵巢黏液性囊腺瘤中有明显增生的纤维间质，称黏液性囊腺纤维瘤。

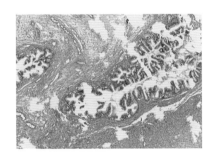

图1　卵巢黏液性囊腺瘤（HE×40）

（戚基萍　姜　杰）

卵巢黏液性交界性肿瘤（ovarian mucinous borderline tumor）

卵巢潜在低度恶性的黏液性上皮性肿瘤。异型性界于良恶性肿瘤之间，无间质侵袭。分为宫颈内膜型和胃肠型。典型的胃肠型黏液性交界性肿瘤体积大、多囊型，表面光滑，囊腔内充满黏液样物质，内壁光滑，无明显乳头。光镜下见，囊壁衬覆复层增生的胃肠型黏液上皮，细胞呈簇状、绒毛状管状或腺腔内乳头等生长方式，细胞核呈不同程度的异型，通常轻到中度。在肠型交界性黏液性肿瘤的囊腔内衬上皮复层4层以上，形成实性细胞巢，筛状或乳头状结构，内衬上皮细胞有明确恶性细胞学特征，称为交界性黏液性肿瘤伴上皮内癌（图1）。宫颈内膜型在大体形态、光镜和免疫表型方面与胃肠型不同。宫颈内膜型黏液性交界性肿瘤较少见、体积较小、双侧性更常见。黏液上皮和浆液型（有纤毛）上皮混合存在，常混杂少量（＜10%）其他类型的细胞（子宫内膜样细胞、鳞状上皮和嗜酸性细胞）。卵巢黏液性交界性肿瘤大部分预后良好，仅少数可转化为黏液性癌。

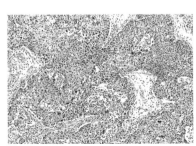
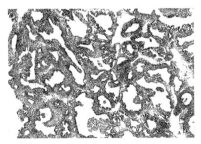

a. HE×100；b. P53 阳性（×40）。

图1　卵巢高级别浆液性癌

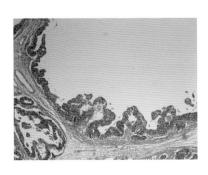

图1　交界性黏液性囊腺瘤伴上皮内癌（HE×100）

（戚基萍　姜　杰）

卵巢黏液性腺癌（ovarian mucinous adenocarcinoma）

卵巢的恶性黏液性上皮性肿瘤。与交界性黏液性肿瘤的区别在于有卵巢的间质侵袭。罕见，占卵巢癌的 2%～3%。通常体积较大，单侧，表面光滑，单房或多房囊性肿物，可有实性区，也可伴出血及坏死。黏液性腺癌有明显的间质侵袭（图 1a），真正的侵袭灶面积至少大于 10mm²，每边宽度大于 3mm²。免疫组化染色显示，CK7 弥漫阳性（图 1b），CK20 有不同程度的表达。可以表达 CK20 和 CDX2。以融合性或膨胀性浸润为主的 I 期黏液性癌患者的生存率约为 90%；除少数病例外，破坏型浸润比腺体融合型浸润的预后差。

（戚基萍　姜　杰）

卵巢子宫内膜样囊腺瘤（ovarian endometrioid cystadenoma）

子宫内膜分化的卵巢良性肿瘤。肿瘤形态与子宫内膜相似，由子宫内膜样腺体构成，常有大小不等的囊腔形成。当有明显的纤维间质时称腺纤维瘤，当有明显的囊腔时称囊腺纤维瘤。均很少见。

（戚基萍　姜　杰）

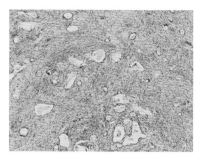 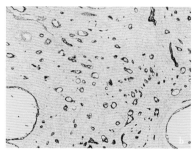

a. HE×100；b. CK7 阳性（×200）。
图 1　卵巢黏液性腺癌

卵巢子宫内膜样腺癌（ovarian endometrioid adenocarcinoma）

发生于卵巢的与子宫体的子宫内膜样腺癌相似的恶性肿瘤。高发人群平均年龄 55～58 岁。最常见的症状是腹胀、盆腔或腹部疼痛，阴道不规则出血也时常发生。80% 患者的血清 CA125 水平增高。典型的肿瘤直径可达 10～20cm，为实性、柔软、易碎；或为囊性，内有一肿物突入囊腔。光镜下形态与子宫体的内膜腺癌相似。高分化者形成圆形、卵圆形或管状腺体，也可出现筛状或绒毛腺性结构（图 1）。免疫组化染色显示，细胞角蛋白（CK）、波形蛋白（vimentin）、上皮膜抗原（EMA）、雌激素受体（ER）和孕激素受体（PR）阳性，α-抑制素（α-inhibin）阴性有助于鉴别。

子宫内膜样腺癌常合并透明

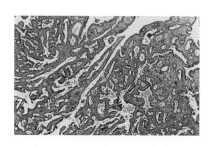

图 1　卵巢子宫内膜样腺癌（HE×40）

细胞的成分。同时合并子宫内膜癌时，二者同时单发还是一处为转移性，主要依据临床分期、肿瘤大小、组织类型、分化、有无血管、卵巢和子宫壁浸润、是否合并内膜增生或卵巢的子宫内膜异位等综合分析。若混合透明细胞、浆液性肿瘤或未分化癌则预后更差。卵巢子宫内膜样腺癌大部分为 I 期，其中低级别癌的比例远高于浆液性癌，故预后比典型的浆液性癌要好。

（戚基萍　姜　杰）

卵巢恶性米勒混合瘤（ovarian malignant Müllerian mixed tumor）

发生于卵巢含有恶性上皮和间叶成分的高度侵袭性肿瘤。又称卵巢癌肉瘤，伴有异源性成分时称恶性中胚叶混合瘤。罕见。大体呈较大的包块，75% 的病例就诊时已发生卵巢外转移。光镜下所见特点与发生在子宫的病变相似。

（戚基萍　姜　杰）

卵巢子宫内膜样间质肉瘤（endometrioid stromal sarcoma of ovary）

发生在卵巢与子宫内膜间质肉瘤相似的间质性肿瘤。分为低级别和高级别两种类型。低级别子宫内膜样间质肉瘤由小的、密集排列的增殖期子宫内膜间质细胞构成，胞质少，核圆形或卵圆形，可见类似晚分泌期的螺旋小动脉。免疫组化染色显示，瘤细胞 CD10 强阳性。高级子宫内膜样间质肉瘤的瘤细胞比低级别的要大，核也较大，核分裂多见，坏死常见，但核的多形性不如子宫的未分化肉瘤明显。高级别预后差。诊断卵巢子宫内膜样间质肉瘤时应仔细检查子宫，除外转移性。

（戚基萍 姜 杰）

luǎncháo tòumíngxìbāo zhǒngliú

卵巢透明细胞肿瘤（ovarian clear cell tumor）

一组以衬覆透明细胞或鞋钉样细胞为主的腺体或小囊构成的卵巢上皮性肿瘤。分为良性、交界性和恶性。良性为透明细胞囊腺瘤或腺纤维瘤，交界性为交界性透明细胞囊腺瘤或腺纤维瘤或不典型增生性透明细胞囊腺瘤或腺纤维瘤，恶性为透明细胞癌。良性及交界性卵巢透明细胞肿瘤很少见，大多数为恶性。卵巢透明细胞肿瘤与卵巢和盆腔子宫内膜异位关系密切。

（戚基萍 姜 杰）

luǎncháo tòumíngxìbāo'ái

卵巢透明细胞癌（ovarian clear cell carcinoma）

发生在卵巢的恶性透明细胞肿瘤。大体形态多为单侧性，可呈实性或囊性。囊性者可为厚壁的单房伴多结节突起，或为多房囊性，内含清凉或黏稠液体，伴子宫内膜异位者，囊内含巧克力样褐色液体。光镜下见，肿瘤细胞可呈实性、乳头状或腺管状。实性结构被纤细的纤维血管或透明变间质分割，肿瘤细胞为多角形，胞质丰富，胞质透亮。在乳头状或腺管状结构内衬立方到扁平上皮，偶为鞋钉样细胞（图1a）。常能见到显著核异型的细胞，因此所有透明细胞癌都被认为是高级别的。核分裂活性较低，仅在1/4病例中核分裂超过10/10HPF。肿瘤中可见多少不等的坏死、出血和间质淋巴细胞浸润。与其他卵巢癌一样，透明细胞癌中包括细胞角蛋白（CK）在内的上皮标志物弥漫强阳性，大多数透明细胞癌HNF1B阳性（图1b）。本病生存率较同期浆液性腺癌稍低。

（戚基萍 姜 杰）

luǎncháo yíxíngxìbāo zhǒngliú

卵巢移行细胞肿瘤（ovarian transitional cell tumor）

类似于泌尿道移行细胞肿瘤的卵巢上皮性肿瘤，世界卫生组织（WHO）2014版女性生殖器官肿瘤分类中已取消了移行细胞癌，仅保留了布伦纳（Brenner）瘤、交界性布伦纳瘤和恶性布伦纳瘤。其中的移行细胞癌现多认为是高级别浆液性癌。移行细胞肿瘤占卵巢上皮性肿瘤的10%，其中绝大部分病例都是良性布伦纳瘤，非典型增生和恶性者非常少见。

良性布伦纳瘤大体上肿瘤体积较小，直径≤2cm。常为单侧，实性，灰白灰黄色结节，可伴钙化。光镜下见，实性或囊性的上皮细胞巢，周围可见丰富而致密的纤维细胞构成的间质围绕（图1）。肿瘤细胞胞质透明，细胞核有核沟。交界性布伦纳瘤是潜在低度恶性卵巢移行细胞肿瘤，上皮细胞具有非典型性或恶性特征，但无明显的间质侵袭。肿瘤的体积较大，多为实性。典型的组织学表现为突向囊腔的被覆移行上皮的分枝状乳头、乳头中央为纤维血管轴心，移行上皮细胞和组织学特点与泌尿道的低级别非浸润性乳头状移行细胞肿瘤相似。恶性布伦纳瘤是由分布于纤维瘤样间质中的侵袭性恶性移行细胞巢和良性移行细胞巢构成的卵巢恶性肿瘤。临床表现无特异性，与其他常见的卵巢癌相似，盆腔或腹部疼痛和肿块常见。恶性布伦纳瘤最大径可达25cm，平均直径14cm。此肿瘤常为单侧，囊实性肿物。光镜下为良性或交界性布伦纳瘤伴间质浸润，浸润成分常为高级别的移行细胞癌或鳞状细胞癌（图2）。大多数恶性布伦纳瘤为Ⅰ期。

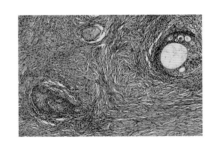

图1 卵巢良性布伦纳瘤（HE×100）

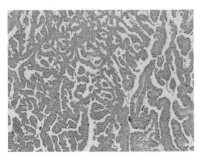
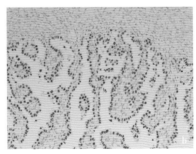

a. HE×100；b. HNF1B核阳性（×200）。

图1 右卵巢透明细胞癌

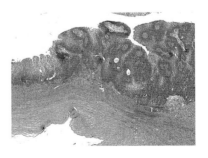

图2 卵巢恶性布伦纳瘤（HE×40）

（戚基萍 姜 杰）

luǎncháo jiāng-niányèxìng náng-xiànliú

卵巢浆-黏液性囊腺瘤（ovarian seromucinous cystadenoma）

由两种或两种以上米勒细胞类型的细胞构成的良性卵巢囊性肿瘤。少数情况下，肿瘤含有明显的纤维间质则称浆-黏液性囊腺纤维瘤。罕见，仅占卵巢良性肿瘤的1%。主要见于生育晚期的妇女。临床上无特殊症状，常为偶然发现。大体上常为单囊的囊肿，内壁光滑，内含浆液或黏液。光镜下，囊肿衬覆多少不等的浆液细胞和宫颈内膜型黏液细胞，但内膜样细胞，甚至移行细胞或鳞状细胞偶尔也可见到。本瘤为良性，切除后预后好。

（戚基萍　姜　杰）

luǎncháo jiāojièxìng jiāng-niányèxìng náng-xiànliú

卵巢交界性浆-黏液性囊腺瘤（ovarian seromucinous cystadenoma）

由一种以上的上皮，最常见的是浆液性和宫颈内膜性黏液上皮构成的不典型增生性、非浸润性上皮性肿瘤。发病年龄34~44岁，多数在诊断时为FIGO I期，少数可有种植和淋巴结转移。约1/3伴子宫内膜异位症。大体见，肿瘤直径8~10cm，通常单囊，内壁光滑，含黏稠的黏液，囊内壁可见多少不等的乳头。也可见出血灶，偶见实性区。约40%累及双侧卵巢。

光镜下见，与交界性浆液性肿瘤相似，表现为复杂的乳头结构，有小的游离的簇状乳头（图1）。大的乳头可有明显的间质水肿及中性粒细胞浸润。上皮通常复层，多由宫颈内膜型黏液上皮和浆液上皮构成，子宫内膜样上皮和鳞状上皮也可见到。偶尔可有透明细胞或移行上皮。瘤细胞胞质嗜酸性，核为低级别，核分

裂不多见。微浸润、上皮内癌和微乳头结构可以见到。部分囊壁可为子宫内膜样囊肿。免疫组化染色显示，瘤细胞CK7阳性，CK20、CDX2阴性；雌激素受体（ER）和孕激素受体（PR）阳性；WT-1阴性。本病预后较好。

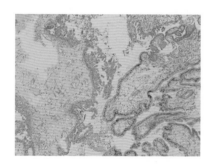

图1　交界性浆-黏液性囊腺瘤（HE×100）

（戚基萍　姜　杰）

luǎncháo jiāng-niányèxìng'ái

卵巢浆-黏液性癌（ovarian seromucinous carcinoma）

主要由浆液和宫颈内膜型黏液上皮构成的卵巢癌。也可见透明细胞、子宫内膜样或鳞状分化的区域。发病年龄平均45岁。大多数表现为盆腔包块。约一半为双侧。肿瘤的平均直径12cm，单囊或多囊，含有实性区。囊内壁或肿瘤表面可见明显的乳头突起。光镜下见，肿瘤由明显的乳头状结构组成，上皮复层，与浆液性肿瘤相似，浸润多为筛状或融合膨胀性，也可有破坏性浸润。肿瘤以宫颈内膜型黏液上皮和浆液上皮为主，也可见透明细胞、子宫内膜样上皮和鳞状上皮的区域。核分裂多少不等，通常<5/10HPF。免疫组化染色显示，瘤细胞CK7阳性，CK20、CDX2阴性；雌激素受体（ER）和孕激素受体（PR）阳性；WT-1阴性。I期卵巢浆-黏液性癌预后较好。

（戚基萍　姜　杰）

luǎncháo wèifēnhuà'ái

卵巢未分化癌（ovarian undifferentiated carcinoma）

无任何特殊细胞类型分化或仅有小灶分化的卵巢恶性上皮性肿瘤。非常少见。卵巢原发性未分化癌包括4种类型：非特殊类型（NOS）未分化癌、非小细胞性神经内分泌癌、高血钙型小细胞癌和肺型小细胞癌。大体形态无特异性，多为实性，常伴广泛坏死。光镜下见，由实性瘤细胞巢构成，瘤细胞显著非典型性，核分裂多见，可见梭形细胞区、微囊及血管周围浸润，无特异性免疫组化表现。当考虑未分化癌诊断时，需除外转移性肿瘤，特别是来自肺的转移性肿瘤。本病的5年生存率为22%。

（戚基萍　姜　杰）

luǎncháo kēlìxìbāoliú

卵巢颗粒细胞瘤（granulose cell tumor of ovary）

单纯由卵巢颗粒细胞构成的肿瘤或颗粒细胞大于10%的肿瘤。背景常为纤维卵泡膜瘤样。可分为卵巢成年型颗粒细胞瘤和卵巢幼年型颗粒细胞瘤两种类型。

（戚基萍　姜　杰）

luǎncháo chéngniánxíng kēlìxìbāoliú

卵巢成年型颗粒细胞瘤 [adult granulose cell tumor（AGCT）of ovary]

一种低度恶性的卵巢性索-间质肿瘤。主要由颗粒细胞构成，但常混有不同量的成纤维细胞和卵泡膜细胞。95%为单侧性，平均直径可达12.5cm。表面光滑、分叶状。肿瘤切面呈黄色至褐色，可为囊实性。体积较大的肿瘤可发生出血，坏死，为灶性。光镜下见，颗粒细胞增生伴成纤维细胞、卵泡膜细胞或黄素化卵泡细胞的间质。典型的颗粒细胞胞质稀少，细胞核呈圆形或卵圆形，可见纵行核沟。核分裂<

（1~2）/10HPF。瘤细胞排列成多种形式，最常见为含考尔-埃克斯纳（Call-Exner）小体的微滤泡结构（图1a）。瘤细胞还可排列成内衬颗粒细胞的巨滤泡结构、岛状、梁状、弥漫浸润的（肉瘤样）、缎带样等形式。

免疫组化染色显示，CD99阳性（图1b），α-抑制素（α-inhibin）、波形蛋白（vimentin）、钙网蛋白（calreticulin）、S-100蛋白及平滑肌肌动蛋白（SMA）阳性，CK灶状阳性，CK7和上皮膜抗原（EMA）阴性。

（戚基萍 姜 杰）

luǎncháo yòuniánxíng kēlìxìbāoliú

卵巢幼年型颗粒细胞瘤 ［juvenile granulose cell tumor（JGCT）of ovary］

一种主要发生在儿童和年轻成人的特殊类型的卵巢性索-间质肿瘤。97%的患者年龄小于30岁。常以结节样或弥漫性生长为特征。约80%出现女性性早熟症状。青春期后患者常表现为腹痛或腹胀，有时伴月经不规则或闭经。约10%的病例在手术时肿瘤已经破裂，10%出现腹水。肿瘤平均直径12.5cm。大体形态与卵巢成年型颗粒细胞瘤（AGCT）基本相同。囊实性最常见，囊内可含有血性液体。也可为实性或完全囊性变。光镜表型为细胞丰富的实性肿瘤，并有

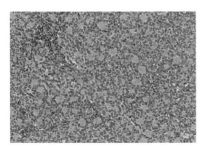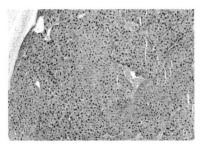

a. HE×200；b. CD99阳性（×200）。
图1 卵巢成年型颗粒细胞瘤

灶状分布的不同大小、不同形状的巨滤泡，滤泡腔内含嗜酸性或嗜碱性液体。间质为纤维卵泡膜细胞，可伴不同程度的黄素化和/或水肿。典型的颗粒细胞为圆形、胞质丰富、嗜酸性，无明显的核沟，核分裂多见。偶可见巨核细胞、多核细胞及奇异形细胞。

应与AGCT鉴别。JGCT中的滤泡大小和形状较不规则。AGCT的细胞黄素化较为广泛，细胞核通常为圆形、较深染并缺乏核沟。JGCT中滤泡内容物多为嗜碱性，黏液卡红染色阳性，而AGCT中微滤泡内容物常为嗜酸性液体伴退变的细胞核或基底膜样物质。尽管JGCT通常在分化程度上不如AGCT，但治愈率很高。与AGCT通常晚期复发相反，所有临床过程为恶性的JGCT在3年内复发，并且有的临床进展非常快。

（戚基萍 姜 杰）

luǎnpàomóxìbāoliú

卵泡膜细胞瘤（thecoma）

瘤细胞与卵泡膜细胞及其黄素化细胞相似的性索-间质肿瘤。可较小而无明显包块，可触及的包块通常体积较大，直径可达5~10cm。典型者肿瘤切面呈黄色，偶尔可见囊性变、出血及坏死。典型的卵泡膜细胞瘤几乎都为单侧性。光镜下见，典型者由一致的、良性表型的瘤细胞构成。细胞核呈

卵圆形或梭形，胞质丰富、淡染、空泡状、富含脂质（图1），每个细胞周围有网状纤维包绕，核分裂罕见或缺乏。通常含纤维瘤病样的成分、透明变性的胶原斑及钙化。可出现明显的水肿或囊性变。免疫组化染色显示，波形蛋白（vimentin）、α-抑制素（α-inhibin）呈阳性。

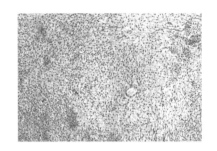

图1 卵巢卵泡膜细胞瘤（HE×100）

（戚基萍 姜 杰）

luǎncháo xiānwéiliú

卵巢纤维瘤（ovarian fibroma）

发生于卵巢，由产生大量胶原的梭形细胞构成的良性肿瘤。是性索-间质肿瘤中较常见的一种。大体为质地较硬的白色肿块，平均直径为6cm。伴水肿的纤维瘤质地多较软，常出现囊性变。光镜下见，纤维瘤由形态一致、良性的梭形细胞构成。瘤细胞胞质较少，含少量脂滴。瘤细胞排列呈束状或车辐状，核分裂象缺乏或罕见（图1）。少数情况下，可出现少量黄素化的细胞（图2）。免疫组化染色显示，瘤细胞波形蛋白（vimentin）阳性，α-抑制素（α-inhibin）可阳性。

（戚基萍 姜 杰）

luǎncháo xiānwéi ròuliú

卵巢纤维肉瘤（ovarian fibrosarcoma）

发生于卵巢，由成纤维细胞及其产生的数量不等的胶

图1 卵巢纤维瘤（HE×40）

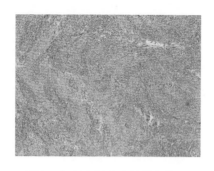

图2 右卵巢纤维瘤伴黄素化细胞（HE×100）

原构成的恶性肿瘤。罕见的卵巢恶性纤维性肿瘤。纤维肉瘤为体积较大的实性肿瘤。出血、坏死较常见，多为单侧性。光镜下见，细胞密集，瘤细胞呈梭形，有中-重度非典型性，核分裂>4/10HPF，可见病理性核分裂。出血、坏死常见。

（戚基萍 姜杰）

luǎncháo bàn xìngsuǒ chéngfèn de jiānzhì zhǒngliú

卵巢伴性索成分的间质肿瘤

（stromal tumor with sex cord of ovary） 伴少量性索成分的间质肿瘤。为罕见的纤维性卵泡膜细胞瘤，含有少量的性索成分且性索成分<10%。大体见，肿瘤呈实性，与卵泡膜细胞瘤或纤维瘤无法鉴别，直径为1~10cm。光镜下见，典型的卵泡膜瘤或纤维瘤中夹杂着性索成分，性索成分可为完全分化的颗粒细胞，也可为类似于未成熟塞托利（Sertoli）细胞的未分化管状结构。本病为良性病变。

（戚基萍 姜杰）

luǎncháo yìnghuàxìng jiānzhìliú

卵巢硬化性间质瘤 （ovarian sclerosing stromal tumor） 卵巢的良性性索-间质肿瘤。以富于细胞的假小叶为特征，假小叶之间为含少量细胞的胶原纤维组织，

可伴水肿。假小叶内的细胞为纤维细胞和圆形细胞。大体见，肿瘤界限清楚，单侧性，直径为3~17cm。切面呈实性、灰白色，偶尔有黄色灶性区域，常有水肿和囊腔。光镜下见，以富于细胞的假小叶为特征，假小叶间为致密的胶原纤维间隔，有时可出现水肿。假小叶内含丰富、不同程度硬化的薄壁血管及丰富的瘤细胞，细胞为梭形和圆形。免疫组化染色显示，瘤细胞结蛋白（desmin）、平滑肌肌动蛋白（SMA）、波形蛋白（vimentin）阳性。肿瘤为良性，无复发。

（戚基萍 姜杰）

luǎncháo zhīchíxìbāoliú

卵巢支持细胞瘤 （ovarian Sertoli cell tumor） 由排列成实性或空心小管的支持细胞构成的卵巢肿瘤。多为良性，偶为恶性，恶性者直径多>5cm，核分裂>5/10HPF，核异型性显著，可见坏死。大体见，肿瘤为单侧性，两侧卵巢受累的机会均等。肿瘤大小为1~28cm，直径7~9cm。界限清楚、实性，切面呈黄褐色。体积较大的肿瘤可发生坏死和囊性变。光镜下见，以瘤细胞排列成管状结构为特点，小管可为实心或中空的，呈单纯性或复杂性。可见弥漫型或假乳头状结构。典

型者核圆形或卵圆形，可见小核仁。胞质透亮或空泡状，脂肪染色阳性，也可显示糖原。核分裂少见（<1/10HPF）。免疫组化染色显示，瘤细胞波形蛋白（vimentin）和α-抑制素（α-inhibin）阳性，50%的病例呈CD99、钙网蛋白（calreticulin）阳性。上皮膜抗原（EMA）阴性。

（戚基萍 姜杰）

luǎncháo jiānzhìxìbāoliú

卵巢间质细胞瘤 （ovarian Leydig cell tumor） 由纤维瘤样间质和成簇类似睾丸的间质细胞构成的卵巢良性间质肿瘤。类似睾丸的间质细胞内含赖因克（Reinke）结晶。临床约一半病例有男性化。大体见，肿瘤界限清楚，切面呈黄白色，分叶状，可为双侧性。光镜下见，肿瘤成分有两种，一种为梭形或卵圆形细胞，另一种细胞为含赖因克结晶体的间质细胞。典型的表现为以纤维卵泡膜瘤的成分为主与间质细胞构成小结节。肿瘤良性，不复发也不转移。

（戚基萍 姜杰）

luǎncháo zhīchí-jiānzhìxìbāoliú

卵巢支持-间质细胞瘤 （ovarian Sertoli-Leydig cell tumor） 由不同比例的支持细胞和类似睾丸间质细胞的瘤细胞构成的肿瘤。罕见。多数为单侧，实性或囊实性包块。低分化的肿瘤体积较大。实性区域呈淡黄色、粉红色或灰色。常可见出血、坏死区，有时也可见梗死区。光镜下见，高分化者支持细胞排列呈开放或闭合的管状结构，细胞无明显非典型性、无核分裂，纤维性间质中可见小簇间质细胞；中分化者，由水肿的间质分隔细胞呈小叶状，小叶内为核染色深的梭形性间质细胞构成，细胞界限不清，与排列呈条索状或低分化的小管状支持细胞

逐渐过渡移行，部分支持细胞有非典型性。分化差者与原始性腺间质相似的肉瘤样间质为主要特点，无中分化的小叶结构，可见细胞核呈奇异形。支持细胞和间质成分的核分裂可达 20/10HPF。免疫组化染色显示，性索和间质波形蛋白（vimentin）和 α-抑制素（α-inhibin）不同程度阳性。

（戚基萍　姜　杰）

卵巢环状小管性索肿瘤（ovarian sex cord tumor with annular tubule）

luǎncháo huánzhuàng xiǎoguǎn xìngsuǒ zhǒngliú

由性索成分（支持细胞）排列成单纯性或复杂性环状小管构成的肿瘤。伴有波伊茨-耶格综合征（Peutz-Jeghers syndrome，PJS）的妇女者多为良性，不伴 PJS 者约 20% 为低度恶性病程，常为淋巴结转移。大体见，不伴 PJS 者为单侧性，而伴 PJS 者常为双侧性。肿瘤的切面呈实性，黄色，可出现钙化或囊性变。光镜下见，以胞质淡染的支持细胞围绕单个或多个透明小体排列成小管状为特征，可混合存在典型的支持细胞管。所有与 PJS 相关的环状小管性索肿瘤均为良性，25% 不伴 PJS 的肿瘤呈恶性临床经过。

（戚基萍　姜　杰）

卵巢两性母细胞瘤（ovarian gynandroblastoma）

luǎncháo liǎngxìngmǔxìbāoliú

由分化好的性索成分（支持细胞）和颗粒细胞成分混合构成的卵巢肿瘤。并且第 2 种细胞成分>10%。肿瘤大小变异很大，体积可巨大（直径达 28cm），切面实性为主并有少量囊腔。光镜下典型表现为支持细胞构成的中空小管与岛屿状的颗粒细胞混合存在，颗粒细胞排列呈微滤泡形式。

（戚基萍　姜　杰）

卵巢未分类的性索间质肿瘤（ovarian unclassified sex cord-stromal tumor）

luǎncháo wèifēnlèi de xìngsuǒ jiānzhì zhǒngliú

发生在卵巢的无明显睾丸或卵巢分化的性索间质肿瘤。可出现雌激素、雄激素水平增高的表现或为非功能性。光镜下见，肿瘤细胞的类型和排列方式介于颗粒细胞-间质瘤和支持细胞-间质瘤之间。

（戚基萍　姜　杰）

卵巢类固醇细胞瘤（ovarian steroid cell tumor）

luǎncháo lèigùchúnxìbāoliú

完全或主要由与类固醇激素分泌细胞相似的瘤细胞构成的肿瘤。包括间质黄体瘤、类固醇细胞瘤（图 1a）和非特殊类型类固醇细胞瘤。细胞内无赖因克（Reinke）结晶。免疫组化染色显示，瘤细胞表达性索间质标志物，如 α-抑制素（α-inhibin）、钙网膜蛋白（calretinin，图 1b）和固醇类生成因子-1（SF-1）。

（戚基萍　姜　杰）

间质黄体瘤（stroma luteoma）

jiānzhì huángtǐliú

卵巢间质来源的良性类固醇细胞肿瘤。无赖因克（Reinke）结晶。约占类固醇细胞瘤的 25%。大体见，常为单侧性、体积较小，典型者肿瘤界限清楚，切面呈灰白、灰黄色。光镜下见，肿瘤位于卵巢间质，由排列呈结节状的黄素化间质细胞构成。间质细胞呈弥漫排列，胞质淡染或嗜酸性，核无异形性，核分裂象罕见。本病良性。

（戚基萍　姜　杰）

卵巢无性细胞瘤（ovarian dysgerminoma）

luǎncháo wúxìngxìbāoliú

由单一增生的原始生殖细胞构成的卵巢恶性肿瘤。此瘤相当于睾丸的精原细胞瘤。大体见，肿瘤界限清楚，90% 为单侧，最大平均直径为 15cm，切面呈实性，可呈分叶状，乳白色或淡褐色。光镜下见，肿瘤细胞单一、多角，胞质淡染，核相当一致。可聚集成条索或块状。瘤细胞巢间常为薄的含血管的纤维性间隔。纤维结缔组织间隔中有数量不等的淋巴细胞和巨噬细胞浸润（图 1）。免疫组化染色

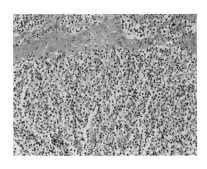

图 1　左卵巢无性细胞瘤（HE×200)

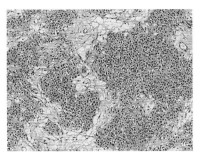
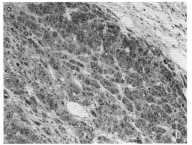

a. HE×100；b. calretinin 阳性（×200）。

图 1　卵巢类固醇细胞瘤

显示，波形蛋白（vimentin）和胎盘碱性磷酸酶（PLAP）阳性；有时细胞角蛋白（CK）、结蛋白（desmin）、胶质纤维酸性蛋白（GFAP）、S-100 蛋白、癌胚抗原（CEA）阳性；CD117 阳性。本病经适当治疗预后较好。

（戚基萍　姜　杰）

卵巢卵黄囊瘤 luǎncháo luǎnhuángnángliú （ovarian yolk sac tumor）

显示向内胚层结构分化的卵巢原始生殖细胞肿瘤。又称卵巢内胚窦瘤。形态上可包括原始肠道和间叶组织及卵黄囊等胚外组织和胚胎体细胞组织，如肠道、肝和间质等。大体见，肿瘤有明显包膜，平均直径可达 15cm。切面质软、灰黄色，常有出血、坏死和液化区。光镜下见，由疏松的嗜碱性的黏液样基质、筛网状的微囊和迷宫样的裂隙构成特征性的网状结构（图1）。可见过碘酸希夫（PAS）染色阳性的透明小体及基底膜样物。免疫组化染色显示，瘤细胞甲胎蛋白（AFP）、细胞角蛋白（CK）、CD30、LeuM1 阳性。本病恶性度较高，但对化疗有较好的反应。

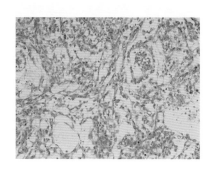

图 1　左卵巢卵黄囊瘤（HE×100）

（戚基萍　姜　杰）

卵巢胚胎性癌 luǎncháo pēitāixìng'ái （ovarian embryonal carcinoma）

主要向上皮分化，由与胚盘类似呈腺样、管状、乳头状或实性生长上皮样细胞构成的卵巢原始生殖细胞肿瘤。罕见。临床上人绒毛膜促性腺激素（β-hCG）水平升高，组织学由大而原始的甲胎蛋白（AFP）和 CD30 阳性的细胞排列成乳头状或裂隙状结构，与 β-hCG 阳性的合体滋养叶细胞及早期畸胎瘤分化的组织，如鳞状上皮、柱状上皮、黏液上皮细胞和纤毛上皮细胞混合存在。本病高度恶性，但对化疗敏感。

（戚基萍　姜　杰）

卵巢多胚瘤 luǎncháo duōpēiliú （ovarian polyembryoma）

发生在卵巢的主要由类似于早期胚胎的胚体构成的肿瘤。罕见。发生于年轻或育龄期女性，最大年龄 38 岁。临床表现类似卵巢其他恶性生殖细胞肿瘤。发生于卵巢的多胚瘤均伴有其他肿瘤性生殖细胞成分，主要是未成熟性或成熟性畸胎瘤。大体见，肿瘤常为单侧，体积从 9.5cm 到填满几乎整个腹腔，并侵犯邻近结构。肿瘤通常为实性，有出血和坏死区。光镜下见，多胚瘤由许多胚状体构成，分化较好者由类似胚盘、羊膜腔和卵黄囊的结构组成，周围围绕原始胚外间充质细胞。本病高度恶性，多数有邻近结构的浸润及广泛转移，但主要限于腹腔。主要治疗方式是手术。

（戚基萍　姜　杰）

卵巢非妊娠绒毛膜癌 luǎncháo fēirènshēn róngmáomó'ái （ovarian non-gestational choriocarcinoma）

卵巢罕见的生殖细胞肿瘤。临床表现与其他恶性生殖细胞肿瘤相似，除了肿瘤具有内分泌活性而分泌人绒毛膜促性腺激素（β-hCG）外。大体见，肿瘤体积较大，可出现出血。在肿瘤未累及的卵巢组织可出现体积较大的黄素化结节和囊肿。光镜下见，由细胞滋养叶细胞、合体滋养叶细胞和绒毛外滋养叶细胞混合构成，并常伴有其他生殖细胞成分。免疫组化染色显示，β-hCG 阳性。本病高度恶性，侵犯邻近组织，在腹腔内广泛播散，并通过淋巴及血行转移。

（戚基萍　姜　杰）

卵巢混合性生殖细胞瘤 luǎncháo hùnhéxìng shēngzhíxìbāoliú （ovarian mixed germ cell tumor）

发生于卵巢的两种（或两种以上）恶性原始生殖细胞成分构成的肿瘤。其中至少一种成分为原始的。最常见为无性细胞瘤和卵黄囊瘤的混合（图1a）。免疫组化染色显示，甲胎蛋白（AFP）对识别卵黄囊瘤成分和人绒毛膜促性腺激素（β-hCG）对识别绒癌成分具有重要价值（图1b）。OCT3/4 对识别无性细胞瘤（图1c）和胚胎性癌有重要价值。本病的化疗方案应基于恶性程度最高的成分。

（戚基萍　姜　杰）

卵巢未成熟畸胎瘤 luǎncháo wèichéngshú jītāiliú （ovarian immature teratoma）

发生于卵巢含有数量不等的未成熟胚胎性成分（通常为未成熟的神经外胚层）的畸胎瘤。典型为单侧性，体积较大，直径为 6~35cm，平均 18.5cm。切面为斑驳状、灰褐色，实性为主，可伴出血、坏死、囊性变。光镜下见，由数量不等的未成熟胚胎组织构成，多为原始神经管，混合以不同比例的成熟组织（图1）。根据未成熟神经上皮的数量分为 1~3 级。本病须与恶性中胚叶混合瘤（MMMT）鉴别。MMMT 的特征性组织形态，加之缺乏其他胚层衍生物可将其与畸胎瘤区分开；而实性未成熟畸胎瘤中明显的神经外胚层衍生物在

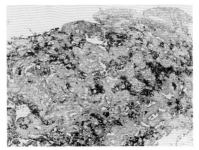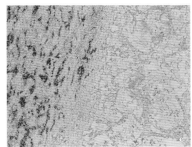

a. HE×40；b. 卵黄囊瘤成分 AFP 阳性（×100）；c. 无性细胞瘤成分 OCT3/4 阳性（×100）。

图 1　卵巢混合性生殖细胞瘤

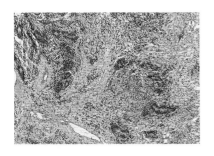

图 1　卵巢未成熟畸胎瘤（HE×40）

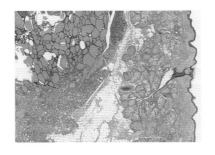

图 1　卵巢囊性成熟性畸胎瘤伴甲状腺肿（HE×40）

（咸基萍　姜　杰）

luǎncháo jiǎzhuàngxiànzhǒng

卵巢甲状腺肿（struma ovarii）

完全或主要由甲状腺组织构成的卵巢成熟性畸胎瘤。大多数为育龄女性，临床所见与成熟型囊性畸胎瘤相似，出现甲状腺功能亢进的表现罕见。约 1/3 患者可出现腹水。大体见，肿瘤通常单侧，一般 <10cm。切面呈牛肉样红褐色，可呈分叶状。可有囊性变。光镜下主要表现为正常或各种甲状腺腺瘤的形式，肿瘤破裂可引起腹膜种植，称为腹膜甲状腺肿。少数可合并甲状腺乳头状癌或滤泡癌，常与良性成分混合存在，又称恶性卵巢甲状腺肿。卵巢甲状腺肿，尤其是恶性甲状腺肿，其预后主要取决于肿瘤的大小和分期，包括肿瘤累及包膜或伴有粘连等。

（陈　杰）

MMMT 中极其少见。未成熟性畸胎瘤为恶性肿瘤，生长快速，穿透包膜，并与邻近组织形成粘连，可经种植播散至整个腹腔，也可转移。

（咸基萍　姜　杰）

luǎncháo chéngshúxìng jītāiliú

卵巢成熟性畸胎瘤（ovarian mature teratoma）

发生于卵巢一种完全由来自两个或三个胚层（内胚层、中胚层和外胚层）成熟组织构成的肿瘤。通常为囊性，称为囊性成熟性畸胎瘤，但罕见情况下可为实性，称为成熟性实性畸胎瘤。大体见，肿瘤卵圆形，偶尔为双侧性。直径平均为15cm。表面光滑，内含皮脂和毛发及头节。光镜下见，由来源于二胚层或三胚层的成年型组织构成，也可出现良性肿瘤的成分，如甲状腺肿（图 1）。可伴各种并发症，多数可以治愈。

luǎncháo hùnhéxìng shēngzhíxìbāo-xìngsuǒ-jiānzhì zhǒngliú

卵巢混合性生殖细胞-性索-间质肿瘤（ovarian mixed germ cell-sex cord-stromal tumor）

发生于卵巢，由生殖细胞和性索衍生物混合而成的肿瘤。常发生于婴儿或 <10 岁的儿童。大体见，肿瘤体积相对较大，直径7.5~18cm，重 100~1050g，单侧性。肿瘤常为圆形或卵圆形，有光滑的包膜，多数为实性。光镜下见，肿瘤由生殖细胞、未成熟支持细胞和颗粒细胞的性索-间质衍生物混合构成。瘤细胞可呈分枝状的条索，或小梁结构，间质可致密或疏松，水肿。也可由实性小管构成管状结构，管周可见纤维结缔组织分隔，性索来源的上皮样细胞排列在周边，并围绕在生殖细胞周围。肿瘤细胞还可随意排列。以单纯形式出现的卵巢混合性生殖细胞-性索间质肿瘤预后良好。当肿瘤局限于卵巢且不伴其他恶性肿瘤性生殖细胞成分时，受累附件切除后不会复发或转移。无病生存期 1~15 年。

（咸基萍　姜　杰）

luǎncháo xìngxiànmǔxìbāoliú

卵巢性腺母细胞瘤（ovarian gonadoblastoma）

卵巢混合性生殖细胞-性索-间质肿瘤的一种，由与无性细胞瘤或精原细胞瘤非常相似瘤细胞和性索衍生物混合构成的肿瘤。40%为双侧发生，大小不一，从显微镜下病变到8cm，大多数肿瘤为数厘米大小。实性肿瘤，表面光滑或稍呈分叶状。质地从软而肉质到韧而坚硬。光镜下见，瘤细胞排列成巢状，以纤维结缔组织分隔，瘤巢由生殖细胞和性索来源的细胞混合而成（图1）。前者类似于无性细胞瘤和精原细胞瘤的瘤细胞，圆形，体积较大，胞质透亮，核大，核分裂可较活跃；后者类似于未成熟支持细胞和颗粒细胞，细胞体积小，呈上皮细胞样。如果将肿瘤和可能含有未被发现的性腺母细胞瘤的对侧性腺切除，单纯型性腺母细胞瘤预后极好。当性腺母细胞瘤伴有无性细胞瘤时，预后仍很好。

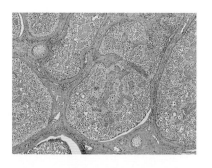

图1　卵巢性腺母细胞瘤（HE×100）

（戚基萍　姜　杰）

luǎncháowǎng zhǒngliú

卵巢网肿瘤（tumor of the rete ovarium）

起源于卵巢网的一组良性、恶性肿瘤及瘤样病变。偶发于绝经期后妇女。可发生腺癌、腺瘤、囊腺瘤和囊腺纤维瘤、腺瘤样增生和囊肿。最常见的组织结构为扩张的囊性区域和囊腔。免疫组化染色显示，卵巢网稳定表达波形蛋白（vimentin）、细胞角蛋白（CK）、CD10；钙网蛋白（calreticulin）、α-抑制素（α-in-

hibin）也常为阳性。

（戚基萍　姜　杰）

luǎncháo èxìng jiānpíliú

卵巢恶性间皮瘤（ovarian malignant mesothelioma）

全部或大部分位于卵巢表面和/或门部的恶性间皮瘤。多见于中年或老年人，好发于男性，与石棉接触史有关。在女性患者中则多无石棉接触史。此病罕见于儿童。临床主要表现为腹部和盆腔疼痛，腹部膨胀，盆腔附件包块。大体形态为实性，直径3~15cm。光镜下见，增生的间皮瘤细胞可浸润或部分地取代卵巢组织或卵巢门部的软组织。

（戚基萍　姜　杰）

luǎncháo xiǎoxìbāo'ái

卵巢小细胞癌（ovarian small cell carcinoma）

发生于卵巢的未分化的小细胞恶性肿瘤。伴有高钙血症副肿瘤综合征的称为高钙型小细胞癌；相似于肺的小细胞癌称为肺型小细胞癌。高钙型通常体积较大，实性，灰白色，常伴出血、坏死和囊性变；肺型体积大，实性或囊实性。光镜下见，高血钙型肿瘤细胞弥漫分布，或形成岛状梁索状，瘤细胞小，胞质少并有明确的核仁；肺型组织形态和免疫组化表达均与肺小细胞神经内分泌癌相似。

（戚基萍　姜　杰）

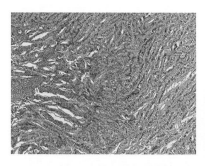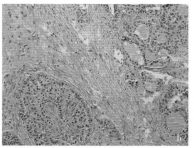

a. 岛状型类癌（×40）；b. 甲状腺肿类癌（×100）。

图1　卵巢类癌（HE）

luǎncháo gānyàng'ái

卵巢肝样癌（ovarian hepatoid carcinoma）

组织学表现类似肝细胞癌的卵巢恶性肿瘤。罕见。主要见于绝经后妇女。肿瘤体积较大，常伴有卵巢外转移。光镜表现与典型肝细胞癌相似。免疫组化染色显示，瘤细胞甲胎蛋白（AFP）阳性，且血清AFP水平升高，以此可将肝样癌与其他卵巢肿瘤相鉴别。诊断时还需除外原发性肝癌转移至卵巢。

（戚基萍　姜　杰）

luǎncháo lèi'ái

卵巢类癌（carcinoid of ovary）

一组相似于胃肠道类癌的卵巢高分化神经内分泌肿瘤。多种神经内分泌细胞构成，类似于胃肠道的类癌。少见。平均发病年龄为53岁。多为偶然发现，约1/3岛状型类癌可出现类癌综合征。大体上通常单侧。组织学上分4型：①岛状型类癌：最常见，瘤细胞呈巢状分布，常伴有腺泡或筛状结构（图1a）。通常来源于成熟型畸胎瘤的胃肠或呼吸上皮。肿瘤生长缓慢，偶见发生转移，由于主要发生于老年女性，根治性手术和随诊是主要治疗方式。②小梁型类癌：瘤细胞呈柱状，小梁或花带样排列。本型几乎不发生转移，术后预后好。③黏液型类癌：很少见，形态上类似于阑尾的杯状细胞腺癌。侵袭性较岛状型和小梁型强，淋巴结的转移率明显增高。治疗原则是根治性手术加化疗。④甲状腺肿类癌：由不同比例的甲状腺肿和类癌构成，后者多呈花带或小梁状图像（图 1b）。免疫组化染色显示，瘤细胞表达神经内分泌标志物（图 2），如嗜铬粒蛋白（CgA）和突触素（Syn），也常表达 CDX-2。本病绝大多数为临床 I 期，预后好。

（陈 杰）

wàiyīn mànxìng dānchúnxìng táixiǎn

外阴慢性单纯性苔藓 （lichen simplex chronicus of vulva）
发生于外阴的以苔藓样皮肤斑块为特征的皮肤病。为许多炎性外阴皮肤疾病的最后阶段，是对瘙痒皮肤长期搔抓和摩擦造成的结果。常见。活动期临床常表现为瘙痒，皮肤增厚伴有明显的皮纹（苔藓化），由于显著的角化过度而发白。光镜下见，表皮棘层肥厚，角化过度伴轻度角化不全，表皮突伸长增宽，有时可呈杵状，且表皮突伸长的程度较一致，大致在同一水平；相应地真皮乳头上延，呈倒杵状，类似银屑病表皮改变。真皮乳头胶原纤维增粗且与伸长的表皮突平行。真皮浅层有非特异性慢性炎症细胞浸润。

（周庚寅 李 丽）

wàiyīn yìnghuà wěisuōxìng táixiǎn

外阴硬化萎缩性苔藓 （lichen sclerosus et atrophicus of vulva）
发生于外阴的、病因不明的淋巴细胞介导的炎性皮肤病。可引起较严重的组织破坏。女性肛门生殖器周和男性生殖器周皮肤多见，女性远多于男性（约 10：1），也可以发生在身体的其他部位，有难以抑制的瘙痒。早期外阴表现为不规则的瓷白色或象牙色小斑片或丘疹，随着病情发展，斑片不断扩大，可累及整个外阴。外阴皮肤逐渐变硬、变薄，并围绕外阴和肛周对称分布，形成独特的 8 字形。晚期患部萎缩，可有凹陷，大小阴唇及阴蒂因萎缩、融合而不能区分，阴道口狭窄。常因搔抓发生皲裂或溃疡。光镜下见，表皮角化过度伴毛囊角栓，棘层萎缩，表皮突变平或消失，基底细胞液化。真皮浅层胶原纤维水肿、均质化，呈透明样变性带，下方有慢性炎症细胞浸润，呈带状，且上界清楚，下界模糊、参差不齐。

（周庚寅 李 丽）

wàiyīn biǎnpíng táixiǎn

外阴扁平苔藓 （lichen planus of vulva）
丘疹鳞屑性炎性皮肤病。可累及皮肤、黏膜、甲和毛发。病因不明，在临床上典型的皮损表现为紫红或暗红色帽针头至扁豆大小的多角形丘疹或斑片，皮损表面有纤细的白色条纹，多伴有明显瘙痒，好发于中年人。临床上分为多种类型：皮肤型、黏膜型和混合型。各型基本病变相同，典型的组织学表现为：角化过度，一般无角化不全，颗粒层呈局灶性楔形增厚，表皮突呈锯齿状增生，基底细胞液化，真皮浅层有以淋巴细胞为主的带状炎症细胞浸润，其上界与表皮紧密相连，使表皮与真皮交界部位的界线不清，而其下界较清楚、整齐。此外，有时在表皮内或真皮上部靠近表皮的部位可看到圆形的嗜酸性胶状体［希氏（Givatte）体］，是角质形成细胞凋亡变性所致。外阴长期的扁平苔藓可并发鳞状细胞癌。

（周庚寅 李 丽）

wàiyīn huànóngxìng hànxiànyán

外阴化脓性汗腺炎 （hidradenitis suppurativa of vulva）
由葡萄球菌感染引起的大汗腺化脓性炎累及毛囊的毛囊闭塞性疾病。常发生于腋窝、外阴、肛门周围等大汗腺分布区域，多见于多汗及卫生欠佳者，青春期及中年人多见。临床表现为炎性硬结化脓形成脓肿，常互相融合破溃成瘘管、瘘孔。光镜下表现为毛囊的角化闭塞（粉刺），病变深部大汗腺显著扩张，并有不同程度的炎症和化脓。

（周庚寅 李 丽）

wàiyīn Kèluó'ēnbìng

外阴克罗恩病 （Crohn disease of vulva）
原因不明、引起外阴肉芽肿性炎的疾病。克罗恩病最常发生于小肠，少数会累及外阴。临床表现多样，表现为外阴肿胀、外阴压痛、会阴部溃疡、皮肤皲裂、皮赘，肛周会阴溃疡和皮赘是特征性的表现。皮赘可大而水

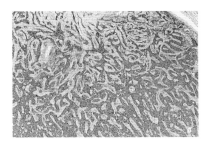
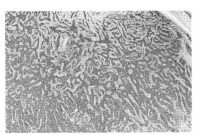

a. CgA 阳性（×100）；b. Syn 阳性（×100）。

图 2 卵巢类癌免疫组化

肿，外阴溃疡多为多发性。光镜下见，病变通常以真皮或黏膜下高度水肿为主，伴有显著的淋巴管扩张。具有诊断意义的表现是出现非干酪样肉芽肿，但是肉芽肿的形成往往并不充分，常表现为组织细胞伴有淋巴细胞集聚。

（周庚寅 李 丽）

外阴梅毒 （syphilis of vulva）

wàiyīn méidú

由梅毒螺旋体感染所致的慢性、系统性传播疾病。早期侵犯生殖器。后天性梅毒按病理过程分为3期：一期梅毒和二期梅毒称早期梅毒，传染性强；三期梅毒累及内脏，称晚期梅毒。一期梅毒多发生在病原体侵入人体后3周左右。表现为接种部位的下疳，多为单个，偶可2～3个，直径1～2cm，初始在螺旋体侵入部位出现一红色小丘疹或硬结，以后糜烂形成浅在性溃疡，不痛，圆形或椭圆形，境界清楚，边缘整齐，呈堤状隆起，基底平坦、洁净，质地坚硬，又称硬下疳。含有大量梅毒螺旋体，为重要传染源。男性硬下疳多在龟头、冠状沟及系带附近，包皮内叶或阴茎、阴茎根部、尿道口或尿道内。女性多见于大小阴唇、阴蒂、尿道口、阴阜，尤多见于宫颈。硬下疳发生2～3周后，梅毒血清反应始呈阳性。

梅毒典型组织学表现为初期表皮增生，伴真皮致密的淋巴细胞、组织细胞、中性粒细胞和浆细胞浸润，以后溃疡底部出现增生性动脉内膜炎和血管周围炎，前者指小动脉内皮细胞增生肥大、内膜纤维化致管壁增厚、管腔狭窄甚至闭塞，后者表现为血管周围单核细胞、淋巴细胞和浆细胞浸润，大量浆细胞浸润是特征之一。一期梅毒及时治疗可阻止病

变向二期梅毒发展（表现为全身淋巴结肿大和广泛性皮肤黏膜梅毒疹），如不经治疗，2～6周后可进入无症状的潜伏状态，但体内病原体仍继续繁殖。

（周庚寅 李 丽）

腹股沟肉芽肿 （granuloma inguinale）

fùgǔgōu ròuyázhǒng

由革兰阴性肉芽肿荚膜杆菌感染引起的性传播疾病。又称性病肉芽肿。好发于外阴部、腹股沟及肛门等处。首发皮损常在阴唇内侧、阴蒂周围出现一个或多个坚实的丘疹或结节，腹股沟和肛门等处也可受累，以后病变破溃形成界限清楚的溃疡，表面是脓性的分泌物，恶臭，其下是牛肉样的肉芽组织，溃疡边缘突起或呈乳头状瘤样增生，周围常有卫星状新的溃疡发生，溃疡可缓慢愈合，留下变形的纤维性瘢痕。光镜下表现为非常致密的炎症细胞浸润，以浆细胞为主，局部常有中性粒细胞形成的微脓肿，巨细胞内的胞质中可见囊样空泡，特殊染色可见病原体。本病需与梅毒鉴别。有报道上皮增生发生癌变的病例。

（周庚寅 李 丽）

性病性淋巴肉芽肿 （lymphogranuloma venereum）

xìngbìngxìng línbā ròuyázhǒng

由沙眼衣原体的侵袭性变型L1、L2、L2a和L3经性接触感染所引起的淋巴结炎性病变。又称第四性病。是第一代性病之一，主要通过性接触传播，潜伏期7～10天。早期症状为初疮，表现为发生在男性阴茎体、龟头、冠状沟及包皮，女性阴道前庭、小阴唇、阴道口、尿道口周围的极小疱、溃疡，常为单个，有时数个，无明显症状，数日不愈，愈后不留瘢痕；初疮出现1～4周后，男性腹股沟淋巴

结肿大、疼痛、压痛、粘连、融合，可见槽沟征（腹股沟韧带将肿大的淋巴结上下分开，皮肤呈出槽沟状）。数周后淋巴结软化，破溃，排出黄色浆液或血性脓液，形成多发性瘘管，数月不愈，愈后留下瘢痕。女性初疮多发生于阴道下部，向髂及直肠淋巴结回流，引起该部淋巴结炎，直肠炎，临床可有便血、黏液血便、腹痛、腹泻、里急后重及腰背疼痛，形成肛周肿胀、瘘管、直肠狭窄及大小阴唇象皮肿等。数年或数十年后，长期反复性的腹股沟淋巴管（结）炎可致阴部象皮肿、直肠狭窄等。淋巴结肿大化脓期间可有寒战、高热、关节痛、乏力及肝脾大等全身症状。

本病诊断有赖于病原体的分离及血清学的检查，基因诊断对于确立该病十分重要。病理学初疮为非特异性炎症改变。淋巴结的早期病变为散在上皮样细胞岛，以后出现中央为星状脓肿的肉芽肿，中央是坏死组织，有中性粒细胞及巨噬细胞浸润，周围绕以上皮样细胞，可见浆细胞，脓肿三角形或四角形。后期为广泛纤维化及大面积凝固性坏死。

（周庚寅 李 丽）

外阴湿疣 （vulvar condyloma）

wàiyīn shīyóu

与人乳头瘤病毒（HPV）感染有关的良性疣状、乳头状病变。又称生殖器疣或性病疣。多经性传播，偶有非性接触感染，90%以上由人乳头瘤病毒6型和11型引起。女性好发于大阴唇、小阴唇、阴蒂、女性后联合、肛周、宫颈和阴道，典型体征是初起为微小散在的乳头状疣，柔软，其上有细小的指样突起，或为小而尖的丘疹，质稍硬，孤立、散在或呈簇状，粉色或白色，病灶逐

渐增大、增多，互相融合成鸡冠状或菜花状，顶端可有角化或感染溃烂。光镜下见，表层细胞有角化不全或过度角化，表皮呈外生或内翻乳头样生长；棘细胞层高度增生，有挖空细胞出现，细胞中含有大块的嗜碱性的角化物质，为 HPV 感染的特征性改变；基底细胞增生，真皮水肿，毛细血管扩张，周围有慢性炎症细胞浸润。需与假性湿疣、寻常疣、乳头状瘤、表皮内肿瘤鉴别。

（周庚寅 李 丽）

ròuyázhǒngxìng wàiyīnyán

肉芽肿性外阴炎 （granuloma-tous vulvitis of vulva）

以形成上皮样肉芽肿为特点的一组外阴炎性病变。除性病外，亦可由结核、真菌感染及克罗恩病等引起，常伴有肠道病变。结核病变的特点是形成有干酪样坏死的特异性肉芽肿，真菌肉芽肿是化脓性肉芽肿，是由类上皮细胞形成的小脓肿，克罗恩病在阴唇和会阴皮肤形成多发性溃疡。光镜下见，病变为非干酪样坏死性肉芽肿，伴有明显的淋巴组织增生。

（周庚寅 李 丽）

wàiyīn Nǔkèguǎn nángzhǒng

外阴努克管囊肿 （hydrocele of the canal of Nuck）

子宫圆韧带腹膜鞘状突囊肿。与圆韧带一起下行附于大阴唇上侧，内含清亮液体，衬以单层扁平或者矮立方间皮的腹股沟残件源性浆膜囊肿，即子宫圆韧带腹膜鞘状突囊肿，系先天性疾病。

（周庚寅 李 丽）

wàiyīn niányèxìng nángzhǒng

外阴黏液性囊肿 （mucinous cystof vulva）

由于阴道前庭小黏液腺导管阻塞引起的囊肿。位于阴道前庭部或小阴唇内侧，多发生于青春期至 40 岁。囊肿直径 2～4cm，单发，偶尔可多发，可引起疼痛。光镜下见，囊内壁衬以高柱状或立方形分泌黏液的腺上皮细胞，类似宫颈内膜腺体，也可出现鳞状上皮化生。

（周庚寅 李 丽）

wàiyīn biǎopíyàng nángzhǒng

外阴表皮样囊肿 （keratinous cyst of vulva）

位于大阴唇前部、内含干酪样角化物的囊肿。可以为多发性的，是较多见的外阴部囊肿，多发生于中年以上女性，生长缓慢，一般无特殊症状。切开囊壁，内容为灰白色豆渣样物。光镜下见，囊肿壁为鳞状上皮，囊内充满角化成分，可排列成层状。如果时间较久，囊内压力较大则鳞状上皮被压为极薄的一层扁平上皮。若角化物溢出可在囊壁邻近组织中见到异物巨细胞反应。

（周庚寅 李 丽）

zhōngshènguǎn nángzhǒng

中肾管囊肿 （mesonephric cyst）

来源于胚胎时期中肾管阴道部残迹，因上皮生长、分泌物潴留扩张而形成的囊肿。又称加特纳管囊肿 （Gartnerian duct cyst）。位于外阴两侧，这类囊肿壁薄，半透明，常带蒂，以单个圆球形多见，一般直径 2～3cm，亦可多发。光镜下见，囊壁被覆一层无纤毛立方形或低柱状上皮，围以少量平滑肌组织，囊腔内为透明或浅褐色液体。

（周庚寅 李 丽）

niàodàopángxiàn nángzhǒng

尿道旁腺囊肿 （skene gland cyst）

位于尿道周围，因尿道旁腺导管阻塞引起的囊肿。囊肿可能来源于导管，囊肿体积较小。囊壁内衬移行上皮或鳞状上皮，囊壁内有残余的尿道旁腺腺体，偶尔囊肿内含有结石。

（周庚寅 李 丽）

qiántíngdàxiàn nángzhǒng

前庭大腺囊肿 （Bartholin cyst）

因前庭大腺导管阻塞所导致的腺体囊性扩张。又称巴氏腺囊肿，是外阴最常见的囊肿。常见于育龄期妇女。前庭大腺位于两侧大阴唇后部，腺体开口于小阴唇内侧近处女膜处，其腺体分泌液排出受阻而积聚于管腔，引起腺体囊性扩张，形成囊肿。主要症状为一侧阴唇较另一侧肿大。

前庭大腺囊肿可以长期存在，常表现为半圆形的结节，直径 1～10cm，棕色或者蓝色。光镜下见，囊肿被覆上皮可部分或大部被破坏，但囊壁能找到残存的腺泡或小导管；潴留性者囊内含稀薄的黏液，被覆矮立方、移行或者鳞状上皮，也可见黏液柱状上皮（图1）。二者囊壁上皮均有不同程度的增生或形成囊内乳头状瘤，偶有癌变。

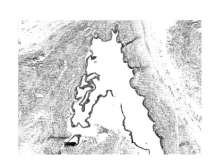

图 1 前庭大腺囊肿 （HE×40）

（周庚寅 李 丽）

qiántíngdàxiàn jiéjiéxìng zēngshēng

前庭大腺结节性增生 （nodular hyperplasia of greater vestibular gland）

前庭大腺腺体和导管组织的良性增生膨大。又称巴氏腺结节性增生。组织学表现为正常腺泡呈结节状增生但导管正常结构保存，可出现炎症和鳞状上皮化生。

（周庚寅 李 丽）

qiántíngdàxiàn xiànliú

前庭大腺腺瘤 （adenoma of greater vestibular gland） 前庭大腺腺上皮发生的良性肿瘤。极罕见。光镜下见，腺瘤由小簇状密集腺体和小管构成，被覆柱状至立方上皮，伴胶样黏液分泌物，形成小叶状结构，与前庭大腺相延续。罕见情况下可并发腺样囊性癌。

（周庚寅 李 丽）

wàiyīn yìwèi rǔxiàn zǔzhī

外阴异位乳腺组织 （ectopic breast tissue of vulva） 乳腺组织出现在外阴部位。异位乳腺在青春期后才出现症状。多见于大阴唇，单发或多发，可限于一侧，或两侧同时发生。肿块有轻压痛，可以推动，但界限不清。光镜下见，典型乳腺组织的末端导管及小叶，可有分泌现象，并有囊腔形成，内层为单层排列的柱状上皮，外层为肌上皮。

（周庚寅 李 丽）

wàiyīn zǐgōng nèimó yìwèizhèng

外阴子宫内膜异位症 （endometriosis of vulva） 子宫内膜组织发生在外阴。少见。常发生在会阴撕裂伤、会阴切开处，子宫内膜可种植于这些伤口部位而形成。大体呈紫蓝色的结节。光镜下见正常的子宫内膜腺体及间质，可伴有新鲜或陈旧性的出血和含铁血黄素。患者常有会阴部疼痛与坠胀感，经期加重，病灶随月经周期改变。

（周庚寅 李 丽）

wàiyīn hànxiàn xiànliú

外阴汗腺腺瘤 （syringoma of vulva） 来源于外阴汗腺的上皮性肿瘤。表现为极小的肉色皮肤丘疹，多无症状。光镜下见，肿瘤由成簇的微囊状导管结构构成，内衬双层受压上皮，胞质含有较多糖原而透明，微囊腔内含有过碘酸希夫（PAS）染色阳性物质。病变为良性。

（周庚寅 李 丽）

wàiyīn xiānwéi shàngpíxìng xīròu

外阴纤维上皮性息肉 （fibroepithelial polyp of vulva） 女性下生殖道呈息肉状生长的上皮下间质发生的良性肿瘤。又称皮赘或软垂疣。较常见，大多数发生于阴道，也可发生于外阴，少数发生于宫颈。多见于育龄期妇女，约1/3患者为孕妇，也可见于绝经后或激素替代治疗的妇女。肿瘤直径通常＜2cm，一般没有症状。症状包括出血、排液及触及包块。多为单发、质软、有蒂或无蒂的息肉状结节，属于反应性病变而非真正肿瘤。光镜下见根部有蒂的息肉状病变，含有纤维血管组成的基质和数量不等的梭形细胞成分，以及星状或多核间质细胞，亦可有成熟脂肪细胞，表面被覆鳞状上皮。妊娠期间质细胞可呈现显著的核多形性、深染，特别是出现核分裂活性，但并不影响其生物学行为。本病为良性，但切除不完全或持续性激素刺激，如合并怀孕时可能复发。

（周庚寅 李 丽）

wàiyīn rǔtóuzhuàngliú

外阴乳头状瘤 （micropapilloma labialis of vulva） 发生在外阴皮肤的乳头状肿瘤。可单发或多发，发病部位多在大阴唇，偶见阴蒂肛门周围，发病年龄多为40~70岁的中老年女性。部分患者没有任何症状，部分患者可见外阴瘙痒或有局部炎症病史。光镜下见，表皮呈乳头状增生，有明显角化，乳头轴心为纤维血管结缔组织。

（周庚寅 李 丽）

wàiyīn xuèguǎn jīchéngxiānwéixìbāoliú

外阴血管肌成纤维细胞瘤 （angiomyofibroblastoma of vulva） 发生于外阴，由肌成纤维细胞和血管组成的软组织良性肿瘤。较少见。表现为生长缓慢、多数体积小、直径通常＜5cm、无症状的皮下肿块，境界清楚，橡皮样质地，实性，切面灰褐色。光镜下见，肿瘤有纤维性假包膜，边界清楚，由间质细胞和血管两种成分组成，分为少细胞区和多细胞区，并可见由薄壁扩张血管构成的血管网。间质细胞呈梭形、星芒状、上皮样或组织细胞样；肿瘤细胞为上皮样细胞或梭形细胞，胞质粉染，多聚集在血管周围，常有多核，胞质透明的细胞似浆细胞。肿瘤细胞无异型性，核分裂少见，常有散在分布的淋巴细胞和肥大细胞，肿瘤细胞结蛋白（desmin）阳性，雌激素受体（ER）、孕激素受体（PR）阳性，少数平滑肌肌动蛋白（SMA）也阳性，CD34阴性。偶有典型的血管肌成纤维细胞瘤伴高级别肉瘤出现复发的报告。本病为良性，不易复发。

（周庚寅 李 丽）

wàiyīn qīnxíxìng xuèguǎn niányèliú

外阴侵袭性血管黏液瘤 （aggressive angiomyxoma of vulva） 外阴阴道区、会阴及盆腔深部软组织发生的低级别少细胞性浸润性肿瘤。多发生于21~40岁的女性。肿瘤呈广泛浸润性生长，很难完整切除，部分患者局部复发，怀孕期间可迅速生长。

临床表现为生长缓慢、无症状的肿块，肿瘤直径多≥10cm，可产生压迫症状。大体见，肿瘤质软，境界不清，分叶状，质地呈胶冻状、橡皮样或均匀一致的黏液样，有的病例具有更明显的纤维样外观。光镜下见，肿瘤呈浸润性，可见较多小到中等大小的血管，有少量细胞位于黏液样基质中。血管壁厚，有玻璃样变。肿瘤细胞为小的梭形或星形细胞，胞质淡染，界限不清，胞核呈小泡状，无细胞异型性，核分裂少见，血管周围常见束状分布的平滑肌。常见红细胞外渗。肿瘤边界呈浸润性生长，边缘区域可见陷入的脂肪组织及横纹肌。

免疫组化染色显示，瘤细胞通常表达波形蛋白（vimentin）、雌激素受体（ER）、孕激素受体（PR）、结蛋白（desmin），有时表达 CD34 和平滑肌肌动蛋白（SMA）。大部分细胞核表达 HMGA2，但 S-100 蛋白呈阴性。遗传学特征：肿瘤可能起源于女性下生殖道皮下激素受体阳性的间质细胞，来自肌成纤维细胞肿瘤家族。部分病例中检测出位于染色体 12q15 的结构转录因子 HMGA2 基因重排。

本病若初次切除不净，则有显著的局部复发倾向。不宜手术者采用促性腺激素释放激素激动疗法，可使肿瘤变小而易切除。

（周庚寅 李 丽）

wàiyīn shàngpínèiliú
外阴上皮内瘤（vulvar intraepithelial neoplasia，VIN）

一组发生于外阴鳞状上皮癌前病变的统称。包括鳞状上皮的轻度异型增生到原位癌的病变谱系。部分 VIN 与人乳头瘤病毒（HPV）感染有关，最常见的类型为 HPV16 型、18 型。多发生于育龄期女性，以 20～35 岁高发。典型 VIN 为斑疹或者丘疹样病变，约半数病变为白色或醋白上皮，约 2/3 病例为多灶性病变，其余单发病变更常见于老年人，大的融合性病变不常见。

光镜下见，鳞状上皮细胞排列紊乱，极性消失，细胞出现异型性，细胞核增大，染色深，可见病理性核分裂等。组织学 VIN 分 3 级：① VIN1（轻度异型增生）：上皮各层均可见异型增生的细胞，细胞的异型性较轻微，但异型细胞主要局限于下 1/3，又称低级别鳞状上皮内病变（LSIL）。②VIN2（中度异型增生）：上皮各层均可见异型增生的细胞，细胞的异型性较 VIN1 显著，核质比例增大，上皮层次紊乱，细胞核的异型性主要局限于上皮下 2/3。③ VIN3（重度异型增生及原位癌）：上皮各层均可见显著异型的细胞，或异型细胞超过上皮 2/3 乃至全层。异型细胞显著增多，超过上皮层的下 2/3，核异型性大、染色深，上皮细胞层次消失。VIN2 和 VIN3 又称为高级别鳞状上皮内病变（HSIL）。

VIN 一般采取局部切除，激光或其他烧灼方法也可使用。年轻女性的 VIN2 级和 VIN 3 级丘疹色素样病变有时可自行消退。VIN 可复发，尤其发生在重度吸烟和 HIV 阳性者。

（周庚寅 李 丽）

wàiyīn línzhuàngxìbāo'ái
外阴鳞状细胞癌（squamous cell carcinoma of vulva）

发生于外阴，由不同分化程度鳞状上皮细胞构成的浸润性癌。是外阴最常见的恶性肿瘤，多发生于老年女性。病变首先与高危型人乳头瘤病毒（HPV）感染、吸烟和高级别鳞状上皮内病变（HSIL）有关，其次是慢性外阴炎性病变（苔藓样硬化，占 15%～40%）、扁平苔藓及分化型外阴鳞状上皮内病变。

外阴鳞状细胞癌一般为孤立性生长，常发生于阴唇，其次为阴蒂。临床可表现为溃疡、结节、丘疹或带蒂肿物，较晚期病例可出现排液、出血、疼痛、臭味及可触及的肿物。一般不进行影像学检查，可用计算机断层扫描（CT）或磁共振成像（MRI）对临床可疑的淋巴结转移进行诊断。

光镜下见，肿瘤由浸润性恶性鳞状细胞岛组成。HPV 阳性肿瘤常为基底样型，由大小一致、类似高级别鳞状上皮内病变（VIN 2/3）的不成熟基底样鳞状细胞构成。疣状癌（尖锐湿疣样）有明显的表皮细胞异型性，类似于 HPV 感染上皮所见。包括角化型在内的各种亚型可混合存在。HPV16 和 P16 通常阳性。①角化型：伴有不同程度的角化，可见角化珠形成，而不成熟性角化细胞 P53 呈强阳性。多数肿瘤倾向于高分化，表面常显示轻微的细胞异型性，即使已经发生深部浸润也是如此，故浅表组织活检不能诊断浸润性癌。尽管这些肿瘤可能与 HPV 感染相关，但 HPV 和 P16 通常阴性。邻近表皮可有分化型上皮内瘤，可伴苔藓样硬化和扁平苔藓。②疣状癌：呈高分化疣状及程度不同的角化，上皮突形成球茎样浸润，具有推挤性边界，仅有轻微的细胞异型性，胞质丰富嗜酸性，核分裂正常，缺乏 P53 或 P16 表达。根据上述标准，具有明显的非典型挖空细胞、HPV 阳性者，最好归类为巨大尖锐湿疣。罕见的变异性癌包括梭形细胞为主的癌或伴有巨细胞的癌，二者均可能与黑色素瘤混淆。

肿瘤浸润深度是预测淋巴结转移的最重要因素，而淋巴结状态和预后紧密相关。伴有分化型 VIN 的癌具有更高的复发率。

（周庚寅 李 丽）

wàiyīn yóuzhuàng'ái

外阴疣状癌 （verrucous carcinoma of vulva）

外阴鳞状细胞癌的一种特殊类型。多见于中老年女性，生长缓慢、低度恶性。表现为生殖器疣样的外生性肿块，表面为菜花状，或乳头状、蕈状，常有溃疡形成。最常见于大阴唇，有时可累及两侧阴唇。可以发生在硬化性苔藓或扁平苔藓的基础上。组织学表现为外生性和内生性生长两种生长方式。外生性生长肿瘤呈乳头状生长，乳头轴心间质极少。肿瘤向深部呈推进式生长，基底部与间质分界清楚，平整而规则，细胞分化较好，无明显的不典型性，核分裂少，可有不同程度的角化。

（周庚寅　李　丽）

Bù-Lè jùdà shīyóu

布-勒巨大湿疣 （giant condyloma of Buschke-Lowenstein）

巨大的生长迅速有局部破坏性的湿疣类型。又称巨大湿疣。常发生于生殖器部位，其发生与人乳头瘤病毒（HPV）6 型、11 型、16 型感染相关，是一种疣状癌，皮损较普通的尖锐湿疣大，更像菜花样，有内向性生长的倾向，但没有明显的浸润，可局部复发，很少发生转移。

（周庚寅　李　丽）

wàiyīn rǔtóuzhuàng línzhuàngxìbāo'ái

外阴乳头状鳞状细胞癌 （papillary squamous cell carcinoma of vulva）

外阴鳞状细胞癌的一种亚型。较疣状癌异型性大，与人乳头瘤病毒（HPV）感染无关。预后一般。

（周庚寅　李　丽）

wàiyīn jīdǐxìbāo'ái

外阴基底细胞癌 （basal cell carcinoma of vulva）

外阴鳞状细胞癌的一种亚型，由类似于皮肤基底细胞组成的浸润性肿瘤。又称基底细胞上皮瘤。少见，恶性程度较低，可浸润破坏局部组织，但很少发生转移，对放射治疗敏感。

肿瘤多发生于老年女性的大阴唇。临床表现为生长缓慢的溃疡或结节性病变，常见症状是瘙痒，偶见明显的色素沉着。光镜下见，真皮内有大小不等的癌巢，可与表皮相连或不连。癌巢由分化较差的基底样细胞组成，细胞有异型性，常见核分裂象，浸润较深，可见局灶性的角化，其边缘部的一层细胞呈柱形，且呈栅栏状排列，在中央部分的细胞核呈卵圆形，无一定排列方式，可发生鳞状细胞分化。有的含有较多色素。癌巢周围常有收缩间隙，这点可与其他形态类似的肿瘤进行鉴别。半数病例发生浸润，少数病例含有腺样结构（腺样基底细胞癌）。那些含有浸润性、恶性形态的鳞状细胞的病例，可诊断为变异型基底细胞癌或基底鳞状细胞癌，应按鳞状细胞癌处理。本病须与基底样型鳞状细胞癌相鉴别。

（周庚寅　李　丽）

wàiyīn xiàn-lín'ái

外阴腺鳞癌 （adenosquamous carcinoma of vulva）

发生于外阴，组织学同时含有鳞状细胞癌和腺癌两种成分的肿瘤。较少见，预后较单纯的鳞状细胞癌差。

（周庚寅　李　丽）

wàiyīn-xiàn'ái

外阴腺癌 （adenocarcinoma of vulva）

发生于外阴的腺上皮起源的恶性肿瘤。可来源于皮肤附件、乳腺样组织、小前庭腺、尿道旁腺、前庭大腺或其他异位组织如子宫内膜异位或泄殖腔畸形的组织的腺癌。原发性外阴腺癌非常少见，诊断时要结合部位，并除外转移性肿瘤的可能。发病与雌激素有关，患者多有子宫内接触己烯雌酚的病史，青春期发病率较高，平均发病年龄为 17 岁。光镜下见几乎全为透明细胞腺癌，呈腺管状或实性排列，可有乳头状结构，主要由透明细胞和鞋钉样细胞组成，前者细胞丰富，充满糖原，胞质透明，后者球状的细胞核凸向腺腔内。

（周庚寅　李　丽）

wàiyīn Pèijítèbìng

外阴佩吉特病 （Paget disease of vulva）

发生于外阴的佩吉特病。又称外阴湿疹样癌。是乳腺外佩吉特病的最常见部位，但与乳房佩吉特病常伴有导管原位癌或导管浸润癌不同，外阴佩吉特病仅 10%～20% 有皮肤附属器导管原位癌或导管浸润癌。多见于中老年女性。

大体形态　病变位于大阴唇、会阴或肛周，呈界限清楚的湿疹样红色斑片，表面糜烂、结痂，常伴有（持续性）不同程度的瘙痒和疼痛，可为多灶性。

镜下形态　表皮棘层肥厚，表皮突延长增宽，特征性改变是在表皮内和皮肤附件上皮内出现空泡化细胞，称佩吉特细胞，特点是体积大、圆形或椭圆形，胞质丰富，空泡状，染色淡，核圆形或卵圆形，有些可呈印戒样细胞，核仁明显，核分裂不多见。多位于表皮底部，散在分布或聚集成巢状，亦可成群或单个散在于表皮中上部（图1）。佩吉特细胞黏蛋白卡红、过碘酸希夫（PAS）及阿辛蓝（AB）染色阳性。

辅助检查　免疫组化染色显示，原发性外阴佩吉特病恒定表达 CAM 5.2、癌胚抗原（CEA）、CK7、巨大囊肿病液体蛋白

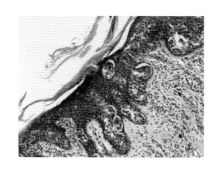

图 1　外阴佩吉特病伴汗腺癌
（HE×100）

（GCDFP-15，大汗腺细胞标志物）、HER2、CA125 和 AR，不表达雌激素受体（ER）和孕激素受体（PR）。继发于尿路上皮癌的佩吉特病（佩吉特样尿路上皮内瘤变，PUIN）表达 Uroplakin-Ⅲ、CK7 和 CK20。肛门直肠癌并发的佩吉特病表达 CK20、CDX2 和 MUC-2（而不是 CK7）。原发性外阴佩吉特病的表皮内成分过表达 P53 蛋白与浸润性癌相关。淋巴管新生预示着淋巴结转移。

遗传学特征：佩吉特病起源于表皮多能干细胞，后者定植于毛囊表皮和毛囊-大汗腺-皮脂腺单位，也可起源于皮肤下方的附件腺癌，或肛门直肠癌，或尿路上皮癌。乳腺外佩吉特病的遗传特征资料有限。HER2 基因扩增更多见于侵袭性和转移性外阴佩吉特病，但不多见。其他染色体异常中，X 线修复交叉互补组 1（XRCC1）基因（Arg194Trp 位）、异常 DLC1 甲基化及 PIK3CA 突变基因中均表现为单个核苷酸多态性，7 号染色体拷贝增加而 X 染色体拷贝丢失。染色体 Xcent-Q21 和 Xcent-Q19 常扩增，而 10q24-qter 常缺失。至少 1/3 的病例复发，特别是病变累及切缘，也可复发于移植后皮肤。

鉴别诊断　本病需与原位黑色素瘤鉴别，佩吉特细胞 S-100 蛋白呈阳性，其他黑色素瘤标志物，如 HMB45、Melan-A 等可用于鉴别。

预后　有 1%~20% 的病例同时或随后发生浸润，但随着时间的推移，进展为浸润性癌的少见。疾病相关的病死率远低于 10%。真皮浸润及其深度是区域淋巴结转移的预测指标。年老及疾病晚期疾病生存率差。约 40% 的肛周佩吉特病都与潜在的肛管直肠癌相关。

（周庚寅　李　丽）

qǐyuányú yìwèi rǔxiàn zǔzhī de ái
起源于异位乳腺组织的癌

（carcinoma arising in ectopic breast tissue）　异位乳腺组织可发生乳腺癌，形态同乳腺部位原发的乳腺癌。免疫组化染色显示，瘤细胞雌激素受体（ER）、孕激素受体（PR）和汗腺细胞标志物，如细胞角蛋白（CK）、癌胚抗原（CEA）、上皮膜抗原（EMA）、巨大囊肿病液体蛋白（GCDFP-15）等均阳性。

（周庚寅　李　丽）

qiántíngdàxiàn'ái
前庭大腺癌

（carcinoma of greater vestibular gland）　起源于前庭大腺的浸润性上皮肿瘤。又称巴氏腺癌。较少见，表现为深部坚硬的无痛性结节，位于大阴唇后侧，常累及深部脂肪、肌肉或骨骼。好发于中老年女性。

临床表现为前庭大腺区无痛性肿块，可能易与前庭大腺脓肿或脓肿混淆。光镜下见，腺癌或鳞状细胞癌较多，约各占 40%，腺鳞癌约占 5%。约 15% 为腺样囊性癌。其他罕见类型癌包括小细胞神经内分泌癌和梅克尔（Merkel）细胞癌，以及肌上皮癌、上皮-肌上皮癌、涎腺型基底细胞腺癌、淋巴上皮瘤样癌和未分化癌。诊断原发前庭大腺癌的前提是：在肿瘤位于前庭大腺部位或邻近组织中出现前庭大腺的成分且非肿瘤性腺体成分与肿瘤移行；肿瘤表面被覆上皮完好；其他部位同时无原发肿瘤。

本病可手术、放疗、化疗或单独放化疗，或基于肿瘤的分期联合方案进行治疗。约 20% 的病例出现腹股沟淋巴结转移。

（周庚寅　李　丽）

wàiyīn Méikè'ěrxìbāo'ái
外阴梅克尔细胞癌

（Merkel cell carcinoma of vulva）　发生于外阴，起源于表皮梅克尔（Merkel）细胞具有神经内分泌分化的高度恶性肿瘤。通常表现为皮下结节、皮肤红斑或溃疡。区域淋巴结可受累。部分女性患者可同时伴有鳞状上皮内瘤变（VIN）或鳞状细胞癌。

大体见，肿瘤主要位于真皮内，可有出血、坏死区。紧邻肿瘤的上皮可出现溃疡及硬结。光镜下显示多向分化模式，主要分为两种类型：肺型（形态特征如肺内的小细胞癌）和非肺型（经典型）。后者细胞小，圆形至多角形，胞质稀少，核淡染，染色质细颗粒状，有小核仁，类似于低级别神经内分泌肿瘤。本病可伴腺样或鳞状分化。周围鳞状上皮可见佩吉特病样播散。

免疫组化染色显示，表达多种角蛋白，如 CAM5.2、CK20 及 AE1/AE3，许多瘤细胞具有核旁胞质点状阳性的特点。通常表达神经元特异性烯醇化酶（NSE）和 NCAM/CD56。部分病例嗜铬粒蛋白 A（CgA）和突触素（Syn）阳性。大多数可检测到 CD117，而 HMB45、S-100 蛋白、甲状腺转录因子 1（TTF-1）和结蛋白（desmin）呈阴性。电镜见膜包被的神经内分泌颗粒。梅克尔细胞癌可产生异位促肾上腺皮质激素（ACTH）。

遗传学特征尚不清楚。约2/3的病例中可检测出多瘤病毒DNA（MCPyV）。已检测到大量的遗传学异常，包括染色体3p4、5q、7、10和13缺失，但并不是梅克尔细胞癌所独有。另外，有基因突变，包括肿瘤抑制基因 *ATOH1*（编码梅克尔细胞的转录因子）；*PIK3CA*（编码磷脂酰肌醇4,5-二磷酸3-激酶）。

预后与肿瘤大小和分期相关。肿瘤最大径小于2cm者预后较好。遗传学异常少生存率较好，约1/3患者死于肿瘤。诊断时或诊断后已有区域淋巴结转移和远处转移。采取扩大切除是主要治疗措施，可能需要同时切除区域淋巴结，可放疗。化疗常用于更广泛病变或复发病例。

（周庚寅 李丽）

wàiyīn hēisèsùliú
外阴黑色素瘤（melanoma of vulva）

发生于外阴，起自黑色素细胞的恶性肿瘤。发病仅次于外阴鳞癌，约占全身黑色素瘤的3%，女性生殖道黑色素瘤占所有外阴癌症的5%~10%，主要发生于白种人。其中约10%来自黑痣恶变。日光暴露性皮肤黑色素瘤与外阴黑色素瘤的比例为71：1。大多数黑色素瘤由暴露于紫外线引起，但外阴黑色素瘤可能具有不同的独立起源途径。日光暴露性皮肤黑色素瘤的中位发病年龄为56岁，比外阴黑色素瘤出现大约晚10年。大多数有色素，约25%无色素。

临床表现　主要为瘙痒、出血和肿块相关性症状。外阴无毛区皮肤，以小阴唇或阴蒂最常见，其次为大阴唇和阴道。

大体形态　病变色素沉积不均匀，多呈蓝黑色或棕色，少数也可以无色素，病变不对称，边界不规则。类似斑块样、结节或息肉样。肿瘤表面可出现溃疡。瘤体一般小于2cm。

镜下形态　组织学上分为3型：黏膜色斑型、表浅扩散型和结节型：①黏膜色斑型：表皮基底层含有不典型树枝状黑色素细胞和梭形细胞巢。梭形细胞向间质浸润并促使纤维组织反应性增生。约50%的黏膜型具有嗜神经的生长特点。②表浅扩散型：瘤细胞主要位于表皮真皮交界处，除了向下浸润真皮外，在表皮内横向扩散，另外瘤细胞还向上浸润表皮，形似佩吉特样改变。③结节型：瘤细胞主要向深部浸润，水平扩散不明显。后两型的瘤细胞形态多样，如上皮样、梭形、气球样等，胞质中等量或较丰富，嗜酸性。核大而空泡状，核仁明显，并可见核内胞质包涵体。核分裂多见。细胞内含或不含黑色素颗粒。

辅助检查　免疫组化染色显示，表浅扩散型和结节型的瘤细胞 HMB45、S-100 蛋白皆阳性；而黏膜色斑型 S-100 蛋白阳性，HMB45 则阴性或弱阳性。

遗传学特征：大多数肢端/黏膜雀斑样黑色素瘤具有 RAS 通路相关的遗传性改变。*c-kit* 突变可见于外阴黑色素瘤。晚期黑色素瘤过度表达表皮生长因子受体（EGFR）。伴家族性非典型痣-黑色素瘤（FAMM）综合征的患者染色体 *CDKA/24*（家族性黑色素瘤基因）中央区 9p21 缺失。

预后　因诊断时多已属晚期，预后较差。研究发现，伴局部转移、区域转移及远处转移的5年生存率分别为 75.5%、38.7% 和 22.1%。临床晚期、布里斯洛（Breslow）厚度>1mm、垂直生长期、溃疡、核分裂>1/mm^2，都是不利预后因素。微卫星灶和神经周围侵犯预示局部复发率增加。肿瘤内淋巴细胞浸润和消退的预后价值不明。

（周庚寅 李丽）

yīndào gǎnrǎnxìng jíbìng
阴道感染性疾病（infection disease of vagina）

细菌、真菌或寄生虫引起的阴道感染。临床表现为阴道炎，分为3种主要类型：①细菌性阴道炎：最常见，表现为排液增多而炎症不明显，相对缺少中性粒细胞浸润，最常发生于阴道 pH 值升高时。最重要的诊断特征是出现线索细胞，即鳞状上皮细胞被球杆菌覆盖。②滴虫性阴道炎：由阴道滴虫引起，是育龄妇女最常见的阴道炎。滴虫为有鞭毛的卵圆形原虫，能消耗阴道中的糖原，使阴道 pH 值升高，破坏其防御机制，从而继发细菌感染而导致炎症。光镜下除黏膜充血、水肿外，可见慢性非特异性炎症。③念珠菌性阴道炎：念珠菌感染一般为白色念珠菌，主要症状有白带增多、瘙痒和疼痛，可见干酪样白色分泌物。大体可见小阴唇内侧和阴道黏膜红肿，附有白色膜状物。涂片可见白色念珠菌的孢子和菌丝。

（周庚寅 李丽）

Mǐlèguǎn nángzhǒng
米勒管囊肿（Müllerian duct cyst）

米勒管残留在阴道壁内形成的囊肿。较常见，又称中肾旁管囊肿。多位于阴道下1/3，体积较大。切面囊壁光滑，囊内常含黏液，囊壁衬以输卵管子宫内膜上皮或黏液性上皮，有时伴鳞状上皮化生。多见于出生前接触过己烯雌酚的年轻女性。

（周庚寅 李丽）

yīndào shǒushù hòu suōxíngxìbāo jiéjié

阴道手术后梭形细胞结节

（postoperative spindle cell nodule） 良性、非肿瘤性外科手术后可见到富于间质的增生性结节。为反应性病变。病变发生于原先手术部位，通常为局部手术后 5 周至 3 个月之间，貌似肉瘤，又称术后假肉瘤。获知手术史，如清宫术，有助于诊断。光镜下见，病变由交错束状、大小一致的肥胖梭形细胞组成，伴有纤细的小血管网和慢性炎症细胞。细胞有丰富的嗜酸性至嗜碱性胞质，核分裂可能很多。通常起源于反应性肌成纤维细胞增生。本病为良性，可能局部复发。

（周庚寅 李 丽）

yīndào cánduān ròuyá zǔzhī

阴道残端肉芽组织

（vaginal vault granulation tissue） 常发生于腹部手术切除术后的阴道残端，大体多为直径>5mm 的小结节，红色、质软。光镜下见，结节由肉芽组织构成，多有大量浆细胞浸润。约 2/3 的结节可以自行消退，应排除转移或种植的恶性肿瘤。

（周庚寅 李 丽）

yīndào fàngshèxìng huàisǐ

阴道放射性坏死

（radionecrosis of vagina） 术后放疗的阴道残端形成的结节或息肉样改变。很像肿瘤复发。光镜下见，纤维肉芽组织可有异型性，表层黏膜上皮可因手术切除卵巢而萎缩。肉芽组织中增生的小血管闭塞，内皮细胞肿胀、核呈空泡状，很像浸润性癌，常需结合免疫组化鉴别。此外残存的黏膜上皮仅保留基底或者旁基底样细胞，需注意勿认为是上皮性肿瘤。

（周庚寅 李 丽）

shūluǎnguǎn tuōchuí

输卵管脱垂

（fallopian tube prolapse） 输卵管末端外翻不能缩回，脱垂进入阴道的现象。可发生于阴道子宫切除术后，临床检查可见类似肉芽组织的小结节位于阴道顶部。光镜下见，腺上皮呈绒毛状，伴有大量炎症细胞浸润，能见到输卵管肌层的平滑肌。

（周庚寅 李 丽）

yīndào xiànbìng

阴道腺病

（adenosis of vagina） 阴道壁黏膜下出现腺体。主要发生于阴道的上 1/3。正常阴道壁覆盖无角化层的鳞状上皮，无腺上皮。阴道腺病表现为红色颗粒状斑点或斑片，碘染不着色，临床可有排液或性交后出血，多数患者出生前接触过己烯雌酚。光镜下见，腺上皮取代鳞状上皮，分为黏液型和子宫内膜型两种，前者多见。

（周庚寅 李 丽）

yīndào xiānwéi shàngpíxìng xīròu

阴道纤维上皮性息肉

（fibro-epithelial polyp of vagina） 有显著的中心性、纤维血管组织轴心，被覆复层鳞状上皮的良性病变。可能来源于间质内激素敏感的成纤维细胞。罕见，中位年龄 35 岁。1/3 发生于妊娠期。

大体见，肿瘤为单个、有蒂、表面光滑的息肉状病变，直径可达 3cm，通常位于阴道下 1/3 侧壁。光镜下见，纤维血管轴心被覆良性鳞状上皮。一种亚型具有富细胞性间质，核分裂 > 10/10HPF，偶见异常核分裂，散在奇异型、星状成纤维细胞和多核间质（小花）细胞。起源于上皮下间质的所谓星状细胞层，呈局灶性息肉样增生。这一细胞层从成年女性的宫颈延伸至外阴。免

疫组化染色显示，瘤细胞表达波形蛋白（vimentin）、结蛋白（desmin）、雌激素受体（ER）、孕激素受体（PR）。本病为良性，预后较好。

（周庚寅 李 丽）

yīndào zǐgōng nèimó yìwèizhèng

阴道子宫内膜异位症

（endometriosis of vagina） 阴道壁内出现子宫内膜间质，伴/不伴子宫内膜腺体。极少见。多位于阴道后穹隆，子宫内膜腺体及间质种植于鳞状上皮黏膜组织内或出现于深层的阴道壁，常伴有新、旧出血，有巨细胞吞噬含铁血黄素及肉芽组织形成。妊娠期腺体可能显示阿里亚斯－斯特拉（Arias-Stella）反应，貌似透明细胞癌。病变组织来源于先前裸露阴道的子宫内膜组织"种植"，或来源于直肠阴道隔内的米勒管残件。多数局灶切除即可治愈，罕见发生子宫内膜样腺癌。

（周庚寅 李 丽）

yīndào línzhuàngshàngpí rǔtóuzhuàngliú

阴道鳞状上皮乳头状瘤

（squamous papilloma of vagina） 被覆正常至棘层增生性鳞状上皮的阴道良性乳头状肿瘤。临床表现为阴道瘙痒、灼痛或阴道排液。有两种亚型，最常见亚型由复杂的上皮性突起组成（微小乳头状瘤病）；另一种为单个乳头状瘤，由单一的纤维血管轴心支撑的乳头。病变可能局限，或弥漫性蔓延至小阴唇内侧。光镜下见，乳头被覆鳞状上皮伴角化不全，无挖空细胞。鳞状上皮乳头状瘤为阴道和小阴唇发生的生理性变异，并非人乳头瘤病毒（HPV）感染所致。但可能携带潜伏性的 HPV，通过分子学检测可鉴别。

（周庚寅 李 丽）

阴道绒毛管状腺瘤 （villiform-tubular adenoma of vagina）

发生于阴道与结直肠腺瘤相似的乳头状肿瘤。有纤维血管轴心，绒毛表面和腺管内均为肠型上皮，由有刷状缘的柱状上皮构成，可能由错位的肠道、泄殖腔、尿路或米勒（腺病）上皮发展而来。

（周庚寅 李丽）

阴道良性横纹肌瘤 （benign rhabdomyoma of vagina）

发生于阴道的骨骼肌分化的良性肿瘤。极为罕见，发病平均年龄约为 42 岁。临床症状包括性交困难和出血。大体见，孤立的息肉样或结节样肿物，直径通常 <3cm，表面被覆完整的鳞状上皮，质地硬、韧，可以为橡胶样，切面灰白、有光泽。光镜下特征为黏膜下梭形或带状细胞增殖，略呈束状结构，常为杂乱排列。肿瘤细胞具有丰富的嗜酸性胞质，并有清晰的横纹。无核分裂和核多形性。免疫组化染色显示，瘤细胞表达结蛋白（desmin）和骨骼肌标志物，如成肌蛋白（myogenin）和myoD1。需与横纹肌肉瘤鉴别。本病为良性病变，预后好，不复发。

（周庚寅 李丽）

阴道平滑肌瘤 （leiomyoma of vagina）

发生于阴道显示平滑肌分化的良性间叶肿瘤。是阴道间叶性肿瘤较常见的一种，平均直径为 3cm，肿瘤较小时无症状，较大时可引起出血、疼痛、性交困难、难产、泌尿或直肠的症状等。大体见，多数肿瘤直径为 3~4cm，切面质韧，实性或囊性。组织学形态以及恶性标准同子宫平滑肌瘤。大多数具有平滑肌

的典型特征，由梭形细胞组成，免疫组化染色显示平滑肌分化。也可以发生平滑肌瘤的变异型，如上皮样平滑肌瘤、奇异型平滑肌瘤，处理阴道不常见的间叶肿瘤时应考虑平滑肌肿瘤的可能。

（周庚寅 李丽）

阴道良性混合瘤 （benign mixed tumor of vagina）

发生于阴道由混合性的上皮和间质细胞组成的良性肿瘤。肿瘤局限，直径为 1.5~5.0cm。大多数病例无症状，位于处女膜环附近。光镜下见，肿瘤位于黏膜上皮下，由间质和上皮两种成分构成，上皮成分为小的基底样细胞，呈条索或片状排列，也可形成腺样结构，有时也可伴有分化成熟的鳞状上皮巢；间质常有黏液样变和/或软骨形成。免疫组化染色显示，肿瘤同时表达上皮和间叶标志物，提示为全能细胞起源。梭形细胞也表达细胞角蛋白（CK7）、CD10、BCL-2，而雌激素受体（ER）、孕激素受体（PR）阳性可能提示其为米勒上皮起源。本病可局部完整切除，预后好。

（周庚寅 李丽）

阴道鳞状细胞癌 （squamous cell carcinoma of vagina）

发生于阴道由不同分化程度的鳞状细胞组成的浸润性上皮性肿瘤。原发阴道鳞状细胞癌并不常见，一般发生于老年女性，大多数与人乳头瘤病毒（HPV）相关。与外阴相似，阴道下部鳞状细胞癌可能存在 HPV 阴性致癌通路。HPV 阳性鳞状细胞癌组织学类型分为非角化型、基底细胞样型、鳞状-移行细胞型或湿疣样型，可与高级别鳞状上皮内病变（VAIN 2/3）并存，并且 p16 阳性。

临床多数表现为无痛性阴道出血（70%）、性交困难或异常阴道排液。大体表现为表面溃疡、外生性生长，内生性生长方式不常见。多数阴道鳞癌位于后壁和阴道上 1/3。位于阴道上半部分的肿瘤可能发生盆腔淋巴结转移，而起源于宫颈下半部的宫颈癌可扩散到腹股沟淋巴结。光镜下表现为一般的鳞状细胞癌，从角化型鳞状细胞癌到低分化鳞状细胞癌，单纯组织学与外阴和宫颈的鳞状细胞癌无法区分。最常见的组织学类型为中分化非角化型普通型鳞状细胞癌。其他鳞状细胞癌亚型包括乳头状型（鳞状-移行细胞型）、基底细胞样型、疣状癌和疣性癌（湿疣性癌）。

预后依赖于 FIGO/TNM 分期、肿瘤大小、患者年龄和肿瘤的组织学类型。5 年生存率约 45%，Ⅰ 期 5 年生存率为 75%。提示不良预后的 3 个独立的预后因子为年龄大、体积大（直径 >4cm）和晚期（直肠阴道和腹股沟淋巴结转移）。与 HPV 阴性鳞状细胞癌相比，HPV 阳性具有较好的无瘤生存率和总体生存率。疣状癌的预后较好，广泛切除后出现淋巴结转移者罕见。

（周庚寅 李丽）

阴道疣状癌 （verrucous carcinoma of vagina）

阴道鳞状细胞癌的一个亚型。罕见，外生性生长，粗颗粒状或凹凸不平。光镜下见，肿瘤呈乳头状生长，表现伴有鳞状上皮过度角化，乳头较宽，上皮脚前端为圆球状，向间质中推进式生长，细胞分化良好，无明显异型。如果上皮脚呈锯齿状或不规则形向间质浸润性生长，则为鳞状细胞癌。疣状癌预后较好，呈惰性生长，对放化疗不敏

感，广泛切除后出现淋巴结转移者罕见。

（周庚寅 李 丽）

yīndào xiàn'ái
阴道腺癌（adenocarcinoma of vagina）

发生于阴道的以腺样分化为特点的恶性上皮性肿瘤。常见亚型有子宫内膜样腺癌、透明细胞癌、黏液性癌、中肾管癌。

子宫内膜样腺癌 发生于阴道且与发生于子宫内膜的组织学特征相似的腺癌（图1）。一些与女性输卵管型-子宫内膜型腺病相关，这些女性有子宫内己烯雌酚（DES）暴露病史，其他的与阴道子宫内膜异位相关。

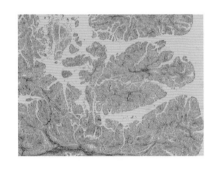

图1 阴道乳头状腺癌（HE×40）

透明细胞癌 由含有透明胞质的细胞、有/无鞋钉样细胞组成的一种腺癌。呈囊管状、乳头状或实性生长方式。DES暴露并有母体自发性流产病史的后代，患透明细胞癌的风险增加。内源性雌激素也是一种危险因子，多数发生于从青春期到其后的10年内。肿瘤具有双峰的年龄分布，第一高峰的平均年龄26岁，2/3病例发生于阴道。第二高峰的平均年龄31岁，2/3病例累及宫颈。停用DES以来，宫颈和阴道的透明细胞癌的发病率显著下降。

有症状者主要表现为异常阴道出血，伴/不伴阴道过度排液；无症状者，通过盆腔检查或偶尔的细胞学筛查检出。大约2/3的透明细胞癌局限于阴道，大多数位于阴道上1/3前壁。多数为外生性、息肉状、结节状或乳头状肿物，一些可能为溃疡性或斑片状病变。肿瘤的生长方式和细胞学类型与宫颈、子宫内膜以及卵巢的同名肿瘤相似。但阴道透明细胞癌倾向为管囊型，并且被覆的细胞为鞋钉样细胞（图2）。典型的特点为核分裂活性低，且胞质内经常见玻璃样小体和砂砾体。

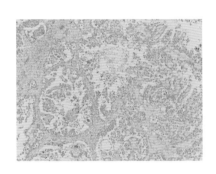

图2 宫颈-阴道透明细胞癌（HE×100）

25%的病例可复发，其中1/3在手术和/或放疗后发生肺和斜角肌淋巴结转移。5%的发生盆腔淋巴结转移，这些为FIGO I 期且间质浸润少于3mm。FIGO I 期病变的总体盆腔淋巴结转移率为16%，如果间质浸润深度超过3mm，转移率显著增加。FIGO II 期的淋巴结转移率为50%。尽管如此，所有 FIGO 分期的总体生存率为80%，FIGO I 期的10年生存率为7%。预后良好的指标包括年龄>19岁、范围小、间质浸润浅、管囊型和诊断时无症状。

黏液性癌 浸润性、宫颈管型或肠型的腺癌，与发生于宫颈的同名肿瘤相似。阴道非透明细胞腺癌在所有阴道癌中不足10%，极其罕见（发病率<1/100万）。

临床可能表现为阴道排液、出血，或无症状、仅在宫颈细胞学筛查时发现。肿瘤以外生性、溃疡方式生长，多数通常位于上部阴道前壁。光镜下见，肿瘤由宫颈管黏液型或含有杯状细胞的肠型细胞组成。组织学发生不清楚，但肠型可能来源于泄殖腔的残留。与人乳头瘤病毒（HPV）感染的关系不清楚。预后不明。

中肾管癌 由小管构成的恶性肿瘤，被覆立方形到柱状的细胞，与在中肾管残件中见到的细胞相似。只有罕见的病例报道。临床可表现为阴道出血，为阴道侧壁可触及的病变。肿瘤大多数为实性、结节状病变。光镜下呈完好的管状结构，肿瘤细胞类似于中肾管残件中的细胞，核分裂活跃。与透明细胞癌不同，其缺乏细胞质内糖原、透明细胞质和鞋钉样细胞。小管基底膜过碘酸希夫（PAS）染色强阳性。免疫组化染色显示，本型腺癌恒定表达细胞角蛋白（CK）和上皮膜抗原（EMA），常表达钙网膜蛋白（calretinin）、波形蛋白（vimentin）和CD10（顶端和管腔）。雌激素受体（ER）、孕激素受体（PR）和癌胚抗原（CEA）均阴性。可局灶表达PAX8、甲状腺转录因子1（TTF-1）和P16。组织学发生不确定，多认为由中肾管残件的过度增生发展而来。预后不明。

（周庚寅 李 丽）

yīndào xiǎoxìbāo'ái
阴道小细胞癌（small cell carcinoma of vagina）

发生于阴道的一种高级别神经内分泌肿瘤。由比较一致的肿瘤细胞构成，与肺或宫颈的小细胞癌相似。常发生于老年女性，多在就诊时就已播散至阴道以外其他部位。免疫组化染色显示，癌细胞表达神经元特异性烯醇化酶（NSE）、突触素（Syn）、嗜铬粒蛋白A（CgA）。

（周庚寅 李丽）

yīndào pēitāixìng héngwénjī ròuliú

阴道胚胎性横纹肌肉瘤（sarcoma botryoides of vagina）

发生于阴道显示横纹肌分化的恶性间叶肿瘤。是最常见的阴道肉瘤，多见于5岁以下的女孩，尤以2岁以内占多数，平均年龄1.8岁。罕见发生于年轻成年女性。临床表现为阴道出血及排液。肿瘤常发生于阴道前壁，由多个质软的息肉状肿物聚集而成，呈葡萄状外观，故称葡萄状肉瘤。

光镜下见，肿瘤被覆鳞状上皮，其下黏液样的间质中可见未分化的圆形或梭形细胞，其中有些细胞具有明显的嗜酸性颗粒性胞质，提示有横纹肌母细胞分化，并可见网球拍状或带状细胞，具有诊断意义的特征是血管周围肿瘤细胞密集，形成一种独特的上皮下致密层。免疫组化染色显示，结蛋白（desmin）及肌动蛋白（actin）约80%阳性，肌红蛋白（myoglobin）虽特异性强，但只有不到50%的阳性率。本病采取联合化疗、放疗和/或外科手术治疗，治愈率90%~95%。

（周庚寅 李丽）

yīndào pínghuájī ròuliú

阴道平滑肌肉瘤（leiomyosarcoma of vagina）

发生于阴道显示平滑肌分化的恶性间叶肿瘤。极其少见，但在阴道的肉瘤中较为常见，占阴道所有恶性肿瘤不到2%。发病年龄22~86岁，大多数40~49岁。临床通常表现为阴道肿物、阴道或直肠出血、性交困难或尿路症状。肿瘤最常发生于阴道后壁，前壁和侧壁次之。位于肿瘤外侧的鳞状上皮黏膜可

以完整或形成溃疡。肿瘤切面呈粉红色到灰白色，肉质外观，经常伴有出血、坏死区域。光镜下见，多数肿瘤为普通梭形细胞型，与子宫的同名肿瘤相似，也可以呈黏液样或上皮样。肿瘤直径>3cm、伴有显著细胞异型性、核分裂>5/10HPF时应考虑为恶性，浸润性的边缘也与恶性行为相关。肿瘤呈侵袭性，经常局部复发和转移。

（周庚寅 李丽）

yīndào hēisèsùliú

阴道黑色素瘤（malignant melanoma of vagina）

发生于阴道的由黑色素细胞组成的恶性肿瘤。罕见，占黑色素瘤0.3%以下，约占阴道恶性肿瘤的4%。多数发生于60岁以上老年妇女。

临床最常见的症状是阴道出血，其次为阴道肿物和排液。肿瘤多发生于阴道下1/3的前壁和侧壁，少见于阴道顶端。大多数为息肉样或结节状，大小为2~3cm。多数为色素性，但少数无色素。大多数的阴道黑色素瘤为结节型，但雀斑型和未分类型也可以见到。大多数病例的表面黏膜形成溃疡，肿瘤一般有深部浸润。

光镜下见，是肿瘤呈双相分化，表现为：①瘤细胞主要有两型：即上皮样瘤细胞（图1a）和梭形瘤细胞。上皮样瘤细胞似鳞

状细胞，呈多边形或圆形；梭形瘤细胞似成纤维细胞。多数黑色素瘤这两型瘤细胞都有，但常以一型为主。瘤细胞异型性明显，核大，常有粗大明显的嗜酸性核仁，胞质内有多少不等的黑色素颗粒（也可无黑色素）。此外，尚可见痣细胞样瘤细胞及瘤巨细胞。②瘤细胞排列方式：上皮样瘤细胞多呈巢状或腺状排列，具有癌的组织结构特点；梭形瘤细胞多弥散排列或排列成不规则束状，具有肉瘤的组织结构特点。两种排列方式间可有过渡。瘤细胞向上侵袭表皮，可致表皮破溃；向下侵袭真皮和皮下组织，并向周围扩散。早期肿瘤可仅限于表皮内，称为原位黑色素瘤。

免疫组化染色显示，几乎所有的阴道原发性黑色素瘤都表达S-100蛋白。约80%的病例表达Melan-A、HMB45（图1b）、酪氨酸酶和MITF1。肿瘤起源于异常迁移的黑色素细胞。遗传学谱显示，与暴露于阳光的皮肤黑色素瘤相比，阴道黑色素瘤缺乏*BRAF*基因和*c-kit*基因突变；但本病约有1/3显示*NRAS*基因突变。

本病恶性程度高，预后不良。中位生存期为19~20个月，5年生存率不足21%。肿瘤大小为最好的预测因素。淋巴结转移与不良预后相关。完整切除与有利预

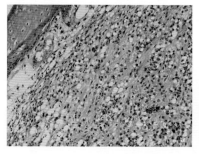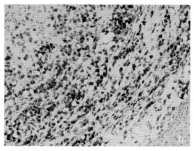

a. HE×100；b. HMB45阳性（×100）。

图1 阴道黑色素瘤

后相关。

（周庚寅 李丽）

yīndào ái-ròuliú

阴道癌肉瘤（carcinosarcoma of vagina）

发生于阴道由高级别癌和肉瘤成分构成的双向性混合性恶性肿瘤。又称恶性米勒混合瘤。罕见，其组织学特点和发生于子宫体癌肉瘤相似。大多数发生在绝经后的妇女。临床表现为阴道的息肉或肿块，可有阴道出血。大体见，肿瘤为溃疡性、息肉样，直径3～15cm不等。切面常很软、多部分坏死。光镜下见，上皮成分以鳞癌最常见、其次为腺癌和分化不良性癌。肉瘤成分可为未分化肉瘤，也可为平滑肌肉瘤、横纹肌肉瘤、软骨肉瘤或骨肉瘤。本病预后差，常早期转移播散，根治术后及放疗后的5年生存率也仅为17%。

（周庚寅 李丽）

yīndào xiànpàozhuàng ruǎnzǔzhī ròuliú

阴道腺泡状软组织肉瘤（alveolar soft part sarcoma of vagina）

发生于阴道，分化方向不明、以含有嗜酸性颗粒的上皮样细胞呈腺泡状（器官样）排列，伴薄壁样、窦隙样血管为特点的软组织恶性肿瘤。多发生于年轻女性，与其他部位的腺泡状软组织肉瘤相似。光镜下见，瘤组织呈巢状，由于中央细胞的脱落导致腺泡状结构形成，免疫组化染色显示，肌动蛋白（actin）、结蛋白（desmin）阳性，支持其为肌源性肿瘤。

（周庚寅 李丽）

mànxìng gōngjǐngyán

慢性宫颈炎（chronic cervicitis）

由链球菌、肠球菌、大肠埃希菌、沙眼衣原体、淋球菌、单纯疱疹病毒和人乳头状瘤病毒（HPV）等病原引起的宫颈非特异性炎症。分娩、机械损伤也是诱发因素。为育龄期妇女最常见的疾病，临床上表现为白带增多。大体见，宫颈黏膜充血、水肿、粗糙、糜烂、溃疡及分泌物增多等变化。光镜下见两方面改变：①子宫颈黏膜充血水肿，间质内可见不同程度的炎症细胞浸润（图1），以浆细胞为主，伴有淋巴细胞、组织细胞。②宫颈上皮损伤及修复性变化：上皮细胞变性、坏死、糜烂、溃疡形成，子宫颈腺上皮可伴有增生及鳞状上皮化生。增生的鳞状上皮覆盖和阻塞子宫颈腺开口，使黏液潴留，形成子宫颈囊肿，又称为纳博特囊肿（Nabothian cyst），覆盖在子宫颈鳞状上皮坏死脱落形成浅表的缺损成为子宫颈糜烂。发生化生及异型增生时应受到重视。

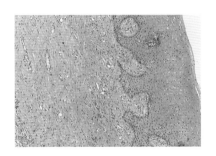

图1 慢性宫颈炎（HE×100）

（周庚寅 李丽）

ròuyázhǒngxìng gōngjǐngyán

肉芽肿性宫颈炎（granulomatous cervicitis）

发生于宫颈以肉芽肿形成为主要特征的慢性增生性炎症。以结核性宫颈炎为多见，常继发于输卵管等其他器官的结核，其他如异物、梅毒、腹股沟肉芽肿、性病淋巴性肉芽肿也可以引起肉芽肿性宫颈炎。光镜下见典型的结核结节，中央可有干酪样坏死，其他如异物肉芽肿可见异物和异物型巨细胞，梅毒可见浆细胞丰富的小血管炎等。

（周庚寅 李丽）

gōngjǐng shīyóu

宫颈湿疣（condyloma of cervix）

为人乳头瘤病毒（HPV）感染子宫颈上皮后形成的疣状、乳头状病变。分为尖锐湿疣和扁平湿疣。扁平湿疣大体上常看不到肿物或突起，醋酸涂抹时呈现白色，尖锐湿疣可以看到外生性、无蒂的突起，表面细乳头状。光镜下见，鳞状上皮增厚，其中以棘层的肥厚为主，可伴角化不全或角化过度，增生的上皮中可见到特征性挖空细胞（图1）。挖空细胞具有明显的核周空晕，细胞核增大，深染，多形性，核膜皱缩。这种细胞的形成主要和病毒E4蛋白表达引起胞质内细胞骨架破坏有关。

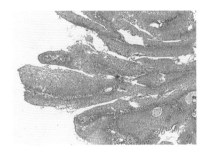

图1 宫颈尖锐湿疣（HE×100）

（周庚寅 李丽）

gōngjǐng xīròu

宫颈息肉（endocervical polyp of cervix）

由于炎症刺激，宫颈黏膜上皮、腺体及间质增生，使宫颈黏膜皱襞肥大、突出所形成的瘤样病变。可发生于任何年龄，多见于40岁以后。大多无症状，但可能与阴道出血和/或分泌物有关。大部分息肉直径<1cm，多为单发，也可多发，呈粉红色，质软，根部常有细蒂附着于宫颈黏

膜。光镜下见，息肉表面覆盖柱状上皮或复层鳞状上皮与宫颈上皮相似，间质由纤维结缔组织构成，常有大量炎症细胞浸润，间质充血、水肿（图1）。黏膜常有鳞状化生或微腺体增生，部分腺体可呈囊状扩张。罕见表面乳头状增生或间质蜕膜样变。息肉表面可有炎症或糜烂，上皮和间质均可有反应性/修复性改变。

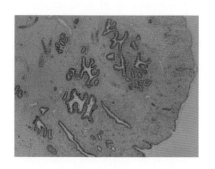

图1　宫颈内膜息肉（HE×40）

（周庚寅　李丽）

gōngjǐng línzhuàngshàngpí bāohán nángzhǒng

宫颈鳞状上皮包涵囊肿 （inclusion cyst of cervix）　发生于宫颈由鳞状上皮衬覆的囊肿。少见，常位于子宫颈外口周边部鳞状上皮下，可能是由于外伤所致子宫颈鳞状上皮种植子宫颈管内。囊肿内为角化的豆渣样物。光镜下见，囊壁内衬鳞状上皮，腔内可含有角化物质。

（周庚寅　李丽）

gōngjǐng lánzhì

宫颈蓝痣 （blue nevus of cervix）　发生于宫颈，由黑色素细胞增生所形成的良性肿瘤。是宫颈的良性色素性肿瘤，通常无症状，常在宫颈锥切或子宫切除标本时偶然发现。典型部位在子宫颈管下段，病变呈蓝色至黑色，扁平，直径<4mm，界限欠清。光

镜下见，子宫间质浅层出现多角形和梭形含有色素的细胞，有长的分支状突起，分支与黏膜表层平行排列，胞质中含有嗜银的色素颗粒。免疫组化染色显示，S-100蛋白阳性，但HMB45、Melan-A和MITF通常阴性。电镜可见不同发育阶段的黑色素小体。

（周庚寅　李丽）

gōngjǐng zǐgōng nèimó yìwèizhèng

宫颈子宫内膜异位症 （endometriosis of cervix）　子宫内膜腺体和间质出现在子宫颈。病变常局限于宫颈黏膜下方浅1/3。发生于绝经前期，发病年龄范围30~60岁。通常为检查宫颈时偶然发现。子宫内膜腺体常正常或类似轻微增殖的子宫内膜，多数可见到子宫内膜间质（图1）。仅有宫内膜间质而无腺体的亚型，称为间质性子宫内膜异位症。

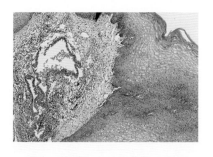

图1　宫颈子宫内膜异位（HE×100）

（周庚寅　李丽）

gōngjǐng zhōngshènguǎn cánjiàn

宫颈中肾管残件 （mesonephric remnants of cervix）　中肾管胚胎残余出现在子宫颈。大约在宫颈内口水平进入宫颈侧壁，成团腺体组成器官样中肾管，有明显的基底膜。10%~20%的成年人、达40%的新生儿和儿童宫颈均可见中肾管残余。中肾管残余由小的、分叶状、界限清楚的小

管聚集，被覆立方细胞，伴有轻微核异型性，含有腔内嗜酸性分泌物。小管通常围绕一个中央导管。中肾管增生可能为小叶状（最常见）或弥漫性，由增生的残余腺体和导管组成，细胞形态学与以上描述类似，伴有一些柱状细胞存在。细胞通常表达CD10（腔缘染色），可显示局灶P16阳性。Ki-67增殖指数低（1%~2%），有助于鉴别恶性腺瘤。中肾管残余和增生为良性病变。源于中肾管残余/增生的中肾管腺癌罕见。

（周庚寅　李丽）

gōngjǐng shénjīng jiāozhì yìwèi

宫颈神经胶质异位 （ectopia neuroglia of cervix）　见于宫颈的胶质细胞团。组织发生可能为胎儿脑组织在刮宫流产时种植所致，或畸胎瘤单一胶质成分过度生长，或来源于中胚层神经胶质化生。光镜下见，宫颈内膜上皮下为神经胶质，神经胶质环绕在宫颈内膜腺体附近，神经胶质细胞——星形细胞成熟，无核分裂。偶见体积较大的细胞，胞质丰富，泡状核，核仁明显，类似神经节细胞。神经胶质周围结缔组织内有淋巴细胞、浆细胞浸润。免疫组化染色显示，胶质纤维酸性蛋白（GFAP）阳性。

（周庚寅　李丽）

gōngjǐng pínghuájīliú

宫颈平滑肌瘤 （leiomyoma of cervix）　宫颈显示平滑肌分化的良性肿瘤。远较宫体平滑肌瘤少见，在子宫切除标本中的发生率约0.6%。临床常表现出血、性交痛或肿块引起的症状。少见于妊娠期，大肿瘤或息肉状肿瘤可并发于妊娠。大体与组织学与宫体的平滑肌瘤无差异，判断恶性的组织学参数与子宫体肿瘤相同。

可引起宫颈狭窄、器官变形。

（周庚寅 李丽）

gōngjǐng xiàn-jīliú

宫颈腺肌瘤（adenomyoma of cervix）

由上皮成分和间叶性成分混合组成的良性肿瘤。由宫颈型腺体和肌瘤性间质组成。通常见于生育期或绝经女性，平均年龄40岁。大体见，病变为被覆黏膜的息肉状肿块，1~10cm，边界清楚，灰白色。光镜下见，肿瘤由纤维结缔组织、平滑肌组织及宫颈腺体混合组成。部分显示分叶状外观。少部分病例可见腺体成分呈子宫内膜样和输卵管样分化。本病为良性病变，切除后不复发。

（周庚寅 李丽）

gōngjǐng rǔtóuzhuàng xiàn-xiānwéiliú

宫颈乳头状腺纤维瘤（papillary adenofibroma of cervix）

由良性的上皮成分和良性的间叶成分组成的乳头状肿瘤。属于米勒（Müllerian）管混合性肿瘤，大体见，肿瘤呈息肉状或分叶状。光镜下表现为乳头状结构，乳头粗大，轴心为富于细胞的纤维结缔组织，腺体受纤维结缔组织挤压呈狭窄裂隙状。乳头被覆扁平、立方或柱状上皮，上皮成分可以是各型米勒管上皮，以子宫内膜和子宫颈管内膜上皮多见，主要与腺肉瘤鉴别。

（周庚寅 李丽）

gōngjǐng shàngpínèiliú

宫颈上皮内瘤（cervical intra-epithelial neoplasia，CIN）

宫颈鳞状上皮从轻度非典型增生到中度、重度乃至原位癌的一系列演变过程。通常发生于宫颈的鳞状上皮-柱状上皮移行带。非典型增生的细胞表现为排列紊乱，失去极性，细胞大小不一，体积增大，核大深染，可见核分裂。非

典型增生分为轻度（CIN Ⅰ）、中度（CIN Ⅱ）和重度（CIN Ⅲ）。CIN还会累计宫颈黏膜的腺体，称为CIN累腺。几乎所有的CIN都与HPV感染有关。一般说来CIN级别越高发展为浸润癌机会越多，级别越低，自然消退的机会越多。CIN Ⅰ又称为低级别鳞状上皮内病变（LSIL），CIN Ⅱ和CIN Ⅲ（包括原位癌）又称为高级别鳞状上皮内病变（HSIL）。

CIN Ⅰ：宫颈鳞状上皮的上2/3可见分化和成熟过程，上皮细胞的所有层面可见轻度异型性，其中可见到病毒感染的病变特征，尤其是挖空细胞。细胞核的异型性全层都可以见到，通常为轻度异型性，核分裂少，局限于上皮的下1/3。

CIN Ⅱ：宫颈鳞状上皮的上1/2出现分化和成熟，同CIN Ⅰ一样，细胞核的异型性全层都可以见到，但较CIN Ⅰ明显，核分裂局限于上皮的下2/3，病理性核分裂可见。

CIN Ⅲ：宫颈鳞状上皮全层缺乏成熟和分化现象，或仅局限在上1/3，上皮全层或大部分都可以见到显著的核异型性，核分裂多见，全层均可见到，病理性核分裂常见（图1）。

原位癌：为CIN Ⅲ，异型增

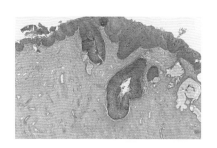

图1 宫颈高级别鳞状上皮内病变（CIN Ⅲ）累腺（HE×40）

生的细胞达全层。

（周庚寅 李丽）

gōngjǐng línzhuàngxìbāo'ái

宫颈鳞状细胞癌（squamous cell carcinoma of cervix）

发生于子宫颈的一种浸润性鳞状上皮肿瘤。约占宫颈癌的90%以上，发病年龄以40~60岁最多见。一般认为与早婚、多产、性紊乱、感染、种族和地理环境等因素有关，人乳头瘤病毒（HPV）16型和18型与宫颈癌的发生相关，约占70%。HPV16为鳞癌主要致病因素，而HPV18为腺癌的主要致病因素。HPV疫苗可以高度有效地预防HPV16/18感染（并有望扩展覆盖其他类型HPV），将会显著改变HPV感染和宫颈肿瘤的流行病学。

发展过程 宫颈鳞状细胞癌多发生于鳞状上皮与柱状上皮交界处。按发展过程经历了早期浸润癌和浸润癌两个阶段。

早期浸润癌或微浸润癌 指上皮内癌突破基底膜向间质内浸润，浸润深度不超过3~5mm，形成不规则的条索或小团块，或邻近浸润癌相互连接融合。大体见宫颈无特殊异常，不能诊断，只能在显微镜下证实。

浸润癌 指癌组织浸润到间质内，浸润深度超过基底膜下5mm，常伴有临床症状。通常有接触性出血，白带增多，继发感染时常有恶臭症状。大体表现为溃疡、外生菜花或内生浸润型。组织学上分为非角化型大细胞癌、非角化型小细胞癌和角化性鳞状细胞癌，前者约占2/3，主要由具有鳞状细胞特征的细胞构成，可见细胞内角化，不见角化珠；后者约占1/6，有角化珠形成。

临床表现 肿瘤小者可能无症状，异常阴道出血和接触性出

血、排液和疼痛与肿瘤较大、坏死和宫颈外蔓延有关。当横向生长侵入宫旁、输尿管阻塞可导致无尿和尿毒症。盆腔侧壁受累可致坐骨神经痛，以及较少见的下肢淋巴水肿。晚期肿瘤向前生长导致尿频、膀胱疼痛和血尿。直接蔓延至膀胱，由于膀胱出口阻塞可致尿潴留，最终导致膀胱阴道瘘。向后生长致下腰痛、里急后重和直肠阴道瘘。主要扩散途径是局部浸润和淋巴道转移。

大体形态　宫颈癌可表现为红色、质脆、外生性或溃疡性病变。晚期病变中触诊可以发现宫颈或子宫旁的硬化和结节。鳞癌可以主要为外生性、乳头状或息肉状，也可能主要为内生性，浸润周围邻近组织。内生性肿瘤表面被覆正常上皮，或肿瘤起源于宫颈管部分，病变不明显或无法取样，可能在相当长时间内处于临床隐匿状态。

镜下形态　宫颈浸润性鳞癌的生长方式、细胞类型和分化程度均有差异。具有多种亚型，结合分期和分级，这些亚型对治疗或预后基本没有影响。多数为普通型，几乎所有宫颈鳞癌的亚型都与 HPV 感染有关。宫颈和其他解剖部位（外阴、口咽/扁桃体）HPV16/18 型相关的癌，多为不成熟非角化性基底细胞样肿瘤。大多数显示片状生长和浸润性生长，浸润模式包括吻合的条索样网络、单个细胞穿插于促结缔组织增生性或炎性间质中。主要有以下几种亚型。

非角化型　主要由多角形鳞状细胞组成，呈片状或巢状生长，可能有细胞间桥，但无角化珠。在较高级别肿瘤中，细胞和核多形性更明显，通常有大量核分裂。核相对增大，伴有不均匀分布粗糙的颗粒状染色质，核仁易见，可有不规则核仁或多个核仁。由较小细胞组成的肿瘤，核质比极高，核仁相对不显著（图1）。

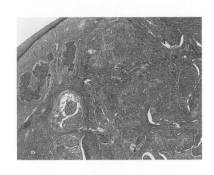

图 1　宫颈鳞癌 (HE×40)

角化型　含有角化珠，丰富的角化透明颗粒，或显示致密的胞质角化，可以为任何级别。核通常大，核深染，染色质粗糙，看似更加污浊，缺乏非角化癌中易见的核仁。

基底样鳞状细胞癌　为高级别侵袭性肿瘤，主要由巢状不成熟的基底样鳞状细胞组成，胞质稀少，很像宫颈高级别鳞状上皮内病变（HSIL）（CIN Ⅲ）的细胞。可出现单个细胞角化，但角化珠罕见。核多形性可以相当明显，核分裂指数高、"地图样"或"粉刺样"坏死均很常见。该肿瘤与腺样囊性癌一起，占据了宫颈基底样肿瘤谱系中最具侵袭性的末端，因其与更高的分期和更差的预后相关。另一端为低级别病变，如腺样基底细胞癌或基底细胞上皮瘤。在活检标本可能难以区分。基底样肿瘤通常与高危型 HPV 感染相关。

疣状癌　更常见于外阴，是一种分化很好的鳞癌，表现为高度角化的起伏状、湿疣样表面，以膨胀性上皮脚的形式浸润下方间质，伴有推挤性边缘。由于该肿瘤有很厚的上皮层，表浅活检或细胞学检查可能低估该疾病的严重性。肿瘤细胞有丰富的胞质，核异型性轻微。尤其是没有 HPV 胞质改变。疣状癌切除后有局部复发的倾向，但不转移。与尖锐湿疣不同，疣状癌没有宽大的乳头、纤维血管轴心和挖空细胞；与其他常见类型的鳞癌不同，疣状癌仅有轻微核异型性，而且不呈浸润性生长。

湿疣状鳞状细胞癌　具有湿疣样改变，低倍镜下结构类似外阴湿疣或鲍恩（Bowen）病。在早期浸润性病变中，上皮可能有角化。可见非典型挖空细胞。

乳头状鳞状细胞癌　该肿瘤有细或粗的乳头，伴有结缔组织间质，被覆 HSIL 特征的上皮。表浅活检不能显示浸润证据，完整切除临床上可见的病变后，可显示潜在的普通型浸润性鳞癌。与疣状癌不同，乳头状鳞癌缺乏鲍恩病样形态，与移行细胞癌不同在于其更明显的鳞状分化，但乳头状鳞癌与鳞状-移行细胞癌相混杂也有报道。

鳞状-移行细胞癌　罕见，与对应的膀胱肿瘤无法鉴别。可单独存在，也可含有恶性鳞状成分。该肿瘤显示乳头状结构伴有纤维血管轴心，被覆复层类似于 HSIL（CIN Ⅲ）的异型上皮。

淋巴上皮瘤样癌　罕见，组织学很像鼻咽的同名肿瘤。由未分化鳞状细胞组成界限欠清的上皮岛，位于致密淋巴细胞背景中。肿瘤细胞有一致的泡状核，伴有显著的核仁，中等量弱嗜酸性胞质。细胞边界不清，呈合体样生长。与其他所有宫颈肿瘤一样，此癌大多可能与 HPV 相关，因此 P16 阳性。此癌与 EB 病毒无关。几乎所有宫颈鳞癌都来自前驱病变（HSIL）。

预后 影响预后的临床因素为疾病分期、患者年龄、国际妇产科联盟（FIGO）分期ⅠB和ⅡA以内、浸润深度、病变体积、淋巴或血管浸润，淋巴结有无转移。外部放疗、腹腔内放疗、基于铂类化疗的组合（放化疗）与手术相比，ⅠB和ⅡA期浸润性癌结果相似。更晚期的肿瘤通常予以放化疗。

（周庚寅 李 丽）

gōngjǐng yuánwèi xiàn'ái

宫颈原位腺癌（adenocarcinoma in situ of cervix）

正常位置上的宫颈腺体部分（或全部）被异型细胞取代的上皮内病变。正常的腺体结构尚存，病变累及部分或全部表面或腺腔上皮。平均发病年龄40岁左右，比浸润性宫颈腺癌的平均年龄提前10~15年。

在最常见的普通型/颈管型原位腺癌中，细胞核增大，纺锤状，深染，染色质不规则、粗糙，偶有显著核仁。几乎总有核分裂和凋亡小体。病变也可以显示肠型分化伴杯状细胞，或子宫内膜样特征伴有较小的、密集的核和基本无黏液/顶端胞质（图1）。罕见神经内分泌细胞和帕内特（Paneth）细胞。有的病变可并发高级别鳞状上皮内病变（HSIL）。病变上皮呈P16和ProExTMC（异

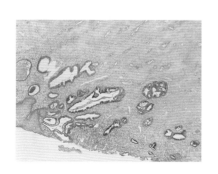

图1 宫颈原位腺癌（HE×40）

常S期诱导蛋白）弥漫强阳性，Ki-67增殖指数增高。雌激素受体（ER）、孕激素受体（PR）通常阴性。原位腺癌有一种亚型称为产生黏液的复层上皮内病变（SMILE），由复层上皮组成，细胞内含有黏液，黏液表现为细胞全层的散在空泡或透明胞质。核异型、深染、核分裂和凋亡小体常见。P16阳性，Ki-67增殖指数高。

宫颈原位腺癌与高危型HPV感染有关，其中HPV16型、18型最常见。大多数情况下，包括SMILE在内的宫颈原位腺癌可通过环形切除和细胞学密切随访而治愈。若无生育需求，首选子宫切除。若为保守处理，通过阴道镜、细胞学和HPV检测进行密切随访必不可少。若不治疗，则有进展为浸润性腺癌的风险。

（周庚寅 李 丽）

gōngjǐng wēijìnrùnxìng xiàn'ái

宫颈微浸润性腺癌（micro-invasive adenocarcinoma of cervix）

宫颈的浸润性腺癌的早期病变。又称早期浸润腺癌。间质浸润灶很微小，诊断标准是浸润深度小于5mm，没有淋巴结转移风险。由于肿瘤体积非常小，临床多无症状。光镜下表现与宫颈原位腺癌相比，腺体更加密集，形状更不规则，局灶可以出现融合，腺体扩散到不应该出现的部位，浸润的癌细胞胞质丰富，嗜酸性，核大而空，常有核仁，浸润灶周围常伴有间质反应。

（周庚寅 李 丽）

gōngjǐng jìnrùnxìng xiàn'ái

宫颈浸润性腺癌（invasive adenocarcinoma of cervix）

癌细胞侵入子宫颈间质组织的腺癌。较少见，发病平均年龄较鳞癌年轻。近年来宫颈鳞癌发病率有所

下降，腺癌发病率有所上升，尤其是35岁以下宫颈癌中，腺癌的比率更高。

临床症状与鳞癌相似，多表现为白带增多及阴道出血，白带特点为水样或黏液样，大体表现与宫颈浸润性鳞状细胞癌相似，腺癌可表现为多种组织学类型且混合出现，其组织学类型命名应以优势型为主。宫颈内膜型腺癌最多见（图1a），印戒细胞癌、子宫内膜样腺癌、透明细胞癌（图1b）、微偏腺癌、浆液性癌（图1c）等类型少见。宫颈内膜型腺癌为癌细胞与子宫颈管黏液细胞相似的黏液腺癌，是最常见的腺癌类型。癌组织具有宫颈腺体的结构特点，细胞高柱状核位于基底部，胞质较少，含黏液量多少不一，细胞显示不同程度的异型性，依据组织及细胞分化程度可分为高、中、低分化3级。

（周庚寅 李 丽）

gōngjǐng xiǎoxìbāo wèifēnhuà'ái

宫颈小细胞未分化癌（small cell undifferentiated carcinoma of cervix）

宫颈发生的小细胞型高级别神经内分泌癌。又称宫颈小细胞神经内分泌癌。形态学与肺的小细胞癌相似。占浸润性宫颈癌的1%~2%，发病年龄36~46岁。临床表现为阴道出血、排液。光镜下见，肿瘤由弥漫成片或巢片状排列的小细胞构成，瘤细胞小，圆形、卵圆形或梭形，核深染，圆形、卵圆形或轻微梭形，大小相对一致，胞质少，通常呈镶嵌样（图1a）。电镜可见神经内分泌颗粒。免疫组化染色显示，瘤细胞神经元特异性烯醇化酶（NSE）阳性，其他如嗜铬粒蛋白A（CgA，图1b）、突触素（Syn）不同程度阳性，大多数小细胞癌表达细胞角蛋白（CK）和上皮膜

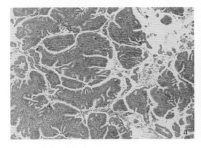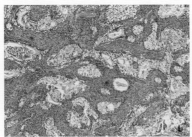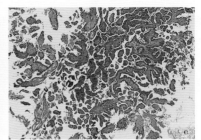

a. 内膜型腺癌；b. 透明细胞腺癌；c. 浆液性癌。

图1 宫颈浸润性腺癌 （HE×100）

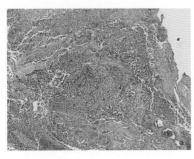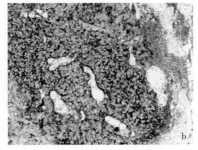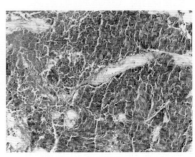

a. HE×100；b. CgA 阳性 （×100）；c. P16 阳性 （×100）。

图1 宫颈小细胞神经内分泌癌

抗原 （EMA）。甲状腺转录因子1 （TTF-1） 通常阳性，CD56 和 Syn 最敏感。CgA 和 PGP9.5 敏感性较差。P16 可阳性 （图1c）。本病5年生存率为 14%~39%，分期更高则预后更差。

（周庚寅 李 丽）

gōngjǐng lèi'ái

宫颈类癌 （carcinoid of cervix）

发生于宫颈的低级别神经内分泌肿瘤。类似于胃肠道及肺类癌。临床表现和大体检查类似于其他宫颈癌，常伴有阴道出血/排液和/或检测到宫颈肿块。光镜下见，类癌细胞较小细胞癌细胞大，有中等量胞质，空泡状核，染色质较粗，点彩状。细胞片状、梁状、索状生长，较胃肠道类癌分化稍差，代表了宫颈神经内分泌肿瘤中分化好的一端。免疫组化染色显示，癌细胞突触素 （Syn）、嗜铬粒蛋白 A （CgA）、CD56 和神经元特异性烯醇化酶 （NSE）

通常阳性。Ki-67 增殖指数分析有一定意义。最常见的等位缺失为3p 缺失，偶有 9p21 缺失。

（周庚寅 李 丽）

gōngjǐng hēisèsùliú

宫颈黑色素瘤 （melanoma of cervix）

发生于宫颈的由黑色素细胞组成的恶性肿瘤。原发于宫颈的黑色素瘤非常罕见，所有报道病例均为成年人，约一半患者就诊时已蔓延至宫颈外。主要表现为阴道不规则出血，大体见为息肉状含有色素的肿物。光镜下见，肿瘤细胞可以单个或小簇状生长，细胞形态往往多样，上皮样至梭形细胞均可出现，可以多核，核仁粗大，核分裂丰富。部分细胞内不含色素，容易误诊为梭形细胞肉瘤，如恶性外周神经鞘瘤。免疫组化检测非常重要，通常 HMB45、S-100 蛋白和 Me-lan-A 阳性。本瘤预后极差。

（周庚寅 李 丽）

gōngjǐng línbāliú

宫颈淋巴瘤 （lymphoma of cervix）

原发于宫颈，由淋巴细胞组成的恶性肿瘤。非常罕见。宫颈黏膜多无异常，常表现为宫颈壁的弥漫性肿大，呈"桶状"，可累及宫体、近端阴道或宫旁软组织。大部分病例侵及深肌层，肿瘤很少累及宫颈外口上皮，并且在上皮与肿瘤细胞间有清晰的带状间质相分割，可累及颈管的黏膜。常形成界限清楚、推进式生长的单结节或多结节状。弥漫性大 B 细胞淋巴瘤是最常见的类型，肿瘤细胞围绕宫颈腺生长，但不破坏腺上皮和表面被覆上皮，不形成淋巴上皮病变。其次为滤泡型淋巴瘤。细胞学很难检测到病变，诊断主要依靠组织学。罕见的宫颈边缘区淋巴瘤 （MALT 淋巴瘤）、伯基特 （Burkitt） 淋巴瘤 （BL） 和结外 NK/T 淋巴瘤-鼻型都有报道。

宫颈原发性淋巴瘤通常局限

于宫颈，预后较好。如为广泛转移性疾病继发累及宫颈则预后稍差。鉴别诊断须除外粒细胞肉瘤。粒细胞肉瘤可见颗粒性或嗜酸性的髓细胞，分化差的粒细胞肉瘤可以和淋巴瘤非常相似，必须依靠免疫组化检测，粒细胞肉瘤表达 MPO、CD15、溶菌酶、CD43。

（周庚寅 李丽）

gōngjǐng suǐyàng ròuliú

宫颈髓样肉瘤（myeloid sarcoma of cervix）

发生在宫颈的由原始髓系细胞组成的肿瘤。髓样肉瘤又称绿色瘤、粒细胞肉瘤或髓外髓样肿瘤。宫颈髓样肉瘤可以为孤立性发现或同时伴发其他髓外部位的累及。症状包括阴道出血和性交困难。宫颈可表现为弥漫增大或结节状。肿瘤由弥漫性增生的原始髓系细胞组成，卵圆形、不规则、肾形或折叠的核，细腻的染色质，明显或显著的核仁，胞质中等或缺乏。可见伴有可辨认的髓样分化的成熟的细胞。本病预后差。

（周庚寅 李丽）

gōngjǐng yuánfā róngmáomó'ái

宫颈原发绒毛膜癌（primary choriocarcinoma of cervix）

原发于宫颈的绒毛膜癌。非常罕见，多发生于 23～52 岁。子宫外的绒毛膜癌大多位于宫颈，患者多同时或先前伴有妊娠。临床有不规则阴道出血。大体表现为宫颈的出血性肿块。光镜下组织形态与子宫体绒毛膜癌相同。预后较其他部位绒毛膜癌好。诊断标准为：宫腔内没有病变；病理确诊需排除水泡状胎块。

（周庚寅 李丽）

gōngjǐng héngwénjī ròuliú

宫颈横纹肌肉瘤（rhabdomyosarcoma of cervix）

发生于宫颈的显示骨骼肌分化的恶性肿瘤。

较阴道少，高峰年龄为 20 岁左右，尤其是婴幼儿。成年人极罕见。肿瘤起源于表浅的上皮下间质，大体常呈簇状，形态同阴道横纹肌肉瘤。光镜下见，胚胎型横纹肌肉瘤是最常见的组织学类型，由小圆形或梭形细胞组成，核深染，肿瘤细胞在上皮下形成致密聚集（生发层）。肿瘤可有不同程度的骨骼肌分化。多达 50% 的肿瘤中可见软骨结节。免疫组化染色显示，瘤细胞胞质结蛋白（desmin）阳性、胞核成肌蛋白（myogenin）阳性。横纹肌肉瘤有两种特征性易位 t（2；13）和 t（1；13），累及 *FOXO1A*、*PAX7* 和 *PAX3* 基因。宫颈肿瘤的预后比阴道肿瘤好。经保守手术治疗和化疗后可保持无病生存。

（周庚寅 李丽）

gōngjǐng pínghuájī ròuliú

宫颈平滑肌肉瘤（leiomyosarcoma of cervix）

发生于宫颈的显示平滑肌分化的恶性肿瘤。是宫颈最常见的原发性肉瘤，多见于围绝经期和绝经后女性。大体表现为宫颈弥漫性肿大或息肉状肿物，突入宫颈管和阴道腔，肿瘤质软，肉样，常有出血坏死，黏液样平滑肌瘤可呈胶冻状。光镜下见，瘤细胞梭形，呈束状排列，细胞密集，核大、深染、不规则，可有瘤巨细胞出现在瘤细胞生长活跃区域，核分裂大于 10/10HPF。免疫组化染色显示，瘤细胞平滑肌肌动蛋白（SMA）、结蛋白（desmin）和钙调蛋白结合蛋白（h-caldesmon）阳性。

（周庚寅 李丽）

gōngjǐng ái-ròuliú

宫颈癌肉瘤（carcinosarcoma of cervix）

来源于中肾旁管，由上皮性成分和间叶性成分构成的恶性肿瘤。又称恶性中胚叶混合

瘤。仅约 3% 发生于宫颈，多见于绝经后妇女。临床表现为阴道不规则出血和息肉样宫颈肿物，常突入宫颈管。出血和坏死常见。组织学与宫体的癌肉瘤相似，肿瘤组织中上皮成分和间质成分均为恶性。癌性成分一般类似于宫颈原发的上皮肿瘤（基底样鳞状细胞癌、腺样囊性癌、腺样基底细胞癌），间质成分常为同源性分化（纤维肉瘤、子宫内膜样间质肉瘤）。宫颈癌肉瘤与人乳头瘤病毒（HPV）感染有关，尤其是 16 型，这与子宫体肿瘤不同。

本病预后比子宫体肿瘤好。诊断宫颈癌肉瘤应除外宫体的癌肉瘤累及宫颈。间质成分与子宫组织同源者称为癌肉瘤；间质成分与子宫组织异源者称为恶性中胚叶混合瘤。

（周庚寅 李丽）

yìwèi rǔxiàn zǔzhī

异位乳腺组织（ectopic breast tissue）

分布于从腋窝到外阴的乳线上正常乳腺部位以外的乳腺组织。临床常见，可表现为正常乳腺的外观，但多数病例仅表现为局部隆起而不形成乳头和乳晕。组织学表现为基本正常的乳腺小叶和导管散在或灶状分布于脂肪组织中，可发生腺病、纤维腺瘤、导管上皮单纯增生或乳头状增生，少数发生非典型性增生或癌变。影响美观或疑为恶变者可行手术切除。

（郑杰 柳剑英）

nánxìng rǔxiàn fāyù

男性乳腺发育（gynaecomastia）

以导管和间质成分增生为特点的男性乳腺非肿瘤性增大。可能与内源性或外源性雌激素异常有关。不少见。临床表现为单侧或双侧乳腺结节状或弥漫增大，有时有触痛。双侧病变可为同时

性或异时性。一般见于新生儿、青春期或更年期男性。某些药物（如洋地黄等）、肝功能异常以及某些产生雌激素的肿瘤也可导致发病。影像学上表现为乳晕下组织密度增高。

大体见，为界限不清、质地硬韧的灰白色组织，一般没有包膜。组织学特点与病变时相有关，早期为旺盛增生期，由柱状上皮和肌上皮组成的导管数量增多，导管上皮簇状或指突状增生，导管周围包绕富于细胞的水肿或黏液样间质，常有慢性炎症细胞浸润。后期为纤维化期，导管上皮萎缩，导管周围间质硬化，可见假血管瘤样间质，偶见多核间质细胞。偶见小叶形成。偶尔发生导管上皮非典型性增生，癌变罕见。免疫组化染色显示，增生的腺管上皮雌激素受体（ER）阳性。

早期病变间质细胞较丰富，可能被误认为管周型纤维腺瘤或交界性叶状肿瘤，但间质细胞无过度增生。多数为自限性病变，无需干预。少数需要手术或抗雌激素药物治疗。没有证据显示男性乳腺肥大与乳腺癌有相关性。

（郑　杰　柳剑英）

qīngchūnqī nǚxìng rǔxiàn féidà
青春期女性乳腺肥大 （juvenile hypertrophy of breat）

发生于青春期女性的以乳腺导管和间质混合性增生为特点的非肿瘤性乳腺增生性疾病。类似于男性乳腺发育。可能与青春期雌激素刺激有关。一般见于青春期女孩。常于初潮后开始出现，历时半年左右。大体常无明显结节，仅表现为乳腺组织质地较硬，脂肪很少。光镜下，在显著的纤维胶原性背景上可见增生的小叶和导管，导管与间质相伴的关系不如纤维腺瘤密切。有时增生的导管周围

围绕同心圆状排列的致密胶原，似男性乳腺发育。有时可见假血管瘤样间质。本病偶尔呈持续性生长，需要手术切除，三苯氧胺可能对切除后的治疗有效。

（郑　杰　柳剑英）

jíxìng huànóngxìng rǔxiànyán
急性化脓性乳腺炎 （acute suppurative mastitis）

发生于哺乳期的乳腺导管系统细菌感染性疾病。又称产后乳腺炎。以金黄色葡萄球菌感染最常见。临床上多见于产后 2~3 周的妇女。乳腺表面皮肤发红，未及时治疗者可以形成脓肿或瘘管。组织学表现为局部乳腺组织内以中性粒细胞为主的炎症细胞浸润，有不同程度的组织坏死和脓肿形成。多数抗生素治疗有效，少数需要切开引流。

（郑　杰　柳剑英）

rǔyūn xià nóngzhǒng
乳晕下脓肿 （subareolar abscess）

原因不明的乳腺大导管周围慢性化脓性炎症。又称非泌乳期乳腺脓肿或祖斯卡病（Zuska disease）。可能与化生性鳞状上皮堵塞乳腺大导管有关。罕见。一般见于非妊娠哺乳期妇女。组织学表现为乳头部一个或多个大导管扩张，输乳管上皮明显鳞化，以输乳管为中心的混合性炎症细胞浸润，可形成肉芽肿，组织破坏严重者可形成窦道或瘘管。本病病程迁延，需要手术切除。

（郑　杰　柳剑英）

jiéhéxìng rǔxiànyán
结核性乳腺炎 （tuberculous mastitis）

由结核分枝杆菌感染所导致的乳腺慢性炎性病变。多为继发性结核病。少见。患者多为中青年女性，表现为乳腺不规则形肿块，可形成皮肤溃疡或窦道。可伴发于其他器官结核病。

大体见干酪样坏死。光镜特点类似于其他部位结核病。局部乳腺组织破坏，形成上皮样细胞肉芽肿，肉芽肿中央常有干酪样坏死。部分病例抗酸染色为阳性，结核分枝杆菌聚合酶链反应（PCR）为阳性。本病需与其他感染性和非感染性肉芽肿性乳腺炎鉴别，如梅毒、真菌病、寄生虫感染、肉芽肿性小叶性乳腺炎、乳腺导管扩张症和结节病等。组织学改变具有高度提示性，但确诊有赖于抗酸染色、结核分枝杆菌培养、抗原检测以及 DNA 检测。本病需要进行抗结核治疗。

（郑　杰　柳剑英）

zhēnjūnxìng rǔxiànyán
真菌性乳腺炎 （mycotic mastitis）

真菌感染乳腺实质所导致的炎性病变。常形成肉芽肿。乳腺实质的真菌感染不常见。主要致病菌有荚膜组织胞浆菌、芽生菌、隐球菌、曲霉菌以及星形诺卡菌等。大体表现为乳腺不规则质硬肿块而似癌，有时形成溃疡和窦道，可伴腋窝淋巴结肿大。组织学表现多样，呈肉芽肿性炎或化脓性肉芽肿性炎，肉芽肿或脓肿灶内可见真菌菌丝或孢子。隐球菌病有时形成大量黏液而似乳腺黏液癌。黏液染色〔过碘酸希夫（PAS）或黏液卡红〕和六胺银染色可以清楚地显示真菌菌丝和孢子，确切类型需要真菌培养以及相关抗原和 DNA 检测确定。

（郑　杰　柳剑英）

jìshēngchóngxìng rǔxiànyán
寄生虫性乳腺炎 （parasitic mastitis）

寄生虫感染乳腺实质所导致的炎性病变。常形成肉芽肿。乳腺寄生虫病不常见。一般见于流行区。主要有丝虫病、猪囊虫病、血吸虫病以及蝇蛆病等。影像学上有时可以检见钙化的虫

体或虫卵。组织学上，感染灶的周围常有较多量嗜酸性粒细胞浸润，有时可检见虫体或虫卵。抗感染治疗无效者需要手术切除。

（郑　杰　柳剑英）

rǔxiàn jiéjiébìng

乳腺结节病（sarcoidosis of breast）

原因不明以形成非干酪样坏死性上皮样肉芽肿为特点的乳腺慢性炎症。多伴发于系统性疾病。很少见。临床表现为单发或多发性乳腺肿块。X线检查没有特异性。组织学表现相似于其他部位的结节病，为非干酪性肉芽肿性炎，肉芽肿周围有淋巴细胞浸润和纤维化。炎症累及小叶内外。需除外其他多种肉芽肿性疾病后才可诊断，如结核病、真菌病和寄生虫病等感染性肉芽肿性疾病，肉芽肿性小叶炎、浆细胞性乳腺炎等非感染性肉芽肿性疾病，以及伴有结节病样反应的乳腺癌等。治疗方法同其他部位结节病。

（郑　杰　柳剑英）

lóngrǔ xiāngguānxìng bìngbiàn

隆乳相关性病变（lesion associated with breast augmentation）

因美容需要而在乳腺内置入假体所引起的病变。是导致乳腺异物性炎症反应的最常见原因。乳腺假体植入材料多样，较常见的有硅胶或生理盐水包囊植入，硅胶或聚丙烯酰胺（已禁用）注射。乳腺假体植入后的异常临床表现主要为乳腺质地变硬和挛缩，有时似癌。影像学检查有时可见钙化。光镜下见，假体周围、假体渗漏物周围或注射物周围轻重不一的异物性炎症反应和纤维化，后期纤维囊表面可以发生滑膜化生。组织内的硅胶在制片过程中收缩而出现周边透明空隙，聚丙烯酰胺则呈浅蓝染无定形物。可

以用电子显微镜、红外光谱仪、原子吸收分光光度计等证实硅胶的存在。炎症可以波及周围乳腺实质和脂肪组织。腋窝引流淋巴结可发生类似的异物性炎症反应。隆乳反应与乳腺癌的发生尚无关联。

（郑　杰　柳剑英）

rǔxiàn diànfěnyàngliú

乳腺淀粉样瘤（amyloid tumor of the breast）

各种炎症或肿瘤所产生的淀粉样物质沉积于乳腺实质所致病变。又称乳腺淀粉样物质沉积。多为系统性疾病的表现之一。患者常同时存在肺部病变。导致淀粉样物质沉积的系统性疾病有原发淀粉样变性、类风湿关节炎和多发性骨髓瘤等。局限于乳腺的原发性淀粉样瘤少见。偶尔乳腺淀粉样变性同时伴有乳腺癌。少见。一般发生于中老年女性，男性罕见。临床表现为孤立性质硬肿块，见于乳腺任何部位。常为单侧病变，少数累及双侧。影像学检查可见钙化。

大体见，灰白色实性结节，有乳白色光泽，发生钙化时有沙砾感。光镜下见，嗜酸性、无定形、均质物沉积于脂肪、纤维胶原间质和血管壁，也沉积于导管周围和小叶内，导致腺体上皮萎缩和管腔闭塞。沉积于脂肪组织的淀粉样物质围绕于脂肪细胞周围形成所谓的淀粉环，刚果红染色和偏振光显微镜可以清楚显示。淀粉样物质可以发生斑点状或不规则形钙化。病变内可见多少不等的浆细胞、淋巴细胞和多核巨细胞。免疫组化染色显示，淀粉样沉积物可呈免疫球蛋白κ轻链和/或λ轻链阳性。

病变局限于乳腺者预后良好，手术切除后一般不复发。系统性病变的预后取决于全身状况。

（郑　杰　柳剑英）

rǔxiàn xuèguǎnyán

乳腺血管炎（vasculitis of the breast）

发生于乳腺实质的血管炎性疾病。可单独发生或伴发于系统性疾病。不常见，临床表现为单侧或双侧乳腺肿块。有时伴头痛、肌肉关节痛、发热和盗汗等症状。乳腺影像学检查可见钙化。组织学主要有3种类型：①结节性动脉炎：为小到中等大小的动脉呈节段性纤维蛋白样坏死以及淋巴细胞、中性粒细胞和嗜酸性粒细胞浸润。多数病例激素治疗有效。②巨细胞性动脉炎：为小到中等大小的动脉炎症性破坏伴多核巨细胞反应。少数患者伴有颞动脉炎。一般激素治疗有效，部分病例自发消退。③韦氏肉芽肿病：为坏死性肉芽肿性动静脉炎。几乎所有的乳腺病变均发生于系统性疾病的基础上。多数病例激素治疗有效。

（郑　杰　柳剑英）

Méngduōbìng

蒙多病（Mondor disease）

累及乳腺及其附近胸腹壁皮肤的特发性表浅血栓性静脉炎。主要见于中年女性。临床表现为突然出现的索条状皮下痛性结节，质地坚硬。光镜下见静脉内血栓形成，后期血栓机化。病变有自限性。手术切除后一般不复发。

（郑　杰　柳剑英）

ròuyázhǒngxìng xiǎoyèxìng rǔxiànyán

肉芽肿性小叶性乳腺炎（granulomatous lobular mastitis）

主要累及乳腺小叶、以形成肉芽肿为特点的慢性非感染性炎症。又称特发性肉芽肿性小叶乳腺炎。可能与腺泡分泌物外溢到结缔组织间质所诱发的反应有关。少见，患者均为经产妇，常出现于妊娠后2年左右。临床表现为乳腺肿块，质硬似癌，可有触痛。一般

不发生于乳晕区。部分病例同时累及双侧乳腺。影像学检查常疑为恶性病变。大体表现为境界不清的乳腺内结节。光镜下见，病变以乳腺小叶为中心，形成非干酪样上皮样细胞肉芽肿，常可见中性粒细胞浸润、甚至脓肿形成，有多少不一的淋巴细胞、浆细胞和嗜酸性粒细胞。有时伴有脂肪坏死。鳞状上皮化生少见。细菌、抗酸杆菌和真菌染色及培养均为阴性。

本病需除外感染性炎症、创伤、异物反应、血管炎以及导管扩张症等多种形成肉芽肿的疾病后方可诊断。病程迁延，激素治疗可能有效，部分需手术切除。

（郑　杰　柳剑英）

yìnghuàxìng línbāxìbāoxìng rǔxiàn xiǎoyèyán

硬化性淋巴细胞性乳腺小叶炎（sclerosing lymphocytic lobulitis）

以乳腺小叶和血管为中心以淋巴细胞浸润和间质纤维化为特点的慢性炎性疾病。又称淋巴细胞性乳腺病或糖尿病性乳腺病。可能与自身免疫有关。少见，一般见于中青年女性，很多患者有1型糖尿病。临床表现为乳腺肿块，有时形状不规则似癌。X线检查表现为乳腺局部密度增高。超声检查显示为乳腺内低回声结节。大体为境界不清、质地硬韧的灰白色组织。光镜下见，乳腺小叶内、小叶周围以及血管周围密集淋巴细胞浸润，可形成生发中心，有少量浆细胞。乳腺小叶萎缩和纤维化。小叶外间质内上皮样成纤维细胞增生，可形成多核巨细胞。免疫组化染色显示，浸润的淋巴细胞主要为B细胞，T细胞数量很少。分子遗传学检查显示病变内B细胞为多克隆性。

本病需与其他有显著淋巴细胞浸润的乳腺炎症性疾病如导管扩张症、特发性肉芽肿性小叶炎等鉴别。间质内伴非典型性上皮样细胞浸润时，需与浸润性乳腺癌、颗粒细胞瘤或罗萨伊-多尔夫曼（Rosai-Dorfman）病鉴别。本病预后好，未发现其与淋巴瘤的发生有关。

（郑　杰　柳剑英）

rǔxiàn dǎoguǎn kuòzhāngzhèng

乳腺导管扩张症（duct ectasia of breast）

主要累及乳腺较大导管、以导管扩张伴导管周围炎症反应和纤维化为特点的慢性炎性疾病。当炎症反应以浆细胞为主时，又称浆细胞性乳腺炎。较常见。多见于绝经前经产妇。临床表现为乳头溢液或乳腺肿块，可造成乳头内陷而似浸润性乳腺癌。X线检查可见管状、环形或线状钙化。超声检查可见扩张的导管。大体见，扩张的乳腺导管腔内充满奶酪样或棕色无定形物。光镜下见，扩张的导管腔内充满浅粉染无定形物和泡沫细胞，导管上皮萎缩或消失，导管周围混合性炎症细胞浸润，主要为淋巴细胞、单核或多核巨噬细胞以及浆细胞，有多少不等的中性粒细胞。后期导管壁纤维化、管腔闭塞或钙化。

本病需与乳腺囊肿病鉴别。乳腺囊肿病主要累及终末导管小叶单元而非大导管，囊腔内一般为潴留的分泌物，没有显著的坏死碎屑，囊壁炎症反应和纤维化不明显。本病为良性病变，未显示癌变风险。

（郑　杰　柳剑英）

rǔxiàn zhīfáng huàisǐ

乳腺脂肪坏死（fat necrosis of breast）

由各种原因导致的乳腺脂肪坏死性炎症反应。临床上多数表现为乳腺肿块，平均直径约2cm。常因肿块质地较硬、表面皮肤增厚或挛缩而疑为癌。多数无明确病史，部分由偶然性外伤造成，部分病例与既往手术或放疗有关，偶尔与华法林抗凝治疗有关。X线检查常表现为毛刺状肿物，有斑点状或不规则形钙化。

大体见，为切面略呈黄色的实性结节，可见钙化或囊腔。光镜下表现与病变时相有关。早期为凝固性或液化性脂肪坏死伴混合性炎症细胞浸润，其中有大量泡沫状单核巨噬细胞，并有多核巨细胞形成，这种现象极其显著的病例可称为黄色肉芽肿样乳腺炎。有时脂肪细胞液化形成的囊壁上贴附的泡沫细胞形成假腺样结构。病变后期组织纤维化和钙化，导管和腺泡上皮可以发生鳞化。由于临床和影像学上表现似癌，故多数情况下需要活检。

（郑　杰　柳剑英）

rǔxiàn gěngsǐ

乳腺梗死（infarction of breast）

由于乳腺局部相对（或绝对）性血供不足而导致的乳腺自发性坏死。少见。临床表现为乳腺质硬肿块，时有疼痛和触痛。发生梗死的组织可以是正常的乳腺组织，一般见于妊娠后期或产后。非孕产期梗死主要见于乳腺纤维腺瘤和导管内乳头状瘤。偶用华法林抗凝治疗可以导致乳腺组织的广泛坏死。大体见，为切面结构不清的黄白色实性结节。光镜下见，早期病变以出血和缺血变性为特点，炎症反应轻微。后期表现为彻底的凝固性坏死，多可辨认出既往的组织轮廓，周围有炎症反应和肉芽组织增生。坏死灶内有时可见钙盐沉积。导管上皮修复性增生，有时发生鳞化。网状纤维染色有助于显示梗死组织的结构，免疫组化染色P63可鉴别病变良恶性。本病常需通过切除活检确定诊断。

（郑 杰 柳剑英）

jīrǔ nángzhǒng

积乳囊肿（galactocele）

由于乳汁潴留而导致的乳腺囊肿。大多见于孕期妇女。临床表现为孤立（或多发）性乳腺肿块，单侧或双侧性。平均直径约 2cm。X线检查见病变上半部分为低密度的脂质，下半部分为密度与周围组织相近的水样物，当体位发生变化时，界面仍然保持水平。超声检查可见声像差异。大体为充满乳汁、内壁光滑的囊肿，有时浓缩的乳汁似质地较软的奶酪。光镜下见，囊肿似为扩张的导管，衬覆扁平或立方状上皮，胞质充满脂质而呈空泡状。囊壁周围有厚薄不一的纤维包裹。一般炎症反应轻微，但囊液渗漏可导致慢性炎症反应和脂肪坏死。本病治疗是吸出囊内容物。

（郑 杰 柳剑英）

rǔxiàn niányè nángzhǒngyàng bìngbiàn

乳腺黏液囊肿样病变（mucocele-like lesion of the breast）

以乳腺内形成含有黏液导管或囊肿为特点的增生性疾病。又称乳腺黏液囊肿样肿瘤。临床症状不明显或可触及肿物。光镜下见，乳腺组织内形成多个充满黏液的导管或囊肿，囊壁衬覆一致的扁平到立方形上皮。囊肿破裂后黏液外漏进入间质。导管或囊壁上皮常伴柱状细胞变，可以发生导管上皮非典型性增生（ADH）、导管原位癌（DCIS）、甚至黏液癌。彻底切除病变预后较好。

（郑 杰 柳剑英）

rǔxiàn xiānwéi nángxìng gǎibiàn

乳腺纤维囊性改变（fibrocystic change of breast）

包括囊肿形成、间质纤维化和大汗腺化生等多种表现的乳腺过度反应性变化的统称。又称乳腺囊肿病、纤维囊性乳腺病。不包括各种提示乳腺癌风险的上皮增生性病变。极为常见，见于 60% 乳腺外观正常的女性尸解病例。临床多见于中青年女性，是导致 50 岁以下女性乳腺包块的最常见原因。常表现为经前期痛性乳腺肿块。常为双侧、多灶性病变，也可为单侧弥漫（或局限）性病变。X线检查表现为弥漫性乳腺密度增高，可有微小钙化。超声检查显示乳腺多发性囊肿和纤维化。

大体见，乳腺纤维脂肪组织中有大小不一的透明或蓝顶囊肿。光镜下见，乳腺组织内腺泡和小导管扩张，形成大小不一的囊腔，囊内壁衬以萎缩的上皮，囊内可见液体。囊肿破裂可以诱发炎症反应。乳腺间质纤维化和硬化。腺泡和导管上皮常有大汗腺化生。乳腺纤维囊性改变可能与雌激素与孕激素的比例失衡有关。绝经后 1~2 年随着雌激素水平降低症状消失。

（郑 杰 柳剑英）

rǔxiàn cuògòuliú

乳腺错构瘤（hamartoma of breast）

由类似正常乳腺的腺体和间质成分以不同比例而构成境界清楚且常有包膜的良性增生性疾病。占乳腺良性肿瘤的 4.8%。多见于围绝经期女性，也见于其他年龄。临床表现为乳腺内质软肿块，部分病例由乳腺 X 线检查发现。超声检查表现为圆形结节，结节内回声不均。大体见，为境界清楚的圆形或卵圆形结节，直径可达 20cm。切面似正常乳腺组织、脂肪瘤或纤维腺瘤，与其成分比例有关。光镜下见，肿瘤呈分叶状，通常可见包膜。结节由比例不一的乳腺小叶、导管以及纤维脂肪组织构成。一般无上皮增生性改变。可有假血管瘤样间质增生和平滑肌增生。如无明显平滑肌成分，则称为腺脂肪瘤。如平滑肌成分显著，则称为肌样错构瘤。上皮和间质成分都可以表达激素受体。本病手术切除即可治愈，复发罕见。

（郑 杰 柳剑英）

rǔxiàn xiànbìng

乳腺腺病（adenosis of breast）

一组以乳腺小叶和腺泡增多以及不同程度间质硬化为特点的乳腺良性增生性疾病。常见。多见于 30~50 岁女性。多数作为伴随病变而发现，仅有显微镜下改变；少数形成乳腺肿物。部分病例 X 线检查有微小钙化。大体形态与正常乳腺组织相似，也可以形成灰白、灰粉色质韧结节或增厚区。

光镜下见，腺泡或小管呈小叶中心性增生（图 1a），腺管由腺上皮和肌上皮层以及包绕其外的基底膜构成（图 1b）。组织学亚型包括：①硬化性腺病：由密集增生的腺泡组成，腺泡呈长条状，至少局部呈平行排列。乳腺小叶内的疏松结缔组织被致密的纤维结缔组织所取代，导致腺泡的挤压和变形。尽管乳腺小叶的形状和大小发生了改变，低倍镜乳腺小叶结构仍然保留。砂砾样钙化很常见。偶尔累及神经。上皮可以发生非典型性增生或癌变，表现为非典型性乳腺小叶增生、乳腺小叶原位癌或导管原位癌。②结节性腺病/腺病瘤：硬化性腺病融合性增生而形成的结节状病变。③大汗腺腺病：硬化性腺病伴有显著的大汗腺细胞学特点。

本病必须与浸润性导管癌和小管癌鉴别，要点是浸润性癌不形成乳腺小叶结构，而且癌性腺

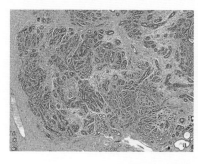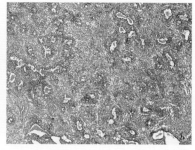

a. 小叶中心性增生；b. 肌上皮增生。

图 1　乳腺腺病（HE×40）

管一般没有肌上皮层。发生于硬化性腺病内的 LCIS 和 DCIS 易被误认为浸润癌，尤其是冰冻切片，乳腺小叶轮廓的辨认以及肌上皮的免疫组化染色对鉴别帮助很大。本病一般预后很好，发生癌的危险性仅轻度升高。

（郑　杰　柳剑英）

rǔxiàn wēixiàn xiànbìng

乳腺微腺腺病（microglandular adenosis of breast）　以单层上皮构成的小圆形腺体增生为特点且不形成乳腺小叶结构的乳腺上皮增生性疾病。少见。发病年龄为 28～82 岁，高发年龄 50～60 岁。多数为显微镜下偶发病变，少数有可触及的乳腺肿块。大体为境界不清的质硬区。光镜下见，小圆形腺体散乱增生，不形成乳腺小叶结构。腺体由单层立方形上皮构成，周围没有肌上皮，但有基底膜。上皮细胞胞质嗜双色性，均质或轻度颗粒状，一般无明显异型性。腺腔张开，部分腺腔内有过碘酸希夫（PAS）染色阳性的嗜酸性分泌物。可呈嗜酸细胞分化或软骨样化生。部分病例伴有腺体结构和细胞的非典型性，分裂象较多。

免疫组化染色显示，腺管上皮 S-100 蛋白阳性，雌激素受体（ER）和孕激素受体（PR）阴性，肌上皮标志物阴性。PAS 染色显示，管腔内分泌物强阳性，管腔周围基底膜阳性。分子遗传学检查，常表现为 5q 缺失和 8q 获得。

鉴别诊断需要考虑小管癌，两者的腺管都为单层上皮，但小管癌的腺管不甚规则，常有棱有角。本病临床生物学行为尚不明确。多数呈惰性经过，少数可发展为癌。

（郑　杰　柳剑英）

rǔxiàn fàngshèzhuàng bānhén

乳腺放射状瘢痕（radial scar of breast）　无论在影像学、大体表现还是低倍光镜下都与浸润癌相似的良性乳腺硬化性病变。又称放射状硬化性病变。组织学特点是在纤维弹性斑块的背景上，有不同程度增生性改变的导管和小叶向周围呈放射状排列。当病变直径超过 1cm 或由多个融合性纤维弹性斑块组成时，称为复杂性硬化性病变。

本病无年龄分布特点。病变为单发或多发性，也可以为双侧性。多为乳腺活检时随机发现，病变较大者可以触及。X 线检查表现为星芒状肿物，与小管癌相似。大体见，病变呈不规则斑块，似浸润性乳腺癌。光镜下见，病变中央为玻璃样变的胶原纤维和弹性纤维构成的瘢痕组织，其中可见导管和小叶呈放射状分布。瘢痕灶内的导管和腺泡扭曲变形，但仍由上皮层和肌上皮层构成。

上皮可单纯性增生或非典型性增生，甚至形成原位癌或浸润癌。

本病需与浸润性乳腺癌，尤其是小管癌鉴别。两者都可以形成中央瘢痕，免疫组化染色显示肌上皮标志物对鉴别很有帮助。本病发生乳腺癌的风险为普通人群的 2 倍。穿刺活检诊断的病变完整切除者预后好。

（郑　杰　柳剑英）

rǔxiàn guǎnzhuàng xiànliú

乳腺管状腺瘤（tubular adenoma of breast）　以腺上皮和肌上皮构成小圆形腺体增生为特点的乳腺良性上皮性肿瘤。一般见于年轻女性。临床表现为活动性、无痛性乳腺肿块。影像学表现为境界清楚的肿物，似纤维腺瘤。

大体表现为质韧、界限清楚、均质的黄色或棕色结节。光镜下见，病变境界清楚。圆形或卵圆形小管密集增生，有些小管呈长圆形或分支状。小管衬覆腺上皮和肌上皮，外周有基底膜。上皮细胞核呈空泡状，一般分裂象较少。管腔张开，有时其中可见红染的分泌物。小管之间有少量纤维血管间质和轻度淋巴细胞浸润。组织学亚型：①泌乳腺瘤：特点是腺上皮呈泌乳性改变，一般见于妊娠或哺乳期，多发生于既往纤维腺瘤或小管腺瘤的基础上。②大汗腺腺瘤：构成小管的腺上皮呈显著大汗腺细胞特点。其本质是伴大汗腺化生的结节性腺病。③混合性纤维-管状腺瘤：管状腺瘤与纤维腺瘤合并存在。

本病手术切除后一般不复发。不提示癌的危险性。

（郑　杰　柳剑英）

rǔtóu dǎoguǎn xiànliú

乳头导管腺瘤（nipple ductal adenoma）　发生于乳头乳晕部、以形成乳头状和/或腺瘤样结构为特点的乳腺良性上皮性肿瘤。又称乳头腺瘤、乳头的乳头状瘤病或乳晕下导管内乳头状瘤病。不常见，一般见于中年女性，多为单侧病变。临床表现为乳头糜烂、血性浆液性乳头溢液或乳头下方肿块。影像学检查提示癌的可能性。大体为不规则形质硬肿块，上方表皮脱屑或破溃。光镜下见，乳头间质内出现腺瘤样增生的腺体，有些腺体扩张并呈乳头状增生，可以伴有普通型导管上皮增生、鳞状上皮化生以及大汗腺化生等（图 1）。可见局灶性坏死、表面上皮破溃以及炎症细胞浸润。免疫组化染色显示，增生的腺体和乳头均被覆腺上皮和肌上皮。

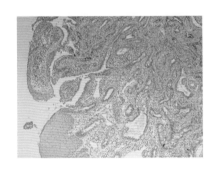

图 1　乳头腺瘤（HE×100）

本病需与中央型导管内乳头状瘤、乳晕下脓肿和腺癌鉴别。孤立性中央型导管内乳头状瘤位于扩张的输乳管内，与周围间质境界清楚，乳头状结构更显著。乳晕下脓肿表现为显著炎症背景上出现导管成分的反应性增生。本病切除彻底者预后很好。切除不全者可复发。

（郑　杰　柳剑英）

rǔxiàn xiàn-jīshàngpíliú

乳腺腺肌上皮瘤（adenomyo-epithelioma of breast）

由腺上皮和肌上皮混合性增生为特点的乳腺良性上皮性肿瘤。完全由肌上皮增生形成的病变，称为肌上皮增生症、肌上皮病或肌上皮瘤。较罕见。一般见于成年女性。临床表现为乳腺肿物，可有乳头溢液。X 线检查表现为界限清楚的圆形或分叶状致密影，伴或不伴钙化。超声检查显示为实性或囊实性结节。

光镜下见，肌上皮围绕腺管显著增生，形成小管、结节或乳头状结构。肌上皮为肿瘤的主要成分，可呈梭形、浆细胞样或胞质透明。腺上皮可呈大汗腺或鳞状上皮化生，甚至呈皮脂腺化生。核分裂象一般<2/10HPF。低倍镜下肿瘤呈分叶状，周围可见卫星结节。病变中央可发生坏死和硬化。偶尔肿瘤内的上皮和/或肌上皮发生恶变。恶变成分常呈浸润性生长，细胞异型性显著，分裂活性高。免疫组化染色有助于肿瘤内腺上皮和肌上皮的鉴别。肌上皮为平滑肌肌动蛋白（SMA）、钙调理蛋白、钙网膜蛋白和 P63 阳性，腺上皮为低分子量角蛋白如 CK8/18 阳性。

当肌上皮呈显著肌样化生时，需要与平滑肌瘤鉴别。当形成显著的乳头状结构时，需要与导管内乳头状瘤相鉴别。当小管结构显著时，需要与管状腺瘤鉴别。

本病彻底切除即可治愈。部分病例局部复发，可能与多结节状生长方式有关。转移罕见。恶变的腺肌上皮瘤局部复发率高，有显著转移潜能。转移一般见于高级别病变或肿瘤>2cm 者。肺转移最常见，腋窝淋巴结转移少见。

（郑　杰　柳剑英）

rǔxiàn duōxíngxìng xiànliú

乳腺多形性腺瘤（pleomorphic adenoma of breast）

以大量肌上皮细胞和腺上皮细胞混合性增生并形成黏液与软骨样成分为特点的乳腺良性肿瘤。曾称乳腺混合瘤。类似于涎腺的同名肿瘤。少见，患者年龄分布广，中位年龄为 60～70 岁。多数患者表现为孤立性、活动性乳腺肿块，常位于乳晕下区。影像学检查经常误认为癌。

大体为境界清楚、切面呈胶样的质韧到质硬结节，大小为 0.6～17cm。光镜下见，腺腔周围有成片的梭形或圆形肌上皮增生，可见黏液软骨样或软骨样区域，偶见骨化。主瘤结节外常有卫星结节。少数病例上皮或肌上皮呈非典型性增生。免疫组化染色显示，腺上皮 CK7 阳性，肌上皮为平滑肌肌动蛋白（SMA）和 P63 阳性。

本病需与化生性癌和恶性叶状肿瘤鉴别。多数病变完整切除后呈良性经过。少数复发，可能与多结节状生长方式有关。非典型性病例需要随访。

（郑　杰　柳剑英）

rǔxiàn jiāoyuánxiǎoqiúbìng

乳腺胶原小球病（collagenous spherulosis of breast）

以肌上皮增生并形成嗜酸性或嗜碱性圆形小体为特点的乳腺良性增生性疾病。多作为伴随病变而在光镜下偶然发现，有时因伴有微钙化而由影像学检出。组织学上以形成球状嗜酸性玻璃样或嗜碱性黏液样基底膜样物质为特点，小球周围环绕梭形肌上皮细胞。大多伴发于导管内乳头状瘤，亦见于其他病变如普通型导管上皮增生症（UDH）、导管上皮非典型性增生（ADH）、腺病、放射状瘢痕等，偶尔合并癌。

（郑　杰　柳剑英）

rǔxiàn xiānwéi xiànliú

乳腺纤维腺瘤（fibroadenoma of breast）

起源于乳腺终末导管小叶单元、由增生性上皮和间叶两种成分构成的乳腺良性双相性肿瘤。较常见,约占乳腺良性包块的 20%。多见于育龄女性,中位年龄 25 岁。

临床表现 为无痛性、孤立性、活动性乳腺肿物,生长缓慢。少数为单侧或双侧乳腺多发性病变,可以为同时性或异时性。直径 1~3cm,有时体积较大,可达 20cm,主要见于青少年。X 线表现为境界清楚的结节,伴或不伴钙化。超声检查显示为均质低回声结节。

大体形态 肿瘤为圆形、卵圆形或结节状,境界清楚,切面外翻,实性灰白色,有裂隙。肿瘤色泽和质地与其黏液和胶原纤维的含量有关。

镜下形态 表现为分化良好的腺管及周围间质细胞增生,两者比例和分布较均匀,一般境界清楚,有时有假包膜。腺管衬覆由上皮和肌上皮组成的双层上皮,有时伴有上皮增生(图1)。偶可癌变,癌变率不到 0.5%,癌变成分可以为导管原位癌(DCIS)或小叶原位癌(LCIS),浸润癌极为罕见。间叶成分呈疏松黏液样,类似于小叶内间质,细胞异型性很小,无核分裂象或极少。年轻患者间质细胞常较丰富,可有少数核分裂。当间质细胞围绕扩张的腺管呈同心圆分布时,称为管周型;当腺管被增生的间质细胞挤压成裂隙时,称为管内型。间质可以胶原化甚至发生钙化或骨化,多见于老年患者。有时间质假血管瘤样增生较显著,有时可见异形的多核巨细胞,偶见脂肪分化、肌样化生、甚至软骨化生。偶尔发生梗死,一般见于妊娠、哺乳期。当间质显著黏液变时要注意卡尼(Carney)综合征,但多数患者没有系统性病变。组织学特

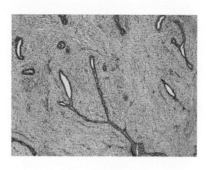

图 1 乳腺纤维腺瘤(HE×40)

殊亚型有以下几种。

细胞性纤维腺瘤 间质细胞丰富,组织学上与良性叶状肿瘤有重叠。

复杂性纤维腺瘤 表现为纤维腺瘤的背景上出现囊肿、乳头状大汗腺化生、硬化性腺病、上皮钙化等改变。见于 16%~23% 的纤维腺瘤,患者年龄较大而肿瘤体积常较小,提示发生癌的危险性升高。

幼年性纤维腺瘤 约占纤维腺瘤 4%。绝大多数小于 20 岁,也有例外。肿瘤体积较大、生长较快,多在成年期维持稳定。大体与一般纤维腺瘤差别不大。组织学上管周型比管内型常见,或为混合型。间质细胞丰富,呈束状排列,常伴微乳头状上皮增生,似男性乳腺发育。

辅助检查 免疫组化染色显示,Ki-67 增殖指数为 0.4%~4.4%,与良性叶状肿瘤有重叠。分子遗传学研究显示,纤维腺瘤中的上皮成分一般为多克隆性,间叶成分则结果不一。

鉴别诊断 需与其他肿瘤或肿瘤样病变鉴别。腺病瘤有时因小叶融合而似纤维腺瘤,但没有典型的纤维腺瘤间质增生的特点。纤维腺瘤内有时出现灶状管状腺瘤结构,可以笼统称为纤维-管状腺瘤。错构瘤脂肪成分较突出,

小叶和导管结构基本正常而排列紊乱,一般没有小叶内间质的增生。最重要的是要与乳腺叶状肿瘤鉴别,应结合组织学特点如间质过度增生、间质细胞异型性、分裂活性、境界是否清楚等综合判断。

预后 当穿刺活检为复杂性病变或不能除外叶状肿瘤时需要切除活检。肿瘤切除后一般很少复发。但青少年患者有可能在原部位出现新的纤维腺瘤。

(郑 杰 柳剑英)

rǔxiàn yèzhuàng zhǒngliú

乳腺叶状肿瘤(phyllodes tumor of breast) 由过度增生的富细胞性间质成分与双层上皮构成的裂隙样腺体构成的乳腺双相性肿瘤。常形成叶状结构,包括一组从良性、交界性到恶性的生物学行为不一的肿瘤。导管周间质肿瘤也在其中。曾称叶状囊肉瘤。一般为原发性病变,很少由纤维腺瘤恶变而来。本病在欧美国家占乳腺原发性肿瘤的 0.3%~1%,占乳腺纤维上皮性肿瘤的 2.5%。欧美妇女的高发年龄为 40~50 岁,亚洲妇女高发年龄要早 15~20 岁,且发病率较高。

临床表现 一般病史较长,常有近期肿瘤快速生长史。多数表现为无痛性孤立性乳腺肿块,多灶性和双侧病变少见。局部皮肤一般正常,少数肿块表面皮肤可见静脉曲张甚至溃疡形成,尤其是体积较大者。肿瘤大小不一,一般直径 4~5cm。体积较大的双相性肿瘤诊断为叶状肿瘤的可能性大,但体积较小者也有可能。

大体形态 肿瘤呈结节状,境界较清,尤其是体积较大者,常有假包膜,但周围乳腺或脂肪组织内常可见小瘤结节。切面为实性或囊实性,实性区域可见旋

涡状结构并有弯曲的裂隙，囊腔内可见突出的叶状结构，有时似乳头状瘤，但乳头表面很光滑。体积较大者常伴灶性出血、坏死和黏液变性，因而切面色泽多样。异源性分化显著者可见脂肪、骨和软骨区。

镜下形态 与纤维腺瘤相似，由上皮和间叶两种成分构成。腺管上皮一般为良性，由腺上皮和肌上皮双层细胞构成；间叶成分一般由梭形细胞和胶原纤维构成，细胞较丰富，在肿瘤内分布不均匀，有多少不一的核分裂象，在肿瘤内所占的比例较纤维腺瘤高，即间质有过度增生。增生的间质挤压腺管并突入腺腔，形成所谓的叶状结构，这是叶状肿瘤的典型结构。增生的间叶成分也可以围绕腺管呈同心圆排列或袖套状生长，形成导管周间质肿瘤特点，这也是叶状肿瘤的常见结构。有时间质发生脂肪、骨和软骨等异源性分化。上皮可发生大汗腺化生或鳞状上皮化生，也可呈普通型增生或非典型性增生，甚至发生癌变（图1）。

决定叶状肿瘤生物学行为的成分是肿瘤内的间叶成分。根据肿瘤内间叶细胞的丰富程度、细胞异型性、分裂活性、肿瘤边界等组织学特点将其分为良性、交界性和

恶性3种，分别占60%～75%、15%～20%、10%～20%。

良性叶状肿瘤 一般呈管内型生长，可见叶状结构。间叶成分与上皮成分的比例高于纤维腺瘤，但一般没有典型的间质结节。间叶细胞较丰富，可见上皮下间质细胞密集区，称为上皮下生发层。间质细胞常为梭形，异型性不明显，核分裂<5/10HPF，有多少不一的胶原纤维形成。有时可见脂肪分化或假血管瘤样区域。骨和软骨等异源性分化少见。肿瘤呈膨胀性生长，与周围组织境界较清。

交界性叶状肿瘤 组织学特点介于良性和恶性之间。

恶性叶状肿瘤 典型病变呈管内型生长，可见叶状结构。恶性度较高者由于间质过度增生而叶状结构不易见到，常形成间质结节，即一个光镜低倍视野（40倍）下仅见间叶成分，没有上皮。体积较大者常发生弥漫性间质增生，穿刺活检或局部活检时不见上皮。可见导管周间质增生，常位于肿瘤周边，甚至形成远离肿瘤主体的卫星结节。间叶细胞丰富，多为梭形细胞，异型性显著，核分裂≥10/10HPF，可见病理性核分裂（图2）。当肿瘤体积较大时，不同区域的间叶细胞密度、

异型性和分裂活性不一，分化好的区域似良性叶状肿瘤，分化差的区域完全呈梭形细胞肉瘤。常有脂肪肉瘤、横纹肌肉瘤、骨肉瘤和软骨肉瘤等异源性分化。肿瘤内常有出血、坏死和囊性变。肿瘤周边大部分区域呈浸润性生长。

辅助检查 恶性叶状肿瘤的Ki-67增殖指数较高，但肿瘤内不同区域有异质性。良性和交界性叶状肿瘤的Ki-67增殖指数与纤维腺瘤重叠显著。分子遗传学研究表明，叶状肿瘤内的上皮成分为多克隆性，间叶成分为单克隆性。

鉴别诊断 包括纤维腺瘤、梭形细胞化生性癌以及肉瘤等。管内型纤维腺瘤与良性叶状肿瘤的鉴别要点在于后者常有典型的叶状结构和上皮下生发层，间质细胞密度较大且分布不匀。交界性叶状肿瘤尤其要注意与幼年性纤维腺瘤相鉴别，后者特点是常为管周型，一般不形成叶状结构；间质细胞虽然丰富，但分布较均匀；上皮常呈微乳头状增生，似男性乳腺发育；病变境界清楚，常有假包膜。富细胞性纤维腺瘤有时与叶状肿瘤的鉴别非常困难。恶性叶状肿瘤内可以出现间叶成分的弥漫增生，应与化生性癌和肉瘤鉴别，需广泛取材及免疫组化检测。

预后 治疗方法主要是局部广泛手术切除。切除不净者易复发，平均复发率为21%。良性、交界性和恶性叶状肿瘤的复发率分别为10%～25%、32%和40%。复发通常发生在诊断后的两年之内。复发肿瘤的组织学特点与原发瘤类似，也可以发生高级别转化。本病转移率为10%～15%，良性叶状肿瘤一般不转移，交界性和恶性叶状肿瘤的转移率分别

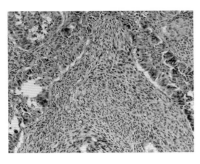

图1 恶性叶状肿瘤伴中核级导
管内癌（HE×100）

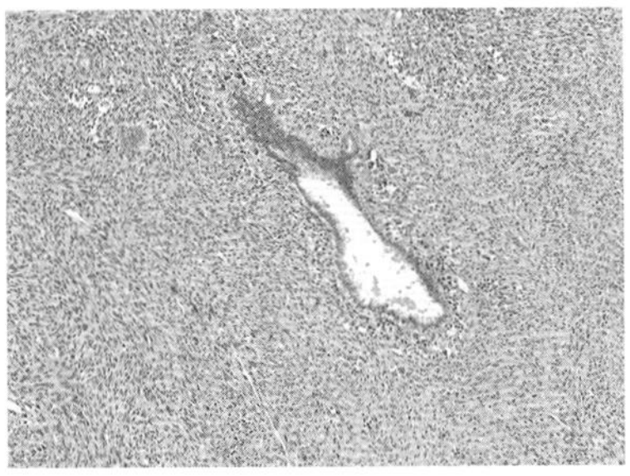

图2 乳腺恶性叶状肿瘤（HE×100）

为 4% 和 22%。主要发生血行转移，最常见的转移部位是肺和骨。很少发生局部淋巴结转移。

(郑 杰 柳剑英)

rǔxiàn zhīfángliú

乳腺脂肪瘤 (lipoma of breast)

由分化成熟脂肪组织构成的良性乳腺肿瘤。常见于 40~60 岁。临床表现为质软的无痛性乳腺肿块，部位较表浅。常为单发性，多发性病变较少见。大体为界限清楚的黄色结节，质软。大小不一，可大至 10cm，平均直径为 2.5cm。光镜下见分化成熟的脂肪组织增生，周围有包膜。当脂肪组织内的血管成分比较显著时，称为血管脂肪瘤。本病手术切除后一般不复发。

(郑 杰 柳剑英)

rǔxiàn xuèguǎnliú

乳腺血管瘤 (hemangioma of breast)

由分化成熟血管组织构成的良性肿瘤。少见。发病年龄不一。临床上多数病例由影像学检查发现，少数病例肿物可以扪及。X 线检查表现为境界清楚的分叶状等密度影，钙化少见，平均直径为 1.2cm。

大体为红色或深棕色海绵状结节。光镜下见大小不一、分化良好的血管增生，增生的血管一般位于小叶外间质。血管之间有交通但没有复杂的吻合。内皮细胞扁平，无明显异型性和核分裂。血管内可以形成血栓并继发乳头状内皮增生和钙化。穿刺后病变内可见出血及含铁血黄素沉着。组织学亚型：①小叶周围型血管瘤：是乳腺最常见的血管病变。多为光镜下偶然发现。病变较局限，一般直径<2mm。主要由毛细血管构成，累及小叶内间质。②毛细血管瘤：肿瘤由毛细血管构成，可呈分叶状，类似于肉芽肿型血管瘤。③海绵状血管瘤：肿瘤由扩张的血管构成。④静脉血管瘤：肿瘤由厚薄不一的肌性血管构成。⑤弥漫性血管瘤/血管瘤病：罕见。扩张的血管互相吻合，在乳腺组织内弥漫浸润，范围可达 11cm。增生的血管主要位于小叶外间质，不浸润破坏小叶。切除不彻底容易复发。

(郑 杰 柳剑英)

rǔxiàn jiǎxuèguǎnliúyàng jiānzhì zēngshēng

乳腺假血管瘤样间质增生 (pseudoangiomatous stromal hyperplasia of breast)

一种由乳腺间质肌成纤维细胞增生并形成衬以梭形细胞的裂隙状假血管腔样结构为特点的良性病变。可能与异常内源性或外源性雌激素反应有关。患者平均年龄为 37 岁，最常见于绝经前女性，也见于绝经后或青少年。多有口服避孕药史或激素替代治疗史。多数病例为显微镜下偶然发现，少数病例形成可以触及的乳腺肿块或由乳腺影像学检查发现，称为结节状或肿瘤样假血管瘤样增生。X 线检查一般不伴钙化。超声检查显示为境界清楚的低回声肿物。

大体为境界清楚但无包膜的分叶状结节，切面均质而无裂隙，质地硬韧，粉棕色到黄白色，直径 1~12cm。组织学大多伴发于各种良性或恶性乳腺疾病，如纤维腺瘤、叶状肿瘤和男性乳腺发育等，少数为单纯性或肿瘤性假血管瘤样间质增生。表现为致密胶原和瘢痕样间质内有相互吻合的腔隙，腔隙衬覆貌似内皮细胞的梭形肌成纤维细胞，细胞异型性不明显，核分裂很少。部分病例有束状肌成纤维细胞增生，状似肌成纤维细胞瘤。病变内有导管和小叶成分。免疫组化染色显示，

CD34、平滑肌肌动蛋白 (SMA)、结蛋白 (desmin)、钙调理蛋白和孕激素受体 (PR) 有部分表达。

多数手术切除即可治愈。少数复发，可能与持续存在的异常激素刺激有关。

(郑 杰 柳剑英)

rǔxiàn rèndàiyàng xiānwéiliúbìng

乳腺韧带样纤维瘤病 (desmoid-type fibromatosis of breast)

发生于乳腺实质或筋膜、以局灶浸润为特点的低度恶性梭形细胞肿瘤。又称为腹外韧带样瘤、侵袭性纤维瘤病或低级别纤维肉瘤。伴有不同程度的胶原纤维形成，以局部复发为主。可起源于乳腺实质或乳腺筋膜。病因未明，少数病例与创伤有关，极少数患者有加德纳综合征 (Gardner syndrome)。本病较罕见。一般见于女性，发病年龄不一。

临床表现为无痛性、质硬乳腺肿块，有时导致表面皮肤皱缩，很少位于乳晕区，一般为单侧性。乳腺 X 线检查表现为毛刺状肿物而似癌，但钙化少见。大体见，肿瘤边界不清，一般直径 2.5~3cm。光镜下特点类似于其他部位的同名肿瘤。肿瘤细胞为梭形，呈长束状分布，也可纵横交错分布，有多少不一的胶原纤维 (图 1a)。多数病例肿瘤细胞异型性小，核分裂很少，偶尔多达 3/10HPF。肿瘤在导管和小叶之间浸润。上皮一般无显著增生。免疫组化染色显示，约 80% 有 β 联蛋白 (β-catenin) 核表达 (图 1b)，一般为细胞角蛋白 (CK) 和 CD34 阴性。分子遗传学检测显示部分有 β-catenin 基因激活突变，部分有 APC 基因突变。

需与纤维瘤病样化生性癌、脂肪瘤样肌成纤维细胞瘤、结节性筋膜炎等鉴别。纤维瘤病样化

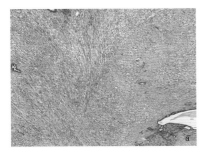
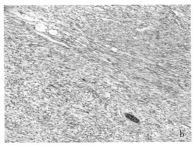

a. HE×40；b. β-catenin 核阳性（×100）。

图 1　乳腺纤维瘤病

生性癌：在纤维瘤病的背景上有上皮样细胞灶，免疫组化高分子量角蛋白染色对其诊断非常有帮助。脂肪瘤样肌成纤维细胞瘤：一般为 CD34 阳性。结节性筋膜炎：常为短梭形细胞增生，有裂隙形成、出血、水肿等表现，核分裂象较多，病史较短。

本病治疗方法为局部广泛切除。局部复发率为 21%～27%。切缘阳性者复发率较高，切缘阴性者也可复发。多数复发见于术后 3 年之内。肿瘤细胞丰富程度、分裂活性以及细胞多形性对预测复发意义不大。

（郑　杰　柳剑英）

rǔxiàn jīchéngxiānwéixìbāoliú

乳腺肌成纤维细胞瘤（myofibroblastoma of breast）　由成纤维细胞和肌成纤维细胞增生形成的良性乳腺肿瘤。少见。男女均可发生。发病年龄 25～87 岁。临床表现为生长缓慢、境界清楚的孤立性乳腺结节。双侧或多中心性病变少见。影像学表现为均质实性肿物，一般没有微小钙化，常被误认为纤维腺瘤。

大体为没有包膜但境界清楚的结节，质韧而有弹性。直径 0.9～11cm，多数病变不超过 3cm。光镜下见，肿瘤由短束状梭形或卵圆形细胞交织形成，其中夹杂带状分布的强嗜酸性胶原纤维（图 1a）。大多数病例有明显的脂肪成分，数量多少不一。肿瘤细胞胞质较丰富，浅染或强嗜酸性，细胞核圆形或卵圆形，有 1～2 个小核仁。核分裂很少，一般不超过 2/10HPF。无坏死。偶尔有灶状平滑肌、软骨或骨化生。一般边界清楚。特殊亚型有：富细胞型、黏液样型、胶原化型、上皮样或蜕膜样型、非典型性以及浸润型。免疫组化染色显示，肿瘤细胞有强弱不等的弥漫性 CD34（图 1b）和结蛋白（desmin）表达，平滑肌肌动蛋白（SMA）、BCL-2、CD99、CD10、雌激素受体（ER）和雄激素受体（AR）阳性。分子遗传学检测显示有 13q 局部缺失。

本病需与结节性筋膜炎、纤维瘤病、平滑肌瘤、假血管瘤样间质增生以及梭形细胞化生性癌

鉴别，可采用免疫组化和荧光原位杂交（FISH）检测。手术切除后一般不复发。

（郑　杰　柳剑英）

rǔxiàn pínghuájīliú

乳腺平滑肌瘤（leiomyoma of breast）　由分化良好的平滑肌增生形成的良性乳腺肿瘤。罕见。一般见于成年人。多数起源于乳腺表面皮肤，尤其是乳头乳晕复合体周围，很少发生于乳腺实质。临床表现为生长缓慢的肿块，可有疼痛感。大体见，位于皮肤或乳晕区的肿瘤大多界限不清，体积较小，直径 0.5～1.5cm；位于深部乳腺实质的肿瘤体积较大，境界较清。光镜下见，分化良好的平滑肌增生，核分裂很少，一般无坏死。免疫组化染色显示，瘤细胞平滑肌肌动蛋白（SMA）和结蛋白（desmin）阳性。本病手术切除后一般不复发。

（郑　杰　柳剑英）

rǔxiàn liángxìng wàizhōu shénjīngqiàomó zhǒngliú

乳腺良性外周神经鞘膜肿瘤（benign peripheral nerve-sheath tumor of breast）　一组向外周神经鞘膜分化的良性乳腺肿瘤。包括神经鞘瘤和神经纤维瘤。多发性病变可能与 *NF1* 基因突变有关。发病年龄不一。临床表现为无痛性乳

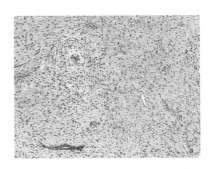
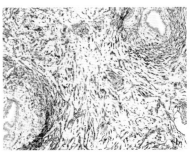

a. HE×100；b. CD34 阳性（×100）。

图 1　乳腺肌成纤维细胞瘤

腺肿物。病变一般位于乳腺表面皮肤，发生于乳腺实质者罕见。大体和组织学表现、治疗方法及预后类似于其他部位的同名肿瘤。

（郑 杰 柳剑英）

rǔxiàn kēlìxìbāoliú

乳腺颗粒细胞瘤 （granular cell tumor of breast）

向外周神经鞘细胞方向分化、以嗜酸性颗粒状胞质为特点的乳腺肿瘤。8.5%的颗粒细胞瘤发生于乳腺。多见于女性，发病年龄不一。大多为单发性，也可为多发性。临床表现为质硬、不规则肿物，可出现表面皮肤挛缩和乳头内陷，浸润胸肌而固定，貌似乳腺癌。X线表现为毛刺状或界限不清的结节。因此无论是触诊还是影像学检查都易误诊为恶性病变。

大体为界限清楚的均质、白色或棕色结节，直径可达5cm。光镜下见，肿瘤呈浸润性生长，圆形和多角形肿瘤细胞成簇、成索或成片生长，胞质丰富而呈颗粒状，细胞核为圆形或卵圆形，可有核仁。核分裂一般很少。有时有显著胶原性间质增生。电镜显示胞质内颗粒为次级溶酶体。特殊染色显示胞质颗粒为D-PAS染色阳性。免疫组化染色显示，瘤细胞S-100蛋白和CD68弥漫强阳性，癌胚抗原（CEA）和波形蛋白（vimentin）局灶阳性，肌红蛋白（myoglobin）、胶质纤维酸性蛋白（GFAP）、溶菌酶和细胞角蛋白（CK）阴性。Ki-67增殖指数<20%。

本病治疗方法为局部广泛切除。绝大多数呈良性经过，少数复发，恶性病变罕见。肿瘤超过5cm、核仁显著、分裂活性高、出现坏死以及局部复发者提示恶性的可能。

（郑 杰 柳剑英）

rǔxiàn xiǎoyè liúbiàn

乳腺小叶瘤变 （lobular neoplasia of breast）

一组局限于乳腺导管小叶系统内以低黏附力上皮增生为特点、常伴导管内佩吉特病样（Pagetoid）播散的原位上皮肿瘤性病变。又称小叶上皮内瘤。按小叶单元的受累范围分为非典型性小叶增生（ALH）和小叶原位癌（LCIS），两者的细胞形态、免疫表型和分子遗传学特点基本相似。本病占乳腺活检病例的0.5%~4%。因常无症状，故确切发病率不详。年龄分布广，但多见于围绝经期女性，平均年龄为49岁。

临床表现　一般不形成可扪及的肿物。因钙化少见，故很少由X线检查发现。常因其他乳腺增生性疾病而作为伴随病变被偶然发现。病变常为多中心性（高达85%），30%~67%为双侧性。

大体形态　一般无阳性发现，是一种显微镜下病变。

镜下形态　保留小叶结构，但腺泡有不同程度的膨大，其内充斥松散的单形性肿瘤细胞，很少形成腺腔或乳头状结构。肿瘤细胞一般体积较小，核呈一致的圆形，染色质分布均匀，核仁不明显。常有胞质内腔，但不具特异性。胞质内腔有时较大，形成印戒细胞样外观。膨大的腺泡周边常保留有肌上皮。75%有末梢导管佩吉特病样（三叶草样）播散。小叶瘤变可累及硬化性腺病、放射状硬化性病变、乳头状瘤和纤维腺瘤，甚至胶原小球病。

非典型性小叶增生与小叶原位癌根据小叶的受累范围而划分。2019年世界上卫生组织（WHO）乳腺肿瘤分类推荐以50%的小叶腺泡受累为界限，即一个小叶内至少有50%的腺泡受累而膨胀、变形者定义为小叶原位癌，如果一个小叶内受累的腺泡少于50%则称为非典型性小叶增生。根据小叶原位癌细胞的特点，分为以下几种亚型。

经典型小叶原位癌　最常见。肿瘤细胞松散且小而一致，细胞核有轻到中度异型性。肿瘤细胞分为AB两型：A型呈小圆形，有少量浅染的嗜酸性胞质，有时形成胞质内空泡，分裂象少见；B型胞核略呈空泡状，高倍镜下可见小核仁（不同于多形性小叶癌）。这种分类无明显临床意义。

多形性小叶原位癌　又称组织细胞样或大汗腺样小叶原位癌。肿瘤细胞异型性显著，预后相对较差。

粉刺型小叶原位癌　肿瘤性腺泡中央出现粉刺样坏死，但细胞仍具有松散的特点。当细胞有多形性时需与粉刺型导管原位癌鉴别。

导管小叶混合型　不同成分在多数情况下分布于不同的腺管内，偶尔位于同一腺管内。

辅助检查　免疫组化染色显示，80%~90%的病例为E-钙黏着蛋白阴性，还可以出现β联蛋白（β-catenin）和α联蛋白（α-catenin）的表达缺失以及p120的异位，这些黏附分子的异常改变与小叶性肿瘤的黏附力差有关。一般为34βE12阳性。90%的经典型小叶原位癌为雌激素受体（ER）和孕激素受体（PR）阳性，P53和HER2常为阴性；而多形性小叶原位癌则与之相反，且增殖指数较高。

分子遗传学检测非典型性小叶增生和LCIS特点相仿，均为单克隆性增生，具有相似的16p、16q、17p、22q缺失和6q获得频率，提示两者为同一阶段的肿瘤。

乳腺小叶瘤变（LN）与浸润性小叶癌相似，有很高的 *CDH1* 失活突变率，与其肿瘤细胞的黏附力差有关。多形性小叶原位癌兼有小叶原位癌与导管原位癌的分子遗传学特点。

鉴别诊断　粉刺型小叶原位癌需与粉刺型导管原位癌（DCIS）鉴别，虽然两者细胞异型性都较显著，都可以出现佩吉特病样播散，但小叶癌细胞松散，免疫组化染色一般有黏附分子的异常改变。当小叶原位癌累及硬化性腺病时易被误认为浸润癌，免疫组化肌上皮染色有助于鉴别。组织固定不及时会导致正常腺泡上皮解离，勿认为是非典型性小叶增生。

预后　小叶瘤变不仅提示双侧乳腺发生浸润癌的危险性升高（4~12 倍），也是浸润性乳腺癌的一种前期病变。非典型性小叶增生预示癌的危险性是小叶原位癌的一半。小叶瘤变之后发生的乳腺癌可以为导管型或小叶型。如穿刺病变为粉刺型或多形性小叶原位癌、影像和病理诊断不符合以及有明显肿块者需要进一步行开放性活检，多形性小叶原位癌还需要达到切缘阴性。

（郑　杰　柳剑英）

pǔtōngxíng dǎoguǎn shàngpí zēng-shēngzhèng

普通型导管上皮增生症（usual ductal hyperplasia，UDH）

发生于乳腺导管小叶系统内以形成次级腔和溪流样结构为特点的良性上皮增生性疾病。又称导管内增生或普通型导管内增生。很常见，25%~33% 的女性发病，大多为中年人。因其一般不形成可以触及的肿块或肉眼可以辨认的病变，影像学上也无明显结节，故确切发病率很难统计。

光镜下特点是上皮呈黏附性增生，细胞界限不清，细胞核大小和排列方向不一，细胞常有核沟或核内假包涵体，可见核分裂。增生的细胞可以形成上皮桥或次级腔，上皮桥窄而舒展（堆积而成，没有张力），其内细胞核分布不匀且与桥的长轴平行排列；次级腔常位于导管周边，多呈裂隙状，构成次级腔的细胞常平行而非垂直于腔面排列。有时导管内上皮呈实性增生，甚至填满整个管腔，位于导管中央的细胞常呈流水状排列。偶尔形成状似男性乳腺发育的微乳头结构，乳头的基底部稍宽，而顶部较窄或呈簇状，细胞核深染而近乎固缩。增生的上皮种类多样，有腺上皮、肌上皮及其前体细胞。有时增生的上皮可以发生大汗腺化生。导管内可见泡沫状组织细胞、钙化、甚至灶状坏死。

免疫组化染色显示，增生的细胞表达低分子量和高分子量角蛋白，CK5/6 呈异质性或镶嵌表达。雌激素受体（ER）和孕激素受体（PR）均呈异质性表达。分子遗传学检测未发现恒定的基因改变。

本病不是癌前病变，长期随访提示发生癌的危险性轻度升高（为正常乳腺的 1.5~2 倍）。

（郑　杰　柳剑英）

rǔxiàn zhùzhuàng xìbāo bìngbiàn

乳腺柱状细胞病变（columnar cell lesion of breast）

乳腺终末导管小叶单元的腺上皮被一层或两层无明显异型性的柱状上皮所取代并伴管腔扩张的现象。包括柱状细胞变和柱状细胞增生。乳腺柱状细胞变：又称盲管腺病或柱状细胞化生，是一种发生于乳腺终末导管小叶单元的病变，其特点是腺泡内衬柱状上皮且有不

同程度的扩张。当柱状上皮超过 2 层或成簇时，称乳腺柱状细胞增生。两者细胞异型性都不明显。

流行病学特点未明。临床表现不特异，常作为微钙化的伴随病变出现。肉眼无法辨认。组织学显示病变位于乳腺终末导管小叶单元。腺泡有不同程度的扩张，内衬柱状上皮，腔面胞质呈疣状突起，腺腔内常有分泌物和/或微小钙化。柱状上皮垂直于基底膜排列，细胞核一般呈卵圆形，染色质分布均匀，核仁不明显。腺泡周围肌上皮层显著。小叶内间质常富于细胞。柱状细胞变和柱状细胞增生经常伴发于其他良性病变，如囊肿和导管上皮增生，与小叶瘤变也有很强的相关性。免疫组化染色显示，雌激素受体（ER）弥漫强阳性，HER2 阴性。

柱状细胞变和增生继发癌的危险性都很低，约为正常乳腺的 1.5 倍，其伴发病变也对继发癌的危险性产生影响。

（郑　杰　柳剑英）

rǔxiàn píngtǎnxíng shàngpí fēidiǎn-xíngxìng

乳腺平坦型上皮非典型性（flat epithelial atypia of breast）

发生于乳腺终末导管小叶单元的上皮增生性变。又称柱状细胞变伴非典型性或柱状细胞增生伴非典型性。特点是原有的腺管上皮被一层或数层具有低级别细胞学非典型性的上皮所取代。常作为一种没有症状的伴随病变而被发现。因常伴微小钙化，故其临床检出率随影像学筛查的普及而逐年升高。肉眼无法识别，仅为显微镜下病变。光镜可见乳腺腺管的原有上皮被一层或数层失去极向的细胞所取代，细胞核一致呈圆形或椭圆形，有不甚显著的核仁，类似于低级别导管原位癌

（DCIS）。细胞呈立方形或柱状，腔面胞质常呈疣状突起。偶见细胞簇或细胞丘，一般没有典型的拱柱、桥接或微乳头。腺泡有不同程度的扩张，外形较圆整。可以伴发于小叶原位癌（LCIS）、导管上皮非典型性增生（ADH）和低级别导管原位癌以及低级别浸润性癌如小管癌。

免疫组化染色显示，增生的上皮一般为雌激素受体（ER）阳性，HER2阴性。分子遗传学研究显示，柱状细胞变、平坦型上皮非典型性与低级别导管原位癌有相似的基因表达谱和免疫表型，有渐进性、累积性遗传学改变，提示乳腺平坦型上皮非典型性可能是乳腺导管上皮非典型性增生的前期病变。

（郑 杰 柳剑英）

rǔxiàn dǎoguǎn shàngpí fēidiǎnxíngxìng zēngshēng

乳腺导管上皮非典型性增生

（atypical ductal hyperplasia of breast） 一种发生于乳腺终末导管小叶单元内、以单一形细胞增生和均匀分布为特点的上皮增生性病变。又称非典型性导管内增生。提示发生癌的危险性中度升高（为正常乳腺的 3~5 倍）。占乳腺良性活检病例的 4%~10%。

组织学特点相似于低级别导管内癌。乳腺腺管内单形性上皮细胞增生，分布均匀，不形成流水样或旋涡状结构。细胞界限清楚，互不重叠。可以形成腺腔不明显的微腺泡、上皮径向排列构成圆形筛孔或底窄顶宽的微乳头。单形性增生的上皮仅累及有限的区域或与普通型增生的上皮混合存在。乳腺导管上皮非典型性增生的诊断标准是单形性上皮增生仅累及一个导管断面或者受累区域不超过 2mm，否则诊断为低级

别导管原位癌（DCIS）。免疫组化染色显示，增生的单形性细胞一般为 CK5/6 阴性，雌激素受体（ER）弥漫阳性。分子遗传学研究显示同一乳腺内的乳腺导管上皮非典型性增生、低级别导管原位癌和浸润癌具有相同的基因改变，提示乳腺导管上皮非典型性增生是一种癌前病变。

（郑 杰 柳剑英）

rǔxiàn dǎoguǎn nèi rǔtóuzhuàngliú

乳腺导管内乳头状瘤

（intraductal papilloma of the breast） 以导管内形成指突状或分支状结构为特点的乳腺良性上皮性肿瘤。分为中央型和周围型两大类。①中央型：又称主导管乳头状瘤。起源于大导管，一般位于乳晕下，常为孤立性病变。②周围型：又称光镜下乳头状瘤。起源于终末导管小叶单元（TDLU），常为多发性。

本病约占乳腺良性活检病变的 5.3%。中央型较周围型常见。好发于 30~50 岁女性。中央型最常见的临床表现是血性或浆液血性乳头溢液，也可表现为乳腺肿块。X 线检查为境界清楚的良性病变。超声检查为境界清楚、囊壁光滑的低回声结节或分叶状囊实性病变。乳管镜检查有助于组织取样或作导管切除。周围型常为临床隐性，也可出现乳头溢液或表现为肿块，X 线检查常无明显异常，也可表现为微小钙化或界清结节。

大体见，中央型表现为扩张的导管壁上附着一个桑葚样突出物，细蒂或广基，从数毫米到数厘米不等。可有局灶出血坏死。周围型大体表现不明显。光镜下见中央型和周围型病变相似，表现为扩张的导管内上皮增生并形成复杂的分支状结构，称为乳头。

导管壁和乳头均被覆腺上皮和肌上皮。腺上皮为单层立方形或柱状，一般核分裂很少。可呈大汗腺化生。呈鳞状上皮化生一般见于梗死后病变。偶见黏液化生、透明细胞变和皮脂腺化生。肌上皮有时扁平而不明显，有时则非常显著，甚至发生增生而似腺肌上皮瘤。自发性梗死或穿刺活检导致的纤维化可以使乳头结构不明显而呈实性病变，形成所谓的硬化性乳头状瘤或导管腺瘤。乳头基底部或梗死区内的上皮陷于增生的纤维和胶原组织中，貌似浸润，免疫组化染色有助于识别肌上皮成分。有时，乳头被覆的腺上皮可以发生灶性或普通型导管上皮增生（UDH），CK5/6 染色有助于诊断。

不伴周围组织非典型性增生的中央型乳头状瘤继发浸润癌的危险性升高 2 倍，周围型则升高 3 倍。当周围组织伴非典型性增生或原位癌时，其危险性取决于周围组织的病变类型。

（郑 杰 柳剑英）

rǔxiàn dǎoguǎn nèi rǔtóuzhuàngliú bàn dǎoguǎn shàngpí bùdiǎnxíngxìng zēngshēng

乳腺导管内乳头状瘤伴导管上皮不典型性增生

（intraductal papilloma with atypical ductal hyperplasia of breast） 在导管内乳头状瘤基础上细胞核出现的不同程度异型性。较常见于周围型导管内乳头状瘤。大体表现没有特异性。组织学表现为具有低级别细胞学和结构特点的单一性细胞局灶增生，一般为高分子量角蛋白阴性，雌激素受体（ER）为一致的阳性，肌上皮减少或缺如。世界卫生组织（WHO）2012版、2019 版乳腺肿瘤分类均规定当导管内乳头状瘤伴有低级别细

胞增生时，病变的直径应<3mm。偶尔小叶肿瘤可以累及导管内乳头状瘤。分子遗传学检测显示，导管内乳头状瘤是一种单克隆性增生，有较高频率的 *PIK3CA*、*AKT1* 和 *ras* 基因激活突变。伴非典型性导管上皮增生的导管内乳头状瘤继发同侧浸润癌的危险性升高 7.5 倍。

（郑 杰 柳剑英）

rǔxiàn dǎoguǎn nèi rǔtóuzhuàngliú bàn dǎoguǎn nèi ái

乳腺导管内乳头状瘤伴导管内癌（intraductal papilloma with ductal carcinoma in situ of breast）

在导管内乳头状瘤基础上细胞核出现的明显的异型性，达到导管原位癌的标准。世界卫生组织（WHO）2012 版、2019 版乳腺肿瘤分类中均规定当导管内乳头状瘤伴有低级别细胞增生时，病变大小应≥3mm。而当增生的细胞有中、高级别的异型性时，则不论范围大小一律诊断为导管内乳头状瘤伴导管内癌。

（郑 杰 柳剑英）

rǔxiàn dǎoguǎn nèi rǔtóuzhuàng'ái

乳腺导管内乳头状癌（intraductal papillary carcinoma of breast）

以乳腺导管小叶系统内上皮增生并形成指突状或分支状结构为特点的非浸润性恶性上皮性肿瘤。又称乳头状导管原位癌或非浸润性乳头状瘤。临床表现不一，常见血性或浆液性乳头溢液，位于乳腺周围的则多表现为乳腺肿块。X 线检查常有微钙化。

大体表现与导管内乳头状瘤很相似，病变往往更大。光镜下扩张的导管内可见被覆单一肿瘤上皮的分支状乳头结构。乳头中央的纤维血管轴较纤细，表面被覆一层或多层柱状肿瘤细胞，有时为复层梭形细胞（图1），核分

裂有时较多，多形性一般不明显，偶尔为高级别，肌上皮缺如或非常稀疏。有时肿瘤细胞形成微乳头、筛状或实性结构而遮挡乳头间的空隙。一般而言，导管壁的肌上皮仍然保留，但有不同程度的减少。

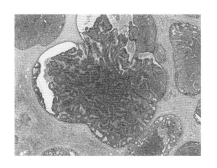

图 1 乳腺导管内乳头状癌（HE×100）

免疫组化染色显示，平滑肌肌动蛋白（SMA）、钙调理蛋白（calponin）和 P63 等显示乳头被覆的肌上皮稀少或缺如，而导管壁的肌上皮仍然保留，但有不同程度的减少。肿瘤上皮为高分子量角蛋白 CK5/6 和 CK14 阴性，雌激素受体（ER）则为弥漫而一致的阳性。分子遗传学检测显示，D16S476 所在位点 16q23 的杂合性缺失仅见于导管内乳头状癌，未见于导管内乳头状瘤。本病预后相似于其他类型的导管原位癌，彻底切除者预后很好。

（郑 杰 柳剑英）

rǔxiàn bāoguǒxìng rǔtóuzhuàng'ái

乳腺包裹性乳头状癌（encapsulated papillary carcinoma of breast）

貌似导管内乳头状癌但囊壁仅有纤维组织而无衬覆上皮的乳腺恶性上皮性肿瘤。又称囊内乳头状癌。少见。一般见于老年女性，平均年龄为 65 岁。

大体表现为境界清楚的圆形肿物，体积常较大。组织学表现

类似于一般导管内乳头状癌，特点是囊状扩张的导管周围包绕一层纤维结缔组织膜，免疫组化染色显示，囊内乳头状分支的表面和囊壁上都没有肌上皮。其可能属于低级别或惰性浸润性癌，也可能是一种介于原位癌和浸润癌之间的交界性病变。只有当浸润的上皮成分超出纤维包膜之外时方可确定为真性浸润。尤其要注意穿刺活检造成的假浸润。不伴周围组织导管原位癌或浸润癌的包膜内乳头状癌预后非常好，彻底切除后淋巴结转移很罕见。周围乳腺组织伴有导管原位癌者复发风险高，因此需对病变及其周围乳腺组织进行广泛病理检查。

（郑 杰 柳剑英）

rǔxiàn shíxìng rǔtóuzhuàng'ái

乳腺实性乳头状癌（solid papillary carcinoma of breast）

以上皮实性结节状增生并形成纤细纤维血管间隔为特点的乳腺恶性上皮性肿瘤。少见。多发生于绝经后女性，平均年龄 60～70 岁。约 25% 病例有血性乳头溢液。大体表现为境界清楚的灰白至棕黄色结节，肉质感或较软。

光镜下特点为富于细胞的膨胀性肿瘤结节群集分布。结节为类圆形或导管样，其内肿瘤细胞实性增生（图1a），很少形成筛状结构，可见纤细的纤维血管轴或间隔（图1b），有时血管周围的肿瘤细胞呈栅栏状排列，状似假菊形团。肿瘤细胞常为多角形，有时呈梭形、透明、浆细胞样或印戒样，有细胞内或细胞外黏液。细胞核大小较一致，核深染。可见核分裂，但数量一般不多。坏死少见。肿瘤性结节之间为致密的纤维间质。在苏木精-伊红（HE）染色切片上很难确定肿瘤结节周围有无肌上皮存在，免疫

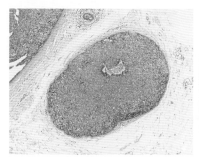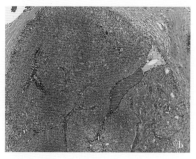

a. 肿瘤细胞实性增生；b. 可见纤维血管轴或间隔。

图1 乳腺实性乳头状癌（HE×100）

组化染色显示至少部分结节周围肌上皮缺如。肿瘤细胞一般雌激素受体（ER）弥漫阳性，HER2阴性，约半数病例为嗜铬粒蛋白A（CgA）和/或突触素（Syn）阳性。基因表达谱相似于B型黏液癌。有时伴有确切的浸润，浸润癌常具有黏液癌和/或神经内分泌癌的特点。当缺乏确切的浸润依据时，转移罕见。

（郑　杰　柳剑英）

rǔxiàn dǎoguǎn yuánwèi'ái

乳腺导管原位癌［ductal carcinoma in situ（DCIS）of breast］

局限于乳腺导管小叶系统内的恶性肿瘤性上皮增生。又称乳腺导管内癌或乳腺导管上皮内瘤。占发达国家乳腺癌的20%～25%。发病率随乳腺筛查的普及而增高，老年女性的检出率更高。

临床表现　80%～85%的患者由乳腺造影检出，仅少数表现为乳腺肿块、乳头溢液或乳头佩吉特（Paget）病，约5%因其他疾病行乳腺活检而发现。X线检查最常见的表现是无定形或多形性钙化，呈线状或节段性分布。多形性线状钙化见于高级别DCIS，而颗粒状节段性钙化见于中低级别病变。

大体形态　多数无明显病灶，部分病例受挤压时切面可见粉刺样物溢出。

镜下形态　增生的肿瘤细胞位于扩张的导管内，形成筛状、实性、粉刺样、乳头状或微乳头状结构，细胞异型性各例轻重不一，可伴坏死和钙化。肿瘤性导管的肌上皮不完整或者消失，但基底膜完好。肿瘤细胞可以向大导管蔓延而形成佩吉特病样播散；也可以播散至小叶内腺泡，导致小叶癌化。传统上，导管原位癌根据结构分为粉刺型、实性型、筛状型、微乳头型和乳头型，但临床意义不大。多数现代分级系统的主要依据为细胞核的级别，结合坏死和/或细胞极向。二级分类法将肿瘤细胞分为高、低两个级别：高级别细胞核大于正常导管上皮细胞核的2.5倍，有多形性；低级别细胞核的大小似正常导管上皮细胞，相当于1.5～2.0个红细胞大小。世界卫生组织（WHO）2019版乳腺肿瘤分类根据细胞核的特点，将导管原位癌分为以下3级。

低核级导管原位癌　导管内增生的肿瘤细胞小而一致，染色质分布均匀，核仁不明显，核分裂很少。形成桥接、微乳头、筛状或实性结构，实性区内可以形成菊形团样微腺泡（图1）。常有砂粒样钙化，但坏死不常见。只

要细胞核的特点符合，出现点状或粉刺样坏死不影响低级别导管原位癌的诊断。微乳头型导管原位癌常分布较广。

中核级导管原位癌　表现为肿瘤细胞核的大小、形状和位置、染色质颗粒的大小有轻到中度的不均一性，有显著程度不一的核仁。细胞极向不如低核级明显。可有核分裂，可出现点状或粉刺样坏死（图2）。无定形或层状微钙化的分布类似于低核级导管原位癌，也可以兼有低核级和高核级导管原位癌的特点。

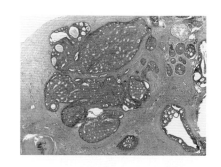

图1　乳腺低核级导管内癌（HE×40）

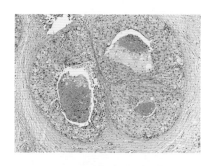

图2　乳腺中核级导管内癌（HE×100）

高核级导管原位癌　肿瘤细胞有显著异型性，常呈实性、筛状或微乳头状增生。细胞核有多形性，极向差，染色质粗或呈团块状，形状和分布不均一。核仁显著。一般核分裂较多，但非诊断所必需。常有粉刺样坏死，表

现为导管内大而多形的肿瘤细胞呈实性增生，中央有大量坏死的细胞碎片。粉刺样坏死并非诊断的必需指标。即使是贴壁型，即导管壁仅衬覆一层高度异型性的肿瘤细胞，也足以诊断为高核级导管原位癌。常有无定形微钙化，一般见于导管内坏死灶。高核级导管原位癌的范围一般超过5mm。只要具备高核级导管原位癌的细胞学特点，即使病变只累及单个腺管，也可以诊断。

少数导管原位癌的肿瘤细胞呈大汗腺样、印戒细胞样、透明、梭形或神经内分泌分化，对其分级尚无一致意见。

辅助检查 免疫组化染色显示，75%~80%的导管原位癌为雌激素受体（ER）阳性，孕激素受体（PR）阳性的比例稍低。分子表型上，导管原位癌也可以分为腺腔A、腺腔B、HER2和基底细胞样型，但各型比例与浸润癌不完全匹配。

鉴别诊断 主要包括普通型导管上皮增生症（UDH）、ADH和浸润癌。实性型导管原位癌有时需与小叶原位癌（LCIS）鉴别，后者细胞较松散，免疫组化检测黏附分子对鉴别有帮助。中低级别的实性型导管原位癌有时需要与生长活跃的普通型导管上皮增生症鉴别，梭形细胞导管原位癌也需与细胞核呈溪流样分布的普通型导管上皮增生症鉴别，免疫组化CK5/6染色可鉴别。高级别导管原位癌累及小叶时经常伴有炎症反应和纤维化，导致腺泡变形而状似浸润，肌上皮免疫组化染色可鉴别，小叶单元以外的非特化性间质内出现的不规则小巢提示浸润。筛状型导管原位癌有时需要与浸润性筛状癌鉴别，后者肿瘤团巢常较小且很不规则。

低级别导管原位癌诊断的重复性较差，尤其是病变较小或穿刺活检时，有时与ADH鉴别标准不好把握，需要参考影像学等资料。

预后 治疗以手术为主，辅以放疗和内分泌治疗等。导管原位癌局部复发或进展为浸润癌的高危因素主要是年轻、范围广、高核级、粉刺样坏死和阳性切缘。局部切除范围较小且切缘阴性的中、低级别导管原位癌的5年局部复发率为6%，10年复发率上升至15.4%，与高级别无显著差异。行肿物切除加放疗的ER阳性患者，使用三苯氧胺辅助治疗不仅可以显著降低同侧乳腺导管原位癌的复发率及进展为浸润癌的危险性，还可以降低对侧乳腺发生癌的危险性。

导管原位癌的10年病死率为1.0%~2.6%。保乳手术加术后放疗可降低局部复发率，但不能降低转移或死亡风险。保乳术后复发的病例中约50%为浸润癌，少数诊断为导管原位癌的病例出现淋巴结转移。高核级导管原位癌发展为浸润癌的间隔期短，平均5年，而低级别则超过15年。

（郑 杰 柳剑英）

wēi jìnrùnxìng rǔxiàn'ái

微浸润性乳腺癌（microinvasive carcinoma of breast）

浸润灶直径不超过1mm的浸润性乳腺癌。病变可为单灶或多灶性，一般仅见于显微镜下。常见于高核级导管原位癌（DCIS），也见于其他级别的DCIS，还可以见于小叶原位癌（LCIS）。少见。临床表现、影像学改变和大体所见类似于原位癌。

光镜下最常见的背景病变是广泛的高级别DCIS伴显著导管周围慢性炎症。间质内可见不规则肿瘤细胞巢，有时为单个细胞，

周围没有肌上皮。浸润灶大多表现为非特殊性癌，细胞学特点类似于周围的原位癌。微浸润可以呈多灶性，此时每个浸润灶直径都不能>1mm。

鉴别诊断需要考虑原位癌和一般的浸润癌。当原位癌累及硬化性腺病、放射状瘢痕等硬化性病变时应注意不要过诊断为浸润癌，肌上皮染色和CK5/6染色可鉴别，基底膜染色意义不大。原位癌导管的扭曲变形及其分支也易被误认为浸润灶，连续切片有助于诊断。粗针穿刺活检的病例有时诊断尤为困难，移位的良性或肿瘤性上皮都类似微浸润，此时需详细观察其周围组织是否存在脂肪坏死、出血和含铁血黄素沉着以及肉芽组织增生等穿刺后反应性改变的迹象。当可疑浸润性病灶在连续切片或免疫组化切片上不复存在时，宜仍按原位癌诊断，以免过治疗。

本病的腋窝淋巴结转移率平均为9.4%。当采用严格而一致的微浸润癌诊断标准后，其预后与相同组织学级别和大小的导管原位癌几乎相当。

（郑 杰 柳剑英）

fēitèshūxíng jìnrùnxìng rǔxiàn'ái

非特殊型浸润性乳腺癌（invasive breast carcinoma of no special type）

一组不能归入任何种类、特殊类型的组织学和临床生物学行为各异的浸润性乳腺癌。又称浸润性导管癌。是乳腺癌中最常见的组织学类型，占浸润性乳腺癌的40%~75%。好发于女性，也可见于男性。发病率随年龄而增长，最常见于中老年女性。

临床表现 为可触及的乳腺肿块，以外上象限最多见，也可发生于副乳。有时表面皮肤呈橘

皮样变，可能与淋巴管癌栓导致的皮肤水肿有关。有时可见乳头回缩，可能与大导管浸润有关。X线检查常表现为边缘呈毛刺状的肿物，伴或不伴微小钙化。超声检查显示为回声不均的不规则形肿物。

大体形态 表现为星芒状或结节状肿物，多数病例边界不清。切面质地较硬，大多呈灰白色，梨肉样，可有黄色条纹。肿瘤质感取决于肿瘤细胞与纤维间质的比例，当肿瘤细胞比例较高时质地偏软。

镜下形态 肿瘤呈放射状或推挤状浸润性生长，破坏小叶及周围间质。瘤细胞排列成索条或团巢，可形成腺管结构（图1），有时呈合体样生长，偶尔出现单行细胞线状排列或围绕导管和小叶呈靶环样排列。胞质丰富、嗜酸性，细胞核有轻重不一的异型性，有多少不一的核仁。有或多或少的核分裂，一般在浸润前沿较丰富，肿瘤内也可有热点区。高达80%的病例伴有导管原位癌，细胞学特点多与浸润癌相似。肿瘤内的间质成分可以是富于细胞的纤维组织，也可以是显著胶原化的瘢痕组织。导管和血管周围常有灶状弹性纤维增生。肿瘤内有坏死，偶尔广泛坏死而形成囊腔。部分病例有显著淋巴细胞、浆细胞浸润。有时可见血管或淋巴管瘤栓，在肿瘤与正常组织交界处较易找见。

以下较少见的组织学类型也归于非特殊型浸润性癌范畴。

乳腺多形性癌 罕见的高级别浸润性乳腺癌，特点是在普通腺癌、化生性梭形细胞癌或鳞状细胞癌的背景上，单核或多核怪异瘤巨细胞占肿瘤细胞的50%以上。肿瘤体积常较大，12%的患者以转移灶为首发表现。肿瘤组织学级别一般为3级，核分裂很多，常有中央坏死。常可见高核级导管原位癌（DCIS）和脉管浸润。激素受体一般为阴性，部分病例HER2过表达。腋窝淋巴结转移率为50%，且多数病例累及3个以上淋巴结。

伴破骨细胞样间质巨细胞的癌 以间质内出现破骨细胞样多核巨细胞为特点，常伴有间质纤维化和炎症，可见出血和含铁血黄素沉着。巨细胞没有异型性，细胞核的数量多少不一，似有包围肿瘤上皮的趋势或位于肿瘤腺腔内。复发灶和转移灶内可见相似的病变。多数病例为高到中分化非特殊型浸润性癌，也可以是其他类型的乳腺癌，如浸润性筛状癌、小管癌、黏液癌或乳头状癌等。免疫组化染色显示，破骨细胞样巨细胞为CD68阳性，S-100蛋白、平滑肌肌动蛋白（SMA）、上皮膜抗原（EMA）、雌激素受体（ER）、孕激素受体（PR）阴性。免疫组化和超微结构证实肿瘤内的破骨细胞样细胞为组织细胞来源。预后取决于肿瘤的组织学类型，不受间质巨细胞的影响。

伴绒癌特点的癌 有些患者同时存在血人绒毛膜促性腺激素（β-hCG）水平升高，将近60%的病例可见β-hCG阳性的肿瘤细胞，但组织学上真正呈绒癌分化的病例极为罕见。

伴黑色素细胞特点的癌 极为罕见。个别病例的分子生物学检测提示乳腺癌和黑色素瘤分化出现于相同的克隆。约18%的乳腺癌局灶性表达Melan-A，表达强度和范围与肿瘤细胞的分化程度差密切相关。需要注意，当乳腺癌浸润或播散到表皮时，肿瘤细胞内可以出现黑色素颗粒。另外，当肿瘤细胞胞质内有大量脂褐素时，需与黑色素细胞分化相鉴别。乳腺实质的黑色素细胞肿瘤绝大多数为转移所致。

本病可与特殊类型的乳腺癌如小叶癌、黏液癌和小管癌等混合存在。当非特殊型浸润性癌在其中所占比例为10%~49%时，诊断为混合型癌；当比例≥50%时，即诊断为非特殊型浸润性癌。

组织学分级 用于确定肿瘤的分化程度，具有一定的预后意义，分化高者预后较好。乳腺癌组织学分级主要根据3个指标，即腺管形成的多少、细胞异型性的大小以及核分裂的丰富程度。公认的分级方法是在斯卡夫-布卢姆-理查森（Scarff-Bloom-Richardson）方法的基础上进行改良后形成的埃尔斯顿-埃利斯（Elston-Ellis）半定量分级法（表1）。当进行组织学评分时，腺管所占的比例需要在低倍镜下评估肿瘤的整体情况而非局部表现，腺管指细胞呈极向排列所形成的中空管腔。肿瘤细胞核的评估以周围正常导管上皮细胞核的大小和形状作参照，按多形性最显著的区域计。核分裂的多少也是按最丰富处计，一般浸润前沿细胞增生较活跃。

辅助检查 免疫组化检测可以了解肿瘤细胞的激素受体表达状况、HER2等癌基因的异常表达

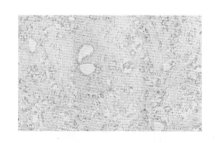

图1 乳腺非特殊型浸润性癌（HE×200）

以及肿瘤的增生活性，用于指导临床治疗和预后判断。常用检测指标有 ER、PR、HER2、Ki-67 增殖指数等。70%~80%的非特殊型浸润性癌为 ER 和/或 PR 阳性，约 15%的病例有 *HER2* 基因扩增或过表达。若 ER、PR 和 HER2 均为阴性则称为三阴性乳腺癌（图 2），预后较差。

基于高通量基因表达谱检测的分子分型使乳腺癌的分类更加接近其本质。相关指标的免疫组化检测可以大致反映其基因表达谱分型，比较简便实用。分子分型主要包括腺腔 A 型、腺腔 B 型、HER2 型和基底细胞样型。传统组织学分型、分级与分子分型有一定的相关性。

预后 治疗采用手术为主，辅以术前或术后化疗、内分泌治疗、靶向治疗以及放疗等。治疗方法的选择与肿瘤的 TNM 分期、组织学类型和分级、激素受体表达状况以及分子分型等有关。激素受体阳性者对雌激素受体拮抗剂、芳香化酶抑制剂等内分泌治疗反应较好。HER2 过表达者可以采用相关的分子靶向药物治疗。10 年总体存活率为 35%~50%。预后因素包括肿瘤大小、淋巴结转移状况、血管浸润状况、组织学分级等。

（郑 杰 柳剑英）

表 1 非特殊型浸润性乳腺癌埃尔斯顿-埃利斯半定量分级法

特征	计分
腺管形成	
占大部分（>75%）	1
中等量（10%~75%）	2
很少量或无（<10%）	3
细胞核多形性	
肿瘤细胞小而一致，不超过正常导管上皮细胞核的 1.5 倍，染色质分布均匀，核仁不明显	1
细胞核为正常导管上皮细胞核的 1.5~2 倍，有轻到中度多形性，可见小核仁	2
细胞核超过正常导管上皮细胞核的 2 倍，有显著多形性，泡状核，核仁显著	3
核分裂（/10HPF）＊：∅＝0.40mm	
0~4	1
5~9	2
≥10	3
组织学级别	
高分化/低级别	3~5
中分化/中级别	6~7
低分化/高级别	8~9

rǔxiàn jìnrùnxìng xiǎoyè'ái

乳腺浸润性小叶癌（infiltrating lobular carcinoma） 由纤维性间质中单个散在或单行排列的低黏附力肿瘤细胞构成的浸润性乳腺癌。常伴有小叶原位癌。癌细胞黏附力差的原因可能与黏附分子 E-钙黏着蛋白复合体基因异常有关。占浸润性乳腺癌的 5%~15%。平均发病年龄为 57~65 岁，略高于浸润性导管癌。

临床表现 多数为可触及的境界不清的乳腺肿块。可以累及乳腺各区，以中央区略多。多中心性和双侧性病变比例较高。乳腺 X 线造影的敏感性为 57%~98%，表现为星芒状肿物或结构扭曲，钙化不常见。超声和磁共振成像（MRI）敏感性更高，但对肿瘤范围的估计有一定误差。

大体形态 表现为不规则、界限不清的肿块，肉眼不易识别，肿瘤范围估计比较困难。

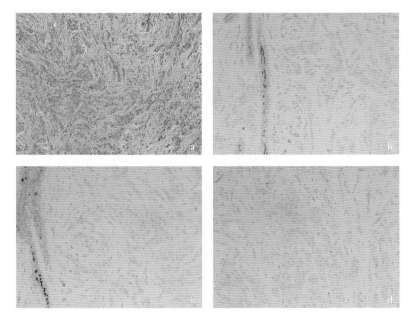

a. HE×200；b. ER 阴性（×200）；c. PR 阴性（×200）；d. HER2 阴性（×200）。

图 2 三阴性乳腺癌

镜下形态 小叶癌的共同特点是细胞松散，黏附力差，一般不形成腺管或乳头状结构。大部分病例伴有细胞学特点类似于浸润癌的小叶癌变。依据其组织学特点，分为以下亚型：①经典型（图1a）：最常见，小而一致的肿瘤细胞单个散在或单行排布于纤维结缔组织中，经常围绕导管形成同心圆状结构。宿主反应或组织结构破坏不显著。肿瘤细胞的核呈圆形或卵圆形，有切迹，胞质内含圆形空泡或细胞内腔，内含黏液。核分裂一般不多。多数为组织学2级。②腺泡型：小而一致的肿瘤细胞聚集成圆球形，每团细胞不少于20个。③实性型：肿瘤细胞弥漫成片生长，间质很少。细胞有一定的多形性，核分裂较多。④多形性：肿瘤细胞体积较大，异型性较显著。有时呈大汗腺样或组织细胞样。⑤小管小叶型：由经典型小叶癌细胞和小管状结构混合组成。⑥混合型：由经典型与其他亚型的浸润性小叶癌共同组成。

经典型和混合型占浸润性小叶癌总量的75%。约5%的乳腺癌为混合型浸润性导管癌和小叶癌。

辅助检查 免疫组化染色显示，细胞角蛋白阳性（图1b）。上皮钙黏着蛋白复合体表达异常，可以是上皮钙黏着蛋白表达缺失，α、β和γ联蛋白表达缺失，或p120从细胞膜异位至胞质内。80%~95%浸润性小叶癌为雌激素受体（ER）阳性，腺泡型和经典型几乎均为ER阳性，多形性ER阳性率不到10%。孕激素受体（PR）阳性率为60%~70%。HER2和P53阴性，也不表达CK14、CK5/6或表皮生长因子受体（EGFR）。经典型小叶癌的Ki-67增殖指数一般不高。

细胞遗传学显示，约50%的病例为二倍体。最常见的染色体改变是16q缺失，1q和16p获得。多形性小叶癌还具有类似于高级别非特殊型浸润性癌的改变如8q24、17q12以及20q13等位点的扩增。浸润性小叶癌最常见的基因改变是 CDH1（位于16q22.1）基因的截断突变、杂合性缺失以及启动子甲基化，这是导致其免疫组化检测上皮钙黏着蛋白表达阴性的原因。基因表达谱研究显示，大多数组织学上呈浸润性小叶癌特点的乳腺癌属于腺腔A型，只有少数属于腺腔B型、HER2或基底细胞样型。

预后 本病组织学分级一般为低级别、ER常为阳性而HER2常为阴性、增殖指数较低，因此预后较好。多形性和实性型的预后较经典型差。本病的转移方式不同于浸润性导管癌，其淋巴结转移率相对较低，更易发生骨、胃肠道、子宫、卵巢、脑膜以及浆膜转移。

（郑 杰 柳剑英）

rǔxiàn xiǎoguǎn'ái

乳腺小管癌（tubular carcinoma of breast） 由高分化小管结构所组成特殊类型的乳腺癌。特点是90%以上的肿瘤由衬覆单层上皮且管腔张开的小管状结构组成。当小管结构占肿瘤的50%~90%时，称为混合型癌。纯粹的小管癌只占浸润性乳腺癌的2%左右，在早期病变和筛查人群中比例较高。

临床表现 为乳腺肿物，一般体积较小。10%~20%为多灶性病变。部分病例X线检查表现为星芒状肿块或钙化，部分病例无明显肿块。超声检查时常表现为境界欠清的低回声肿块，后方可见声影。

大体形态 肿瘤境界不清，灰白色，质地较硬，多数病变直径小于1.5cm。

镜下形态 90%以上的肿瘤衬以单层上皮，且由管腔张开的腺管组成，腺管之间为富细胞性增生性纤维间质。腺管为圆形、卵圆形或有棱角，分布杂乱无章（图1）。肿瘤细胞小到中等大，核多形性不明显，核仁不显著，核分裂象很少。1/3的病例可见胞

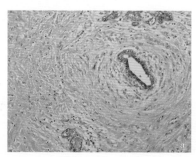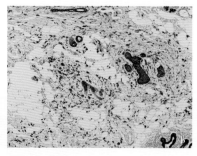

a. HE×200；b. CK阳性（×100）。

图1 乳腺浸润性小叶癌

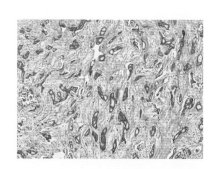

图1 乳腺浸润性小管癌（HE×40）

质顶端突起，但无特异性。管壁外一般没有肌上皮，有时可围绕基底膜样物质。小管癌可以合并平坦型上皮非典型性（FEA），低级别导管原位癌（DCIS），甚至小叶瘤变。

辅助检查　免疫组化染色显示，肿瘤一般为雌激素受体（ER）和孕激素受体（PR）阳性，HER2、表皮生长因子受体（EGFR）、P-钙黏着蛋白、P53和高分子量角蛋白阴性，增殖指数较低。分子遗传学改变频率不高。最常见的变化是 16q 缺失（78%～86%），其次是 1q 获得（50%～62%），两者常伴随出现。基因表达谱研究显示其属于腺腔 A 型。

鉴别诊断　需考虑多种具有管状结构和瘢痕结构的病变。硬化性腺病与小管癌的不同之处在于前者有小叶结构，小叶内的腺管有挤压现象和变形，免疫组化染色显示腺管外围有完整的肌上皮层。放射状瘢痕/复杂硬化性病变的中央瘢痕内常有扭曲变形的小管结构，免疫组化可显示腺管周围的肌上皮。微腺腺病没有小叶结构，腺管也为单层上皮，但其腺管多为一致的圆形，没有棱角，管腔内有红染的胶样分泌物。小管小叶癌与小管癌的不同之处在于前者有小叶癌的背景，其中的小管一般为圆形，很少有棱角。当构成腺管的细胞核有复层化、显著的核多形性以及高分裂活性时则不支持小管癌，而可能为浸润性导管癌。

预后　极佳，彻底切除后很少复发。10 年无病生存率为 93.1%～99.1%，10 年总体生存率为 99%～100%。腋窝淋巴结转移率平均为 10%，而且受累淋巴结数量很少超过 1 个。

（郑　杰　柳剑英）

rǔxiàn shāizhuàng'ái

乳腺筛状癌（cribriform carcinoma of breast）

以形成筛状结构为特点的浸润性乳腺癌。当筛状癌与小管癌混合存在时，只要筛状癌成分超过 50%，即诊断为筛状癌。当筛状癌与小管癌以外的其他类型浸润性乳腺癌混合存在时，只有筛状癌成分超过 90% 时方可诊断为筛状癌；而当筛状癌成分占 50%～90% 时，则诊断为混合型癌。本病占乳腺癌的 0.3%～0.8%。平均发病年龄为 53～58 岁。临床表现为乳腺肿块。乳腺 X 线检查一般表现为毛刺状肿物，常伴微小钙化。多灶性病变的比例为 10%～20%。

大体形态与非特殊型浸润性癌相似。平均直径为 3.1cm。光镜下见，90% 以上的肿瘤由浸润性筛状结构组成。肿瘤形成不规则团巢，其中可见细胞桥搭接构成的圆孔，圆孔内可见黏液染色阳性的分泌物，有时伴微小钙化（图 1）。肿瘤细胞小到中等大，有轻到中度多形性，顶端胞质突起常见，核分裂罕见。常有显著富细胞性纤维性间质。可见破骨细胞样多核组织细胞。80% 的病例有筛状型导管原位癌。免疫组化染色显示，雌激素受体（ER）阳性，约 69% 为孕激素受体（PR）阳性。一般 HER2 为阴性。基因表达谱研究显示其属于腺腔 A 型。

主要与高分化神经内分泌癌和腺样囊性癌鉴别，免疫组化可显示具有神经内分泌特点的细胞，也有助于鉴别由两型细胞构成的腺样囊性癌。筛状型导管内癌和浸润性筛状癌的不同之处在于浸润癌的瘤巢形状常不规则，分布杂乱，而且没有肌上皮层。

本病预后很好，腋窝淋巴结转移率为 14.3%，10 年总体生存

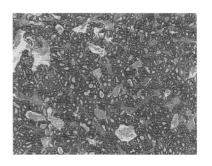

图 1　乳腺浸润性筛状癌（HE×40）

率为 90%～100%。混合型筛状癌的预后要好于非特殊型浸润性癌。

（郑　杰　柳剑英）

rǔxiàn niányè'ái

乳腺黏液癌（mucinous carcinoma of breast）

以簇状肿瘤细胞漂浮于细胞外"黏液池"为形态特点的浸润性乳腺癌。又称乳腺胶样癌或乳腺黏液腺癌。当黏液癌成分占肿瘤的 90% 以上时方可诊断为黏液癌，否则诊断为混合型黏液癌，混合成分以浸润性导管癌最为常见。单纯性黏液癌仅占乳腺癌的 2%。患者年龄多在 55 岁以上。

大体见，病变为灰白色胶冻状，境界较清。光镜下见，经典型黏液癌的肿瘤细胞巢漂浮于由纤细的纤维血管轴间隔而成的黏液内，细胞簇的大小和形状不一，有时形成小管或微乳头状结构（图 1a）。肿瘤细胞核的异型性一般较小，少数病例有显著的异型性和分裂活性。有时可见微乳头或筛状型原位癌成分，偶尔发生于黏液囊肿病的背景上。有时肿瘤细胞较丰富，称之为富细胞型，常伴神经内分泌分化。

免疫组化染色显示，黏液癌一般雌激素受体（ER）和孕激素受体（PR）阳性（图 1b，图 1c），雄激素受体（AR）呈低水平表

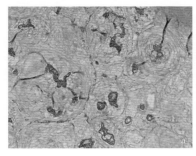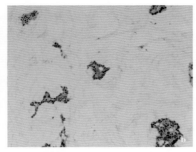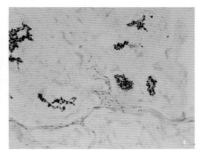

a. HE×40；b. ER 阳性（×100）；c. PR 阳性（×100）。

图 1　乳腺黏液癌

达，HER 常为阴性。基因表达谱研究显示，经典型黏液癌属于腺腔 A 型，而富细胞型黏液癌则与之不同，表达谱相似于神经内分泌癌。

本病需与黏液囊肿样病变鉴别，尤其是穿刺活检。黏液囊肿样病变表现为扩张的导管内充满黏液，脱落于黏液内的上皮索常与肌上皮相连。但黏液囊肿样病变有时发生非典型性增生或导管原位癌（DCIS），偶尔伴有黏液癌，提示其可能与黏液癌有关联。

单纯性黏液癌的局部复发率和远处转移率较低，5 年无病生存率很高，10 年总体生存率为 80%~100%。混合型黏液癌则预后相对较差。

（郑　杰　柳剑英）

jùyǒu yìnjièxìbāo fēnhuà de rǔxiàn'ái
具有印戒细胞分化的乳腺癌
（carcinoma with signet-ring-cell differentiation of breast）　以形成印戒样肿瘤细胞为特点的浸润性乳腺癌。肿瘤细胞绝大部分为印戒细胞的原发性乳腺癌很少见，常为灶状印戒细胞分化。临床和大体表现常无特殊性。光镜下，显著的印戒细胞分化最常见于浸润性小叶癌，也可以见于浸润性导管癌等其他类型的乳腺癌。印戒样肿瘤细胞有两种类型，一种

表现为细胞内有大空泡，阿辛蓝/过碘酸希夫（AB/PAS）染色显示其细胞内腔含有分泌物而呈靶样，一般见于小叶癌；另一种类似于弥漫型胃癌，酸性黏液充斥整个细胞而将核挤于一侧，多见于导管癌。本病需与来自其他器官的转移性印戒细胞癌鉴别，尤其是胃癌。如果肿瘤细胞表达雌激素受体（ER）、孕激素受体（PR）和巨大囊肿病液体蛋白（GCDFP-15）则支持乳腺癌诊断，如三者均为阴性则提示转移癌可能性较大。本病预后不明。

（郑　杰　柳剑英）

jùyǒu dàhànxiàn fēnhuà de rǔxiàn'ái
具有大汗腺分化的乳腺癌
（carcinoma with apocrine differentiation of breast）　具有大汗腺细胞学特点的浸润性乳腺癌。局灶肿瘤细胞呈大汗腺细胞特点是浸润性乳腺癌的常见现象，仅约 4% 的浸润性乳腺癌呈广泛大汗腺分化。

临床表现、影像学特点以及大体所见与其他类型的浸润性乳腺癌相似。组织学上呈大汗腺分化的乳腺癌细胞有两种类型：A 型细胞，胞质丰富而呈嗜酸性颗粒状，细胞核大而核仁显著，糖原 D-PAS 染色阳性；B 型细胞，胞质丰富、淡染而呈泡沫状。两型细胞

可混合存在。显著的大汗腺分化可见于浸润性导管癌、浸润性小叶癌、小管癌、微乳头型癌以及髓样癌等多种组织学类型的浸润性乳腺癌，也可以见于导管原位癌（DCIS）和小叶原位癌（LCIS）。

免疫组化染色显示，大汗腺分化的区域 BCL-2、雌激素受体（ER）、孕激素受体（PR）阴性，巨大囊肿病液体蛋白（GCDFP-15）、雄激素受体（AR）和 HER2 阳性。基因表达谱显示，大汗腺分子标签的特点是雄激素信号通路增强，与 HER2 阳性组有显著重叠。根据基因表达谱定义的大汗腺分子亚型与组织学上的大汗腺表型并不对等。只有一半具有大汗腺细胞学特点的癌具有上述分子标签特点，其中包括多数多形性小叶癌。组织学上具有大汗腺细胞分化特点的癌不构成一个特殊的分子亚型，而是包括大汗腺和腺腔型两个分子亚型。

主要由 A 型细胞构成的癌需与颗粒细胞瘤相鉴别，主要由 B 型细胞构成的癌需与组织细胞增生性疾病相鉴别，免疫组化染色有助于鉴别。组织学上呈大汗腺分化的癌预后类似或优于非特殊型浸润性癌，而具有大汗腺分子标签的乳腺癌似乎预后较差。

（郑　杰　柳剑英）

jùyǒu suǐyàng'ái tèdiǎn de rǔxiàn'ái
具有髓样癌特点的乳腺癌
（carcinoma with medullary pattern of breast） 具备以下全部（或部分）组织学特点的浸润性乳腺癌：境界清楚或推挤型边界，肿瘤细胞呈合体样生长，高级别肿瘤细胞核以及显著淋巴细胞、浆细胞浸润。其中包括经典型髓样癌、非典型性髓样癌以及一部分浸润性导管癌。经典型髓样癌罕见，仅占乳腺癌的1%以下。患者平均年龄为45~52岁，26%在35岁以下。临床和影像学上表现为境界清楚的乳腺肿物。

大体见，肿瘤境界清楚，质地较软，灶性出血和坏死常见，甚至发生囊性变。肿瘤直径一般2~2.9cm。光镜下，经典型髓样癌的诊断标准为：75%以上的肿瘤细胞呈合体样生长，边界清楚或呈推挤型，无腺管分化，间质内弥漫而显著的淋巴浆细胞浸润，以及胞质丰富的圆形肿瘤细胞具有高级别的泡状核和一个或多个核仁（图1）。一般核分裂较多，可见非典型性瘤巨细胞。非典型性髓样癌和具有髓样癌特点的浸润性导管癌用于指具备部分上述特点的癌。世界卫生组织（WHO）2019版乳腺肿瘤分类将其称为具有髓样癌特点的癌，作为非特殊型浸润性乳腺癌的一个亚型。

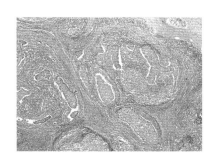

图1　乳腺髓样癌（HE×40）

免疫组化染色显示，雌激素受体（ER）、孕激素受体（PR）和HER2阴性（三阴癌），细胞角蛋白（CK5/6）、平滑肌肌动蛋白（SMA）、表皮生长因子受体（EGFR）、P-钙黏着蛋白、P53以及微囊蛋白1（caveolin-1）的表达程度不一。浸润的淋巴细胞以$CD3^+T$细胞为主，$CD8^+T$细胞比例较高。与其他部位的淋巴上皮瘤样癌不同，本病与EB病毒的相关性不高。

分子遗传学特征，大部分属于基底细胞表型，有基因组的不稳定性。最常见的体细胞基因突变是$p53$突变。多数具有$BRCA1$基因胚系突变的患者，其乳腺癌具有髓样癌特点，但仅13%具有髓样癌特点的乳腺癌患者存在$BRCA1$胚系突变，部分患者有$BRCA1$基因的体细胞突变或启动子甲基化。

髓样癌的预后好于同级别的浸润性导管癌。具有部分髓样癌特点如显著淋巴浆细胞浸润的3级浸润性导管癌预后相对较好。免疫反应的强度可能只是乳腺癌预后的影响因素之一。

（郑　杰　柳剑英）

jùyǒu shénjīng-nèifēnmì tèdiǎn de rǔxiàn'ái
具有神经内分泌特点的乳腺癌
（carcinoma with neuroendocrine feature of breast） 全部（或部分）肿瘤细胞表达神经内分泌标志物的浸润性乳腺癌。又称乳腺神经内分泌癌。确切发病率不详，估计不足乳腺癌的1%。一般见于六七十岁女性。临床症状没有特殊性，罕有出现神经内分泌症状者。大体表现相似于非特殊型浸润性乳腺癌或黏液癌。

组织学上分为3型：①高分化神经内分泌肿瘤：肿瘤主要由富于细胞的实性团、巢或小梁构成，上皮细胞巢之间为纤细的纤维血管束。肿瘤细胞呈梭形、浆细胞样，或大而透明（图1a）。胃肠道类癌的典型表现如缎带、索条和假菊形团，在乳腺并不常见。②低分化神经内分泌癌/小细胞癌：这种类型无论是组织学还是免疫组化都与肺的同名肿瘤难以区分。若有相似细胞学特点的原位癌出现则诊断为乳腺原发癌。③浸润性乳腺癌伴神经内分泌分化：约30%的浸润性乳腺癌有神经内分泌分化，尤其是黏液癌。富细胞性黏液癌约占乳腺神经内分泌肿瘤的25%，几乎都是低级别病变。实性乳头状癌，无论是原位还是浸润性，常有神经内分泌分化。

免疫组化染色显示，神经内分泌分化细胞嗜铬粒蛋白（CgA）和/或突触素（Syn，图1b）、神经元特异性烯醇化酶（NSE）阳性。雌激素受体（ER）常为阳性，尤其是高分化神经内分泌肿瘤，ER阳性率几乎为100%。

乳腺神经内分泌肿瘤最重要的预后因素是组织学分级和TNM分期。伴神经内分泌分化的乳腺癌预后较非特殊型浸润性乳腺癌差。

（郑　杰　柳剑英）

rǔxiàn jìnrùnxìng rǔtóuzhuàng'ái
乳腺浸润性乳头状癌
（invasive papillary carcinoma of breast） 浸润性乳头状结构占90%以上的浸润性乳腺癌。不包括发生于包裹性乳头状癌或实性乳头状癌基础上的非特殊型浸润性癌。这种类型的乳腺癌非常罕见。诊断时首先要除外来自其他器官的转移性乳头状癌。本病预后尚不明。

（郑　杰　柳剑英）

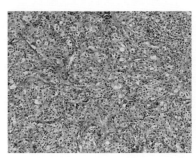 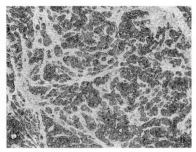

a. HE×100；b. Syn 阳性（×100）。

图 1　乳腺神经内分泌癌

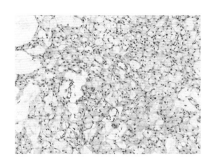

图 1　乳腺分泌性癌（HE×100）

rǔxiàn jìnrùnxìng wēirǔtóuzhuàng'ái

乳腺浸润性微乳头状癌（invasive micropapillary carcinoma of breast）　以形成被透明间质腔隙环绕的小而中空的桑葚样肿瘤细胞簇为组织学特点的浸润性乳腺癌。系肿瘤细胞极向翻转所致。单纯型少见，占浸润性乳腺癌的 0.9%~2%。约 7.4% 的浸润性乳腺癌局部出现微乳头状结构。大体表现没有特异性。光镜下见，立方形或柱状肿瘤细胞聚集成团，与周围间质分离，间质腔内可见分泌现象，肿瘤细胞团中央没有纤维血管轴（图 1）。肿瘤细胞的胞质为嗜酸性颗粒状或呈大汗腺样，核分裂少到中等量。坏死和淋巴细胞浸润少见。多数病变为组织学 2 级或 3 级。

免疫组化染色显示，多数病例为雌激素受体（ER）阳性，HER2 表达状况不一，肿瘤细胞的间质面 MUC-1 或癌胚抗原（CEA）阳性。基因表达谱显示多数病例属于腺腔 A 或 B 型。本病需与固定造成的收缩假象和淋巴管癌栓相鉴别，免疫组化可鉴别。本病淋巴结转移率较非特殊型浸润性癌高，达 72%~77%。

（郑　杰　柳剑英）

rǔxiàn fēnmìxìng'ái

乳腺分泌性癌（secretory carcinoma of breast）　具有 t（12；15）的浸润性乳腺癌。又称幼年性乳腺癌。罕见。占所有乳腺癌的 0.15% 以下。一般见于女性，偶见于男性。中位年龄为 25 岁。临床表现为境界清楚的活动性包块，平均直径为 3cm，切面呈灰白色到棕黄色。光镜下见，肿瘤边缘呈推挤性生长，也可见明显的浸润灶。包括 3 种组织学亚型：微囊性、实性和小管型。微囊性肿瘤由甲状腺滤泡样小囊构成，可以融合成实性巢（图 1）。小管型可见管腔内充满分泌物。多数肿瘤为以上 3 型的混合型。病变中央可有间质硬化。肿瘤细胞为多角形，胞质呈嗜酸性颗粒状或泡沫状，细胞核较规整，核仁不明显，核分裂不多。细胞内、外可见红染的乳汁样分泌物，一般为阿辛蓝/过碘酸希夫（AB/PAS）染色阳性。有时可见具有类似结构和细胞学特点的原位癌，一般为低级别，偶尔有坏死。

免疫组化染色显示，肿瘤细胞常为上皮膜抗原（EMA）、α-乳清蛋白（α-lac）和 S-100 蛋白阳性，雌激素受体（ER）、孕激素受体（PR）和 HER2 均为阴性。分子遗传学研究显示，原位或浸润性病变都具有 12 和 15 号染色体的平衡易位，导致 ETV6-NTRK3 基因融合。

肿瘤生长较缓慢，淋巴结转移率低，很少发生远处转移。年轻患者预后更好。老年患者可以发生远期转移。

（郑　杰　柳剑英）

rǔxiàn shìsuānxìngxìbāo'ái

乳腺嗜酸性细胞癌（oncocytic carcinoma of breast）　超过 70% 的肿瘤细胞具有嗜酸细胞特点的浸润性乳腺癌。其成因是胞质内充满线粒体。当线粒体占据 60% 以上的肿瘤细胞胞质时，称为嗜酸细胞。本病患者平均年龄为 66 岁，多为女性。临床表现没有特异性。肿瘤平均直径为 3cm。光镜下见，肿瘤呈实性生长，边缘呈推挤性。肿瘤细胞界限清楚，有丰富的颗粒状、强嗜酸性胞质。细胞核异型性各例表现不一。免疫表型类似非特殊型浸润性癌，线粒体抗体为弥漫强阳性。分子遗传学特征与肾和甲状腺的同名

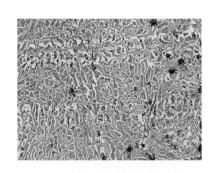

图 1　乳腺浸润性微乳头状癌

病变相似，常有 11q13.1-13.2 和 19p13 的获得。本病预后类似非特殊型浸润性癌。

（郑 杰 柳剑英）

rǔxiàn fùyú zhīzhì de ái

乳腺富于脂质的癌（lipid-rich carcinoma of breast）

90% 以上肿瘤细胞胞质富含中性脂质的浸润性乳腺癌。又称脂质分泌性乳腺癌。单纯性脂质分泌性癌很少见，占乳腺癌的 1%~1.6%，半数以上乳腺癌的癌细胞胞质内含有一定程度的脂滴。临床和大体形态没有特异性。组织学上大多为高级别癌。肿瘤细胞体积较大，胞质呈透明空泡状或泡沫状，缺乏黏液，而脂肪染色为阳性。有时可见细胞学特点与之类似的原位癌。免疫组化染色肿瘤细胞为上皮膜抗原（EMA）、α-乳清蛋白（α-lac）和亲脂素阳性，不表达雌激素受体和孕激素受体。

（郑 杰 柳剑英）

rǔxiàn fùyú tángyuán de tòumíng xì-bāo'ái

乳腺富于糖原的透明细胞癌（glycogen-rich clear cell carcinoma of breast）

90% 以上的肿瘤细胞为富于糖原的透明细胞的浸润性乳腺癌。又称乳腺透明细胞癌或乳腺富于糖原的癌。组织制片过程中胞质内物质的溶解可造成乳腺癌细胞呈空泡状，而胞质内糖原见于 60% 无透明细胞特点的乳腺癌。本病占乳腺癌的 1%~3%，中位年龄为 57 岁。临床和大体形态没有特异性。光镜下见，多数肿瘤具有浸润性导管癌或导管原位癌特点，肿瘤细胞呈多角形，界限清楚，透明或细颗粒状胞质糖原 D-PAS 阳性。细胞核深染，有块状染色质和核仁。免疫组化染色显示，50% 为雌激素受体（ER）阳性，一般巨大囊

肿病液体蛋白（GCDFP-15）、平滑肌肌动蛋白（SMA）和 CD10 阴性。本病预后较差，与非特殊型浸润性乳腺癌相似。

（郑 杰 柳剑英）

rǔxiàn xiànpào xìbāo'ái

乳腺腺泡细胞癌（acinic carcinoma of breast）

肿瘤细胞形成较均一的腺泡状结构且胞质富含浆液性酶原颗粒的浸润性乳腺癌。极罕见。形态学与涎腺的腺泡细胞癌相似，可由高分化的腺泡样结构到实性的去分化区域构成。有微囊状或小腺体的区域或可见伴有粉刺样坏死的实性区。瘤细胞通常不规则圆形至卵圆形，编辑丰富、颗粒状，颗粒可粗大。

（郑 杰 柳剑英）

rǔxiàn niányè biǎopíyàng'ái

乳腺黏液表皮样癌（mucoepidermoid carcinoma of breast）

由基底细胞、中间型细胞、鳞状细胞和黏液上皮等多种成分构成的乳腺恶性上皮性肿瘤。极罕见。形态学相似于涎腺的同名肿瘤。组织学上肿瘤由上述多种细胞组成，形成实性巢状或囊肿结构。当出现确切的角化现象或角化珠时，倾向于诊断为鳞状细胞化生性癌。一般为雌激素受体（ER）和孕激素受体（PR）阴性。需要按涎腺同名肿瘤的分级指标进行组织学分级，高级别病变的预后较差。

（郑 杰 柳剑英）

rǔxiàn xiànyàng nángxìng'ái

乳腺腺样囊性癌（adenoid cystic carcinoma of breast）

由上皮和肌上皮构成的乳腺恶性上皮性肿瘤。组织学相似于涎腺同名肿瘤。本病罕见，占乳腺癌不足 0.1%。平均诊断年龄为 64 岁。临床上约 50% 的病变位于乳晕下区，可有疼痛。X 线检查和超声

检查相似于其他类型的乳腺癌。

大体见，肿瘤境界清楚，直径 0.5~12cm，平均为 3cm。偶尔形成小囊肿。光镜下见，肿瘤由上皮和肌上皮两种细胞构成，形成管状或筛状结构，其中有些是由腺上皮形成的真性腺腔，管腔很小（图 1），内有过碘酸希夫（PAS）染色阳性的中性黏液；有些是由基底细胞和肌上皮围成的假腔或基质腔，形状不一，内为阿辛蓝（AB）染色阳性的酸性黏液或含有毛细血管的胶原带，层粘连蛋白和 IV 型胶原免疫组化染色也可显示这些间质腔。基底细胞样细胞也可以形成实性团巢。有时可见皮脂腺分化。偶尔合并原位病变，与浸润成分很难区分。有时伴发于腺肌上皮瘤或低级别腺鳞癌，提示这些腺肌上皮肿瘤之间可能存在某种关联。

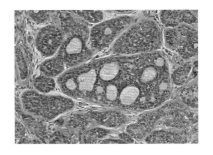

图 1　乳腺腺样囊性癌（HE×200）

免疫组化染色显示，雌激素受体（ER）、孕激素受体（PR）和 HER2 阴性。超过一半病例有表皮生长因子受体（EGFR）过表达。基底细胞样细胞为平滑肌肌动蛋白（SMA）、P63、钙调理蛋白和高分子量角蛋白阳性，CD10 阴性。腺上皮为 CK7 和 CK8/18 阳性，此外与涎腺腺样囊性癌相似，CD117 也为阳性。分子遗传

学研究显示，90%以上的病例有 t（6；9）（q22-23；p23-24），以致 MYB 和 NFIB 融合基因形成。

本病需与胶原小球病、浸润性筛状癌等鉴别。胶原小球病一般发生于其他良性增生性病变的背景上，增生局限于腺管内，无间质浸润。浸润性筛状癌的肿瘤细胞为腺上皮，没有肌上皮，而且一般为 ER 阳性。

本病低度恶性，很少转移至区域淋巴结。一般仅需单纯切除。预后很好，5 年和 10 年生存率分别超过 95% 和 90%。

（郑 杰 柳剑英）

rǔxiàn duōxíngxìng xiàn'ái

乳腺多形性腺癌（polymorphous adenocarcinoma of breast）

组织学相似于涎腺多形性低度恶性腺癌的乳腺肿瘤。肿瘤细胞形成实性团巢，周围围绕腺泡、筛状结构或单排细胞构成的小梁。极罕见。免疫组化染色显示，瘤细胞为 BCL-2 强阳性，CK7 和 E-钙黏着蛋白弱阳性，EMA、雌激素受体（ER）、孕激素受体（PR）、CK14、平滑肌肌动蛋白（SMA）、HER2 和 CD117 阴性。其生物学行为类似于组织学高级别的浸润性乳腺癌。

（郑 杰 柳剑英）

rǔxiàn huàshēngxìng'ái

乳腺化生性癌（metaplastic carcinoma of breast）

一组部分或全部肿瘤细胞向鳞状细胞或间叶细胞分化的浸润性乳腺癌。曾称乳腺癌肉瘤、乳腺肉瘤样癌、乳腺癌伴假肉瘤样化生、乳腺癌伴假肉瘤样间质、乳腺梭形细胞化生性癌、产生基质的乳腺癌等。根据组织学特点分为低级别腺鳞癌、纤维瘤病样化生性癌、鳞状细胞癌、梭形细胞癌以及伴有软骨和骨等间叶分化的癌。肌上皮癌也是一种化生性癌。化生性癌占乳腺癌的 0.2%~5%。

临床表现 特点相似于雌激素受体（ER）阴性的非特殊型浸润癌。

大体形态 无特异性，肿瘤常体积较大。

镜下形态 包括一组形态学特点各异的肿瘤。

低级别腺鳞癌 又称低级别汗管瘤样癌。组织学特点：在梭形细胞背景中可见分化良好的腺管结构和实性细胞巢，腺管体积较小，上皮巢索内可见鳞状旋涡或囊肿。周边常见细长的索条状肿瘤组织侵入正常组织中，常有簇状淋巴细胞浸润。可以伴发于乳腺腺肌上皮瘤或硬化性增生性病变。

纤维瘤病样化生性癌 肿瘤主要成分是分化良好的梭形细胞，胞质呈弱嗜酸性，细胞核呈长梭形、染色质细，常呈波浪状或长束状排列，向周围正常组织内呈指突状浸润。有不同程度的胶原纤维形成。常见胖梭形或上皮样细胞簇或巢索，有时在血管周围更明显，常可见胖梭形细胞过渡为长梭形细胞的现象（图 1a）。有时有灶状鳞状细胞分化。肿瘤细胞一般 P63 阳性，有不同程度的角蛋白表达，尤其是胖梭形细胞和上皮样细胞（图 1b）。

鳞状细胞癌 常形成囊性病变，囊壁衬覆有不同程度异型性的鳞状上皮。肿瘤性鳞状细胞形成实性巢片，浸润周围乳腺组织，导致显著的纤维间质和炎症反应。鳞状细胞分化程度不一，浸润前沿常有梭形细胞化生。有时鳞状细胞松解形成腺样或血管样腔隙，需与腺癌或血管肉瘤相鉴别。化生性鳞状细胞癌可以是肿瘤的唯一成分，也可以与其他类型如非特殊型浸润癌或髓样癌混合存在。在诊断乳腺原发性鳞癌时，首先要除外来源于其他部位，尤其是皮肤转移癌可能性。

梭形细胞癌 这组肿瘤包括一个谱系，其一端为梭形细胞鳞癌，另一端为恶性肌上皮瘤或肌上皮癌。肿瘤的主要成分为异型性梭形细胞，排列方式多样，可以形成青鱼骨样、编席样或轮辐状结构，各种结构常混合存在。肿瘤细胞呈长梭形或胖梭形，细胞核有中到重度异型性。部分病例有炎症细胞浸润，甚至遍布肿瘤各区。可见簇状上皮样或鳞状细胞分化灶。梭形细胞癌是乳腺非典型性梭形细胞肿瘤的一个主要鉴别诊断，支持其诊断的证据包括任何常规组织学或免疫组化上的上皮分化迹象以及肿瘤内或肿瘤附近原位癌的存在。

伴间叶分化的化生性癌 间

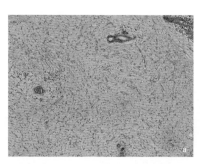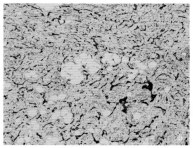

a. HE×100；b. CK 阳性（×100）。

图 1 纤维瘤病样化生性癌

叶成分常为混合性，包括软骨、骨、横纹肌、甚至神经胶质分化；上皮成分可以形成腺管、实性上皮巢或鳞状上皮灶。间叶成分可以分化较好、异型性很小，也可以呈显著的恶性表型而似软组织肉瘤。既往"产生基质的癌"指间叶成分与上皮成分截然分开，其间没有梭形细胞过渡，这种肿瘤内常有真正的软骨或软骨样基质分化。虽绝大多数肿瘤内较容易找到上皮分化的区域，有些病例需广泛取材方可检见癌性区域，高分子量角蛋白的免疫组化检测对于发现上皮成分也有帮助。

混合性化生性癌　化生成分多样，包括各种上皮成分和各种间叶成分。

辅助检查　免疫组化染色显示，超过90%的乳腺化生性癌为雌激素受体（ER）、孕激素受体（PR）和HER2阴性，CK5/6、CK14和表皮生长因子受体（EG-FR）阳性。上皮成分的识别需要多种标志物的联合使用，包括高分子量角蛋白CK5/6、CK14和34βE12，混合性角蛋白AE1/AE3，低分子量角蛋白一般为阴性。角蛋白的表达常呈灶状。超过90%的肿瘤表达P63。对于乳腺的梭形细胞肿瘤，如果有确凿的上皮分化或任何比例的P63表达，则提示为化生性癌。

基因表达谱显示，化生性乳腺癌属于基底细胞样分子表型。梭形细胞化生性癌在转录水平的特征介于上皮和间叶细胞之间，可能富于肿瘤干细胞。多数化生性癌的不同成分有相同的基因特征，有些则有不同的基因改变。

预后　对常规化疗的反应性一般较差。低级别腺鳞癌和低级别纤维瘤病样化生性癌预后较好。其他类型的预后尚有争议。淋巴结转移率较非特殊型浸润癌性低，但易发生血行转移。化生性癌的分级诊断预后意义不明。

（郑　杰　柳剑英）

yánxìng rǔxiàn'ái
炎性乳腺癌（inflammatory carcinoma of breast）

具有独特临床病理特点的侵袭性乳腺癌。如果仅有病理学表现而临床无炎症表现，则称为隐性炎症性乳腺癌。本病少见，占乳腺癌的1%～10%，与诊断标准有关。发病率有人种差异，非裔美国人发病率最高，而亚裔最低。有显著的地理分布特点，北非最为常见。炎症性乳腺癌的高危因素不明。

临床表现为乳腺体积快速增大伴表面皮肤红肿和橘皮样变，常累及乳腺1/3以上，乳腺质地弥漫变硬，一般没有可以触及的肿块。活检需要借助于影像学检查。乳头变平、回缩或结痂常见，但乳头受累并无诊断意义。组织学的特征性表现是乳腺表面皮肤有大量真皮淋巴管癌栓，癌栓导致皮肤淋巴管堵塞而发生水肿，一般不引起显著的炎症细胞浸润。皮肤下方的组织学类型常为3级非特殊型浸润性癌。免疫组化染色显示，约50%的病例为雌激素受体（ER）和孕激素受体（PR）阴性，约40%的病例有HER2过表达，部分病例有表皮生长因子受体（EGFR）过表达或P53阳性。炎症性乳腺癌中簇状瘤栓形成可能与肿瘤细胞E-钙黏着蛋白高表达有关。分子遗传学检测没有特异性，大多属于HER2阳性型或基底细胞样型。

本病需与乳腺炎症性疾病和某些局部侵袭性癌鉴别，病理活检有助于鉴别。本病属于晚期乳腺癌，预后比不伴炎症表现的局部侵袭性癌差。化疗后完全缓解是非常强的预后指标。

（郑　杰　柳剑英）

rǔtóu Pèijítèbìng
乳头佩吉特病（Paget disease of nipple）

以乳头鳞状上皮内出现恶性腺上皮为特点的乳腺恶性肿瘤。可累及乳晕和周围皮肤。一般伴发于深部乳腺癌，大多为高级别非特殊型浸润性癌（占53%～60%），部分为导管原位癌（占24%～43%）。不伴深部乳腺癌者少见，仅占1.4%～13%。本病的肿瘤细胞来源于深部乳腺癌，经导管迁移至表皮。

本病占所有乳腺癌的1%～4%。男女均可发病。多数临床表现为乳头皮肤湿疹样改变，可伴乳头溢液，可以形成溃疡和乳头内陷。部分患者病史很长，达数年。病变下方触及肿物者一般合并浸润性乳腺癌。15%的乳头佩吉特病无明显症状，见于因乳腺癌而行乳腺切除的标本，称为隐性乳头佩吉特病。

大体见，乳头皮肤脱屑、形成痂皮或溃疡，也可无明显变化。光镜下见，表皮内出现佩吉特细胞，体积大而胞质丰富，核大而有显著核仁，单个散在或成簇分布于表皮全层，偶尔形成腺样结构。部分病例细胞内有明显黏液。偶尔细胞内可见黑色素颗粒。免疫组化染色显示，佩吉特细胞CK7和CAM5.2阳性，80%～90%HER2阳性，约50%癌胚抗原（CEA）、上皮膜抗原（EMA）、巨大囊肿病液体蛋白（GCDFP-15）和P53阳性，30%～40%为雌激素受体（ER）或孕激素受体（PR）阳性。免疫组化表型与下方乳腺癌相似。

鉴别诊断主要包括皮肤鲍恩（Bowen）病和黑色素瘤，黑色素瘤为S-100蛋白、HMB45、Melan-

A 阳性，CK7 和 CEA 阴性；鲍恩病为 CK5/6 阳性，CK7 阴性。

本病预后取决于下方乳腺癌的类型和分期。

（郑　杰　柳剑英）

shuāngcè rǔxiàn'ái

双侧乳腺癌（bilateral breast carcinoma）

发生于同一患者双侧乳腺的原发性乳腺癌。分为同时性和异时性两种，如果两者发生时间间隔不到 3 个月，称为同时性乳腺癌；如超过 3 个月，则称为异时性乳腺癌。本病占所有乳腺癌的 2%~6%。已经发生一侧乳腺癌的患者发生对侧癌的危险性是普通女性的 2~6 倍，这种危险性与初诊年龄成反相关。异时性乳腺癌的中位间隔期为 3.9~7.7 年。瑞士 30 年统计数据显示，同时性乳腺癌的发生率在提高，而异时性乳腺癌的发生率在下降，可能与术后化疗的使用有关。内分泌治疗也可以降低对侧乳腺癌的发生率。术后放疗可能会增加对侧乳腺发生癌的危险性，尤其是年龄小于 45 岁且有乳腺癌家族史者。激素受体阳性的乳腺癌患者发生对侧乳腺癌的危险性比普通人群高两倍，而激素受体阴性者高将近 4 倍。有一级亲属乳腺癌家族史者其发生双侧癌的危险性比没有家族史者高 50%。BRCA1 和 BRCA2 基因突变携带者其发生双侧癌的危险性分别提高 4.5 和 3.4 倍。

临床上和大体表现同一般乳腺癌。组织学上，同时性乳腺癌中，小叶癌、低级别和激素受体阳性的乳腺癌比例较单侧癌高。在诊断对侧乳腺癌时，要排除转移癌的可能性。如果患者有局部复发、区域淋巴结转移或远隔器官转移，则高度提示其对侧乳腺癌为转移癌的可能性大。相反，

如果出现原位癌或组织学类型和级别不同于对侧癌，则提示双侧原发癌的可能性大。

本病预后评估比较复杂。同时性乳腺癌的预后取决于病理预后因素较差的那侧癌。

（郑　杰　柳剑英）

jiāzúxìng rǔxiàn'ái

家族性乳腺癌（familial breast cancer）

一个家系中一级和二级亲属中有 2 个或 2 个以上原发性乳腺癌和/或卵巢癌患者的乳腺癌。发病年龄常较早，双侧乳腺癌多见。占所有乳腺癌的 5%~15%。乳腺癌 1 号基因（BRCA1）和乳腺癌 2 号基因（BRCA2）基因是已知的高外显率乳腺癌易感基因，与家族性乳腺癌的关系最为密切。BRCA1 定位于人类染色体 17q21，由 24 个外显子构成，编码 1863 个氨基酸。BRCA2 定位于人类染色体 13q12.3，由 27 个外显子构成，编码 3418 个氨基酸。二者均为抑癌基因，在 DNA 损伤修复、细胞周期调节、基因转录激活、染色质稳定等方面发挥着重要作用。BRCA1 和 BRCA2 基因突变分布于整个编码区，最常见的致病性突变为移码突变和无义突变。大多数突变导致截短蛋白的形成，使 BRCA1 和 BRCA2 蛋白功能丧失，而致肿瘤发生。在欧美白种人的家族性乳腺癌中，BRCA1 和 BRCA2 的总突变率为 15%~20%，而在中国的突变率为 3%~10%，且 BRCA2 突变率高于 BRCA1。

组织学上，70%~80% 为非特殊型浸润性乳腺癌。BRCA1 和 BRCA2 突变型乳腺癌常为组织学高级别癌。BRCA1 突变型乳腺癌常表现为非典型性髓样癌，如肿瘤细胞分裂活性高，有淋巴细胞浸润，边缘呈推挤性生长；免疫

表型上常为雌激素受体（ER）、孕激素受体（PR）和 HER2 阴性的三阴癌，90% 为 P53 阳性，60%~70% 属于 CK5/6、CK14 和表皮生长因子受体（EGFR）等阳性的基底细胞亚型。BRCA2 突变型乳腺癌组织学上表现不一，常为腺腔表型。

本病治疗与非遗传性乳腺癌相似。BRCA1 和 BRCA2 基因突变以常染色体显性遗传方式传递给子代，又称为遗传性乳腺癌。携带基因突变的个体发生乳腺癌和卵巢癌的风险显著高于正常人群。到 70 岁时，携带 BRCA1 基因致病性突变者发生乳腺癌的风险为 60%~80%；携带 BRCA2 基因致病性突变者发生乳腺癌的风险为 40%~60%。因此，对于有家族性乳腺癌倾向的患者，需进行 BRCA1 和 BRCA2 基因突变的检测。

（郑　杰　柳剑英）

rènshēn-bǔrǔqī rǔxiàn'ái

妊娠哺乳期乳腺癌（breast carcinoma in pregnancy and lactation）

妊娠期或产后 1 年内诊断的乳腺癌。占妊娠期恶性肿瘤第二位。遗传和环境因素与普通人群相似。BRCA1 和 BRCA2 基因突变不会增加妊娠期乳腺癌的发病率。临床表现为无痛性乳腺肿物。因妊娠期乳腺体积增大而不易察觉，故发现时常为进展期。影像学首选超声检查。可疑病变行穿刺活检。组织学改变基本同非孕产期妇女，以浸润性导管癌最为常见，其次为浸润性小叶癌，组织学分级 2~3 级，淋巴管浸润较为常见。免疫组化染色，雌激素受体（ER）阴性率较高，HER2 阳性率相似于同年龄段的非孕产期妇女。

临床治疗关乎胎儿的存亡，

因此需多学科讨论后决定治疗方案。预后较一般人群差，尤其是产后 1 年内发现的乳腺癌。复发和转移常见于 2 年以内。

（郑 杰 柳剑英）

男性乳腺癌

nánxìng rǔxiàn'ái

男性乳腺癌（carcinoma of male breast） 发生于男性乳腺、与女性乳腺癌具有相似组织学特点的恶性上皮性肿瘤。少见，约占所有乳腺癌以及男性恶性肿瘤的 1%。原发性和转移性乳腺癌的比例为 25：1。一般见于老年男性，平均年龄为 67 岁。病因未明，可能与体内激素失衡或环境等因素有关。15%～20% 有乳腺癌或卵巢癌家族史。男性乳腺癌与 *BRCA2* 的相关性高于 *BRCA1*。具有 *BRCA2* 胚系突变的男性发生乳腺癌的危险性为 5%～10%，而具有 *BRCA1* 胚系突变的男性则为 1%～5%。3%～7.5% 的患者核型为 47, XXY。

临床表现为无痛性质硬肿物，大多偏于乳头一侧。常为单侧病变，偶尔累及双侧。75% 的患者有血性乳头溢液，乳头固定、回缩或溃疡较女性常见。偶发佩吉特病。肿瘤平均直径为 2.5cm，易侵犯乳头、表面皮肤和胸肌。约 50% 患者同时伴有同侧腋窝淋巴结肿大。组织学呈原位癌或浸润性癌表现。①原位癌：约占 10%，绝大多数为导管原位癌，小叶原位癌罕见。②浸润性癌：以非特殊型浸润性乳腺癌最常见。浸润性乳头状癌较女性多见，占 2%～4%。浸润性小叶癌、小管癌、黏液癌以及髓样癌非常罕见。80% 为 2～3 级癌。约 90% 为雌激素受体（ER）阳性，80% 为孕激素受体（PR）阳性。HER2 阳性率 1%～15%。

治疗同绝经后女性乳腺癌。

主要的预后因素有 TNM 分期、组织学分级以及雌激素受体状况。男性乳腺癌中进展期病变更常见，约 40% 为 Ⅲ 或 Ⅵ 期。经过分期校正后的生存率与女性乳腺癌相仿。

（郑 杰 柳剑英）

rǔxiàn xuèguǎn ròuliú

乳腺血管肉瘤（angiosarcoma of breast） 向内皮细胞分化的乳腺恶性间叶性肿瘤。又称乳腺恶性血管内皮瘤。分为原发性和继发性两大类：①原发性血管肉瘤：起源于乳腺实质，非常罕见，为乳腺第二常见的恶性间叶性肿瘤，发生率仅次于恶性叶状肿瘤，占乳腺原发性恶性肿瘤的 0.05%，患者几乎均为女性。②继发性血管肉瘤：发生于乳腺表面皮肤、胸壁或乳腺实质，与乳腺癌手术或放射治疗有关，是该部位最常见的辐射相关性肉瘤。

临床表现 原发性血管肉瘤为乳腺深部无痛性肿物，少数表现为乳腺弥漫增大，病变侵及皮肤时呈红紫色。影像学表现常无特征性。双侧性病变多为转移所致。继发性血管肉瘤有两种情况：①放疗后很长时间才发病（84～120 个月），患者大多为老年人，表现为胸壁皮肤内肿瘤性血管增生。②发病较早，距手术或放疗中位时间 5～6 年，有些病例不到 2 年，多数病变只累及皮肤，也可累及乳腺实质。很多病变为多灶性。可以晚发于或伴发于乳腺放疗后非典型性血管增生。

大体形态 病变大小不等，平均直径 5cm。切面常呈海绵状，界限不清。分化较差的肿瘤呈实性鱼肉状。

镜下形态 原发性和继发性特点相似。高分化血管肉瘤由交互吻合的血管构成，在脂肪和小叶间质内穿插。血管腔有不同程度的扩张，管腔有棱角，内皮细胞核染色深而显著，但核分裂不多，复层化也不明显。低分化血管肉瘤更易识别，由交互吻合的血管区与梭形细胞或上皮样细胞构成的实性区混合组成，常形成血管湖或坏死灶，核分裂很多。中分化血管肉瘤的内皮细胞显著复层化或形成乳头状结构，核分裂易见，但实性区不明显。肿瘤内不同区域分化不同，高分化区域似血管瘤、假血管瘤样间质增生（PASH）或乳头状内皮增生，低分化区域类似于癌或其他肉瘤。

辅助检查 免疫组化染色显示，肿瘤性血管不同程度地表达 CD34、CD31 和 D2-40。

预后 与发生于其他器官的血管肉瘤相似，预后与组织学分化关系不大。即使是高分化的血管肉瘤，也可以发生远处转移。常见的转移部位有肺、皮肤、骨和肝。腋窝淋巴结转移罕见。中位生存期不足 6 年。

（郑 杰 柳剑英）

rǔxiàn pínghuájī ròuliú

乳腺平滑肌肉瘤（leiomyosarcoma of breast） 一种向平滑肌分化的乳腺恶性间叶性肿瘤。非常罕见。起源于乳头平滑肌或血管平滑肌，其大体表现、组织学特点和预后类似软组织同名肿瘤（图 1a）。对于乳腺的平滑肌肿瘤，核分裂和多形性是非常重要的恶性指征。免疫组化染色与软组织平滑肌肉瘤一样，表达平滑肌肌动蛋白（SMA）和结蛋白（图 1b，图 1c）。

（郑 杰 柳剑英）

rǔxiàn héngwénjī ròuliú

乳腺横纹肌肉瘤（rhabdomyosarcoma of breast） 一种向横纹肌分化的乳腺恶性间叶性肿瘤。乳腺原发性横纹肌肉瘤非常罕见，

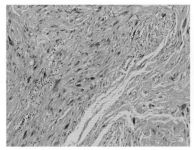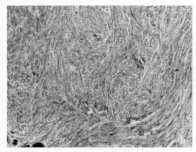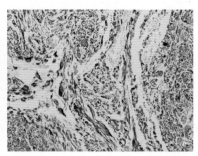

a. HE×100；b. SMA 阳性（×100）；c. desmin 阳性（×100）。

图1 乳腺平滑肌肉瘤

主要见于儿童。发生在中老年的乳腺横纹肌肉瘤大多为叶状肿瘤或化生性癌的异源性成分，发生于儿童和青少年者多半为四肢或头颈部横纹肌肉瘤转移而来。临床表现为乳腺肿块，多发性病变提示转移的可能性较大。乳腺原发性横纹肌肉瘤大多为腺泡型，很少为胚胎性。大体和组织学特点类似于软组织同名肿瘤。转移性病变一般为晚期指征，预后很差。

（郑　杰　柳剑英）

rǔxiàn zhīfáng ròuliú

乳腺脂肪肉瘤（liposarcoma of breast）　一种向脂肪分化的乳腺恶性间叶性肿瘤。非常罕见。大多为黏液型。乳腺脂肪肉瘤多数情况下为叶状肿瘤和化生性癌的异源性分化成分。

（郑　杰　柳剑英）

rǔxiàn gǔròuliú

乳腺骨肉瘤（osteosarcoma of the breast）　一种具有骨质分化的乳腺恶性间叶性肿瘤。非常罕见。约占乳腺肉瘤的12%。乳腺骨肉瘤可发生在叶状肿瘤和化生性癌的基础上。乳腺原发性骨肉瘤绝大多数发生在女性，平均年龄64.5岁。临床上多表现为乳腺肿块，多在上象限。20%可有疼痛。大体见，肿瘤大小1.4~13cm不等，大多数为5cm左右。边界清楚、质硬。大的肿瘤可有坏死

和空洞形成。光镜下形态与其他部位的骨外骨肉瘤相似，由多形性梭形细胞或卵圆形细胞及不等量的骨样组织或骨组织构成（图1）。约1/3病例可见软骨组织。大多数骨肉瘤的各种类型，如成纤维细胞型、成骨细胞型、富于破骨细胞型甚至毛细血管扩张型在乳腺均可见到。乳腺骨肉瘤为高度侵袭性肿瘤，2/3切除后可复发，常转移至肺而无淋巴结累及。5年生存率约为38%。

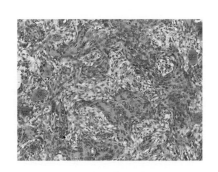

图1 乳腺骨肉瘤（HE×200）

（郑　杰　柳剑英）

rǔxiàn línbā zàoxuè xìtǒng zhǒngliú

乳腺淋巴造血系统肿瘤（lymphoid and hematopoietic tumor of breast）　病变局限于乳腺实质或伴发于系统性疾病的乳腺淋巴造血系统肿瘤。乳腺淋巴瘤分为原发性和继发性两种。①乳腺原发性淋巴瘤：病变局限

于乳腺及其区域淋巴结且无既往淋巴瘤病史。②乳腺继发性淋巴瘤：系统性病变累及乳腺。乳腺淋巴瘤一定是累及乳腺实质的淋巴瘤，只累及乳腺内淋巴结者不包括在内。

乳腺原发性淋巴瘤罕见，占乳腺原发性肿瘤的0.5%以下。多数为绝经后女性，也见于其他年龄段，偶尔累及男性。临床表现为无痛性乳腺肿物，可以为多发性病变，约10%为双侧病变。高达50%的患者同时伴有区域淋巴结受累。几乎所有的病例复发灶位于结外。大体常表现为境界清楚的乳腺肿物，切面呈鱼肉样，高级别病变偶见出血和坏死灶。绝大多数病变沿导管或小叶周围浸润性生长。以弥漫大B细胞淋巴瘤最为常见，占50%~65%。其他组织学类型有黏膜相关淋巴组织（MALT）型结外边缘区淋巴瘤和滤泡性淋巴瘤。偶见伯基特（Burkitt）淋巴瘤、淋巴母细胞性淋巴瘤以及外周T细胞性淋巴瘤（包括间变性大细胞性淋巴瘤）。乳腺淋巴造血系统肿瘤的治疗和预后与组织学类型有关。

（郑　杰　柳剑英）

rǔxiàn zhuǎnyíxìng zhǒngliú

乳腺转移性肿瘤（metastatic tumor of breast）　发生于其他器官的恶性肿瘤转移至乳腺形成的

继发性肿瘤。占乳腺恶性肿瘤的0.2%~1.3%。女性更常见。其中约30%作为首发症状出现。具有其他部位恶性肿瘤的患者，出现乳腺转移灶的间隔期长短不一。某些肿瘤类型，尤其是黑色素瘤和卵巢癌的转移间隔期较长。临床表现为快速生长的无痛性乳腺肿块。X线检查表现为境界清楚的圆形结节，少数为多发性病变，毛刺征不常见。超声检查一般表现为低回声结节。

乳腺最常见的转移瘤依次为淋巴造血系恶性肿瘤、黑色素瘤、肺癌、卵巢癌、前列腺癌、肾癌、胃癌以及类癌。儿童最常见的乳腺转移瘤是横纹肌肉瘤和淋巴瘤。疑为转移瘤者一般采用非手术性活检，如粗针穿刺活检。约2/3的乳腺转移瘤因其组织学特点有异于一般乳腺癌而能及时诊断。约1/3的乳腺转移瘤无显著特点，需要与原发性乳腺癌鉴别，应综合临床病史、组织学上有无原位癌以及免疫组化特点。乳腺转移瘤的预后一般很差，多数在1年内死亡。

（郑　杰　柳剑英）

非特异性化脓性淋巴结炎
fēitèyìxìng huànóngxìng línbājiéyán

（nonspecific pyogenic lymphadenitis）　链球菌、葡萄球菌和其他化脓菌感染所引起的引流区淋巴结的炎性病变。通常受累淋巴结肿大，可有触痛。依病程可分为急性和慢性。

（李甘地）

猫抓病性淋巴结炎
māozhuābìngxìng línbājiéyán

（cat-scratch disease lymphadenitis）　由汉赛巴通体（*Bartonella henselae*）感染引起的自限性坏死性肉芽肿性淋巴结炎。患者发病前有被猫抓伤或与猫密切接触史，

也可经狗、鼠、猴等传播给人。临床表现为原发性皮损和区域淋巴结肿大，通常发生在腋窝或颈部淋巴结。光镜下见，淋巴滤泡反应性增生，窦内、外组织细胞增生，边缘窦内单核细胞样B细胞增生等，可见一些转换性大淋巴细胞；进而多灶性中性粒细胞浸润，并形成星形脓肿（图1）；脓肿周围由上皮样细胞栅栏状排列包绕，可见朗汉斯（Langhans）巨细胞，形成中心化脓性肉芽肿，此为特征性病变；肉芽肿继发纤维化并收缩成星形或不规则形；淋巴结包膜和结周组织可发生中心化脓性肉芽肿和继发纤维化。病原菌可通过银染证实，或通过血清学、免疫组化或聚合酶链反应（PCR）检出。

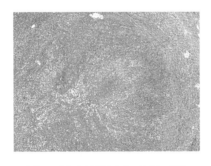

图1　淋巴结猫抓病（HE×40）

临床为持续数周的自限性过程。少数病例可见并发症：肉芽肿性结膜炎、血小板减少性紫癜和中枢神经系统表现。

（李甘地）

土拉菌性淋巴结炎
tǔlājūnxìng línbājiéyán

（tularaemia lymphadenitis）　由动物源性细菌——土拉弗朗西斯菌（*Francisella tularensis*）引起的化脓性肉芽肿性淋巴结炎。这种细菌是致病毒力极强的革兰阴性球杆菌，主要见于某些野生啮齿类、野兔

和鸟类的病原菌，尤以野兔多见，又称为野兔热。病死率约5%。患者外周血可呈白血病样反应。在播散性病例骨髓可出现多发性坏死和上皮样肉芽肿。确诊依赖菌培养。光镜下淋巴结病变以滤泡增生和上皮样细胞肉芽肿为主，伴有或不伴有巨细胞或坏死。随后出现中性粒细胞增多、微脓肿形成和栅栏状化脓性肉芽肿。表面皮肤可发生溃疡或形成窦道。

（李甘地）

布氏菌性淋巴结炎
Bùshìjūnxìng línbājiéyán

（Brucella lymphadenitis）　布氏菌（*Brucella*）感染引起的肉芽肿性淋巴结炎。布氏菌为一种产生内毒素的不活动的多形小球杆菌或短杆菌，革兰染色阴性。本病是人畜共患传染病，在中国西北、西南牧区发病率较高。肉食加工工人、兽医、实验室工作人员为高发人群。人与病畜接触或摄取了奶制品及肉而感染。临床出现发热、全身不适、乏力、关节疼痛和淋巴结肿大。

（李甘地）

耶尔森菌肠系膜淋巴结炎
Yē'ěrsēnjūn chángxìmó línbājiéyán

（Yersinial mesenteric lymphadenitis）　由肠道耶尔森菌（*Yersinia enterocotitica*）和假结核耶尔森菌（*Yersinia pseudotuberculosis*）引起的肠系膜淋巴结炎性病变。可发生在儿童或成年人，多为自限性疾病。光镜下肠系膜淋巴结的病变与猫抓病和性病淋巴肉芽肿相似，包括不同发育阶段的上皮样肉芽肿，伴有广泛中心坏死及中性粒细胞和嗜酸性粒细胞浸润。在生发中心可见含病原体的化脓性肉芽肿。这与猫抓病不同，猫抓病的坏死通常不发生在生发中心。其他非特异性的病变包括反

应性滤泡增生、窦组织细胞包膜下浸润、皮质旁免疫母细胞增生和包膜增厚。

(李甘地)

Lǐsītèjūn línbājiéyán

李斯特菌淋巴结炎（Listerial lymphadenitis） 李斯特菌（*Listeria monocytogenes*）感染导致的淋巴结炎性病变。李斯特菌是革兰阳性杆菌，广泛见于多种哺乳动物、污水、人粪和奶制品等。作为机会性感染，主要感染孕妇及胎儿、老人和慢性病患者等免疫功能低下者。通过胎盘传染可引起流产、死产及新生儿败血症。

(李甘地)

jiéhéxìng línbājiéyán

结核性淋巴结炎（tuberculous lymphadenitis） 由结核分枝杆菌（*mycobacterium tuberculosis*）感染引起的淋巴结炎性病变。临床表现为显著的淋巴结肿大，其中以颈部淋巴结最常见。组织学上形成结核肉芽肿为其特征。典型的结核肉芽肿中心为干酪样坏死，环绕朗汉斯（Langhans）多核巨细胞、上皮样细胞核淋巴细胞（图1）。痊愈病变可见纤维化和钙化。抗酸染色找到结核分枝杆菌可以明确诊断，其一般分布于坏死周围和上皮样细胞内。

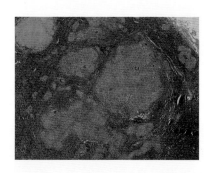

图 1　淋巴结结核（HE×40）

(李甘地)

línbājié jiéjiébìng

淋巴结结节病（sarcoidosis in lymph node） 发生在淋巴结的以非干酪样坏死性肉芽肿为基本特点的炎性病变。结节病是一种病因未明的多系统性疾病，全身各器官均可受累。可能与对分枝杆菌的反应有关。基本病变为非干酪样坏死性肉芽肿性炎，由上皮样细胞、散在朗汉斯（Langhans）多核巨细胞、淋巴浆细胞和成纤维细胞共同组成的小型肉芽肿，缺乏坏死或仅局限于中央的少量纤维蛋白性坏死（图1）。巨细胞胞质中可见绍曼小体（Schaumann body）、星芒状小体和草酸钙结晶。绍曼小体是一种圆形、呈同心圆分层状的结构，含铁和钙，但并非结节病特有。诊断需要排除结核病、不典型分枝杆菌病、真菌病、麻风、梅毒等，以及霍奇金淋巴瘤和癌引流区淋巴结。

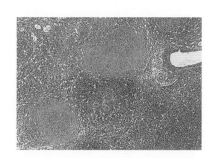

图 1　淋巴结结节病（HE×40）

(李甘地)

fēidiǎnxíng fēnzhīgǎnjūn línbājiéyán

非典型分枝杆菌淋巴结炎（atypical mycobacterial lymphadenitis） 由非结核性分枝杆菌感染引起的淋巴结炎性病变。又称为非结核性分枝杆菌淋巴结炎。非典型分枝杆菌是淋巴结肉芽肿性炎的常见原因，主要致病菌有鸟型分枝杆菌（*M. avium-intracellulare*）等。与结核相比，不

典型分枝杆菌可引起人体感染，但并不具有传播性。非结核分枝杆菌可引起儿童慢性淋巴结炎，表现为化脓性改变，有时病变难与结核区分。成年人感染见于免疫抑制人群，病变表现为大量梭形细胞增生，称分枝杆菌梭形细胞假瘤，需与卡波西（Kaposi）肉瘤鉴别，前者抗酸染色阳性，后者病变中可见含有红细胞的裂隙样血管腔。

(李甘地)

méidúxìng línbājiéyán

梅毒性淋巴结炎（luetic lymphadenitis） 由梅毒螺旋体（*Treponema pallidum*）累及淋巴结引起的淋巴结炎性病变。梅毒时局部淋巴结肿大可见于早期和Ⅲ期梅毒，Ⅱ期梅毒则常表现为全身淋巴结肿大。组织病理学上包括滤泡高度增生，有时甚至类似滤泡性淋巴瘤。T区扩张伴有包括免疫母细胞在内的多种细胞浸润。少数情况下可出现非干酪样肉芽肿和脓肿形成。银染或免疫荧光技术可在淋巴结实质或血管壁检出病原体，聚合酶链反应（PCR）和 Southern blot 杂交也可在淋巴结活检和细针吸取标本中检测病原体。

(李甘地)

máfēngxìng línbājiéyán

麻风性淋巴结炎（leprous lymphadenitis） 由麻风分枝杆菌（*mycobacterium leprae*）感染引起的淋巴结炎性病变。麻风感染侵犯神经，在皮肤组织细胞和神经的施万（Schwann）细胞（神经膜细胞）中繁殖，病变可累及腹股沟、颈部和腋下等引流淋巴结。淋巴结病变可表现从瘤型麻风至结核型麻风的变化谱。抗酸染色可以证实淋巴结中存在麻风分枝杆菌，也可通过荧光方法和聚合

酶链反应（PCR）技术检出。

（李甘地）

zhēnjūnxìng línbājiéyán

真菌性淋巴结炎（fungal lymphadenitis）

深部真菌感染累及淋巴结所导致的淋巴结炎性病变。长期患慢性病、获得性免疫缺陷综合征（艾滋病）、长期使用广谱抗生素者，因化放疗所致免疫抑制者常可发生累及深部器官的真菌感染（机会性感染），大多数为亚急性或慢性病变。淋巴结真菌感染可表现为慢性化脓性病变、肉芽肿性病变或二者混合。真菌病原体可通过六胺银染色或过碘酸希夫（PAS）、Gridley 染色证实，病原体数量太少时可通过培养或分子试验检出。

（李甘地）

línbājié Kèluó'ēnbìng

淋巴结克罗恩病（Crohn disease involved in lymph node）

发生于淋巴结的克罗恩（Crohn）病。克罗恩病又称局限性肠炎，属于炎性肠病。病变可累及从口腔至肛门的胃肠道任何部位，主要累及小肠和结肠。

（李甘地）

línbājié Huìpǔ'ěrbìng

淋巴结惠普尔病（lymphadenitis of Whipple disease）

由惠普尔养障体（*Tropheryma whippelii*）感染引起的系统性感染性疾病累及淋巴结。晚期常有脂肪泻。惠普尔病可导致肠系膜淋巴结明显肿大，并伴有多量噬脂性肉芽肿形成，可见组织细胞聚集（见惠普尔病）。免疫荧光或聚合酶链反应（PCR）检出病原体可确诊。

（李甘地）

línbājié mànxìng ròuyázhǒngxìng jíbìng

淋巴结慢性肉芽肿性疾病（chronic granulomatous disease of lymph node）

一组遗传性还原型烟酰胺腺嘌呤二核苷酸磷酸（NADPH）氧化酶缺乏导致的疾病。为 Y 染色体显性或常染色体隐性遗传。罕见。发生于儿童。患儿的中性粒细胞和单核细胞不能产生超氧自由基来杀灭溶酶体内细菌，导致慢性肉芽肿形成和多部位感染。临床表现为反复发生的淋巴结炎、肝脾大、皮疹、肺浸润、贫血、白细胞计数增多和高丙种球蛋白血症。光镜下，在受累淋巴结和其他器官可见肉芽肿，后者中央呈坏死化脓，形态似猫抓病和性病性淋巴肉芽肿。常见含脂褐素样色素的组织细胞，是诊断慢性肉芽肿性疾病的重要线索。

（李甘地）

yìwù ròuyázhǒngxìng

异物肉芽肿性淋巴结炎（foreign body granuloma in lymph node）

由异物引起的淋巴结炎性病变。异物多数为外源性。形态学上可表现为淋巴结噬脂性肉芽肿、硅肉芽肿和金属肉芽肿等。

（李甘地）

chuánrǎnxìng dānhéxìbāo zēngduōzhèng

传染性单核细胞增多症（infectious mononucleosis，IM）

EB 病毒（EBV）感染引起淋巴细胞增生性反应的自限性疾病。常发生于青少年，男性多于女性。临床主要表现为发热、咽痛、颈部淋巴结肿大和轻度肝炎。发热、咽痛和淋巴结肿大较显著，称为三联征。周围血中有不典型的变异淋巴细胞（CD8$^+$ T 细胞），血清中可检出嗜异性抗体和 EBV 抗体。扁桃体和颈部淋巴结是病理学检查中常见样本。

光镜下见，受累淋巴结和其他淋巴器官由于结构破坏表现为小梁、被膜和结外脂肪浸润，免疫母细胞、不成熟浆细胞和成熟浆细胞显著增生（多型性 B 细胞增生）。大淋巴细胞位于淋巴窦内，同时，淋巴窦内可见成群或集落状的、大小不同的淋巴细胞，从小淋巴细胞到大淋巴细胞或免疫母细胞。滤泡增生伴有明显的分裂活性和吞噬现象，浆细胞增多以及血管增生。淋巴结结构虽然有破坏，但窦结构完好，甚至局部增强。网织纤维染色可很好显示淋巴窦结构。

本病需与恶性淋巴瘤鉴别。在肝，肝窦内单个核的炎症细胞弥漫浸润，以受感染的 B 淋巴细胞（活化淋巴样母细胞和免疫母细胞）、活化 T 淋巴细胞、单核细胞和自然杀伤（NK）细胞为主，并见非坏死性上皮样肉芽肿形成。有时可见肝细胞局灶性嗜酸性坏死（细胞凋亡）、脂肪变性或胆汁淤积。极少数患者可出现病毒相关的嗜血细胞综合征，肝窦内可见吞噬红细胞的巨噬细胞。

（李甘地）

mázhěnxìng línbājiéyán

麻疹性淋巴结炎（measles lymphadenitis）

麻疹累及淋巴结引起的淋巴结炎性病变。麻疹是麻疹病毒感染引起的急性呼吸道传播的全身性发疹性传染病。临床表现为发热、鼻炎、结膜炎、颊黏膜科氏斑（Koplik spot）、全身性红色斑丘疹。累及淋巴结时，病变以淋巴结混杂的副皮质区和弥漫免疫母细胞增生为主。偶见反应性滤泡。特征性病变为淋巴结、胸腺、扁桃体和阑尾等淋巴网状器官中出现瓦-芬（Warthin-Finkeldey）多核巨细胞。麻疹感染通常为自限性。麻疹后的淋巴结炎也可自行消退。

（李甘地）

zǔzhīxìbāoxìng huàisǐxìng línbājiéyán

组织细胞性坏死性淋巴结炎
（histiocytic necrotizing lymphadenitis） 反应性的自限性淋巴结病。又称菊池淋巴结炎（Kikuchi lymphadenitis）。可能由病毒感染引起，或为自身免疫病。多见于年轻女性。临床常以发热伴上呼吸道感染症状为主，主要累及颈部淋巴结。光镜下，淋巴结内可见灶状、界限清楚的副皮质区的坏死性病变，伴组织细胞反应（图1）。浆细胞和中性粒细胞常很少是诊断的一个重要指征。本病需与伴有继发性坏死的恶性淋巴瘤鉴别。一般呈良性和自限性经过，但也有复发或伴有皮肤病变的报道。

（李甘地）

Àizībìng xiāngguānxìng línbājiébìng

艾滋病相关性淋巴结病
［aquired immunodeficiency syndrome（AIDS）-associated lymphadenopathy］ 在人类免疫缺陷病毒（HIV）感染过程中发生的与HIV感染、艾滋病直接相关的淋巴结病变。在HIV感染的早期急性期具有高滴度病毒血症，随之周围血受感染的单核细胞和淋巴细胞迁移到淋巴组织引起反应性淋巴结炎。组织学上缺乏特异性改变，可呈一般病毒性感染淋巴结炎特征，淋巴结高度反应性增生，淋巴滤泡明显增大，生发中心高度反应，细胞凋亡明显，还可见所谓滤泡溶解的形态表现，外套细胞向内陷入生发中心。HIV核心蛋白P24的免疫组化染色呈阳性反应。艾滋病时可有多种继发性淋巴结改变，包括分枝杆菌和其他机会性感染引起的相关病变、卡波西（Kaposi）肉瘤、恶性淋巴瘤等。

（李甘地）

jùxìbāobìngdúxìng línbājiéyán

巨细胞病毒性淋巴结炎
（cytomegaloviral lymphadenitits） 由巨细胞病毒（CMV）感染引起的淋巴结炎性病变。通常是全身性感染的组成部分。临床上感染人群不同表现不一。在正常免疫人群表现同传染性单核细胞增多症的急性症状，而免疫抑制人群则出现累及各器官的广泛播散性感染。显微镜下以巨细胞及核内包涵体形成为特征。可采用免疫组化和原位杂交检测病毒。

（李甘地）

shuǐdòu-dàizhuàng pàozhěn bìngdú línbājiéyán

水痘-带状疱疹病毒淋巴结炎
（varicella-zoster virus lymphadenitis） 由水痘-带状疱疹病毒（VZV）导致水痘或带状疱疹时累及浅表淋巴结出现的淋巴结炎性病变。两者都有浅表淋巴结肿大。水痘时淋巴结肿大是广泛性的，主要继发于皮肤广泛的水疱和脓疱。带状疱疹只限于区域性淋巴结肿大，由于继发链球菌及葡萄球菌感染所致。

（李甘地）

gōngxíngchóngbìngxìng línbājiéyán

弓形虫病性淋巴结炎
（toxoplasmotic lymphadenitis；Piringer lymphadenitis） 弓形虫感染导致的淋巴结的炎性病变。弓形虫是一种原虫，主要的中间宿主是家猫、野猫、鼠、兔和犬等。随着家庭饲养宠物的增多，此病在大城市中已不少见。先天性弓形虫病通过母婴传染，主要引起婴儿中枢神经系统损害。获得性弓形虫病一般见于成年人，女性稍多。

大部分轻度淋巴结肿大的弓形虫病患者无症状，少数有发热和咽喉炎。年轻人的典型受累部位是颈后淋巴结。组织学上淋巴结结构常保存。滤泡显著增大、大量增生并广泛分布的单个或成簇状上皮样细胞，以及窦内或血管周成片增生的单核样B细胞组成该病三联征。偶见坏死或巨细胞形成。弓形虫病性淋巴结炎可由组织病理学诊断，但需经血清学证实［萨宾-费尔德曼（Sabin-Feldman）染料试验或IgM免疫荧光抗体试验等］。

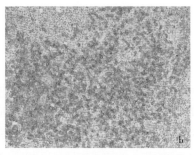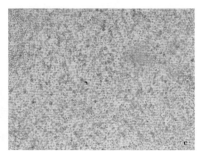

a. HE×100；b. CD123 阳性（×100）；c. CD163 阳性（×100）。

图1 淋巴结组织细胞坏死性淋巴结炎

本病应与结节病鉴别，后者形成上皮样细胞肉芽肿并常有巨细胞，而弓形虫病性淋巴结炎上皮样细胞增生更弥漫，少有巨细胞。许多淋巴瘤也可出现上皮样细胞增生，如霍奇金淋巴瘤、一些非霍奇金淋巴瘤如外周 T 细胞淋巴瘤等，但均有其特征性改变。

（李甘地）

hēirèbìng línbājié gǎibiàn

黑热病淋巴结改变（lymphadenopathy in kala-azar）

利什曼原虫感染所致的淋巴结病变。利什曼原虫是一种通过白蛉传播的细胞内寄生虫。内脏型利什曼病又称黑热病，由杜氏利什曼原虫（*Leishmania donovani*）引起，见于南亚和东亚。此利什曼原虫感染全身单核吞噬细胞系统的细胞。淋巴结和脾是最常累及的部位。临床表现为有发热、衰弱、消瘦、肝脾大、淋巴结肿大伴有皮肤色素沉着。光镜下，淋巴结可见淋巴组织增生和灶性坏死，随病变进展，可出现干酪样或非干酪样肉芽肿。在生发中心可见粉色、过碘酸希夫（PAS）阳性的透明物质。浆细胞、巨噬细胞和小淋巴细胞可很多。受累的淋巴结开始可见充满利什曼原虫的明显肿胀吞噬细胞呈局灶或弥漫积聚。吉姆萨染色可较好显示利什曼原虫。坏死和急性化脓性炎为淋巴结的主要病变。脾也可见PAS阳性的透明物质沉积和白髓坏死，白髓淋巴细胞减少。皮肤型利什曼病则有其他类型的利什曼原虫所致。

（李甘地）

sīchóngbìng línbājié gǎibiàn

丝虫病淋巴结改变（lymphadenopathy in filariasis）

丝虫感染导致的淋巴结病变。在中国人体寄生的是班氏丝虫和马来丝虫，成虫寄生在淋巴管中，引起淋巴管炎，导致阻塞性纤维化和慢性淋巴水肿（象皮病）。阻塞性淋巴管炎使其阻塞远侧的淋巴结发生淋巴窦进行性扩张。有时成虫进入淋巴结，在组织切片上很易辨认。成虫周期性产生微丝蚴进入外周血，发生微丝蚴血症。此时全身淋巴结均可受感染，引起淋巴结炎。

（李甘地）

Kǎsī'ěrmànbìng

卡斯尔曼病（Castleman disease）

原因未明的反应性淋巴组织增生性疾病。又称为巨大淋巴结增生症、血管滤泡性淋巴结增生、血管瘤性淋巴样错构瘤、淋巴样错构瘤等。根据临床表现，卡斯尔曼病分为孤立型和多中心型。孤立型表现为单个肿块，圆形、境界清楚、切面呈灰白色实性肿物，直径可达 15cm 以上。

卡斯尔曼病的组织学分型亦可有两种：①玻璃样血管型或血管滤泡型：约占 90% 以上。多见于中青年人，常累及单个或单组淋巴结。临床表现为淋巴结肿大而缺乏全身症状。组织学特征为套细胞增生并呈同心层状（洋葱皮样）围绕 1 个或多个退行性转化的生发中心，生发中心血管化，并常可见单个穿入的血管（棒棒糖图像）。另外滤泡间血管增生，血管壁玻璃样变性（图 1）。②浆细胞型：常为多中心发病。临床表现为全身症状，如发热、盗汗、乏力、血细胞减少、脾大和高丙种球蛋白血症，部分患者可有POEMS 综合征。组织学上淋巴结结构尚存，副皮质区成熟浆细胞显著增生，滤泡间区不同程度血管增生，生发中心增生明显，可

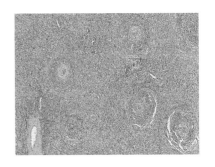

图 1 淋巴结卡斯尔曼病（透明血管型，HE×40）

有不同程度玻璃样血管改变，淋巴窦常保存。

本病外科切除对局灶发病者有效，但多中心者需进行系统性治疗。

（李甘地）

dòuxìng zǔzhī xìbāo zēngshēng bàn jùdà línbājiébìng

窦性组织细胞增生伴巨大淋巴结病（sinus histiocytosis with massive lymphadenopathy）

原因不明的良性组织细胞增生性疾病。好发于儿童和青少年，男性稍多于女性。

临床表现为淋巴结肿大，绝大多数为双侧颈部淋巴结无痛性肿大，偶有疼痛和触痛。其他淋巴结如腋窝、腹股沟、纵隔和主动脉旁淋巴结也可累及。约不到半数病例伴有结外累及。当病变发生在结外而不伴有明显淋巴结肿大时，称为罗萨伊-多尔夫曼病（Rosai-Dorfman disease）。最常见结外部位是皮肤、上呼吸道、骨和眼眶，偶尔可累及软组织、口腔、中枢神经系统、肺、肾、肝和乳腺等处。患者常伴有发热、贫血、红细胞沉降率增高和高丙种球蛋白血症。

大体见，淋巴结包膜纤维化常致粘连融合。光镜下特征为细

胞内吞噬淋巴细胞。淋巴窦明显扩张，可致结构破坏，窦内充盈淋巴细胞、浆细胞，以及具有显著吞噬特性的组织细胞，呈空泡状很大的核和丰富透明或空泡化胞质。胞质空泡中包含吞噬的淋巴细胞、浆细胞和红细胞。窦间组织中可见不等量成熟浆细胞。免疫组化染色显示，窦组织细胞CD68、S-100蛋白强阳性反应，但CD1a阴性。浆细胞则表达多克隆免疫球蛋白。淋巴细胞为B细胞、T细胞混合。

本病临床经过良性，一般能完全自发性消退，少数可复发，轻微上呼吸道感染后淋巴结肿大，偶尔病情持续或进展，引起淋巴结内外播散，累及内脏器官如肺、肾和肝则预后不良。

(李甘地)

pí bìng xìng lín bā jié yán
皮病性淋巴结炎（dermatopathic lymphadenitis）
继发于慢性炎症性皮肤疾病的淋巴结炎性病变。曾称脂质黑色性网状细胞增生症。原发的皮肤病包括炎症（如慢性皮炎、红皮病、瘙痒症、天疱疮、苔藓等）及肿瘤（蕈样肉芽肿病及其他淋巴瘤），尤其是发生抓痒和脱屑者。近年认为本病是淋巴结内T淋巴细胞对于经指突状细胞处理后提呈的皮肤抗原的增生性反应。

大体见，受累淋巴结增大，切面隆起，呈淡黄色。在增生旺盛的病例，在淋巴结周边可见黑色的线条区，代表聚集的黑色素，与黑色素瘤的表现相似。光镜下见，受累淋巴结结构完好，主要变化为副皮质区明显淡染、增宽，在低倍镜下尤其明显。占据这个区域的大多数非淋巴细胞性大细胞被认为有3种类型：组织细胞、

朗格汉斯（Langerhans）细胞和指状突树突状细胞。许多组织细胞的胞质中含有吞噬的黑色素和中性脂肪。常见浆细胞浸润和滤泡增生，以及散在分布的嗜酸细胞。本病应注意与蕈样肉芽肿病鉴别，因蕈样肉芽肿病是一种与本病相关的皮肤病。当皮肤病性淋巴结同时被蕈样肉芽肿病累及时可失去CD7、CD62L表达，有时还可失去全T细胞标志物表达，如CD5、CD3和CD2。在分子水平上，可检测到T细胞受体基因克隆性重排。

(李甘地)

Mùcūnbìng
木村病（Kimura disease）
病因不明伴有嗜酸细胞增多的淋巴结病。又称淋巴结嗜酸性肉芽肿。由中国学者金显宅和司徒展在1937年首先报告，但不为世人所知。国际上仍称为木村病，中国多称为淋巴结嗜酸性淋巴肉芽肿。在国际文献和书籍中，以往将本病与血管淋巴组织增生伴嗜酸性细胞增多（即上皮样血管瘤）混同为同一疾病。直到20世纪80年代，学者们才认识到是两种不同的疾病。

临床通常表现为头颈部皮下组织或大唾液腺的包块，并常伴有局部淋巴结肿大。有时淋巴结

肿大是木村病的唯一表现。光镜下见，受累淋巴结生发中心明显增生，少数可呈进行性转化。这些生发中心常有明显的血管增生并包含多核细胞、间质纤维化和蛋白性物质沉积。也可见成熟嗜酸性细胞广泛浸润，偶尔形成嗜酸性脓肿（图1）。淋巴结副皮质区常可见玻璃样变小血管，以及不同程度的窦和副皮质区硬化。在副皮质区还可见浆细胞和肥大细胞数量增多，同时伴有毛细血管后微静脉增生。

本病与皮肤血管淋巴组织增生伴嗜酸细胞增多的组织学改变有一定相似性，易混淆。前者主要发生在亚洲人群，男性为主，病变位于深部皮下组织，几乎所有病例具有淋巴结受累。而后者病变主要局限于真皮，血管增生具有上皮样内皮细胞，淋巴结不受累（图2）。本病外科切除和激素治疗常有复发，而放疗的效果最好。

(李甘地)

yàowù guòmǐnxìng línbājiébìng
药物过敏性淋巴结病（lymphadenopathy of drug hypersensitivity）
药物引起的淋巴结病变。某些药物可引起淋巴组织的萎缩，如抗淋巴细胞血清、细胞毒药物及肾上腺皮质激素等。还有一些

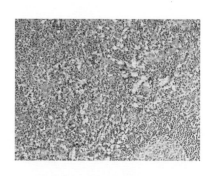

图1 木村病（HE×100）

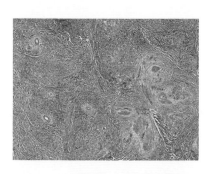

图2 血管淋巴组织增生伴嗜酸细胞增多（HE×40）

药物诱导淋巴组织增生呈淋巴瘤样改变，其中最重要的是抗惊厥类药物，如苯妥英钠、麦山妥因等。引起淋巴结肿大的多数患者服药时间超过 2 年。

（李甘地）

línbājié nèi xuèguǎnjīliúyàng cuògòuliú
淋巴结内血管肌瘤样错构瘤
（angiomyomatous hamartoma of lymph node） 发生于淋巴结的血管和平滑肌增生性病变。多见于腹股沟淋巴结。大体见，淋巴结增大，直径 1~3.5cm，中位直径为 2cm，切面为灰白色肿瘤组织所取代。光镜下在淋巴结门部可见增生性的厚壁血管，并从淋巴结门部向淋巴结实质内延伸，血管周围是增生的平滑肌组织，排列紊乱，但与血管关系较为密切。

（陈 杰）

Huòqíjīn línbāliú
霍奇金淋巴瘤（Hodgkin lymphoma，HL） 生发中心 B 细胞来源的恶性肿瘤。又称霍奇金病。组织学特点为少数的单核或多核肿瘤细胞［经典型霍奇金淋巴瘤时称里 - 斯（Reed-Sternberg）细胞和霍奇金细胞（R-S/H 细胞），结节性淋巴细胞为主型时称爆米花细胞或 LP 细胞］和多数的非肿瘤性炎症细胞和相关细胞构成复杂的图像。霍奇金淋巴瘤可分为两大类，即经典型霍奇金淋巴瘤（CHL）和结节性淋巴细胞为主型霍奇金淋巴瘤（NLPHL），两者在临床特征、生物学行为、形态学、免疫表型和 B 细胞基因表达谱等均不同。

（李甘地）

jīngdiǎnxíng Huòqíjīn línbāliú
经典型霍奇金淋巴瘤（classical Hodgkin lymphoma，CHL） 一组由单核的霍奇金（Hodgkin）细胞和多核的里 - 斯（Reed-Sternberg）细胞组成的单克隆性 B 细胞肿瘤。约占所有霍奇金淋巴瘤的 95%，分 4 种亚型：结节硬化型、混合细胞型、富于淋巴细胞型和淋巴细胞消减型。各亚型在累及部位、临床特征、生长方式、形态学上不同，但免疫表型一致。发病高峰为双峰，第一个在 10~35 岁，第二个出现在 60 岁以上。

临床表现为单侧颈部、腋下或腹股沟淋巴结肿大。结外累及极其少见。纵隔肿块以结节硬化型为最常见。约 25% 患者出现系统性症状，如发热、夜汗、体重减轻。光镜下见，淋巴结结构破坏，可见数量不等的单核的霍奇金细胞和里 - 斯（R-S）细胞，背景炎症细胞浸润。经典诊断性 R-S 细胞为细胞大，具有丰富的弱嗜碱性细胞质，双核，大型圆形核含显著嗜酸性核仁，核周空晕（图 1a）。其单核变型称为霍奇金细胞，具有丰富淡染细胞质的陷窝 R-S 变型多见于结节硬化型。背景反应性细胞成分依不同亚型而不同。免疫组化染色显示，R-S 细胞 CD30 和 CD15 阳性（图 1b，图 1c），呈细胞膜和核旁细胞质高尔基复合体区，一些病例中部分肿瘤细胞 CD20、PAX5 阳性，CD79a 阴性。

CHL 的自然病程呈中等程度侵袭性发展过程。在正规治疗下，70%~80% 的患者可长期存活甚至治愈。

（李甘地）

jiéjié yìnghuàxíng jīngdiǎnxíng Huòqíjīn línbāliú
结节硬化型经典型霍奇金淋巴瘤（nodular sclerosis of classical Hodgkin lymphoma，NSCHL） 经典型霍奇金淋巴瘤（CHL）的一个亚型。西方国家发病率较高，约占所有 CHL 的 70%，在中国约占成年人 CHL 的 38%。中位年龄是 28~30 岁，男女比约为 1:1。前上纵隔累及约占 80%。光镜下，至少可见一个由纤维条带围成的结节，并且结节内有陷窝型里 - 斯（R-S）

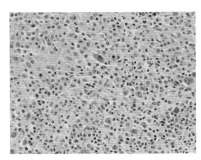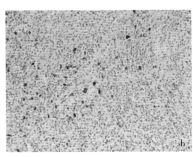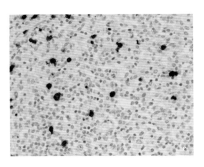

a. HE×200；b. CD30 阳性（×200）；c. CD15 阳性（×200）。
图 1 腹股沟淋巴结经典型霍奇金淋巴瘤

细胞。背景反应细胞为嗜酸性粒细胞、组织细胞或中性粒细胞等。

(李甘地)

hùnhé xìbāoxíng jīngdiǎnxíng Huòqíjīn línbāliú

混合细胞型经典型霍奇金淋巴瘤（mixed cellularity of classical Hodgkin lymphoma, MCCHL）

经典型霍奇金淋巴瘤（CHL）的一个亚型。西方国家发病率占 CHL 的 20%~25%。在中国约占成年人 CHL 的 38% 和儿童霍奇金淋巴瘤的绝大部分。约 70% 患者是男性。一般表现为一侧颈部淋巴结肿大，结外累及极其少见。病变呈弥漫性或模糊结节样，缺乏硬化胶原带，霍奇金细胞/里-斯细胞（H/R-S 细胞）散在于嗜酸性粒细胞、组织细胞、中性粒细胞和浆细胞等多种炎症细胞构成的背景之中。

(李甘地)

fùyú línbāxìbāoxíng jīngdiǎnxíng Huòqíjīn línbāliú

富于淋巴细胞型经典型霍奇金淋巴瘤（lymphocyte-rich subtype of classical Hodgkin lymphoma, LRCHL）

经典型霍奇金淋巴瘤（CHL）的一个亚型，世界卫生组织（WHO）2017 版造血和淋巴组织肿瘤分类称其占 CHL 的 5%，在中国占 8%。中位年龄较其他 CHL 亚型高。约 70% 患者为男性。多数为 I 或 II 期。B 症状罕见。累及的典型部位是周围淋巴结。15% 累及纵隔，11% 形成巨大瘤块。病变呈结节状（常见）或弥漫性。霍奇金细胞/里-斯细胞（H/R-S 细胞）散在分布。背景为弥漫分布小淋巴细胞。几乎不见中性粒细胞和嗜酸性粒细胞。

(李甘地)

línbā xìbāo xiāojiǎnxíng jīngdiǎnxíng Huòqíjīn línbāliú

淋巴细胞消减型经典型霍奇金淋巴瘤（lymphocyte-depleted classical Hodgkin lymphoma, LDCHL）

经典型霍奇金淋巴瘤（CHL）的一个亚型。富于霍奇金细胞/里-斯细胞（H/R-S 细胞）和/或非肿瘤性淋巴细胞减少。是最罕见的 CHL 亚型，西方国家发病率不足 CHL 的 1%。65%~75% 为男性，中位年龄 30~37 岁。与人类免疫缺陷病毒（HIV）感染有关。常累及腹膜后淋巴结、腹腔器官和骨髓，而浅表淋巴结较少累及。LDCHL 多为进展期（III-IV 期），并常伴有 B 症状，这些症状比其他类型更常见。组织学特征为 H/R-S 细胞相对多于背景中的淋巴细胞。多数 HIV 阳性病例有 EB 病毒感染。本型临床过程为侵袭性，预后与其他类型 CHL 相当。HIV 相关的 LDCHL 患者预后差。

(李甘地)

jiéjiéxìng línbā xìbāo wéizhǔxíng Huòqíjīn línbāliú

结节性淋巴细胞为主型霍奇金淋巴瘤（nodular lymphocyte predominant Hodgkin lymphoma, NLPHL）

单克隆性的 B 细胞肿瘤。特点为结节性或者结节性加上弥漫性背景中有散在的肿瘤细胞——爆米花细胞〔L&H 型里-斯（R-S）细胞〕。本型与经典型霍奇金淋巴瘤在组织细胞形态、免疫表型、分子生物学改变和临床行为上均完全不同。NLPHL 约占所有 HL 的 5%，多见于男性，年龄 30~50 岁。常累及颈、腋下或腹股沟淋巴结。纵隔、脾、骨髓受累罕见。

临床表现多数为局部淋巴结肿大（I~II 期），5%~25% 患者

为进展期。光镜下见，淋巴结结构部分或全部被结节或结节和弥漫混合的病变取代，病变主要由小淋巴细胞、组织细胞、上皮样组织细胞和混杂其中的少数爆米花细胞组成。爆米花细胞体积大，通常有一个大核、胞质少，核常重叠或分叶，甚至呈爆米花样，只靠形态很难与经典 H/R-S 细胞鉴别。弥漫区主要由小淋巴细胞和组织细胞组成，后者可单个或成簇存在。结节的边缘可以见到组织细胞和部分多克隆浆细胞。免疫组化染色显示，肿瘤性细胞表达 B 细胞标志物，如 CD20、CD79a、BCL-6、LCA 和 J 链，表达 Oct-2 和 BOB.1。不表达 CD30、CD15、EBV 等经典型霍奇金淋巴瘤的标志物。肿瘤性细胞还常被 CD3+ 和 CD57+ 的小淋巴细胞呈菊团样围绕。需与富于 T 细胞/组织细胞大 B 细胞淋巴瘤鉴别。如存在很多小 B 细胞和 CD4/CD57 阳性 T 细胞，更支持 NLPHL，而没有小 B 细胞但存在 CD8 和 TIA-1 阳性细胞则支持后者的诊断。

本病发展缓慢，有一定频率复发，但对治疗仍有反应，很少危及生命。I~II 期预后非常好，10 年生存率超过 80%。对于 I 期患者，特别是儿童，局部淋巴结切除即可。晚期预后不好，3%~5% 的病例进展为大 B 细胞淋巴瘤。

(李甘地)

mǔxìbāoxíng jiāngxìbāoyàng shùtūzhuàng xìbāo zhǒngliú

母细胞性浆细胞样树突状细胞肿瘤（blastic plasmacytoid dendritic cell neoplasm, BPDCN）

来源于前体浆细胞样树突状细胞的侵袭性淋巴系统肿瘤。曾称母细胞性自然杀伤细胞淋巴瘤和 CD4+ CD56+ 皮肤血液肿瘤。世界卫生组织（WHO）2008 版造血和

淋巴组织肿瘤分类中将其从淋巴瘤中移至组织来源未定白血病中。2017版造血和淋巴组织肿瘤分类中正式称为母细胞性浆细胞样树突状细胞肿瘤。

本病多发于中老年人。以结外受累，尤其是皮肤为主。皮肤病变可伴有淋巴结或骨髓累及。外周血累及少见。有的病例可出现白血病表现。皮肤病变不累及表皮，为致密的真皮及皮下弥漫性单形性淋巴样浸润。瘤细胞呈母细胞样，中等偏小，染色质细，核分裂多见，胞质少。类似于淋巴母细胞性淋巴瘤。偶尔可见假菊团形成。肿瘤侵及胶原时可形成与淋巴母细胞性淋巴瘤类似的列兵样排列。免疫组化染色显示，瘤细胞不表达胞膜CD3，不表达或弱表达胞质CD3，表达CD56、CD4、CD123，不表达MPO等髓细胞标志物，约50%病例可以表达TdT。

本病为侵袭性，中位生存时间12~14个月。大多数患者初始联合化疗有效，但随后会复发并继发耐药。

（李甘地）

línbāmǔxìbāoxìng báixuèbìng/línbāliú

淋巴母细胞性白血病/淋巴瘤

（lymphoblastic leukemia/lymphoblastic lymphoma，ALL/LBL） 来源于幼稚淋巴细胞主要累及淋巴结的高度侵袭性肿瘤。主要累及骨髓和外周血为主时称淋巴母细胞白血病；病变以形成局部肿块为主要表现，骨髓和外周血累及较少时称淋巴母细胞淋巴瘤。分为T淋巴母细胞白血病/淋巴瘤和B淋巴母细胞白血病/淋巴瘤。

（李甘地）

T línbāmǔxìbāoxìng báixuèbìng/línbāliú

T淋巴母细胞性白血病/淋巴瘤

（T-lymphoblastic leukemia/lymphoblastic lymphoma，T-ALL/LBL） 定向于T细胞谱系分化的由幼稚淋巴细胞构成的高度侵袭性的淋巴母细胞肿瘤。以骨髓（母细胞通常>25%）和外周血受累为主时为T淋巴母细胞白血病（T-ALL）；仅累及胸腺、淋巴结或结外器官，并以肿块为主要表现时，为T淋巴母细胞淋巴瘤（T-LBL）。约占所有淋巴母细胞淋巴瘤的85%。T-ALL约占儿童ALL的15%。儿童平均发病年龄为6~10岁，成年人平均年龄在40岁以下。男女之比为2:1。多数患儿伴有前上纵隔肿块和颈部淋巴结肿大，可致上腔静脉综合征和胸腔积液。晚期病例有外周血和骨髓累及。

骨髓涂片及组织切片显示淋巴母细胞形态变化较大，可从小细胞到大细胞不等，小细胞胞质少，核质比高，核染色质致密，核仁不明显（图1a）；大细胞胞质中等，可见胞质内空泡，核染色质细腻、松散，核仁相对明显，数量多。免疫组化染色显示，瘤细胞除表达末端脱氧核苷酸转移酶（TdT）外（图1b），还表达CD1a、CD2、CD3、CD4、CD5、CD7、CD8。TdT、CD99（图1c）、CD34和CD1a是体现T淋巴母细胞前体细胞特性的特异标志物。未加治疗的患者病程发展极快，迅速出现多系统播散，倾向于侵犯骨髓和中枢神经系统，有白血病性血相。在几个月内死亡。临床上呈高度侵袭性过程，是预后最差的淋巴瘤之一。

（李甘地）

B línbāmǔxìbāoxìng báixuèbìng/línbāliú

B淋巴母细胞性白血病/淋巴瘤

（B-lymphoblastic leukemia/lymphoma，B-ALL/LBL） 定向于B细胞谱系分化的由幼稚淋巴细胞构成，由幼稚淋巴细胞构成的高度侵袭性淋巴瘤。以骨髓（母细胞通常>25%）和外周血受累时为B淋巴母细胞白血病（B-ALL）；如仅累及胸腺、淋巴结或结外器官，并以肿块为主要表现时，为B淋巴母细胞淋巴瘤（B-

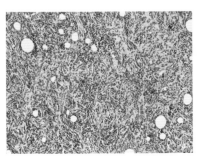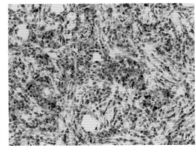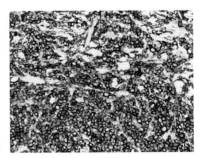

a. HE×100；b. TdT阳性（×100）；c. CD99阳性（×100）。

图1 纵隔T淋巴母细胞淋巴瘤

LBL）。主要发生在儿童，75%的患者为6岁以下。100%有骨髓累及。髓外受累在中枢神经系统、淋巴结、脾和肝尤为多见。

绝大多数患儿临床有骨髓衰竭的表现：血小板减少、贫血、粒细胞减少。外周血白细胞计数可减少、正常或者增多。浅表淋巴结肿大、肝脾大常见，骨痛和关节痛可为显著表现。骨髓活检显示骨髓结构部分或完全破坏，细胞形态学上T和B淋巴母细胞无法区别。瘤细胞均表现为弥漫一致性，胞体小至中等大，核圆或椭圆形，部分有核膜凹陷或卷曲，细胞核染色质多较细致，核仁不明显，胞质少，核质比高，核分裂多见（图1a），部分病例可见"星空"现象，此时需与伯基特（Burkitt）淋巴瘤鉴别。肿瘤细胞表达B细胞标志物，包括CD19、胞质CD79a和胞质CD22。大多表达CD10、表面CD22、CD24、PAX-5和末端脱氧核苷酸转移酶（TdT，图1b）。

（李甘地）

mànxìng línbāxìbāo báixuèbìng/xiǎolínbāxìbāo línbāliú

慢性淋巴细胞白血病/小淋巴细胞淋巴瘤（chronic lymphocytic leukemia/small lymphocytic lymphoma，CLL/SLL）

由单形性成熟的小B淋巴细胞为主构成的淋巴造血组织肿瘤。可累及骨髓、外周血、脾和淋巴结等。诊断CLL时需在外周血中有超过5×10^9/L的单克隆性小淋巴细胞数；诊断SLL需在周围血中有少于5×10^9/L的单克隆性小淋巴细胞数，而以骨髓外、脾和淋巴结等处受累为主。骨髓活检显示骨髓增生显著活跃，小淋巴细胞呈间质性、结节性、弥漫性或混合型增生浸润，细胞形态相对一致，三系造

血细胞减少或缺失。组织切片淋巴结结构消失，由形态比较一致的小淋巴细胞所取代，瘤细胞胞质少，核圆形，较深染，核分裂很少（图1a）。免疫组化染色显示，瘤细胞CD19、CD20（图1b）、CD22、CD79b阳性，CD43/CD5阳性（图1c），CD23（图1d）及CD200强阳性。CD10和FMC7阴性。

（李甘地）

B xìbāo yòulínbāxìbāo báixuèbìng

B细胞幼淋巴细胞白血病（B-cell prolymphocytic leukemia，B-PLL）

累及骨髓、外周血和脾幼B淋巴细胞的恶性肿瘤。

惰性，罕见，约占淋巴细胞白血病的1%。大多数年龄超过60岁，男女比例接近。

临床表现为巨脾伴有或不伴有淋巴结肿大和周围血淋巴细胞增多（常大于100×10^9/L）。循环细胞中大多数（>55%，通常>90%）是幼淋巴细胞，细胞中等大小（为成熟淋巴细胞的2倍），核圆，染色质中度浓染，核仁明显，位于核中央，有少量弱碱性胞质。骨髓表现为有核细胞在小梁间呈间质状或结节状浸润。免疫组化染色显示，B细胞抗原CD19、CD20、CD22、CD79a均阳性。B-PLL对慢性淋巴细胞白血

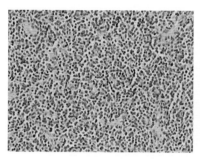
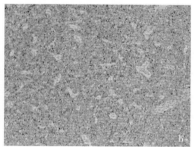

a. HE×100；b. TdT阳性（×100）。

图1　B淋巴母细胞淋巴瘤

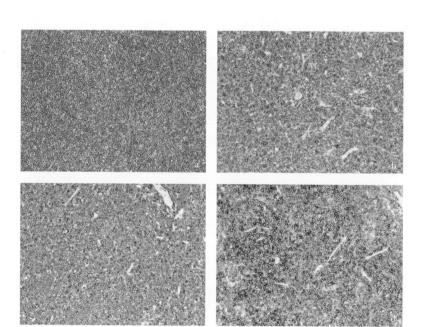

a. HE×200；b. CD20阳性（×200）；c. CD5阳性（×200）；d. CD23阳性（×200）。

图1　淋巴结小B细胞淋巴瘤

病（CLL）的治疗方案反应很弱，生存时间 30~50 个月。

（李甘地）

脾 B 细胞边缘区淋巴瘤

pí B xìbāo biānyuánqū línbāliú

（splenic B-cell marginal zone lymphoma，SMZL） 原发于脾的惰性 B 细胞肿瘤。由围绕在脾白髓的生发中心周围或取代脾生发中心的小淋巴细胞以及取代生发中心的外套层和边缘区的较大的淋巴细胞组成的肿瘤。极少见，不到淋巴瘤的 2%。发病年龄 50 岁以上，男女比例相当。

肿瘤累及脾和脾门淋巴结和骨髓，也常累及外周血。临床表现为脾大，有时伴有自身免疫性血小板减少或贫血，骨髓常被累及。光镜下见，在脾白髓中，中央区被肿瘤性小淋巴细胞包围，或更常见地取代反应性生发中心，使正常滤泡套区消失，与边缘区融合。边缘区中的细胞小到中等大小，染色质较疏松，胞质丰富透明，与正常边缘区细胞相似，转化的母细胞散在分布于边缘区。红髓中，小结节样聚集的较大的细胞核成片的小淋巴细胞经常浸润髓窦。免疫组化染色显示，瘤细胞 CD20 和 CD79a 阳性。Ki-67 增殖指数在生发中心和肿瘤边缘区阳性细胞增多，呈显著的靶样分布方式。本病即使有骨髓累及时，临床过程也为惰性。

（李甘地）

毛细胞白血病

máoxìbāo báixuèbìng

（hair cell leuke-mia，HCL） 惰性的成熟小 B 淋巴细胞肿瘤。瘤细胞在外周血中可见特征性的发丝样突起而得名。相当少见，约占淋巴白血病的 2%。多见于中老年人，平均年龄 55 岁，男女比为 5∶1。肿瘤主要累及骨髓和脾，还可以侵犯肝、

淋巴结和皮肤。临床主要表现为巨脾和全血细胞减少。最常见的症状有虚弱、乏力、左上腹痛、高热和出血。循环中仅见少量瘤细胞，单核细胞减少有特征性意义。其他表现有反复机会性感染、血管炎和免疫功能异常。毛细胞小到中等大，核卵圆或有核沟，染色质均一，磨玻璃样，比正常淋巴细胞疏松，核仁不明显。胞质丰富，淡蓝色，在血涂片中呈周围毛发样突起。骨髓活检是诊断本病的最好方法。免疫组化染色显示，瘤细胞 CD20、CD22 和 CD11C 强阳性。Annexin A1 是最特异的标志物。HCL 只对干扰素（IFN-α）或核苷敏感，总体 10 年生存率超过 90%。

（李甘地）

淋巴浆细胞性淋巴瘤

línbā jiāngxìbāoxìng línbāliú

（lym-phoplasmacytic lymphoma，LPL） 由小 B 淋巴细胞、浆细胞样淋巴细胞和浆细胞组成的惰性淋巴瘤。通常累及骨髓，也可累及淋巴结和脾。并且不能满足其他任何伴有浆细胞分化的 B 细胞肿瘤的诊断标准。大多数患者可伴有血清单克隆性 IgM 增高、高黏综合征或冷球蛋白血症［瓦尔登斯特伦（Waldenström）巨球蛋白血症，WM］。但 IgM 型巨球蛋白血症对于 LPL 的诊断非必需。世界卫生组织（WHO）2008 版造血和淋巴组织肿瘤分类对于 WM 的定义为 LPL 患者伴有骨髓累及和血清中任何浓度的单克隆性 IgM。骨髓活检显示骨髓内成熟小淋巴细胞、浆细胞、浆细胞样淋巴细胞呈不同比例混合性增生浸润，可呈结节型、弥漫性或间质型浸润方式。免疫组化染色显示，瘤细胞表达 CD19、CD20、CD22、CD79a、CD25。其他伴有浆细

性/浆细胞样分化的 B 细胞淋巴瘤，如边缘区淋巴瘤应与本病相鉴别。

（李甘地）

重链病

zhòngliànbìng

（heavy chain disease） 肿瘤细胞只产生免疫球蛋白的重链而不产生轻链的 B 细胞肿瘤。包括 γ 重链病、α 重链病和 μ 重链病 3 种极其少见的 B 细胞肿瘤。产生的单克隆重链可以是 IgG（γ 重链病）、IgA（α 重链病）和 IgM（μ 重链病）。这些重链常不完整，组成大小不一的蛋白质，在血清蛋白电泳上不能形成峰值，因而需要免疫电泳检测。γ 重链病特征为类似于淋巴浆细胞性淋巴瘤；α 重链病实际上是黏膜相关淋巴组织（MALT）淋巴瘤的一种变型；μ 重链病一般相似于慢性淋巴细胞白血病（CLL）。

（李甘地）

多发性骨髓瘤

duōfāxìng gǔsuǐliú

（multiple mye-loma，MM） 发生于骨髓多灶性单克隆性浆细胞增生形成的肿瘤。简称骨髓瘤，又称浆细胞性骨髓瘤。占造血组织肿瘤的 10%~15%。好发于老年人，诊断时平均年龄 70 岁。男性居多，男女比为 1.4∶1。临床表现为肿瘤细胞产生的单克隆性免疫球蛋白引起血清和尿液中的 M 蛋白形成和异常沉积有关的症状。骨髓活检显示肿瘤细胞在骨髓中的分布方式为：①间质型：瘤细胞散在或灶性分布于造血细胞之间，骨髓结构存在。②结节型：瘤细胞结节状聚集，分布于造血细胞之间。③弥漫型：瘤细胞均一弥漫性增生，骨髓结构破坏，正常造血组织几乎被完全替代。肿瘤性浆细胞可呈成熟型、不成熟型、间变

型。伴或不伴有网织纤维增生。免疫组化染色显示，瘤细胞 CD79a、CD38、CD138、VS38C、CD20 阴性，主要表达一种轻链蛋白 κ 或 λ。

(李甘地)

非分泌性骨髓瘤（non-secretory myeloma）

fēifēnmìxìng gǔsuǐliú

血清和尿中检测不到 M 蛋白的浆细胞骨髓瘤。约占浆细胞骨髓瘤的 1%。这些患者血清的免疫固定电泳缺乏 M 蛋白。临床特征与其他浆细胞骨髓瘤相似。但用免疫组化染色，约 85% 的非分泌性骨髓瘤的肿瘤性浆细胞胞质内可见单轻链限制性的免疫球蛋白表达。

(李甘地)

冒烟性骨髓瘤（smouldering myeloma）

màoyānxìng gǔsuǐliú

符合浆细胞骨髓瘤的诊断标准，但无相关器官或组织损害的浆细胞骨髓瘤。又称焖燃型骨髓瘤、惰性骨髓瘤或无症状浆细胞性骨髓瘤。约占骨髓瘤的 8%，患者长期病情稳定，但可以发展为有症状的浆细胞骨髓瘤或淀粉样变。前 5 年内每年进展的可能性约为 10%。

(李甘地)

浆细胞白血病（plasma cell leukemia，PCL）

jiāngxìbāo báixuèbìng

由克隆性浆细胞构成的白血病。诊断标准为外周血中克隆性浆细胞超过 $2 \times 10^9/L$，或占白细胞计数 20% 以上。肿瘤性浆细胞可浸润髓外组织，如脾、肝、浆膜腔和脑脊液等。PCL 具有骨髓瘤的大多数症状，但溶骨性病损和骨痛较少见，而淋巴结肿大、器官增大和肾衰竭更常见。PCL 分为原发性和继发性。前者指诊断时出现周围血浆细胞增多，后者指浆细胞骨髓瘤病程后期转化成浆细胞白血病。白血病性浆细胞具有其他骨髓瘤的大多数形态变化，但浆细胞较小，胞质较少，相似于浆细胞样淋巴细胞。PCL 的典型免疫表型与大多数骨髓瘤不同，缺少异常 CD56 表达。本病为侵袭性疾病，生存期短。

(李甘地)

骨硬化性骨髓瘤（osteosclerotic myeloma）

gǔyìnghuàxìng gǔsuǐliú

以骨小梁纤维化和骨硬化为特点的浆细胞肿瘤。临床表现有多发性神经病、器官肿大、内分泌疾病、单克隆 γ 病和皮肤改变（Polyneuropathy, Organomegaly, Endocrinepathy, Monoclonal gammopathy and Skin changes, POEMS），又称 POEMS 综合征。其中至少 50% 患者有多发性神经病和器官肿大。内分泌疾病和皮肤改变分布见于 2/3 患者。血清中异常免疫球蛋白多数为 IgGλ 或 IgAλ。病理学表现为局部增宽的骨小梁和小梁周围纤维化，以及纤维间质之间浸润的浆细胞。免疫组化染色可见 IgG 或 IgA 阳性，轻链 λ 阳性。

(李甘地)

黏膜相关淋巴组织结外边缘区淋巴瘤（extranodal marginal zone cell lymphoma of mucosa-associated lymphoid tissue; MALT lymphoma）

niánmó xiāngguān línbāzǔzhī jié wài biānyuánqū línbāliú

由形态学上异质性的小 B 细胞，包括边缘区 B 细胞（中心细胞样细胞）、单核样细胞、小淋巴细胞和散在的免疫母细胞及中心母细胞样细胞组成的结外淋巴瘤。部分病例伴有浆细胞分化。占所有 B 细胞淋巴瘤的 7%~8%，占原发性胃淋巴瘤的 50%。多发生于成年人，中位年龄为 61 岁，女性稍多于男性。

幽门螺杆菌抗原刺激对胃 MALT 淋巴瘤的发生具有诱导作用。胃肠道是 MALT 淋巴瘤最常见部位，其中又以胃多发。光镜下见，瘤细胞浸润出现在反应性 B 细胞滤泡的边缘区，肿瘤细胞为小到中等大小的细胞，核轻度不规则，染色质中等，核仁不明显，与中心细胞相似，胞质相对丰富、淡染。边缘区 B 细胞也可更近似于小淋巴细胞。在上皮组织中，可侵犯上皮，形成特征性的淋巴上皮病变。

免疫组化染色显示，瘤细胞特征性地表达 IgM，较少表达 IgA 或 IgG，且显示轻链限制性；CD20、CD79a 阳性。边缘区 B 细胞相关抗原 CD21 和 CD35 阳性。在与其他小 B 细胞淋巴瘤鉴别时，重要的是缺乏其他淋巴瘤特有的标志物：如 CD5 (−) 有助于除外多数套细胞淋巴瘤和小淋巴细胞性淋巴瘤，CyclinD$_1$ (−) 有助于除外套细胞淋巴瘤，CD10 (−) 有助于除外多数滤泡性淋巴瘤。

MALT 淋巴瘤具有惰性的临床过程，扩散缓慢，多年后可复发，有可能向弥漫大 B 细胞淋巴瘤转化。

(李甘地)

滤泡性淋巴瘤（follicular lymphoma，FL）

lǜpàoxìng línbāliú

滤泡生发中心 B 细胞发生的淋巴瘤。滤泡中心细胞指中心细胞和中心母细胞。FL 约占所有淋巴瘤的 20%，多见于成年人，中位年龄 60 岁，女性略多于男性。主要累及淋巴结，也可见于脾、骨髓、外周血和韦氏（Waldeyer）环。肿瘤可侵犯非造血系统的结外部位，如胃肠道或软组织。大多数患者就诊时已有广泛扩散，可有淋巴结肿大和脾大，但通常无其他症状。

大多数 FL 有明显的滤泡样结构，淋巴结结构破坏而被紧密排列的滤泡样结构取代，肿瘤性滤泡境界不清，套区常变薄或缺乏。肿瘤性滤泡中，中心细胞和中心母细胞随机分布。肿瘤可出现弥漫区域，完全缺乏滤泡，并常伴有硬化。通过每 40 倍高倍视野下或估计 10 个肿瘤性滤泡内中心母细胞的绝对数来进行分级。免疫组化染色显示，瘤细胞表达 B 细胞相关抗原（CD19、CD20、CD22、CD79a），且 BCL-2、BCL-6、CD10 阳性表达。至少有部分肿瘤呈滤泡性的生长方式才可诊断滤泡性淋巴瘤。

预后与诊断时疾病的程度密切相关。1~2 级表现为惰性，除了少数局限性病例外，常不可治愈。分类为大细胞或 3 级的 FL 具有更加侵袭性的临床过程。

（李甘地）

értóng lǜpàoxìng línbāliú
儿童滤泡性淋巴瘤（pediatric-type follicular lymphoma） 发生于儿童和年轻成年人的滤泡性淋巴瘤。一般发生在颈部或其他外周淋巴结，或咽环淋巴组织。患儿一般处于疾病早期。形态学上，儿童和成年人的滤泡性淋巴瘤几乎没有不同之处，区别在于大多数儿童型滤泡性淋巴瘤不表达 Bcl-2 蛋白，分级一般为 3 级。预后好于成年人的滤泡性淋巴瘤。

（李甘地）

yuánfā chángdào lǜpàoxìng línbāliú
原发肠道滤泡性淋巴瘤（primary intestinal follicular lymphoma） 滤泡性淋巴瘤的一种变异型。罕见。一般见于小肠，尤其是十二指肠降段。在内镜下表现为小的息肉样。其形态学、免疫表型和分子遗传学改变都与淋巴结的滤泡性淋巴瘤相似。大部分为早期（IE 或 ⅡE）。不需要治疗，预后很好。

（李甘地）

yuánfā pífū lǜpào zhōngxīnxìng línbāliú
原发皮肤滤泡中心性淋巴瘤（primary cutaneous follicular center lymphoma） 原发皮肤的由中心细胞和不等量中心母细胞组成的滤泡中心细胞肿瘤。可以滤泡性、滤泡性和弥漫性、弥漫性的方式生长。一般累及头部和躯干。中心母细胞或免疫母细胞的弥漫性生长构成的皮肤原发肿瘤，归入皮肤原发弥漫性大 B 细胞性淋巴瘤，腿型。本病的特征性表现为发生在头皮、前额或躯干的孤立性或局限性皮肤病变。临床表现为大小不一的质硬红斑至紫蓝色斑块、结节或瘤块。光镜下表现为血管及皮肤附件周围的弥漫浸润，很少累及表皮。肿瘤细胞为中等大小至大的中心细胞，混合不同比例的中心母细胞。免疫组化染色显示，瘤细胞表达 CD20 和 CD79a。表达 BCL-6，CD10 在滤泡性生长的病例中常为阳性而在弥漫性病例中为阴性。预后很好，5 年生存率超过 95%。

（李甘地）

tàoxìbāo línbāliú
套细胞淋巴瘤（mantle cell lymphoma，MCL） 由小到中等大、核形不规则淋巴样细胞组成的 B 细胞肿瘤。占非霍奇金淋巴瘤的 3%~10%，多见于中老年人，中位年龄 60 岁，男性好发。最常累及淋巴结，也可见于脾、骨髓，伴或不伴外周血受累。多数患者就诊时已到 Ⅲ 期或 Ⅳ 期，伴淋巴结肿大、肝脾大和骨髓受累。光镜下为单一的淋巴细胞增生，呈模糊的结节状、弥漫性、套区或罕见的滤泡等生长方式（图 1a）。无肿瘤性中心母细胞、类免疫母细胞和假滤泡生长方式。多数病例由小到中等大的淋巴细胞组成，核形轻微至显著不规则，形似中心细胞。染色质略稀疏，核仁不明显。缺乏类似中心母细胞、免疫母细胞或副免疫母细胞样的肿瘤性转化细胞核增殖中心。免疫组化染色显示，瘤细胞 CD5、FMC-7 和 CD43 阳性。BCL-2 阳性，并且几乎都表达 Cyclin D_1（图 1b）。分子遗传学显示 CCND1 基因易位。MCL 中位生存期 3~5 年，绝大多数不能治愈。

（李甘地）

mímàn dà B xìbāo línbāliú
弥漫大 B 细胞淋巴瘤（diffuse large B-cell lymphoma，DLBCL） 由大的肿瘤性 B 淋巴样细胞构

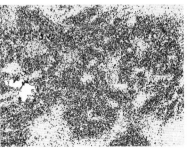

a. HE×40；b. Cyclin D_1 阳性（×100）。

图 1　淋巴结套细胞淋巴瘤

成，呈弥漫性生长的成熟 B 细胞肿瘤。瘤细胞核的大小一般大于正常巨噬细胞的核，或超过正常淋巴细胞的两倍以上。按照世界卫生组织（WHO）2008 版造血和淋巴组织肿瘤分类，弥漫性大 B 细胞性淋巴瘤还可以分成多种形态学变型、分子亚群和免疫组化亚群，以及其他类型。但多数病例尚无明确标准进行进一步分型，因此称为非特指弥漫性大 B 细胞淋巴瘤（DLBCL-NOS）。本病占非霍奇金淋巴瘤的 25% ~ 30%，好发于老年人，中位年龄 70 岁。男性略高于女性。

病变可表现为结内或结外累及，40% 以上原发于结外，胃肠道是最常见的结外好发部位。11% ~ 27% 的病例可累及骨髓。临床常表现为单个、多个淋巴结迅速肿大，或是结外部位出现迅速增大的瘤块。症状的出现取决于肿瘤的累及部位。淋巴结病变表现为大淋巴细胞弥漫性增生，淋巴结结构完全或部分破坏，部分累及滤泡间区，较少累及淋巴窦。淋巴结外组织经常受累，有时可以看到粗大或纤细的硬化纤维。

免疫组化染色显示，瘤细胞表达广泛的 B 细胞抗原标志物：CD19、CD20、CD22 和 CD79a，但也可丢失其中的一种或多种抗原。Ki-67 增殖指数常大于 40%。通过联合使用 CD10、BCL-6 和 MUM-1，从免疫表型上将 DLBCL 分为生发中心型和非生发中心型两个亚型。CD10 阳性细胞数大于 30% 的病例，以及 CD10 阴性、BCL-6 阳性、MUM-1 阴性的病例都属于生发中心型，其他情况都判断为非生发中心型。

临床使用利妥昔单抗治疗后，可显著改善预后。

（李甘地）

fùyú T xìbāo/zǔzhī xìbāo de dà B xìbāo línbāliú

富于 T 细胞/组织细胞的大 B 细胞淋巴瘤（T-cell/histiocyte-rich large B-cell lymphoma, THRLBCL）

在丰富的 T 细胞和组织细胞背景上，出现数量有限、散在、大的不典型 B 细胞的大 B 细胞淋巴瘤亚型。主要累及淋巴结，但也常累及骨髓、肝和脾。患者常表现为发热、无力、脾大和/或肝大。光镜下淋巴结结构大部分由呈弥漫性生长或呈模糊的结节状生长的肿瘤所取代。在小 T 细胞和数量不等的组织细胞的背景下，可见散在、单个大 B 细胞。这些大细胞可不同大小，有些可与中心母细胞相似，甚至很像里-斯（R-S）细胞或单核霍奇金细胞。免疫组化染色显示，大细胞 CD19、CD20、CD79a 和 BCL-6 阳性。BCL-2 和上皮膜抗原（EMA）可不同程度阳性。CD15 和 CD30 一般阴性。背景细胞常 CD68、CD163 等阳性和 CD3、CD5 等 T 细胞标志物阳性。本病临床上呈侵袭性，预后较差。

（李甘地）

yuánfā zhōngshū shénjīng xìtǒng mímàn dà B xìbāo línbāliú

原发中枢神经系统弥漫大 B 细胞淋巴瘤（primary diffuse large B-cell lymphoma of the central nervous system）

原发于脑内和眼内的大 B 细胞淋巴瘤，不包括发生在硬膜的、血管内的和全身淋巴瘤继发累及脑内的淋巴瘤，以及免疫缺陷相关的淋巴瘤。仅占所有非霍奇金淋巴瘤的 1%，占所有脑肿瘤的 2.4% ~ 3%，平均发病年龄为 56 岁，男女比为 3:2。约 60% 发生在幕上，包括额叶 15%，颞叶 8%，顶叶 7%，枕叶 3%，其余为其他部位。

60% ~ 70% 均为单个肿瘤。临床主要表现为头痛、癫痫和脑神经麻痹以及视物不清等眼部表现。光镜下见，密集弥漫生长的大 B 细胞（图 1a），常有地图状坏死。肿瘤常侵及脑血管。周围常有胶质细胞增生和炎症细胞浸润。免疫组化染色显示，瘤细胞 CD20、CD79a（图 1b）及其他 B 细胞标志物阳性，60% ~ 80% 病例 BCL-6 阳性，90% 的病例 MUM-1 阳性（图 1c）。本病预后差。

（李甘地）

tuǐxíng yuánfāxìng pífū mímàn dà B xìbāo línbāliú

腿型原发性皮肤弥漫大 B 细胞淋巴瘤 [primary cutaneous diffuse large B-cell lymphoma (DLBCL) of leg type]

原发于皮肤的主要由大的转化的 B 细胞，如中心母细胞和免疫母细胞构成的淋巴瘤。大多数发生在腿部，但 10% ~ 15% 可发生在其他部位。主要见于老年人。临床表现为腿部红色或暗红色生长迅速的肿块。光镜下见，主要由弥漫浸润的中心母细胞或免疫母细胞细胞构成。核分裂常见。免疫组化染色显示，瘤细胞表达 CD20、CD79a，BCL-2、IRF4/MUM-1、FOXP1、MYC 和 cIgM 强阳性表达，约 50% 同时有 IgD 的表达。BCL-6 大多数病例阳性，CD10 通常阴性。本型 DLBCL 的 5 年生存率约为 50%。

（李甘地）

EB bìngdú yángxìng mímàn dà B xìbāo línbāliú

EB 病毒阳性弥漫大 B 细胞淋巴瘤（EB virus positive diffuse large B-cell lymphoma of elderly）

EB 病毒（EBV）阳性的淋巴组织克隆性大 B 细胞肿瘤。主要发生于 50 岁以上、无已知免疫缺陷或其他淋巴瘤病史者，也

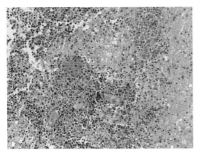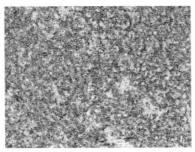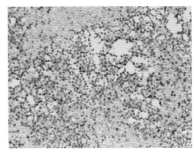

a. HE×200；b. CD79a 阳性（×200）；c. MUM-1 阳性（×200）。

图 1　左顶叶弥漫大 B 细胞淋巴瘤

可发生在年轻人。诊断时需除外淋巴瘤样肉芽肿、传染性单核细胞增多症、浆母细胞性淋巴瘤、原发渗出性淋巴瘤、与慢性感染相关的 DLBCL。EB 病毒阳性弥漫性大 B 细胞淋巴瘤约占亚裔及拉丁美洲裔弥漫大 B 细胞淋巴瘤的 5%~15%，在西方约占 5%。

淋巴结及淋巴结外均可发生。最常见的淋巴结外累及的部位是肺和胃肠道。光镜下以不同数量大的转化细胞，包括免疫母细胞和霍奇金细胞/里-斯（R-S）细胞样细胞构成的形态为最常见。可有不同数量的反应性细胞，包括小淋巴细胞、浆细胞、组织细胞和上皮样细胞。有的背景丰富的淋巴细胞及组织细胞可酷似 T 淋巴细胞/组织细胞丰富的大 B 细胞淋巴瘤（图 1a）。这些在年轻患者中最常见。部分可出现地图状坏死。免疫组化染色显示，B 细胞标记 CD19、CD20、CD22、CD79a 和 PAX-5 通常阳性（图 1b），MUM-1 和 BCL-6 通常阳性，CD10 阴性，CD30 和 CD15 也可阳性，但无典型霍奇金淋巴瘤的形态。EBNA2 和 LMP1 的阳性率分别为 7%~36% 和 90% 以上。原位杂交 80% 以上的不典型细胞 EBER 阳性。

本病预后以 45 岁为界，分为年轻组和年长组，年长组预后差，平均生存期仅为 2 年，而年轻组预后很好，超过 80% 患者治疗后可达到完全缓解。

（李甘地）

yǔ mànxìng gǎnrǎn xiāngguān de mímàn dà B xìbāo línbāliú

与慢性感染相关的弥漫大 B 细胞淋巴瘤 ［diffuse large B-cell lymphoma（DLBCL）-associated with chronic inflammation］

在长期慢性炎症基础上发生的大 B 细胞淋巴瘤。多数发生在体腔或窄的腔道，脓胸相关性淋巴瘤是其常见类型。临床上以胸腔为最常见的发病部位，其次为骨，尤其是腓骨、关节和关节旁软组织。光镜下形态与其他部位的大 B 细胞淋巴瘤相同，瘤细胞以中心母细胞和免疫母细胞形态为主，可有广泛坏死或血管中心型生长。多数病例瘤细胞表达 CD20、CD79a，但部分病例可出现浆细胞分化而不表达 CD20 和/或 CD79a。MUM-1 和 CD138 阳性。原位杂交淋巴瘤细胞 EBER 阳性。本病为侵袭性较强的淋巴瘤，5 年生存率仅为 20%~35%。

（李甘地）

xuèguǎn nèi dà B xìbāo línbāliú

血管内大 B 细胞淋巴瘤（intravascular large B-cell lymphoma，IVLBCL）

以淋巴瘤细胞选择性在血管腔内生长为特点的结外大 B 细胞淋巴瘤。罕见。肿瘤细胞主要在毛细血管内，一般不累及大的动脉和静脉。发生在成年人，平均年龄 67 岁，男女比为 1.1：1。肿瘤通常播散较广泛，包括骨髓等任何器官均可累及。

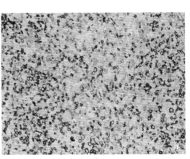

a. HE×200；b. CD20 阳性（×200）。

图 1　EBV 阳性弥漫大 B 细胞淋巴瘤

临床表现取决于累及的器官及严重程度，多以神经系统和皮肤表现为主，有的有嗜血细胞综合征相关的表现，包括多器官衰竭、肝脾大和全血细胞减少。包括连续 3 天的发热、体重下降 10% 和夜汗的 B 症状常见。光镜下见，瘤细胞主要生长在很多器官的小到诊断大小的血管腔内，某些病例可见纤维蛋白性栓子、出血和坏死。肿瘤细胞大，有明显的核仁，核分裂常见。罕见情况下可见明显异型的细胞或小细胞。少量肿瘤细胞可见于血管外。在中枢神经系统，复发的病例可有血管外的肿块。肝、脾和骨髓肿瘤细胞主要在肝窦、脾窦和骨髓的血窦。免疫组化染色显示，肿瘤细胞 CD19、CD20 等成熟 B 细胞标志物阳性。在 38% 的病例中 CD5 阳性，13% 为 CD10 阳性，CD10 阴性的病例则 MUM-1 阳性。本病的侵袭性很强，但化疗效果很好，3 年生存率为 60%~81%。

(李甘地)

jiānbiànxìng línbāliú jīméi yángxìng dà B xìbāo línbāliú

间变性淋巴瘤激酶阳性大 B 细胞淋巴瘤 [anaplastic lymphoma kinase (ALK) positive large B-cell lymphoma]

间变性淋巴瘤激酶阳性的单形性、并常有浆母细胞分化的大免疫母细胞样 B 细胞淋巴瘤。罕见，不足弥漫大 B 细胞淋巴瘤的 1%。多见于年轻男性，男女比为 5∶1，发病年龄 9~85 岁不等，平均 43 岁。约 1/3 发生在儿童。肿瘤主要见于淋巴结或纵隔，偶可见于鼻咽、舌、胃、骨、软组织、肝、脾和皮肤。临床大多数表现为淋巴结肿大。光镜下见，肿瘤细胞常在淋巴窦内呈弥漫性生长，肿瘤细

胞为大的免疫母细胞样，核圆形、淡染、核仁大、居中。胞质丰富，有的病例则有浆母细胞分化。可见不典型多核瘤巨细胞。免疫组化染色显示，肿瘤细胞 ALK 阳性。上皮膜抗原 (EMA) 以及浆细胞的标志物，如 CD138、VS38、PRDM1 和 XBP1 阳性。仅偶尔 CD20 等 B 细胞标志物阳性。MUM-1 阳性。CD45 和 CD30 通常阴性。T 细胞标志物阴性，但 CD4、CD57、CD43 可能阳性。本病预后较差，Ⅲ/Ⅳ 期的中位生存期为 11 个月。Ⅰ 期、Ⅱ 期生存期稍长。

(李甘地)

qǐyuányú rénlèi pàozhěn bìngdú 8 xíng xiāngguān de duōzhōngxīn Kǎsī'ěrmànbìng de dà B xìbāo línbāliú

起源于人类疱疹病毒 8 型相关的多中心卡斯尔曼病的大 B 细胞淋巴瘤 (large B-cell lymphoma arising in HHV8-associated multicentric Castleman disease)

在多中心卡斯尔曼病基础上发生人类疱疹病毒 8 型 (HHV8) 感染淋巴细胞单克隆增殖所形成的弥漫性大 B 细胞淋巴瘤。临床表现为免疫功能缺陷、淋巴结肿大和肝脾大，经常伴发卡波西 (Kaposi) 肉瘤的表现。光镜下，淋巴结和脾的 B 细胞滤泡表现为生发中心不同程度的萎缩和玻璃样变性，套区明显，套区细胞可侵入生发中心并完全破坏生发中心。在套区细胞内，可见数量不等的大浆母细胞，含有致密的双嗜性和泡状胞质。瘤细胞与浆母细胞相似，表达 IgM。常伴有人类免疫缺陷病毒 (HIV) 的感染。此型需与浆母细胞淋巴瘤鉴别。本病为高度侵袭性，中位生存期为几个月。

(李甘地)

yuánfā shènchūxìng línbāliú

原发渗出性淋巴瘤 (primary effusion lymphoma)

通常表现为浆膜腔渗出而检测不到肿块的大 B 细胞淋巴瘤。与人类疱疹病毒 8 型 (HHV8) 密切相关。某些患者随后可能在胸腔出现实体肿瘤。大多数病例发生在同性恋的 HIV 感染的或严重免疫缺陷的年轻至中年男性，病人作为年龄为 42 岁。常伴有 EB 病毒的复合感染。此病也可见于无免疫缺陷的老年人，其含有 HHV8，但无 EBV 的感染。最常见的部位为胸腔、心包和腹腔。典型病例通常仅累及一个体腔。大多数病例病变局限于体腔内，偶尔可蔓延至体腔外形成肿瘤，如胃肠道、皮肤、肺和中枢神经系统，淋巴结也可能受累。光镜下，细胞离心制片后可见肿瘤细胞有大的免疫母细胞或浆母细胞性细胞到异型性更大的细胞均可见到。某些细胞很像 R-S 细胞。核分裂多见。免疫组化染色显示，瘤细胞 CD45 阳性，但 CD20、CD19、CD79a 等 B 细胞标志物阴性，表面和胞质免疫球蛋白和 BCL-6 阴性。上皮膜抗原 (EMA)、HLA-DR、CD30、CD38、VS38c 和 CD138 常阳性。瘤细胞核 HHV8 相关潜伏蛋白 (LANA1) 阳性。这对确诊非常重要。本病预后不良，平均生存期不足 6 个月。

(李甘地)

línbāliúyàng ròuyázhǒngbìng

淋巴瘤样肉芽肿病 (lymphomatoid granulomatosis, LYG)

一种血管中心性和血管破坏性的淋巴增殖性疾病。主要累及淋巴结外，由 EB 病毒 (EBV) 阳性的 B 细胞和反应性 T 细胞混合而成。依据 EBV 阳性 B 细胞所占的比例可分为 1、2、3 级。1 级含多

形性淋巴样细胞浸润，无细胞异型性。无或很罕见大的转化淋巴样细胞，可采用 CD20 免疫组化染色寻找大细胞。EBER 原位杂交可见少数 EBV 阳性细胞（<5/HFP）。2 级在多形性炎性背景下可见散在大的 CD20 阳性淋巴样细胞，坏死常见。EBER 原位杂交显示 EBV 阳性细胞在（5～20）/HFP，偶可高达 50/HFP。3 级时仍有炎症背景，但 CD20 阳性的大细胞较多，可形成较大的聚集，大细胞可有明显的多形性，可出现霍奇金样细胞。坏死通常很广泛。原位杂交显示 EBV 阳性细胞很多（>50/HFP），局灶可形成小的片状区域。

本病预后参差不一，可从发展缓慢的惰性病程进展为侵袭性弥漫大 B 细胞淋巴瘤。在 20 世纪 90 年代约 63.5% 患者 1 年内死亡。随着化疗、免疫治疗及辅以 EPOCH-R 和/或干扰素等治疗的进展，5 年生存率已达 70%。

（李甘地）

Bójītè línbāliú

伯基特淋巴瘤（Burkitt lymphoma，BL）

可能来源于滤泡生发中心细胞的高度侵袭性 B 细胞淋巴瘤。常侵犯淋巴结外或表现为急性白血病。主要发生于儿童与青少年，男性多于女性。绝大多数地方性 BL 与 EB 病毒感染有关。30% 的散发型 BL 与 EB 病毒感染有关。淋巴结外是最常见的受累部位，不同临床变异型有不同的发生部位，但都可累及中枢神经系统。由于肿瘤倍增时间短，易出现高肿瘤负荷，病情一般较重，症状仅发生于几周内。

光镜下见，肿瘤细胞中等大小，呈弥漫、单一的生长模式，肿瘤细胞可围绕和浸润其他没有受累的淋巴结。核圆形，染色质

细块状或疏松，可见多个核仁。免疫组化染色显示，肿瘤细胞中等偏强表达轻链限制区的膜 IgM 和 B 细胞相关抗原（CD19、CD20 和 CD22）、CD10、BCL-6、CD38、CD77 和 CD43。近 100% 的细胞表达 Ki-67。*MYC* 基因的染色体易位是其遗传学特点。在诊断上，单个参数（如形态学特点、遗传学特点或免疫组化改变）并非诊断的金标准，而是需要多参数联合分析才能确定。肿瘤呈高度侵袭性，但也具有潜在的可治愈性。骨髓和中枢神经系统受累，肿块直径>10cm，乳酸脱氢酶（LDH）血清水平高是预后不良的指标。进展期病例治愈率 60%～80%。儿童的治疗效果好于成年人。

（李甘地）

gāojíbié B xìbāo línbāliú

高级别 B 细胞淋巴瘤（high-grade B-cell lymphoma）

一种高度侵袭性的淋巴系统恶性肿瘤。又称特征介于弥漫性大 B 细胞性淋巴瘤和伯基特（Burkitt）淋巴瘤之间的不能分类的 B 细胞淋巴瘤（BCLu-DLBCL/BL），具有 DLBCL 和伯基特淋巴瘤形态学和遗传学特点。罕见，主要见于成年人。一半以上患者诊断时已广泛播散，常累及淋巴结外、骨髓和周围血。

临床表现为淋巴结肿大或淋巴结外肿块，部分患者可出现白血病表现。光镜下表现为中等至大的转化细胞弥漫增生，掺杂极少量小淋巴细胞，无纤维化的间质反应。星空现象易见，大量核分裂象和显著凋亡小体。细胞形态学变化较大，部分病例的细胞类似于 BL，但核的大小和外形差异太大，无法诊断为 BL；部分病例形态学与 BL 一致，但免疫表型和/或遗传特征不典型；还有些病

例，免疫表型与 BL 一样，核的大小差异处于 BL 和 DLBCL 之间，经常出现不规则核轮廓或相对较大的核仁。免疫组化染色显示，瘤细胞表达 B 细胞标志物：如 CD19、CD20、CD22 和 CD79a，以及典型的分泌型免疫球蛋白（sIg）。Ki-67 增殖指数为 50%～100%。本病为侵袭性淋巴瘤，尚无最佳治疗方案，常耐药。预后较差。

（李甘地）

huīqū línbāliú

灰区淋巴瘤（gray-zone lymphoma）

在临床、形态学、免疫表型表达上兼有经典型霍奇金淋巴瘤和弥漫大 B 细胞淋巴瘤特点，尤其是原发纵隔大 B 细胞淋巴瘤特点的 B 细胞淋巴瘤。又称特征介于弥漫大 B 细胞淋巴瘤和经典霍奇金淋巴瘤之间的不能分类的 B 细胞淋巴瘤（BCLu-DLBCL/cHL）。曾称霍奇金样间变性大细胞淋巴瘤。多见于 20～40 岁的年轻男性。最常见前纵隔大肿块，伴/不伴有锁骨上淋巴结受累，因此可出现上腔静脉综合征或呼吸抑制症状。

光镜下，在弥漫的纤维性间质中，可见融合、成片分布的多形性肿瘤细胞，部分病例中可见局灶纤维条带。浸润性肿瘤细胞大部分为类似于陷窝细胞和霍奇金细胞的多形瘤细胞。细胞学形态变化较广，肿瘤的不同区域表现出不一样的细胞形态是其特征性表现。常见一些稀疏的炎症细胞浸润。免疫组化染色显示，CD45 强阳性，肿瘤细胞 B 细胞抗原阳性，如 CD20 和 CD79a。也常表达霍奇金淋巴瘤标志物，如 CD30 和 CD15。BCL-6 呈不同程度阳性，但 CD10 一般阴性，间变性淋巴瘤激酶（ALK）总是阴性。

本病有较高的临床侵袭过程，预后比经典型霍奇金淋巴瘤或原发纵隔大 B 细胞淋巴瘤差。

(李甘地)

T xìbāoxìng yòulínbāxìbāo báixuèbìng

T 细胞性幼淋巴细胞白血病

（T-cell prolymphocytic leukemia, T-PLL） 侵袭性的 T 细胞白血病。特点为具有成熟的胸腺后 T 细胞免疫表型小到中等大小的前淋巴细胞增生，可累及周围血、骨髓、淋巴结、肝、脾和皮肤。罕见，中位发病年龄 65 岁。大部分表现为肝、脾和全身淋巴结肿大。20% 的患者可见皮肤侵入，少数患者有胸腹腔浆液性渗出。贫血和血小板减少常见。外周血涂片可见小至中等大小的淋巴样细胞，核圆形、椭圆形或明显不规则，可见核仁。累及皮肤时可见血管周浸润或真皮弥漫浸润，无嗜表皮现象。脾累及表现为浸润红髓，可侵犯脾被膜和血管壁，白髓萎缩。淋巴结呈弥漫性累及，以副皮质区为主。免疫组化染色显示，肿瘤细胞 CD2、CD3、CD7 阳性，但末端脱氧核苷酸转移酶（TdT）、CD1a 阴性。病程进展，中位生存时间通常少于 1 年。

(李甘地)

T xìbāoxìng dàkēlì línbāxìbāo báixuèbìng

T 细胞性大颗粒淋巴细胞白血病

（T-cell large granular lymphocytic leukemia，T-LGL） 以出现原因不明 6 个月以上的周围血大颗粒淋巴细胞数量增加的异质性疾病，外周血大颗粒淋巴细胞的数量一般大于（2 ~ 20）× 10^9/L。世界卫生组织（WHO）2008 版造血和淋巴组织肿瘤分类将 T-LGL 界定为一种异质性疾病。该病占淋巴细胞白血病的 2% ~ 3%。男女比例相似，发病年龄在 45 ~ 75 岁。临床伴或不伴有贫血的中性粒细胞减少最常见，血小板一般正常，淋巴细胞计数在（2 ~ 20）× 10^9/L。患者有中度脾大。也有报告合并类风湿关节炎，出现自身抗体、循环免疫复合物和高丙种球蛋白血症。血和骨髓涂片的主要淋巴细胞是大颗粒淋巴细胞，有中等至多量胞质，内有细腻或粗块状的嗜苯胺蓝颗粒。免疫组化染色显示，瘤细胞表达 CD3、CD8 和 T 细胞受体（TCR）αβ。并表达 T 细胞内抗原（TIA-1）、粒酶 B 和粒酶 M。本病临床过程为惰性、非进展性。

(李甘地)

mànxìng zìrán shāshāng xìbāo línbā zēngshēngxìng jíbìng

慢性自然杀伤细胞淋巴增生性疾病

（chronic lymphoproliferative disorder of natural killer cell） 原因不明的 6 个月以上持续性外周血中自然杀伤（NK）细胞增多的异质性疾病。NK 细胞一般 ≥2×10^9/L。罕见。世界卫生组织（WHO）2008 版造血和淋巴组织肿瘤分类中将其列为暂定类型。主要见于 60 岁以上成年人，男女比例相似。未发现种族或遗传倾向。大多数无症状，部分有全身症状和/或血细胞减少。外周血中 NK 细胞的典型特征是中等大小，核圆形，染色质致密，胞质中等略嗜碱性，含粗细不一的嗜甲苯胺蓝颗粒。骨髓活检可见窦内和间质中有核不规则的胞质中等淡染的小细胞浸润。免疫组化染色显示，瘤细胞表面 CD3 阴性，胞质型 CD3ε 经常阳性，T 细胞内抗原（TIA-1）、粒酶 B、粒酶 M 阳性。大多数患者临床过程为惰性。部分病例出现疾病进展，表现为淋巴细胞增多症和血细胞减少。

(李甘地)

qīnxíxìng zìrán shāshāng xìbāo báixuèbìng

侵袭性自然杀伤细胞白血病

（aggressive natural killer cell leukemia） EB 病毒（EBV）相关的临床过程呈侵袭性、系统性自然杀伤（NK）细胞肿瘤性增生。有明显的地理和种族分布倾向，多见于亚洲人。多为中青年，平均年龄 42 岁。男性稍多于女性。临床一般有发热、体质性症状和白血病性血象。循环中的白血病细胞从百分之几到大于 80%。常有贫血、中性粒细胞计数减少和血小板减少。血清乳酸脱氢酶（LDH）明显升高，肝脾大和淋巴结肿大，皮肤累及少。还可伴有凝血功能障碍性疾病、嗜血细胞综合征和多器官功能衰竭。外周血中的白血病细胞形态表现广泛，可以从类似于正常的大颗粒淋巴细胞到核大、不规则、折叠、染色质细、核仁明显的异型细胞。组织切片中白血病细胞弥漫或片状破坏性浸润。细胞单一，核圆形或不规则，染色质粗，有小核仁。凋亡小体和坏死常见。免疫组化染色显示，肿瘤细胞 CD2 和胞质型 CD3ε 阳性，表面 CD3 阴性。细胞毒性标志物阳性。免疫表型与结外 NK/T 细胞淋巴瘤基本相同，只是 CD16 常阳性。绝大多数病例表现致死性的临床过程，中位生存期不到 2 个月。

(李甘地)

értóng xìtǒngxìng EB bìngdú yángxìng T xìbāo línbāliú

儿童系统性 EB 病毒阳性 T 细胞淋巴瘤

（systemic EB virus positive T-cell lymphoma of childhood） EB 病毒感染的细胞毒性 T 细胞克隆性增生。为暴发性致死性疾病。主要见于亚洲的儿童和年青人，该病与侵袭性自然杀伤（NK）细胞白血病存在某些临床病理的重叠。发病机制可能与对于 EB 病毒的免疫反应的遗传性缺陷有关。可发生于首次急性 EB 病毒感染后或者慢性活动性 EB 病毒感染。浸润的 T 细胞通常为小细胞，缺乏细胞异型性。肝和脾显示轻度至显著的窦内浸润。骨髓活检显示组织细胞增生伴嗜红细胞现象。免疫组化染色显示 CD2、CD3 阳性，CD56 阴性，T 细胞内抗原（TIA-1）阳性。本病病程快，可在几天到几周内发生多器官衰竭，败血症和死亡。

（李甘地）

zhǒngdòushuǐpàobìngyàng línbā zēngzhíxìng jíbìng

种痘水疱病样淋巴增殖性疾病（hydroa vacciniforme-like lymphoproliferative disorder）

慢性 EB 病毒阳性淋巴增殖性疾病。发生全身淋巴瘤的风险较高，为原发皮肤 EB 病毒阳性的多克隆或单克隆 T 细胞或自然杀伤（NK）细胞的增殖性疾病。主要见于亚洲，或中南美土著的儿童和年青人，成年人少见。发病机制可能与对 EB 病毒的细胞毒性免疫反应的缺陷有关。患者对日光和蚊虫叮咬高度过敏，在面部形成丘疹水疱性疹子，形成溃疡和瘢痕。有的还可以有发热、疲乏、淋巴结肿大和肝脾大。肿瘤细胞一般是小到中等大小，没有明显的异型性。淋巴细胞浸润范围从表皮直至皮下组织，表现为组织坏死、血管中心性聚集和血管壁的浸润。浸润的淋巴细胞是细胞毒性 T 细胞表现，少数情况下有表达 CD56 的 NK 细胞表型。不同患者临床过程不相同，当病变累及全身时，临床更具侵袭性。

（李甘地）

chéngrén T xìbāo báixuèbìng/línbāliú

成人 T 细胞白血病/淋巴瘤（adult T-cell leukemia/lymphoma，ATLL）

1 型人 T 细胞白血病病毒（HTLV-1）引起的高度多形性的淋巴样细胞组成的外周 T 细胞肿瘤。流行于日本西南部、加勒比海岛屿和中非某些地区。发病与 HTLV-1 的感染密切相关。HTLV-1 感染后，潜伏期很长，一般通过哺乳、血液途径感染。在日本南部，发病率约为 HTLV-1 感染人群的 2.5%。该病仅见于成年人，发病年龄 20~80 岁，平均 58 岁。男女比为 1.5∶1。

大多数表现为广泛的淋巴结和外周血累及。ATLL 分为几个临床亚型：急性型、淋巴瘤型、慢性型、焖燃型。急性型：以白血病期为特征，常伴明显的白细胞增多、皮疹和全身淋巴结肿大。淋巴瘤型：表现为显著的淋巴结肿大，不伴外周血累及。慢性型：经常和剥脱性皮疹相关。焖燃型：白血病计数正常，循环性肿瘤细胞>5%。ATLL 有广泛的细胞学形态谱系，多种细胞形态学亚型如多形性小细胞型、多形性中和大细胞型、间变型和罕见的类似血管免疫母细胞型。免疫组化染色显示，肿瘤细胞表达 T 细胞相关抗原 CD2、CD3、CD5，但不表达 CD7。几乎所有病例都强表达 CD25。临床亚型、年龄、身体状况、血清钙和乳酸脱氢酶（LDH）水平是主要预后因素。

（李甘地）

bíxíng jiéwài zìrán shāshāng xìbāo/T xìbāo línbāliú

鼻型结外自然杀伤细胞/T 细胞淋巴瘤（extranodal natural killer cell/T-cell lymphoma，nasal type）

以血管破坏、坏死、细胞毒表型和 EB 病毒相关为特征的结外淋巴瘤。此肿瘤几乎全部发生于淋巴结外，尤其是上呼吸道。形态学以坏死和血管浸润与破坏为特点。大多数病例为真正的自然杀伤（NK）细胞肿瘤，少部分为细胞毒性 T 细胞性肿瘤。结外 NK/T 细胞淋巴瘤的典型发病部位是鼻部。肿块可导致鼻塞、鼻出血或中面部结构破坏。

光镜下见，肿瘤细胞呈弥漫性浸润，黏膜腺体分布稀疏或消失，以血管为中心浸润和血管破坏的生长模式常见（图 1a）。瘤细胞形态谱系很广泛，细胞可以是小中大或间变 4 种细胞。胞核长而不规则，折叠状。染色质呈颗粒状，核仁不明显或有小核仁，核分裂易见。最典型的免疫表型是 CD2 和 CD56 阳性（图 1b），表面 CD3 阴性，胞质型 CD3ε 阳性。EB 病毒阳性（图 1c），T 细胞内抗原（TIA-1）、穿孔素和粒酶 B 阳性。本病预后变化较大，部分患者对治疗反应较好，余者死于肿瘤播散。

（李甘地）

chángbìng xiāngguānxìng T xìbāo línbāliú

肠病相关性 T 细胞淋巴瘤（enteropathy-associated T-cell lymphoma，EATL）

来源于肠上皮内 T 淋巴细胞的肿瘤。可以分为 Ⅰ 型（多形性亚型）和 Ⅱ 型（单形性亚型）。前者与肠病（麦胶病）相关，后者呈散发性，与肠病无关。最常发生于空肠或回肠，表现为肠病病史。可有腹痛或发生肠穿孔。大体为黏膜的多发性、溃疡性肿块。肿瘤细胞形态学变化很大，形态相对单一，为中至大细胞，核圆形或多角形、空泡状，核仁明显，胞质淡染、量中等或丰富。少数情况下，肿

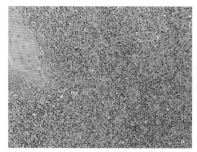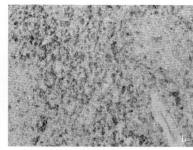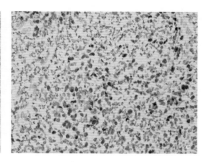

a. HE×200；b. CD56 阳性（×200）；c. EBER 阳性（×200）。

图 1　右咽部 NK/T 淋巴瘤

瘤细胞有明显核的多形性。大多数肿瘤可见炎症细胞浸润，包括大量组织细胞和嗜酸性粒细胞。许多病例可见瘤细胞浸润隐窝上皮。免疫组化染色显示，肿瘤细胞 CD3、CD7 阳性，CD5 阴性，表达细胞毒性蛋白。几乎所有病例都不同程度表达 CD30。本病预后较差，常死于腹部合并症。

（李甘地）

gān-pí T xìbāo línbāliú

肝脾 T 细胞淋巴瘤（hepato-splenic T-cell lymphoma，HSTL）　来源于细胞毒性 T 细胞（通常为 γδT 细胞）的以淋巴结外的脾、肝和骨髓的窦浸润为特点的淋巴瘤。罕见，占所有淋巴瘤的 1% 以下。发病主要为青少年和年青成年人，中位年龄约为 35 岁。典型症状为肝脾大和全血细胞减少。但发病初期周围血累及不常见。一般不累及皮肤、肠道和鼻腔。光镜下见，瘤细胞形态单一，核中等大小，胞质淡染。染色质疏松，核仁小而不明显。脾红髓的髓索和髓窦受累，而白髓萎缩。肝表现为明显的窦性浸润。骨髓总是受累，呈显著的窦内分布。免疫组化染色显示，瘤细胞 CD3 阳性，通常呈 TCRδ1 阳性、TCRαβ 阴性、CD56（+/−）。T 细胞内抗原（TIA-1）和粒酶 M 阳性，但粒酶 B 和穿孔

素常阴性。本病呈侵袭性过程，最初对化疗有效，但绝大多数复发。中位生存期不到 2 年。

（李甘地）

píxià zhīmóyányàng T xìbāo línbāliú

皮下脂膜炎样 T 细胞淋巴瘤（subcutaneous panniculitis-like T-cell lymphoma，SPTCL）　主要累及皮下组织的细胞毒性 T 细胞（αβT 细胞）肿瘤。临床表现为多发皮下结节，常见于四肢或躯干，结节大小不一，直径从 0.5cm 到几厘米不等。高达 50% 的患者可出现全身症状。光镜下见，肿瘤浸润脂肪小叶，通常不累及小叶间隔，也不累及真皮和表皮。肿瘤细胞大小较一致，核不规则、浓染，胞质淡染。肿瘤细胞在单个脂肪细胞的周边围绕。常出现反应性组织细胞，特别是在脂肪浸润和破坏的区域。免疫组化染色显示，瘤细胞具有成熟的 αβT 细胞表型，通常 CD8 阳性，表达粒酶 B、T 细胞内抗原（TIA-1）和穿孔素。皮肤 γδT 细胞淋巴瘤具有脂膜炎样形态特点，但通常累及真皮和表皮，表皮可形成溃疡。前者表达 BF1，不表达 CD56，有助于鉴别。淋巴结和其他器官播散罕见，80% 患者中位生存期可达到 5 年。

（李甘地）

xùnyàng ròuyázhǒngbìng

蕈样肉芽肿病（mycosis fun-goides，MF）　原发于皮肤的嗜表皮性 T 细胞淋巴瘤。以表皮内小到中等大小的 T 淋巴细胞浸润为特征，约占皮肤原发淋巴瘤的 50%。病因不明，可能与 HLA 特定亚型有关，或与 1 型人 T 细胞白血病病毒（HTLV-1）等感染相关。常见于中老年人，常首发于躯干、下肢及女性乳房。

临床表现及大体形态　可分为 3 期：①红斑期：持续时间数月到数年，甚至数十年，平均 5~10 年。常有瘙痒症状，表现为形态多样的非特异性皮疹。②斑块期：皮损常为浸润性斑块状，此期经过较短，一般经数月或稍长即可进入瘤块期。③瘤块期：出现结节或肿瘤样浸润，常有破溃。瘤块期可伴有淋巴结及内脏损害。斑块期或瘤块期可由前一期发展而来，也可起病时即为斑块期或瘤块期。各期病变也可以混合出现，取活检时要注意最好取斑块期或瘤块期皮损。皮损范围各例也不一样，有的较局限，有的较广泛，较局限者预后好。各期皮损均可暂时消退或缓解，MF 发展较缓慢，尤其单独皮肤损害无淋巴结及内脏损害者持续无进展时间较长，一般经过数年。

在疾病发展任何过程中均可发生红皮病。

镜下形态 光镜下，红斑期与非特异性皮炎相似。炎症细胞中有嗜酸性粒细胞，临床疑似为MF，病理组织学上炎症又难归其他；表皮内散在少数异型淋巴细胞浸润，多位于基底层，可单个或三五成群，这些细胞周常有因假象而形成的透明空晕，常无棘细胞层水肿。波特里耶（Pautrier）小脓肿紧密并列分布、界限清楚的表皮内淋巴细胞团簇，对MF有高度诊断价值。真皮层也有少数淋巴细胞浸润，散在分布或沿表皮与真皮交界处呈带状或线状分布，通常比表皮内淋巴细胞小（图1a）。表皮及真皮内淋巴细胞核深染，不规则，电镜下显示为脑回样核的T细胞。免疫组化染色显示，表皮内淋巴细胞为T细胞。真皮乳头层有难以用一般炎症解释的纤维组织增生及纤维化。

斑块期 真皮乳头层纤维化及带状浸润更明显。表皮仍有明显银屑病样增生，以及带状苔藓样浸润，形成苔藓样-银屑病型组织结构，这是斑块期较为特异的病变。除表皮内及真皮内肿瘤性淋巴细胞较多，常形成明显带状浸润外，还可有真皮深层、甚至皮下组织浅层及毛囊等浸润。毛囊上皮可见黏液变性，也可发生毛囊黏液性斑秃。一半以上病例可见波特里耶小脓肿。

瘤块期 特点是有结节或肿块形成，主要位于真皮层，上皮内病变常减退，组织学上这些结节或瘤块主要由肿瘤性不典型淋巴细胞组成，常比前两期细胞大，核分裂易见。MF可向大细胞淋巴瘤转化。

辅助检查 几乎全部病例的免疫组化染色都显示 CD4$^+$ T 细胞克隆性增生，其他常见标志物 CD2、CD3、CD4、CD45RO、CD5、CD7 阳性（图1b），CD1、CD8 和 CD30 阴性。T 细胞受体（TCR）基因重排对早期病变明确诊断有重要意义。综合运用 PCR、基因重排以及显微切割等多种技术可以明显提高早期诊断率。

鉴别诊断 需与塞扎里综合征鉴别，塞扎里综合征曾被认为是 MF 的特殊亚型，但在 2018 版世界卫生组织皮肤肿瘤分类认为其是一种独立疾病。SS 患者血中肿瘤性 T 细胞表达 CCR7、L-选择素（L-selectin）和 CD27，而MF 皮肤活检中的肿瘤性 T 细胞缺乏上述标志物，但表达趋化因子受体 4（CCR4）和皮肤淋巴细胞抗原（CLA）。两者鉴别常需要多点活检。

预后 多数临床呈惰性过程，部分可自发退变。整体5年生存率约87%，特别是T1期病例基本不影响生命周期。年龄、分期及是否出现皮肤外病变是重要预后相关因素。

（陈 杰）

塞扎里综合征（Sézary syndrome，SS）

与蕈样肉芽肿病形态相似但临床表现不完全相同的T细胞肿瘤。罕见。临床表现为三联征，即红皮病、全身淋巴结肿大和皮肤、淋巴结和外周血查见具有脑回样核的克隆性肿瘤性T细胞（塞扎里细胞）。诊断时需满足以下标准：①外周血塞扎里细胞绝对计数至少为 1000/μl。② CD4$^+$ T 细胞群增多，CD4/CD8>10。③一个以上的 T 细胞标志物丢失。本病呈侵袭性，5 年总体生存率为 10%~20%。绝大多数患者死于机会性感染。

（李甘地）

淋巴瘤样丘疹病（lymphomatoid papulosis）

一组反复性、常自愈的慢性皮肤疾病。主要见于成人，平均发病年龄为 43 岁，儿童也可发病。临床以躯干、四肢丘疹状或结节状皮肤病变为主要表现。

组织病理学可分为如下类型：①A 型：约占 80%。特征为炎症细胞，包括小淋巴细胞、中性粒细胞和/或嗜酸性粒细胞的背景上可见散在或小簇大的不典型的、甚至多核的或里-斯（R-S）细胞样 CD30$^+$ 细胞（图1a，图1b）。②B 型：约占 5%。特征为小的不典型 CD30$^+$ 细胞或 CD30$^-$ 具有脑回状核细胞的表皮浸润，与早期蕈样肉芽肿病相似。③C 型：约占 10%。特征为片状一致的大的 CD30$^+$ 细胞，混杂少许炎症细胞，与皮肤间变性大细胞淋巴瘤相似。④D

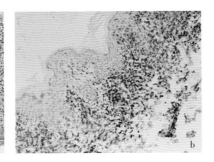

a. HE×100；b. CD3 阳性（×100）。

图1 蕈样肉芽肿病

型：不足5%。特征为明显的表皮浸润，有时为佩吉特病样浸润，浸润细胞为不典型小至中等大的CD8⁺、CD30⁺的多形型T细胞，很像皮肤原发CD8⁺侵袭性嗜表皮的细胞毒T细胞淋巴瘤，有些病例可为γδT细胞表型。⑤E型：不足5%。特征为小至中等大的CD30⁺细胞的血管中心性或血管破坏性浸润。大多数病例瘤细胞为CD8⁺的多形型T细胞。可出现血管闭塞、出血和广泛坏死，皮肤出现溃疡。⑥伴有*DUSP22-IRF4*重排的淋巴瘤样丘疹病：不足5%。特征为染色体6p25.3区位*DUSP22-IRF4*重排。患者常年龄较大，表现为局灶性皮肤病变。光镜下见广泛的表皮浸润，浸润细胞多为小至中等大的CD30弱阳性的具有脑回状核的T细胞，在真皮内可见CD30强阳性的中等大至大的母细胞，与转化型的蕈样肉芽肿病相似。

免疫组化染色显示，A、B、C型细胞CD4阳性（图1c）、CD8阴性；D、E型则CD8阳性，而CD4阴性。伴有*DUSP22-IRF4*重排的淋巴瘤样丘疹病则CD4和CD8可阳性或阴性。本病多数预后良好，部分可转变成其他淋巴瘤。需长期随访。

（陈 杰）

yuánfā pífū jiānbiànxìng dàxìbāo línbāliú

原发皮肤间变性大细胞淋巴瘤（primarily cutaneous anaplastic large cell lymphoma, C-ALCL）

皮肤原发由间变性、多形性或免疫母细胞样大细胞组成的T细胞淋巴瘤。是第二种最常见的皮肤T细胞淋巴瘤（CTCL），约占CTCL的30%。中位发病年龄60岁，男性多于女性。最常受累部位包括躯干、面部、四肢和臀部。大多数表现为单发或局部结节或肿块，有时为丘疹，常伴溃疡形成。约10%患者发生皮肤外播散，主要累及局部淋巴结。

组织学显示黏附成片的CD30阳性的大细胞弥漫浸润。肿瘤细胞有特征性间变细胞的形态，显示圆形、卵圆形或不规则形核，明显的嗜酸性核仁和丰富的胞质（图1a）。病变周围常有反应性淋巴细胞。免疫组化染色显示肿瘤细胞活化的CD4⁺细胞表型，CD2、CD5和/或CD3丢失情况不定，经常表达粒酶B、T细胞内抗原（TIA-1）和穿孔素。大于75%的肿瘤细胞表达CD30（图1b），但不表达上皮膜抗原（EMA）和间变性淋巴瘤激酶（ALK）。在诊断C-ALCL前应排除肿瘤期转化的大细胞性蕈样肉芽肿病和系统性间

变性大细胞淋巴瘤。大多数病例T细胞受体（TCR）基因克隆性重排。本病预后很好，10年生存率90%。

（李甘地）

fēitèshūxíng wàizhōu T xìbāo línbāliú

非特殊型外周T细胞淋巴瘤（peripheral T-cell lymphoma, not otherwise specified, PTCL-NOS）

一组不能被界定为淋巴造血组织肿瘤分类中任何特定亚型的成熟T细胞肿瘤。约占所有外周T细胞淋巴瘤的30%。男女比约为2:1。

临床常表现为淋巴结肿大，常有全身症状，以及嗜酸性粒细胞计数增多、皮肤瘙痒等，个别患者可出现嗜血细胞综合征。可累及全身任何器官，如骨髓、肝、脾和结外。外周血可累及，但白血病表现少见。结外累及以皮肤和胃肠道常见，还可侵犯肺、涎腺和中枢神经系统等。在淋巴结内表型为正常结构破坏，呈副皮质区或弥散性浸润。细胞学形态谱系非常广，从明显多形性到单形性。大多数病例由许多中等大小和/或大细胞组成，核呈不规则形、多形性、染色质深或泡状，核仁明显，核分裂多见。透明细胞和里-斯（R-S）样细胞也可见到。常出现炎症细胞背景，包括

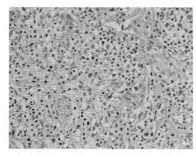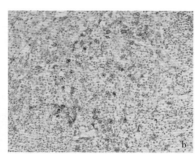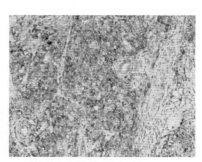

a. HE×100；b. 炎症细胞背景上可见散在CD30阳性细胞（×100）；c. CD4阳性（×100）。

图1 皮肤淋巴瘤样丘疹病

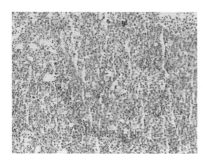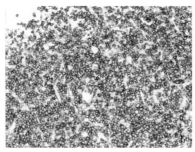

a. HE×100；b. CD30 阳性（×100）。

图1　间变性大细胞淋巴瘤

小淋巴细胞、嗜酸性粒细胞、浆细胞和大 B 细胞。淋巴结外累及表现为相似的细胞弥漫性浸润。一种特殊亚型称淋巴上皮样淋巴瘤，又称伦纳特（Lennert）淋巴瘤。此型由小细胞构成，呈弥漫滤泡间生长。之间可见小簇上皮样组织细胞，可混有不同数量的炎症细胞和散在 R-S 样 B 细胞（图1a）。

本病常见的表型特征为 T 细胞免疫表型异常，CD3 阳性（图1b），但 CD5 和 CD7 下调。淋巴结内病例的免疫表型以 CD4$^+$/CD8$^-$ 为主。淋巴上皮样淋巴瘤则多为 CD8 阳性及细胞毒标志物阳性。多数病例 T 细胞受体（TCR）基因呈克隆性重排。与血管免疫母细胞 T 细胞淋巴瘤的鉴别诊断需要靠全面的免疫表型分析。此型淋巴瘤属于高度侵袭性的淋巴瘤，对治疗反应差，复发常见。

（李甘地）

xuèguǎn miǎnyìmǔxìbāoxìng T xìbāo línbāliú

血管免疫母细胞性 T 细胞淋巴瘤（angioimmunoblastic T-cell lymphoma，AITL）

一种克隆性滤泡辅助 T 细胞来源的淋巴瘤。以先天性疾病、淋巴结的多形性浸润，高内皮小静脉和滤泡树突状细胞增生为特点，与非特殊类型的外周 T 细胞淋巴瘤存在重叠。临床表现为进展期疾病，出现全身淋巴结肿大、肝脾大、全身症状和多克隆性高丙种球蛋白血症。

光镜下见，淋巴结结构部分破坏，常侵至结外，但不破坏皮质外周淋巴窦。副皮质区可见明显的多形性细胞浸润灶，细胞小至中等大小，胞质淡染或透明，胞膜清楚，细胞异型性轻微（图1a）。可见分支状的高内皮小静脉

显著增生。免疫组化染色显示，瘤细胞大多表达 T 细胞抗原如 CD3（图1b）、CD2 和 CD5，绝大多数表达 CD4，常混有多量的反应性 CD8$^+$T 细胞。75%～90% 的病例有 T 细胞受体（TCR）基因重排。60%～100% 病例特征性地表达 TFH 表型 CD10、CXCL13 和 PD-1，有助于与副皮质区不典型增生及其他外周 T 细胞淋巴瘤相鉴别。本病临床过程为侵袭性，中位生存期少于 3 年。

（李甘地）

jiānbiànxìnglínbāliújīméi yángxìng de jiānbiànxìng dàxìbāo línbāliú

间变性淋巴瘤激酶阳性的间变性大细胞淋巴瘤［anaplastic lymphoma kinase（ALK）-positive anaplastic large cell lymphoma，ALK$^+$ALCL］

由多形性 T 淋巴样细胞构成的肿瘤。常见

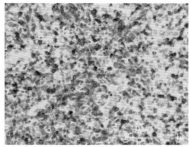

a. HE×200；b. CD3 阳性（×200）。

图1　外周 T 细胞淋巴瘤–Lennert 淋巴瘤

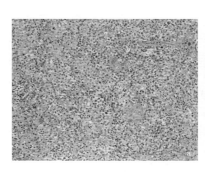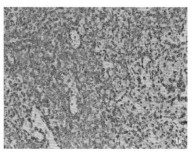

a. HE×200；b. CD3 阳性（×200）。

图1　淋巴结血管免疫母细胞性 T 细胞淋巴瘤

于 30 岁以前，男性多见。ALK⁺ ALCL 常累及淋巴结和结外部位，包括皮肤、骨、软组织等。70% 患者表现为进展期Ⅲ～Ⅳ期，表现为外周和/或腹腔淋巴结肿大，常伴有结外浸润和骨髓累及。

光镜下见，该病表现为宽广的形态谱系。但所有病例都含有不等量的异型核、马蹄铁或肾形核的细胞（图 1a），且常伴有核旁的嗜酸性区域。一些细胞可见核内包涵体，为细胞核膜凹陷所致。共有 5 种形态学类型：①普通型：占 60%，肿瘤细胞胞质丰富，透明、嗜酸或嗜碱性。多个核可呈花环状排列，类似里－斯（R-S）细胞。染色质细块状或弥散，有多个小的、嗜碱性核仁。②淋巴组织细胞型：占 10%，肿瘤细胞夹杂大量反应性组织细胞。③小细胞型：占 5%～10%，主要由具有不规则核的小至中等的肿瘤细胞组成。胞质淡染，中位核，被称为煎蛋细胞。④霍奇金样型：占 3%，特点是形态学特征类似于结节硬化性经典型霍奇金淋巴瘤。⑤复合型：可在单个淋巴结中见到不止一种形态。

免疫组化染色显示，肿瘤细胞 CD30 阳性（图 1b），阳性部位在胞膜和高尔基复合体区。大细胞免疫染色最强，较小细胞可能

CD30 弱阳或阴性。ALK 单克隆抗体染色大多阳性（图 1c）。大多数病例上皮膜抗原（EMA）阳性。CD3 常阴性，CD2、CD5 和 CD4 大多阳性。具有 *ALK* 基因易位。与 ALK⁻ ALCL 的形态相似，还要与皮肤原发的 ALCL 鉴别。本病 5 年生存率为 80%。

（李甘地）

jiānbiànxìng línbāliú jīméi yīnxìng de jiānbiànxìng dàxìbāo línbāliú

间变性淋巴瘤激酶阴性的间变性大细胞淋巴瘤［anaplastic lymphoma kinase（ALK）-negative anaplastic large cell lymphoma，ALK⁻ ALCL］

一种 CD30 阳性但不表达 ALK 蛋白，也检查不到 *ALK* 基因异常的 T 细胞肿瘤。患者年龄较 ALK⁺ ALCL 大，临床过程更为侵袭性。形态学与间变性淋巴瘤激酶阳性的间变性大细胞淋巴瘤（ALK⁺ ALCL）相似（图 1）。该肿瘤也应与皮肤原发的 ALCL、表达 CD30 的其他 B 细胞和 T 细胞淋巴瘤，以及霍奇金淋巴瘤鉴别。本病 5 年生存率仅 48%。

（李甘地）

zǔzhī xìbāo ròuliú

组织细胞肉瘤（histiocytic sarcoma）

组织细胞来源表达成熟组织细胞的形态和免疫表型的恶

性肿瘤。罕见。急性单核细胞白血病等不成熟单核细胞肿瘤不包括在内。绝大多数发生于成年人，中位年龄 52 岁。大多数病例位于淋巴结外，以结肠、皮肤和软组织更为多见。其余病例表现为淋巴结病。

临床表现为孤立性肿物，常伴有系统性症状，如发热、体重减轻等。光镜下见，肿瘤由弥漫增生的非黏附性生长的大细胞构成（>20μm），但在淋巴结、肝和脾，瘤细胞常分布在窦内。瘤细胞可一致，但多数情况下表现为多形性。瘤细胞大，常为圆形或卵圆形，可有局灶梭形细胞区域。胞质丰富，嗜酸，常伴有微空泡，有时可见嗜血细胞现象。细胞核普遍大，圆形至卵圆形或不规则折叠状，常偏位。染色质泡沫状。病变中常见数量不一的反应性细胞，包括小淋巴细胞、浆细胞、良性组织细胞和嗜酸性粒细胞。

免疫组化染色显示，肿瘤细胞表达一种或多种组织细胞标志物，包括 CD163，CD68（KP1 和 PGM1）及溶菌酶，不表达朗格汉斯细胞标志物（CD1a、langerin）、滤泡树突状细胞标志物（CD21、CD35）及髓细胞标志物（CD33、CD13 及 MPO）。CD68 和溶菌酶

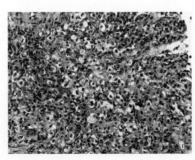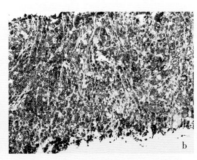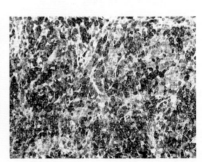

a. HE×200；b. CD30 阳性（×200）；c. ALK 阳性（×200）。

图 1　淋巴结间变性大细胞淋巴瘤

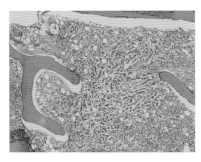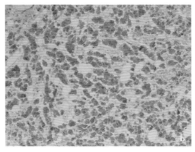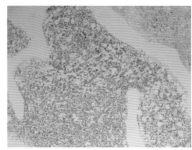

a. HE×200；b. CD30 阳性（×200）；c. CD3 阳性（×200）。

图 1　ALK 阴性间变大细胞淋巴瘤累及骨髓

表现为胞质颗粒状染色，溶菌酶阳性着色主要集中于高尔基复合体区。CD163 染色定位于细胞膜和/或胞质。本病呈侵袭性，对治疗反应差，60%～80% 患者死于疾病的进展。

（李甘地）

Lǎnggéhànsī xìbāo zǔzhī xìbāo zēngshēngzhèng

朗格汉斯细胞组织细胞增生症（Langerhans cell histiocytosis，LCH）

朗格汉斯细胞克隆性增生形成的肿瘤。曾称组织细胞增生症 X、骨嗜酸性肉芽肿、汉－许－克（Hand-Schüller-Christian）病和莱特勒-西韦（Letterer-Siwe）病。大多数发生于儿童，男性多见。可局限于某单一部位或多个部位，或更为散发，甚至累及多个系统。孤立性病变中，最常累及的部位是骨及邻近软组织，其次为淋巴结、皮肤和肺。多系统病变大多局限于骨及邻近软组织。孤立性病变大多表现为溶骨性骨病变，破坏骨皮质。其他部位的孤立性病变表现为肿物或淋巴结肿大。多系统病变常表现为发热、血细胞减少、皮肤和骨病灶及肝脾大。

光镜下见，LCH 细胞呈卵圆形，核呈折叠状，常有核沟，染色质细腻，核仁不明显。背景常有不同数目的嗜酸性粒细胞、组织细胞、中性粒细胞及小淋巴细胞（图 1a）。免疫组化染色显示，LCH 细胞一致性表达朗格汉斯细胞的免疫标志物（CD1a、langerin）和 S-100 蛋白（图 1b）。此外，LCH 细胞可表达波形蛋白（vimentin）、CD68 及 HLA-DR。电镜下可见特征性的 Birbeck 颗粒。本病临床进程与就诊时的临床分期有关，99% 以上的孤立性病变患儿可长期存活，而多系统受累者约 66% 死亡。

（李甘地）

Lǎnggéhànsī xìbāo ròuliú

朗格汉斯细胞肉瘤（Langerhans cell sarcoma，LCS）

具有朗格汉斯细胞表型的间变性高级别肿瘤。罕见。发生于成年人，中位年龄 39 岁，男女比约 1∶2。绝大多数病例发生于淋巴结外，

皮肤和皮下软组织最常见，骨、肺、肝、脾和淋巴结均可累及。最显著的特征是多形性肿瘤，具有明显恶性的细胞学表现，只能依靠免疫组化和/或超微结构来证实肿瘤起源于朗格汉斯细胞。染色质粗块状，核仁清晰，部分细胞可出现核沟。免疫表型同朗格汉细胞组织细胞增生症。本病是侵袭性恶性肿瘤，超过 50% 的患者死于疾病进展。

（李甘地）

lǔpào shùtūzhuàng xìbāo ròuliú

滤泡树突状细胞肉瘤（follicular dendritic cell sarcoma，FDCS）

具有滤泡树突状细胞相似的形态和免疫表型的恶性肿瘤。罕见。多见于成年人，平均年龄 44 岁。男女比例相当。有的病例可伴发透明血管型卡斯尔曼（Castleman）病。发生在脾和肝的

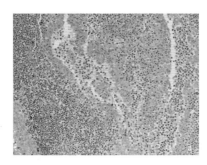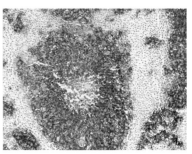

a. HE×200；b. CD1a 阳性（×200）。

图 1　颈部淋巴结朗格汉斯细胞组织细胞增生症

炎性假瘤样 FDCS 与 EB 病毒相关。大多表现为缓慢生长的无痛性肿块。肿瘤通常较大，中位直径约 5cm。肿瘤由梭形至卵圆形细胞构成，排列成束状、席纹状、旋涡状、弥漫片状或模糊的结节状。单个瘤细胞界限清楚，胞质丰富嗜酸。核卵圆形或长梭形，染色质空泡状或细颗粒状，核仁小而清晰。免疫组化染色显示，瘤细胞表达一种或几种滤泡树突细胞标志物（CD21、CD23 和 CD35）。本病生物学行为呈惰性，完整手术切除可治愈。

（李甘地）

zhǐtūzhuàng shùtūzhuàng xìbāo ròuliú

指突状树突状细胞肉瘤 （interdigitating dendritic cell sarcoma，IDCS）

具有与淋巴结副皮质区的指突状树突状细胞相似的形态和免疫表型的恶性肿瘤。罕见。多为个案报道，几乎所有患者均为成年人，男性多于女性。通常表现为无症状的肿物，少数情况可有全身淋巴结肿大、脾大或肝大。淋巴结病变分布于残留滤泡旁的副皮质区。瘤组织由梭形或卵圆形细胞排列成丛状、席纹状或旋涡状。瘤细胞胞质丰富嗜酸，界限常不清，核梭形至卵圆形。染色质常为空泡状，可有小至大的清楚的核仁。免疫组化染色显示，瘤细胞恒定表达 S-100 蛋白和波形蛋白（vimentin），不表达朗格汉斯细胞标志物（CD1a 及 langerin）。不表达滤泡树突细胞标志物（CD21、CD23 和 CD35）。本病临床进程为侵袭性，约一半患者死亡。

（李甘地）

yízhí hòu línbā zēngshēngxìng jíbìng

移植后淋巴增生性疾病 （post-transplant lymphoproliferative disorder，PTLD）

继发于器官移植、骨髓或干细胞移植后，移植受者在产生免疫抑制的基础上出现的一组多克隆性或单克隆性的淋巴细胞或浆细胞增生性疾病。绝大部分 PTLD 与 EB 病毒感染相关。世界卫生组织（WHO）2008 年造血和淋巴组织肿瘤分类将 PTLD 分为 4 大类，即非破坏性 PTLD、多形性 PTLD、单形性（单形性 B 细胞 PTLD 和单形性 T/NK 细胞 PTLD）和经典型霍奇金淋巴瘤性 PTLD。覆盖了从反应性的多克隆性增生到肿瘤性的单克隆性增生的谱系。在所有移植受者中约 2% 可发展为 PTLD。PTLD 通常累及淋巴结、胃肠道、肺和肝，而累及中枢神经系统罕见。临床表现多样，这与异体移植的类型及组织学类型有关。患者常有身体不适、嗜睡、体重减轻和发热等。淋巴结肿大和器官特异性的功能障碍也常发生。

（李甘地）

jíxìng suǐxìbāoxìng báixuèbìng

急性髓细胞性白血病 （acute myelogenous leukemia，AML）

由于髓系原始细胞克隆增生形成的肿瘤。常累及骨髓、周围血和其他髓外组织。克隆性增生可以累及髓系中的一个、两个或全部系列。因此 AML 在临床、形态学和遗传学上均是异质性的。根据白血病细胞的分化程度，世界卫生组织（WHO）2008 版造血和淋巴组织肿瘤分类将 AML 分为以下类型：微分化型、未成熟型、成熟型、急性粒-单细胞白血病、急性原始单核和单核白血病白血病、急性红细胞白血病、急性原始巨核细胞白血病、急性嗜碱性粒细胞白血病和急性全髓细胞增生伴骨髓纤维化。

（李甘地）

mànxìng suǐxìbāoxìng báixuèbìng

慢性髓细胞性白血病 （chronic myelogenous leukemia，CML）

由骨髓中多能干细胞的克隆性增生形成的肿瘤。骨髓增生性肿瘤中的一种，主要表现为髓系细胞的异常增生，但也可以累及红系和巨核细胞系。CML 的发病与 t（9；22）（q34；q11.2）有关，上述染色体易位形成的 *BCR-ABL* 融合基因，定位于 Ph1 染色体。临床可以分为惰性慢性期、加速期和急变期。

慢性期：外周血白细胞增高 $[(12 \sim 1000) \times 10^9/L$，平均 $80 \times 10^9/L]$，主要为不同成熟阶段的中性粒细胞。骨髓细胞丰富，明显的粒细胞增生成熟类型与血中类似，包括髓细胞阶段的细胞较多，无明显的异型增生。原始细胞通常小于骨髓细胞的 5%。红系的前体细胞明显减少，巨核细胞可正常或轻度减少。巨核细胞比正常小。骨髓可有中度至明显的纤维化。

加速期：①持续或增加的高白细胞计数（$>10 \times 10^9/L$）和/或持续或加重的脾大，对治疗无反应。②持续血小板增多（$>1000 \times 10^9/L$），对治疗无反应。③持续的血小板减少（$<100 \times 10^9/L$），与治疗无关。④包括 Ph 染色体和其他细胞遗传学变化的克隆性细胞遗传学演化的证据。⑤外周血嗜碱性粒细胞 $\geqslant 20\%$。⑥外周血和骨髓中原始细胞占 10%~19%。

急变期：外周血或骨髓中原始细胞 $\geqslant 20\%$；或出现髓外原始细胞的增殖。

（李甘地）

féidà xìbāo zēngshēngzhèng

肥大细胞增生症 （mastocytosis）

肥大细胞及其前体细胞克隆性增生产生累及一个或多个系

统的肿瘤性疾病。包括从局限性的皮肤肥大细胞增生症到系统性的肥大细胞增生症等多种不同的临床表现形式。骨髓活检显示以淋巴细胞为中心的肥大细胞包绕浸润，或以致密聚集的肥大细胞为中心的淋巴细胞区带围绕。肿瘤性肥大细胞圆形、梭形，常有梭形、卵圆形或分叶状核。肥大细胞甲苯胺蓝染色呈蓝紫色，免疫组化染色显示，其对 CD117、CD45、CD68、类胰蛋白酶及糜蛋白酶反应阳性。

(李甘地)

gǔsuǐ míngjiāoyàng biànxìng

骨髓明胶样变性（gelatinous degeneration of bone marrow） 骨髓中出现灶性嗜酸性胶样细胞外物质的现象。又称骨髓明胶样转化或浆液性脂肪萎缩。形态学上表现为骨髓中灶性的细胞减少区域，该处的造血细胞减少，其中的脂肪细胞体积也减小，减少区域为无细胞性的淡蓝色或粉红色、细颗粒状或丝状的无定型物质取代。免疫组化染色证实为富于透明质酸而缺乏硫酸软骨素的酸性黏多糖。骨髓组织的特殊染色为阿辛蓝（AB）和过碘酸希夫（PAS）染色阳性。

(李甘地)

gǔsuǐ huàisǐ

骨髓坏死（bone marrow necrosis） 大片骨髓造血细胞和间质的死亡。占骨髓活检的 1% ~ 2%。可见于任何年龄，无性别差异。可以是许多疾病的并发症，包括淋巴造血组织恶性疾病（如急性淋巴母细胞白血病、淋巴瘤、骨髓增生症肿瘤）、转移性恶性肿瘤（如转移癌）、感染性疾病（如结核分枝杆菌、革兰阴性菌感染等）、血液系统疾病（如弥散性血管内凝血、镰状细胞性

贫血）、甲状旁腺功能亢进、系统性红斑狼疮（SLE）以及放疗和化疗等。

(李甘地)

yuánfāxìng gǔsuǐ xiānwéihuà

原发性骨髓纤维化（primary myelofibrosis，PMF） 骨髓增生性肿瘤的一个亚型，为克隆性的以巨核细胞和粒细胞为主的增生伴有网状纤维增加和代偿性髓外造血。曾称原因不明性髓样化生和慢性特发性骨髓纤维化。

(李甘地)

zàishēng zhàng'àixìng pínxuè

再生障碍性贫血（aplastic anemia，AA） 在缺乏肿瘤和骨髓纤维化的条件下，骨髓三系造血功能减退导致周围血全血细胞减少的血液病。简称再障。提示正常造血成分的生成衰竭。发病率约为 0.74/10 万。再障可分为先天性和获得性，后者更为多见。获得性再障一般为老年人，而先天性一般为儿童。再障临床上分为急性再生障碍性贫血和慢性再生障碍性贫血两种。

(李甘地)

jíxìng zàishēng zhàng'àixìng pínxuè

急性再生障碍性贫血（acute aplastic anemia，AAA） 起病急，进展迅速，以出血和感染发热为首起和主要表现，因骨髓多能干细胞被抑制而导致骨髓造血障碍及全血细胞减少的血液病。病初贫血常不明显，但随着病程发展，呈进行性进展。几乎均有出血倾向，60% 以上有内脏出血，表现为消化道出血、血尿、眼底出血（常伴有视力障碍）和颅内出血。皮肤、黏膜出血广泛而严重，且不易控制。病程中几乎均有发热，系感染所致，常在口咽部和肛门周围发生坏死性溃疡，从而导致败血症。肺炎也很常见。

感染和出血互为因果，使病情日益恶化，如仅采用一般性治疗多数在 1 年内死亡。

(李甘地)

mànxìng zàishēng zhàng'àixìng pínxuè

慢性再生障碍性贫血（chronic aplastic anemia，CAA） 起病缓慢，以贫血为首起和主要表现，因骨髓多能干细胞被抑制而导致骨髓造血障碍及全血细胞减少的血液病。出血多限于皮肤黏膜，且不严重；可并发感染，但常以呼吸道为主，容易控制。若治疗得当，可获长期缓解以至痊愈，但也有部分患者迁延多年不愈，甚至病程长达数十年，少数到后期出现急性再生障碍性贫血的临床表现，称为慢性再生障碍性贫血急变型。

(李甘地)

zhēnxìng hóngxìbāo zēngduōzhèng

真性红细胞增多症（polycythemia vera，PV） 属于骨髓增生性肿瘤。特点为髓系原始细胞的克隆性增生，导致红细胞系统的生成异常，并且累及粒细胞和巨核细胞系统，即全髓增殖。95% 以上患者有 JAK2 基因的体细胞性突变（JAK2 V617F）。本病在欧洲和北美常住居民的发病率为 (0.7 ~ 2.6)/10 万。男女比约为 (1 ~ 2)：1。诊断时中位年龄60 岁。临床可分为 3 期：前驱性多血前期；明确的多血期；多血期后骨髓纤维化期。

(李甘地)

gǔsuǐ zhuǎnyíxìng zhǒngliú

骨髓转移性肿瘤（bone marrow metastatic tumor） 由其他部位肿瘤转移到骨髓。骨和骨髓最常见的恶性肿瘤是转移性肿瘤。成年人多为转移性癌，其中 80% 以上是前列腺癌、乳腺癌、肾癌、肺癌和甲状腺癌。儿童则以神经

母细胞瘤、肾母细胞瘤、原始神经外胚层肿瘤/尤因（Ewing）肉瘤和横纹肌肉瘤常见。

(李甘地)

zhīfángliú

脂肪瘤（lipoma）

由成熟白色脂肪细胞构成的软组织良性肿瘤。是成年人最常见的良性肿瘤，多见于40~60岁男性，体形肥胖者多见，罕见于儿童。根据肿瘤的发生部位，可分为发生在皮下组织内的浅表脂肪瘤、发生在深部软组织的深部脂肪瘤和发生在骨表面的骨旁或关节旁脂肪瘤。

临床表现　一般表现为缓慢生长的无痛性软组织肿物。肿块体积较大时，可因压迫周围神经而引起疼痛。影像学检查显示均质性肿块的密度与周围正常脂肪组织一致。5%~8%的脂肪瘤为多发性，多发于背部、肩部、上臂。某些综合征常伴有多发性脂肪瘤。

大体形态　肿瘤境界清楚，切面呈黄色，分叶状，质地柔软。位于浅表或皮下者多有菲薄的纤维包膜，肿块呈球形、类圆形、结节形或分叶状，大小不一，一般直径<5cm，>10cm者罕见。位于深部者外形常不规则，体积相对较大，直径常>5cm。

镜下形态　普通脂肪瘤由成熟脂肪细胞构成，与周围正常脂肪组织相似。瘤细胞排列紧密，并由纤维性间隔分成大小不等的小叶，小叶内的脂肪细胞大小和形态基本一致，呈圆形或多边形，细胞内含有大的脂滴，将胞质和胞核推挤到细胞周边，细胞核呈扁圆形，胞质则变成菲薄的一层环绕在脂滴周围。苏木精-伊红（HE）染色下，脂滴溶解而成空泡状。脂肪细胞之间含有较多胶原纤维时称纤维脂肪瘤；肿瘤间质广泛黏液变性时称黏液脂肪瘤；

伴有软骨化生时称软骨脂肪瘤；伴有骨化生时称骨脂肪瘤。

辅助检查　免疫组化染色显示，成熟脂肪细胞波形蛋白（vimentin）、S-100蛋白、瘦素（leptin）阳性。

鉴别诊断　典型的脂肪瘤不易被误诊。发生在深部软组织的脂肪瘤体积较大时，应与脂肪瘤样脂肪肉瘤相鉴别，后者体积多较大，直径常达10cm以上，肿瘤所形成的脂肪小叶大小不一，其内脂肪细胞的大小也不一致，间质内可见宽窄不等的纤维间隔，并含有深染的梭形细胞或不规则形细胞，有时还可见到多空泡状的脂肪母细胞。

预后　位于浅表的肿瘤完整切除即可治愈，位于深部者常因切除不净或难以完整切除而导致复发。

(范钦和)

zhīfángliúbìng

脂肪瘤病（lipomatosis）

成熟的脂肪组织弥漫性过度生长形成多个脂肪结节的疾病。可发生在多种疾病背景下，累及身体不同部位。

分类与临床表现　分为7种类型。

弥漫性脂肪瘤病　多起病于2岁以内，也可发生于成年人。病变常累及肢体或躯干，多数病例伴有骨肥大。也可发生于头颈部、肠道、盆腔、腹腔。易局部复发。

对称性脂肪瘤病　又称马德隆病（Madelung disease）或劳诺伊斯-邦索德综合征（Launois-Bensaude syndrome）。好发于中年男性，大多数患者有酗酒或肝病史。增生的脂肪组织多积聚于颈部、面颊、乳腺、上臂，腋下也可发生。颈部下方脂肪组织积聚可引起喉梗阻、腔静脉受压。约

半数中枢神经系统受累，表现为听力丧失、视神经萎缩和小脑共济失调。

盆腔脂肪瘤病　主要发生于30~50岁的中年男性，女性罕见。多分布于地中海地区，黑种人多见。过度增生的脂肪组织主要积聚于精囊和直肠周围。病程早期表现为会阴部轻微疼痛和尿频，晚期表现为血尿、尿道或乙状结肠直肠梗阻、恶心、腹部或背部疼痛。

类固醇性脂肪瘤病　长期受肾上腺皮质激素刺激所引起的脂肪组织过度增生，见于库欣（Cushing）综合征、肾上腺皮质增生或长期接受皮质类固醇激素治疗以及器官移植患者接受激素治疗。脂肪组织主要积聚于面部、胸骨上、肩胛间区。当激素刺激因素消除后，脂肪积聚可以消除。

颅脑皮肤脂肪瘤病　为先天性错构瘤，表现为皮肤病变、脂肪瘤和同侧眼脑畸形。

脊膜外脂肪瘤病　弥漫累及脊膜外，表现为脊髓受压引起的症状，需行脊髓减压术。

HIV脂肪营养不良　发生于接受蛋白抑制剂治疗的获得性免疫缺陷综合征（AIDS）患者，脂肪组织主要积聚于内脏、乳腺和颈部等。

大体与镜下形态　不同类型的脂肪瘤病大体表现相似。发病部位积聚的脂肪组织界限不清，外观不规则，类似正常脂肪组织。所有类型的脂肪瘤病有相同的镜下表现，病变由小叶状或片状成熟的脂肪细胞组成，可浸润骨骼肌等邻近组织。

辅助检查　免疫组化染色显示，脂肪组织波形蛋白（vimentin）和S-100蛋白阳性，和正常

脂肪组织相似。

预后 手术切除后均有局部复发的倾向。根据实际情况可采用保守性的手术，切除过多的脂肪。颈部大量脂肪组织积聚可引起喉梗阻导致死亡。类固醇脂肪瘤病在激素水平下降后可消退。治疗人类免疫缺陷病毒（HIV）脂肪代谢障碍的重组生长激素类药物可引起此类病变消退。

（范钦和）

shénjīng zhīfángliúbìng

神经脂肪瘤病（lipomatosis of nerve）

神经外膜的脂肪组织和纤维组织过度增生、浸润神经外膜，并在神经束衣之间和周围生长，使受累神经增粗的疾病。又称纤维脂肪瘤性错构瘤、脂肪纤维瘤、纤维脂肪瘤病、神经周脂肪瘤、神经纤维脂肪瘤、正中神经内脂肪瘤等。该病症状常在出生时即有或在幼儿期开始出现，但多至成年时就医，年龄11～39岁，女性多见。

正中神经及其手指分支最常受累，其次为尺神经。表现为掌、腕和前臂屈侧逐渐增大的肿块，以左手多见，常伴有疼痛、触痛、感觉减退或麻痹，逐渐加重，病程长达数年。近1/3病例伴有骨的过度增生或巨指症。磁共振成像（MRI）检查显示受累神经呈蛇形，低密度，被脂肪组织所围绕。不同病例中脂肪组织的量不等，大多穿插在神经之间，T1加权呈高信号，T2多为低信号。大体见，受累神经呈纺锤形增粗，内有黄色纤维脂肪组织弥漫浸润并取代神经及其分支，肿块灰黄色，质地柔软。光镜下见，增生的脂肪和纤维组织浸润并包绕神经外膜和神经束膜，分隔神经束。神经周围纤维组织呈同心圆状分布是其显著特征，类似神经内神

经束膜瘤。病程较长者，神经因长期受脂肪组织挤压，可产生退行性和萎缩性改变。偶伴有骨化生。

本病虽然为良性病变，但缺乏有效的治疗方法。手术切除常导致受累神经严重受损。将病变与腕横韧带横向分离能减轻神经症状。

（范钦和）

zhīfángmǔxìbāoliú

脂肪母细胞瘤（lipoblastoma）

形态上类似胎儿脂肪组织的良性分叶状肿瘤。又称胎儿型脂肪瘤或胚胎型脂肪瘤。肿瘤内含有未成熟的脂肪母细胞，基质常呈黏液状。局灶性者为脂肪母细胞瘤，弥漫性者称脂肪母细胞瘤病。主要发生于3岁以下的婴幼儿，偶可发生于青年人，男女比为2∶1。四肢最常受累，也可发生在纵隔、腹膜后、躯干、头颈部和其他多种器官。多数病例表现为缓慢生长的软组织肿块，界限清楚。脂肪母细胞瘤局限于皮下生长，脂肪母细胞瘤病则弥漫性生长，常浸润深部肌肉。肿瘤还可压迫周围组织。

大体见，肿块呈球形、结节状或分叶状，直径2～5cm，淡黄色或乳白色，切面黏冻状。光镜下见，肿瘤呈分叶状，由小而不规则的脂肪小叶组成，小叶被粗细不等的纤维结缔组织分隔。小叶内含成熟的脂肪细胞和各发育阶段的不成熟脂肪细胞，从较原始的星状和梭形间叶细胞到单泡状的印戒样脂肪母细胞均可出现（图1）。肿瘤间质可为黏液性，间质内常含有丰富的血管丛，与黏液性脂肪肉瘤类似。脂肪母细胞瘤病的分叶状结构不明显，常含有残留的肌组织，似肌内脂肪瘤。脂肪母细胞瘤（病）偶可伴

有髓外造血或含有类似棕色脂肪的细胞。复发病例中肿瘤可成熟化，形态与脂肪瘤类似。

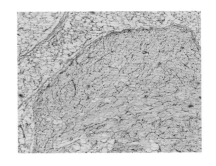

图1 脂肪母细胞瘤病（HE×100）

本病应与黏液性脂肪肉瘤鉴别，黏液性脂肪肉瘤常发生于中老年人，小叶状结构不明显而有明显的丛状血管网，肿瘤细胞有一定的异型性，肿瘤切除后易复发，而脂肪母细胞瘤好发于3岁以下，小叶状结构明显而丛状血管网不明显，肿瘤细胞无异型性。若脂肪母细胞瘤小叶间隔内含有束状原始间叶细胞，则类似于婴儿型脂肪纤维瘤病或婴儿型纤维瘤病，但分叶状结构、黏液样基质或丛状血管以及含有脂肪母细胞的大量脂肪成分，有利于脂肪母细胞瘤（病）的诊断。

脂肪母细胞瘤（病）不发生恶变或转移。治疗宜行肿块局部广泛切除。9%～22%的病例因切除不净而复发，复发病例主要是脂肪母细胞瘤病。

（范钦和）

xuèguǎn zhīfángliú

血管脂肪瘤（angiolipoma）

发生在皮下由脂肪细胞和薄壁毛细血管型小血管构成的良性肿瘤。较常见，男性多见，好发于20岁左右的青年人，儿童及50岁以上者罕见。5%的病例有家族性。肿

瘤多发于前臂，其次躯干和上臂。表现为皮下多个小结节，常伴有疼痛感和触痛感。

大体见，肿块有包膜，直径多<2cm，切面呈黄色，夹杂多少不等的红色。光镜下见，典型的血管脂肪瘤含两种间叶成分：成熟的脂肪和有分支的毛细血管，血管内常含有纤维蛋白性血栓。脂肪组织和血管成分的比例不一，血管通常在包膜下的区域较为显著。极少数病例含有大量的血管，并富于梭形细胞，而脂肪成分相对稀疏，称富于细胞性血管脂肪瘤。间质可有显著肥大细胞浸润，晚期病变逐渐纤维化。富于细胞性血管脂肪瘤应与血管肉瘤、卡波西（Kaposi）肉瘤相鉴别，但前者有包膜，增生的梭形细胞无异型性。

局部切除肿瘤即可治愈，无复发倾向，不会转变为恶性。

（范钦和）

jī-zhīfángliú

肌脂肪瘤（myolipoma）

由成熟的平滑肌和脂肪组织构成的良性肿瘤。是脂肪瘤的一种少见亚型，由梅斯（Meis）和恩青格（Enzinger）于1991年首先报道，与发生在子宫的脂肪平滑肌瘤相似，又称子宫外脂肪平滑肌瘤。本瘤罕见，发生于成年人，女性多见，男女比为1:2。

临床表现　大部分肿瘤位于腹腔、盆腔、腹膜后和腹股沟区的深部组织，也可为胸壁或四肢的皮下肿物，向深部浸润至浅筋膜。大部分表现为局部可触及的肿块，其余为偶然发现。

大体形态　位于深部的肿块一般较大，直径10~25cm，平均15cm。发生在皮下者体积较小。肿块境界清楚，包膜完整或部分有包膜。切面灰黄色黏液样，混

杂有多少不等的。灰白色实性质韧的平滑肌成分，呈旋涡状或编织状。

镜下形态　由数量不等的成熟脂肪组织和平滑肌组织构成，平滑肌成分占优势，与脂肪组织的比例为2:1。平滑肌组织分布均匀，呈短束状或片状排列，穿插于脂肪组织之中，形成筛孔样结构。平滑肌细胞具有强嗜酸性纤维性胞质，马森（Masson）三色染色呈嗜品红性，核染色质均匀分布，核仁不明显，无核分裂象。成熟的脂肪组织无异型性，无花环状多核巨细胞或脂肪母细胞。肿瘤内无血管平滑肌脂肪瘤中的中等大小的厚壁血管。此外，肿瘤间质可伴有胶原化，局灶有慢性炎症细胞浸润。

辅助检查　免疫组化染色显示，平滑肌成分表达平滑肌肌动蛋白（SMA）、肌特异性肌动蛋白（MSA）和结蛋白（desmin），还可表达雌激素受体（ER）和孕激素受体（PR）。

鉴别诊断　需与下列肿瘤相鉴别：①血管平滑肌脂肪瘤：好发于肾和肾周，常伴有结节硬化综合征。肿瘤由中等大小的厚壁血管、平滑肌束和数量不等的脂肪组织构成，平滑肌样细胞除表达肌动蛋白（actin）外，还表达HMB45和Melan-A，提示瘤细胞具有血管周上皮样细胞分化。②梭形细胞脂肪瘤：梭形细胞表达CD34，不含有平滑肌束。③脂肪平滑肌肉瘤：由脂肪组织和平滑肌组织构成，但平滑肌成分有不同程度的异型性，脂肪成分多为高分化的脂肪肉瘤（脂肪瘤样脂肪肉瘤或硬化性脂肪肉瘤）。肿瘤内可见厚壁血管，其周围为环层状或同心圆状增生的平滑肌细胞，并与肿瘤性平滑肌成分移行。

预后　本瘤完整切除后即可治愈。

（范钦和）

ruǎngǔyàng zhīfángliú

软骨样脂肪瘤（chondroid lipoma）

脂肪瘤的一种特殊亚型。由脂肪母细胞、成熟脂肪组织混合组成，间质呈黏液软骨样，形态类似黏液性脂肪肉瘤或黏液性软骨肉瘤。罕见，好发于中青年，女性多见，男女比约为1:4。

临床表现　最常见于肢体近端和肢带部位，也可见于躯干和头颈部，少数位于手足部。大部分为局部缓慢生长的无痛性肿物，病程长短不一，一般长达数年，约半数肿物近期有生长。肿块位置常较深，累及骨骼肌或深部纤维结缔组织。位于皮下组织者易侵犯浅筋膜。

大体形态　肿块呈结节状或分叶状，境界清楚，多数有包膜，直径2~7cm，切面呈黄色，少数病例可呈灰白色或淡褐色。

镜下形态　肿瘤边缘呈膨胀性生长。大量单泡和多泡脂肪母细胞样肿瘤细胞和成熟的脂肪细胞呈巢状、岛状或条索状结构，分布于黏液样或玻璃样变的软骨样基质中。脂肪母细胞样细胞的核小而一致，卵圆形、肾形或分叶状，染色质均匀细致，核仁多不明显，核分裂象和核异型性罕见，胞质明显空泡状，含有小脂滴和过碘酸希夫（PAS）染色阳性的糖原。肿瘤细胞可含有颗粒状嗜酸性胞质。脂肪母细胞样肿瘤细胞油红O染色阳性，提示含有中性脂肪。部分胞质嗜酸性的肿瘤细胞PAS染色阳性，提示含有糖原。黏液玻璃样基质阿辛蓝（AB）染色和胶体铁染色阳性，并耐透明质酸酶消化，提示含有硫酸软骨素。

辅助检查 免疫组化染色显示，脂肪母细胞样肿瘤细胞 S-100 蛋白弱阳性，随脂肪细胞逐渐成熟 S-100 蛋白染色逐渐增强。所有细胞波形蛋白（vimentin）均阳性。个别病例表达细胞角蛋白（CK），但上皮膜抗原（EMA）均为阴性。Ki-67 增殖指数小于 1%。

鉴别诊断 需与下列肿瘤相鉴别：①骨外黏液性软骨肉瘤：多发生在下肢深部软组织，肿瘤呈多结节状，不含成熟的脂肪组织。瘤细胞卵圆形或短梭形，呈纤细的花边状、条索状排列，形态较为一致，但胞质内极少呈空泡状。免疫组化染色 S-100 蛋白阴性或弱阳性。②黏液性脂肪肉瘤：肿瘤内可见各个分化阶段的细胞，包括原始间叶性细胞、圆形的脂肪母细胞、单泡和多泡状的脂肪母细胞以及接近成熟的脂肪母细胞。肿瘤间质黏液变性，可见黏液湖及丛状毛细血管网。③软组织脊索瘤：多发生在手足部。瘤细胞多呈大空泡状，免疫组化染色显示瘤细胞 AE1/AE3 和 S-100 蛋白强阳性。

预后 手术完整切除可治愈，不发生局部复发和转移。

（范钦和）

shènshàngxiàn wài suǐ-zhīfángliú
肾上腺外髓脂肪瘤（extra-adrenal myelolipoma）

由成熟脂肪组织和骨髓造血组织构成的良性肿瘤或瘤样病变。主要发生于单侧或双侧肾上腺，也可起自腹膜后或盆腔的软组织。多见于 40 岁以上的成年人，无性别差异。除腹膜后和盆腔外，少数病例还可发生在肠系膜、脾、睾丸和纵隔。小病灶常为手术或尸检偶然发现，大病灶可引起腹痛、便秘等症状。极少数可自发性破裂引起腹膜后大出血。与髓外造血肿瘤不同的是，本瘤在临床上多无肝脾大和造血功能紊乱。影像学显示肿块境界清楚，密度与脂肪类似。肿瘤最大直径多 <5cm，境界清楚，类似脂肪瘤，以造血成分为主时可呈灰红色。光镜下见，肿瘤由不同比例的成熟脂肪组织和骨髓造血组织混合组成，造血成分以红系和巨核细胞为主。本瘤手术完整切除即可。

（范钦和）

suōxíngxìbāo zhīfángliú
梭形细胞脂肪瘤（spindle cell lipoma）

由成熟脂肪组织、数量不等的良性梭形细胞和绳索状胶原条束混合而成的良性肿瘤。是脂肪瘤中的一种特殊亚型，当出现多核巨细胞时称多形性脂肪瘤，由恩青格（Enzinger）和哈维（Harvey）于 1975 年以梭形脂肪瘤/多形性脂肪瘤的名称首先描述。多发生于 45~65 岁的中老年男性，女性仅占 10%。

肿瘤绝大多数位于颈后、背部和肩部，较少见于面部、前额、头皮、口周颊部和上臂，下肢极少发生。多表现为境界清楚的皮下单个无痛性结节，部分病例可发生于真皮内或肌内。病史长，少数为多发性，家族性病例多发生于男性患者。

大体见，肿块多呈扁圆形、结节状或分叶状，境界清楚，或有包膜，直径 1~14cm。切面依脂肪组织或纤维成分的比例不同而呈黄色至灰白色，质地从柔软至坚韧，部分病例可呈胶冻状。光镜下见，组织学谱系的一端是梭形细胞脂肪瘤，脂肪细胞之间有平行排列分化良好的梭形细胞，无核分裂，伴有粗大的绳索状胶原束。梭形细胞之间常有大量肥大细胞，也可有淋巴细胞和浆细胞。某些梭形细胞脂肪瘤间质有黏液变，或有血管腔隙样裂隙，称为假血管瘤样亚型。谱系的另一端是多形性脂肪瘤，含有小而核深染的梭形和圆形细胞及 "花环状" 多核巨细胞。介于经典梭形细胞脂肪瘤和多形性脂肪瘤之间的中间型病例非常多见。

免疫组化染色显示，梭形细胞表达波形蛋白（vimentin）和 CD34，S-100 蛋白罕见阳性。本瘤需与硬化性脂肪肉瘤、梭形细胞脂肪肉瘤和黏液性脂肪肉瘤相鉴别。硬化性脂肪肉瘤、梭形细胞脂肪肉瘤多发生在肢体深部软组织，肿瘤内常可见多形性脂肪母细胞。黏液性脂肪肉瘤常可见印戒样脂肪母细胞及分支状的血管网，分子遗传学检查显示特异性的 t（12；16）（q13；p11）和 *FUS-CHOP* 融合基因。本瘤完整切除即可，极少复发。

（范钦和）

dōngmiánliú
冬眠瘤（hibernoma）

由不同比例的棕色脂肪和白色脂肪混合而成的良性脂肪肿瘤。因瘤细胞很像休眠动物的脂肪而得名。又称蛰伏脂肪瘤。较少见，可发生于任何年龄，主要为年轻人，平均年龄 38 岁，男性略多见。肿瘤最常发生于股部，其次为躯干、上肢和头颈部，也可见于胸壁、腋窝、腹壁、腹股沟和上肢。表现为皮下缓慢生长的无痛性肿块，10% 的病例位于肌内。

大体见，肿块为单个结节，有包膜，分叶状，直径 1~24cm，平均 9.3cm，切面黄色、黄褐色或棕色，油脂感，质软。光镜下见，肿瘤境界清楚，多边形或类圆形的棕色脂肪细胞呈小叶状或片状排列，瘤细胞胞膜较厚，胞质丰富，颗粒状，胞质内含多量小空泡，核小，居中。棕色脂肪细胞之间可见成熟脂肪细胞。部分病例以成熟的脂肪细胞为主，其间见少量棕色脂肪细胞，称脂肪瘤样亚型。若伴有梭形细胞成分、粗大的胶原纤维束、散在的肥大细胞，则称梭形细胞亚型。如果间质伴有黏液变性，则称黏液样亚型。肿瘤罕见核分裂象和细胞异型性。

磁共振成像（MRI）显示肿瘤内非脂肪性分隔，计算机断层扫描（CT）显示肿瘤密度介于骨骼肌和脂肪之间，并有对比增强影。免疫组化染色显示，肿瘤细胞不同程度表达 S-100 蛋白。梭形细胞亚型中梭形细胞成分 CD34 阳性，与梭形细胞脂肪瘤相似。黏液性脂肪肉瘤或高分化脂肪肉瘤中可能有散在的正常棕色脂肪细胞，应注意鉴别。

冬眠瘤所有亚型预后相同，局部完整切除后不复发。

（范钦和）

fēidiǎnxíngxìng zhīfángliúxìng zhǒngliú

非典型性脂肪瘤性肿瘤（atypical lipomatous tumor，ALT）

具有向部分或全部脂肪分化的局部侵袭性的中间型或低度恶性的间叶性肿瘤。又称不典型脂肪瘤/高分化脂肪肉瘤。是脂肪肉瘤中最常见的一型，占 40%～45%。大多为中老年人，发病高峰年龄 50～60 岁，偶发于青少年，男女发病率无差异。

临床表现 最常见的发病部位是肢体深部软组织，尤其是股部，其次为腹膜后、睾丸旁区域和纵隔，也可见于皮下组织，极少发生于皮肤。一般为深在、无痛、逐渐增大的肿物，尤其是发生在腹膜后者直径常>20cm。

大体形态 肿瘤体积多较大，多结节状或分叶状，境界清楚，有菲薄的纤维包膜。位于腹膜后者多为多个不相连的肿物。肿块切面黄色，似脂肪瘤，可伴有出血、梗死等。硬化性脂肪肉瘤切面呈灰白色，质硬。

镜下形态 组织学形态上可分为脂肪瘤样、硬化性、炎症性和梭形细胞脂肪肉瘤 4 种亚型。同一肿瘤中常有多种亚型并存，尤其是发生在腹膜后者。

脂肪瘤样脂肪肉瘤 最多见，主要由成熟脂肪组织和少量的脂肪母细胞组成，由纤维组织分隔成大小不等的小叶。与良性脂肪瘤相比，小叶内的细胞大小有显著性差异。脂肪细胞核局灶有异型性（图 1）。在纤维性分隔内可见散在分布的核深染、外形不规则的异型间质细胞和多核间质细胞。单泡或多泡状脂肪母细胞在不同病例之间多少不等，有的甚至极少而难以找到。虽然普遍认为脂肪母细胞是所有类型脂肪肉瘤的标志，但脂肪母细胞也可出现在一些良性肿瘤如脂肪母细胞瘤和软骨样脂肪瘤中，仅依靠脂肪母细胞并不能确诊为脂肪肉瘤，还必须结合其他组织学形态。

硬化性脂肪肉瘤 发病率仅次于脂肪瘤样脂肪肉瘤，多发生于腹膜后和睾丸周围区域，主要由致密的胶原纤维化区域组成，散在分布核明显深染的奇异形梭

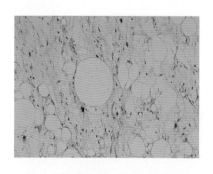

图 1　腹膜后高分化脂肪肉瘤（HE×100）

形细胞，以及少量多泡状脂肪母细胞。偶尔肿瘤大部分由纤维性成分构成，脂肪细胞很少，易被误诊为其他各种类型的梭形细胞肿瘤，因此要充分取材。

炎症性脂肪肉瘤 较少见，大部分位于腹膜后，在脂肪瘤样脂肪肉瘤或硬化性脂肪肉瘤内含有数量不等的淋巴细胞和浆细胞浸润，常形成结节状聚集灶或生发中心。有时慢性炎症细胞成分甚至可以掩盖其中的脂肪成分。

梭形细胞脂肪肉瘤 少见，由增生的条束状梭形细胞、纤维性或黏液样背景和脂肪瘤样脂肪肉瘤性成分构成。梭形细胞无明显异型性。

辅助检查 免疫组化染色显示，脂肪母细胞表达 S-100 蛋白。MDM2 和 CDK4 阳性率高达 97% 和 92%，在良性脂肪肿瘤中仅为 5% 和 2%，可鉴别二者。

鉴别诊断 应与脂肪坏死、梭形细胞和多形性脂肪瘤、软骨样脂肪瘤和脂肪肉芽肿鉴别。

预后 治疗时应将肿瘤完整切除。预后取决于肿瘤部位。位于皮下者通过局部完整切除（边缘切除干净）后可治愈，一般无局部复发。发生于深部组织的肿瘤常因不能彻底切除而易局部复发，有时因局部无法控制的侵袭性生长或发生去分化和转移而导致死亡。

（范钦和）

qùfēnhuà zhīfáng ròuliú

去分化脂肪肉瘤（dedifferentiated liposarcoma）

含有两种不同分化和形态结构的脂肪肉瘤。显示从非典型性脂肪瘤性肿瘤/分化良好型脂肪肉瘤向不同分化程度的非脂肪细胞性梭形肉瘤的移行。多发生于 60～70 岁老年人，

男性略多见，75%发生于腹膜后、腹股沟和精索旁，15%位于肢体，7%位于躯干。

肿瘤多位于深部软组织，发生于皮下者罕见。约90%发病时即为去分化脂肪肉瘤，10%为分化良好型脂肪肉瘤复发时发生去分化，并常为多次复发之后。一般表现为大的无痛性肿物，可偶然发现。大体见，肿块呈多结节状，除黄色脂肪肉瘤样区域外，多可见实性灰白色肉瘤区域，质韧，常有坏死。光镜下见，肿瘤由两种不同分化和形态结构的成分组成，分化性成分为分化良好型脂肪肉瘤，去分化成分多少不等，可有多种组织学表现，最常见的是未分类的未分化肉瘤样多形性肉瘤和中间型至高度恶性的黏液纤维肉瘤。去分化成分中也可含有异源性成分，如横纹肌肉瘤、平滑肌肉瘤、软骨肉瘤、骨肉瘤或血管肉瘤。两种成分之间多有清楚的界限，或呈镶嵌状，偶可见互相移行。

治疗按中到高度恶性的肉瘤处理。至少40%局部复发。15%~20%发生远处转移，5年随访病死率28%。最重要的预后因素是肿瘤部位，腹膜后者预后最差。去分化区域的大小与预后无关。与其他类型的多形性肉瘤相比，去分化脂肪肉瘤预后相对较好。

（范钦和）

niányèxìng zhīfáng ròuliú
黏液性脂肪肉瘤（myxoid lipo-sarcoma）

由一致性的圆形至卵圆形原始非脂肪性间叶细胞、数量不等的印戒样脂肪母细胞、显著的黏液性间质和特征性分枝状血管构成的恶性软组织肿瘤。发生率仅次于分化良好型脂肪肉瘤，占脂肪肉瘤的1/3，平均发病年龄比其他类型脂肪肉瘤年轻10岁，

高峰年龄30~50岁，无明显性别差异。

肿瘤好发于四肢深部软组织，2/3以上位于股部肌内，很少原发于腹膜后或皮下。临床表现为肢体深部体积较大的无痛性肿块。肿瘤体积大，位于股深部肌内者可达15cm以上，境界清楚，多结节状，切面胶冻样，黄色或灰黄色，可伴出血，高度恶性的圆细胞区域呈白色，肉质感。常无肉眼可见的坏死。低倍镜下肿块呈结节状或分叶状生长，小叶周边部分细胞丰富。肿瘤由圆形、卵圆形或短梭形的原始间叶细胞、大小不等的单泡状印戒样脂肪母细胞、分支状毛细血管网和黏液样基质组成。其中，间质内的薄壁毛细血管网呈丛状、分枝状或鸡爪样，是本瘤的典型特征之一。另一特征是细胞外黏液形成大的黏液湖，类似微囊性淋巴管瘤样和所谓"肺水肿"样结构（图1）。典型的肿瘤细胞核无多形性，无明显核分裂活性，无瘤巨细胞，无明显的梭形细胞区。部分病例细胞丰富或由圆形细胞构成，称为圆细胞脂肪肉瘤。圆形的原始间叶细胞紧密排列呈实性片状，核质比高，核仁明显，无黏液样间质。肿瘤中常见黏液性区域和圆形细胞区域逐渐移行。免疫组

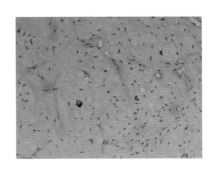

图1 左腹腔黏液性脂肪肉瘤（HE×100）

化染色显示，瘤细胞表达S-100蛋白，尤其对圆细胞性脂肪肉瘤具有诊断价值。

治疗采取局部广泛切除。预后取决于组织学分级，即圆细胞在肿瘤内所占比例，当圆细胞比例超过25%时，转移率为58%，总的转移率为35%，多转移至软组织、肺、骨，致死率为31%。肿瘤内坏死和P53阳性表达提示预后不佳。

（范钦和）

duōxíngxìng zhīfáng ròuliú
多形性脂肪肉瘤（pleomorphic liposarcoma）

高度恶性的多形性肉瘤。肿瘤内含有数量不等的多形性多空泡状脂肪母细胞，无高分化脂肪肉瘤和其他分化区域。是脂肪肉瘤中最少见的一型。多发生于60~70岁的老年人，无性别差异。好发于四肢，尤其是下肢，较少见于腹膜后和躯干，其他罕见部位如纵隔、腋下、睾丸旁、眼眶等。绝大多数肿瘤发生于深部软组织，也可发生于皮下和完全位于真皮内。

临床表现为生长迅速的肿块，体积大，质地坚硬。肿块平均最大直径>10cm，呈多结节状，有明显的局限性，但无包膜，质地坚硬，切面呈灰白色或灰黄色，常伴有黏液样变和坏死。光镜下见，肿瘤由数量不等的多形性脂肪母细胞和多形性肉瘤构成，后者由高度异型的梭形细胞、圆形细胞和多边形细胞组成，形态上类似多形性未分化肉瘤。多形性多空泡状脂肪母细胞核深染，畸形，其数量因病例而异（图1）。

免疫组化染色显示，不到半数病例表达S-100蛋白。治疗上应视为高度恶性的肉瘤来处理。转移率30%~50%，多转移到肺，5年生存率21%，致死率40%~

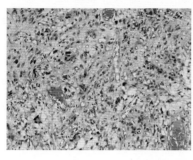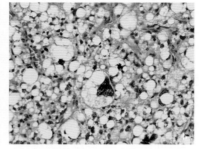

a. 左股部；b. 右臀部。

图 1 多形性脂肪肉瘤（HE×100）

50%。预后与多种因素相关，如肿瘤深度和大小、核分裂活性、坏死等。肿瘤体积大、位置广、核分裂>20/10HPF 和有坏死者临床预后差。

（范钦和）

chéngxiānwéixìbāo/jīchéngxiānwéi xìbāo zhǒngliú

成纤维细胞/肌成纤维细胞肿瘤

（fibroblastic/myofibroblastic tumor） 间叶性肿瘤的一大类，其中多种肿瘤的瘤细胞的形态和免疫组化表型既有成纤维细胞的特征又有肌成纤维细胞的特征，可能是同一类型细胞的不同功能状态，不同病例或同一病例不同病程中两种细胞的相对比例不同。本类肿瘤中包含了良性、中间性和恶性 3 大类近 50 种病变，其中良性病变包括良性肿瘤和瘤样病变，中间性病变包括局部侵袭型和罕见转移型两种亚型。

（范钦和）

jiéjiéxìng jīnmóyán

结节性筋膜炎

（nodular fasci-itis） 发生于皮下或浅筋膜的纤维增生性病变。又称假肉瘤性筋膜炎。本病较常见，各年龄组均可发病，但更常见于 20～40 岁的青年人。男女无明显差异。

临床表现 病变一般位于皮下，偶见于肌内，发生在真皮的病变非常罕见。全身各部位均可受累，但以上肢、躯干和头颈部最常见。常表现为生长迅速的肿块，病程多不超过 1～2 个月，可有疼痛或触痛。CT 和 MRI 显示皮下或肌内境界不清的非特异性软组织肿块。

大体形态 多数病变境界清楚，但无包膜，类圆形，位置较深者周界常不清楚，呈浸润性生长。结节直径一般不超过 5cm，切面黏液样或灰白质韧，偶尔中心可见囊性变。

镜下形态 由增生的成纤维细胞或肌成纤维细胞构成，细胞呈梭形或胖梭形，在黏液样区域内可呈星状。细胞形态和大小一致，无明显的多形性和异型性，可见核分裂象，但无病理性核分裂。增生的成纤维细胞或肌成纤维细胞呈不规则的短束状或交织排列，细胞丰富区常见 S 形或 C 形束状结构，有时可见席纹状排列。大多数病例内，细胞比较稀疏，间质疏松、黏液样，部分病例中可见微囊性腔隙，似破羽毛状或破渔网状。胶原含量较少，局灶增多，偶尔形成瘢痕样纤维束。间质可有广泛玻璃样变性，间质中常见外渗的红细胞和散在的淋巴细胞。部分病例中可见多少不等、散在分布的破骨样多核巨细胞。病变边缘常见增生的薄壁毛细血管，类似肉芽组织。病变边缘常呈浸润状，结节性筋膜炎发生于皮下者常蔓延至周围脂肪组织内或肌内，后者可在肌纤维之间蔓延。

辅助检查 免疫组化染色显示，梭形细胞表达波形蛋白（vi-mentin）、平滑肌肌动蛋白（SMA）和肌特异性肌动蛋白（MSA），而结蛋白（desmin）多为阴性，支持肌成纤维细胞分化，不表达 AE1/AE3、CD34、S-100 蛋白。

鉴别诊断 应与以下肿瘤鉴别：①纤维组织细胞瘤：梭形细胞、泡沫样组织细胞和杜顿巨细胞等，细胞成分复杂。瘤细胞表达 FXIIIa 因子，不表达 SMA。而完全发生在真皮内的结节性筋膜炎极为少见。②黏液性纤维肉瘤：好发于老年人，肿瘤位于皮下或深部肌内，呈结节状。梭形细胞显示不同程度的异型性，核分裂象和病理性核分裂多少不等。间质黏液状，常有黏液湖形成，部分病例中可见核深染的多形性细胞和多核细胞。实性区域细胞排列方式与未分化肉瘤相似。分化好的黏液性纤维肉瘤与结节性筋膜炎鉴别困难，特别是肿瘤体积较小时，应仔细寻找提示黏液性纤维肉瘤的特征。免疫组化显示黏液性纤维肉瘤中梭形细胞一般不表达 SMA。③未分化肉瘤：多发生在 50 岁以上中老年人，好发于股部肌内和腹膜后等深部软组织，肿瘤体积大，瘤细胞具有明显多形性和异型性，并可见病理性核分裂。④纤维肉瘤：肿瘤体积大，位置深，瘤细胞核染色质粗，深染，异型性明显，核分裂象多见，可见病理性核分裂，瘤细胞呈鱼骨样或人字形。

预后 本病是良性病变，局

部完整切除后多可治愈，亦可自行消退。切除后复发罕见，偶尔切除不完全可以复发（<2%），多发生于术后不久。但复发时一般应慎重考虑诊断有无错误。本病不发生转移。

（范钦和）

增生性筋膜炎（proliferative fasciitis）

zēngshēngxìng jīnmóyán

发生于筋膜、皮下的结节状成纤维细胞/肌成纤维细胞增生性病变。以病变内含有体积较大、核仁明显的神经节样细胞为特征。发生于皮下易被误诊为恶性，属于结节性筋膜炎的范畴。增生性筋膜炎和增生性肌炎比结节性筋膜炎少见的多，主要见于中老年人，发病高峰年龄 50~60 岁，一种罕见亚型可发生在儿童。男性略多见。

临床表现 病变位于皮下，最常发生于上肢，尤其是前臂，其次为下肢和躯干，表现为生长迅速的单个结节。本病病程一般不超过 2 个月，临床通常无症状，可有疼痛或触痛。少数病例有外伤史。

大体形态 病变在皮下脂肪小叶的纤维间隔形成界限不清的肿物，无包膜，灰白色，质地较硬，直径多小于 5cm。

镜下形态 主要累及皮下浅筋膜，由大量增生的成纤维细胞/肌成纤维细胞、神经节样细胞和形态介于两者之间的过度形细胞构成，间质黏液变性或富于胶原。成纤维细胞/肌成纤维细胞多呈胖梭形，核膜厚，染色质空泡状，可见核仁、核分裂象，数量多少不等，但无病理性核分裂。神经节样细胞散在分布于成纤维细胞之间，多边形，体积大，胞质丰富，嗜碱性，核大而偏位，核膜厚，可见 1~2 个深蓝色大核仁。发生在儿童的增生性筋膜炎较成年人型界限相对清楚，细胞更丰富，以神经节样细胞为主，不含有纤细的成纤维细胞，核分裂象更多见，可有局灶坏死和急性炎症细胞浸润，间质黏液变性不明显。

辅助检查 免疫组化染色显示，梭形细胞表达波形蛋白（vimentin）、平滑肌肌动蛋白（SMA）和肌特异性肌动蛋白（MSA），一般不表达结蛋白（desmin）。神经节样细胞可弱阳性表达肌动蛋白（actin）。

鉴别诊断 应与以下肿瘤鉴别：①节细胞神经瘤和节细胞神经母细胞瘤：增生性筋膜炎缺乏节细胞神经瘤和节细胞神经母细胞瘤中施万细胞间质背景，嗜碱性的神经节样细胞中无尼氏体，免疫组化不表达 S-100 蛋白、神经元特异性烯醇化酶（NSE）、神经丝蛋白（NF）、PGP9.5 等。②胚胎性横纹肌肉瘤：增生性筋膜炎生长迅速，体积较小，神经节样细胞胞质嗜碱性，无横纹，虽可表达 actin，但不表达 desmin 和成肌蛋白（myogenin）。

预后 本瘤完整切除后罕见复发，不转移，少数病例可自行消退。

（范钦和）

增生性肌炎（proliferative myositis）

zēngshēngxìng jīyán

发生于肌内的结节状成纤维细胞/肌成纤维细胞增生性病变。以病变内含有体积较大、核仁明显的神经节样细胞为特征。与结节性筋膜炎相似，此种良性病变也易被误诊为恶性，也属于假肉瘤性筋膜炎。

增生性肌炎主要发生于躯干、肩胛带和上肢肌内，不常见于股部。大体见，增生性肌炎在肌束之间呈灰白色梁束状或瘢痕状，界限不清，取代部分受累肌肉，直径 1~6cm。光镜下，与增生性筋膜炎形态类似，病变在肌纤维之间浸润，常在横截面上形成特征性的棋盘样结构（图1）。部分病例内可伴有骨化，与骨化性肌炎密切相关。免疫组化染色显示，梭形细胞表达波形蛋白（vimentin）、平滑肌肌动蛋白（SMA）和肌特异性肌动蛋白（MSA），一般不表达结蛋白（desmin）。神经节样细胞可弱阳性表达肌动蛋白（actin）。

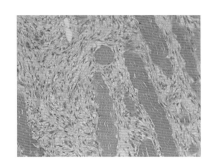

图1 左小腿增生性肌炎（HE×100）

本病应与以下肿瘤鉴别：①节细胞神经瘤和节细胞神经母细胞瘤：增生性肌炎缺乏节细胞神经瘤和节细胞神经母细胞瘤中施万细胞间质背景，嗜碱性的神经节样细胞中无尼氏体，免疫组化不表达 S-100 蛋白、神经元特异性烯醇化酶（NSE）、神经丝蛋白（NF）、PGP9.5 等。②胚胎性横纹肌肉瘤：增生性肌炎生长迅速，体积较小，神经节样细胞胞质嗜碱性，无横纹，虽可表达 actin，但不表达 desmin 和成肌蛋白（myogenin）。

（范钦和）

骨化性肌炎（myositis ossificans）

gǔhuàxìng jīyán

发生在骨旁软组织的孤立性、非进行性、良性骨化性病变。

又称局限性骨化性肌炎、局限性异位骨化。好发于青少年四肢或躯干深部软组织，常发生在外伤后不久。病变生长迅速，易被误诊为骨外骨肉瘤等恶性肿瘤，是一种典型的软组织假肉瘤。患者年龄范围广，14个月到95岁均有报道，但多发生于20~30岁青少年，尤其是体育运动爱好者，男性多见。

临床表现 80%病例位于四肢肌内，躯干和头颈部也可发生。表现为生长迅速的肿块，可有疼痛感，大部分病例有外伤史。临床和影像学表现与病变发展一致，早期（1~2周内）受累部位肿胀疼痛，影像学显示为软组织内密度轻度增高，钙化不明显。发病2~6周后显示比较明显的区带性钙化现象，病变外周出现明显的羽毛状钙化，并最终形成清晰的环状钙化，使病变边缘锐利清楚，而中心为透亮区。随病变进展，骨化性肌炎病变界限逐渐清楚，质地变硬，最终形成无痛性界限清楚的质硬肿块，此后肿块可长期保持稳定，部分或全部吸收。此时磁共振成像（MRI）表现为界限清楚的肿物，边缘呈低密度钙化影，病变内有高密度影。多尔夫曼（Dorfman）根据病变和骨的关系将骨化性肌炎分为软组织骨化性肌炎和骨旁骨化性肌炎两种，前者完全位于软组织内，与骨无关联，后者位于骨旁，可伴骨膜表面多层洋葱皮样新骨形成，但病变与骨膜之间有透亮带相隔。

大体形态 肿块境界清晰，直径2~12cm，多为3~6cm，切面外周质硬，灰白色，有砂砾感，中心质软有光泽。

镜下形态 骨化性肌炎以成纤维细胞和成骨性骨母细胞区带状增生为特征，并随病程不断进展。早期病变区带结构不明显，主要由增生的短梭形成纤维细胞组成，细胞随机分布或呈交叉短束状排列，类似结节性筋膜炎。细胞丰富，核深染，可有轻到中度异型性，可见较多核分裂象，但无病理性核分裂。间质富于血管，水肿或黏液变性，间质内有外渗的红细胞、散在的慢性炎症细胞和骨母细胞样巨细胞。成纤维细胞间可见早期骨样组织形成。区带结构在病变第4周最明显，从中心到周边由增生的纤维组织逐渐过渡到成熟的骨小梁。中心区形态与早期病变类似，有时可见核仁明显的神经节样细胞。病变向周边过渡是，细胞密度增加，有成纤维细胞、骨母细胞和多少不等的骨样组织混合而成，其间为扩张的薄壁血管。再往外层，骨样组织逐渐成熟并进展成编织骨直至成熟的板层骨，形成骨壳。骨壳外层与周围肌组织分界清楚，两者间为疏松、黏液样或受挤压的纤维组织，肌组织呈萎缩性改变。有时病变内可见软骨样化生，并通过软骨内骨化形成骨小梁，常出现在位置较深的病例，尤其是骨旁骨化性肌炎。

辅助检查 免疫组化染色显示，成纤维细胞和肌成纤维细胞表达波形蛋白（vimentin）、平滑肌肌动蛋白（SMA）。

鉴别诊断 应与以下疾病鉴别：①骨外骨肉瘤：骨化性肌炎具有特征性区带现象，中央为不成熟的成纤维细胞，周边为含有成骨细胞的骨小梁。而骨肉瘤细胞具有明显的多形性，生长方式紊乱，可见花边样肿瘤性骨样组织，多位于肿瘤中心，而不成熟的梭形细胞位于肿瘤周围，也称反向性区带分布。②其他良性病变如结节性筋膜炎、增生性肌炎、

外伤后骨膜炎及骨折后骨痂过度形成。

预后 完整切除后极少复发，但若手术切除不净，则可以继续生长。

（范钦和）

quēxuèxìng jīnmóyán
缺血性筋膜炎（ischemic fasciitis） 好发于躯体骨突起部位的假肉瘤性成纤维细胞增生性病变。多因局部软组织长期受压和循环受损引起。大部分患者为行动不便、长期卧床或久坐的老年人，高峰年龄60~80岁，女性略多见。病变主要发生于躯体骨突起明显的部位，如肩背部、侧胸壁、臀部和股骨大转子旁，多表现为近期皮下生长迅速的无痛性肿块，术前病程3周到6个月不等。肿块位置较深，境界不清，体积通常较大，故常易被误认为肉瘤。

肿块位于深部皮下组织，部分可累及深部的肌肉，或累及浅表的皮肤真皮层。境界不清，呈多结节状，局部区域呈黏液水肿样，直径为1~8.5cm。低倍镜下显示区带性现象，中央是成片或宽带状液化性纤维蛋白样坏死，呈网状、均质嗜伊红色，边界清楚但不规则；坏死灶周围是花边状或栅栏状排列的增生的毛细血管和成纤维细胞所形成的肉芽肿样区域，增生的成纤维细胞形态各异，部分因核退变而具有奇异性，核大而深染，偏位，结构不清，核仁明显，但核分裂象少见。另可见胞质嗜碱性、核仁明显的多边形大细胞，类似增生性筋膜炎中神经节样细胞。间质疏松水肿，常有不同程度的黏液变性。增生的血管为薄壁扩张的小血管，内皮细胞肿胀，血管周围常围绕增生的胖梭形成纤维细胞。部分血管壁伴有不同程度的玻璃样变

性或可见纤维蛋白沉着。

免疫组化染色显示，成纤维细胞表达波形蛋白（vimentin），部分表达 CD68 和 CD34，灶性表达平滑肌肌动蛋白（SMA）和肌特异性肌动蛋白（MSA）。超过 1/3 的病例被误诊为恶性肿瘤，如黏液性脂肪肉瘤、黏液性未分化肉瘤和上皮样肉瘤等。需与本病鉴别的良性病变有增生性筋膜炎和压（褥）疮性溃疡，依据临床特征及患者的病史多可作出正确诊断。

本病是一种假肉瘤性成纤维细胞/肌成纤维细胞增生性病变，采取手术完整切除可治愈。由于病因持续性存在，部分病例局部切除后可复发或持续性生长。

（范钦和）

tánxìng xiānwéiliú
弹性纤维瘤（elastofibroma）
界限不清的弹性纤维性瘤样病变。主要发生于老年人肩胛骨下部和胸壁之间的软组织，以含有大量粗大的、增生肥大的弹性纤维为特征，内含胶原纤维和少量成纤维细胞。患者多为 50 岁以上中老年人，多为常年重体力劳动者，女性明显多见。本病有一定的地区分布差异，如日本冲绳即为高发区。

病变好发于肩胛骨下部和胸壁之间的结缔组织内，位于背阔肌和菱形肌深部，常与肋骨骨膜粘连。少数病例发生在肩胛骨外，如胸壁、上肢、臀部、胃肠道和其他内脏器官。以单侧病变多见，但部分病例可为双侧性。临床表现为缓慢生长的无痛性肿物。大体见，肿块呈扁圆形，直径 2～15cm，周界不清，质地坚韧，切面在灰白色纤维组织中夹杂少量黄色脂肪组织，局部可有囊性变。光镜下见，病变由大量退变程度

不同的弹性纤维和细胞稀疏的胶原组织构成，伴少量黏液样间质。弹性纤维在苏木精－伊红（HE）染色中呈淡红色，大而粗糙、嗜酸性，呈串珠状、锯齿状或颗粒状。病变内可见多少不等、散在分布的成熟脂肪组织。弹性纤维染色呈深紫色分支或不分支的纤维，并可见纤细的中央索。

免疫组化染色显示，弹性纤维表达弹性蛋白（elastin）。本病局部切除即可治愈，局部复发非常罕见，偶有自发性消退的报道。

（范钦和）

yīng'ér xiānwéixìng cuògòuliú
婴儿纤维性错构瘤（fibrous hamartoma of infancy）
好发于 2 岁以内婴儿的良性浅表软组织肿瘤，因在组织学上显示为错构瘤样结构而得名。罕见，仅占良性软组织肿瘤的 0.02%。多见于 2 岁以内，25% 出生时即有，91% 发生于 1 岁以内，偶见于年龄较大的儿童，青春期后不发生。男婴多见。无家族性发病趋势且不伴有其他先天性疾病。

肿瘤好发于腋窝，其次为上臂、肩部、股部、腹股沟、背部和前臂，极少发生于手足。多表现为皮下或真皮深层迅速生长的孤立性小结节，活动性尚可，但境界不清，偶与下方筋膜粘连。直径 3～5cm，一般界限不清，由质地坚实的纤维样灰白色组织和黄色脂肪组织混杂组成，不同病例中脂肪含量不尽相同。光镜下见，病变位于真皮深层或皮下，境界不清，由以下 3 种成分混合组成形成器官样结构：①致密的纤维组织：由成纤维细胞、肌成纤维细胞和胶原纤维组成，呈丛横交错的束状排列，呈指状伸入周围脂肪组织内。②原始间叶成分：由幼稚的短梭形、卵圆形或

星芒状细胞构成，呈疏松的旋涡状、巢状或带状排列，细胞间有少量黏液基质。原始间叶成分常呈岛屿状分布于纤维组织和脂肪组织之间。③成熟的脂肪组织。

免疫组化染色显示，成熟的纤维组织和幼稚的间叶组织均可表达波形蛋白（vimentin），成熟的纤维组织还可不同程度表达肌动蛋白（actin）。本病局部完整切除即可治愈，极少复发，即便复发也可通过再次手术治愈。

（范钦和）

jīxiānwéiliú
肌纤维瘤（myofibroma）
好发于婴幼儿、由有收缩功能的肌样细胞排列在薄壁血管周围形成的良性间叶性肿瘤。孤立性者称为肌纤维瘤，多发性者称为肌纤维瘤病。可为家族性，称家族性婴幼儿肌纤维瘤病。从新生儿到老年人均可发病，但 80% 在 2 岁以下，其中 60% 发生于出生时或出生后不久。

临床表现　可分为 3 种类型：①孤立性肌纤维瘤：常见，好发于皮肤，可延伸至皮下、肌肉、骨。多发生于头颈部，躯干和四肢次之，偶见于骨内，尤其是颅面骨，X 线表现为骨内境界清楚的溶骨性病变，可有硬化性边缘。发生于内脏者罕见。本型男性多见。②多中心性肌纤维瘤病：不常见，一种为多个部位的软组织和/或骨内有病灶，但不累及内脏，另一种除软组织外，还伴有内脏累及，如肺、心脏、胃肠道等，引起相应症状。本型多见于女性。③成年型肌纤维瘤病：少见，表现为肢体和头颈部皮肤或口腔内缓慢生长的无痛性肿块，发病无性别差异。

大体形态　肿块大小差异很大，直径 0.5～7cm，平均 2.5cm。

位于真皮和皮下的病变比位于深部软组织和内脏的病变界限清楚。肿块切面灰白色，质硬，中心常有黄色坏死区或囊性变、出血。多灶性或多中心性病变结节数目不同病例差异很大，可从 2 个到上百个。

镜下形态　孤立性和多发性相似。低倍镜下表现为结节状或多结节状增生，因各区域细胞类型不同而呈带状分布：淡染的周边区和深染的中央区，两区之间可有过渡。结节周边一般为肥胖的肌成纤维细胞排列成短束状或旋涡状（图 1）。细胞梭形，胞质淡染，核呈纺锤形，有 1~2 个小核仁。细胞异型性和多形性不明显。中央区由圆形或小多边形原始间叶细胞构成，呈实性片状分布，或围绕分枝状血管呈血管外皮瘤样排列，可见核分裂象和坏死，后者常伴有钙化。肿瘤的间质呈纤维黏液样，可伴有胶原化和玻璃样变性。部分病例内可见灶性出血和囊性变。

辅助检查　免疫组化染色显示，肌成纤维细胞胞核、原始间叶细胞均可表达波形蛋白（vimentin）和平滑肌肌动蛋白（SMA），肌成纤维细胞还可表达肌特异性肌动蛋白（MSA），不表达结蛋白（desmin）和 S-100 蛋白。

鉴别诊断　应与以下病变鉴

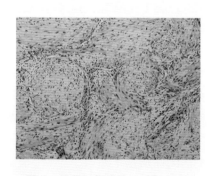

图 1　婴儿肌纤维瘤（HE×100）

别：①婴幼儿型血管外皮瘤：与肌纤维瘤属于同一病变的不同瘤谱，或是一种具有血管外皮瘤样结构的肌纤维瘤病。②具有血管外皮瘤样结构的肿瘤：包括外周原始神经外胚层瘤、间叶性软骨肉瘤、滑膜肉瘤等，当肌纤维瘤病以呈血管外皮瘤样排列的原始间叶细胞为主要成分时，必须与上述肿瘤鉴别。③肌成纤维细胞瘤：发生在成年人的孤立性肌纤维瘤可被误诊为肌成纤维细胞瘤。

预后　有些肌纤维瘤可自发消退。孤立性病变采用局部切除，约<10%复发，但也可通过再次手术而治愈。预后很大程度取决于病变的范围。孤立性或仅累及软组织和骨的多灶性病变预后良好，但累及内脏如肺和全身性病变，特别是婴幼儿和新生儿，预后不佳，患儿对治疗常无反应，多在数天或数周内死于心脏、呼吸道、消化道的并发症。

（范钦和）

jǐng xiānwéiliúbìng

颈纤维瘤病（fibromatosis colli）

发生于新生儿胸锁乳突肌的良性病变。又称先天性斜颈。由杂乱增生的成纤维细胞组成境界不清的瘢痕样肿块，并将骨骼肌纤维分离和扭曲，引起斜颈等不对称性畸形。多发生于新生儿，约占新生儿的 0.4%，无性别差异。胎位异常和分娩困难的婴儿发病率高。

本病常在出生时或出生后几周内发现，表现为胸锁乳突肌内质地坚硬的梭形肿块，右侧多见，长度一般<5cm，宽度>2cm 者罕见。肿块在数周内继续增大，并在 5~6 个月内逐渐消退，但患侧留有瘢痕，引起胸锁乳突肌牵缩，如不及时治疗可导致斜颈、颈椎侧凸和脊柱侧弯等畸形。病变主

要累及胸锁乳突肌下 1/3，一般直径 1~2cm。肿块局限于肌内，切面呈灰白色，质硬，与周围肌组织混杂，境界不清，似瘢痕样。光镜下组织学形态因病程而异。早期为增生期，由弥漫增生的肥胖成纤维细胞/肌成纤维细胞组成，细胞排列紊乱，间质黏液样至胶原化不等。增生的成纤维细胞代替肌组织，并使其分离、扭曲、变形，可见多核骨骼肌细胞。晚期细胞数量明显减少，间质胶原纤维大量增生，类似瘢痕组织。免疫组化染色显示，成纤维细胞/肌成纤维细胞表达波形蛋白（vimentin）和平滑肌肌动蛋白（SMA）、肌特异性肌动蛋白（MSA）。

早期病变不需手术，进行被动牵引和理疗，治疗后 70%患儿肿物可完全吸收，且不影响局部姿势和活动。10%~15%患儿需进行切断术。如治疗及时，90%可恢复正常功能和外观。1 岁以上才得到诊断和治疗者预后差。

（范钦和）

yòuniánxíng bōlíyàng xiānwéiliúbìng

幼年型玻璃样纤维瘤病（juvenile hyaline fibromatosis）

主要见于婴幼儿、以皮肤、躯体软组织和骨骼肌内有细胞外玻璃样物质沉积并形成瘤样肿物为特征的非肿瘤性功能紊乱性病变。极罕见，迄今报道不到 70 例。主要见于婴幼儿（出生至 5 岁），可长至成年，发病无性别差异，患儿父母常为近亲。

临床表现各异，大多数病例表浅和深部结节数目和病变大小呈进行性发展，导致变形和功能受损。可分为 3 种类型：①发生于面部、颈部的珍珠样丘疹。②发生于手指、耳、鼻周的小结节和大丘疹，外观透明，质地呈

黏冻状。③发生于头皮、前额、躯干和四肢皮下的坚实大结节。结节大小、数量不一，无痛性缓慢生长，同一患者可有上百个结节。部分病例伴有牙龈弥漫性肥厚、大关节屈曲性挛缩、肌肉发育不良及萎缩。影像学检查常发现受累骨骼弥漫性骨质疏松和不连续性溶骨性病变。肿块位于真皮、皮下、牙龈和大关节旁，周界不清，直径 1~5cm，切面实性，白色或蜡样外观。光镜下见，肿块由肥胖的成纤维细胞样细胞和细胞外一致性均质嗜伊红色的玻璃样基质混合构成，破坏正常组织结构。无细胞异型性和坏死。早期病变细胞较丰富而间质少，晚期病变则间质丰富而细胞稀疏。

免疫组化染色显示，梭形细胞表达波形蛋白（vimentin），不表达肌动蛋白（actin）和 S-100 蛋白，间质内胶原表达 I 型和 III 型胶原，不表达 II 型和 IV 型胶原。玻璃样变性的基质过碘酸希夫（PAS）和阿辛蓝（AB）染色阳性，耐淀粉酶消化，甲苯胺蓝和刚果红染色阴性。如病变部位允许，可手术切除，切除后局部复发率高。预后取决于结节的数目、大小、部位和脏器受损情况。

（范钦和）

包涵体纤维瘤病（inclusion body fibromatosis） 发生于婴儿指/趾部的成纤维细胞和肌成纤维细胞良性增生性病变。因病变内部分细胞含有胞质内包涵体而得名。多发生于 1 岁以内婴儿，近 1/3 病例在出生时即有，偶见于儿童或成年人，无性别差异。

典型病变位于指/趾背侧，多为单个结节，有时也可多个结节。表现为指/趾骨和指/趾间关节部位圆顶形突起，与表皮相连，生长缓慢。指/趾外病变表现为非特异性软组织肿物。病变呈坚实的小结节，半圆形或圆顶形，直径通常<2cm，切面呈一致的白色或褐色，无出血坏死，界限欠清。光镜下见，病变位于真皮层内，由增生的梭形成纤维细胞和肌成纤维细胞构成，细胞无异型性，核分裂不多见；细胞之间为数量不等的胶原纤维。诊断性特征为胞质内小圆形嗜酸性包涵体，直径 3~10μm，似红细胞，大小不一致，仅存在于少数细胞内，分布不均匀。免疫组化染色显示，梭形细胞表达波形蛋白（vimentin）和平滑肌肌动蛋白（SMA），胞质内包涵体不同程度表达 SMA。包涵体马森（Masson）三色呈深红色，PTAH 呈紫色，过碘酸希夫（PAS）染色阴性。

治疗采取局部完整切除，尽量保留功能，并保证切缘阴性。50%病例局部复发，多在术后数周或数月内，主要与原发病灶切除是否彻底有关，但不发生转移。

（范钦和）

腱鞘纤维瘤（fibroma of tendon sheath） 附着于手、手指、足、踝等处腱鞘或肌腱的良性纤维性小结节。好发于 20~50 岁的成年人，约 60%为男性。

肿瘤均发生于肢体，特别是肢端，上肢比下肢多见。位于上肢者多见于手指、手、腕部，而手臂很少发生；位于下肢者多见于膝、踝和足，而趾、股部很少发生。位于手指者以右侧多见。临床表现为局部缓慢生长的无痛性质硬结节，可伴有神经压迫症状、腕管综合征、局部疼痛或触痛等。病程常可达数年，约 10%的病例有外伤史。

大体见，肿瘤境界清楚，呈分叶状或多结节状，体积较小，直径<3cm，切面呈灰白色，实性均质，质地坚韧。约 2/3 的病例肿块与肌腱或腱鞘相连。光镜下见，边界清楚，分叶状或多结节状，由深而狭窄的裂隙分隔。结节由散在分布的梭形成纤维细胞、裂隙状血管腔隙和大量致密的嗜伊红色胶原纤维组成。有时间质可伴有黏液变性，成纤维细胞呈短梭形或星形，形态上与结节性筋膜炎类似。部分病例中局灶区域可富于细胞，并略呈席纹状排列，细胞丰富区与典型的细胞稀疏区相移行。免疫组化染色显示，肿瘤细胞表达波形蛋白（vimentin）和平滑肌肌动蛋白（SMA）。

本病需与以下疾病鉴别：①结节性筋膜炎：好发于前臂，较少发生于指端，位于皮下或浅筋膜，与肌腱或腱鞘无明显关系。镜下不呈分叶状，病变内血管为增生性小血管，且多位于病变边缘，很少见裂隙样血管。病变内细胞相当较丰富，排列紊乱，可见核分裂象，间质可见不同程度的慢性炎症细胞浸润及红细胞外渗。②腱鞘巨细胞瘤：镜下主要由圆形组织细胞样细胞组成，多数病例内散在破骨样多核巨细胞，并常见黄色瘤细胞和淋巴细胞。③表浅性纤维瘤病：周界不清，无小叶结构和裂隙样血管腔隙，镜下由略呈平行排列的成纤维细胞/肌成纤维细胞构成。④促纤维增生性成纤维细胞瘤：瘤细胞密度均匀，成纤维细胞呈梭形或星芒状，间质内含大量杂乱分布的胶原纤维及少量薄壁小血管。

本病局部完整切除即可治愈，但约 1/3 患者局部切除后复发。

（范钦和）

cù xiānwéi zēngshēngxìng chéngxiān-
wéixìbāoliú

促纤维增生性成纤维细胞瘤
（desmoplastic fibroblastoma）
由大量胶原纤维和少量散在的梭
形或星形成纤维细胞构成的良性
肿瘤。又称胶原性纤维瘤。少见。
70%为40~70岁男性，青少年罕
见，女性仅占25%。

临床表现为局部缓慢生长的
无痛性肿块，常有筋膜受累，
25%的病例累及骨骼肌，以上臂、
肩部、背部和前臂最多见，其次
可见于下肢、足、手和头颈部。
多为孤立性病变。大体见，肿块
呈界限清楚的椭圆形、纺锤形或
盘状，可为分叶状，无包膜或部
分被覆纤维性假包膜，直径1~
20cm，平均4.5cm，切面白色或
灰白色，质地坚韧。光镜下见，
肿瘤主要由稀疏的梭形或星芒状
成纤维细胞和大量致密的胶原纤
维构成，胶原纤维排列紊乱。成
纤维细胞核染色质均匀，可见细
小的核仁，核分裂象罕见。少数
病例局灶有不同程度的间质黏液
样变。可含有少量薄壁小血管。
70%病例累及皮下脂肪，25%病例
侵及骨骼肌。免疫组化染色显示，
梭形和星芒状细胞表达波形蛋白
（vimentin），不同程度表达平滑肌
肌动蛋白（SMA），不表达结蛋白
（desmin）、S-100蛋白、CD34。

本病需与以下疾病鉴别：
①腹壁外纤维瘤病：细胞相对丰
富，并常在肌内浸润性生长，如
切除不净极易复发。②颈背型纤
维瘤：主要发生在项背部、肩胛
区和脊柱旁。边界不清，主要由
粗大胶原纤维束和少量散在的成
纤维细胞构成，病变周围可见增
生的小神经束。③腱鞘纤维瘤：
多发生在肢体远端，特别是手、
手指和腕部，常与肌腱和腱鞘相

连。光镜下多呈小叶状结构，主
要由嗜酸性胶原纤维和散在的梭
形成纤维细胞及裂隙样血管构成，
有时可见腱鞘样结构。本病局部
完整切除后多可治愈，不复发，
不转移。

（范钦和）

rǔxiànxíng jīchéngxiānwéixìbāoliú

乳腺型肌成纤维细胞瘤（mammary-type myofibroblastoma）
由增生的梭形肌成纤维细胞样
细胞构成的良性间叶性肿瘤。好
发于35~67岁成年人，平均年龄
55.5岁，男性多见。最常见于会
阴/腹股沟区，其他部位有腹壁、
臀部、背部等。

肌成纤维细胞瘤明显好发于
从腋窝到腹股沟中部的解剖学
"乳线"部位。临床表现为局部缓
慢性生长的无痛性肿块，可为偶
尔发现，偶有触痛或疼痛，少数
病例可为双侧性。肿块多位于皮
下，偶可见于深部肌肉。大体见，
边界清晰，直径2~13cm，平均
5.8cm，质硬，切面灰白色、粉
色、褐色或棕色，可呈旋涡状或
结节状。光镜下见，肿块由梭形
细胞和脂肪混合构成，形态与乳
腺的肌成纤维细胞一致。梭形细
胞类似于肌成纤维细胞，核椭圆
形或纺锤形，染色质细致均匀，
核小，胞质嗜酸或嗜双染，胞界
不清。瘤细胞排列成不规则的条
束状，细胞之间为粗大的胶原纤
维束。间质内常有大量肥大细胞，
血管不明显，为少量小血管，常
有局灶玻璃样变性，血管周围常
见淋巴细胞浸润。肿瘤内可见混
杂的脂肪组织，少数病例内可含
有较多的脂肪成分，称脂肪瘤样
肌成纤维细胞瘤。免疫组化染色
显示，梭形细胞同时表达结蛋白
（desmin）和CD34，1/3病例表达
平滑肌肌动蛋白（SMA）。

本病应与孤立性纤维性肿瘤、
富细胞性血管纤维瘤和血管肌成
纤维细胞瘤鉴别。所有肿瘤在局
部切除后为良性经过，完整切除
后多可治愈。

（范钦和）

gàihuàxìng jiànmó xiānwéiliú

钙化性腱膜纤维瘤（calcifying aponeurotic fibroma）
好发于手
掌和足底、呈弥漫浸润性生长，
以钙化灶、栅栏状排列的圆形细
胞和放射状排列的成纤维细胞为
特征的肿瘤。又称幼年型腱膜纤
维瘤。非常罕见，多发生于儿童
和青少年，发病高峰年龄为8~14
岁，部分发生在成年人，男女比
为2：1。

典型受累部位为手掌、足底、
腕部和踝部，罕见于背部、手臂、
颈部和腹壁等处。多数发生于深
筋膜或骨旁，靠近腱鞘或腱膜处，
少数位于皮下。多表现为持续性
或缓慢生长的孤立性结节，偶为
多发，界限不清，无触痛。X线
显示为软组织肿物，可有点状钙
化。肿块呈结节状，周界清楚，
无包膜，部分病例境界不清，浸
润至周围脂肪或肌内。肿块直径
一般小于3cm，切面灰白色，质
韧或硬，部分病例可见点状钙化
灶，切面砂砾感。光镜下见，典
型病变由两种成分构成：结节状
钙化，每一钙化灶周围都有短的、
平行排列的圆形细胞和软骨细胞
呈栅栏状围绕，钙化灶周围有时
可见散在的破骨样多核巨细胞；
融合的钙化，结节之间为细胞成
分稀少的梭形成纤维细胞，并浸
润周围软组织。增生的成纤维细
胞多呈平行的束状、弥漫状或旋
涡状排列，似纤维瘤病，可浸润
至周围的脂肪或肌组织。免疫组
化染色显示，梭形细胞表达波形
蛋白（vimentin），不同程度表达

肌动蛋白（actin）和 CD99，软骨细胞表达 S-100 蛋白。

本病具局部侵袭性，宜采取局部广泛切除，半数病例术后局部复发，通常在 3 年内可多次复发。局部复发多见于年龄小于 5 岁者，但不转移，也不恶变。

（范钦和）

血管肌成纤维细胞瘤 xuèguǎn jīchéngxiānwéixìbāoliú

（angio-myofibroblastoma） 好发于外阴的富于血管的良性肌成纤维细胞性肿瘤。在形态上与富细胞性血管纤维瘤有重叠。较少见，多发生于中青年女性外阴部，特别是大阴唇，部分病例位于会阴和阴道，少数发生在男性会阴、腹股沟、精索和阴囊等处。

多数表现为缓慢生长的无痛性局限性肿物，患者常自觉有质地柔软的肿块。临床常误认为前庭大腺囊肿、脂肪瘤或血管瘤。病变境界清楚，部分病例可有纤维性假包膜。肿块直径多在 5cm 以下，切面灰白色、粉红色或褐色，质地柔软，部分区域黏液样。光镜下见，细胞密度不均，由交替分布的细胞丰富区和细胞稀疏区构成，肿瘤内含有大量薄壁扩张的小血管。细胞丰富区内瘤细胞呈胖梭形，集中围绕于血管周围；细胞稀疏区内瘤细胞呈纤细的梭形。细胞多无异型性，核分裂象少或无，极少数内可见较多核分裂象。部分病例中瘤细胞呈上皮样，呈巢状分布于血管周围，也可围绕血管生长。少数含有脂肪成分。某些病变的形态与富细胞性血管纤维瘤类似，部分病例形态与侵袭性血管黏液瘤重叠。

免疫组化染色显示，瘤细胞表达结蛋白（desmin）、波形蛋白（vimentin）、雌激素受体（ER）、孕激素受体（PR），部分表达平滑肌肌动蛋白（SMA），不表达 S-100 蛋白、CD34。

本病需与侵袭性血管黏液瘤相鉴别，后者位置偏深，位于盆腔或会阴，周界不清，直径常超过 5cm，镜下呈显著的浸润性生长，间质广泛黏液变性，瘤细胞呈星芒状，在病变内均匀分布。侵袭性血管黏液瘤为低度恶性，复发率高。本病局部完整切除即可治愈，无复发病例。

（范钦和）

细胞性血管纤维瘤 xìbāoxíng xuèguǎn xiānwéiliú

（cellular angiofibroma） 好发于女性外阴、由形态一致的梭形细胞和大量血管构成的良性间叶性肿瘤。多见于 50~70 岁中老年人，女性多发于外阴尤其是大阴唇、腹股沟、阴道，男性则多见于腹股沟和阴囊，少数可位于会阴、尿道、腹膜后、胸壁等。

肿块多位于真皮内、皮下或黏膜下，表现为局部缓慢生长的无痛性肿块。男性患者可伴有疝气或积水。肿块圆形、卵圆形或分叶状，周界清楚，位于外阴者体积较小，直径一般<3cm，位于腹股沟或阴囊者体积较大，直径为 2.5~14cm。肿块切面呈灰白色或棕黄色，质硬或韧，部分病例局灶出血。肿瘤界限清楚，可有纤维性假包膜。光镜下见，肿瘤由形态一致的短梭形细胞组成，细胞密度不等，无异型性，胞质稀少，边界不清，核卵圆形或梭形，核仁不明显。细胞生长活跃时可以见到核分裂，但在男性病例很少见。无病理性核分裂和坏死。病变内均匀分布大小一致的小到中等大的血管，血管周围间质玻璃样变性。约半数病例内散在分布脂肪细胞。间质内可见肥大细胞和炎症细胞浸润。免疫组

化染色显示，梭形细胞表达波形蛋白（vimentin），近 1/3 病例表达 CD34，21% 病例表达平滑肌肌动蛋白（SMA），35%~50% 病例表达雌激素受体（ER）和孕激素受体（PR）。本瘤局部完整切除即可治愈。

（范钦和）

颈背型纤维瘤 jǐng-bèixíng xiānwéiliú

（nuchal-type fibroma） 好发于颈后和枕部的良性成纤维细胞增生性疾病。多发生于 20~50 岁的成年人，男性多见。典型部位为颈后和枕部，也可发生于上背部、面部、四肢等。

临床表现为浅表皮下肿块。有报道认为 44% 的项背型纤维瘤伴有糖尿病，部分患者伴有加德纳（Garnder）综合征。肿块无包膜，周界不清，直径 1~8cm，切面灰白色，质硬。光镜下见，病变位于皮下，由粗大致密的胶原纤维和其间夹杂的少量成纤维细胞构成（图 1）。病变中心部位的胶原纤维交叉排列，形成模糊的小叶结构。病变内胶原纤维粗细类似于正常项部组织，但真皮胶原层增厚，并包围附属器和皮下脂肪，部分病变侵及下方骨骼肌。在病变边缘或深部，胶原纤维束常伸入邻近的脂肪组织。许多病例内可见神经纤维局灶性增生，类似创伤性神经瘤。免疫组化染

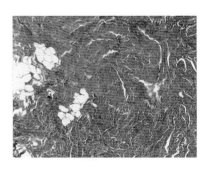

图 1　项型纤维瘤（HE×40）

色显示，成纤维细胞表达波形蛋白（vimentin）、CD34、CD99，不表达平滑肌肌动蛋白（SMA）、肌特异性肌动蛋白（MSA）和结蛋白（desmin）。治疗采取局部完整切除，少数病例可复发，多为切除不净所致，但从不发生转移。

（范钦和）

Jiādénà xiānwéiliú

加德纳纤维瘤（Gardner fibroma）

好发于儿童和青少年、由排列紊乱的粗大胶原纤维束和良性成纤维细胞构成的良性软组织病变。临床多发生于婴幼儿和青少年，年龄范围2个月至36岁，平均5岁，无性别差异。近70%的病例有家族性腺瘤性息肉病。

加德纳纤维瘤主要累及脊柱旁、背部、胸壁、腹部、头颈部和四肢的表浅及深部软组织，部分病例为多灶性。病变表现为软组织内界限不清的斑块状肿物，一般无症状，肿物逐渐增大时可有疼痛。肿块大体周界不清，直径1~10cm，质韧，斑块样，切面呈灰白色或棕红色，伴有散在黄色脂肪样区域。光镜下见，肿块由杂乱分布的粗胶原纤维束和少量散在的成纤维细胞组成。病变中心部分形态较为一致，致密的胶原束间有裂隙，为人工假象。肿块周边部胶原纤维浸润至邻近组织，并包围脂肪、肌组织、神经。免疫组化染色显示，梭形细胞波形蛋白（vimentin）和CD34、Cyclin D₁和C-myc阳性，约64%病例β联蛋白（β-catenin）核阳性，平滑肌肌动蛋白（SMA）、肌特异性肌动蛋白（MSA）、结蛋白（desmin）、雌激素受体（ER）、孕激素受体（PR）阴性。

治疗以局部完整切除为主。45%发展成韧带样型纤维瘤病，应注意是否伴有加德纳综合征和家族性腺瘤性息肉病，以便早作处理。

（范钦和）

gàihuà xiānwéixìng zhǒngliú

钙化纤维性肿瘤（calcifying fibrous tumor）

以大量胶原化的纤维组织内伴有钙化或砂砾体形成为形态特征的良性纤维性病变。罕见。多见于儿童及青年，成年人罕见，无性别差异。肿瘤多位于四肢、躯干、腹股沟及头颈部皮下和深部软组织内，也可见于肠系膜、腹膜后、胸膜、纵隔、肾上腺、胆囊等处。表现为局部缓慢生长的无痛性肿物，内脏病变可有受累器官特异性症状。

大体见，肿块境界清楚，呈卵圆形或分叶状，无包膜，直径2.5~15cm，某些病变边界不清，浸润至周围组织。切面灰白色，质地坚韧，有砂砾。光镜下见，肿瘤由大量胶原化的纤维结缔组织组成，其间夹杂少量梭形成纤维细胞。特征形态为胶原化结缔组织中散在的砂砾体或钙化灶，可为局灶性，也可占据肿瘤的大部分区域。间质内可有不同程度的炎症细胞浸润，包括淋巴细胞和浆细胞。免疫组化染色显示，梭形细胞表达波形蛋白（vimentin）和FXⅢa因子，不表达肌动蛋白（actin）、结蛋白（desmin）、S-100蛋白等。本病为假瘤性病变，局部完整切除即可，偶见复发。

（范钦和）

jùxìbāo xuèguǎn xiānwéiliú

巨细胞血管纤维瘤（giant cell angiofibroma）

形态上介于孤立性纤维性肿瘤和巨细胞成纤维细胞瘤之间的良性肿瘤。多见于成年人，平均年龄45岁。好发生于眼眶或眼睑部位，以眼睑肿胀和突眼为首发症状，男性多见；但眶外病变如颊肌筋膜、颌下、肩胛旁、纵隔等处者主要见于女性，表现为皮下局部缓慢生长的无痛性肿块。

大体见，肿块境界清楚，部分区域有包膜。眼眶病变体积较小，直径多在1~3cm，眶外病变直径可达10cm。肿块质地柔软，切面灰白色，可有出血和/或囊性变。光镜下见，肿块由排列紊乱的短梭形或卵圆形梭形细胞组成，细胞无异型性，核分裂罕见，瘤细胞间含有粗细不等的胶原纤维。特征形态为肿瘤富含血管，并含有不规则分布的假血窦样腔隙，内衬不连续的核深染的多核巨细胞，类似巨细胞成纤维细胞瘤。腔隙周围间质内常见出血。肿瘤的部分区域类似孤立性纤维性肿瘤。免疫组化染色显示，卵圆形瘤细胞和多核巨细胞表达波形蛋白（vimentin）和CD34。

本瘤应与以下肿瘤鉴别：①巨细胞成纤维细胞瘤：好发于10岁以下儿童，表现为胸壁、股部等处真皮内或皮下无痛性生长的小结节，周界不清，多呈浸润性生长。主要由具有一定异型性的梭形瘤细胞组成，可见内衬多核巨细胞的假血窦，但无间质内出血。部分病例中局部可见隆突性纤维肉瘤样区域。细胞遗传学显示85%含有t（17；22）（q22；q13）及因t（17；22）而形成的超额环状染色体，反转录聚合酶链反应（RT-PCR）可检测出*COL1A1-PDGFB*融合性基因。本病为中间型肿瘤，易局部复发。②胸膜外孤立性纤维性肿瘤：肿瘤内不含内衬多核巨细胞的假血窦腔隙。瘤细胞无定型生长方式，瘤细胞间含有多少不等的胶原纤维。巨细胞血管纤维瘤可能是胸膜外孤立性纤维性肿瘤的一种亚型。治疗采取局部完整切除，极少数病例切除后可复发。

（范钦和）

表浅性纤维瘤病（superficial fibromatosis）

发生于手掌和足底软组织的弥漫性成纤维细胞增生性病变。好发于成年人，随年龄增长发病率迅速升高，罕见30岁以下，男女比（3~4）：1。

一般发生在手掌掌面，右手略多见，约50%为双侧发病常引起掌指关节屈曲性挛缩，影响手的功能。足跖纤维瘤病患者年龄多在30岁以下，男性多见，约1/3为双侧性，主要累及足底中心，很少累及足趾，不引起足的功能障碍。临床在病变处可触及深部组织内大小不等的结节及弥漫性增厚区。大体均表现为小结节或数个结节聚集在一起形成的境界欠清的肿物，病变与腱膜及皮下脂肪密切相关。切面呈灰白色至灰黄色，质地坚硬，瘢痕样。光镜下见，肿块由束状增生的成纤维细胞/肌成纤维细胞及胶原纤维构成，两者在不同病例、同一病例的不同病程各不相同。增生期成纤维细胞生长活跃，呈胖梭形，浸润筋膜及皮下组织，可有数量不等的核分裂象。陈旧病变中细胞含量相当少，间质内胶原增多。少数病例中可见数量不等的破骨样多核巨细胞。免疫组化染色显示，梭形细胞表达波形蛋白（vimentin），不同程度表达肌动蛋白（actin）。

增生期病变应与纤维肉瘤鉴别。纤维肉瘤很少发生于手掌和足跖。瘤细胞丰富，核深染，有异型，核分裂象多见，可见病理性核分裂，瘤细胞常呈人字形或鱼骨样排列。本病治疗以手术切除为主，切除不净易复发。采用次全或全筋膜/腱膜切除术可降低复发率。若采用真皮筋膜切除术而后植皮，则局部复发率最低。

（范钦和）

韧带样纤维瘤病（desmoid-type fibromatosis）

有局部侵袭性但无转移性的肌成纤维细胞性肿瘤。通常起源于深部软组织，原发于胸膜时常位于胸膜深层。

临床表现 根据肿瘤的发生部位，可分为腹壁纤维瘤病、腹壁外纤维瘤病、腹腔内和肠系膜纤维瘤病3种。

腹壁纤维瘤病 占30%~40%，好发于生育期妇女，年龄多在20~40岁。多起自腹壁的肌腱膜。表现为生长缓慢的无痛性肿块（图1）。少数病例同时伴有腹壁外纤维瘤病。

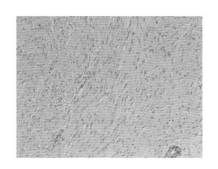

图1　腹壁深部纤维瘤病（HE×100）

腹壁外纤维瘤病 占50%，好发于青春期到40岁左右，也可见于10岁以下儿童，老年人罕见。好发于肩和上臂、胸壁、背部、股部、前臂，头颈部少见。表现为深部缓慢增大的肿块。CT、磁共振成像（MRI）有助于术前诊断及确定肿瘤范围。

腹腔内和肠系膜纤维瘤病占10%~20%，年龄在14~75岁，男性略多见。早期无症状，肿块增大时可被触及。13%的患者伴有肠息肉病［加德纳（Gardner）综合征］。

大体形态 腹壁或腹壁外纤维瘤病的肿块常位于肌内或与肌腱膜相连，质硬，灰白色，边缘不规则，有砂砾感。肠系膜或盆腔纤维瘤多为单个结节，境界较清，质韧。多数直径5~10cm。

镜下形态 病变界限不清，浸润至周围软组织，如肌组织或脂肪组织内。所有病变均由增生的梭形成纤维细胞和胶原纤维组成，不同区域内两者比例各异（图2）。成纤维细胞核无异型性，小而淡染，可见1~3个小核仁，核分裂象罕见或不见。细胞常排列成连绵的束状结构，平行状或波纹状排列。间质可呈瘢痕瘤样增生和弥漫性玻璃样变性，部分病例间质可弥漫黏液变性，细胞形态可表现为筋膜炎样，尤其是发生在肠系膜和盆腔的病变。病灶周围常见梭形成纤维细胞束向肌内穿插浸润，引起后者萎缩，形成多核肌巨细胞。

辅助检查 免疫组化染色显示，瘤细胞表达波形蛋白（vimentin），不同程度表达平滑肌肌动蛋白（SMA）、肌特异性肌动蛋白（MSA）和结蛋白（desmin），还可表达CD117，不表达CD34和S-100蛋白。深部纤维瘤病肿瘤细胞

图2　小肠纤维瘤病（HE×100）

β 联蛋白（β-catenin）核阳性染色，而其他多数良性和恶性成纤维细胞/肌成纤维细胞病变均无 β-catenin 的核表达，这点具有鉴别诊断意义。

鉴别诊断 需与以下疾病鉴别：①结节性筋膜炎：主要由梭形和星形的成纤维细胞/肌成纤维细胞构成，细胞排列紊乱，背景疏松，黏液变性，可见微囊，间质常见多少不等的慢性炎症细胞浸润及红细胞外渗。免疫组化染色显示 SMA 弥漫强阳性表达。②神经纤维瘤：多发生在真皮内或皮下，瘤细胞纤细，蝌蚪样或逗点样，排列疏松，间质可有黏液变性。瘤细胞表达 S-100 蛋白。③胃肠道间质瘤（GIST）：发生在腹腔和肠系膜的纤维瘤需与 GIST 鉴别，但纤维瘤病中瘤细胞形态较为一致，异型性不如 GIST 明显。免疫组化染色显示纤维瘤病中的瘤细胞表达 β-catenin。

预后 治疗采取局部扩大切除，对难以手术的病例可采用放疗。切除不干净极易复发，但不发生转移，腹壁纤维瘤病复发率为 20%～30%，腹壁外纤维瘤病复发率为 40%～60%。

（范钦和）

zhīfáng xiānwéiliúbìng
脂肪纤维瘤病（lipofibromatosis） 发生于儿童的纤维脂肪性肿瘤。曾称非韧带样型婴幼儿纤维瘤病。罕见，主要发生于婴幼儿，年龄为 11 天到 12 岁，中位年龄 1 岁，男女比超过 2∶1。

肿块多见于手足部，股部、躯干、头部罕见。典型病例表现为局部缓慢生长、境界不清的无痛性肿块。肿块外形不规则，周界不清，部分病例呈分叶状，直径 1～3cm，很少超过 5cm。肿块切面灰白色、黄色或浅褐色，质

地坚韧，常可见明显的脂肪组织。光镜下见，病变由交错分布的成熟脂肪组织和条束状纤维结缔组织构成。脂肪组织常占到 50% 以上。纤维结缔组织主要位于脂肪小叶间隔处，从而使脂肪小叶结构基本保存。纤维组织内梭形细胞核分裂活性低，无异型性，可见少到中等量的胶原纤维，少数可伴有黏液变性，但无类似婴幼儿纤维性错构瘤中的原始间叶性小结节。多数病变在纤维成分和脂肪成分交界处附近可见小灶性的单空泡状细胞聚集。免疫组化染色显示，梭形细胞表达波形蛋白（vimentin），部分表达 CD34、BCL-2、S-100 蛋白、肌动蛋白（actin）、CD99。

治疗采取局部广泛切除。肿瘤局部复发率高，但不发生转移。先天性发病、男童、成纤维细胞有核分裂活性、切除不充分可能是复发的危险因素。

（范钦和）

gūlìxìng xiānwéixìng zhǒngliú
孤立性纤维性肿瘤（solitary fibrous tumor，SPF） 成纤维细胞性间叶性肿瘤。瘤细胞可能具有树突状成纤维细胞分化，常显示明显的血管外皮瘤样结构。好发于脏层胸膜，胸膜外 SFT 形态与发生在胸膜者类似，过去多被诊断为血管外皮瘤（HPC）。HPC 与 SFT 的细胞丰富区十分类似，可能属于成纤维细胞/肌成纤维细胞性肿瘤。HPC 更多地代表了一种瘤细胞的排列结构。SFT 多见于 20～70 岁，发病高峰 40～60 岁，少数病例发生于儿童和青少年，女性略多见。血管外皮瘤多见于成年人，平均发病年龄 45 岁，婴儿及儿童少见。

临床表现 肿瘤可发生于几乎全身各个部位，好发于胸膜，

发生于胸膜外者多见于头颈部、上呼吸道、纵隔、盆腔、腹膜后和周围软组织。发生在胸膜者多表现为咳嗽、胸痛和呼吸困难。发生于胸膜外者，多表现为局部缓慢生长的无痛性肿块，肿物较大时产生压迫症状，尤其发生在鼻腔、眼眶和脑膜者。恶性者常有局部浸润性。血管外皮瘤好发于腹膜后和盆腔，少部分病变位于肢体近端或肢带部位。表现为生长缓慢的无痛性肿块，肿块较大时可产生压迫性症状，如肠道或泌尿系统症状。部分患者伴有低血糖，是由于肿瘤细胞分泌胰岛素样生长因子所致。

大体形态 大部分 SFT 和 HPC 表现为界限清楚的肿块，部分区域有包膜，直径 1～25cm，多为 5～8cm。肿块类圆形或卵圆形，切面常为多结节，白色，质韧，可伴有黏液样变性。恶性者切面可呈鱼肉状，可伴有出血、囊性变和坏死。

镜下形态 典型的 SFT 由交替分布的细胞丰富区和细胞稀疏区，两者之间有多少不等的玻璃样变胶原。细胞丰富区内，瘤细胞呈短梭形或卵圆形，胞质少，细胞界限不清，核空泡状，染色质均匀；细胞稀疏区内，瘤细胞呈纤细的梭形。肿瘤细胞无明显异型性，核分裂稀少，一般 <3/10HPF。瘤细胞多呈无结构性或无模式性生长，还可呈席纹状、条束状、鱼骨样或血管外皮瘤样生长。某些病例中可含有成熟脂肪细胞或多核巨细胞性间质细胞。细胞稀疏区内可见粗细不等、形状不一的胶原纤维，明显时可呈瘢痕疙瘩样改变。约 10% 病例除含有典型的 SFT 区域外，部分区域细胞密度增加，核异型性显著，核分裂明显增加，>4/10HPF，可

见坏死，边缘可呈浸润性生长，形态上类似纤维肉瘤或未分化肉瘤。此型称为非典型性和恶性型SFT（图1）。HPC与孤立性纤维性肿瘤的细胞丰富区非常类似，由丰富的血管网及其周围紧密排列的肿瘤细胞构成。血管数量丰富，大小不等，可不同程度扩张或受压，呈血窦样、裂隙样、树枝状或鹿角状。血管壁菲薄，内衬扁平内皮细胞，肌层不明显。肿瘤细胞呈卵圆形或梭形，大小一致，含少量淡染或嗜酸性胞质，境界不清，染色质细致，核仁不明显，几乎无异型性，核分裂象多少不等。肿瘤细胞在血管周围和血管之间弥漫分布，无细胞疏密区和间质玻璃样变性。某些病例中脂肪成分明显，称为脂肪瘤型HPC。恩青格（Enzinger）认为HPC的恶性标准为：肿瘤体积 $>5cm^3$，核分裂象 $\geq 4/10HPF$，细胞丰富，出现不成熟和多形性瘤细胞，局灶出血坏死。如核分裂象在 $1\sim3/10HPF$，提示肿瘤具有低度恶性潜能。

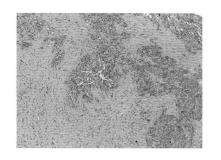

图1　恶性孤立形性纤维性肿瘤
（HE×100）

辅助检查　免疫组化染色显示，梭形细胞表达波形蛋白（vimentin）、CD34、BCL-2和CD99，灶性表达肌动蛋白（actin）。

鉴别诊断　需要与本病鉴别的肿瘤较多，根据肿瘤部位不同而定，包括梭形细胞脂肪瘤、真皮纤维瘤、隆突性皮肤纤维肉瘤、巨细胞成纤维细胞瘤、低度恶性纤维肉瘤、未分化肉瘤、上皮样平滑肌瘤、神经鞘瘤、神经纤维瘤、单相纤维型滑膜肉瘤、促结缔组织增生性间皮瘤等。

预后　治疗可局部完整切除肿瘤。大部分孤立性纤维性肿瘤虽为良性，但其生物学行为难以预测。10%～15%侵袭性生长，必须长期随访。位于纵隔、腹腔、盆腔、腹膜后者比发生于肢体者更具有侵袭性。复发者常为肿瘤切除不完全所致。非典型性及恶性型SFT生物学行为具有侵袭性，局部复发和远处转移率高，常转移至肺、骨、肝。HPC大部分临床过程为良性，转移率达17.2%。

（范钦和）

yánxìng jīchéngxiānwéixìbāoliú
炎性肌成纤维细胞瘤（inflammatory myofibroblastic tumor）
由肌成纤维细胞性和成纤维细胞性梭形细胞构成，并常伴有浆细胞、淋巴细胞及嗜酸性粒细胞浸润的肿瘤。好发于20岁以下的青少年及儿童。

临床表现　肿瘤多位于肺、肠系膜、大网膜和腹膜后，可浸润邻近脏器（如肝、胃、脾、肾等）。大部分起病隐匿，症状随部位而异：位于肺部表现为胸痛、呼吸困难；位于腹腔内引起腹痛、胃肠道梗阻、消化不良等症状。

大体形态　表现为孤立或多结节的肿块，团块形或息肉样肿物，直径1～20cm。肿物切面灰白色或灰黄色，质地较韧；另有部分肿瘤表现为黏液样的外观，质地较软。

镜下形态　增生的胖梭形成纤维细胞及肌成纤维细胞呈束状或旋涡状排列，间质有大量的炎症细胞浸润，多为淋巴细胞、浆细胞、组织细胞及嗜酸性粒细胞、中性粒细胞。部分瘤组织区域细胞稀少，见成片的间质硬化。可分为3种组织学类型：①肥胖或梭形肌成纤维细胞疏松排列，周围有水肿性黏液样背景，其中有大量血管、浆细胞、淋巴细胞和嗜酸性粒细胞浸润，类似肉芽组织和结节性筋膜炎。②增生的梭形细胞紧密束状排列，伴有不同程度的黏液样和胶原化区域，组织细胞样细胞及炎症细胞浸润，类似纤维组织细胞瘤或平滑肌肿瘤。③瘤细胞稀疏，细胞之间有不同程度的胶原化，明显时呈瘢痕疙瘩样，偶见钙化或骨化，类似纤维瘤病。

辅助检查　免疫组化染色显示，肿瘤细胞波形蛋白（vimentin）弥漫强阳性，平滑肌肌动蛋白（SMA）和肌特异性肌动蛋白（MSA）从局灶到弥漫阳性，约33%的病例可表达细胞角蛋白（CK），不表达S-100蛋白、CD34、CD117、肌红蛋白（myoglobin）、上皮膜抗原（EMA）。电镜下具有肌成纤维细胞特征。

鉴别诊断　本病需与纤维瘤病、胃肠道炎性纤维性息肉、纤维肉瘤、炎症性未分化肉瘤、胃肠道外间质瘤鉴别。纤维瘤病无炎症细胞浸润，瘤细胞SMA及MSA阴性。胃肠道炎性纤维性息肉，体积较小，位于黏膜浅表，炎症细胞以嗜酸性粒细胞为主。纤维肉瘤的瘤细胞呈人字形排列，核分裂多见，细胞异型，炎症细胞少见，免疫组化染色显示，vimentin阳性，结蛋白（desmin）、SMA、肌动蛋白（actin）阴性。炎症性未分化肉瘤主要是组织细胞样单核和多核的瘤巨细胞及黄色瘤细胞，核分裂多见，异型性明显，组织细胞标志物 CD68、AACT 阳性，SMA、desmin 阴性。胃肠道外间质瘤肿瘤细胞表达 CD117 和 CD34。

预后 本病属中间型或低度恶性肿瘤，手术切除后复发率 23%～27%，约 2% 病例有转移。

(范钦和)

dīdù èxìng jīchéngxiānwéixìbāo ròuliú
低度恶性肌成纤维细胞肉瘤

（low-grade myofibroblastic sarcoma，LGMFS） 具有纤维瘤病样特点的一种肌成纤维细胞性恶性肿瘤。主要发生于成年人，儿童罕见，男性稍多，最常累及头颈部和四肢，尤其舌和口腔。临床上表现为无痛性肿胀或增大的肿块。

大体见，肿块境界不清，质地坚硬，切面灰白色，纤维性。光镜下见，肿瘤由梭形瘤细胞成束状或席纹状排列，弥漫浸润，位于深部的肿瘤可浸润于骨骼肌纤维之间（图1）。瘤细胞胞质淡嗜伊红色，核呈梭形或卵圆形，染色质分布均匀，可有小核仁。肿瘤内至少局灶性瘤细胞中度非典型性，核增大、深染、不规则。肿瘤内可有许多薄壁血管，也可有明显的胶原性基质，但淋巴细胞和浆细胞很少。如肿瘤增殖活性增加和出现肿瘤性坏死，则侵袭性增强。免疫组化染色显示，瘤细胞波形蛋白（vimentin）、平滑肌肌动蛋白（SMA）和肌特异性肌动蛋白（MSA）呈中度到强度的阳性反应，瘤细胞还表达纤连蛋白（FN），局灶性表达 CD34 和 CD99，不表达细胞角蛋白（CK）、S-100 蛋白、层粘连蛋白和钙调蛋白结合蛋白（h-caldesmon）。电镜下，瘤细胞的核凹陷，胞质内数量不等粗面内质网，不连续基板，伴密斑细胞微丝，

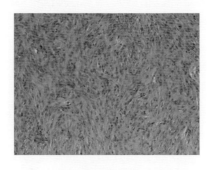

图1 低度恶性肌成纤维细胞肉瘤（HE×100）

质膜下附着斑和微饮空泡。

本瘤需与纤维瘤病、纤维肉瘤、平滑肌肉瘤等鉴别。手术切除后局部复发率 20%，可多次复发，少数发生肺转移。

(范钦和)

niányè yánxìng chéngxiānwéixìbāo ròuliú
黏液炎性成纤维细胞肉瘤

（myxoinflammatory fibroblastic sarcoma） 主要累及手足、具有黏液样间质、炎症细胞浸润和病毒细胞样细胞为特征的低度恶性肉瘤。又称为肢端黏液样炎性成纤维细胞肉瘤。好发于中年人的四肢远端，约 2/3 累及手和腕部，1/3 累及足和踝部，偶可累及肘和膝部。

临床上表现为境界不清，生长缓慢的肿块，偶伴疼痛。肿块直径 1～8cm，切面灰白色，纤维性和黏液样区域相间。光镜下见，肿瘤浸润皮下脂肪和真皮，常累及关节和肌腱，很少侵犯肌肉。低倍镜下最显著的特点是以不同比例的玻璃样和黏液样区相间的背景中有大量急慢性炎症细胞浸润，成簇巨噬细胞和单核细胞伴含铁血黄素沉积灶，非常相似于色素性绒毛结节性滑膜炎。病变内有 3 种类型肿瘤细胞：梭形细胞、伴有巨大包涵体样核仁的大

多边形和奇形的节细胞样细胞、含有大小不等空泡的成脂肪细胞样细胞。这些细胞可分散分布或聚积成小结节。

免疫组化染色显示，瘤细胞波形蛋白（vimentin）强阳性，不同程度表达 CD68 和 CD34，偶尔表达平滑肌肌动蛋白（SMA）和弱表达细胞角蛋白（CK），不表达白细胞共同抗原（LCA）、T 和 B 细胞标志物以及 CD30。电镜下，3 种肿瘤细胞均具有成纤维细胞特点，包括丰富粗面内质网线粒体和中间微丝，成脂肪细胞样细胞的空泡是胞质假包涵体，为细胞外黏液物质。本病手术切除后，肿瘤局部复发率 20%～70%，但远处淋巴结和肺转移极罕见（<2%）。

(范钦和)

yīng'érxíng xiānwéi ròuliú
婴儿型纤维肉瘤

（infantile fibrosarcoma） 发生于 2 岁以下婴幼儿，组织学表现与成人型纤维肉瘤十分相似的梭形细胞恶性肿瘤。绝大多数发生在出生后第 1 年。其中约 1/3 为先天性，即在出生时即有肿块，近 1/2 发生于 3 个月内，发生于 2 岁以上者极为少见，男性略多见。

肿瘤主要见于下肢远端，如足、踝、小腿；其次为上肢远端，如手、腕和前臂；头颈、躯干部较少见。表现为生长迅速的无痛性肿块。大体见，多数肿瘤与周围组织分界不清，分叶状，常浸润周围软组织，肿瘤大小变异较大，直径从 1～2cm 到肿物占据整个肢体。切面呈灰白或淡红色、湿润、质细腻。较大的肿瘤中央常发生出血和坏死。光镜下见，多数肿瘤由交织条束状或鱼骨样排列的梭形细胞组成，核深染，细胞之间见多少不等的胶原纤维，

形态上似成人型纤维肉瘤；少数由较为原始的小圆形或卵圆形细胞组成，局灶区显示成纤维细胞分化。肿瘤内见出血和坏死，间质内见淋巴细胞等慢性炎症细胞浸润，可伴有黏液样变。肿瘤局灶区域可见类似血管外皮瘤样排列结构。免疫组化染色显示，瘤细胞表达波形蛋白（vimentin），结蛋白（desmin）、S-100蛋白和FⅧ因子阴性。细胞遗传学上具有特异性 t（12；15）（p13；q25），产生 ETV6-NTRK3 融合基因。

本瘤需与胚胎性或梭形细胞性横纹肌肉瘤、单相纤维型滑膜肉瘤、血管源性肿瘤、婴幼儿纤维瘤病鉴别。胚胎性横纹肌肉瘤是婴儿和儿童最常见的恶性软组织肿瘤，但胚胎性横纹肌肉瘤有分化程度不同的横纹肌母细胞；胞质有纵横纹，对肌原性，特别是横纹肌或骨骼肌标记抗体呈阳性反应。单相纤维型滑膜肉瘤表达 AE1/AE3 和上皮膜抗原（EMA），细胞遗传学检测出 SYT-SSX 融合基因。婴儿型纤维肉瘤部分区域可出现丰富血管呈分叶状结构，分布规律，血管扩张，分支，部分呈鹿角状，出血明显，与婴儿型血管内皮瘤或血管外皮瘤很相似。婴幼儿纤维瘤病与婴儿型纤维肉瘤在临床和组织形态上鉴别是非常困难的，必要时可检测 ETV6-NTRK3 融合基因。

本瘤预后比成人型纤维肉瘤好，5年生存率为84%，局部复发率为5%~50%，极少发生远处转移。部分患儿长期生存，偶可自发消退。

（范钦和）

chéngrénxíng xiānwéi ròuliú

成人型纤维肉瘤（adult fibrosarcoma，AFS）

由梭形成纤维细胞样细胞组成的伴不同数量胶原产生的恶性软组织肿瘤。好发于成年人，平均年龄为40岁，男性多见。

临床表现 肿瘤好发于肢体、躯干、头颈部，偶可发生于乳腺、甲状腺、肺、肝和中枢神经系统等部位。多数位于深部软组织内，可能起自于肌内和肌间的纤维组织、筋膜、肌腱和腱鞘，少数肿瘤位于浅表皮下。多数表现为局部缓慢生长的孤立性肿块。早期，肿瘤体积较小，约1/3病例可伴有疼痛，此后肿块生长迅速。术前病程长短不一，短者仅为数周，长者可达20年及以上，平均为3年。

大体形态 肿瘤较小时，周边分界清楚，表现小而硬的无痛结节，多为单结节，质硬或软，切面灰白色、黄褐色或灰红色，均匀湿润，具光泽似鱼肉状。较大的肿瘤与周边分界不清，有多数突起伸向周围组织或弥漫性浸润、破坏周围组织结构，切面可见坏死、出血和囊腔形成。

镜下形态 变异较大。根据瘤细胞数多少、核分裂象多少、分化程度、胶原纤维的数量及排列特点，有无坏死等，可分为分化好的纤维肉瘤、中度分化纤维肉瘤和分化差的纤维肉瘤。①分化好的纤维肉瘤：瘤细胞密度低，核显示轻至中度的异型性，部分肿瘤中可见到类似纤维瘤病样的区域。②中度分化纤维肉瘤：瘤细胞丰富，排列成束，核分裂象易见，可见少数瘤巨细胞。间质内胶原纤维较分化好的纤维肉瘤显著减少，薄壁血管增多。③分化差的纤维肉瘤：肿瘤细胞稠密、肥胖，核染色深，异型性明显，并可呈圆形或卵圆形，呈片状或弥漫性生长，而条束状排列不明显。核分裂象多，一个高倍视野可见到几个核分裂，出现病理性核分裂。肿瘤组织富于薄壁血管。坏死出血明显。若瘤细胞具有明显多形性和异型性，并可见较多瘤巨细胞时，应诊断为未分化肉瘤。

辅助检查 免疫组化染色显示，瘤细胞表达波形蛋白（vimentin）和Ⅰ型胶原，灶性表达平滑肌肌动蛋白（SMA）和肌特异性肌动蛋白（MSA），提示少数瘤细胞具有肌成纤维细胞性分化。电镜下见大部分瘤细胞为成纤维细胞，小部分瘤细胞具有肌成纤维细胞性分化。

鉴别诊断 需与恶性周围神经鞘膜瘤、未分化肉瘤、单相纤维型滑膜肉瘤、恶性纤维型间皮瘤、透明细胞肉瘤、上皮样肉瘤、隆突性皮肤纤维肉瘤、促纤维性平滑肌肉瘤、胚胎性横纹肌肉瘤、黑色素瘤和梭形细胞癌等肿瘤鉴别。单相纤维型滑膜肉瘤瘤细胞表达 AE1/AE3、CAM5.2、上皮膜抗原（EMA）、BCL-2和钙调理蛋白（calponin）。细胞遗传学显示 t（x；18），反转录聚合酶链反应（RT-PCR）或荧光原位杂交（FISH）可检测出 SYT-SSX1/2 融合基因。恶性周围神经鞘膜瘤的发生多与周围神经密切相关，或从良性神经肿瘤直接发展而来，部分伴有Ⅰ型神经纤维瘤病。瘤细胞可表达 S-100 蛋白和 Leu7 等。恶性孤立性纤维性肿瘤内常可见经典的孤立性纤维性肿瘤区域，瘤细胞表达 CD34 和 BCL-2。梭形细胞/肉瘤样癌部分病例中可见多少不等的癌组织，与梭形瘤细胞之间有过渡。可借助 AE1/AE3 和 EMA 等上皮性标志物。梭形细胞黑色素瘤中的梭形细胞表达 S-100 蛋白、HMB45 和 A103 等色素性标志物。

预后 治疗采取局部广泛切除，术前或术后可辅以放疗。预后取决于肿瘤的分化程度，分化良好的纤维肉瘤局部复发率为12%，中至高度恶性的纤维肉瘤局部复发率为48%～57%。最常见的转移部位为肺，其次为骨。肿瘤细胞丰富而胶原稀少，核分裂象>20/10HPF及有坏死提示预后不佳。

(范钦和)

niányè xiānwéi ròuliú

黏液纤维肉瘤 （myxofibrosarcoma） 由异型性不等的成纤维细胞样细胞和黏液样的基质组成的恶性肿瘤。肿瘤内可见清晰的弧线状血管，瘤细胞显示不同程度的异型性。多发生于50～70岁的老年人，20岁以下者极为罕见，男性略多。

临床表现 好发于肢体，特别是下肢，位于躯干、头颈部和腹壁者较少见。多数发生于真皮深层或皮下组织，少数位于筋膜下和肌内。患者多以缓慢增大的无痛性肿块就诊。

大体形态 可分成皮下和深部软组织内两型，肿瘤位于皮下组织内，多结节状，并常与表皮平行，切面呈胶冻状。少数位于深部肌组织内，体积较大，且结节状外形不明显，常向周围组织浸润性生长。

镜下形态 根据黏液性区域在肿瘤内所占的比例、瘤细胞的丰富程度、瘤细胞异型性的大小和核分裂象的多少，将黏液纤维肉瘤分为3种亚型：①低度恶性黏液纤维肉瘤：瘤细胞密度低，由梭形细胞或星状细胞组成，细胞排列紊乱或呈条束状排列，瘤细胞的周界不清，有轻度异型，核分裂象不多见，见多空泡状的假成脂肪细胞其胞质内含有酸性黏液。部分病例内可见核深染的多核性瘤细胞或畸形瘤细胞。肿瘤内的血管多表现为细长的曲线状或弧线状，瘤细胞多沿血管排列。②中度恶性黏液纤维肉瘤：肿瘤细胞密度增高，且有明显的多形性和异型性，并可见核分裂象，但间质仍呈黏液样，无弥漫成片的实质性区域。③高度恶性黏液纤维肉瘤：肿瘤的大部分区域呈实质性，由排列致密的梭形细胞和多形性细胞组成，核分裂象易见，包括病理性核分裂，形态上类似经典的纤维肉瘤或未分化肉瘤。

辅助检查 免疫组化染色显示，瘤细胞表达波形蛋白（vimentin）、肌特异性肌动蛋白（MSA）和/或平滑肌肌动蛋白（SMA），不表达组织细胞性标志物。电镜见肿瘤内的大多数细胞显示成纤维细胞分化。

鉴别诊断 本病需与低度恶性纤维黏液样肉瘤、黏液瘤或浅表血管黏液瘤、黏液性神经纤维瘤、黏液性脂肪肉瘤等鉴别。低度恶性纤维黏液样肉瘤多发生在年轻患者的深部软组织，瘤细胞的异型性不明显，且间质伴有胶原变性。黏液性神经纤维瘤的瘤细胞常显示神经性分化，如可见瓦格纳-迈斯纳（Wagner-Meissner）小体，且免疫组化染色显示S-100蛋白阳性。黏液瘤或浅表血管黏液瘤，瘤细胞均无异型性。黏液性脂肪肉瘤好发于中年人的股部和腘窝，肿瘤内含有纤细丛状或分支状的血管网，瘤细胞的多形性和异型性不明显，可见诊断性的成脂肪细胞。

预后 治疗需局部扩大切除。多数病例系低度恶性，可局部复发。1年内即复发者预后不佳。位置深、恶性程度高的黏液纤维肉瘤可发生远处转移。

(范钦和)

dīdù èxìng xiānwéi niányèyàng ròuliú

低度恶性纤维黏液样肉瘤 （low-grade fibromyxoid sarcoma） 以胶原束和黏液样区混合，呈旋涡状生长的似"良性"梭形细胞和弯曲细长血管为特征的纤维肉瘤特殊变型。好发于中青年，中位年龄34岁，主要位于四肢近端和躯干的筋膜下。

临床上表现为无痛性深部软组织肿块，可持续数年。大体见，肿瘤境界相对清晰，直径1～23cm，切面灰白色或灰黄色。光镜下，呈丰富的胶原束和黏液样区相间，瘤细胞呈梭形，核深染，无明显异型性，似"良性"细胞，核分裂象很难找见，瘤细胞排列成短束状和特征性旋涡状结构，后者在胶原与黏液样移行区最明显。间质内小血管弯曲细长，且可见血管周硬化的小动脉型血管。约10%病例显示细胞丰富和核异型的典型纤维肉瘤区域。约40%病例存在由中央为玻璃样胶原，周围绕以上皮样成纤维细胞的大菊形团，称为伴巨胶原菊形团的低度恶性纤维黏液样肉瘤或伴巨菊形团的玻璃样梭形细胞肿瘤。免疫组化染色显示，瘤细胞只表达波形蛋白（vimentin），偶局灶性表达平滑肌肌动蛋白（SMA），不表达结蛋白（desmin）、S-100蛋白、细胞角蛋白（CK）、上皮膜抗原（EMA）和CD34。

本瘤需与低度恶性黏液纤维肉瘤、韧带样纤维瘤病、胶原性纤维瘤、硬化性上皮样纤维肉瘤等鉴别。本瘤低度恶性，局部复发率、转移率和致死率分别仅9%、6%和2%。远处转移主要转移到肺，可在多年后发生。

(范钦和)

yìnghuàxìng shàngpíyàng xiānwéi
ròuliú

硬化性上皮样纤维肉瘤

（sclerosing epithelioid fibrosar-coma） 纤维肉瘤的一种特殊变型，由上皮样瘤细胞排列成巢状或束状，包埋于硬化的胶原性基质中为特征。好发生于成年人，中位年龄 45 岁。

肿瘤大多位于下肢和臀部的深部软组织，也可位于躯干、上肢和头颈部。临床上表现为局部肿块，约 1/3 病例于近期内肿块增大迅速和疼痛而就诊。大体见，肿块境界清楚，直径 2~22cm，大多为 7~10cm，切面灰白色，质地坚实。光镜下见，肿瘤以小圆形上皮样细胞排列成巢状、束状和腺泡状为特征，胞质少而透明或淡嗜伊红色，核卵圆形、圆形或不太规则，核分裂象不易找见。间质为大量致密的胶原，似瘢痕或纤维瘤（图 1）。大多数肿瘤内可见到典型纤维肉瘤或黏液纤维肉瘤的区域，有时可见到黏液样囊肿、钙化和化生性骨以及血管外皮瘤样血管。免疫组化染色显示，瘤细胞表达波形蛋白（vimentin），少数病例局灶性弱表达上皮膜抗原（EMA）、S-100 蛋白和细胞角蛋白（CK），不表达CD34、LCA、HMB45、CD68、结

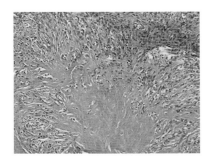

图 1　右膝关节硬化性上皮样纤
维肉瘤（HE×100）

蛋白（desmin）和胶质纤维酸性蛋白（GFAP）。电镜下瘤细胞显示成纤维细胞的超微结构特点。

本病需与分化差的癌、硬化型淋巴瘤、透明细胞肉瘤、上皮样平滑肌肉瘤、硬化性横纹肌肉瘤等鉴别。本瘤是一种低至中度恶性的纤维肉瘤，手术切除后局部复发率 53%，转移率 43%。

（范钦和）

jiànqiào jùxìbāoliú

腱鞘巨细胞瘤

（tenosynovial giant cell tumor of tendon sheath） 起源于滑膜细胞或趋向滑膜细胞分化的间叶细胞，发生在小关节、滑囊和腱鞘滑膜的一组肿瘤。按照肿瘤的生长方式分为局限型腱鞘巨细胞瘤和弥漫型腱鞘巨细胞瘤两种类型。按部位分为关节内型和关节外型。可发生于任何年龄，但好发于 30~50 岁，女性多见。

局限性腱鞘巨细胞瘤　由滑膜样的单核细胞及不同数量的多核破骨样巨细胞、泡沫细胞及炎症细胞构成的良性肿瘤。

最常见的发病部位是手指，其次可见于腕、足和膝。表现为缓慢性生长的无痛性小结节，部分病例有外伤史。瘤体较小，直径为 0.5~4cm，位于足部者，体积相对较大，且外形不规则。切面呈灰红或灰黄色，常伴黄色或棕色斑点。光镜下见，肿瘤由比例不等的滑膜样圆形单核细胞、破骨样多核巨细胞和黄色瘤细胞组成，间质伴有不同程度的胶原化，可见散在的淋巴细胞和肥大细胞浸润（图 1）。单核细胞呈圆形、卵圆形或胖梭形，胞质淡染或嗜伊红色，核呈圆形或肾形，可见核沟。破骨样多核巨细胞散在分布于单核细胞之间，数量不一，由单核细胞融合而成，核的

数目从 3~4 个至 50~60 个。免疫组化染色显示，单核细胞表达CD68、Mac387 和 FⅩⅢa 因子，破骨样多核巨细胞表达 CD68 和CD45。本瘤需与肉芽肿性病变、腱鞘黄色瘤、腱鞘纤维瘤等肿瘤鉴别。本瘤良性，但可复发。

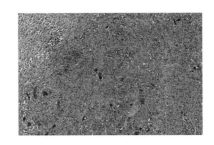

图 1　局限型腱鞘巨细胞瘤
（HE×100）

弥漫性腱鞘巨细胞瘤　由滑膜样的圆形单核细胞组成，但在局部呈破坏性增生的肿瘤。位于关节内者可呈绒毛状或结节状，又称色素性绒毛结节性滑膜炎。位于关节外者在软组织内形成浸润性生长的肿块，可伴有或不伴有相邻关节的累及，又称关节外色素性绒毛结节性滑膜炎。多发生于青年人，女性略多见。发生关节内者，主要位于膝部。发生关节外者，主要位于膝、股部。

患者多因患肢疼痛、触痛、肿胀和关节活动受限就诊。大体见，肿块直径常 >5cm，多结节状，质地坚实或呈海绵样，灰白色、黄色或棕色。光镜下可见杂乱的绒毛结构，与局限型腱鞘巨细胞瘤不同，肿瘤的周围无包膜包绕，呈片状弥漫性生长，并浸润周围横纹肌组织。肿瘤内常见裂隙样、假腺样或假腺泡状结构（图 2）。有体积较小的组织细胞样细胞和细胞体积较大呈圆形或多边形两种单核细胞。周边

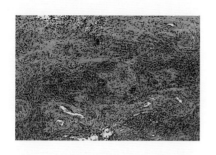

图 2 弥漫型腱鞘巨细胞瘤
（HE×100）

常可见含铁血黄素而呈深棕色。破骨样多核巨细胞的数量相对较少。免疫组化与局限型腱鞘巨细胞瘤相同。

本瘤需与软组织巨细胞瘤鉴别。手术切除后易复发，但不转移。术后可辅以放疗。

（范钦和）

èxìng jiànqiào jùxìbāoliú

恶性腱鞘巨细胞瘤（malignant tenosynovial giant cell tumor）

由良性巨细胞瘤伴有明显恶性区域或典型良性巨细胞瘤复发后表现为肉瘤的肿瘤。前者为原发性腱鞘巨细胞瘤，后者为继发性腱鞘巨细胞瘤。非常罕见。诊断为恶性的标准是：核分裂象显著增多（>20/10HPF）、肿瘤性坏死、增大的核有明显核仁、单核细胞呈梭形、组织细胞样细胞中存在丰富且嗜伊红色胞质和间质黏液样变。以上特点没有单个特点能作为诊断恶性的标准。如果只具备上述 1 或 2 项标准，可诊断为恶性潜能未定腱滑膜巨细胞瘤。此外，有个别病例在形态学上完全良性表现的肿瘤发生肺或淋巴结转移。有明显肉瘤区域的腱鞘巨细胞瘤应按肉瘤进行治疗，预后差。

（朱雄增）

shēnbù liángxìng xiānwéi zǔzhīxìbāoliú

深部良性纤维组织细胞瘤（deep benign fibrous histiocytoma）

发生于深部软组织内的良性纤维组织细胞瘤。与经典的纤维组织细胞瘤相比，瘤细胞丰富，部分区域内可见血管外皮瘤样结构。此型较少见，多为 20 岁以上，男性多见。

肿瘤好发生于下肢和头颈部的皮下组织内，少数病例位于深部肌肉、肠系膜、气管、肾等部位。表现为无痛缓慢生长的肿物。一般有明显的界限，有假包膜，肿瘤直径为 0.5 ~ 2.5cm，可达 5cm 或以上。切面呈黄色或灰白色，有时可见灶性出血。组织学与经典的纤维组织细胞瘤相似，但细胞成分相对单一，主要由梭形或胖梭形的成纤维细胞样组成。瘤细胞多呈条束状或席纹状排列，部分区域还可呈血管外皮瘤样。部分病例内，瘤细胞丰富、致密，并可见核分裂象，但核无异型性，也不见病理性核分裂，又称为富于细胞性纤维组织细胞瘤。免疫组化染色显示，梭形瘤细胞主要表达波形蛋白（vimentin），局灶表达平滑肌肌动蛋白（α-SMA）和肌特异性肌动蛋白（MSA）。

本瘤需与隆突性皮纤维肉瘤、皮肤平滑肌肉瘤、富于细胞的结节性筋膜炎和未分化肉瘤等病变相鉴别。如切除不彻底，可发生局部复发。

（范钦和）

cóngzhuàng xiānwéi zǔzhīxìbāoliú

丛状纤维组织细胞瘤（plexiform fibrohistiocytic tumor）

发生在浅表并呈浸润性生长的纤维组织细胞性肿瘤。1988 年，由恩青格（Enzinger）和张仁元报道。好发于儿童和青少年，30 岁以后少见，女性多见。

肿瘤好发于上肢（65%），尤其是手和腕部，其次为下肢（27%），躯干等处也可发生，头颈部罕见。表现为皮肤及皮下缓慢生长的无痛性肿块。肿块位于皮下脂肪组织内，常延伸至真皮，分叶状或多结节状，多数小于 3cm，切面呈灰白色。光镜下见，肿瘤由丛状分布的多个小结节或梭形细胞束组成，小结节可呈融合状。小结节由单核样组织细胞、梭形成纤维细胞样细胞和破骨样多核巨细胞构成，依据 3 种细胞成分可分为：①纤维组织细胞瘤性亚型：主要由单核组织细胞样和破骨样多核巨细胞组成。②成纤维细胞亚型：主要由短束状成纤维细胞样细胞组成，少数病例可无多核巨细胞。③混合型：由上述两种成分相等比例组成。瘤细胞无明显的异型性，可见核分裂象，但通常少于 3/10HPF。个别病例中可见到瘤细胞侵犯血管。病变内可有灶性出血。偶伴黏液样变性。电镜观察瘤细胞显示肌成纤维细胞和组织细胞样细胞分化。免疫组化染色显示，单核和破骨样多核巨细胞表达 CD68，梭形细胞表达 波形蛋白（vimentin）、平滑肌肌动蛋白（α-SMA）和肌特异性肌动蛋白（MSA）。

本瘤宜采取局部广泛切除，因局部浸润性生长，局部复发率为 12.5% ~ 37.5%，少数可发生区域淋巴结转移甚至远处转移。

（范钦和）

ruǎnzǔzhī jùxìbāoliú

软组织巨细胞瘤（giant cell tumor of soft tissue）

原发于软组织内的巨细胞瘤。临床和组织学表现类似于骨的巨细胞肿瘤，较少见。多发生于中年人，年龄范围为 5~89 岁，男女无明显差异。

肿瘤最常见于四肢浅表的软组织内，其次为躯干和头颈部。表现为无痛性肿块，影像学检查在肿块周围可见钙化影。肿块呈结节状，周界清晰，直径平均为3cm，主要累及皮下脂肪组织或真皮，少数位于筋膜下。切面呈红褐色或灰褐色，周边常伴有钙化，切开时可有砂砾感。光镜下呈多结节状，结节之间为厚薄不一的纤维结缔组织间隔。结节由单核细胞和破骨样多核巨细胞所混合组成，间质内含有丰富的血管，可伴有出血。单核细胞的核与破骨样多核巨细胞内的核在形态上非常相似。单核细胞可见核分裂象，无异型性，也不见瘤巨细胞。部分病例内可见类似动脉瘤性骨囊肿中的囊性变和充满血液的腔隙，俗称血湖。

免疫组化染色显示，单核和破骨样多核巨细胞均表达波形蛋白（vimentin）和CD68，部分单核细胞尚可表达平滑肌肌动蛋白（α-SMA）。本病变宜采取局部广泛清除，局部复发率为12%，远处转移非常罕见。

（范钦和）

wèifēnhuà ròuliú
未分化肉瘤（undifferentiated sarcoma）
由席纹状或交织条束状排列的多形性梭形细胞组成的软组织恶性肿瘤。曾称恶性纤维组织细胞肿瘤。肿瘤内可见多形性和异型性十分明显的瘤细胞或瘤巨细胞，间质内常伴有数量不等的泡沫样组织细胞反应和炎症细胞浸润。未分化瘤多发生于中老年人，较少发生于儿童和婴幼儿，男性多见，约占2/3。

临床表现 根据临床表现和组织学形态将未分化瘤分为多形性、巨细胞型和黄色瘤/炎症型3种亚型。病变主要发生于下肢，特别是股部，其中约2/3的病例位于肌内，位于浅表皮下者多为深部肿瘤蔓延所致。位于四肢者多表现为无痛性肿胀或日渐增大的肿块，直径多在5~10cm；位于腹膜后者，肿瘤常超过10cm。巨细胞型多数发生在肢体和躯干深部软组织。黄色瘤/炎症型好发于腹膜后，除腹膜后见大肿物外，临床可伴发热、白细胞计数增多等反应。

大体形态 肿块呈结节状或分叶状，直径5~10cm，位于腹膜后者体积往往较大，可达20cm以上。切面呈灰白色、灰黄色或灰红色鱼肉状，常见出血、坏死、黏液变性或囊性变。

镜下形态 多形性主要由席纹状排列的胖梭形细胞组成，梭形细胞在形态上类似成纤维细胞/肌成纤维细胞。灶区梭形细胞可呈类似纤维肉瘤的交织条束状或鱼骨样排列。席纹状区域在肿瘤内所占的比例因病例而异，可以广泛而明显，也可仅为局灶性。间质内见多少不等的泡沫样组织细胞反应灶和慢性炎症细胞浸润（图1）。巨细胞型瘤细胞多呈结节状生长，结节之间为粗大、致密的胶原纤维间隔，肿瘤性结节由梭形成纤维细胞样细胞和组织细胞样瘤细胞组成，瘤细胞具有明显的异型性，可见核分裂象及病理性核分裂。特征性形态为在瘤结节内可见大量的多核巨细胞，绝大多数病例中见到的是形态呈良性的破骨细胞型多核巨细胞，少数病例中可见到有异型的多核性瘤细胞或瘤巨细胞。可见灶性的化生性骨形成。黄色瘤/炎症型肿瘤内含有成片的良性黄色瘤细胞，偶见核大有异型胞质呈泡沫状的黄色瘤样细胞，及核深染、形态不规则的异型细胞。多数病例中见到呈束状或席纹状排列的梭形瘤细胞，类似于多形性。另一形态特征是肿瘤的间质内多伴有大量的急慢性炎症细胞浸润。

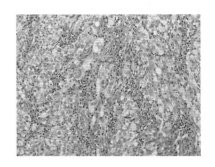

图1 软组织未分化肉瘤（HE×200）

辅助检查 免疫组化染色无特异性标志物。电镜显示瘤细胞无明确的分化方向，部分瘤细胞具成纤维细胞样或组织细胞样细胞分化。

鉴别诊断 在诊断前，需排除形态上酷似本瘤多形性肉瘤、肉瘤样癌和黑色素瘤等肿瘤。如多形性平滑肌肉瘤肿瘤，除能见到经典的平滑肌肉瘤区域，瘤细胞至少表达一种象征平滑肌分化的抗原。多形性横纹肌肉瘤瘤细胞表达结蛋白（desmin）、成肌蛋白（myogenin）、MyoD1和肌红蛋白（myoglobin），电镜下可见Z带。多形性脂肪肉瘤肿瘤内可见异型的成脂肪细胞。肉瘤样癌多发生在皮肤、黏液和实质脏器，有时可见残留的癌组织，免疫组化染色显示，瘤细胞表达细胞角蛋白（CK）和上皮膜抗原（EMA），电镜显示上皮性分化。骨外骨肉瘤可见明确的肿瘤性骨样组织。黑色素瘤细胞除表达S-100蛋白外，还表达HMB45和A103。

预后 本病属于高度恶性的肿瘤。以广泛手术切除为主，术后复发率和转移率高，预后差。早期诊断彻底切除，配合化疗、放疗综合治疗可以改善不良预后。最常见的转移部位为肺，其次为胃和肝。

（范钦和）

xuèguǎn pínghuájīliú

血管平滑肌瘤 （angioleiomyoma）

位于皮下或真皮深部、由成熟的平滑肌和厚壁血管组成的良性肿瘤。较常见，发病年龄30~60岁，女性多见。多数血管平滑肌瘤发生在四肢，尤其是下肢，其他部位有头部和躯干。肿瘤一般位于皮下，其次见于真皮深部。临床表现为缓慢生长的孤立性小结节大部分血管平滑肌瘤表现为小的、缓慢增大的肿物，有疼痛感。病程较长多达数年。

大体见，肿瘤界限清楚，常有完整的包膜，切面质韧、灰白色或褐色结节，直径大多<2cm。光镜下见，瘤内平滑肌成熟、分化好，核分裂象缺如或罕见。组织学分为3种亚型：实性型、静脉型和海绵型。实性型的平滑肌束紧密交叉排列，血管数量多、一般为小的或裂隙状血管；静脉型管壁肌层厚，平滑肌束排列不甚紧密，血管壁外层平滑肌与血管间平滑肌束相混合；海绵型由扩张的血管和少量平滑肌构成，血管壁平滑肌与病变内交织的平滑肌束难以区分。免疫组化染色显示，多数瘤细胞表达平滑肌肌动蛋白（α-SMA）、结蛋白（desmin）、波形蛋白（vimentin）和Ⅳ型胶原。本瘤单纯切除后极少复发，预后良好。

（范钦和）

shēnbù pínghuájīliú

深部平滑肌瘤 （deep leiomyoma）

发生于深部软组织或腹膜后/腹腔的平滑肌瘤。较少见。有两种类型：一种为躯体深部软组织平滑肌瘤，两性均可发生，肿瘤多位于肢体，尤其是股部，位于深部皮下或骨骼肌，常伴有钙化。另一种为盆腔腹膜后/腹腔平滑肌瘤，主要发生于女性，尤其是绝经期前妇女，肿瘤位于盆腔、腹膜后和腹腔（包括肠系膜或大网膜），体积通常比较大。

大体见，躯体深部软组织平滑肌瘤：周界清晰，直径2.5~15cm，平均7.7cm，多数为5cm左右，切面呈灰白色，编织状，质地坚韧。腹膜后/腹腔平滑肌瘤：周界较清晰，但肿瘤的体积相对较大，直径14~16cm，切面呈灰白色或灰红色，部分病例可呈黏液样。光镜下见，躯体深部软组织平滑肌瘤：由交织条束状排列的平滑肌样细胞组成，瘤细胞含有丰富、嗜伊红色的胞质，核的两端平钝或呈雪茄样，核无异型性，核分裂象罕见，肿瘤内不见凝固性坏死，灶区见钙化。腹膜后/腹腔平滑肌瘤：与子宫平滑肌瘤相似，由束状或交织状排列的平滑肌束组成，瘤细胞也可呈索样或梁状排列，偶可呈栅栏状排列，易被误诊为神经鞘瘤。体积较大的肿瘤间质常伴有纤维化、玻璃样变性、钙化或黏液样变。免疫组化染色显示，瘤细胞表达平滑肌肌动蛋白（α-SMA）、结蛋白（desmin）、波形蛋白（vimentin）和钙调蛋白结合蛋白（h-caldesmon），不表达HMB45。腹膜后/腹腔平滑肌瘤的瘤细胞常表达雌/孕激素受体（ER/PR）。发生于躯体深部软组织的平滑肌肿瘤，诊断为良性平滑肌瘤之前，一定要多取材和多作切片；而对于发生于盆腔腹腔/腹膜后的平滑肌肿瘤，尤其是中年妇女，在诊断为分化良好的平滑肌肉瘤之前应考虑是否为深部平滑肌瘤，ER、PR有助鉴别。

本瘤手术完全切除后一般不复发，个别因手术切除不净发生局部复发。

（范钦和）

shēngzhídào pínghuájīliú

生殖道平滑肌瘤 （genital leiomyoma）

发生于生殖道的良性平滑肌瘤。少见。女性常发生于外阴，主要是大阴唇，偶见于宫颈（图1）。男性主要发生于阴囊。表现为无痛性结节，一般直径<2cm，瘤组织界限清楚。光镜下见，瘤细胞由增生的平滑肌细胞组成，主要由梭形细胞型、上皮样细胞型和黏液/玻璃样变性型混杂构成，部分可富于细胞，少数瘤细胞有明显畸形，外阴平滑肌瘤可见少量的核分裂（≤5/10HPF）。位于阴囊和睾丸的平滑肌瘤见核异型者需寻找核分裂排除恶性。发生于外阴的平滑肌瘤，必须注意肿瘤大小、核分裂象、有无边界浸润、瘤细胞异型性。免疫组化染色显示，瘤细胞平滑肌肌动蛋白（α-SMA）、结蛋白（desmin）、波形蛋白（vimentin）和钙调蛋白结合蛋白（h-caldesmon）阳性。局部完整切除后可治愈。

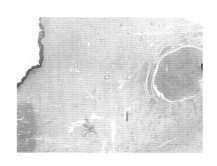

图1 宫颈平滑肌瘤（HE×40）

（范钦和）

平滑肌肉瘤（leiomyosarco-ma）

pínghuájī ròuliú

由具有明确平滑肌特点的梭形瘤细胞构成的恶性肿瘤。多发生于中老年人，常见部位是腹膜后、下腔静脉及下肢静脉和下肢软组织。发生部位不同临床症状不同，发生于腹膜后者可有疼痛。下腔静脉平滑肌肉瘤的症状与肿瘤部位有关。位于下腔静脉上部的肿瘤阻塞肝静脉，引起巴德-基亚里（Budd-Chiari）综合征，有肝大、黄疸和腹水；位于中部的肿瘤可阻塞肾静脉，使肾功能受损；而发生于下腔静脉下部和下肢大静脉的肿瘤可引起下肢水肿。腹膜后和下腔静脉平滑肌肉瘤以女性多见。位于腹膜后者肿块体积较大，位于肢体者相对较小。

多数肿瘤切面呈灰白色、鱼肉状，伴有灶性出血、坏死或囊性变，部分肿瘤切面呈白色旋涡状，质坚韧。腹膜后肿瘤浸润周围器官。光镜下见，瘤细胞由平行束状或交织束状排列的梭形细胞构成，瘤细胞核两端平钝或呈雪茄样，灶区见核深染不规则的瘤巨细胞。肿瘤内血管丰富，瘤细胞围绕血管生长，部分区域呈血管外皮瘤样排列。大多数肿瘤核分裂≥5/10HPF。肿瘤内常见凝固性坏死。分化差的肿瘤，瘤细胞有明显异型性和多形性，核大深染，见多核瘤巨细胞，核分裂象易见并见病理性核分裂。分化差肿瘤需经免疫组化证实。

免疫组化染色显示，瘤细胞平滑肌肌动蛋白（α-SMA）、肌特异性肌动蛋白（MSA）、钙调蛋白结合蛋白（h-caldesmon）和钙调理蛋白（calponin）阳性，不表达CD117。本瘤需与纤维肉瘤、低度恶性肌成纤维细胞肉瘤、恶性周围神经鞘膜瘤、胃肠道外间质瘤、富于细胞的平滑肌瘤等鉴别。预后与肿瘤的大小及部位深浅有关，一般分化差者预后不佳。

（范钦和）

横纹肌瘤（rhabdomyoma）

héngwénjīliú

显示成熟横纹肌分化的良性间叶性肿瘤。分为心脏横纹肌瘤和非心脏性横纹肌瘤，非心脏性横纹肌瘤又分为成人型、胎儿型和生殖道型3种类型。横纹肌瘤的发病率远低于横纹肌肉瘤，在横纹肌肿瘤中占比不足2%。

临床表现与大体形态 成人型横纹肌瘤好发于33～80岁，中位年龄为60岁，男性多见，男女比为3∶1。好发于头颈部，表现为上呼吸道或上消化道黏膜息肉状病变和颈部浅表软组织内的孤立性肿块，其中黏膜的好发部位依次为喉、口腔和咽。病程一般为2年。胎儿型横纹肌瘤又分为经典型和中间型两种类型，好发于3岁以下婴幼儿的头颈部，经典型好发于耳前区和耳后区，中间型发生于面部及黏膜软组织。生殖道型横纹肌瘤好发于中青年女性，平均年龄为42岁，表现为阴道、宫颈和外阴部缓慢生长的息肉状肿块或囊肿，病程为4～5年。肿块周界清晰，呈圆形或分叶状，深褐色或红棕色，黏膜内肿瘤外表光滑，息肉样，广基或有蒂，质软，切面呈颗粒状或灰白色至暗粉红色。

镜下形态 ①成人型横纹肌瘤：由排列紧密的圆形或多边形成熟骨骼肌分化细胞组成（图1a），细胞大，瘤细胞的边界清晰，胞质丰富，嗜伊红色、颗粒状，或因富含糖原而呈透亮状或空泡状，有时空泡细胞中央有少量深嗜伊红色的胞质向周边呈细条索状放射，形成所谓的蜘蛛网状细胞，瘤细胞内能找到横纹和杆状结晶，PTAH染色时能清楚找见。瘤细胞无异型，也无核分裂象。肿瘤内间质少，瘤细胞周围可有网状纤维围绕和一些纤细的毛细血管。②胎儿型横纹肌瘤：经典型主要由原始间质细胞、梭形细胞和不成熟骨骼肌纤维组成，细胞之间为大量黏液样的基质；中间型形态介于成年人型与胎儿型之间，主要由大量分化性的骨骼肌纤维组成，可见带状或节细胞样的横纹肌母细胞，梭形间质细胞稀少或无，间质黏液样变不明显，瘤细胞无异型性，核分裂象无或罕见，无肿瘤性坏死。③生殖道型横纹肌瘤：位于黏膜下，由散在成熟程度不等的骨骼肌纤维组成，类似胎儿型横纹肌

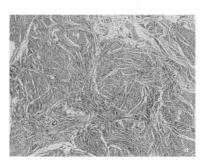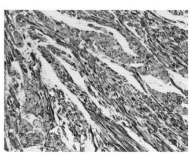

a. HE×100；b. desmin 阳性（×100）。

图1 面部横纹肌瘤

瘤，横纹肌母细胞多呈梭形或带状，胞质内可见横纹。细胞无异型性，也不见核分裂象。间质内含有多少不等的胶原或呈黏液样。

辅助检查 免疫组化染色显示，瘤细胞表达结蛋白（desmin，图 1b）、肌特异性肌动蛋白（MSA）和肌红蛋白（myoglobin），不表达胶质纤维酸性蛋白（GFAP）、细胞角蛋白（CK）、上皮膜抗原（EMA）和 CD68。

鉴别诊断 主要与颗粒细胞瘤、棕色脂肪瘤、副神经节瘤和胚胎性横纹肌肉瘤等鉴别。颗粒细胞瘤细胞边界不清，胞质内无横纹、无空泡，瘤细胞弥漫强阳性表达 S-100 蛋白和神经元特异性烯醇化酶（NSE）。电镜下胞质内充满大量复合型溶酶体。棕色脂肪瘤瘤细胞体积较小，胞质内含有很多脂滴，无横纹或棒状结晶，肿瘤常混有成熟脂肪组织。副神经节瘤瘤细胞呈器官样排列，细胞边界不清，胞质内无横纹或棒状结晶，免疫组化染色显示，主细胞强阳性表达嗜铬粒蛋白 A（CgA）、突触素（Syn）和 NSE，支柱细胞表达 S-100 蛋白，电镜下胞质内可见神经内分泌颗粒。胚胎性横纹肌肉瘤多发生在婴幼儿和儿童，肿瘤生长迅速。被覆黏膜多有溃疡。黏膜下见特征性的形成层，瘤细胞幼稚，多为圆形或卵圆形，核有异型性，可见核分裂象。

预后 切除不完全时可复发，肿瘤不具侵袭性，也无恶性潜能。

（范钦和）

pēitāixìng héngwénjī ròuliú

胚胎性横纹肌肉瘤 （embryonal rhabdomyosarcoma，ERMS）

在表型和生物学特征上均显示胚胎性骨骼肌分化的恶性软组织肿瘤。好发于 10 岁以下的幼儿，其中 5 岁以下者占 36%，仅 18% 的病例发生于青少年，4% 发生于婴儿，少数病例为先天性。偶可发生于成年人。男性多见，男女比为 1.4 : 1。

临床表现 主要发生于头颈部（包括眼眶、口咽、腮腺、耳道、翼窝、鼻咽、鼻腔、鼻旁窦、舌和面颊）和泌尿生殖道（男性包括睾丸、膀胱、前列腺，女性多见于宫颈、阴道）。也可发生于胆道、腹膜后、盆腔、会阴和腹腔。临床表现取决于肿瘤所处部位，如眼眶肿瘤可引起眼球突出和移位，出现视物模糊和复视，如扩展至眼睑可出现水肿和溃疡，耳道肿瘤可引起听力减退、耳痛、出血和流脓，腹膜后肿瘤可引起腹痛、腹部包块、恶心、呕吐和便秘等，膀胱肿瘤可引起排尿困难、尿失禁和血尿，睾丸旁肿瘤在睾丸上极形成质地坚实的无痛性肿块。

大体形态 肿瘤与周围组织界限不清，质地坚实或软，切面呈灰白色或灰红色，鱼肉样或胶冻样，常伴有出血、坏死和囊性变。发生于腔道器官者可呈息肉状，可附着于膀胱腔壁或突出于阴道口，形似葡萄，称为葡萄簇样横纹肌肉瘤。

镜下形态 光镜下，分化较为原始的胚胎性横纹肌肉瘤由星状、小圆形或短梭形的间叶细胞组成（图 1a），间质常呈黏液样，瘤细胞密度不一，常呈疏密交替，血管周围细胞相对密集。瘤细胞核呈圆形或卵圆形，核深染，核分裂易见，胞质稀少。当瘤细胞逐渐向成熟方向分化时，胞质增多，因肌原纤维聚集而呈深嗜伊红色，瘤细胞从形态上也由星状和小圆形演变为蝌蚪样、梭形、带状、网球拍样、大圆形或卵圆形、疟原虫样或蜘蛛网状等各种形态的横纹肌母细胞。

葡萄簇样横纹肌肉瘤 低倍镜下可呈宽乳头状、分叶状或息肉样，紧邻黏膜上皮的下方常可见由数层瘤细胞形成的生发层，深部为黏液样基质，其内可见多少不等、分化程度不一的横纹肌母细胞。

间变性横纹肌肉瘤 在胚胎性横纹肌肉瘤的背景中可见数量不等、散在或簇状分布的核深染瘤巨细胞。

辅助检查 免疫组化染色显示，瘤细胞结蛋白（desmin）、成肌蛋白（myogenin）和 MyoD1 阳性（图 1b）。细胞遗传学检测，ERMS 染色体表型复杂，可显示 2、8、12 和 13 号染色体增多，或 11p15.5 杂合性缺失，致胰岛素样生长因子 2（IGF2）过度表达。部分病例可伴有其他综合征，如

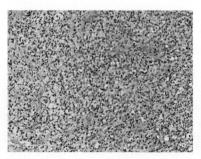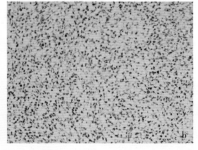

a. HE×100；b. MyoD1 阳性（×100）。

图 1 胚胎性横纹肌肉瘤

神经纤维瘤病Ⅰ型（NF1）、努南（Noonan）综合征、科斯特洛（Costello）综合征（*H-ras* 基因突变）、贝克威思-威德曼（Beckwith-Wiedemann）综合征、利-弗劳梅尼（Li-Fraumeni）综合征（*p53* 突变）和戈林（Gorlin）综合征（*PTCH1* 突变）等。

鉴别诊断 需与以下疾病鉴别：①横纹肌瘤：肿瘤多无浸润性或破坏性生长，瘤细胞形态无明显异型性，虽可见多少不等的核分裂，但无病理性核分裂。②横纹肌瘤样间叶性错构瘤：主要发生于婴儿头颈部皮下，由成熟的横纹肌、神经、脂肪以及皮肤附件组成，细胞无异型性，也无核分裂。③腺泡状横纹肌肉瘤：有时与分化差的 ERMS 较难区分，特别是发生于头颈部的活检标本，需借助荧光原位杂交（FISH）检测 *FOXO1A* 基因相关易位。④恶性蝾螈瘤：肿瘤内的梭形细胞成分为非肌源性，仅分化较好的圆形或多形性横纹肌母细胞表达结蛋白和 myogenin。⑤梭形细胞横纹肌肉瘤：ERMS 中可含有梭形细胞成分，但梭形细胞横纹肌肉瘤不含有经典的 ERMS 区域。⑥外胚叶间叶瘤：由 EMRS 和神经或神经外胚层成分组成（如节细胞、节细胞神经母细胞瘤、神经母细胞瘤或恶性外周神经鞘瘤）。

预后 取决于组织学类型、疾病分期、患者年龄和肿瘤部位。本病预后好于腺泡状横纹肌肉瘤，间变性横纹肌肉瘤预后不佳，葡萄簇样横纹肌肉瘤预后最佳。1～9岁儿童患者好于婴儿、青少年和成年患者。脑膜旁和肢体ERMS 预后不佳，眼眶和睾丸旁EMRS 预后相对较好。

（陈 杰）

xiànpàozhuàng héngwénjī ròuliú

腺泡状横纹肌肉瘤（alveolar rhabdomyosarcoma，ARMS）由一致性的密集的肌分化受阻的原始细胞构成的恶性软组织肿瘤。常形成腺泡状或实性巢状结构，遗传学上具有 t（2；13）（q35；q14）或 t（1；3）（p36；q14），形成 *PAX3-FOXO1* 或 *PAX7-FOXO1* 融合性基因。可发生于任何年龄，但多见于 10～25 岁的青少年。两性均可发生，无明显差异。

临床表现 肿瘤多位于四肢深部软组织，其次为头颈部（包括鼻腔、鼻旁窦和扁桃体），以及躯干（包括脊柱旁）、会阴、肛旁、盆腔和腹膜后，部分可发生于女性乳腺。表现为生长迅速的肿块，可伴有疼痛。位于特殊部位者可产生相应的症状，如位于鼻旁窦者可产生突眼或脑神经受损症状，位于脊柱旁者可产生感觉异常、感觉减退或麻痹症状，位于直肠旁会阴者可产生便秘症状等。肿瘤易循淋巴道转移，故可有局部或全身淋巴结转移。极少数病例可表现为播散性，而原发灶不明，类似白血病。

大体形态 肿瘤界限不清，常浸润至周围的软组织，平均直径7cm，切面呈灰白或灰红色，质地坚韧或硬，肿瘤较大者可见出血和坏死灶。

镜下形态 ①经典型：低倍镜下显示特征性的腺泡状结构，腺泡之间为纤维血管性间隔。高倍镜下，瘤细胞由形态较为一致的小圆形原始间叶性细胞及少量早期分化的幼稚横纹肌母细胞组成，常可见散在的多核性巨细胞，核位于胞质周边环状排列。②实体型：由实性的瘤细胞巢组成，腺泡状结构或纤维血管性间隔均不明显。有时瘤细胞的胞质丰富，

因富含糖原而淡染或透明，类似肾透明细胞癌或软组织透明细胞肉瘤，也称透明细胞型。③胚胎性-腺泡状混合型横纹肌肉瘤中，除经典的腺泡状区域外，局部区域显示胚胎性横纹肌肉瘤的形态。

辅助检查 免疫组化染色显示，瘤细胞结蛋白（desmin）、肌特异性肌动蛋白（MSA）、成肌蛋白（myogenin）和 MyoD1 阳性，其中 myogenin 以位于腺泡结构边缘及血管周围的瘤细胞染色最强。部分 ARMS 表达 AE1/AE3、突触素（Syn）和 CD56，可被误诊为小细胞癌或差分化神经内分泌癌。

细胞遗传学特征：60%～70% 的 ARMS 含有特征性的 t（2；13）（q35；q14），10%～20% 的病例含有 t（1；13）（p36；q14），形成 *PAX3-FOXO1A* 或 *PAX7-FOXO1A* 融合基因，可通过反转录聚合酶链反应（RT-PCR）和荧光原位杂交（FISH）检测。少数病例显示 *PAX3-NCOA1* ［t（2；2）（p23；q53）］ 和 *PAX3-NCOA2* ［t（2；8）（q35；q13）］。

部分病例中存在 *p53* 和 *CDKN2A/CDKN2B* 的失活性突变，以及 *FGFR4* 的激活性突变。大多数病例 *ALK* 基因拷贝数增加。几种已知的或潜在的肿瘤抑制基因（*RASSF1*、*HIC1* 和 *CASP8*）在 ARMS 中有高甲基化。

鉴别诊断 需与以下疾病鉴别：①骨外尤文肉瘤：偶可灶性表达 desmin，但不表达 myogenin，CD99 常呈弥漫性膜阳性，FISH 检测显示 *EWSR1* 基因相关易位。②胚胎性横纹肌肉瘤：有时根据光镜形态较难判断，特别是一些发生于头颈部的活检病例，此时可借助于 FISH 检测。③其他小圆细胞性恶性肿瘤：包括淋巴瘤、

嗅神经母细胞瘤、神经内分泌癌和透明细胞肉瘤等。

预后 较胚胎性横纹肌肉瘤差，早期即可发生区域淋巴结转移和远处转移（肺和骨髓）。IRSG 分组对预测预后有参考价值。胚胎性-腺泡状混合性横纹肌肉瘤的预后与 ARMS 相似。融合基因为 *PAX7-FOXO1* 型者较 *PAX3-FKHR* 型者预后好，后者易发生广泛转移，特别是转移到骨髓。高表达 ALK mRNA 者多为 *PAX3-FOXO1* 融合亚型，提示预后不佳。

（陈 杰）

duōxíngxìng héngwénjī ròuliú

多形性横纹肌肉瘤（pleomorphic rhabdomyosarcoma，PRMS）

由异型性明显的多形性、圆形和梭形细胞构成的高度恶性软组织肿瘤。多发生于 45 岁以上的成年人，中位年龄为 53～56 岁，偶可见于儿童，年龄范围为 2～89 岁。男性多见，男女比约为 2.5∶1。

临床表现 主要发生于深部软组织，特别是下肢，其次为躯干（包括躯干壁和深部体腔）、上肢和头颈部，偶可发生于实质脏器，包括子宫。临床常无特异症状，多表现为生长迅速的肿块，常伴有疼痛感。

大体形态 肿瘤多位于肌内，周界相对清晰，体积较大，直径多在 10cm 以上（5～20cm），常被覆纤维性假包膜。切面呈灰白色，质地软，鱼肉样，可见灶性出血及大片坏死。

镜下形态 ①经典型：由异型性明显的大圆形、多边性和梭形细胞组成，部分区域可见瘤巨细胞，肿瘤内常可见多少不等、体积偏大的深嗜伊红色或蜘蛛状横纹肌母细胞。部分病例内骨骼肌分化不明显，与多形性未分化

肉瘤难以区分。②圆细胞型：以成簇的大圆形或大多边形细胞为主，背景中含有轻度多形性的中等大圆形横纹肌母细胞。③梭形细胞型：主要由异型的梭形细胞组成，呈条束状或席纹状排列，可见少量散在的大细胞性横纹肌母细胞，部分区域可见瘤巨细胞或多核巨细胞。瘤细胞异型性明显，核分裂易见（包括病理性），肿瘤内常见坏死。

辅助检查 免疫组化染色显示，肿瘤细胞主要表达结蛋白（desmin），且为弥漫阳性。MyoD1 和成肌蛋白（myogenin）常为灶性阳性，也可为阴性。二者阳性率分别为 53% 和 56%。

鉴别诊断 需与以下疾病鉴别：①间变性横纹肌肉瘤：虽可见核大、深染的畸形瘤巨细胞，但肿瘤的背景为经典的胚胎性横纹肌肉瘤。②未分化多形性肉瘤：desmin 多为阴性或仅灶性阳性。③多形性平滑肌肉瘤：肿瘤内含有经典的平滑肌肉瘤分化区域。④其他多形性肿瘤：包括黑色素瘤（瘤细胞表达黑色素细胞标志物）、肉瘤样癌（瘤细胞表达上皮性标志物）、去分化脂肪肉瘤（常含有高分化脂肪肉瘤，*MDM2* 基因有扩增）和恶性米勒混合瘤（常含有腺癌成分）等。

预后 本病高度恶性，常见于病程早期（<5 年）发生远处转移，最常见的转移部位为肺，部分病例可发生局部复发或淋巴结转移。12～20 个月的无瘤生存率为 12.5%～50%。

（陈 杰）

suōxíng xìbāo héngwénjī ròuliú

梭形细胞横纹肌肉瘤（spindle cell rhabdomyosarcoma，SRMS）

主要由梭形细胞构成的横纹肌肉瘤的特殊亚型。梭形细胞横纹

肌肉瘤可发生于儿童（平均年龄 7 岁），也可发生于成年人（中位年龄 30 岁）。男性多见，男女比为 6∶1。

临床表现 如患者为儿童，则肿瘤好发于睾丸旁和头颈部，如为成年人，则半数以上的病例发生于头颈部深部软组织，其他部位包括肢体、腹膜后和躯干（包括胸壁）。

大体形态 肿瘤界限可相对清楚，无包膜，也可境界不清，直径多在 4～6cm，范围 1.5～35cm，切面呈灰白色，可呈旋涡或编织状，质韧，可伴有出血和坏死，但并不常见。

镜下形态 主要由条束状排列的长梭形细胞组成，部分病例中也可呈交织状或鱼骨样排列。瘤细胞形态相对一致，无明显的多形性，胞质呈淡嗜伊红色或双染性，核呈卵圆形、长梭形、弯曲状或波浪状，核分裂多少不等。肿瘤内可含有少量散在的梭形或带状横纹肌母细胞，有时也可难以见到，特别是发生于成年人，瘤细胞可显示有明显的异型性，核分裂易见。部分肿瘤的间质可伴有明显的胶原化，类似硬化性横纹肌肉瘤。

辅助检查 免疫组化染色显示，肿瘤细胞以表达结蛋白（desmin）为主，程度不等地表达成肌蛋白（myogenin）和 MyoD1，可表达平滑肌肌动蛋白（SMA）。细胞遗传学检测在先天性/婴儿的 SRMS 可见 NCOA2 和 VGLL2 基因重排，包括形成 TEAD1-NOCA2、SRF-NCOA2、VGLL2-CITED2 和 VGLL2-NCOA2 融合基因。1 岁以上者可见 MYOD1（L122R）突变。

鉴别诊断 需与以下疾病鉴别：①低度恶性肌成纤维细胞肉瘤：常显示明显的浸润现象（如

穿插骨骼肌等），瘤细胞不表达 myogenin 和 MyoD1。②胚胎性横纹肌肉瘤：可含有梭形细胞成分，但梭形细胞横纹肌肉瘤中无经典的胚胎性横纹肌肉瘤区域。③婴儿纤维肉瘤：不表达 desmin、myogenin 和 MyoD1，荧光原位杂交（FISH）显示 *ETV6* 基因相关易位。④婴幼儿纤维横纹肌肉瘤：与梭形细胞横纹肌肉瘤形态上和免疫表型上有一定的重叠，可能属于同一瘤谱。⑤其他梭形细胞肉瘤：包括恶性周围神经鞘膜瘤（包括恶性蝾螈瘤）、梭形细胞型滑膜肉瘤、平滑肌肉瘤和促结缔组织增生性黑色素瘤等。

预后 发生于儿童的 SRMS 预后较好，5 年生存率可达 95%，融合基因检测阳性的先天性/婴儿 SRMS 预后相对较好，*MYOD1*（*L122R*）突变者预后不佳。发生于成年人的 SRMS 具有侵袭性，40% 的病例可发生局部复发，25% 发生转移，常转移至肺、骨和淋巴结等部位，17% 死于肿瘤，5 年生存率为 53%。

（陈　杰）

yìnghuàxìng héngwénjī ròuliú
硬化性横纹肌肉瘤（sclerosing rhabdomyosarcoma，ScRMS）

含有大量硬化性基质的横纹肌肉瘤的特殊亚型。多发生于成年人，也可见于儿童。肿瘤主要发生于四肢和头颈部。临床均表现为深部软组织内迅速生长的无痛性肿块，其他症状与肿瘤所处部位、压迫或累及邻近组织有关，包括尿潴留、复视、单侧耳聋、突眼和鼻窦炎等。

光镜下见，肿瘤主要由分化较为原始的小圆形、卵圆形或梭形细胞组成，可呈条索状、巢状、小腺泡状或假血管样排列，核深染，核分裂易见。特征性形态表现为肿瘤内含有大量硬化性间质，可类似原始的骨样或软骨样基质。部分病例中可见条束状排列的梭形细胞成分，类似梭形细胞横纹肌肉瘤。免疫组化染色显示，瘤细胞以弥漫性表达 MyoD1 为主，结蛋白（desmin）和成肌蛋白（myogenin）常为灶性表达，也可为阴性。

本病的鉴别诊断包括：①腺泡状横纹肌肉瘤：为大腺泡状结构，瘤细胞常可显示横纹肌母细胞分化，并可见环状多核性瘤巨细胞，无梭形细胞成分，间质也无明显的硬化现象，mygoenin 标记呈弥漫强阳性。②硬化性上皮样纤维肉瘤：瘤细胞可表达 MUC4，不表达 MyoD1。③其他恶性肿瘤：包括血管肉瘤、恶性周围神经鞘膜瘤（包括恶性蝾螈瘤）、骨外骨肉瘤等。

本病属于高侵袭性肿瘤，易复发和转移。

（陈　杰）

shàngpíyàng héngwénjī ròuliú
上皮样横纹肌肉瘤（epithelioid rhabdomyosarcoma，EpRMS）

以类似上皮样细胞为主的一种横纹肌肉瘤亚型。多发生于 50 岁以上的中老年人。好发于四肢，其次为躯干和头颈部。光镜下见，肿瘤由成片、形态一致的大圆形或多边形上皮样瘤细胞组成，核染色质呈空泡状，可见明显的核仁，核分裂易见，肿瘤内可见凝固性坏死灶。肿瘤常浸润邻近组织（如骨骼肌）。部分病例中，瘤细胞呈横纹样。免疫组化染色显示，瘤细胞强阳性表达结蛋白（desmin），不同程度表达成肌蛋白（myogenin），可灶性表达上皮性标志物。因横纹肌分化不明显，易被误诊为分化差的癌、黑色素瘤或其他具上皮样或横纹样形态的软组织肉瘤。

（陈　杰）

xuèguǎnqiúliú
血管球瘤（glomus tumor）

由类似正常血管球变异平滑肌细胞组成的良性间叶性肿瘤。可发生于任何年龄，典型病变见于年轻人，发生于甲下者多为女性，发生于其他部位者未见有性别差异。

血管球瘤几乎均位于皮肤或表浅软组织，深部软组织和内脏罕见。典型的皮肤血管球瘤为 < 1cm 的小红蓝色结节，周界清晰，多无包膜，质软，有长期疼痛史。深在性和内脏的血管球瘤可无症状或有受累器官受损的表现。典型的血管球瘤根据瘤细胞、血管结构和平滑肌组织的不同比例，分为 3 个亚型：①实体性球瘤：由毛细血管性小血管和围绕血管生长的成片瘤细胞组成，瘤细胞呈规则圆形，胞质淡染透明状，间质透明黏液样（图 1）。②球血管瘤：内为扩张的海绵状血管，血管周围的球细胞少而菲薄。③球血管肌瘤：相对少见，规则的圆形球细胞内见平滑肌束，两者之间有过渡现象。免疫组化染色显示，瘤细胞表达平滑肌肌动蛋白（α-SMA）、肌特异性肌动蛋白（MSA）、钙调蛋白结合蛋白（h-caldesmon）、钙调理蛋白（calponin）和 Ⅳ 型胶原。本病局部切除可治愈。

（范钦和）

èxìng xuèguǎnqiúliú
恶性血管球瘤（malignant glomus tumor）

由类似正常血管球变异的有明显异型性的平滑肌细胞组成的恶性间叶性肿瘤。又称球血管肉瘤。罕见。诊断标准为：①肿瘤直径 >2cm，肿瘤位于筋膜下或实质脏器内。②可见非典型核分裂。③核有明显异型性，并

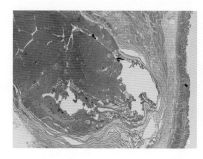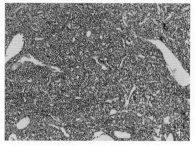

a. 低倍（×40）；b. 高倍（×100）。

图1　胃血管球瘤（HE）

见>5/50HPF 的核分裂。光镜下见，一是类似平滑肌肉瘤或纤维肉瘤，二是类似正常血管球瘤，但瘤细胞呈高度恶性的圆形细胞。免疫组化表达平滑肌肌动蛋白（α-SMA）和Ⅳ型胶原。本瘤属高侵袭性肿瘤，转移率高。

（范钦和）

jīzhōuxìbāoliú

肌周细胞瘤（myopericytoma）

位于皮下、由卵圆形至梭形肌样细胞围绕血管生长形成的良性肿瘤。主要发生于成年人，大多位于四肢远端的皮下组织，也可位于四肢近端和颈部。临床上表现为缓慢生长的无痛性肿块，但有时可有疼痛。肿块境界清楚，直径小于2cm。光镜下见，瘤细胞由相对一致的卵圆形至梭形肌样细胞组成，呈旋涡状或同心圆状围绕在血管周围，肌样细胞胞质嗜伊红或嗜双色，核圆或卵圆形。核异型性不明显。免疫组化染色显示，梭形细胞表达平滑肌肌动蛋白（SMA），少数病例局灶性表达结蛋白（desmin）和CD34，不表达 S-100 蛋白和细胞角蛋白（CK）。肿瘤切除后多不复发。

（范钦和）

shēnbù ruǎnzǔzhī xuèguǎnliú

深部软组织血管瘤（hemangiomas of deep soft tissue）

发生于深部软组织的血管瘤。包括肌内血管瘤、滑膜血管瘤、神经内血管瘤和淋巴结内血管瘤。

肌内血管瘤：是发生于骨骼肌内的良性血管瘤，是最常见的一种深部血管瘤，分为毛细血管型、海绵状血管型和混合型 3 种，可发生于任何年龄，多数发生于青年人，好发于下肢，特别是股部肌肉，其次为头颈部、上肢和胸壁。临床上多表现为缓慢性生长的肿块，病变大小不一，可大至 10～15cm。呈暗红色、黄色或红色。光镜下见，由分化好的血管组成，可见增生的小毛细血管，内皮细胞肥胖，可见管腔形成。海绵状血管型由大的血管组成，内皮细胞扁平，宜作广泛性局部切除。

滑膜血管瘤：是发生于关节腔和滑囊滑膜的血管瘤，多发生于儿童和青少年，男性多见。好发于膝部、肘部和手指。呈缓慢性生长，常伴有肿胀、关节渗液或反复发作的疼痛。光镜下呈海绵状血管瘤的形态，可见多数扩张的薄壁血管，血管之间为水肿或黏液样基质，可有明显含铁血黄素沉着。病变较小时易被完整切除，但病变范围较大时，常难以完整切除。

神经内血管瘤：是发生于周围神经的血管瘤，极为罕见。可表现为疼痛、麻痹或麻木等。神经外膜、神经束膜和神经内膜均可被累及。镜下见，多为海绵状血管瘤。

淋巴结内血管瘤：较少见，病变主要位于淋巴结的门部或髓质，可累及淋巴结的任何区域，周界不清，组织学与发生在周围软组织的血管瘤相似，由聚集的毛细血管、静脉或海绵状的血管组成，增生的血管之间可见纤维脂肪组织。

（范钦和）

shàngpíyàng xuèguǎnliú

上皮样血管瘤（epithelioid hemangioma）

血管腔衬覆上皮样内皮细胞的良性血管肿瘤。发生于皮下者一般与肌性动脉有关，大部分伴有明显炎症。多发生于西方人，多见于女性，发病高峰为 20～40 岁。好发于头颈部，如前额、耳周和头皮，手指末端和躯干也可发生。

大体见，肿瘤为单发的皮下小结节或暗红色丘疹样病变，位于皮下或真皮内，周界清楚，偶可累及深部的软组织，有瘙痒感，一般直径<1cm。光镜下见，由呈分叶状的成簇毛细血管型小血管组成。小血管多围绕中等大小的营养性血管生长，部分病例也可由中至大的血管组成。多数血管衬以胞质丰富、深嗜伊红色的上皮样内皮细胞，呈扇贝样、鹅卵石样或钉突样突向腔内（图 1）。内皮细胞核呈圆形或卵圆形，染色质均匀，见居中的小核仁，罕见核分裂。多数病例在增生血管的周围可见轻至中度的慢性炎症细胞浸润，包括淋巴细胞、嗜酸性粒细胞、肥大细胞和浆细胞，无淋巴滤泡形成，嗜酸性粒细胞浸润不明显，无嗜酸性微脓肿形成。免疫组化染色显示，内皮细胞表达 CD31、CD34 和 FⅧ因子。

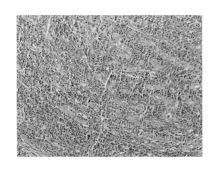

图 1　额部上皮样血管瘤（HE×100）

本瘤主要与木村（Kimura）病相鉴别。治疗采取局部完整切除。可局部复发。

（范钦和）

xuèguǎnliúbìng

血管瘤病（angiomatosis）

累及身体大片连续区域、呈弥漫性和持续性的血管瘤。病变呈连续性分布，有时可为多灶性。2/3病例发生在20岁以内，几乎所有的病例均在40岁以内，女性略多见。半数以上发生于下肢，其次可位于胸壁、腹部和上肢。病变区域弥漫性持续肿胀。直径从数毫米至10~20cm。光镜下见，一种由大的厚壁静脉、海绵状毛细血管和毛细血管混合组成，表现为在大的厚壁静脉旁或血管壁内可见成簇的小血管；另一种由毛细血管瘤组成，可见散在的较大的营养性血管，弥漫累及周围的脂肪和肌肉。本病主要与肌内血管瘤鉴别。局部复发率高达90%。

（范钦和）

línbāguǎnliú

淋巴管瘤（lymphangioma）

扩张的淋巴管呈海绵状或囊状的良性肿瘤。间质常伴有淋巴细胞聚集灶。与血管瘤相比相对少见，是儿科常见病。绝大多数为良性病变。好发于头颈部。病变位于真皮浅层，但乳头层不累及，有时也可累及至真皮深层及皮下。

肿块呈单房或多房性，囊壁薄，直径>10cm，海绵状淋巴管瘤较弥漫，境界不清，切面呈海绵状。光镜下见，肿瘤由大小不等的腔隙组成，腔内衬扁平内皮细胞，腔内充满淋巴液，见淋巴细胞，腔隙之间由胶原纤维组成，灶区淋巴细胞聚集。局限型淋巴管瘤有复发倾向，特别是发生于儿童及病变位于深部肌内者。

（范钦和）

Kǎbōxīxíng xuèguǎnnèipíliú

卡波西型血管内皮瘤（Kaposiform hemangioendothelioma）

主要以梭形细胞呈卡波西肉瘤样的束状生长方式为特征兼具不成熟血管的局部侵袭性肿瘤。又称卡波西样婴儿血管内皮瘤。典型者发生于婴幼儿及10岁以下儿童，成年人亦可发生。

肿瘤最常位于腹膜后和皮肤，也可位于头颈部、纵隔以及躯干和四肢的深部软组织。腹膜后肿瘤可表现为腹块、腹水、肠梗阻和黄疸。如肿瘤体积大、肿瘤内血管能激活凝血机制而引起消耗性凝血病［卡萨巴赫-梅里特综合征（Kasabach-Merritt syndrome）］。皮肤病变表现为境界不清的青紫色斑块。深部软组织病变则表现为单个或多个肿块。光镜下见，肿瘤呈浸润性生长，被纤维组织分隔成不太清楚的小叶，小叶由纵横交错的短梭形细胞和裂隙样或新月形血管构成，类似卡波西肉瘤。部分病例中小叶内可见散在的圆形或上皮样内皮细胞巢，似肾小球。肿瘤细胞无明显异型性，核分裂象也罕见。

免疫组化染色显示，梭形细胞表达CD34和CD31，一般不表达FⅧ因子，不同程度表达肌特异性肌动蛋白（MSA）。本瘤需与卡波西肉瘤、婴幼儿细胞性毛细

血管瘤、梭形细胞血管瘤鉴别。预后因肿瘤大小和部位而异，婴儿腹腔内巨大肿块伴卡萨巴赫-梅里特综合征者预后很差，皮肤或软组织肿块完全切除后能治愈，很少复发。

（范钦和）

wǎngzhuàng xuèguǎnnèipíliú

网状血管内皮瘤（retiform hemangioendothelioma）

以衬覆特征性鞋钉样内皮细胞的分支状血管网构成的呈局部侵袭性生长的血管肿瘤。少见，主要发生于中青年，大多位于四肢远端，尤其下肢皮肤和皮下组织。临床表现为缓慢生长的紫红色斑块或结节，最大直径一般<3cm。大体为真皮内弥漫性硬块，常累及皮下组织。光镜下见许多细而长的分支状血管，与正常睾丸网十分相似，如血管腔小或塌陷，则网状结构不明显。衬覆在血管腔的内皮细胞单一，核深染，凸起，呈火柴头样或鞋钉样向腔内突起，灶性区域瘤细胞形成乳头。瘤细胞胞质少，无异型性，核分裂象罕见。约半数病例可见淋巴细胞浸润间质和血管腔内。免疫组化染色显示，瘤细胞表达CD34、CD31和FⅧ因子，大多数淋巴细胞为CD3$^+$T细胞。本瘤需与东布斯卡（Dabska）瘤、血管肉瘤和鞋钉样血管瘤鉴别。本瘤低度恶性，如仅局部切除而不是广泛切除，复发率可高达60%。可发生局部淋巴结转移，局部软组织转移，无远处转移或死于肿瘤的报道。

（范钦和）

rǔtóuzhuàng línbāguǎn nèi xuèguǎnnèipíliú

乳头状淋巴管内血管内皮瘤（papillary intralymphatic angioendothelioma）

发生于皮肤和皮下组织内、以淋巴管样腔隙和乳

头状内皮细胞增生为特征的中间型血管内皮瘤。极少见。主要发生于儿童，约25%发生于成年人，两性无明显差异。以头部和肢体最常见，也可位于掌、前臂、脚跟、面颊等处。表现为皮肤或皮下缓慢生长的无痛性肿块。肿块周界不清，部分见囊腔形成。

光镜下见，由扩张的薄壁脉管组成，部分腔内含有透明液体，类似海绵状淋巴管瘤，其内衬的内皮细胞呈立方形或柱状，胞质少、淡嗜伊红色，胞核明显，鞋钉样或火柴头样突向腔内，核分裂象罕见。内皮细胞有时在腔内成簇生长，并形成乳头状结构，其表面衬以鞋钉样的内皮细胞，中央为玻璃样间质轴心，是由瘤细胞合成的一种基底膜物质。增生的血管腔内和周围常见淋巴细胞浸润。免疫组化染色显示，内皮细胞表达 CD31、CD34、VEGFR-3 和 FⅧ因子。治疗宜采取局部广泛切除，本瘤可在局部呈浸润性生长，浸润骨、肌肉和筋膜，少数病例可转移至区域淋巴结和肺，但总体预后好。

（范钦和）

zǔhéxìng xuèguǎnnèipíliú
组合性血管内皮瘤 （composite hemangioendothelioma）

向血管分化、组织学混合有良性、中间性和恶性成分的局部侵袭性的肿瘤。极少见。主要发生于成年人，大多位于四肢远端，尤其手和足。临床上，病变持续时间长（2~12年），表现为紫红色结节，约25%患者有淋巴水肿史。大体见，为单个或多个结节（每个结节直径 0.17~6cm），有时为境界不清的"肿胀"。

光镜下见，病变累及真皮和皮下组织，由组织学有良性和恶性血管成分混合在一起，包括上皮样血管内皮瘤、网状血管内皮瘤、梭形细胞血管瘤、"血管肉瘤样"区域和良性血管病变（动静脉畸形和限局性淋巴管瘤）。另一特点是某些病例中存在大量假成脂细胞表现的空泡状内皮细胞。免疫组化染色显示，瘤细胞表达 CD34、CD31 和 FⅧ因子等内皮细胞标志物。肿瘤切除后约半数病例复发，常可多次复发。偶有转移，1 例舌部病变在原发性肿瘤切除后 9 年和 11 年分别转移到颌下淋巴结和股部软组织中。

（范钦和）

Kǎbōxī ròuliú
卡波西肉瘤 （Kaposi sarcoma）

具有局部侵袭性的由排列成条束状的增生性梭形细胞组成的内皮细胞肿瘤或类似肿瘤性的病变。由卡波西（Kaposi）于1872年首先报道。本病和人疱疹病毒8型（HHV8）感染有关。世界卫生组织（WHO）2013 版软组织肿瘤分类将其划入中间型血管内皮瘤中罕见转移肿瘤。

临床表现　典型病变表现为皮肤多发性斑点状、斑块状或结节状病损，呈紫色、绛蓝色或棕褐色，可累及黏膜、淋巴结和内脏器官，肢体末端的病变常伴有肢体的水肿。多伴有其他类型的恶性肿瘤，其中半数为淋巴造血系统，如白血病、淋巴瘤和多发性骨髓瘤等。

大体形态　斑点状、斑块状或结节状的皮肤病变，直径从很小至数厘米。黏膜、软组织、淋巴结和内脏器官病变表现大小不等的出血性结节，并相互融合。

镜下形态　①早期（斑点期）：是扁平的病变，由增生的小血管围绕扩张的大血管组成，在真皮浅层胶原纤维间可见排列疏松的参差不齐的分支状血管网，血管周围可见外渗的红细胞，伴有含铁血黄素沉着，间质内可见散在的淋巴细胞和浆细胞浸润。②斑块期：皮肤轻度隆起，病变累及真皮全层，可累及皮下组织。血管增生更广泛，血管腔边缘不整齐，增生性血管的周围可见形态上似良性的梭形细胞成分，含铁血黄素沉着较为明显。炎症浸润更密集，红细胞外渗和含铁血黄素沉着更显著。③结节期：的病变周界清楚，由呈交织状排列的增生性梭形细胞束组成，类似分化好的纤维肉瘤，但在梭形细胞和血管之间为含有红细胞的裂隙样腔隙，梭形细胞内或细胞外可见过碘酸希夫（PAS）染色阳性的嗜伊红色透明小体，耐淀粉酶消化。结节的边缘常见炎症细胞浸润、含铁血黄素沉着和扩张的血管。典型的卡波西肉瘤细胞无明显的异型性，核分裂象也不多见，但少数病例中瘤细胞分化较差，异型性明显，可见较多的核分裂象。淋巴结受累时，早期病变多发生于淋巴结的被膜，并向纤维性间隔内延伸，使其增厚，内见不规则的增生性小血管，间质内伴有较多的浆细胞浸润和含铁血黄素沉着，有时可见比较原始的梭形细胞成分。④进展期：淋巴结的结构受到破坏，被单个或多灶性的肿瘤性结节占据或取代，以弯曲条束状增生的梭形细胞和内含红细胞的裂隙样血管为特征，并可见红细胞外渗、含铁血黄素沉着和炎症细胞浸润。

辅助检查　免疫组化染色显示，瘤细胞表达 CD34、CD31 和 Fli-1，不表达 FⅧ因子。

鉴别诊断　主要与分化好的血管肉瘤、分化好的纤维肉瘤、梭形细胞血管瘤和卡波西型血管内皮瘤等肿瘤鉴别。免疫组化及人乳头瘤病毒（HPV）8 型检测有助鉴别诊断。

预后　取决于机体的免疫功能、疾病所处的不同阶段及有无机会性感染等相关性因素。

（范钦和）

shàngpíyàng xuèguǎnnèipíliú

上皮样血管内皮瘤（epithelioid hemangioendothelioma）

具有转移潜能的血管中心性血管肿瘤。世界卫生组织（WHO）2013版软组织肿瘤分类中，上皮样血管内皮瘤已被归入低度恶性的血管肉瘤中。

临床表现　可发生于任何年龄，以成年人最多，婴幼儿罕见，无性别差异。好发于四肢浅表和深部的软组织。与较小的静脉关系密切，极少数起自大的静脉或动脉。部分还发生于肺、肝、骨和大脑等实质脏器内，少数可发生于外阴、口腔等处。发生于周围软组织者多为孤立性结节，常伴轻微疼痛感；发生于肺和肝者常为多灶性，且以女性为多见；发生于骨者多为多灶性。位于深部的肿瘤，可伴钙化或骨化。

大体形态　肿块呈灰白或灰红色，质地坚实，纤维样，位于深部或体积较大的肿瘤有时可见钙化或骨化。起自于血管腔内见梭形肿块，但周界不清，常向邻近组织内浸润性生长。

镜下形态　起自于血管者，可见肿瘤呈离心状从扩张的血管腔向周围的软组织内浸润性生长。肿瘤由排列成短索状和小巢状的瘤细胞组成，基质呈浅蓝色黏液透明样，可伴有灶性的钙化或骨化。瘤细胞呈圆形、多边形或略带梭形，胞质丰富，嗜伊红色，常见胞质内管腔或空泡形成，有时管腔或空泡内含有单个或多个红细胞。有时可在血管内形成乳头状结构。瘤细胞核呈空泡状，核仁不明显，多数病例核分裂象少见或不见。

辅助检查　免疫组化染色显示，瘤细胞表达 CD31、Fli-1、FⅧ因子和 UEA1。

鉴别诊断　主要与腺癌、上皮样血管肉瘤、上皮样肉瘤等肿瘤鉴别。腺癌免疫组化标志物有助鉴别。上皮样血管肉瘤内含有小规则的血窦样腔隙，内衬的上皮样内皮细胞异型性明显，并可见较多的核分裂象及坏死。上皮样肉瘤多发生于远端肢体，由呈地图状的多结节组成，结节的中心为坏死物质，其周围由圆形的嗜伊红色瘤细胞构成，常与邻近的梭形细胞及胶原组织在形态上有移行。

预后　本瘤低度恶性，宜将肿瘤完整切除，并保证切缘阴性，必要时辅以放疗和化疗。发生于软组织者，可局部复发及转移，主要转移至区域淋巴结、肺和肝。而发生于肺和肝者，病死率分别为 65% 和 35%。

（范钦和）

xuèguǎn ròuliú

血管肉瘤（angiosarcoma）

形态、免疫表型和功能上显示程度不等内皮细胞分化的恶性血管源性肿瘤。病因不明，部分病例可发生于放疗后。少数可发生于大血管（特别是做过合成性血管移植者）、动静脉瘘（特别是肾移植者）或慢性淋巴水肿的基础之上，或发生于体内异物附近，或与某些化学物质有关（如聚氯乙烯等）。可伴发神经纤维瘤病、马富奇（Maffucci）综合征和先天性静脉畸形肢体肥大综合征［克利佩尔-特雷纳内（Klippel-Trénaunay）综合征］。

临床多表现为在数月之内增大的肿块，有疼痛，约 1/3 病例可有凝血障碍、贫血和出血。血管肉瘤最常发生在下肢深部肌肉（约占 40%），其次为腹膜后、纵隔和肠系膜。大体上，肿瘤多呈多结节状的出血性肿块，常有囊性变和坏死。

光镜下，在同一肿瘤内可见从有明显血管形成的分化性血管肉瘤至成片实性血管形成不明显的分化差的血管肉瘤区域。部分病例中，瘤细胞可呈明显的上皮样形态，表现为核大，空泡状，可见明显的核仁，可见核分裂（图1a）。上皮样瘤细胞衬覆于不规则形血管腔，或成片分布，又称上皮样血管肉瘤。免疫组化染色显示，瘤细胞表达 CD31、CD34、ETS 相关基因（ERG，图1b）和 Fli-1，部分病例（特别是上皮样血管肉瘤）可表达广谱细胞角蛋白（AE1/AE3）和上皮膜

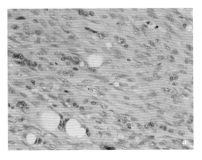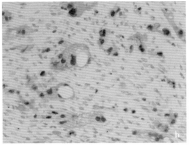

a. HE×200；b. ERG 阳性（×200）。

图1　血管肉瘤

抗原（EMA）。

本病属高度恶性，不仅可发生局部复发，且可在较短的时间内发生转移，常见转移部位包括肺、皮肤、软组织、骨、肝和淋巴结等。患者年龄大、肿瘤位于腹膜后、肿瘤体积大、组织学上分化差以及 Ki-67 增殖指数≥10% 提示预后不佳。

(陈 杰)

ruǎnzǔzhī ruǎngǔliú

软组织软骨瘤（chondroma of soft tissue）

好发于手足部位的软组织、由成熟的透明软骨组成的良性软骨肿瘤。多发生于30~60 岁成年人，儿童很少。主要位于软组织内，与深部的骨之间并无关系，手指占大多数，极少数位于硬脑膜、喉、咽、口腔和皮肤。表现为缓慢生长的孤立性结节或肿块，无触痛感，常与腱、腱鞘或关节囊相连。瘤体较小，直径多 < 3cm，肿瘤周界清晰，圆形或卵圆形，质地坚硬。光镜下见，肿瘤由成熟透明软骨呈分叶状排列组成，部分可伴有纤维化、骨化或黏液样变性。软骨小叶间隔内可见增生的上皮样细胞和多核巨细胞组成的肉芽肿样反应。免疫组化染色显示，瘤细胞表达 S-100 蛋白。少数可复发，一般不发生肉瘤变。

(范钦和)

ruǎnzǔzhī jiānyèxìng ruǎngǔ ròuliú

软组织间叶性软骨肉瘤（mesenchymal chondrosarcoma of soft tissue）

由分化较成熟的透明软骨小岛和未分化原始间叶细胞组成的软骨肉瘤。好发于15~35 岁，女性略多。主要位于头颈部，特别是眼眶、颅内、脊髓硬膜及颈枕部，其次是下肢，特别是股部，少数可位于躯干、盆腔及纵隔，偶见于脑内。主要

症状为疼痛和肿胀。为分叶状肿块，境界清楚。切面灰白色，灶区出血或坏死。

光镜下见，肿瘤由成片圆形、卵圆形或小短梭形未分化间叶细胞和散在的软骨小岛组成，未分化间叶细胞核深染，呈圆形、卵圆形或短梭形，胞质稀少而不清，呈片状分布，类似 PNET 或呈血管外皮瘤样排列。软骨小岛相对成熟，大小和形态不一，与未分化间叶细胞之间的分界多较清晰但有时可与间叶细胞相混杂，软骨灶中央常伴有钙化或骨化。免疫组化染色显示，未分化间叶细胞表达神经元特异性烯醇化酶（NSE）、Leu7 和 CD99，软骨小岛表达 S-100 蛋白。本瘤主要与恶性血管外皮瘤、骨外尤因肉瘤/外周原始神经外胚层瘤、差分化滑膜肉瘤、小细胞癌或神经内分泌癌等肿瘤鉴别。本病高度恶性，易复发及转移。

(范钦和)

gǔ wài gǔròuliú

骨外骨肉瘤（extraskeletal osteosarcoma）

原发于骨组织以外的骨肉瘤。多见于中老年人，年龄范围为 16~87 岁，平均 54.6 岁，男性稍多。分布较为广泛，但多见于股部肌和腹膜后。表现为深部软组织内进行胜增大的肿块，部分患者伴有疼痛感。多数病变边界清楚，可被覆假包膜，部分病例边界不清，呈浸润性生长。切面呈颗粒状、灰白色，质地多较硬，灶区见黄色坏死区或伴有出血性改变。光镜下见，以产生肿瘤性的骨样组织、骨组织和软骨组织为特征，骨样组织多呈纤细的网格状或花边状。根据瘤组织内主要成分的不同，可分为成纤维细胞型、成骨细胞型和成软骨细胞型 3 种类型。免疫组化染色显示，瘤

细胞表达骨钙蛋白（osteocalcin）和骨粘连蛋白（osteonectin）。应与包括未分化肉瘤在内的一些多形性软组织肉瘤相鉴别。有时免疫组化有助诊断。本病高度恶性，易复发转移，预后不佳。

(范钦和)

chuāngshāngxìng shénjīngliú

创伤性神经瘤（traumatic neuroma）

周围神经因外伤或手术导致部分或完全性截断引起非肿瘤性神经再生所形成的肿块。又称截断性神经瘤。多见于青壮年，男性居多。常在外伤后 3 个月到 1 年形成肿物。上肢较下肢多见，创伤性神经瘤也可发生于实质器官，如胆囊和胆管等。临床表现为局限性的灰白色结节状肿物，伴有疼痛或触痛，有时并发感染。直径可达数厘米，切面呈黏液样、胶冻样或灰白瘢痕样，无包膜，位于损伤神经的近端，与周围组织界限不清，常有粘连。受伤神经为神经丛，可形成累及多个神经干的神经瘤。光镜下见，由再生的神经束轴突、施万细胞和神经束膜成纤维细胞混杂组成，分布于致密的胶原性间质内。免疫组化染色显示，瘤细胞表达 S-100 蛋白、Leu-7、CD68 和 Ki-P1。本病需与神经纤维瘤、神经鞘瘤、黏膜神经瘤、局灶性指间神经炎鉴别。单纯切除可治愈。

(范钦和)

Mòdùn shénjīngliú

莫顿神经瘤（Morton neuroma）

由于反复轻微地对神经刺激或损伤引起的神经纤维的变性和增生。又称局限性指/趾间神经炎。通常累及足趾间神经，引起足底发作性疼痛。多见于成年女性，常为单侧性，可能与穿不合适的高跟鞋或足部受到长时间的挤压有关。

临床表现为运动时患处疼痛，可放射至脚趾或小腿，休息可缓解。可见趾间神经分叉点处增大呈梭形，质硬，大多数病灶的直径<1cm，肿物无包膜，与周围境界尚清楚，类似创伤性神经瘤或神经纤维瘤。切面灰白色，纤维样。光镜下见，神经外膜及神经束膜的纤维化，神经周围组织及神经内血管壁玻璃样变性，神经纤维可发生水肿、轴索崩解、黏液变性和纤维化。病变后期，显著纤维化，形成圆形结节或"洋葱球"。附近小动脉壁增厚，可见血栓形成。本瘤须与创伤性神经瘤、神经纤维瘤和瘤样纤维组织增生相鉴别。更换鞋码不配的高跟鞋或注射激素、麻醉药可缓解症状，必要时可切除病变灶。

（范钦和）

niánmó shénjīngliú

黏膜神经瘤 （mucosal neuroma）

因自主神经和神经节过度增生形成散在的结节或弥漫性丛状增生性肿瘤。与多发性神经内分泌肿瘤ⅡB、甲状腺C细胞增生、髓样癌和甲状旁腺增生相关。多见于30岁以下女性，肿瘤常位于唇、舌、口腔、结膜、眼睑、鼻、喉等部位的黏膜，较小，表现为针尖至数毫米大的半圆形结节。光镜下见，病变位于黏膜下，由增生的排列不规则、扭曲的有髓或无髓神经纤维组成。间质纤维组织增生，并见显著增厚的神经束衣包围。胃肠道的黏膜神经瘤，表现为黏膜下和肌间神经丛增生，神经元数目增加。免疫组化染色显示，神经束表达S-100蛋白。

（范钦和）

shénjīng-jīròu cuògòuliú

神经肌肉错构瘤 （neuromuscular hamartoma）

由成熟骨骼肌和神经混合组成的良性肿瘤。

又称良性蝾螈瘤、神经肌肉迷芽瘤。十分少见。大多数发生于儿童，部分为先天性，常伴有明显的神经症状。肿物多位于大的神经干之内，特别是臂神经和坐骨神经。肿瘤多为单个结节，质坚，灰褐色。光镜下见，结节由杂乱增生的骨骼肌和周围神经组成，以骨骼肌为主，类似正常的骨骼肌随机分布于有髓或无髓神经纤维中，二者混合交织排列，关系密切。本瘤属于良性，即使切除不完全，肿物体积变小，也可改善症状。

（范钦和）

gūlìxìng júxiànxìng shénjīngliú

孤立性局限性神经瘤 （solitary circumscribed neuroma）

形态上呈结节状和丛状、由神经鞘细胞和大量轴突组成的皮肤神经瘤。又称栅栏状包裹性神经瘤。好发于成年人，主要发生于面部皮肤。临床表现为皮肤孤立的无症状的丘疹样结节，在真皮和皮下形成一个或多个局限性有包膜的结节。光镜下见，结节由增生的神经鞘细胞和大量轴突组成，周围由来自神经束衣的纤维组织包绕，一般不出现间质的黏液变性和玻璃样变性。免疫组化染色显示，神经鞘细胞S-100蛋白阳性，轴索神经丝蛋白（NF）阳性。本瘤组织学形态与神经鞘瘤antoni A区十分相似，均可出现神经鞘细胞呈栅栏状排列，银染色观察轴索的位置可予鉴别。本瘤的特点是面部真皮下境界清楚的小结节，可作为鉴别时参考。本瘤良性，局部切除可治愈。

（范钦和）

shénjīngqiàoliú

神经鞘瘤 （neurilemmoma; Schwannoma）

有包膜的良性周围神经鞘膜肿瘤。由排列有序、

细胞丰富的束状（antoni A）区和疏松黏液样的网状（antoni B）区组成。可发生于任何年龄，多见于30~50岁，无显著性别差异。

临床表现 肿瘤可发生于脑神经根、椎管内脊神经根和周围神经干各部。听神经瘤为脑神经根起源最常见的肿瘤。脊神经根发生的肿瘤越向下越少（颈段较多，其次为胸段，而腰骶段较少）。周围神经干者以四肢、颈部和躯干较多，四肢者多见于屈侧的肘、腋窝、腘窝和腹股沟等处。胸腔及腹腔也可发生。肿瘤过大者，可发生疼痛和神经麻木等症状。

大体形态 肿瘤境界清楚，常有包膜。外科手术易将肿瘤完整剥出。外形一般呈纺锤形或橄榄形，发生于粗大神经内的肿瘤常表现为中心性结节状肿物，长轴与神经干平行。肿瘤切面灰白，可以囊性变，也可以出血坏死。椎管内的肿瘤可呈哑铃状。肿块直径一般<5cm，大者可达20cm，特别大的肿瘤囊性变多见。

镜下形态 肿瘤一般具有由神经外衣和残留的神经纤维构成的纤维性包膜，肿瘤的主要特征是由两组不同组织结构即束状（antoni A）区和网状（antoni B）区组成（图1a）。antoni A区由较密集的梭形细胞组成，核梭形或卵圆形，核膜薄，染色质细而疏松，核仁小，一般无核分裂象。细胞界限不清楚呈合体状。细胞可排列成栅栏状、丛状、螺旋状、编织状、旋涡状或触觉小体状结构。antoni B区肿瘤细胞成分少，排列无序。胞质突起彼此连接而成网状，网眼中为透亮的基质，细胞呈梭形、卵圆形、星形或小淋巴细胞样，有时网眼扩大形成微小囊腔。细胞核偶尔有轻度程度的异型性及个别的核分裂象，

但一般不出现病理性核分裂。如异型过大要与恶性神经鞘瘤鉴别。

辅助检查 免疫组化染色显示，肿瘤细胞表达 S-100 蛋白（图 1b）、Leu-7、钙调磷酸酶（calcinurin）、分层蛋白（merosin）、波形蛋白（vimentin）、神经生长因子受体（NGFR）、脂皮质蛋白（lipocortin-1），部分表达胶质纤维酸性蛋白（GFAP）、CD68、MBP、P2 蛋白，神经丝蛋白（NF）、结蛋白（desmin）不表达。S-100 蛋白是神经鞘细胞的重要标志，antoni A 区细胞常呈阳性。电镜观察：antoni A 区，由电子致密物质构成的连续性基膜（外板）完整地包绕神经鞘细胞，而 antoni B 区，基膜（外板）不完整仅部分包绕神经鞘细胞，胞质内可见微丝和板层小体，溶酶体和线粒体少见，纤细的细胞突起连接于细胞之间，细胞外间隙可见卢斯（Luse）小体。

鉴别诊断 主要与平滑肌瘤、孤立性神经纤维瘤及纤维型脑膜瘤鉴别：平滑肌瘤 desmin、平滑肌肌动蛋白（SMA）阳性，S-100 蛋白阴性，瘤细胞胞质丰富，染色深粉红，核棒状两端钝圆，马森（Masson）三色染色可显示纵纹；孤立性神经纤维瘤，肿瘤无包膜，常与神经粘连不易分离，无典型的 antoni A 区和 antoni B 区

结构，电镜观察对区别神经鞘瘤和神经纤维瘤很有价值，前者由单一的神经鞘细胞构成，后者由不同的细胞类型构成；纤维型脑膜瘤上皮膜抗原（EMA）、神经丝蛋白（NF）阳性，S-100 蛋白、desmin 阴性。

预后 本瘤生长缓慢，大多数神经鞘瘤切除后可治愈，个别病例切除后可复发，复发病例主要发生于脑神经根、椎管内脊神经根，因手术切除不干净引起。多次复发后，极个别病例可恶变。

(范钦和)

shénjīngxiānwéiliú

神经纤维瘤（neurofibroma）

由神经鞘细胞、神经束膜样细胞、成纤维细胞以及移行细胞所混合组成的良性周围神经鞘膜肿瘤。根据临床和组织学特点分为局限性皮肤神经纤维瘤、弥漫性皮肤神经纤维瘤、丛状神经纤维瘤、环层小体样神经纤维瘤、上皮细胞样神经纤维瘤和色素性神经纤维瘤。

临床表现 局限性神经纤维瘤可发生于周围神经的任何部位，多见于躯干、四肢、头颈、纵隔和腹膜后等部位，可有沿神经通路的放射性疼痛或麻木感；环层小体样神经纤维瘤多见于青少年和成年，头、足和臀部多见；色素性神经纤维瘤主要位于真皮浅

层，少数可发生于脊神经根。

大体形态 肿瘤为实质性，切面灰白，色素性神经纤维瘤常呈灰黑色。肿瘤的外形多样，与生长部位有关：浅表的皮肤神经纤维瘤常突出于皮肤表面呈结节状；发生于皮下脂肪组织、纵隔、腹膜后等深部的肿瘤有时体积较大呈结节状或分叶状；神经干发生的常为纺锤形。皮肤及皮下的神经纤维瘤无包膜但分界清楚。发生于神经干及内脏的肿瘤可见神经外衣构成的包膜。体积较大的肿瘤常伴出血及囊性变。

镜下形态 见神经鞘细胞、轴索、成纤维细胞和神经束膜细胞，这些细胞与形成网状排列的胶原纤维关系密切，肿瘤细胞大多表现为细长的梭形，核纤长尖细呈波浪状，色质深，胞质淡红染，交错成束状。间质可见疏松水肿，可有黏液变性，有时严重的黏液变性时，类似黏液瘤，可见含有酸性黏多糖构成的黏液池，被神经鞘细胞分隔。环层小体样神经纤维瘤可见较多环层小体样结构，类似压觉感受器，表现为圆形或椭圆形的神经鞘细胞构成球状或巢状。上皮细胞样神经纤维瘤的肿瘤细胞成分丰富，细胞较大，圆形、卵圆形或多边形，胞质较宽淡红染，核染色质稀疏均匀。细胞排列紧密成片，间质往往水肿，无胶原形成，不见黏液变性。周围有疏松或波浪状排列的纤维，并可见到两者间的过渡。色素性神经纤维瘤的瘤细胞常为肥大梭形细胞，疏松排列，或呈纤长梭形细胞，车辐状排列，内有多少不定的含黑色素颗粒的瘤细胞。

辅助检查 免疫组化染色显示，表达 S-100 蛋白、Leu-7，轴索可表达神经元特异性烯醇化酶

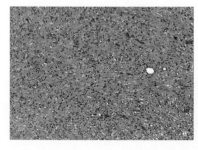

a. HE×100；b. S-100 蛋白阳性（×100）。

图 1 鼻神经鞘瘤

（NSE）、神经丝蛋白（NF），另外部分细胞表达各种神经肽、XIIIa因子和CD34。上皮细胞样神经纤维瘤有时上皮样细胞可表达细胞角蛋白（CK）和上皮膜抗原（EMA）。

鉴别诊断 主要与平滑肌瘤、神经鞘瘤和神经纤维瘤病的鉴别。平滑肌瘤结蛋白（desmin）、平滑肌肌动蛋白（SMA）阳性，S-100蛋白阴性，瘤细胞胞质丰富，染色深粉红，核棒状两端钝圆，马森（Masson）三色染色可显示纵纹；神经鞘瘤有典型的束状（antoni A）区和网状（antoni B）区结构。神经纤维瘤病是人类常见的常染色体显性遗传疾病，新生儿到老年均可发病，男性多于女性，主要临床表现为咖啡色小斑，这些小斑常为最早出现的征象，小斑直径>1.5cm，数量在6个或6个以上才具有诊断价值，少数患者有智力障碍，90%患者并发虹膜色素性错构瘤。本病伴神经纤维瘤病基因1（NF1）的缺失、插入和变异。如突然生长迅速或出现明显疼痛有可能恶变，应及时活检。恶变经常发生在颈部或四肢大的神经干肿瘤，一般恶变为恶性周围性神经鞘膜瘤，镜下细胞较明显的异型性并可见核分裂。从发病到恶变一般在10年以上。

预后 本瘤生长缓慢，病程较长，大多数切除后可治愈，少数可复发，多次复发后可恶变。神经纤维瘤病恶变率较其他类型高，预后相对差。

（范钦和）

shénjīngshùmóliú

神经束膜瘤（perineurioma）

显示神经束膜细胞分化的肿瘤。较少见。总体女性多于男性。肿瘤主要发生于深部软组织，可分为神经内神经束膜瘤、软组织神经束膜瘤、硬化性神经束膜瘤和网状神经束膜瘤。组织学相当于世界卫生组织（WHO）病理分级I级。

神经内神经束膜瘤 良性肿瘤，由神经内膜增生的神经束膜细胞构成。常发生在青春期和年轻人，无性别差异。

临床表现 患者进行性肌无力伴或不伴有肌萎缩，但肌无力比感觉障碍常见。主要累及四肢外周神经，脑神经受累罕见。

大体形态 表现为受累神经间断性、管状、若干倍的增粗。单根神经表现为增粗和苍白。大部分受累神经不足10cm长。

镜下形态 由瘤性束膜细胞在神经内膜增生，构成以神经纤维为中心的同心圆层状结构、神经束增粗以及具有诊断意义的假洋葱球结构。横切面可以很好地显示假洋葱球结构，神经束内的细胞密度不均。增生的神经束膜细胞主要位于神经内膜内，但神经束膜也可受累。大部分神经束膜细胞形态正常，围绕神经纤维多层同心圆排列。特大旋涡状结构可以包裹大量的神经纤维。有时，神经束膜细胞围绕一个或多个轴突，并参与邻近的洋葱球结构。因此，一个假洋葱球可与其他假洋葱球结构汇合，形成复合神经内膜网。核分裂活性不高。在病变早期，轴突密度和髓鞘成分基本正常，随着疾病的发展，大多数纤维被神经束瘤细胞包绕，散在分布。病变晚期，在旋涡状结构中心仅可见无轴突的神经鞘细胞，透明变性易见。

辅助检查 免疫组化同正常神经束膜细胞一样波形蛋白（vimentin）和上皮膜抗原（EMA）阳性，IV型胶原和层粘连蛋白呈膜阳性，位于假洋葱球中心的轴突神经丝蛋白（NF）阳性，残余的施万细胞S-100蛋白阳性，比尔朔夫斯基（Bielschowsky）或博迪恩（Bodian）染色显示在假洋葱球中心有一个或几个轴突。劳克坚牢蓝（LFB）染色显示神经鞘少或无。电镜下细胞无分支细长的胞质突起，有外板包绕，常见细胞间的紧密连接，细胞器稀少，可见肌动蛋白（actin）和波形蛋白（vimentin）阳性的中间丝及较多的微饮泡，具有神经束膜细胞的特点，因此而得名。细胞遗传学发现一些病例的22号染色体异常。

预后 手术切除预后较好。一般无复发和转移。

软组织神经束膜瘤 常为良性肿瘤，与神经无关。好发于成年人，女性发病率高，无特异性的占位体征。

大体形态 肿瘤是孤立的，一般较小（1.5~7cm），界限较清，但无包膜。切面硬、灰白，黏液变性少见。恶性软组织神经束膜瘤通常与神经无关，以侵袭性的生长方式和不同程度的坏死为特点。

镜下形态 由梭形细胞，波浪形细胞构成，细胞有纤细的胞突，排列成波纹状埋在胶原纤维中。粗旋涡状或车辐状结构常见。瘤细胞的长胞突包绕聚积的胶原纤维，核长，两头尖并常呈波浪状，核仁不明显。软组织神经束膜瘤硬化亚型的特点为丰富的胶原基质，主要在年轻男性的指端发生。肿瘤的特征是形成粗的旋涡状结构，有时中央有少量的神经。网状亚型发生的部位广泛，主要累及成年人，特征是带样或网状生长的梭形细胞形成的吻合索。恶性软组织神经束膜瘤罕见，以细胞增多和染色质增多为特征，形态多样，核分裂活性高，坏死是 WHO Ⅲ级的特征。

辅助检查 免疫组化同神经内神经束膜瘤。密封蛋白（Claudin-1）和葡萄糖转运蛋白（Glut-1）可鉴别正常神经束膜细胞和神经束膜瘤细胞。电镜见有髓神经纤维外包绕神经束膜细胞。细胞细长胞突内含大量胞饮泡，衬有片状基底膜。间质胶原纤维丰富。

预后 常进行手术全切，复发少见。

（卞修武 范钦和）

shénjīngqiào niányèliú

神经鞘黏液瘤（nerve sheath myxoma）

局限于真皮的神经间叶肿瘤。主要发生于儿童和青年，头颈和肩部最多见，少数发生于椎管内。肿瘤常发生于真皮内，境界清楚，无包膜，切面黏液状。光镜下见，肿瘤细胞肥胖梭形，部分类似上皮样细胞，背景常为透明质酸黏液和硫酸黏液构成的黏液瘤样物质，肿瘤组织被纤维结缔组织分割成轮廓清楚的小叶或结节状，瘤细胞排列成束状或丛状。瘤细胞无明显的异型性，核分裂很少见，偶见巨细胞。包膜及纤维隔内常有淋巴细胞浸润，及血管纤维化。免疫组化染色显示，肿瘤细胞表达波形蛋白（vimentin）、FⅩⅢa因子、S-100蛋白，而上皮膜抗原（EMA）、Leu-7、MBP、神经丝蛋白（NF）、结蛋白（desmin）阴性。本瘤需与神经束衣瘤鉴别，检测 S-100 蛋白、EMA 的表达可鉴别。本瘤手术切除预后较好。

（范钦和）

jiéxìbāo shénjīngliú

节细胞神经瘤（ganglioneuroma）

由神经节细胞、增生的神经鞘细胞和神经纤维组成的良性肿瘤，又称神经节瘤。青年及成年人多见。最常见于纵隔、腹膜后的交感神经链，临床表现为纵隔或腹膜后较大肿物及其与血管活性肠肽释放有关症状。

大体表现为分叶状、结节状，体积较大，最大直径可达 10cm 以上。肿物境界清楚，有完整的纤维包膜，切面灰白至灰黄，可有钙化。光镜下见，节细胞体积较大，多角形，有时可见轴突和树突，胞质丰富，淡伊红染，可见尼氏体，核一般为单个，也可达 3 个，核较大，圆或卵圆形，核仁居中或偏位，神经鞘细胞、神经纤维形成束状、编织状或旋涡状结构，还常见到黏液变和纤维组织的透明变性，瘤组织内也常见淋巴细胞浸润（图 1）。节细胞内有时可见色素存在。

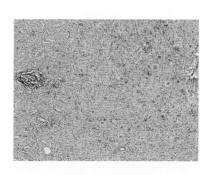

图 1 腹膜后神经节瘤（HE×100）

免疫组化染色显示，神经鞘细胞表达 S-100、神经元特异性烯醇化酶（NSE）和神经丝蛋白（NF），节细胞不表达 S-100。本瘤需与神经纤维瘤、神经鞘瘤鉴别，苏木精-伊红（HE）染色切片找见节细胞是主要鉴别点。本瘤手术切除预后良好。如肿瘤过大，含有不成熟成分时偶有转移及恶性变，常变为恶性周围性神经鞘瘤。

（范钦和）

kēlìxìbāoliú

颗粒细胞瘤（granular cell tumor）

由胞质呈嗜酸性细颗粒状圆形或多边形细胞组成的良性肿瘤。好发于 40～60 岁成年人，女性多于男性。除多见于舌、头、颈、前后胸壁的皮肤和浅部软组织外，偶尔发生于乳腺、外阴、子宫、喉、支气管、消化道、胆囊、胰腺、膀胱、垂体、大脑、大网膜、腹膜后等处。

临床表现为真皮下、黏膜下无痛性结节。肿瘤直径多<3cm，如>5cm 则有恶变可能。肿瘤切面灰黄、粉红，境界不清，有的呈浸润性生长，可长入邻近的脂肪或肌组织中。光镜下见，瘤细胞体积较大，圆形、卵圆形或多角形，核小圆形或卵圆形，位于中央，常见单个核仁，胞质可见粗大的嗜酸性颗粒。瘤细胞排列成巢状、带状或索状，被薄的纤维组织分隔。多数病例的肿瘤细胞常围绕神经纤维生长或完全替代神经纤维，说明瘤细胞与周围神经有密切关系。免疫组化染色显示，除发生于舌部的肿瘤外均表达 S-100 蛋白、神经元特异性烯醇化酶（NSE）、α1-抗胰蛋白酶（α1-AT）、CD68、波形蛋白（vimentin）［发生于舌部的肿瘤可表达结蛋白（desmin）］。电镜下可见胞质内充满大量颗粒，具有界膜，可能为自噬液泡，内含细胞碎片包括线粒体、髓鞘样结构、粗面内质网，有髓或无髓轴突样结构。

本瘤大多数生长缓慢，临床呈良性经过，切除后可治愈。如肿瘤有复发、短时间内迅速增大或超过 5cm，应考虑恶变可能。本瘤与发生在卵巢的颗粒细胞瘤完全不同。

（范钦和）

yìwèi jiāozhì jiéjié
异位胶质结节（heterotopic glial nodule）

颅外由小胶质细胞局灶性积聚形成的肿块。又称鼻腔胶质瘤、胶质组织错构瘤。主要发生在新生儿的鼻腔。个别病例见于儿童，甚至成年人，除鼻腔外偶见于咽、软腭、舌和胸壁等处。可能与脑脊髓膨出并被纤维分割有关，一般与大脑无沟通，个别病例通过筛板与大脑相联系。在鼻腔镜下异位的胶质结节常呈息肉状，淡红色，附着于鼻腔顶、鼻腔外侧壁和中鼻甲。光镜下表现为成熟的胶质组织，以星形细胞为主，有时可见到单核或多核的肥胖星形细胞、神经元和神经轴突等，与正常脑组织相似。免疫组化染色显示，表达胶质纤维酸性蛋白（GFAP）、S-100 蛋白、波形蛋白（vimentin）不表达上皮膜抗原（EMA）、细胞角蛋白（CK）。本瘤中神经元多时应与颗粒细胞瘤鉴别；还要与发生于颅底的畸胎瘤鉴别，畸胎瘤除了有神经成分外还有其他成分。

（范钦和）

yìwèi nǎomóliú
异位脑膜瘤（ectopic meningioma）

蛛网膜细胞随颅骨的缝隙或颅骨缺损以及脊椎的椎间孔、脑神经和脊神经的神经鞘的空隙向外伸延后异常增生而形成的脑膜瘤。发生部位在颅腔及脊椎附近的皮下。大多数病例发生于儿童和青少年，常在出生后即出现，成年人也可发生。常表现为鼻腔、头皮下及脊椎附近的皮下圆形或半圆形肿块，包膜完整，质实，切面灰白或粉红色。组织学有典型的脑膜瘤形态：由脑膜上皮及纤维构成，形成典型的葱皮样结构，可见砂砾体。上皮型、纤维型和过渡型均可出现。免疫组化表达上皮膜抗原（EMA）、孕激素受体（PR），不表达胶质纤维酸性蛋白（GFAP）。本瘤要与神经鞘瘤鉴别，神经鞘瘤 S-100 蛋白阳性、EMA 阴性。本瘤手术切除预后良好。

（范钦和）

èxìng wàizhōu shénjīngqiàoliú
恶性外周神经鞘瘤（malignant peripheral nerve sheath tumor, MPNST）

向施万细胞或神经束膜细胞分化的恶性神经鞘膜肿瘤。主要见于 30~60 岁成年人，男性多于女性。多发生在四肢，主要分布于上下肢近端、头颈、躯干、腹膜后。

临床表现 局部迅速增大的肿物，常引起感觉和运动障碍如放射性疼痛、肢体麻痹。

大体形态 肿块呈圆形或纺锤形，与神经干关系密切，切面灰白、部分为鱼肉样，部分可见编织状结构，可见黏液变、出血、坏死和囊变。肿块直径大多超过 5cm，也可达 25cm 以上，呈结节或分叶状，与周围境界尚清楚。无明显包膜。

镜下形态 瘤细胞大多数长梭形，排列成束状、旋涡状、栅栏状，部分病例还可见到梭形细胞排列成结节状，卷曲成旋涡，近似触觉小体样结构。核梭形或不规则，核染色质均匀或致密，核仁小或不清楚，可见核分裂。稀疏细胞区瘤细胞较少而松散，失去方向性排列的特征，瘤细胞短梭形、卵圆形、逗点形，胞核常呈波浪状（图 1）。分化差的 MPNST，癌细胞异型性显著，常出现体积单核或多核瘤巨细胞，核分裂易见。少数病例出现异源性成分，异源性成分包括分化成熟的横纹肌、骨及软骨组织，也有横纹肌肉瘤（恶性蝾螈瘤）、软骨肉瘤、骨肉瘤和脂肪肉瘤等成分。上皮样 MPNST 瘤细胞常排列成短的上皮样条索，瘤细胞呈圆形、卵圆形或多边形，胞质丰富淡染。核圆形、卵圆形，染色质分散均匀，嗜酸性核仁，呈黑色素瘤样细胞，瘤细胞被纤维组织分隔、包绕形成界限不十分清楚的团巢状结构。

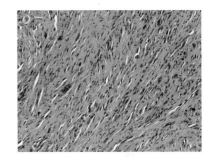

图 1 左臀部恶性外周神经鞘瘤（HE×100）

辅助检查 免疫组化染色显示，瘤细胞常表达 S-100 蛋白及 Leu-7、PGP9.5。上皮样 MPNST 可表达细胞角蛋白（CK），部分病例还表达波形蛋白（vimentin）、神经元特异性烯醇化酶（NSE）和神经丝蛋白（NF）。电镜下无特征性改变，胞质内细胞器丰富，见显著的线粒体、核糖体和粗面内质网，细长的细胞突起内含微管和神经丝，并见外板包绕。细胞遗传学显示位于 17q11 上的 *NF1* 和 17p13 上的 *p53* 缺失。

鉴别诊断 本瘤应与转移癌、纤维肉瘤、平滑肌肉瘤、单相性滑膜肉瘤鉴别，上皮样 MPNST 还与透明细胞肉瘤鉴别。免疫组织化学有较大意义。转移癌、纤维肉瘤、平滑肌肉瘤不表达 S-100 蛋白及 Leu-7、PGP9.5，转移癌 CK 阳性。平滑肌肉瘤表达结蛋白（desmin）。纤维肉瘤细胞排列成编织状、人字形或羽毛状，表达

CD68。透明细胞肉瘤则表达 HMB45。

预后 多数恶性度较高，5 年生存率较低，一般约 45%。部分低度恶性的 MPNST 预后较好。上皮样 MPNST 为高度恶性。

（范钦和）

shénjīng mǔxìbāoliú

神经母细胞瘤（neuroblastoma）

来源于交感神经系统的原始神经脊细胞，由不同发育阶段的神经母细胞组成的胚胎性肿瘤。节细胞神经母细胞瘤是一种局部区域瘤细胞向节细胞分化的神经母细胞瘤。神经母细胞瘤最常发生于 5 岁以前的儿童，中位年龄为 1.5 岁。节细胞神经母细胞瘤发病年龄高于神经母细胞瘤，但大多在 10 岁以前。

临床表现 肿瘤主要位于颅底至骨盆的中线两旁，腹部、盆腔和后腹膜最多，也见于皮肤及软组织、小肠、子宫、阴囊、内耳、鼻腔、眼底视网膜和颅后窝等处。临床表现与发生部位及年龄有关，大多为发热、腹部包块、呕吐、关节疼痛等。90% 左右患者尿中儿茶酚胺及其代谢产物香草扁桃酸（VMA）和高香草酸（HVA）含量升高。

大体形态 肿瘤多呈圆形、卵圆形或分叶状，肿块大多较大，直径 8cm 左右多见，最大可超过 15cm。肿块常有可有薄的不完整纤维性包膜或无包膜，向邻近组织浸润。切面灰白或灰红色、鱼肉样，常见广泛出血、坏死、囊性变。

镜下形态 肿瘤主要由神经母细胞和不同分化程度的神经节细胞组成。分化程度越高神经节细胞越多。未分化型神经母细胞瘤细胞幼稚，不见神经节细胞分化，瘤细胞为小圆形或卵圆形，细胞大小较一致，胞质极少。核

圆形，染色深，可见较多核分裂。细胞弥漫排列成片，间质很少，仅见纤细的纤维间隔将瘤组织分隔成小叶状或巢状。低分化型神经母细胞瘤的瘤细胞稍大，可形成菊形团或假菊形团。中-高分化型神经母细胞瘤局部区域可出现神经节细胞，构成节细胞神经母细胞瘤，这时常伴有神经鞘细胞和神经纤维的增生。

辅助检查 免疫组化染色显示，神经母细胞瘤表达神经元特异性烯醇化酶（NSE）、PGP9.5、部分表达 S-100 蛋白，节细胞表达 NSE 和神经丝蛋白（NF）不表达 S-100 蛋白。细胞遗传学上大多数有异常，表现为 1p 缺失和 N-myc 癌基因的扩增，特别是 1p36 和 11q23 丢失。

鉴别诊断 主要与淋巴瘤、胚胎性横纹肌肉瘤、骨外尤因肉瘤、未分化性小细胞癌鉴别。免疫组化和细胞遗传学有重要作用。淋巴瘤免疫组化表达 LCA、CD3 或 CD20。胚胎性横纹肌肉瘤表达结蛋白（desmin）。骨外尤因肉瘤好发于 14 岁左右的青少年，年龄偏大，细胞遗传学 11 号和 12 号染色体长臂易位。未分化性小细胞癌免疫组化可表达细胞角蛋白（CK）和癌胚抗原（CEA）。

预后 与年龄及分化程度有关。年龄越小预后越好，分化越高预后越好。神经母细胞瘤属高度恶性肿瘤，5 年存活率很低，一般小于 10%。个别节细胞神经母细胞瘤经治疗后，可退变或继续分化到成熟，而成为节细胞神经瘤，预后好于神经母细胞瘤。

（范钦和）

jǐsuǐ wài shìguǎnmóliú

脊髓外室管膜瘤（extraspinal ependymoma）

好发于骶、尾骨背侧，在形态学和生物学上类似

室管膜瘤的低度恶性肿瘤。又称异位性室管膜瘤。起源于神经管的正常残留或胚胎畸形导致的神经管的异常，常合并脊柱裂。好发于儿童，大多出生即有。临床上表现为骶、尾骨背侧皮下组织囊性肿物。肿瘤与周围界限清楚，常有包膜，呈扁圆形、分叶状或囊状。切面大多呈黏液样，可见灶性出血和坏死。光镜下形态类似发生于脑的细胞性室管膜瘤，可见血管周围假菊形团和室管膜菊形团，细胞分化较好。常有黏液样变，形成黏液乳头样型室管膜瘤改变。临床需与畸胎瘤及脑脊髓膜膨出鉴别。本瘤为低度恶性，有较大的转移潜能。

（范钦和）

jī nèi niányèliú

肌内黏液瘤（intramuscular myxoma）

由小圆细胞、星网状细胞、梭形细胞及黏液样基质组成的良性软组织肿瘤。常见于肌肉内。临床多见于 40~70 岁的女性，青少年及儿童很少发生。

肿瘤好发部位为股部、肩、臀和上肢的大肌群内，病变局部往往触及肿块，部分有波动感，也可有疼痛或触痛。如果瘤体较大，则可引起疼痛、麻木、瘤体周围的肌萎缩。肿块多为椭圆形和圆形，直径一般 5~10cm，大者可>20cm，切面灰白色，胶冻样，折光性，有时形成囊腔，囊内充以液体。肿块的境界较清楚的，有假包膜。光镜下见，黏液组织中散在少量肿瘤细胞，主要有小圆细胞、星网状细胞、梭形细胞组成，胞体小，核小浓染，胞质少，可形成星状突起，有时亦可见少量巨噬细胞。黏液基质为阿辛蓝（AB）、黏液卡红、胶样铁染色阳性，黏液中有呈疏松网状分布的网状纤维悬浮。部分病例

细胞较丰富，但细胞无异型，可诊断为富于细胞性黏液瘤或黏液瘤富于细胞亚型。免疫组化染色显示，瘤细胞表达波形蛋白（vimentin）、部分患者可表达 CD34、结蛋白（desmin）、肌动蛋白（actin）。电镜下梭形细胞向成纤维细胞样和肌成纤维细胞分化。本病主要与一些恶性肿瘤如黏液性脂肪肉瘤，葡萄簇肉瘤，黏液性未分化肉瘤相鉴别。这些恶性黏液样肿瘤都更加富于细胞和血管，细胞有较大异型性或各自有特征性细胞存在。本瘤手术切除即可治愈，富于细胞性黏液瘤或切除不干净可复发，复发后再次切除仍可治愈。

（范钦和）

guānjié páng niányèliú

关节旁黏液瘤（juxta-articular myxoma） 发生于大关节旁的良性黏液样肿瘤。常有囊性变或伴有腱鞘囊肿。好发于成年人，男性多于女性，年龄范围 16～85 岁，中位年龄 43 岁。膝关节旁最多，其次为肩关节、肘关节、髋关节、踝关节等大关节旁。

临床表现为局部形成肿块伴疼痛，肿块生长较快易误认为肉瘤或结节性筋膜炎。肿块黏液样或胶冻样，可囊性变。直径为 0.6～12cm，中位直径 3.2cm。切面灰白到黄白，质软。光镜下见，细胞成分为梭形和肥胖的成纤维细胞样细胞。瘤细胞散在、悬浮于黏液基质中。灶性区可富于细胞，但无明显异型。病灶内有时有出血和含铁血黄素沉着，可见散在的炎症细胞浸润。周围常有纤细的纤维或厚层的胶原所构成的囊壁。免疫组化无特异性，可表达波形蛋白（vimentin）、部分可表达 CD34、结蛋白（desmin）、肌动蛋白（actin）。

本病需与肌内黏液瘤及恶性黏液样肿瘤鉴别。肌内黏液瘤一般不靠近大关节，无囊性变或仅有很小的囊性变。恶性黏液样肿瘤（如黏液性脂肪肉瘤，葡萄簇肉瘤，黏液性未分化肉瘤）都更加富于细胞，更富于血管，细胞有较大异型性或各自有特征性细胞存在。本瘤局部切除复发率为 34%，尚无恶变的报道。

（范钦和）

shēnbù qīnxíxìng xuèguǎn niányèliú

深部侵袭性血管黏液瘤（deep aggressive angiomyxoma） 好发于盆腔和会阴深部软组织，具有局部侵袭性的肿瘤。多见于 30～50 岁女性，发病年龄 18～70 岁，中位年龄 35 岁，老年男性偶见。

肿瘤好发部位除盆腔外，女性的外阴和阴道，男性的精索，腹股沟、阴囊、肛周和会阴也可发生。常自感有肿块，局部隐痛及性交时疼痛。瘤体通常比较大，多在 10cm 以上，平均 12cm，切面鱼肉状、胶冻状，可伴出血、囊性变。光镜下见，肿瘤主要由血管、黏液和小圆形、梭形、星形的间叶性细胞组成。血管一般多为薄壁或厚以及扩张的小静脉和毛细血管，不分支连成网。血管之间的肿瘤细胞呈星网状、圆形、短梭形，胞质两极常有突起伸向间质，细胞无明显异型。血管和细胞的背景上有多量的黏液（图 1）。偶尔有出血。肿瘤边界不规则，瘤组织向周围脂肪和肌肉呈浸润性生长。免疫组化无特异性，可表达波形蛋白（vimentin）、部分可表达 CD34、结蛋白（desmin）、FⅧ因子。细胞遗传学有 *HMGIC* 基因的异常表达。

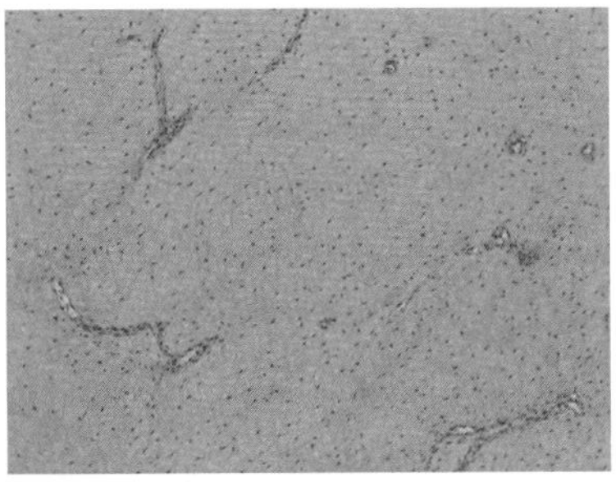

图 1　血管黏液瘤（HE×100）

本瘤主要与浅表性血管黏液瘤、肌内黏液瘤及恶性黏液样肿瘤（如黏液性脂肪肉瘤、葡萄簇肉瘤、黏液性未分化肉瘤）相鉴别。浅表性血管黏液瘤体积较小，位于皮下浅层，侵袭不明显；肌内黏液瘤很少发生于盆腔。组织学显示间质内几乎没有血管。恶性黏液样肿瘤，细胞有较大异型性或各自有特征性细胞存在，常伴有出血、坏死。本瘤为低度恶性肿瘤，局部适度手术扩大切除。切除后复发率达 30%～50%。极个别可转移。

（范钦和）

ruǎnzǔzhī duōxíngxìng bōlíyàngbiàn xuèguǎn kuòzhāng zhǒngliú

软组织多形性玻璃样变血管扩张肿瘤（pleomorphic hyalinizing angioectatic tumor of soft tissue） 发生于软组织内、瘤细胞分化方向未定的非转移性肿瘤。肿瘤发生于四肢和躯干，以下肢最为多见，少数可发生于肌内。肿瘤周围境界较清楚，但无包膜。直径 2～10cm，切面灰白或红褐色。偶尔出现囊性变。光镜下见，主要由薄壁扩张的血管及肿瘤细胞组成。瘤细胞梭形、圆形和多形，胞质丰富、核深染，但核分裂罕见，核内常见包涵体；血管成簇分布，大小不等，扩张的血管内衬梭形内皮细胞，周围为无定形嗜酸性物质，管壁外周胶原纤维透明变性。肿瘤常延伸到附近组织中，瘤组织内常有炎症细胞浸润及含铁血黄素沉积。免疫组化染色显示，瘤细胞表达CD34，不表达 FⅧ因子、CD31、结蛋白（desmin）、S-100 蛋白。

本瘤要与神经鞘瘤和未分化肉瘤鉴别。神经鞘瘤有典型的束状（antoni A）区和网状（antoni B）区结构，S-100 蛋白阳性。未分化肉瘤核异型明显，核分裂易见，常有坏死。本瘤为中间型肿瘤，局部浸润性生长，应局部扩大切除。复发率 50% 左右，一般不转移。

（范钦和）

磷酸盐尿性间叶性肿瘤

línsuānyánniàoxìng jiānyèxìng zhǒngliú

（phosphaturic mesenchymal tumor, PPMT） 发生于软组织和骨的常引起骨软化的，肿瘤主要由梭形细胞和污浊钙化样基质组成的间叶性肿瘤。肿瘤细胞可产生成纤维生长因子 23（FGF23），抑制肾小管对磷的吸收，引起高尿磷和低血磷，导致患者有骨软化症表现。多发生于中年人，少数发生于婴幼儿和老年人。男女均可发生。病变主要位于四肢，特别是股部和足部。在浅表或深部软组织，偶可位于骨内。临床上多数患者表现为长期的骨软化，但补钙并不能改善，补磷却可缓解。实验室检查可显示高尿鳞和低血磷，血钙多正常。肿瘤可早于骨软化症出现，有时可被患者忽视或临床上漏检。经切除肿瘤后，骨软化症可以得到明显改善。

大体表现为软组织或骨内的肿块，常含有脂肪组织，可有明显的钙化。光镜下见，肿瘤主要由梭形细胞和星状细胞组成，瘤细胞多无明显的异型性，核分裂罕见。肿瘤内血管丰富，可有血管外皮瘤样结构，或类似海绵状血管瘤。特征性形态表现为肿瘤

内可见嗜碱性的污浊、絮状钙化样基质（图 1），周边可伴有多核样巨细胞反应。部分病例内可有脂肪成分。间质偶可有黏液样变性。在一些复发病例内，瘤细胞出现异型性，并可见核分裂，类似纤维肉瘤，又称为恶性 PPMT。免疫组化染色显示，瘤细胞主要表达波形蛋白（vimentin），部分病例可表达 FGF23。

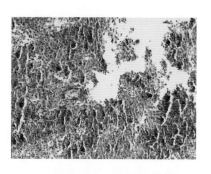

图 1　髂骨磷酸盐尿性间叶组织肿瘤（HE×100）

大多数病例临床呈良性过程，部分可复发，完整切除后，骨软化可消失。恶性病例可出现转移，甚至导致死亡。

（陈　杰）

异位错构瘤性胸腺瘤

yìwèi cuògòuliúxìng xiōngxiànliú

（ectopic hamartomatous thymoma, EHT） 由梭形细胞、上皮细胞和脂肪组织组成的良性软组织肿瘤。主要发生于成年人，男性远多于女性，年龄范围 20～80 岁，中位年龄 40 岁。

本瘤发生部位局限在下颈部、胸骨上及锁骨上。临床上缓慢生长，病程较长。B 超、CT 表现为下颈部、胸骨上及锁骨上肿块，常有囊性变。肿瘤境界清楚，体积较大，直径 3.5～20cm。切面灰白及淡黄，局部可有小囊。光镜下见，梭形细胞为主要成分，核胖梭形或细长形，染色质细致或空泡状，核仁小。细胞排列呈束

状、编织状或席纹状，无明显异型，核分裂罕见；除了梭形细胞外还有上皮细胞和成熟的脂肪组织，上皮细胞常呈团巢状或小岛状，主要为鳞状上皮分化，少见杯状细胞。脂肪组织不规则分布于肿瘤内。肿瘤内一般不见胸腺小体等正常胸腺结构。免疫组化染色显示，瘤细胞表达细胞角蛋白（CK）、上皮膜抗原（EMA）、CK5、CK6、CK10、CK13、CD10、CD34 和平滑肌肌动蛋白（SMA），少数伴有腺上皮分化的细胞可表达 CK7、CK8 和 CK18。脂肪组织外的梭形细胞和上皮细胞都不表达结蛋白（desmin）及 S-100 蛋白、CK20 和 CD5。

本瘤要与滑膜肉瘤、上皮样恶性神经鞘瘤鉴别。滑膜肉瘤细胞异型大，免疫组织化学表达波形蛋白（vimentin），不表达 SMA。上皮样恶性神经鞘瘤免疫组化表达 S-100 蛋白，不表达 CK、SMA、EMA，且细胞异型大。本瘤手术完整切除一般不复发。

（范钦和）

血管瘤样纤维组织细胞瘤

xuèguǎnliúyàng xiānwéi zǔzhī xìbāoliú

（angiomatoid fibrous histiocytoma, AFH） 好发于青少年四肢的软组织中间型肿瘤。平均发病年龄 20 岁，40 岁以后极少。

肿瘤多位于四肢有正常淋巴结的区域，也可发生在躯干和头颈部。表现为深部皮下无痛性肿块，缓慢生长，部分患者可伴有贫血、发热、体重下降。肿瘤多呈单结节、多结节分叶状或囊性。切面淡灰色或红棕色，切面上常有不规则囊腔，囊内为血性液体，看似血肿，质地有韧性感。肿块大小不一，直径 0.7～12cm，平均 2.0cm。肿瘤境界较清楚，无包膜。光镜下见，瘤细胞呈圆形或

梭形，胞界不清，胞质淡伊红色、核圆或卵圆形，染色质细，轻度异型，核分裂少见，周边有致密纤维组织和小血管分布，且常见有淋巴细胞、浆细胞袖套样浸润，并可形成淋巴滤泡样结构。瘤组织内可见多灶形态不规则的出血囊腔，无内皮细胞，内衬覆成纤维细胞或组织细胞样瘤细胞，瘤细胞有时吞噬含铁血黄素颗粒和脂类物质。免疫组化染色显示，瘤细胞表达波形蛋白（vimentin），部分表达 CD99、CD68、结蛋白（desmin）和上皮膜抗原（EMA），CD31 为阴性。细胞遗传学可有 12q13 和 16p11 易位，产生 FUS-ATF-1 基因融合。

本瘤要与血管瘤及未分化肉瘤鉴别。血管瘤披覆内皮细胞，充满血液的腔隙是真正的血管，AFH 无内皮细胞，CD31 阴性；未分化肉瘤，瘤细胞明显多形性和异型性，病理性核分裂多见。肿瘤内见有黄色瘤细胞、图顿（Touton）细胞及席纹状结构，坏死多见。肿瘤周围缺乏袖套慢性炎症细胞浸润和淋巴滤泡。本瘤属于中间型或低度恶性的肿瘤，局部广泛切除后预后较好，术后复发率占 12%。少数有局部转移，极个别可致死。

（范钦和）

骨化性纤维黏液样肿瘤（ossifying fibromyxoid tumor，OFT）

通常 S-100 阳性的尚未确定任何分化方向的间叶性肿瘤。罕见。好发于中老年人，年龄 40~70 岁，平均 47 岁，男性多于女性。

肿瘤主要发生于四肢的近端，其次为躯干、头颈部，表现为皮下缓慢生长的肿块，质硬，X 线片上可能显示骨化阴影。肿瘤境界清楚，有假包膜形成，有时肿瘤表面形成钙化或骨化的外壳。直径 1.5~18cm，平均 4.5cm。切面多结节状或分叶状、灰白色，灶性区黏液样或胶冻样。可出现囊性变和灶性出血。光镜下特征性病变是瘤体周边形成厚胶原纤维包膜，其中有小梁状骨组织形成。骨组织环绕肿瘤形成一不完整的环状结构，亦可沿着小叶间隔向肿瘤中央生长。瘤细胞大小较一致，椭圆形，圆形或星形。核椭圆或圆形，淡染、呈泡状核、核仁清楚，轻度异型，核分裂少见。肿瘤细胞弥漫排列形成线形、条索状，有时可成梭形或透明变。部分瘤细胞堆积形成血管球瘤样特征。细胞之间有纤维黏液样间质，瘤细胞被纤维分隔形成小叶状。免疫组化染色显示，瘤细胞表达波形蛋白（vimentin）、S-100 蛋白和神经元特异性烯醇化酶（NSE），部分表达 Leu-7、结蛋白（desmin）和胶质纤维酸性蛋白（GFAP）。

本瘤要与神经鞘黏液瘤、黏液性软骨肉瘤鉴别。黏液性软骨肉瘤没有小梁状骨组织；神经鞘黏液瘤无骨化形成。绝大多数 OFT 属于中间型或低度恶性的肿瘤，局部广泛切除后预后较好，术后复发率占 18%，转移率 15%~26%。少数肿瘤细胞异型明显，核分裂超过 2/10HPF 视为恶性，可致死。

（范钦和）

软组织混合瘤（mixed tumor of soft tissue）

发生在软组织的以肌上皮分化同时有导管分化的良性肿瘤。好发于成年人，平均年龄 35 岁。主要发生于四肢皮下深部或肌间肌腱、滑膜。上肢比下肢多见，颈部及躯干也可发生。临床常表现为无痛性肿块，缓慢生长。肿瘤大多呈分叶状，境界清楚。直径为 1~20cm。软组织混合瘤组织学与发生在涎腺的多形性腺瘤相同。主要由上皮、肌上皮及间质组成，上皮样细胞嗜酸性或透明，排列成巢状索状或小管状，间质黏液样、玻璃样变，可有软骨及骨化。免疫组化染色显示，瘤细胞表达细胞角蛋白（CK）、波形蛋白（vimentin）、S-100 蛋白等。本瘤大多数良性，偶有复发、转移。包膜不完整或手术切除不干净易复发。

（范钦和）

软组织肌上皮瘤（myoepithelioma of soft tissue）

发生在软组织有肌上皮分化特征的良性肿瘤。罕见。又称副脊索瘤。可发生于任何年龄，但大多见于青少年和年轻人，平均 31 岁。肿瘤主要发生于四肢深部，常累及肌腱、滑膜，或贴近骨组织，少见于臀部、胸部及腰部的肌间。临床上常表现为无痛性肿块，缓慢生长。肿瘤境界清楚，分叶状。直径 1~15cm，平均 4.0cm。光镜下见，瘤细胞淡染，胞质含有空泡，核呈泡状，部分核深染。形态似脊索的液滴状细胞，常排列成小巢状，间质为黏液样或淡伊红染的透明样物质（图 1）。特殊染色提

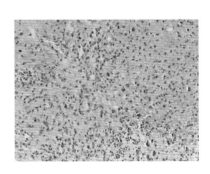

图 1　右上臂肌上皮瘤（HE×100）

示胞质空泡为糖原，间质的黏液样物质为黏多糖（氨基葡聚糖）。免疫组化染色显示，瘤细胞表达波形蛋白（vimentin）、S-100蛋白、上皮膜抗原（EMA）、CAM5.2。本瘤大多数手术切除即可，偶有复发，罕见转移，故将其列为中间型肿瘤。

（范钦和）

ruǎnzǔzhī jī-shàngpí'ái

软组织肌上皮癌（myoepitheliocarcinoma of soft tissue）

发生在软组织有肌上皮分化特征的恶性肿瘤。罕见。形态结构与良性的肌上皮瘤相似，但瘤细胞有明显的核异型性（图1a），常有较多的核分裂和肿瘤坏死。免疫组化染色显示，瘤细胞表达广谱细胞角蛋白、S-100蛋白（图1b）、钙调理蛋白（calponin）。约2/3表达上皮膜抗原（EMA），约一半表达胶质纤维酸性蛋白（GFAP）。40%~50%肌上皮癌出现复发和转移。最常转移的部位是肺、淋巴结、骨和软组织。

（陈杰）

huámó ròuliú

滑膜肉瘤（synovial sarcoma）

具有间叶和上皮双相分化的软组织恶性肿瘤。发病年龄10~50岁，最常见于15~35岁的青少年和年轻人。

临床表现 主要发生于四肢的大关节附近，肌腱、腱鞘、滑膜囊、关节囊，下肢较上肢多见。也可发生在没有滑膜组织的部位，如胸壁，前腹壁、腹膜后、颈部及咽喉部等，少数实质器官如肺、肾、前列腺也可发生。常表现为局部肿块，缓慢生长，可有触痛，有外伤史。影像学检查可见圆形、卵圆形或不规则形肿块，肿瘤内常见钙化灶，肿瘤周围血管受破坏可出现出血、坏死。

大体形态 肿瘤边界常较清楚，圆形或分叶状，常有假包膜。直径3~20cm，大多5~10cm。切面呈黄色或灰白色，或鱼肉状，可有囊变、钙化、出血及坏死。生长较快的肿瘤边界不清。

镜下形态 有双向型分化，既向上皮分化，又向间叶分化，两种成分间常可见移行区。分为4型：①双相型：最为经典，可见上皮样细胞及成纤维细胞样梭形细胞组成（图1a），上皮样细胞呈圆形、卵圆形或高柱状细胞，胞质丰富，淡染、胞界清，核较大，空泡状，有时可见核仁，细胞排成实性索状、旋涡状、巢状、腺泡状、腺管样或乳头状结构。常有腔隙形成，内含均质嗜伊红分泌物。上皮可伴有鳞状上皮化生。梭形细胞形态一致，核深染，胞质空或不明显，常呈束状交错排列，可见核分裂。②单相纤维型：最多见，肿瘤细胞主要为梭形细胞，上皮细胞成分不明显。梭形的瘤细胞似成纤维细胞，细胞细长到比较肥胖，核为圆形、卵圆形或雪茄烟样，含有细微的染色质，核无明显的多形性，但常有核分裂。瘤细胞束状排列，多位于血管丰富的区域，呈血管外皮瘤样外观。间质可黏液变。③单相上皮样型：此型较少见。上皮样细胞排列成腺样、小管状和索状，类似腺癌，无明显的间质。上皮样型的腺体大小及形态不一致，无基底膜。④低分化型：此型细胞异型大，核分裂多，常有坏死。恶性度高。

辅助检查 免疫组化染色显示，瘤细胞表达细胞角蛋白（CK）、上皮膜抗原（EMA）、BCL-2（图1b）、Fli-1（图1c）、波形蛋白（vimentin）、CD99。电镜下，上皮样细胞可围成腺管样结构，细胞呈纺锤形，腔面有丰富的微绒毛，偶见纤毛，近腔面有紧密连接，有时可见桥粒，胞质内有多少不等的胞质丝、线粒体、内质网和高尔基复合体。梭形细胞的细胞间隙扩大，腔面微绒毛少而短小。细胞器少，内质网不发达。细胞遗传学上具有特异性t（x；18）（p11.2；q11.2）的染色体易位，并产生SYT-SSX融合基因。

鉴别诊断 本瘤应与转移腺癌、纤维肉瘤、无色素性黑色素瘤鉴别。转移腺癌：有基底膜，免疫组化不表达vimentin、CD99。纤维肉瘤：细胞呈鱼骨状或人字状或编织状排列，免疫组化不表达CK或EMA。黑色素瘤：免疫组化S-100蛋白、HMB45，不表达CK、vimentin。另外，细胞遗

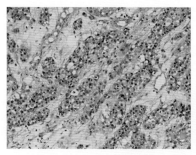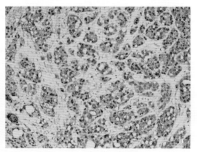

a. HE×100；b. S-100蛋白阳性（×100）。

图1 肘部肌上皮癌

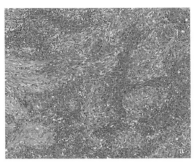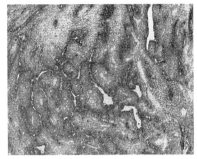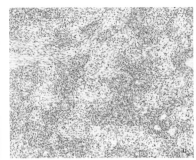

a. HE×100；b. BCL-2 阳性（×100）；c. Fli-1 阳性（×100）。

图 1　喉滑膜肉瘤

传学对鉴别诊断有重大意义。

预后　本瘤为恶性肿瘤，低分化型滑膜肉瘤恶性度很高。局部切除后复发率高达 80%。5 年生存率 50% 左右，10 年生存率 30% 左右。扩大切除术后辅以放疗或化疗，使患者生存率有一定提高。

（范钦和）

shàngpíyàng ròuliú

上皮样肉瘤（epithelioid sarcoma）

起源不明、以上皮样细胞和梭形细胞结节状分布伴中央坏死为特点的软组织恶性肿瘤。好发于 10 ~ 35 岁的青少年和年轻人，中位年龄 26 岁。男性较多。

肿瘤好发于手部、前臂的伸侧，其次为膝关节、下肢、踝部、足部。而发生于头颈部、臀部、股部、肩部、盆腔、会阴等少见（称为近端型上皮样肉瘤）。肿瘤位于皮下组织和深部软组织。单结节或多结节、质硬、实性，常形成皮肤溃疡。临床上为无痛性、缓慢生长。部分病例与外伤有一定关系。肿块大体呈结节状，直径 0.5~6cm，近端型上皮样肉瘤体积较大可达 20cm。切面灰白色、灰褐色，可伴有出血和坏死。肿瘤边界常较清楚，无包膜。光镜下见，瘤细胞呈结节样或花环样排列，结节的周边有时境界清

楚，有时则很不规则。结节的中央则常发生坏死，多个有坏死的结节融合起来，形成地图样坏死。肿瘤组织常合并出血和囊性变。肿瘤沿着筋膜和腱膜生长浸润周围组织。上皮细胞体积较大，圆形、多边形、胞质明显嗜酸性，似横纹肌肉瘤或恶性横纹肌样瘤，梭形细胞肥胖，似纤维组织细胞，两者有移行。细胞核有轻度异型，可见核分裂。肿瘤组织可发生钙化和骨化，瘤结节周围常有多量慢性炎症细胞浸润。免疫组化染色显示，瘤细胞表达细胞角蛋白（CK）、上皮膜抗原（EMA）、波形蛋白（vimentin），CD34 不表达 CK20。

本瘤要与肉芽肿、鳞状细胞癌鉴别。肉芽肿：细胞无异型性，无核分裂，免疫组化不表达 CK、EMA。鳞状细胞癌：有角化及间桥，溃疡周边的鳞状上皮有异型，免疫组化不表达 vimentin，而表达 P63。本瘤为恶性肿瘤，局部切除后，易复发及转移。复发率为 40% ~ 70%，转移率为 30% ~ 40%。对复发的病例也应尽可能扩大切除或离断病变肢体。手术时还应尽量清扫病变附近的淋巴结。术后辅以放疗或化疗，可提高生存率。

（范钦和）

xiànpàozhuàng ruǎnzǔzhī ròuliú

腺泡状软组织肉瘤（alveolar soft part sarcoma）

分化方向不明、以含有嗜酸性颗粒的上皮样细胞呈腺泡状（器官样）排列，伴薄壁样、窦隙样血管为特点的软组织恶性肿瘤。好发于青少年，年龄 15~35 岁，女性多于男性。

肿瘤发生部位主要位于四肢，大腿根部最多，在婴儿和儿童，主要见于头颈部，特别是眼眶和舌头。其他较少见的部位有女性生殖道、肺、胃、纵隔和骨。临床表现为无痛性肿块，生长缓慢。早期转移是本瘤的一个特点，许多病例发生肺、脑转移后才就医。大体见，肿瘤境界不清，圆形或结节状。直径多为 1~3.5cm，最大 24cm。切面黄白色到灰红色，质软，常伴有大片出血、坏死和囊变。光镜下见，肿瘤细胞瘤细胞体大、大小均等，呈圆形，多边形。胞界清楚，胞质内有丰富的嗜酸性颗粒，有时胞质空泡状。每个细胞有一到几个核，核呈泡状，核仁小，核分裂少见。细胞聚集成巢，形成特征性的器官样结构，其周围由薄壁样、窦隙样血管环绕。窦隙样管腔仅由一层扁平的内皮细胞衬覆。器官样结构的肿瘤细胞巢中央常发生变性、坏死。瘤细胞之间失去黏性而导

致假腺样结构。瘤组织内尚有粗细不等的纤维间隔将肿瘤分隔成大小不等的结节。胞质空泡状的肿瘤细胞过碘酸希夫（PAS）染色显示抗淀粉酶阳性的杆状或菱形结晶。免疫组化染色显示，瘤细胞表达波形蛋白（vimentin）、结蛋白（desmin），1/4病例表达S-100蛋白、神经元特异性烯醇化酶（NSE）。电镜下可见特征性的杆状和菱形结晶。

本瘤应与转移性腺癌、颗粒细胞瘤和副神经节瘤鉴别。转移性腺癌：特别是肾癌免疫组化表达细胞角蛋白（CK），PAS染色无结晶状物质，发病年龄较大。器官样结构外无基底膜。颗粒细胞瘤：无明显的薄壁窦隙状血管，PAS染色阴性。副神经节瘤：有特殊的好发部位，PAS染色阴性，免疫组化表达突触素（Syn）、嗜铬粒蛋白（CgA）。本瘤是一种恶性度较高的肿瘤。本瘤易转移，主要转移到肺、脑、骨骼。手术根治后辅以放疗和/或化疗。术后5年生存率为46%~60%。

（范钦和）

ruǎnzǔzhī tòumíngxìbāo ròuliú

软组织透明细胞肉瘤（clear cell sarcoma of soft tissue） 一种具有黑色素细胞分化的软组织恶性肿瘤。又称软组织恶性黑色素瘤。好发年龄20~40岁。

肿瘤主要发生部位为四肢，手腕部和足踝最多见。肿瘤生长缓慢，多为皮下深部或肌肉间单发肿块，呈分叶状或多结节状。与周围界限清楚，常无包膜。直径2~6cm，平均4.6cm。切面灰白，可见出血、坏死，少数呈棕黑色及囊性变。光镜下见，瘤细胞圆形、多边形或梭形，胞质丰富透明，大小相对一致的。核圆形或卵圆形，泡状，明显的嗜碱性核仁。20%的细胞内可见黑色素。瘤细胞被纤细的纤维组织分隔成片状、巢状或束状（图1a）。免疫组化染色显示，瘤细胞表达S-100蛋白、HMB45（图1b）、Melan-A、神经元特异性烯醇化酶（NSE）。细胞遗传学存在t（12，22）（q13；q12）易位。

本瘤要与滑膜肉瘤、纤维肉瘤等鉴别。滑膜肉瘤双相分化，免疫组化表达细胞角蛋白（CK）和上皮膜抗原（EMA），不表达S-100蛋白、HMB45、Melan-A。纤维肉瘤细胞不呈巢状排列，免疫组化不表达S-100蛋白、HMB45、Melan-A。本瘤恶性度较高，虽然生长缓慢，预后仍较差。5年生存率为50%左右，肿块越大预后越差。

（范钦和）

gǔ wài niányèyàng ruǎngǔ ròuliú

骨外黏液样软骨肉瘤（extraskeletal myxoid chondrosarcoma，EMC） 发生于深部软组织，由软骨母细胞样细胞浸埋于黏液样基质内为特点的低度恶性软组织肿瘤。形态与脊索瘤有些相似之处，故又称脊索样肉瘤。好发于35岁以上，男性较多。

肿瘤好发于四肢，特别是股部和腘窝。大多数肿瘤位于深处，X线或CT检查与骨无关。肿瘤大小不一，直径为2~15cm，多数4~7cm。肿块呈圆形、卵圆形或结节状，界限较清楚，有纤维包膜，切面胶冻样，灰白色或灰褐色，可见出血灶及钙化灶。光镜下见，瘤细胞大小基本一致，呈多边形、短梭形或卵圆形，胞质嗜酸性，排列呈柱状或条索状，核小、深染，核分裂象少见，细胞间为嗜碱性的黏液基质，内含硫酸软骨素-4、硫酸软骨素-6及硫酸角质素，对胶性铁、阿辛蓝（AB）、黏蛋白卡红和过碘酸希夫（PAS）染色呈阳性。一般不见透明软骨形成。免疫组化染色显示，瘤细胞表达波形蛋白（vimentin），部分表达S-100蛋白、神经元特异性烯醇化酶（NSE）、上皮膜抗原（EMA）、突触素（Syn）。细胞遗传学存在t（9；22）（q22-31；q11-12）易位。

本瘤应与软骨黏液样纤维瘤、脊索瘤和黏液脂肪肉瘤鉴别。软骨黏液样纤维瘤为良性软骨肿瘤，发生于骨。脊索瘤好发于骶尾及颅底，瘤细胞胞质内含许多空泡（液滴状细胞）。黏液脂肪肉瘤含有典型的脂肪母细胞，有多量呈丛状分布的分支状薄壁血管。EMC生长缓慢，一般为低度恶性，5年生存率80%~90%。手术后48%复发，46%转移。肿块直

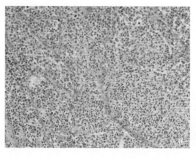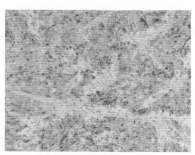

a. HE×100；b. HMB45 阳性（×100）。

图1 软组织透明细胞肉瘤

径>10cm、分级低、黏液少的为低–中度恶性，预后差。

（范钦和）

Yóuyīn jiāzú ròuliú

尤因家族肉瘤（Ewing family of tumor）

一组具有不同程度神经外胚层分化的软组织小圆细胞恶性肿瘤。包括原始外周神经外胚层肿瘤（PNET）、骨外尤因肉瘤和阿斯金（Askin）瘤，三者在组织形态、免疫表型、细胞和分子遗传学上具有相似性，常不能区分，属于同一瘤谱。

临床表现 骨外尤因肉瘤绝大多数发生在年轻人，年龄10~30岁。病变主要在下肢、脊柱旁、腹膜后和胸壁。PNET年龄稍大，一般发生于35岁以前，肿瘤大多位于脊柱中轴以外，较多见于四肢的神经周围，少数发生于眼眶、马尾及实质器官。阿斯金瘤一般发生于儿童的胸部。都表现为迅速增大的无痛性肿块。

大体形态 肿块不规则的分叶状或多结节状，边界不清，无包膜。切面发红或灰白，可见出血、坏死、少见钙化和囊变，质软而脆。直径5~20cm，中位直径8cm。

镜下形态 尤因肉瘤由小圆形细胞组成，形状大小一致，瘤细胞核圆形或卵圆形，核膜清楚，染色质细，呈粉尘状，核仁小而不明显，核分裂象易见。胞质少而境界不清，常见有空泡，过碘酸希夫（PAS）染色证明内含糖原。瘤细胞被丰富的纤维组织分隔成分叶状或结节状，纤维间质增生伴玻璃样变。PNET的肿瘤细胞呈放射状排列，形成霍默–赖特（Homer-Wright）菊形团，菊形团的核心为神经原纤维，与神经母细胞瘤所见的菊形团一致，少数形成假菊形团（图1），偶尔可见

图1 椎管内原始外周神经外胚层肿瘤（HE×200）

到其他成分如胶质组织、室管膜、软骨等成分。肿瘤组织内可见到出血、坏死。

辅助检查 免疫组化染色显示，瘤细胞表达波形蛋白（vimentin）、CD99，不表达S-100蛋白。PNET表达神经元特异性烯醇化酶（NSE），部分表达细胞角蛋白（CK）、上皮膜抗原（EMA）。细胞遗传学检查，均存在t（1；22）（q23-24；q11-12）易位。电镜观察PNET肿瘤细胞内可见神经分泌颗粒。

鉴别诊断 此组肿瘤应与腺泡状横纹肌肉瘤、淋巴瘤和促纤维增生性小圆细胞肿瘤鉴别。腺泡状横纹肌肉瘤：瘤细胞核形态不一致，染色较深，染色质较粗，胞质可红染，免疫组化表达结蛋白（desmin）。淋巴瘤：瘤细胞一般弥漫分布，不被纤维分隔成结节状，免疫组化表达白细胞共同抗原（LCA）。促纤维增生性小圆细胞肿瘤：免疫组化表达CD99、desmin、细胞角蛋白。另外，细胞遗传学有重要意义。

预后 本组肿瘤高度恶性，手术联合放疗、化疗，5年生存率仍较低（40%~50%）。尤因肉瘤对放疗、化疗较敏感，预后稍好于PNET。

（范钦和）

jiédìzǔzhī zēngshēngxìng xiǎoyuán xìbāo zhǒngliú

结缔组织增生性小圆细胞肿瘤（desmoplastic small round cell tumor，DSRCT）

好发于腹腔和盆腔内的高度恶性小圆细胞肿瘤。又称多表型性小圆细胞肿瘤。主要发生于儿童和青少年，年龄9个月~38岁，中位年龄20岁，男性明显多于女性。

病变主要发生于腹腔，常累及后腹膜、大网膜、肠系膜、和盆腔。偶尔发生于睾丸旁、阴道、卵巢、头颈部和大脑。临床表现为腹部包块及相应的压迫及梗阻症状，少数可有腹水。大部分肿瘤有体积较大的主体瘤（最大者达40cm），周围多个小结节散布于腹腔。肿瘤切面灰白色，质硬，可有黏液样区域，可见出血和坏死。光镜下见，小圆细胞密集排列，形成境界清楚大小不一片块状细胞巢（图1）。瘤细胞大小一致，核圆形、椭圆形、染色质细、深染、核分裂多见。核仁小且不明显。胞质少，内有不等量的糖原，胞界欠清。但少数病例的胞质丰富，可有嗜酸性包涵体样物。中心常有出血、坏死。有的区域细胞上皮样分化形成菊形团结构。瘤组织间质主要为纤维细胞和肌成纤维细胞，并产生大量胶原纤

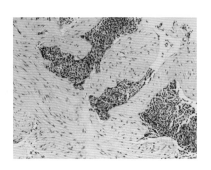

图1 腹腔结缔组织增生性小圆细胞肿瘤（HE×100）

维常伴玻璃样变性，可伴有黏液样变及钙化。间质富含血管。

免疫组化染色显示，瘤细胞的细胞角蛋白（CK）、上皮膜抗原（EMA）、波形蛋白（vimentin）、神经元特异性烯醇化酶（NSE）、结蛋白（desmin）和CAM5.2阳性。细胞遗传学存在 t（11；22）（p13；q11 或 q12）异常。

DSRCT 应与胚胎型横纹肌肉瘤、恶性淋巴瘤、神经内分泌癌、恶性小细胞间皮瘤、小细胞未分化癌等鉴别。免疫组化和细胞遗传学有重要意义。DSRCT 侵袭性高，病程进展迅速，早期容易发生种植性播散以及血行、淋巴转移，主要转移至肝、肺和淋巴结。预后差。平均成活期仅 1 年余，最长不超过 3 年。

（范钦和）

shèn wài héngwénjīyàngliú

肾外横纹肌样瘤 （extra-renal rhabdoid tumor） 好发于婴儿和儿童肾以外高度恶性的小圆细胞肿瘤。肿瘤好发于头颈部、躯干及四肢的深部，少数发生于实质性脏器，如脑、肝、前列腺、胸腺、心脏、子宫、膀胱及胃肠道。瘤体直径一般 3~10cm，外形不规则，边缘境界不清楚，呈浸润性长。切面灰白，灰黄色，鱼肉样，常见出血坏死灶，质软。光镜下见，瘤细胞体积较大，呈圆形、多边形，胞界清楚，胞质丰富，嗜伊红染，部分细胞质内含有包涵体样物，核居中或偏位，核仁特别显著，着嗜酸性或嗜碱性染色。此类细胞称为横纹肌样细胞。间质可呈黏液样。

免疫组化染色显示，瘤细胞表达细胞角蛋白（CK）、上皮膜抗原（EMA）、波形蛋白（vimentin）、神经元特异性烯醇化酶（NSE）、CD99、S-100 蛋白、突

触素（Syn）。不表达 CD34、结蛋白（desmin）。细胞遗传学特征：22q11.2-22q12.2 缺失。本瘤应与横纹肌肉瘤、黑色素瘤、恶性原始神经外胚叶瘤、尤因肉瘤，低分化癌、恶性淋巴瘤鉴别。组织学、免疫组织化学和细胞遗传学鉴别时有重要作用。本瘤高度恶性，5 年生存率低于 50%。

（范钦和）

èxìng jiānyèliú

恶性间叶瘤 （malignant mesenchymoma） 起源于中胚叶具有两种（或两种以上）特殊细胞类型分化的恶性肿瘤。本病不能成为独立疾病。少见，多见于 60 岁以上。肿瘤好发于四肢，特别是下肢及腹膜后。肿瘤一般体积较大，有境界而无包膜，切面常为灰白或灰黄色，可伴出血，坏死及囊性变。大多数病例组织学表现为去分化脂肪肉瘤伴异源成分，如平滑肌肉瘤、横纹肌肉瘤、血管肉瘤、软骨肉瘤及骨肉瘤。但一般不包括纤维肉瘤和血管外皮瘤。少数病例以骨肉瘤、横纹肌肉瘤为主伴恶性神经鞘膜瘤成分。免疫组化根据成分不同有不同的表达。本瘤属高度恶性，切除后易复发，病死率较高。

（范钦和）

xuèguǎn zhōu shàngpíyàng xìbāo zhǒngliú

血管周上皮样细胞肿瘤 （perivascular epithelioid cell differentiation，PEComa） 一组在组织学和免疫组织化学上有特殊表现的间叶性肿瘤。包括肾和肾外血管平滑肌脂肪瘤、肺透明细胞糖瘤、镰状韧带透明细胞肌黑色素细胞性肿瘤及淋巴管平滑肌瘤。本组肿瘤具有血管周上皮样细胞分化，又称伴血管周上皮样细胞分化的肿瘤。

PEComa 好发于肾、肺、子宫，其次可发生于头颈部、胃肠道、胰腺、乳腺、盆腔、阴道等处。临床表现为无痛性肿块，可伴有出血。肿块大小差异大，直径 2~30cm。切面大多呈红褐色。光镜下见，肿瘤细胞位于血管周围呈放射状排列。细胞呈上皮样或梭形，胞质丰富、透明或颗粒状，核大小基本一致，小而圆，且居中，染色质细，核仁小。这种细胞称为血管周上皮样细胞（PEC）。瘤细胞呈巢状、束状排列，间质中有纤细的分支状毛细血管。大多 PEComa 无明显异型。个别病例异型大，可有核分裂，局部出现坏死。子宫的 PEComa 可呈浸润性生长，显示低度恶性倾向（图 1a）。发生在肾的 PEComa 可见多少不等的脂肪组织，上皮样平滑肌细胞和厚壁血管，显示其较为良性的形态特点。免疫组化染色显示，瘤细胞表达 HMB45（图 1b）、Melan-A、平滑肌肌动蛋白（SMA）。一般不表达细胞角蛋白（CK）、上皮膜抗原（EMA）。

大多数 PEComa 为良性，切除后预后好，少有复发。部分 PEComa 具有潜在恶性倾向。个别病例为恶性，出现转移甚至死亡。

（范钦和）

gǔzhé

骨折 （fracture） 骨连续性和完整性的中断。最常见原因是外伤，通常造成骨完全断裂，称为完全性骨折；严重外伤造成骨折断端明显错位，多个骨碎片或多处骨折，称为复杂性骨折；如皮肤被贯通，则成为开放性骨折。原发性骨病（如骨质疏松症、肿瘤、感染等）因轻微创伤而造成骨折，称为病理性骨折。长期过度运动导致密质骨（骨皮质）或松质骨

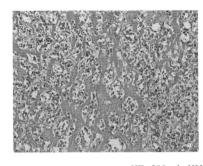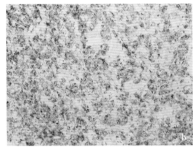

a. HE×200；b. HMB45 阳性（×100）。

图 1　子宫恶性潜能未定 PEComa

小梁部分断裂，称为不完全性骨折或疲劳性（应力）骨折。韧带和肌腱附着点反复外伤引起其下的骨撕脱，称为撕脱性骨折，发生于胫骨结节的撕脱性骨折又称为奥斯古德-施拉特病（Osgood-Schlatter disease）。

　　骨折后骨组织能自身修复，愈合过程受多种因素影响，包括年龄、营养状况、骨折严重程度、局部血液供应、适当固定和治疗方式。老年体弱、局部血供差，骨折端未很好对合、断端之间插入较多纤维组织以及附加感染，可导致延迟愈合或不愈合。

（朱雄增）

gǔjiā

骨痂（callus）　骨折后修复过程中形成的纤维性、软骨性和骨性结构。骨折后，断端骨膜下和软组织内出血，形成血肿，邻近的骨由于血供中断而坏死。凝固血液中纤维蛋白将骨折部位封闭，同时炎症细胞、成纤维细胞和新生毛细血管开始侵入。骨折后3～5 天，坏死骨片开始被吸收，1 周后血肿机化，转变为主要由成纤维细胞构成的纤维性骨痂。继而靠近骨折部位近端和远端的骨膜内层的骨祖细胞通过膜内成骨形成骨样组织，髓腔内活化的间充质细胞分化为软骨细胞，形成

软骨性骨痂，再通过软骨化骨形成骨样组织。在第 2 周末至第 3 周，骨折两端新生的骨和软骨会合，形成原始骨痂。在骨折对合良好的情况下，受压力作用部位的原始骨痂被成熟的板层骨替代，其他部位的原始骨痂被吸收。最后骨折处的骨完全被重建，骨髓腔也被修复，骨的外形和结构与骨折前完全一样。

　　各种原因引起骨折愈合延缓，迅速形成的原始骨痂中成纤维细胞增生活跃，过度软骨形成，骨样组织无序排列，称为过度增生骨痂。如果不了解外伤史，活检见到这种假肉瘤表现的过度增生骨痂，易误诊为骨肉瘤。

（朱雄增）

jìnxíngxìng gǔhuàxìng xiānwéi jiégòu bùliáng

进行性骨化性纤维结构不良

（fibrodysplasia ossificans progressiva，FOP）　发生于骨外肌肉、肌腱和韧带的进行性纤维化、钙化和骨化，最终导致严重功能障碍的疾病。又称进行性骨化性肌炎。罕见。胚胎发生时期和异位骨化形成时，骨形态发生蛋白 1（BMP1）受体［活化素受体 1A/活化素样激酶 2（ACVR1/ALK2）］能调节纤维组织变态而成为骨组织。FOP 常染色体显性

遗传学病，大多数起自位于染色体 2q23-24 编码苯丙酸诺龙受体 *IA* 基因自发性突变，该基因编码 BMP1 受体能使 BMP4 信号过度活化，从而导致骨过度形成。

　　FOP 通常起病于 10 岁前儿童，软组织稍微外伤即可引起肌肉、肌腱和韧带等部位进行性骨化。患者在异位骨化形成前就存在骨骼发育异常，表现为双侧手足的指趾对称性短缩畸形。光镜下见，FOP 的早期改变为血管周围淋巴细胞浸润、成纤维细胞增生和胶原形成，骨骼肌退变和坏死。随着病情进展，纤维组织内出血现软骨和骨，后者最终成为成熟的板层骨。全身各处软组织不断进行性骨化，引起重要器官严重功能障碍，患者可因呼吸困难或颌骨固定不能进食而致死。

（朱雄增）

gǔ huàisǐ

骨坏死（osteonecrosis）　各种病因（感染、外伤和缺血等）引起的骨死亡。即骨内细胞，包括骨细胞以及造血细胞和骨髓脂肪细胞的死亡，构成骨的有机物和无机物未受累及。骨内细胞死亡的直接原因是血供中断，而不是疾病的本身。

　　血供中断 1 周内，影像学和组织学均无明显改变。第 2 周时，造血细胞、毛细血管内皮细胞和脂肪细胞死亡，骨细胞开始缩小，此时磁共振成像（MRI）显示坏死骨和髓腔内信号强度呈混合性减弱。第 2～3 周，坏死区周围出现修复的组织学改变，该区的骨髓充血，破骨细胞开始清除坏死骨，同时在坏死骨小梁表面的成骨细胞分泌骨基质，形成新骨，称为匍行性替换。如骨坏死范围小，病变能完全愈合，坏死骨周围形成一层高度胶原化的结缔组

织，有钙盐沉积其上。X 线片显示病变周边呈中度放射致密影，中央区密度较低。

（朱雄增）

bōtuōxìng gǔ-ruǎngǔyán

剥脱性骨软骨炎 （osteochondritis dissecans）

关节软骨和软骨下骨完全（或部分）与邻近结构分离的小片坏死。病因不明，大多数可能与外伤有关。病变最常位于股骨内踝近踝间切迹侧。X 线片显示关节软骨和软骨下骨的片段与邻近结构完全或部分分离。光镜下见，骨软骨片段中的关节软骨仍然存在，常显示继发性钙化，而软骨下骨仅见于半数病例。如果骨软骨片段附着在关节软骨表面或滑膜上，软骨和软骨下骨的两种成分均存活；如果骨软骨片段完全脱落，软骨成分依靠滑膜液获取营养而存活，而软骨下骨成分则发生坏死。

（朱雄增）

huànóngxìng gǔsuǐyán

化脓性骨髓炎 （pyogenic osteomyelitis）

由细菌引起的骨和骨髓的急性或慢性炎性病变。又称细菌性骨髓炎。细菌一般通过血源性途径播散到骨，也可经由邻近部位扩展或直接从外伤部位进入骨。最常见的细菌是金黄色葡萄球菌，少数为溶血性链球菌、铜绿假单胞菌和大肠埃希菌等。化脓性骨髓炎可发生在任何年龄。儿童最常累及股骨和胫骨的干骺端；成年人常累及脊柱和足部诸骨；新生儿则常累及多处骨及其邻近关节。

临床表现为发热、局部疼痛、肿胀，肢体运动受限。影像学上，早期无明显改变，但磁共振成像（MRI）可显示髓腔内信号强度增高；晚期慢性骨髓炎时则显示密度高低不均阴影，骨皮质不规则

增厚和骨膜反应，易与尤因肉瘤、恶性淋巴瘤和骨肉瘤混淆；长骨皮质内慢性骨髓炎［布罗迪（Brodie）脓肿］则可类似于骨样骨瘤。

病理学改变取决于患者年龄、病变部位、细菌类型和宿主反应。最初对化脓菌感染的反应为急性炎症性改变，髓腔内充满中性粒细胞和纤维蛋白渗出，随着渗出物增加，骨内压力增大，加上酶的消化，导致骨表面局限性腐蚀和坏死。渗出液还可以通过皮质骨的哈弗管进入骨膜下，坏死骨形成死骨片，骨膜新生骨围绕受累骨，形成骨包壳。骨膜下渗出的脓液可以扩展到软组织，并穿破皮肤形成窦道。急性骨髓炎如未得到有效控制，数周至数月后，急性炎症逐渐被慢性炎症细胞（淋巴细胞和浆细胞）代替，肉芽组织形成以及骨髓纤维化。当病变内主要由浆细胞组成时，称为浆细胞性骨髓炎；如以泡沫状组织细胞为主时，称为黄色瘤性骨髓炎。

（朱雄增）

jiéhéxìng gǔsuǐyán

结核性骨髓炎 （tuberculous osteomyelitis）

结核分枝杆菌引起的骨和骨髓的慢性坏死性肉芽肿性炎。骨结核常由其他部位的结核，尤其肺结核，经血行或淋巴播散而来。多为 25 岁以下的年轻人和儿童，最常见部位是脊柱（依次为下胸椎、腰椎、上胸椎、颈椎和骶椎）、髋关节和膝关节。儿童较常累及脊柱和髋关节，而成年人较常累及膝关节。大多数起病隐匿，临床表现为背痛或关节痛，伴局部肿胀，可有乏力、食欲减退、低热、盗汗和消瘦等全身症状。晚期可出现脊柱后凸畸形、寒性脓肿、皮肤窦道形成

和神经根受压引起根性疼痛等症状和体征。

影像学上，脊柱结核显示多个椎体和椎间盘破坏，以椎体前部明显，引起椎体塌陷，脊柱后突畸形，椎间隙变窄，椎旁软组织脓肿形成，常有钙化。关节结核显示骨质稀疏，软组织肿胀，骨边缘腐蚀，软骨下骨破坏和关节腔狭窄。

大体见，病变呈浅黄色，由许多小结节融合成片，中央有明显坏死（干酪样坏死）。光镜下表现为肉芽肿性炎，许多小结节由上皮样组织细胞和朗汉斯（Langhans）巨细胞组成，结节周围由淋巴细胞和浆细胞浸润的纤维组织围绕，结节中央显示液化性坏死，且互相融合形成大体上见到的干酪样坏死。齐-内（ZiehlNeelsen）抗酸杆菌染色可以在巨细胞或干酪样坏死区染出少量散在结核分枝杆菌。

本病需与结节病，其他分枝杆菌感染和真菌感染引起的肉芽肿性炎鉴别。结合临床表现、影像学特点、特色染色和微生物培养可以鉴别。

（朱雄增）

zhēnjūnxìng gǔsuǐyán

真菌性骨髓炎 （fungal osteomyelitis）

真菌经由血源性播散、邻近部位扩展或直接从外伤部位进入骨和关节而引起的炎性病变。多见于老年体衰患者，尤其在免疫功能受损、皮肤破损或体内菌群发生改变时引起真菌性骨髓炎。常见的真菌是皮肤芽生菌、荚膜组织胞浆菌、粗球孢子菌和新生隐球菌等。任何骨和关节均可受累，以脊柱、肋骨、膝关节和肘关节较为常见。影像学和病理学改变与骨关节结核类似。因此，当怀疑或发现肉芽肿性炎症病变

时，应做特殊染色和微生物培养，才能正确诊断。

（朱雄增）

yìnghuàxìng gǔsuǐyán

硬化性骨髓炎（sclerosing osteomyelitis）

以骨髓弥漫纤维化和骨皮质增粗为特征的慢性骨髓炎。最初由卡雷（Carré）于1891年描述，因病变炎症反应轻微，故又称卡雷硬化性骨炎。病因尚未完全清楚，一般认为骨组织受低毒性感染所致，但病原微生物很难证实，可能与病毒感染有关。本病多见于男性青壮年，好发于胫骨，其次是股骨和腓骨。影像学上，病变骨稍增大，骨密度均匀一致增高。光镜下见，骨小梁明显增粗，表面有正常成骨细胞覆盖，骨髓腔广泛纤维化，少量散在慢性炎症细胞浸润。

（朱雄增）

gǔzhì shūsōngzhèng

骨质疏松症（osteoporosis）

以骨量减少，骨的微结构破坏，导致骨脆性和骨折危险性增加为特征的慢性进行性疾病。分为原发性和继发性两大类：①原发性骨质疏松症：缺乏引起骨质疏松状态的其他疾病，随着年龄增大，骨量丢失加重，尤其绝经后妇女，与雌激素水平下降密切相关。②继发性骨质疏松症：由内分泌功能紊乱（如甲状旁腺功能亢进、肾上腺皮质功能亢进、甲状腺功能亢进症等），糖尿病、肾性骨病、类风湿关节炎、多发性骨髓瘤等疾病引起，此外，营养不良（钙、蛋白质、维生素 D 缺乏）和缺乏锻炼也可以导致骨质疏松。

影像学上，全身骨骼稀疏，骨皮质变薄，绝经后妇女骨质疏松主要累及松质骨，皮质骨的减少不明显，而老年人骨质疏松同时累及松质骨和皮质骨。在脊柱，椎体骨量减少，变平，骨小梁细，严重时椎体内横行骨小梁可消失，椎间盘增宽，出现压缩性骨折。光镜下见，骨小梁小而细，且不连续，骨小梁表面破骨细胞增多，可见吸收陷窝。

可通过未脱钙骨组织的冯·库萨（von Kossa）染色，形态定量分析检测皮质骨量和小梁骨量以及骨样组织的比例，用于诊断骨质疏松症及其严重程度。

（朱雄增）

gǔ ruǎnhuàzhèng hé gōulóubìng

骨软化症和佝偻病（osteomalasia and rickets）

以骨基质钙盐沉着障碍为主的慢性代谢性骨病。表现为骨组织内未钙化骨基质的过多积聚。骨软化症见于骨骺生长板已闭合的成年人，而佝偻病则见于骨骺生长板未闭合的婴幼儿和儿童。各种先天性或获得性代谢异常，导致血清钙和/或磷减少，骨样组织不能钙化和骨化，都可发生骨软化症或佝偻病。最常见的原因是饮食中缺乏维生素 D 或缺乏日光照射，也可由于肠道吸收维生素 D 障碍（如吸收不良综合征、炎性肠病）或维生素 D 代谢异常（如肝硬化、肾病综合征）。此外，缺钙、慢性肾衰竭、肾小管酸中毒和低磷酸盐血症等也可以引起钙磷代谢障碍而致病。

临床表现为骨痛、肌无力、易骨折。婴幼儿佝偻病表现为方颅、鸡胸、串珠肋；青少年可出现 O 形腿或 X 形腿等骨畸形。实验室检查显示血清钙和磷降低，尿磷增高，血清碱性磷酸酶升高，血清 1,25 二羟维生素 D_3 降低。

影像学上，骨软化症和佝偻病都表现为骨量减少。成年人通常表现为全身骨骼骨量减少，而佝偻病的骨量减少主要位于骨骺的骺板。X 线片显示肋骨、肩胛骨、盆骨和股骨颈等处骨皮质呈双侧对称性变薄，脊柱和胸骨也显示明显的骨质稀疏，这些区域容易发生应力骨折。在儿童的 X 线片上，骨骺生长板不规则增宽，干骺端呈杯形凹陷，不规则增生软骨扩展到邻近骨。

光镜下见，未脱钙骨组织的冯·库萨（von Kossa）钙染色显示骨小梁和衬覆在皮质骨哈佛管表面未钙化的骨样组织明显增加，骨小梁排列紊乱，成骨细胞活性增加。骨软化症的严重程度可通过定量形态学分析确定，未钙化骨基质至少超过骨量的10%，常达40%～50%。如存在应力骨折，则可见钙化不良的骨痂和纤维化。

（朱雄增）

chénggǔ bùquán

成骨不全（osteogenesis imperfecta，OI）

一组 I 型胶原数量（或质量）异常及结构与合成缺陷的遗传性骨和结缔组织疾病。大多数为常染色体显性遗传，少数为常染色体隐性遗传。偶尔为自发性突变。

临床表现为易反复多次骨折、蓝巩膜、耳聋、牙本质发生不良和关节韧带松弛。依据临床和遗传学特征可分为 4 种临床类型：① I 型：最常见，病情轻，出生时身高正常，有多发性骨折、蓝巩膜、关节韧带松弛、听力障碍（常出现在 20～30 岁），可有牙本质发生不良，此型胶原结构正常，但数量明显减少。② II 型：罕见，病情最严重，由于在胎儿期发生多处骨折和骨畸形，肺发育不全，常死于宫内或出生后不久。③ III 型：少见，病情较严重，常在出生时已有骨折，身材矮小，脊柱弯曲，骨畸形，关节韧带松弛，蓝巩膜和牙本质生成不良。④ IV

型：少见，临床表现介于Ⅰ型和Ⅲ型之间。Ⅱ、Ⅲ和Ⅳ型的胶原结构均有异常。

影像学表现取决于疾病的严重程度，表现为全身骨骼骨量减少，以下肢更为显著，伴有多处骨折，病情严重者有骨畸形。由于脊柱后侧凸引起多发性压缩性骨折，表现为椎体扁平，两面凹陷，在儿童偶尔可见齿状突骨折。颅骨摄片显示颅骨顶穹大，颞骨膨隆，可见多处骨化中心，尤其在枕骨，颅底凹陷畸形。四肢长骨多处骨折，以下肢为最常见。约半数儿童骨骺生长板呈圆形稀疏区，边缘硬化，有时骨骺和干骺端显著膨大，似"一袋爆米花"样改变。

大体形态见骨组织普遍减少，密质骨变薄，似蛋壳样，松质骨几乎看不见。常可以见到新近或愈合的骨折使骨弯曲或成角畸形。长骨骨骺生长板增宽，次级骨化中心常紊乱，含小的软骨结节，关节面不规则。光镜下见，骨小梁细而少，生长无序，成骨细胞和骨细胞数量增加，破骨细胞也增多。骨骺生长板软骨可形成不规则小结节，软骨细胞丰富，排列无序，周围围绕薄层松质骨。骨折处则可见骨样组织和编织骨形成的骨痂，排列紊乱，成骨细胞丰富，与骨肉瘤混淆，但两者在临床和影像学表现不同，可以做出鉴别。

（朱雄增）

骨硬化症

gǔ yìnghuàzhèng

骨硬化症（osteopetrosis） 骨质再吸收障碍，密质骨密度增加的遗传性骨病。又称为大理石骨病、阿伯斯-舍恩贝格病（Albers-Schönberg disease）。罕见。临床分为重（恶性）型和轻（良性）型。重型骨硬化症为常染色体隐性遗传性疾病，常在出生前或出生后1年内死亡。轻型骨硬化症可为常染色隐性或显性遗传，后者通常到中年，由于病理性骨折或X线检查偶尔发现才做出诊断。骨硬化症的骨皮质密度虽然增加，但骨质脆弱，易发生骨折。由于骨髓腔被硬化骨代替，患者可出现贫血、肝脾大。

影像学上，重型显示全身骨骼密度一致增高，密质骨和髓质界线消失。轻型则显示骨皮质增厚，髓腔狭窄，正常干骺端的膨大部分不存在，而呈锥形烧瓶样畸形。在脊椎和盆骨可出现深浅相交的条纹。

大体见，骨密度增大，重量比正常骨重2~3倍，切面为非常硬而致密的骨，松质骨消失，髓腔狭窄或闭塞。光镜下见，骨小梁极致密，不规则，其间充满钙化软骨。病变内破骨细胞不少，有时可很多，但细胞表面缺乏皱褶缘，虽然这些破骨细胞附着在骨和钙化软骨表面附近，但缺乏正常溶解吸收骨质的功能。

（朱雄增）

jiǎzhuàngpángxiàn gōngnéng kàng-jìnzhèng gǔ gǎibiàn

甲状旁腺功能亢进症骨改变
（bone lesion in the hyperparathyroidism） 甲状旁腺分泌过多甲状旁腺素（PTH）引起骨的病变。临床可出现骨痛、骨折、高钙血症等。本病可原发于甲状旁腺疾病（增生、腺瘤或癌），也可继发于慢性肾病和肾功能不全。甲状旁腺增生或肿瘤引起PTH合成和分泌过多，骨吸收增加，使肾小管对钙的重吸收增加，并促进磷的排泄，尿磷增高。

临床除高血钙症和泌尿系统症状外，骨骼系统有明显的症状和体征。早期可出现骨痛，局部有压痛；后期主要表现为纤维囊性骨炎，可出现骨骼畸形和病理性骨折。甲旁亢引起的骨病有两种形式：一是弥漫性骨骼脱钙和骨质疏松；二是局限性纤维囊性骨炎和棕色瘤。

影像学上可见弥漫性骨质减少或境界清楚透亮区，最具特征性的改变为指骨骨膜下密质骨吸收。此外，耻骨联合、远端锁骨、脊柱椎体和牙槽骨均可见骨质吸收，颅骨可见斑点状脱钙。有时在长骨骨干、颌骨和颅骨显示一个或多个溶骨性病变，即所谓的棕色瘤。

光镜下见，骨表面破骨细胞数量增加，以穿隧式吸收小梁骨，骨小梁周围编织骨增多和轻度纤维化。棕色瘤表现为富于纤维血管间质中散布许多成簇破骨细胞，类似巨细胞性修复性肉芽肿。破骨细胞中等大小，成簇排列，分布不均，间质富于形成胶原的成纤维细胞和组织细胞，常见到新的出血灶和含铁血黄素沉着，故大体上呈棕色，病灶边缘可见异常破骨细胞吸收和少量新骨形成。

（朱雄增）

xiāoshīxìng gǔbìng

消失性骨病（disappearing bone disease） 特定部位的骨进行性消失，伴结构和功能丧失的疾病。又称大块骨溶解、戈勒姆病（Gorham disease）。可发生于任何年龄，但大多数为儿童和青少年，无性别差异。病变好发于四肢近端、盆骨和肩胛骨，常跨越邻近关节。临床表现为钝痛或起病隐匿，进行性乏力，病程可迁延数年，最终稳定，具有自限性。影像学上，最初受累骨的密度降低，界限不太清楚，继之密度越来越低，最后受累骨完全消失。光镜下，早期病变显示受累骨被富于血管的纤维结缔组织代替，增生的脉管可为血管、淋巴管或混合性。晚期病变中脉管增生不明显，主要由纤维结缔组织组成。

（朱雄增）

gǔ Pèijítèbìng

骨佩吉特病（Paget disease of bone）

原因不明的慢性骨转化显著增加的骨病。曾称畸形性骨炎。现已知佩吉特病可能与病毒感染和基因突变相关。本病多见于老年男性，很少发生在 40 岁以下者，以白种人居多，亚洲人和黑种人较少见。

临床表现 佩吉特病常限于单骨或单骨的一部分，全身骨骼广泛累及的严重病例并不常见。除指/趾骨外，最常见部位是腰椎、盆骨、颅骨、股骨和胫骨。临床表现为骨痛、不完全性骨折和微骨折，也可发生完全性骨折。股骨颈受累可以发生渐进性弯曲畸形。受累骨邻近的关节，尤其髋关节可出现关节炎症状。全身骨骼广泛受累的佩吉特病，偶可发生肉瘤变（骨肉瘤、纤维肉瘤、软骨肉瘤和未分化肉瘤）。

影像学 最早期改变仅表现为骨质明显稀疏，而骨没有增粗，在颅骨旁常显示环形溶骨性缺损，称为颅骨局限性骨质疏松。晚期，病变骨吸收减少，骨密度增高，骨小梁或松质骨增粗、不规则，而皮质骨变得不太致密，皮质骨和髓质骨分界不明显，外骨膜和内骨膜变粗糙不平。椎骨的骨密度增高，椎体变扁而宽，似"镜框"样。盆骨常见骨密度同时存在增高和降低区，表现为蜂窝状或条纹状改变。在长骨，病变常起自一端，逐步向骨干中央扩展，在正常和病变骨之间形成楔形稀疏区，似火焰样。同位素 ^{99m}Tc 骨扫描在任何阶段佩吉特病中均显示同位素摄取增高。此外，由于骨迅速改建和反复微骨折而表现为骨畸形，病变骨邻近的关节可显示退行性关节炎改变。

镜下形态 取决于病变的分期。早期活动期以骨破坏为主，可见大量破骨细胞，这种破骨细胞的核多，常达 10～20 个，能迅速吸收成熟骨的骨质。有些区域，成骨细胞的胞质内高尔基区非常显著，似浆细胞样，形成不成熟编织骨。骨髓腔富于血管和细胞，少量稀疏原纤维间质，无炎症细胞。此期的形态学改变与甲状旁腺功能亢进症的改变无法区别，但佩吉特病中破骨细胞较大，细胞核多，而在甲状旁腺功能亢进症中破骨细胞小，呈隧道样吸收骨质。随着病情进展，进入成骨细胞期，此时新骨形成超过骨吸收，新形成的骨变得致密，结构上既不同于皮质骨，也不同于松质骨，由于骨形成和骨吸收迅速，导致两者之间形成许多不规则嗜碱性黏合线，呈典型的镶嵌样生长方式。最后转变为消退期，此时细胞活性降低，血管减少，粗大小梁骨呈明显镶嵌样，病变骨的转化速度不比正常骨高，骨髓腔相对正常。

（朱雄增）

gǔ-guānjiéyán

骨关节炎（osteoarthritis，OA）

以关节软骨损伤，骨赘形成为特征的关节退行性病变。大多发生在 50 岁以后，男女均可发病。可分为原发性（特发性）和继发性两类，后者包括关节的先天性畸形、遗传性缺陷、外伤、炎症和代谢性疾病等。原发性与年龄增长直接相关，病变主要是组织变性而非炎症所致，故又称为骨关节病或退行性关节病。病变最常累及部位是膝关节、髋关节、指间关节、第一腕掌关节和掌指关节，可为一侧性或双侧性，也可一个或几个关节受累。

骨关节炎起病隐匿，最早期症状是晨起时关节僵硬，稍活动后好转，活动过度则出现疼痛，休息后减轻。病情进展时，疼痛加重，关节活动受限，可有摩擦音、关节畸形、关节腔积液和出现游离体。影像学上，早期病变在 X 线片上无明显改变，病情进展后表现为关节软骨面不规则，软骨下骨硬化，关节腔变窄，关节边缘唇样骨质增生和骨赘形成。

大体见，骨关节炎最显著的改变是软骨损伤和关节面形状改变。负重部位软骨可完全缺如，其下骨质暴露，光滑而硬，称为骨质象牙化。关节边缘关节面软骨变色，表面不平，出现线状小沟和裂隙，软骨下骨硬化，有假性小囊肿形成，关节边缘骨赘形成。光镜下见，软骨损伤和修复同时存在，软骨细胞肿胀、变性和坏死，软骨基质嗜碱性染色减弱，基质内蛋白多糖丧失，继发裂纹形成和表面坏死。蛋白多糖的丧失导致软骨变软，Ⅱ型胶原骨架发生不可逆的损伤。负重部位软骨变薄，乃至完全消失，软骨下骨密度增高。关节边缘出现新生软骨，可发生软骨内骨化而形成骨赘，软骨性和骨性骨赘部分脱落入关节腔内形成游离体。滑膜改变不明显，可显示绒毛状增生，滑膜内衬细胞轻度增生和少量慢性炎症浸润。

（朱雄增）

shénjīngyuánxìng guānjiébìng

神经源性关节病（neuroarthropathy）

与周围神经疾病相关的进行性发展的退行性关节病。又称沙尔科关节（Charcot joint）。

好发于 40~60 岁，男性多见。神经源性疾病（如糖尿病性神经炎、脊髓空洞症、梅毒性脊髓痨和运动性共济失调等）累及感觉神经，导致痛觉功能显著降低或丧失，关节失去正常的保护性防御反应，过度运动和伸展使关节软骨和软骨下骨磨损和破坏，形成严重的骨关节病和关节脱位。

病变可累及任何关节，但以四肢大关节较常见，尤其膝关节，通常只累及一个关节。不同病因所累及的关节不同：糖尿病性神经病主要累及足部关节；脊髓空洞症最常累及肘关节和肩关节；脊髓痨和运动性共济失调则常累及膝关节和髋关节。临床表现为受累关节进行性肿胀和无力，韧带松弛、关节不稳定，关节活动范围加大，常伴有半脱位或脱位，关节腔有积液。影像学上显示与骨关节炎相似改变，表现为关节肿胀、关节软骨消失，软骨下骨硬化和碎裂，关节边缘骨质增生。

光镜下表现类似于骨关节炎，但受累关节破坏较迅速，关节软骨常完全破坏，骨硬化，关节下囊肿形成，关节内骨和软骨游离体。滑膜轻度慢性炎，存在许多骨和软骨碎片，伴异物巨细胞反应和含铁血黄素沉着。

（朱雄增）

bìnruǎngǔ ruǎnhuàzhèng

髌软骨软化症（chondromalacia patellae）

病因不明的髌骨关节软骨软化、纤维化、裂隙形成和腐蚀的慢性退行性关节病。多见于年轻人，可能与运动损伤有关，随年龄增大而病情加重，部分可以进展为骨关节炎。最常累及是膝关节，一般先起自髌骨的内侧面或外侧面。光镜下见，病变早期的软骨细胞形态尚正常，但软骨水肿，表面蛋白聚糖丢失，软骨表面形成小裂隙，向软骨内扩展。随着病情进展，形态学改变类似于骨关节炎，最初引起软骨消失，软骨下骨硬化。滑膜稍增生伴轻度慢性炎。

（朱雄增）

lèifēngshī guānjiéyán

类风湿关节炎（rheumatoid arthritis，RA）

病因未明的慢性、以滑膜炎为主的系统性自身免疫病。长期以来，常将风湿性疾病简单地认为只包括类风湿关节炎和风湿热。实际上，风湿性疾病包括一大类病因各不相同、但共同点是累及关节及其周围软组织的疾病。RA 只是弥漫性结缔组织病中的一种风湿性疾病；风湿热则是由溶血性链球菌引起的感染性疾病，可以累及关节，是一种引起风湿性关节炎的感染性风湿性疾病。本病可发生于任何年龄，大多数 30~60 岁，女性常见，男女比为 1:(2~3)。

临床表现 任何关节都可以累及，最常见于手足小关节，呈多关节、双侧对称性累及。亦可累及关节外，包括动脉炎、心包炎、神经炎、淋巴结肿大和类风湿小结等。起病大多较缓慢，晨起时关节僵硬，晨僵持续时间较长（至少 1 小时），且与关节炎症程度成正比。受累关节疼痛和肿胀，有压痛。晚期关节畸形伴关节功能障碍。约 25% 患者在前臂伸面、肘部等处皮下出现多个数毫米至数厘米质硬无压痛的类风湿结节，还常出现类风湿小血管炎引起的症状，以及累及心、肺、肾和神经系统出现的症状。实验室检查显示轻至中度贫血、红细胞沉降率增快、C 反应蛋白增高、约 70% 病例类风湿因子（RF）阳性。关节滑液增多，滑液中白细胞数（2~75）×10^9/L，50% 以上为中性粒细胞。

影像学 以手指和腕关节的 X 线片最有诊断价值。早期表现为关节周围软组织肿胀阴影和关节端骨质疏松；继之，关节软骨和软骨下骨破坏，关节间隙变窄，邻近肌肉萎缩，软组织可有结节或腱鞘炎的征象；晚期出现关节半脱位，关节纤维性或骨性强直。

大体形态 RA 的基本病理改变是滑膜非化脓性炎症。滑膜增厚、软、红色，有许多绒毛状突起。滑膜侵入软骨表面，形成血管翳，在韧带和关节内部结构的表面增生，腐蚀骨、软骨、关节囊和韧带，引起肌腱损伤和破裂。关节软骨消失和关节囊破坏，导致关节不稳定和半脱位，肌腱损伤又可加重关节的畸形。

镜下形态 滑膜细胞增生和肥大，形成绒毛，在邻近的滑膜表面被覆盖纤维蛋白的肉芽组织代替。滑膜下层和绒毛中有许多淋巴细胞、浆细胞、巨噬细胞和散在多核巨细胞浸润，并可形成淋巴滤泡。在急性期，滑膜下层炎性渗出中含有较多中性粒细胞。炎性滑膜扩展到关节表面，形成血管翳，并破坏下方的软骨和软骨下骨，关节腔变窄，最终导致关节两端互相靠近和融合，形成纤维性或骨性关节强直。滑膜侵蚀和破坏关节囊及其周围软组织，又可使关节不稳定，半脱位或脱位。关节边缘受侵犯而腐蚀，但不同于骨关节炎，没有明显新骨形成和骨赘。

鉴别诊断 需与骨关节炎、风湿性关节炎、其他累及关节的弥漫性结缔组织病以及血清 RF 阴性的脊柱关节病鉴别。骨关节炎多见 50 岁以上老年人，关节痛不如 RA 明显，主要累及负重关节如膝盖、髋关节，病理学上以退行性改变为主，但同时有新骨和骨赘形成等，而滑膜无明显累及，血清 RF 阴性；风湿性关节炎是风湿热的临床表现之一，多见于青少年，关节炎的特点为四肢大关节游走性肿痛，很少出现关节畸形，关节外症状包括发热、咽痛、心脏炎和心瓣膜病变，皮下结节和环形红斑等，血清抗链球菌溶血素 O 滴度升高，RF 阴性；其他弥漫性结缔组织病如红斑狼疮的关节病变可类似 RA，且血清 RF 阳性，需结合临床表现如蝶形红斑、脱发、蛋白尿等症状，血清抗抗核抗体和抗双链 DNA 抗体阳性等实验室检查异常做出鉴别诊断。

（朱雄增）

qiángzhíxìng jǐzhùyán

强直性脊柱炎（ankylosing spondylitis，AS）

以骶髂关节和脊柱附着点炎症为主要表现的疾病。有明显家族史，遗传因素在发病中起作用，约 90% 患者组织相容抗原 HLA-B27 阳性，直系亲属中约 50% 具有 HLA-B27，其中 20% 患者有 AS。此外，感染和自身免疫也可能参与本病的发生。

AS 起病缓慢，发病年龄 15~30 岁，男女发病差别不大，女性发病更缓慢，病情较轻。病变最常累及骶髂关节，也可累及腰椎、胸椎和颈椎。临床表现为下腰痛和背痛，逐渐加重并影响腰部活动，最终出现脊椎后凸、颈部固定于前屈位等畸形。约半数患者因下肢的关节炎而就诊，表现为髋关节、膝关节非对称性肿胀和疼痛，活动障碍。AS 还可影响多个系统，表现为虹膜炎、结膜炎、肺纤维化和主动脉瓣膜病变等。实验室检查可有红细胞沉降率增快、C 反应蛋白增高，但 RF 阴性。

影像学上最早改变发生在骶髂关节，表现为软骨下骨腐蚀和硬化，关节间隙狭窄，最终关节融合强直。脊柱在 X 线片上表现为椎体骨质疏松，变方形，典型的呈竹节样脊柱伴韧带点状钙化。光镜下见，关节附着处的软骨、骨、关节囊和韧带显示慢性炎症性改变，可见淋巴细胞浸润和肉芽组织形成。随着病情进展，出现软骨和软骨下骨腐蚀和破坏，新骨形成，最终关节间隙消失，被纤维组织和骨代替，导致关节强直。

（朱雄增）

yínxièbìng guānjiéyán

银屑病关节炎（psoriatic arthritis，PA）

与皮肤或指甲银屑病相关的关节炎性病变。病因尚不清楚，可能是遗传、免疫、感染和环境因素相互作用的结果。高峰发病年龄约 40 岁，起病缓慢，大多发生在皮肤或指甲银屑病之后数年。临床表现主要以累及指趾关节、掌指关节和跖趾关节为主，少数伴有骶髂关节炎和脊柱炎，大多为单侧受累。有时可合并类风湿关节炎（RA）和强直性脊柱炎（AS）。血清类风湿因子（RF）阴性。

影像学显示远端指趾关节远端骨质吸收，变细，小关节腐蚀和破坏，呈"铅笔尖"样改变。光镜下见，滑膜的改变类似于 RA，但纤维化更明显。皮肤银屑病表现为境界清楚，常呈暗红色的表面覆有银屑的斑丘疹。约 80% 的患者同时存在指甲银屑病，表现为指甲凹陷。部分可有虹膜炎、结膜炎、肺纤维化和主动脉瓣膜病变。

（朱雄增）

Láitè'ěr zōnghézhēng

莱特尔综合征（Reiter syndrome，RS）

同时伴有尿道炎、肠炎、宫颈炎、结膜炎等感染的关节炎。属于血清类风湿因子（RF）阴性脊柱关节病。生殖器被沙眼衣原体感染后发生的 RS 主要见于 20~40 岁男性，常有不洁性交、冶游史或尿道炎、腹泻病史。肠道细菌感染发生的 RS 则无明显性别和年龄的差异。约 80% RS 患者中，组织相容抗原 HLA-B27 阳性，提示本病有遗传倾向。

典型的 RS 病例首先出现尿道炎和肠炎，1~4 周后表现为低热、结膜炎和关节炎。关节炎多急性发作，以下肢膝关节和趾关节为主，多为单一或少数关节，非对称性累及。肌腱附着点病变（跖筋膜炎、跟腱炎、指骨骨膜炎等）也是常见的表现。RS 初始发作后 3~4 个月内消退，少数病例关节炎反复发作，可发生关节畸形、强直、骶髂关节炎和脊柱炎。关节外病变有尿道炎、前列腺炎、宫颈炎和结膜炎等。

光镜下的关节表现为非特异性改变，滑膜细胞增生和肥大，滑膜下层充血水肿，炎症细胞浸润和纤维化，关节侵蚀和破坏。外阴病变表现为阴茎表浅性溃疡，尤其在尿道中周围最为常见，阴茎龟头病变融合形成环状或扇状边缘称环状龟头炎。颊部黏膜和舌黏膜可见基底红斑样无痛性表浅溃疡，病损直径数毫米至 1cm 以上。皮肤损害最常见于手掌和足底，也可发生于四肢、躯干或头皮等部位，皮肤病变开始是小丘疹，很快发展成脓疱疹。单个疱疹直径约数毫米，多个出现时可集合成群，并以较厚的角化痂覆盖一个较大的区域，最后皮肤结痂脱落不留瘢痕。光镜下见，皮肤病变表现为角质层增生，类似皮肤角化病和棘皮病，表皮出现水疱，疱内充满上皮细胞、中性粒细胞和淋巴细胞，并常见微脓肿样改变，真皮外层淋巴细胞和浆细胞浸润，黏膜病变与皮肤相似。

(朱雄增　周庚寅)

Kǎshēn-Bèikèbìng

卡申－贝克病（Kashin-Beck disease）

以四肢关节受累为主的地方性畸形性骨关节病。又称大骨节病。病因不清楚，可能与摄入谷物中致病菌（镰刀菌）、病区饮水和低硒有关。均发生在儿童和青少年管状骨的骨骺生长板闭合以前，男性多见。受累关节最常见部位依次为手、踝、足、肘、腕、膝、肩和髋关节。临床表现为关节疼痛，指末节掌屈，不能伸直，关节活动障碍；晚期出现短趾和短肢畸形，肌萎缩，关节不能伸直，活动困难。影像学上，受累骨钙化、断裂、增生和变形，骨骺生长板早期闭合，关节增粗、短指畸形。光镜下，早期表现为骨骺生长板软骨局灶性坏死，生长板厚薄不均。随病情进展，骺板软骨完全坏死，生长板两端坏死物吸收，机化和骨化，而导致骺板骨性闭合。

(朱雄增)

xuèyǒubìngxìng guānjiébìng

血友病性关节病（hemophilic arthropathy）

遗传性血浆凝血因子（FⅧ和FⅨ）缺陷，引起关节内反复出血而导致的退行性关节病。血友病是由 X 染色体隐性遗传病，故女性为隐性传递者，男性发病。

临床表现主要为出血，以关节和肌肉出血最为显著。出血好发部位和顺序依次为膝、肘、踝、肩和髋关节，手足小关节很少累及。开始时仅感到关节不适，以后局部红肿、发热、压痛和运动障碍。关节腔反复出血，关节持续性肿胀，引起肌肉压迫或失用性萎缩。陈旧性关节积血、血块

机化，滑膜增厚，关节软骨腐蚀，以致关节僵硬、强直和畸形。影像学上，最初是关节间隙增宽，关节肿胀，软组织阴影密度增加，干骺端骨质疏松。晚期表现为关节间隙狭窄或消失，软骨下骨不规则，囊肿形成。光镜下，早期表现为关节腔内积血，滑膜增生、肥厚、含铁血黄素沉着，滑膜下层血管显著增生，但炎症细胞浸润不明显。软骨原纤维变性和异染性，血管翳形成，严重时软骨完全破坏，软骨下骨变薄，骨质疏松和塌陷，可有囊肿形成。

(朱雄增)

nóngdúxìng guānjiéyán

脓毒性关节炎（septic arthritis）

由化脓菌引起关节的急性感染性疾病。最常见的病原微生物是金黄色葡萄球菌、链球菌和大肠埃希菌。感染途径有：其他部位感染通过血行播散到关节，通过累及骨骺或干骺端急性骨髓炎扩展到关节或外伤部位直接侵入关节。

本病好发于婴幼儿，表现为高热和全身症状；也可发生于儿童和成年人，常表现为发热和受累关节的局部红肿和疼痛。最常累及的关节是髋、膝和踝。通常经关节腔穿刺得到的滑膜液可以做出诊断，滑膜液混浊或明显脓性，白细胞计数高达（20～50）× $10^9/L$，90% 以上为中性粒细胞。革兰染色可以检出病原菌，但也可以是阴性结果。如果做活检，光镜下表现为滑膜细胞层和浅表滑膜下层有大量中性粒细胞浸润，炎性肉芽组织常代替滑膜细胞层和浅表滑膜下层，表面覆盖纤维蛋白和坏死碎屑，有时可有大量纤维蛋白性渗出物，其间有许多中性粒细胞和坏死碎屑。偶尔见到关节软骨，软骨细胞坏死，表

面不规则，有中性粒细胞浸润。

(朱雄增)

jiéhéxìng guānjiéyán

结核性关节炎（tuberculous arthritis）

由身体其他部位的结核经由血行播散到关节的感染性疾病。常与骨结核同时存在。最常累及脊柱、髋关节和膝关节。在髋和膝关节的影像学上，关节两侧的骨缘侵蚀和软骨下骨破坏，关节腔狭窄或消失。大体见，滑膜显著增生，常布满白色结节，关节软骨表面被血管翳侵蚀，关节腔内可见软骨碎片，软骨下骨可暴露于关节面。病情进展，关节腔被含有软骨碎片和干酪样物质的纤维组织束分隔，最后，受累关节显示骨性强直。光镜下见滑膜和邻近骨髓内典型的结核性肉芽肿，抗酸杆菌染色常难以证实，需要做细菌培养明确诊断。

(朱雄增)

tòngfēng

痛风（gout）

嘌呤代谢障碍，血清尿酸过多，尿酸盐结晶沉积在关节和脏器引起的疾病。可原发于先天性嘌呤代谢紊乱，有时也可继发于其他疾病，如肿瘤、慢性肾病和某些药物。原发性痛风多见于 40 岁以上中老年人，男性占 95%。

关节炎常突然发病，最初发作时，绝大多数侵犯单一关节，尤其是第一跖趾关节，其他关节依次为足弓、踝、足跟、膝、腕、指和肘等。表现为受累关节午夜突然剧痛，伴关节红、肿、热和活动受限。初次发作常呈自限性，约 1 周可自然缓解。之后可以反复发作，尿酸盐沉积在关节软骨、滑膜液、肌腱和软组织等处，形成痛风石，关节及其周围软组织破坏，纤维组织和骨质增生，致使关节畸形和活动受限。痛风石经破溃

的皮肤排出，形成经久不愈的溃疡。部分患者有肾尿酸结石和痛风性肾病症状，晚期可并发高血压、肾动脉高压和肾功能不全。

实验室检查显示，血尿酸增高，关节液内找到尿酸盐结晶。影像学显示关节软骨下骨穿凿样破坏，局部骨质疏松、腐蚀或皮质断裂，关节间隙狭窄和边缘性骨质增生，有时可见到痛风结石所产生的钙化影。

光镜下见，急性期的滑膜呈绒毛状增生，滑膜细胞肥大和增生，滑膜下层见大量中性粒细胞，少量巨噬细胞和淋巴细胞浸润。疾病持续存在，滑膜纤维化，继发于反复炎症而呈现退行性关节病之改变。由于尿酸钠溶解于水，常规苏木精-伊红（HE）切片无法观察到尿酸钠结晶。100%酒精固定组织在偏光镜下可见到负性强双折光针状尿酸钠结晶。如果病变组织内有微小的痛风石形成，则可有特征性肉芽肿样表现，其中央为无定形、无细胞的淡嗜伊红物质，周围绕以一层巨噬细胞和多核巨细胞（图1）。

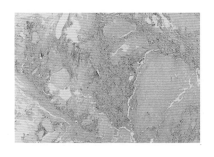

图1 痛风结节（HE×40）

（朱雄增）

èr qiǎng jiāolínsuāngài chénjībìng

二羟焦磷酸钙沉积病 （calcium pyrophosphate dihydrate deposition disease）

二羟焦磷酸钙（CPPD）结晶沉积在软骨和关节软组织的细胞外基质而引起的退行性关节病。因其临床表现与痛风类似，故又称为假痛风。可分为原发性（散发性或家族性）和继发性（代谢性如继发于血色病）。好发于60岁以上老年人，两性发病率相同。

临床分为4型：①软骨钙质沉积症：是一种无症状的CPPD沉积于关节组织，主要累及膝关节半月板和椎间盘软骨的病变。②急性假痛风：类似痛风，通常累及一个关节，最常见为膝关节，也可累及肘、腕、指、踝关节和耻骨联合，表现为关节红、肿、痛。③CPPD骨关节炎。④慢性CPPD病。

影像学检查可在特定部位见到关节软骨钙化和滑膜组织增生的征象。滑液或未脱钙组织在偏光镜下可见到正性弱双折光菱形结晶。显微镜下，未脱钙苏木精-伊红（HE）染色切片中见到的CPPD结晶呈嗜碱性或灰棕色，位于软骨中，无明显炎症反应，邻近软骨细胞增生，基质黏液样变性伴有异染性丢失。在滑膜和关节周围软组织沉积CPPD结晶可伴有慢性炎症细胞和巨噬细胞浸润。

（朱雄增）

zhuījiānpán tūchūzhèng

椎间盘突出症 （intervertebral disc herniation）

由于椎间盘退变、纤维环破裂、髓核突出，刺激或压迫神经根所表现出来的一系列症状和体征。诱发因素主要是过度负荷、脊柱畸形或脊柱生理曲度改变。临床表现依据髓核突出的方向和部位而异。向前方突出表现为无症状性椎关节强直畸形；向后或后侧方突出最为常见，主要累及腰椎，压迫神经根或侵入椎管内；向上或向下可突入邻近椎体而形成施莫尔（Schmorl）结节。患者出现腰背痛、坐骨神经痛、下腹部或股前侧疼痛、间歇性跛行、肢体麻木、肌肉瘫痪或无力等症状。

影像学显示椎间隙变窄、生理性前突消失、姿势性侧弯。计算机断层扫描（CT）能良好显示髓核和纤维环突出到椎管内外，而磁共振成像（MRI）能更好地区分突出的椎间盘形态与脊髓和神经根关系。大体上，根据髓核突出程度分为膨出型、突出型和游离型。膨出型的纤维环部分破裂，局部薄弱髓核突出，表面光滑完整；突出型的纤维环完全破裂，髓核突向椎管，仅有后纵韧带或一层纤维膜覆盖；游离型的纤维环也完全破裂，髓核碎块由破裂口脱出，游离于后纵韧带之下或进入椎管。光镜下见，髓核的软骨样细胞丢失，基质异染性丢失和黏液样变，常沉积焦磷酸钙结晶，椎间盘间质内裂隙和间隙形成，裂隙从髓核向纤维环延伸，血管和神经从外层纤维环向内长入，呈现骨样化生。在骨性终板出现骨折和骨折修复，血管从软骨终板向髓核和纤维环长入。

（朱雄增）

gǔ-ruǎngǔliú

骨软骨瘤 （osteochondroma）

骨表面由软骨帽的骨性突起构成的良性软骨性肿瘤。内含与宿主骨相延续的骨髓腔。又称软骨性外生骨疣。是最常见的良性骨肿瘤，大多数发生于30岁以下的儿童和年轻人，男性稍多。最常累及股骨远端、肱骨近端、胫骨和腓骨近端的干骺区。

临床表现为突起于骨表面的坚硬肿块。大体见，肿瘤可无蒂或有蒂，表面为半透明、浅蓝色软骨帽，其下的骨皮质和骨髓腔与邻近正常骨相延续。光镜下见，肿瘤分为3层：软骨膜、软骨和骨。外层为纤维性软骨膜，与邻近骨的骨膜相延续，其下为类似骺板软骨样的透明软骨帽和软骨内骨化的骨。当软骨帽显著增厚，被纤维束分隔成多个软骨结节，软骨基质黏液样变性，软骨细胞数增多，出现明显异型和核分裂活性时，表示继发性恶变为软软骨肉瘤。本病手术切除后能治愈，不完全切除可复发，多次复发应怀疑恶性变。

（朱雄增）

duōfāxìng gǔ-ruǎngǔliú

多发性骨软骨瘤（multiple osteochondromas，MO）

由 EXT 基因突变引起的常染色体显性遗传性疾病。表现为多发性骨软骨瘤或作为邻接基因综合征的临床谱系的一部分。约80%有多发性骨软骨瘤家族史。MO的诊断标准必须具备以下要求：在影像学上至少见到长骨近干骺区2个骨软骨瘤或存在阳性家族史或 EXT 基因之一的胚系突变。MO大多起自儿童，男性多见，男女比为1.5：1。20岁前，肿瘤逐渐增大，青春期后，生长停止。肿瘤大多位于四肢长骨，尤其股骨远端和胫骨近端。

临床上可无症状或表现为畸形（膝内翻或外翻，两侧肢体长短不一）和身材短小。0.5%~5%可恶变为继发性周围型软骨肉瘤。当青春期后肿瘤继续增大，出现疼痛或软骨帽厚度超过1.5~2cm，应怀疑发生继发性软骨肉瘤。影像学和病理学上，MO类似于非遗传性单发性骨软骨瘤。遗传学上，MO是一种异质性疾病，涉及染色体8q24的 EXT1 基因和11p11-12的 EXT2 基因。90%以上患者可检测到 EXT 点突变或缺失，EXT 基因也涉及邻接基因综合征。如8q24缺失包括相邻的 EXT1 和 TRPS1 基因，表现为MO、颅面骨畸形和精神发育迟缓，称为Ⅱ型毛发-鼻-指/趾综合征[TRPSⅡ或朗格尔-吉丁综合征（Langer-Giedion syndrome）]；而11p11-12缺失包括相邻的 EXT2 和 ALX4 基因，表现为MO、顶骨孔增大和有时颅面骨发育异常和神经发育迟缓，称为波托茨基-沙菲综合征（Potocki-Shaffe syndrome），又称为近端11p11.2缺失综合征、DEFECT11，11p11.2邻接基因综合征。

（朱雄增）

nèishēng ruǎngǔliú

内生软骨瘤（enchondroma）

起自骨髓腔内的良性透明软骨性肿瘤。多数发病年龄为20~50岁，无性别差异。最常累及手足部短管状骨，也可累及长管状管，尤其肱骨近端、胫骨远端、股骨近端和远端。大部分为孤立性，偶尔可以累及一个以上的骨或同一骨的多个部位。临床表现为局部肿胀，可有疼痛，位于手足短管状骨的内生性软骨瘤偶可发生病理性骨折。长管状骨肿瘤很少出现症状，大多在影像学检查时偶尔发现。影像学表现为境界清楚低密度影，有点状或环状钙化。

大体见，大多数肿瘤直径<3cm，很少>5cm。刮除组织呈灰白色或乳白色，其间可见砂砾状黄色或红色区域，为钙化和骨化病灶。完整切除标本境界清楚，由多个被骨髓组织分开的软骨结节组成。光镜下见，少量软骨细胞散布在无血管的透明软骨基质中。软骨细胞核小、圆形、深染，胞质细颗粒状，嗜伊红色，位于软骨陷窝内，无核分裂。软骨基质浅蓝色，偶见基质呈局灶性黏液样。软骨结节可相互融合，但结节周围有纤细的纤维间隔或薄层板层骨分隔，结节之间常有正常骨髓组织。软骨结节内见点状钙化和软骨内骨化。手足小骨的肿瘤内细胞可较丰富和轻度非典型，如无影像学资料，易误诊为低度恶性软骨肉瘤。肿瘤刮除术通常能治愈，很少局部复发，但偶可在手术后多年复发，而更少数情况下，复发表现为非典型软骨性肿瘤/低度恶性软骨肉瘤。

（朱雄增）

nèishēng ruǎngǔliúbìng

内生软骨瘤病（enchondromatosis）

正常的软骨内骨化障碍，导致长骨干骺端及邻近骨干区域和扁骨产生软骨性的包块，并伴有不同程度的骨畸形。最常见的亚型是奥利耶（Ollier）病和马富奇（Maffucci）综合征，两者均为非遗传性骨发育异常性疾病，但在内生软骨瘤中存在异柠檬酸脱氢酶基因 IDH1 和 IDH2 的突变。

奥利耶病起病于20岁前的儿童和青少年，内生软骨瘤主要累及四肢短和长管状骨，常以一侧肢体为重，可引起长骨干骺区畸形和肢体不对称。马富奇综合征起病于出生时或幼儿，内生软骨瘤的表现类似于奥利耶病，但同时伴有真皮、皮下和脏器的海绵状血管瘤。奥利耶病和马富奇综合征的影像特点类似，表现为骨的干骺端和/或骨干境界清楚，多发性、卵圆形、线状和/或锥形溶骨性病变。光镜下见，内生性软骨瘤表现为境界清楚的软骨结节，软骨细胞丰富，核增大，不规则。细胞丰富和一定程度的核非典型性不足以诊断为低度恶性软骨肉瘤，只有影像学上显示骨皮质破坏和软组织侵犯，才考虑发生恶性变。奥利耶病和马富奇综合征均易发展为继发性软骨肉瘤，发生率分别约为 40% 和 53%。除内生软骨瘤和软骨肉瘤外，奥利耶病患者中胶质瘤和卵巢幼年性粒层细胞瘤发生率增加；马富奇综合征中，血管肉瘤、星形细胞瘤、垂体腺瘤、卵巢幼年性粒层细胞瘤和胰腺腺癌的发生率增加。

（朱雄增）

gǔ-ruǎngǔ niányèliú

骨软骨黏液瘤（osteochondromyxoma）

有大量黏液样变的软骨样和骨样基质形成的良性有时局部侵袭性骨肿瘤。罕见。是卡尼（Carney）综合征的一个表现，发病年龄广，通常较年轻，也可以是先天性。最常累及筛骨、鼻甲和胫骨，临床表现为无痛性肿块。大体见，肿瘤境界清楚，但无包膜，略呈分叶状，切面白色至浅黄色，胶样或软骨样，可有出血，骨皮质常有侵蚀。光镜下见，肿瘤内细胞稀少，含大量淡嗜碱性黏液样物质。细胞呈星形、多边形和梭形，细胞核中等大，深染，有小核仁。肿瘤内还含有数量不等软骨样基质、骨样组织、成熟软骨和骨小梁。手术切除能治愈，但由于常难以完全切除而局部复发。

（朱雄增）

jiǎ xià wàishēng gǔyóu

甲下外生骨疣（subungual exostosis）

发生在远端指/趾骨的良性骨软骨性增生。好发于 10~30 岁年轻男性，最常累及大拇指，偶尔累及其他指/趾骨。临床表现为肿胀和疼痛，有时伴有溃疡。影像学上显示外生性骨性突起，但病变与邻近的骨皮质和骨髓腔不相通，这一点不同于骨软骨瘤。大体见，病变由软骨帽和骨性的蒂组成。镜下见，病变的表面为增生的梭形细胞，向下

是透明软骨和小梁骨，骨小梁之间为疏松排列的梭形细胞。手术切除能治愈，很少复发。

（朱雄增）

qíxíngxìng gǔ páng gǔ-ruǎngǔliúxìng zēngshēng

奇形性骨旁骨软骨瘤性增生（bizarre parosteal osteochondromatous proliferation，BPOP）

通常累及近端手足小骨表面的良性骨软骨瘤性增生。又称诺拉病（Nora disease）。好发于 20~40 岁，女性稍多，最常累及手足小骨，约 25% 病变位于长骨。临床表现为肿胀，可伴有疼痛。影像学上显示骨旁境界清楚，密度增高之肿块，附于骨皮质表面，但与邻近骨皮质和骨髓腔不相通。大体见，病变由分叶状软骨和骨性的蒂组成。镜下见，如同甲下外生骨疣一样，有软骨、骨和梭形细胞 3 种成分，但排列紊乱。此外，软骨细胞丰富，增大，有奇形，且显示特殊的紫蓝色骨。手术切除后约半数病例可复发。

（朱雄增）

ruǎngǔ niányèyàng xiānwéiliú

软骨黏液样纤维瘤（chondromyxoid fibroma，CMF）

由周边为梭形细胞和纤维性基质，中央为星形和软骨样细胞及黏液样和软骨样基质形成的小叶所组成的良性软骨性肿瘤。好发于 10~30 岁男性，最常累及长骨，尤其胫骨近端和股骨远端，约 25% 病例位于扁骨，主要是髂骨。

临床表现为轻微疼痛，偶尔有局部肿胀，主要发生在手足小骨的肿瘤。影像学上显示长骨干骺端呈境界清楚，偏心性卵圆形溶骨性病变。大体见，肿瘤境界清楚，呈分叶状，蓝灰色或白色，无明显坏死、囊性变或液化。光镜下见，肿瘤呈明显的分叶状。

小叶周边细胞较丰富，主要由梭形细胞和散在多核巨细胞组成，基质少，纤维性。小叶中央细胞稀少，呈星形、卵圆形和梭形，基质丰富，黏液样，有些病例可见黏液样基质过渡到软骨样基质，偶尔可出现透明软骨和钙化。约 1/4 病例可见细胞核增大、深染和多形性，但核分裂象不易见。

免疫组化染色显示，瘤细胞 S-100 蛋白阳性，提示肿瘤具有软骨性质，小叶周边梭形细胞可表达平滑肌肌动蛋白（SMA）和肌特异性肌动蛋白（MSA），提示梭形细胞具有肌成纤维细胞特点，小叶中央的细胞外基质表达 II 型胶原和 SOX9。少数病例中，肿瘤细胞的核增大，异型，且细胞较丰富，易与软骨肉瘤混淆，但两者临床、影像学和形态学特点不同。软骨肉瘤好发于 40 岁以上中老年人，肿瘤主要位于长骨骨干，病变范围广，骨皮质破坏，形态学上显示细胞异型性更大，常存在核分裂。

本病以手术切除为主，预后很好。单纯刮除术加植骨治疗，约 15% 病例可复发。

（朱雄增）

chéngruǎngǔxìbāoliú

成软骨细胞瘤（chondroblastoma，CB）

由成软骨细胞产生软骨样基质所组成的良性肿瘤。好发于 10~25 岁，男性多见，男女比约 2：1。约 75% 病例累及长骨，最常见部位为股骨远端和近端、胫骨和肱骨近端的骨骺区，也常累及髂骨、跟骨和髌骨，有时可累及颅骨和颞骨，后者的发病年龄较大（40~50 岁）。

临床表现为局限性疼痛，软组织肿胀，关节活动受限和关节积液。影像学上显示骨骺区中央或偏位的境界清楚的溶骨性病变，

病变通常不超过骨骺宽度的一半，少数病例可见到钙化影。大体见，大多数为刮除标本，表现为多个粉红色质软的碎组织，可有钙化、出血或囊性变。光镜下见，肿瘤由一致的圆形或多边形细胞（软骨母细胞）组成，胞质淡染、稍嗜碱性、边界清楚，细胞核圆形或卵圆形，可见纵行核沟，核仁1个或多个，小而不明显。肿瘤内散在分布一些破骨细胞型巨细胞。成软骨细胞形成数量不等的嗜伊红色原始软骨基质，通常无明显的透明软骨。约1/3病例在瘤细胞之间的网状支架上有钙盐沉积，形成特征性"窗格样"钙化。

免疫组化染色显示，成软骨细胞表达 S-100 蛋白和 SOX9，也常可表达细胞角蛋白（尤其 CK8、CK18 和 CK19）和 P63。本病需与骨巨细胞瘤鉴别，两者都好发于长骨的骨骺区，且在组织学上都含有巨细胞，但巨细胞瘤主要发生在骨发育成熟后的 20~39 岁人群中，女性稍多，病变较大。镜下巨细胞数量多，分布均匀，细胞核的数目多，无软骨样基质或"窗格样"钙化。

本病绝大多数经单纯刮除术加植骨能治愈，局部复发率约 15%，但颞骨病变复发率可高达 50%。此外，少数组织学良性的 CB 可发生肺转移，但为非侵袭性，手术切除常能治愈。尚无可靠的组织学表现能预测肿瘤的侵袭行为。

（朱雄增）

ruǎngǔ ròuliú

软骨肉瘤（chondrosarcoma, CS）

有纯透明软骨分化，可出现黏液样变、钙化和骨化的恶性肿瘤。是用来描述形态学特征和临床行为各异的一组病变，分为原发性和继发性两大类，约 85% 为原发性。按肿瘤发生部位又分为中央性和周围性，偶尔位于骨表面。原发性中央性软骨肉瘤好发于中老年人，男性稍多，最常见于髂骨，以下依次为股骨和肱骨近端、股骨远端和肋骨，手足小骨、脊柱和颅面骨很少累及。

临床表现　最常见症状是局部肿胀和疼痛。

影像学　CT 显示长骨的干骺端或骨干溶骨性破坏，伴点状和/或环状钙化，骨皮质常增厚，轻度膨胀，骨内膜呈扇形缺损，通常无骨膜反应。继发性中央性软骨肉瘤起自以前存在的内生软骨瘤，尤其奥利耶（Ollier）病和马富奇（Maffucci）综合征中的内生软骨瘤发生继发性软骨肉瘤的危险性显著增高。患者年龄通常比原发性小，到达成年人期内生软骨瘤仍继续增大。影像学显示以前存在内生软骨瘤处骨皮质破坏，侵犯软组织。继发性周围性软骨肉瘤起自骨软骨瘤的软骨帽，尤其多发性骨软骨瘤，最常累及骨盆和肩带诸骨。以前存在的骨软骨瘤常增大和出现疼痛。影像学显示软骨帽厚度超过 2cm 和不规则钙化。骨膜软骨肉瘤起自骨表面的骨膜，少见，好发于 20~40 岁，男性稍多，最常累及远端股骨和肱骨干骺区的骨表面。影像学显示位于骨皮质表面分叶状的大肿块（直径常>5cm），可见软骨钙化征象。

大体形态　肿瘤呈半透明、分叶状、浅蓝色或白色，可见钙化和骨化或黏液样和囊性变。继发于骨软骨瘤的软骨肉瘤则显示明显增厚的软骨帽。

镜下形态　低倍镜下，肿瘤富于蓝灰色软骨基质，由纤维骨束分隔成许多不规则软骨小叶，软骨细胞分散在软骨基质中，肿瘤性软骨侵犯和围绕宿主骨，基质常黏液样变。依据软骨细胞数的多少、细胞核的大小、染色深浅和核分裂数可以将 CB 分为Ⅰ、Ⅱ和Ⅲ级。Ⅰ级肿瘤的细胞不太丰富，细胞核稍大，一致，深染，偶见双核细胞，无核分裂（图1）；Ⅱ级肿瘤的细胞较丰富，细胞核大小不太一致，深染，可见双核细胞和核分裂；Ⅲ级肿瘤的细胞丰富，核大，明显多形性，核分裂易见，小叶周边的细胞分化差，呈梭形。以前存在内生软骨瘤或骨膜软骨肉瘤病例中常见到钙化和骨化。大多数 CS 为Ⅰ级，少数为Ⅱ级，极少数为Ⅲ级。

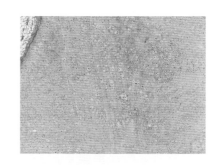

图 1　软骨肉瘤（HE×100）

鉴别诊断　分化好的Ⅰ级软骨肉瘤需与内生软骨瘤鉴别，如软骨细胞丰富，核大，双核细胞，存在宿主骨被侵犯和包绕，明显黏液样变，有利于 CS 的诊断。发生在手足小骨的 CS 除细胞丰富，核大，深染，出现双核细胞外，还必须存在核分裂，骨皮质破坏和侵犯软组织。Ⅱ级和Ⅲ级 CS 需与软骨黏液样纤维瘤和成软骨细胞性骨肉瘤鉴别，软骨黏液样纤维瘤具有特征性临床、影像学和病理特点，三者结合应能与软骨肉瘤区分；成软骨细胞骨肉瘤好发于青少年，显微镜下可找到肿瘤性骨。

预后 组织学分级是最重要的预测因素。Ⅰ级具有局部侵袭行为，仅极个别病例发生转移，刮除术或局部切除术后预后良好，5年生存率达85%，约10%病例复发时恶性程度增高。Ⅱ级和Ⅲ级预后差，两组在一起的5年生存率为53%，需大块切除或截肢。

（朱雄增）

qùfēnhuà ruǎngǔ ròuliú

去分化软骨肉瘤 （dedifferentiated chondrosarcoma，DCS）高度恶性的软骨肉瘤。肿瘤中两种截然不同的组织成分相互比邻，一种为分化良好的软骨肿瘤，即内生软骨瘤或低级别的软骨肉瘤，另一种是高级别的非软骨肉瘤，两种成分之间过渡陡然，泾渭分明。10%～15%中央性软骨肉瘤（CS）会发生去分化，偶也可发生于周围性CS。肿瘤好发于老年人，男性稍多。

中央性DCS最常累及股骨、盆骨和肱骨；周围性DCS则最常累及盆骨、肩胛骨和肋骨。临床表现为疼痛、肿块和病理性骨折。影像学除显示CS的特点外，还可显示明显溶骨性区域和软组织肿块影。大体见，肿瘤中央常为蓝灰色、分叶状的软骨成分，而周围为浅黄色或棕褐色、鱼肉状的肉瘤成分。光镜下见，除低度恶性透明软骨外，还存在截然分开的高度恶性肉瘤成分。常见的去分化肉瘤成分是未分化多形性肉瘤或骨肉瘤，少见成分是血管肉瘤、平滑肌肉瘤、横纹肌肉瘤和富于巨细胞的肉瘤。免疫组化染色显示，软骨成分表达S-100蛋白，非软骨成分表达CD34、平滑肌肌动蛋白（SMA）和结蛋白（desmin）等。本病预后很差，常广泛肺转移，5年生存率<15%。治疗方法主要是手术切除，化疗

和放疗不能改善预后。

（朱雄增）

jiānyèxìng ruǎngǔ ròuliú

间叶性软骨肉瘤 （mesenchymal chondrosarcoma，MCS）由分化较成熟的透明软骨小岛和未分化小圆细胞组成的恶性肿瘤。罕见。发病高峰年龄10～30岁，无性别差异。最常累及部位为颅面骨（尤其颌骨）、肋骨、髂骨和椎骨。约1/3病例原发于软组织和脑膜。临床表现为疼痛和肿胀，偶可发生肿瘤源性骨软化。影像学上显示境界不清的溶骨性和破坏性病变，侵犯骨外软组织，病变内可见点状钙化影。位于骨外MCS的影像表现为非特异性改变，在软组织块影中有点状钙化。

大体见，肿瘤灰白色或灰粉红色，质地坚实或软，可有明显的软骨样表现，局灶性出血和坏死。光镜下见，肿瘤由分化差的小圆形和卵圆形细胞混合透明软骨岛的两种成分组成。小细胞圆形、卵圆形，偶见短梭形，胞质少，围绕血管呈周细胞瘤样排列。透明软骨岛分化较好，数量不等，位于分化差的区域之间（图1）。免疫组化染色显示，小细胞成分表达SOX9，但不表达Fli-1，还可不同程度表达CD99和结蛋白（desmin），不表达CD45。

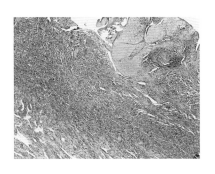

图1　间叶性软骨肉瘤（HE×100）

本病恶性程度高，5年生存率约45%，需根治性切除。预后与肿瘤性小细胞区的形态学特点或肿瘤分化基因表达无明确相关性，但儿童和青少年，肿瘤位于颌骨者预后较好。

（朱雄增）

tòumíng xìbāo ruǎngǔ ròuliú

透明细胞软骨肉瘤 （clear cell chondrosarcoma，CCCS）以瘤细胞胞质透明为特征的恶性软骨性肿瘤。是软骨肉瘤中一种低级别类型。好发于25～50岁，男性多见，男女比约3∶1。最常累及股骨头和肱骨头，也可累及颅骨、椎骨和手足骨。临床表现为疼痛。影像学显示长骨骺端境界清楚溶骨性病变，可见点状钙化影。大体见，肿瘤软而脆，可含囊性区，但无软骨的形态特点。光镜下见，瘤细胞成片状排列，细胞大，胞质丰富，透明或稍嗜伊红色，细胞边界清楚，细胞核圆，可见核仁。肿瘤内常散在分布一些破骨细胞样巨细胞，核分裂象很少。许多病变含有低度恶性透明软骨的区域，伴局灶性钙化和骨化，间质中也可见到肿瘤细胞直接形成的编织骨，有时存在类似动脉瘤性骨囊肿的囊性变。透明细胞胞质富含糖原，免疫组化染色显示，瘤细胞S-100蛋白强阳性。

本病需与软骨母细胞瘤、动脉瘤性骨囊肿、骨母细胞瘤、骨肉瘤和转移性肾透明细胞癌等鉴别。局部大块切除能治愈，不完全切除或刮除则复发率高，且可转移到肺或骨的其他部位。

（朱雄增）

gǔliú

骨瘤 （osteoma）由成熟板层骨组成的良性肿瘤。大多起自骨表面，又称为象牙质样外生骨

疣。当肿瘤发生在髓腔，则称为内生骨疣或骨岛。一般只累及膜内成骨的骨，如颅盖骨和颌面骨，髓内骨瘤大多为错构瘤性病变，通常位于长骨干骺区、盆骨和椎体。

临床上通常无症状，偶尔被发现，位于鼻旁窦的骨瘤可引起鼻塞和局部肿胀。影像学显示境界清楚，均匀一致的骨性肿块。大体见，骨瘤质硬，附于骨表面或髓内，体积小，直径多<2cm。光镜下见，肿瘤由成熟的板层骨组成，形态学上可为密质骨和/或松质骨，松质骨表面覆盖成骨细胞，骨小梁之间为富于血管和纤维脂肪组织。

无症状骨瘤通常不需要治疗，有症状者可手术切除，预后很好。多发性骨瘤少见，如同时伴有结肠息肉病、软组织肿瘤（纤维瘤）和皮肤的皮脂囊肿，称为加德纳综合征，为常染色体显性遗传病。多发性内生骨疣可伴有多发性骨软骨瘤和有瘢痕疙瘩形成倾向，称为布施克-奥伦多夫综合征（Buschke-Ollendorff syndrome），即骨斑点症，也是常染色体显性遗传病。

（朱雄增）

gǔyàng gǔliú
骨样骨瘤 （osteoid osteoma）

由成骨细胞及其产生骨样组织和编织骨所构成的良性肿瘤。好发于10~20岁男性，最常累及长骨，尤其股骨和胫骨近端的骨干。临床表现为间歇性疼痛、夜间加重，服用水杨酸类非甾体抗炎药物能使疼痛完全缓解。影像学上显示骨干皮质硬化，密度增高，中央有一小透亮区。

大体见，肿瘤体积小，最大直径很少>1cm，位于硬化的骨皮质内，呈灰红色，砂砾样。光镜

下见，肿瘤的中央由成骨细胞、骨样组织和编织骨组成，间质为富含扩张小血管的疏松结缔组织，有多少不等的破骨细胞。病变早期，成骨细胞生长活跃，骨样组织和编织骨排列较杂乱，之后骨样组织和编织骨增多，伴破骨细胞性骨吸收。最后，骨小梁可互相连接成网状，但不会形成板层骨。肿瘤中央瘤核完全切除能治愈，如切除不彻底，症状可持续存在，且易复发。

（朱雄增）

chénggǔxìbāoliú
成骨细胞瘤 （osteoblastoma）

由成骨细胞及其所产生的骨样组织和编织骨构成的良性或局部侵袭性肿瘤。好发于10~30岁的男性，最常累及椎骨和骶骨，也可以累及股骨近端和远端以及胫骨近端。

临床上，椎骨肿瘤表现为背痛、脊柱侧凸和神经根受压症状；长骨肿瘤表现为疼痛和/或肿胀。影像学显示境界清楚、圆形或卵圆形的溶骨性病变，可见局灶性钙化。大体见，肿瘤体积较大，直径>2cm，呈红色或红褐色，砂砾状，骨皮质变薄，如骨皮质破坏，可见薄层骨膜新骨。较大病变可发生囊性变。光镜下见，组织形态特点与骨样骨瘤相同，编织骨的骨针和小梁排列杂乱，表面衬覆一层成骨细胞，间质富含血管，常有外渗的红细胞和散在破骨细胞。有些成骨细胞大、肥胖，呈上皮样，核大，核仁明显，可见个别核分裂，称为上皮样成骨细胞瘤（图1），曾称侵袭性成骨细胞瘤，但其预后不比一般的成骨细胞瘤差。还有极少数病例中的瘤细胞明显退变，出现核的非典型，但无核分裂，称为假恶性成骨细胞瘤。本病可用刮除术

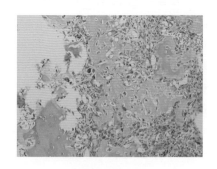

图1 上皮样成骨细胞瘤（HE×200）

治疗，大的肿瘤需手术切除，预后很好，很少复发。

（朱雄增）

pǔtōngxíng gǔròuliú
普通型骨肉瘤 （conventional osteosarcoma）

起源于成骨性间叶组织，以瘤细胞能直接形成骨样组织或骨质为特征的高度恶性的原发性骨肿瘤。可原发于正常骨，也可继发于以前存在佩吉特（Paget）病、曾经照射或梗死的骨。好发于青少年，10~20岁占全部病例的50%，第2个高峰年龄为老年人，约30%发生在40岁以上，多见于继发性骨肉瘤。男性多见，男女比约1.5：1。骨肉瘤最常累及四肢长骨，尤其股骨远端（30%）、胫骨近端（15%）和肱骨近端（15%），也可位于老年人的颌骨、盆骨和椎骨，而四肢小骨很少发生骨肉瘤。在长骨，绝大多数位于干骺端（90%），少数位于骨干（9%）和骨骺（1%）。佩吉特骨肉瘤则最常见于盆骨、肱骨、颅骨和股骨。

临床表现 为局部增大的疼痛性肿块，其表面皮肤红肿、水肿、静脉怒张，关节渗液，活动受限，10%~15%病例合并病理性骨折。晚期体重减轻，出现恶病质。半数以上病例血清磷酸酶显著增高。

影像学 表现多样，典型表现为境界不清、混合溶骨和成骨的肿块，呈渗透性或虫蚀状破坏，骨皮质常断裂穿破，引起日光放射状骨膜反应和科德曼（Codman）三角形成。

大体形态 肿瘤位于长骨干骺端的骨髓腔内，棕色，质软、鱼肉状，或灰白色、质坚实，而非钙化的软骨成分为灰蓝色，黏液样。病变内常有不同程度出血、坏死和囊性变。肿瘤在骨髓腔内向骨干浸润，另一端达骺板，很少侵犯骨骺。骨皮质一侧常破坏，侵犯到周围软组织，形成梭形肿块或围绕骨表面成圆形肿块，伴骨膜新骨形成。

镜下形态 肿瘤细胞形态多样，可呈上皮样、浆细胞样、梭形、小圆形，有显著异型和多形性。胞质嗜伊红色，偶可透明，核分裂易见。肿瘤细胞直接形成骨样组织和编织骨，骨样组织呈网格样、花边状或飘带状，更幼稚的原始骨样组织为不规则绒毛状嗜伊红色物质，常存在于瘤细胞之间。骨样组织可互相吻合，并钙化成编织骨（图1）。肿瘤内常含有异型的软骨成分和明显坏死，偶可见较多破骨细胞型巨细胞。

依据肿瘤细胞和间质成分的不同可将骨肉瘤分成许多亚型，即：成骨细胞性（包括硬化性）、成软骨细胞性、成纤维细胞性以及较少见的富于巨细胞性、成骨细胞瘤样、上皮样、透明细胞、成软骨细胞瘤样和黏液软骨纤维瘤样等。但这些亚型与治疗和预后无关。

辅助检查 瘤细胞可表达许多不同类型抗原，但缺乏诊断特异性，常表达的抗原有骨钙蛋白、骨粘连蛋白、S-100 蛋白、平滑肌肌动蛋白（SMA）、神经元特异性烯醇化酶（NSE）和 CD99，偶可异常表达角蛋白和上皮膜抗原（EMA），但不表达 FⅧ 因子、CD31 和 CD45。

鉴别诊断 成骨细胞性骨肉瘤易与成骨细胞瘤混淆，成软骨细胞性骨肉瘤易与软骨肉瘤混淆，而成纤维细胞性骨肉瘤易与纤维肉瘤或未分化多形性肉瘤混淆。此外，骨肉瘤有时还可以与骨巨细胞瘤、成软骨细胞瘤、黏液软骨样纤维瘤和转移性癌混淆。结合临床、影像学和组织学可以做出正确诊断。

预后 骨肉瘤属高度恶性肿瘤，早期可以通过血行播散，最常转移至肺。局部治疗为手术大块切除肿瘤或截肢，不能切除的肿瘤可行放疗。手术结合化疗，70%患者长期存活，但有转移的病例病死率仍然相当高。

骨肉瘤的预后与患者年龄、性别、肿瘤大小、部位、手术切缘和临床分期相关。肿瘤位于四肢近端或中轴骨、肿瘤体积大、诊断时已有转移和术前化疗反应差的患者预后差。佩吉特骨肉瘤的预后极差，5 年生存率仅 10%。照射后骨肉瘤的预后与原发性普通型骨肉瘤类似，5 年生存率约为 50%。

（朱雄增）

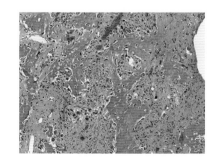

图1 骨肉瘤（HE×100）

血管扩张型骨肉瘤（telangiectatic osteosarcoma） 以血管扩张或形成囊腔结构为特征的高度恶性骨肉瘤。好发于 10～20 岁男性，男女比约 1.5∶1。最常累及长骨干骺区，尤其股骨远端，以下依次为胫骨、肱骨和股骨的近端。临床表现类似于普通型骨肉瘤，但 25% 的病例出现病理性骨折。影像学显示大片纯溶骨性破坏，骨皮质膨胀和/或断裂，侵犯软组织，有显著洋葱皮样骨膜反应和科德曼（Codman）三角形成。

大体见，肿瘤为充满血液的多囊性病变，骨皮质侵蚀和破坏，伴软组织累及。光镜下见，肿瘤由充满血液或空虚的囊腔组成，类似动脉瘤性骨囊肿。囊壁的间隔厚壁不一，含显著异型的多形性瘤细胞、多少不等的破骨细胞型巨细胞和非典型瘤巨细胞，核分裂易见，常为异常核分裂。瘤细胞之间有少量不规则网格状骨样组织。小活检组织中不易找到骨样组织，此时易误诊为其他恶性肿瘤或动脉瘤性骨囊肿，结合临床和影像学可鉴别。

本病对化疗敏感，预后类似于其他亚型骨肉瘤。

（朱雄增）

小细胞骨肉瘤（small cell osteosarcoma） 由小细胞和数量不等骨样组织所组成的高度恶性骨肉瘤。好发于 10～20 岁青少年，男性稍多，最常累及长骨干骺端。临床表现和影像学特点类似于普通型骨肉瘤，大体表现也与普通型骨肉瘤相同。

光镜下见，肿瘤由小细胞和肿瘤性骨样组织组成。小细胞圆形，胞质少，细胞核圆形至卵圆形，染色质细致至粗颗粒，核分裂多，3~5/HPF。少数病例瘤细胞呈梭形、核呈卵圆形至短梭形，核仁不明显。瘤细胞弥漫性排列，小区可呈血管周细胞瘤样排列。瘤细胞之间总能见到一些网格样骨样组织。免疫组化染色显示，瘤细胞表达 CD99、骨钙蛋白、平滑肌肌动蛋白（SMA）和 CD34，不表达 Fli-1。

本病需与其他小圆细胞恶性肿瘤，如尤因（Ewing）肉瘤、间叶性软骨肉瘤、恶性淋巴瘤、转移性神经母细胞瘤和小细胞癌鉴别。其中与尤因肉瘤最难鉴别，过去曾将小圆细胞骨肉瘤称为类似于尤因肉瘤的小细胞或圆细胞骨肉瘤。尤因肉瘤主要位于长骨骨干，瘤细胞除表达 CD99 外，还可表达 Fli-1，瘤细胞之间可有纤维蛋白沉积，但无真正的肿瘤性骨样组织。本病预后比普通型骨肉瘤稍差。

（朱雄增）

dījíbié zhōngxīnxìng gǔròuliú

低级别中心性骨肉瘤（low-grade central osteosarcoma）

起自骨髓腔内的低度恶性骨肉瘤。好发于 20~30 岁，男性稍多。约 80% 肿瘤位于长骨，尤其股骨远端和胫骨近端。临床表现为疼痛和/或肿胀，可持续数月至数年。影像学显示干骺端或骨干-干骺交界区骨髓内境界不清的破坏性病变，骨皮质稍膨胀，大多有不同程度穿破，可伴有骨膜反应和软组织侵犯。但少数病例显示境界较清楚，提示为惰性或良性病变。

大体见，肿瘤位于骨髓腔内，呈灰白色，砂砾状，质地坚实，可见骨皮质破坏，有或无软组织肿块。光镜下见，瘤细胞呈梭形，排列成束，渗透到周围的皮质骨和髓质骨。瘤细胞少或中等量，异型性小，核分裂少。瘤细胞之

间可见不规则互相吻合，分支或弯曲的骨小梁，类似纤维结构不良中的编织骨，但后者无渗透性骨破坏和软组织侵犯。偶尔，病变内可见小灶非典型软骨。免疫组化染色显示，瘤细胞表达 MDM2 和 CDK4。手术将肿瘤完全切除预后很好，5 年生存率达 90%，少数可复发或高度恶性变。

（朱雄增）

gǔ páng gǔròuliú

骨旁骨肉瘤（parosteal osteosarcoma）

起自骨表面的低度恶性骨肉瘤。又称近皮质骨肉瘤。是发生在骨表面最常见的骨肉瘤，好发于 20~40 岁，女性稍多。约 70% 肿瘤位于股骨远端的后表面，少数位于胫骨和肱骨近端的骨表面。临床表现为无痛性肿胀。影像学上显示长骨干骺端的骨表面呈致密分叶状或环绕骨干生长的肿块，以广基附于骨皮质，肿块与骨皮质之间有时可见到薄层透亮线，骨髓腔无累及的证据。

大体见，肿瘤为一蘑菇状或分叶状质硬的肿块，骨皮质可有局灶性侵犯。光镜下见，瘤细胞呈梭形，轻度异型，有少量核分裂，瘤细胞之间常为平行排列，形成良好的骨小梁，为编织骨，有时似板层骨，但骨小梁表面无连续的成骨细胞围绕。较成熟骨小梁位于肿瘤基部，表面常有软骨成分，肿瘤边缘的细胞较不成熟，向周围肌肉呈浸润性生长。15%~25% 病例可有高度恶性梭形细胞区，表明进展为高度恶性骨肉瘤，称为去分化骨旁骨肉瘤。免疫组化染色显示，瘤细胞表达 MDM2 和 CDK4。由于骨旁骨肉瘤的骨小梁分化较成熟，骨小梁之间的梭形细胞异型性不明显，易被误诊为良性肿瘤。因此，必须要结合临床和影像学特点才能确诊。

本病局部广泛切除预后好，5 年生存率达 91%。骨髓侵犯和细胞中度异型并不表明预后差。不完全切除可复发，并可进展为高度恶性肉瘤，预后不良。

（朱雄增）

gǔmó gǔròuliú

骨膜骨肉瘤（periosteal osteosarcoma）

起自骨表面的中度恶性的成软骨和成骨型骨肉瘤。好发于 10~30 岁，男性稍多。最常累及股骨远端和胫骨近端的骨干或骨干-干骺交界区，少数可累及肱骨、腓骨、尺骨和盆骨，偶可位于锁骨、肋骨、颅骨和颌骨。临床表现为局部肿胀、肿块和/或疼痛。影像学显示肿块位于骨皮质浅部，骨皮质增厚，骨皮质表面呈扇形影，可见垂直于骨长轴的骨膜反应，呈羽毛状影，软组织肿块内可见钙化。

大体见，肿瘤从骨皮质表面突向邻近软组织，边缘不规则，骨皮质增厚，骨髓腔很少累及。肿块常呈灰蓝色软骨样，基部明显骨化，钙化的骨刺伸向肿块周边。光镜下见，肿瘤主要显示非典型软骨成分，似 II 级或 III 级软骨肉瘤，在明显呈恶性软骨小叶内见细小网格状骨样组织，类似中度恶性成软骨细胞性骨肉瘤，偶尔有较明显梭形细胞成分，类似中度恶性成纤维细胞性骨肉瘤。

本病预后较好，介于骨旁骨肉瘤和表面高度恶性骨肉瘤之间。治疗采用局部广泛切除能，但复发率较骨旁骨肉瘤高，约 15% 病例可发生转移，主要转移到肺。局部复发和远处转移者预后差。

（朱雄增）

gāojíbié biǎomiàn gǔròuliú

高级别表面骨肉瘤（high-grade surface osteosarcoma）

起自骨表面的高度恶性骨肉瘤。

好发于 15~20 岁，男性多见，男女比约为 2：1。最常累及股骨骨干，以下为胫骨和肱骨骨干的骨表面。临床表现为肿块和疼痛。影像学上显示骨表面呈云絮状密度不规则增高之肿块，基部附于骨皮质并破坏骨皮质，肿瘤周边可见骨膜反应。大体见，肿瘤体积较大，附着于骨皮质，骨皮质通常有破坏，肿瘤侵犯邻近软组织，形成境界较清楚的分叶状肿块。光镜下表现类似于普通型骨肉瘤，瘤细胞显著异型，核分裂易见，可伴有出血和坏死。治疗首选肿瘤大块切除，预后类似于普通型骨肉瘤。

（朱雄增）

gǔ cùjiédìzǔzhī zēngshēngxìng xiān-wéiliú

骨促结缔组织增生性纤维瘤（desmoplastic fibroma of bone）

由梭形细胞和大量胶原组成的良性、局部侵袭性肿瘤。好发于青少年和年轻人，最常累及下颌骨、长骨（股骨、胫骨、桡骨、肱骨）干骺区和盆骨。临床表现为局部肿胀或疼痛，少数并发病理性骨折。有些患者可无症状，被偶尔发现。影像学显示溶骨性病变，有时境界不太清楚。大体见，肿瘤呈灰白色或浅棕色，旋涡状，质地坚实。光镜下见，瘤细胞纤细梭形至星形，无异型性，核分裂象不易见，排列成长束状或旋涡状，位于丰富的胶原基质中。病变内可见一些毛细血管和小血管。免疫组化染色显示，瘤细胞表达平滑肌肌动蛋白（SMA），偶可表达肌特异性肌动蛋白（MSA）、结蛋白（desmin）和 β 联蛋白（β-catenin），不表达 MDM2 和 CDK4。本病手术切除后易复发，但不转移。

（朱雄增）

gǔ xiānwéi ròuliú

骨纤维肉瘤（fibrosarcoma of bone）

起源于骨非成骨性纤维结缔组织的恶性肿瘤。非常少见。发病年龄广，10~60 岁均可发病，无性别差异。最常累及股骨远端，以下依次为股骨近端、肱骨远端和胫骨近端。临床表现为局部疼痛、肿胀、活动受限和病理性骨折。影像学显示偏于一侧的溶骨性病变，呈地图样、虫蚀状或渗透性骨破坏，常侵犯邻近软组织。

大体见，肿瘤呈灰白色，质地坚实或灰红色，质较软。光镜下见，由较一致的梭形细胞排列成束状或鲱鱼骨样，间质为数量不等的胶原。免疫组化染色显示，瘤细胞仅表达波形蛋白（vimentin），不表达平滑肌、内皮或上皮标志物，偶可局灶性弱表达平滑肌肌动蛋白（SMA），但不表达结蛋白（desmin）。曾诊断的许多纤维肉瘤，大多数是其他类型肉瘤，如出现肿瘤性骨样组织或软骨，应诊断为骨肉瘤或去分化软骨肉瘤；结蛋白和 SMA 阳性，应诊断为平滑肌肉瘤；瘤细胞显著异型和排列成席纹状结构，应诊断为未分化多形性肉瘤。本病首选手术切除，但复发率较高，常可能转移到肺或其他骨。

（朱雄增）

fēi gǔhuàxìng xiānwéiliú

非骨化性纤维瘤（non-ossifying fibroma，NOF）

由排列成席纹状的梭形细胞混合破骨细胞型巨细胞所组成的良性成纤维细胞性肿瘤。又称干骺端纤维性缺损。如病变小，完全局限于皮质内，又称纤维性皮质缺损。本病常见，好发于 20 岁以下的儿童和青少年，无性别差异。本病通常指肿瘤较大并进入髓腔的肿瘤。绝大多数发生在下肢长骨的干骺

端，有些为多发性，可见于 I 型神经纤维瘤病和贾菲-坎帕纳奇（Jaffe-Campanacci）综合征患者，会自发性消退。

临床表现不明显，常偶尔发现，大的病变可有疼痛，偶可引起病理性骨折。影像学显示长骨干骺端的骨皮质变薄，中央密度低，边缘硬化，病变长轴与骨的长轴平行，可为单房或多房。本病和骨的良性纤维组织细胞瘤（BFH）的大体形态和显微镜下形态类似，依据临床表现和影像学特点能鉴别。无症状的病变不需要治疗，大的肿瘤可行刮除术，很少复发，预后很好。

（朱雄增）

gǔ liángxìng xiānwéi zǔzhī xìbāoliú

骨良性纤维组织细胞瘤（benign fibrous histiocytoma of bone）

与非骨化性纤维瘤（NOF）形态相似，但部位不同的骨的良性成纤维细胞性肿瘤。非常少见，好发于 20 岁以上成年人，无性别差异。40% 累及长骨的非干骺区，约 25% 累及盆骨，尤其是骶骨。

临床表现类似 NOF。影像学显示骨髓腔内境界清楚的溶骨性病变，内部可见小梁或不太明显分隔状，骨皮质变薄、膨胀，边缘硬化，偶尔骨皮质破坏，但无骨膜反应。位于骨端的 BFH 在影像学上与骨巨细胞瘤无法区别。

NOF 和本病的大体形态和显微镜下形态类似，肿瘤境界清楚，红棕色杂以黄色区，边缘硬化，可见囊性变，合并病理性骨折时可见出血和坏死。光镜下见，肿瘤由成纤维细胞排列成席纹状，其间散布一些破骨细胞型巨细胞和灶性泡沫状组织细胞，可见含铁血黄素沉着，偶见囊性变和小灶坏死。无症状的病变不需治疗，

大的肿瘤可行刮除术，很少复发，预后很好。

（朱雄增）

尤因肉瘤（Ewing sarcoma）

Yóuyīn ròuliú

由不同程度向神经外胚层分化的小圆细胞构成的恶性肿瘤。在组织形态、超微结构和免疫表型上具有不同程度的神经外胚层分化特点。几乎所有病例都存在频发性平衡易位，涉及 22 号染色体的 *EWSR1* 基因和转录因子 ETS 家族的一员。肿瘤好发于 20 岁以下的儿童和青少年，男性稍多，男女比为 1.4：1。

临床表现　肿瘤常累及长骨（股骨、胫骨、肱骨）的骨干或骨干-干骺端，以下依次是盆骨、肋骨、颅骨、椎骨、肩胛骨和手足短管状骨，10%～20% 发生在骨外。最常见症状是剧烈疼痛伴有肿块，还可有间歇性发热、贫血、白细胞增多和红细胞沉降率增快，偶可发生病理性骨折。

影像学　显示长骨骨干境界不清的溶骨性或有时硬化性病变，呈渗透性或虫蚀状骨破坏，伴洋葱皮样骨膜反应和软组织肿块。

大体形态　瘤组织主要位于骨髓腔内，灰红色，质软，鱼肉状，常有明显出血、坏死和囊性变。肿瘤在骨髓腔内呈浸润性生长，晚期病例肿瘤穿破骨皮质，侵犯软组织。

镜下形态　瘤细胞小圆形，大小一致，排列紧密，细胞核圆形或卵圆形，约为小淋巴细胞核的 2～3 倍。核染色质细致，核仁不明显，可见一些核分裂。胞质少，淡染，细胞边界不清。细胞之间的间质少，常有显著出血和坏死。有些病例的瘤细胞较大，不规则，核仁明显，称为非典型尤因肉瘤。有时可有较明显的神

经外胚层分化特点，瘤细胞排列成假菊形团结构（图 1a）。

辅助检查　免疫组化染色显示，瘤细胞过碘酸希夫（PAS）染色阳性，不耐淀粉酶消化。典型病例显示瘤细胞表达 CD99（图 1b），约 30% 病例表达角蛋白。电镜观察瘤细胞的胞质内含大量糖原，无神经微丝，常见原始细胞间连接。遗传学上，85% 尤因肉瘤存在 t（11；22）（q24；q12），涉及 *EWSR1* 和 *Fli-1* 基因融合，此外 22 号染色体还可与其他染色体重排。

鉴别诊断　本病需与累及骨的其他小圆细胞肿瘤鉴别，包括转移性神经母细胞瘤、恶性淋巴瘤、小细胞骨肉瘤、间叶性软骨肉瘤、横纹肌肉瘤和转移性小细胞癌。神经母细胞瘤发病年龄更小，多小于 5 岁，细胞排列成菊形团，细胞间为原纤维性神经毡，PAS 阴性，不表达 CD99。恶性淋巴瘤的瘤细胞表达 LCA、B 细胞或 T 细胞抗原。小细胞骨肉瘤能找见原始的肿瘤性骨样组织。间叶性软骨肉瘤内有分化较好的软骨肉瘤成分。横纹肌肉瘤极少原发性于骨，多为转移性，瘤细胞表达结蛋白（desmin）、myoD1 和成肌蛋白（myogenin）。转移性小细胞癌好发于老年人，癌细胞角蛋白强阳性，还常表达突触素和

嗜铬粒蛋白 A。

预后　采用化疗，约一半以上患者能治愈，但广泛播散或幼年发病病例的预后仍很差。最主要的预后因素与有无转移相关。此外，肿瘤大小、部位、临床分期和对治疗反应也影响预后。

（朱雄增）

骨孤立性浆细胞瘤（solitary plasmcytoma of bone，SPB）

gǔ gūlìxìng jiāngxìbāoliú

局限于骨而缺乏全身表现的单骨性浆细胞肿瘤性增生。发病年龄比多发性骨髓瘤小，中位年龄 55 岁，男性多见，男女比为 2：1。肿瘤最常累及脊柱，少数可累及肋骨、颅骨、盆骨和股骨。

临床主要表现为疼痛和病理性骨折，脊柱 SPB 可因脊髓或神经根累犯或受压而出现神经系症状。影像学显示溶骨性病变，骨皮质稍膨大，骨皮质偶可破坏，侵犯邻近软组织。光镜下见，不同分化程度浆细胞局限性或弥漫性浸润骨髓腔，肿瘤性浆细胞大多分化较成熟，表达 CD138、MUM1、限制性 Ig 轻链。诊断 SPB 必须具备下列标准：①血清和/或尿中无或极微量 M 蛋白。②由单克隆浆细胞破坏单个骨。③无其他部位骨髓累及。④影像学检查未发现其他部位骨骼异常。⑤除孤立性骨病变外无其他终末

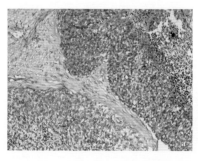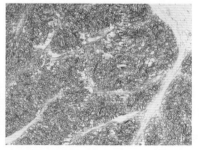

a. HE×200；b. CD99 阳性（×200）。

图 1　肋骨尤因肉瘤侵及软组织

器官损害。大多数最终会进展为多发性骨髓病。SPB 对放疗非常敏感，10 年生存率达 40%～50%，放疗后血清副蛋白持续存在则进展为多发性骨髓病的危险性高。

（朱雄增）

gǔ èxìng línbāliú

骨恶性淋巴瘤（malignant lymphoma of bone）

肿瘤性淋巴细胞累及骨的恶性肿瘤。分为原发性和继发性两类。单独累及骨的原发性恶性淋巴瘤约占所有恶性骨肿瘤的 7%。肿瘤好发于老年男性，最常累及股骨，其他常见部位是脊柱和盆骨。大多单发，少数可侵犯多个骨。临床表现为骨痛、可有发热、盗汗和消瘦等全身症状，血清乳酸脱氢酶可增高。影像学表现多为非特异性，常显示较大范围，境界不清的溶骨和成骨混合性破坏，穿破骨皮质，侵犯软组织。

光镜下见，绝大多数为 B 细胞淋巴瘤。尤其弥漫性大 B 细胞淋巴瘤，偶为滤泡性淋巴瘤和其他小 B 细胞淋巴瘤；少数为 T 细胞淋巴瘤，如间变性大细胞淋巴瘤。依据光镜形态和免疫表型可做出诊断和组织学分型。原发性骨的恶性淋巴瘤预后比继发性好，现代化疗如利妥昔单抗加 CHOP 方案治疗弥漫性大 B 细胞淋巴瘤的总生存率可高达 90%。

（朱雄增）

xiǎogǔ jùxìbāo bìngbiàn

小骨巨细胞病变 [giant cell lesion（GCL）of small bone]

发生于手足小骨，由含有出血、含铁血黄素沉着、巨细胞和反应性新骨的纤维组织所组成骨的瘤样病变。好发于 20 岁前的儿童和青少年，无性别差异。最常累及手足小骨，尤其指/趾骨和掌跖骨，少数累及腕骨和跗骨，偶尔见于长管状骨或椎骨。临床表现为疼痛和肿胀，可发生病理性骨折。影像学显示干骺区或骨干境界清楚，膨胀性的溶骨性病变，很少扩展到骨骺。骨皮质变薄，但无破坏，无骨膜反应。

大体见，病变呈棕色、质脆，常见出血。光镜下见，病变由梭形成纤维细胞和肌成纤维细胞组成，其间不规则分布一些破骨细胞型巨细胞，常集中在出血周围。此外，可见一些炎症细胞、泡沫状组织细胞和含铁血黄素沉着。病变周边常有一些围绕成骨细胞的反应性新骨。GCL 首选治疗是刮除术，术后复发率可高达 30%，再次治疗通常都能治愈。发生在颌骨的巨细胞病变又称为巨细胞修复性肉芽肿，其形态学表现与手足小骨的 GCL 类似，但临床特点和遗传学改变不同。

（朱雄增）

gǔ jùxìbāoliú

骨巨细胞瘤 [giant cell tumor（GCT）of bone]

由增生的单核间质细胞和均匀分布破骨细胞样巨细胞所组成的局部侵袭性骨肿瘤。GCT 在最初诊断时就可证实存在高度恶性肿瘤或 GCT 在放疗或手术后发生高度恶性肿瘤，分别称为巨细胞瘤中原发性或继发性恶性肿瘤。好发于 20～45 岁中青年，女性稍多。<1% GCT 可发生恶性变，发病年龄比 GCT 大10 岁，也以女性稍多。

临床表现　肿瘤最常累及长骨的骨端，尤其股骨远端、胫骨近端、桡骨远端和肱骨近端。在脊柱，最常累及骶骨和椎体，以下依次为腰椎、胸椎和颈椎。扁骨很少累及，<5% GCT 累及手足短管状骨的骨端。恶性 GCT 累及的骨类似通常 GCT。表现为局部疼痛和肿胀，关节活动受限，少数患者可并发病理性骨折。影像学显示长骨骨端膨胀性、偏心的溶骨性病变，常达关节附近的软骨下骨，病变内无钙化，病变边界不清，尤其朝向骨干侧。骨皮质变薄，无骨膜反应。肿瘤偶可穿破骨皮质，侵犯软组织或穿破软骨下骨，侵犯关节腔。

大体形态　完整切除标本见肿瘤位于长骨骨端的骨骺区，呈灰红色或棕红色，质软，常有显著出血、坏死和囊性变。骨皮质膨胀变薄，可薄如蛋壳。肿瘤恶性变区域呈鱼肉状，侵犯软组织。

镜下形态　以存在大量破骨细胞样巨细胞均匀一致地散布在梭形或卵圆形单核间质细胞中为特征（图 1）。巨细胞大，胞质丰富，嗜伊红色，核大小一致，圆形或卵圆形，染色质细致，含明显核仁。核较多，一般 15～20 个或更多，甚至超过 100 个。单核间质细胞呈梭形、卵圆形或圆形，细胞边界不清，核的形态与巨细胞中的核类似。核分裂不多。瘤内富于血管，常有较明显继发性改变，如出血、坏死、囊性变、纤维化、含铁血黄素沉着和泡沫状组织细胞聚集。肿瘤边缘可见少量反应性新骨形成。当在通常的 GCT 中出现无特殊形态的高度恶性肉瘤成分（一般为纤维肉瘤

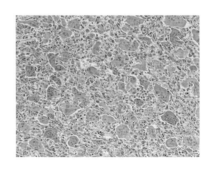

图 1　骨巨细胞瘤（HE×200）

或骨肉瘤）时，应诊断为 GCT 中的恶性肿瘤或恶性巨细胞瘤。

辅助检查 免疫组化染色显示，巨细胞表达 CD51、CD33 和 CD68，不表达 CD14、CD163 或 HLA-DR。巨细胞还可表达抗酒石酸酸性磷酸酶（TRACP）和组织蛋白酶 K。

鉴别诊断 骨的各种肿瘤和非肿瘤性疾病都可含有数量不等的多核巨细胞，如成软骨细胞瘤、甲状旁腺功能亢进的棕色瘤、巨细胞病变和巨细胞修复性肉芽肿、巨颌症以及骨内腱鞘巨细胞瘤等。鉴别诊断时必须结合临床和影像学，GCT 是发生在骨发育成熟中青年长骨骨端的膨胀性溶骨性病变，光镜下见细胞核数量多的巨细胞均匀分布在与巨细胞核类似的单核间质细胞中，这些特点不会都出现在其他含有巨细胞的病变中。

预后 GCT 通常生物学行为良性，但可局部侵袭或偶可发生种植性转移。首选刮除术，术后 2 年内约 30% 局部复发，需行大块切除。对于无法手术切除的病例，可用药物如唑来膦酸盐或更特异的抗 RANKL 抗体地诺单抗（denosumab）治疗，可使肿瘤停止生长和退化。继发性恶性 GCT 预后比原发性恶性 GCT 差，治疗原则按高度恶性肉瘤处理。

（朱雄增）

liángxìng jǐsuǒ xìbāo zhǒngliú

良性脊索细胞肿瘤 （benign notochordal cell tumor，BNCT）

显示脊索分化的良性肿瘤。发病年龄范围广（7~82 岁），无性别差异。肿瘤位于颅底、椎体和骶尾部，也可位于蝶枕骨斜坡背侧的硬脑膜内。大多数无症状，常偶尔发现，位于椎体或蝶枕部较大的肿瘤可引起相应症状。X

线片难以发现病变，磁共振成像（MRI）显示椎体异常信号。

大体见，除在蝶枕部肿瘤常附着在斜坡背侧的硬脑膜内呈息肉状胶样病变外，其余肿瘤位于骨内。光镜下见，瘤细胞类似成熟脂肪细胞，胞质空泡状，核圆，可见小核仁，无核分裂。有些肿瘤细胞胞质呈嗜伊红色，含玻璃样小球。受累骨常显示硬化性改变，肿瘤细胞位于骨小梁之间，其间可有骨髓组织。免疫组化染色显示，瘤细胞表达 S-100 蛋白、上皮膜抗原（EMA）、AE1/AE3 和 CAM5.2。无症状者不需要治疗，有症状者可手术切除，预后很好，不复发。

（朱雄增）

jǐsuǒliú

脊索瘤 （chordoma）

显示脊索分化的恶性肿瘤。好发于 40~70 岁，男性多见，男女之比约为 1.8∶1。最常累及部位为颅底（蝶枕区）、椎体和骶尾骨。肿瘤起病隐匿，蝶枕区脊索瘤出现症状较早，有头痛、视觉障碍和脑神经麻痹。脊柱和骶尾骨脊索瘤则表现为腰背痛、感觉异常和/或运动障碍。影像学显示边缘不规则的膨胀性透亮病变，伴软组织肿块，约半数病例可见钙化灶。

大体见，肿瘤在骨内呈膨胀性生长，体积大，分叶状，灰白色或浅蓝色，半透明，有时呈胶样，质硬易碎。病变内可见出血、囊性变和不规则钙化区。光镜下见，肿瘤由纤维间隔分成小叶，小叶内瘤细胞大小不一，呈多边形或立方形，胞质嗜伊红色，细胞排列成条索状或片状，小叶内间质富于黏液，血管稀少。小叶随黏液增多而增大，此时瘤细胞质出现大小不等空泡，空泡之间有丝状间隔，称为空泡化细胞。

瘤细胞核的异型性较小，核分裂象少，偶尔瘤细胞可有较明显异型性，呈梭形，肉瘤样，核分裂易见，常有坏死。位于蝶枕区脊索瘤常含有较明显的软骨成分，间质类似透明软骨，称为软骨样脊索瘤。免疫组化染色显示，瘤细胞表达 S-100 蛋白、角蛋白、上皮膜抗原（EMA）和 Bry 兔多克隆抗体。Bry 兔多克隆抗体是脊索瘤的一种高度特异性标志物，可用于同软骨瘤、软骨肉瘤和脊索瘤脑膜瘤的鉴别。

脊索瘤首选手术切除，平均生存时间为 7 年。手术切除不净可复发，偶可转移，通常转移到肺、骨、淋巴结和皮下组织。

（朱雄增）

gǔ xuèguǎnliú

骨血管瘤 （hemangioma of bone）

由管径大小不一毛细血管样血管组成的骨良性肿瘤。好发于 40~50 岁中年人，男女比约 1∶1.5。最常累及椎体，以下依次为颅面骨和长骨干骺区，常可多发。临床大多无症状，常在 X 线摄片时偶尔发现。较大的血管瘤可出现疼痛和病理性骨折，脊柱血管瘤可压迫脊髓，引起疼痛和神经症状。影像学上显示境界清楚的溶骨性病变，其间常有粗大小梁或条纹。在颅骨可表现为膨胀性溶骨性病变和日光放射状反应性新骨形成。大体见，血管瘤呈暗红色，质软，境界清楚。光镜下见，肿瘤由毛细血管和/或海绵状血管组成，管壁衬覆一层扁平内皮细胞。当血管瘤累及范围广或扩展到整个骨骼，称为血管瘤病。免疫组化染色显示，瘤细胞表达 CD31、CD34 和 FⅧ因子。手术切除后能治愈，局部复发率很低。

（朱雄增）

gǔ shàngpíyàng xuèguǎnliú
骨上皮样血管瘤（epithelioid hemangioma of bone）

由具有上皮样形态和内皮细胞表型细胞所组成的局部侵袭性肿瘤。又称骨组织细胞样血管瘤。好发于成年人，平均年龄35岁，男女比为1.4∶1。最常累及长管状骨。以下依次为下肢远端诸骨、扁骨、椎骨和手部小骨，少数为多灶性。临床表现为局限性疼痛。影像学显示境界清楚，稍膨胀的溶骨性病变，骨皮质可侵蚀，扩展到软组织。

大体见，肿瘤体积较大，暗红色，质软。光镜下见，肿瘤呈分叶状，浸润以前存在骨小梁。小叶周边有许多小动脉样血管，衬覆扁平内皮细胞；小叶中央的细胞丰富，为形成血管腔或呈实性生长的上皮样细胞。上皮样细胞大，多边形，核卵圆形或肾形，胞质丰富，嗜伊红色，偶可含有一个或几个空泡。核分裂少见（<1/10HPF）。间质少，可有明显炎症细胞浸润，以嗜酸性粒细胞为主。病变内有出血和小灶性坏死。累及四肢远端小骨的肿瘤内也可含有排列成束的良性表现梭形细胞和含铁血黄素沉着。免疫组化染色显示，瘤细胞表达CD31、CD34、FⅧ因子和Fli-1，也常表达角蛋白和上皮膜抗原（EMA）。本病通常采用刮除法治疗，偶尔大块切除。对于不能手术切除的部位可行放射治疗。预后很好，局部复发率仅9%。

（朱雄增）

gǔ shàngpíyàng xuèguǎn nèipíliú
骨上皮样血管内皮瘤（epithelioid hemangioendothelioma of bone，EHE）

具有上皮样形态、内皮细胞表型和玻璃样、软骨样或嗜碱性间质所组成的低至中度恶性肿瘤。骨可以是唯一累及的器官或多个累及器官（肝、肺、软组织）的一个成分。肿瘤好发于10~30岁，男性稍多。最常累及长管状骨，尤其下肢，以下依次为盆骨、肋骨和椎骨，半数以上为单骨多发或累及多骨。临床主要表现为局部疼痛和肿胀，也可无症状。影像学显示境界清楚或不清楚的溶骨性病变，骨皮质可侵蚀。

大体见，肿瘤呈卵圆形、棕色、质地橡皮样，偶有出血。光镜下见，肿瘤由上皮样和梭形内皮细胞组成，核圆形或卵圆形，核仁明显，胞质丰富，嗜伊红色，可见空泡状胞质内腔，常含单个红细胞。形成良好的血管不太明显，瘤细胞常排列成束状或巢状，位于类似软骨的黏液样和玻璃样间质中。瘤细胞通常轻度异型，核分裂不多。免疫组化染色显示，瘤细胞表达CD31、CD34、FⅧ因子、Fli-1和D2-40，也常表达角蛋白和上皮膜抗原（EMA）。本病首选治疗是广泛切除肿瘤，多骨累及预后差。组织学特点不能预测预后，病死率达20%。

（朱雄增）

gǔ xuèguǎn ròuliú
骨血管肉瘤（angiosarcoma of bone）

向血管或淋巴管内皮细胞分化的高度恶性肿瘤。肿瘤发病年龄广，从儿童到80岁均可发病，男性稍多。常累及长和短管状骨，尤其股骨，以下依次为盆骨、椎骨、肋骨和颅骨，约1/3病例为多发性。临床表现为疼痛和肿块。影像学显示境界不清的单发或多灶性溶骨性病变，骨皮质破坏，侵犯软组织，通常无骨膜反应。

大体见，肿瘤体积较大，直径大多>5cm，呈棕红色，出血性，质脆。光镜下见，瘤细胞明显异型，大多呈上皮样，少数呈梭形，核空泡状，含1~3个核仁，核分裂易见。胞质深嗜伊红色，常含一个或多个空泡。瘤细胞常呈实性片状生长，但可以找到不规则血管腔。常有红细胞外渗、含铁血黄素沉着和数量不等炎症细胞（淋巴细胞、中性粒细胞和嗜酸性粒细胞）浸润。免疫组化染色显示，绝大多数病例瘤细胞表达CD31，约半数表达CD34和FⅧ因子，还可表达Fli-1。偶尔表达平滑肌肌动蛋白（SMA）、D2-40（提示淋巴管分化）、角蛋白和上皮膜抗原（EMA）。

本病高度恶性，以手术切除和放疗为主，5年生存率仅33%。预后不良因素与肿瘤范围广、出现巨核仁、核分裂≥3/10HPF和嗜酸性粒细胞<5/10HPF相关。

（朱雄增）

gǔ pínghuájī ròuliú
骨平滑肌肉瘤（leiomyosarcoma of bone）

显示平滑肌分化的原发性恶性骨肿瘤。好发于40~50岁，男性稍多。最常累及股骨远端和胫骨近端的干骺区。临床表现为局部疼痛，偶有病理性骨折。影像学显示溶骨性病变，骨皮质破坏。大体见，肿瘤呈棕色、鱼肉状、有明显坏死。光镜下见，瘤细胞呈长梭形，核长形，两端钝，有明显多形性，核分裂象易见。胞质明显原纤维性，嗜伊红色。瘤细胞交叉排列成束。免疫组化染色显示，瘤细胞表达平滑肌肌动蛋白（SMA）、H-钙黏着蛋白（H-cadherin）和结蛋白（desmin）。在诊断骨的原发性平滑肌肉瘤时，必须除外骨外（子宫、肠和软组织）平滑肌肉瘤转移至骨。本病治疗以手术切除为首选，预后与组织学分级相关，高度恶性平滑肌肉瘤常转移至肺，预后差，半数患者死于肿瘤。

(朱雄增)

gǔ zhīfángliú

骨脂肪瘤 (lipoma of bone)

起自骨内或骨表面脂肪细胞的良性肿瘤。大多数 40～50 岁，骨旁脂肪瘤发病年龄稍大，好发于 40～60 岁，男性稍多。最常累及长骨干骺区，尤其股骨、胫骨和腓骨，其他部位是盆骨、椎骨、颅骨和颌骨。髓内脂肪瘤可无症状或有疼痛和肿胀，影像学显示境界清楚的溶骨性病变，周围有薄层硬化区，病变内可见小梁或钙化影。骨旁脂肪瘤常表现局部肿块，影像学显示邻近骨皮质射线透光的肿块。大体见，肿瘤境界清楚，黄色，质软，其间可见骨刺。光镜下见，肿瘤由成熟脂肪细胞组成小叶状，其间有以前存在的骨小梁。骨脂肪瘤切除预后很好，几乎不复发。

(朱雄增)

gǔ zhīfáng ròuliú

骨脂肪肉瘤 (liposarcoma of bone)

显示脂肪细胞分化的骨内和骨表面恶性肿瘤。原发性骨脂肪肉瘤非常少见，大多数时从软组织的脂肪肉瘤转移到骨。肿瘤好发于成年人，男性稍多。最常累及长骨，尤其胫骨和股骨。临床表现为局部疼痛。影像学显示境界不清或较清楚的溶骨性病变。大体见，肿瘤大，分叶状，黄色至灰棕色，质地软或坚实，富于黏液的脂肪肉瘤可有光泽、黏滑、黏液样。光镜下见，骨的脂肪肉瘤由恶性脂肪细胞组成，可为分化好脂肪肉瘤，黏液样脂肪肉瘤或多形性脂肪肉瘤。本病以手术切除为主，预后与组织学类型相关，骨的分化好或黏液样脂肪肉瘤的预后好，而多形脂肪肉瘤预后差。

(朱雄增)

yòuzhìliú

釉质瘤 (adamantinoma)

由相对良性表现梭形细胞骨纤维成分围绕上皮细胞簇所组成形态特点多样性、双相分化的恶性骨肿瘤。可发生于任何年龄，平均 25～35 岁，男性稍多。85%～90% 的病例累及胫骨前的骨干和干骺区，其余位于腓骨、股骨、尺骨和桡骨。

临床表现 为胫前肿胀，可伴有疼痛。影像学显示境界清楚的密质骨分叶状、溶骨性病变，边缘骨硬化，无骨膜反应。病程较长者，病变密度增高，呈磨玻璃样。

大体形态 肿瘤偏于骨干一侧，大多位于胫骨前方骨皮质，境界清楚，灰黄色、分叶状，质地坚实，边缘硬化。病变内可有囊腔、充满草黄色或血性液样。肿瘤可完全位于骨皮质内，较大肿瘤可侵犯骨髓腔，也可穿破骨皮质，扩展到软组织。

镜下形态 典型釉质瘤的特征为上皮和骨纤维两种成分以不同比例混合。形态学上有 4 种图像：基底样、小管状、梭形细胞和鳞状。前两种最常见，也可以由多种图像混合存在。无论哪种生长方式，瘤细胞异型性不大，核分裂不易见。骨纤维成分由梭形细胞排列成席纹状，其间常存衬覆骨母细胞的编织骨小梁。上皮细胞聚集成条索、巢状或小管状，上皮巢、索的周边细胞呈柱状或栅状，中央的细胞呈星网状，有时出现囊性区，类似颌骨造釉细胞瘤，故命名为釉质瘤。瘤细胞可小，似基底细胞，也可似鳞状细胞。少数釉质瘤以骨纤维组织成分为主，仅含小簇上皮细胞，

称为骨纤维结构不良样变型。

辅助检查 免疫组化染色显示，上皮细胞表达角蛋白、上皮膜抗原（EMA）、波形蛋白（vimentin）和 P63，细胞角蛋白（CK）主要为基底细胞型，包括 CK5、CK14 和 CK19，也可不同程度表达 CK1、CK13 和 CK17，但不表达 CK8 和 CK18。纤维组织仅表达 vimentin。

鉴别诊断 釉质瘤易与许多疾病混淆，包括纤维结构不良或骨纤维结构不良、转移性鳞癌或腺癌、滑膜肉瘤、平滑肌肉瘤、血管肉瘤和神经鞘瘤。但釉质瘤尤其好发于胫骨前方骨干的骨皮质内，结合影像学、显微镜特点和免疫表型，均能做出正确诊断。

预后 釉质瘤是局部侵袭性低度恶性肿瘤，需大块切除，非根治性手术切除后的复发率很高，多次复发后可发生远处转移，主要是淋巴结和肺，少数可至其他骨、肝和脑。不良预后因素与男性或年轻女性、有疼痛症状、<20 岁年轻人，上皮-间质比例高和缺乏鳞状分化相关。

(朱雄增)

gǔ wèifēnhuà gāojíbié duōxíngxìng ròuliú

骨未分化高级别多形性肉瘤 (undifferentiated high-grade pleomorphic sarcoma of bone)

发生于骨缺乏特异性分化方向的高度恶性骨肿瘤。曾称骨恶性纤维组织细胞瘤。好发于 40 岁以上成年人，男性常见。常累及下肢长骨，尤其股骨远端和胫骨近端。临床表现为骨痛和肿胀，偶可发生病理性骨折。影像学显示境界不清的溶骨性病变，骨皮质穿破，侵犯软组织。

大体见，肿瘤灰白色或灰黄色，质地软或坚实，常见出血和

坏死。光镜下见，瘤细胞梭形，多边形或上皮样，核有显著异型，核分裂易见，常见异常核分裂。肿瘤内散布数量不等多核巨细胞和瘤巨细胞，常见淋巴细胞和组织细胞浸润（图1）。病变中无肿瘤性骨或软骨形成。免疫组化染色主要用于排除其他特殊类型肿瘤，如平滑肌肉瘤，转移性癌和黑色素瘤。本病首选手术广泛切除联合化学治疗，但预后很差，常有肺转移。

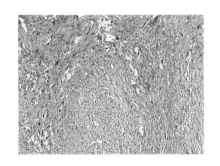

图1　骨未分化高级别多形性肉瘤（HE×200）

（朱雄增）

dòngmàiliúxìng gǔnángzhǒng

动脉瘤性骨囊肿 （aneurysmal bone cyst，ABC）

由充满血液、多房性囊腔组成的破坏性、膨胀性生长的良性骨肿瘤。好发于20岁以下儿童和青少年，无性别差异。常累及长骨干骺端，尤其股骨、胫骨和肱骨，还可累及椎体后方。临床表现为疼痛和肿胀，椎体病变可压迫神经或脊髓，引起神经症状。X线片显示境界清楚，偏心性、溶骨性、膨胀性病变，磁共振成像（MRI）能显示病变内部间隔和不同囊液密度产生的特征性液平。

大体见，境界清楚，由浅棕色纤维性间隔将充满血液和囊腔分隔成的多房性肿块。有时可见到实性区，提示为ABC的实性部分或其他肿瘤发生继发性ABC样改变。光镜下见，囊腔充满血液，囊壁为纤维性间隔，由良性表现的成纤维细胞，散在的破骨细胞样多核巨细胞和覆盖成骨细胞的反应性编织骨所组成。病变内可找见核分裂，但无异常核分裂。ABC的实体性变型中除了有相同于典型ABC的成分外，还存在类似于小骨的巨细胞病变的区域。原发性ABC约占所有病例的70%，其余病例可继发于各种良性和恶性肿瘤（继发性ABC）的出血性囊性变。最常见的肿瘤为巨细胞瘤、骨母细胞瘤、软骨母细胞瘤和纤维结构不良，偶尔也可为肉瘤，尤其是骨肉瘤。

鉴别诊断时必须要注意继发性ABC相关的肿瘤。尤其需要注意恶性肿瘤，以免误诊。ABC是真性肿瘤，约70%原发性ABC存在染色体17p13上 USP6 基因的重排。ABC用刮除法治疗后复发率高（20%~70%），是一种局部侵袭性肿瘤。

（朱雄增）

dānchúnxìng gǔnángzhǒng

单纯性骨囊肿 （simple bone cyst，SBC）

衬覆纤维组织和充满浆液或血性液体的骨内囊肿。好发于20岁以下的男性，男女比约为3∶1。常累及肱骨、股骨和胫骨近端的干骺区，年龄大者可累及髂骨和跟骨。大多数无症状，常因病理性骨折或其他原因行X线检查而偶尔被发现。有些患者可有轻微疼痛、肿胀和活动受限。影像学显示干骺区-骨干的境界清楚、位于骨髓腔中央的溶骨性病变，骨皮质稍膨胀、变薄。

大体见，SBC为充满浆液或血性液体的单房性囊肿，内表面衬覆薄层、灰白色或棕红色光滑的纤维组织。光镜下见，囊壁纤维组织中见含铁血黄素沉着、散在巨细胞和反应性新骨，有时可见胆固醇裂隙和泡沫状组织细胞。手术刮除后能治愈，10%~20%病例可复发，尤其年轻患者和大的囊肿。

（朱雄增）

xiānwéi jiégòu bùliáng

纤维结构不良 （fibrous dysplasia，FD）

累及单骨（或多骨）良性的骨内纤维-骨性病变。发病年龄广，女性稍多。单骨性病变较常见，为多骨性病变的6~10倍。单骨性病变大多位于股骨、颅骨、胫骨和肋骨，而多骨性病变则大多位于股骨、盆骨和胫骨。常无症状，但可有骨痛和病理学骨折。FD伴有内分泌异常和皮肤色素沉着时，称为麦丘恩-奥尔布赖特综合征；FD伴有肌内黏液瘤时，称为马扎布罗综合征（Mazabraud syndrome）。影像学显示病变范围较广，受累长骨的骨干和干骺端的密度降低，呈磨玻璃样，骨皮质变薄，无骨膜反应或软组织侵犯。

大体见，骨髓腔内充满灰棕色、质韧组织，有砂砾感。较大病变内可见小囊肿，内含浅黄色液体。光镜下见，存在不同比例的纤维组织和骨组织。纤维组织主要为良性表现的梭形细胞，核细长，核仁不明显，通常无核分裂。胶原纤维多少不等，但一般较少，故背景疏松。纤维组织之间散布形状不一、分布不均的骨样组织和编织骨（图1），这些新生骨小梁纤细、弯曲、不规则，表面覆盖不明显，扁平的梭形成骨细胞。少数病变，尤其在多发性纤维结构不良中可见到小灶性软骨小岛，当软骨成分占相当比例时，称为纤维软骨性结构不良，可误诊为内生性软骨瘤或软骨肉瘤。

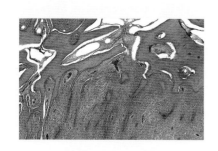

图 1 肋骨纤维结构不良（HE× 40）

FD 中可见一些继发性改变，包括动脉瘤性骨囊肿区域、泡沫状组织细胞、多核巨细胞和黏液样变。

FD 预后很好，通常采取保守治疗。患者在青春期后，病变可停止生长。FD 引起的骨畸形，可手术整形。放射治疗不宜采用，因偶尔能引起肉瘤变。

（朱雄增）

Màiqiū'ēn-Ào'ěrbùlàitè zōnghézhēng

麦丘恩-奥尔布赖特综合征

（McCune-Albright syndrome, MAS） 以多骨性纤维结构不良、皮肤咖啡-牛奶色斑、性早熟和其他高功能内分泌病为特征的综合征。又称纤维性骨营养不良综合征。患者携带有 *GNAS* 基因体细胞突变。起病于婴儿和儿童，女性多见，男女比为 1：（2~3）。

临床除表现为多骨性或单骨性纤维结构不良外，同时伴有皮肤浅褐色咖啡牛奶色斑。在女性常伴有性早熟症状。此外，还可有其他内分泌症状，包括甲状腺功能亢进、生长激素分泌过多、高催乳素血症和肾上腺皮质功能亢进。影像学显示长骨的干骺区或骨干呈磨玻璃样膨胀性生长，边缘硬化，颅面骨也可见类似的影像学表现。光镜下见，MAS 由产生胶原的梭形细胞和排列无序、纤细弯曲的编织骨小梁组成，骨小梁表面覆盖一层不太明显扁平成骨细胞，病变内可见囊性变和/或脂肪。偶尔，MAS 可发生恶性变，通常为骨肉瘤、软骨肉瘤、纤维肉瘤或未分化多形性肉瘤。

（朱雄增）

gǔ xiānwéi jiégòu bùliáng

骨纤维结构不良

（osteofibrous dysplasia, OFD） 绝大部分发生在胫骨和腓骨的良性纤维-骨性病变。好发于 20 岁前，尤其 15 岁以下的儿童和少年，男女均可发病。病变最常累及胫骨中上 1/3 骨干前部的密质骨，有时累及腓骨，而累及其他骨（尺骨、桡骨和肱骨）非常少见。临床表现为局部肿胀或胫骨前弯畸形。影像学显示长骨干密质骨境界清楚、膨胀性溶骨性病变，周围有一硬化带，骨皮质变薄，无骨膜反应或软组织侵犯。

大体见，OFD 呈灰白色或灰黄色，质地坚实，有砂砾感。密质骨薄或缺乏，骨膜完整，与骨髓腔之间常有一硬化带相隔。光镜下见，OFD 与纤维结构不良（FD）类似，但骨小梁表面覆盖一层明显的成骨细胞层。OFD 易与釉质瘤的骨纤维结构不良样变型混淆，前者免疫组化染色显示角蛋白阴性或仅见个别细胞阳性；后者有较丰富角蛋白阳性细胞，还可见到典型釉质瘤的区域。

OFD 在 10 岁前会逐渐增大，但 15 岁后常自发性消退。少数有小簇角蛋白的阳性细胞的 OFD 可进展为典型的釉质瘤。治疗需手术切除。

（朱雄增）

gǔ Lǎnggéhànsī xìbāo zǔzhī xìbāo zēngshēngzhèng

骨朗格汉斯细胞组织细胞增生症

［Langerhans cell histiocytosis（LCH）of bone］ 发生于骨的朗格汉斯细胞克隆性增生性疾病。又称为骨嗜酸性肉芽肿。病因未完全明了，现认为是一种肿瘤性疾病。LCH 好发于 30 岁以下男性，男女比约为 2：1。任何骨均可累及，可单骨或多骨累及。最常位于颅骨、也常位于股骨、盆骨、椎骨和下颌骨，在成年人则最常位于肋骨。

临床表现为受累区疼痛和肿胀。在颞骨，可表现为类似中耳炎或乳突炎的症状；在下颌骨，常见牙齿脱落；在椎体，可引起压缩性骨折，出现神经受压症状。影像学显示境界清楚的纯溶骨性病变，常伴有增厚的骨膜新骨形成。LCH 可完全局限于骨骼系，也可累及骨外其他器官（皮、肝、脾、淋巴结和肺等）。

大体见，病变呈灰红色或灰白色，质软。光镜下见，LCH 由朗格汉斯细胞（LC）伴由数量不等嗜酸性粒细胞、泡沫状组织细胞和散在多核巨细胞所组成（图 1）。LC 中等大小，常成簇分布，胞质较丰富，嗜伊红色或淡染，边界不清，核卵圆形，有凹陷，常有核沟，核染色质疏松，可见小核仁，核分裂象少见。免疫组化染色显示，LC 表达 S-100 蛋白、CD1α 和 CD207（langerin）。电镜观察可见特征性的胞质内网球拍样包涵体（Birbeck 颗粒）。

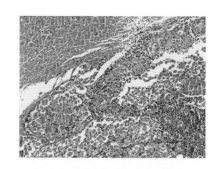

图 1 髂骨朗格汉斯细胞组织细胞增生症（HE×200）

单骨性病变预后好，偶可自发性愈合，约10%单骨性LCH和达25%多骨性LCH可伴有骨外播散性疾病，预后不良。

（朱雄增）

埃德海姆-切斯特病（Erdheim-Chester disease，ECD）

累及骨、软组织、内脏和中枢神经系统，导致骨硬化、纤维化和器官功能衰竭的黄色肉芽肿性组织细胞增生症。好发于中老年，平均年龄50岁，男性稍多，男女比为1.2：1。最常见于四肢远端和长骨，常双侧对称性累及，此外，还常累及眼眶、面部诸骨和盆骨，骨外可累及肺、中枢神经系统、神经垂体、脑膜、心脏、软组织、皮肤、乳腺和睾丸等。

临床表现取决于病变的范围和部位，常有发热、虚弱和体重减轻等全身症状。在下肢，常有骨痛；在眼眶，可出现突眼。血脂通常正常。影像学显示双侧下肢长骨的骨干和干骺区骨髓腔对称性骨硬化，约1/3病例可为溶骨性改变，半数病例有骨外膜炎和骨内膜炎的征象。大体见，骨呈不规则硬化，病变组织呈金黄色，质地坚实。光镜下见，ECD由大量泡沫状组织细胞、散在图顿（Touton）巨细胞、数量不等的淋巴细胞、浆细胞和个别嗜酸性粒细胞组成，间质可有轻度纤维化。免疫组化染色显示，组织细胞表达CD68、CD163、CD14、FXⅢa因子和fasin，晚期病变可丢失FXⅢa因子/fasin。通常不表达或弱表达S-100蛋白，不表达CD1α或langerin。

仅累及骨的ECD预后好，如全身广泛播散，尤其累及中枢神经系统和/或心血管的ECD，预后差。

（朱雄增）

软骨间叶性错构瘤（chondromesenchymal hamartoma，CMH）

发生于婴幼儿肋骨，由数量不等梭形细胞、软骨和出血性囊肿组成的良性肿瘤。又称胸壁错构瘤。罕见。大多数为婴儿，可为先天性，男女比为2：1。CMH起自肋骨骨髓腔内或骨表面，可以双侧性或多中心性，其他少见部位有脊柱、胸骨和鼻窦。患儿可无症状或呼吸窘迫，表现为胸壁肿块。影像学上显示境界清楚，边缘硬化的明显膨胀性病变，病变内见钙化和骨化影。磁共振成像（MRI）显示肿块含有实性和囊性成分，T1和T2成像上呈现不同的信号强度。

大体见，肿瘤切面显示不同比例的实性和囊性出血性区域，实性区主要为软骨成分。光镜下见，实性区为梭形细胞，不同数量的胶原、编织骨和软骨，常见软骨内骨化。出血性囊肿类似动脉瘤性骨囊肿，囊壁和间隔由纤维组织、反应性骨和散在破骨细胞样巨细胞组成。

手术切除能治愈，无症状较小病变可保守治疗，有自发性消退的报告。

（朱雄增）

巨颌症（cherubism）

限于上颌骨与下颌骨双侧对称性的良性纤维-骨性肿瘤。又称家族性颌骨纤维结构不良。是一种常染色显性遗传性疾病，涉及位于染色体4p16.3的*SH3BP2*基因突变，约50%病例无家族史，可能与隐性遗传有关。起自2~6岁的儿童，无性别差异。

临床表现为颌骨双侧对称性无痛性肿胀，严重者可引起突眼、张口呼吸、慢性鼻炎，牙齿移位或缺失。通常到青春期时病情稳定，有时病变可退化。影像学显示上下两颌骨双侧多囊性放射稀疏区，伴不规则骨性间隔。光镜下见类似于骨的巨细胞病变，由梭形单核间质细胞和破骨细胞样巨细胞瘤组成。巨细胞的数量随年龄增大而减少，而梭形细胞和胶原增多。巨颌症需与棕色瘤、巨细胞病变、巨细胞瘤、纤维结构不良和动脉瘤性骨囊肿鉴别。依据临床表现和影像学特点可做出鉴别。曾有患者行放射治疗，但可能引起恶性变。

（朱雄增）

腱鞘囊肿（ganglion cyst）

位于关节或腱鞘周围，充满黏液的囊肿。可能是由于反复轻微外伤而引起关节或腱鞘结缔组织的黏液样变性，或在少数情况下，关节囊内滑液通过滑膜的裂缝聚集在关节或腱鞘周围而形成囊肿。病变最常位于腕背，以下是腕和掌指关节的掌面、足的背侧、膝关节周围，脊柱的小关节和韧带处。偶尔病变可侵蚀邻近骨，继而完全位于骨内，称为骨内腱鞘囊肿，当囊肿位于膝关节外侧半月瓣，称为囊性半月瓣。临床表现为疼痛、无力和关节活动受限。大体见，囊肿为多房，充满透明胶样液体。镜下见，囊肿由致密纤维组织囊壁分隔成多个腔隙，囊壁衬覆薄层扁平细胞。如临床上无明显症状可不必治疗，如出现明显症状，手术切除能治愈。

（朱雄增）

贝克囊肿（Baker cyst）

腘窝充满滑液的囊肿。任何能引起膝关节内压力增高的关节病，如骨关节炎、神经性关节病和类风湿关节炎，导致滑膜通过膝关节囊后部突入腘窝内或通过关节液从膝关节与滑膜囊正常解剖相连处溢入腘窝内而形成的囊肿。因此，贝克囊肿与关节腔相通，囊壁衬覆滑膜，且可含有软骨，囊内为滑液。与腱鞘囊肿不同的是后者与关节腔不相通，且囊壁无内衬的滑膜细胞。

(朱雄增)

wànguǎn zōnghézhēng
腕管综合征（carpal tunnel syndrome）

各种原因导致正中神经在腕管内受压引起的一系列症状。最常见和最早出现的症状是手指麻木，以夜间为重。拇指、示指和中指常有皮肤感觉减退，而腕部以上无感觉改变，鱼际肌群可有轻度萎缩。部分患者有疼痛、鱼际肌麻痹等症状。引起腕管综合征的原因很多，如腕管韧带增厚、月骨脱位、正中神经炎症和变性、腕管内肿瘤（血管瘤、脂肪瘤、腱鞘囊肿等）、类风湿关节炎和淀粉样变。病理学改变因病因而异，故缺乏特异性的大体和显微镜下形态。

(朱雄增)

huámó ruǎngǔliúbìng
滑膜软骨瘤病（synovial chondromatosis）

滑膜下组织由多个透明软骨结节组成的良性肿瘤。好发于20~50岁，男性多见，男女比为2∶1。约2/3位于膝关节，其他关节也可累及，包括颞颌关节，偶尔肿瘤完全位于关节外，称为腱鞘软骨瘤病。临床表现为关节疼痛、肿胀、关节弹响、交锁或运动受限，常有继发性骨关节炎症状。影像学显示关节腔内见多个小圆形、周边有钙化的肿块。大体见，多个大小较一致、灰白色、鹅卵石样结节，可附着在滑膜上，也可脱落在关节腔内成为游离体。光镜下见，结节由透明软骨组成，软骨细胞成簇状生长，可见核增大，双核与一定程度多形性，基质可黏液样变。软骨基质可有钙化和骨化，结节周围常有滑膜组织围绕。手术切除后局部复发率达15%~20%，但极少恶性变。

(朱雄增)

huámó xuèguǎnliú
滑膜血管瘤（synovial hemangioma）

起自滑膜组织内的良性血管性肿瘤。好发于儿童和青少年，男性多见。最常累及膝关节，也可累及肘关节和指关节。临床表现为疼痛、关节肿胀和活动受限。X线片显示软组织肿块，CT可清楚显示病变。大体见，切除的滑膜组织呈深棕色，质软。光镜下见，滑膜血管瘤位于滑膜组织内，大多数为海绵状型，少数为分叶状毛细血管型或动静脉型血管瘤。滑膜组织可呈绒毛乳头状增生。慢性病例可有关节积血，含铁血黄素沉着。滑膜血管瘤很难完全切除，故术后偶可复发。

(朱雄增)

huámó zhīfángliú
滑膜脂肪瘤（synovial lipoma）

起自滑膜组织内的良性成熟脂肪性肿瘤。好发于年轻人，最常累及膝关节。临床表现为关节肿胀。X线片显示软组织弥漫性肿胀，磁共振成像（MRI）显示与皮下脂肪相似的信号强度。大体见，滑膜增厚，黄色，质软。光镜下见成熟脂肪组充满滑膜组织内。肿瘤完全切除后，预后很好，极少复发。

(朱雄增)

huámó ruǎngǔ ròuliú
滑膜软骨肉瘤（synovial chondrosarcoma）

起自滑膜的恶性软骨性肿瘤。分为原发性和继发性两种，但均极罕见。后者是指继发性滑膜软骨瘤病。肿瘤好发于中老年男性，最常累及膝关节，少数累及髋关节、肘关节和踝关节。临床表现、影像学和大体形态类似于滑膜软骨瘤病。光镜下与滑膜软骨瘤病也较难区分，如出现成片非典型软骨细胞、肿瘤性坏死、核分裂多、细胞核群集和呈梭形，提示恶变为软骨肉瘤。

(朱雄增)

xīnjīyán
心肌炎（myocarditis）

由各种病原微生物感染（病毒、细菌、螺旋体、真菌和寄生虫等）或理化因素引起的心肌炎症性疾病。病变可累及心肌细胞、间质及血管、心瓣膜、心包，甚至整个心脏。实际生活中以病毒性心肌炎和细菌性心肌炎最常见。

(王国平)

bìngdúxìng xīnjīyán
病毒性心肌炎（viral myocarditis）

由各种嗜心肌病毒感染引起的，以心肌间质原发性非特异性炎症为主要病变的心肌炎症性疾病。可累及心包，引起心包心肌炎。常见的嗜心肌病毒有柯萨奇（Coxsackie）B组2~5型和A组9型病毒，其次是埃可（ECHO）病毒和腺病毒。此外，风疹病毒、巨细胞病毒、肝炎病毒、流感病毒、人类免疫缺陷病毒（HIV）、流行性腮腺炎病毒和脊髓灰质炎病毒等也可引起病毒性心肌炎。本病的发病机制尚不十分清楚，可能与病毒感染和自身免疫反应有关。病毒复制可直接损伤心肌细胞，也可通过T细胞介导的免疫反应，在攻击杀伤病毒的同时造成心肌坏死而引起心肌炎。

临床表现轻重不一，常出现不同程度的心律失常。病毒性心肌炎初期可见心肌细胞变性坏死及间质内中性粒细胞浸润。其后,代之以淋巴细胞、巨噬细胞和浆细胞浸润以及肉芽组织形成。在成年人,多累及心房后壁、室间隔及心尖区,有时可累及传导系统。光镜下见,以心肌损害为主的心肌炎,表现为心肌细胞水肿、肌质溶解和坏死;以间质损害为主的心肌炎,表现为间质内炎症细胞浸润。晚期有明显的间质纤维化,伴代偿性心肌肥大及心腔扩张。从病变范围可分为局灶性和弥漫性心肌炎。

本病预后一般较好。但病变严重者及婴幼儿可引起心力衰竭等并发症。

(王国平)

xìjūnxìng xīnjīyán

细菌性心肌炎 (bacterial myocarditis)

由细菌引起的心肌炎症性疾病。常由葡萄球菌、链球菌、肺炎链球菌及脑膜炎双球菌所引起,并多为上述细菌性脓毒血症的继发性含菌性栓塞的结果。病理改变为心肌及间质内多发性小脓肿,脓肿周围心肌有不同程度的变性坏死及间质内中性粒细胞和单核细胞浸润。也可表现为心肌蜂窝织炎。

(王国平)

tèfāxìng jùxìbāoxìng xīnjīyán

特发性巨细胞性心肌炎 (idiopathic giant cell myocarditis)

由细胞毒T细胞介导多灶性心肌破坏的心肌炎症性疾病。又称费德勒(Fiedler)心肌炎。原因不明。多见于20~50岁青、中年人。急性型常导致心脏扩张,可突然发生心脏衰竭引起死亡。

依组织学变化分为两型:①弥漫性间质性心肌炎:心肌间质小血管周围有多量淋巴细胞、浆细胞和巨噬细胞浸润,可伴有多少不一的嗜酸性粒细胞及中性粒细胞浸润。心肌细胞较少发生变性坏死。②巨细胞性心肌炎:心肌内有灶性坏死及肉芽肿形成。病灶中央可见红染无结构的坏死物,周围有淋巴细胞、浆细胞、单核细胞和嗜酸性粒细胞浸润,间杂有较多的多核巨细胞。多核巨细胞大小、形态变异较大、可为异物型或朗汉斯(Langhans)巨细胞。

(王国平)

xīnbāoyán

心包炎 (pericarditis)

由病原微生物(主要为细菌)和毒性代谢产物引起的心包腔脏层和壁层心外膜的炎症。又称心外膜炎症。绝大多数属于伴发性疾病,多继发于其他心脏病、变态反应性疾病和尿毒症等,也可继发于胸腔疾病、放射、心脏创伤及肿瘤转移。原发性者主要是病毒性心肌炎合并心包炎。根据病程的长短,可分为急性心包炎和慢性心包炎两种类型。

(王国平)

jíxìng xīnbāoyán

急性心包炎 (acute pericarditis)

急性渗出性的心包炎。根据渗出的主要成分分为4种类型:即浆液性心包炎、纤维蛋白性心包炎、浆液纤维蛋白性心包炎、化脓性心包炎和出血性心包炎。

(王国平)

jiāngyèxìng xīnbāoyán

浆液性心包炎 (serous pericarditis)

以浆液渗出为主的急性心外膜的炎症。致使心包腔内填充较多液体渗出成分,称心包积液。主要由非感染性疾病如风湿病、系统性红斑狼疮、肿瘤和尿毒症等继发引起,病毒感染也可引起原发性心包炎。患者多为青年人,病变亦可累及心肌。临床表现为胸闷不适,心浊音界扩大,听诊心音弱而遥远。X线检查心影增大、立位时状如烧瓶,平卧后形状及大小发生改变。

(王国平)

jiāngyè xiānwéi dànbáixìng xīnbāoyán

浆液纤维蛋白性心包炎 (serofibrinous pericarditis)

以浆液与纤维蛋白渗出为主的急性心包炎。是心包炎中最多见的类型。风湿病、系统性红斑狼疮、尿毒症、结核病、急性心肌梗死、心肌梗死后综合征、胸腔放射、心外科手术和创伤等均可累及心包,可表现为此型心包炎。病理变化以形成绒毛心或绒毛心伴心包积液为特点。临床上可有心前区疼痛及心包摩擦音。

绒毛心:心包的纤维蛋白性炎时,浆膜心包渗出的纤维蛋白原在心脏表面形成无数绒毛状纤维蛋白,因心脏的搏动和牵拉摩擦,形成很多绒毛状结构,故称绒毛心。渗出物可以全部或部分吸收消散;不能完全吸收者,转变为慢性心包炎,心包腔内的渗出物发生机化,使心包腔部分或全部纤维化而粘连。

(王国平)

huànóngxìng xīnbāoyán

化脓性心包炎 (purulent pericarditis; suppurative pericarditis)

以大量中性粒细胞渗出为主的急性心包炎。常由链球菌、葡萄球菌和肺炎球菌等化脓菌侵袭心包所致。这些细菌可从邻近组织、器官病变蔓延而来;或其他部位感染灶病菌经由血液、淋巴道播散而来;也可因心脏手术直接感染。

临床上除表现出感染的症状外,还可出现前述的心包积液和绒毛心的症状和体征。大体见,心外膜脏层和壁层表面(心包腔面)覆盖一层较厚的纤维蛋白性脓性渗出物,常呈灰绿色、混浊而黏稠的泥膏状。脓性渗出物较多且稀薄时，积聚于心包腔内，称心包积脓。光镜下见，心外膜脏层、壁层充血、水肿，可见大量中性粒细胞浸润；心包腔面及心包腔内，可见纤维蛋白网内网罗大量变性坏死的中性粒细胞及粉染无结构物质。当纤维蛋白量较多时，可称纤维蛋白性化脓性心包炎。有时，炎症反应可以波及心肌，亦可扩散到心脏周围纵隔内，称纵隔心包炎。

化脓性心包炎由于炎症反应比较严重，很少能完全吸收，故常导致纤维蛋白性化脓性渗出物的机化，进而发生粘连，可发展为缩窄性心包炎。

（王国平）

chūxuèxìng xīnbāoyán

出血性心包炎（hemorrhagic pericarditis） 浆液性和/或浆液纤维蛋白性渗出物中，混有多量红细胞的心包炎。表现为血性心包积液。常见于结核或恶性肿瘤累及心包，还可见于细菌感染和有出血素质的心包炎。心脏手术亦可致出血性心包炎。出血量大时可导致心脏压塞，此时心包腔内液体过多，心包腔内压上升，心脏受压，顺应性降低，导致心室舒张期充盈受损、心输出量下降。机体的代偿机制此时会发挥作用，包括升高外周静脉压；增加心肌收缩力；增加心率；提高外周动脉阻力以维持血压。但若心包腔内液体继续增加，最终将导致代偿机制衰竭。引起外周静脉压无法抗衡心包腔内压；射血分数下降；心率过快引起心室舒张期缩短，无法维持有效心输出量；外周动脉阻力达极限。最终，心输出量下降、血压降低、循环衰竭而致休克。

（王国平）

mànxìng xīnbāoyán

慢性心包炎（chronic pericarditis） 病程持续3个月以上的心包炎。多为急性心包炎转变而来；亦有少数无明显临床表现，尸体解剖时发现心包有纤细、菲薄的纤维性粘连者。可分为非特殊类型慢性心包炎和其他类型慢性心包炎，如缩窄性心包炎。

（王国平）

fēi tèshūxíng mànxìng xīnbāoyán

非特殊型慢性心包炎（non-spesific type chronic pericarditis） 心包炎性病变较轻或进展缓慢，仅局限于心包本身的疾病。对心脏活动功能影响轻微，故临床上亦无明显的表现。常见病因有结核病、尿毒症、变态反应性疾病（如风湿病）等。病理改变包括：①由于炎症破坏、纤维化降低了心包的吸收能力，加之渗出液富含蛋白质，渗透压升高，致使心包慢性积液、但可以代偿适应，临床表现为持久的心包积液。②由于慢性炎症性机化，心包脏层、壁层发生局灶性纤维化，略显增厚，呈不规则的斑块状；或两层之间发生较轻的灶、片状纤维性粘连。③由于慢性炎症弥漫性纤细而菲薄的纤维化粘连，致心包腔完全闭合，但常无心脏活动的明显受限。

（王国平）

zhānliánxìng zònggé xīnbāoyán

粘连性纵隔心包炎（adhesive mediastinal pericarditis） 继发于较重的化脓性或干酪样心包炎、心脏手术或纵隔放射等的心包慢性炎症性疾病。仅在极少数情况下，单纯的纤维蛋白性渗出也可出现这种结果。主要病变为心包慢性炎症、纤维化引起心包腔粘连、闭锁，并与纵隔及周围脏器粘连，形成巨大团块，大大增加

了心脏活动的负担，久之将引起心脏肥大、扩张，与扩张型心肌病的表现相似。

（王国平）

suōzhǎixìng xīnbāoyán

缩窄性心包炎（constrictive pericarditis） 心脏被致密厚实的纤维化心包所包围，使其在舒张时不能充分扩展而形成的心包慢性炎症性疾病。多数是继发于化脓性、出血性或干酪样心包炎和心外科手术之后，病变主要局限于心包本身。由于心包腔内渗出物的机化和瘢痕形成、玻璃样变和钙化等，使心包完全闭锁，形成一个硬而厚的（直径常达0.5～1cm）、灰白色、半透明的结缔组织囊紧紧地包绕在心脏周围，形似盔甲，故称盔甲心。由于机化的瘢痕包绕在心脏周围，使心脏舒张严重受限。

（王国平）

gǎnrǎnxìng xīnnèimóyán

感染性心内膜炎（infective endocarditis，IE） 病原微生物经血行途径直接侵袭心内膜、心瓣膜或邻近大动脉内膜而引起的炎症性疾病。常伴赘生物形成。病原体在赘生物及血液内繁殖引起败血症，赘生物碎裂脱落可致败血性栓塞。感染性心内膜炎可见于任何年龄，以成年男性多见。尽管抗生素应用十分普遍，但本病的发病率未见明显降低，可能与侵入性器械检查和心血管手术增多、吸毒者使用未消毒注射器以及病原体的耐药等有关。

根据病情和病程，感染性心内膜炎分为急性感染性心内膜炎和亚急性感染性心内膜炎。前者常由毒力强的病原体所致，有严重的全身中毒症状，未经治疗可在数天或数周内死亡；后者感染的病原体毒力较弱，病情较轻，

病程较长，中毒症状较轻。根据瓣膜类型，分为自体瓣膜和人工瓣膜心内膜炎。根据感染的病原体，还分为金黄色葡萄球菌性心内膜炎、真菌性心内膜炎等。

由于心血管手术和介入性治疗、广谱抗生素及免疫抑制剂的应用，葡萄球菌、革兰阴性杆菌、厌氧球菌、肠球菌、真菌等感染所致的急性心内膜炎呈增加趋势，而传统的草绿色链球菌感染引起急性心内膜炎已明显减少。亚急性感染性心内膜炎仍以草绿色链球菌最多见。5%~10% 自体瓣膜心内膜炎由非肠道革兰阴性杆菌如嗜血杆菌、放线杆菌属、人类心杆菌属以及金氏杆菌属等感染引起，极少数由真菌、立克次体和衣原体的感染引起。人工瓣膜心内膜炎主要病因是凝固酶阳性的表皮葡萄球菌，其次为金黄色葡萄球菌、革兰阴性杆菌、类白喉杆菌和真菌等。静脉吸毒者所致主要病因是凝固酶阳性的金黄色葡萄球菌。

随着新型高效抗生素的应用，急性感染性心内膜炎的预后已有显著改善。

（王国平）

jíxìng gǎnrǎnxìng xīnnèimóyán

急性感染性心内膜炎（acute infective endocarditis）

由毒力强的病原体所致的急性化脓性心内膜炎。瓣膜出现溃烂、穿孔或破裂；在破溃瓣膜表面，形成巨大而松脆的含大量病原体（如细菌）的赘生物。病变多发生于原来无病变的正常心内膜，主要累及二尖瓣和主动脉瓣，三尖瓣者少见。引起急性化脓性心内膜炎，致瓣膜溃烂、穿孔或破裂；在破溃瓣膜表面，形成巨大而松脆的含大量病原体（如细菌）的赘生物。有时，炎症累及瓣膜根部的

内膜和心肌，形成环形脓肿。松脆的赘生物破碎后形成含菌性栓子，常引起远处器官血管的含菌性栓塞，引起败血性梗死，即在梗死处形成继发性脓肿。

（王国平）

yàjíxìng gǎnrǎnxìng xīnnèimóyán

亚急性感染性心内膜炎（subacute infective endocarditis）

毒力较弱的病原体所致的心内膜炎。病情较轻，病程较长，中毒症状较轻。

病变主要累及二尖瓣和主动脉瓣。常在原有病变的瓣膜或缺损的间隔上形成赘生物。赘生物单个或多个，体积较大或大小不一，菜花状或息肉状。严重时，瓣膜可发生溃疡、穿孔和腱索断裂。赘生物呈污秽灰黄色，质松脆易碎裂、脱落。光镜下见，赘生物由血小板、纤维蛋白、中性粒细胞、坏死物组成，其深部有细菌团，溃疡底部可见肉芽组织及淋巴细胞、单核细胞浸润。

瓣膜的损害可造成瓣膜口狭窄和/或闭锁不全，导致心力衰竭。由于赘生物碎裂脱落形成栓子，引起动脉栓塞。栓塞最多见于脑，其次为肾、脾和心脏，并可引起相应部位的梗死，临床出现相应症状。由于栓子常来自赘生物的浅层，不含菌或极少细菌，加之细菌毒力弱，因此一般不引起败血性梗死。由于毒素和/或免疫复合物的作用，微小血管壁受损，引起血管炎，发生漏出性出血。临床表现为皮肤（颈、胸部）、黏膜（如口腔、睑结膜）及眼底出血点［罗思（Roth）点］。部分由于皮下小动脉炎，于指、趾末节腹面、足底或大、小鱼际处，出现红紫色、微隆起、有压痛的小结节，称欧氏（Osler）小结。

（王国平）

fēngshībìng

风湿病（rheumatism）

与 A 组乙型溶血性链球菌感染有关的变态反应-自身免疫病。主要累及全身结缔组织及血管，常形成特征性风湿性肉芽肿（阿绍夫小体）。风湿病多发生在 5~15 岁，以 6~9 岁为发病高峰，男女无差别，但患病率的地区差异大。以秋冬春季多发。

风湿病最常累及心脏和关节，其次为皮肤、皮下组织、脑和血管等，其中以心脏病变最为严重。常反复发作，急性期有发热，称为风湿热，为风湿活动期，临床除有心脏症状外，常伴有发热、关节痛、皮疹、皮下结节、小舞蹈病等症状和体征；辅助检查可有白细胞增多、红细胞沉降率加快、血中抗链球菌溶血素 O 抗体效价增高及心电图 P-R 间期延长等表现。多次反复发作后，常造成轻重不等的心瓣膜器质性损害，可导致风湿性心脏病。风湿病的发展过程不相同，但典型病变的过程较长且具有一定的特征，分为 3 期：变质渗出期、增生期或肉芽肿期、纤维化期或硬化期。整个病程 4~6 个月。由于风湿病常有反复急性发作，故受累器官中可有新旧病变并存。病变持续反复进展，可致较严重的纤维化和瘢痕形成。

（王国平）

Āshàofū xiǎotǐ

阿绍夫小体（Aschoff body）

细胞介导的迟发性变态反应引起的肉芽肿性病变。又称风湿肉芽肿。为风湿病的典型病理改变。

阿绍夫小体多为球形、椭圆形或梭形，多数较小肉眼难于察觉，少数也可较大，尤其在关节、皮肤的肉芽肿性病变可达 1cm。阿绍夫小体的形成是在纤维蛋白

样坏死的基础上，附近的组织细胞增生、聚集，吞噬纤维蛋白样坏死物，使胞体变形转变为风湿细胞［阿绍夫细胞或阿尼齐科夫细胞（Anitschkow cell）］。风湿细胞体积大，圆形、多边形，胞界清而不整齐；胞质丰富均质、略嗜双色；核大，圆形或卵圆形，核膜清晰，染色质集中于中央并呈细丝状向核膜放散，因而核的横切面似枭眼状，称枭眼细胞，长形核的纵切面像毛虫状，称毛虫细胞。后期，核可变得浓染结构不清。风湿细胞大多数为单核，亦可见少数双核或多核者，有人称其为阿绍夫巨细胞。免疫组化染色显示其为单核/巨噬细胞来源，而不是心肌来源的细胞。阿绍夫小体对诊断风湿病有意义，提示有风湿活动。

（王国平）

fēngshīxìng xīnzàngbìng

风湿性心脏病（rheumatic heart disease）

风湿病累及心脏时所诱发的心脏病变。包括急性期的风湿性心脏炎和静止期的慢性风湿性心脏病（主要是心瓣膜病）。风湿性心脏病多见于青壮年，17~18岁为高峰。两性间发病率无明显差别。几乎每位风湿病患者都有心脏炎，只是轻者不易被察觉和可能不引起慢性风湿性心脏病。

（王国平）

fēngshīxìng xīnzàngyán

风湿性心脏炎（rheumatic carditis）

风湿病累及心脏时引发的风湿性心内膜炎、风湿性心肌炎和风湿性心外膜炎的总称。若病变累及心脏全层则称风湿性全心炎。儿童风湿病患者中，65%~80%有心脏炎的临床表现。风湿性心脏炎常为全心炎，但可以其中一种或两种为主。反复发作者，

可能分别引起心瓣膜病，心肌（间质）纤维化及心包粘连或缩窄性心包炎，此时应称为慢性风湿性心脏病。

风湿性心内膜炎 是风湿病最重要的病变，主要累及心瓣膜，引起瓣膜炎症，也可累及瓣膜邻近的心内膜和腱索，引起瓣膜变形和功能障碍。瓣膜病变以二尖瓣最多见，其余依次为二尖瓣和主动脉瓣联合受累、主动脉瓣、三尖瓣，肺动脉瓣极少受累。

急性期临床上可因发热、贫血及相对性二尖瓣关闭不全，在心尖区可出现轻度收缩期杂音。由于病变反复发作，后期使瓣膜变形引起瓣膜病，可出现心脏杂音和心房、心室肥大、扩张，全身淤血等心力衰竭表现。

在急性期，瓣膜肿胀，间质有黏液样变性和纤维蛋白样坏死，偶见阿绍夫小体（风湿小体）。病变瓣膜表面，尤以闭锁缘向血流面的内皮细胞，由于受到瓣膜开、关时的摩擦，易发生变性、脱落、暴露其下的胶原，诱导血小板在该处沉积、凝集，形成白色血栓，称赘生物，其单个大小如粟粒（1~3mm），灰白色，半透明，呈疣状。常成串珠状单行排列于瓣膜闭锁缘，与瓣膜粘连紧密，不易脱落，故称疣状心内膜炎。赘生物较多时，可呈片状累及邻近腱索和心内膜。病变后期，赘生物发生机化，瓣膜本身发生纤维化及瘢痕形成。如类似病变反复发生，可导致瓣膜增厚、变硬、卷曲、短缩，瓣叶间相互粘连，腱索增粗、短缩，最终导致瓣膜病。当病变累及心房、心室内膜时，可引起心内膜灶性增厚及附壁血栓形成。其中，左房后壁因病变瓣膜关闭不全，受血液反流冲击较重，故该处病变较重，常

形成纤维性增厚的斑块，称麦卡勒姆（McCallum）斑。

风湿性心肌炎 风湿病累及心肌间质小血管周围的结缔组织所致。急性期临床可出现与体温不相称的心动过速，第一心音减弱，心律失常以早搏和房室传导阻滞多见，心电图ST-T异常和QT延长等也可见到。儿童患者可发生急性充血性心力衰竭。

发生于成年人者，常表现为灶性间质性心肌炎，以心肌间质内小血管附近出现阿绍夫小体为特征。风湿小体多见于室间隔和左心室后壁上部，其次为左心室后乳头肌，左心房后壁及心耳的心肌，以心内膜侧心肌内更为多见。此外可见间质水肿、淋巴细胞浸润。当累及神经传导系统及冠状动脉时，可引起相似的肉芽肿性病变。反复发作者，可导致心肌间质小瘢痕形成。

发生于儿童者，常表现为弥漫性间质性心肌炎。心肌间质明显水肿，有较多的淋巴细胞、嗜酸性粒细胞甚至中性粒细胞浸润，心肌细胞水肿及脂肪变性，有时可见左房心肌发生条束状纤维蛋白样坏死。患儿心脏扩大，球形。

风湿性心包炎 风湿性心脏病累及心外膜，病变特点是浆液和/或纤维蛋白渗出，有时可见风湿小体形成。急性期临床表现：可有心前区疼痛，听诊可闻及心包摩擦音；可有胸闷不适，体检发现心浊音界扩大，心尖搏动位于心浊音界内侧，听诊心音弱而遥远，X线检查显示心影增大，立位时如烧瓶状，平卧后心脏阴影形状及大小发生变化。少数病例，心包脏层、壁两层发生粘连，形成缩窄性心包炎，导致心功能障碍。

病理学表现：心包的间皮细胞可以脱落或增生。间皮细胞下

间质充血、炎症细胞浸润、偶有风湿小体。突出的变化是多少不一的纤维蛋白和/或浆液渗出。当渗出以纤维蛋白为主时，覆盖于心包表面的纤维蛋白可因心脏搏动牵拉而呈绒毛状称为绒毛心。当以浆液渗出为主时，形成心包积液。活动期后，各种渗出成分均可被溶解吸收，仅少数患者的心包表面纤维蛋白渗出物未被完全溶解吸收而发生机化粘连，甚至形成缩窄性心包炎。

（王国平）

fēngshīxìng guānjiéyán
风湿性关节炎 （rheumatic arthritis）
风湿病累及关节时所致的关节炎症病变。风湿病急性发作时约 70% 患者可出现风湿性关节炎。多见于成年人，儿童少见。以游走性多关节炎为特征。常侵犯膝、肩、腕、肘、髋等大关节，此起彼伏，相继发生。故临床常表现为大关节游走性疼痛，亦可累及小关节。局部有红、肿、热、痛、活动受限等典型炎症表现。病变主要为关节滑膜的浆液性炎症，滑膜及关节周围组织充血、水肿，胶原纤维黏液样变和纤维蛋白样坏死，有时可见少数不典型的阿绍夫小体（风湿小体）形成。风湿性关节炎病程短，病变消退后，不遗留关节变形。

（王国平）

huánxíng hóngbān
环形红斑 （erythema annulare）
风湿性病变累及皮肤所致的环状红晕。对风湿病具有诊断意义。少见（<5%）。多见于儿童，为风湿活动的表现之一。大体为淡红色，环状，微隆起，中央皮肤色泽正常。见于躯干及四肢，直径约 3cm。光镜下见，为非特异性渗出性炎，真皮浅层血管扩张充血，血管周围组织水肿，淋巴细

胞、单核细胞及少许中性粒细胞浸润。常在 1~2 日内消退。

（王国平）

píxià jiéjié
皮下结节 （subcutaneous nodule）
风湿病累及皮下软组织而发生的肉芽肿病变。少见（约 3%），多发生于腕、肘、膝、踝等大关节处的伸侧面皮下结缔组织，结节直径 0.5~2cm，圆形或椭圆形，质地较硬，境界清楚，可活动，压之不痛。光镜下见，为风湿性肉芽肿病变，结节中央为纤维蛋白样坏死，周围有增生的成纤维细胞和风湿细胞围绕呈栅栏状排列，伴有淋巴细胞浸润。皮下结节的出现常与风湿性心脏病的发生有关。风湿活动停止后，结节纤维化，形成小瘢痕。

（王国平）

fēngshīxìng dòngmàiyán
风湿性动脉炎 （rheumatic arteritis）
风湿病累及动脉所致炎症。大小动脉均可受累，如冠状动脉、肾动脉、肠系膜动脉、脑动脉及肺动脉等，小动脉受累较多见。急性期表现为血管壁纤维蛋白样坏死和淋巴细胞、单核细胞浸润，可有阿绍夫小体（风湿小体）形成。后期，血管壁可纤维化而增厚，使管腔狭窄，甚至闭塞。风湿性冠状动脉炎时，临床上可出现与冠心病相似的心肌缺血症状。

（王国平）

xiǎowǔdǎozhèng
小舞蹈症 （chorea minor）
风湿病累及脑组织引起风湿性脑病的一种表现。又称西德纳姆（Sydenham）舞蹈症。多见于 5~12 岁儿童，女孩较多。当病变主要累及基底节（尤以纹状体）和尾核等锥体外系统时，可出现面肌及肢体不自主运动。风湿性脑病

主要累及大脑皮质、基底节、丘脑及小脑皮质。主要病变为脑的风湿性动脉炎和皮质下脑炎，后者表现为神经细胞变性及胶质细胞增生，胶质结节形成。

（王国平）

dòngmài yìnghuà
动脉硬化 （arteriosclerosis）
一组以动脉壁增厚、变硬和弹性减退为特征的动脉疾病。包括 3 种类型：①动脉粥样硬化：最常见和最具有危害性。②动脉中层钙化：较少见，好发于老年人的中等肌型动脉，表现为中膜的钙盐沉积，并可发生骨化。③细动脉硬化：基本病变是细小动脉的玻璃样变，常见于高血压病和糖尿病。

（王国平）

dòngmài zhōuyàng yìnghuà
动脉粥样硬化 （atherosclerosis, AS）
由富含脂质的炎性斑块沉积于动脉壁，造成管壁增厚、管腔狭窄的动脉病变。主要累及大动脉（弹力型动脉——主动脉及其一级分支）和中等动脉（弹力肌型动脉——冠状动脉、脑动脉等），使动脉壁变硬，管腔狭窄，中膜弹性减弱，并可导致严重的并发症，包括缺血性心脏病（IHD）、心肌梗死、脑卒中（包括脑血栓和脑出血）和四肢坏疽等。中国 AS 发病率有逐年上升的趋势，且多见于中老年人，以 40~49 岁发展最快，是心血管系统疾病中最常见的疾病。

AS 病因尚不十分清楚，但有一些与发病密切相关的危险因素。高脂血症是 AS 主要危险因素。血浆胆固醇浓度与冠状动脉性心脏病的病死率及其危险程度呈正相关。高血压患者与同年龄、同性别的无高血压者相比，AS 发病较早，病变较重。吸烟是 AS 的危险

因素之一，亦是冠心病主要的独立危险因子。

AS 主要发生于大动脉和中动脉，最多见于腹主动脉，其他依次为冠状动脉、降主动脉、颈动脉和脑底动脉威利斯（Willis）环。威利斯环的基本病变是在动脉内膜形成粥样斑块，主要有 3 种成分：①细胞：包括平滑肌细胞、巨噬细胞和 T 淋巴细胞。②细胞外基质：包括胶原、弹性纤维和蛋白多糖。③细胞内和细胞外脂质。3 种成分的含量和分布随斑块的变化有所不同。典型病变的发生、发展经过 4 个阶段：脂纹、纤维斑块、粥样斑块和不稳定粥样斑块。继发性病变是指在纤维斑块和粥样斑块的基础上的继发改变，常见有：斑块内出血；斑块破裂；血栓形成；钙化；动脉瘤形成。动脉瘤破裂可致大出血。此外，血流可从粥瘤性溃疡处注入主动脉中膜，或中膜内血管破裂出血，均可造成中膜撕裂，形成夹层动脉瘤。

（王国平）

zhǐwén

脂纹（fatty streak） 动脉粥样硬化的早期病变，因可在动脉内膜面见黄色针头大小的斑点或长短不一的条纹而得名。脂纹最早可出现于儿童期，但并非都发展为纤维斑块，是一种可逆性病变。大体见，于动脉内膜面，见黄色帽针头大的斑点或长短不一的条纹，条纹宽 1~2mm，平坦或微隆起。光镜下见，病灶处内皮细胞下有大量泡沫细胞聚集。泡沫细胞圆形，体积较大，在石蜡切片上呈胞质内大量小空泡状，此时大多数泡沫细胞为巨噬细胞源性泡沫细胞。此外，可见较多的细胞外基质（蛋白聚糖），数量不等的合成型平滑肌细胞，少量 T 淋巴细胞和中性粒细胞等。

（王国平）

xiānwéi bānkuài

纤维斑块（fibrous plaque） 动脉粥样硬化早期脂纹的进一步发展演变。大体见，动脉内膜表面散在不规则隆起的斑块，初为淡黄或灰黄色，后因斑块表层胶原纤维的增多及玻璃样变而呈瓷白色，状如凝固的蜡烛油。斑块大小不等并可相互融合。光镜下见，病灶表层为大量胶原纤维、散在的平滑肌细胞、少数弹性纤维及蛋白聚糖形成的纤维帽，胶原纤维可发生玻璃样变。纤维帽下方可见不等量的泡沫细胞、平滑肌细胞、细胞外脂质及炎症细胞。病变进一步发展，可见脂质蓄积及肉芽组织反应。

（王国平）

zhōuyàng bānkuài

粥样斑块（atheromatous plaque） 动脉粥样硬化的典型病变。因在玻璃样变的纤维帽的深部有大量无定形粥样物质，又称粥瘤。大体见，动脉内膜面见灰黄色斑块，既向内膜表面隆起，又向深部压迫中膜。切面见纤维帽的下方，有多量黄色粥糜样物质。光镜下见，在玻璃样变的纤维帽的深部，有大量无定形粥样物质，为细胞外脂质及坏死物，其中可见胆固醇结晶，有时可见钙化。底部及周边部可见肉芽组织、少量泡沫细胞和淋巴细胞浸润。粥样斑块处中膜平滑肌细胞受压而萎缩，弹性纤维破坏，该处中膜变薄。外膜可见毛细血管新生、结缔组织增生及淋巴细胞、浆细胞浸润。

（王国平）

guānzhuàngdòngmài zhōuyàng yìnghuà

冠状动脉粥样硬化（coronary atherosclerosis） 由富含脂质的炎性斑块沉积于冠状动脉壁，造成管壁增厚、管腔狭窄的病变。在冠状动脉病变中占 95%~99%，是动脉粥样硬化中对人体构成威胁最大的疾病，亦是最常见的狭窄性冠状动脉疾病。

冠状动脉粥样硬化病变发生于左侧多于右侧；大支多于小支；同一支的近端多于远端，即主要累及在心肌表面走行的一段，而进入心肌的部分很少受累。按病变检出率及严重程度的大样本统计结果，本病的好发部位以左冠状动脉前降支为最高。

动脉粥样硬化的基本病变均可在冠状动脉中发生。由于其解剖学和相应的力学特点是走行于心肌表面的动脉靠近心肌侧，缓冲余地小，内皮细胞受血流冲击力而损伤的概率大，因而病变多发生于血管的心肌侧，大体呈新月形，使管腔呈偏心性狭窄。按管腔狭窄（即缩小）的程度可分为 4 级：Ⅰ级，≤25%；Ⅱ级，26%~50%；Ⅲ级，51%~75%；Ⅳ级，>76%。

冠状动脉粥样硬化常伴发冠状动脉痉挛，动脉痉挛可使原有的管腔狭窄程度加剧，甚至导致供血中断，引起心肌缺血及相应的心脏病变（如心绞痛、心肌梗死等），并可成为心源性猝死的原因。

（王国平）

guānzhuàngdòngmàixìng xīnzàngbìng

冠状动脉性心脏病（coronary artery heart disease，CHD） 因冠状动脉狭窄、供血不足而引起的心脏功能障碍和/或器质性病变。简称冠心病，又称缺血性心脏病（IHD）。是多种冠状动脉疾病的结果，但冠状动脉粥样硬化占 CHD 的绝大多数（95%~99%）。因此，习惯上把冠心病视为冠状动脉粥样硬化性心脏病的同义词。冠心病临床可表现为心绞痛、急性心肌梗死或心源性猝死，称为急性冠状动脉综合征（ACS）。根据世界卫生组织（WHO）的统计，冠心病是全球最常见的死亡原因，被称为第一杀手。男性多在40~60岁、女性在绝经期前后出现临床症状，男性多于女性。

冠心病虽然基本上是由冠状动脉粥样硬化引起，但只有在后者已引起心肌缺血缺氧的功能性和/或器质性病变时，才可称为冠心病。目前倾向于只有当冠状动脉狭窄程度>50%，有临床症状，或有下列证据，如心电图、放射性核素心肌显影或病理检查显示有心肌缺血表现者，才属于冠心病。冠心病临床可表现为心绞痛、心肌梗死、心肌纤维化和冠状动脉性猝死等。

（王国平）

xīnjī gěngsǐ

心肌梗死（myocardial infarction，MI）

冠状动脉供血急剧减少或中断，使相应的心肌严重而持续性缺血所致的缺血性坏死。通常是在冠状动脉粥样硬化病变基础上继发血栓形成或持续性痉挛所致。多发生于中老年人，40岁以上占87%~96%。男性略多于女性。冬春季发病较多。部分患者发病前有某些诱因。

临床表现 心肌梗死的部位与冠状动脉供血区域一致。多发生在左心室，其中40%~50%的MI发生于左心室前壁、心尖部及室间隔前2/3，这些部位是左冠状动脉前降支供血区；30%~40%发生于左心室后壁、室间隔后1/3及右心室大部，相当于右冠状动脉供血区；15%~20%见于左冠状动脉旋支供血的左室侧壁。心肌梗死极少累及心房。根据梗死的深度可将其分为心内膜下心肌梗死和透壁性心肌梗死。绝大多数病例的病变局限于左心室的一定范围，少数病例表现为心肌多发广泛受累。

发病时有剧烈而较持久的胸骨后疼痛，休息及硝酸酯类不能完全缓解，伴发热、白细胞增多、红细胞沉降率加快、血清心肌酶活性增高及进行性心电图变化，可并发心律失常、休克或心力衰竭等。

大体形态 心肌梗死的形态变化是一个动态演变过程。在梗死后6小时内，基本无肉眼可见的变化。6小时后，坏死灶心肌组织呈苍白色，8~9小时后呈土黄色；24~72小时，梗死灶呈伴有污点的苍白色，有时充血明显；3~7天时，梗死灶变软，呈淡黄色或黄褐色，梗死灶外周出现充血出血带；10天时，梗死灶凹陷，呈黄色或红褐色，软化明显并可见血管化的边缘，在梗死灶边缘可见有肉芽组织；第2~8周梗死灶机化并逐渐形成瘢痕。

镜下形态 梗死灶边缘的心肌纤维呈波浪状和肌质不匀；6小时后，心肌纤维呈早期凝固性坏死，如核碎裂、核消失，肌质均匀红染或呈不规则颗粒状，间质水肿、漏出性出血及少量中性粒细胞浸润；24~72小时，整个心肌组织凝固性坏死，心肌细胞核消失，横纹模糊甚至消失，肌质变成不规则颗粒状，肌纤维呈条索状，梗死区炎症反应明显，中性粒细胞浸润达高峰；3~7天时，心肌纤维肿胀、空泡变，胞质内出现颗粒及不规则横带（收缩带），在梗死灶周边带开始肉芽组织增生，梗死区开始机化，间质水肿，常见出血。

辅助检查 生化检查：心肌细胞坏死后，细胞内的肌酸激酶（CK）、天冬氨酸氨基转移酶（AST）及乳酸脱氢酶（LDH）透过细胞膜释放入血，致血液内浓度升高。其中CK的同工酶CK-MB和LDH的同工酶LDH1对心肌梗死的诊断特异性最高。

并发症 ①乳头肌功能失调或断裂：发病率高达50%，二尖瓣乳头肌因缺血、坏死等使其收缩功能障碍，造成不同程度的二尖瓣脱垂或关闭不全，可导致心力衰竭。②心脏破裂：是透壁性心肌梗死的严重并发症，占心肌梗死致死病例的15%~20%。常在心肌梗死后1周内出现，多为心室游离壁破裂，造成心包积血，引起心脏压塞而猝死。③室壁瘤：是由梗死心肌或瘢痕组织在心室内压作用下形成的局限性向外膨隆，常发生于心肌梗死的愈合期，发病率5%~20%。多见于左心室前壁近心尖处。可继发附壁血栓、乳头肌功能不全、心律失常、左心衰竭或室壁瘤破裂。④附壁血栓形成：因心内膜受损及室壁瘤等病变而诱发血栓形成。⑤急性心包炎：透壁性心肌梗死可诱发急性浆液纤维蛋白性心包炎，发病率约10%，常发生在心肌梗死后2~4天。⑥心律失常：占心肌梗死的75%~95%。心肌梗死累及传导系统，引起传导紊乱，有些可导致心搏骤停、猝死。⑦心功能不全：梗死区心肌收缩力丧失，引起左心、右心或全心衰竭，是死亡的最常见原因。⑧心源性休克：占心肌梗死的10%~20%。当心肌梗死的面积较大时，心肌收缩力极度减弱，心输出量显著减少，可引起心源性休克，导致患者死亡。

（王国平）

xīnnèimó xià xīnjī gěngsǐ

心内膜下心肌梗死（subendocardial myocardial infarction）

仅累及心室壁内侧 1/3 的心肌，并波及肉柱及乳头肌的梗死。常表现为多发性、小灶性（直径 0.5～1.5cm）坏死，坏死分布区域不限于某一支冠状动脉的供血区，而是不规则地分布于左心室四周，严重者可融合或累及整个左心室内膜下心肌引起环状梗死。患者通常有冠状动脉三大分支的严重动脉粥样硬化性狭窄，但绝大多数既无血栓形成也无粥样斑块性阻塞。在严重、弥漫的冠状动脉狭窄的基础上，当附加某种诱因（如休克、心动过速或不适当的体力活动等）而加重冠状动脉供血不足时，可造成各冠状动脉分支最末梢区域（心内膜下心肌）缺氧，而动脉原有的病变致使动脉管腔严重狭窄，不能通过建立侧支循环有效地改善供血，因而导致广泛的多灶性的心内膜下心肌梗死。

（王国平）

tòubìxìng xīnjī gěngsǐ

透壁性心肌梗死（transmural myocardial infarction）

病灶较大，并累及心室壁全层的梗死。为典型的心肌梗死类型。如未累及全层而深达心室壁 2/3 以上则可称厚层梗死。最常见的部位是冠状动脉左前降支供血区，即左心室前壁、心尖部、室间隔前 2/3 及前内乳头肌，约占全部心肌梗死的 50%。其次是右冠状动脉供血区，即左心室后壁、室间隔后 1/3 及右心室，并可累及窦房结，占 25%～30%。再次为左旋支供血区，即左心室侧壁、膈面及左心房，并可累及房室结，占 15%～20%。透壁性心肌梗死常为相应的冠状动脉支病变严重，并

继发血栓形成或动脉痉挛。

（王国平）

xīnjī xiānwéihuà

心肌纤维化（myocardial fibrosis）

由于中度和重度的冠状动脉粥样硬化性狭窄引起心肌纤维持续性和/或反复加重的缺血缺氧引起的心肌组织内纤维组织增生。大体见，心脏增大，所有心腔扩张；心室壁厚度可正常，伴有多灶性白色纤维条块，甚至透壁性瘢痕；心内膜增厚并失去正常光泽，有时可见机化的附壁血栓。光镜下见，广泛性、多灶性心肌纤维化，伴邻近心肌纤维萎缩和/或肥大，常有部分心肌纤维肌质空泡化，尤以内膜下区明显。临床上可以表现为心律失常或心力衰竭。

（王国平）

guānzhuàngdòngmàixìng cùsǐ

冠状动脉性猝死（sudden coronary death）

由于冠状动脉的改变而引起的突发性死亡。通常是由于心室纤维性颤动而发生。多见于 40～50 岁成年人，男性多见于女性。可发生于某种诱因后，如饮酒、劳累、吸烟、运动后，患者突然昏倒、四肢抽搐、小便失禁，或突然发生呼吸困难、口吐白沫、迅速昏迷。可立即死亡或在 1 至数小时后死亡。但有不少病例，在无人察觉的情况下，死于夜间。

在尸体解剖中最常见的是冠状动脉粥样硬化，常有 1 支以上的冠状动脉呈中至重度粥样硬化性狭窄，部分病例有继发病变（如血栓形成或斑块内出血），无其他致死性病变。而有的病例冠状动脉粥样硬化病变较轻，推测可能与合并冠状动脉痉挛有关。心肌纤维可有波浪状弯曲或肌质不匀，也可无明显病变。

诊断心源性猝死必须具备两个条件：①法医学检查排除自杀和他杀。②病理解剖学检查除冠状动脉和相应心肌病变外，无其他致死性疾病。心源性猝死的发生机制可能是引起了心室纤维性颤动的致死性心律失常。引起致死性心律失常的原因包括：①缺血性心脏病，如心绞痛和/或陈旧性心肌梗死。②血栓形成或斑块内出血而引起的急性心肌缺血。③冠状动脉痉挛。④夹层主动脉瘤破裂、肺动脉栓塞、冠状动脉畸形、梅毒性主动脉炎所致的冠状动脉口狭窄或闭塞，感染性心膜炎血栓脱落而引起的栓塞。

（王国平）

mànxìng quēxuèxìng xīnzàngbìng

慢性缺血性心脏病（chronic ischemic heart disease）

由于长期缺血性心肌受损而进行性发展的充血性心力衰竭。又称缺血性心肌病。多数患者有心绞痛病史。临床特点是出现严重的、进行性的心力衰竭，有时由于偶发性的心绞痛和心肌梗死而加重病情。心律失常常见，若伴随充血性心力衰竭和间发性心肌梗死往往致死。

大体见，冠状动脉呈中到重度的动脉粥样硬化。心脏扩大，心腔扩张，见多灶性心肌纤维化，常伴有透壁性的瘢痕灶。尽管有心肌细胞的肥大，但因伴随心肌壁的扩张而使心肌壁厚度可大致正常。心内膜增厚，见不同阶段的机化血栓黏附内膜表面。光镜下见因慢性缺血导致的严重的心肌纤维化，残存的心肌细胞呈肥大或萎缩改变。心肌细胞胞质液化非常普遍，以心内膜下区域为明显。

（王国平）

gāoxuèyā

高血压（hypertension） 以体循环动脉血压（收缩压和/或舒张压）持续升高为主要特征［收缩压≥140mmHg（18.4kPa），舒张压≥90mmHg（12.0kPa）］，可伴有心、脑、肾等器官的功能或器质性损害的临床综合征。是最常见的慢性病，也是心脑血管病最主要的危险因素。据世界卫生组织及国际高血压协会（WHO/ISH）的建议（1999年），对高血压定义及血压水平进行分类（表1）。中国高血压联盟（CHL）所提出的中国高血压防治指南基本上采用了该标准。如患者收缩压与舒张压属不同级别时，应按两者中较高的级别分类。

分类 高血压可分为原发性和继发性两大类：①原发性高血压：又称高血压病。最多见，占90%～95%。②继发性高血压：又称症状性高血压。较少见，占5%～10%，是继发于其他疾病如肾动脉狭窄、肾炎、肾上腺或垂体肿瘤等而引起的症状或体征，高血压病以全身的细小动脉硬化为基本病变。绝大多数病程漫长，症状不明显，不易被发现，被发现者也难以坚持长期治疗。高血压病是冠心病和脑血管意外最重要危险因素之一。发展至晚期常引起心、脑、肾及眼底的病变并有相应的临床表现，严重者可因心功能衰竭、脑卒中和肾衰竭而死亡。依据发病病程和临床表现高血压病又分为良性高血压病和恶性高血压病两种类型。

良性高血压病 又称缓进型高血压病。约占高血压病的95%，多见于中老年人，病程长，进展缓慢，可达十数年以至数十年，最终常死于心、脑病变，死于肾病变者少见。按病变的发展进程将本病分为3期：

第一期（功能紊乱期） 为高血压病的早期阶段，基本变化是全身细小动脉（中膜仅有1～2层平滑肌的细动脉和血管口径在1mm以下的小动脉）间歇性的痉挛，可伴有高级中枢神经功能失调等。但血管无器质性病变。长期反复细小动脉痉挛和血压升高，受累的血管逐渐发生器质性病变，发展为下一期。

第二期（动脉病变期）
①细动脉硬化：是高血压病最具特征性的病理改变，主要表现为细动脉壁玻璃样变，如肾小球入球动脉、脾中心动脉及视网膜小动脉等玻璃样变，均具有诊断意义。②小动脉硬化：主要累及肌型小动脉，如肾小叶间动脉、弓形动脉及脑的小动脉等。光镜下见，肌型小动脉内膜胶原纤维及弹性纤维增生、内弹性膜分裂，中膜平滑肌细胞有不同程度的增生和肥大，并伴有胶原纤维及弹性纤维增生。血管壁增厚，管腔狭窄。③大动脉：弹力肌型及弹力型大动脉无明显病变或伴发动脉粥样硬化。

第三期（内脏病变期） 病变累及以下器官

心脏病变 长期慢性高血压可引起心脏病变，称为高血压性心脏病，主要表现为左心室肥大。由于血压持续升高，外周阻力增加，左心室因压力性负荷增加而发生代偿性肥大。由于左心室代偿能力很强，所以在相当长的时间内，心脏不断肥大进行代偿，心脏重量增加可达400g以上，有的可达800g以上。左心室壁增厚，可达1.5～2.0cm；乳头肌和肉柱增粗变圆；但心腔并不扩张，甚而缩小，称向心性肥大。光镜下见，心肌细胞增粗、变长、有较多分支；细胞核增大、蓝色深染、形状不整。病变继续发展，肥大的心肌因供血不足而收缩力降低，发生失代偿，逐渐出现心脏扩张，称离心性肥大。此时心脏仍然很大，左心室扩大，室壁相对变薄，肉柱、乳头肌变扁平。如果合并动脉粥样硬化，可进一步加重心肌供血不足，促进心力衰竭。

肾病变 由于肾入球动脉和肌型小动脉硬化，致使受累肾单位因缺血而萎缩、纤维化，导致肾的萎缩硬化，表现为原发性颗粒性固缩肾或细动脉性肾硬化。大体见，双肾体积缩小，重量减轻，质地变硬，表面呈均匀弥漫的细颗粒状，被膜不易剥离。切面，肾皮质变薄，肾盂相对扩张，肾盂周围脂肪组织填充性增生；

表1 血压水平的定义和分类

分类	收缩压（mmHg）	舒张压（mmHg）
理想血压	<120	<80
正常血压	<130	<85
正常高值	130～139	85～89
高血压	≥140	≥90
1级高血压（轻度）	140～159	90～99
2级高血压（中度）	160～179	100～109
3级高血压（重度）	≥180	≥110
单纯收缩期高血压	≥140	<90

注：1mmHg=0.133kPa。

光镜下见，肾入球动脉管壁增厚，呈无结构均质红染的玻璃样变，管腔狭窄或闭塞。小叶间动脉及弓形动脉，内膜胶原纤维增多，管壁增厚管腔狭窄。病变严重区肾小球因缺血发生纤维化和玻璃样变，体积缩小；所属肾小管萎缩、消失，间质纤维化及少量淋巴细胞浸润（肉眼见该区萎缩凹陷）。病变轻微区的肾小球及所属肾小管因功能代偿而肥大、扩张，肾小管内可见蛋白管型（肉眼见该区向表面凸起）。因萎缩与代偿区弥漫性交杂分布，致肾表面形成细颗粒状。

脑病变 高血压时，由于脑的细小动脉痉挛和硬化，大脑出现一系列病变，主要有 3 种，即脑水肿、脑软化和脑出血。

脑水肿：由于高血压病脑内细小动脉的硬化和痉挛，局部缺血，毛细血管通透性增加而发生。临床上可出现头痛、头晕、眼花和呕吐等表现，严重时可发生高血压脑病及高血压危象。高血压脑病是指因高血压时脑血管硬化及痉挛，脑水肿加重、血压急剧升高而引起的以中枢神经功能障碍为主要表现的征候群。临床上主要表现为颅内压升高、头痛、呕吐和视物障碍等。重者可出现意识障碍、抽搐等，病情重危，如不及时救治易引起死亡，称之为高血压危象，它可出现于高血压病的各个时期。

脑软化：是由于脑的细小动脉硬化和痉挛，使供血区脑组织因缺血而坏死，坏死组织溶解液化，形成质地疏松的筛网状病灶。通常为多发且较小的梗死灶，故称微梗死灶或脑腔隙状梗死，一般不引起严重后果。最终坏死组织被吸收，由胶原瘢痕修复。

脑出血：是高血压病最严重的并发症。多为大出血，常发生于基底节、内囊，其次为大脑白质，约15%发生于脑干。出血区脑组织完全被破坏，形成囊腔状，其内充满坏死脑组织和血凝块。当出血范围大时，可破入侧脑室。脑出血的主要原因是脑的细小动脉硬化使血管壁变脆，当血压突然升高时血管破裂。此外，血管壁病变致弹性降低，当失去壁外组织支撑（如位于微小软化灶处）时，可发生微小动脉瘤，如再遇到血压升高或剧烈波动，可致微小动脉瘤破裂、出血。脑出血之所以多见于基底节区域（尤以豆状核区最多见），是因为供应该区域血液的豆纹动脉是从大脑中动脉呈直角分出，而且比较细，受到压力较高的大脑中动脉血流直接冲击和牵引，因而易使已有病变的豆状动脉破裂。临床表现常因出血部位不同和出血量的大小而异。可表现为突发性昏迷、呼吸加深、脉搏加速、肌腱反射消失、肢体弛缓、大小便失禁等。严重者可发生潮式呼吸〔陈-施（Cheyne-Stokes）呼吸〕、瞳孔及角膜反射消失。内囊出血者可引起对侧肢体偏瘫及感觉消失。出血破入脑室时常导致死亡。左侧脑出血常引起失语。脑桥出血可引起同侧面神经麻痹及对侧上、下肢瘫痪。脑出血可因血肿及脑水肿导致颅内高压，并可引起脑疝。临床上出现相应表现。小的血肿可被吸收，胶质瘢痕修复。中等及大出血灶可被胶质瘢痕包裹，形成血肿或液化成囊腔。

视网膜病变 眼底镜检查可见视网膜中央动脉和视网膜病变。视网膜中央动脉因硬化而出现变细、迂曲、反光增强、动脉交叉压迫征；晚期视网膜渗出、出血和视神经盘水肿等，视力可受到不同的影响。

恶性高血压病 又称急进型高血压病，多见于青壮年，血压升高显著，尤以舒张压为明显，常高于 130mmHg，病变进展迅速，较早即可出现肾衰竭。恶性高血压病多为原发性，也可继发于良性高血压病。

临床表现 血压显著升高，常超过 230/130mmHg，可发生高血压性脑病。常出现视网膜出血及视神经盘水肿、持续性蛋白尿、血尿及管型尿。患者多在 1 年内迅速发展为尿毒症而死亡，也可因脑出血或心力衰竭致死。

病理变化 特征性病变是坏死性细动脉炎和增生性小动脉硬化，主要累及肾。肾的坏死性细动脉炎主要累及入球动脉，动脉内膜和中膜发生纤维蛋白样坏死，免疫组织化学染色证明，其中除有纤维蛋白外，尚有免疫球蛋白和补体成分。血管壁及其周围可见核碎片及单核细胞和中性粒细胞等浸润。病变可波及肾小球，致肾小球血管丛发生节段性坏死。坏死性细动脉炎常并发微血栓形成或破裂，而引起微梗死和出血。此时肾表面平滑，可见多数斑点状出血和微梗死灶。增生性小动脉硬化主要发生在小叶间动脉及弓形动脉等，主要改变是内膜显著增厚，内弹性膜分裂，平滑肌细胞增生肥大，胶原等基质增多，使血管壁呈同心圆状增厚，如洋葱皮样，血管腔狭窄。上述病变亦可发生于脑和视网膜。

（王国平）

gāoxuèyā xīnzàngbìng

高血压心脏病 （hypertensive heart disease）

长期慢性高血压引起的心脏病变。主要表现为左心室肥大。由于血压持续升高，外周阻力增加，左心室因压力性负荷增加而发生代偿性肥大。由于左心室代偿能力很强，所以在相当长的时间内，心脏不断肥大进行代偿，心脏重量增加可达400g以上，有的甚达800g以上。左心室壁增厚，可达 1.5～2cm；乳头肌和肉柱增粗变圆；但心腔并不扩张，甚而缩小，称向心性肥大。光镜下见，心肌细胞增粗、变长、有较多分支；细胞核增大、蓝色深染、形状不整。病变继续发展，肥大的心肌因供血不足而收缩力降低，发生失代偿，逐渐出现心脏扩张，称离心性肥大。此时心脏仍然很大，左心室扩大，室壁相对变薄，肉柱、乳头肌变扁平。如果合并动脉粥样硬化，可进一步加重心肌供血不足，促进心力衰竭。

（王国平）

xiàngxīnxìng féidà

向心性肥大 （concentric hypertrophy）

长期慢性高血压，左心室壁增厚，乳头肌和肉柱增粗变圆，但心腔并不扩张，甚至缩小的现象。心脏不断肥大进行代偿，重量增加达400g以上，有的可达800g以上。左心室壁增厚，可达1.5～2cm；乳头肌和肉柱增粗变圆。光镜下见，心肌细胞增粗、变长、有较多分支；细胞核增大、蓝色深染、形状不整。

（王国平）

líxīnxìng féidà

离心性肥大 （eccentric hypertrophy）

高血压病病变继续发展，肥大的心肌因供血不足而收缩力降低，发生失代偿，逐渐出现心脏扩张的现象。此时心脏仍然很大，左心室扩大，室壁相对变薄，肉柱、乳头肌变扁平。如果合并动脉粥样硬化，可进一步加重心肌供血不足，促进心力衰竭。

（王国平）

yuánfāxìng kēlìxìng gùsuōshèn

原发性颗粒性固缩肾 （primary granular atrophy of the kidney）

高血压病累及肾导致肾的萎缩硬化。又称细动脉性肾硬化。大体见，双肾体积缩小，重量减轻，质地变硬，表面呈均匀弥漫的细颗粒状。切面，肾皮质变薄，肾盂相对扩张，肾盂周围脂肪组织填充性增生；光镜下见，肾入球动脉管壁增厚，呈无结构均质红染的玻璃样变，管腔狭窄或闭塞。小叶间动脉及弓形动脉，内膜胶原纤维增多，管壁增厚管腔狭窄。病变严重区肾小球因缺血发生纤维化和玻璃样变，体积缩小；所属肾小管萎缩、消失，间质纤维化及少量淋巴细胞浸润（肉眼见该区萎缩凹陷）。病变轻微区的肾小球及所属肾小管因功能代偿而肥大、扩张，肾小管内可见蛋白管型（cast-滤出的蛋白在小管内凝集成铸型）（肉眼见该区向表面凸起）。因萎缩与代偿区弥漫性交杂分布，致肾表面形成细颗粒状。

（王国平）

dòngmàiliú

动脉瘤 （aneurysm）

血管壁局限性异常扩张或连通于血管腔的血囊肿。可发生于身体任何部位的血管，最多见于主动脉和脑动脉，其次是髂动脉、股动脉、腘动脉、颈动脉及锁骨下动脉等。由于常发生于主动脉和脑动脉等重要组织器官，一旦破裂危害极大。

分类 按动脉瘤壁的结构分3个类型：①真性动脉瘤：其壁是由血管壁的内膜、中膜和外膜3层组织构成的，仅因局部结构和功能薄弱而发生异常扩张。大多数动脉性动脉瘤属此类；②假性动脉瘤：因局部血管壁破裂，形成较大的血肿，血肿外可有血管的外膜层或仅为血管周围的组织包绕、构成其壁。早期，血肿内面直接与血管腔相通。晚期，血肿机化，其内层面可被内皮细胞覆盖，形成与血管腔相通的腔道。创伤性动脉瘤、部分真菌或细菌性动脉瘤、血管吻合口动脉瘤等属于此类。③夹层动脉瘤：又称动脉夹层或动脉壁分离。最多见于升主动脉、主动脉弓，称主动脉夹层。动脉内膜因原有病变而破裂，动脉腔的血液经裂口注入中膜层内；或因主动脉中膜变性坏死、中膜滋养血管破裂出血，使中膜分离，局部形成夹层性血肿或套管样假血管腔。如果假血管腔下游内膜发生第二个裂口，则可再次与真血管连通（回腔性沟通）。病程长者，血肿机化，假血管腔可被覆内皮细胞，形成管外之管。

病因 动脉瘤的发生和发展，与先天性和后天性因素有关。

先天性发育缺陷 如脑血管的囊性或浆果性动脉瘤，是由于动脉壁中层的先天性局限性缺如引起的。

后天性因素 引起血管壁局部结构或功能减弱的因素均可引起动脉瘤，如动脉粥样硬化、梅毒性主动脉炎、主动脉中层变性坏死、局部细菌或真菌感染和外伤等。

病理学表现 动脉瘤的外形不一，可呈囊状，梭形、柱状、舟状（血管壁一侧扩张）和蜿蜒状（因血流方向反复改变而致相近动脉段沿血流冲击方向相继不对称扩张而致）等。动脉瘤的大小也不一，发生于主动脉者可达拳头大，而发生于脑实质小血管者肉眼难于辨认，称微小动脉瘤。动脉瘤的血管壁变薄，内膜损伤，加之管腔扩张血流紊乱，故常有附壁血栓形成。

并发症 最严重的并发症为破裂出血。梅毒性主动脉瘤、动脉粥样硬化性主动脉瘤破裂可引起致死性大出血；主动脉夹层破入心包腔可引起心脏压塞，破入胸腹腔则引起大出血致死。脑表面动脉瘤破裂可引起蛛网膜下隙出血、颅内压增高和脑疝等；脑实质内动脉瘤破裂引起血肿、脑软化、相应临床表现及颅内压增高等，后果常较严重。此外，动脉瘤内附壁血栓形成及血栓脱落引起的栓塞等亦可导致相应血管缺血和梗死等。

（王国平）

xīnjībìng

心肌病（cardiomyopathy） 一组由于心脏部分腔室（即心室）的结构改变和心肌壁功能受损所导致心脏功能进行性障碍的病变。通常包括扩张型心肌病、肥厚型心肌病和限制型心肌病。发病原因不明，可能为心脏能量代谢或结构和收缩蛋白的基因异常所致，不包括已知病因明确或继发于全身疾病的特异性心肌病。

（王国平）

kuòzhāngxíng xīnjībìng

扩张型心肌病（dilated cardiomyopathy） 以进行性的心脏增大、心腔扩张和收缩能力下降为特征的心肌病。又称充血性心肌病。可以是特发性、家族/遗传性、病毒和/或免疫性、酒精/中毒性，或是已知心血管疾病的心功能损害不能以心脏负荷状态或缺血损伤程度来解释的特异性心肌病。大多数扩张型心肌病的发生与持续性病毒感染和自身免疫反应有关。临床上常有运动后气急、乏力、胸闷、心律失常及缓慢性进展性充血性心力衰竭，部分患者可发生猝死（30%）。

大体见，心脏体积增大，重量增加，常超过正常人的50%～100%以上，可达500～800g以上（诊断标准为：男性>350g，女性>300g）。各心腔均明显扩张。心室壁可略增厚或正常。心尖部肌壁变薄呈钝圆形，常见附壁性血栓形成。心脏苍白色，可伴钙化、心内膜增厚及纤维化。光镜下见，心肌细胞不均匀性肥大、伸长，核大而深染，核形不整，出现沟裂、纤曲或皱褶。心肌胞质发生空泡变性、嗜碱性变及小灶状液化性肌溶解。内膜下及心肌间质（心肌细胞间和血管周围）纤维化，可见多数小瘢痕。肉柱间隐窝内常见小的附壁血栓。

（王国平）

féihòuxíng xīnjībìng

肥厚型心肌病（hypertrophic cardiomyopathy） 以心肌肥大、室间隔非对称性肥厚、舒张期充盈异常及左心室流出道受阻为特征的心肌病。以流出道梗阻明显与否分为梗阻性和非梗阻性两型。病因不明。根据流行病学资料，有家族史者占50%，被认为是常染色体显性遗传病。男女比为2:1，发病平均年龄为38岁。本病常为青年猝死的原因。

大体见，心脏增大，重量增加，可为正常的1～2倍，成年人患者常重达500g以上。两侧心室肌肥厚，以室间隔非对称性肥厚尤为突出（占90%），后者超过左心室游离壁（二者之比>1.3，正常为0.95），并明显突向左心室，心室腔及左心室流出道狭窄。二尖瓣瓣膜及主动脉瓣下方之心内膜增厚。此外，还可见室间隔对称性肥厚（5%）及心尖部肥厚（3%）等。光镜下见，心肌细胞普遍高度肥大，单个心肌细胞横切面的直径>40μm（正常约15μm）；心肌细胞排列紊乱，尤以室间隔深部及左室游离壁明显，紊乱面积占心室肌的30%～50%。心肌间质内可见多少不等的纤维化或大小不等的瘢痕。

临床上，因心输出量下降，可引发心悸、心绞痛；肺动脉高压，可致呼吸困难；附壁血栓脱落，可引起栓塞性症状；长期左心室过度压力负荷，可引起心力衰竭。大多数患者有心律失常，部分患者出现一过性晕厥、甚至猝死。

（王国平）

xiànzhìxíng xīnjībìng

限制型心肌病（restrictive cardiomyopathy） 以一侧或双侧心室充盈受限和舒张期容量降低为特点的心肌病。少见，男女比为3:1，大多数年龄在15～50岁。病因尚未明确，可能与非化脓性感染、体液免疫反应异常、过敏反应和营养不良等有关。心肌淀粉样变性是继发性限制型心肌病的常见原因。本病可呈家族性发病，可伴有骨骼肌疾病和房室传导阻滞。临床主要表现为心力衰竭和栓塞，少数病例可发生猝死。

大体见，心腔狭窄，心室内膜增厚，可厚达2～3mm，灰白色，质地较硬。常以心尖部为重，向上蔓延，累及三尖瓣或二尖瓣（可引起关闭不全），心室容积及顺应性因而下降。光镜下见，心内膜纤维化、玻璃样变，可见钙化及附壁血栓，内膜下心肌常呈萎缩、变性改变。具有上述变化者又称心内膜心肌纤维化。此外，亦有将心内膜弹性纤维增生症和嗜伊红细胞性心内膜心肌病归入本型者。

（王国平）

zhì xīnlǜ shīchángxìng yòushì xīnjībìng
致心律失常性右室心肌病
（arrhythmogenic right ventricular cardiomyopathy） 临床表现为右心室进行性扩大、难治性右心衰竭和/或室性心动过速的一组和遗传相关的心肌病。又称为右心室心肌病。本病以右心室心肌被纤维脂肪组织进行性替代为特征，家族性发病颇为常见，多为常染色体显性遗传，心律失常和猝死多见，尤其是年轻人。组织学病变特点是右心室局部或全部心肌为纤维或脂肪组织替代，肌小梁变平，偶有少量单核细胞或炎症细胞浸润，心内膜可贴近心外膜。病变区心室壁变薄可伴瘤样扩张，部分病例亦可累及心房和左心室。

（王国平）

Kèshānbìng
克山病
（Keshan disease） 由于硒缺乏而致以心肌的变性坏死及修复后的瘢痕形成为特点的地方性心肌病。常引起急、慢性心力衰竭，甚至危及生命。1935年在中国黑龙江省克山县的一次大流行而引起医学界的注意，遂以此地名来命名并沿用至今。本病主要流行于中国东北、西北、华北和西南一带山区或丘陵地带。

病因 可能与粮食、土壤中缺乏硒微量元素有关。在发病区土壤及粮食中硒微量元素含量明显低于非发病区，患者的头发和血液中硒含量明显低于非发病区人群。硒是抗氧化酶谷胱甘肽过氧化物酶的重要组成成分，体内低硒可使该酶活性降低，心肌细胞容易发生过氧化损伤。但缺硒不能解释克山病的年度和季节的多发性，低硒可能是本病的基本因素，而非唯一的发病因素，还应考虑克山病的发病在低硒之外可能有其他因素的参与。有人认

为本病是一种地区流行性病毒性心肌炎，可能与柯萨奇（Coxsackie）B组病毒感染有关。

分类 根据发病急缓、病程长短及心脏代偿情况，临床上常把本病分为4个类型：急性型、亚急性型、慢性型和潜在型。

急性型 发病急骤，由于心肌变性坏死比较广泛、严重，心肌收缩力明显减弱，心输出量在短时间内大幅度减少，重者出现心源性休克。由于供血不足，患者出现头昏、恶心和呕吐等症状。血压下降，心音弱，尤以第一心音减弱显著，并有心律不齐。

亚急性型 病情进展稍缓，心肌变性坏死不如急性型严重，变性、坏死和机化、瘢痕相混合，心肌收缩力明显减弱。临床出现明显心力衰竭，特别是左心衰竭表现。经1~4周后，可发生全心衰竭。

慢性型 又称痨型。病情缓慢，多由潜在型发展而来，也可由急性型和亚急性型转化而来。本型病变比较广泛，主要表现为陈旧性瘢痕形成。临床主要表现为慢性心功能不全。

潜在型 心脏受损较轻或因代偿功能较好，临床上多无自觉症状，但体检可发现心界扩大，心音低钝和心电图改变。

病理变化以心肌成批出现多灶性变性和坏死，机化和瘢痕形成为特点。

大体形态 心脏有不同程度的扩大和重量增加，可达正常心脏的2~3倍以上，左右两心室均呈肌原性扩张，心室壁不增厚，心尖部反而变薄，使心脏略呈球形。慢性型心脏重量增加较明显，可超过500g。心室切面可见多数散在分布的变性坏死及机化的瘢痕病灶。坏死灶呈灰黄色，界限不清。瘢痕灶呈灰白色、半透明，

界限不清，呈星状或树枝状，相互连接，有的呈较大的片块状或带状。心肌病变新旧交杂，色泽斑驳。病灶在分布上，通常是心室重于心房，左心室及室间隔重于右心室，心室壁内侧重于外侧。另外，在心室肉柱或心耳内可见附壁血栓或血栓机化后形成的附壁瘢痕。心瓣膜及冠状血管常无明显变化。

镜下形态 心肌细胞呈片灶状变性和坏死。变性主要为细胞肿胀和脂肪变；坏死主要为凝固性肌溶解和液化性肌溶解。凝固性肌溶解表现为心肌细胞核消失，肌原纤维崩解、凝集成均质红染的横带，继而通过自身的或巨噬细胞的溶酶体溶解吸收；液化性肌溶解在心肌肿胀基础上发生，心肌细胞仅遗留下肌纤维膜空鞘，使小灶呈网眼状空架。上述两种坏死灶大小、形状不一，常围绕冠状动脉呈套袖状分布。此外，还可见到由机化到瘢痕阶段的陈旧病灶，是坏死灶修复的结果。

（王国平）

jiǔjīngxìng xīnjībìng
酒精性心肌病
（alcoholic cardiomyopathy） 以长期过量饮酒或反复大量酗酒后出现心脏扩大和心力衰竭为特点的心肌病。常见于30~55岁的男性。既往无其他心脏病病史。常为隐匿性，早期表现为酒后感到心悸、胸部不适或晕厥、阵发性心房颤动或心室颤动等，晚期发生心力衰竭，类似于扩张型心肌病。年轻患者可由心室颤动引起猝死。

（王国平）

wéishēngqī xīnjībìng
围生期心肌病
（peripartum cardiomyopathy） 在妊娠末期或产后5个月内，首次发生以心肌受累为主的心脏病。主要表现为

心力衰竭，类似于扩张型心肌病。病因不明，近年来发现病毒感染与本病有关。多数经临床治疗得以恢复，心脏大小可恢复正常；少数患者遗留心脏扩大，可在数年内死于心力衰竭或猝死。

(王国平)

药物性心肌病 yàowùxìng xīnjībìng

药物性心肌病 (drug-induced cardiomyopathy) 接受某些药物治疗的患者，因药物对心肌的毒性作用，引起心肌损害产生心肌肥厚和/或心脏扩大的病变。临床表现以服药后出现心律失常、心脏增大和心功能不全，而服药前无其他心脏病表现为特点。常见的药物包括抗肿瘤药物［如多柔比星（阿霉素）、柔红霉素］，抗精神病药物（如氯丙嗪、羟哌氯丙嗪、三氟拉嗪），三环类抗抑郁药（如氯丙咪嗪、阿米替林、多塞平）等。

(王国平)

先天性心脏病 xiāntiānxìng xīnzàngbìng

先天性心脏病 (cogenital heart disease) 胚胎时期心脏和大血管发育异常形成的一类疾病。又称先天性心脏畸形。这是新生儿和儿童时期最常见的心脏病。病因和发病机制尚未完全阐明，先天性心脏病有明显遗传倾向，不少单基因或多基因遗传性疾病伴有心血管畸形。妊娠早期（5～8周）即胚胎的心脏大血管形成期间，母体患病毒感染性疾病、宫内缺氧、服用有致畸作用的药物，或母体患有糖尿病、红斑狼疮、饮酒、接受放射线辐射等，影响了心脏正常的发育，均可导致胎儿心脏血管发生畸形。

先天性心脏病的类型较多，临床上按早期是否出现发绀，分为发绀型、非发绀型和阻塞型。房间隔缺损、室间隔缺损和动脉导管未闭属于非发绀型；法洛四联症和大动脉移位属于发绀型；主动脉缩窄属于阻塞型。

(王国平)

房间隔缺损 fángjiàngé quēsǔn

房间隔缺损 (atrial septal defect, ASD) 胚胎发育期左右心房之间的间隔发育不全，遗留缺损造成左右心房血流可相通的先天性畸形。分为原发孔（第一房间孔）型和继发孔（第二房间孔）型缺损两种，继发孔型常见。

胚胎发育第5周，从原始心房背内面中线处长出一镰状隔膜，向心内膜垫方向生长，称第一房间隔或第一隔膜，最后与心内膜垫融合将心房分为左右两部分。但此隔膜下部与心内膜垫之间常留有一小孔，称第一房间孔，使左心房和右心房相通。以后，此孔逐渐缩小最后关闭。在关闭之前，在第一房间隔上部自行裂开产生第二房间孔，使左右两心房仍然相通，为胎儿时期血液循环提供通路。若胚胎发育障碍，在第一房间孔形成后，第一房间隔不继续向心室方向生长与心内膜垫融合，则产生第一房间隔缺损，为房室瓣水平上的缺损。很少见。约在第一房间隔上部开始被吸收时，在第一房间隔的右侧长出第二房间隔（第二隔膜），将第一隔膜上产生的第二房间孔从右侧遮盖上。第二房间隔生长过程中也留有一孔，称卵圆孔，其位置较第二房间孔为低，二孔交错。当第一房间隔从左侧愈着于第二隔膜后，卵圆孔变成卵圆窝。如心脏胚胎发育过程中第二房间孔破裂过大或第二房间隔发育迟缓，则形成第二房间隔缺损，它是卵圆窝的一个或多个缺口，最大单缺口者为卵圆窝全部缺损。

临床上，因左心房压力高于右心房，左心房血液可通过房间隔缺损处分流至右心房。患者无发绀。若缺损较大，右心负荷增加而导致右心肥大及肺动脉高压。严重者可引起右心房血液向左心逆向分流，此时则可出现发绀（晚期发绀）。房间隔缺损比较常见，女多于男，患儿常能存活至中年，晚期可死于右心衰竭、交叉性栓塞及肺内感染等。手术修复缺损可收到良好效果。

(王国平)

室间隔缺损 shìjiàngé quēsǔn

室间隔缺损 (ventricular septal defect, VSD) 胚胎发育期心室之间的间隔发育不全，遗留缺损造成左右心室血流可相通的先天性畸形。为最常见的先天性心脏病。胚胎发育第4周末，在心室底部长出一肌膜，向心内膜垫伸延形成室间隔的肌部。该肌膜与心内膜垫之间留有左右两心室相通的孔（室间孔），至第8周关闭，形成心室间隔膜样部。在胚胎发育过程中，组成心室间隔的上述成分发生异常或不能正常融合，即可导致室间隔缺损。最常见者为高位膜部缺损，肌部缺损很少见。

临床上，由于左心室内压力高于右心室，血液通过室间隔的缺损部从左心室向右心室分流。缺损较小时，患者不出现发绀。缺损口径大时，左心室向右心室分流量大，右心室负荷增加，继而产生肺动脉高压及肺小血管病变。如肺循环压力超过体循环压力，可引起右心室向左心室分流，临床上可出现发绀（晚期发绀）。亦可进行手术修复。

(王国平)

法洛四联症 Fǎluòsìliánzhèng

法洛四联症 (tetralogy of Fallot) 由肺动脉流出道狭窄、室间隔膜部缺损、主动脉右移、骑跨和右心室肥大扩张 4 种心脏和大血管畸形构成的组合性先天性心脏病。1888 年由法国医师艾蒂安·路易·阿瑟·法洛（Etienne Louis Arthur Fallot, 1850 ~ 1911 年）首先描述。畸形的发生是由于动脉圆锥的间隔偏右引起肺动脉狭窄，多见于瓣膜口部；圆锥间隔不能与心内膜垫衔接，形成室间隔膜部巨大缺损；圆锥间隔偏右，使主动脉腔扩大，骑跨于室间隔膜性缺损之上，与左右两心沟通。

临床上，由于肺动脉狭窄，血液流入肺内受阻而引起右心室代偿肥大。由于室间隔巨大缺损，血液由左心室向右心室分流，右心室负荷增加，致右心室肥大扩张。由于主动脉骑跨膜性缺损的上方，同时接受左右两心室的血液，致主动脉管腔扩张，管壁增厚。肺动脉越狭窄，右心室注入主动脉的血越多，主动脉的扩张和肥厚也越明显。肺动脉高度狭窄时，使肺循环血量锐减，气体交换不足，加之主动脉接受更多的右心室血液，血氧饱和度降低，因而出现发绀、呼吸困难和活动受限，属发绀型心脏病。

本病较为常见，患儿一般能存活多年，由于侧支循环的代偿作用，少数可存活至成年。支气管动脉常出现代偿性扩张，肺动脉与支气管动脉之间的侧支循环，使主动脉中的血液可通过侧支循环入肺而得到代偿。少数病例可合并动脉导管未闭，从而成为重要的侧支循环。本病可进行手术治疗。

（王国平）

dòngmài dǎoguǎn wèibì

动脉导管未闭（patent ductus arteriosus） 连接于主动脉干与肺动脉干之间的短管——动脉导管，在出生以后始终不闭锁的异常状态。正常者，在胎儿期大部分肺动脉血液由此导管流入主动脉。出生后呼吸功能建立，肺内血管扩张，血液进入肺内，动脉导管失去作用，于出生后少则 3 个月多则 1 年以内闭锁为动脉韧带。如生后 1 年仍不闭锁，则为动脉导管开放或称动脉导管未闭。

临床上，由于主动脉内压高于肺动脉，故主动脉血流经过此管注入肺内，患儿无发绀，为非发绀型。当肺循环血量多，回流入左心的血液也多，可导致左心室肥厚。此种畸形可与其他心脏畸形合并发生。单纯性动脉导管开放可以手术治愈。

（王国平）

zhǔdòngmài suōzhǎi

主动脉缩窄（coarctation of aorta） 主动脉局限性的管腔狭窄。较常见，可分为幼年型和成人型两种。

幼年型：为动脉导管之前的主动脉段狭窄，又称导管前缩窄。狭窄常较重，常合并动脉导管开放。不合并动脉导管开放的患儿很难存活。合并动脉导管开放，由于含氧量低的肺循环血液可经开放的导管进入主动脉远端供应下半身，患儿可以存活，但下半身因动脉血氧含量低而青紫、下肢凉冷、跛行等。

成人型：为动脉导管之后的主动脉峡部狭窄。又称导管后缩窄。狭窄程度常较轻，动脉导管也常常闭锁。由于狭窄以上的主动脉段（胸主动脉以上）与狭窄以下的主动脉段（腹主动脉及分支）形成较大的脉压，因而两者之间的动脉分支常形成广泛而明显的侧支循环，以代偿下肢的血液供应。

（王国平）

dàdòngmài yíwèi

大动脉移位（transposition of the great artery） 由于胚胎时期主动脉和肺动脉转位异常而导致的心血管畸形。又称大血管移位。分为纠正型和非纠正型。

纠正型：主动脉移向前方，肺动脉移向后侧，但通常伴有左右两心室互相移位，故主动脉仍出自左心室，肺动脉出自右心室，血液循环无异常，患者无症状，可健康存活。

非纠正型：主动脉与肺动脉互相交换位置，主动脉出自右心室，肺动脉出自左心室，又称完全性大动脉移位，右心室血液不能注入肺，而经主动脉流入体循环；左心室血液不能流入体循环，而经肺动脉注入肺。在胎儿时，因有脐静脉和动脉导管的沟通可以存活；出生后，肺开始呼吸，患儿则出现发绀，因而属于发绀型先天性心脏病。若心脏无其他异常血液通路，很快死亡；若体循环与肺循环之间有异常通路，如卵圆孔未闭，动脉导管开放、房间隔缺损或室间隔缺损等，可使部分血液发生混合，供应机体，维持生命。

（王国平）

xīnbànmóbìng

心瓣膜病（valvular heart disease） 心瓣膜因先天性发育异常或后天疾病造成的器质性病变。表现为瓣膜口狭窄和/或关闭不全，是最常见的慢性心脏病之一。瓣膜口狭窄简称窄，是指瓣膜开放时不能充分张开，使瓣膜口缩小、血流通过障碍；瓣膜关闭不全简称为漏，是指心瓣膜关闭时瓣膜口不能完全闭合，使一部分血液反流。

引起心瓣膜病的疾病较多，绝大多数为风湿性心内膜炎和感染性心内膜炎的结局，动脉粥样硬化和梅毒性主动脉炎亦可累及主动脉瓣造成该瓣口的瓣膜病；还有少数者是由瓣膜退变、钙化及先天发育异常等所致。

心瓣膜病的病变，除少数先天性发育异常者外，几乎所有瓣膜病的组织学变化都是瓣膜机化、纤维化、玻璃样变以至钙化。大体变化为瓣膜增厚、变硬、卷曲、短缩、相邻的瓣叶粘连；也可出现瓣膜破损、穿孔、腱索融合缩短等。这些变化中如以瓣叶粘连为主，则将引起瓣膜狭窄；如以瓣膜卷曲、短缩或破裂、穿孔为主时，则引起关闭不全。瓣口的狭窄或关闭不全可以单独存在，亦可两者合并存在。病变可仅累及一个瓣膜，但也可两个以上瓣膜（如二尖瓣和主动脉瓣）同时或先后受累，称联合瓣膜病。心瓣膜病的主要危害是引起血流动力学的紊乱，加重相应心房和/或心室的压力性负荷（瓣膜口狭窄时）或容积性负荷（瓣膜口关闭不全时），导致相应的心房和/或心室代偿性肥厚（代偿期）。在代偿期，无明显的血液循环障碍征象。当病变加重进入失代偿期，则可出现肺循环和/或体循环血液循环障碍的症状和体征。

（王国平）

èrjiānbàn xiázhǎi
二尖瓣狭窄（mitral stenosis）

二尖瓣开放时不能充分张开，导致瓣膜口缩小的现象。大多由风湿性心内膜炎引起，少数由亚急性感染性心内膜炎所致，偶为先天性畸形。

二尖瓣由前内侧的主瓣和后外侧的小瓣组成。正常成年人二尖瓣口面积约 $5cm^2$，可通过两个手指。狭窄时，依面积缩小情况分3度：轻度，$1.5 \sim 2.0cm^2$；中

度，$1.0 \sim 1.5cm^2$；重度，小于 $1.0cm^2$。依瓣膜病变可分为：①隔膜型：瓣叶间粘连，瓣膜轻度－中度增厚，以小瓣严重，主瓣仍可轻度活动。②漏斗型：主瓣也发生严重增厚，失去活动性，瓣叶间严重粘连，瓣膜口缩小呈鱼口状。腱索及乳头肌明显粘连短缩，常合并关闭不全。

早期，在左心室舒张期，左心房血液流入左心室受阻，左心房代偿性扩张肥大，使血液在加压情况下快速通过狭窄口，并引起旋涡与震动，产生心尖区舒张期隆隆样杂音。当左心房进入失代偿期时，左心房血液不能充分排入左心室，左心房血液淤积，肺静脉血液回流受阻，引起肺淤血、肺水肿或漏出性出血，可出现呼吸困难、发绀、咳嗽和咳出带血的泡沫状痰等左心房衰竭的表现。当肺淤血引起肺静脉压增高超过一定限度时，将反射性引起肺小动脉痉挛，使肺动脉压升高。反复发作后，肺小动脉发生内膜增生和中膜肥厚，管腔变小，肺动脉压因而进一步升高并持续存在。长期肺动脉高压，导致右心室代偿性肥大，继而失代偿，右心室扩张。右心室高度扩张时，右心室瓣膜环随之扩大，出现三尖瓣相对关闭不全，收缩期，右心室部分血液反流入右心房，加重了右心房负担，可致右心功能不全，引起体循环静脉淤血，出现颈静脉怒张，肝淤血肿大，下肢水肿及浆膜腔积液等右心衰竭的表现。

整个病程中，左心室未受累。当狭窄严重时，左心室甚至轻度缩小，左心房、右心房、右心室均肥大扩张，心脏呈"三大一小"。X线显示为倒置的梨形心。

（王国平）

èrjiānbàn guānbì bùquán
二尖瓣关闭不全（mitral insufficiency）

二尖瓣关闭时瓣膜口不能完全闭合，使一部分血液反流的现象。大多为风湿性心内膜炎的后果，其次由亚急性感染性心内膜炎引起，偶为先天性畸形。二尖瓣关闭不全常与狭窄合并发生。

二尖瓣关闭不全，在心室收缩期，左心室部分血液通过未关闭全的瓣膜口反流入左心房，并在局部引起旋涡与震动，产生心尖区全收缩期吹风样杂音。左心房既接受肺静脉的血液又接受左心室反流的血流，血容量较正常增多，压力升高，左心房因而代偿性扩张肥大。在心室舒张期，大量血液涌入左心室，左心室容积性负荷增加，引起代偿性肥大。久之，左心房和左心室均可发生失代偿（左心衰竭），从而又依次出现肺淤血、肺动脉高压、右心室代偿性肥大进而失代偿，最终出现右心衰竭和全身静脉淤血。X线检查，左右心房和心室均肥大扩张，显示为球形心。

（王国平）

zhǔdòngmàibàn guānbì bùquán
主动脉瓣关闭不全（aortic insufficiency）

主动脉瓣关闭时瓣膜口不能完全闭合，使一部分血液反流的现象。由风湿性心内膜炎、亚急性感染性心内膜炎、主动脉粥样硬化和梅毒性主动脉炎累及主动脉瓣所致。亦可因梅毒性主动脉炎、类风湿性主动脉炎及马方（Marfan）综合征等引起瓣膜环扩大而发生相对性主动脉瓣关闭不全。在心室舒张期，主动脉部分血液经未完全关闭的主动脉瓣口反流，使脉压增加并引起主动脉瓣区舒张期杂音，左心室因容积性负荷增加而发生代偿

性肥大。久之，依次发生左心衰竭、肺淤血、肺动脉高压和右心衰竭。临床上可发现脉压增大及周围血管体征，如颈动脉搏动、水冲脉、股动脉枪击音等。

（王国平）

zhǔdòngmàibàn xiázhǎi

主动脉瓣狭窄 （aortic steno-sis）

主动脉瓣开放时不能充分张开，使瓣膜口缩小。主要由风湿性主动脉瓣炎引起，少数由于先天性发育异常或动脉粥样硬化引起瓣膜钙化所致。风湿性主动脉瓣狭窄常与二尖瓣病变合并发生联合瓣膜病变。在心室收缩期，左心室血液排出受阻，左心室因压力性负荷升高而发生代偿性肥大，此种肥大更明显，呈向心性肥大。血液在加压情况下快速通过狭窄的主动脉瓣口，产生旋涡与震动，引起主动脉瓣区喷射性杂音。久之，左心室失代偿，又相继出现左心衰竭、肺淤血、肺动脉高压及右心衰竭。临床上可先后出现心绞痛、脉压减小、X线检查可见左室影更加突出，故心脏呈靴形心。

（王国平）

èrjiānbàn tuōchuí zōnghézhēng

二尖瓣脱垂综合征 （mitral valve prolapse syndrome）

各种原因使二尖瓣瓣叶在心脏收缩时向左心房脱垂，导致二尖瓣关闭不全的一系列临床表现。原发性二尖瓣脱垂综合征是先天性结缔组织病，病因不清楚。各年龄均可发病，但以14～30岁女性多见。本病也可继发于其他多种疾病，如冠心病、心肌病、甲状腺功能亢进等。

正常情况下，心室收缩，乳头肌立即收缩，在腱索的牵引下，二尖瓣瓣叶相互并进。左心室继续收缩时室内压上升，瓣叶向左

心室膨出，乳头肌协同收缩，使腱索拉紧以防瓣叶外翻入左心房，瓣叶紧贴，瓣口关闭。此时瓣叶不能超过瓣环水平。当二尖瓣的瓣叶、腱索或瓣环发生病变时，松弛的瓣叶在瓣口关闭时进一步脱向左心房，导致二尖瓣关闭不全。二尖瓣脱垂亦可见于左心室收缩功能异常，即节段性收缩，可使腱索和瓣叶处于松弛关闭，引起和加重其过长，使二尖瓣收缩晚期发生脱垂。二尖瓣脱垂造成左心室收缩时二尖瓣反流，使左心房负荷和左心室舒张期负荷加重。

多数患者可无症状或症状轻微，少部分出现心悸、疲乏和典型的胸痛，胸部听诊有尖锐的收缩中期杂音。

二尖瓣脱垂时主要的病理特征为二尖瓣黏液样变，海绵层增生并侵入纤维层，海绵层明显增厚伴蛋白聚糖堆积，瓣叶心房面局限性增厚，表面有纤维蛋白和血小板沉积。脱垂的二尖瓣瓣叶腱索间部分膨出，朝向左心房的瓣叶呈半球状隆起，瓣叶变长面积增大，严重者二尖瓣环扩张。同时，腱索变细，变长，扭曲，继之纤维化而增厚。腱索异常以瓣叶受累处为显著。由于腱索异常，二尖瓣应力不匀，导致瓣叶牵张和剥脱组织的黏液样变；腱索张力增加可导致腱索断裂。乳头肌及其附近的心肌可因过分牵拉、摩擦而引起缺血和纤维化。瓣环的扩大和钙化进一步加重脱垂的程度。

大部分预后尚好，约3%有并发症，如二尖瓣反流和充血性心力衰竭。二尖瓣脱垂患者发生感染性心内膜炎、心源性猝死、卒中和栓塞的可能性增加。

（王国平）

xīnzàng niányèliú

心脏黏液瘤 （cardiac myxoma）

发生在心脏的星状、卵圆或梭形黏液细胞及血管黏液基质构成的良性肿瘤。为心脏最常见的肿瘤，占心脏原发性肿瘤的80%～90%。以30～60岁的人群较多，女性比男性多见。约90%发生在心房，其中80%发生在左心房。

肿瘤直径从<1cm至>15cm不等，可有蒂或广基附着于心腔内壁。大体上可分为实性型和绒毛型。实性型常呈球状，平滑，有时表面有些不平。绒毛型则具有不规则，常很脆的乳头状表面。乳头的脱落常导致栓塞。切面常有出血，也可见坏死、囊性变、纤维化和钙化。偶尔肿瘤可钙化严重，呈石头状，即所谓的石状黏液瘤。光镜下见，肿瘤由星状、卵圆形或肥胖的梭形细胞构成，瘤细胞排列成索状、巢状或围绕小血管而呈环状。瘤细胞具有黏液样基质。在肿瘤的基底部常有大的厚壁血管。也可见纤维化、囊性变、血栓形成、钙化和骨化生。约不足3%可见腺样成分，主要位于肿瘤的基底部。在腺样结构中发生黏液腺癌偶见。黏液基质中也偶有伴发弥漫大B细胞淋巴瘤的报道。约7%的黏液瘤可见髓外造血灶。

（陈 杰）

xīnfáng niányèliú

心房黏液瘤 （atrial myxoma）

心房内以星芒状细胞分布于大量黏液样基质为特点的心脏肿瘤。是最常见的心脏肿瘤。心脏肿瘤颇为少见，其中原发性肿瘤更为罕见，转移性肿瘤为原发性的20～40倍。原发性肿瘤大多为良性，其中又以心房黏液瘤最常见，该肿瘤多发于中年人，大多数位

于左心房。肿瘤呈息肉状或绒毛状，切面多呈胶冻状，光镜下主要为散在的星芒状细胞分布于大量黏液样基质中（图1）。此外，在儿童中可发生心脏横纹肌瘤。

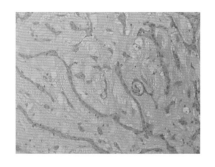

图1　右心房黏液瘤（HE×100）

（陈　杰）

xīnzàng rǔtóuzhuàng tánxìng xiānwéiliú

心脏乳头状弹性纤维瘤（cardiac papillary fibroelastoma）

衬覆内皮的无血管弹性纤维组织构成的良性乳头状肿物。临床上可无症状，但有的患者可发生心力衰竭。起源于瓣膜的肿瘤可引起瓣膜功能异常。如发生在主动脉瓣的肿瘤可出现胸痛和呼吸困难。多达33%的病例出现栓塞表现，如短暂的缺血或卒中。多数发生在瓣膜，以左心瓣膜受累为最常见，尤其是主动脉瓣。常易发生在有病变的瓣膜，如变性性狭窄或风湿性瓣膜病的基础上。可单发或多发。

大体见，肿瘤白色、质软，似海葵状。直径2～50mm，通常由一蒂部连接与心内膜。光镜下见，肿瘤由窄的无血管乳头状突起构成，突起常出现复杂的分支。突起内胶原和弹性纤维的排列与房室瓣膜的腱索相似。弹性纤维染色有助于显示弹性纤维轴心。免疫组化染色显示，表面内皮细胞表达FⅧ因子、CD34和S-100蛋白。本病虽为良性肿瘤，但常有引起栓塞的潜在风险。

（陈　杰）

xīnzàng héngwénjīliú

心脏横纹肌瘤（cardiac rhabdomyoma）

由横纹肌细胞构成的心脏良性肿瘤。为最常见的婴儿和儿童的心脏肿瘤。约占所有心脏肿瘤的60%。多达86%的心脏横纹肌瘤与结节硬化有关。约60%结节硬化的儿童在心脏超声检查时发现有心脏横纹肌瘤。临床上，病儿可无症状，或表现为心脏杂音。大的肿瘤可阻塞血流，导致瓣膜功能异常，严重者可出现充血性心力衰竭、呼吸窘迫，甚至低心输出综合征。心室阻塞可貌似瓣膜下主动脉狭窄或肺动脉狭窄。

大体见，肿瘤为界限清楚、无包膜的灰白色结节，从几毫米至几厘米不等。通常多发，约10%为单发。光镜下见，肿瘤由大空泡细胞构成，因富含糖原而胞质透明。所谓的蜘蛛细胞，即胞质中可见从中心的核向外周呈放射状分布的肌丝，使细胞状似蜘蛛为其特征。免疫组化染色显示，横纹肌细胞标志物肌红蛋白（myoglobin）、结蛋白（desmin）、肌动蛋白（actin）和波形蛋白（vimentin）阳性。心脏横纹肌瘤具有自发退化的可能性。>80%的肿瘤可在儿童早期即可完全退化。只有出现严重症状者才需手术治疗。

（陈　杰）

chéngshú xīnjī xìbāo cuògòuliú

成熟心肌细胞错构瘤（hamartoma of mature cardiac myocyte）

分化成熟的横纹心肌细胞的良性过度增生。又称心脏错构瘤。非常罕见，文献报道不足25例。发病年龄从6个月到76岁不等，中位年龄为24岁。大多数无症状或为尸检中的偶然所见。部分患者可出现心律失常、胸痛，甚至猝死。

肿瘤通常位于心室，心房也可累及，肿瘤可多发，也可单发。大体见，肿瘤质实、分界不清，直径通常<5cm，最大者可达9cm。光镜下见，肿瘤由增大的、排列紊乱的具有横纹的心肌细胞构成。细胞肌质空泡状，核奇形。肌细胞排列成散乱的旋涡状或鱼骨状。瘤细胞可同正常的心肌细胞混在一起，或形成有较清晰的分界。可见数量不等的间质纤维化、脂肪组织和神经。当有明显的血管、平滑肌、脂肪和神经混在一起时称间叶错构瘤。免疫组化染色显示，肿瘤细胞表达结蛋白（desmin）、肌钙蛋白（troponin）、肌动蛋白（actin）和肌球蛋白（myosin）。Ki-67增殖指数不高。本病虽为良性，但有致命后果，如严重的心律失常和猝死。手术是治疗的首选。

（陈　杰）

xīnzàng xuèguǎn ròuliú

心脏血管肉瘤（cardiac angiosarcoma）

具有血管内皮分化的原发性心脏肉瘤。包括高级别的血管肉瘤和低级别的上皮样血管内皮瘤。心脏血管肉瘤约占心脏原发性肉瘤的40%，其发生率为心脏上皮样血管内皮瘤的50倍。高峰发病年龄为30～50岁，男性略多。临床表现为胸痛、呼吸困难及室上性心律失常。心脏血管肉瘤最常见于右心房，常累及心包，其次为左心房。常侵及腔静脉及三尖瓣。一般不侵犯房间隔和肺动脉。

大体见，肿瘤为暗红色或黑色出血性肿块，边界不清。光镜下见，肿瘤由不规则、相互吻合的血管腔和窦状隙构成，腔隙由多形性细胞衬覆，核分裂多见（图1）。常可见分化不良的梭形细胞为主的区域。上皮样型血管肉瘤由具有丰富胞质的圆形细胞构成。免疫组化染色显示，瘤细胞 CD31 在超过 90% 的病例阳性，ERG 阳性。

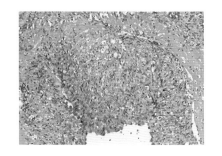

图1　心脏血管肉瘤（HE×200）

上皮样血管内皮瘤与肺和软组织的上皮样血管内皮瘤相似，由圆形或卵圆形上皮样细胞形成的短束状或实性巢构成，浸润肌壁。免疫组化染色与上皮样血管肉瘤一样，表达内皮标志物，如 CD31、CD34 和 ERG 以及细胞角蛋白，如 CK7 和 CK18。本病预后差。平均生存期为 13 个月。

（陈　杰）

dòngmài nèimó ròuliú

动脉内膜肉瘤（intimal sarcoma）　发生于肺动脉和体循环系统大血管的高度恶性间叶肿瘤。常在血管腔内呈息肉样生长，阻塞血管腔，并可产生肿瘤性栓子，从而发生外周器官栓塞或种植。以发生于肺动脉为最常见，其次为主动脉，前者发病率是后者的两倍。发生于肺动脉者，以女性略多。患者多为成年人，年龄范围较广，平均年龄为肺动脉型 48 岁，主动脉型 62 岁。

肺动脉型多发生于肺动脉干（80%）、肺左动脉或肺右动脉（50%~70%）或双侧肺动脉同时累及（40%）。主动脉型多发生于腹主动脉和髂动脉分叉之间，30% 可发生于胸主动脉。临床症状多与动脉内形成的瘤栓相关，如肺动脉内出现瘤栓时，表现为复发性的肺栓塞；腹主动脉内出现瘤栓时，可引起跛行、下肢脉搏消失；肠系膜动脉出现瘤栓时，可引起腹背部疼痛和绞痛，以及高血压和肿瘤形成的动脉瘤破裂等。累及静脉时，可引起上腔静脉综合征。肿瘤也可发生于心脏，并且是心脏常见的软组织肉瘤类型之一。

大体见，肿瘤位于血管腔内，附着于血管壁，呈息肉状，类似于瘤栓，常可呈黏液样。光镜下见，肿瘤多为低分化的梭形细胞肉瘤，常具有成纤维细胞或肌成纤维细胞分化特征，有的可呈上皮样。不同病例间瘤细胞的异型性、核分裂及坏死差异较大（图1）。部分肿瘤内含有黏液样区域。少数病例可类似于平滑肌肉瘤，或显示横纹肌肉瘤、血管肉瘤或骨肉瘤分化。

免疫组化染色显示，瘤细胞主要表达波形蛋白（vimentin），可程度不等表达平滑肌肌动蛋白

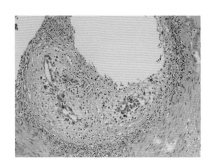

图1　动脉内膜肉瘤（HE×200）
注：见血管周围增生的异型短梭形至卵圆形细胞。

（α-SMA）和结蛋白（desmin），显示骨肉瘤分化时可表达特异 AT 序列结合蛋白 2（SATB2），显示血管肉瘤分化时可表达 CD31 和 ETS 相关基因（ERG）。多达 70% 病例可表达 MDM2。细胞遗传学检测显示，双微体 2（MDM2）、血小板源性生长因子受体 α 多肽（PDGFRA）和表皮生长因子受体（EGFR）扩增。

本病预后差，80% 患者 1 年左右死亡，发生于主动脉者（5~9 个月）差于发生于肺动脉者（13~18 个月）。

（陈　杰）

Wòlè biànxìng

沃勒变性（Wallerian degeneration）　中枢或周围神经纤维被切断后，轴索与神经元胞体断离，其远端和部分近端的轴索及其所属髓鞘发生变性、崩解和被小胶质细胞（中枢）或巨噬细胞（外周）吞噬，同时伴受累神经元胞体发生中央性尼氏体溶解的过程。此过程在神经断裂后即开始，一般在神经损伤后 8 周左右完成。1850 年，沃勒（Waller）发现蛙的舌咽神经和舌下神经损伤后有退行性变，在切断神经 12~15 天后髓鞘分解。两年后沃勒进一步研究，发现 3~4 个月后神经又长入舌内，认为是神经元维持神经纤维的活力。髓鞘分解不是由近端而及于远端，而是先在施万（Schwann）细胞的临界面开始，然后在郎飞结（Ranvier node）附近分解退变，整个髓鞘被吸收，剩下的施万细胞管，称为宾格内带（Bungner band）。1913 年，西班牙神经学家圣地亚哥·拉蒙-卡哈尔（Santiago Ramóny Cajal）研究了轴突的退变与再生，损伤神经近侧段的退行性变到郎飞结前（或不超过一个郎飞结）即停止。

退变的髓鞘分解成胆固醇酯及三酰甘油而被吸收。神经损伤后，相应的神经元也有变化。1892年，德国科学家弗伦纳·尼斯尔（Franna Nissl）报道轴索断后神经元出现染色质溶解现象。

（卞修武 吴峰）

zhóusuǒ biànxìng

轴索变性（axonal degeneration）

一切轴索损伤后的病理改变。为常见的神经系统病理性变化，包括轴索肿胀、碎裂、回缩以及萎缩等，又称轴索病理变化，以便与神经元胞体为主要受损部位的神经病理变化进行区别。从20世纪60年代开始，人们逐渐发现在药物或毒物处理过的某些动物，其典型的发病过程是由突触或轴索远端先变性，再逐渐向轴索近侧端变性，这和典型的沃勒变性过程完全相反。另外，在创伤性脑损伤后，大脑内经常出现不典型的轴索损伤，即轴索球样变，经之后的实验证实，轴索变可能是由轴索内在程序决定的。

（卞修武 吴峰）

shénjīngyuán biànxìng

神经元变性（neuronal degeneration）

一种可逆性神经元损伤。原因及形式多样，表现为胞体肿胀、脂肪变性、脂褐素沉积等，可伴轴索变性及髓鞘脱失。病变与轴索变性相似，但神经元坏死，使轴索全长在短时间内变性、解体，称为神经元病。后根神经节感觉神经元病变如癌性感觉神经元病、有机汞中毒等，运动神经元病变如急性脊髓灰质炎和运动神经元病等。发生于神经元的变性，形式及原因多样。神经元变性除细胞变性表现以外，还可见到尼氏体（Nissl body）溶解，原发性神经元系统性变性，

神经原纤维变性，各种细胞内包涵体、轴索及髓鞘变性等特殊性改变。

（卞修武 吴峰）

jiéduànxìng tuōsuǐqiào

节段性脱髓鞘（segmental demyelination）

沿神经纤维有一个或几个郎飞结间区的髓鞘破坏，而轴索相对保存的病变。髓鞘损害由郎飞结开始，沿主致密线发生髓鞘板层的分裂。同时一些施万（Schwann）细胞增生，新的施万细胞突起伸入髓鞘碎片之间，进而包围继续碎裂的髓鞘碎片并与裸露的轴索接触。被巨噬细胞吞噬的髓鞘碎片则发生化学降解。新的施万细胞一旦与轴索接触后，即形成轴索系膜，并盘旋围绕轴索开始髓鞘再生，最后髓磷脂板层融合后即重新形成髓鞘，可以看到薄髓鞘的神经纤维。整个过程都在神经纤维完整的基膜内进行。节段性脱髓鞘多见于炎症、中毒、白喉、遗传性或后天性代谢障碍。

（卞修武 吴峰）

hǎimǎ yìnghuà

海马硬化（hippocampal sclerosis）

表现为海马神经元丢失及苔状纤维发芽的病理现象。又称切迹硬化、颞叶内侧硬化，是一种特殊的病理改变。大体见海马体积变小，萎缩变硬，同时累及钩回、杏仁核及海马旁回。光镜下见选择性神经元丢失和星形胶质增生，以海马CA1、CA4区及CA3区明显为其特征。海马神经元的丢失导致存活细胞的突触重组，使细胞间的同步化及兴奋性异常增高，产生自发性的发作。海马硬化是癫痫中最常见的病理发现，不仅是癫痫发作的结果，更可能是癫痫发作的原因。

（卞修武 吴峰）

pízhì fāyù bùliáng

皮质发育不良（cortical dysplasia，CD）

大脑新皮质在发育过程中受到阻碍形成的一系列病理改变。皮质发育不良是难治性癫痫产生的一个最主要原因。其占外科手术治疗癫痫病例的12%～50%。1971年，泰勒（Taylor）首先系统描述了CD的病理组织结构特点。2004年，帕尔米尼（Palmini）提出了更为详尽的被学界普遍接受的病理学分型（表1）。发育不良皮质大体表现为脑回增宽，脑沟消失，灰质与白质界限模糊。光镜下见，皮质细胞层次结构紊乱消失，细胞失去极性，出现异常的巨细胞和气球样细胞。

（卞修武 吴峰）

zhūwǎngmó nángzhǒng

蛛网膜囊肿（arachnoid cyst）

由多种因素引起的位于蛛网膜和硬脑膜内层之间的囊肿。又称囊性粘连性蛛网膜炎或囊性增生性蛛网膜病。囊肿壁薄，囊内含无色透明或黄色富于蛋白质的液体。病因多认为是软脑膜炎；亦有人认为与外伤有关，如产伤引起蛛网膜囊肿；先天性畸形也可引起。临床症状隐匿。若囊肿增大，可引起脑积水，产生一系列临床症状。囊肿大多位于西尔维厄斯（Sylvius）外侧裂、脑桥小脑三角、颅后窝中线或小脑半球等部位。椎管内的蛛网膜囊肿位于硬脊膜外或硬脊膜下，有可能是多发的。光镜下见囊壁为胶原纤维结缔组织，囊肿内壁被覆蛛网膜细胞，有时见有淋巴细胞和单核细胞浸润，亦可见有砂砾体。此类病变在临床上呈现颅内占位性病变，颇似脑肿瘤，又称假瘤。

（卞修武 吴峰）

表 1　皮质发育不良的病理学分型

分型	病理特点
轻度多发皮质发育不良	
Ⅰ型	在皮质的第一层或其附近出现异位的神经元
Ⅱ型	在皮质的第一层以外出现微小的异位神经元
局灶性的皮质发育不良	
Ⅰ型	又称非泰勒型，没有出现异型的细胞和气球样细胞，常出现在颞叶皮质（MRI 常不能发现病灶）
ⅠA 型	孤立的皮质结构发育不良，表现为皮质板层错位，并伴多发皮质轻度发育不良
ⅠB 型	孤立的皮质结构发育不良，并伴巨大细胞和幼稚细胞出现，但无异型细胞出现
Ⅱ型	又称泰勒型，常出现在额叶等颞叶皮质以外的皮质（MRI 常能发现病灶）
ⅡA 型	皮质结构发育不良，同时伴异型细胞出现，但无气球样细胞出现
ⅡB 型	皮质结构发育不良，同时伴异型细胞和气球样细胞出现

shì shénjīngxìbāo xiànxiàng

噬神经细胞现象（neuronophagia）

当神经元迅速死亡时，吞噬细胞侵入胞体及近端树突的现象。又称噬节现象。当坏死过程十分迅猛时，最早侵入的为中性粒细胞，稍后大多数为吞噬细胞（源于小胶质细胞或巨噬细胞）。在脊髓灰质炎病例中，可见到许多这种特征性改变，提示神经元死亡的部位。当神经元坏死相对较缓时，小胶质细胞数目亦较少，常形成围绕细胞体的环，或仅侵及其一小部分。

（卞修武　吴　峰）

wèixīng xiànxiàng

卫星现象（satellitosis）

当脑内神经元变性时，其周围有反应性增生的少突胶质细胞围绕的现象。一般由 5 个或 5 个以上少突胶质细胞围绕，此现象与神经元损害的程度和时间无明确的关系，意义不明，可能和神经营养以及髓鞘维持有关。

（卞修武　吴　峰）

nǎomóyán

脑膜炎（meningitis）

发生在脑和脊髓软脑膜，由细菌、病毒、真菌等感染引起的脑膜炎性病变。主要有 3 种基本类型：化脓性脑膜炎（多由细菌引起）、淋巴细胞性脑膜炎（为病毒所致）和慢性肉芽肿性脑膜炎（可由结核分枝杆菌、梅毒螺旋体、布氏菌及真菌引起）。症状有发热、剧烈头痛、呕吐、对光敏感和颈项强直等，严重病例可出现抽搐和昏迷。脑脊液检查可确诊。病理表现主要为炎症反应，不同病原体感染引起的变化有所差异。

化脓性脑膜炎　大体见蛛网膜下隙内布满黄色或者黄绿色脓性渗出物，尤其以脑底的脑池更为显著；光镜下见软脑膜充血，软脑膜和蛛网膜下隙有大量多形核白细胞渗出，有时还可见有少量淋巴细胞、巨噬细胞和纤维蛋白渗出，炎症细胞沿着小血管皮层周围的间隙侵入脑内，并有小胶质细胞反应性增生。流行性脑脊髓膜炎是由脑膜炎球菌引起的急性化脓性脑膜炎。多为散发性，在冬春季可引起流行，称为流行性脑膜炎。患者多为儿童及青少年，可出现发热、头痛、呕吐、皮肤淤点（斑）和脑膜刺激症状，部分患者可出现中毒性休克。

病毒性脑膜炎　又称无菌性脑膜炎。临床表现多不像化脓性脑膜炎那样急骤，有些可为自限性病程。脑脊液检查可见淋巴细胞增多。蛋白质含量轻度升高，葡萄糖含量正常，细菌培养无细菌检出。光镜下脑膜可见中等量的淋巴细胞浸润。

结核性脑膜炎　大体见在脑底部蛛网膜下隙有大量白色或者浅灰色胶样渗出物，沿外侧裂扩散，散步在大脑半球的凸面，软脑膜表面可见白色或者半透明状粟粒样结节，脑组织充血、水肿，并可出现两侧海马钩回疝和小脑扁桃体疝，可伴有轻重不一的脑实质炎症或结核病灶。病程较久的病例，可见到较多的干酪样坏死及肉芽组织阻塞第四脑室的正中孔和外侧孔引起脑积水及脑室扩张。光镜下见，软脑膜和蛛网膜下隙大量渗出，主要为淋巴细胞，单核细胞及纤维蛋白，进展的病程中可见典型的中心干酪样坏死的结核肉芽肿（图 1）；此外，小血管可见血管周围炎和动

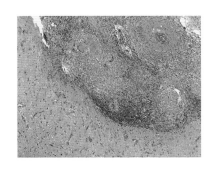

图 1　结核性脑膜炎（HE×40）

脉内膜炎性增生，有的伴血栓形成和脑软化；受侵犯的神经也可以发生淋巴细胞浸润和继发性脱髓鞘改变。

（卞修武 吴峰）

空泡性脊髓病 kōngpàoxìng jǐsuǐbìng

空泡性脊髓病（vacuolar myelopathy） 获得性免疫缺陷综合征（艾滋病）引起的累及胸部脊髓后索和侧索，可见白质空泡形成、局部髓鞘肿胀、轴索变性伴巨噬细胞浸润和反应性星形胶质细胞增生的神经系统病变。可与亚急性脑炎同时存在。光镜下见，除以上表现外局部髓鞘肿胀、出现空泡、脱髓鞘伴巨噬细胞浸润和反应性星形胶质细胞增生，偶见多核巨细胞。患者可呈现进行性下肢瘫痪、感觉性共济失调和大小便失禁。20%～30%的艾滋病尸检病例可检出此病变。

（卞修武 吴峰）

弥漫性轴索损伤 mímànxìng zhóusuǒ sǔnshāng

弥漫性轴索损伤（diffuse axonal injury，DAI） 头部受外力作用后发生的一种闭合性、弥漫性脑白质轴索剪切伤。多发生于交通事故、高坠等情况。属重型脑损伤，是脑损伤死亡的重要原因。主要累及脑的中轴及其邻近结构。

病理改变为大脑半球、胼胝体、脑干及小脑白质的广泛性轴索损害和小血管、毛细血管出血。光镜下见，血管周围出血或者出血或出血侵入周围的脑组织，伤后15～18小时的银染证明大量神经轴索肿胀，之后反应性小胶质细胞、星形细胞及毛细血管内皮细胞改变，巨噬细胞出现。进一步清除损伤组织，脑干前端背侧的改变基本也是这种演变过程。伤后短期存活患者的神经轴索损伤出现神经纤维的嗜酸性变和嗜银球，分布在大脑半球、小脑和脑干内，脑干内的病变不对称地侵犯皮质脊髓束。伤后存活几周的病例则见大量成堆的小胶质细胞，分布在大脑半球、小脑和脑干内，此时神经轴索成了碎屑，髓鞘破坏。伤后存活2～3个月的病例可见沃勒变性，分布于皮质下白质和内囊的大脑半球的白质内，此时大脑半球的白质体积缩小，硬度增加，胼胝体变薄和脑室系统代偿性扩张。临床上多数患者伤后立即昏迷，可造成重度残疾、痴呆、植物人状态或死亡。

（卞修武 吴峰）

灰质异位 huīzhì yìwèi

灰质异位（gray matter ectopic） 在不应有神经元的脑白质区出现异位的神经元的病变。是胚胎发育过程中原始神经管的神经母细胞未能及时地从脑室周围迁移到灰质所致。典型的灰质小岛位于脑室周围，可悬在室管膜上并突入侧脑室；大的灶性灰质异位，位于半卵圆中心，可有占位效应。

（卞修武 吴峰）

轴突斑 zhóutūbān

轴突斑（neuritic plaque） 见于阿尔茨海默病脑组织中的一种特征性病变。又称老年斑，由3种成分组成：类淀粉样物质、营养不良或变性的神经突起及反应性细胞（星形胶质细胞、微胶质细胞和吞噬细胞）。其中心为变性原纤维，最外层为星形胶质细胞围绕；两者之间为小胶质及少突胶质细胞，因这些细胞不易染色而呈空晕，故称晕轮。轴突斑的主要成分为β-淀粉样蛋白（Aβ），基因突变和能量代谢异常等可作用于不同环节导致其形成和沉积，最常见于阿尔茨海默病脑组织的海马旁回和额叶皮质。基底节、丘脑和小脑等处也有发现。此外，脑实质和脑膜的血管上也有大量淀粉样蛋白沉积。轴突斑量的多少与痴呆程度呈正相关。过去常认为此改变只见于阿尔茨海默病及早老性痴呆患者。实际在脑外伤后遗症、核上麻痹、肌萎缩侧索硬化、帕金森（Parkinson）病及唐氏（Down）综合征等疾病中皆可发现同样改变。

（卞修武 吴峰）

τ蛋白 τ dànbái

τ蛋白（Tau protein） 神经纤维缠结中含量最高的微管相关蛋白。是阿尔茨海默病脑组织中的一种特征性病变。正常脑中τ蛋白的细胞功能是与微管蛋白结合促进其聚合形成微管；与形成的微管结合，维持微管稳定性降低，微管蛋白分子的解离，并诱导微管成束。τ蛋白基因位于17染色体长臂。正常人中由于τ蛋白mRNA剪辑方式不同，可表达出6种同功异构体。τ蛋白为含磷酸基蛋白，正常成熟脑中τ蛋白分子含2～3个磷酸基。而阿尔茨海默病患者脑的τ蛋白则异常过度磷酸化，每分子τ蛋白可含5～9个磷酸基，并丧失正常生物功能。

（卞修武 吴峰）

中央轴空 zhōngyāng zhóukōng

中央轴空（central core） 在肌纤维横切面上，改良高莫瑞（Gomori）三色染色肌纤维中央或偏心处有一圆形淡染区，周边为环状紫红浅染带，琥珀酸脱氢酶染色和还原型辅酶Ⅰ-四氮唑还原酶染色中央轴空区氧化酶缺乏，其周边可深染。纵切面可见轴空贯穿肌纤维相当长的距离。直径在4μm左右，大者可达到30μm。包括单纯轴空、多发轴空和微小轴空改变，大量出现诊断为中央轴空病，亦可见多轴空改变。

（卞修武 吴峰）

bǎ xiānwéi

靶纤维 （target fiber）

氧化酶染色显示肌纤维中央带不着色，中间带深染，外周带淡染，形似靶样。是肌纤维失神经支配后又重新受支配的过程中常见的肌纤维构筑改变。形态学特征是横切面上，肌纤维呈六角形，周围有晕轮；六角形肌纤维分 3 个带，中心为无线粒体、无磷酸化酶及ATP 酶的活性的凝固肌质，中间带为浓染区，线粒体及糖原增加，最外为正常染色区，状如靶环，一般只出现在 I 型肌纤维，为节段性改变。电镜见中心区为空白区，浓染区内含破坏的肌纤维、成堆的线粒体、内质网小泡等；周围区为正常超微结构。靶样纤维中间带不清楚。靶样纤维是氧化酶染色显示肌纤维的局部出现一类圆形的浅染区，中间区带不清楚，类似靶形。多见于失神经支配状态。数个肌节的 Z 盘及原纤维崩解可产生片状高电子密度的物质。

（卞修武 吴 峰）

huánzhuàng xiānwéi

环状纤维 （circular fiber）

在横切面切片上，可见一条结构基本正常的肌原纤维环绕另一条纵行的肌纤维。即为一条肌纤维横向走行，环绕另一条纵向走行的肌纤维。周边的肌原纤维呈直角扭曲螺旋围绕中央的肌原纤维。环形纤维可见于正常或病理性肌肉，在正常肌肉靠近肌腱处可见环形肌纤维，在老年人眼外肌和咽喉肌亦可见到，病理情况下可见于萎缩性肌强直、肢带及面肩肱肌营养不良等。

（卞修武 吴 峰）

bùzhěng hóngbiān xiānwéi

不整红边纤维 （ragged red fiber）

苏木精-伊红（HE）染色上呈蓝色颗粒状、高莫瑞（Gomori）三色染色呈红色的纤维。又称颗粒状纤维。常见于线粒体肌病和线粒体脑肌病之骨骼肌内。然而并非特异，因其也常见于老年及具有线粒体损害的其他肌病的肌肉标本。

（卞修武 吴 峰）

fēnyèzhuàng xiānwéi

分叶状纤维 （lobulated fiber）

在肌肉活检标本上，特征性地表现为肌纤维间线粒体网的异常空间分布和特殊的氧化酶组织化学反应的纤维。又称小梁状纤维。这些纤维表明肌组织的非特异性病变，在多种神经肌病中均有报道，在面肩肱型、肢带型肌营养不良等疾病中，分叶状纤维通常十分明显。

（卞修武 吴 峰）

xiǎoguǎn jùjí

小管聚集 （tubular aggregate）

在肌膜下或肌原纤维间出现管聚集包涵体。电镜见其为密集平行排列的管结构。1970 年，首先由摩根-休斯（Morgan-Hughes）报道了本病的病理特点，苏木精-伊红（HE）染色为嗜碱性，高莫瑞（Gomori）染色呈红色，在 NADH 脱氢酶和肌腺苷酸脱氢酶中酶活性升高，而在琥珀酸脱氢酶和肌原纤维 ATP 酶时为阴性。在发作性负荷性肌病型累及 $10\% \sim 20\%$ II 型肌纤维，在慢性进行性肌病和肌病伴重症肌无力型中，I 型纤维也受累。

（卞修武 吴 峰）

jīzhìkuài

肌质块 （sarcoplasmic mass）

肌纤维胞质内不规则的块状物。是强制性肌营养不良的特征性病理改变，患者肌纤维有典型的肌质块，苏木精-伊红（HE）染色呈紫红色团块状结构，呈环形、梭形、弧形、圆形或卵圆形等；

神经元特异性烯醇化酶（NSE）染色呈棕褐色；还原型辅酶 I -四氮唑还原酶（NADH-TR）染色呈深蓝色；过碘酸希夫（PAS）染色呈深红色。

电镜见，肌质块位于肌纤维一端、侧面或纤维内，其肌原纤维排列紊乱，呈栅状。在肌质块内，有圆形体或杆状体，放大至 10 万倍后提示为高电子密度的蛋白沉积物；含有肥大而畸形的线粒体；内质网增多并明显扩张，有的甚至呈大空泡状；可见包涵体，其内为髓样、糖原颗粒样或致密样物质；溶酶体增多。之外，肌膜呈指状、齿状或块状突出。肌膜下可见增多的糖原颗粒及扩张的内质网。在肌原纤维间，糖原颗粒呈局灶性增多，伴增多的扩张内质网，其内有髓样或颗粒状包涵体。肌核变圆，出现核仁。

（卞修武 吴 峰）

gǎnzhuàngtǐ

杆状体 （aspen body）

肌肉活检时见到的肌膜下或细胞核周的杆状小体。苏木精-伊红（HE）染色难以识别，而改良高莫瑞（Gomori）染色则可清晰显示，杆状体染成紫红色，长 $1 \sim 7\,\mu m$，宽 $0.3 \sim 3.0\,\mu m$，随机分布于肌膜下或核周。肌纤维直径大小不一，多数小于正常，I 型肌纤维占优势，II 型肌纤维减少，IIB 纤维缺乏。组织化学染色杆状体区酶活性消失，电镜见杆状体为电子致密结构，成群分布于肌膜下或肌原纤维间，Z 盘增粗呈短棒状。杆状体来源于 Z 盘，其为非特异性病理改变，少量杆状体可见于其他多种类型的肌病。只有杆状体明显增多，且为最突出的病理改变时才考虑有杆状体肌病的可能。

（卞修武 吴 峰）

镶边空泡 （rimmed vacuole）

在肌膜下或肌纤维中央的空泡。呈圆形、多角形或不规则形，直径为 2～25 mm。苏木精-伊红（HE）染色周边镶嵌着紫蓝色颗粒，改良高莫瑞（Gomori）三色染色呈紫红色。电镜下空泡部分或全部被膜状螺纹、髓样小体及无形状碎片填充。此为一种非特异性的病理改变，主要见于散发性包涵体肌炎、遗传性包涵体肌病、酸性麦芽糖酶缺陷病、马里内斯科-舍格伦（Marinesco-Sjögren）综合征、还原体肌病和一些远端型肌病，少量的镶边空泡还可见于眼咽型肌营养不良、多发性肌炎和神经源性肌萎缩等。

（卞修武 吴峰）

肌纤维比例失常 （abnormal myofiber proportion）

正常人肱二头肌和股四头肌组织中Ⅰ型、ⅡA、ⅡB 型纤维约各占 1/3，呈棋盘格样相间分布，出现任何一型肌纤维的比例大于 55% 时，则为肌纤维比例失常。人类肌肉采用 ATP 酶染色法进行分型。最初分为Ⅰ型和Ⅱ型，以后又将Ⅱ型进一步细分为ⅡA、ⅡB 和ⅡC型。肌纤维类型在人类有实用价值，在先天性肌型比例失调中，Ⅰ型纤维小，Ⅱ型纤维相对增粗，早期神经元疾病可有选择性Ⅱ型肌纤维萎缩，持续的锻炼可导致Ⅱ型肌纤维肥大，在肌肉不活动或全身慢性系统性疾病，则ⅡB 纤维萎缩。

（卞修武 吴峰）

肌纤维群组化 （fiber-type grouping）

Ⅰ型和Ⅱ型肌纤维呈"棋盘格"样分布的正常组织学特征被打乱，ATP 酶染色显示Ⅰ型和Ⅱ型肌纤维各自分别聚在一起的病理现象。是由于失神经支配的肌纤维又从附近完整的神经纤维侧芽发生获得侧枝（神经再支配）的结果。即这些附近的神经可能本来支配的是不同组化型的肌纤维，一旦失神经的肌纤维被其再支配后，改变了受损肌纤维的组化型，发生同化而致集簇化，一般超过 20 个肌纤维或同型肌纤维包绕 1 个相同类型肌纤维为最低标准。发生肌原性萎缩时，两种主要组化型肌纤维受损不一致，但无同化型集簇化现象。神经源性损害有特殊病征意义的为群组化及大组萎缩；有用的补充为靶纤维及反应性肌纤维肥大。

（卞修武 吴峰）

束周萎缩 （perifascicular atrophy）

肌束周边的肌纤维萎缩、变性，中央区域的肌纤维正常或病变较轻的现象。多见于多发性皮肌炎等。可能是血管损伤处外周肌束血管中断造成慢性缺血的结果。

（卞修武 吴峰）

还原体 （reducing body）

能还原甲基萘醌-四唑氮蓝（M-NBT）的聚集物。可见于还原体肌病患者的肌组织中。通过显微解剖蛋白组学分析发现 FHL1 蛋白为聚集物中主要蛋白质，并随着病程的进展而增多。

电镜下，还原体可位于肌原纤维间或肌膜下或肌核内及其附近，呈多孔状、颗粒状或微管状，由致密的细丝、颗粒组成，偶见小管。境界较清楚，无界膜包围，电子密度与核异染色质或 Z 带物质相似。核内的还原体结构较致密，可紧贴核内膜下，其中聚集大量排列不规则的空心细丝。有的还原体位于核附近或紧挨在核外膜上，或伴有核膜模糊不清或缺失。还原体内颗粒、细丝的主要成分是 DNA。肌酶染色 ATPase、NADH-TR 均阴性，提示还原体形成与活动性肌纤维变性有关。还原体内含微管蛋白、结蛋白、泛肽、内质网伴侣蛋白、一整套的膜蛋白质、信使核糖核酸、分子伴侣蛋白、葡萄糖相关蛋白 78，错折蛋白在内质网的聚集引发展开蛋白的反应在还原体的形成中起重要作用。应用免疫组化技术显示，还原体肌病的肌纤维内结蛋白含量增加，凝胶电泳发现两条异常区带，分子量为 53kD（Western blot 证实为结蛋白）和 70kD（性质未明），肌病可能与结蛋白贮积有关。还原体具有核仁特征，含有核糖体前体和核仁伴随蛋白，还原体的形成可导致核糖体的加工和装置缺陷。还有学者认为还原体多位于变性核的周围，核的变性在还原体的形成中起一定作用，核变性通过某种诱因引发肌原纤维变性。

（卞修武 吴峰）

斑马体 （zebra body）

为肌组织 Z 带内出现的，由细而薄的疑似肌动蛋白纤维连接，排列成假肌节样条纹的小包涵体。因形似斑马条纹而得名，是斑马体肌病的特征性病变。形态学上常伴随其他肌纤维病变，如靶纤维、线形（nemaline）小体等。斑马体在眼外肌罕见，但斑马体肌病与眼外肌的关系尚不清楚。通常在心肌细胞和肌-腱连接中也能见到。斑马体肌病是一种极罕见的非进展性肌组织疾病。斑马体也非肌组织疾病中常见的非特异性病变。

（卞修武 吴峰）

mímànxìng xīngxíng xìbāoliú

弥漫性星形细胞瘤（diffuse astrocytoma）

由分化好的肿瘤性纤维型、原浆型或肥胖型星形胶质细胞构成的星形细胞肿瘤。好发于年轻人，以瘤细胞分化程度高，生长缓慢为特点。肿瘤可发生于中枢神经系统任何部位，以幕上多见，常累及额叶和颞叶，其次是脑干和脊髓。具有向间变性星形细胞瘤及胶质母细胞瘤恶变的潜能。发病高峰年龄是30~40岁，男性稍高于女性。

临床表现 常见症状为癫痫，早期可能有言语困难，以及感觉、视野或活动等方面的轻微改变。发生于额叶的肿瘤，患者常伴有行为和性格改变。

大体形态 肿瘤边界不清，病变部位肿大、扭曲，但结构（皮质和紧密的有髓神经传导束）没有破坏。可见大小不等的囊腔，颗粒状，有的区域硬，有的区域软。含有大量囊腔的肿瘤外观呈胶冻样。肥胖细胞丰富的肿瘤有时可形成内壁光滑的大囊腔。肿瘤内可见灶性钙化，呈砂粒体状。肿瘤可向对侧结构延伸。

镜下形态 组织学相当于世界卫生组织（WHO）病理分级Ⅱ级。肿瘤由分化好的肿瘤性纤维性或肥胖性星形细胞构成，背景疏松，常有微囊形成。与正常脑组织相比，肿瘤区域细胞密度中等度增加，有少量核异型，多无核分裂。出现个别核分裂不足以诊断为间变性星形细胞瘤。瘤内出现坏死或微血管增生不能诊断为弥漫性星形细胞瘤。肿瘤性星形细胞的表型在体积、分化程度和胞质胶质纤维的丰富度方面差异很大。瘤细胞形态在不同区域可明显不同。在苏木精-伊红（HE）染色切片中辨认瘤性星形细胞主要看核的变化。正常星形细胞核卵圆形到长梭形，横切面可呈圆形，明显空泡状，染色质中等大小，常有一个清晰的核仁。正常星形细胞 HE 染色无胞质，与网状背景形成对比。反应性星形细胞核增大，胞质明显，与肥胖细胞类似，核偏位，胞质红染边缘渐淡。根据优势细胞类型，可将弥漫性星形细胞肿瘤分为3个亚型。

纤维型星形细胞瘤 弥漫性星形细胞瘤最常见的一种类型，主要由纤维形瘤性星形细胞构成。具核异型性，无核分裂、坏死核微血管增生。偶尔或局部存在肿瘤性肥胖细胞不影响纤维型星形细胞瘤的诊断。细胞密度低到中等。胞质不明显，呈"裸核"状。细胞核间变（如大的雪茄烟状，或不规则浓染核）是与正常或反应性星形细胞区别的要点。如果无核分裂，就是出现明显核异型仍诊断弥漫性星形细胞瘤（WHOⅡ级，图 1a）。在细胞密度高的病变，肿瘤性细胞突起形成疏松的纤维基质。本亚型多含黏液微囊。

肥胖细胞型星形细胞瘤 以存在大量肥胖性瘤性星形细胞为特点。肥胖细胞应在所有瘤细胞中>20%，组织学特点是具有丰富的磨玻璃状嗜酸性胞质，胞体角状、肥胖的、无方向性的胞突形成粗糙的纤维网。胶质纤维酸性蛋白（GFAP）在肥胖细胞核周和胞突强表达。核常偏位，有小核仁和簇状染色质。常见血管周围淋巴细胞套。

原浆型星形细胞瘤 弥漫性星形细胞瘤的少见亚型，含大量肿瘤性星形细胞，细胞体积小，依稀可见含大量胶质细丝的胞突，少许 GFAP 表达。细胞密度低，分裂活性低。黏液变性和微囊形成是常见的特征性病变。核一致性圆形或卵圆形。

免疫组化染色显示，肿瘤细胞弥漫表达 GFAP，强度不一。GFAP 免疫反应常限于核周区，由瘤细胞胞突构成的纤维基质显示弥漫的 GFAP 阳性背景。胞质少的小圆形细胞，胞突可能不表达 GFAP。瘤细胞表达 Oligo-2（图 1b）。波形蛋白（vimentin）免疫染色同 GFAP，但其阳性反应主要在核周，而 GFAP 胞突也呈强阳性反应。vimentin 阳性细胞可无 GFAP 表达。弥漫性星形细胞瘤内可含星形细胞，它们数量增多，体积增大，应注意与正常或反应性星形细胞进行鉴别。肿瘤细胞的数目增多，形态一致，可见微囊形成，大部分细胞彼此相像。而反应性星形细胞很少在同一时

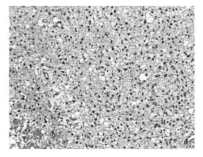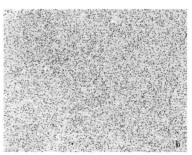

a. HE×100；b. Oligo-2 阳性（×100）。

图 1　弥漫性星形细胞瘤Ⅱ级

间同一区域呈一致性变化，表现为不同形态的星形细胞混在一起，有的核很长，有的胞质量不同。

预后　手术后平均生存 6~8 年，个体间差异较大。影响病程长短的主要因素是恶变为胶质母细胞瘤，一般 4~5 年。患病时越年轻，预后越好；肿瘤体积大者预后差；肿瘤全切存活时间延长；此外，仅表现为癫痫的低级别星形细胞瘤预后好，如果合并有神经病变症状，预后较差。

（卞修武）

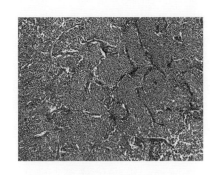

图 1　弥漫性星形细胞瘤 III 级
（HE×100）

jiānbiànxìng xīngxíngxìbāoliú

间变性星形细胞瘤（anaplastic astrocytoma）

弥漫浸润的星形胶质细胞起源的恶性肿瘤。可起源于低级别的星形细胞瘤，也可没有低度恶性原始病变。此瘤具有发展成胶质母细胞瘤的潜能。多位于大脑半球，成年人好发，发病年龄为 45~51 岁。

临床症状与弥漫性星形细胞瘤相似，具有低度恶性弥漫性星形细胞瘤病史的患者，出现进行性局灶性神经障碍、癫痫和颅内压增高。肉眼很难区别间变性星形细胞瘤和弥漫性星形细胞瘤。间变性比弥漫性易于向周围脑组织浸润。间变性星形细胞瘤细胞密度高，切面比弥漫性星形细胞瘤与周围界限更清楚。其组织学相当于世界卫生组织（WHO）病理分级 III 级，与 WHO II 级星形细胞瘤相比，细胞密度、核异型性和核分裂增加（图 1）。重要的诊断标准是见到区域性或弥漫性高密度细胞区。如细胞密度低，却伴有足够核分裂，也可诊断为间变性星形细胞瘤。伴进行性间变病例，核的多形性更为复杂，核的大小、形态不一，染色质密集或分散，核仁明显，数目增多。其他的间变特点包括多

核瘤细胞和丰富的核分裂，但并非诊断 WHO III 级所必需。从定义来说，不应有微血管增生和坏死。Ki-67 增殖指数 5%~10%，变化很大。

间变性星形细胞瘤发展成胶质母细胞瘤是预后的关键。间隔时间不同，平均 2 年。年龄越大，预后越差。表皮生长因子受体（EGFR）扩增的间变性星形细胞瘤生存期明显缩短。

（卞修武）

jiāozhì mǔxìbāoliú

胶质母细胞瘤（glioblastoma）

恶性程度和发病率最高的星形细胞肿瘤。占颅内肿瘤的 12%~15%，以及星形细胞肿瘤的 60%~75%。多见于成年人，可发生于任何年龄，高峰在 45~75 岁。肿瘤多位于大脑半球皮质下白质，最经典的发病部位是额-颞叶。肿瘤常浸润皮质，也可通过胼胝体侵及对侧大脑。

分类　胶质母细胞瘤可分为原发性和继发性两种类型。原发性发展迅速，没有低度恶性的早期病变存在的临床和组织病理学证据；继发性大部分临床病程长，由星形细胞瘤发展而来。二者是两个相对独立的疾病，通过不同的遗传学途径产生，蛋白表达谱

不同，对治疗的反应不同。原发性通常病史短，颅内压增高的症状和体征较常见，1/3 以上患者出现癫痫，也可出现非特异性神经功能障碍，如头痛、性格改变等症状。

大体形态　肿瘤界限不清，切面显示肿瘤颜色不一，周边灰色，中心因髓鞘崩解坏死而呈黄色。周围细胞多的区域大体检查时呈柔软、灰色边缘或在肿瘤中形成灰色条带。但坏死组织可与周围脑组织毗邻，而中间看不到肿瘤组织。中心坏死可占整个肿瘤的 80%。新鲜或陈旧出血呈红色和棕色。肿瘤大面积出血可出现与卒中相同的症状，有时可成为肿瘤的首发临床症状。肿瘤组织坏死液化可形成含混浊液体的大囊腔，与弥漫性星形细胞瘤清晰的囊腔形成鲜明的对比。大部分大脑半球的胶质母细胞瘤位于白质中心，有时位于大脑表面并与软脑膜和硬脑膜粘连，这种肿瘤富含胶原，易被误认为转移癌或髓外肿瘤如脑膜瘤。皮质浸润可见白质内的坏死区上灰质增厚，脑回轮廓不清。

镜下形态　组织学特点包括细胞多形性、核不典型、高分裂活性、血管血栓形成、微血管增生和坏死，相当于世界卫生组织（WHO）病理分级 IV 级。肿瘤性星形细胞分化差，常呈多形性，间变性病变表现为细胞密度高、明显的核异型和活跃的分裂活性（图 1）。明显的微血管增生和/或坏死是诊断的基本要点。该类肿瘤组织学变化非常大。有些病变细胞密度高，核多形性伴大量多核瘤巨细胞，有些病变细胞密度高，但相当一致。肿瘤的星形细胞本质很易确认，至少局部可以发现星形细胞的特点。

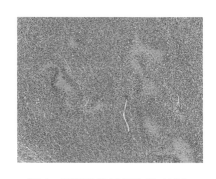

图 1　额叶胶质母细胞瘤（HE×100）

诊断　主要取决于组织类型而不是某种细胞类型，必须存在高度间变的胶质细胞、核分裂活性、血管增生和/或坏死。肿瘤中这些关键病变分布不均，但大片坏死常位于肿瘤中心，依然存活的瘤细胞围绕在坏死周围。血管增生遍布病变区，并易出现在坏死和浸润带周围。胶质母细胞瘤细胞在中枢神经系统的迁移能力在到达屏障结构边缘显而易见：肿瘤细胞排列聚积在皮质的软脑膜下、室管膜区、围绕神经元（卫星现象）和血管周围。这种病变特点成为继发结构。它们是由于胶质瘤细胞与宿主脑结构之间的反应造成，具有很高的诊断价值。继发结构在其他高度浸润型胶质瘤也可见到，如胶质瘤病和少突胶质细胞瘤。肿瘤为适应髓神经纤维路径，常形成纺锤状或双极状，又称为继发结构。典型的血管增生表现为"肾小球丛"状，常位于坏死附近，并指向坏死区。在组织学上，典型的微血管增生包括多层的、核分裂活跃的内皮细胞和平滑肌细胞/血管周细胞。肿瘤增生活跃，几乎所有病例中均有核分裂。不典型核分裂常可见到。坏死是胶质母细胞瘤的基本特征，光镜下依稀可见坏死的胶质细胞，以及较大坏死

扩张的肿瘤血管轮廓。坏死的区域通常没有大量的巨噬细胞。偶尔肿瘤细胞像花冠样围绕在残存的血管周围。第二种坏死类型的特点是多灶性小的、不规则带状或匐行的病灶，放射状围以假栅栏状排列的致密的梭形胶质细胞，这是诊断胶质母细胞瘤的标志。Ki-67 增殖指数为 15%～20%。

预后　胶质母细胞瘤的总体生存情况很差。中位生存时间约 12 个月。预后与多种因素有关。年纪越轻预后越好；坏死的存在和范围与患者生存时间密切相关。

（卞修式）

máoxìbāoxíng xīngxíngxìbāoliú

毛细胞型星形细胞瘤（pilocytic astrocytoma）

界限较清，生长缓慢预后好的星形细胞起源的良性肿瘤。具有双向组织学特点，即含罗森塔尔（Rosenthal）纤维的密集的双极性细胞区，和含微囊和嗜酸性颗粒小体/透明滴的疏松的多极性细胞区。好发于 20 岁之前，无明显性别差异。

该肿瘤可造成局部神经功能障碍或非定位性症状，如由占位效应和脑室梗阻造成的巨颅症、头痛、内分泌紊乱、颅内压增高等非特异体征。视路上的肿瘤常表现为视野缺损。眶内肿瘤可出现眼球外突，发生于下丘脑/垂体可引起功能失调，表现为肥胖和尿崩症。发生于丘脑的肿瘤常出现脑脊液循环阻塞症状，或由内囊压迫造成局灶神经障碍，如轻偏瘫。脑干肿瘤患者常出现脑积水或脑干功能障碍体征。脊髓肿瘤表现为肿瘤膨胀性生长引起的非特异性体征。

大体见，大部分肿瘤质软、色灰、相当疏松。肿瘤内和周边常见囊肿形成。脊髓可以形成明

显的空洞并能延伸许多节段。慢性病变可能出现钙化或含铁黄素沉积。视神经肿瘤常像袖套一样累积蛛网膜下隙。

组织学相当于世界卫生组织（WHO）病理分级 I 级。具有低至中等细胞密度，表现为组织双相型，包括由含罗森塔尔纤维的双极细胞致密区和伴微囊和嗜伊红颗粒小体形成的多极细胞疏松区。核分裂象罕见，偶见染色质浓染多形性的细胞核、肾小球样血管增生、梗死样坏死和软脑膜浸润，这都不是恶变的表现。劳克坚牢蓝（LFB）染色时罗森塔尔纤维呈蓝色。罗森塔尔纤维胶质纤维酸性蛋白（GFAP）阴性，周围纤维阳性。嗜伊红颗粒小体过碘酸希夫（PAS）染色阳性，α_1-抗胰蛋白酶和 α_1-抗糜蛋白酶染色阳性。

该肿瘤生长缓慢，可以稳定在发展的任何时期，甚至有些病例出现自发消退。预后好。通常，幕上的病例或放射治疗（如需要）耽搁，预后相对较差。病史长或多次复发的下丘脑和脑干毛细胞型星形细胞瘤可能致死。

（卞修式）

duōxíngxìng huángsèliúxíng xīngxíng xìbāoliú

多形性黄色瘤型星形细胞瘤（pleomorphic xanthoastrocytoma）

多位于大脑表面，常有囊性变的星形细胞起源肿瘤。98% 的病例发生在幕上，尤其在颞叶。好发于儿童和年轻人。该肿瘤占所有星形细胞肿瘤的 1%，无明显的性别差异。由于肿瘤位于大脑表浅部位，多数患者有长期癫痫病史。小脑和脊髓肿瘤会引起相应局灶症状。

大体见，肿瘤与脑膜相连常伴囊腔形成，有时在囊壁形成附

壁结节。除了累及脑膜以外，也可累及小脑幕和大脑镰。肿瘤弥漫软脑膜播散最早累及左大脑外侧裂。

组织学相当于世界卫生组织（WHO）病理分级Ⅱ级。肿瘤由纤维性巨大多核的肿瘤性星形细胞构成。诊断特征是大的黄色瘤样细胞表达胶质纤维酸性蛋白（GFAP），致密的网织纤维和淋巴细胞浸润。多形性指肿瘤组织学表现多种，可见梭形成分与单个或多核瘤细胞相混，巨细胞核的大小和染色相差很大。有些病例肿瘤性星形细胞紧密排列在一起，形成"上皮样"结构。黄色瘤指肿瘤中的许多瘤细胞内含脂肪。脂肪小滴占据胞体的大部，将胞质结构（包括胶质纤维）挤向周边，常规染色或免疫组化方法易显示星形细胞本质。可见嗜伊红颗粒小体，还可见到灶性聚集的良性反应性淋巴细胞，偶尔伴浆细胞。大的黄色瘤样细胞表达GFAP和S-100蛋白；肿瘤也表现出神经元分化的趋势，不同程度表达神经元标志物，包括突触素（Syn）、神经纤维、Ⅲ型β微管蛋白（β-tubulin）和MAP2，浸银染色可显示致密的网状纤维。

72%患者生存5年以上，61%患者生存可达10年。分裂指数低，且经扩大手术治疗预后较好，上述两个因素均可作为无复发生存率的独立预测因子。瘤内坏死也与存活率有一定的关系。

（卞修武）

shìguǎnmó xià jùxìbāoxíng xīngxíng xìbāoliú

室管膜下巨细胞型星形细胞瘤（subependymal giant cell astrocytoma，SEGA）

良性、缓慢生长，由大的节细胞样星形胞构成的肿瘤。是结节硬化复

合症患者最常发生的中枢神经系统肿瘤，通常发生于侧脑室壁。多见于20岁以下年轻人。大多数患者出现进展性癫痫发作或颅内压增高症状。肿瘤可发生钙化及早期出血征象及大面积自发出血。

组织学相当于世界卫生组织（WHO）病理分级Ⅰ级。肿瘤界限清楚，常发生钙化，由大型成簇的类似星形细胞的肿瘤细胞构成。成簇状生长的瘤细胞和血管周围假栅栏状排列是常见的特点。肿瘤细胞表现出广泛的星形细胞表型。典型的表现可以是胞质丰富呈玻璃样的多角细胞（像肥胖型星形细胞），也可以是位于纤维基质中稍小的长形细胞。节细胞样巨大锥体细胞常见。核细颗粒状，核仁明显。核具有多形性，多核细胞常见。偶见内皮细胞增生和坏死。

肿瘤细胞对胶质纤维酸性蛋白（GFAP）和S-100蛋白显示不同的反应。神经丝蛋白（NF）和神经元相关Ⅲ型β微管蛋白（β-tubulin）染色也可阳性，Ki-67增殖指数一般很低，拓扑异构酶Ⅱ标记指数也很低。

（卞修武）

shǎotū xīngxíngxìbāoliú

少突星形细胞瘤（oligoastrocytoma）

混合型胶质瘤中最常见的由两种明显不同类型的肿瘤细胞构成的弥漫浸润性肿瘤。细胞形态类似少突胶质细胞瘤和弥漫性星形细胞瘤。1935年被库珀（Cooper）首次命名。好发于中年人，手术时中位年龄35~45岁，男性比女性稍多。肿瘤常位于大脑半球，依次为额叶、颞叶、顶叶、枕叶，偶尔累及脑干，很少累及小脑。临床表现同星形细胞瘤和少突胶质细胞瘤，癫痫、轻

瘫、性格改变和颅内压增常见。

大体形态与世界卫生组织（WHO）病理分级Ⅱ级的胶质瘤不易区别，偶尔存在颜色和硬度差异区。组织学相当于WHO病理分级Ⅱ级。细胞密度中等，核分裂少或无。可存在微钙化和微囊变性，但无微血管增生和坏死。诊断本病时需确认存在肿瘤性星形胶质细胞和少突胶质细胞两种成分。少突星形细胞瘤可分为双相（致密）和混合（弥漫）两种亚型。双相型较少见，少突胶质细胞和星形细胞分化区并列存在。混合型最常见，肿瘤性少突胶质细胞和星形细胞混合存在。但勿把弥漫性混有胶质纤维酸性蛋白（GFAP）阳性的小肥胖细胞和胶质纤维型少突胶质细胞的少突胶质细胞瘤诊断为少突星形细胞瘤。只有肿瘤中既存在少突胶质肿瘤细胞又存在明显的纤维、原浆或典型的肥胖型星形细胞成分时，才能诊断为少突星形细胞瘤。如果有大量的小肥胖细胞存在要仔细寻找星形细胞成分。在少突星形细胞瘤中，少突胶质和星形胶质成分与"纯"少突胶质细胞瘤和星形细胞瘤具有同样的免疫组织化学反应。尚无区别两种成分的特异性标志物。GFAP和波形蛋白在星形胶质成分中表达较稳定，在少突胶质成分中变化较大。近1/3的少突星形细胞瘤有核的P53聚集。

患者中位生存时间为6~7年。存活时间长的相关因素包括手术时患者年龄（<37岁）、肉眼全切肿瘤、术后放疗和Ki-67增殖指数低。1p和19q联合缺失病例预后较好；1p和19q缺失病例非进展生存时间为60个月，而无此改变者只有30个月。

（卞修武）

间变性少突星形细胞瘤 (anaplastic oligoastocytoma)

jiānbiànxìng shǎotū xīngxíngxìbāoliú

具有细胞密度增高、核异型性、多形性和核分裂增多等组织学特征的低度恶性少突星形细胞瘤。发病年龄多为 40~50 岁，男略多于女。肿瘤常位于大脑半球，50% 以上位于额叶，其次为颞叶。病程通常较短，以往存在低级别胶质瘤者病程可长达数年。大体形态与其他间变性胶质肿瘤无区别，可见肿瘤内出血、囊性变和钙化。组织学相当于世界卫生组织（WHO）病理分级 Ⅲ 级，主要表现为少突星形细胞瘤的间变特征，包括核异型、细胞多形性、细胞密度高和核分裂活跃，另外，还可见微血管增生。

预后比胶质母细胞瘤好。坏死和是否存在 1p 缺失是重要的预后指标。伴有坏死的间变性少突星形细胞瘤应归为"胶质母细胞瘤伴少突胶质细胞成分"，但其预后好于典型的胶质母细胞瘤，可能与 1p 缺失有关。虽然某些患者化疗效果好，但一般预后较差。

（卞修武）

少突胶质细胞瘤 (oligodendroglioma)

shǎotū jiāozhì xìbāoliú

少突胶质细胞起源、分化良好、弥漫浸润的肿瘤。多发于成年人，高发年龄为 40~45 岁，好发于大脑皮质和大脑半球，50%~65% 的肿瘤发生在额部，其他依次为颞叶，顶叶和枕叶。

临床表现 病程长，多数可生存 5 年以上。最常见的症状是癫痫和头痛。肿瘤弥漫性浸润大脑皮质可引起频发性癫痫。

大体形态 肿瘤边界较清，质软，灰粉色。如果肿瘤广泛黏液变性可呈胶冻样。肿瘤常位于大脑皮质和白质，可见软脑膜浸润。钙化常见，特别在肿瘤周边和大脑皮质附近。还可见囊性变和肿瘤内出血。

镜下形态 组织学相当于世界卫生组织（WHO）病理分级 Ⅱ 级。瘤细胞密度中等，核圆，大小一致，在石蜡切片，胞质肿胀，透亮，核位于中央，形成典型蜂窝状特点，其他包括微钙化、黏液/囊性变和致密的分枝状毛细血管网（图 1）。明显的核异型和少见的分裂象仍可诊断 WHO Ⅱ 级少突胶质细胞瘤，但明显活跃的核分裂、微血管增生或显著坏死表明肿瘤进展到间变性 WHO Ⅲ 级少突胶质细胞瘤。有些肿瘤内含小肥胖细胞或微肥胖细胞，胞质丰富，核偏位，胶质纤维酸性蛋白（GFAP）阳性。一些罕见病例可见 GFAP 阴性印戒样细胞或大的印戒样细胞。有些含嗜酸性颗粒细胞。少突胶质细胞瘤显示典型的致密鸡爪样分枝状毛细血管网。有些毛细血管间质把肿瘤分隔成小叶状，易发生出血。该肿瘤的一个重要组织学特征是微钙化，优势与血管相关，存在于肿瘤中，也可在肿瘤浸润的脑组织中，但这并非少突胶质细胞瘤独有。细胞外黏液沉积和/或微囊形成常见。瘤细胞在皮质内形成继发结构，如神经元围绕卫星现象，瘤细胞围绕在血管周围和软

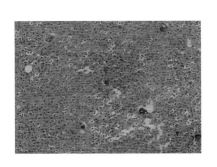

图 1 少突胶质细胞瘤（HE× 100）

脑膜下。局灶性软脑膜浸润可引起明显的纤维组织反应。

辅助检查 免疫组化染色显示，该肿瘤与其他神经外胚层肿瘤共同表达 S-100 蛋白、糖类抗原决定簇、抗 lue-7（HNK1、CD57）和神经元特异性烯醇化酶（NSE）。GFAP 不仅与瘤内反应性星形细胞反应，而且与肿瘤性少突胶质细胞反应。少突胶质细胞瘤表达波形蛋白（vimentin），不表达角蛋白。正常少突胶质细胞表达的抗原，如碱性髓鞘蛋白（MBP）、蛋白脂质蛋白（PLP）、髓鞘相关糖蛋白（MAG）、半乳糖脂如半乳糖脑苷脂（GC）和乳酸脱氢酶也可在少突胶质细胞瘤中表达。但尚无一种能作为诊断少突胶质细胞瘤的标志物。本瘤无核分裂，增殖指数低，Ki-67 增殖指数常低于 5%。

鉴别诊断 包括反应性和肿瘤性病变。前者包括富于巨噬细胞的病变如脱髓鞘性疾病或脑梗死。另外，难治性癫痫病例的局部脑叶切除标本有时可见少突胶质细胞增多，应与少突胶质细胞瘤鉴别。

肿瘤性病变有透明细胞室管膜瘤、神经细胞瘤和胚胎发育不良性神经上皮肿瘤。同少突胶质细胞瘤一样，这些病变的肿瘤细胞单一、核圆、胞质透亮，统称为少突胶质细胞瘤样细胞。通过超微结构特征很容易分辨这些细胞。在常规诊断中，神经元标志物特别是突触素的免疫组织化学有助于区分神经细胞瘤和少突胶质细胞瘤。透明细胞室管膜瘤与少突胶质细胞瘤不同的是其会出现局灶性的血管旁假菊形团及上皮膜抗原（EMA）的点状、环样着色。神经细胞瘤、透明细胞室管膜瘤和胚胎发育不良性神经上

皮肿瘤不存在 1p/19q 缺失，因此，分子水平的分析会有助于鉴别。偶有类似于少突胶质细胞瘤的毛细胞型星形细胞瘤，但局部有典型的毛细胞特征出现。少见的鉴别诊断为透明细胞型脑膜瘤，但其抗淀粉酶过碘酸希夫（PAS）染色阳性和 EMA 阳性。与少突胶质细胞瘤不同，转移性透明细胞癌与周围脑组织分界清，免疫组化染色角蛋白和 EMA 阳性。

预后 少突胶质细胞瘤是典型的缓慢生长的肿瘤，患者存活时间较长。复发病例的恶变并不少见，但较弥漫性星形细胞瘤周期长。预后较好的相关因素包括：手术时患者年轻、肿瘤位于额叶、术后卡氏评分（KPS）、神经影像学无对比增强、肉眼肿瘤全切、1p 或 1p/19q 联合缺失等；预后差的因素包括：坏死、核分裂多、增殖指数高、细胞密度高、核异型性、细胞多形性和微血管增生。患者手术前有多年癫痫病史，肿瘤预后较好但可复发，占原发性脑肿瘤的 5% ~ 18%。

（卞修武）

jiānbiànxìng shǎotū jiāozhìxìbāoliú

间变性少突胶质细胞瘤（anaplastic oligodendroglioma）

具有灶性或弥漫浸润的低度恶性少突胶质细胞起源细胞瘤。组织学表现部分类似于胶质母细胞瘤。可为原发也可从世界卫生组织（WHO）病理分级 Ⅱ 级的少突胶质细胞瘤进展而来。原发性肿瘤患者术前病史很短，最常见症状为癫痫发作。由低级别少突胶质细胞瘤进展而来者病程较长，需 6~7 年。

大体形态除具有 WHO Ⅱ 级少突胶质细胞瘤的特点外，还可见肿瘤坏死区。组织学相当于 WHO Ⅲ 级，细胞密度高，形态不一。许多肿瘤细胞仍保持少突胶

质细胞的特点，即核圆深染，核周空晕，细胞突起少，局灶性微钙化常见，核分裂易见（图 1）。少数以瘤细胞多形性伴多核巨细胞为特点，或有明显的梭形细胞。罕见肉瘤样肿瘤区。该肿瘤的特征性血管改变以微血管增生为主，也可见分枝状毛细血管。可出现类似胶质母细胞瘤的特征性坏死如假栅栏状坏死，但如果肿瘤表现出少突胶质细胞瘤的典型组织学特征，如分枝状毛细血管网和微钙化等，宜诊断为 WHO Ⅲ 级间变性少突胶质细胞瘤。

图 1 间变性少突胶质细胞瘤（HE×100）

1p 和 19q 上等位基因的状态与预后密切相关。其他遗传学指标，包括 *CDKN2A* 缺失、*PTEN* 突变和 10 号染色体缺失等对预后判断也有一定意义。一般情况较好的年轻患者行肿瘤广泛切除后预后较好。神经影像显示环状增强者对 PCV 化疗方案（甲基苄肼、洛莫司汀和长春新碱）反应性降低，预后差。患者多死于局部肿瘤的复发。肿瘤偶尔可通过脑脊液转移甚至发生全身转移。除判断预后，1p 和 19q 也可提示肿瘤对治疗的反应。1 号染色体等位基因短臂缺失或 1p 和 19q 双等位基因缺失的间变型少突胶质细胞瘤对 PCV 治疗敏感。

（卞修武）

shìguǎnmóliú

室管膜瘤（ependymoma）

起源于脑室壁或脊髓导水管，由肿瘤性室管膜细胞构成生长较缓慢的肿瘤。组织学类型和部位不同发病率也不同。幕下室管膜瘤常发生于儿童，幕上室管膜瘤则常累及儿童和成年人，男女发病率相等。肿瘤最常发生的部位为第四脑室和脊髓，其次为侧脑室和第三脑室。脊髓的室管膜瘤常发生在颈段和颈-胸段。黏液乳头型室管膜瘤好发于圆锥-马尾处。

临床表现 与肿瘤发生的位置有关。幕下肿瘤常出现脑积水和颅内压增高，如头痛、恶心、呕吐和眩晕。颅后窝受累时可出现小脑性共济失调、视觉障碍、眩晕和麻痹；幕上室管膜瘤表现为局灶性神经功能障碍、癫痫和颅内压增高。2 岁以下儿童会出现头颅扩大。脊髓肿瘤主要表现为相应的运动和感觉障碍。

大体形态 非常软、黄褐色、界限较清。偶见灶性出血和坏死。最具特点的是充满第四脑室的"可塑性室管膜瘤"，从第四脑室通过蛛网膜下隙向侧孔或正中孔和脑干周围生长。

镜下形态 组织学相当于世界卫生组织（WHO）病理分级 Ⅱ 级。常见特征为界限清楚、胶质瘤细胞密度适中、核形态单一、核圆形或卵圆形和胡椒盐状染色质。核分裂罕见或缺如。此外，最具关键特征的改变是血管周围假菊形团和室管膜菊形团。血管周围假菊形团显示肿瘤放射状分布在血管周围，间质为富于胶质纤维酸性蛋白（GFAP）的胶质纤维无核区。室管膜真菊形团和室管膜腔隙由柱状细胞围成中空的腔而构成，这种成分只见于少数肿瘤中。有些区域常有大量的纤

维。退行性变包括黏液样变性、肿瘤内出血、钙化和偶尔出现灶性软骨和骨组织。明显的肿瘤血管透明变性并不少见，并先于钙化出现。偶见非栅栏状、地图状坏死灶，仍诊断室管膜瘤 WHO Ⅱ级。虽然可见浸润，但肿瘤/脑实质分界非常清楚。

室管膜瘤的亚型包括：细胞型室管膜瘤、乳头状室管膜瘤、透明细胞型室管膜瘤、伸长细胞型室管膜瘤等。①细胞型室管膜瘤：常见于脑室外，细胞密度高，但核分裂象不增多，假菊形团常不明显，真菊形团可不存在，无其他间变特征。②乳头状室管膜瘤：上皮样细胞形成线状，被覆于脑脊液所经腔面，偶尔可见高度增生的细胞形成指状突起，被覆平整、连接紧密的单层立方肿瘤细胞及 GFAP 阳性的细胞突。③透明细胞型室管膜瘤：瘤细胞组织学特点像少突胶质细胞，可见核周空晕。④伸长细胞型室管膜瘤：好发于脊髓，密度不等的肿瘤细胞排列成宽窄不一的束状，细胞细长、双极，很像室管膜旁的长梭形细胞。此外，还有其他罕见类型，包括室管膜瘤伴脂肪瘤分化、巨细胞室管膜瘤、室管膜瘤伴瘤细胞广泛空泡化、黑色素型室管膜瘤、印戒细胞型室管膜瘤、卵巢室管膜瘤、伴有神经毡样岛的室管膜瘤和伴有伸长细胞型胶质成分的神经节胶质瘤等。

辅助检查 免疫组化染色显示，大部分室管膜瘤细胞表达 GFAP，明显的 GFAP 反应常见于假菊形团。GFAP 在室管膜菊形团、室管膜腔隙和乳头的阳性反应不一，阳性细胞和隐性细胞相间存在。室管膜瘤表达 S-100 蛋白和波形蛋白（vimentin）。大部

分室管膜瘤上皮膜抗原（EMA）阳性，沿室管膜菊形团腔面分布，散在细胞点状阳性反应显示微菊形团。大部分室管膜瘤不表达神经抗原。

鉴别诊断 透明细胞型室管膜瘤需与少突胶质细胞瘤、中枢神经细胞瘤、透明细胞癌和血管母细胞瘤相鉴别。室管膜和血管周围菊形团免疫组织化学染色 GFAP 和 EMA 阳性，超微结构有助于鉴别。伸长细胞型室管膜瘤缺乏典型的室管膜菊形团，而假菊形团仅依稀可见，应与毛细胞型星形细胞瘤鉴别，电镜可显示室管膜源性结构。

预后 增生与预后密切相关。Ki-67 增殖指数低于 4% 比 Ki-67 大于 5% 有更长的生存期。年龄和手术范围也与预后有关。儿童的室管膜瘤预后明显差于成年人，全切或几乎全切肿瘤预后较好。幕上室管膜瘤与颅后窝相比存活率高，脊髓室管膜瘤比脑室室管膜瘤预后好，脑桥小脑三角的室管膜瘤预后差。

（卞修武）

jiānbiànxìng shìguǎnmóliú

间变性室管膜瘤（anaplastic ependymoma） 可侵袭性生长的低度恶性室管膜起源肿瘤。尤其在儿童患者，生长速度很快，预后很差。临床表现类似室管膜瘤 WHO Ⅱ级，但常进展迅速，在疾病早期就引起颅内压增高。组织学相当于世界卫生组织（WHO）病理分级Ⅲ级。细胞密度明显增高，核分裂活跃，常伴微血管增生和假栅栏状坏死（图 1a）。血管周围假菊形团是其特征。偶尔也可表现为明显的侵袭性生长。在缺乏血管增生、高核分裂或高增殖指数的情况下，地图状肿瘤坏死（颅后窝室管膜瘤的常见特

征）并不是恶性肿瘤的诊断依据。免疫组化反应同室管膜瘤 WHO Ⅱ级，上皮膜抗原（EMA）、胶质纤维酸性蛋白（GFAP）阳性（图 1b，图 1c）。但 GFAP 染色强度可降低。小于 3 岁的儿童，具有间变型组织学改变，肿瘤未能全切并沿脑脊液播散可作为儿童预后差的指标。P53 免疫组化染色也与室管膜瘤的不良预后有关。

（卞修武）

niányè rǔtóuzhuàngxíng shìguǎnmóliú

黏液乳头状型室管膜瘤（myxopapillary ependymoma） 组织学以肿瘤细胞围绕血管黏液样间质轴心排列成乳头状结构为特点的室管膜起源肿瘤。此瘤的形态学特点和特殊部位由克尔诺汉（Kernohan）于 1932 年首次描述。好发于年轻人，平均发病年龄 36 岁，男女比为 2.2∶1。是生长缓慢的胶质瘤，多位于脊髓圆锥、马尾和终丝。典型症状为背痛，且持续时间长。大体见肿瘤分叶状、质软、色灰。常有包膜，无浸润性。光镜下见，立方到长梭形的瘤细胞乳头放射状排列在血管间质轴心周围。而有些病例乳头状结构很少或缺如，代之以成束的长梭形细胞。免疫组化染色显示，胶质纤维酸性蛋白（GFAP）、S-100 蛋白和波形蛋白（vimentin）阳性，角蛋白阴性。阿辛蓝（AB）染色阳性，黏液聚积在血管与瘤细胞之间和微囊内，阿辛蓝染色阳性的小囊腔多见于缺乏乳头状结构区域的病变。此瘤应与脊索瘤、黏液样软骨肉瘤、副神经节瘤、间皮瘤和乳头状癌鉴别，角蛋白阴性可明确诊断为黏液乳头型室管膜瘤。本病预后好，肿瘤全切或部分切除者存活超过 10 年。

（卞修武）

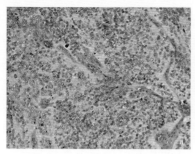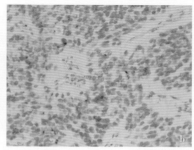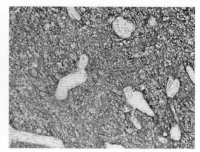

a. HE×200；b. EMA 阳性（×200）；c. GFAP 阳性（×200）。

图 1　间变性室管膜瘤

shìguǎnmó xià shìguǎnmóliú
室管膜下室管膜瘤（subepen-dymoma）

位于脑室壁、生长缓慢的良性室管膜起源肿瘤。由沙因克（Scheinker）于 1945 年首次提出。中老年人好发，男女比约为 2.3∶1。肿瘤多见于第四脑室，其次为侧脑室。在脊髓，好发于颈髓和颈-胸段髓内，丛状胶质瘤细胞包埋在丰富的纤维基质中，常伴微囊形成。临床症状明显，由于肿瘤阻塞脑脊液循环，引起明显颅内压增高。肿瘤可发生自发性瘤内出血。脊髓肿瘤受累的解剖节段表现为相应感觉和运动异常。

大体见，肿瘤为大小不一的质硬结节，突入脑室腔。多数肿瘤直径不超过 1~2cm，脑室内和脊髓的肿瘤界限清楚。第四脑室的室管膜下室管膜瘤可压迫脑干。组织学相当于世界卫生组织（WHO）病理分级Ⅰ级。特点为形态一致的簇状分布的细胞核埋入致密的胶质细胞突起的纤维基质中，常伴小囊腔形成，特别是侧脑室的病变，核分裂偶见或缺如。瘤细胞核形态一致，类似室管膜下胶质细胞，在实性肿瘤中，偶见多形性核。可见钙化和出血。肿瘤血管可伴有微血管增生，偶见细胞突起围绕在血管周围，形成室管膜假菊形团。有些病例还可见到其他室管膜瘤成分。这种混合性肿瘤可诊断为混合性室管膜瘤/室管膜下室管膜瘤。免疫组化染色显示，胶质纤维酸性蛋白（GFAP）常阳性，但强弱不等，特异性不高的神经元标志物如神经细胞黏附分子（NCAM）和神经元特异性烯醇化酶（NSE）也可阳性。本瘤预后好，大脑和脊髓的室管膜下室管膜瘤手术可以治愈。不完全切除可引起复发。

（卞修武）

màiluòcóng rǔtóuzhuàngliú
脉络丛乳头状瘤（choroid plexus papilloma）

起源于脉络丛上皮的良性乳头状肿瘤。发生在有脉络丛的地方，即侧脑室、第三脑室和第四脑室，80% 发生于侧脑室，两个或 3 个脑室受累占 5%。发生于脑桥小脑三角靠近第四脑室开口处的肿瘤少见。极少数的异位肿瘤可发生在脑实质、鞍上或脊髓硬脊膜外。好发年龄为 20 岁以下。脉络丛肿瘤易阻塞脑脊液循环，引起巨颅征和颅内压增高。

大体见，肿瘤呈菜花状，可与脑室粘连，与脑组织界限清楚，可见囊腔和出血。组织学相当于世界卫生组织（WHO）病理分级Ⅰ级。类似非肿瘤性脉络丛，单细胞比较拥挤，细长或复层，取代了正常鹅卵石样结构。纤细的纤维血管结缔组织围绕一层立方或柱状上皮细胞，细胞核圆形或卵圆形，位于上皮基底部。核分裂少见。脑组织浸润、细胞密度增高、坏死、多形核和灶性模糊的乳头状结构不常见。偶尔脉络丛乳头状瘤可见嗜酸性变、黏液变性、黑色素化和肿瘤细胞的腺管状结构以及结缔组织变性等。免疫组化染色显示，几乎所有脉络丛乳头状瘤都表达角蛋白、波形蛋白（vimentin）和平足蛋白（podoplanin）。最常见的 CK7/CK20 组合中 CK7 呈阳性表达而 CK20 阴性，上皮膜抗原（EMA）阴性。本瘤手术可以治愈，5 年存活率 100%。核分裂高（>2/10HPF）的病例易复发。

（卞修武）

màiluòcóng'ái
脉络丛癌（choroid plexus car-cinoma）

起源于脉络丛上皮的乳头状恶性肿瘤。发生在有脉络丛的地方，即侧脑室、第三脑室和第四脑室，两个或 3 个脑室受累占 5%。发生于脑桥小脑三角靠近第四脑室开口处的肿瘤少见。极少数的异位肿瘤可发生在脑实质、鞍上或脊髓硬脊膜外。约 80% 脉络丛癌发生于儿童，占脉络丛肿瘤的 20%~40%。脉络丛肿瘤易阻塞脑脊液循环，引起巨颅征和颅内压增高。

大体见，肿瘤界限不清，呈实性，有出血和坏死。组织学相当于世界卫生组织（WHO）病理分级Ⅲ级。显示恶性特征，以下5项特征中至少出现4项可认为是显著恶性：核分裂多见（＞5/10HPF）、核多形性、模糊的乳头状结构伴肿瘤细胞结构不清、坏死。免疫组化染色显示，瘤细胞常表达角蛋白，S-100蛋白和甲状腺运载蛋白阳性率比脉络丛乳头状瘤低，约20%脉络丛癌胶质纤维酸性蛋白（GFAP）阳性。上皮膜抗原（EMA）常不表达。

脉络丛癌需与转移癌鉴别。本病常表达钾通道 Kir7.1 和斯钙素-1（stanniocalcin-1），而其他脑肿瘤和转移癌很少表达；HEA125 和 BerEP4 抗体可标记95%以上的脑转移癌，而脉络丛癌很少阳性。核分裂象、坏死、脑组织浸润、甲状腺运载蛋白免疫组化染色阴性、S-100蛋白染色表达减弱等提示预后较差。

（卞修武）

xīngxíngmǔxìbāoliú

星形母细胞瘤（astroblastoma） 由胶质纤维酸性蛋白（GFAP）阳性细胞伴宽的有时尖端渐细的突起，放射状围绕在常呈现硬化的血管周围而形成的胶质瘤。罕见。通常位于大脑半球，其他部位也可发生。好发于青少年。组织起源存在争议，该病种也没有被普遍接受。

大体见，肿瘤组织灰红色或黄褐色，这取决于胶原沉着的范围。因无充足的临床病理学数据，世界卫生组织（WHO）病理分级尚未建立。要诊断星形母细胞瘤必须确定肿瘤边界清楚，不含弥漫浸润性星形细胞瘤、肥胖细胞型星形细胞瘤和普通室管膜瘤成分。血管周围区域可实性或疏松，

后者显示局部假乳头状结构。单级胞突使肿瘤细胞放射状、乳头状或带状排列在血管间质周围。这些柱状或细尖锥状突起比室管膜瘤假菊形团的突起更短更粗，而且未聚集形成明显的纤维间质。多少不等的多角形或梭形的肿瘤细胞围在胶质血管周围。核圆、卵圆形或不规则的锯齿状，染色质粗、聚集成团。常见血管进行性透明变性，导致大面积纤维过度生长和局部肿瘤梗死。星形母细胞瘤分为高分化型和间变型两种。间变型表现为核分裂多、细胞不典型和结构破坏，可见微血管增生和假栅栏状坏死。高分化型也可见血管周围结构破坏。

免疫组化染色显示，波形蛋白（vimentin）、S-100蛋白和GFAP瘤细胞胞质阳性。上皮膜抗原（EMA）可标记细胞膜。肿瘤全切后预后好。间变组织特征常与复发和肿瘤进展相关。

（卞修武）

dànǎo jiāozhìliúbìng

大脑胶质瘤病（gliomatosis cerebri） 至少弥漫浸润三个脑叶的罕见恶性胶质瘤。常累及双侧大脑半球，可延续至脑干、小脑、甚至脊髓。通常表现为星形细胞的表型。发病高峰为40~50岁，男性比女性发病早，发病率无性别差异。

临床表现取决于发病部位，包括精神状态的变化如痴呆和嗜睡，癫痫、头痛、锥体外系综合征（步态异常）、脑神经功能丧失、颅内压增高、脊髓小脑功能缺乏、感觉障碍和异常及视力障碍。在活检或脑叶切除标本中，大脑受累区域常肿胀或质硬，灰白质界限模糊不清，但解剖结构依然存在。组织学相当于世界卫生组织（WHO）病理分级Ⅲ级。

典型的组织结构包括增生的小的胶质细胞，长梭形，核梭形。胶质成分中星形细胞表型易见，包括大的瘤细胞伴不规则的异型核。组织学多样化也表现在同一肿瘤内。一些区域，瘤细胞很像星形细胞，也可见到肥胖细胞成分。典型的少突胶质细胞瘤表型的大脑胶质瘤病也有报道。当瘤细胞侵及白质时可破坏髓鞘，但神经元和轴突仍然保存。大部分典型的大脑胶质瘤病一般无微血管增生和坏死，但可出现于病程长的肿瘤发展后期。

免疫组化染色显示，瘤细胞质胶质纤维酸性蛋白（GFAP）和S-100蛋白阳性结果不一，大部分病例肿瘤细胞两种标志物强阳性，而有些病例大部分细胞阴性。胶质瘤病中位生存率与患者年轻、高卡氏评分（KPS）、低WHO级别和组织学亚型密切相关。

（卞修武）

dì-sān nǎoshì jǐsuǒyàng jiāozhìliú

第三脑室脊索样胶质瘤（chordoid glioma of the third ventricle） 位于第三脑室前部的生长缓慢、非侵袭性的交界性胶质瘤。罕见。好发于35~60岁的成年人。男女比为2:1。

肿瘤通常起源于中线，巨大的肿瘤造成周边正常结构移位。多出现梗阻性脑积水症状，包括头痛、恶心和运动失调，也可使视交叉向下移位，引起内分泌功能障碍，特别是甲状腺功能低下和/或视力障碍，还可压迫内侧颞叶引起心理和记忆异常。组织学相当于世界卫生组织（WHO）病理分级Ⅱ级。为实性肿瘤，特征为在丰富的黏液性基质中，见簇状或条索状排列的上皮样胶质纤维酸性蛋白（GFAP）阳性肿瘤细胞，伴大量淋巴细胞和浆细胞浸

润。瘤细胞常可显示明显的胶质细胞分化，出现粗糙的纤维状突起。瘤细胞核中等大，大小相对一致。大部分肿瘤无核分裂，少数偶见核分裂。间质中常见大量的拉塞尔（Russell）小体。反应性星形细胞、罗森塔尔（Rosenthal）纤维和慢性炎症细胞包括淋巴细胞、浆细胞和拉塞尔小体可见于周围非肿瘤组织。免疫组化染色显示，瘤细胞 GFAP 弥漫强阳性。波形蛋白（vimentin）也强阳性，但 S-100 蛋白结果不定。上皮膜抗原（EMA）灶性阳性，但在间质内的浆细胞阳性更显著。瘤细胞表皮生长因子受体（EG-FR）和 *NF1* 基因产物 merlin 也阳性，核内 P53、P21 或 MDM2 蛋白阴性。

本病应与脊索瘤样脑膜瘤、毛细胞型星形细胞瘤和室管膜瘤鉴别。本病形态上与脊索瘤样脑膜瘤很相似，后者 GFAP 阴性而 EMA 阳性，且具有典型的与硬脑膜相连的特点。相似的组织学形态包括簇状上皮样细胞、淋巴细胞和浆细胞浸润，但与脊索瘤样胶质瘤不同，这些脑膜瘤与硬脑膜关系密切，有明显淋巴浆细胞浸润并形成生发中心。

本病组织学上为低级别肿瘤。然而肿瘤位于第三脑室，并与下丘脑和鞍上结构相连，使肿瘤全切困难。半数患者在肿瘤次全切除手术后可继续复发。

（卞修武）

shénjīngjiéxìbāoliú

神经节细胞瘤 （gangliocytoma） 生长缓慢，由分化成熟、呈簇状分布的肿瘤性神经节细胞组成的良性神经元起源肿瘤。组织起源尚未明确。有认为起源于发育异常的畸形的胶质神经元前体细胞。发病年龄为 2 个月至 70

岁。可发生于中枢神经系统的任何部位。由于肿瘤大小和位置的不同，患者的体征表现不同。位于大脑的肿瘤常引起癫痫，在诊断前，常有 1 个月至 50 年的癫痫病史，一般为 6～25 年。组织学相当于世界卫生组织（WHO）病理分级 I 级。由一群不规则的、大的、多级具有发育异常特点的神经元组成。间质由非肿瘤性胶质纤维和围绕在血管周围的网织纤维组成。免疫组化染色显示，MAP2、NeuN、神经丝（NF）和突触素（Syn）等标志物阳性。电镜见有致密颗粒的神经元。神经节细胞瘤为良性肿瘤，术后多无复发。若肿瘤定位于颞叶、手术切除完全且有长期癫痫病史，则预后好。

（卞修武）

xiǎonǎo fāyù bùliángxìng shénjīngjié xìbāoliú

小脑发育不良性神经节细胞瘤 （dysplastic cerebellar gangliocytoma） 小脑内颗粒层出现大的发育不良性神经节细胞，导致小脑叶增厚肥大的良性神经元起源肿瘤。又称莱尔米特-杜克洛病（Lhermitte-Duclos disease）。罕见，是诊断考登综合征的标志性中枢神经系统表现。1920 年，由莱尔米特（Lhemitte）、杜克洛（Duclos）和施皮格尔（Spiegel）首次描述。考登综合征是由 PTEN 胚系突变（染色体 TEN 上磷酸酶和 TENsin 同源缺失）所致的常染色体显性遗传病，为累及 3 个胚层的多发性错构瘤、甲状腺非髓样癌、子宫内膜癌、成人小脑发育不良性节细胞瘤。如果成年人发生小脑发育不良性神经节细胞瘤，不用考虑其他临床特点和家族史就可确定患者有 PTEN 胚系突变。

临床表现包括辨距障碍、其他小脑体征和肿块压迫产生的症状和体征，也常有巨头畸形和癫痫发作。大体见，受累小脑半球弥漫性肥大，脑回增粗延伸到深层。肿瘤常只限于一侧半球，但有时可见多个病灶。尚不清楚此病变是肿瘤还是错构病变。如果是肿瘤，组织学相当于世界卫生组织（WHO）病理分级 I 级。小脑分子层和内颗粒层弥漫性肿大，其内富含大小不同的神经节细胞。诊断的重要特点是小脑组织结构相对保存，小脑各层组织结构紊乱增大，但不会完全消失。在外分子层常可见到一束平行排列的异常髓鞘化的轴突。在软脑膜下和分子层有时也可见到与颗粒神经元形态一致的散乱细胞。这些发育不良的小脑叶片结构曾称为小脑皮质反转。浦肯野（Purkinje）细胞数量减少或缺失。病变内常见钙化及血管扩张。在分子层和白质内有时可见空泡。

免疫组化染色显示，发育不良的神经元突触素（Syn）阳性。浦肯野细胞抗原 Leu-4、L7、PEP19 和钙结合蛋白少部分大型非典型节细胞阳性，但大部分神经元阴性。在大多数发育不良细胞中 PTEN 蛋白表达缺失，而磷酸化的 Akt、S6 表达增高。肿瘤无增生活性或增生活性低。

（卞修武）

yīng'ér cù xiānwéi zēngshēngxìng xīngxíngxìbāoliú

婴儿促纤维增生性星形细胞瘤 （desmoplastic infantile astrocytoma，DIA） 由明显促纤维增生性间质和神经上皮成分构成的婴儿良性胶质神经元肿瘤。当主质仅为肿瘤性星形胶质细胞时称婴儿促纤维增生性星形细胞瘤。当混有不同成熟程度的神经元时

称婴儿促纤维增生性神经节细胞胶质瘤（DIG）。病变累及幕上大脑皮质和软脑膜（常超过一个脑叶），包括深侧巨大囊腔和脑膜侧实性区，常与硬脑膜相连，通常病史短。

临床表现　为大的囊性肿瘤，患儿出现颅围增大、囟门突出、嗜睡和强迫性眼球下旋（落日征）。少数病例出现癫痫、局灶性运动性症状或者肿瘤部颅骨膨出。好发于额叶和顶叶，其次为颞叶，少见于枕叶。

大体形态　肿瘤体积大，直径可达13cm，深部有单个或多发性囊腔，内含清亮或淡黄色液体。实性的表面部分位于大脑外，累及软脑膜和表面脑皮质，常与硬脑膜粘连，质硬，橡胶样，色灰或白。无出血或坏死。

镜下形态　组织学表现为明显的纤维增生间质伴神经上皮成分，DIA所见上皮成分仅为肿瘤性星形细胞，而DIG除星形细胞成分外还含有不等量的神经元成分，有时可见分化差的细胞聚集。诊断特征为3种成分：主要成分是纤维增生的软脑膜、低分化的神经上皮成分以及皮质成分（图1）。纤维增生的软脑膜成分含成纤维细胞样梭形细胞和胞质呈嗜酸性的多形性的肿瘤性神经上皮细胞，排列成束状、车辐状或旋涡状。网织纤维围绕着每一个瘤细胞，形态类似间叶组织肿瘤。肿瘤性神经元成分包括不典型的节细胞到小的多角形细胞。在DIA和DIG均可有分化差的神经上皮细胞，核小，圆形，深染，周围少量核周体围绕。这些缺少纤维组织增生的不成熟成分在某些区域可能占多数。尽管肿瘤下面脑皮质的血管周围间隙内常有肿瘤细胞，但在脑表面和促纤维增生肿瘤之间有明显的界限。钙化间质成分可见微浸润或微囊伴皮质胶质细胞增生。核分裂和坏死少见。

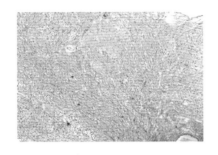

图1　促纤维增生性星形细胞瘤（HE×40）

辅助检查　在增生的软脑膜成分中，成纤维细胞样细胞表达波形蛋白（vimentin），也表达胶质纤维酸性蛋白（GFAP），少数表达肌动蛋白（actin）。此外，大多数神经上皮肿瘤细胞GFAP也为阳性。因此，星形细胞在这些成分中占绝大多数。Ⅳ型胶原抗体染色显示网织纤维围绕在肿瘤细胞周围。在低分化的神经上皮细胞中，表达GFAP和波形蛋白，也表达神经元标志物和MAP2。也可见结蛋白（desmin）表达，但上皮标志物不表达。

预后　组织学相当于世界卫生组织（WHO）病理分级Ⅰ级。手术后预后好。肿瘤全切者存活时间长。在次全切病例，绝大部分肿瘤保持稳定或再生缓慢。

（卞修武）

pēitāi fāyù bùliángxìng shénjīng shàngpí zhǒngliú

胚胎发育不良性神经上皮肿瘤（dysembryoplastic neuroepithelial tumor，DNT）

位于幕上好发于颞叶的良性混合性胶质神经元肿瘤。好发于儿童或年轻人，特点是绝大多数定位于皮质、有对药物耐受的部分性癫痫病史。肿瘤的典型表现为柱状和多结节样结构，通常与皮质发育不良有关。症状开始出现的年龄是重要的诊断标准。约90%患者首发癫痫的年龄不到20岁。肿瘤可发生于幕上皮质任何部位，但好发于颞叶，尤其是颞叶中央部位。

临床表现　发生于幕上的DNT典型表现为耐药性部分癫痫发作，伴或不伴有续发的泛化性发作，而无神经功能缺陷。但少数病例可出现先天性的神经功能缺陷。手术治疗前，癫痫的病程可以从数周到数十年不等。因此，在病理诊断为胚胎发育不良性神经上皮肿瘤时，患者的年龄差异较大。

大体形态　肿瘤大小可以从几毫米到几厘米不等。DNT可以很容易在典型部位的皮质表面发现，并表现出外生性生长的性质，但软脑膜并不受影响。DNT切面最典型的特征是胶质神经元成分的胶冻状结构，可能与多灶性或单发的硬结相关。受累的皮质常膨大。

镜下形态　组织学相当于世界卫生组织（WHO）病理分级Ⅰ级。典型特征是特殊的胶质神经元成分，具有与皮质表面垂直的柱形结构。柱形结构是由少突胶质样细胞沿着轴突束排列所组成。在这些柱形结构之间，正常形态的神经元漂浮在淡嗜酸性的间隙中，还可见散在分布的胶质纤维酸性蛋白（GFAP）阳性星芒状星形细胞。根据细胞外渗液量的不同，可见从柱状到腺泡状或更致密的结构。

组织学类型包括单纯型和复杂型。单纯型由单一的胶质神经元成分构成。由于肿瘤病灶和容易辨认的皮质并存，而呈斑片状。

复杂型可见与特异性胶质神经元成分相伴的胶质结节，可使肿瘤呈现特征性的多结节状结构。肿瘤的异质性表现为存在星形细胞、少突胶质细胞和神经元成分，这些组成细胞的多少在不同的病例各不相同，在同一肿瘤不同区域各异。在复杂型 DNT 中的神经胶质成分具有高度多样性的形态表现：可以形成典型的结节状结构，也可呈弥漫状分布；可与一般的胶质瘤非常类似，也可表现出特殊的特征；常类似低级别的胶质瘤，但可显示出核的不典型性，少见的核分裂或微血管增生和缺血性坏死；微血管网可从不太明显到非常丰富，包括形成肾小球样血管结构。在这些血管中，内皮细胞可以是增生性且具有核分裂活性。在神经胶质成分中，可见错构瘤样结构，常伴钙化的血管，类似血管畸形，并易出血。位于幕上皮质的 DNT 含成熟神经元。在肿瘤和皮质发育不良区，神经元可有不同程度异常表现。但 DNT 并不含有与节细胞样神经元相似的不典型神经元。

诊断 DNT 的组织学诊断很困难，特别是在取材有限的情况下。在标本固定不正确的情况下，特异性胶质-神经元成分的典型柱状结构可能难以辨认。由于它的半流体状态，外科抽吸时不注意和/或标本固定时的破碎，而导致特异性胶质神经元成分少时。因此在诊断时一定要考虑下列标准是否存在：常在 20 岁以前出现部分癫痫伴或不伴继发性泛化性发作；无进行性神经缺陷；磁共振成像（MRI）清晰的显示幕上 DNT 病变皮质局部解剖情况；除非与囊肿有关，计算机断层扫描（CT）或 MRI 不显示占位效应，无肿瘤周围水肿。

鉴别诊断 应与低级别弥漫性胶质瘤和节细胞胶质瘤鉴别。临床和影像学检查有助于区别 DNT 和低级别弥漫性胶质瘤。但需注意：低级别弥漫性胶质瘤，浸润微囊的形成有可能类似于"特异性胶质神经元成分"；低级别弥漫性胶质瘤偶尔也会出现所谓的"漂浮"在组织间液的神经元；少突胶质细胞瘤也出现结节；在皮质，由于胶质瘤的生长所导致的继发性结构改变可能与 DNT 表现出来的皮质发育不良很难区别。节细胞胶质瘤与 DNT 的鉴别诊断也很困难，主要原因有：在肿瘤较小的和不典型的病例，可能观察不到肿瘤性神经节细胞；节细胞胶质瘤也可以表现出多结节结构；小的节细胞胶质瘤也可以表现出明显的皮质局部解剖特点；节细胞胶质瘤的临床表现与 DNT 类似。由于节细胞胶质瘤有恶变的可能，因此，区别其与 DNT 对判断预后十分重要。

预后 DNT 是良性病变。手术切除后几乎不复发。术后癫痫复发的危险因素包括：术前的长期癫痫病史；肿瘤残余；邻近 DNT 的皮质发育不良等。

（卞修武）

shénjīngjiéxìbāo jiāozhìliú
神经节细胞胶质瘤（ganglioglioma）
生长缓慢的良性混合性胶质神经元肿瘤。由分化成熟的肿瘤性神经节细胞和位于其间、分化好的肿瘤性胶质细胞共同组成。发病年龄为 2 个月~70 岁。可发生于中枢神经系统的任何部位，包括大脑、脑干、小脑、脊髓、视神经、垂体和松果体。大部分节细胞胶质瘤位于颞叶。

临床表现 由于肿瘤大小和位置的不同，患者的体征表现不同。位于大脑的肿瘤常引起癫痫，在诊断前常有 1 个月~50 年的癫痫病史，平均为 6~25 年。此瘤是与颞叶慢性癫痫相关的最常见的肿瘤。

大体形态 肿瘤为实性或囊性，通常很少发生占位效应。可见钙化，出血和坏死少见。

镜下形态 组织学相当于世界卫生组织（WHO）病理分级 I 级。发育异常的神经元特点包括：细胞正常排列结构的消失；位置异常，如位于皮质下；簇状分布；可出现巨细胞；细胞膜周围聚集尼氏（Nissl）体；双核或多核神经细胞的出现。节细胞胶质瘤的胶质成分具有明显的多样性。节细胞胶质瘤的胶质成分可以包含多种细胞类型：类似纤维性型星形细胞瘤的细胞、类似少突胶质细胞瘤的细胞或类似毛细胞型星形细胞瘤的细胞。很多病例可以出现罗森塔尔（Rosenthal）纤维和嗜酸性颗粒小体。纤维基质非常明显，其中含微囊，可含或不含黏液样物质。出了血管生成外还可见到网织纤维增生。少许核分裂仍可诊断节细胞胶质瘤。无坏死，除非胶质成分恶变。节细胞胶质瘤的其他组织病理学特征还包括：大片钙化，或沉积在神经元/毛细血管；血管周围空隙或肿瘤/脑实质内大量的淋巴细胞浸润；明显的毛细血管网。

辅助检查与鉴别诊断 节细胞胶质瘤可以神经元形态的细胞为主，也可以胶质成分为主。一些肿瘤也可见透明细胞形态，这需要同少突胶质细胞瘤及胚胎发育不良性神经上皮瘤相鉴别。MAP2 NeuN、神经丝（NF）和突触素（Syn）等可以标记肿瘤中的神经元成分。电镜下可见到有致密颗粒的神经元。在 70%~80% 节细胞胶质瘤的神经节细胞中可表达 CD34，CD34 阳性细胞不仅在肿瘤实性区高表达，也可出现在肿瘤周边小的卫星灶内。胶质纤维酸性蛋白（GFAP）可标记星形细胞。

预后 本病为良性肿瘤，术后多无复发。若肿瘤定位于颞叶、手术切除完全，则预后好。

（卞修武）

jiānbiànxìng shénjīngjiéxìbāo jiāozhìliú
间变性神经节细胞胶质瘤
（anaplastic ganglioglioma） 低度恶性的混合性胶质神经元肿瘤。由分化成熟的肿瘤性神经节细胞和位于其间，具有分化不良特征的肿瘤性胶质细胞共同组成。组织学相当于世界卫生组织（WHO）病理分级 Ⅲ 级。在间变性神经节细胞胶质瘤中，恶变的成分为胶质成分，表现为细胞丰富、多形性明显和核分裂增多。其他表明间变特征的还有血管的增生和坏死。瘤细胞 MIB-1 和 P53 标记指数较高。分子遗传学特征：部分病例已检测到 *CDKN2A* 缺失及 *BFAFV600E* 突变。间变性神经节细胞胶质瘤具有侵袭性倾向，预后较差。

（卞修武）

zhōngshū shénjīngxìbāoliú
中枢神经细胞瘤
（central neurocytoma） 由形态一致伴神经元分化的圆形细胞构成的混合性胶质神经元肿瘤。典型部位是在幕上侧脑室和/或第三脑室处。最好发的部位是侧脑室前部，左侧多见，接着向两侧脑室和第三脑室延伸。中枢神经细胞瘤的一个重要特征是与透明隔相连。大部分发生于年轻人。多数患者出现颅内压增高症状，无明显神经功能障碍。通常病史短，偶见视力、智力障碍及内分泌紊乱。

大体见，肿瘤位于脑室内、灰色、质脆，有不同程度的钙化，有时可见出血。组织学相当于世界卫生组织（WHO）病理分级 Ⅱ 级。为神经上皮肿瘤，由大小一致圆形细胞构成（图 1a），免疫组化染色和超微结构显示神经元分化。其他特点包括类似神经毡的纤维区，增生速度慢。中枢神经细胞瘤组织中可有不同的组织结构，包括少突胶质瘤样的蜂窝状结构；大的纤维区类似于松果体瘤中出现的不规则菊形团、细胞排列呈直线状或类似于室管膜瘤中的血管周围假菊形团结构。细胞形态单一，核圆或卵圆，染色质细斑点状，偶见核仁。毛细血管样的血管常呈分枝状，使肿瘤类似于内分泌组织形态。一半病例可见钙化，常分布于整个肿瘤。少见的组织形态包括荷马-瑞特（Homer-Wright）菊形团和神经节细胞。罕见间变特点包括活跃的核分裂和微血管增生。

免疫组化染色显示，神经突触素（Syn）是最可靠的诊断标志物，在神经毡的弥漫阳性反应（图 1b），尤其是在纤维带和血管周围无细胞区的阳性反应最具诊断价值。大部分细胞核呈 NeuN 阳性表达（图 1c）。电镜下可见规律的圆形核含细小散在的染色质，在一些细胞内可见小核仁。胞质含线粒体、明显的高尔基复合体和一些围绕成层状、同心圆状的粗面内质网池。Ki-67 增殖指数通常小于 25%。本病主要应与少突胶质细胞瘤、室管膜瘤、松果体细胞瘤和胚胎发育不良性神经上皮肿瘤鉴别。

本病为良性，次全切后肿瘤可发生局部复发，但残留肿瘤生长的速度可通过放射治疗缓解。

（卞修武）

xiǎonǎo zhīfáng shénjīngxìbāoliú
小脑脂肪神经细胞瘤
（cerebellar liponeurocytoma） 发生于成年人小脑的交界性混合性胶质神经元肿瘤。伴一致的神经元分化、多样性的星形细胞和灶性脂肪瘤分化，低增生潜能。罕见。发病高峰年龄为 30～60 岁，平均 50 岁。

最常见的临床表现是梗阻性脑积水或肿瘤自身的占位效应而导致的颅内压增高症状。由于肿

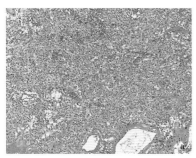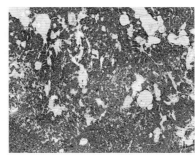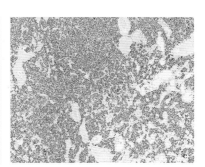

a. HE×100；b. Syn 阳性（×100）；c. NeuN 阳性（×100）。
图 1 脑室中枢神经细胞瘤

瘤的位置所致与小脑相关的症状和体征也常见。主要位于小脑半球，其次是小脑蚓部。

组织学相当于世界卫生组织（WHO）病理分级Ⅱ级。肿瘤呈双向组织学特征，由大小一致的小圆形神经细胞和灶性脂肪瘤分化，类似成熟脂肪组织的脂化细胞构成。瘤细胞核圆形或卵圆形，胞质透明，类似肿瘤性少突胶质细胞；也可表现出类似于髓母细胞瘤和透明细胞型室管膜瘤的形态特征，核分裂非常少见。免疫组化染色显示，神经元分化可通过神经元特异性烯醇化酶（NSE）、突触素（Syn）、MAP-2一致弥漫地表达得到证实。大部分肿瘤可有胶质纤维酸性蛋白（GFAP）局部表达，脂肪细胞也可表达神经元标志物和GFAP，提示脂肪细胞分化异常，而不是陷入的脂肪细胞。最重要的是与含有脂化细胞的髓母细胞瘤进行鉴别。在含有脂化细胞的髓母细胞瘤中，脂肪瘤细胞分布更弥漫，但也可呈灶性簇状排列；肿瘤增殖指数为15%~40%，而小脑脂肪神经细胞瘤增殖指数通常为1%~3%，这也是鉴别点。此外，小脑脂肪神经细胞瘤是成人肿瘤，而脂化的髓母细胞瘤发生在儿童。鉴别二者有重要意义，因脂化的髓母细胞瘤需进行放/化疗辅助治疗。由于该类肿瘤少见，且缺乏系统的随访数据，尚无明确判断预后的指标。临床预后好，但复发率高。

（卞修武）

sōngguǒtǐxìbāoliú

松果体细胞瘤（pineocytoma）

一种分化好的、缓慢生长的松果体实质细胞起源肿瘤。罕见。肿瘤含大小一致、成熟松果体样的小细胞，常形成大的松果体瘤菊形团。可发生于任何年龄，但好发于成年人（平均年龄38岁）。无性别差异。肿瘤位于松果体区，压迫周围组织包括大脑导水管、脑干和小脑。肿瘤可长入第三脑室后部。

临床表现包括颅内压增高、神经-视觉功能障碍帕瑞纳德（Parinaud）综合征、精神异常、脑干或小脑功能障碍、下丘脑内分泌异常等。

大体见，肿瘤界限清楚，呈灰-褐色，切面均匀或颗粒状。变性包括囊性变和小灶性出血。组织学相当于世界卫生组织（WHO）病理分级Ⅰ级。细胞中等密度，很像成熟松果体细胞，相对较小，大小一致，排列成片状或边界不清的分叶状，但可见大的松果体细胞瘤性菊形团，有丰富、纤细的肿瘤细胞突起构成。大多数肿瘤细胞核圆或椭圆形，核仁不明显，染色质细，胞质均匀红染，中等量。细胞突起明显且短，末端棒状，可通过神经纤维、博代（Bodain）或比尔绍斯基（Bielschowsky）染色显示出来。无核分裂，但偶尔会在大标本中出现。松果体细胞菊形团的数量和大小在不同亚型均有不同，中心由陷入其中的细胞突起构成，似神经毡。围绕菊形团周围的核无极向。在某些松果体细胞瘤内有大的神经节细胞和/或含有怪异核的多核瘤巨细胞，尽管瘤细胞呈明显的核异形性，但分裂活性仍然很低。肿瘤基质含纤细血管网，内衬单层内皮细胞，由少量网织纤维围绕。偶见微钙化。免疫组化染色显示，突触素（Syn）和神经元特异性烯醇化酶（NSE）、神经丝蛋白（NF）常呈强阳性反应。

松果体细胞瘤从出现症状到手术治疗有较长的间隔期。手术全切后无复发，5年生存率达86%~100%。

（卞修武）

sōngguǒtǐ mǔxìbāoliú

松果体母细胞瘤（pineoblastoma）

高度恶性的松果体实质细胞起源肿瘤。罕见，占松果体实质细胞肿瘤的近40%。可发生于任何年龄，常发生在20岁以前，无明显的性别差异。类似其他松果体区肿瘤。

大体见，肿瘤质软、脆，边界不清。可见出血和/或坏死，但钙化罕见。常向软脑膜等周围组织浸润，也可通过脑脊液播散。

组织学相当于世界卫生组织（WHO）病理分级Ⅳ级。代表最原始的松果体实质细胞肿瘤，瘤细胞密集，不定形片状排列，核圆或不规则，胞质少。无松果体细胞瘤菊形团，可见荷马-瑞特（Homer-Wright）菊形团和弗莱克斯纳-温特施泰因纳（Flexner-Wintersteiner）菊形团。同其他中枢神经系统小细胞或原始神经外胚层肿瘤一样，松果体母细胞瘤细胞密度高，瘤细胞表现为高核质比，核深染，偶见小核仁，胞质少，细胞边界不清，弥漫分布，其中偶见菊形团。弗莱克斯纳-温特施泰因纳菊形团提示视网膜母细胞瘤分化，少见的特征性小花状结构也提示视网膜母细胞瘤分化。核分裂多少不等，但普遍升高，坏死常见。偶可见混合性肿瘤，呈双相分化类似松果体细胞瘤和松果体母细胞瘤相互移行区。免疫表型类似松果体细胞瘤，突触素（Syn）、神经元特异性烯醇化酶（NSE）、神经丝蛋白（NF）、Ⅲ型β微管蛋白（β-tubulin）、嗜铬粒蛋白A（CgA）和视网膜S-抗原可呈阳性反应。胶质纤维酸性蛋白（GFAP）和 aB 晶体蛋白偶见阳性反应。

此瘤具有潜在侵袭性，可发生颅脊柱播散，偶尔发生颅外转移。脑脊液（CSF）检查和磁共振成像（MRI）确定肿瘤的发展范围直接影响患者的生存。手术和放疗的范围也影响预后。从出现症状到手术一般不超过 1 个月。术后中位生存时间为 24～30 个月。最常见的死因是转移到中枢神经系统和脊柱。通过不同形式治疗的松果体母细胞瘤患者 1 年，3 年和 5 年的生存率分别为 88%，78% 和 58%。

（卞修武）

zhōngděng fēnhuà sōngguǒtǐ shízhì zhǒngliú

中等分化松果体实质肿瘤
（pineal parenchymal tumor of intermediate differentiation） 中等分化、交界性或低度恶性的松果体实质细胞起源肿瘤。罕见，占所有松果体实质细胞起源肿瘤的 20% 左右。可见于任何年龄，主要为成年人。

临床表现与松果体细胞瘤相似，包括颅内压增高、神经-视觉功能障碍〔帕里诺（Parinaud）综合征、共济失调和偶见复视等〕。少数人可发生脑脊液转移。外观类似于松果体细胞瘤，肿瘤局限，质地柔软。尚无建立明确的分级标准，组织学相当于世界卫生组织（WHO）病理分级 Ⅱ 级或 Ⅲ 级。瘤细胞弥漫片状或大分叶状分布，形态单一，核轻到中度不典型性，核分裂少到中度。研究显示核分裂活性和神经丝蛋白免疫反应性可用于判断肿瘤是 WHO Ⅱ 级还是 WHO Ⅲ 级。免疫组化染色显示，突触素（Syn）和神经元特异性烯醇化酶（NSE）阳性。神经丝蛋白（NF）、嗜铬粒蛋白

A（CgA）、视网膜 S-抗原和 S-100 蛋白的表达不稳定。5 年生存率为 39%～74%。仅很少的病例侵犯中枢神经系统或有颅外转移灶。

（卞修武）

suǐshàngpíliú

髓上皮瘤（medulloepithelioma） 高度恶性的婴幼儿中枢神经系统胚胎性神经上皮肿瘤。罕见。好发于 6 个月～5 岁儿童。约 50% 在 2 岁前发病。10 岁以上人群发病罕见。可发生于幕上和幕下。大脑半球最常见的发病部位是脑室周围组织，依次为颞叶、顶叶、枕叶和额叶。有时肿瘤很大，累及多叶脑组织或两侧大脑半球。也可发生在脑室内、鞍/鞍旁区、马尾和骶骨前区。中枢神经系统的髓上皮瘤可以出现在神经干上、骨盆腔内和眼内（典型髓上皮瘤位于眶内），也可以发生在视神经。眶内的髓上皮瘤很少发生转移，手术摘除眼球后预后较好。

临床表现 瘤体较大时引起头痛、恶心、呕吐等颅内压增高症状，神经系统检查可发现异常体征。

大体形态 肿瘤常呈块状，色灰红，境界清楚，可见出血和坏死。有时，肿瘤最初即可表现为侵及蛛网膜下隙，常在死亡时弥漫扩散。

镜下形态 组织学相当于世界卫生组织（WHO）病理分级 Ⅳ 级。类似于胚胎性神经管的恶性肿瘤。特征性病变是肿瘤性神经上皮细胞乳头状、管状或梁状排列，外围一层限制膜。神经上皮常向不同方向分化，包括神经、胶质和间叶组织成分。诊断特点是明确的假复层上皮排列成乳头状或类似原始神经管样的腺管状结构。腔内面无纤毛或鞭毛小体，

但可见散在的突出泡。上皮的外表面是一层过碘酸希夫（PAS）反应阳性的外限制膜，免疫组化染色Ⅳ型胶原阳性。这种基底膜与网状纤维网相连。细胞柱状到立方。核卵圆到长梭形，与内外腔面垂直，染色质粗，多核仁。核分裂丰富，靠近腔面。与神经上皮不同的区域为片状肿瘤细胞，核染色质多，核质比高。也可表现为从胚胎性未分化细胞到成熟的神经元和星形细胞不同阶段分化细胞。在髓上皮瘤，室管膜母细胞瘤菊形团比室管膜菊形团多见，但也可同时发生。少突胶质分化区表现为圆形规则核伴核周空晕和突触素阴性反应。少数肿瘤可沿着间叶组织方向发育，如从明显的血管纤维结缔组织到软骨、骨和横纹肌。

辅助检查 免疫组化染色显示，髓上皮瘤的神经上皮成分巢蛋白和波形蛋白（vimentin）阳性，基底部比腔面反应强。神经元特异性烯醇化酶（NSE）、突触素（Syn）、神经丝蛋白（NF）和微管相关蛋白（MAP）随瘤细胞神经元分化增高而反应增强。星形细胞分化谱系表现为从细胞致密，核分裂活跃区胶质纤维酸性蛋白（GFAP）表达不一，成熟分化的中等密度细胞区 GFAP 强阳性反应。

鉴别诊断 需与多种疾病进行鉴别，包括髓母细胞瘤、室管膜母细胞瘤、脉络丛癌。髓上皮瘤的特点为神经上皮瘤细胞呈小管或小梁样排列。单靠组织形态学难以区分髓上皮瘤与室管膜母细胞瘤和脉络丛癌区，此时应采取免疫组化染色。另需鉴别的肿瘤还有畸胎瘤。此瘤常含有髓上皮成分伴神经外胚层分化，同时还含有其他胚层的胚胎成分。

预后 髓上皮瘤生长迅速，

尚无最佳治疗方案。手术全切可延长生存期。多数于确诊1年内死亡，常伴脑脊液播散，但很少发生全身转移。

(卞修式)

yǒu duōcéng júxíngtuán de pēitāixìng zhǒngliú

有多层菊形团的胚胎性肿瘤

（embryonal tumor with multilayered rosettes，ETMR） 高度恶性的婴幼儿中枢神经系统胚胎性神经上皮肿瘤。具有原始神经上皮肿瘤特点。罕见。好发于新生儿或幼儿。男女发病无区别。肿瘤大，多位于幕上，与脑室相关，但其他部位也可发生。

1岁或2岁前的儿童最常见的临床表现是颅内压增高和脑积水。年龄较大的儿童可出现局灶性神经系统病理体征。尽管常有局部浸润和软脑膜侵犯，但肿瘤边界清楚。组织学相当于世界卫生组织（WHO）病理分级IV级，特征是中枢原始神经外胚层肿瘤伴多层菊形团。这些菊形团多层，形成向心性细胞层，中间有以小腔，周围是未分化的神经外胚层细胞。细胞核远离腔内面位于细胞层外部，核染色质粗。核质比高，核分裂多。面向腔面的细胞顶端可见细小的点状结构，相当于鞭毛小体。这些点状结构可形成明显的内衬膜。细胞外层由含小圆到卵圆形核，稀疏胞突的未分化细胞围绕。免疫组化染色显示，瘤细胞表达S-100蛋白、波形蛋白（vimentin）、角蛋白、胶质纤维酸性蛋白（GFAP）和碳酸酐酶同工酶II。分子遗传学检测显示，在染色体19q13.42的 C19MC 基因的扩增和融合。

鉴别诊断包括：①间变型室管膜瘤：该瘤有明显的血管周围假菊形团形成，放射状细胞突起形成血管周围无核区，还可见室管膜菊形团，与此瘤菊形团不同，室管膜瘤菊形团常为单层细胞围成管腔。②髓上皮瘤：可含室管膜母细胞瘤型菊形团，但可见具有诊断特征的神经上皮，瘤细胞排列成管状，腔隙样和乳头状，周围有基底膜。这些肿瘤常表现出一系列不同分化阶段的神经外胚层细胞，包括室管膜、胶质、神经元和少突胶质细胞。有多层菊形团的胚胎性肿瘤绝大多数有 C19MC 基因簇异常，且是其与髓上皮瘤鉴别的唯一依据。③髓母细胞瘤：位于小脑，具有荷马-瑞特（Homer-Wright）菊形团，与本病菊形团不同，无中空的腔。生物学行为类似其他胚胎性神经上皮肿瘤。

本病生长迅速，伴颅内脊髓扩散，确诊后6个月到1年内死亡。肿瘤全切是判断预后的因素之一，手术后放疗可延长存活期。

(卞修式)

suǐmǔxìbāoliú

髓母细胞瘤

（medulloblastoma） 一种恶性的侵袭性胚胎性神经上皮肿瘤。仅见于小脑和脑干背侧，主要表现为神经元分化，大多通过脑脊液途径播散。发病高峰年龄为7岁。至少75%儿童髓母细胞瘤起源于蚓部并突入第四脑室。

临床表现 患者常出现共济失调，步态不稳。由于脑脊液循环受阻，出现颅内压增高症状，包括嗜睡、头痛和晨起呕吐。

大体形态 大多数髓母细胞瘤在小脑蚓部发生，表现为粉色或灰色的团块，可以充满第四脑室。发生在小脑半球则质地较硬，界限比典型的髓母细胞瘤更清晰。小的坏死灶明显，但广泛的坏死少见。

镜下形态 组织学相当于世界卫生组织（WHO）病理分级IV级。肿瘤由高密度细胞构成，瘤细胞核圆形到卵圆形或雪茄烟样，染色质多，胞质不明显。在<40%的病例可见到神经母细胞荷马-瑞特（Homer-Wright）菊形团，常伴有明显的核多形性和高核分裂活性。也可以见到胶质母细胞瘤的特征：瘤细胞核沿长轴平行排列。核大小不等，多形性明显，呈间变特性。虽然核分裂象很多见，但在约25%的病例中核分裂很少。肿瘤最常向神经元分化。表达神经元标志物，如突触素（Syn）等。此外，近5%髓母细胞瘤中可以找到少许神经细胞或神经节细胞。神经胶质的分化不常见，表现为散在的少许细胞具有星形细胞的表型。也可见到与胶质母细胞瘤中相似的假栅栏状坏死。在蛛网膜腔内的肿瘤可以引起促纤维增生反应，伴有带状或小簇状瘤细胞陷入在胶原纤维内。

组织学亚型有促纤维增生（结节）型髓母细胞瘤、伴有广泛结节的髓母细胞瘤、间变型髓母细胞瘤、大细胞髓母细胞瘤、髓肌母细胞瘤和黑色素细胞髓母细胞瘤。

促纤维增生（结节）型髓母细胞瘤 又称促纤维增生型髓母细胞瘤，特征是结节状、无网织纤维区（白岛）围以致密、高度增生、中度多形性核、能产生大量网织纤维的细胞。这种典型结构可只在局部出现。结节出现在神经元成熟区域，表现为核质比降低和具有神经元表型纤维基质的大小一致的细胞。随着神经元成熟，几乎没有核分裂活性，而凋亡增加。髓母细胞瘤中仅有胶原纤维和网织纤维增多，而无结节形成时不能够归入此类。

伴有广泛结节的髓母细胞瘤 好发于婴儿，与促纤维增生/结节亚型不同的是具有大量的结节状结构，无网织纤维区显著增大，富含神经毡样组织。无网织纤维区含有许多小细胞，核圆形，与中枢神经细胞瘤细胞相似，呈流水样排列。结节内的成分在某些区域显著减少。此型在放（化）疗之后偶尔可以进一步成熟为以神经节细胞为主的肿瘤。

间变型髓母细胞瘤 特征是细胞核明显多形性，核变形，细胞相互包裹，核分裂高度活跃，且多为不典型核分裂（图1）。虽然所有的髓母细胞瘤都表现出一定程度的不典型性，此型的这种改变尤为突出和广泛。这些特征在局部出现不足以诊断间变型髓母细胞瘤。非间变型髓母细胞瘤可演进为间变型髓母细胞瘤。

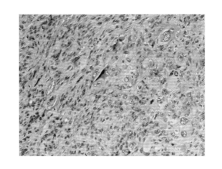

图1 间变型髓母细胞瘤（HE×200）

大细胞髓母细胞瘤 占髓母细胞瘤的2%～4%，这一命名源于其单一形态的细胞，核大，圆形或泡状，核仁明显，伴含量不等的嗜酸性胞质。细胞缺乏黏着性，核分裂和凋亡多见。此型和间变型在细胞学上有一定重叠，此型常含有间变区。

髓肌母细胞瘤 指伴肌源性分化的髓母细胞瘤，此概念用于描述含有局灶横纹肌母细胞成分

的所有髓母细胞瘤亚型，并非独立的亚型。梭形细胞群与散在或簇状的大卵圆形细胞混合，这些大卵圆形细胞含有玻璃样嗜酸性胞质。有时可见具有骨骼肌横纹的带状细胞。横纹肌细胞样成分结蛋白（desmin）、肌红蛋白和快肌的肌球蛋白免疫组化染色阳性，但平滑肌肌动蛋白（α-SMA）染色阴性。

黑色素细胞髓母细胞瘤 指伴黑色素分化的髓母细胞瘤。然而黑色素肿瘤细胞在不同亚型的髓母细胞瘤中均可出现，因此，它不是独立的亚型。黑色素细胞的表型差异很大，可以是未分化的，相似PNET成分，或上皮样成分，形成小管和乳头状结构或细胞聚集成团。

辅助检查 髓母细胞瘤常向神经元分化，Ⅲ型β微管蛋白（β-tubulin），微管相关蛋白质2（MAP-2），神经元特异性烯醇化酶（NSE）和突触素（Syn）在许多髓母细胞瘤内表达。免疫组化染色上述标志物在荷马－瑞特菊形团和促纤维增生/结节型髓母细胞瘤的"白岛"呈阳性反应。神经丝蛋白（NF）也有表达，但不如上述标志物常见。在大细胞髓母细胞瘤中，突触素免疫反应呈特异点状阳性，神经丝蛋白和嗜铬粒蛋白的免疫反应也呈阳性。在典型的髓母细胞瘤中，未分化细胞内常可见到胶质纤维酸性蛋白（GFAP）阳性染色。然而，GFAP阳性细胞主要呈反应性星形细胞特异的蜘蛛样表型，在血管周围阳性细胞数更多。促纤维增生/结节型髓母细胞瘤淡染的"白岛"内可见纤维状GFAP阳性细胞。然而，GFAP阳性细胞在大细胞和间变型髓母细胞瘤的结节区内也可见到。髓母细胞瘤的免疫表型

也包括波形蛋白（vimentin）、巢蛋白、神经元的细胞黏附分子、神经生长因子和光感受器相关蛋白如rodopsin和视网膜S-抗原。所有髓母细胞瘤亚型均有核INI1的表达。

预后 髓母细胞瘤的5年生存率已由20世纪60年代的30%升至50%～70%。髓母细胞瘤临床标准包括高危和标准风险患者，高危患者指小于3岁，肿瘤手术部分切除（>1.5cm²残留物），或住院时有转移病灶。就组织学类型而言，大细胞髓母细胞瘤转移率高，预后不佳，间变型髓母细胞瘤预后也不好。BrdU标记的增殖指数与预后相关，BrdU增殖指数>20%预后较差。

（卞修武）

zhōngshū shénjīng xìtǒng shénjīngmǔxìbāoliú

中枢神经系统神经母细胞瘤（central nervous system neuroblastoma）

发生于中枢神经系统的分化差的恶性胚胎性神经上皮肿瘤。多见于肾上腺区，发生在中枢神经系统者罕见。好发于儿童。25%的病例出现在2岁以内，半数以上的病例在5岁以内。

组织学相当于世界卫生组织（WHO）病理分级Ⅳ级。肿瘤由分化幼稚的胚胎性神经上皮细胞区、神经细胞分化区及神经毡基质构成，无成熟神经节细胞。主要发生在大脑，在脊髓和蝶鞍区也可见。症状和体征因肿瘤发生部位不同而不同。源于大脑的肿瘤可引起癫痫发作、意识障碍、颅内压增高或肢体运动障碍。鞍上肿瘤常引起视力、视野或内分泌障碍。婴儿头颅围长的增加明显快于正常婴儿。肿瘤在确诊时大小不一，鞍上的肿瘤比大脑的小。肿瘤质实或呈团块状生长，

伴或不伴出血和囊性变。肿瘤和脑组织之间边界清楚或不清，色粉红到紫色，一般较软，伴大量的纤维增生，肿瘤质硬，棕褐色。

组织学特点为肿瘤细胞分化很差，细胞具有圆形规则的核，核质比高。荷马-瑞特（Homer Wright）菊形团很常见。瘤细胞表达多种神经元表型标志物，包括突触素（Syn）、Ⅲ型β微管蛋白（β-tubulin）和神经丝蛋白（NF）。大脑神经母细胞瘤也表达 S-100 蛋白、神经元特异性烯醇化酶（NSE）、Leu-7（CD-57）。透射电镜下，可见肿瘤分化很低，胞质内仅含少量细胞器，可见微管和致密芯泡，这些均具有诊断价值。

超过 1/3 病例中可发现脑脊液的播散。就诊时 2 岁以下的婴儿预后比年龄大的儿童差。5 年存活率低于髓母细胞瘤。

（卞修武）

zhōngshū shénjīng xìtǒng jiéxìbāo shénjīngmǔxìbāoliú

中枢神经系统节细胞神经母细胞瘤（central nervous system ganglioneuroblastoma）

侵袭性生长的恶性胚胎性神经上皮肿瘤。组织学相当于世界卫生组织（WHO）病理分级Ⅳ级，特征为在神经母细胞瘤的背景上，出现成簇分布的肿瘤性发育不良神经节细胞。分化较好的肿瘤可以表现较清晰的神经元特征，具有卵圆到长梭形的核，染色质呈泡状，可见核仁；有时可以在更为成熟的亚型中看到胞突甚至尼氏小体。纤维性胞质构成了肿瘤组织背景。纤维间质能从精细的小叶网到密集的纤维索。荷马-瑞特（Homer Wright）菊形团很常见。在变性区常可见到钙化，也可见到血管内皮增生。中枢神经系统

节细胞神经母细胞瘤的预后比神经母细胞瘤稍好。

（卞修武）

fēidiǎnxíngxìng jītāiyàng/héngwénjīyàng zhǒngliú

非典型性畸胎样/横纹肌样肿瘤（atypical teratoid/rhabdoid tumor，AT/RT）

高度恶性的中枢神经系统胚胎性肿瘤。常见于 3 岁以下儿童，男性略多于女性。幕上肿瘤常位于大脑半球，幕下肿瘤可位于小脑半球、脑桥小脑三角和脑干。超过 20% 的患者可发生脑脊液播散。

临床表现 与年龄、肿瘤体积和部位有关。婴幼儿常出现嗜睡、呕吐、发育迟缓的非特异的表现。特异的表现包括歪颅和脑神经麻痹，多见于第Ⅵ对和第Ⅶ对脑神经麻痹。3 岁以上儿童常见头痛和半侧肢体麻痹。

大体形态 与典型的髓母细胞瘤和其他中枢神经细胞 PNET 相似，可沿大脑脊髓路经播散。肿瘤软、灰红色、块状。体积大的肿瘤常边界较清。肿瘤特征性的含坏死灶，可见出血。间叶组织含量多的肿瘤质硬，部分区域棕-白色。起源于脑桥小脑三角的肿瘤包绕脑神经和血管，不同程度地侵及脑干和小脑。

镜下形态 组织学相当于世界卫生组织（WHO）病理分级Ⅳ级。是具有异质性的病变，有时单纯使用组织病理学标准很难诊断。最明显的特征是典型的横纹肌样特点：含有泡状染色质的细胞核偏于细胞一侧，核仁明显嗜酸、胞质丰富，含球形嗜酸胞质包涵体，细胞边界清晰。实际病例中，这些细胞的表型变化很大，从典型的横纹肌样表型到含不明显不典型核以及大量淡嗜酸性胞质的改变均可见到。胞质呈均匀

颗粒状或含有类似包涵体的境界模糊的浓集粉色"小体"。超微结构显示典型的横纹肌细胞核周充满大量特征性旋涡状中间丝。肿瘤细胞中常见的现象是胞质内广泛空泡形成。横纹肌细胞可以巢状或片状排列，形态混乱。这些肿瘤细胞仅在少数病例中是唯一或主要的组织病理学表现。大多数肿瘤细胞含多种成分，具有原始神经外胚层、间质和上皮的特征。2/3 肿瘤可见到小细胞胚胎成分。间质的分化不太常见，典型的间质分化表现为梭形细胞的特征和嗜碱性或是富含黏多糖的背景。上皮样分化少见。当存在上皮分化时，可形成乳头状结构、腺瘤区或低分化的索带。核分裂多，在肿瘤中可见到大片坏死区和出血。

辅助检查 颅内非典型畸胎样/横纹肌样瘤成分多样，故免疫表型复杂。横纹肌样细胞常表达上皮膜抗原（EMA）和波形蛋白（vimentin），较少表达平滑肌肌动蛋白（SMA）。常表达胶质纤维酸性蛋白（GFAP）、神经丝蛋白（NF）、突触素（Syn）和角蛋白，一般不表达生殖细胞的标志物。INI1 蛋白核表达缺失是本病敏感和特异的指标，此蛋白在正常组织和大部分肿瘤的细胞核中表达。增殖活性高，Ki-67 增殖指数 > 50%。

预后 颅内非典型性畸胎样/横纹肌样肿瘤为高度侵袭性肿瘤，预后不佳，标准化疗后 5 年的无症状生存率为 14% 左右。

（卞修武）

lú nèi shénjīngqiàoliú

颅内神经鞘瘤（intracranial schwannoma）

发生于颅内的包膜完整的良性神经鞘膜肿瘤。完全由分化好的施万细胞构成，包

膜完整。多发性神经鞘瘤多与神经纤维瘤病Ⅱ型（NF2）或神经鞘瘤病有关。占颅内肿瘤的8%，脑桥小脑三角肿瘤的85%，脊神经根肿瘤的29%。约90%为散发的单发结节。所有年龄均可发病，但在儿童中罕见，高峰发病年龄为30~59岁，无性别差异。颅内神经鞘瘤多发于小脑桥脑角的第八对脑神经（前庭蜗神经）。肿瘤位于中枢和外周髓鞘形成的过渡区，常累及前庭区，但从不发生于邻近的耳蜗区。

临床表现 脊神经的神经鞘瘤可引起背痛及神经根和脊髓受压症状，前庭蜗神经的神经鞘瘤出现该神经受累的相关症状。由于神经鞘瘤多发于感觉神经，故运动异常少见。

大体形态 大部分神经鞘瘤呈球形，直径几厘米到10厘米。肿瘤切面特征性地呈浅棕色，胶冻状，内杂淡黄的碎片，伴有或不伴有囊性变和出血。体积较大的肿瘤中，可见到梗死样坏死相关的血管退行性变。

镜下形态 普通的、无黑色素变的神经鞘瘤组织学相当于世界卫生组织（WHO）病理分级Ⅰ级。常见的神经鞘瘤完全由肿瘤性施万细胞构成，由致密区和疏松区两种基本组织结构以不同比例组成：

致密区 瘤细胞长梭形伴偶尔栅栏状排列的细胞核（Antoni A型）。组织特征是瘤细胞的核梭形或圆形，与平滑肌细胞的核大小相似，但平滑肌细胞核两头钝，神经鞘瘤细胞的核两头尖。瘤细胞排列紧密，核呈栅栏状结构［贝罗凯（Verocay）小体］，与细胞排列的方向平行，细胞突起方向一致。所有神经鞘瘤细胞都有网织纤维构成的基底膜。

疏松区 细胞少，排列疏松，不明显的胞突和多少不等的脂质成分（Antoni B型）。网状结构很少见。肿瘤性施万细胞胞质嗜酸，细胞轮廓清晰。瘤细胞核小，圆形到卵圆形。核多形性，甚至有核内胞质包涵体的巨怪形态，有时可见核分裂。

含脂细胞在 Antoni A 或 B 区内都可出现。神经鞘瘤血管壁特征性地增厚并透明变性，扩张的血管周围常见出血。前庭蜗神经的神经鞘瘤内 Verocay 小体不多见，Antoni B 组织占多数，常见簇状的含脂细胞。普通神经鞘瘤中可见膨胀性的生长和伸入包膜内的生长方式。组织学亚型包括：①细胞性神经鞘瘤：全部或大部分为细胞密集的 Antoni A 型成分，不易形成贝罗凯（Verocay）小体。细胞外周有网状纤维。②丛状神经纤维瘤：为丛状或多结节状生长，可以是普通的或细胞性神经鞘瘤，很少在中枢神经系统发生。③黑色素性神经鞘瘤：少见，界限清楚，无包膜，黑色，肿瘤细胞具有施万细胞的电镜和免疫表型，但含黑色素，黑色素瘤标志物阳性，但深染的异型核及大核仁不常见。该亚型的网织纤维很少。

辅助检查 免疫组化染色显示，瘤细胞 S-100 蛋白，Leu-7 和钙网膜蛋白（calretinin）强阳性。灶性胶质纤维酸性蛋白（GFAP）阳性。所有神经鞘瘤都有表面基板，所以Ⅳ型胶原和层粘连蛋白染色可以很好地显示膜状结构。超微结构具有特异性，瘤细胞胞突不含胞饮空泡，细胞被连续的基板包绕，基质长距离胶原纤维［卢斯（Luse）小体］常见于普通型神经鞘瘤。

预后 神经鞘瘤是生长缓慢的良性肿瘤，通常不复发，恶变罕见。颅内的细胞性神经鞘瘤有30%~40%的复发率。

（卞修武）

nǎomóliú

脑膜瘤（meningioma） 一组起源于蛛网膜层脑膜上皮细胞的中枢神经系统肿瘤。发病率占颅内原发肿瘤的19%~30%，发病高峰年龄在51~70岁，女性远高于男性，提示性激素及激素类药物的使用可能与该肿瘤的发病有关，但尚未得到证实。儿童及青少年少见，一旦发生常有侵袭性。多数脑膜瘤好发于大脑凸面，常与大脑镰及静脉窦相关，基底部与硬脑膜粘连紧密。其他部位还包括嗅沟、蝶骨嵴、鞍旁、颅后窝、小脑幕等处，少数脑膜瘤生长在脑室内，罕见的脑膜瘤可以发生在远离中枢神经系统的纵隔、肺等处。

分类 世界卫生组织（WHO）2007年病理分级将脑膜瘤分为低复发和低侵袭性生长型（包括上皮型脑膜瘤、纤维型脑膜瘤、混合型脑膜瘤、微囊型脑膜瘤、分泌型脑膜瘤、富于淋巴细胞、浆细胞的脑膜瘤、化生型脑膜瘤）与高复发和高侵袭性生长型（包括透明细胞型脑膜瘤、横纹肌样脑膜瘤、脊索样脑膜瘤、乳头状脑膜瘤、非典型脑膜瘤、间变型脑膜瘤）。前者生物学行为相似，被列为 WHO Ⅰ 级，属良性肿瘤；后者具有易复发、高侵袭以及易转移的特点被列为 WHO Ⅱ级或Ⅲ级。

临床表现 发病缓、病程长。不同部位有不同临床表现，因肿瘤呈膨胀性生长，患者往往以头痛和癫痫为首发症状。根据肿瘤发生部位，患者可出现视力、视野、嗅觉或听觉障碍及肢体运动障碍等。邻近颅骨的脑膜瘤常可造成骨板受压变薄，甚至穿破颅骨后侵蚀至帽状腱膜下，在头皮出现局部隆起区；部分患者骨板增厚，其内可含肿瘤组织。有重要参考价值的检查有颅骨 X 线平片、计算机断层扫描（CT）扫描和脑血管造影，不仅可以定位，还能了解肿瘤大小，辅助判断良、恶性。

大体形态 典型的脑膜瘤多呈实性分叶状或球形、哑铃形宽基肿块，与硬脑膜广泛附着。瘤体与脑组织边界清楚，少数呈囊状或边界不清的地毯状包块，切面呈致密的灰色或暗红色，质硬或韧，可见旋涡状纹理，有的可呈胶冻状或伴有钙化。肿瘤可包绕、侵犯血管，或侵犯皮肤和颅骨，但不能作为恶性脑膜瘤的标志。非典型和间变型脑膜瘤体积大，可见坏死。

镜下形态 病理学特点大部分肿瘤为上皮型、纤维型和混合型（过渡型）。上皮型为瘤细胞合体状，呈同心圆状排列，可见层状钙化的砂砾体，细胞核圆形或椭圆形，胞质嗜酸性，界限不清；纤维型瘤细胞细长呈梭形，排列成束或旋涡状、流水状（图 1a）；混合型混杂了二者的特点，如出现大量砂砾体可称为砂砾型脑膜瘤。少部分脑膜瘤呈特殊形态学表现，如瘤细胞间有多个微囊（微囊型脑膜瘤，图 1b），瘤组织内见大量嗜伊红染色玻璃样小球包涵物（分泌型脑膜瘤），见大量慢性炎症细胞浸润（富于淋巴细胞、浆细胞的脑膜瘤，图 1c），可见骨和软骨或脂肪细胞成分（化生型脑膜瘤），瘤细胞富含糖原呈水样透明（透明细胞型脑膜瘤）等。间变型脑膜瘤属于恶性脑膜瘤，具有明显的恶性细胞学特点。非典型脑膜瘤介于良性与恶性之间，可见到细胞有明显的异型性和核分裂增多，局部有地图状坏死。多次复发的脑膜瘤亦有恶变可能。

辅助检查 免疫组化染色显示，脑膜瘤波形蛋白（vimentin）均阳性，多数上皮膜抗原（EMA）阳性，部分 S-100 蛋白阳性。非典型和间变型少有表达 EMA。密封蛋白（Claudin-1）有一定诊断价值。其他标志物还有 Ki-67 和孕激素受体（PR）等。电镜见脑膜瘤细胞具有丰富的中间丝、胞突并指交叉复合物和桥粒。分子遗传学显示脑膜瘤最常见的特点是 22 号染色体 q12 等位基因缺失，非典型脑膜瘤常伴随染色体 1p、6q、9q、10q、14q、17p 等位基因缺失，其中 6q、9q、10q、14q 也见于间变型。此外，在 60% 的散发性脑膜瘤中可检测到 *NF2* 基因突变，其可能是脑膜瘤的抑癌基因。发生周边种植的多发性脑膜瘤，多认为来自脑膜播散。

预后 脑膜瘤的预后与组织学和 WHO 分级（Ⅰ级或良性、Ⅱ级或非典型、Ⅲ级或间变型）以及肿瘤的雌、孕激素状态有密切关系。大部分脑膜瘤通过手术可完全切除，预后良好。良性脑膜瘤复发率 75%～25%，非典型为 29%～52%，间变型为 50%～94%。核分裂指数高、孕激素受体阴性和高级别的肿瘤预后差，恶性脑膜瘤平均存活时间不超过 2 年。

（卞修武　杨　景）

lú nèi zhīfángliú

颅内脂肪瘤（intracranial lipoma） 颅内的脂肪源性的良性肿瘤。罕见，仅占中枢神经系统肿瘤的 0.18%。首例胼胝体脂肪瘤尸检病例于 1856 年由冯·罗基坦斯基（von Rokitansky）报道。自1939 年索斯曼（Sosman）报道了 1 例胼胝体脂肪瘤后，颅内脂肪瘤的活检诊断就此开始。1975 年，纽（New）和斯科特（Scott）首次描述了胼胝体脂肪瘤的计算机断层扫描（CT）表现。该瘤的组织发生尚不完全清楚。多认为是一种错构性病变，系脂肪发育过程中组织异位畸形，也可合并颅内外畸形，常在尸体解剖中发现。

颅内脂肪瘤好发于大脑中线

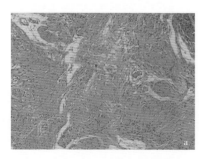
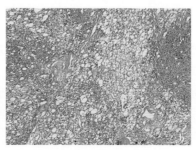
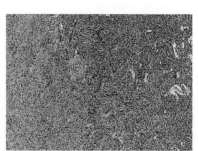

a. 纤维型脑膜瘤（×100）；b. 微囊型脑膜瘤 CD31 阳性（×40）；c. 富于淋巴细胞型脑膜瘤（×40）。

图 1　脑膜瘤（HE）

附近，如胼胝体区、四叠板、灰结节上、第三脑室内，也可见于脑桥小脑三角，常侵犯前庭蜗神经。临床表现不特异，发生于胼胝体区者可出现癫痫发作，肿瘤压迫周围结构可引起下丘脑功能障碍、进行性脑积水，偶见有睡眠呼吸暂停综合征。大体见，肿瘤呈淡黄色，分叶状，有包膜，与周围组织界限清楚，可有透明变性、黏液变性和钙化；光镜下见，以分化成熟的脂肪细胞为主，毛细血管可不丰富，有些尚含有横纹肌、骨和异位的外周神经、神经节细胞、脉络丛细胞成分等，进一步证实为发育畸形病变。CT、磁共振成像（MRI）是诊断中枢神经系统脂肪瘤的快速有效方法。

（卞修武　杨　景）

nǎomó xuèguǎn zhīfángliú

脑膜血管脂肪瘤（meningeal angiolipoma）

原发于脑膜、混有脂肪组织和血管成分的罕见良性脂肪细胞起源肿瘤。罕见，组织学形态与软组织的血管脂肪瘤相同。与颅内血管畸形的区别在于它含有脂肪组织。肿瘤内脂肪细胞与血管的比例不一，血管位于瘤体包膜下，以毛细血管为主，可伴有纤维化。纤维蛋白性血栓的出现可作为诊断依据之一。

（卞修武　杨　景）

nǎomó dōngmiánliú

脑膜冬眠瘤（meningeal hibernoma）

原发于脑膜、由棕色脂肪细胞组成的罕见良性脂肪细胞起源肿瘤。罕见，也有发生于硬膜外的报道。肿瘤很像棕色脂肪，呈分叶状、包膜完整、质软，颜色从黄色、棕色到深红褐色不等。瘤细胞大小一致，胞核小、圆，居中，胞质丰富，含有大量嗜伊红颗粒或呈多泡状，脂肪染色（油红 O 染色）呈阳性，证实为

脂滴。免疫组化染色显示，S-100 蛋白强阳性，CD34 少数阳性。电镜见细胞内充满了具有横向嵴突的圆形或小管状线粒体，含多少不等的脂滴。缺少粗面内质网和高尔基复合体可与白色脂肪区别。本瘤为良性肿瘤，局部完整切除后不复发。

（卞修武　杨　景）

nǎomó zhīfáng ròuliú

脑膜脂肪肉瘤（meningeal liposarcoma）

原发于脑膜的恶性脂肪细胞起源肿瘤。罕见，仅有个别发生于脑膜的报道，其中 2 例与硬膜外血肿有关，1 例则误诊为该病变。患者均为 40 岁左右，无特殊临床表现。其组织学形态和分型与软组织的脂肪肉瘤相同。大体见，肿瘤无包膜者呈浸润性生长，可破坏颅骨造成骨质疏松。鉴别诊断主要靠病理学检查。预后与组织学分型有很大关系，一般认为脂肪瘤样型和黏液样型的恶性度较低，预后较好，而圆形细胞型和多形细胞型脂肪肉瘤恶性度较高，预后不良。

（卞修武　杨　景）

nǎomó gūlìxìng xiānwéixìng zhǒngliú

脑膜孤立性纤维性肿瘤（meningeal solitary fibrous tumor）

发生于成年人脑膜或脊膜，不同程度侵及中枢神经系统实质或神经根的肿瘤。较少见。1996 年，卡内罗（Carneiro）报道了首例发生于脑膜的孤立性纤维肿瘤。肿瘤多起源于硬脑膜，好发部位有大脑镰、颅后窝、幕上等，也可位于侧脑室。中老年人好发，无明显性别差异，患者多因头昏、头痛等症状就医，少数可有低血糖、杵状指、肺性肥大型骨关节病等副肿瘤综合征表现。

大体见，肿瘤呈实性、质韧、包膜大多完整。光镜下见，瘤细

胞梭形，呈束状排列在丰富的胶原间质中。免疫组化染色显示，瘤细胞波形蛋白（vimentin）、BCL-2 阳性，CD34 弥漫强阳性，但 S-100 蛋白、上皮膜抗原（EMA）阴性。据此与神经鞘瘤（S-100 蛋白阳性）和纤维性脑膜瘤（EMA 阳性）以及脑膜血管外周细胞瘤（CD34 弱阳性）鉴别。多数肿瘤为良性经过，少数可侵袭脑实质、神经根或颅底，多次复发后出现远隔转移。

（卞修武　杨　景）

nǎomó xiānwéi ròuliú

脑膜纤维肉瘤（meningeal fibrosarcoma）

原发于脑膜的成纤维细胞源性恶性肿瘤。罕见。常附着于硬脑膜和软脑膜上，也可见于大脑和小脑实质内。该肿瘤的产生可能与放疗有关，尤其是鞍区纤维肉瘤常继发于垂体腺瘤放疗后。光镜下见，瘤细胞梭形，密集排列，交织呈束或呈人字形、鱼骨状，核分裂活跃，易见坏死灶。临床需与纤维型脑膜瘤相鉴别，脑膜瘤上皮膜抗原（EMA）阳性，而纤维肉瘤为阴性。肿瘤呈高度恶性，易复发，可伴有软脑膜和颅外转移，大多数患者于诊断后 1 年内死亡。

（卞修武　杨　景）

nǎomó wèifēnhuà ròuliú

脑膜未分化肉瘤（meningeal malignant fibrous histiocytoma）

原发于脑膜的由长梭形细胞、肥胖细胞及多形性多核巨细胞组成，梭形细胞可呈席纹样或束状排列的软组织恶性肿瘤。又称脑膜恶性纤维组织细胞瘤（MFH）。极罕见，组织来源尚存争议。1976 年，冈萨雷斯·比塔莱（Gonzalez Vitale）报道了首例颅内 MFH。颅内 MFH 的临床、影像表现多样化，缺乏特异性，且其

发生率极低，故术前诊断困难，极易误诊。病理为确诊的唯一标准，组织学特点为：瘤细胞以梭形、肥胖形成纤维细胞样细胞和多核巨细胞为主，异型性显著，组织结构多样，可见车辐状、编席状排列。肿瘤内坏死多见，间质中可见多少不等的炎症细胞。颅内仅见少量炎症型未分化肉瘤报道，均为高度恶性肿瘤，术后复发率高，预后差。

（卞修武 杨 景）

脑膜平滑肌瘤 （meningeal leiomyoma）

起源于脑膜或神经实质的平滑肌源性良性肿瘤。罕见。免疫功能下降时，尤其是获得性免疫缺陷综合征（艾滋病）患者易发生脑脊髓的平滑肌肿瘤。其常发生于硬膜，可位于鞍旁、海绵窦，也可侵犯到脑组织。光镜下见瘤细胞呈梭形，胞质红染，核两端钝圆，偶可排列成栅栏状。诊断时要与弥漫性软脑膜的血管平滑肌瘤病鉴别。

（卞修武 杨 景）

脑膜平滑肌肉瘤 （meningeal leiomyosarcoma）

原发于脑膜的恶性平滑肌起源恶性肿瘤。罕见。大多数肿瘤起源于硬膜，但鞍旁及硬膜外间隙也可受累。少数肿瘤累及脑实质。也有报道该肿瘤起源于松果体的畸胎瘤。其组织学形态同软组织的平滑肌肉瘤，免疫组化染色显示，结蛋白（desmin）和肌动蛋白（α-actin）阳性。需与纤维肉瘤、未分化肉瘤鉴别。

（卞修武 杨 景）

脑膜横纹肌瘤 （meningeal rhabdomyoma）

原发于脑膜、由成熟横纹肌细胞组成的良性肿瘤。罕见。其组织学形态与软组织的横纹肌瘤相同。中枢神经系统的横纹肌瘤需与骨骼肌异位相鉴别，后者常位于脑桥前的软脑膜内。

（卞修武 杨 景）

脑膜横纹肌肉瘤 （meningeal rhabdomyosarcoma）

原发于脑膜的恶性横纹肌细胞起源肿瘤。罕见。已知的中枢神经系统所有横纹肌肉瘤几乎都是胚胎性的。儿童好发于小脑，多位于中线、小脑蚓部，成年人则好发于大脑半球。有关组织起源，已明确此肿瘤来源于异位的原始间质细胞，或原始神经嵴形成一部分中胚层细胞的异常发育。其组织学形态和分型与软组织的横纹肌肉瘤相同。大体见，肿瘤多界限清楚，但无包膜，略硬。光镜下见，瘤细胞小，胞质嗜酸性，核分裂多见，可见坏死灶。免疫组化染色显示，波形蛋白（vimentin）、结蛋白（desmin）、肌红蛋白（myoglobin）阳性。电镜见肌小节内有粗、细肌丝。诊断时需与含有横纹肌成分的脑肿瘤鉴别，如胶质肉瘤、生殖细胞瘤、横纹肌样脑膜瘤等。本病预后差，早期形成蛛网膜下隙种植性转移，患者常在2年内死亡。

（卞修武 杨 景）

脑膜软骨瘤 （meningeal chondroma）

原发于硬脑膜、边界清晰的良性软骨细胞起源肿瘤。罕见，发病率仅占所有颅内肿瘤的0.2%~0.3%。1851年首先由希施费尔德（Hirschfield）提出并加以描述。发病年龄20~60岁，发病高峰为30~40岁，通常与奥利耶病（Ollier disease，多发内生软骨瘤）或马富奇（Mafucci）综合征伴发。该瘤绝大多数发生于颅底联合处，尤其是蝶鞍，也可发生于硬脑膜、脉络膜静脉丛及脑实质内。病因尚不清楚，可能系胚胎发育过程中残留的异位软骨细胞发展而来。

病史较长，临床表现与肿瘤部位和体积大小有关，缺乏特异性，表现为周围组织压迫和重修复造成的病灶局部功能障碍、癫痫发作、第三至第六对脑神经受压等症状。大体见，肿瘤切面为灰蓝色或灰红色、半透明呈胶冻状，可伴有钙化及囊性变。光镜下见，瘤组织由透明软骨构成，细胞大小、形态及排列不规则，可见分叶状结构。小叶之间有疏松的纤维组织和血管包绕。发生在颅骨时需与脊索瘤、脑膜瘤等鉴别。颅内软骨瘤预后较差，手术不能彻底切除，术后易复发，小部分可恶变，完整切除可获得长期生存机会。

（卞修武 杨 景）

脑膜软骨肉瘤 （meningeal chondrosarcoma）

原发于硬脑膜、向软骨分化的恶性间叶组织起源肿瘤。罕见，占所有颅内肿瘤的0.15%，好发于颅底软骨结合处，也可发生于脑膜和脑实质内。可继发于放疗后或其他良性病变，如软骨瘤、骨软骨瘤基础上的恶变。以间叶软骨肉瘤为多，分化型软骨肉瘤和黏液样软骨肉瘤少见。其组织学形态、分型和分级均与骨的软骨肉瘤相同。

临床平均发病年龄为37岁，无明显性别差异，以眼球运动障碍及颅内压增高为主要表现。大体见，肿瘤呈分叶状，可有包膜，质硬脆，切面常呈黏液状或软骨样，常伴有出血、坏死、囊变。免疫组化染色显示，瘤细胞角蛋白和上皮膜抗原（EMA）阴性，S-100蛋白和波形蛋白（vimentin）阳性，可据此与脊索瘤相鉴别。间叶性软骨肉瘤有显著的年轻化趋势，并有更高的侵袭性，预后不良。

（卞修式 杨 景）

nǎomó gǔliú

脑膜骨瘤（meningeal osteoma） 原发于硬脑膜、呈局限性生长，由致密骨组织构成的良性肿瘤。罕见。现认为颅内骨瘤主要是指位于硬脑膜上的骨斑，通常于尸体解剖时偶然发现，于上矢状窦部位与大脑镰粘连，为代谢异常或是创伤造成的硬脑膜反应性的、化生性病变，在慢性肾衰竭时发生频率增高。临床一般无症状，组织学形态与骨的骨瘤相同。

（卞修式 杨 景）

nǎomó gǔròuliú

脑膜骨肉瘤（meningeal osteosarcoma） 发生于颅内的恶性骨肿瘤。罕见。好发于颅骨，脑膜和大脑的骨肉瘤更为少见。病理诊断需依据瘤组织内形成肿瘤性的骨样基质，并注意与有骨肉瘤成分的生殖细胞瘤和胶质肉瘤相鉴别。

（卞修式 杨 景）

nǎomó gǔ-ruǎngǔliú

脑膜骨软骨瘤（meningeal osteochondroma） 良性软骨起源肿瘤。原发于脑膜者罕见。肿瘤发生于胚胎残余的软骨细胞遗留，生长缓慢，可发生在颅底、大脑凸面以及大脑镰，多见于蝶骨、岩骨尖和枕骨处，通常以硬膜为基底，也可以广基与颅骨融合。其组织学形态与骨的骨软骨瘤相同，需与无症状的代谢性或创伤有关的硬膜钙化、骨化以及偶尔伴有骨样或软骨分化的星形细胞

瘤和胶质肉瘤鉴别。

（卞修式 杨 景）

nǎomó hēisèsùxìbāoliú

脑膜黑色素细胞瘤（meningeal melanocytoma） 起源于软脑膜黑色素细胞的中枢神经系统非浸润性肿瘤。少见。表现为孤立性肿块，可发生于中枢神经系统的任何部位，略好发于脊髓和后颅窝。发病年龄为9~71岁，中老年人居多。临床主要表现为进行性大脑受压迫而引起的颅内压增高和局灶性神经损害症状，病史数月至几年不等。

大体见，肿瘤附着于软脑膜上，呈边界清楚的黑色、棕褐色肿块。光镜下见，瘤细胞梭形，交织成束状、旋涡状，胞质内有大量黑色素沉着，可见到嗜酸性核仁，通常无细胞异型性和核分裂，偶有无色素病例。免疫组化染色显示，瘤细胞HMB45、Melan-A以及S-100蛋白、波形蛋白（vimentin）呈强阳性，而上皮膜抗原（EMA）、细胞角蛋白（CK）和胶质纤维酸性蛋白（GFAP）呈阴性，诊断时须注意与转移性黑色素瘤鉴别。

本瘤生长缓慢，完整切除预后好，也有复发病例。

（卞修式 杨 景）

lú nèi xuèguǎnliú

颅内血管瘤（intracranial hemangioma） 发生于颅内的隐匿性血管畸形性病变。占颅内病变的0.39%~0.47%，占脑血管畸形的8%~15%。按发生部位分为脑内型血管瘤和脑外型血管瘤，分别起自脑实质或硬脑膜的血管系统。脑内型以青壮年居多，以额、颞、基底节区以及小脑半球和脑干多见。临床上癫痫为最常见的症状。脑外型常见于颅中窝底、海绵窦等部位。中年女性多见，

症状隐匿，进展缓慢，以头痛、癫痫和脑神经功能障碍为临床表现。

病变大小不一，分为毛细血管瘤和海绵状血管瘤。光镜下见，病灶由密集而扩张的血窦构成，窦壁没有或很少有肌层或弹性纤维，纤维间隔内无正常的神经组织，切面呈海绵状。病灶周围毛细血管壁见含铁血黄素沉积，血管内可有钙化和血栓形成（图1）。以常染色体不完全性显性遗传的家族性海绵状血管瘤以颅内多个病灶为特征，已证实致病基因位于人类染色体7q11.2-21，称为脑海绵状血管畸形1（CCM1）基因。本病多发颅内海绵状血管瘤高达73%，而在散发病例中仅占10%~15%。

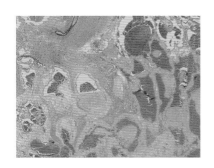

图1 颞叶海绵状血管瘤（HE×40）

（卞修式 杨 景）

lú nèi shàngpíyàng xuèguǎnnèipíliú

颅内上皮样血管内皮瘤（intracranial epithelioid hemangioendothelioma） 发生于颅内低度恶性的血管源性恶性肿瘤。原发于颅底、硬膜和脑实质均罕见。大体见，肿瘤呈结节状，可呈软骨状或黏液变性。其组织学形态与软组织的上皮样血管内皮瘤相同，瘤细胞胞质丰富红染，可见原始血管腔，胞核圆形或泡状，有异型性，可见核分裂和坏死灶。免疫组化染色显示，FⅧ因

子、CD31、CD34、荆豆凝集素（UEA-1）阳性。电镜可见怀布尔-帕拉德（Weibel-Palade）小体。基因分析显示有 t（1；3）、（p36.3；q25）等位基因易位。在组织形态上需与梭形血管内皮瘤（FⅧ因子、CD31、CD34 阴性）、上皮样血管肉瘤（异型性更为显著）以及上皮样血管瘤（间质见淋巴滤泡和嗜酸性粒细胞浸润）相鉴别。上皮样血管内皮瘤预后较差，但比血管肉瘤要好。

（卞修武　杨　景）

lú nèi xuèguǎnzhōuxìbāoliú

颅内血管周细胞瘤（intracranial hemangiopericytoma）起源于血管周细胞，呈潜在恶性，可复发、播散和转移的颅内肿瘤。占所有中枢神经系统原发性肿瘤的 0.4%。由斯陶德（Stoud）和默里（Murray）于 1942 年首次命名并报道。多见于青壮年，男性发病率略高于女性，病程较短，肿瘤好发于小脑幕静脉窦周边，与脑膜有关，可侵袭骨质和脑组织。临床以颅内压增高为主要症状。大体见，肿瘤为孤立性球形结节，呈实性，界清，切面灰红色，极少有钙化。光镜下见，瘤细胞呈梭形、多角形，间变性血管周细胞瘤病理性核分裂多见。瘤细胞围绕鹿角状血管密集呈片排列，网状纤维围绕每个瘤细胞为最重要的特点（图 1）。肿瘤 Ki-67 增殖指数常大于 10%。免疫组化染色显示，肿瘤细胞波形蛋白（占 85%）、Leu-7（占 70%）以及 CD34（占 33%~100%）表达阳性，部分瘤细胞可表达结蛋白（desmin）、肌动蛋白（actin）和细胞角蛋白（CK）。遗传学检测发现，该肿瘤核型 12 号染色体 12q13-15 以及 3 号染色体异常。25% 的肿瘤可出现 *CDKN2A* 基因

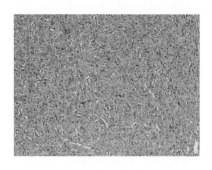

图 1　前颅底血管周细胞瘤（HE×100）

的纯合性缺失，是血管周细胞瘤与脑膜瘤（几乎不出现）的显著不同之处。

（卞修武　杨　景）

lú nèi xuèguǎn ròuliú

颅内血管肉瘤（intracranial angiosarcoma）原发于中枢神经系统的血管源性恶性肿瘤。罕见发生于脑膜、脑实质或脊髓内，但与多形性胶质母细胞瘤或转移性肿瘤混合存在者并不少见。男女发病比例为 2:1，平均年龄 38 岁。发生于幕上脑实质者约占 87.15%，以顶中叶最为多发，也可累及脑膜。病因尚不明确，可能与抑癌基因 *K-ras* 和 *p53* 突变有关，而原癌基因 *ETS1* 和碱性成纤维生长因子在肿瘤生长和侵袭中发挥作用。

大体见，肿瘤有完整包膜，色暗红或紫红，质软易破碎，常伴有出血、坏死及囊性变。光镜下见，肿瘤分化程度相差悬殊，低分化瘤细胞之间或胞质内可见原始血管形成。电镜下见，高分化瘤细胞胞质内有怀布尔-帕拉德（Weibel-Palade）小体。免疫组化染色显示，CD31、CD34、FⅧ 呈弥漫性阳性可确诊，胶质纤维酸性蛋白（GFAP）、细胞角蛋白（CK）、肌红蛋白（myoglobin）、结蛋白（desmin）表达阴性可有助于鉴别诊断。肿瘤预后差，可

迅速转移导致死亡。

（卞修武　杨　景）

lú nèi Kǎbōxī ròuliú

颅内卡波西肉瘤（intracranial Kaposi sarcoma）发生于颅内的局部侵袭性的内皮细胞肿瘤。少见。普遍认为该肿瘤起源于内皮细胞，最大的可能是源于血管。卡波西肉瘤的发病与免疫功能有关，可能的机制是免疫系统某一方面的缺陷导致另一部分反应增强，正常内皮细胞在血管生成因子的刺激下持续增生，导致该病的发生，某些病毒可能与该病的发生有关，如人类疱疹病毒 8 型（HHV8）、巨细胞病毒、人乳头瘤病毒（HPV）。其中 HHV8 又称卡波西肉瘤相关病毒（KSHV），是肿瘤最可能发生的启动因子。本瘤以裂隙样血管内衬梭形细胞为特征，常发现于获得性免疫缺陷综合征（AIDS）患者的脑或脑膜肿瘤中。免疫组化染色显示 HHV8 阳性表达。

（卞修武　杨　景）

lú nèi mímànxìng hēisèsù xìbāo zēngshēngzhèng

颅内弥漫性黑色素细胞增生症（intracranial diffuse melanocytosis）原发于中枢神经系统的弥漫或多灶性细胞增生性病变。罕见。起源于软脑膜的黑色素细胞，属良性病变，又称罗基坦斯基-范·博盖尔特综合征（Rokitansky van Bogaert syndrome）或原发性脑膜色素病。广泛累及蛛网膜下隙和软脑膜下血管周围间隙，不侵犯脑或脊髓实质，是神经皮肤黑变病的中枢神经系统表现形式之一。软脑膜黑色素细胞的病理性增生以及由此产生的黑色素是黑变的主要原因。

临床上患者有惊厥、智力发育障碍、脑膜刺激征，脑神经麻

痪和颅内压增高表现。大体见，脑膜弥漫性黑变。光镜下见，瘤细胞形态多样，呈梭形、圆形、立方形，胞质内有大量黑色素。色素细胞聚集在血管周间隙，无中枢神经系统浸润。如出现脑组织浸润应视为恶变为黑色素瘤的证据。虽无恶性组织学表现，但因其常阻塞脑脊液循环预后普遍不好。

(卞修武 杨景)

lú nèi hēisèsùliú

颅内黑色素瘤（intracranial melanoma） 原发于中枢神经系统高度恶性的黑色素细胞病变。少见。原发性黑色素瘤占颅内肿瘤的 0.07%，转移者占 0.17%。以颅底多见，可发生于脑、脊髓软膜的任何部位。

原发者临床以颅内压增高、脑神经功能障碍以及脑膜和蛛网膜下隙出血为典型表现，病程短，恶性程度高，发展快，可通过蛛网膜下隙弥漫播散导致脑膜黑色素瘤病。大体表现为弥漫性软脑膜生长或散在结节状生长。光镜下见，瘤细胞排列呈巢、束或片状。细胞形态多样，异型性明显，见大量核分裂，核仁红染突出，瘤组织侵犯脑组织伴坏死。免疫组化染色显示，瘤细胞抗黑色素抗体（HMB45）、Melan-A、S-100 蛋白阳性。

本病主要需与颅内黑色素细胞瘤、软脑膜黑色素沉着病相鉴别。为高度侵袭性肿瘤，预后差，原发的比转移的要好，转移性肿瘤存活期仅 5~6 个月。

(卞修武 杨景)

lú nèi shēngzhíxìbāoliú

颅内生殖细胞瘤（intracranial germinoma） 一组发生于中枢神经系统，形态和免疫表型与性腺的生殖细胞肿瘤类似的肿瘤。包括胚胎性癌、卵黄囊瘤、绒毛膜癌、畸胎瘤。绝大部分患者为青少年，松果体区男性多见，而鞍上区女性略占优势。

根据肿瘤的部位和大小，临床可出现颅内压增高、脑积水、双目上视、视野缺损以及生长迟缓、早熟等表现。单纯的生殖细胞瘤是最常见的中枢神经系统生殖细胞肿瘤，占颅内肿瘤的 1.3%，大体呈肿瘤浸润性生长，灰红色，质软易碎，可见出血、囊性变和钙化。光镜下见，瘤细胞较大、胞质淡染，核圆形，核仁明显，核分裂多见，间质见多少不等的小淋巴细胞浸润，部分有纤维组织增生或上皮样结节。免疫组化染色显示，瘤细胞胞膜呈 c-Kit 强阳性，胞核 OCT4 阳性，部分细胞胎盘碱性磷酸酶（PLAP）阳性，有合体滋养层细胞者人绒毛膜促性腺激素（β-hCG）、人胎盘催乳素（hPL）和细胞角蛋白（CK）阳性。生化检查：血中 PLAP 单独升高认为与单纯的生殖细胞瘤有关。血清和脑脊液中 β-HCG 也可升高。脑脊液中可溶性的 c-Kit 也可作为标志物进行检测。

本病预后较好，单纯生殖细胞瘤可治愈，5 年生存率超过 90%，10 年生存率达 80%以上。

(卞修武 杨景)

lú nèi pēitāixìng'ái

颅内胚胎性癌（intracranial embryonal carcinoma） 中枢神经系统原发性生殖细胞起源肿瘤。罕见。由原始的全能分化细胞衍化而来。发病年龄常在 20 岁以下，多位于松果体、鞍上。占婴儿松果体肿瘤的 31%。光镜下见，瘤细胞呈巢状和片状增生，形成乳头状、不规则条索状、腺腔样结构以及胚胎样小体。瘤细胞体积大，胞质丰富、淡染或透明，胞核泡状，核仁明显，易见核分裂，局部见出血、坏死。免疫组化染色显示，c-Kit 阴性，细胞角蛋白（CK）强阳性，尤以 CD30 阳性明显，可据此与大部分生殖细胞肿瘤（PLAP 和 OCT4 阳性）鉴别。此瘤常与其他中枢神经系统生殖细胞肿瘤成分混合存在，生物学行为高度恶性，预后差。

(卞修武 杨景)

lú nèi luǎnhuángnángliú

颅内卵黄囊瘤（intracranial yolk sac tumor） 中枢神经系统原发性生殖细胞起源肿瘤。又称颅内内胚窦瘤。罕见。其组织起源于错位的次级卵黄囊成分或全能或多能干细胞。

肿瘤好发于中枢神经系统中线部位，大体为实性肿块，含果冻样黏液样物质。光镜下见由卵黄囊内胚层样的原始上皮细胞构成，组织疏松，富于黏液样基质，易出血、坏死。瘤细胞呈实体片状、索状、网状或窦状腔隙样排列，可见单层或多层柱状细胞围绕纤维血管形成突入小囊的肾小球样结构［席勒-杜瓦尔（Schiller-Duval）小体］以及"多囊卵黄囊""肝样"结构，过碘酸希夫（PAS）染色阳性的透明小体不恒定出现，但有诊断价值。免疫组化染色显示，上皮细胞胞质甲胎蛋白（AFP）阳性，在与实性型生殖细胞瘤和胚胎性癌的鉴别中有重要价值。此外，c-Kit、OCT4 阴性，透明小体 AFP 阳性。生化检查显示：血清和脑脊液中的 AFP 升高。

卵黄囊瘤常与其他中枢神经系统生殖细胞肿瘤成分混合存在，生物学行为高度恶性，局部复发和经脑脊液播散是常见进展方式。

(卞修武 杨景)

lú nèi róngmáomó'ái

颅内绒毛膜癌（intracranial choriocarcinoma）

中枢神经系统原发性生殖细胞起源的恶性肿瘤。罕见。其组织起源于错位的胚胎滋养层细胞或全能或多能干细胞，常与胚胎性癌或其他恶性生殖细胞源性肿瘤成分混杂出现。大体表现为实性肿块，以广泛的出血坏死为特征。光镜下以向胚外滋养层细胞分化为特点，细胞滋养层和合体滋养层细胞的出现为诊断依据。后者胞质丰富，嗜碱性，有多个深染胞核，间质见扩张的血管网和大片的出血、坏死。免疫组化染色显示，合体滋养层细胞胞质人绒毛膜促性腺激素（β-HCG）和人胎盘催乳素（hPL）阳性具有特征性。生化检查：血清和脑脊液中β-HCG显著升高。绒毛膜癌或具有此种肿瘤成分的生殖细胞肿瘤呈高度恶性，预后差。

（卞修武　杨　景）

lú nèi/zhuīguǎn nèi jītāiliú

颅内/椎管内畸胎瘤（intracranial/intraspinal teratoma）

发生于中枢神经系统由两或三个胚层的组织成分构成的生殖细胞起源肿瘤。少见，占先天性中枢神经系统生殖细胞肿瘤的绝大多数。可能源于胚胎后期分化的组织，或全能或多能干细胞，该瘤约占颅内肿瘤的0.55%，好发于儿童和青少年，占70%，病理学分为成熟型与未成熟型。

大体表现为实性肿块，含黏液性囊腔、脂肪、软骨等。光镜下，成熟型可见分化成熟的3个胚层的组织，如表皮、皮肤组织、胃肠黏膜组织、平滑肌、骨骼等；未成熟型含有胚胎样不完全分化的组织，瘤细胞密集排列，核分裂多，可见神经上皮菊形团、神经管样结构。有报道未成熟型者可自行分化成熟，或经放、化疗后再次手术的标本中见原增殖活跃的成分表现为成熟形态，后者称生长性畸胎瘤综合征。在畸胎瘤中出现普通体细胞的恶性成分，最常见如横纹肌肉瘤或未分化肉瘤，还可见鳞状细胞癌、腺癌、平滑肌肉瘤等成分时，称为畸胎瘤恶变。

（卞修武　杨　景）

lú nèi hùnhéxìng shēngzhíxìbāo zhǒngliú

颅内混合性生殖细胞肿瘤（intracranial mixed germ cell tumor）

原发于中枢神经系统，具有生殖细胞瘤、胚胎性癌、卵黄囊瘤、绒毛膜癌、畸胎瘤中一种以上亚型的生殖细胞肿瘤。根据原始生殖细胞假说，推测该肿瘤是由不同类型的细胞共同转化成为肿瘤细胞，这与不同组织学成分的肿瘤具有相同的遗传学异常不符，故另一观点认为该瘤起源于全能或多能干细胞。混合性生殖细胞肿瘤中如伴有较多胚胎性癌、卵黄囊瘤、绒毛膜癌成分者生物学行为属高度恶性，如以畸胎瘤或生殖细胞瘤为主，仅包含少许高级别的非生殖细胞瘤性成分者恶性度低于前者。

（卞修武　杨　景）

shénjīngxiānwéiliúbìng

神经纤维瘤病（neurofibromatosis）

一种常染色体遗传性病，根据临床表现和基因定位分为神经纤维瘤病Ⅰ型（NF1）和Ⅱ型（NF2）。

神经纤维瘤病Ⅰ型（NF1）

1982年，冯·瑞克林豪森（von Recklinghausen）首次描述了本病。主要特征为皮肤牛奶咖啡斑和周围神经多发性神经纤维瘤，由染色体17q11.2上NF1基因突变所致。本型患病率为3/10万，患横纹肌肉瘤、胃肠道间质瘤等多种肿瘤的概率高于正常人。

临床表现　为巨脑、学习障碍与注意力缺陷-多动症、癫痫、脑积水和神经病等特点。患者可发生神经系统的神经纤维瘤、恶性神经鞘瘤、胶质瘤等神经系统肿瘤，并出现色素异常的体征，如皮肤的咖啡牛奶斑、雀斑状色素沉着和虹膜利施（Lisch）结节等，此外尚有骨和血管病变，可伴有脊柱侧突、颅骨缺损、长骨变薄、弯曲和假关节形成。

诊断标准　需有以下2个或2个以上症状：①≥6个牛奶咖啡斑（青春期前最大直径>0.5cm，青春期后>1.5cm）。②≥2个神经纤维瘤或≥1个丛状神经纤维瘤。③腋窝和腹股沟区雀斑状色素沉着。④视神经毛细胞型星形细胞瘤。⑤≥2个利施结节。⑥蝶骨翼发育不良或缺如或长骨皮质变薄/发育不良。⑦一级亲属有NF1患者。

神经纤维瘤病Ⅱ型（NF2）

又称中枢神经纤维瘤病或双侧听神经瘤病，由位于染色体22q12上的NF2基因突变所致。0.025‰~0.04‰的新生儿患此病，母系基因遗传作用强。NF2预后不良的因素有：早年发病、出现颅内脑膜瘤、非专业治疗。

临床表现　以肿瘤性和发育不良性病变为特点，主要影响神经系统，双侧听神经瘤具有诊断价值。此外还伴有其他脑神经和脊髓以及皮肤的神经鞘瘤、颅内和脊髓的脑膜瘤、胶质瘤、胶质错构瘤以及神经病等表现。

诊断标准　分以下两种：

确诊标准　①双侧听神经瘤，或②一级亲属患NF2，和单侧听神经瘤<30岁；或以下任何2个：

脑膜瘤、神经鞘瘤、胶质瘤、球后晶状体浑浊。

可能诊断 单侧听神经瘤<30岁且至少满足以下任一个：脑膜瘤、神经鞘瘤、胶质瘤、球后晶状体混浊；或多发性脑膜瘤且包括以下任一条：①单侧听神经瘤<30岁；或②以下任一个：神经鞘瘤、胶质瘤、球后晶状体混浊。

（卞修武 杨景）

lú nèi kēlìxìbāoliú

颅内颗粒细胞瘤（intracranial granular cell tumor）

起源于神经垂体或漏斗的由巢状大细胞构成的良性肿瘤。由于瘤细胞胞质红染呈颗粒状而得名，又称颗粒细胞肌母细胞瘤或颗粒细胞神经瘤。组织学相当于世界卫生组织（WHO）病理分级Ⅰ级。多见于成年人，女性为男性2倍，罕见于儿童。该瘤常见于垂体柄，鞍上区多见，也可形成鞍内肿块。

多数患者无明显症状，最常见为视野缺损，也可有泌乳、闭经、垂体功能减退等表现。大体见，肿瘤通常为小叶状，界清，质软、韧，切面灰黄色，可侵及周围组织。光镜下见，瘤细胞多角形或卵圆形，呈结节状、片状排列，胞质嗜酸性颗粒状，过碘酸希夫（PAS）染色阳性。细胞核分裂少，血管周围有淋巴细胞聚集。出现核异型性、多核细胞或核分裂>5/10HPF，Ki-67增殖指数>7%视为不典型颗粒细胞瘤。免疫组化染色显示，CD68、S-100蛋白、α_1-抗胰蛋白酶（α_1-AT）、α_1-抗胰糜蛋白酶（α_1-ACT）可阳性。部分肿瘤胶质纤维酸性蛋白（GFAP）有不均一的阳性。多数肿瘤生长缓慢，呈良性经过。

（卞修武 杨景）

lú nèi xuèguǎnmǔxìbāoliú

颅内血管母细胞瘤（intracranial hemangioblastoma）

发生于小脑、脑干的生长缓慢的富于血管的良性肿瘤。又称血管网织细胞瘤。相当于世界卫生组织（WHO）病理分级Ⅰ级。70%散发，30%与希佩尔-林道（von Hippel Lindau，VHL）病相关。施泰因（Stein）根据萨宾（Sabin）的原始生物发展研究，提出该瘤源于血管-间质。该瘤占颅内肿瘤的1.72%，成年人居多，多位于小脑，93.8%在颅后窝，偶见于脑干及脑桥小脑三角。

临床主要出现颅内压增高、脑积水、共济失调等症状。大体见，肿瘤界限清楚，无包膜，呈囊性或实性，囊内壁附有红色瘤结节。有时肿瘤富于脂质呈黄色。光镜下见不同成熟阶段的毛细血管和体积大呈空泡状的间质细胞（图1a），脂肪染色显示瘤细胞富有脂质。免疫组化染色显示，间质细胞表达神经元烯醇化酶（NSE）、S-100蛋白（图1b）以及波形蛋白（vimentin）、突触小泡蛋白（Syp）、P物质、CD56。CD31、CD34等血管标志物可清晰显示毛细血管（图1c）。遗传学研究发现部分血管母细胞瘤有VHL基因突变；多数有6q等位基因不平衡，在6q23-24有小部分区域缺失。本病为良性肿瘤，手术切除后预后良好。

（卞修武 杨景）

zhōngshū shénjīng xìtǒng línbāliú

中枢神经系统淋巴瘤（lymphoma of central nerve system）

发生在中枢神经系统的淋巴造血组织的肿瘤性增生。其中以弥漫大B细胞淋巴瘤最常见，其他类型淋巴瘤均较少见，包括免疫缺陷相关的中枢神经系统淋巴瘤、血管内大B细胞淋巴瘤、低级别B细胞淋巴瘤、T细胞淋巴瘤、NK/T细胞淋巴瘤、间变性大细胞淋巴瘤和硬脑膜黏膜相关淋巴组织（MALT）淋巴瘤等。肿瘤形态同发生在其他部位的相应类型相同。

（陈杰）

Xīpèi'ěr-Líndàobìng

希佩尔-林道病（von Hippel-Lindau disease）

由染色体3p25-26上的VHL基因突变胚系突变所致的一种常染色体显性遗传

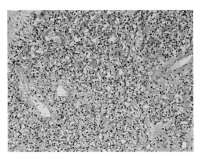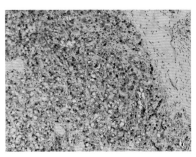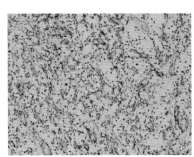

a. HE×100；b. 间质细胞S-100阳性（×100）；c. 毛细血管CD34阳性（×100）。

图1 颅后窝血管母细胞瘤

病。又称脑视网膜血管瘤病。以发生在神经系统和视网膜的血管母细胞瘤、肾透明细胞癌、嗜铬细胞瘤、附睾囊腺瘤、神经内分泌肿瘤、胰微囊腺瘤和内淋巴囊肿瘤为特点。发病率为 0.022‰~0.028‰。临床诊断基于中枢神经系统或视网膜血管母细胞瘤的存在，以及发生典型的 VHL 相关肿瘤或已有家族史。患者均有 *VHL* 胚系突变。

与 VHL 相关的肿瘤和肿瘤样病变发生于内脏器官，其中肾透明细胞癌和嗜铬细胞瘤最常见，VHL 累及的胰腺病变包括真囊肿、浆液性囊腺瘤、神经内分泌肿瘤或联合病变。遗传学研究显示 *VHL* 基因的胚系突变涉及 3 个外显子，错义突变最常见。很多患者会最终发展成多发性中枢神经系统血管母细胞瘤。因此，中枢神经系统病变是导致 VHL 患者死亡的重要因素，中枢神经系统血管母细胞瘤和肾细胞癌是最主要的死亡原因。

（卞修武　杨　景）

jiéjiéxìng yìnghuà fùhézhèng

结节性硬化复合症（tuberous sclerosis complex）

一组由染色体 9q 上的 *TSC1* 或 16p 上的 *TSC2* 基因突变所致的常染色体显性遗传病。又称结节性硬化、布尔纳维（Bourneville）病。少见，以中枢神经系统和各种非神经组织的错构瘤和良性肿瘤性病变为特点。主要中枢神经系统病变包括皮质错构瘤、皮质下胶质神经元错构瘤、室管膜下胶质结节和室管膜下巨细胞型星形细胞瘤（SEGA）。主要的神经外病变包括皮肤血管纤维瘤、鲨皮斑、甲下纤维瘤、心脏横纹肌瘤、肠息肉、内脏囊肿、肺淋巴管平滑肌瘤病等（表1）。该病发病率低，全球有

表 1　结节硬化复合症的神经系统外表现

表现	发病率（%）
皮肤	
面部血管纤维瘤	80~90
色素减退斑	80~90
鲨皮斑	20~40
前额斑块	20~30
甲周和甲下纤维瘤	20~30
眼	
视网膜错构瘤	50
视网膜巨细胞星形细胞瘤	20~30
低色素虹膜斑	10~20
肾	
多发、双侧的血管平滑肌脂肪瘤	50
肾细胞癌	1.2
多囊肾病	2~3
孤立的肾囊肿	10~20
心脏	
心脏横纹肌瘤	50
消化系统	
微错构瘤性直肠息肉	70~80
肝错构瘤	40~50
肝囊肿	24
十二指肠、小肠腺瘤性息肉	罕见
肺	
淋巴管平滑肌增生症	1~2.3
肺囊肿	40
2 型肺泡细胞的小结节增生	罕见
其他	
牙龈纤维瘤	50~70
牙釉质的剥蚀	30
骨囊肿	40
颅内动脉、主动脉和腋动脉瘤	罕见

患者 100 万~200 万。

临床上神经症状最常见、最严重。大部分患者早期有癫痫和听力减退，也有智力障碍和行为异常。婴儿期痉挛是另一特征性神经表现。遗传学研究显示，约

50% 有家族史，以常染色体显性遗传方式传递。遗传连锁分析表明染色体 9q（*TSC1*）HE 16P（*TSC2*）是 TSC 的两个相关位点，患者均有杂合性缺失，提示两个基因可能都是抑癌基因。其中 *TSC1* 突变患者症状比 *TSC2* 突变者轻，无基因突变者最轻。mTOR 信号通路可促进细胞增殖与生长，mTOR 抑制因子雷帕霉素理论上可治疗 TSC。现在正通过临床前期和临床试验来评估雷帕霉素的治疗效果。

（卞修武　杨　景）

Lì-Fúláoméiní zōnghézhēng

利-弗劳梅尼综合征（Li-Fraumeni syndrome，LFS）

由染色体 17p13 上的 *p53* 基因胚系突变所致的常染色体显性遗传病。又称利-弗劳梅尼肉瘤家族综合征。由美国医师弗雷德里克·佩·李（Frederick Pei Li，1940~2015 年）和约瑟夫·弗劳梅尼（Joseph F. Fraumeni Jr，1933~）于 1969 年首次提出。该病罕见，发病率在 0.05‰~0.2‰，以儿童和青少年多发的原发性肿瘤为特点，主要为软组织肉瘤、骨肉瘤、乳腺癌、脑肿瘤和肾上腺皮质癌。

临床诊断标准是：45 岁前发生肉瘤；至少 1 个一级亲属在 45 岁前发生任何一种肿瘤；1 个二级（或一级）亲属 45 岁前患癌或在任何年龄患肉瘤。在已知的病例中报道了 708 种肿瘤，其中 13.1% 发生在神经系统。这些相关的脑肿瘤男女比为 1.86：1，有家族性脑肿瘤聚集出现。对 IARC 数据库的胚系基因突变分析显示，脑肿瘤可能与 DNA 表面的 P53 蛋白错义突变有关。这种突变也与脑肿瘤发病年龄有关，家族性聚集可能与基因和环境的相互作用有关。在脑肿瘤中，60% 为星形

细胞源性，包括各种级别的星形细胞瘤。儿童脑肿瘤包括髓母细胞瘤、原始神经外胚层肿瘤以及脉络丛肿瘤。散发性脑肿瘤中 p53 突变率在星形细胞瘤中最高，髓母细胞瘤中最低。神经系统外肿瘤如乳腺癌、骨肉瘤、软组织肉瘤最常见。

通常 p53 胚系突变相关肿瘤比散发性肿瘤发生早，并有器官特异性。遗传学研究显示，在约 80% 的 LFS 和 65% 的 LFS 亚型（LFI）病例中，受累家族成员 p53 抑癌基因的一个等位基因发生胚系突变，有少数报道称有患者家庭携带 CHEK2 胚系突变。

（卞修式 杨 景）

zhìyàng jīdǐxìbāo'ái zōnghézhēng

痣样基底细胞癌综合征（nevoid basal cell carcinoma syndrome）

由染色体 9q22 上的 PTCH1、1p34 上的 PTCH2 和/或 10q24 上的 SUFU 基因种系突变导致的常染色体显性遗传性疾病。又称格林综合征（Gorlin syndrome）。少见，发病率 0.018‰，约 5% 的 PTCH 胚系突变者发生髓母细胞瘤，1%~2% 髓母细胞瘤患者携带 PTCH 胚系突变。该病最常见的表现是多发基底细胞癌和颌骨牙源性角化囊肿。其他主要诊断标准包括大脑镰钙化、掌和脚底角化不良性凹陷、对裂或融合肋骨和一级亲属患有此病。次要诊断标准包括髓母细胞瘤、卵巢纤维瘤、巨脑、先天性面部畸形、骨骼异常和放射骨异常。满足 2 个或以上的主要标准或 1 个主要标准和 2 个或以上的次要标准即可诊断。其他中枢神经系统表现包括脑膜瘤、脑和颅骨畸形变化等。分子遗传学显示有约 132 种与该病相关的 PTCH 胚系突变，分布于 PTCH 全编码区，无明显突变热点。错义突变在跨膜蛋白 4 区簇集。

（卞修式 杨 景）

jiānruì shīyóu

尖锐湿疣（condyloma acuminatum）

由人乳头瘤病毒（HPV）（主要是 6 型、11 型）感染引起的增生性疾病。常由性接触传播，也可通过间接接触传播和母婴传播等途径传播。多见生于性活跃的中青年。潜伏期一般为 1~8 个月。

好发于外生殖器及肛门周围皮肤黏膜湿润区，表现为菜花状丘疹或结节（见阴茎尖锐湿疣图 1），表面易发生糜烂，有渗液、浸渍及破溃，尚可合并出血及感染。个别巨大型尖锐湿疣可发生恶变。光镜下见，表皮角化不全、角化过度、棘层肥厚，乳头瘤样增生、基底层细胞增生；颗粒层和棘层上部细胞可有明显的空泡化细胞形成，胞质着色淡，核浓缩深染，核周及胞质出现空泡化，称为挖空细胞，为特征性改变；真皮浅层毛细血管扩张，周围常有较多炎症细胞浸润。合并 HPV 16 型、18 型、45 型、56 型等高危型长期感染可致宫颈发生上皮内瘤变，少数可向宫颈癌转化。因而对于尖锐湿疣患者，需要关注 HPV 诱发肿瘤的可能性。应长期随访，并做 HPV 分型检测。

（刘跃华 徐晨琛 王 涛）

chuánrǎnxìng ruǎnyóu

传染性软疣（molluscum contagiosum）

由痘病毒科的传染性软疣病毒感染引起的皮肤疾病。可由皮肤直接接触和性接触感染。潜伏期 2~7 周，多累及儿童、性活跃人群和免疫功能低下者。儿童多发于手背、四肢、躯干及面部，成年人如经性接触传播，可见于生殖器、臀部、下腹部、耻骨部及股内侧。

大体见，典型皮损为直径 3~5mm 的半球形丘疹，呈灰色或珍珠色，表面有蜡样光泽，中央有脐凹，内含乳白色干酪样物质，即软疣小体。光镜下见，表皮高度增生，存在小叶状内向性生长的梨状小囊，角质形成细胞的胞质内可见较大的嗜酸性包涵体，即软疣小体，软疣小体压迫细胞核使之偏于一侧。角质层内软疣小体亦可逐渐变为嗜碱性。中心软疣小体脱落形成火山口样外观。真皮中可见有少量淋巴细胞浸润（图 1）。

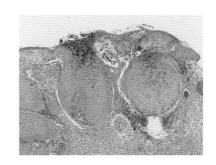

图 1 传染性软疣（HE×100）

（刘跃华 徐晨琛）

máfēng

麻风（leprosy）

由麻风分枝杆菌引起的慢性感染性疾病。麻风患者是本病唯一的传染源，飞沫传播是麻风重要的传播方式。本病以肉芽肿形成和嗜神经为特征，主要累及皮肤和外周神经。麻风分类采用 5 级分类法，根据机体免疫力由强到弱、麻风杆菌数量和类型演变进行分类，免疫力较强的结核样型麻风（TT）为一端，免疫力较弱的瘤型麻风（LL）为另一端，在两端之间为免疫力不稳定的界线类偏结核样型麻风（BT）、中间界线类麻风（BB）和界线类偏瘤型麻风（BL）。

临床表现与大体形态 临床上未定型麻风表现为单个或数个浅色斑或淡红色斑，呈圆形、椭圆形或不规则形，表面光滑，无浸润；伴轻至中度感觉障碍，神经症状较轻，可有浅神经粗大，极少发生运动障碍和畸形。结核样型麻风一般不对称累及面、肩、臀、四肢等少汗易受摩擦的部位，典型皮损为较大的红色斑块，境界清楚或稍隆起，表面干燥粗糙，毳毛脱失，可覆盖鳞屑。皮损附近可摸到粗硬的皮神经，周围神经也可粗大，致神经功能障碍，伴有明显的感觉和出汗障碍、肌萎缩、运动障碍及畸形。瘤型麻风早期皮损表现为浅黄色或淡红色斑，边界不清，对称分布于四肢伸侧、面部和躯干等。患者浅感觉正常或稍迟钝，有蚁行感。晚期皮损呈深在性、弥漫性浸润，常伴暗红色结节，面部结节或斑块可融合成大片凹凸不平的损害，同时双唇肥厚，耳垂肿大，眉毛脱落，头发部分或大部分脱落，形如狮面，伴明显浅感觉及出汗障碍，周围神经受累导致面瘫、手足运动障碍和畸型、骨质疏松和足底溃疡等。淋巴结、睾丸、眼和内脏器官受累严重，睾丸可萎缩，常引起阳痿、乳房胀大、不育等。

镜下形态 结核样型麻风主要表现为真皮小血管及神经周围上皮样细胞浸润，在免疫力较强患者，浸润可完全局限于神经附近，但常扩展至邻近真皮，抗酸染色常查不到抗酸杆菌。瘤型麻风表现为真皮内巨噬细胞团块状浸润，呈肉芽肿样改变，巨噬细胞无活性，多呈泡沫细胞，内含大量麻风杆菌，因不侵犯真皮浅层，故表皮与真皮间有一无浸润带。界线类麻风可见神经周围纤维化，肉芽肿反应的范围较大，淋巴细胞更多，与神经关系更明显。未定型麻风仅见真皮浅层或深层稀疏淋巴组织细胞浸润，部分围绕附属器周围，细菌较少见。

（刘跃华　徐晨琛）

máonáng jiǎohuàbìng

毛囊角化病（keratosis follicularis）　位于染色体12q23-q24.1，编码肌质网（内质网）肌质蛋白ATP酶（SERCA）的*ATP2A2*基因突变所致的常染色体显性遗传病。发病率1/10万~2/10万，男女比例相等，常于儿童期发病。皮疹好发于颈部、肩部、面部、四肢、前胸和背部正中，对称泛发或呈带状分布。初为正常皮色坚硬小丘疹，表面覆黑色痂，后融合形成乳头瘤样改变或赘生物。赘生物多见于腋窝、臀沟、腹股沟和耳后。掌跖角化增厚，甲下角化过度，较脆，易纵向裂开，形成红白色条带，游离端有三角形的缺口。另外，本病还可累及口唇、舌部、食管、咽喉等黏膜部位及外阴。

光镜下见，角化过度，角化不全，棘层肥厚，由于棘刺松解导致基底层上方裂隙形成，裂隙中可见圆体细胞和谷粒细胞，二者皆是角化不良细胞，圆体细胞核嗜碱性，周围有透明晕；谷粒细胞较小，色暗，核固缩。

（刘跃华　徐晨琛）

máofà hóngkāngzhěn

毛发红糠疹（pityriasis rubra pilaris）　一种病因不明的丘疹鳞屑性疾病。皮损主要表现为红斑基础上毛囊角化过度形成的丘疹，可融合成橘红色斑块，间或有正常皮岛。有5个类型：经典成人型、不典型成人型、典型青少年型、局限型和不典型青少年型，其中以经典成人型最常见。

皮疹主要表现为小的毛囊性丘疹和播散性黄红色鳞屑性斑片，丘疹尖锐，红棕色，约针头大小，顶部中心有角质拴，通常有毛发嵌入角质栓中心，在第一、二指/趾节的伸侧的毛囊性丘疹为特征性改变。皮疹首先见于头皮，新损害的发生，皮损区域扩展为大小不等的边界清楚的斑片，酷似突起的鸡皮疙瘩。身体任何部位皆可发生，但一般好发于颈部、躯干和四肢伸侧等。全身的皮损一般对称而呈弥漫性分布，受累区域中可见特征性的小片正常皮肤岛。掌跖常可见坚实融合的角化过度性损害，易于皲裂，甲可变灰暗、粗糙、增厚、易脆、有条纹，易碎裂。

光镜下见，典型毛囊性丘疹表现为圆锥形毛囊角栓，棘层肥厚、表皮突增宽及真皮乳头相应增宽。可见角化过度，伴毛囊旁灶状角化不全。真皮可见轻度至中度的炎症细胞浸润和皮脂腺萎缩。非毛囊性皮损表现为竖直和水平方向交替出现的角化过度和角化不全，灶性或融合性颗粒层增厚，真皮乳头上层表皮增厚，表皮突增宽，真皮乳头相对变窄，真皮浅层血管周围淋巴细胞浸润。

（刘跃华　徐晨琛）

yínxièbìng

银屑病（psoriasis）　与遗传、感染和免疫等相关的慢性炎症性皮肤病。俗称牛皮癣。多见于青壮年，男女差别不大。银屑病皮损表皮基底层角质形成细胞增殖加速，丝状分裂周期缩短为37.5小时，表皮更替时间缩短为3~4天。

临床表现与大体形态 根据临床特征，银屑病分为寻常型、关节型、脓疱型和红皮病型。

寻常型银屑病 占99%以上，皮疹表现为境界清楚的红色斑块，上覆银白色厚鳞屑（图1），刮除鳞屑，犹如轻刮蜡滴（蜡滴现象），刮去银白色鳞屑可见淡红色发光半透明薄膜（薄膜现象），剥去薄膜可见点状出血［奥斯皮茨（Auspitz）征］，以上3点具有诊断意义。患者自觉不同程度瘙痒。皮疹多对称分布于四肢伸侧，特别是肘部、膝部和骶尾部最为常见，头皮皮疹可使头发呈束状（束状发），甲受累可表现为顶针状凹陷。

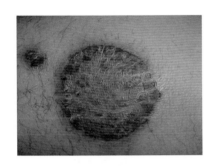

图1　银屑病

脓疱型银屑病　为寻常型皮损或正常皮肤上密集分布浅在性无菌性小脓疱，可融合成"脓湖"，迅速发展至全身，常伴发热等全身症状。以上两种类型多由寻常型银屑病外用刺激性药物、系统使用糖皮质激素、免疫抑制剂过程中突然停药以及感染、精神压力等诱发。

关节型银屑病　除皮损外可出现关节病变，任何关节均可受累，表现似类风湿关节炎，但类风湿因子常阴性。

红皮病型银屑病　为全身皮肤弥漫性潮红、肿胀伴有糠状鳞屑，其间可有正常皮岛，全身症状较重。

镜下形态　典型皮损表现为表皮角化过度，融合性角化不全，棘层肥厚，伴有颗粒层减少或消失，钉突一致性延长，真皮乳头水肿，邻近的表皮突常融合。真皮乳头毛细血管扩张，周围单核

细胞浸润，顶部表皮变薄。基底层上的细胞常可见活跃的细胞分裂。芒罗（Munro）微脓肿为角化不全中中性粒细胞聚积。科戈伊（Kogoj）微脓肿表现为局灶性海绵水肿内中性粒细胞的聚积。红皮病型表现为表皮轻度增生，局灶性颗粒层减少，海绵轻度水肿，角化不全局限于轻度增生的表皮，真皮乳头水肿，淋巴细胞浸润，毛细血管扩张迂曲。泛发性脓疱型表现为表皮巨大科戈伊微脓肿，可见局部坏死，空腔形成，真皮表现类似寻常型银屑病。

预后　本病病程慢性，可自愈，但易复发。多数患者冬季复发或加重，夏季缓解。

（刘跃华　徐晨琛）

biǎnpíng táixiǎn

扁平苔藓（lichen planus）　一种特发性的皮肤黏膜炎症性疾病。病因不明，好发于腕屈侧、前臂、小腿、股内侧及外阴。典型皮损为紫红色扁平丘疹，多角或圆形，境界清楚，粟粒至绿豆大小，表面有蜡样光泽膜，可见细浅的白色网状条纹［威克姆（Wickham）纹］，为特征性皮损。常伴瘙痒。口腔颊黏膜损害呈白色网状条纹，可融合、增大及出现糜烂；头皮损害可造成永久性脱发；甲受累可引起甲板出现纵嵴、纵沟或甲翼状胬肉，还可因进行性萎缩引起脱甲。临床上可分为多种亚型，包括线状扁平苔藓、环状扁平苔藓、肥厚性扁平苔藓、溃疡性扁平苔藓、大疱性扁平苔藓等。

光镜下见，表皮角化过度、与表皮内小汗腺导管及毛囊有关的颗粒层楔形增厚，不规则棘层肥厚。表皮基底层液化变性，可形成表皮下裂隙，常见色素失禁。真皮浅层淋巴与组织细胞带状浸润，使表皮真皮界面模糊。胶样

小体具特征性，为圆形或椭圆形均质的嗜酸性小体，位于表皮基底层及真皮乳头层，过碘酸希夫（PAS）染色阳性，可出现在皮损中、皮损周围甚至正常皮肤中（图1）。本病病程为慢性。

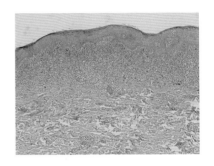

图1　扁平苔藓（HE×40）

（刘跃华　徐晨琛）

huánzhuàng ròuyázhǒng

环状肉芽肿（granuloma annulare）　一种良性且具有自限性特发性的皮肤与皮下组织疾病。典型表现为发生于年轻人肢端的弧形至环形斑块。有多种临床类型：①局限型环状肉芽肿：多见于年轻人，皮损多分布于手指、手侧面、手背、肘、足背和踝部，表现为白色或粉红色、平顶的丘疹，逐渐向周围扩展，同时中央消退，形成环形，皮肤表面则完全正常（图1）。无溃疡发生，可自行消

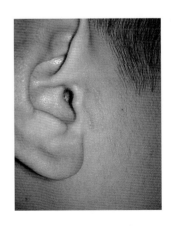

图1　环状肉芽肿

退，消退后无痕迹。②泛发型环状肉芽肿：多见于中年女性，部分可伴发糖尿病，皮损损害好发于项部，躯干上部和上肢近端，表现为泛发的丘疹，患者自觉瘙痒，平均病程 3~4 年。其他类型还包括皮下型环状肉芽肿、穿通型环状肉芽肿、丘疹型环状肉芽肿及线状环状肉芽肿等。

光镜下的特征性改变为栅栏状肉芽肿，中央为变性的胶原纤维，周围有放射状排列的淋巴细胞、组织细胞、成纤维细胞。病灶中弹性纤维消失，肉芽肿周围可见吞噬弹性纤维的巨噬细胞。病灶中有不同程度的黏液沉积。伴胶原纤维肿胀、嗜酸性增强，与外观正常的胶原纤维间隔分布。病灶及周围组织血管周围可见慢性炎症细胞及嗜酸性粒细胞浸润。

（刘跃华　徐晨琛　王　涛）

zhīzhì jiànjìnxìng huàisǐ

脂质渐进性坏死（necrobiosis lipoidica）

病因不清，可能与糖尿病相关的皮肤病。部分患者合并糖尿病或以后发展成为糖尿病。多见于女性。最早期的临床皮损是边缘锐利的、隆起的直径为 2mm 的红色丘疹，以后发展为不规则圆形或卵圆形界限清晰的硬皮病样皮损，边缘略隆起，中央淡黄，边缘紫红，黄色部分可见毛细血管扩张，可见溃疡，偶伴发鳞状细胞癌。

光镜下典型改变是栅栏状渐进坏死性肉芽肿。渐进性坏死可位于真皮中下层和皮下脂肪层。肉芽肿中央可见嗜酸性、肿胀或变性的胶原纤维，周边围绕炎症细胞浸润，包括淋巴细胞、组织细胞、浆细胞和多核巨细胞。渐进性坏死灶中常可见脂滴及血管病变。当皮下脂肪受累时，病变主要发生在脂肪小叶间，呈玻璃

样外观，周围淋巴细胞和组织细胞浸润。

（刘跃华　徐晨琛）

pífū féidàxìbāo zēngshēngzhèng

皮肤肥大细胞增生症（mastocytosis of skin）

发生于皮肤的一组肥大细胞异常生长及克隆性聚集的临床异质性疾病。从新生儿到成年人均可发病。在世界卫生组织（WHO）2016 版造血与淋巴组织肿瘤分类中，肥大细胞增生症分为皮肤性和系统性两类，皮肤性最常见，包括肥大细胞瘤、色素性荨麻疹、弥漫性皮肤肥大细胞增生病、持久性发疹性斑状毛细血管扩张及大疱性肥大细胞增生症。各型的共同特点是真皮内有弥漫性或结节性或散在的肥大细胞浸润。

皮肤损害包括斑疹、丘疹、结节、斑块、水疱或大疱，还可发生毛细血管扩张、瘀点和瘀斑。皮疹一般表现为淡褐色、蜡样，质地坚实，发作时似荨麻疹损害。斑疹和丘疹的组织病理表现为真皮乳头层见到肥大细胞，细胞圆形或椭圆形，胞质丰富、嗜酸性，并可见到少量的淋巴细胞和组织细胞，若取材时摩擦了皮损则常可见到嗜酸性粒细胞。持久性发疹性斑状毛细血管扩张表现为浅层毛细血管扩张，血管周围散在肥大细胞，肥大细胞胞核可为圆形或椭圆形，大多呈梭形，苏木精-伊红（HE）切片中肥大细胞类似成纤维细胞，吉姆萨（Giemsa）染色或者甲苯胺蓝染色，细胞质内可见异染颗粒。

大部分皮肤的肥大细胞增生症表现出惰性病程，可自发退缩。

（刘跃华　徐晨琛）

hóngbān lángchuāng

红斑狼疮（erythematosus）

一种自身免疫性结缔组织病。是

一个谱系疾病，可分为以慢性、亚急性、急性 3 个类型，每个类型又包含几个亚型，脏器受累及严重程度呈现由盘状红斑狼疮（DLE）到系统性红斑狼疮（SLE）的病谱变化。

临床表现与大体形态　DLE 好发于头面部，特别是两颊和鼻背，为境界清楚的紫红色丘疹或斑块，表面附有黏着性鳞屑，鳞屑下方有角栓，陈旧皮损中心可有萎缩、毛细血管扩张和色素减退，累及头皮可有永久性脱发。亚急性皮肤型红斑狼疮（SCLE）有两种特征性皮损：环形红斑样皮损好发于面部、躯干，初为浸润性红斑，后相互融合形成环形、多环形皮损，愈后遗留色素沉着；丘疹鳞屑样皮损好发于曝光部位，为红色丘疹和斑疹，表面有鳞屑，愈后无皮肤萎缩，遗留毛细血管扩张及色素变化，大部分患者有光过敏。SLE 皮肤可出现多种皮损，常见的有面部蝶形红斑、DLE 样皮损、皮肤血管炎、脱发、雷诺现象、大疱性皮损、荨麻疹样血管炎、网状青斑等，伴有关节痛、黏膜受累；另外还有内脏受累的系统性疾病表现，血清中可检测到多种自身抗体。红斑狼疮性脂膜炎好发于面部、上臂、股部，为皮下结节和斑块，表面皮肤正常或呈暗红色，消退后形成局部皮肤凹陷。

镜下形态　DLE 可见角化过度、毛囊角栓、表皮萎缩、基底细胞液化变性，持久性皮损可见基底膜增厚，真皮血管和附属器周围有较致密的淋巴细胞团块状浸润，胶原纤维间可有黏液沉积；SCLE 与 DLE 类似，但角化过度不明显，可见表皮萎缩，真皮乳头消失，毛囊通常不受累；SLE 的组织学改变较多样，早期仅可

见基底细胞液化变性、真皮乳头水肿和慢性炎症细胞浸润，与DLE不易区别，但胶原束间黏液沉积较为突出；红斑狼疮性脂膜炎表皮和真皮浅层改变与DLE相似，但不典型，真皮深层及皮下脂肪可见淋巴细胞团块状浸润和少量浆细胞。

（刘跃华　徐晨琛）

yìngpíbìng

硬皮病（scleroderma） 以皮肤和内脏组织胶原纤维进行性硬化为特征的自身免疫性结缔组织病。女性多见，男女比约1：3。分为局限性和系统性两型，前者局限于皮肤，后者常可侵及肺、心、肾、胃肠等器官。

局限性硬皮病包括斑状、线状、大疱性、泛发性等，无系统受累。斑状硬皮病特征性表现为中央略凹陷的呈蜡黄色或象牙色泽，表面干燥、无汗，毳毛消失的触之皮革样硬度的硬化性斑块，周围可有紫红色晕，一般分布于躯干；线状硬皮病沿单侧肢体带状分布，早期即发生硬化，可累及皮肤、皮下组织、肌和筋膜，最终硬化并固定于下方的组织而致严重畸形、运动受限。系统性硬皮病包括局限型、弥漫型、CREST综合征等，病程可分为水肿期、硬化期和萎缩期。初期皮肤肿胀，随后进入硬化期，表现为皮肤变硬、变紧，不易捏起，表面呈蜡样光泽。典型手部表现为手指硬化如腊肠样或呈爪形，指端可坏死、溃疡，不易愈合，久之手指末节吸收变短；典型面部表现为面部皱纹消失、表情丧失呈假面具样，鼻尖似鹰嘴状，口唇变薄，口周皮肤皱褶呈放射状沟纹，张口受限。同时可伴有呼吸、循环、泌尿、消化、骨髓造血等系统受累症状。

光镜下见，早期，真皮中、下层的胶原纤维束肿胀和均质化，真皮、皮下血管周围有淋巴细胞浸润；之后胶原纤维束肥厚硬化（图1），血管壁内膜增生，管壁增厚，管腔狭窄甚至闭塞，毛囊、皮脂腺、汗腺明显减少甚至消失。晚期，表皮萎缩，真皮胶原纤维增厚可达汗腺，真皮深层和皮下组织可有钙质沉积。内脏损害主要表现为间质及血管壁的胶原纤维增生和硬化。局限性与系统性硬皮病在组织病理上不易区分，但局限型硬皮病表皮改变不明显，血管病变不严重，炎症细胞浸润局限于真皮网状层。本病病程呈慢性经过。

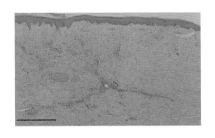

图1　硬皮病（HE×100）

（刘跃华　徐晨琛　王涛）

píjīyán

皮肌炎（dermatomyositis） 主要累及皮肤和肌肉的自身免疫性结缔组织病。各年龄均可发病，但多见于40～60岁，男女比约为1：2。病因不明，可能与自身免疫异常、恶性肿瘤、遗传、感染有关。

临床可分多发性肌炎、特发性皮肌炎、合并恶性肿瘤的皮肌炎、重叠综合征的皮肌炎、儿童皮肌炎、无肌病性皮肌炎等。常以面部、眼睑红斑肿胀开始，双上眼睑紫红色水肿性红斑［埃利奥特罗普（Heliotrope）征］，后期皮疹可广泛累及面部、头皮、前胸V字区等曝光部位，光敏多见。甲皱襞可见发红、毛细血管迂曲扩张；指节、膝、肘伸侧可见紫红色鳞屑性斑片［戈特龙（Gottron）征］；指指关节、掌指关节伸侧可见扁平紫红色丘疹，表面附着糠状鳞屑（戈特龙丘疹）；指尖、拇指侧面、手掌可见角化过度、脱屑、皲裂和色素沉着（技工手）；部分患者面、颈和躯干同时存在色素沉着、点状色素脱失、点状角化、毛细血管扩张（皮肤异色症）。皮肤和肌肉钙质沉着见于一半以上的儿童皮肌炎，主要发生于躯体上半部、肩胛区、肘部和手部。肌炎表现为受累肌群的无力、疼痛和压痛。主要累及四肢近端肌群、肩胛间肌群、颈部和咽喉部肌群。

光镜下，红斑性皮疹表现为轻度角化过度和表皮萎缩，表皮突消失，基底细胞液化变性（图1）。真皮上方水肿和噬黑色素细胞增多，轻度慢性炎症细胞浸润。部分病例可见角化过度、毛囊角栓。皮肤异色病皮损可见角化过度、轻度表皮萎缩、表皮突消失和基底细胞液化变性，还可见显著的色素失禁和片状淋巴细胞浸润，真皮水肿，常包含黏蛋白，可见血管扩张。戈特龙疹特征为角化过度、轻度乳头瘤样增生、棘层肥厚或表皮萎缩和界面皮炎。青少年皮肌炎常出现钙沉积和血管内膜纤维蛋白样增生。

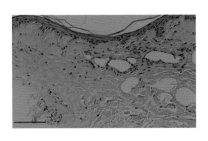

图1　皮肌炎（HE×100）

骨骼肌细胞炎症细胞浸润，以淋巴细胞为主，还包括组织细胞、嗜酸性粒细胞和浆细胞，变性的肌纤维肿胀、嗜酸性增强、条纹消失。陈旧部位可见肌纤维萎缩、纤维化。

（刘跃华　徐晨琛　王涛）

biànyīngxìng pífū xuèguǎnyán

变应性皮肤血管炎（allergic cutaneous vasculitis）　主要累及真皮浅层小血管及毛细血管的过敏性、炎性皮肤病。本病病因不明，感染、药物、恶性肿瘤和自身免疫病在体内都可产生免疫复合物而引起本病。发病机制与Ⅲ型超敏反应关系密切。

本病多累及中青年，女性多于男性，好发于下肢和臀部，亦可见于上肢和躯干。皮损呈多形性，以紫癜、结节、坏死和溃疡为主要特征。初发皮损为粟粒至绿豆大小的红色丘疹和紫癜，对称分布，皮损渐增大为暗红色结节，可见水疱、血疱、结节坏死而形成溃疡，上覆血痂，溃疡愈合后留有萎缩性瘢痕。自觉疼痛和烧灼感。可伴轻度发热、关节酸痛等全身症状，部分患者可伴发内脏损害，严重时可危及生命。光镜下见，毛细血管和毛细血管后微静脉纤维蛋白样坏死，伴内皮细胞肿胀、血管壁变窄、闭塞、血栓形成、中性粒细胞浸润及核尘和红细胞外渗（图1）。可见少

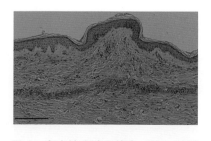

图1　变应性皮肤血管炎（HE×100）

量单核细胞及嗜酸性粒细胞。本病病程慢性，反复发作。

（刘跃华　徐晨琛　王涛）

jiéjiéxìng hóngbān

结节性红斑（erythema nodosum）　发生于皮下脂肪的炎症性疾病。病因不明，可能是细菌、病毒、真菌感染、结核或药物等所致的血管迟发性超敏反应，也可见于某些免疫异常性疾病。本病多累及中青年女性，好发于春秋季节。为突然发生的、对称性、疼痛性结节，皮肤逐渐出现红色隆起，大小不等，有压痛，结节可逐渐增多，多对称分布，大多发生于小腿伸侧，少数可发生于股部及上臂。一般皮损无破溃，数周可消退。其他临床亚型包括游走性结节性红斑和慢性结节性红斑。

光镜下表现为典型的脂肪间隔性脂膜炎。血管炎多发生于结缔组织间的小静脉，表现为栓塞和出血，血管周围炎症细胞浸润。早期小叶间隔嗜中性粒细胞浸润，随着病情的发展逐渐被淋巴组织细胞取代，可见少量嗜酸性粒细胞，脂肪小叶通常不受累。游走性结节性红斑表现为小叶间隔增厚，伴肉芽肿形成，大量巨细胞沿小叶间隔呈栅栏样排列，常见肉芽组织样血管增生，无血管炎及出血。

（刘跃华　徐晨琛）

méiguī kāngzhěn

玫瑰糠疹（pityriasis rosea）　自限性的丘疹鳞屑性皮肤病。病因不明，可能与病毒感染有关，细胞免疫反应可能参与本病的发生。本病好发于年轻人，春秋季多发。初起皮损为孤立的淡红斑，直径2～3cm，覆有细薄的鳞屑，称为前驱斑或母斑，可发生于躯干和四肢近端。1～2周后颈、躯

干以及四肢近端逐渐出现大小不等的红色斑疹、斑片，圆形、椭圆形，直径0.2～1cm，边缘覆圈状细薄鳞屑，长轴与皮纹平行。常伴有不同程度的瘙痒。6～8周可自然消退，有些可持续半年。特殊类型包括丘疹型、水疱大疱型等。光镜下表现为非特异性急性或慢性炎症，局限性角化过度和伴有轻度棘层肥厚、灶状角化不全，在角化不全下方，颗粒细胞层可缺失。轻度海绵水肿，浅表血管周围淋巴细胞、组织细胞浸润，偶见散在的嗜酸性粒细胞。

（刘跃华　徐晨琛）

dàizhuàng pàozhěn

带状疱疹（herpes zoster）　由水痘-带状疱疹病毒（VZV）感染引起的以沿神经分布的群集性水疱和局部神经痛为特征的病毒性皮肤病。人是VZV唯一宿主，好发于成年人，春秋季节多见。发疹前可有前驱症状，皮肤自觉灼热感或神经痛，持续1～3天。表现为肋间神经、颈神经、三叉神经或腰骶神经支配区域带状分布的红斑，之后出现粟粒至黄豆大小丘疹，迅速变为水疱，簇状分布，疱壁紧张，疱液澄清，外周绕以红晕，皮损多发于身体的一侧，不超过正中线。病程一般2～3周，老年人为3～4周。神经痛为本病特征之一，老年患者疼痛常较为剧烈，多在皮损完全消退后或1个月内消失，少数患者神经痛可持续超过1个月以上，称为带状疱疹后遗神经痛。发生于特殊部位如眼、耳的带状疱疹，疼痛较剧烈，可引起角膜损害、面瘫等症状。

光镜下表现为表皮细胞内、细胞间水肿，表皮内水疱形成，水疱内及边缘可见气球样细胞，表皮细胞核内可见嗜酸性包涵体，

真皮上部血管扩张、水肿，血管周围淋巴细胞浸润，受感染神经的后根神经节和背神经根，可见炎症反应和退行性变，伴有神经细胞的坏死。

（刘跃华　徐晨琛）

pífū diànfěnyàng biànxìng

皮肤淀粉样变性（amyloidosis cutis）

淀粉样蛋白沉积在正常的皮肤组织内而不累及其他器官的一种慢性皮肤病。分为原发性和继发性，继发性皮肤淀粉样变性多见于皮肤癌或脂溢性角化症。

原发性皮肤淀粉样变性又分为斑状淀粉样变性和苔藓状淀粉样变性。斑状淀粉样变性多见于中年女性，对称发生于肩胛间区，皮损为由点状色素斑融合而成的网状或波纹状褐色、灰色或蓝色色素沉着（图1）；苔藓状淀粉样变性多见于中年男性，好发于双胫前，为半球形丘疹，直径约2mm，质硬，正常皮色、淡红色或褐色，表面发亮，互相不融合。光镜下见，真皮乳头处及真皮上部局灶性无定形淀粉样蛋白团块沉积，大小不等，半球形、圆锥形或带状。而斑状淀粉样变性出现角化过度、棘层肥厚、颗粒层增厚更明显。刚果红染色淀粉样蛋白有异染性。电镜检查发现淀粉样蛋白细丝为诊断本病的金标准。

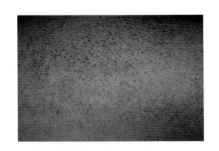

图 1　皮肤淀粉样变性

（刘跃华　徐晨琛　王 涛）

yúlínbìng

鱼鳞病（ichthyosis）

表皮细胞动力学的稳定机制紊乱或分化异常，导致皮肤干燥伴鱼鳞状鳞屑的遗传性角化障碍性疾病。临床类型包括寻常型鱼鳞病、性联隐性鱼鳞病、先天性非大疱性鱼鳞病样红皮病、板层状鱼鳞病、先天性大疱性鱼鳞病样红皮病等。

寻常型鱼鳞病最常见，婴幼儿发病，累及下肢伸侧，典型皮损是淡褐色至深褐色菱形或多角形鳞屑，中央固着，边缘游离，如鱼鳞状；性联隐性鱼鳞病，仅见于男性，表现与寻常型鱼鳞病相似，但病情较重；先天性非大疱性鱼鳞病样红皮病，出生时全身皮肤紧张、潮红，覆有细碎鳞屑，皮肤有紧绷感，随着年龄增长病情逐渐减轻；板层状鱼鳞病，表现为黄棕色四方形鳞屑，遍及整个体表，以肢体屈侧和外阴等处明显，掌跖常伴角化过度；先天性大疱性鱼鳞病样红皮病，出生时即有皮肤潮红、湿润和表皮剥脱，受到轻微创伤后再出现薄壁松弛性水疱，破溃成糜烂面，红斑消退形成广泛鳞屑及局限性角化性疣状丘疹，呈"豪猪"样外观。

光镜下，寻常型鱼鳞病是轻度至中度的角化过度，可见毛囊角栓，表皮萎缩或正常，颗粒层变薄或消失；性联隐性鱼鳞病为致密角化过度，颗粒层正常或增厚，轻度棘层肥厚，血管周围可见以淋巴细胞为主的炎症细胞浸润；先天性非大疱型性鱼鳞病和板层状鱼鳞病为显著的角化过度，轻度棘层肥厚，颗粒层正常或轻度增厚，表皮可乳头瘤样增厚伴银屑病样表现；先天性大疱性鱼鳞病样红皮病为表皮松解性角化过度，表皮乳头瘤样增生，颗粒

层细胞胞质中有嗜酸性包涵体，基底层上棘细胞水肿或表皮内水疱形成。

（刘跃华　徐晨琛）

hànkǒngjiǎohuàbìng

汗孔角化病（porokeratosis）

常染色体显性遗传性、慢性进行性角化不全性皮肤病。较少见。临床上分为斑块型、局限型、线状型、点状型、浅表播散型、播散性浅表光化性汗孔角化病。

斑块型汗孔角化病最多见，好发于手、手指、足踝表面，开始为小的角化性丘疹，随后向四周扩散，中央萎缩，最终形成特征性的轻微萎缩性斑片绕以高起性疣状的边界，被围绕的皮肤光滑、干燥、萎缩、毳毛消失；播散性浅表光化性汗孔角化病的特征是在日光暴露部位可见表浅性、环状角化的棕红色斑，逐年扩大，中央凹陷，边缘突起，女性常见。光镜下表现为局部表皮凹陷伴角化不全柱，其下面的角质形成细胞空泡化，缺少颗粒层，皮损中心周围的表皮常萎缩，可出现角化不良细胞，真皮偶可见非特异性慢性炎症细胞浸润和毛细血管扩张。光化性汗孔角化中还可见弹性纤维变性。

（刘跃华　徐晨琛）

dàpàoxìng biǎopí sōngjiězhèng

大疱性表皮松解症（epidermolysis bullosa）

遗传性皮肤和黏膜出现大疱的结缔组织病。由角蛋白或胶原基因突变引起，导致蛋白质的结构异常，使皮肤松解。临床包括单纯型、交界型和营养不良型，每一型又包括很多亚型。

各型的共同特点是皮肤在受到轻微摩擦或碰撞后就出现水疱及血疱，好发于肢端及四肢关节伸侧，愈合后可形成瘢痕或粟丘

疹，肢端反复发作的皮损可使指趾甲脱落，可合并牙齿发育不全等其他症状。部分类型可累及黏膜导致张口、吞咽困难，反复发生于肢端的水疱使指间皮肤粘连，影响功能。

光镜下见，表皮内或表皮下水疱或大疱形成，周边炎症细胞较少或缺如，透射电镜和免疫组化染色显示，单纯型的水疱位于表皮内，营养不良型的水疱位于致密下层，交界型的水疱位于透明层内。

（刘跃华　徐晨琛）

yìnghuà wěisuōxìng táixiǎn
硬化萎缩性苔藓 （lichen sclerosus et atrophicus）

皮肤黏膜的持续性慢性炎症性疾病。病因不明，发病机制可能与免疫、遗传、感染、内分泌、局部因素及氧化应激相关。好发于外生殖器，女性最常累及外阴和肛周部位，男性好发于龟头及包皮，表现为界限清楚的淡白色或象牙色萎缩性小丘疹、斑块，晚期局部皮肤变薄、萎缩。女性会阴、肛周可形成典型的 8 字形皮损。男性包皮及包皮系带萎缩硬化，摩擦后皮肤易于皲裂。自觉有瘙痒、疼痛、烧灼感，可有排尿困难，甚至尿道阻塞。生殖器外发生率占 15%～20%。常无症状，偶可发生瘙痒。好发于乳房下、股内侧、肩部、手腕等处。

光镜下表现为角化过度，毛囊角栓，表皮变薄及基底层液化变性，皮突消失，表皮下方胶原纤维透明变性，下方可见一条单个核细胞浸润带，可见毛细血管扩张。

部分可继发鳞状细胞癌、基底细胞癌、疣状癌和黑素瘤，应随诊和组织病理检查。

（刘跃华　徐晨琛）

báidiànfēng
白癜风 （vitiligo）

获得性色素脱失性皮肤黏膜疾病。较常见。发病机制可能是具有遗传素质的个体在多种内外因素的激发下，诱发了免疫功能异常、神经精神及内分泌代谢异常等，从而导致酪氨酸酶系统抑制或黑色素细胞的破坏，最终引起皮肤色素脱失。任何年龄均可发病，无明显性别差异。可发生于任何部位，但以暴露及摩擦部位（如颜面部、颈部、手背、腕部、前臂及腰骶部等）多见，口唇、阴唇、龟头、包皮内侧黏膜亦可累及，部分患者皮损沿神经节段单侧分布，少数泛发全身。典型的皮损为色素完全脱失斑，大小不等、数目不定、形态各异，中央可见散在的色素岛；皮损上的毛发也可以变白（图1）。

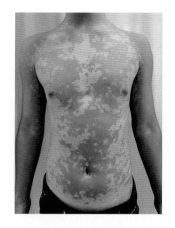

图 1　白癜风

光镜下表现为早期活动期皮损内黑色素细胞密度降低，周围黑色素细胞异常增大；后期脱色皮损内黑色素细胞全部脱失，无炎症细胞浸润；皮损周围皮肤乳头层可见少量淋巴、组织细胞浸润。

（刘跃华　徐晨琛　王　涛）

jīdǐxìbāo'ái
基底细胞癌 （basal cell carcinoma）

源于表皮基底细胞、局限生长的皮肤低度恶性肿瘤。紫外线辐射和 PTCH 基因改变是重要的致病因素。较常见。好发于老年人的曝光部位，特别是颜面部。分为 5 型：①结节溃疡型：最常见，好发于面部，初起为灰白色或蜡样小结节，质硬，缓慢增大形成溃疡，绕以珍珠状向内卷曲的隆起边缘。②表浅型：常发生于躯干部，皮损为浸润性红色鳞屑性斑片，境界清楚，绕以珍珠状边缘，表面溃疡和结痂，愈后留有光滑萎缩性瘢痕。③硬斑病样型：常单发于头面部，皮损为扁平或轻度凹陷的黄白色蜡样到硬化性斑块，似局限性硬皮病。④色素型：皮损呈褐色或深黑色，似结节溃疡型，易误诊为黑色素瘤。⑤纤维上皮瘤型：好发于背部，为高起性结节，中等硬度，表面光滑，似纤维瘤。

光镜下有多种组织学类型：结节囊肿型最为常见，肿瘤为基底样细胞组成的大小不同的团块，境界较为清楚，可与表皮相连。肿瘤为实体性或中央呈囊性扩张，团块周边的细胞呈栅状排列，周围有疏松并富含黏液的基质，肿瘤团块与其周围基质分离，形成收缩间隙，具有特征性（图1）。此外，其他的类型包括腺样型、

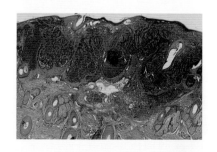

图 1　头皮基底细胞癌 （HE×40）

微结节型、浸润性、硬斑病样型、角化型、色素型、浅表型、溃疡型等。

（刘跃华　徐晨琛）

pífū línzhuàngxìbāo'ái
皮肤鳞状细胞癌（skin squamous cell carcinoma）

起源于皮肤表皮或附属器角质形成细胞的恶性肿瘤。多位于头部、颈部和上肢。在浅色人群肿瘤发生与紫外线暴露程度相关，而深色人群更可能和慢性刺激及损伤相关；男女比为3∶1。

肿瘤常为疣状或乳头瘤状，表面可有鳞屑，中央易发生溃疡，溃疡边缘较宽，高起呈菜花状，质地坚实，伴恶臭。肿瘤可进行性扩大，进一步侵犯其下方筋膜、肌肉和骨骼。继发于放射性皮炎、焦油性角化病、瘢痕者转移性远高于继发于日光损伤者，发生于口唇、阴茎、女阴和肛门处的皮损也易发生转移。

光镜下见，肿瘤向下生长，突破基底膜并侵入真皮，呈不规则的团块状或束条状，由正常鳞状细胞和非典型鳞状细胞组成。已分化的鳞状细胞体积较大，呈多边形或不规则形，胞质丰富，有细胞间桥，胞核大小不一、染色不均，见多核、巨核和有丝分裂象，常见角珠及角化不良细胞。通常根据布罗德斯（Broders）分级方法将鳞状细胞癌分为4级，未分化癌细胞少于25%者为Ⅰ级，25%～50%者为Ⅱ级，50%～75%者为Ⅲ级，大于75%者为Ⅳ级。分级尚需结合癌细胞的不典型程度与损害的侵袭程度。可伴有多种炎症细胞浸润。分化较差的鳞状细胞癌表现为进行性进展，与高度浸润的梭形细胞肿瘤晚期表现重叠，缺乏明显的角化，应与梭形黑色素瘤、不典型纤维黄瘤

和平滑肌瘤鉴别。

（刘跃华　徐晨琛）

Bào'ēnbìng
鲍恩病（Bowen disease）

局限于表皮内的鳞状细胞癌。又称皮肤原位癌、表皮内鳞癌。病因及发病机制尚不清楚，可能与接触砷剂、病毒感染、外伤、紫外线照射及遗传因素有关。本病常见于中老年人，可发生于身体任何部位的皮肤和黏膜，常发生的部位依次为头部和颈部、四肢及躯干。皮损表现为边缘清楚、持久性暗红色斑片或轻度隆起性斑块，呈圆形、多环形和不规则形，直径可达10cm以上，表面有鳞屑和结痂，逐渐扩大，一般无自觉症状。

光镜下表现为表皮角化过度，角化不全，浅表结痂，表皮钉突延长，表皮全层细胞排列紊乱，多数细胞大小不一，不典型性，胞核大，染色深，可见瘤巨细胞，核仁明显，可见核周空泡化，有角化不良细胞（图1）。病变常波及末端毛囊、毛囊漏斗部外毛根鞘和皮脂腺导管。真皮浅层淋巴细胞浸润。本病病程缓慢，可转变为侵袭性鳞状细胞癌。

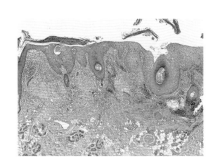

图1　皮肤鲍恩病（HE×40）

（刘跃华　徐晨琛）

bào'ēnyàng qiūzhěnbìng
鲍恩样丘疹病（Bowenoid papulosis）

由人乳头瘤病毒（HPV）感染引起的外生殖器部位

皮肤病。组织学描述呈原位鳞状细胞癌样改变并发生于生殖器部位的多发性丘疹，通常由HPV16型或HPV18型感染所致。

临床表现为外生殖器、会阴、肛周多发丘疹，呈肤色红棕色或褐色，皮疹散在分布或群集排列成线状。主要发生于性活跃的年轻人，一般无自觉症状。光镜下见，表皮棘层肥厚，细胞排列紊乱，较多异形性鳞状上皮细胞，核大、深染，可见角化不良细胞、多核的角质形成细胞，也可有挖空细胞，真皮浅层淋巴细胞及组织细胞浸润。

本病病程慢性，35岁以下免疫力正常的成年人多呈良性经过，可自行消退，但可反复。少数可转变成浸润型癌。

（刘跃华　徐晨琛）

guāngxiànxìng jiǎohuàbìng
光线性角化病（actinic keratosis，AK）

由于长期日光损伤引起的皮肤癌前病变。又称光化性角化病、老年角化病、日光性角化病。中老年皮色白皙者和慢性日光暴露者易发病，皮疹多见于面、耳、手背和前臂等部位，有时可发展成鳞状细胞癌。

早期为无明显鳞屑的红斑，后期表现为红斑增厚，并有角化过度和鳞屑，在重度日光暴露部位呈群集性分布。光镜下见，从基底层角质形成细胞逐渐无序成熟，到表皮上层内形成扁平鳞状上皮细胞。基底层及上方细胞排列紊乱，不典型角质形成细胞聚集，形成突起伸向真皮乳头。表皮角化过度，角化不全。不典型角质形成细胞常不累及汗管顶端和毛发顶端，此结构开口处正角化过度；真皮日光弹性纤维变性；毛囊型AK中不典型角质形成细胞可向下延伸到附属器，角化过

度型 AK，角化过度伴角化不全非常明显，色素型 AK 可出现基底细胞色素沉着，类似于日光性雀斑样痣，扁平苔藓样损害可出现真皮–表皮交界处真皮乳头致密的带状淋巴细胞浸润。

（刘跃华　徐晨琛）

yóu

疣（verruca）

人乳头瘤病毒（HPV）感染引起的皮肤黏膜的良性疣状增生。可通过直接或间接接触传染。依据疣的临床表现和部位分为寻常疣、扁平疣、跖疣、生殖器疣、口腔疣、咽喉疣及疣状表皮发育不良等多种类型。部分 HPV 感染者会导致恶性肿瘤，如皮肤癌、舌癌及宫颈癌。光镜下见，颗粒层和棘细胞层细胞的空泡样变性，变性细胞常含有嗜碱性包涵体（为病毒颗粒）和嗜酸性包涵体（为角质蛋白），同时常伴有棘层肥厚或乳头瘤样增生。

（刘跃华　徐晨琛）

xúnchángyóu

寻常疣（verruca vulgaris）

由人乳头瘤病毒（HPV）2 型和 4 型感染引起，表现为表面过度角化、粗糙、不规则的疣状丘疹。多见于青少年，一般无自觉症状，好发于手指、手背和足背。初起为针尖大丘疹，逐渐增大到豌豆大或更大，圆形或多角形，表面角化、粗糙、高出皮肤，污褐色，质硬，易出血，单个或多个，界限清楚，有时数个皮损融合成疣状。

光镜下为表皮乳头瘤样增生，同时有角化过度和角化不全（图 1）。角化不全通常在乳头瘤的尖顶部，该处有显著的棘层肥厚，同时表皮突延长，在疣周围向内弯曲，呈放射状向中心延伸。棘层上部和颗粒层内有挖空细胞，为圆形，核深染，嗜碱性，核周

围有透明带围绕，含少量透明角质颗粒，而在非空泡化的颗粒层细胞内常含大量簇集的透明角质颗粒。真皮乳头层血管扩张，淋巴细胞及组织细胞浸润。

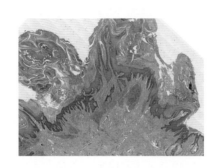

图 1　眉上寻常疣（HE×40）

（刘跃华　徐晨琛）

biǎnpíngyóu

扁平疣（verruca plana）

由人乳头瘤病毒（HPV）3 型、10 型和 28 型感染引起的疣状丘疹。临床表现为米粒至绿豆大小的扁平丘疹，浅褐色或正常皮色，稍隆起，表面光滑，质硬，圆形、椭圆形或多角形，数目数个至数十个，可沿抓痕分布排列成线条状。好发于颜面、手背及前臂等处。青少年多见。光镜下表现为表皮无或仅轻度乳头瘤样增生，角化过度和角化不全，颗粒层增厚，棘层肥厚，颗粒层和棘层上部细胞广泛的挖空细胞，呈筛网状。

（刘跃华　徐晨琛）

zhíyóu

跖疣（verruca plantaris）

由人乳头瘤病毒（HPV）1 型感染引起，发生于足底部的疣状丘疹。外伤和摩擦是其诱因，足部多汗与其发生亦有关。跖疣主要发生于儿童。

皮损初起为小丘疹，逐渐增大，表面角化，粗糙，灰褐色、污灰色，圆形，周围有角化隆起边缘，边界清楚，用刀子刮去表

面角质，可有小的出血点。好发于足跟、跖骨头或趾间受压处，单发或多发，有时在较大的皮损周围可见小的卫星疣。自觉不同程度疼痛。低倍镜下，疣的外侧缘内陷，在乳头瘤下方形成杯状凹陷。高倍镜提示有角化过度，角化不全，颗粒层内胞质有透明角质颗粒，挖空细胞位于颗粒层或棘层上部。真皮乳头血管增生，部分血管栓塞，有较多炎症细胞浸润。本病病程为慢性，可自然消退。

（刘跃华　徐晨琛）

jiǎohuà jípíliú

角化棘皮瘤（keratoacanthoma，KA）

临床和病理与皮肤鳞状细胞癌相似可自愈的皮肤假性肿瘤。也有人认为此病是皮肤鳞状细胞癌的变异型，又称自愈性原发性鳞状细胞癌、鳞状细胞假上皮瘤等。病因不清，可能与病毒感染、日光曝晒、外伤及接触焦油等有关。多见于老年人，好发于面部、上肢。

临床分为 3 型：单发型、多发型和发疹型。皮损表现为肤色或红色丘疹，数周内快速增大，演变为坚实圆顶结节，边缘倾斜，表面光滑，中央充满角质，除去角栓后外观呈火山口样，其下呈乳头瘤样（图 1）。数月后可缓慢消退，遗留萎缩性瘢痕，皮损多位于头部或四肢日光暴露部位。光镜下见，肿瘤位于真皮，对称分布，可有分叶，中心可见大而不规则的表皮凹陷，其中充满角质，两侧表皮像口唇状伸展于凹陷两侧，底部有不规则增生的表皮向上及向真皮增生，可见一定程度的非典型性改变及角珠。小的肿瘤内中性粒细胞脓肿常见。瘤细胞异型性相对较小，如果核深染和病理性核分裂明显，则应

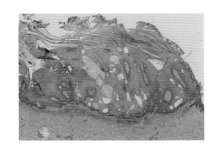

图1　角化棘皮瘤（HE×40）

诊断为鳞状细胞癌。本病临床过程表现良性。

（刘跃华　徐晨琛）

hēisèsùliú

黑色素瘤（melanoma）　来源于皮肤或其他器官黑色素细胞的高度恶性肿瘤。多发生于皮肤，发病率逐年升高。发病机制、基因模式及与日光暴露的病因学联系不尽相同，与黑色素瘤形成的重要通路包括 Rb 通路、P53 通路、PI3K/AKT 通路以及更重要的 RAS/MAPK 通路；如 BRAF 在不同的亚型中突变频率不一致。

临床表现与大体形态　原发性黑色素瘤按照组织学生长模式的不同可以分为以下 4 种亚型：

浅表扩散型黑色素瘤　是浅色人群中最常见的皮肤黑色素瘤，通常在 30～50 岁发病，约占全部黑色素瘤的 70%，最常见于男性的躯干和女性的腿部。皮损初起为无症状的棕褐色至黑色斑，颜色不均匀，边界不规则，通常直径≤5mm。

结节型黑色素瘤　为浅色人群第二常见的黑色素瘤，多发生于 60 岁后，占所有黑色素瘤的 15%～30%，以躯干、头部和颈部常见。通常表现为蓝色到黑色、有时为红色到粉色的结节，可出现溃疡或出血；常一开始即呈垂直性生长，多于进展期被诊断，预后差。

恶性雀斑样痣黑色素瘤　约占黑色素瘤的 15%，诊断时多超过 70 岁，最常见于面部（特别好发于鼻部和面颊）等慢性日光暴露的皮肤。皮损表现为慢性增长的不对称性灰色或黑色的不均匀斑疹，具有不规则的锯齿状边界。

肢端雀斑样黑色素瘤　不常见，占黑色素瘤的 5%～15%，是亚洲人最常见的黑色素瘤。皮损通常位于手掌和足跖或甲周围。皮损表现为不对称的灰色或黑色的不均匀斑疹，具有不规则的锯齿状边界。

镜下形态　黑色素瘤进展有两个阶段，第一阶段为辐射状（水平）生长，特征为间变的黑色素细胞在表皮内呈离心性扩展，单个细胞或小细胞巢可浸润至真皮乳头；第二阶段为垂直生长，特征为真皮内存在由不典型黑色素细胞构成的巢/结节（图 1a），这些细胞通常大于表皮内肿瘤细胞和这些细胞形态显著不同，垂直生长和转移的能力直接相关。典型的黑色素瘤组织学表现为表皮内巢状黑色素细胞，彼此距离不等，大小和形状不同，可以出现融合。在真皮内，黑色素细胞巢不随着向下扩展而变小，黑色素细胞核也不变小。真皮黑色素细胞巢大小和形状也不一，可融合，有时呈片状（图 1b）。肿瘤的基底部不平，其黑色素可能比表面更多，可观察到淋巴细胞浸润。间变的黑色素细胞表现为一个谱系的细胞形态学特征，包括梭形、佩吉特样、小和大圆形、多角形、多核和树突状特征。黑色素细胞的不典型性是指细胞核增大、大小不均、核型不规则、嗜碱性变/染色加深，以及存在显著的核仁；除了典型的核分裂，还可以见到三极及其他形状的不典型核分裂象。不典型黑色素细胞可见于附属器上皮特别是沿毛囊外毛根鞘分布。侵袭性成分通常由梭形细胞构成。还可见到结缔组织增生的间质改变及肿瘤细胞嗜神经性，同时伴表皮萎缩和真皮上层日光性弹性纤维溶解的特征。

鉴别诊断　多数黑色素瘤可通过常规病理诊断。诊断困难时

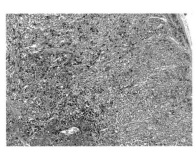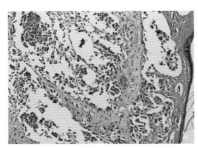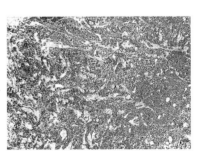

a. 背部黑色素瘤（HE×100）；b. 左下眼睑黑色素瘤（×100）；c. 背部黑色素瘤 HMB45 阳性（×100）。

图1　黑色素瘤

可采用免疫组织化学法，如 S-100 蛋白染色对于黑色素细胞和黑色素肿瘤有高度敏感性，是确认黑色素瘤中梭形成分的最可靠标准；HMB45 对黑色素细胞和痣细胞有高度特异性（图 1c），其他还包括针对酪氨酸酶、Melan-A/MART-1 等特异性分化抗原的检查，但敏感性均较差。

（刘跃华　徐晨琛　王　涛）

értóng hēisèsùliú

儿童黑色素瘤（childhood melanoma）

发生于儿童的黑色素瘤。罕见，仅占黑色素瘤的 1% 以下，几乎均为后天性，常可由一些基础性疾病发展而来，如着色性干皮病、发育不良性痣、巨型先天性痣、皮神经黑色素沉着病等。本病发病无性别差异，多见于白种人，病变好发于躯干，其次为头颈部。光镜下可出现各种黑色素瘤类型，最常见的为浅表扩散型黑色素瘤和结节型黑色素瘤。由巨型先天性痣演变而来的儿童黑色素瘤常表现为真皮内境界清楚的具有明显恶性细胞学特征的瘤细胞结节。本病最重要的预后指征是肿瘤的厚度和是否有溃疡形成。

（刘跃华　徐晨琛）

zhìyàng hēisèsùliú

痣样黑色素瘤（nevoid melanoma）

垂直生长期的黑色素瘤的一种亚型。其外观与普通黑色素细胞痣相似，表现为对称性、圆顶状或疣状、乳头瘤状、色素深浅不一，斑片或结节。罕见。主要见于年轻人，平均发病年龄 43 岁，好发于四肢近端。

低倍镜下，皮损多为疣状或半球状，疣状皮损不对称，边缘模糊，可见角化过度和明显的乳头瘤样增生，皮突消失；结节状皮损中，密集聚集的瘤细胞团块

上方，表皮变平，变薄。上述两型真表皮交界处瘤细胞活性较低，不典型细胞见于表皮基底层。中倍镜下，肿瘤生长模式呈分散性，偶可成巢，细胞大小不一，但体积并为随着浸润深度的增加而缩小。高倍镜下，肿瘤细胞是由上皮样恶性黑色素瘤细胞组成，胞质淡染或呈嗜酸性，胞核为圆形至卵圆形的囊泡状，核仁小，呈嗜酸性，多形性是其典型表现，常在真皮深部的肿瘤中见到核分裂。显示细胞增殖活性的 MIB-1 或细胞周期蛋白 D_1（Cyclin D_1）可将疣状痣样黑色素瘤与角化性黑色素瘤鉴别。另外，皮内痣只在部分最表浅的部位出现 HMB45 阳性表达，而痣样黑色素瘤中全层都有阳性细胞。

（刘跃华　徐晨琛）

xiāntiānxìng hēisèsùxìbāozhì

先天性黑色素细胞痣（congenital melanocytic nevus）

来源于黑色素细胞的良性肿瘤。出生时即有或生后不久出现，但不遗传，皮损呈褐色或黑色斑片状、扁平斑块或结节（图 1），全身各处均可发生，大小差异悬殊。发生于脊柱表面者有时可伴发软脑膜黑色素细胞增生病、脑积水、脊柱裂或脊髓脊膜膨出。

光镜下见，表皮常角化过度，棘层肥厚和乳头瘤样增生。痣通

常由弥漫性浸润的黑色素细胞组成，可从真皮乳头到真皮深部网状层，并常累及皮下脂肪的纤维间隔。除真表皮交界处和真皮乳头层外，先天性黑色素细胞痣很少成巢，且常有一条格伦茨（Grenz）带将痣细胞与表皮分开，表浅部分痣细胞质中色素颗粒最为明显，痣细胞还常累及表皮附属器，如立毛肌、毛囊、皮脂腺和小汗腺管壁等部位，真皮网状层和皮下脂肪中，痣细胞常呈单细胞或纵向排列。

（刘跃华　徐晨琛　王　涛）

lánzhì

蓝痣（blue nevus）

真皮黑色素细胞局限性增生所形成的良性肿瘤。女性多见，常自幼发生。临床可分为普通蓝痣和细胞蓝痣。普通蓝痣常为灰蓝色小结节，常发生于上肢和面部。细胞蓝痣为较大的蓝色或蓝黑色坚实结节，常见于臀部和骶尾部，易恶变为黑色素瘤。光镜下见，普通蓝痣中真皮黑色素细胞数量较多，位于真皮深部，树突状黑素长轴与表皮平行，树突中充满黑色素颗粒（图 1）。另外，可见较多黑色素细胞，常聚集于皮肤附属器、血管及神经周围。细胞蓝痣位于真皮，界限清楚，有时也侵入皮下脂肪，由饱满的梭形细胞和含细小黑色素颗粒的树突状细胞黑

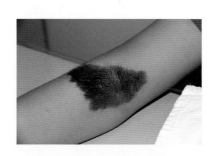

图 1　先天性黑色素细胞痣

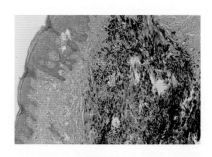

图 1　蓝痣（HE×100）

色素细胞组成，另外，间有散在的黑色素细胞。细胞蓝痣的边缘常侵及邻近的神经干。

（刘跃华　徐晨琛）

复合痣（combined nevus）

普通黑色素痣与斯皮茨痣、蓝痣或深在穿通痣共同构成的病变。临床表现为杂色的色素沉着斑。光镜下表现为普通获得性黑色素细胞痣、斯皮茨痣、蓝痣或深在穿通痣的组织病理学改变（图1）。

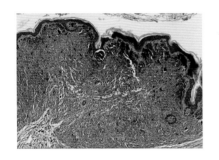

图1　复合痣（HE×100）

（刘跃华　徐晨琛）

dānchúnxìng quèbānyàngzhì

单纯性雀斑样痣（simple lentigo）

普通黑色素痣的早期病变。较常见的黑色素细胞增生性损害。皮损表现为针尖至米粒大小的褐色至黑色素沉着斑，界限清楚，单发，或多发，可发生于身体的任何部位。无恶变倾向，与日晒无关。光镜下特征性表现为局灶性基底层黑色素细胞增多，皮突延长。无真表皮交界处活动现象。真皮浅表淋巴细胞浸润，少量噬色素细胞。

（刘跃华　徐晨琛）

fēidiǎnxíngxìngzhì

非典型性痣（dysplastic nevus）

来源于黑色素细胞，介于普通后天性痣和黑色素瘤之间的肿瘤。又称分化不良痣。好发于躯干、面部和双臀。通常自幼儿期出现大量色素痣，青春期或青春期前后，皮损数目增多，并具有非典型性临床特征。另外还有家族倾向的称为发育不良痣综合征，为常染色体显性遗传。主要表现为较大，直径6mm或更大，具有不规则形状，不对称、界限不清、形态学变化多样性的斑疹，其中心也可出现结节。颜色各异，灰色、深棕色和粉红色的混合皮损。

光镜下见，交界性也可为混合性，特征性表现为雀斑样痣样增生。表皮厚度常正常，但有时呈轻度棘层肥厚，典型表现为表皮钉突向下明显延伸。单个痣细胞沿表皮基底层分布（即黑子样增生），成巢状者像普通痣的特点，细胞巢形态和分布均不规则，分布于表皮钉突尖端，常见痣细胞巢间相互连接。偶见梭形细胞巢增大而压迫真皮乳头。细胞的异型性主要表现为核大、核仁明显，胞核和胞质呈多形性和不同程度色素加深，粉尘状色素沉着，不典型黑色素细胞可散在或成簇分布，周围常被收缩间隙包绕。正常和不典型黑色素细胞混合出现，核分裂象不常见。

非典型性痣具有发展为黑色素瘤的潜质。

（刘跃华　徐晨琛）

Sīpící zhì

斯皮茨痣（Spitz nevus）

来源于黑色素细胞的良性肿瘤。但在组织学上与黑色素瘤难以鉴别。多见于儿童和未成年人。好发于头颈部和四肢，皮损直径<1cm，富含血管。临床表现为孤立的皮损，快速生长，粉红色或红棕色圆顶状丘疹或结节，陈旧性皮损表现为肤色，坚实的丘疹，像皮肤纤维瘤。

光镜下具有与所有黑色素细胞痣相同的基本结构，以复合痣最常见，也可表现为交界痣和皮内痣。复合痣型呈圆顶状，楔形外观，基底朝上。皮损侧缘界限清楚，明显对称。痣细胞由上皮样和/或梭形细胞组成，可见异型性痣细胞，与黑色素瘤不同的是，斯皮茨痣细胞的异型性程度基本一致。斯皮茨痣的梭形细胞体积较大，胞质丰富，呈嗜酸性，单个泡状核和嗜酸性核仁；上皮样细胞常有多核和奇特形状，可排列成巢，但彼此不黏附，胞质呈磨玻璃状（图1）。真表皮交界处可见卡米诺（Kamino）小体。真皮的痣细胞随着损害向深层发展而成熟。该病为良性，预后良好。

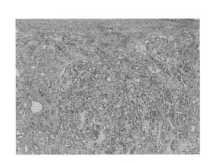

图1　斯皮茨痣（HE×100）

（刘跃华　徐晨琛）

sèsùxìng suōxíng xìbāozhì

色素性梭形细胞痣（pigmented spindle cell nevus）

黑色素细胞良性肿瘤，斯皮茨痣的一种变异型。临床和病理上容易误诊为黑色素瘤。通常见于40岁前，女性多发。皮损好发于下肢、上肢、躯干和头颈部。皮损为深褐色至黑色的边界清楚的斑疹或丘疹，直径1~2cm，结节表面光滑无毛，或呈疣状高起，轻微外伤则引起出血和结痂，但很少溃疡。常发展为皮内痣。

光镜下可为交界痣或复合痣。在表皮和真皮交界处增殖，皮损呈高度对称性，侧缘和底缘界限清楚。累及真皮的深度一致，因此，底缘与表皮平行。表皮角化过度，棘层肥厚，钉突延长，交界处细胞巢呈梨形外观，主要由胞质丰富的含卵圆形核或泡状核的饱满梭形细胞簇组成，色素性梭形细胞常有非典型性特点。有时有较多的上皮样细胞，偶见巨细胞，胞质中细小色素颗粒。核分裂常见，见于交界痣下部，散在的卡米诺（Kamino）小体。复合痣随着深度增加可见成熟现象。

（刘跃华　徐晨琛）

yūnzhì

晕痣（halo nevus）　色素痣周围一圈色素脱失性白色晕。又称离心性后天性白斑。常伴发痣的退变；偶可见于先天性色素痣、蓝痣及黑色素瘤周围。多见于十余岁少年的上背部，伴有色素痣数目增多。光镜下见，表皮常角化过度，通常为复合痣，在其周围可见淋巴细胞及组织细胞广泛浸润，偶见肥大细胞和浆细胞。白晕处黑色素完全缺如，多巴染色阴性，但表皮可见朗格汉斯细胞增多。消退的晕痣处表皮色素缺失，真皮散在噬黑素细胞，有时可见瘢痕组织。

（刘跃华　徐晨琛）

jiāojièzhì

交界痣（junctional nevus）　以表皮与真皮交界处表皮内黑色素细胞聚集为特点的局灶色素性病变。大体见，与周围皮肤持平或轻度隆起，呈褐色，无毛发附着。光镜下见，色素性痣细胞呈巢团状（痣细胞巢）位于真皮与表皮交界处的表皮侧。痣细胞大多为上皮样痣细胞（图1）。痣细胞可累及毛囊、皮脂腺及汗腺等。掌跖部位的痣几乎全部为交界痣。交界痣可恶变为黑色素瘤。

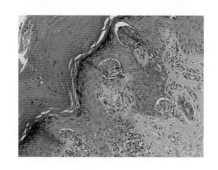

图1　肢端交界痣（HE×100）

（陈　杰）

qiǎnbiǎoxìng xuèguǎn niányèliú

浅表性血管黏液瘤（superficial angiomyxoma）　发生于皮肤的良性黏液性肿瘤。又称皮肤黏液瘤，可为卡尼（Carney）综合征的组成部分。多见于成年人，平均年龄为41.2岁，男性略多。好发于躯干、头颈、下肢和生殖区。临床呈缓慢生长的息肉样或稍隆起的结节或丘疹，多诊断为囊肿、脂肪瘤、神经纤维瘤、皮赘或脓肿等。

大体见，结节直径1~5cm，平均2.3cm。质地柔软，切面呈灰白色，胶冻样。光镜下见，病变位于真皮网状层，常累及皮下。界限不清，呈局灶性的小叶样或多结节性。25%~30%的肿瘤内含有衬覆鳞状上皮的囊肿、基底细胞样芽或鳞状细胞条索。瘤细胞由散在的短梭形或星状成纤维细胞组成，细胞无异型性，核分裂罕见，背景为大量的黏液样基质，内含薄壁、狭长的血管，间质内可见少量的炎症细胞浸润，特别是中性粒细胞。

免疫组化染色显示，瘤细胞表达肌动蛋白（actin）和CD34，偶尔局灶性表达S-100蛋白，不表达广谱细胞角蛋白（AE1/AE3）。

浅表性血管黏液瘤应与以下疾病鉴别：卡尼综合征中的皮肤黏液瘤、局灶性皮肤黏液化、胫前黏液性水肿、黏液性附件瘤、神经鞘黏液瘤、指/趾黏液囊肿、浅表性肢端纤维黏液瘤和侵袭性血管黏液瘤等。

（陈　杰）

guǎnzhuàng dàhànxiàn xiànliú

管状大汗腺腺瘤（tubular apocrine adenoma）　表现为直径1~2cm的结节或有蒂损害。境界清楚，表面光滑，一般不超过2cm。头皮部位的损害常并发皮脂腺痣或乳头状汗管囊腺瘤，病程呈良性。切除后不复发。罕见，女性多见。好发于头皮，也可发生于面部、腋部、外生殖器等部位。光镜下见，肿瘤位于真皮和皮下组织，呈分叶状，特点是在肿瘤组织内有许多形态不规则的管状结构，有时通过导管或扩大的毛囊漏斗部与表皮相连，管腔呈腺体分化，由两层上皮细胞围成。外层细胞为扁平的肌上皮胞，内层细胞为柱状细胞，可见顶浆分泌。有些管腔扩大，并有乳头状突起突入腔内。肿瘤细胞核分裂少见，无细胞异形性。本病病程良性。

（刘跃华　徐晨琛）

wēi nángzhǒng fùshǔqì'ái

微囊肿附属器癌（microcystic adnexal carcinoma）　具有局部侵袭性生长的恶性皮肤附属器肿瘤。又称硬化性汗腺导管癌，向汗管和毛囊双向分化。多见于成年人，两性均可罹患。好发于面部，特别是鼻唇沟和眶周，也见于腋窝及臀部。表现为缓慢增长的肉色、黄色或红色的坚实斑块、有时中央可见明显的小凹，边界不清，偶尔形成溃疡。光镜下见，肿瘤位于真皮，可扩展至皮下，边界不清，肿瘤组织包括大量小至中等的角囊肿，及实性条索状细胞及管腔形成。有些可见蝌蚪状形态的团块，类似汗管瘤的改变。深部出现小的实性细胞条索，呈高度浸润的生长模式。细胞成分周围是致密的纤维间质。可见细胞核轻度异型性。肿瘤细胞可侵入周围神经、血管外膜和肌组织。

（刘跃华　徐晨琛）

èxìng hùnhéliú
恶性混合瘤（malignant mixed tumor）

向汗腺，多数是大汗腺分化的恶性皮肤附属器肿瘤。又称恶性软骨样汗管腺瘤。极为罕见。女性多于男性，多见于老年人。常起始即为恶性，好发于侵犯四肢远端，尤其是足部。皮损表现为肉色或红色结节，无症状。光镜下见，肿瘤团块位于真皮及皮下组织，主要包括黏液样基质和软骨样分化的结构及上皮成分。上皮成分由立方形或多角形细胞巢或条索组成，也可呈不规则管泡状或导管状结构。提示恶性的特征是肿瘤呈浸润性生长、上皮细胞核及胞质多形性、核分裂增多或异常核分裂，出现坏死、血管或淋巴管浸润。管状分化障碍、大量的黏液样基质和大量发育不良的软骨样成分也支持恶性的诊断。本病恶性程度高，常伴有转移，主要转移至淋巴结、肺和骨。

（刘跃华　徐晨琛）

hànkǒng'ái
汗孔癌（porocarcinoma）

最常见的恶性汗腺肿瘤。病程长。多见于老年女性。好发部位依次为下肢、躯干、头和上肢，表现为疣状斑块或息肉状，直径0.4~20cm，易发生溃疡，外伤后易出血。

光镜下见，肿瘤可仅局限于表皮内，但大部分常有真皮内侵袭性生长。原位汗孔癌特点是出现汗孔瘤细胞，有典型的管腔，伴有细胞学恶性特征，包括核和胞质的多形性、核深染和有丝分裂。侵袭性汗孔癌有一个宽的侵袭性边缘或明显侵袭性生长的下界，肿瘤的典型特点是宽的相互吻合的上皮细胞条带，向下侵袭性生长，由小细胞组成，细胞间出现细胞间桥，周边细胞不呈栅栏状排列。肿瘤细胞常含有丰富的糖原，以致局部可产生透明细胞改变，若该特征显著，则为透明细胞变异。还可出现鳞状化生，甚至出现鲍恩样特征。黑色素细胞增生和肿瘤细胞色素沉着是另一个特征，即色素性汗孔癌。其他罕见的亚型包括巨细胞型、梭形细胞型、黏液细胞型和化生的汗孔癌。另外，嗜表皮性汗腺癌为该病皮肤转移，显示其嗜表皮性和佩吉特样特征。肿瘤细胞过碘酸希夫（PAS）染色阳性。免疫组化染色显示，上皮膜抗原（EMA）或癌胚抗原（CEA）表达，P53蛋白高表达。

（刘跃华　徐晨琛）

luóxuánxiàn'ái
螺旋腺癌（spiradenocarcinoma）

常发生于原有的良性小汗腺螺旋腺瘤基础上的汗腺癌。又称恶性小汗腺螺旋腺瘤。极罕见。病史通常几十年，当原发部位的良性肿瘤变大、颜色改变、出血、破溃时，要考虑本病的可能。恶性程度高，常转移到局部淋巴结和肺，也可转移到其他内脏器官。临床无特征，发病部位包括躯干、四肢。诊断本病需在肿瘤内发现良性螺旋瘤的成分。肿瘤恶性的特征包括浸润的边界、坏死、出血、淋巴管浸润及神经鞘周围浸润。细胞学改变包括导管细胞数的减少，核多形性、核仁明显、核分裂活跃及核异型性。螺旋腺

瘤恶变主要表现为癌样或肉瘤样结构，还可表现为具有低度恶性肿瘤的特征，螺旋腺瘤的小叶状结构仍可见。

免疫组化染色显示，导管分化区域肿瘤细胞表达上皮膜抗原（EMA）或癌胚抗原（CEA），其他细胞表达EMA、S-100蛋白和CAM5.2。癌细胞表达P53，以此与良性螺旋腺瘤鉴别。本病恶性程度高，常转移至局部淋巴结和肺，也可转移至其他内脏器官。

（刘跃华　徐晨琛）

hànxiàn'ái
汗腺癌（hidradenocarcinoma）

来源于汗腺的恶性皮肤附属器肿瘤。罕见。发病部位广泛，发病年龄跨度大，从儿童到老年人，甚至出生时即发病。临床表现为结节，好发于面部和四肢。光镜下见，肿瘤不累及表皮。肿瘤常由分叶状上皮组成，偶见弥漫性生长或形成囊腔，上皮细胞有不同程度的核分裂和核多形性。特征性的改变是肿瘤细胞出现胞质内导管分化，有时显示有分化良好的护膜，偶尔也可见到分化良好的导管，过碘酸希夫（PAS）染色、上皮膜抗原（EMA）和癌胚抗原（CEA）表达可显示这些结构。部分区域细胞胞质嗜酸性。肿瘤周边细胞不成栅栏状排列且无收缩间隙。该病侵袭性强，复发率高，常转移至淋巴结、肺和骨骼。

（刘跃华　徐晨琛）

yuánfāxìng niányè'ái
原发性黏液癌（primary mucinous carcinoma）

向汗腺分化的恶性皮肤附属器肿瘤。又称皮肤腺囊癌。较罕见。多见于老年男性。肿瘤好发于头部尤其是眼睑，为红斑或蓝色结节，通常生长缓慢，可持续多年不变。光镜下见，肿瘤位于真皮及皮下脂肪，

瘤细胞团块成岛屿状漂浮在淡染的黏蛋白湖中，由纤细的纤维分割，肿瘤细胞为立方形，胞质嗜酸性，核位于中央，呈圆形或卵圆形。有时呈筛状结构，偶见印戒细胞，偶见核分裂。黏蛋白过碘酸希夫（PAS）染色阳性，阿辛蓝（AB）染色阳性。肿瘤细胞不典型，胞核深染，免疫组化染色显示，瘤细胞表达 AE1/AE3、上皮膜抗原（EMA）和癌胚抗原（CEA），肿瘤还可表达 S-100 蛋白，但不表达 P53 和 HER2。

该肿瘤局部呈侵袭性生长且常复发，但很少远处转移，通常仅累及局部淋巴结。

（刘跃华　徐晨琛）

yuánfāxìng xiànyàng nángxìng'ái
原发性腺样囊性癌（primary adenoid cystic carcinoma）

来源于顶泌汗腺或小汗腺的恶性皮肤附属器肿瘤。罕见。好发于中老年女性，生长缓慢，临床表现为表面结痂的斑块或结节，多见于头皮，也见于胸、背和腹部。病程可很长，皮肤的腺样囊性癌可由唾液腺的肿瘤直接蔓延而来。

光镜下见，肿瘤位于真皮中下部及皮下脂肪，由大小不一的瘤细胞团块组成，团块周围稀疏的纤维或黏液样间质。肿瘤细胞大小一致，胞质少，核深染，核仁明显，细胞呈栅栏状排列，可见有丝分裂。过碘酸希夫（PAS）阳性的嗜酸性透明膜沉积在瘤细胞间和小叶周围。囊腔中常含有阿辛蓝（AB）染色阳性的透明质酸和硫酸化的酸性黏蛋白，形成筛状结构。有时可见真性的导管分化并黏液分泌。肿瘤呈侵袭性生长，常累及神经周围。本病侵袭性低，复发率高，但淋巴结和肺转移少。

（刘跃华　徐晨琛）

dàhànxiàn'ái
大汗腺癌（apocrine carcinoma）

来源于大汗腺的恶性皮肤附属器肿瘤。罕见。发病年龄平均 60 岁，无性别差异。肿瘤多见于腋窝等大汗腺区域，单发或多发，表现为缓慢增大的结节状或囊样斑块，红色或紫色，偶有破溃。可在皮脂腺痣基础上发生，也可像乳腺癌一样发生毛细血管扩张和炎症性皮肤转移癌。

光镜下见，腺状、导管状、乳头状或弥漫性生长的肿瘤组织位于真皮深部及皮下脂肪。肿瘤也可呈囊性，局部坏死灶明显。本病呈浸润性生长。肿瘤有时有嗜表皮性，有时呈乳房外佩吉特病的改变。瘤细胞胞质丰富，嗜酸性，有明显的顶浆分泌。胞核圆形或卵圆形，空泡化，核仁显著。偶尔可见到鳞状分化，个别出现皮脂腺分化。间质常透明化，胞质含耐淀粉酶过碘酸希夫（PAS）阳性颗粒，有时胞质内可见铁颗粒。肿瘤周围常有正常的顶泌汗腺组织，偶可发生在长期存在的良性顶泌汗腺皮损。少数肿瘤出现印戒样细胞，类似侵袭性乳腺癌。免疫组化染色显示，肿瘤细胞表达低分子量角蛋白 CAM5.2、AE1/AE3、上皮膜抗原（EMA）和癌胚抗原（CEA）、细胞角蛋白（CK15）和巨大囊肿病液体蛋白（GCDFP-15）。

本病需与转移性乳腺导管顶泌汗腺癌鉴别。病程长，切除后常发生复发和淋巴结转移，但总体病死率不高。

（刘跃华　徐晨琛）

Pèijítèbìng
佩吉特病（Paget disease）

来源于乳腺导管或大汗腺的恶性肿瘤。分为乳房佩吉特病和乳房外佩吉特病。

乳房佩吉特病主要为乳腺导管癌扩展至乳头及其周围表皮的损害，病变可能来源于托克（Toker）细胞。一般多见于 41~60 岁女性，单侧乳头、乳晕及其周围，呈湿疹样外观，表现为境界清楚的红色斑片，表面多有渗出性结痂，呈灰蓝色、灰白色角化性脱屑，并可有皲裂、糜烂或肉芽组织，常有渗液。有轻度浸润而无明显痒感。病程缓慢，经数月或数年后病变可向周围扩大，累及乳房及前胸。

乳房外佩吉特病见于顶泌汗腺丰富的区域，通常源于顶泌汗腺，偶见外分泌腺源性肿瘤。常见于 51~80 岁的女性，发病部位包括外阴和肛周。皮损为红斑、糜烂或湿疹样，表面可出现结节。

光镜下见，二者均为表皮角化过度，棘层肥厚。散在或呈巢状分布于表皮各层的瘤细胞较大，胞质丰富，淡染或嗜酸性，胞核大呈泡状（图 1）。偶见核分裂象。偶见腺样分化。肿瘤细胞常过碘酸希夫（PAS）染色阳性。免疫组化染色显示，瘤细胞 HER2、CK7、CAM5.2、上皮膜抗原（EMA）和巨大囊肿病液体蛋白（GCDFP-15）阳性。GCDFP-15 在原发性乳房外佩吉特病中阳性表达具有特异性。

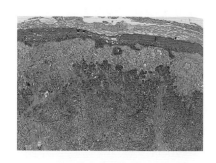

图 1　腋下汗腺癌伴皮肤佩吉特病（HE×40）

（刘跃华　徐晨琛）

hànnángliú

汗囊瘤（hidrocystoma）

来源于顶泌汗腺或小汗腺的囊肿性肿瘤。少见，常单发，多见于头颈部。肿瘤表现为真皮内中等硬度的蓝色、淡蓝黑色或紫色的囊性结节，圆形，半透明状，囊肿直径约1cm，易推动。切开后可见透明液体。囊肿生长缓慢，达到一定程度后即不再长大。无家族易感性。

光镜下见，真皮内单房或多房大囊腔，乳头状突起伸入囊腔内，其中含有透明液体。囊壁通常由双层上皮细胞组成，内层为高柱状细胞，胞质嗜酸性，圆形或卵圆形核位于基底部，可见顶浆分泌。外层细胞为扁平的肌上皮细胞。内层细胞胞质含有过碘酸希夫（PAS）染色阳性耐淀粉酶颗粒。

（刘跃华　徐晨琛）

hànguǎnliú

汗管瘤（syringoma）

向末端汗管分化的良性汗腺瘤。好发于女性，皮损表现为单发或多发的小丘疹，正常肤色、红色或棕褐色，表面有蜡样光泽，通常无自觉症状，瘙痒。可分为眼睑型、发疹型和局限型共3型。部分患者有家族史。光镜下见，3型表现大致相同。特征性表现是在真皮上部可见多数嗜碱性上皮细胞聚集成小团块，部分细胞可呈实体条束状，但多数中央有一管腔，最有特征性的表现是一端呈导管状，而另一端为实体条束，因此形如逗号或蝌蚪状。管壁有两层立方形细胞，大都扁平，内层细胞偶可空泡化。导管内充以过碘酸希夫（PAS）染色阳性耐淀粉酶的嗜酸性无定性物质，或淡蓝色、灰色变性物质。本病很少自行消退。

（刘跃华　徐晨琛）

hànkǒngliú

汗孔瘤（poroma）

起源于末端汗腺的外层细胞和真皮上部的小汗腺导管的皮肤附属器良性肿瘤。好发于掌跖，尤其是足趾侧缘。临床表现为单发丘疹、斑块或结节，多呈圆顶状隆起结节。初起为小丘疹，逐渐扩大，直径达数毫米至2cm，肤色或红色。无压痛或自发痛。光镜下见，瘤细胞替代表皮，向下延展进入真皮，瘤细胞形成宽阔的索带，互相吻合。正常表皮与肿瘤之间的界限清晰，瘤细胞较鳞状细胞小，均呈立方形，有强嗜碱性，圆形胞核，有细胞间桥互相联结（图1）。表面的瘤细胞可发生角化。肿瘤团块内可出现苍白色鳞状细胞聚集，表明向导管分化。肿瘤与间质之间的界限也很清楚，肿瘤周边的细胞非栅栏状排列。肿瘤细胞另一个特点是含有大量糖原，但通常分布不均匀。

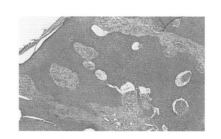

图1　汗孔瘤（HE×100）

（刘跃华　徐晨琛）

hànguǎn xiānwéi xiànliú

汗管纤维腺瘤（syringofibroadenoma）

起源于小汗腺的良性肿瘤。罕见。发病年龄多在70~80岁。临床表现多样，从孤立皮损到多发丘疹、结节均可见到。分布广泛，包括面部、后背、腹部、臀部、四肢。临床上分为5种亚型：孤立型小汗腺汗管纤维腺瘤、伴外胚叶发育不良的多发性小汗

腺汗管纤维腺瘤、不伴皮肤表现的多发性小汗腺汗管纤维腺瘤、非家族性单侧线状小汗腺汗管纤维腺瘤和反应性小汗腺汗管纤维腺瘤。但其组织学表现均类似：肿瘤从表皮的多个位点伸出细长的上皮细胞条索，相互吻合，细胞大小一致，上皮细胞条索向导管分化，有完整的护膜。上皮细胞过碘酸希夫（PAS）染色阳性。周围纤维血管间质包绕，间质中常含有丰富的酸性黏多糖，有时伴有明显的淋巴细胞和浆细胞浸润。

（刘跃华　徐晨琛）

hànxiànliú

汗腺瘤（hidradenoma）

起源于小汗腺或顶泌汗腺的良性皮肤附属器肿瘤。好发于中老年人。可发生于任何部位，最常见于头颈或四肢，常为孤立的缓慢增大的实性或囊性结节，红色或蓝色，直径1~2cm，常伴有出汗、出血、触痛、瘙痒和烧灼感等自觉症状。

光镜下见，肿瘤位于真皮的上中部，由分叶状或囊性的细胞团块组成，无包膜。部分肿瘤与毛囊相连，主要与表皮相连或甚至替代表皮。肿瘤可见双相的细胞成分，部分区域的细胞呈圆形、纺锤形或多边形，胞质嗜酸性，核呈圆形或卵圆形，核仁明显，有时排列成车轮状；部分区域的细胞胞质透明，核小、深染、偏向一侧。核分裂通常不活跃。还可见两种细胞的移行区。肿瘤细胞富含糖原。大部分肿瘤中见导管样结构，由单层立方形细胞构成。有时肿瘤含大小不等的囊腔，由扁平细胞组成。肿瘤小叶被间质包绕。

（刘跃华　徐晨琛）

luóxuánxiànliú

螺旋腺瘤（spiradenoma）

来源于小汗腺的皮肤附属器良性肿

瘤。可发生于任何年龄。多发生于身体的腹侧，少数见于头面部。临床表现为单发的坚实丘疹，直径0.3~0.5cm，圆形或卵圆形，境界清楚，蓝色。偶尔可见巨大型肿瘤。

光镜下见，肿瘤位于真皮内，呈单叶或多叶状分布，有时累及皮下脂肪，上方的表皮正常。因小叶内核密集分布，小叶常呈强嗜碱性。肿瘤通常有包膜而且境界清楚。有时在包膜和正常组织之间可见收缩间隙，有时肿瘤小叶附近可见神经干。肿瘤小叶由两种细胞组成，周围的细胞小，核圆形深染，中央的细胞大，有椭圆形的空泡核及一个小的嗜酸性核仁，胞质淡染或呈嗜酸性，常可见导管分化。肿瘤不含糖原。免疫组化染色显示，瘤细胞表达IKH-4，表明是小汗腺分化而来。瘤细胞的细胞角蛋白CK7、CK8、CK18、上皮膜抗原（EMA）及癌胚抗原（CEA）阳性。因其向肌上皮细胞分化而出现平滑肌肌动蛋白（SMA）和S-100蛋白表达阳性。

（刘跃华　徐晨琛）

yuánzhùliú

圆柱瘤（cylindroma）　起源于小汗腺皮肤良性肿瘤。女性好发，成年人发病。多发型常为常染色体显性遗传，单发者无家族史。临床表现为单发或多发的粉红色或红色结节，直径约1cm，绝大部分发生于头皮、颈部，少部分发生于眼眶、耳道、腹部和乳腺。肿瘤生长缓慢，有时疼痛。

光镜下见，肿瘤位于真皮上部，与表皮不相连。肿瘤由多个小叶组成，呈锯齿状或镶嵌状排列。每个小叶周围有透明的过碘酸希夫（PAS）染色阳性的基底膜。肿瘤细胞有两种成分，通常

位于小叶周边的是小细胞，胞质空，核深染。小细胞围绕大细胞，后者胞质淡染，核卵圆形，空泡状。常可见导管结构。免疫组化染色显示，导管上皮表达癌胚抗原（CEA），但乳脂球蛋白（HM-FG）阴性。上皮细胞表达CK6、CK19和CK7、上皮膜抗原（EMA），肌上皮分化的细胞表达平滑肌肌动蛋白（SMA）和S-100蛋白，IKH-4染色阳性。

（刘跃华　徐晨琛）

guǎnzhuàng xiànliú

管状腺瘤（tubular adenoma）　以管状或腺样结构组成的无明显乳头的皮肤良性肿瘤。罕见。常发生于下肢，也可发生在面部和头皮。表现为大小不等的结节，肿瘤位于真皮和皮下组织，特点是肿瘤组织内可见较多的形态不规则的管状结构，有一个或多个直接或通过扩大的毛囊与表皮相连，管腔通常由两层上皮细胞围成。外层细胞为立方形或扁平状，近管腔的细胞呈柱状，内层细胞可见顶浆分泌，有些腔内可见细胞碎片。间质内有淋巴细胞及浆细胞浸润。可局部切除、激光、冷冻治疗。

（刘跃华　徐晨琛）

guǎnzhuàng rǔtóuzhuàng xiànliú

管状乳头状腺瘤（tubular papillary adenoma）　以管状或腺样结构组成的并有乳头的皮肤良性肿瘤。罕见。常发生于头皮，表现为大小不等的结节，肿瘤位于真皮和皮下组织，呈分叶状，特点是肿瘤组织内可见较多的形态不规则的管状结构，有一个或多个直接或通过扩大的毛囊与表皮相连，管腔通常由两层上皮细胞围成。外层细胞为立方形或扁平状，近管腔的细胞呈柱状，有些管腔扩大，并有乳头状突起突入

腔内。内层细胞可见顶浆分泌，有些腔内可见细胞碎片。间质内有淋巴细胞及浆细胞浸润。可局部切除、激光、冷冻治疗。

（刘跃华　徐晨琛）

rǔtóuzhuàng hànguǎn náng-xiànliú

乳头状汗管囊腺瘤（syringocystadenoma papilliferum）　来源于顶泌汗腺或小汗腺的皮肤附属器良性肿瘤。又称乳头状汗管囊腺瘤痣。少见。皮损通常发生于幼年，表现为单发的疣状结节或大的斑块，表面潮湿，有时结痂，外伤后易出血。中央可有"脐凹"，排出浆液血性分泌物。皮损呈灰色、棕黑色。半数以上发生于头皮，也可见于面、颈和躯干。头皮损害多发生在皮脂腺痣基础上。

光镜下见，表皮通常呈不同程度的乳头瘤样增生，有一个或数个囊状凹陷，从表皮向下延伸。凹陷的上部衬以鳞状、角化的细胞，与表皮表面的细胞相似，在囊状凹陷的下部则有许多乳头状突起延伸到凹陷的腔内，这种乳头状突起和凹陷的下部衬以腺上皮，常由两层细胞组成，腔内面的一层由高柱状细胞组成，其核呈卵圆形，胞质弱嗜酸性（图1）。有时这些细胞可见顶浆分泌，并在腔内发现细胞碎片。腔外面一层由胞质少、核卵圆形且深染

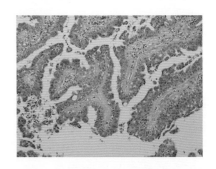

图1　乳头状汗管囊腺瘤（HE×100）

的小细胞组成。

（刘跃华　徐晨琛）

乳头状汗腺瘤（hidradenoma papilliferum）

来源于顶泌汗腺或肛门生殖器部位的乳腺样结构的皮肤附属器良性肿瘤。多发生于40~50岁女性外阴，常见于大阴唇。皮损表现为单发、直径1~2cm，境界清楚、圆形或卵圆形结节，质地坚实，柔软或囊性，很少破溃。偶有疼痛、触痛或瘙痒感。肿瘤可保持一定大小，或缓慢生长达数年之久。光镜下见，肿瘤位于真皮，界限清楚，有完整的包膜，与其上方的表皮多处相连。肿瘤内可见管状和囊状结构，并可见许多乳头状折叠伸入囊腔内。囊壁被覆两层细胞，内层为核卵圆形、深染的小的肌上皮细胞组成，外层为嗜酸性胞质的柱状细胞组成，并可见顶浆分泌，有时上皮层只有一层高柱状细胞，胞质中含有过碘酸希夫（PAS）染色阳性耐淀粉酶颗粒。偶尔见到正常核分裂象。较大的乳头状突起有纤维性间质。

（刘跃华　徐晨琛）

软骨样汗管瘤（mixed tumor of sweat gland）

向顶泌汗腺或小汗腺分化的良性肿瘤。又称汗腺混合瘤。临床多见于20~40岁男性头颈部，常表现为正常肤色的皮内或皮下坚实分叶状结节，常单发，表面光滑，很少破溃。大多数缓慢生长，可达40年。

光镜下见，肿瘤位于真皮深部和皮下脂肪，呈多叶状，界限清楚，主要成分呈软骨样外观。小叶被纤维间隔分割，上皮成分由立方形或多角形细胞巢或细胞条索组成，胞质丰富，嗜酸性，胞核嗜碱性。可呈不规则的管泡状或导管样结构。管泡状结构衬以二层或多层上皮细胞，外层为扁平的肌上皮细胞，内层为柱状细胞，有时可见顶浆分泌。可见糖原丰富的透明细胞，过碘酸希夫（PAS）染色阳性，不耐淀粉酶。软骨样基质中可见梭形肌上皮细胞及钙化灶。肿瘤中可向毛囊和皮脂腺分化。间质为均质淡蓝色软骨样，阿辛蓝（AB）染色阳性。

（刘跃华　徐晨琛）

增生性外毛根鞘囊肿（proliferating tricholemmal cyst）

由毛鞘囊肿局灶性上皮增生所致，也可由外伤或慢性炎症引起的囊性病变。又称增生性外毛根鞘肿瘤。少见，多在原有的毛发囊肿囊壁上发生。好发于60岁以上老年女性头皮。皮损多呈单发、结节状缓慢生长，可形成斑块，高出皮面可呈分叶状，破溃后酷似鳞状细胞癌，如有迅速增大，表明恶变，可引起区域性转移。光镜下见，肿瘤位于真皮或皮下组织，边界清楚，可与表皮相连，呈分叶状、实质性、囊状或蜂窝状。肿瘤由外毛根鞘细胞组成，周边基底样细胞呈栅栏状排列，外周为过碘酸希夫（PAS）染色阳性的增厚玻璃膜，特征性改变是病变中出现广泛的毛鞘角化及坏死，缺乏颗粒层。有时肿瘤内可见鳞状旋涡形成，肿瘤细胞偶见不同程度的异形性。本病治疗采用手术切除。

（刘跃华　徐晨琛）

毛母质瘤（pilomatricoma）

向毛基质方向分化的良性皮肤附属器肿瘤。又称良性钙化上皮瘤，肿瘤细胞来源于向毛母质细胞分化的原始上皮胚芽细胞。青年女性多见，皮损呈硬的结节，好发于头面部，位于真皮或皮下，生长缓慢，直径1~3cm，表面淡蓝色。但常染色体显性遗传的部分患者表现为多发皮损。光镜下见，肿瘤位于真皮深部或皮下，边界清楚（图1a），不对称。与表皮不相连。肿瘤呈多结节状，单个肿瘤小叶由基底样细胞和影细胞构成（图1b）。成熟的皮损以影细胞为主，周边少量基底样细胞，不排列成栅栏状。基底样细胞及间质内的组织细胞常见黑色素颗粒，大部分成熟的皮损区域有钙盐沉积，甚至骨化。

（刘跃华　徐晨琛　王涛）

毛母质癌（pilomatrix carcinoma）

向毛基质分化的恶性皮肤附属器肿瘤。罕见，可由良性毛母质瘤恶变而来。多见于成年男性。肿瘤呈侵袭性生长，有些一

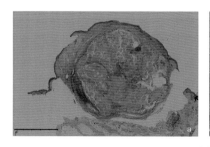
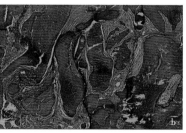

a. HE×10；b. 毛母质瘤伴钙化（HE×40）。

图1　毛母质瘤

开始即为恶性，有时发生肺转移。本病皮损常发生于项部、背部、头皮及耳后。光镜下见，肿瘤中央有典型的毛母质瘤的改变，周围可见大量间变的嗜碱性细胞，胞核深染，核分裂象多见，向邻近组织内侵袭性生长，可侵犯血管（图1）。从癌组织边缘至中央，嗜碱性细胞逐渐转变成嗜酸性影细胞。本病呈低度恶性，易复发。

（刘跃华　徐晨琛）

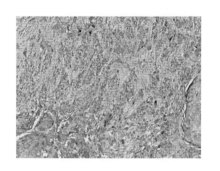

图1　拇指毛母质癌（HE×100）

wàimáogēnqiàoliú

外毛根鞘瘤（tricholemmoma）

主要向毛囊外毛根鞘分化的良性附属器肿瘤。多见于成年男性。好发于面部，特别是鼻及上唇，也见于头皮、颈部及其他部位。皮损表现为皮色丘疹或小结节，直径3~8cm，表面角化。多发性外毛根鞘瘤是考登综合征的临床表现之一，其特征改变是多发性错构瘤、面部多发性结节、口腔黏膜纤维瘤及肢体远端点状角化，患者易发生乳腺癌和甲状腺癌。光镜下表现为小的小叶状或多叶状增生，自表皮向真皮内延伸，边界清楚。肿瘤大多由透明的外毛根鞘细胞组成，这种细胞在肿瘤中比例不等，周边基底样细胞排列成栅栏状，外周绕以过碘酸希夫（PAS）染色阳性的透明带。

（刘跃华　徐晨琛）

máonángliú

毛囊瘤（trichofolliculoma）

一种毛囊的错构瘤。多见于18~49岁男性。皮损好发于面部，特别是鼻两侧，呈单发圆顶状丘疹，中央有孔样开口，开口处可长出毳毛，有诊断价值。光镜下见，在真皮内可见单个或2~3个囊状的毛囊结构，其中充满角质或双折光的毛干碎片。囊壁为角化复层扁平上皮，在连续切片时可见与表皮相连，具有明显的颗粒层。此外有许多条索状增生的上皮组织自囊肿中央向外呈放射性生长，向毛根或次级毛囊分化，大部分为高分化的毛囊下部结构，可见成熟或不成熟的毛囊，可见不同时期的不成熟的毳毛形成。肿瘤结构周围可有境界清楚的结缔组织包裹。

（刘跃华　徐晨琛）

máoqiào jípíliú

毛鞘棘皮瘤（pilar sheath acanthoma）

向毛囊漏斗部和峡部分化的毛囊良性肿瘤。罕见。多见于40~70岁成年人，男女发病率相当。皮损表现为肤色的单发丘疹，直径0.5~1cm，中央有毛孔样开口。好发于上唇，多无自觉症状。光镜下见，肿瘤来源于表皮，呈不规则分支状囊腔样结构，囊壁棘层肥厚，并伸出分叶状团块，呈放射状向真皮及皮下组织内生长，团块主要由角化的复层鳞状上皮细胞构成，可见颗粒层，周边基底样细胞呈栅栏状排列，有时可见顿挫性毛干。有时小叶周边可见耐淀粉酶过碘酸希夫（PAS）染色阳性的透明带。

（刘跃华　徐晨琛）

pízhīxiàn xiànliú

皮脂腺腺瘤（sebaceous adenoma）

来源于皮脂腺的良性皮肤附属器肿瘤。罕见。60岁以上男性多见。皮损通常为肤色或蜡黄色单发圆形结节，表面光滑或疣状，质硬，偶呈息肉样外观，常见于面部或头皮特别是鼻部和颊部。发生于头皮和颈部者，是托尔-缪尔（Torre-Muir）综合征的一个临床表现。光镜下见，肿瘤位于真皮中下部，界限清楚，是由许多形态、大小不一的小叶组成，部分小叶与表皮相通，周围有假包膜。在小叶内可见两种类型的细胞，一种是位于小叶周边的未分化的生发细胞，可有数层，并常伸向小叶内，另一种是成熟的皮脂腺细胞。一半以上的小叶由成熟的皮脂腺细胞组成。此外，两种细胞之间还有一些过渡阶段的细胞。

（刘跃华　徐晨琛）

pízhīxiàn xiàn'ái

皮脂腺腺癌（sebaceous carcinoma）

向皮脂腺分化的皮肤附属器恶性肿瘤。多发于50岁以上男性，常见于头面部，眼睑最常见，并可累及眶部。表现为黄色的小结节或斑块，常可破溃，破坏面部骨骼并转移至内脏，可发生局部淋巴结转移。光镜下见，肿瘤呈不规则的小叶模式，不对称，边界不清，失去腺体结构，肿瘤由两类细胞混杂而成，一种是未分化的基底样皮脂腺生发细胞，另一种是皮脂腺细胞，胞质嗜酸性泡沫状。肿瘤细胞的核和胞质呈多形性，可见病理性核分裂。分化越差的肿瘤，肿瘤细胞染色越深，含脂质越少。肿瘤外周细胞栅栏状排列不明显。某些较大的小叶内可见类似于鳞状细胞癌的不典型角化细胞。肿瘤向深部侵袭性生长，可穿过浅表横纹肌，在疏松组织内生长和转移。

（刘跃华　徐晨琛）

pífū zhuǎnyíxìng zhǒngliú

皮肤转移性肿瘤 (metastatic tumor of skin)

任何肿瘤都可转移到皮肤，可经脉管瘤栓转移而来，也可经组织间隙或脉管直接播散而来，少见情况由医源性（如穿刺针道、手术切口）播散而来。皮肤转移性肿瘤在全部转移肿瘤中约占 10%，通常意味着肿瘤晚期，预后较差。区分原发皮肤的肿瘤与皮肤转移性肿瘤对评估预后和决定治疗方式具有重要意义，然而单纯依靠形态学非常困难，需结合病史、查体以及影像学等综合判断。明确肿瘤来源则更困难，尽管应用辅助技术手段（如免疫组化和电镜等）可获得有价值的提示，但有时仍不能明确。

（陈 杰）

jiǎnbǎnxiàn nángzhǒng

睑板腺囊肿 (chalazion)

发生于睑板腺（meibomain）腺内及其周围的脂性肉芽肿。俗称霰粒肿。可能因腺体排泄通道堵塞后合并非特异性感染所致。脂类物质排入睑板后，会引起剧烈的炎症性肉芽肿反应。光镜下见，典型的霰粒肿表现为多灶性肉芽肿性炎，许多肉芽肿中心有小的脂滴，在石蜡切片中表现为一个圆到卵圆形的空腔。

（孟 刚 吴正升）

yǎnjiǎn pízhīxiàn xiànliú

眼睑皮脂腺腺瘤 (sebaceous adenoma of eyelid)

发生于眼睑皮肤的皮脂腺、睑缘腺（Zeis 腺）和睑板腺（meibomain 腺）的良性肿瘤。常表现为孤立性肿块，多发于 40 岁以上。光镜下见，肿瘤由成熟的皮脂腺细胞构成，呈小叶状分布。伴有不同数量的基底样细胞，与正常皮脂腺相似。皮脂腺腺瘤为良性病变，

手术切除后预后良好。

（孟 刚 吴正升）

yǎnjiǎn pízhīxiàn xiàn'ái

眼睑皮脂腺腺癌 (sebaceous adenocarcinoma of eyelid)

发生于眼睑皮肤的皮脂腺、睑缘腺（Zeis 腺）和睑板腺（meibomain 腺）的恶性肿瘤。通常发生在中老年人，平均 73 岁。临床多表现为无痛性褐粉色或黄色的结节。最大直径可达几厘米。有的可形成溃疡。偶尔皮脂腺腺癌发生在皮脂腺痣的基础上。光镜下有相当多样的组织学和细胞学表现（图 1），分为 3 级：Ⅰ级为分界清楚的肿瘤，分叶比较均匀，很像良性肿瘤，分化很高；Ⅱ级由有浸润的分界清楚的细胞巢和细胞密集的细胞团构成；Ⅲ级由侵袭性生长为主，或髓样巢片状生长为主，细胞分化很差。冰冻紫恩波脂肪染色后，可以出现鲜明的皮脂腺分化。生长较快的肿瘤小叶中央可有大面积坏死，表现出粉刺样癌的结构，皮肤表面可以有佩吉特病样损害。本病局部复发率为 30% ~ 40%，转移率 20% ~ 25%。

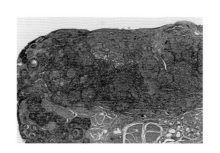

图 1 眼睑皮脂腺腺癌 （HE×40）

（孟 刚 吴正升）

lèiguǎn-lèináng yán

泪管泪囊炎 (canaliculitis and dacryocystitis)

病因不清或由周围结构的炎症蔓延，累及泪囊和泪管的炎症。分为急性或慢性炎，

可化脓性、肉芽肿性或坏死性，可伴有从皮肤表面通往近鼻根部的眼睑下面的瘘管形成。急性时，泪道中充满脓性分泌物；慢性时，泪道因泪管或囊壁炎性增厚而变得狭窄，并常伴有上皮的增生和黏液分泌的亢进。

（孟 刚 吴正升）

Mǐkùlìqíbìng

米库利奇病 (Mikulicz disease)

由慢性泪腺炎伴腮腺、涎腺肿大或其他疾病所致的综合征。光镜下的两个特征是淋巴细胞浸润和"上皮肌上皮岛"结构，因而看起来与肌上皮更为丰富的涎腺相似。有时病变仅累及一个泪腺，不伴涎腺和系统性疾病的表现，这种泪腺炎最常见。

（孟 刚 吴正升）

jiǎzhuàngxiàn gōngnéng zhàng'àixìng yǎnbìng

甲状腺功能障碍性眼病 (dysthyroid ophathalmopathy)

垂体–甲状腺轴的某些功能障碍所致的眼部疾病。是造成眼眶疾病和突眼的常见原因。特征性组织病理学改变包括眶内组织的广泛水肿和慢性炎症。最明显的肉眼变化是眼外肌的显著增大，肌纤维变性和玻璃样变。间质结缔组织的细胞成分和基质均大量增生的改变尤其易见于肌肉，也可发生于眶内其他组织。

（孟 刚 吴正升）

yǎnkuàng yánxìng jiǎliú

眼眶炎性假瘤 (orbital inflammatory pseudotumor)

眼眶内由纤维组织和增生的肌成纤维细胞构成，伴明显以浆细胞为主的炎症细胞浸润的良性非肿瘤性肿块。无转移性，多见于中年且身体健康者。突眼的发生比较突然，至少一半的患者伴有中到重度的眼眶疼痛及眼睑和结膜水肿。当

眼球凝视一或两个视野时，可出现腐蚀，但视力通常无损。病理特征为：在眶内形成坚硬的肿物，肿物常围绕视神经，并与一块或多块眼外肌混杂在一起；组织反应性病变，包括液体的渗出，大量基质物质产生，慢性炎症细胞浸润，血管和结缔组织增生；病因不明或缺乏有诊断价值、特异性的组织病理学改变（如霍奇金淋巴瘤、颞动脉炎、红斑狼疮等）的组织病理表现。

（孟刚 吴正升）

shìshénjīng jiāozhìliú

视神经胶质瘤 （optic glioma）

发生于视神经眶段的胶质瘤。罕见，生长缓慢，属于良性或低度恶性肿瘤，大部分为毛细胞型星形细胞瘤。组织学特征是：肿瘤细胞形态变异较大，不同病例，甚至同一病例的不同区域均可相差较大。肿瘤细胞密度不同，但常无明显间变，尤其在肿瘤边缘常很难区分是肿瘤还是反应增生的胶质细胞。典型的肿瘤区域有明显的黏液变性。几乎所有视神经的胶质瘤都相似于小脑和第三脑室低级别的毛细胞性星形胶质瘤。极少数病例具有以下恶性特征：肿瘤细胞密集、核分裂多见；细胞有明显多形性；并可见坏死灶和血管增生。

（孟刚 吴正升）

jiǎnlièbān

睑裂斑 （pinguecula）

发生于睑裂区球结膜表皮下结缔组织的一种变性。较常见，表现为突起的黄色病变，表面上皮萎缩或增厚。组织学特征是在表皮下呈带状分布的日光性弹性纤维变性。典型的表面上皮是萎缩的，但有时表皮可以增生肥厚，具有角化不良，易误诊为癌。

（孟刚 吴正升）

yìzhuàngnǔròu

翼状胬肉 （pterygium）

局部球结膜纤维血管组织呈三角形增生并累及角膜的眼病。常为双侧分布，病变可延伸到角膜，形似昆虫翼而得名，是由于结膜物质代谢障碍所致。光镜下除某些弹性纤维变性外，还有不同程度的急慢性炎症和血管充血。

（孟刚 吴正升）

mùyàng jiémóyán

木样结膜炎 （ligneous conjunctivitis）

一种特殊类型的慢性假膜性结膜炎。可侵犯球结膜及睑结膜，继发表皮下大量纤维蛋白和免疫球蛋白沉积，表现为眼睑的木样硬结和睑结膜的假膜形成。最重要的组织学改变是团块样类似淀粉样物质的玻璃样物质的出现。

（孟刚 吴正升）

jiǎomó nèipíxìbāo shīdàicháng

角膜内皮细胞失代偿 （corneal endothelial decompensation）

角膜的内皮细胞失代偿引起上皮和间质的慢性水肿。光镜下见内皮细胞稀少，角膜后界层［德塞梅（Descemet）膜］增厚并有赘生物形成，临床称滴状斑点。若病变严重，会出现上皮改变，包括基底细胞水肿、大疱和角膜翳形成。角膜翳是纤维血管在上皮和角膜前界层［鲍曼（Bowman）膜］之间增生所致。

（孟刚 吴正升）

qīngguāngyǎn

青光眼 （glaucoma）

因前房角局部组织的畸形引起眼内压增高而导致的疾病。眼内压升高可由回流障碍或者分泌过多所致。可分为3类：先天性青光眼、原发性青光眼、继发性青光眼。①先天性青光眼：是一种遗传性疾病，多为双侧受累，主要变化为眼球长径增加、巩膜变薄、角膜及前房顶部隆起、视神经盘呈杯状凹陷萎缩、前房角发育不完全、巩膜静脉窦［施莱姆（Schlemm）管］狭窄或缺如。②原发性青光眼：小梁网和巩膜静脉窦周围结缔组织有某种程度的变性。这改变的性质尚不清楚，多为隐匿性且常无严重的疼痛，无需摘除眼球，所以病理室中极少见到这样的标本。③继发性青光眼：为病理性的眼内压升高，几乎所有病例都是因房水流出障碍而导致。当房水排出障碍继发于某些已知的原发性疾病时，这种青光眼称为继发性青光眼。单侧先天性青光眼可发生于冯·雷克林豪森（von Recklinghausen）病或斯德奇-韦伯（Sturge-Weber）综合征。当虹膜和前房角出现更明显的结构变形时，称为前房分裂综合征或虹膜脚畸形。

（孟刚 吴正升）

bānzhìxìng cuògòuliúbìng

斑痣性错构瘤病 （phakomatosis）

常合并眼外病变的有明确定义的临床病理综合征的一部分。属于错构性畸形，包括结节性硬化、神经纤维瘤病［冯·雷克林豪森（Recklinghausen）病］、斯德奇-韦伯（Sturge-Weber）综合征（脑、三叉神经血管瘤病）、希佩尔-林道（von Hippel-Lindau）病、运动失调性毛细血管扩张症和怀-梅（Wyburn-Mason）综合征。其特征性眼内病变是视网膜神经纤维层胶质斑块和结节，类似视网膜母细胞瘤。眼睑和眼眶的神经纤维瘤（包括丛状形）和视神经胶质瘤常见于神经纤维瘤病的患者。

（孟刚 吴正升）

chūjí bōlítǐ chíxùxìng zēngshēngzhèng

初级玻璃体持续性增生症 （persistent hyperplastic primary vitreous）

晶状体的纤维血管被膜和部分玻璃体样的血管系统的

持续增生。为先天性疾病。本病常为单侧性，发生于小眼患者。临床表现为瞳孔后的白色反光（白瞳症）。晶状体后可见不同程度的纤维组织增生，并常有白内障。光镜下表现为晶状体后一个致密的纤维血管团块，其内穿插有伸长的睫状突，并可见玻璃样血管系统的残余部分，视网膜可正常或者有异常发育。

（孟　刚　吴正升）

视网膜发育异常（retinal dysplasia）

shìwǎngmó fāyùyìcháng

13-15 三体综合征的一部分，或仅有一侧眼畸形而不伴有其他系统异常的先天畸形。初级玻璃体持续性增生症就属于后一种情形。组织学特点为：发育不良的视杆和视锥层成分构成了垂直分支的小管。这种形态学表现可以认为是一种神经外胚层分化的障碍。

（孟　刚　吴正升）

眼部肉芽肿性炎症（granulomatous inflammation of eye）

yǎnbù ròuyázhǒngxìng yánzhèng

由特殊感染引起的炎症。如弓形虫病、结核、梅毒、线虫病和巨细胞病毒感染。其他与肉芽肿反应有关的疾病包括结节病和胶原病。此病为单侧性，伴有色素膜渗出和整个视网膜剥离，典型部位常在睫状体和赤道线之间。炎症过程可以是弥漫性或为某一局限性的破坏，其内可以看到病原体或有诊断意义的病变。

（孟　刚　吴正升）

晶状体过敏性眼炎（phacoanaphylaxis）

jīngzhuàngtǐ guòmǐnxìng yǎnyán

继发于晶体穿通伤及白内障混浊晶状体自发性破裂的炎症。特征是晶体穿通部位为中心的肉芽肿反应，是机体对晶状体蛋白的获得性超敏状态的结果。大部分病例有带状分布的炎症反应。在晶状体膜破裂区有大量炎症细胞浸润。炎症细胞以单个晶状体纤维为中心呈带状分布，内层是中性粒细胞围绕，中间为一层上皮样细胞和巨细胞，肉芽组织和圆形细胞在最外面呈现更宽而弥漫的带状包绕。虹膜有不同程度的浆细胞浸润，并常形成虹膜后粘连。

（孟　刚　吴正升）

眼球痨（phthisis bulbi）

yǎnqiúláo

由于房水的产生明显减少引起眼内压下降，眼球缩小而形成的改变，为眼变性的最终结局。造成眼球痨的病因多种多样，但大多数有过意外事故或因手术而受过损伤。眼球痨中，各种组织受累和萎缩程度不同，患者眼睛可柔软似海绵或因发生钙化和骨化而坚硬如石头。典型的病变是屈光介质模糊、角膜瘢痕、前后房的渗出物以及进行性的白内障影响视觉。玻璃体常破坏，视网膜完全剥离，后部脉络膜内层表面常可见广泛的骨化生。色素膜多有水肿，浆液性渗出物的淤滞使之与皱缩的巩膜分离。继发广泛性眼炎和全眼炎的眼球痨中，大部分眼内组织遭到破坏，坏死并被瘢痕组织取代。

（孟　刚　吴正升）

视网膜母细胞瘤（retinoblastoma）

shìwǎngmó mǔxìbāoliú

发生于胚胎性神经视网膜的恶性肿瘤。是儿童眼内最常见的肿瘤。起源于显示有视网膜分化的原始神经外胚层细胞。约60%为散发性，其余40%为家族性，患者常有肿瘤易感基因，为常染色体显性遗传病。携带任意突变肿瘤易感基因的人中，80%～90%会发生视网膜母细胞瘤。临床特征是出现白瞳（瞳孔反射白光），其次肿瘤侵及视斑时产生斜视。偶尔侵及眼外，表现为眶内肿物。光镜下见，肿瘤由大片致密的核深染、胞质稀少的小圆细胞构成，常见梁状和巢状结构。此特点与肺的小细胞癌相似，在坏死区常可见嗜苏木精物质沉积于血管壁内和血管周。肿瘤向视网膜分化的一个特征是出现所谓的 F-W 菊花形团和花瓣状结构（真菊花形团，有明显的界膜的腺管样结构）。

（孟　刚　吴正升）

先天性耳异常（congenital abnormality of ear）

xiāntiānxìng ěr yìcháng

外耳的先天性异常。较常见。常起源于第一或第二鳃裂的耳前窦道、囊肿和瘘管。被覆鳞状上皮或呼吸性上皮，壁上常有淋巴样组织，也可有软骨和皮肤附属器。常继发炎症反应。附属耳毛是单侧或双侧的结节，出生时即存在，位于耳屏前区耳道前方，同为鳃裂发育异常的表现。

（孟　刚　吴正升）

慢性结节性耳轮软骨皮炎（chondermatits nodularis chronic helicis）

mànxìng jiéjiéxìng ěrlún ruǎngǔ píyán

发生于耳轮的非肿瘤性溃疡结节。又称温克勒病（Winkler disease），常累及其下软骨。多发生于老年人的耳轮上部，也可见于对耳轮和较年轻的人。临床表现为疼痛性小圆形结节，表面常有痂皮，易被误诊为鳞状细胞癌或日光性角化病。光镜下特征为角化不全和角化过度，棘皮症，表皮增生可形成假上皮瘤样增生。中心通常有溃疡形成，并覆盖以肉芽组织。其下炎症深达软骨膜，血管增生和单核细胞浸润是其特点。

（孟　刚　吴正升）

耳郭特发性囊性软骨软化

（idiopathic cystic chondromalacia of pinna） 继发于耳郭软骨变性、囊性变而形成的外耳病变。好发于年轻男性，多为无痛性局限性耳膨胀（有时双侧发生）。大体见，外耳道软骨内有充满清亮液体的囊肿形成。光镜下见，囊肿无上皮内衬，不伴炎症。

（孟　刚　吴正升）

复发性多软骨炎

（relapsing polychondritis） 软骨的发作性疼痛性炎症。最常见于外耳和内耳、鼻、肋软骨连合及各种关节，有时可累及呼吸道软骨。主动脉功能不全是其危及生命的并发症。约90%患者外耳受累，1/3的病例首发部位是外耳。

（孟　刚　吴正升）

耵聍腺瘤

（ceruminoma） 起源于耵聍腺的外耳道的附属器良性肿瘤。特征为顶泌上皮细胞构成的管状腺样增生。上皮下有一层肌上皮细胞。临床多表现为外耳道无痛结节，可有单侧听力丧失。多为中年人，平均54岁。大体见，肿瘤境界清楚，息肉状，表面为正常皮肤，直径常<1cm。光镜下见，腺瘤境界清楚但无包膜，由衬覆顶浆分泌的立方细胞的腺体构成。腺体外部可见一层梭形到立方的肌上皮细胞，没有核分裂、细胞多形性、坏死和浸润。耵聍腺瘤需与耵聍腺癌鉴别，耵聍腺癌细胞有明显的多形性、间质浸润和间质的促纤维反应。本病以手术切除为主，切除不完全可复发，但无转移。

（孟　刚　吴正升）

耳硬化症

（otosclerosis） 累及颞骨听囊的异常骨重建性疾病。病因不明。以骨吸收和骨生成同时存在为其病变特征。形成佩吉特病样的具有异常黏合线的异常骨。由于卵圆窗内的镫骨底板固定而使听力丧失。

（孟　刚　吴正升）

听神经瘤

（acoustic neurinoma） 起源于第八对脑神经（有时为第七对脑神经）的神经鞘瘤。生长于内耳道，可达中耳。多见于成年人，高峰年龄30~50岁。8%的病例为双侧发生，16%的病例可以伴发Ⅱ型冯·雷克林豪森（von Recklinghausen）病。手术切除是首选治疗。

（孟　刚　吴正升）

中耳腺瘤

（adenoma of middle ear） 中耳的良性腺样肿瘤。常见于20~40岁的年轻人。大体见，肿瘤呈灰白色，坚硬，界限相对清楚。光镜下见，肿瘤排列成片状，腺样或梁状。肿瘤细胞大小一致，立方形或柱状，有中等丰富的嗜酸性胞质（图1）。组织化学染色显示管腔内黏液染色阳性和胞质内嗜银染色阳性。电镜下见肿瘤细胞具有桥粒和微绒毛，免疫组化染色显示，角蛋白和溶菌酶阳性。治疗选择手术切除，预后良好，偶有局部复发。

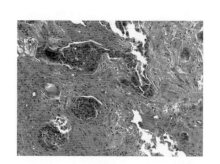

图1　中耳腺瘤（HE×100）

（孟　刚　吴正升）

索　引

条 目 标 题 汉 字 笔 画 索 引

说　明

一、本索引供读者按条目标题的汉字笔画查检条目。

二、条目标题按第一字的笔画由少到多的顺序排列，按画数和起笔笔形横（一）、竖（丨）、撇（丿）、点（、）、折（乛，包括丁乚乙等）的顺序排列。笔画数和起笔笔形相同的字，按字形结构排列，先左右形字，再上下形字，后整体字。第一字相同的，依次按后面各字的笔画数和起笔笔形顺序排列。

三、以拉丁字母、希腊字母和阿拉伯数字、罗马数字开头的条目标题，依次排在汉字条目标题的后面。

四　画

五　画

六　画

七 画

八　画

十 三 画

条 目 外 文 标 题 索 引

F

N

内 容 索 引

说 明

一、本索引是本卷条目和条目内容的主题分析索引。索引款目按汉语拼音字母顺序并辅以汉字笔画、起笔笔形顺序排列。同音时，按汉字笔画由少到多的顺序排列，笔画数相同的按起笔笔形横（一）、竖（丨）、撇（丿）、点（、）、折（乛，包括丁乚乚等）的顺序排列。第一字相同时，按第二字，余类推。索引标目中夹有拉丁字母、希腊字母、阿拉伯数字和罗马数字的，依次排在相应的汉字索引款目之后。标点符号不作为排序单元。

二、设有条目的款目用黑体字，未设条目的款目用宋体字。

三、不同概念（含人物）具有同一标目名称时，分别设置索引款目；未设条目的同名索引标目后括注简单说明或所属类别，以利检索。

四、索引标目之后的阿拉伯数字是标目内容所在的页码，数字之后的小写拉丁字母表示索引内容所在的版面区域。本书正文的版面区域划分如右图。

a	c	e
b	d	f

A

阿伯斯－舍恩贝格病（Albers-Schönberg disease）482b

阿弗他样溃疡　45d

阿曼－里奇综合征（Hamman-Rich syndrome）　192e

阿米巴结肠炎（amebic colitis）　63f

阿米巴性肝脓肿（hepatic amebic abscesses）103b

阿尼齐科夫细胞（Anitschkow cell）　508a

阿绍夫细胞　508a

阿绍夫小体（Aschoff body）　507f

埃德海姆－切斯特病（Erdheim-Chester disease，ECD）　503a

埃克病毒感染性肝炎（Echovirus infectious hepatitis）　101c

埃利奥特罗普（Heliotrope）征　561d

埃利森（Ellison）　37a

癌　13e

癌变（carcinomatous change）　14c

癌肉瘤　13f

艾迪生病（Addison disease）　271a

艾蒂安·路易·阿瑟·法洛（Etienne Louis Arthur Fallot，1850~1911年）　519a

艾滋病的睾丸病变（testicular lesion in acquired immunodeficiency syndrome）　303a

艾滋病相关性淋巴结病[aquired immunodeficiency syndrome（AIDS）-associated lymphadenopathy]　406a

爱德华（Edward）　199e

安德森病（Anderson disease）　118c

鞍区生殖细胞肿瘤（germ cell tumor of sellar region）　261f

奥伯特（Aubert）　272b

奥尔波特综合征（Alport syndrome）　279d

奥利耶病　488f

奥斯古德－施拉特病（Osgood-Schlatter disease）479a

奥斯勒－韦伯－朗迪病（Osler-Weber-Rendu disease　113d

B

巴德－基亚利综合征（Budd-Chiari syndrome，BCS）　112d

巴雷特食管（Barrett esophagus）　24e

巴氏腺癌　361d

巴氏腺结节性增生　357f

巴氏腺囊肿　357e

靶纤维（target fiber）　527a

白癜风（vitiligo）　564c

白塞结肠炎（Behçet colitis）　64e

白塞综合征（Behçet syndrome）　16b

白色梗死　11c

白色血栓　10e

败血性梗死　11d

败血症（septicemia）　13a

本卷主要编辑、出版人员

执行总编　谢　阳

编　　审　张之生

责任编辑　孙文欣

索引编辑　王小红

名词术语编辑　王晓霞

汉语拼音编辑　潘博闻

外文编辑　顾　颖

参见编辑　周艳华

绘　　图　北京全心合文化有限公司

责任校对　苏　沁

责任印制　陈　楠

装帧设计　雅昌设计中心·北京